Handbuch der Gynäkologie

Dritte, völlig neubearbeitete und erweiterte Auflage
des Handbuches der Gynäkologie von J. Veit

Bearbeitet von

W. Berblinger-Jena, C. Bucura-Wien, C. Clauberg-Königsberg i. Pr., P. Diepgen-
Berlin, F. Engelmann-Dortmund, P. Esch-Münster, O. v. Franqué-Bonn, R. Freund-
Berlin, Th. Heynemann-Hamburg, H. Hinselmann-Altona, R. Th. von Jaschke-
Gießen, E. Kehrer-Marburg a. L., F. Kermauner†-Wien, E. J. Kraus-Prag,
A. Laqueur-Ankara, G. Linzenmeier-Karlsruhe, H. Martius-Göttingen, A. Mayer-
Tübingen, J. Meisenheimer†-Leipzig, C. Menge-Heidelberg, R. Meyer-Berlin, F. von
Mikulicz-Radecki-Königsberg i. Pr., J. W. Miller-Wuppertal-Barmen, L. Nürnberger-
Halle, Kj. von Oettingen-Wiesbaden, O. Pankow†-Freiburg i. Br., H. von Peham†-
Wien, W. Rump-Erlangen, R. Schröder-Kiel, H. Sellheim-Leipzig, A. Spuler-Erlangen,
W. Stoeckel-Berlin, J. Tandler-Wien, M. Walthard†-Zürich, H. Wintz-Erlangen,
F. Wittenbeck-Erlangen

Herausgegeben von

Dr. W. Stoeckel

Geh. Medizinalrat, o. ö. Professor an der Universität Berlin
Direktor der Universitätsfrauenklinik

Vierter Band / Zweite Hälfte

Klinik der gynäkologischen Röntgentherapie

Zweiter Teil

Die Behandlung der bösartigen Geschwülste

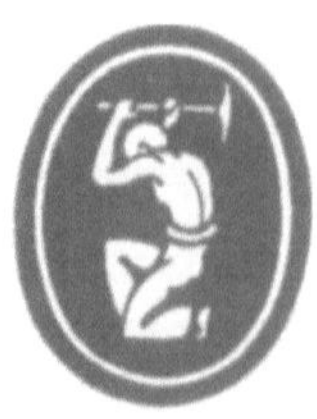

Springer-Verlag Berlin Heidelberg GmbH

Klinik der gynäkologischen Röntgentherapie

Zweiter Teil

Die Behandlung der bösartigen Geschwülste

Bearbeitet von

H. Wintz
Erlangen

und

F. Wittenbeck
Erlangen

Mit 175 Abbildungen im Text

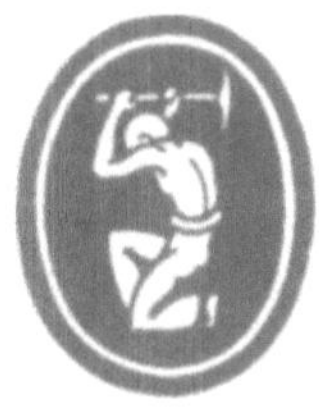

Springer-Verlag Berlin Heidelberg GmbH

ISBN 978-3-642-90149-2   ISBN 978-3-642-92006-6 (eBook)
DOI 10.1007/978-3-642-92006-6

Inhaltsverzeichnis.

Spezieller Teil.

Die Röntgentherapie der Carcinome.

Inhaltsverzeichnis.   IX

Inhaltsverzeichnis. XIII

Vorwort.

Die Röntgentherapie der bösartigen Genitalgeschwülste unterscheidet sich wesentlich von der Röntgenbestrahlung des Ovars, die wir im vorhergehenden Band dieses Handbuches eingehend dargestellt haben.

Der Eierstock ist ein umschriebener, nicht allzu großer Körper, dessen Lage wir durch relativ einfache Maßnahmen genau lokalisieren oder wenigstens annäherungsweise bestimmen können. Es ist daher nicht schwer, die Ovarien in ihrer ganzen Ausdehnung mit der notwendigen Röntgendosis gleichmäßig zu durchstrahlen, um ihre Funktion auszuschalten. Diese Aufgabe ist um so leichter, als das Ovar ein hoch radiosensibles Organ ist und seine Tätigkeit bereits bei einer Dosis einstellt, die etwa $^1/_4$ der Toleranzdosis der Nachbarorgane beträgt.

Ganz anders liegen die Dinge bei den bösartigen Geschwülsten. Diese sind gegen Röntgenstrahlen sehr viel weniger empfindlich. Manche Formen, die Adenocarcinome, sind sogar so wenig radiosensibel, daß es zu ihrer Zerstörung einer Dosis bedarf, die fast die Toleranzgrenze der umgebenden Gewebe erreicht. Nur um ein Geringes besser liegen die Verhältnisse bei den Plattenepithelcarcinomen. Aus der Tatsache, daß die zellzerstörende Dosis im gesamten Ausbreitungsgebiet des Tumors zur Wirkung gebracht werden muß, wenn ein Erfolg erzielt werden soll, andererseits eine Überschreitung der notwendigen Dosis eine Schädigung des gesunden Gewebes nach sich zieht, ergibt sich bereits, daß die Strahlenbehandlung bösartiger Geschwülste eine viel schwerere Aufgabe als die Ovarbestrahlung ist.

Die bösartigen Geschwülste haben die Eigenschaft, infiltrativ zu wachsen und zu metastasieren. Da nun dieses Fortschreiten der bösartigen Geschwülste über den Ausgangsherd hinaus durch keine Untersuchungsmethode mit Sicherheit auch in einem scheinbar noch so beginnenden Fall ausgeschlossen werden kann, muß nicht nur der Tumor, sondern stets auch das regionäre Ausbreitungsgebiet mitbestrahlt werden. Hierdurch ergeben sich weitere Schwierigkeiten. Diese liegen teils auf bestrahlungstechnischem, teils auf medizinischem Gebiete.

Bestrahlungstechnisch kann die sachgemäße Röntgenbehandlung einer bösartigen Geschwulst insofern schwierig werden, als es ohne besondere Methoden nicht möglich ist, die als notwendig erkannte Dosis gleichmäßig im ganzen vom Carcinom erfaßten oder gefährdeten Gebiet zur Anwendung zu bringen. Außerdem gibt es in der gynäkologischen Strahlentherapie auch Fälle, bei denen die Strahlenempfindlichkeit der Haut es nicht erlaubt, die Carcinomdosis in einer Sitzung zu applizieren. Man ist daher gezwungen, die Bestrahlung in einer bestimmten Zeit zu wiederholen, um durch Summation der Strahlenwirkung die Zerstörung aller Tumorzellen zu erreichen.

Eine der auf medizinischem Gebiet liegenden Schwierigkeiten ist dadurch gekennzeichnet, daß die Röntgenstrahlen ein Medikament darstellen, das für den menschlichen

Organismus „giftig" ist. Man kann also keine beliebig große Röntgenstrahlenmenge in den Körper schicken, weil sonst schwere irreparable Allgemeinschädigungen entstehen würden. Daraus ergibt sich, daß ein maligner Tumor, der sich im Körper weiter ausgedehnt hat, der vor allem bereits durch Fernmetastasen kompliziert ist, auch mit Röntgenstrahlen nicht mehr geheilt werden kann.

Schließlich sei auch noch darauf hingewiesen, daß die bei den gynäkologischen Carcinomen häufig anzutreffende Entzündung des Tumors und seiner Umgebung einer erfolgreichen Bestrahlung ernsthafte Schwierigkeiten bereitet. Denn durch die Entzündung verändert sich die Radiosensibilität des Tumors und die des umgebenden gesunden Gewebes. Das Carcinom wird weniger radiosensibel, das Bindegewebe mehr. Da „normalerweise" beim nichtinfizierten Carcinom der Radiosensibilitätsunterschied an sich nicht sehr groß ist, so ist es ohne weiteres verständlich, daß die Entzündung als schwerwiegende Komplikation angesprochen werden muß. Infizierte Carcinome müssen daher nicht nur entsprechend vorbehandelt werden, sondern es muß gerade in der Nachbehandlung die Auswirkung der Entzündung und der deshalb applizierten höheren Dosis besonders berücksichtigt werden.

Die Röntgentherapie der bösartigen Genitaltumoren ist mit diesen vorbereitenden Maßnahmen und der Bestrahlung aber nicht erschöpft. Wir haben schon darauf hingewiesen, daß die Röntgenstrahlen für den menschlichen Organismus ein „Gift" darstellen. Jede Bestrahlung führt daher zu einer, wenn auch reparablen Allgemeinschädigung. Der kranke Organismus muß das durch die Röntgenstrahlen zerstörte Tumorgewebe zum Teil eliminieren, zum Teil resorbieren und den entstehenden Defekt durch Narbensubstanz ersetzen. So beginnt der Heilungsprozeß. Um ihm einen ungestörten Verlauf zu sichern, muß der Organismus nach der Bestrahlung bei der Erfüllung seiner weiteren Aufgaben unterstützt werden. Die Röntgenbestrahlung macht daher stets noch eine zweckentsprechende Nachbehandlung nötig.

Wenn man diese hier nur angedeuteten Fragen überblickt, so ergibt sich ohne weiteres, daß eine kunstgerechte Strahlenbehandlung bösartiger Geschwülste eine ganze Reihe wohldurchdachter ärztlicher Maßnahmen umfaßt. Die Röntgenbehandlung eines bösartigen Tumors ist daher, wie nicht oft genug wiederholt werden kann, nur eine Teilmaßnahme — wenn auch die wichtigste — im Rahmen einer größeren Gesamtbehandlung.

Deren Grundlage darzustellen und die einzelnen Maßnahmen näher zu beschreiben, sowie sie kritisch zu beleuchten, ist die Hauptaufgabe dieses Bandes.

Im ersten Teil besprechen wir alle mit der Röntgentherapie bösartiger Geschwülste zusammenhängenden Fragen.

Im zweiten Teil gehen wir auf die physikalischen Grundlagen der Röntgentherapie ein, soweit sie für die praktische Durchführung der Bestrahlung bösartiger Geschwülste von Bedeutung sind. Ferner geben wir dort einen Überblick über die unterstützenden Maßnahmen, sowie über die Vor- und Nachbehandlung.

Im dritten Teil behandeln wir die einzelnen bösartigen Erkrankungen:

1. Die Genitalcarcinome.
2. Die Genitalsarkome.
3. Das Chorionepitheliom.
4. Das Mammacarcinom.

Im Rahmen dieser Ausführungen lag es, die gleichsam eine Mittelstellung einnehmenden Erkrankungen

5. Die Genitaltuberkulose und

6. Die Genitalaktinomykose

mit abzuhandeln.

Zur erfolgreichen Behandlung dieser Erkrankungen — vor allem der Carcinome — sind hohe Strahlendosen nötig. Die möglichen Gefahren sind im allgemeinen und im speziellen Teil der „Röntgenschäden" beschrieben.

Die vorliegende Abhandlung ist sowohl für Gynäkologen wie für Röntgenologen bestimmt; deshalb mußten viele dem Gynäkologen bekannte Dinge näher beschrieben werden. Im allgemeinen besteht wohl zu Recht, daß gynäkologische Carcinome vom Strahlentherapeuten nur dann bestrahlt werden, wenn sie ihm mit genauer Diagnose, mit der Beschreibung des Ausbreitungsgebietes und weiteren speziellen Anweisungen übersandt werden. Trotzdem schien es uns erforderlich, um dem Charakter dieses Buches als Informations- und Nachschlagewerk Rechnung zu tragen, dem Spezialisten bekannte Einzelheiten wiederzugeben, weil ohne diese eine erfolgversprechende Bestrahlung nicht möglich ist.

Des weiteren mußten wir, um die uns gestellte Aufgabe zu erfüllen, so umfassend wie möglich die gesamte vorliegende Literatur bearbeiten. Die Autoren und ihre Veröffentlichungen wurden im Text angeführt. In das Literaturverzeichnis wurden auch solche Publikationen aufgenommen, die sinngemäß zu den einzelnen Kapiteln dieses Buches gehören und gelesen werden müssen.

Es darf nicht verwundern, daß wir in einzelnen Fragen mit unseren Anschauungen und Ergebnissen im Gegensatz zu manchen Autoren stehen.

Wer, wie der eine von uns, gerade in der Bestrahlung des gynäkologischen Carcinoms eine Erfahrung von mehr als 2 Jahrzehnten besitzt, hat nun einmal in vielem eigene Anschauungen und kann sich das Recht einer objektiven Kritik zubilligen.

Unsere guten Resultate sind die Frucht jahrelanger eingehender Arbeiten auf dem Gebiete der Carcinombehandlung; sie sind zweifellos mit großen Opfern erkämpft.

Darum können wir auch mit gutem Gewissen den heute vielfach geäußerten Pessimismus über die Aussichten der Strahlentherapie des Carcinoms ablehnen und darauf hinweisen, daß Erfolge nur dann möglich sind, wenn der Therapeut sowohl die technischen als auch die medizinischen Vorbedingungen wohl erfüllt.

Erlangen, Dezember 1934.

Hermann Wintz.

Franz Wittenbeck.

Allgemeiner Teil.
Das Anwendungsgebiet der Röntgenstrahlen bei den bösartigen gynäkologischen Geschwülsten.

Im Laufe der letzten Jahre hat die Röntgentherapie in immer steigendem Maße durch ihre Erfolge gezeigt, daß sie besonders bei der Behandlung bösartiger Tumoren im Genitalgebiet der Frau eine der Operation durchaus ebenbürtige Methode ist. Unsere Statistik beweist, daß wir zum mindesten bei den am Uterus lokalisierten Carcinomen mit Röntgenstrahlen sogar bessere Erfolge zu verzeichnen haben.

Allerdings erfordert die Röntgenbehandlung des Carcinoms außer medizinischen Kenntnissen eine gründliche Durchbildung in der Strahlenphysik und ein entsprechendes technisches Verständnis. Der Arzt, der Röntgentherapie treibt, muß sich dieser Disziplin ebenso ernsthaft widmen wie der operierende Gynäkologe der Operation. Es ist nicht angängig, daß die Röntgentherapie im Nebenfach betrieben wird, daß sich etwa an einer Klinik der mit der strahlentherapeutischen Abteilung beauftragte Arzt nur im Röntgenraum sehen läßt und im übrigen auf der Station, der Poliklinik oder im Operationssaal tätig ist. Vor allem bei der Strahlenbehandlung bösartiger gynäkologischer Erkrankungen muß die Bestrahlung mit der gleichen Sorgfalt vorbereitet und durchgeführt werden wie eine Operation. Der Erfolg der Röntgenbehandlung steht und fällt mit der exakten medizinischen Einstellung des Röntgenstrahlenkegels; Voraussetzung ist allerdings eine vollwertige Apparatur und eine richtige Bedienung und Beaufsichtigung der Apparate. Selbst die best ausgebildete Röntgenassistentin kann nicht die medizinische Einstellung vornehmen; sie muß allein dem Arzt vorbehalten sein. Bedauerlicherweise ist diese Erkenntnis noch lange nicht Allgemeingut aller Röntgenabteilungen, während es doch selbstverständlich ist, daß im Operationssaal der Arzt operiert, die Schwester assistiert und der Operationssaaldiener Handreichungen macht. An den Ergebnissen würde es sich zeigen, würden einmal die Rollen vertauscht werden. Es gibt aber immer noch Leute, die die Gründe ihrer Mißerfolge bei ähnlichen Verhältnissen im Röntgenzimmer nicht verstehen.

Unsere Erfolge in der Erlanger Frauenklinik bauen sich auf einer guten Organisation, einer exakten Meßtechnik, auf der Mithilfe eines zuverlässigen Personals und vor allem auf dem medizinischen Können der einstellenden Ärzte auf.

a) Operable Fälle.

Beginnende Carcinome mit Röntgenstrahlen zu behandeln wird heute noch von manchen Gynäkologen abgelehnt und die Anwendung der Strahlen nur auf inoperable Fälle beschränkt. Dieser Standpunkt wird damit begründet, daß in der Weltliteratur die Erfolge der Operation durch die der Strahlentherapie nicht übertroffen seien. Für die Durchschnittsstatistik trifft dies tatsächlich zu. Es gibt aber eine Reihe Kliniken, die so günstige Behandlungsziffern für die Strahlentherapie des operablen Uteruscarcinoms aufweisen, daß eine Überlegenheit der operativen Behandlung nicht besteht.

Die Strahlentherapie nur auf die Domäne des inoperablen Carcinoms zu beschränken ist unrecht, denn hier kann sie nur einem bescheidenen Prozentsatz der Kranken helfen. Spielen doch eine ganze Reihe biologischer Einflüsse gerade beim fortgeschrittenen Carcinom eine ganz besondere Rolle.

Beim lokalisierten (operablen) Carcinom ist die Wirkung der Strahlentherapie klarer erkennbar. Dazu kommt, daß auch die Nebenwirkungen der Strahlen, z. B. auf das Blutbild, bei der relativ gesunden Patientin viel harmloser ablaufen als bei dem durch die Carcinomausbreitung schon schwer in Mitleidenschaft gezogenen Körper.

Die Methodik der Röntgentherapie des Carcinoms ist immer noch in der Entwicklung begriffen. Je eindeutiger die Wirkung der Strahlen zu erfassen ist, desto präziser kann die gesamte Technik ausgestaltet werden.

Prinzipiell gilt nun für die Bestrahlung ebenso wie für die Operation, daß die besten Aussichten auf Heilung die ganz beginnenden Carcinome bieten. Es gilt also auch für die Röntgentherapie, die Frühfälle zu erfassen. Aber auch vom beginnenden Carcinom wissen wir, daß Carcinomzellen bereits auf dem Lymph- oder Blutweg verschleppt sein können. Daher dürfen wir auch bei Anwendung der Strahlentherapie in keinem Fall, mag er klinisch noch so günstig liegen, das Versprechen sicherer Heilung geben.

b) Inoperable Fälle[1].

Während früher von den inoperablen Collumcarcinomen alle bis auf ganz wenige Einzelfälle — die vielleicht diagnostische Irrtümer waren — verloren waren, wird heute noch ein beachtlicher Prozentsatz über 5 Jahre geheilt. So hat Lahm aus einer Sammelstatistik über 2000 Fälle eine 5jährige Heilungsziffer von 10 % errechnet. Kehrer erreichte 15 %, das Radiumhemmet in Stockholm 16,6 %, Schmitz 14,2 %. Nach der neuesten Statistik von Voltz wurde in der Klinik Döderlein bei den inoperablen Collumcarcinomen (Gruppe 3) der Jahre 1924 bis Ende 1926 eine 5jährige Heilungsziffer von 17,9 % erreicht. Unsere Erfolge bei den inoperablen Collumcarcinomen entsprechen den angegebenen Werten. Auch wir haben eine 5jährige Heilungsziffer von 15 %. Aus einer Zusammenstellung von 40 Statistiken der Weltliteratur errechnete Dietel, daß von 7814 in der Zeit von 1912—1928 bestrahlten Frauen mit inoperablem Collumcarcinom (Gruppe III und IV) 882 = 11,3 % geheilt wurden. Etwas niedriger ist der Prozentsatz der Strahlenheilungen der I. Frauenklinik in Budapest beim inoperablen Collumcarcinom. Nach v. Büben beträgt er bei 405 Fällen 9,3 %.

Der Wert der Röntgentherapie bei der Behandlung inoperabler Fälle ist aber damit noch nicht erschöpft, daß von diesen operativ nicht zu rettenden Frauen noch ein beachtlicher Prozentsatz geheilt wird, sondern kommt auch in seiner palliativen Wirkung zum Ausdruck. Denn die ungeheilt bleibenden Fälle werden wenigstens von Blutung, Jauchung und Schmerzen befreit; außerdem führt die Bestrahlung zu einer nicht unerheblichen Lebensverlängerung, die je nach dem Zeitpunkt, in dem die Behandlung einsetzen konnte, Monate, aber auch Jahre betragen kann (v. Franqué).

Eine eingehende Zusammenstellung über die mit der Strahlenbehandlung beim

---

[1] Die Literatur zu diesem Kapitel findet sich im Abschnitt „Statistik".

inoperablen Gebärmuttercarcinom zu erzielenden palliativen Erfolge hat Heyman gegeben. Wir lassen sie hier folgen:

Blutungen kamen zu Beginn der Behandlung vor . . . . in 342 Fällen		
Davon wurden symptomfrei . . . . 308 Fälle	90,1%
von diesen symptomfrei durch mehr als 6 Monate	61,7%
„ „ „ „ „ „ 1 Jahr	35,4%
„ „ „ „ „ „ 2 Jahre	23,4%
Gebessert . . . . 10 Fälle	2,9%
Ungebessert . . . . 24 „	7,0%.
Ausfluß zu Beginn der Behandlung . . . . in 336 Fällen	
Symptomfrei wurden von ihnen . . . . 203 Fälle	60,4%
von diesen symptomfrei durch mehr als 6 Monate	66,0%
„ „ „ „ „ „ 1 Jahr	46,8%
„ „ „ „ „ „ 2 Jahre	32,0%
Gebessert . . . . 82 Fälle	24,4%
davon durch mehr als 6 Monate gebessert	20,7%
Ungebessert . . . . 51 Fälle	15,2%.
Schmerzen kamen zu Beginn der Behandlung vor . . . . . in 234 Fällen	
Davon wurden symptomfrei . . . . 125 Fälle	53,4%
von diesen symptomfrei durch mehr als 6 Monate	53,6%
„ „ „ „ „ „ 1 Jahr	40,0%
„ „ „ „ „ „ 2 Jahre	28,0%
Gebessert . . . . 44 Fälle	18,8%
von diesen wurden durch mehr als 6 Monate gebessert . .	25,0%
Ungebessert . . . . 65 Fälle	27,8%.
Arbeitsfähig wurden . . . . 231 Fälle	61,6%
von diesen durch mehr als 6 Monate	62,2%
„ „ „ „ „ 1 Jahr	45,5%
„ „ „ „ „ 2 Jahre	30,3%
Arbeitsunfähig verblieben . . . . 144 Fälle	38,4%.

Zu den inoperablen Fällen wäre noch zu bemerken, daß die Röntgentherapie ebenso wie die Operation nur eine lokale Maßnahme ist, wenngleich die Reichweite der Röntgenstrahlen größer ist als die des Messers. Damit ist zum Ausdruck gebracht, daß auch die Röntgenstrahlenwirkung ihre Grenzen hat. Wohl kann ein inoperabler Tumor, der in der näheren Umgebung schon weiter vorgeschritten ist, noch mit gewisser Aussicht auf Erfolg mit Röntgenstrahlen angegangen werden, dagegen nicht mehr ein generalisiertes Carcinom mit reichlichen Metastasen. Dabei spielt auch die Tatsache eine Rolle, daß die Röntgenstrahlen nicht in beliebiger Menge in den Körper geschickt werden können; ganz abgesehen davon, daß die Röntgentherapie bösartiger Geschwülste durch ihren Wirkungsmechanismus an den Organismus hohe Anforderungen stellt, denen dieser erfahrungsgemäß bei schon generalisiertem Carcinom nicht mehr gerecht werden kann, weil er durch die in größerem Ausmaß vorhandenen Tumortoxine zu sehr geschwächt ist. Im einzelnen verweisen wir hierzu auf unsere späteren Ausführungen.

c) Rezidive und Metastasen.

Als ein wertvolles therapeutisches Hilfsmittel haben sich die Röntgenstrahlen auch bei der Behandlung von Rezidiven gynäkologischer Tumoren erwiesen. Denn abgesehen von den leicht zugänglichen Lokalrezidiven der Vulvacarcinome werden Rezidive in der Gynäkologie ungern operativ angegangen.

Beispielsweise hatte Peham seit 1925 keine Rezidivoperation beim Collumcarcinom mehr ausgeführt. Auch Franz hatte in Berlin nur wenige Rezidivfälle operiert.

Diese Zurückhaltung liegt darin, daß Rezidivoperationen im Beckeninnern im allgemeinen sehr schwierig sind. Denn je radikaler vorher operiert wurde, desto undankbarer und technisch schwerer ist eine Rezidivoperation (Wertheim). Nur bei sehr guter Technik und unter der Gefahr der Verblutung ist eine Entfernung des der Beckenwand oder den großen Gefäßen, auch dem Darm unmittelbar aufsitzenden Rezidivtumors möglich.

Daraus erklären sich auch die schlechten Erfolge der Operation beim Uteruscarcinomrezidiv. Nur in den seltensten Fällen konnte die Patientin noch kürzere oder längere Zeit am Leben erhalten werden.

Über einen 5jährigen Dauererfolg berichtete Halban. Es handelte sich um ein Scheidenstumpfrezidiv nach Collumcarcinomoperation. Der Tumor konnte im Gesunden umschnitten werden. Da aber mit Röntgenstrahlen nachbehandelt wurde, fragt es sich, ob der Dauererfolg der Operation oder der Bestrahlung zuzuschreiben ist.

v. Rosthorn hatte unter 7 Fällen eine $2^1/_2$jährige Heilung. Auch Franz konnte in mehreren Fällen längere Heilung erzielen, erklärt schließlich aber doch resigniert, daß an die Rezidivoperationen nicht allzu große Erwartungen geknüpft werden dürften.

Demgegenüber bietet die Strahlenbehandlung der Rezidive bei praktisch völliger Gefahrlosigkeit doch immer noch Aussicht auf Erfolg; vorausgesetzt, daß das Rezidiv lokalisiert geblieben ist. Nach Schugt hat ein Carcinomrezidiv am Scheidenstumpf, selbst wenn es schon auf die nächsten Organe übergegangen sein sollte, bei einer systematisch durchgeführten Röntgenbestrahlung, die gegebenenfalls durch eine vorsichtige Radiumbehandlung noch zu unterstützen ist, durchaus noch Aussicht auf Heilung.

In der Literatur der letzten Jahre finden sich auch einige Berichte über postoperative Uteruscarcinomrezidive, die durch Strahlen geheilt sind, z. B. von Schugt, Esch u. a. Größere Zahlenreihen stammen von Döderlein-Voltz, Healy, Wintz, Ward und Baisch.

So hat Döderlein bei 115 histologisch sichergestellten postoperativen Uteruscarcinomrezidiven eine 5jährige Heilungsziffer von 10,4%, Healy bei 139 Fällen von 11,5%, Ward bei 41 Fällen von 14%, Baisch bei 26 Fällen von 7,7% und von Büben bei 96 Fällen von 10,1%.

Von 137 bei uns in der Erlanger Klinik bestrahlten postoperativen Uteruscarcinomrezidiven waren 3—4 Jahre nach der Bestrahlung sogar noch 18% symptomfrei und arbeitsfähig.

Das sind sehr beachtliche Erfolge, um so mehr als sie aus einem ganz schlechten Material gewonnen wurden. Denn unter den Rezidiven finden sich ebenso wie bei der Gruppe der inoperablen Fälle durchwegs sehr schlechte, meistens ganz aussichtslose Fälle.

Jedenfalls ist auf Grund dieser Feststellungen die Forderung berechtigt, bei jedem postoperativen Rezidiv die Röntgenbestrahlung zu versuchen. Zumindest wird, ähnlich wie wir es bei den inoperablen Fällen beschrieben haben, ein palliativer Erfolg erzielt. Bei den Uteruscarcinomen kann man mit einer Dauerheilung von 10% rechnen.

Über Rezidive nach Röntgen- und Radiumbestrahlung liegen noch keine Statistiken vor. Doch zeigt die Beobachtung, daß eine nochmalige Strahlenbehandlung nicht nur lebensverlängernd wirkt, sondern ebenso wie bei den postoperativen Rezidiven auch zu einer nochmaligen klinischen Heilung führen kann[1].

---

[1] Eymer erklärte allerdings das sogenannte Rezidiv des bestrahlten Collumcarcinoms für eine erneute Strahlenbehandlung nicht geeignet [Arch. Gynäk. 156, 274 (1933)].

Ungünstiger als bei den Rezidiven liegen die Verhältnisse nun bei den Metastasen. Wenn diese bereits in der Mehrzahl aufgetreten sind, ist die Strahlenbehandlung natürlich aussichtslos. Bei solitären Metastasen kann dagegen stets noch ein Versuch mit der Röntgenbestrahlung gemacht werden. Zum mindesten wirkt er schmerzlindernd, vielfach auch lebensverlängernd.

Die Annahme, daß die Metastasen eines Carcinomtumors „strahlenrefraktär" seien (Aschoff und Krönig), ist nicht richtig. Der meistens beobachtete Mißerfolg ist vielmehr auf mangelnde Reaktionsfähigkeit des durch die Überschwemmung mit Carcinomgift geschwächten Körpers zurückzuführen, wodurch er die ihm bei dem Wirkungsmechanismus der Strahlenbehandlung zufallenden Aufgaben nicht erfüllen kann.

Es sei aber gerade in diesem Zusammenhang darauf hingewiesen, daß Knochenmetastasen meistens sehr gut auf Röntgenstrahlen reagieren, wie das auch Borak[1] aus dem Holzknechtschen Institut zum Ausdruck gebracht hat: „Die metastatischen Knochengeschwülste gehören demnach anscheinend zu den strahlenempfindlichsten malignen Geschwülsten, die es überhaupt gibt. Sie gehören zu jener Minorität von Tumoren, bei welchen in der überwiegenden Mehrzahl der Fälle schon die sog. Carcinommindestdosis, also etwa 90% der HED genügen, um einen, wenn auch nicht immer vollständigen, doch jedenfalls sehr weitgehenden Heileffekt zu erzielen". Dazu kommt noch nach Mandl[2], daß „Knochenmetastasen jahrelang völlig solitär bleiben können und daß in einer großen Anzahl von Fällen neben der Knochenmetastase eine solche eines anderen inneren Organs nicht gefunden wird."

Wir stimmen daher mit Mandl vollkommen überein, daß die Prognose einer Knochenmetastase, gleichgültig welcher Herkunft und welcher Lokalisation sie auch immer sei, nicht als durchaus ungünstig zu bezeichnen ist. Daher sollte man jede Knochenmetastase, selbst wenn sie schon zu einer Spontanfraktur geführt hat, unverzüglich der Röntgentherapie zuführen. Die Berechtigung zu dieser Forderung ergibt sich auch aus den guten Erfahrungen, die andere Autoren mit der Röntgenbehandlung von Knochenmetastasen gemacht haben. Wir werden darauf später noch genau eingehen.

Die Radiosensibilität der verschiedenen Körpergewebe und Organe.

Bei der Röntgentherapie gynäkologischer Tumoren wird ebenso wie bei jeder anderen Röntgenbehandlung neben dem Krankheitsherd auch gesundes Körpergewebe mit durchstrahlt. Es muß also sowohl die Radiosensibilität des Tumors, der zerstört werden soll, bekannt sein, ebenso wie die Radiosensibilität des den Tumor umgebenden Körpergewebes und der Nachbarorgane, um Nebenschädigungen zu vermeiden.

Für die Radiosensibilität eines Gewebes können 3 verschiedene Dosengruppen aufgestellt werden:

1. Dosis letalis; sie zerstört das Gewebe, der endgültige Zelltod wird herbeigeführt.

2. Dosis vulnerans; sie schädigt das Gewebe, aber nur so, daß eine Regeneration oder noch eine Restitutio ad integrum möglich ist.

---

[1] Zit. nach Mandl, Theorie und Praxis der Krebskrankheit. Wien: W. Maudrich. 1932. S. 50.
[2] Ebenda, S. 50.

3. Dosis tolerabile; sie setzt zwar im Gewebe Veränderungen im Sinne eines Locus minoris resistentiae, aber sie ist in so weit noch ertragbar, als keine klinisch feststellbaren Schädigungen entstehen.

Die Toleranzdosis darf also im gesunden Gewebe nicht überschritten werden. Denn eine weitere, nach der Bestrahlung auftretende Noxe könnte die bei der nächst höheren Dosis normalerweise noch vor sich gehende Restitutio ad integrum vereiteln, eine dauernde Schädigung würde entstehen.

Auch in der gynäkologischen Strahlentherapie muß der Strahlentherapeut die Radiosensibilität sämtlicher Körpergewebe und Organe kennen. Für die Haut, die Muskulatur, das Binde- und Nervengewebe, die Knochen, weiter für die Blase, den Uterus, die Ovarien, das Rectum, allenfalls auch für den Dünndarm, erscheint das selbstverständlich. Denn diese Gewebe und Organe liegen bei der Röntgenbehandlung der am Genitalapparat sich abspielenden bösartigen Erkrankungen unmittelbar im Strahlenbereich. Auch außerhalb des Beckens gelegene Organe können bei der gynäkologischen Röntgentherapie von Strahlen getroffen werden. Wir verweisen hier nur auf die Bestrahlung großer Uterussarkome und Ovarialtumoren. Besonders bei letzteren mit ihrer Neigung über das ganze Peritoneum zu metastasieren, muß häufig der gesamte Bauchraum durchstrahlt werden. Damit fallen dann aber sämtliche Bauchorgane vom Beckenboden bis zum Zwerchfell in den Strahlenbereich.

Die Brustorgane werden bei der Mammabestrahlung, sei es wegen einer Entzündung, sei es wegen eines Mammacarcinoms, mit durchstrahlt. Die Neigung der letztgenannten Tumoren, in die Halsdrüsen zu metastasieren, führt dazu, daß im Laufe einer Röntgenbehandlung wegen Mammacarcinoms auch die Halsorgane von Strahlen getroffen werden.

Da zur Unterstützung der lokalen Uteruscarcinombehandlung Hypophysenbestrahlungen empfohlen werden, kann es vorkommen, daß im Rahmen einer gynäkologischen Röntgencarcinombehandlung auch Gehirn und Augen Röntgenstrahlen ausgesetzt werden.

Diese kurze Übersicht beweist die soeben aufgestellte Forderung. Über die Radiosensibilität der einzelnen Gewebe gibt die nachstehende Zusammenstellung Aufschluß. Auf Strahlenschädigungen sind wir dabei nicht näher eingegangen. Diesen ist ein Sonderkapitel gewidmet.

Zur Bestimmung der Größen der Radiosensibilität halten wir uns an das von Seitz und Wintz geschaffene biologische Maßsystem. Zum Vergleich mit dem physikalischen Maßsystem geben wir noch eine Übersicht über das Verhältnis der biologischen Dosis zu den physikalischen Dosen, um eine Umrechnung zu ermöglichen.

a) Das biologische Maßsystem als Grundlage zur Bestimmung der Radiosensibilität.

Das von Seitz und Wintz geschaffene biologische Maßsystem geht bekanntlich von der Radiosensibilität der menschlichen Haut aus. Die Möglichkeit, die menschliche Haut als Testobjekt zur Dosierung zu benutzen, ergibt sich aus der Tatsache, daß die Strahlenempfindlichkeit der gesunden menschlichen Haut eine verhältnismäßig geringe Variationsbreite hat. Die Schwankungen betragen nach oben und unten nur bis zu 10—15%. Die mittlere Empfindlichkeit der Haut wurde von Seitz und Wintz dadurch festgelegt, daß eine bestimmte Anzahl Entladungen ihres damals benutzten Meßinstruments, eines Iontoquantimeters, als Einheit angenommen wurde.

Diese so elektrometrisch festgelegte Strahlenmenge, die „Hauteinheitsdosis" (HED) wurde als Ausgangswert auch deshalb gewählt, weil ihre biologische Reaktion eine allgemein verständliche Beschreibung erlaubt. Appliziert man nämlich die HED auf die gesunde menschliche Haut, so reagiert diese zunächst mit einer leichten Rötung, dem sog. Früherythem; diese Rötung verschwindet wieder nach 24 Stunden, nach 8—10 Tagen setzt aber eine neuerliche deutliche Rötung ein; diese geht dann nach 4 Wochen in eine zarte Bräunung über, die im Laufe von 8 Wochen deutlicher wird. Je nach der Empfindlichkeit der in Frage kommenden Haut ändert sich der Ablauf der biologischen Reaktion. Manchmal ist die Rötung nach 8—10 Tagen nur eben erkennbar, in anderen Fällen ist im Laufe dieser Zeit eine deutliche Schwellung der Hautfollikel vorhanden. Stärkere Reaktionen dürfen jedoch nicht eintreten; wäre dies der Fall, dann wäre nicht die HED verabfolgt worden, sondern eine größere Strahlenmenge.

Da die Bestimmung der HED bei einer harten Strahlung, einem Fokushautabstand von 23 cm und einer Feldgröße von 6 × 8 cm vorgenommen wurde, wird sie folgendermaßen definiert: Die HED ist die Röntgenstrahlenmenge, die bei einer „praktisch homogenen" harten Strahlung bei 23 cm Fokushautabstand und 6 × 8 cm Bestrahlungsfeldgröße an der normalen menschlichen Haut nach 8—10 Tagen eine Rötung, 3—4 Wochen nach der Bestrahlung eine leichte Bräunung, nach 6 Wochen eine deutliche Bräunung der bestrahlten Stellen hervorruft. Die entsprechende Strahlenqualität erhält man bei etwa 180—200 kV Spannung und 0,5 bis 0,8 mm Zn- oder Cu-Filter. Die Strahlung hat dann eine mittlere Wellenlänge von etwa 0,16 ÅE.

In der Berechnung und zum Vergleich der verschiedenen biologischen Dosen wird die HED = 100% gesetzt.

Auch Krönig und Friedrich haben eine biologische Einheit angegeben, der ebenfalls eine Hautreaktion zugrundeliegt. Es ist dies die Erythemdosis (ED). Bei dieser wird bis zu einer bestimmten Hautrötung bestrahlt. Die ED ist der HED wohl ähnlich, aber ihr nicht identisch. Sie liegt etwas höher und entspricht 105% der HED.

b) Beziehungen des biologischen Maßsystems zu den physikalischen Maßsystemen[1].

Auch die Erythemdosis von Krönig und Friedrich ist nur der biologische Ausdruck einer elektrometrisch festgelegten Strahlenmenge. Einheit dieser Dosis ist diejenige Strahlenmenge, die in 1 ccm Luft durch Ionisation eine Elektrizitätsmenge von einer elektrostatischen Einheit bei Sättigungsstrom transportiert, wobei unter elektrostatischer Einheit diejenige Elektrizitätsmenge verstanden wird, die einen Leiter von der Kapazität 1 (1 cm) auf die Einheit des Potentials (300 V) auflädt. Sie wird nach Kohlrausch mit einem kleinen deutschen „e" bezeichnet. Krönig und Friedrich setzten ihre biologische Hautreaktion auf 170—180 e fest.

Nach diesem physikalischen Maßsystem wurde in der Folgezeit vielfach dosiert. In älteren Berichten kann man es noch häufig finden.

---

[1] Eine ausführliche Darstellung dieses Fragenkomplexes findet sich bei Wintz-Rump in Bd. 4, Teil 1, S. 390f. dieses Handbuchs.

Von der Standardisierungskommission der Deutschen Röntgengesellschaft wurde zunächst die deutsche „R"-Einheit folgendermaßen festgelegt:

„Die absolute Einheit der Röntgenstrahlendosis wird von der Röntgenstrahlenenergiemenge geliefert, die bei der Bestrahlung von 1 ccm Luft 18 ⁰ Celsius Temperatur und 760 mm Druck bei voller Ausnutzung der in Luft gebildeten Elektronen und bei Ausschaltung von Wandwirkungen eine so starke Leitfähigkeit erzeugt, daß die bei Sättigungsstrom gemessene Elektrizitätsmenge eine elektrostatische Einheit beträgt. Diese Einheit wird ein Röntgen genannt und mit „R" bezeichnet."

In der ausländischen Literatur wird vielfach auch die französische „R"-Einheit gebraucht. Diese weicht von der deutschen R-Einheit erheblich ab; sie wird von Solomon folgendermaßen definiert:

„Die „R"-Einheit ist die Strahlenenergie, die bei Sättigungsstrom dieselbe Anzahl Ionen liefert wie 1 g Radiumelement, das in einem Abstand von 1,4 cm von Achse zu Achse neben eine kleine wellenlängenunabhängige Ionisationskammer gelegt ist."

Die Korrelation zwischen der deutschen und französischen R-Einheit lautet:

$$1 \text{ deutsches R} = 2{,}26 \text{ französische R.}$$

So erklären sich die in französischen Veröffentlichungen so hohen R-Zahlen.

Die Bestrebungen zur Vereinheitlichung dieser verschiedenen physikalischen Dosen führte zur Schaffung der internationalen Dosiseinheit „r". Ihre Definition hat folgende Fassung erhalten:

„Die internationale Einheit der Röntgenstrahlung wird dargestellt durch die Röntgenstrahlenmenge, die bei voller Ausnutzung der sekundären Elektronen und unter Vermeidung der Wandwirkungen in der Ionisationskammer in einem Kubikzentimeter atmosphärischer Luft bei 0 ⁰ Celsius und 76 cm Quecksilberdruck eine solche Leitfähigkeit bewirkt, daß eine Ladung von einer elektrostatischen Einheit bei Sättigungsstrom gemessen wird. Die internationale Einheit der Röntgenstrahlung wird das „Röntgen" genannt und durch den Buchstaben „r" bezeichnet."

Der Unterschied zwischen einem deutschen „R" und einem internationalen „r" beträgt 1,066. Deshalb muß man die Angaben eines in deutschen „R" geeichten Dosismessers mit 1,066 multiplizieren, um internationale „r" zu erhalten.

$$1 \text{ R (deutsch)} = 1{,}066 \text{ r (international)}.$$

Die Einführung der physikalischen Dosiseinheiten hat nun das biologische Maßsystem keineswegs überflüssig gemacht. Denn Tiefendosen lassen sich nicht ohne weiteres in „R" oder „r" ausdrücken, weil diese außer von der Intensität der Primärstrahlung auch von der Größe der Zusatzdosis durch die Streustrahlung bestimmt werden. Deshalb hat auch die Standardisierungskommission der Deutschen Röntgengesellschaft sich seinerzeit darauf geeinigt, für die praktische Dosierung den Begriff der HED beizubehalten und vor allem Tiefendosen in Prozenten der HED auszudrücken.

Wenn wir nun das deutsche „R" und das internationale „r" zu der von Seitz und Wintz geschaffenen biologischen Dosiseinheit in Beziehung setzen, ergibt sich:

$$100\% \text{ der HED} = 550 \text{ R} = 600 \text{ r}.$$

Bei dieser Gegenüberstellung ist aber bei den Werten für „R" und „r" der Einfluß der Streuzusatzstrahlung, die in der HED enthalten ist, nicht berücksichtigt. Die Zahlen

550 R und 600 r gelten lediglich für die in freier Luft gemessene Dosis, aber nicht für die auf der Oberfläche wirksam werdende Strahlenenergie. Wenn man auch die Streuzusatzstrahlung, die in der HED enthalten ist, in „R" und „r"-Einheiten mit ausdrückt, entsprechen

$$100\% \text{ der HED} = 725 \text{ R} = 800 \text{ r}.$$

Diese Gleichung besteht aber nur dann zu Recht, wenn die unter den einzelnen Dosen verstandene Strahlenmenge in einer zusammenhängenden Zeitdauer appliziert wird. Sobald die Dosis in Teildosen zerlegt wird, zwischen denen längere oder kürzere Zeiträume vergehen, besteht bei der Erholungsfähigkeit der Zellen die Korrelation zwischen Dosis als Maß und biologischer Wirkung nicht mehr.

c) Die Radiosensibilität der Haut.

Mit der Festlegung der HED war auch die Toleranzdosis der Haut bestimmt. Sie beträgt also 100% der HED. Diese Dosis kann ohne Gefahr für den Patienten in einer Sitzung appliziert werden. Es treten lediglich die bereits mehrfach beschriebenen Erythemstadien auf, die nach 6 Wochen in eine dauernd bestehenbleibende Pigmentation übergehen. Werden 110% der HED appliziert, so kommt es im Anschluß an die Bestrahlung zu einer stärkeren Reaktion, nämlich zu einer Follikelschwellung. Bei sachgemäßer Hautpflege klingt aber auch diese Reaktion wieder ab. Trotzdem ist es nicht ratsam, diese Dosis zu applizieren, weil beim Hinzutreten einer weiteren Noxe eine schwere Schädigung entstehen kann. Eine Dosis von 130—140% führt bereits zu einer Verbrennung zweiten Grades. Die Dosis letalis der Haut beträgt also 130—140% der HED.

Diese Angaben beziehen sich auf die „normale" Haut, d. h. auf eine Haut, die nachweislich nicht verändert ist und deren Trägerin nicht an einer Krankheit leidet, durch welche die Radiosensibilität der Haut erfahrungsgemäß verändert wird. Die ekzematöse oder entzündete Haut ist gegen Röntgenstrahlen empfindlicher. Daher darf in derartigen Fällen die Haut nicht mit 100% der HED belastet werden. Das gleiche gilt für eine Haut, die vor der Bestrahlung mit Quecksilber- oder einer anderen Schwermetallsalbe behandelt worden ist, weil das eingeriebene Metall Sekundärstrahlen hervorruft. Dadurch erhöht sich die Dosis in erheblichem Maße. So beobachteten Seitz und Wintz bei ihren Versuchen zur Festlegung der HED einen Patienten, bei dem eine längere Zeit vor der Bestrahlung durchgeführte Quecksilbersalbenkur der Anlaß zu einer Hautschädigung wurde. Die Überempfindlichkeit der Haut konnten Seitz und Wintz in diesem Falle mit 30—40% der HED ansetzen. Daraus geht hervor, daß man bei einem ähnlichen Fall die Einfallsdosis erheblich senken muß, um eine Hautschädigung zu vermeiden. Die gleiche Forderung erhebt sich, wenn andere Schwermetalle vor der Bestrahlung in die Haut eingebracht wurden, also z. B. nach Jod-, Wismuth-, Arseneinreibungen und -einspritzungen.

Aber nicht nur lokale Veränderungen der Haut können die Widerstandsfähigkeit gegen die Röntgenstrahlen herabsetzen, sondern auch Allgemeinerkrankungen. Bei diesen handelt es sich vornehmlich um jene, die bekanntermaßen an sich schon die Widerstandsfähigkeit der Haut gegen Insulte verschiedener Art vermindern, wie chronische Nephritis, Basedow, exsudative Diathese, lymphatische Konstitution (Seitz-Wintz), Lues (v. Seuffert), Diabetes (Holfelder), Morbus Addisoni (Flaskamp).

Auf Grund ihrer zahlreichen Beobachtungen berechneten Seitz und Wintz die Überempfindlichkeit der Haut gegen Röntgenstrahlen bei chronischer Nephritis im Durchschnitt auf etwa 40%. In Fällen, in denen die Haut ödematös war, konnten sie eine Überempfindlichkeit von sogar 50—80% beobachten. Bei Basedowkranken fanden sie eine Überempfindlichkeit, die ungefähr 30% ausmachte. Zu einem ähnlichen Ergebnis kam v. Seuffert bei der Haut von Lueskranken und Holfelder bei der Haut von Diabetikern. Die Beobachtungen über die Bedeutung von Allgemeinerkrankungen für die Radiosensibilität der Haut veranlaßten Seitz und Wintz zu dem Hinweis, bei Menschen mit konstitutionellen Krankheiten und innersekretorischen Störungen mit der Röntgendosierung vorsichtig zu sein und, wenn es nicht unumgänglich ist, sich etwas unter der Hautdosis zu halten.

Die von anderer Seite aufgestellte Behauptung, daß es eine Idiosynkrasie der gesunden Haut gegen Röntgenstrahlen gäbe, lehnten Seitz und Wintz auf Grund ihrer Erfahrungen von Anfang an ab. Sie wiesen darauf hin, daß eine Nachuntersuchung von Fällen mit Röntgenstrahlenschädigungen, die eine derartige Annahme hätten rechtfertigen können, stets gezeigt hätte, daß in Wirklichkeit eine primär erkrankte Haut oder ein konstitutionelles Leiden bei der Patientin vorhanden gewesen war, vorausgesetzt, daß nicht technische Fehler die Ursache für die überstarke Reaktion abgegeben hatten. Die Erfahrungen der späteren Jahre haben gezeigt, daß die Behauptung von Seitz und Wintz zu Recht besteht. Eine Idiosynkrasie der gesunden Haut gegen Röntgenstrahlen gibt es nicht.

Der Vollständigkeit halber sei auch auf die höhere Empfindlichkeit der Haut nach früheren Bestrahlungen hingewiesen. Wenn 100% der HED in einzeitiger Applikation auf der Haut zur Wirkung gebracht werden, kommt es als Folge der Strahleneinwirkung zum Ablauf von Reaktionsvorgängen, die 6—8 Wochen in Anspruch nehmen. Die sichtbaren Zeichen dieser Reaktionsvorgänge sind die Erythem- und Pigmentbildungen. Würde innerhalb dieses Reaktionsablaufes, in dem sich die Haut im Zustand einer latenten Schädigung befindet und in dem sie eine gesteigerte Empfindlichkeit gegen alle weiteren Einwirkungen aufweist, aufs neue mit 100% der HED bestrahlt werden, so würde eine schwere Schädigung die Folge sein. Deshalb darf eine Bestrahlung mit 100% der HED erst 8 Wochen nach Ablauf der ersten Röntgenbehandlung vorgenommen werden. Zu dieser Zeit hat sich die Haut von der Strahlenwirkung wieder erholt. Diese Erholung tritt aber nur dann ein, wenn von der Haut inzwischen alle weiteren Schädigungen ferngehalten worden sind. Wurde sie in der Zwischenzeit von einer anderen Noxe getroffen, so entwickelt sich häufig eine sog. Induration. Diese beruht auf einer im nachfolgenden beschriebenen Gefäßschädigung. Falls eine Induration vorliegen sollte, dürfte auch dann keine zweite Bestrahlung vorgenommen werden, wenn bereits 8 Wochen seit der ersten Bestrahlung verflossen sind, weil sonst gleichfalls eine schwere irreparable Schädigung drohen würde. Näheres hierüber bringen wir im Kapitel über die Röntgenschädigungen.

Wir haben nun gerade für die Radiosensibilität der Haut eine genügend große Erfahrung, zumal die häufigen Kontrollmessungen jeden diagnostischen Irrtum ausschalten lassen. Daher müssen wir zunächst die in der Literatur häufiger aufgestellten großen Schwankungen der Radiosensibilität der Haut ablehnen.

Es waren offenbar Meßfehler, wenn Autoren von Beobachtungen berichten, bei denen eine augenscheinlich gesunde Haut 300—400% der HED in einer Sitzung vertragen habe.

Es besteht ferner bei alten Leuten mit relativ schlecht durchbluteter Haut wohl eine etwas herabgesetzte Radiosensibilität (20—30%), aber niemals kann auch die Haut eines alten Menschen ein Vielfaches der HED vertragen, wie dies einmal Krönig und Friedrich behaupteten. Wenn jetzt bei den sog. Coutard-Bestrahlungen Hautdosen von 4—5 HED genannt werden, so ist darunter zu verstehen, daß Röntgenenergien aufgewandt wurden, welche in „r" gemessen dieser biologischen Dosis entsprechen, sie aber bei den fraktionierten Bestrahlungen infolge der biologischen Erholungsfähigkeit der Zelle niemals erreichen. Das geht schon daraus hervor, daß bei derartigen Bestrahlungen die Haut noch in einer Weise reagiert, wie sie dem von uns eingangs beschriebenen Bild der „Dosis vulnerans" entspricht. 4—5 HED, tatsächlich auf der Haut zur Wirkung gebracht, würden dagegen zu einer schweren irreparablen Verbrennung führen. Genauer sind wir im Kapitel über die „Coutard-Bestrahlung" darauf eingegangen.

Auch gibt es keine nennenswerten Unterschiede in der Haut verschiedener Rassen, was zu beobachten wir ebenfalls hinreichend Gelegenheit hatten.

d) Die Radiosensibilität der Gefäße.

Wie hoch die Haut mit Strahlen belastet werden darf, hängt — im Gegensatz zur Diagnostik — bei der Tiefentherapie auch von der Strahlenempfindlichkeit der kleinen Gefäße ab. Gefäßschädigungen im Unterhautzellgewebe führen zu der als Induration bezeichneten Veränderung der Haut.

Die Gefäße besitzen in ihrer Intima einen gegenüber Strahlen relativ empfindlichen Teil. Bereits Dosen von 40% der HED führen zu latenten Veränderungen, die weder makroskopisch noch mikroskopisch feststellbar sind. Für ihr Vorhandensein aber spricht die Tatsache, daß durch weitere an sich harmlose Einwirkungen, wie erträgliche Wärme oder die Kälte eines Eisbeutels, ein Ödem im umliegenden Gewebe auftreten kann.

Je höher die auf die Gefäßintima einwirkende Dosis ist, desto stärker ist naturgemäß die Schädigung. Wir sind gewohnt, in 100% der HED eine für die Haut relativ harmlose Dosis zu sehen. Dies hat insofern seine Berechtigung, als durch diese Dosis eine Schädigung der Haut nicht auftritt, sondern lediglich eine mehr oder weniger starke Pigmentation. Daß aber durch diese Dosis die Gefäße schon weitgehend geschädigt sind, beweist die ausgesprochene Ödembereitschaft des bestrahlten Hautgebietes. Kommt nun noch eine an sich harmlose Einwirkung auf die Haut hinzu, dann tritt, weil die Gefäße wasserdurchlässig geworden sind, die Induration auf. Als solche harmlose Noxen sind länger dauernde Wärmeeinwirkungen mit der Wärmflasche oder dem elektrischen Heizkissen zu verstehen; auch Kälteeinwirkungen, wie der Eisbeutel, kommen in Betracht. Auch durch wiederholte Röntgenbestrahlungen wird die Induration hervorgerufen, ohne daß eine sichtbare Verbrennung vorhergeht.

Die Behauptung, daß die Intima der Gefäße die höchste Radiosensibilität aufweist, steht in der Literatur nicht unbestritten da. Besonders diejenigen Autoren, die sich auf die Ergebnisse histologischer Untersuchungen stützen, verneinen die große Empfindlichkeit der Intimazellen. Regaud und Lacassagne lehnen es sogar ab, daß die Gefäßschädigungen irgendeine Bedeutung für die Strahlenläsionen in den Geweben haben.

Diese Anschauungen werden verständlich, wenn man Schädigungen erst von sichtbaren morphologischen Veränderungen aus gelten läßt. Aber man darf doch nicht vergessen, daß die Funktion längst verändert sein kann, bevor man histologisch überhaupt irgendetwas Abnormales festzustellen in der Lage ist. Gerade in der Frage der Induration haben wir (Wintz) schon längst diesen Standpunkt eingenommen und haben immer darauf hingewiesen, daß der vorliegende Locus minoris resistentiae, der mit einer zweiten harmlosen Noxe zur ausgesprochenen Induration führt, nicht erkennbar ist.

Die Gefäßschädigung in den Lungen führt zu der später noch zu besprechenden Lungeninduration im Anschluß an Mammacarcinombestrahlungen.

Gefäßschädigungen sind es auch, die als Ursache der schlechten Heilungsmöglichkeit der Röntgenwunden anzusprechen sind. Weil die Gefäße in der weiteren Umgebung der Verbrennungswunden schwer geschädigt sind, haben die Wundränder nach Excisionen von Röntgenwunden eine ausgesprochen schlechte Heilungstendenz.

Auch der Zerfall indurierter Hautpartien nach aus falscher Indikation heraus vorgenommener Incision oder die Widerstandslosigkeit des indurierten Gewebes bei Infektionen hat letzten Endes seinen Grund in der Gefäßschädigung.

Auf Grund der vorliegenden Beobachtung müssen wir als Dosis, bei der die Gefäßschädigung beginnt, etwa 40% der HED ansetzen. Dosen von 80—100% der HED führen zu einer reversiblen Schädigung, eine zweimalige Belastung der gleichen Gewebspartie mit 80—100% der HED im Abstand von 8 Wochen ist in bezug auf die Gefäßschädigung als eben noch tragbar zu bewerten.

Die Kenntnis der Radiosensibilität der Gefäße und vor allem die der Toleranzdosis ist deshalb so wichtig, weil mit ihr die Schädigungen anderer Gewebe in Zusammenhang stehen; denn wenn im Muskel, Bindegewebe oder Knochen Gefäßschädigungen vorhanden sind, so wird sich allmählich eine Atrophie herausbilden, selbst wenn die für das Gewebe spezifische Toleranzgrenze an sich noch nicht erreicht wurde.

Die Summation größerer Einzeldosen ist besonders im Sinne der Auslösung einer Gefäßschädigung gefährlich. Werden daher nach wiederholten Bestrahlungen Schädigungen im Muskel oder Bindegewebe beobachtet, so muß man in erster Linie das Problem von der Seite der Gefäßschädigung aus betrachten. Es ist nicht angängig, Toleranz- und Schädigungsdosen aus Beobachtungen bei Fällen, die mehrfach, mit verteilter Dosis oder wiederholter Einzeldosis, bestrahlt wurden, ableiten zu wollen. Die im nachfolgenden besprochenen Toleranz- und Schädigungsdosen gelten jeweils für die einzeitige Bestrahlung.

e) Die Radiosensibilität des Muskels.

Die Schädigungsdosis für den Muskel haben Seitz und Wintz bei 180% der HED gefunden. Jenseits dieser Dosis kommt es zum Zerfall der bestrahlten Muskulatur.

Jüngling und mit ihm Rahm glauben, daß die Dosis von 180% der HED wohl im allgemeinen zutreffe, daß man aber Ausnahmen anerkennen müsse, weil schon nach 100% der HED Schädigungen auftreten könnten.

Beide Autoren berufen sich zur Stützung ihres Standpunktes auf eigene Beobachtungen. Der Fall „Rahm" hat aber keine Beweiskraft, weil alle näheren Angaben über Dosierung und Zahl der Bestrahlungen fehlen. Es wird lediglich mitgeteilt, daß sich bei einem Patienten, der auswärts wegen eines fistulösen Prozesses des linken Humerus bestrahlt worden war, bei einem 2 Jahre später wegen fortbestehender schwerer Eiterung vorgenommenen operativen Eingriff eine blasse fibröse Veränderung und Schrumpfung der Humerusmuskulatur zeigte. Selbst wenn wir von den mangelhaften Angaben absehen — die beschriebenen Hautveränderungen (Teleangiektasien) lassen aber vermuten, daß eine höhere

Dosis zur Anwendung kam, — dürfte es gerade in diesem Falle schwer sein, den exakten Nachweis für einen ursächlichen Zusammenhang zwischen Bestrahlung und Muskelveränderung zu erbringen. Zum mindesten dürfte die beschriebene Volumenänderung der einzelnen Muskeln nicht mit der Bestrahlung, sondern mit der wahrscheinlichen Schonung des Armes in Zusammenhang stehen und eine gewöhnliche Inaktivitätsatrophie gewesen sein. Im Falle Jüngling wurden bei einer Autopsie nach Larynxcarcinombestrahlung schwere degenerative Veränderungen der Halsmuskulatur gefunden. In diesem Falle ist in Abständen von 3 Monaten zweimal eine Dosis zwischen 100—120% der HED zur Anwendung gekommen.

Da es sich bei den Mitteilungen von Rahm und Jüngling nur um Einzelbeobachtungen handelt, können sie nur als Ausnahmefälle gewertet werden. Andernfalls hätte bei den Tausenden von hochdosierten Bestrahlungen, die in den letzten Jahren durchgeführt worden sind, eine höhere Empfindlichkeit der Muskulatur häufiger Anlaß zu Komplikationen geben müssen. Diese wären sicher nicht verschwiegen worden. Vor allem haben diejenigen Krebstherapeuten nichts Auffälliges berichtet, welche die präoperative Bestrahlung üben. Gerade diesen hätte eine höhere Empfindlichkeit der Muskulatur auffallen müssen.

Die Dosis von 180% der HED als Schädigungsdosis für den Muskel kann daher als zu Recht bestehend betrachtet werden. Auch die kürzlich von Englmann veröffentlichten Beobachtungen über eine höhere Radiosensibilität des quergestreiften Skeletmuskels sprechen nicht dagegen; zudem beziehen sie sich im wesentlichen auf sog. Langzeitbestrahlungen.

f) Die Radiosensibilität des Bindegewebes.

Beim Bindegewebe haben wir eine ähnliche Diskrepanz der Ansichten. Seitz und Wintz haben die Schädigungsdosis für das Bindegewebe mit 220% der HED angegeben.

Auf Grund von Einzelbeobachtungen, auf die wir später noch eingehen werden, glauben Jüngling und Rahm auch beim Bindegewebe die Schädigungsdosis niedriger annehmen zu müssen. Indessen hat Wintz bei ständig fortgesetzten Kontrolluntersuchungen gefunden, daß die von ihm mit Seitz aufgestellte Zahl richtig ist.

g) Die Radiosensibilität des Knochens.

Die Radiosensibilität des Knochens liegt nach den Erfahrungen von Wintz noch über 220% der HED. Diese relativ geringe Radiosensibilität ist aber um so mehr erhöht, je jünger der Knochen ist; ferner ist sie auch bei der Knochenneubildung nach einer Fraktur erhöht. Unzweckmäßige Röntgenbestrahlungen (zu hoch dosierte Reizbestrahlungen) von Frakturen können daher zu Pseudarthrosen führen. Eine dreimalige Bestrahlung eines ausgewachsenen Knochens mit 100% der HED in jeweiligem Abstand von 6 Wochen hat eine, wenn auch geringe, Osteoporose im Gefolge. Jüngling glaubt aus einem selbstbeobachteten Fall schließen zu können, „daß Dosen um 100% der HED, mehrfach verabreicht, eine Nekrose des Knochens mit fibröser Umwandlung des Markes und dementsprechend mangelhafter Regenerationsfähigkeit auslösen können".

Dies erklärt sich aus den Gefäßschädigungen, auf die schon mehrfach hingewiesen wurde.

h) Die Radiosensibilität des peripheren Nervensystems.

Das periphere Nervensystem besitzt nach der übereinstimmenden Ansicht in der Literatur eine verhältnismäßig geringe Empfindlichkeit gegenüber Röntgenstrahlen (Wintz, Jüngling, Haendly, Rahm). Die Schädigungsdosis liegt so hoch, daß sie nur bei gleichzeitiger Zerstörung des umliegenden Gewebes erreicht werden kann. Der Nerv hat sicherlich eine noch geringere Radiosensibilität als das Bindegewebe. Die Applikation einer Dosis von über 220% der HED kommt nie in Frage; es besteht aber die Möglichkeit, daß an einer kleinen umgrenzten Stelle durch die zufällige Konzentration von mehreren Einfallsfeldern aus eine sehr große Dosis erreicht wird. So ereignete es sich in der Frühzeit der Bestrahlungstechnik des Uteruscarcinoms, daß der Beckenplexus oder Ischiadicus von einer großen Strahlenmenge getroffen und gereizt wurde; lang anhaltende Schmerzen waren die Folge.

i) Die Radiosensibilität der Bauchorgane.
1. Ovar.

Die Wichtigkeit und Häufigkeit der Bestrahlungen des Ovariums haben eine genaue Erforschung der Strahlenwirkung auf das Ovar in Abhängigkeit von der Dosis mit sich gebracht. So ist heute das Ovar dasjenige Organ, über dessen Radiosensibilität, auch seiner einzelnen Zellen, wir sehr genau unterrichtet sind.

Durch Abstufung der auf das Ovar zur Wirkung kommenden Röntgenstrahlenmengen lassen sich die bekannten verschiedenen biologischen Effekte der Totalkastration, der Daueramenorrhöe, der temporären Sterilisation erzielen; denn die einzelnen Anteile des Ovars weisen eine verschiedene Sensibilität gegen Röntgenstrahlen auf.

Es waren mehr oder weniger Zufallsergebnisse, die die einzelnen biologischen Wirkungen auffinden ließen. Durch systematische Untersuchungen der Sensibilität der einzelnen Zellen, durch exakte Dosierung unter Berücksichtigung aller die Röntgenstrahlung beeinflussenden Faktoren ist nunmehr eine feste Basis geschaffen. Wir kennen jetzt nicht bloß die klinischen Ergebnisse in Abhängigkeit von der Dosis, sondern auch die im Ovar entstandenen Veränderungen.

Den schwersten Eingriff in die Funktion des Ovars stellt die Totalkastration dar. Sie ist der operativen Kastration gleichzusetzen; durch eine Dosis von 45% der HED werden sämtliche innersekretorischen Anteile des Ovars vernichtet und nur das bindegewebliche Stroma des Ovars bleibt vernarbt übrig.

Appliziert man aber eine Dosis von 34% der HED, dann kann man wohl klinisch feststellen, daß die Begleiterscheinungen der Totalkastration jetzt entweder überhaupt fehlen oder nur bei einzelnen Fällen sich in beschränktem Maße geltend machen. Es sind aber weder die Ausfallserscheinungen in der gleichen Stärke wie bei der Totalkastration vorhanden, noch die bei der Kastration häufige Veränderung des Stoffwechsels. Histologisch finden wir folgende Stufenbilder, die durch Dosierungsunterschiede nicht mehr weiter unterteilt werden können:

1. Sämtliche germinativen Anteile sind zerstört; es bleibt nur noch jener Teil innersekretorisch wirksamer Zellen übrig, die aus der Theca hervorgegangen sind.

2. Es finden sich außerdem nur atretische oder schwer geschädigte Follikel; weder Ovulation noch Corpus luteum-Bildung ist mehr möglich.

Kommt dagegen eine Dosis von 28% der HED zur Anwendung, dann erreicht man die sog. temporäre Sterilisation. Nach der Bestrahlung tritt die Regel noch 1—2mal, evtl. auch 3mal auf und sistiert dann 1—3 Jahre; dann setzt sie wieder regelmäßig ein und es werden so vollwertige Ovula frei, daß Schwangerschaften möglich sind, aus denen ungeschädigte Kinder hervorgehen.

Die Möglichkeit einer solchen Röntgenamenorrhöe ist ohne weiteres verständlich, wenn man annimmt, daß die Primordialfollikel eine geringere Empfindlichkeit aufweisen als die älteren Follikelstadien. Sie ist aus der allgemein gültigen Erfahrungstatsache zu begründen, daß Zellen mit einem minimalen Ruhestoffwechsel — wie er den Zellen der Primordialfollikel zukommt — weniger strahlenempfindlich sind. Dies erklärt die Möglichkeit, daß überhaupt eine Regel wieder eintreten kann, aber nicht die Beobachtung, daß nach Applikation der Dosis von 28% der HED die Regel noch mehrere Male auftritt.

Diese Zusammenhänge wurden erst durch weitere Untersuchungen geklärt.

Zuerst die rein klinischen Beobachtungen über das Auftreten echter Menstruationen nach der Röntgenbehandlung. Es ließ sich eine Abhängigkeit vom Zeitpunkt der Bestrahlung zum Regeltypus feststellen.

Wurde bei normal menstruierenden Frauen die Dosis von 34% der HED, die Kastrationsdosis, kurz nach der Menstruation verabfolgt, dann blieb in allen Fällen die Regel gleich aus. Dieses Resultat wurde immer beobachtet, wenn die Bestrahlung nicht später als 12 Tage, vom 1. Tag der letzten Regel an gerechnet, vorgenommen worden war. Nach diesem Zeitpunkt war der Erfolg ungleichmäßig. Bis zum 17. Tage beobachtete man ungefähr in 50% der Fälle das Ausbleiben der nächsten Regel; je mehr der Bestrahlungstermin sich aber der nächsten Menstruation nähert, desto höher wird der Prozentsatz der Fälle, bei denen die nächste Menstruation noch einmal auftritt. Vom 22. Tage an, also in der letzten Woche vor der zu erwartenden Regel, vermag die Bestrahlung mit 34% der HED die nächste Regel nicht mehr zu unterdrücken, die übernächste Regel bleibt aber aus.

Diese Beobachtung läßt sich zwanglos mit der Entwicklung des Corpus luteum erklären. Wir wissen, daß der Graafsche Follikel ungefähr am 12.—14. Tage, vom 1. Tag der vorausgehenden Regel an gerechnet, vollkommen ausgereift ist und platzt. An diesen Vorgang schließt sich sofort die Umwandlung zum Corpus luteum an; in seinem ersten Stadium, dem Stadium proliferativum, wandelt sich die Membrana granulosa des Graafschen Follikels in die Sekretionsschicht des Corpus luteum um; schon nach etwa 2 Tagen beginnen diese Zellen zu sezernieren. Es werden Produkte in die Blutbahn abgegeben, die die Umstellung der Gebärmutterschleimhaut in das prägravide Stadium hervorrufen. Dieses Stadium secretionis dauert bis zum 23. Tage (etwa) an, dann beginnt bereits die Lipoidanhäufung in den Zellen. Jetzt handelt es sich um die Sekretion jener Substanzen, die für den Ablauf der Menstruation und für die Restitutio der Gebärmutterschleimhaut wichtig sind. Diese Umstellung in das Stadium lipoidare unterbleibt, wenn das Ei befruchtet ist.

Es ist also klar, daß die Röntgenstrahlen, die das Ovarium treffen, nur so lange einen hemmenden Einfluß auf die nächste Menstruation ausüben können, als durch sie die Entwicklung zum Graafschen Follikel gestört oder die Sekretion des Corpus luteum proliferationis gehemmt wird.

Wenn 34% der HED auf den Graafschen Follikel auftreffen, dann kann die Entwicklung zum Corpus luteum nicht stattfinden. Daher unterbleibt auch bei der Bestrahlung im ersten Teil des Intermenstruums die nächstfällige Menstruation.

Daß in ungefähr der Hälfte der Fälle die Regel einmal eintritt, wenn das Corpus luteum proliferationis mit 34% der HED belegt wird, beweist, daß dieses Stadium eine etwas geringere Empfindlichkeit als der Follikel hat; denn andernfalls müßte auch für die Zeit vom 12.—17. Tage die Bestrahlung noch den Ausfall der nächsten Regel bewirken können.

Wenn bei einer Bestrahlung nach dem 22. Tage die nächstfällige Regel in allen Fällen noch einmal eintritt, dann erklärt sich dies aus der Tatsache, daß die das prägravide Stadium hervorrufenden innersekretorischen Substanzen schon im Blute kreisen. Diese Menstruationen sind aber meist verlängert und verstärkt, nicht bloß weil die Röntgenstrahlen eine Hyperämie im Uterus und seiner Schleimhaut hervorrufen, sondern weil auch die innere Sekretion des Corpus luteum, die Lipoidsekretion, die die Beendigung der Menstruation reguliert, eine Beeinflussung durch die Röntgenstrahlen erlitten hat. Da aber die Verlängerung und Verstärkung der Menstruation keine allzu bedeutende ist und auch nicht in allen Fällen vorkommt, so ist anzunehmen, daß die Röntgenempfindlichkeit des Corpus luteum lipoidare eine geringere ist als die des Corpus proliferativum.

Die histologischen Untersuchungen der in verschiedenen Stadien bestrahlten Corpora lutea stehen völlig im Einklang mit dem klinischen Bild. Es läßt sich daher für die Sensibilitätsunterschiede folgendes aufstellen:

Das Corpus luteum ist im allgemeinen weniger röntgenstrahlenempfindlich als der Graafsche Follikel und seine Vorstufen. Von den einzelnen Stadien des Corpus luteum hat die größte Sensibilität das Corpus luteum proliferativum, dann folgt das Stadium secretionis, dann das Lipoidstadium und schließlich das Stadium obliterationis.

Bei Applikation von 28% der HED treten noch 1—2 Menstruationen auf, auch dann, wenn die Bestrahlung kurz nach der Regel vorgenommen wurde. Aus dieser Tatsache ergibt sich, daß die Verminderung der Dosis auf 28% der HED noch einen weiteren Sensibilitätsunterschied, und zwar im Follikel, erkennen läßt. Wintz hat schon darauf hingewiesen, daß mit der bisherigen Annahme einer vom Primordialfollikel bis zum reifen Graafschen Follikel stetig zunehmenden Röntgenstrahlensensibilität sich der Vorgang mehrerer Menstruationen nach der Bestrahlung nicht erklären läßt. Es drängte sich vielmehr die Annahme auf, daß die Vorstadien des Graafschen Follikels eine höhere Empfindlichkeit haben müssen als der reife Graafsche Follikel. Es steht fest, daß bei 34% der HED der reife Graafsche Follikel an der Umbildung zum Corpus luteum verhindert wird und daß dadurch die nächstfällige Menstruation unterdrückt wird. Bei 28% der HED dagegen findet diese Störung nicht statt und daher tritt die nächste Regel noch ein. Das Gleiche ist der Fall, wenn kurz vor der Regel mit 28% der HED bestrahlt wird. Die nächstfällige Regel tritt unter allen Umständen noch ein, die übernächste deshalb, weil das Stadium, in dem sich der reifende Follikel befand, nicht geschädigt wurde.

Die weiteren Regeln bleiben aus, weil das etwas frühere Vorstadium des Graafschen Follikels offenbar die höchste Empfindlichkeit hat und durch die 28% der HED vernichtet wird.

Histologisch weist dieses Vorstadium in der Membrana granulosa eine geradezu überstürzte Proliferation auf. Es ist ein Zustand rapider Zellteilung, sehr viele Mitosen werden in den Zellen gesehen, sogar die Theca interna gibt ein Bild von raschem Wachstum. Es ist die Zeit, da die Zellen größer werden, stellenweise einen epitheloiden Charakter aufweisen und die Theca interna schärfer hervortritt.

Das in der Zeit des Vorstadiums stattfindende rasche Wachstum des gesamten Follikels geht zwar weiter bis zu dem Zeitpunkt, da der Graafsche Follikel vollreif ist und platzt, aber im letzten Stadium ist der ganze Vorgang nicht mehr so überstürzt wie im Vorstadium. Die Zellfunktion ist mehr auf Sekretionsleistung eingestellt.

Die Annahme, daß das Vorstadium des Graafschen Follikels eine höhere Strahlenempfindlichkeit aufweist als die Primordialfollikel und als der vollreife Graafsche Follikel, entspricht auch unseren anderen Erfahrungen über die Empfindlichkeit der Zellen in verschiedenen Stadien. Die ruhende Zelle ist immer unempfindlicher als die Zelle im Fortentwicklungsstadium, Zellen, die eine spezifische Funktion leisten, sind unempfindlicher als die proliferierenden.

Durch exakte Messungen konnten wir an der Carcinomzelle nachweisen, daß die Differenz zwischen der ruhenden Zelle und der Zelle im Teilungsstadium etwa 30% beträgt; es sind nämlich im ersten Falle 105% der HED zur Abtötung notwendig, im zweiten Falle 70% der HED. Die Empfindlichkeit der zum Carcinom präformierten Epithelzelle liegt über 120% der HED.

Es verlaufen also die Sensibilitätsunterschiede in beiden Zellarten in gleicher Weise, und so ist es verständlich, daß die im überstürzten Teilungsstadium befindliche Membrana granulosa des Vorstadiums auf eine geringere Röntgenstrahlenmenge reagiert als der vollreife Graafsche Follikel.

Was nun die Empfindlichkeit des Eies anbelangt, so lassen die histologischen Präparate weitere Schlüsse zu. Man sieht, daß, wenn die Bestrahlung am 12. Tage nach dem 1. Tage der letzten Menstruation stattgefunden hat, das Ei zerstört wird, die Membrana granulosa aber nicht. Verfolgt man die im Ei gesetzten Schädigungen systematisch, so kann man feststellen, daß die Empfindlichkeit des Eies von der des Follikels weitgehend abhängig ist, dergestalt, daß auch das Ei zur Zeit des Proliferationsstadiums des Follikels am empfindlichsten ist; es steht diese Erscheinung mit der Abhängigkeit der Eiernährung von der Granulosa in Zusammenhang. An sich ist in allen Stadien das Ei empfindlicher gegen Röntgenstrahlen als die Granulosa. Das aus dem Zellverband der Granulosa gelöste und auf dem Transport befindliche Ei ist dagegen — offenbar wegen des fehlenden Gewebskonnexes — wesentlich unempfindlicher. So ist es möglich, daß Eichen, die sich während der Applikation der Kastrationsdosis in der Tube befanden, noch befruchtet werden können. Ausdruck dieser relativen Unempfindlichkeit der losgelösten Eier ist die Tatsache, daß es auch Früchte gibt, die solchen Eiern entstammen und die trotzdem keine Schädigung aufweisen.

Auf Grund dieser Beobachtungen ergibt sich also, daß die Empfindlichkeit von Follikel und Ei parallel läuft, daß aber das Ei immer eine etwas höhere Empfindlichkeit als der Follikel und dessen Granulosaepithel hat. Vom Primordialfollikel an steigt entsprechend dem Wachstum des Follikels die Empfindlichkeit des Eies gegen Röntgenstrahlen an und erreicht ebenso wie der Follikel zur Zeit des von uns geschilderten Vorstadiums seine höchste Empfindlichkeit. Wenn der Follikel dann reif geworden ist und den voll-ausgebildeten Graafschen Follikel darstellt, dann nimmt seine Empfindlichkeit ab, ebenso wie die des Eies. Erst im Augenblick der Ausstoßung wird das Ei als losgelöste Zelle um ein Bedeutendes unempfindlicher.

Während der Zeit der Röntgenamenorrhöe ist die Tätigkeit der innersekretorischen Zellen des Ovariums keineswegs stillgelegt; denn der follikuläre Zellkomplex ist nur so weit geschädigt, als die Fortentwicklung zum Graafschen Follikel nicht eintreten kann. Infolgedessen setzt nach anfänglicher Weiterentwicklung der Primordialfollikel die Um-wandlung zum Corpus atreticum ein. Ein derartiger Vorgang ist nicht etwas Spezifisches für die Röntgenstrahlen; denn auch die Ovarien von Frauen, die nicht mit Röntgenstrahlen behandelt wurden, enthalten Corpora atretica. Wenn eben ein schon etwas weiter ent-wickelter Follikel eine Schädigung erhält, die die tadellose Ausbildung zum Graafschen Follikel verhindert, dann setzt jene Art Degeneration ein, die wir Atresie nennen. Durch die Röntgenbehandlung sind aber eine verhältnismäßig große Anzahl von Follikeln im Früh-stadium geschädigt; so ist es nicht verwunderlich, daß man auch in den Ovarien solcher Frauen, bei denen die temporäre Sterilisationsdosis appliziert wurde, eine ungewöhnlich große Anzahl von Corpora atretica findet; dagegen ist bei diesen Frauen weder ein reifer Graafscher Follikel noch ein Corpus luteum vorhanden.

In den Corpora atretica sehen wir die Träger eines Teiles der inneren Sekretion des Ovariums, sie ersetzen wohl weitgehend das Corpus luteum, vor allem in bezug auf die Beeinflussung des Allgemeinkörpers. Daß ihre Sekretion dem Corpus luteum nicht gleich-wertig ist, geht schon daraus hervor, daß trotz reichlich vorhandener Corpora atretica weder eine prämenstruelle Auflockerung, noch eine Menstruation von ihnen ausgelöst werden kann.

Neben diesen Corpora atretica findet man im histologischen Präparat der Ovarien, im Stroma des Ovariums verteilt, große Zellen mit kugeligem Kern und lipoidreichem Protoplasma, manchmal in der Nähe von Gefäßen angeordnet. Man hat eine Zeitlang diesen Zellkomplex nach dem Vorschlag von Wallart, Seitz u. a. als „interstitielle Drüse" bezeichnet. Wir halten es aber für unrichtig, in ihnen selbständige Organe zu sehen; denn ihrer Abstammung nach sind es Zellen der Theca folliculi, die sich entweder ver-sprengt im Stroma aus Bindegewebszellen bilden, ebenso wie die Theca lutein-Zellen im Corpus atreticum, oder es sind überhaupt Reste obliterierter Corpora atretica. Daher können diese Zellen nur die gleiche Sekretion liefern wie die Corpora atretica, wenn man ihnen überhaupt eine wirksame Sekretion zuschreiben will.

Für die Annahme, daß die Corpora atretica einen Teil der inneren Sekretion der Corpora lutea übernehmen, spricht das Fehlen von Ausfallserscheinungen bei Fällen mit erzielter Röntgenamenorrhöe. Die histologische Untersuchung solcher Ovarien hat tat-sächlich ein gehäuftes Vorkommen der Corpora atretica in ihnen erwiesen; wenn aber die Totalkastration mit 45% der HED verabfolgt wurde, dann sind nach entsprechender Zeit auch keine Corpora atretica mehr im Ovarium vorhanden und die Ausfallserscheinungen entsprechend stark.

Dieser Unterschied entspricht dem klinischen Bild; denn während nach der Total-kastration, der operativen sowohl wie der röntgenologischen, etwa 85% der Frauen unter schwereren Formen der Ausfallserscheinungen leiden, finden wir bei Patienten, die mit

34% der HED bestrahlt wurden, daß nur etwa 28—35% der Patienten über stärkere Ausfallserscheinungen klagen.

Dieses Ergebnis zeigt, daß bei der Dosis von 34% der HED, die Daueramenorrhöe zur Folge hat, nicht alle innersekretorisch arbeitenden Bestandteile des Ovars zerstört werden; denn die Häufigkeit sowohl wie die Stärke der Ausfallserscheinungen steht in gar keinem Verhältnis zu den Beobachtungen nach der Totalkastration.

Nach der Anwendung der temporären Sterilisation von 28% der HED sind die Ausfallserscheinungen nur in ganz vereinzelten Fällen vorhanden in der Zeit der Röntgenamenorrhöe; einzelne Patienten haben leichte Wallungen.

Es erscheint uns nicht uninteressant festzustellen, warum auch bei Frauen, die nur mit 28% der HED bestrahlt worden waren, überhaupt Ausfallserscheinungen aufgetreten sind. Es war anzunehmen, daß dies nur bei besonderen innersekretorischen Störungen möglich ist. Die Möglichkeit von Fehlern in der Dosimetrie ist bei diesen unter exakter Messung bestrahlten Fällen auszuschließen. Die Erklärung hierfür fand sich im mikroskopischen Bilde. Die Ovarien von Frauen mit starken Ausfallserscheinungen nach Bestrahlung mit der Dosis von 28% der HED wiesen eine sog. kleincystische Degeneration auf. Ihre Entwicklung ist von der Disposition des Ovars abhängig, da auch ohne Röntgenstrahlen kleincystisch degenerierte Ovarien beobachtet werden. Diese Disposition kann auch durch eine innersekretorische Störung an einer anderen Stelle bedingt sein. Durch die Röntgenbehandlung werden wohl die Zellen der Membrana granulosa in bezug auf ihre Proliferationsfähigkeit stärker geschädigt als in bezug auf ihre Sekretionsfähigkeit. Durch die sezernierte Flüssigkeit aber werden die innersekretorisch arbeitenden Zellen erdrückt. Da jedoch die Primordialfollikel durch die Dosis von 28% der HED nicht vernichtet werden, so genügt oft ein kleiner Anreiz, um die Störung der kleincystischen Degeneration zu kompensieren. Deshalb reagieren solche Fälle, bei denen starke Ausfallserscheinungen während der temporären Röntgenamenorrhöe vorhanden sind, auf die „Reiz"-Bestrahlung mit Kleindosen (etwa 3—5% der HED) oder auch auf Stimulation durch Diathermie. Auch auf innersekretorische Präparate — Agomensin — sprechen diese Fälle sehr gut an, ja sogar auf ganz unspezifische Präparate wie Serum oder Casein.

Bei anderen Patienten fand sich, schon vorher bestehend, eine bestimmte Einstellung des vegetativen Nervensystems, die sich ganz allgemein für die Schwere der Kastrationssymptome ausschlaggebend erwiesen hat; die vegetative individuelle Gesamtverfassung muß daher auch im röntgentherapeutischen Behandlungsplan heute ernstlich berücksichtigt werden.

Auch die Stoffwechseluntersuchung zeigt, daß zwischen der Totalkastration, der Röntgendaueramenorrhöe (Exovulierung) und der temporären Röntgensterilisation weitgehende Unterschiede vorhanden sind.

Im Gasstoffwechsel wurde festgestellt, daß nach der operativen Kastration der Grundumsatz in allen Fällen, im Durchschnitt um 18%, herabgesetzt war. Bei der durch Röntgenstrahlen herbeigeführten Daueramenorrhöe durch einmalige Verabfolgung von 34% der HED war der Grundumsatz bei etwa 65% der Fälle herabgesetzt, im Mittel aber nur um 10—12%.

Bei den Fällen der temporären Sterilisation dagegen war der Grundumsatz in keinem einzigen Fall herabgesetzt.

Ähnliche Unterschiede wurden auch bei der Untersuchung der spezifisch-dynamischen Wirkung gefunden, die vor allem bei den operativ Kastrierten in der Mehrzahl der Fälle herabgesetzt war; bei den mit Röntgenstrahlen mit der Dosis von 34% der HED Behandelten war die spezifisch-dynamische Wirkung nur in einzelnen Fällen herabgesetzt, nach der temporären Sterilisation niemals[1].

2. Uterus.

Die Strahlensensibilität der Uterusmuskulatur entspricht der der quergestreiften Muskulatur. Wir können sie daher nach Seitz und Wintz mit 180% der HED ansetzen.

Es wird in der Literatur auch die Ansicht vertreten, daß die Strahlensensibilität der Uterusmuskulatur eine größere ist. Diese Annahme trifft aber nicht zu. Die Rückbildungsvorgänge in der Uterusmuskulatur, die nach hochdosierten Bestrahlungen einsetzen, sind nicht die Folge einer direkten Einwirkung der Röntgenstrahlen auf die Uterusmuskulatur, sondern hängen mit dem Ausfall der Ovarialfunktion zusammen. Es sind die gleichen Erscheinungen, wie sie im normalen Klimakterium oder nach der operativen Kastration eintreten.

3. Blase.

Bei der Strahlenbehandlung der Uteruscarcinome wird die Blase stets von einer höheren Dosis getroffen. Wintz hat bereits mehrfach darauf hingewiesen, daß eine Dosis von 135% der HED zu Reizungen der Blasenschleimhaut führen kann und daher möglichst vermieden werden muß. Die Ansicht von Rahm, daß 100% der HED das höchste ist, was man der Blase zumuten könne, ist sicher unrichtig; dagegen spricht die tägliche Erfahrung in der gynäkologischen Strahlentherapie. Bei jeder sachgemäß durchgeführten Uterus-Carcinombestrahlung kommen mindestens 110% der HED in der Blase zur Wirkung, bei der Behandlung des Adenocarcinoms sogar 125% der HED, ohne daß eine Blasenschädigung beobachtet wird. Nur darf diese Dosis nicht wesentlich überschritten werden, da Reizungen der Blasenschleimhaut, wie schon hervorgehoben, bei einer Dosis von 135% der HED auftreten können. Damit ist die Grenze für die Belastung der Blase gegeben.

Diese Zahlen beziehen sich auf die gesunde Blasenschleimhaut. Eine erkrankte Blasenschleimhaut ist natürlich, ähnlich wie die erkrankte Haut, radiosensibler. Daher ist bei einer Cystitis Vorsicht geboten. Unter Umständen muß der Bestrahlung eine zweckentsprechende Blasenvorbehandlung vorausgeschickt werden, um die Cystitis möglichst zur Abheilung zu bringen. Mit Silbersalzlösungen ist Vorsicht geboten, weil die einzelnen Verbindungen die Blasenschleimhaut imprägnieren. Dadurch entstehen ungewollte Sekundärstrahlen; die zur Wirkung kommende Dosis wird erhöht. Es ist verständlich, daß auf diese Weise eine Blasenschädigung entstehen kann.

4. Darm.

Beim Darm muß man zwischen der Radiosensibilität des Dünndarms und des Dickdarms unterscheiden. Beim Dickdarm und damit auch beim Rectum liegen die Verhältnisse ähnlich wie bei der Blasenschleimhaut. Auch wenn im Rectum 135% der HED zur Wirkung kommen, machen sich gewöhnlich Reizungserscheinungen wie Tenesmen,

---

[1] Eine ausführliche Darstellung aller dieser Fragen findet sich in Bd. IV, 2. Hälfte, 1. Teil, S. 1—126 dieses Handbuches.

Schleimabgang, in schweren Fällen auch Blutabgang bemerkbar. Darauf haben Seitz und Wintz schon 1921 aufmerksam gemacht. Bei der Bestrahlung des Uteruscarcinoms muß daher eine derartig hohe Dosis vermieden werden. Kommt eine noch höhere zur Anwendung, so ist eine Schädigung unvermeidlich. Als Schädigungsdosis hat Wintz 145% der HED angegeben. Eine ähnliche Ansicht über die Radiosensibilität des Darmes wird auch von Jüngling vertreten. Rahm glaubt dagegen, ähnlich wie bei der Blase, die zulässige Höchstbelastung der Darmschleimhaut auf 100% der HED festsetzen zu müssen. Diese Ansicht wird aber durch die tägliche Erfahrung in der gynäkologischen Praxis widerlegt.

Der Dünndarm hat eine ähnlich hohe Radiosensibilität wie der Dickdarm. Wahrscheinlich ist er sogar noch strahlenempfindlicher. Wenn trotzdem Dünndarmschädigungen äußerst selten sind, so hat dies seinen Grund in der freien Beweglichkeit des Dünndarmes, der auch während der Bestrahlung seine Lage ändert. Bei den Konzentrationsbestrahlungen mit dem Kompressionstubus wird auch die Hauptmasse des Dünndarms aus dem Becken herausgedrückt. Dadurch vermindert sich ganz von selbst die Gefahr der Überdosierung einzelner Darmschlingen.

Die seltenen Schädigungen des Dünndarmes sind deswegen aufgetreten, weil durch Verwachsungen Dünndarmschlingen im Becken, am Uterus oder in der Nähe des Ovars unbeweglich waren. Seitz und Wintz haben einen dahingehenden Fall ausführlich beschrieben[1].

Die Zahl von 135% der HED als Größe der Toleranzdosis gilt nur für die gesunde Darmschleimhaut. Sobald diese erkrankt ist, erhöht sich ihre Empfindlichkeit um ein Beträchtliches. Deshalb müssen katarrhalische Zustände des Darms bei der Bestrahlung in Rechnung gesetzt bzw. behandelt werden, ehe mit der Bestrahlung begonnen wird.

Die Radiosensibilität der Darmschleimhaut ist ebenfalls erhöht, wenn sich im Darm sekundärstrahlenspendende Substanzen befinden. Letzteres ist nach jeder Kontrastmahlzeit oder -füllung der Fall. Daher muß nach jeder Magen- und Darmdurchleuchtung stets zunächst eine gründliche Reinigung des gesamten Magen-Darmkanals vom Bariumbrei vorgenommen werden, ehe mit der Bestrahlung begonnen wird.

5. Magen.

Über die Radiosensibilität der Magenschleimhaut sind wir bisher nicht genügend unterrichtet. Die Beobachtungen, die bisher in der Beziehung gemacht worden sind, erstrecken sich nur auf das funktionelle Verhalten des Magens (Miescher, Bruegel und Wachter, Szegö und Rother, Kolta, Dietrich und Rost, Bensaude, Solomon und Oury). Bei dahingehenden Tierversuchen wurden Dosen bis zu 100% der HED zur Wirkung gebracht. Bei der histologischen Untersuchung der bestrahlten Magenschleimhaut fand Miescher keinerlei Veränderungen. Auch wir haben bei klinischer Beobachtung und therapeutischen Dosen niemals Schädigungen des Magens gefunden. Sicher entspricht die Toleranzdosis der Magenschleimhaut der des Darmes. Holfelder setzt sie mit 100—120% der HED an, was nach unseren Erfahrungen etwas zu niedrig sein dürfte. 135—140% der HED ist wohl die richtige Höhe der Toleranzdosis.

---

[1] Unsere Methode der Röntgentiefentherapie, 1920. S. 294f.

6. Niere.

Über die Radiosensibilität der Niere sind die Ansichten sehr geteilt. Manche Autoren behaupten, daß die Empfindlichkeit so hoch sei, daß man die Nierenfunktion durch Röntgenbestrahlung ausschalten könne. So geben Otto, Halbfaß-Ney, Klein, Conrad, Sénèque, Goedecke an, durch Röntgenbestrahlung Ureterfisteln zur Heilung gebracht zu haben. Stoeckel, Spindler und Keller, welche die Niere in der gleichen Absicht bestrahlten, hatten aber keinen Erfolg. Die von Spindler und Stoeckel angewandte Dosis lag dabei noch wesentlich höher als die der anderen Autoren. Klein will schon mit 90% der HED die Harnabsonderung zum Stillstand gebracht haben. Stoeckel hat dagegen sogar mit 120% der HED keinen Erfolg gehabt. Wohl wurde in seinem Falle die Fistel trocken, aber nicht deshalb, weil die Harnabsonderung aufgehört, sondern weil die Fistel sich spontan geschlossen hatte. Die Nierenfunktion blieb unbeeinflußt. Über eine gleiche Beobachtung hat Spindler berichtet. Weibel hat in der Prager Klinik nach dem Fortgang von Klein noch 8 weitere Fälle nach der von diesem Autor angegebenen Methode behandelt. Dabei ist jedoch nur eine Heilung eingetreten, die nach allem auch nur als eine Spontanheilung angesehen werden kann. Navratil sah nach Nierenbestrahlungen wegen Ureterfisteln 2 von 5 Fällen trocken werden. Als Ursache des „Strahlenerfolges" stellte sich jedoch eine Vernichtung des Nierenparenchyms durch geschlossene Pyonephrose heraus. Das entspricht aber unseren klinischen Beobachtungen. Nierenausschaltungen mit einmaligen Dosen unter 120% der HED sind unmöglich. Obwohl bei vielen unserer Patienten die Nieren zweimal von 110% der HED getroffen wurden, haben wir niemals eine Nierenschädigung gesehen. Bei oftmals wiederholten Bestrahlungen ist auf dem Umweg über eine Gefäßschädigung auch die Nierenschädigung denkbar.

7. Nebenniere.

Die Wirkung der Röntgenstrahlen auf die Nebenniere ist mehrfach untersucht worden. Übereinstimmend wurde gefunden, daß die Rinde der empfindlichste Teil der Nebenniere ist. Über die schädigende Dosis herrscht aber keine Einigkeit. Holfelder und Peiper nehmen an, daß diese 60% der HED beträgt. Nach Rahm sind bereits Dosen, die über 30% der HED liegen, nicht mehr unschädlich. Stephan fand im histologischen Bild einer mit 35% der HED bestrahlten Nebenniere das gesamte Rindenparenchym zerstört und bindegewebig organisiert.

Die Schädigung der Nebennierenrinde soll sich durch addisonähnliche Symptome bemerkbar machen. Solche kommen aber als Acanthosis nigricans bei Krebserkrankungen gleichfalls vor, ohne daß Nebennieren von Strahlen getroffen wurden. Wenn daher derartige Erscheinungen nach hochdosierten Carcinombestrahlungen im Abdomen beobachtet wurden, so können sie ebenso gut Zufallsbefunde sein.

Wir haben jedenfalls bis jetzt Nebennierenschädigungen durch Röntgenstrahlen noch nicht feststellen können. Dabei wurden die Nebennieren zum Teil mehrmals von Dosen bis zu 100% der HED getroffen. Trotzdem sollte man, solange die Frage der Radiosensibilität der Nebenniere noch nicht genügend geklärt ist, die Durchstrahlung der Nebenniere mit höheren Röntgenstrahlenmengen vermeiden. Dies ist im allgemeinen möglich, vor allem kann man bei den gynäkologischen Carcinomen die Einstelltechnik so wählen, daß die Nebennieren außerhalb des Strahlenkegels bleiben.

8. Pankreas.

Die Bauchspeicheldrüse liegt im allgemeinen außerhalb des Bereiches der gynäkologischen Strahlentherapie. Nur bei Behandlung von Netztumoren, etwa als Metastasen des Ovarialcarcinoms, treffen Dosen um 100% der HED das Pankreas.

Man muß wohl annehmen, daß der Inselapparat eine mittlere Radiosensibilität besitzt und daß man deshalb dem Pankreas nicht Dosen zumuten darf, die etwa 130% der HED übersteigen.

Über Schädigung des Organs findet sich in der Literatur nur eine Mitteilung von Ball, der einen Fall von Atrophie und Schädigung des Inselapparates gesehen hat.

Bei der Bestrahlung von Quercolon- und Magencarcinom haben wir des öfteren später Zuckerausscheidung auftreten sehen, nie dagegen bei Bestrahlungen von Carcinomen im Becken. Die bei den Uteruscarcinomen das Pankreas treffende Strahlenmenge ist ja auch so gering, daß man sich eine dauernde Schädigung nicht gut vorstellen kann. Schultze-Berge-Flaskamp haben übrigens viele Patienten wegen Ulcus ventriculi mit 40% der HED im oberen Bauchraum bestrahlt und nie Pankreasfunktionsstörungen festgestellt.

9. Leber.

Auch die Radiosensibilität der Leber ist nicht so hoch, daß durch sie irgendwelche Schwierigkeiten entstehen könnten. In der Literatur findet sich ein Fall von Wetzel, der Nekrose eines Leberlappens nach Kreuzfeuerbestrahlung wegen Carcinoma ventriculi gesehen hat. Da bei diesem Fall zweifellos überdosiert wurde und außerdem bereits Krebsknoten in der Leber vorhanden waren, so ist der Fall weder eindeutig geklärt, noch hat er eine Bedeutung für die Feststellung der Toleranzdosis. Um die Größe der Radiosensibilität eines Organs zu ermitteln, kann man sich nicht auf die histologisch nachgewiesenen Zerstörungen stützen, sondern es müssen klinische Funktionsprüfungen vorgenommen werden. Bei Carcinomen im Becken bekommt die Leber so wenig Strahlen, daß eine Schädigungsmöglichkeit außer acht bleiben kann. Bei Bestrahlungen im oberen Bauchraum sind kleine Teile der Leber insofern gefährdet, als unzweckmäßige Konzentrationen in kleinen Bezirken hohe Dosen bewirken können. Wenn die ganze Leber mit etwa 120% der HED belegt wird, so kann man eine stärkere Ausscheidung von Gallenfarbstoffen (Bilirubin, Urobilin und Urobilinogen) nachweisen. In einzelnen Fällen tritt auch etwas Eiweiß auf, auch Indican haben wir schon beobachtet.

Es handelte sich jedoch nur um vorübergehende Störungen, eine dauernde Schädigung bestand nicht.

10. Milz.

Die Radiosensibilität der Milz ist von besonderer Bedeutung, weil dieses Organ eine der Blutbildungsstätten ist. Durch die klassischen Untersuchungen von Heineke wissen wir, daß schon bald nach der Bestrahlung ein Zerfall des lymphoiden Gewebes einsetzt. Bereits Dosen von 50% der HED führen zu starkem Leukocytensturz. Eine einmalige Belastung mit 100% der HED hat aber keine dauernde Schädigung weder der Milz noch des gesamten hämatopoetischen Systems zur Folge.

j) Die Radiosensibilität der Brustorgane.
1. Brustdrüse.

Die Brustdrüse der erwachsenen Frau ist relativ wenig radiosensibel. Erst nach Dosen von 100% der HED, wie sie bei der Mammacarcinombestrahlung zur Wirkung kommen, konnten wir ebenso wie Jüngling Schrumpfungen auftreten sehen. Diese Erscheinung ist beim Mammacarcinom aber nur erwünscht.

Dagegen ist die Radiosensibilität der Brustdrüse in der Pubertät und in der Schwangerschaft gesteigert. Am empfindlichsten ist die Brustdrüse im Stadium der Laktation. Zu dieser Zeit führt die einmalige Applikation einer Dosis von 40—50% der HED zur Rückbildung (Wintz, Holmes). Es handelt sich aber um eine reversible Schädigung; denn so bestrahlte Frauen hatten bei einer späteren Schwangerschaft keine Schwierigkeiten beim Stillen. Diese Kenntnis ist von Wichtigkeit für die Anwendung der Röntgenstrahlen bei Mastitis. Durch eine entsprechend dosierte Bestrahlung kann man die Lactation einschränken und somit eine Entzündung auf einen kleineren Herd lokalisieren.

Die erhöhte Radiosensibilität der Brustdrüse in der Pubertät ist von Bedeutung bei allen Bestrahlungen im Jungmädchenalter, z. B. bei Mediastinaltumoren, bei Lymphdrüsentuberkulose. Man sollte deshalb den Eltern diese unvermeidbare Schädigung mitteilen und sie auf die Möglichkeit ungleichen Brustwachstums aufmerksam machen.

2. Lungen.

Das normale Lungengewebe ist sehr wenig radiosensibel. Wintz hat aus seinen experimentellen Untersuchungen und klinischen Beobachtungen errechnet, daß das Lungengewebe eine einmalige Bestrahlung mit einer Röntgenstrahlenmenge von 180% der HED vertragen kann, ohne mit einer Verbrennung zu reagieren. Selbstverständlich darf eine so hohe Strahlenmenge bei der ständigen Blutfülle dieses Organs nicht gleichmäßig in der Lunge zur Wirkung gebracht werden. Eine schwere Gesamtschädigung wäre die Folge.

Nun muß aber hervorgehoben werden, daß bereits Dosen unter 180% der HED, wenn auch nicht zu akuten, so doch zu latenten Schädigungen, zur Ödembereitschaft führen können. Diese Veränderung kann schon nach einer Dosis von 100% der HED eintreten. Bei sachgemäßem Verhalten heilt diese Schädigung aber wieder ab. Die Möglichkeit, daß es zum Auftreten einer Lungeninduration kommt, ist besonders dann sehr groß, wenn eine Erkrankung der Lunge vorliegt. Bereits eine einfache Bronchitis ist in dieser Hinsicht nicht ungefährlich.

Der Vollständigkeit halber sei noch erwähnt, daß eine vorangegangene Bestrahlung die Radiosensibilität der Lunge gleichfalls heraufsetzt. Die Verhältnisse liegen hier ähnlich wie bei der Haut. Erst nach 8 Wochen ist die Radiosensibilität wieder die gleiche. Bei einer vorzeitigen Wiederholung der Bestrahlung droht daher stets eine Lungeninduration. Das Gleiche gilt, wenn Lungendurchstrahlungen häufiger wiederholt werden. (Der gesamte Fragenkomplex ist ausführlich im Kapitel „Mammacarcinom" abgehandelt.)

3. Herz.

Über die Radiosensibilität des menschlichen Herzmuskels ist noch nichts Sicheres bekannt. Warthin und Pohle fanden im Tierversuch, daß eine einmalige Dosis von

100% der HED keine Schädigung verursacht. Eine solche trat erst nach wiederholten Bestrahlungen mit der gleichen Dosis ein. Diese Beobachtung stimmt mit den klinischen Erfahrungen überein. Bei Mammacarcinombestrahlungen, bei denen nur eine dünne oder kaum nennenswerte Überschicht vorhanden ist, wird der Herzmuskel vielfach von 100% der HED getroffen. Wir haben noch niemals gesehen, daß eine derartig dosierte Bestrahlung einen Schaden gebracht hätte. Auch eine zweite, gleich hoch dosierte, 8 Wochen später vorgenommene Bestrahlung wurde stets ohne Nachteil vertragen. Häufige Wiederholungen sind aber nicht mehr gleichgültig für den Herzmuskel. Beim Hinzutreten einer weiteren Schädigung, z. B. einer Infektionskrankheit, kann er auch schon bei der zweiten Bestrahlung in Mitleidenschaft gezogen werden. Näheres siehe im betreffenden Kapitel beim Mammacarcinom.

k) Die Radiosensibilität der Halsorgane.
1. Speicheldrüsen.

Die Speicheldrüsen besitzen eine mittlere Radiosensibilität. Nach Wintz verursacht eine Dosis von 70% der HED eine Funktionseinstellung der Speicheldrüsen. Sie ist aber nur vorübergehend. 6—8 Monate nach der Bestrahlung beginnen die Speicheldrüsen wieder zu funktionieren. Derartige temporäre Funktionseinstellungen beobachteten auch Mühlmann, Holzknecht, Pordes und Holfelder. Nach Jüngling kann eine einmalige Bestrahlung mit einer Dosis über 100% der HED genügen, um das Parenchym der Speicheldrüsen zu zerstören. Aber auch bei dieser Dosis sahen wir nur einen temporären Funktionsausfall.

2. Kehlkopf.

Der Kehlkopf wird häufig als sehr strahlenempfindlich bezeichnet. Flaskamp hat aber auf Grund der Bestrahlungsergebnisse in unserer Klinik festgestellt, daß dies ein Irrtum ist und daß bei den Beobachtungen, auf die sich diese Ansicht stützt, relativ hohe Dosen zur Anwendung kamen, nämlich 120—150% der HED. Die niedrigere Dosis von 100% der HED ist bisher in allen Fällen anstandslos vertragen worden (Beck und Rapp, Halberstaedter, Jüngling, Wintz, Flaskamp). Als Gefahrzone haben wir 125—130% der HED festgesetzt. Wenngleich die einmalige Dosis von 100% der HED ungefährlich ist, so sollte man doch die Wiederholung der Bestrahlung überlegen. Die zweite Bestrahlung — beim Kehlkopfcarcinom — darf nicht vor Ablauf von 8—9 Wochen vorgenommen werden.

3. Schilddrüse.

Die normale Schilddrüse besitzt eine relative Unempfindlichkeit gegen Röntgenstrahlen. Unsere Erfahrungen zeigen, daß Dosen von 110% der HED vertragen werden, ohne daß sich die Zeichen eines Funktionsausfalles oder einer Unterfunktion bemerkbar machen. Jüngling gibt allerdings an, daß Dosen von 100% der HED aufwärts schon nach einmaliger Applikation Störungen auslösen können.

Ganz anders verhält sich die Radiosensibilität der hyperfunktionierenden Schilddrüse, vor allem bei der Basedowschen Krankheit. Bei dieser tritt bereits nach der Applikation von 50% der HED regelmäßig eine Verkleinerung und ein Rückgang der Hyperfunktion sowohl nach den klinischen Erscheinungen als auch bei der Stoffwechseluntersuchung ein.

1) Die Radiosensibilität der Schädelorgane.

1. Auge.

Über die Strahlenempfindlichkeit des Auges gehen die Meinungen der Autoren sehr auseinander. Die beobachteten Schädigungen geben kein klares Bild, da die Angaben über Dosierungs- und Bestrahlungstechnik meistens unzureichend sind (Flaskamp). Nach Schinz verträgt der Bulbus größere Intensitäten ohne Schädigungen (Star). Infolgedessen ist auch die Abdeckung des Auges bei Gesichtsbestrahlungen nur zur Schonung der Lider und der Conjunctiva palpebrarum notwendig. Nach den Erfahrungen von Wintz kann man das gesamte Auge mit einer Dosis von 100% der HED ohne Gefahr der Schädigung zweimal im Abstand von 10 Wochen bestrahlen. Mit dieser Ansicht stimmen auch die Beobachtungen von Holfelder überein.

2. Gehirn und Rückenmark.

Gehirn und Rückenmark gelten als wenig strahlenempfindlich. Es darf wohl angenommen werden, daß eine zweimalige Durchstrahlung mit 120% der HED mit einer Pause von 8 Wochen eine durchaus tragbare Belastung darstellt. Nach Durchstrahlung des Schädels wird aber häufig über Kopfschmerzen und Schwindelgefühl geklagt. Diese Beschwerden hängen mit der reaktiven Hyperämie und nicht mit direkten Schädigungen zusammen. Bei einmaliger Bestrahlung haben diese Erscheinungen nichts zu bedeuten; denn sie klingen bald wieder ab. Sie weisen aber auf die Möglichkeit hin, daß eine mehrmalige Gehirndurchstrahlung zu Gefäßschädigungen und damit zur Induration führen kann (Wintz). Diese Ansicht wird auch von Holfelder vertreten.

3. Hypophyse.

Bestrahlungen der Hypophyse werden auf Grund verschiedener Indikationen vorgenommen, so bei klimakterischen Beschwerden (Borak, Groedel, Hirsch), zur Beeinflussung des Genitalcarcinoms (Hofbauer), zur Regelung genitaler Blutungen, zur Anregung des Knochenwachstums (Stettner).

Fraenkel und Geller haben im Tierexperiment nach Bestrahlung der Hypophyse degenerative Veränderungen nachgewiesen, Strauß fand eine Füllung der Capillaren des Vorderlappens und Fehlen des Kolloids im Mittellappen. Erfahrungen über Schädigungen der Drüse am Menschen liegen nicht vor[1]. Immerhin erscheint größte Zurückhaltung bei Bestrahlungen der Hypophyse geboten, zumal doch die Gefahr der Überfunktion oder des Ausfalls der Drüse gegeben ist. Aus diesem Grunde haben wir (Wintz) die Bestrahlung der Hypophyse als Unterstützungsbehandlung beim Genitalcarcinom immer abgelehnt. Unsere Erfahrungen erstrecken sich lediglich auf die Röntgentherapie bei Schädelbasistumoren oder Hypophysentumoren. Hier wurden Dosen bis zu 100% der HED verabfolgt; Symptome, die für einen vollständigen Ausfall der Drüse sprachen, haben wir nie beobachtet, so daß wir mit einiger Sicherheit die Toleranzdosis in dieser Höhe ansetzen können.

---

[1] E. Stoeckl hat allerdings bei einer Frau, bei der zur Stillung uteriner Blutungen von zwei Temporalfeldern aus eine Hypophysenbestrahlung vorgenommen wurde, weitgehende histologische Veränderungen beobachtet. (Zbl. Gynäk. 1934, 1160.)

Die Radiosensibilität der Carcinome.

Über die Dosis, die bei der Röntgenbehandlung des Carcinoms mit Erfolg anzuwenden ist, sind wir heute genau unterrichtet.

Wohl ist die Carcinombehandlung ein biologisches Problem, dessen Erfüllung wir aber letzten Endes nicht in der Hand haben; denn nach der Zerstörung der Carcinomzelle muß gesundes Gewebe wieder aufgebaut werden, es müssen aber auch die Schäden, die durch die Bestrahlung und den Zerfall des Tumors gesetzt wurden, wieder ausgeglichen werden. Die Behandlung des ganzen von der „Carcinomkrankheit" ergriffenen Menschen muß der Arzt im Auge behalten.

Die Zerstörung des Carcinoms mit Röntgenstrahlen aber ist als rein lokale Maßnahme ein physikalisches Problem, das selbstverständlich medizinischen Gesichtspunkten untergeordnet ist.

Es ist für die Entwicklung der Röntgentherapie des Carcinoms sehr schädlich gewesen, daß die beiden großen Aufgaben in der Carcinombehandlung von manchem nicht verstanden wurden; aus Unkenntnis der physikalischen Grundlagen wurden Schädigungen und Mißerfolge falsch ausgewertet, weil viele Leute von Dosimetrie nur eine sehr oberflächliche Vorstellung hatten. Mit Schlagworten vom „biologischen Denken" und „wahrer ärztlicher Versorgung des Krebskranken" wurde die Unkenntnis in der Technik bemäntelt.

Die Röntgentherapie verlangt nun zunächst einmal große technische und physikalische Kenntnisse. Wenn Wintz „ingenieurmäßiges" Denken in der Carcinomtherapie vorgeworfen wurde, läßt sich ruhig behaupten, daß er nur mit Hilfe einer exakten technischen Denkweise die Strahlentherapie ausbauen konnte.

Weil die Zerstörung der Carcinomzelle ein vorwiegend physikalisches Problem ist, sehen wir in einer exakt durchgeführten Dosierung die Basis für die gesamte Carcinomtherapie.

Diese Dosimetrie umfaßt zunächst die Möglichkeit, Röntgenstrahlen qualitativ und quantitativ exakt zu messen. Es ist aber auch notwendig, die Röntgenstrahlenmengen, die unter bestimmten elektrischen Vorbedingungen in den Organismus hineingeschickt werden, für jede Schichtdicke und für jede Größe des Einfallskegels feststellen zu können. Das zu lösende biologische Problem der Dosierung war die Bezeichnung jener Dosis, die notwendig ist, um eine Carcinomzelle zum Absterben zu bringen. Die medizinische Einstelltechnik erfüllt dann die Aufgabe, eine festgelegte Dosis an die Zellen des Tumors zu bringen, ohne das gesunde Gewebe allzu sehr in Mitleidenschaft zu ziehen.

Wir sprechen gewöhnlich von einer Zerstörung der Carcinomzelle. Das Wort „zerstören" ist dem Buchstaben nach nicht ganz richtig; denn die Beobachtung des mit Röntgenstrahlen angegriffenen carcinomatösen Tumors hat gelehrt, daß von einer augenblicklichen Zerstörung des ganzen Tumors sowohl als auch der einzelnen Zelle nicht die Rede sein kann. Die Bezeichnung „zerstören" ist noch ein Überbleibsel aus jener Zeit, da die Wirkung der Röntgenstrahlen mit einer Art Verbrennung des Gewebes gleichgesetzt wurde. Daß eine augenblickliche Zerstörung nicht in Frage kommt, wissen wir aus vielfältiger Erfahrung. Lehrt doch die Beobachtung des richtig bestrahlten carcinomatösen Tumors, wir nennen z. B. das Portiocarcinom, daß dieser meist 8—12 Tage, manchmal auch mehrere Wochen lang nach der Bestrahlung unverändert in bezug auf

Größe und sonstige klinische Beschaffenheit bestehen kann und daß seine Verkleinerung ohne weitere Strahlentherapie mit einem Male, oft sehr rasch, vor sich geht. Auch die Probeexcision aus dem bestrahlten Tumor, die 8 oder 14 Tage später vorgenommen wird, zeigt oft keine deutlichen Unterschiede zwischen einem bestrahlten und einem nicht-bestrahlten Carcinom. Manchmal ist nur eine deutliche kleinzellige Infiltration das einzig Auffallende; und doch sind diese Zellen nicht mehr echten Carcinomzellen gleichzusetzen; denn sonst könnte sich ein solcher Tumor nicht ohne jede weitere Behandlung zurückbilden. Diese und ähnliche Beobachtungen zwingen uns zu dem Schluß, daß der richtige Weg der Röntgenstrahlenbehandlung die biologische Umstimmung der Carcinomzellen ist, daß wir vielleicht die Kastrierung — sit venia verbo — der Carcinomzelle als den richtigen Weg der Röntgentherapie ansprechen dürfen.

a) Die Auffindung der Carcinomdosis durch Krönig und Friedrich sowie durch Seitz und Wintz.

Schon in der Zeit tastender Versuche, als die technischen Vorbedingungen zweifellos noch wenig vollkommen waren, sind durch die unabhängig voneinander vorgenommenen Untersuchungen von Krönig und Friedrich in Freiburg und Seitz und Wintz in Erlangen Maßnahmen getroffen worden, um durch objektive elektrische Meßmethoden die zur Zerstörung des Carcinoms notwendige Dosis zu finden.

Krönig und Friedrich haben ihre Untersuchungen ausschließlich bei Mammacarcinomen durchgeführt. Sie brachten dabei die Meßkammer ihres Iontoquantimeters unmittelbar auf den Tumor. Die Bestrahlung wurde in einem Fokus-Hautabstand von 50 cm und mit einer Filtrierung von 1 mm Cu vorgenommen. Um die Rückbildung eines Mammacarcinoms so weit durchzuführen, daß es durch den Gesichts- und Tastsinn nicht mehr nachzuweisen ist, brauchten sie 150 e ihres physikalischen Maßsystems. Bezogen auf die ED, welche sie bei 170 e gefunden hatten, entsprechen 150 e etwa 88% der ED.

Im Gegensatz zu Krönig und Friedrich haben Seitz und Wintz ihre Messungen in der Hauptsache am Uteruscarcinom vorgenommen. Zuvor führten sie orientierende Versuche allerdings auch an oberflächlich gelegenen und ulcerierten Carcinomen der Mamma und der Vulva durch. Bei diesen Versuchen wurde gleichfalls die Iontoquantimeterkammer unmittelbar an den Tumor gebracht. Der Fokus-Hautabstand betrug 40 cm.

Diese Vorversuche zeigten, daß mit einer Strahlenmenge, die 42 Iontoquantimeter-entladungen entsprach, derartig oberflächlich gelegene Carcinome mit Sicherheit zur Rück-bildung gebracht werden konnten. Bei der histologischen Untersuchung entnommener Gewebsstücke waren niemals mehr Carcinomzellen zu finden.

Da bei dieser hohen Dosierung, die etwa 120% der HED entsprach, stets eine Ver-brennung ersten oder zweiten Grades der um den Tumor liegenden gesunden Haut ein-trat, gingen Seitz und Wintz zu Versuchen mit niedrigeren Dosen über. Gleichzeitig wurden auch Messungen bei Portiocarcinomen vorgenommen.

Durch geeignete Anordnung mehrerer Einfallsfelder, die alle auf die Portio gerichtet waren (Konzentrationsbestrahlung), gelang es Seitz und Wintz, eine Strahlenmenge an dem Tumor zur Wirkung zu bringen, die der bei der Bestrahlung oberflächlich gelegener Carcinome angewandten entsprach. Mit ihrer direkt an oder in den Tumor gebrachten

Iontoquantimeterkammer maßen sie bei der Konzentrationsbestrahlung eine Herddosis von 140% der HED. Die Beobachtung eines derartig bestrahlten Falles ergab, „daß der Tumor sich in den ersten 3 Wochen nach der Bestrahlung nicht wesentlich verändert hatte, dann ging die Verkleinerung schnell vor sich. Nach weiteren 3 Wochen sah die Portio im Speculum so aus, wie wenn eine gutartige Erosion vorhanden wäre. Nach weiteren 3 Wochen war die Portio glatt und überhäutet."

Das Ziel, die Carcinombeseitigung, war damit erreicht. Die hohe Dosis hatte aber eine stärkere Darmstörung zur Folge. Bereits am 2. Tage nach der Bestrahlung kam es zu profusen, 3 Wochen lang anhaltenden Durchfällen, auch zu Blutungen und Tenesmen.

Deshalb wurde bei späteren Bestrahlungen die Dosis herabgesetzt. Die Strahlenwirkung wurde stets an Hand von histologischen Bildern kontrolliert. Das Endergebnis vieler derartiger Untersuchungen war, daß zur Beseitigung eines Portiocarcinoms eine Strahlenmenge von 90—110% der HED erforderlich ist. Bei Dosen unter 90% der HED konnte das Verschwinden eines Carcinoms nicht mehr beobachtet werden. Höhere Dosen hatten wieder Darmschädigungen zur Folge. Letztere traten bereits bei einer Dosis von 135% der HED in Form von Durchfällen und Schleimabgängen auf.

Weitere Versuche an oberflächlich gelegenen Carcinomen zeigten, daß auch an der Körperoberfläche befindliche Carcinome durch 90—110% der HED beseitigt werden können.

Vergleicht man die Ergebnisse von Krönig und Friedrich mit denen von Seitz und Wintz, so ergibt sich zunächst eine Differenz. Denn die von Krönig und Friedrich zur Beseitigung der Carcinome benötigte Röntgenstrahlenmenge betrug 88% der ED, während Seitz und Wintz 90% der HED als Mindestdosis bezeichneten. Diese Differenz ist aber nur eine scheinbare. Denn die ED von Krönig und Friedrich entspricht nicht der HED von Seitz und Wintz. Vielmehr liegt erstere um 10—15% höher. Damit entsprochen 88% dor ED in Wirklichkeit etwa 100% der HED. Die unabhängig voneinander vorgenommenen Messungen von Krönig und Friedrich sowie Seitz und Wintz stimmen sogar sehr gut überein.

Sowohl Krönig und Friedrich wie Seitz und Wintz haben nun die Dosis, mit der sie in ihren Fällen das Carcinom beseitigen konnten, Carcinomdosis genannt.

b) Die erweiterte Carcinomdosis nach Wintz.

Seit der Festsetzung der Carcinomdosis durch Krönig und Friedrich sowie durch Seitz und Wintz sind fast 2 Jahrzehnte vergangen. Fortgesetzte Messungen und klinische Beobachtungen haben uns gezeigt, daß der Begriff der Carcinomdosis vollkommen zu Recht besteht. Er hat in der Zwischenzeit lediglich eine Erweiterung erfahren.

Wintz stellte nämlich bei der Fortsetzung seiner Untersuchungen über die Radiosensibilität der einzelnen Carcinomformen fest, daß die Adenocarcinome eine geringere Strahlenempfindlichkeit als die Plattenepithelcarcinome aufweisen und zu ihrer Zerstörung eine Dosis von 125% der HED benötigen. Auf diese Tatsache hat Wintz 1923 zum ersten Male aufmerksam gemacht.

Mit dieser Beobachtung war auch die Frage geklärt, warum die bis dahin geübte Röntgenbehandlung bei den adenomatösen Collum- und Corpuscarcinomen schlechtere

Resultate lieferte als bei den Plattenepithelcarcinomen der Portio, was bereits zu der Ansicht geführt hatte, daß die Adenocarcinome strahlenrefraktär seien. Sie sind aber nicht strahlenrefraktär, sie haben zur Zerstörung nur die höhere Dosis notwendig.

Die Richtigkeit dieser Feststellung ist inzwischen durch die Statistik einwandfrei bewiesen. Nach Einführung der höheren Dosierung haben wir eine erhebliche Steigerung der Heilungsziffer bei den Adenocarcinomen des Collum und des Corpus uteri zu verzeichnen.

Man muß also bei der Röntgentherapie der Carcinome zwischen den Plattenepithelcarcinomen und den Adenocarcinomen unterscheiden:

Die Carcinomdosis für die Plattenepithelcarcinome beträgt 90—110% der HED, für die Adenocarcinome aber 125% der HED.

Beide Dosen sind für die einzeitige Bestrahlung berechnet. Sobald diese unterteilt wird, muß der biologischen Erholungsfähigkeit der Zellen Rechnung getragen und die Dosis entsprechend erhöht werden.

c) Der Einfluß kleiner Dosen auf das Carcinom.

Die soeben angeführten Dosen sind Mindestdosen, die appliziert werden müssen, um alle Zellen eines Carcinoms zu zerstören. Sie sind auf die am wenigsten strahlenempfindlichen Zellen des Tumors, auf die im Ruhestadium befindlichen, eingestellt.

Nun enthält ein Carcinom wie jedes andere Körpergewebe neben Zellen im Ruhestadium stets auch solche im Teilungsstadium. Letztere sind bekanntlich aber viel strahlenempfindlicher als erstere (G. Schwarz, Regaud, Bardeen, Holthusen).

Darauf ist es zurückzuführen, daß auch schon geringere Dosen als die Carcinomdosis von gewissem Einfluß auf ein Carcinom sind. Appliziert man nämlich 70% der HED, so geht der Tumor in den meisten Fällen deutlich zurück. Er verschwindet aber niemals ganz.

Seine Erklärung findet dieser Vorgang eben in der angedeuteten höheren Radiosensibilität der im Stadium der Mitose befindlichen Carcinomzellen. Deren tödliche Dosis liegt bereits bei 60—70% der HED. Wird eine derartige Dosis am Tumor zur Wirkung gebracht, so gehen die im Teilungsstadium befindlichen Zellen zugrunde. Eine Schrumpfung des dadurch um Zellbestandteile verminderten Carcinoms ist die Folge. Ein endgültiges Verschwinden des Carcinoms kann aber niemals eintreten, weil die im Ruhestadium befindlichen Carcinomzellen durch 70% der HED nicht sterilisiert werden und sich später wieder vermehren. Nach anfänglicher Schrumpfung fängt daher der Tumor wieder zu wachsen an.

Der Erfolg einer geringer dosierten Bestrahlung ist deshalb nur ein vorübergehender. Gegenteilige Beobachtungen, wie sie vereinzelt in der Literatur beschrieben sind, können nur als Ausnahmefälle gelten und haben für die Praxis keine Bedeutung. Im übrigen verweisen wir hierzu auf Lahm, der ausdrücklich betont, „daß wohl noch niemand — auch wir nicht — die Heilung eines Collumcarcinoms mit einer Dosis von 60% der HED erlebt hat".

Werden Dosen unter 60—70% der HED appliziert, so bleibt selbst ein vorübergehender Rückgang des Tumors aus, weil nicht einmal die empfindlichsten Zellen im Stadium der Mitose abgetötet werden. Es hat sich sogar gezeigt, daß schwache Röntgendosen unter Umständen eine Reizwirkung auf das Carcinom auszuüben vermögen.

Seitz und Wintz haben die Reizdosis für das Carcinom mit 30—40% der HED angesetzt und davor gewarnt, derartige Dosen bei der Carcinombestrahlung anzuwenden, weil sie eine Reizung des Tumorwachstums zur Folge haben könnten.

Allerdings handelt es sich hier um eine sehr umstrittene Frage. Namhafte Autoren wie Holzknecht, Pordes, Kienböck, Opitz, Jüngling, Nather-Schinz, Gunsett, Clark, Morgan und Asnis u. a. m lehnen eine Reizwirkung kleiner Röntgendosen auf Carcinome ab. Werner hält eine Reizwirkung nur für ein zufälliges Zusammentreffen der Bestrahlung mit einer spontanen Wachstumsbeschleunigung des Tumors, neige doch bekanntlich jeder Tumor zu cyclischen Wachstumsschwankungen.

Demgegenüber wird aber auch von anderen Autoren wie Kehrer, Gauß, Holfelder, Ritter und Lewandowsky, Thedering, Lazarus, Strauß, E. Zweifel, Warnekros, Biró, Bergonié und Tribondeau, Chéron und Duval[1], Laborde, Spinelli, Webster u. a. teils auf Grund eigener Beobachtung betont, daß Carcinome durch geringe Strahlendosen wohl zu stärkerem Wachstum angeregt werden können. Damit wird man die Möglichkeit einer Reizwirkung geringer Röntgendosen auf Carcinome als gegeben ansehen und sich vor derartigen Dosen hüten müssen[2].

d) Die Stellung der Literatur zur Carcinomdosis.

Die vorhin angeführte Carcinomdosis hat nun keineswegs allgemeine Anerkennung gefunden. Sie ist in verschiedener Hinsicht angegriffen worden.

Schon gegen die Bezeichnung „Carcinomdosis" hat man sich gewandt. Zumeist wohl infolge falscher Auslegung des Begriffes. Von anderer Seite wurde nämlich der Bezeichnung „Carcinomdosis" die Bedeutung einer „Carcinomheildosis" unterlegt.

An etwas derartiges wurde bei der Aufstellung der Carcinomdosis nie gedacht; denn im Rahmen der Carcinombehandlung ist die Bestrahlung nur eine Teilmaßnahme, die die Aufgabe hat, das Carcinom zu zerstören. Die Heilung als solche kann durch die Röntgentherapie nicht bewirkt werden. Das ist die Aufgabe des Organismus, vor allem seiner Abwehrkräfte. Dies zeigt sich ja auch in den verschiedenen Zuständen, die nach der Röntgenbehandlung bei einzelnen Patienten festgestellt werden können. In einem Falle schrumpft das Carcinom tatsächlich im Verlauf von einigen Wochen und 6—8 Wochen nach der ersten Behandlung ist an der Stelle des ursprünglichen Portiotumors wieder eine glatte, wohlgeformte Portio vorhanden. Im anderen Falle, der mit der gleichen Dosis behandelt wurde, ist zwar das Carcinom ebenfalls verschwunden, aber an seiner Stelle ein Defekt zurückgeblieben, der keinerlei Heilungstendenz aufweist. In einem weiteren Fall wieder kann ein solcher Defekt schmierig belegt sein; es besteht ein torpides Geschwür.

Schon diese kurzen Beispiele zeigen, daß für die Zerstörung des Carcinoms die Bestrahlung das Ausschlaggebende darstellt, für den Wiederaufbau aber andere Faktoren maßgebend sind. Um vollständig zu sein, sei noch darauf hingewiesen, daß es wohl einen

---

[1] Bergonié und Tribondeau, Chéron und Duval waren nach Czepa wohl die ersten, die auf die gelegentliche Reizwirkung kleiner Radium- und Mesothoriumdosen aufmerksam machten und vor deren Anwendung warnten.

[2] Die Möglichkeit, daß Röntgenstrahlen auch eine Reizwirkung haben können, ergibt sich gleichfalls aus einer erst kürzlich erschienenen Arbeit von Gronchi: „Über die Wirkung der Röntgenstrahlen auf die Hefegärung". Aus dieser geht hervor, daß Röntgenstrahlen auf den Saccharomyces eine funktionelle Reizwirkung ausüben, können, welche durch die Beschleunigung der CO_2-Produktion in Erscheinung tritt.

Einfluß der Dosis auf den Heilungsvorgang gibt, und zwar wenn unter- oder überdosiert wurde. Bei der Unterdosierung haben wir nach teilweisem Rückgang des Tumors das raschere Wachstum, bei der Überdosierung die Zerstörung nicht bloß des sensiblen Carcinoms, sondern auch des gesamten umliegenden Gewebes, vor allem der Gefäße. Es ist ganz klar, daß durch schwerere Gefäßschädigungen der Heilungsvorgang zumindest sehr erschwert wird; denn auch das an sich gutartige Röntgengeschwür hat eine schlechte Heilungstendenz.

Nun ist aber nicht nur die Bezeichnung „Carcinomdosis" bekämpft worden[1], sondern auch die ihr zugrunde liegenden Dosen. Die Dosis von 125% der HED hat allerdings keine direkte Ablehnung erfahren. Sie hat aber auch keine rechte Zustimmung gefunden. Das liegt aber daran, daß Adenocarcinome auch heute noch im allgemeinen als strahlenrefraktär gelten. Sie werden daher meistens nicht bestrahlt, sondern operiert.

Dagegen wurde die Carcinomdosis von 90—110% der HED schwer angegriffen. Es wurde behauptet, daß die Radiosensibilität der Carcinome größeren Schwankungen unterworfen sei und sich die Bestrahlung nicht so schematisieren lasse. Am schärfsten wurde die Carcinomdosis von Holzknecht bekämpft.

Daß die Radiosensibilität der Carcinome keine einheitliche ist, lehnen wir gar nicht ab, im Gegenteil, dem stimmen wir sogar zu. Wie sehr wir davon überzeugt sind, das kommt in der Carcinomdosis am besten zum Ausdruck. Sie zeigt eine Differenzspanne von 20%, und wenn wir die Adenocarcinome mit einbeziehen sogar von 35%. Damit ist der verschiedenen Radiosensibilität der Carcinome praktisch aber vollkommen Rechnung getragen.

Mit 125% der HED läßt sich jedes Carcinom zerstören, Adenocarcinom sowohl wie Plattenepithelcarcinom. Für letztere reichen aber bereits die geringen Dosen von 90 bis 110% der HED aus. Man wird daher bei Plattenepithelcarcinomen die höhere Dosis, deren exakte Applikation ohne Schädigung der Umgebung gar nicht so leicht ist und die natürlich eine viel höhere Belastung für die Patientin bedeutet, nicht zur Anwendung bringen, sondern sich mit der niedrigeren Dosis begnügen.

Dabei soll garnicht bestritten werden, daß unter Umständen auch noch eine geringere Dosis ausreichen kann. In der Literatur sind Fälle beschrieben, nach denen sich Carcinome auch nach Dosen unter 90% der HED zurückgebildet haben. Doch handelt es sich bei diesen Beobachtungen um so seltene Ausnahmefälle, daß man sie niemals zur Grundlage einer für die Praxis bestimmten Dosierung machen kann.

Sehen wir von den Einwänden ab, die gegen unsere einzeitige Bestrahlungstechnik erhoben worden sind, weil auf diese an anderer Stelle im Zusammenhang mit der Besprechung der neuen protrahiert-fraktionierten Bestrahlungsweise eingegangen werden soll, und betrachten wir hier nur die Angriffe auf die Carcinomdosis, so findet man in der Literatur wohl viele Einwendungen, aber nirgends wirklich praktische Vorschläge für eine andere Dosierung. Im Gegenteil wird mehrfach sogar nach längerer oder kürzerer Darlegung aller

---

[1] Es sei hier noch eingeschaltet, daß Seitz, weil der Ausdruck Carcinomdosis so viel Anstoß erregte, vorgeschlagen hat, statt von der „Carcinomdosis" von der „funktionshemmenden Dosis für bestimmte Carcinomzellen" zu sprechen. Dieser Ausdruck erschien ihm auch deshalb zweckmäßig, weil er den Gegensatz zu einer zweiten Eigenschaft der Röntgenstrahlen betont, nämlich in kleinen Dosen die Zellfunktion anzuregen. Diese Bezeichnung hat sich aber niemals einzuführen vermocht.

Gründe, die gegen eine einheitliche Carcinomdosis zu sprechen scheinen, für die Praxis schließlich doch eine der seinerzeit von Seitz und Wintz aufgestellten Carcinomdosis entsprechende Röntgenstrahlenmenge empfohlen[1]. Wir nennen hier nur Jüngling, Lehmann, Warnekros, Lahm und Heimann. Durch eine derartige Stellungnahme wird die Zweckmäßigkeit der Carcinomdosis aber nur unterstrichen[2].

Schließlich muß noch darauf hingewiesen werden, daß in neuerer Zeit Seitz den Versuch gemacht hat, die einmalige Applikation der Carcinomdosis für die Patientin erträglicher zu gestalten. Er geht dabei von der Anschauung aus, daß 70—80% die Mindestdosis ist, die überhaupt im Carcinom eine Reaktion auszulösen vermag. Daher schlägt er vor, diese Dosis bei der Erstbestrahlung nicht zu übersteigen; allerdings nur dann, wenn bestimmte Indikationen dafür bestehen, die ein sehr schonendes Vorgehen notwendig erscheinen lassen.

Den Nachteil, daß 70—80% der HED eine für die Carcinomzerstörung unterwertige Dosis darstellen, glaubt Seitz dadurch ausgleichen zu können, daß er bereits nach 3 bis 4 Wochen eine Wiederholung der Bestrahlung fordert.

Die Indikationen für sein von der klassischen Methode Seitz-Wintz abweichendes Vorgehen hat Seitz im Lehrbuch der Strahlentherapie Bd. IV/2 zusammengestellt. Darnach soll eine Verminderung der Dosis auf 70—80% der HED eintreten,

„wenn a) der körperliche und seelische Zustand der Kranken die Verabreichung der gewöhnlichen Dosis nicht gestattet, z. B. zu große Empfindlichkeit der Haut, zu starke Reaktion auf die Bestrahlung bei psychasthenischen und konstitutionell minderwertigen Personen, bei durch Jauchung und Fieber geschwächten und kachektischen Patienten;

b) wenn stark entzündliche infiltrative Prozesse im Carcinom und in dessen Umgebung vorhanden sind. Hier hat bei einer mit Radium kombinierten Bestrahlung stets die Röntgenbestrahlung der Radiumanwendung zeitlich vorauszugehen;

c) bei räumlich weit ausgedehnten Carcinomen, z. B. großen ovariellen Carcinomen, bei denen eine einigermaßen homogene Durchstrahlung des Carcinoms nicht möglich ist. Will man eine solche erzwingen, so wird der Körper zu schwer belastet und kann dadurch mehr Schaden als Nutzen erleiden."

Eine Wiederholung der Bestrahlung ist nach 3—4 Wochen notwendig.

---

[1] Interessant sind in diesem Zusammenhang auch folgende Ausführungen von Opitz, ebenfalls einem Gegner der Carcinomdosis: „Eine Carcinomdosis im Sinne von Seitz und Wintz, d. h. eine Heilwirkung auf jede Art von Krebs durch eine Strahlendosis von 90—100% der ED gibt es nicht, wohl aber ist bei Mamma- und Uteruscarcinomen in der Mehrzahl der Fälle bei dieser Dosisstufe (Holzknecht) eine Rückbildung zu erwarten. Diese Carcinomdosis nach Krönig ist deshalb auch heute noch brauchbar." Das läuft schließlich gleichfalls auf eine Zustimmung zu dem praktischen Wert der Carcinomdosis hinaus.

[2] Für die Radiumdosierung nannte Lahm allerdings andere Dosen. Bezogen auf das histologische Bild gibt er folgende Strahlenmengen an:

$$\text{reifes Plattenepithelcarcinom} \dots\dots\dots\dots 1\text{—}2^{1}/_{4}\ \text{ED,}$$
$$\text{mittelreifes Plattenepithelcarcinom} \dots\dots\dots {}^{1}/_{3}\text{—}2\ \text{ED,}$$
$$\text{unreifes Plattenepithelcarcinom} \dots\dots\dots\dots {}^{2}/_{3}\text{—}4\ \text{ED.}$$

Lahm betonte aber ausdrücklich, daß diese als Einschmelzungsdosen bezeichneten Strahlenmengen nur für die Radiumbestrahlung gelten; im übrigen stimmt er der Carcinomdosis zu, d. h. er setzt die notwendige Röntgendosis mit 100% der Hautdosis fest, was aber der Carcinomdosis entspricht.

Wir sind in Erlangen der alten Methode Seitz-Wintz — wenn auch mit wesentlichen technischen Verbesserungen — treu geblieben; am Prinzip haben wir nichts geändert. Darum können wir uns auch mit den Vorschlägen von Seitz nicht einverstanden erklären. Die seelische Alteration nach einer Röntgenbestrahlung mit 70—80% der HED dürfte doch wohl kaum geringer sein als nach 90—110% der HED. Selbst wenn sie stärker wäre, müßte man sie im Hinblick auf die Schwere der Erkrankung in Kauf nehmen. Oder wird ein Krebsoperateur wegen der Möglichkeit einer postoperativen Psychose sich in der Radikalität seines Eingriffes Beschränkungen auferlegen, wenn er sich überhaupt erst einmal zur Operation entschlossen hat und seinem Vorgehen keine lokalen Schwierigkeiten im Weg stehen? Er würde sicher seine erste Aufgabe in der restlosen Entfernung des Carcinoms sehen und das andere der Zukunft überlassen. Weshalb soll die Strahlentherapie anders verfahren und sich mit einer Behandlung begnügen, die nach unseren früheren Ausführungen nur die sensibleren Anteile des Carcinoms zerstört und damit unzureichend ist? Denn daß die Radiosensibilität eines Carcinoms durch psychische Vorgänge nicht beeinflußt wird, darüber braucht wohl nicht diskutiert zu werden. Das hat Seitz auch gar nicht gemeint.

Die anderen Forderungen widersprechen ebenfalls den Grundlagen der „Carcinomdosis". Eine Überempfindlichkeit der Haut kann die Bestrahlung wohl erschweren, sie darf uns aber niemals veranlassen, eine ungenügende Dosis in die Tiefe zu bringen. Schließlich kann man auch bei herabgesetzter Oberflächenbelastung durch Vergrößerung des Fokus-Hautabstandes und des Einfallsfeldes die Tiefendosis verbessern und dadurch die notwendige Dosis am Tumor bei gleichzeitiger Schonung der Haut erreichen. Außerdem könnte man noch ein Zusatzfeld zu Hilfe nehmen.

Die Forderung nach einer Herabsetzung der Dosis bei geschwächten oder kachektischen Personen ist vom Standpunkt der möglichsten Schonung solcher Patienten verständlich. Sie hat nicht ihren Grund etwa in der Annahme, daß das Carcinom empfindlicher sei, sondern sie ist veranlaßt durch die besondere Bestrahlungstechnik, die Seitz mit Guthmann in Frankfurt beim Uteruscarcinom durchführt. Die dort übliche Großfeldmethode muß bei der größeren Volumdosis natürlich eine größere Allgemeinschädigung nach sich ziehen, als er früher bei der Kleinfeldermethode gesehen hat.

Die Forderung nach Herabsetzung der Dosis bei entzündlichen Prozessen ist bestimmt nicht richtig. Wir werden später zeigen, daß entzündetes Carcinomgewebe weniger radiosensibel ist und daher eher höherer Dosen bedarf.

Daß bei räumlich weit ausgedehnten Carcinomen, wie den Ovarialcarcinomen, die Allgemeinschädigung eine größere ist, ist richtig. Trotzdem darf keinesfalls die Wirkungsdosis herabgesetzt werden, wenn die Bestrahlung einen Erfolg haben soll. Wir werden später bei der Besprechung der Ovarialcarcinome auf diese Frage zurückkommen und zeigen, wie sich diese Schwierigkeiten umgehen lassen.

Die Annahme, daß die zerstörende Dosis in allen diesen Fällen doch erreicht würde, weil die Bestrahlung bereits nach 3—4 Wochen wiederholt werden soll, ist nur bedingt richtig. 140% der HED in Teilbestrahlungen, im Abstand von 3—4 Wochen appliziert, sind nicht gleichbedeutend mit einer einzeitigen Bestrahlung von 110% der HED. Nach unserer Erfahrung ist der durch die biologische Erholungsfähigkeit der Zellen in dieser Zeit eintretende Dosenverlust größer als 30% der HED. Das geht auch aus den neuen protrahiert-fraktionierten Bestrahlungsweisen hervor. Sie zeigen deutlich, welch hohe Dosen bei einer unterteilten Röntgenbehandlung angewandt werden müssen, um die Zerstörung des Tumors zu erreichen. Daher wird man, wenn man den Vorschlägen von Seitz folgt, im besten Falle nur die untere Grenze der carcinomzerstörenden Dosis am Tumor zur Wirkung bringen können.

Zu einem ganz neuen Dosierungsprinzip bei der Strahlenbehandlung der malignen Tumoren ist Borak gekommen. Die Grundlage bildet die Strahlenbiologie der normalen Gewebe. Aus dieser wird eine Reihe konstitutioneller und konditioneller Faktoren abgeleitet, welche auf die Strahlenempfindlichkeit eines Tumors von Einfluß sein sollen. Doch ist es schwer, aus den vorliegenden Mitteilungen eine praktische Dosierungsmöglichkeit zu finden. Im übrigen gibt Borak an, daß neben den strahlenbiologischen Momenten noch klinische und strahlenphysikalische Faktoren bei der Bestimmung der Indikation und Prognose sowie des Bestrahlungsplanes berücksichtigt werden müßten.

e) Die Versuche, die Radiosensibilität aus dem histologischen Bild zu beurteilen.

Eng verbunden mit der Frage nach der Radiosensibilität der Carcinome und mit dem Streit um die Carcinomdosis sind die Versuche, aus dem histologischen Bild eines Carcinoms Aufschlüsse über seine Strahlenempfindlichkeit und Anhaltspunkte für die Bestrahlungsprognose zu bekommen.

Dahingehende Untersuchungen wurden mehrfach angestellt. Im Gegensatz zu Krönig und Friedrich sowie Seitz und Wintz haben die betreffenden Autoren aber keine dosimetrischen Messungen vorgenommen, sondern das morphologische Bild zu den erzielten Heilungen in Beziehung gesetzt.

Adler war der erste, der versuchte, auf diese Weise morphologische Kennzeichen für die Radiosensibilität der Carcinome zu finden.

In Anlehnung an Schottlaender und Kermauner teilte er die Carcinome ein in primär solide und primär drüsige Formen. Bei ersteren unterschied er wieder zwischen solchen von niederer, mittlerer und höherer Reife.

Seiner Beurteilung legte Adler eine primäre Heilung von 6 Monaten zugrunde.

Als geheilt bezeichnete er solche Fälle, bei denen alle klinischen und mikroskopischen Symptome geschwunden waren und volles Wohlbefinden bestand.

Eine unter diesen Gesichtspunkten vorgenommene statistische Auswertung seines Materials ergab zunächst, daß primär drüsige Tumoren sich gegen Radiumstrahlen im allgemeinen refraktär verhalten.

Die günstigere Beeinflussung der Adenocarcinome des Corpus uteri gegenüber denen der Cervix führte Adler auf bessere lokale Bestrahlungsbedingungen zurück, die sich aus der Möglichkeit, das Radium zentral applizieren zu können und dem oberflächlichen Wachstum des Carcinoms ergeben würden. Er schloß daher die Corpuscarcinome von der endgültigen Betrachtung seiner Erfolge aus und beschränkte seine Untersuchungen auf die Cervix-, Portio- und Scheidencarcinome.

Bei diesen fand er nach der histologischen Differenzierung folgende primäre Heilungsresultate:

Von 14 primär drüsigen Carcinomen war kein Fall geheilt. Unter den primär soliden Carcinomen wiesen die Tumoren höherer Reife die beste Heilungsziffer auf. Von 20 waren 60% geheilt. Demgegenüber betrug die primäre Heilung bei 36 Carcinomen mittlerer Reife nur 25% und bei 53 niederer Reife sogar nur 5,3%.

Diese Ergebnisse waren überraschend. Nach dem bekannten Bergonié-Tribondeauschen Gesetz hätten gerade die differenzierten, reiferen Formen am schlechtesten reagieren müssen. Dieses traf aber nur für die drüsigen Carcinome zu.

Adler schloß daraus, daß die Radiosensibilität der Carcinome nicht allein von der histologischen Beschaffenheit abhängig ist, sondern auch noch von anderen Faktoren. Zu diesen rechnete er zunächst die Malignität des Tumors. Auch die Vorgänge bei der Radiumbestrahlung schienen ihm von Bedeutung.

Die Zusammenhänge erklärte er folgendermaßen: Die unreifen Carcinome besitzen durch die große Teilungsfähigkeit ihrer Zellen eine größere Wachstumstendenz und sind daher in gewissem Grade maligner als die anderen Carcinomformen. Selbst wenn die unreifen Carcinome radiosensibler sind als die ausgereiften, so kann bei dem geringen Sensibilitätsintervall zwischen den Tumorzellen und den Zellen der umgebenden gesunden Organe die zerstörende Dosis nur fraktioniert appliziert werden. Da bei den ersten Bestrahlungen nur die Zellen in unmittelbarer Nähe der Strahlenquelle die tödliche Dosis erhalten, wachsen in den Bestrahlungspausen die Zellen an der Peripherie bei ihrer großen Proliferationskraft weiter. Die Zerstörung der Carcinomzellen kann so bei unausgereiften Tumoren mit deren Proliferation nicht gleichen Schritt halten. Dieses ist bei den Carcinomen mit besser ausgereiften Zellen infolge ihrer geringeren Proliferationskraft viel eher der Fall, wodurch letztere bezüglich der Heilung gegenüber den ersteren eben besser gestellt seien.

Neben dem morphologischen Verhalten der Tumorzelle fand Adler den Bestrahlungserfolg noch abhängig vom Bindegewebsgehalt, Gefäßreichtum und Ausbreitungsweg der Carcinome. Er beobachtete, daß sich Tumoren mit spärlichem Bindegewebsgehalt durch Radium schlechter beeinflussen ließen als die bindegewebsreichen. Eine schlechtere Beeinflussung zeigten auch Tumoren mit guter Blut- und Lymphgefäßversorgung und solche mit lymphatischer Propagation, während Carcinome mit schlechter Gefäßversorgung und solche, die plexiform wucherten, gut auf die Bestrahlung reagierten.

Zu diesen Befunden von Adler hat A. Döderlein bereits bemerkt, daß sie unter einer viel zu kurzen Beobachtungsdauer leiden, als daß man sie zur Beurteilung für den Endeffekt verwenden könnte.

Das gleiche gilt für die Untersuchungen von Kehrer und Lahm. Ihre Nachbeobachtungszeit ist wohl etwas länger als die von Adler, beträgt aber auch nur 2 Jahre.

Die Beobachtungen wurden von Lahm veröffentlicht. Sie beziehen sich gleichfalls auf die Empfindlichkeit der Carcinome gegen Radiumstrahlen. Das Einteilungsprinzip der Carcinome ist etwas anders als das von Adler[1].

---

[1] Lahm gibt in der Strahlenther. **25** für die statistisch ausgewerteten Fälle folgende Einteilung:
   I. Solide Carcinome;
      a) primär solide Carcinome, ausgereifte Carcinome, mittelreife Carcinome, unreife Carcinome;
      b) sekundär solide Carcinome.
   II. Drüsige Carcinome;
      reife Carcinome, unreife Carcinome.

Aus den Angaben von Lahm geht hervor, daß sich die reifen drüsigen Carcinome strahlenrefraktär verhalten haben. Die besten Erfolge fanden sich bei den ausgereiften primär soliden Carcinomen. Von 30 Fällen dieser Form waren nach 2 Jahren noch 46% geheilt, von 80 mittelreifen noch 36% und von 10 unreifen noch 40%.

Diese Ergebnisse bestätigen im großen und ganzen den Befund von Adler, doch fügt Lahm einschränkend hinzu, daß beim Versuch, die Radiosensibilität noch schärfer zu umgrenzen, sich erhebliche Abweichungen gezeigt hätten. So brauchte das reife (verhornende) Plattenepithelcarcinom der Portio selbst im Mittel eine etwas größere Dosis als das mittelreife Carcinom und, betrachtete man die Grenzwerte, zwischen denen die Schwankungen lagen, so ergab sich die größte Empfindlichkeit beim mittelreifen Krebs, die kleinste beim unreifen. In ED ausgedrückt, konnten folgende Werte angegeben werden[1]:

das reife Plattenepithelcarcinom . . . . $1—2^{1}/_{4}$ Erythemdosen
das mittelreife Plattenepithelcarcinom . . . . $^{1}/_{3}—2$,,
das unreife Plattenepithelcarcinom . . . . $^{2}/_{3}—4$,,

Der Widerspruch, der in den Befunden von Lahm liegt, weist bereits darauf hin, daß es nicht möglich ist, die Reifezeichen eines Carcinoms zur Bestimmung der Radiosensibilität und zur Aufstellung einer Bestrahlungsprognose zu verwenden. Die sich widersprechenden Berichte weiterer Autoren lassen das immer deutlicher erkennen.

So fand Cordua bei insgesamt 40 Fällen, die inoperable Collumcarcinome und einzelne Operationsrezidive umfaßten, bei der Bewertung der primären Heilungsresultate nach dem Schröderschen Einteilungsprinzip[2], daß die mehr differenzierten Formen eine bessere Prognose bei der Bestrahlung bieten als die weniger differenzierten.

Demgegenüber stellte Pleik wieder fest, wie Cordua hervorhebt, daß gerade die ausgereiften Formen weniger strahlensensibel sind als die sog. mittelreifen Formen. Als histologisch günstige Kriterion bezeichnete Pleik folgende Punkte: Mittelreife Formen, Mitosenreichtum, großalveoläres Wachstum, mäßige Gewebsreaktion.

Im Gegensatz zu den angeführten Beobachtungen von Adler, nach denen die bindegewebsreichen Carcinome im allgemeinen primär günstiger reagieren als die bindegewebsarmen, fand Haendly, daß die weichen medullären Carcinome mit wenig bindegewebiger Zwischensubstanz primär leichter und besser beeinflußt werden können als harte Carcinome.

Ähnlich lauten die Mitteilungen von Warnekros. Nur spricht er wieder von weichen drüsigen Carcinomen (Collum-, Corpus- und Ovarialcarcinomen). Diese würden auf die Strahlen besser reagieren als die harten, drüsenarmen Cancroide (Carcinome der Vagina und der Vulva).

---

[1] Wie bereits auf S. 36 betont, gelten diese Dosen nur für die Radiumbestrahlung.

[2] Es wurden folgende 6 Gruppen unterschieden:
1. Das nicht differenzierte, unreife Carcinom.
2. Carcinome mit der Neigung zu drüsiger Differenzierung.
3. Deutliche Adenocarcinome.
4. Mittelreife Carcinome mit geringer Neigung zur Plattenepithelformation.
5. Carcinome mit deutlicher Neigung zur Plattenepitheldifferenzierung.
6. Verhornende Plattenepithelcarcinome.

Besonders auffallend sind die Feststellungen von Schmitz. Er untersuchte 418 Uteruscarcinome. Histologisch teilte er sie in drei Gruppen ein: 1. unreife Basalzellencarcinome, 2. Adenocarcinome, 3. Plattenepithelcarcinome. Die höchste Radiosensibilität fand er bei den Basalzellencarcinomen, eine geringere bei den Adenocarcinomen, die geringste aber bei den Plattenepithelcarcinomen.

Die Beobachtungen werden noch widerspruchsvoller, wenn man die Eindrücke liest, die v. Mikulicz-Radecki bei seiner Reise nach Amerika gewonnen hat. Nach seinen Wahrnehmungen halten die amerikanischen Pathologen die unreifen Carcinome für radiosensibel, die reifen dagegen kaum. Aus diesem Gesichtspunkte heraus würden die Pathologen die Kliniken über die Art der einzuschlagenden Behandlung nach dem histologischen Charakter des Carcinoms beraten.

Wieweit diese Feststellung von v. Mikulicz-Radecki allgemeine Gültigkeit hat, sei dahingestellt. Jedenfalls berichtet Stein aus New York, daß nach den Untersuchungen zahlreicher amerikanischer Autoren es sich nicht ermöglichen lasse, aus der histologischen Struktur eines Carcinoms Aufschluß über dessen Radiosensibilität zu erhalten.

Danach ist es also überhaupt nicht möglich, Beziehungen zwischen Reifegrad und Radiosensibilität aufzustellen. Eine Tatsache, die inzwischen auch von anderer Seite mehrfach bewiesen worden ist.

Hier sind in erster Linie die Ergebnisse der sorgfältigen histologischen Untersuchungen von G. Döderlein zu nennen. Sie wurden an dem Material der Münchener Frauenklinik von A. Döderlein vorgenommen. Letzterer hat über die Ergebnisse dieser Untersuchungen gleichfalls berichtet.

Die Untersuchungen von G. Döderlein erstrecken sich auf das Gesamtmaterial der in den Jahren 1923—1925 der Münchener Klinik zugegangenen Genitalcarcinome. Es waren insgesamt 422 Fälle, und zwar 362 Collumcarcinome, 17 Corpuscarcinome, 31 Vaginalcarcinome und 12 Vulvacarcinome.

Diese Carcinome hat G. Döderlein histologisch in folgende 5 Gruppen eingeteilt: 1. Gutgereiftes geschichtetes Plattenepithelcarcinom, 2. mittelgereiftes geschichtetes Plattenepithelcarcinom, 3. gutgereiftes Adenocarcinom, 4. mittelgereiftes Adenocarcinom, 5. unreifes Carcinoma simplex.

G. Döderlein kam bei seinen Untersuchungen zu dem Schluß, daß Carcinome sich aus ihrem Reifegrad nicht prognostizieren lassen. Wohl hätten die unreifen soliden Collumcarcinome primär um ein Geringes besser reagiert als die gutgereiften Krebse. Nach 5jähriger Beobachtungszeit wäre der prozentuale Anteil der verschiedenen Reifegrade bei den geheilten wie bei den ungeheilten Fällen aber etwa gleich gewesen. Es habe sich lediglich ergeben, daß die Adenocarcinome weniger radiosensibel sind und daher ungünstiger beurteilt werden müssen. Doch könne die Prognose beim Adenocarcinom des Corpus uteri wesentlich günstiger gestellt werden, was wohl aber nicht mit dem Reifegrad im Zusammenhang zu stehen scheint[1].

---

[1] In diesem Zusammenhang sei auch auf die Arbeit von Stricker über „Carcinoma adenomatosum uteri und Strahlenwirkung" aus der Klinik Döderlein verwiesen. Stricker betont hierin, daß die Beobachtungen über den verschiedenen Reifegrad der Adenocarcinome keine Momente ergeben hätten, die für eine größere Strahlensensibilität entweder der gutgereiften oder der wenig gereiften Krebszellen hätten sprechen können.

Bei den Carcinomen der Vagina und der Vulva konnte G. Döderlein wegen der zu kleinen absoluten Zahlen zu keinem Urteil kommen[1].

Diese Feststellungen sind praktisch nur die Bestätigung der schon immer von Wintz betonten Tatsache, daß die Adenocarcinome des Uterus eine geringere Radiosensibilität besitzen als die Plattenepithelcarcinome und daß von den Adenocarcinomen der Drüsenkrebs des Corpus uteri eine bedeutend günstigere Prognose bietet als der der Cervix. Wir werden später zeigen, daß letzteres seine Ursache in lokalen Verhältnissen hat.

Zu gleichen Ergebnissen wie G. Döderlein kam Lacassagne. Bei seinen Untersuchungen über den Einfluß des histologisch-pathologischen Faktors auf die Heilungsresultate bei den Uteruscarcinomen fand er, daß bei den einzelnen Formen der Pflasterepitheliome kein sehr großer Unterschied in der Radiosensibilität besteht. Alle diese Carcinome zeigten „einen zufriedenstellenden Grad von Radiosensibilität". Die Adenocarcinome erwiesen sich dagegen weniger radiosensibel.

Ebenso stellte Philipp bei der Durchprüfung der unter dem Direktorat von Bumm in den Jahren 1913—1925 in der Berliner Frauenklinik behandelten Collumcarcinome fest, daß der Reifegrad eines Carcinoms über dessen Radiosensibilität keinen Aufschluß gibt. Nur die Adenocarcinome scheinen schlechtere Heilungsaussichten zu haben[2].

Damit ist hinreichend bewiesen, daß es nicht möglich ist, den Reifegrad eines Carcinoms zur Grundlage einer Dosierung zu machen oder zur Aufstellung einer Bestrahlungsprognose zu benützen. Die Untersuchungen haben lediglich die alte bekannte Tatsache ergeben, daß Adenocarcinome weniger radiosensibel sind als Plattenepithelcarcinome. Diese Sensibilitätsdifferenz ist bei der Carcinomdosis aber bereits berücksichtigt.

Erwähnt sei ferner, daß man auch versucht hat, neben dem morphologischen Verhalten der Tumorzellen noch andere histologische Vorgänge in der Geschwulst oder im umgebenden Bindegewebe zur Beurteilung der Radiosensibilität und zur Aufstellung einer Bestrahlungsprognose heranzuziehen.

Bekanntlich hat schon Adler derartiges unternommen und bei seiner Beurteilung der Radiosensibilität und der Heilungsaussichten den Bindegewebsreichtum, die Gefäßversorgung und den Ausbreitungsweg des Carcinoms berücksichtigt.

Lahm glaubte auch, die von ihm beschriebenen Stiftzellen in gewissem Sinne prognostisch verwerten zu können. Er hält diese für Abkömmlinge der Carcinomzellen. Nach seinen Beobachtungen soll reichliches Vorkommen carcinomatogener Stiftzellen unabhängig von der Gruppe eine leidlich gute Prognose gestatten. Insgesamt seien von 24 Fällen mit reichlich Stiftzellen $16 = 66^2/_3\%$ geheilt worden.

Darüber hinaus war Lahm 1922 zu der Ansicht gekommen, daß eine starke Eosinophilie in der Reaktionszone des Carcinoms eine bessere Prognosestellung zulasse. Besonders

---

[1] Bezüglich der Vulvacarcinome erwähnen wir noch Simon. Er hat 19 Vulvacarcinome darauf untersucht, ob sich aus der Zellreife die Radiosensibilität abschätzen lasse. Das Ergebnis war gleichfalls negativ. Als auffällig hebt er hervor, daß zwei drüsige Carcinome geheilt wurden, während bei der Mehrzahl der als relativ gutartig geltenden hochdifferenzierten, soliden Krebse mit Verhornung die Bestrahlung ohne Einwirkung geblieben sei.

[2] Interessant ist der weitere von Philipp erhobene Befund, daß die Bestimmung des Reifegrades auch für die Heilungsprognose bei der Operation keine Richtlinien gibt. Durch diese Feststellung ist nach A. Döderlein eine empfindliche Lücke in unserem Wissen über die therapeutische Beeinflußbarkeit der Carcinome ausgefüllt.

deutlich trat diese Beobachtung bei den gut operablen Uteruscarcinomen in Erscheinung. Von solchen mit lokaler Eosinophilie konnten 54% geheilt werden, während die Heilungsziffer bei gleichartigen Fällen ohne Eosinophilie nur 27% ausmachte.

Letztere Beobachtungen von Lahm sind aus der Klink Döderlein bestätigt worden. Zunächst von Schoch beim Portiocarcinom. Fälle mit starker Eosinophilie zeigten verhältnismäßig sehr günstige Erfolge bei der Strahlenbehandlung. Auch weniger ausgesprochene Eosinophilie schien noch gute Heilungsziffern zu geben. Bei 43 Portiocarcinomen mit lokaler Eosinophilie wurde eine Heilungsziffer von 45% gefunden, während bei der Zusammenfassung aller Portiocarcinome nur 13,2% Heilungen zu verzeichnen waren.

Böhm und Zweifel aus der Klinik Döderlein haben später gleichfalls betont, daß lokale Eosinophilie ein günstiges Zeichen sei. Sie berücksichtigten aber auch noch eine Reihe weiterer Faktoren. Dadurch kamen sie zur Aufstellung verschiedener histologischer Gruppen. Die erste betraf die Epithelstromarelation, d. h. das quantitative Verhältnis zwischen den epithelialen und den Stromaanteilen. Neben dem quantitativen Verhalten wurde auch das qualitative Verhalten des Gewebes als wichtig bezeichnet. Entzündlich gereiztes Bindegewebe erschien ihnen prognostisch günstig, ruhendes Bindegewebe ohne kleinzellige Infiltration dagegen ungünstig. Die 2. Gruppe berücksichtigt den Grad der Zellinfiltration des Bindegewebes. Weitere Gruppen betrafen die Reife der Carcinomzelle, die Kernplasmareaktion, den Zustand des Zellprotoplasmas, die Menge der Mitosen, den Grad der Leukocyteninfiltration im Carcinom selbst und das Verhalten der bereits erwähnten eosinophilen Zellen.

Unter diesen Gesichtspunkten beurteilten Böhm und Zweifel 122 Fälle. Nach ihren Erfahrungen ist prognostisch günstig das Carcinoma medullare mit unreifen Zellen, mit reichlichem, stark von Vakuolen durchsetztem Protoplasma, mit starker Leukocyteninfiltration des Stromas und des epithelialen Gewebes und mit Bildung von wucherndem jungen Granulationsgewebe. Demgegenüber schien ihnen das hochdifferenzierte, zur Verhornung neigende Carcinom mit großen Zapfen und ruhendem, nicht leukocytärinfiltriertem Bindegewebe die ungünstigste Prognose zu bieten.

Die nach diesen Richtlinien vorgenommene Art der histologischen Prognosestellung wäre in 75% der Fälle richtig gewesen. Doch geben Böhm und Zweifel selber zu, daß die Mehrzahl der Fälle nicht alle günstigen oder ungünstigen Bedingungen erfüllen würde, sondern in der Mitte stände. Bei derartigen Fällen sei aber die Bewertung und die Prognosestellung weit schwieriger und vorläufig noch unsicher.

Schließlich sei in diesem Zusammenhang noch die besondere Methode der Amerikaner Hueper und Schmitz zur histologischen Malignitätsbestimmung der Collumcarcinome erwähnt. Hueper und Schmitz teilten die Collumcarcinome zunächst ein in primär solide und in tubuläre oder in glanduläre Carcinome. In jeder der beiden Hauptgruppen wurden wieder 4 Untergruppen unterschieden, so daß folgendes Einteilungsschema entstand: A. Primär solide Carcinome. 1. Spinalzellencarcinom mit Hornperlen, 2. Spinalzellencarcinom ohne Hornperlen, 3. Rundzellencarcinom, 4. Spindelzellencarcinom. B. Glanduläre Carcinome. 1. Malignes Adenom, 2a. papilläres Adenocarcinom, 2b. gelatinöses Adenocarcinom, 3. Adenocarcinom, 4. solides Adenocarcinom.

Bei der Bestimmung des Malignitätsgrades wurden neben diesen histologischen Formen noch 8 weitere Faktoren berücksichtigt, sodaß zur Bestimmung des Malignitätsgrades insgesamt 9 Faktoren zu berücksichtigen waren, nämlich: 1. Spezialtyp des Carcinoms, 2. Unregelmäßigkeit in der Zellgröße, 3. Unregelmäßigkeit in der Zellgestalt, 4. Deutlichkeit der Zellgrenzen, 5. funktionelle Tätigkeit der Zellen, 6. Unregelmäßigkeit in der Kerngröße, 7. Unregelmäßigkeit in der Kerngestalt, 8. Hyperchromatismus der Kerne, 9. Zahl der Mitosen.

Alle diese Faktoren erhielten bestimmte Punkte. Die auf diesem Wege erhaltenen Zahlenwerte wurden dann in ein besonderes Schema eingefügt, das den Namen „Malignogramm" erhielt. Ihre Summe wurde als „Histologischer Malignitätsindex" bezeichnet. Ein höherer Malignitätsindex sei gleichbedeutend mit einer hohen klinischen Bösartigkeit und einer geringen therapeutischen Beeinflußbarkeit, während ein niedriger Malignitätsindex einen gutartigen Verlauf und eine bessere therapeutische Beeinflußbarkeit anzeige.

Die Beobachtung von 58 kombiniert mit Radium- und Röntgenstrahlen behandelten Fällen soll ergeben haben, daß die klinische Beurteilung zusammen mit der Aufstellung des eben beschriebenen Malignitätsindexes sich bei der Prognosestellung sehr bewähre. Hueper und Schmitz empfahlen daher, die Prognosestellung beim Krebs mit Hilfe der Bestimmung des histologischen Malignitätsindexes und des klinischen Bildes vorzunehmen.

Speziell für die Radiumbestrahlung der Carcinome fordert de Nabias die Dosierung nach dem sog. karyokinetischen Index. Um diesen bestimmen zu können, werden aus Probeexcisionen verschiedene Schnitte untersucht und die in Teilung befindlichen Zellen sowie die in Ruhe befindlichen Zellen der Zahl nach festgestellt. Nach den Mitteilungen beträgt die günstigste Bestrahlungsdauer für einen Index $^1/_{50}$—$^1/_{100}$ etwa 10 Tage; für $^1/_{150}$—$^1/_{200}$ etwa 15—20 Tage und von $^1/_{250}$—$^1/_{300}$ etwa 30 Tage. Tumoren, die keine Mitosen zeigen, werden wie diejenigen mit kleinem Index behandelt. Als wichtig sei betont, daß zwischen dem karyokinetischen Rhythmus des Tumors und seiner histologischen Form im allgemeinen keine Beziehung gefunden wurde. De Nabias verlangt daher auch, für jeden Tumor den Index neu aufzustellen. Darüber hinaus sollen auch noch einige andere Regeln beobachtet werden.

Gegen den Vorschlag, die Bestrahlung je nach der Zahl der Mitosen in der Probeexcision einzurichten, hat sich bereits v. Franqué gewandt. Er bezeichnete ihn als abwegig und unbrauchbar. Ebenso wenig scheinen die angeführten Vorschläge der anderen Autoren Anklang gefunden zu haben, denn größere Verbreitung haben sie niemals erlangt. Was die lokale Eosinophilie anbetrifft, so hat Dyroff bereits hervorgehoben, daß ihr keine prognostische Bedeutung zukommt. So erscheint die Behauptung wohl berechtigt, daß auch die angeführten weiteren histologischen Vorgänge im Tumor und in seiner Umgebung zur Beurteilung der Radiosensibilität eines Carcinoms oder zur Prognosestellung sich nicht genügend eignen.

Die Rückbildung des Carcinoms im histologischen Bild.

Mit der Verabfolgung der Carcinomdosis ist die Grundlage zur Strahlenheilung beim Krebs gelegt. Die Carcinomzellen haben eine so starke Schädigung erlitten, daß sie zugrunde gehen. Dementsprechend sieht man auch nach einer derartigen Bestrahlung den Krebstumor sich allmählich zurückbilden und schließlich ganz verschwinden. Der durch den Untergang der Carcinomzellen entstehende Defekt wird vom umgebenden Bindegewebe durch Narbenbildung geschlossen. Das endgültige Ziel der Strahlentherapie des Carcinoms ist dann erreicht.

Mit den bis zu diesem Endstadium im Tumorgebiet sich abspielenden histologischen Vorgängen haben sich viele Autoren beschäftigt. Die ersten dahingehenden Untersuchungen stammen von Dessauer und Krüger, Bumm und seinen Schülern, A. Döderlein, Seitz und Wintz, R. Meyer und Aschoff; bis in die jüngste Zeit hinein wurden sie fortgesetzt. Es liegen daher heute bereits überaus zahlreiche Veröffentlichungen über histologische Beobachtungen an bestrahlten Carcinomen vor. Wenn aber ein Überblick über die gesicherten Ergebnisse gegeben werden soll, kann auf derartige Einzelarbeiten nicht eingegangen werden, zumal, wie Lubarsch und Wätjen schon hervorgehoben haben, die Menge der mitgeteilten Fälle „eher verwirrend als klärend" wirkt. Zu oft entsprechen die Veröffentlichungen nicht den für diesen speziellen Fall notwendigen wissenschaftlichen Forderungen.

Um die Strahlenwirkung aus dem histologischen Bild beurteilen zu können, müssen aber zunächst 2 Bedingungen erfüllt sein. Erstens muß die angewandte Dosis genau bekannt sein, zweitens muß sie im ganzen Tumor qualitativ und quantitativ homogen zur Wirkung gekommen sein. Daß diese Vorbedingungen nicht eingehalten wurden oder vielmehr nicht eingehalten werden konnten, darunter leiden vor allem alle Untersuchungen, die über die Wirkung von Radiumstrahlen angestellt wurden. Die Differenz der Intensität in den einzelnen Schichten, je nach der Entfernung vom Radiumpräparat, ist so groß, daß selbst für die geringen Schichtdicken des histologischen Präparates Unterschiede vorhanden sein müssen. Diese Tatsache ist deshalb bereits von besonderer Bedeutung, weil die histologische Beobachtung nur in einem sehr kleinen Teil des Carcinoms vorgenommen werden kann. Dadurch sind Rückschlüsse auf den Gesamttumor an sich schon nur mit größter Kritik möglich. Durch weitere Unbekannte dürfen sie nicht noch erschwert werden.

Zur Beurteilung der Strahlenwirkung ist es aber auch notwendig, daß der histologische Charakter des zu untersuchenden Tumors in allen Einzelheiten vorher festgelegt wurde, nämlich auf den allgemeinen Differenzierungsgrad der Tumorzellen, die Neigung zu Atypie und Polymorphie, die Proliferationstendenz, beurteilt nach Mitosenzahl und Anteil jugendlicher Zellen, den Aufbau des Tumorgewebes, die Vascularisation. Auch die spontanen Degenerationserscheinungen des unbehandelten Carcinoms sowie der Grad der Gewebsreaktion vor der Bestrahlung müssen zur sicheren Beurteilung der späteren Veränderungen bekannt sein.

Natürlich können unsere histologischen Untersuchungsmethoden trotzdem nicht alles erfassen, was während der Rückbildungszeit vorgeht. Vor allem haben wir keine Möglichkeit, durch die Färbemethoden frühzeitig jene feineren Vorgänge darzustellen, die wir in späteren Stadien dann als weitgehende Veränderungen im Kern und im Protoplasma feststellen können. Unsere histologischen Untersuchungsmöglichkeiten erlauben uns eben nicht, die kolloidchemischen Veränderungen nachzuweisen, noch viel weniger uns über die Ladungsverschiebungen im Molekül Aufschluß zu geben, die alle für den Zelltod von besonderer Bedeutung sind.

Auch hat sich längst erwiesen, daß viele nach Röntgenbestrahlungen beobachteten histologischen Veränderungen nicht spezifisch sind, da sie in ähnlicher Weise auch im nichtbehandelten Carcinom vorkommen (Prym, Lubarsch und Wätjen, Oberndorfer, Dyroff).

Trotzdem aber kann man wohl sagen, daß wir heute über die histologisch nachweisbaren Vorgänge nach der Bestrahlung eines Carcinoms ziemlich Bescheid wissen. Wenn auch die einzelnen Bilder nicht spezifisch für Röntgenstrahlenwirkung angesprochen werden können, so läßt sich doch aus der Gesamtheit der einzelnen Phasen ein Typus für den Rückbildungsvorgang aufstellen.

Sehr sorgfältige Untersuchungen liegen in dieser Hinsicht von Dyroff aus der Erlanger Frauenklinik am bestrahlten Collumcarcinom vor[1]. Seine Untersuchungen bieten vor allem die Besonderheit, daß nur solche Fälle ausgewertet wurden, die nach 5 Jahren

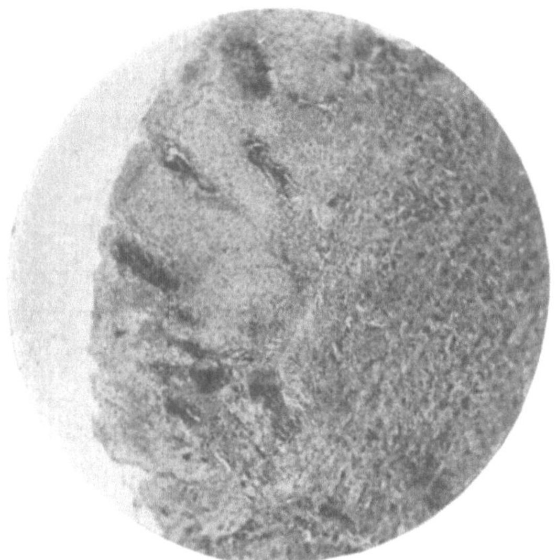

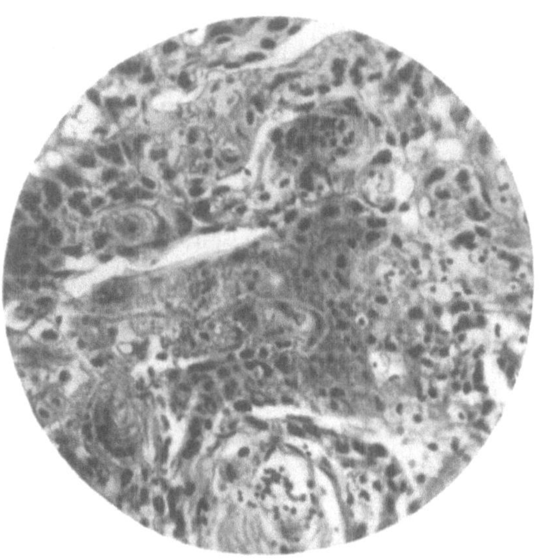

Abb. 1. Primäre Hyperämie unmittelbar nach der Bestrahlung, die ersten paar Wochen häufig fortbestehend; Leukocytenaustritt ist dadurch begünstigt; Leukocytenvermehrung im Interstitium aber zunächst nicht nachweisbar.

Abb. 2. 14 Tage bis 3 Wochen nach Bestrahlung: Kern- und Zellstruktur verwaschen, dunklere Kerntönung, starke Eosinophilie und gröbere Körnung des Protoplasmas, Zellgrenzen weniger scharf, leichte Zellquellung. Keine vermehrte Mesenchymreaktion! Die Carcinomschädigung ist also das Primäre.

klinisch geheilt waren. Die von ihm beobachteten Veränderungen stellen somit auch tatsächliche Etappen der Tumorrückbildung und der Heilung nach Röntgenbestrahlung dar.

Es liegt in der Natur der Dinge, daß die histologischen Vorgänge nicht an einer und derselben Patientin verfolgt werden konnten, da fortgesetzte Materialentnahme aus bestrahlten Tumoren begreiflicherweise den Heilverlauf nicht nur klinisch, sondern auch histologisch unberechenbar beeinflussen kann. Dyroff hat daher seine Untersuchungen an verschiedenen Fällen und in verschiedenen Abständen nach der Bestrahlung vorgenommen. Da aber stets der Charakter des Tumors zuvor festgelegt war, vermochte dieses Vorgehen der histologischen Kontrolle verschiedener gleichartiger Fälle in verschiedenen Abständen in ihrer Gesamtheit indessen doch ein folgerichtiges Rückbildungsbild zu geben.

Im einzelnen hat Dyroff folgende, nach der Bestrahlung im Collumcarcinom sich abspielenden histologischen Vorgänge beschrieben: Bereits unmittelbar nach der Bestrahlung machen sich histologisch sicher feststellbare Veränderungen bemerkbar, die auf direkter Strahleneinwirkung beruhen. Doch klingen sie dann innerhalb der ersten 24 Stunden wieder

---

[1] Dyroff hat seine histologischen Beobachtungen ausführlich im Arch. Gynäk. **136**, 141 (1929) beschrieben. Dieser Veröffentlichung entstammen auch unsere histologischen Bilder.

ab. Es ist dies die initiale Zerstörung der während der Bestrahlung in Teilung begriffenen Zellen. Sie beruht auf einer Schädigung des Chromatins, das zur Verklumpung und zu raschem Verfall gebracht wird.

Nach Ablauf von 24 Stunden finden sich dann wieder neue Mitosen, die, abhängig vom primären Mitosenreichtum, bei verschiedenen Tumoren verschieden zahlreich anzutreffen sind. Sie sind ein Beweis dafür, daß die ruhenden Zellen weniger radiosensibel sind als die in Teilung begriffenen und die Fähigkeit behalten haben, mindestens noch eine Teilung durchzuführen. Späterhin gehen aber auch diese Zellen zugrunde.

Als weitere Primärreaktion, die sich jedoch histologisch schwer als unmittelbare

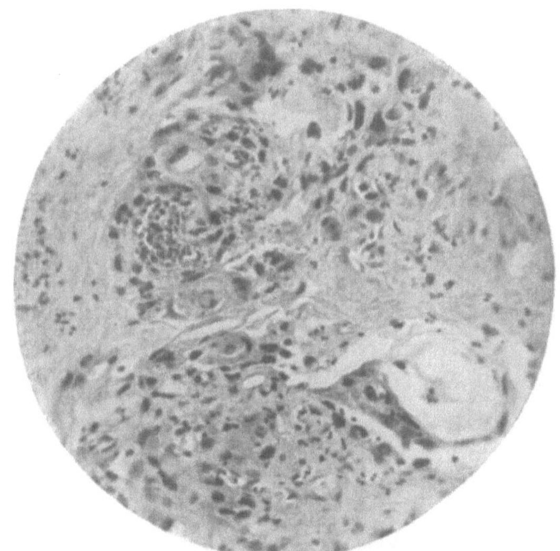

<table>
<tr><td>Abb. 3. 14 Tage bis 3 Wochen nach Bestrahlung: Gewebsödem, zum Teil zurückzuführen auf Lymphstauung (interstitielles Ödem), zum Teil auf das als Strahlenfolge aufgetretene größere Wasserbindungsvermögen des Zellinhaltes (Zellödem).</td><td>Abb. 4. 4—6 Wochen nach Bestrahlung: Kleiner schon stark destruierter Carcinomrest mit vorgeschrittener Vakuolisierung in Kern und Protoplasma. Ausgebreitete Mesenchymreaktion.</td></tr>
</table>

Strahlenfolge beweisen läßt, tritt eine mehr oder weniger lang anhaltende Hyperämie ein (Abb. 1). Je nach dem Aufbau des Tumors, weiterhin jedenfalls abhängig von der Wegsamkeit der Lymphbahnen, kann es als Hyperämiefolge auch zur Andeutung ödematöser Bilder im Präparat kommen. Das Auftreten solcher leichter Gewebsödeme ist nämlich nicht so konstant, daß man es von vornherein auf direkte Strahleneinwirkung zurückführen dürfte; von dem die späteren Veränderungen begleitenden Ödeme ist es jedenfalls prinzipiell abzutrennen.

Zu diesen Beobachtungen hebt Dyroff noch hervor, daß also die histologisch faßbare Schädigung durch Röntgenstrahlen mit Ausnahme der primären Mitosenschädigung nicht sofort eintritt, sondern erst nach einer gewissen Latenzperiode. Die Latenzdauer fand er verschieden, je nach der Strahlendosis und je nach der momentanen Stoffwechselgröße der getroffenen Zellen. Bei gleicher Strahlendosis ist sie bei den unter der Bestrahlung ablaufenden Mitosen am kürzesten, so kurz, daß die Schädigung schon nach Stunden auch histologisch festgestellt werden kann; am längsten ist sie bei den Zellen mit langsamer Generationsfolge. Da die höher differenzierten Zellen zur letzten Kategorie gehören, kann bei ihnen die Strahlenschädigung erst relativ spät in Erscheinung treten. Carcinomzellen können demnach tödlich strahlengeschädigt sein, ohne daß man ihnen dies schon histologisch anzusehen braucht. Auf die Bedeutung dieser Tatsache werden wir später noch zurückkommen.

Den beschriebenen Primärreaktionen folgen nach 14 Tagen die ersten morphologischen Veränderungen an den ruhenden Zellen. Doch sind auch diese nicht spezifisch und durchaus nicht so gehäuft, daß man sie in jedem Fall als Strahlenveränderung deuten könnte. Man beobachtet in dieser Zeit in erster Linie ein „Verwaschensein" der Kernform und der Zellgrenzen. Der Nucleolus erscheint vielfach größer und von mehr tropfiger Form, das Protoplasma weist in einzelnen dieser Zellen eine gröbere Zerkörnung auf. Auch eine stärkere Bindung der sauren Farbstoffe ist manchmal festzustellen (Abb. 2). In manchen Fällen ist um diese Zeit ein leichtes Ödem des Zwischengewebes vorhanden, das den Eindruck erweckt, als ob die im Protoplasma veränderten Zellen undeutlichere Zellgrenzen hätten und leicht gequollen wären (Abb. 3).

Um die 3. und 4. Woche nach der Bestrahlung treten die Veränderungen an den ruhenden Zellen deutlicher in Erscheinung. Vielfach machen sie sich um diese Zeit auch erst bemerkbar. Auf jeden Fall treten zu diesem Zeitpunkt Veränderungen auf, die keinen Zweifel darüber bestehen lassen, daß es sich dabei um wirkliche Strahlenfolgen handelt. Die geschädigten Zellen liegen dichter im Gewebe verstreut, die Homogenisierung des Kerns, die meist mit einer stärkeren Farbstoffspeicherung einhergeht, ist ausgesprochener. Ein weiter vorgeschrittenes Stadium zeigt den Zerfall der homogenen Chromatinmasse zu Klumpen und Schollen oder es treten Vakuolen im Homogenkern auf, die der Fragmentierung vorausgehen. Auch im Protoplasma spielen sich nunmehr schwere Veränderungen ab. Die körnige Ausfällung ist häufiger, Vakuolenbildung tritt auf. Sie ist oft so stark, daß der Kern vielfach an die Wand gedrückt und wie angedaut erscheint (Abb. 4). Hinzu kommen Fehlbildungen der Zellen, Zellteilungsatypien und Riesenzellen (Abb. 5).

Zu dieser ersten spezifischen Zerfallserscheinung im Carcinom tritt dann um die 4. Woche nach der Strahlenapplikation noch die sekundäre mesenchymale Reaktion. Es beginnt ein deutliches Einwandern von Leukocyten in die betreffenden Gebiete aus den Bindegewebssepten (Abb. 6 u. 7). Die Leukocyten brechen in die Zerfallshöhlen der Carcinomzellen ein und beteiligen sich am Abbau (Abb. 4 [Beginn] 8 u. 9). Wenig später sieht man auch Histiocyten und Plasmazellen einwandern (Abb. 10 u. 11).

In den späteren Wochen und Monaten nach der Bestrahlung werden die beiden parallel laufenden Strahlenveränderungen, die primäre Carcinomschädigung und die sekundäre Mesenchymreaktion, immer deutlicher. Etwas prinzipiell Neues tritt in dieser Zeit nicht mehr in Erscheinung (Abb. 12, 13 u. 14).

Nur wäre darauf hinzuweisen, daß auch das Bindegewebe durch die Bestrahlung in gewissem Maße mitgeschädigt werden und eine hyaline Umwandlung erfahren kann. Doch werden diese hyalinen Bezirke durch einwandernde Histiocyten und durch Einwachsen des Bindegewebes aus der Nachbarschaft nachträglich organisiert und dem Gewebsverband angeschlossen (Abb. 15 u. 16). Eine leichte Mitschädigung des Bindegewebes im Carcinomlager erklärt Dyroff für die Rückbildung des Carcinoms nicht einmal für ungünstig, weil schließlich auch das Carcinom auf sein Bindegewebsgerüst als auf sein Nahrung führendes Substrat angewiesen ist, um so mehr dann, wenn es, wie nach der Strahlenschädigung,

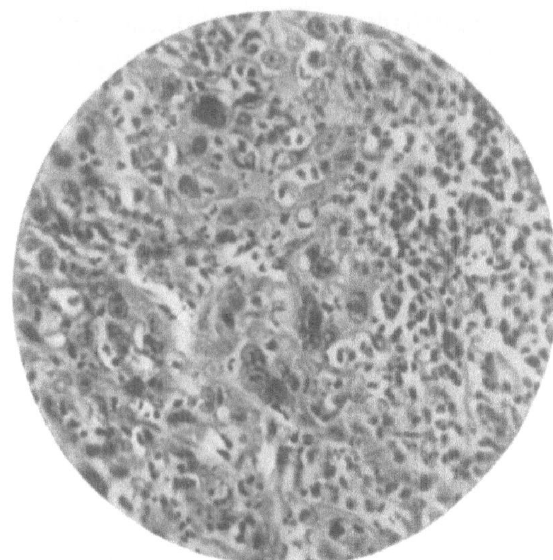

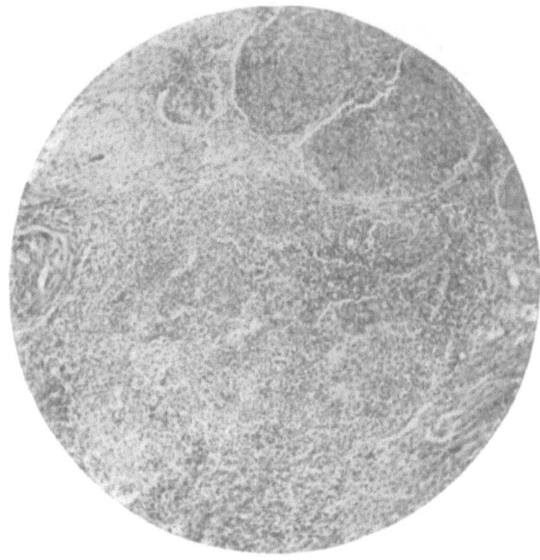

Abb. 5. 4—6 Wochen nach Bestrahlung: Verschiedene Stadien der Zelldegeneration, atypische Mitosen, Riesenzellbildung, Chromatinklumpen und -bröckel. Zerkörnung und Vakuolisierung des Protoplasmas. Diffuse Mesenchymreaktion von rechts her eindringend.

Abb. 6. 4—6 Wochen nach Bestrahlung: In Bildmitte zerfallender Carcinomzapfen; nur an dieser Stelle starke Mesenchymreaktion. Die Mesenchymzellen haben das Zerfallsgebiet völlig durchsetzt. Durch An- und Abwanderung kommt am Rande der Zerfallsgebiete eine wallartige Häufung zustande, die zu den zellärmeren Nachbargebieten deutlich kontrastiert. Der nicht zerfallene Carcinomzapfen rechts oben ist fast frei von Mesenchymzellen. Der Carcinomzerfall ist also auch hiernach das Primäre, die Mesenchymreaktion erst sekundär.

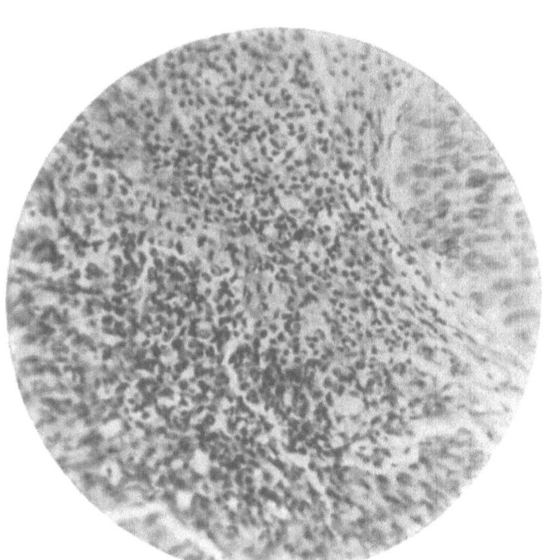

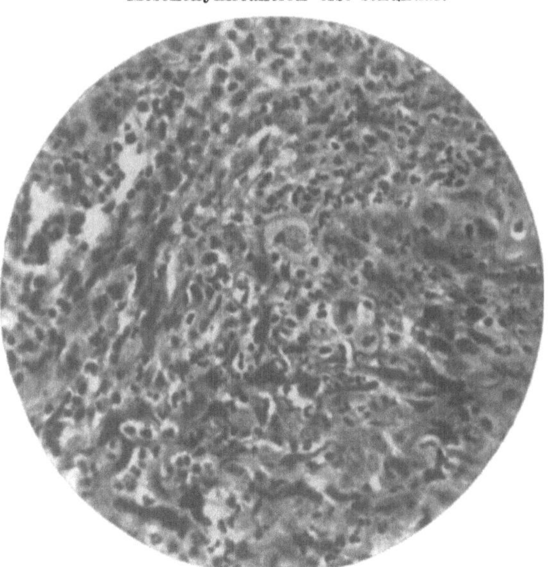

Abb. 7. 4—6 Wochen nach Bestrahlung: Ausschnitt aus Abb. 6 bei starker Vergrößerung. Die starke Mesenchymreaktion des Randgebietes ist dargestellt. Die Wanderzellen sind von links her in den Zerfallsherd eingebrochen. Rechts oben der noch erhaltene Carcinomzapfen ohne Mesenchymreaktion.

Abb. 8. 4—6 Wochen nach Bestrahlung: In Zerfall und Abbau begriffenes Carcinom; querverlaufender Rest eines Carcinombandes; links unten wandständige, stärkere farbtingierte Kerne der absterbenden Carcinomzellen, dazwischen alle Stadien des Unterganges: Verwischte Kernstruktur, vermehrte Farbstoffspeicherung, Chromatinverklumpung, -bröckelung und -zerstäubung, Chromatolyse; Protoplasmaquellung, -zerkörnung und -vakuolisierung. Sekundäre Mesenchymbeteiligung. Leukocyten im Interstitium angereichert, in die Zerfallshöhle der Zellen und Kerne eingebrochen. In der rechten Bildhälfte sieht man in Anwanderung begriffene, langgestreckte, durch intensivere Kernfärbung auffallende Zellen, die Histiocyten.

an Lebensenergie eingebüßt hat. Eine vorübergehende Schädigung seines Substrates würde
also für die Carcinomheilung günstig sein. Eine schwerere Schädigung des Bindegewebes,

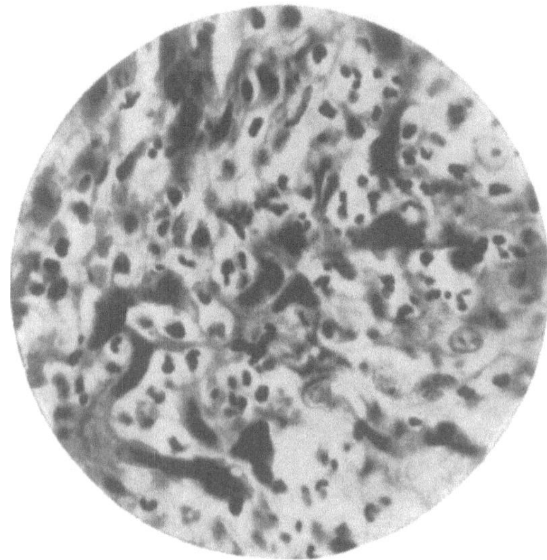

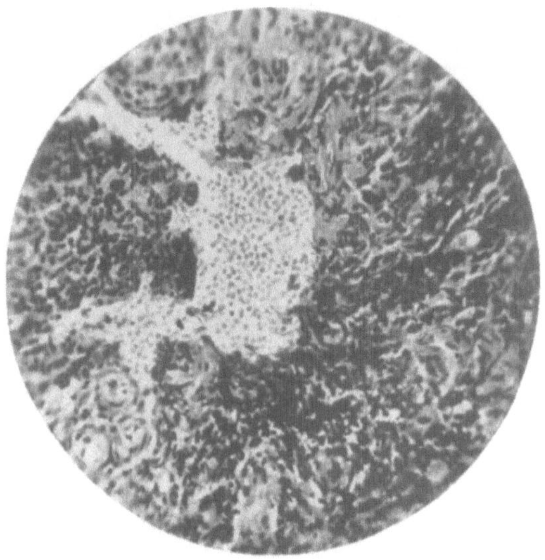

Abb. 9. 4—6 Wochen nach Bestrahlung: Ausschnitt aus
Abb. 8 bei starker Vergrößerung. Wandständige, stärker
gefärbte Carcinomkerne, z. T. vakuolisiert, die Leukocyten
ins Protoplasma eingedrungen, Protoplasmazerkörnung und
-vakuolisierung. Einzelne Histiocyten.

Abb. 10. 4—6 Wochen nach Bestrahlung: Enorme Histio-
cytenabwanderung aus der Gefäßwand (aktiviertes,
bisher ruhendes Mesenchym der Adventitia).

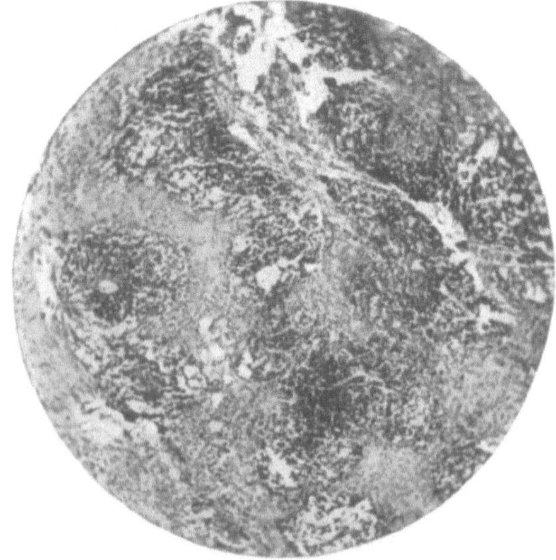

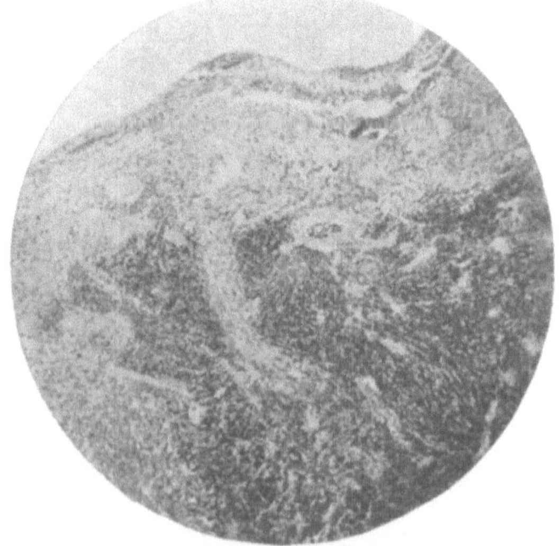

Abb. 11. 8—10 Wochen nach Bestrahlung: Organisation
mitgeschädigten Bindegewebes von den konzentrisch um
die Gefäße gelagerten Histiocyten aus.

Abb. 12. 8—12 Wochen nach Bestrahlung: Carcinom, bis
auf kleinste versprengte Zelltrümmer, zugrunde gegangen.
Abbau der Trümmer und Defektheilung durch breite Züge
anwandernder Mesenchymelemente.

welches die zur Heilung unbedingt notwendige Narbenbildung vereiteln könnte, läßt sich
aber durch die Einhaltung der von uns angegebenen Dosen ohne weiteres vermeiden.

Über die in der Tiefe von wucherndem Bindegewebe gebildete Geschwulstnarbe wächst dann das Deckepithel in jungen Schüben. Damit hat die Strahlenheilung des Collumcarcinoms histologisch ihren Abschluß gefunden (Abb. 17).

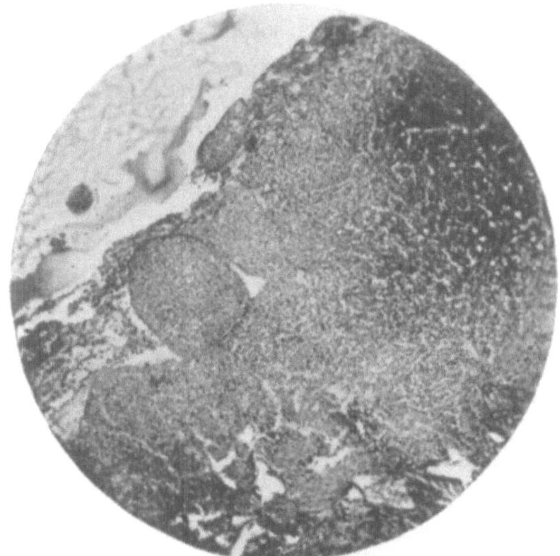

Abb. 13. 8—12 Wochen nach Bestrahlung: Carcinomzellen zugrunde gegangen. Ursprüngliche Struktur noch erhalten, Gewebe aber, infolge förmlicher Herausnahme der Carcinomzellen, siebartig durchlöchert. An Stelle der Carcinomzellen sind Leukocyten und Histiocyten eingewandert und diffus verteilt anzutreffen.

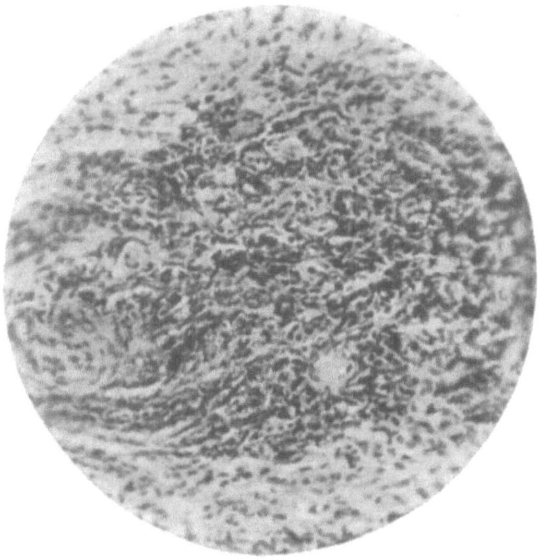

Abb. 14. 2—4 Monate nach Bestrahlung: Zerstörtes Carcinomgebiet, einzelne Zellschatten des Carcinoms mit Leukocyteneinschlüssen noch ausgespart. Die lebenden Zellen sind vorwiegend Histiocyten, die in Proliferation begriffen sind. Dazwischen, wie zusammengekehrt, in Klumpen abgelagerte Chromatin- und sonstige Zelltrümmer, die zur Verkalkung neigen und auf diese Weise anscheinend aus dem Gewebsverband ausgeschaltet werden, wenn die Wegschaffung nicht möglich ist.

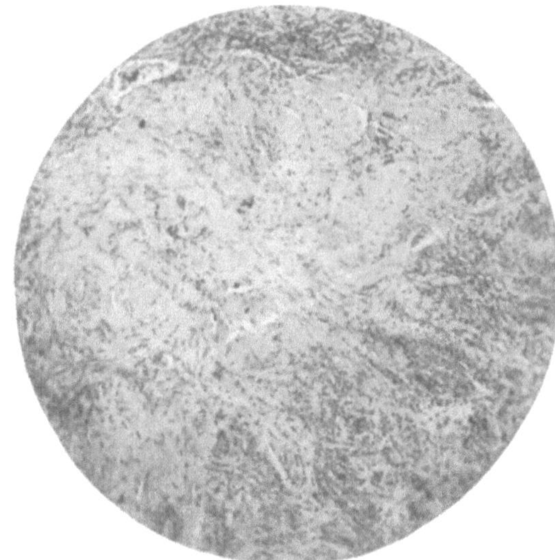

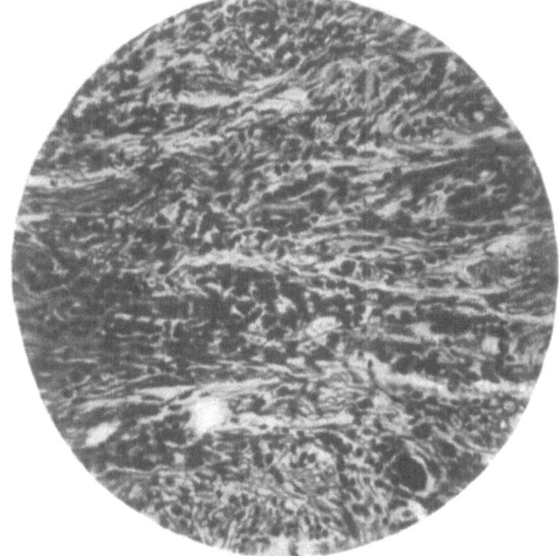

Abb. 15. 4—6 Monate nach Bestrahlung: Hyalinisiertes Carcinomgebiet wird nach Erholung des Bindegewebes von aus der Nachbarschaft eindringenden Fibroplasten organisiert.

Abb. 16. 3—6 Monate nach Bestrahlung: Starke Fibroblastenreaktion im Sinne der Defektheilung in weniger stark mitgeschädigtem Bindegewebslager.

Eine besondere Besprechung hat Dyroff noch den Gefäßveränderungen im Bindegewebe gewidmet. Denn etwa gleichzeitig mit der ersten schweren Zellschädigung im Carcinom, um die 4. Woche, zeigen sich auch am Endothel der Gefäße, und zwar vorwiegend an dem der Arterien, Veränderungen, die sich als Endothelquellung und -lockerung darstellen. Auf diese primäre Schädigung glaubt er es zurückführen zu können, daß in späteren Stadien eine Endothelproliferation auftritt, die so stark werden kann, daß eine völlige Lumenobliteration zustande kommt (Abb. 18). Dadurch können ganze Gewebskomplexe der Nekrose verfallen. Diese herdweisen Nekrosen sind aber ohne weiteres von der direkten Strahlenschädigung zu unterscheiden, da sie alle Gewebsanteile ungefähr gleichmäßig

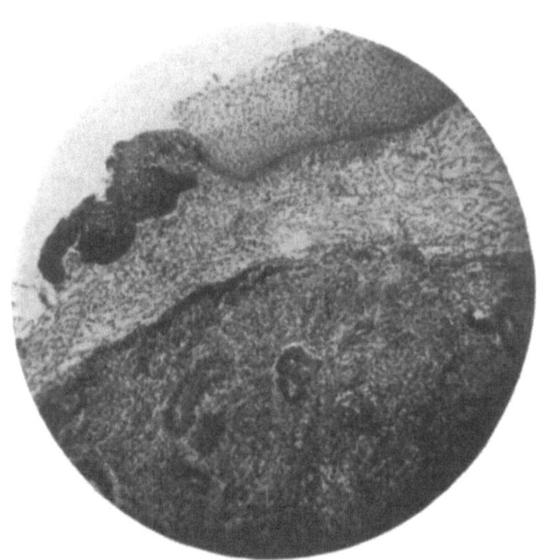 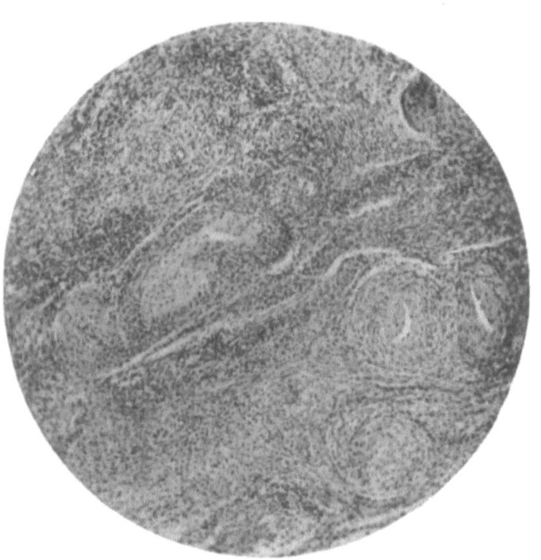

Abb. 17. 2—6 Monate nach Bestrahlung: Junges Deckepithel; Defektheilung der Oberfläche. Mesenchymreaktion der Unterlage noch zu erkennen.

Abb. 18. Von 2 Monaten nach Bestrahlung ab: Typische Gefäßveränderung nach Bestrahlung; Intimaproliferation und Mediaschädigung bis zur Gefäßobliteration.

betreffen, während die direkte Strahlenwirkung nur punktweise und in der bekannten Sensibilitätsabstufung Schädigungen auftreten läßt.

Ähnliche Veränderungen wie am Endothel der Gefäße wurden auch an dem der Lymphgefäße beobachtet. Diese Veränderungen können unter Umständen gleichfalls sekundäre Zirkulationsstörungen nach sich ziehen, die sich in Form einer Lymphstauung und Stauungsschädigung der Zellen äußern können (Abb. 3).

Die Zeit, über die sich der beschriebene histologische Rückbildungsvorgang des bestrahlten Carcinoms erstreckt, ist großen Schwankungen unterworfen. Nach den Beobachtungen kann das bestrahlte Carcinom auch histologisch nach 6—9 Monaten verschwunden sein, doch kann dieser Vorgang auch längere Zeit in Anspruch nehmen, je nach den vorliegenden Bedingungen. Unter ihnen spielt der durchschnittliche primäre Zellcharakter, von dem Empfindlichkeit und Latenz in gleicher Weise abhängig sind, neben der Strahlendosis die Hauptrolle. Bei großen Differenzen im Zellcharakter wird die Schnelligkeit des Verschwindens eines Carcinoms von den Zellen geringster Empfindlichkeit und größter Latenzperiode bestimmt. Daneben ist der Umfang der mesenchymalen Reaktion, der von dem konstitutionell bedingten und allgemeinen Leistungsfaktor des Individuums, aber auch von lokalen zirkulatorischen Faktoren abhängig ist, von mitbestimmender Bedeutung. Schließlich spielt für den Zeitpunkt des Verschwindens auch der Grad der Mitschädigung des Bindegewebes und der Gefäße eine Rolle, deren Einfluß aber ein mehr indirekter und in gewissem Grade zufälliger ist. Im allgemeinen werden also auf der einen Seite die zur spontanen Degeneration neigenden und auf der anderen Seite die besonders proliferierenden Tumoren relativ schneller verschwinden. Die primär langsam wachsenden dagegen mit ihrer weitergehenden Differenzierung beanspruchen oft wesentlich längere Zeit zur histologischen Rückbildung.

Mit diesen so beschriebenen histologischen Vorgängen bei der Rückbildung bestrahlter Collumcarcinome sind zugleich 2 Streitfragen beantwortet. Aus den Beobachtungen geht einwandfrei hervor, daß die Carcinomzellen auch im Ruhestadium früher geschädigt werden, als die mesenchymale Reaktion auftritt. Damit ist aber der Beweis erbracht, daß bei der Strahlenbehandlung der Carcinome die Schädigung der Krebszellen das Primäre, die Mesenchymproliferation aber erst das Sekundäre ist. Dadurch ist die von Opitz und seiner Schule vertretene Ansicht widerlegt, daß bei der Carcinombestrahlung die Anregung auf das Mesenchym das Ausschlaggebende ist und das unter der Strahlenwirkung wuchernde Bindegewebe das Carcinom erdrosselt. Davon kann nach den beschriebenen eindeutigen Beobachtungen keine Rede sein.

Sie lehren aber noch weiter, wie vorsichtig man bei der Beurteilung histologischer Bilder aus bestrahlten Carcinomen überhaupt sein muß. Bei der verschiedenen Latenzzeit der einzelnen Zellformen kann die Strahlenschädigung noch relativ spät in Erscheinung treten. Die Zellen können tödlich getroffen sein, ohne daß man ihnen dieses bereits histologisch anzusehen braucht. Die nach der Bestrahlung noch angetroffene histologische Unversehrtheit darf folglich nicht ohne weiteres mit der biologischen gleichgesetzt werden. Diese Tatsache hat deshalb praktische Bedeutung, weil sie von Operateuren vielfach nicht beachtet wurde. Wenn nach einer sog. Vorbestrahlung 4—6 Wochen später im histologischen Bild des exstirpierten Carcinoms anscheinend noch ungeschädigte Carcinomzellen gefunden wurden, dann wurde bereits von einem Versagen der Strahlentherapie gesprochen. Dabei geht aus den Befunden und Ausführungen von Dyroff hervor, daß derartige Schlußfolgerungen nicht richtig sind, da die Strahlenwirkung auch erst noch später in Erscheinung treten kann.

Noch auf einen Punkt wäre in diesem Zusammenhang hinzuweisen. In letzter Zeit wurde von Englmann aus der Klinik Holthusen wiederholt versucht, die Überlegenheit der protrahiert-fraktionierten Bestrahlung auch beim Collumcarcinom über die bei uns geübte einzeitige Bestrahlung durch die Gegenüberstellung histologischer Bilder zu beweisen. Seine Beobachtungen bezüglich der Strahlenwirkung einer einzeitigen Röntgenbehandlung beim Collumcarcinom erstrecken sich nach seinen Ausführungen aber nur auf einen einzigen Fall. Ganz abgesehen davon, daß es ihm nach den andernorts veröffentlichten Berichten über die Erfolge der Hamburger Klinik mit der Langzeitbestrahlung beim Collumcarcinom nicht möglich ist, den von Dyroff beschriebenen histologischen Bildern von Fällen mit Dauerheilung gleichwertige gegenüberzustellen, ist mit einem einzigen Fall eine wissenschaftliche Beweisführung niemals möglich. Deshalb erkennen wir auch die von Englmann an seine histologischen Bilder geknüpften Schlußfolgerungen über die Überlegenheit der Langzeitbestrahlung beim Collumcarcinom nicht an. Entscheidend ist letzten Endes nur der klinische Dauererfolg. In dieser Hinsicht hat die Langzeitbestrahlung den Beweis für ihre Leistungsfähigkeit bei den gynäkologischen Carcinomen aber noch nicht erbracht.

Sehen wir von letzterem ab, so läßt sich zusammenfassend über die histologischen Rückbildungsvorgänge im bestrahlten Collumcarcinom folgendes sagen: Wenn auch die nach der Bestrahlung auftretenden Veränderungen nicht spezifisch sind, so zeigen sie in ihrer Gesamtheit doch einen gewissen charakteristischen Verlauf. Gleich im Anschluß an die Bestrahlung kommt es innerhalb der ersten 24 Stunden zu einer Primärreaktion, die durch die initiale Zerstörung der während der Bestrahlung in Teilung begriffenen Zellen und eine mehr oder weniger lang anhaltende Hyperämie gekennzeichnet ist. Dieser Primärreaktion folgen nach etwa 14 Tagen die ersten morphologischen Veränderungen an den ruhenden Zellen. Deutlicher werden sie um die 3.—4. Woche. Kern und Protoplasma beginnen zu zerfallen. Um die 4. Woche nach der Strahlenapplikation tritt hierzu die sekundäre mesenchymale Reaktion. In den späteren Wochen und Monaten werden die beiden parallel verlaufenden Strahlenveränderungen immer deutlicher. Das wuchernde Bindegewebe tritt an die Stelle der zerfallenden Carcinomzellen und bildet die Geschwulstnarbe. Darüber wächst dann das Deckepithel in jungen Schüben. Bis zum Eintritt dieses Endstadiums können 6—9 Monate vergehen. Im einzelnen hängt die Dauer der Rückbildung von mehreren Faktoren ab.

Die Radiosensibilität der Sarkome.

Bei den Sarkomen kann man nicht von einer enger begrenzten Sarkomdosis sprechen. Denn die Radiosensibilität dieser Tumoren weist eine große Schwankungsbreite auf. Neben relativ hochgradig sensiblen Sarkomen finden sich solche von verhältnismäßig geringer Strahlenempfindlichkeit. Dieses unterschiedliche Verhalten der Sarkome gegenüber Röntgenstrahlen liegt in der Tatsache begründet, daß die unter dem Begriff „Sarkom" zusammengefaßten Tumoren aus Zellen sehr verschiedener Reifegrade bestehen. Die Verhältnisse werden dadurch noch weiter kompliziert, daß selbst ein einzelner Tumor aus Zellen verschiedener Reifegrade zusammengesetzt sein und die Radiosensibilität damit auch innerhalb desselben Tumors erheblich schwanken kann. Trotzdem war es möglich, gewisse Normen für die Dosierung aufzustellen. So fanden Seitz und Wintz, daß es zweckmäßig ist, die Dosierung beim Uterussarkom auf die am häufigsten vorhandene mittlere Empfindlichkeit einzustellen. Die Erfahrung hat dann gezeigt, daß diese Dosis auch für extragenitale Sarkome zweckmäßig sein kann.

a) Uterussarkome.

Die Bestimmung der Radiosensibilität der Sarkome haben Seitz und Wintz, ähnlich wie bei den Carcinomen, auf elektrometrischem Wege vorgenommen. Die Messungen gestalteten sich allerdings wesentlich schwieriger als bei den Portiocarcinomen. Bei letzteren hatte die Meßkammer unmittelbar an oder in den Tumor gebracht werden können. Es war also stets die Herddosis direkt gemessen worden. Das war natürlich beim Uterussarkom nicht möglich. Seitz und Wintz mußten daher bei der Bestimmung der Radiosensibilität der Uterussarkome einen anderen Weg einschlagen.

Zunächst wurde mit dem Iontoquantimeter die auf die Haut applizierte Dosis gemessen. Die Iontoquantimeterkammer lag hierzu in der Mitte des Einfallsfeldes vermittels eines im Kompressionstubus angebrachten Loches. Da die Qualität der verwendeten Strahlung durch Messung unter 10 cm Wasser bekannt war, konnte man die wirkliche Dosis für jeden Zentimeter Körpertiefe rechnerisch bestimmen. Um sicher zu gehen, wurden aber außerdem an frisch exstirpierten, großen Myomtumoren Vergleichsmessungen zwischen der Absorptionsfähigkeit des Wassers und des Myomtumors vorgenommen. Die Messungen, verbunden mit klinischen Beobachtungen, ergaben als zweckmäßige Strahlenmenge eine Röntgendosis von 60—70% der HED. Diese wurde dann auch von Seitz und Wintz zur Behandlung der Uterussarkome empfohlen.

Seitz und Wintz betonten damals aber ausdrücklich, daß mit dieser Zahl vielleicht nicht die kleinstmögliche Dosis genannt sei; es könne auch sein, daß bereits bei 50% der HED oder einer noch niedereren Dosis ein Dauererfolg bei Sarkomen erzielt werden könne.

Die Erfahrung hat gezeigt, daß diese Vermutung richtig war. Klinische Beobachtungen haben ergeben, daß Uterussarkome gelegentlich bereits auch durch eine Dosis von 30—40% der HED zur Rückbildung gebracht werden können. Derartige Feststellungen hat Wintz bei jugendlichen Patientinnen mit polymorphzelligen und namentlich rundzelligen Sarkomen gemacht.

Ferner zeigte sich, daß gelegentlich auch Sarkome vorkommen, bei denen eine Dosis von 60—70% der HED nicht ausreicht. Bei solchen vermögen erst 80—90% der HED eine deutliche Rückbildung auszulösen.

Daraus geht hervor, daß die Strahlensensibilität der Uterussarkome zwischen 40 und 90% der HED schwankt.

Nun läge es nahe, die Standarddosis für die Uterussarkombestrahlung auf die niedrigste Radiosensibilität einzustellen; das wären 90% der HED. Wenn diese auch eine an sich kaum Schaden bringende Dosis darstellen, so bestehen doch hiergegen insofern Bedenken, als es sich beim Uterussarkom meist um größere Tumoren handelt, deren Bestrahlung eine relativ sehr große Volumdosis erfordert.

Die so dem Körper einverleibte Strahlenmenge ist aber in vielen Fällen unnötig, weil die Tumoren von niederer Radiosensibilität selten sind. In weitaus den meisten Fällen genügen 60—70% der HED. Die dabei in den Körper gebrachte Volumdosis ist aber ohne weiteres auch für sehr geschwächte Patienten tragbar. Sie wird zwar den Tumor geringer Radiosensibilität nicht zur Rückbildung bringen, aber sein Wachstum eindämmen, sodaß durch Wiederholung der Dosis nach 6—8 Wochen der Erfolg durch die Addition der zwei Bestrahlungen erreicht wird. Die Erholungsfähigkeit und die Strahlengewöhnung der Zellen spielen bei dem großen Unterschied der Radiosensibilität zwischen dem gesunden Gewebe und dem Tumor keine wesentliche Rolle.

Der Versuch, das Uterussarkom mit kleinen Dosen anzugehen, weil der Tumor auch einmal hoch radiosensibel sein kann, ist nach unseren Erfahrungen nicht berechtigt. Diese Tumoren kommen zunächst viel zu selten vor, als daß man darauf die Dosierung einstellen dürfte. Obendrein ist die kleine Dosis wegen der Strahlengewöhnung nicht unbedenklich. Ferner ist die an sich sichere, wenn auch vielleicht nicht unbedingt notwendige Dosis von 60—70% der HED ungefährlich. Als praktische Ausgangsdosierung wurde diese Strahlenmenge auch von anderen Autoren anerkannt (Albrecht, Holfelder, Jüngling, Lenk, Martius, Werner).

60—70% der HED am Tumor stellen daher die beim Uterussarkom zweckmäßig zu verabfolgende Dosis dar.

b) Extragenitale Sarkome.

Zeigten bereits die Uterussarkome eine große Schwankungsbreite in ihrer Radiosensibilität, so sei hier noch kurz erwähnt, daß dies erst recht bei den extragenitalen Sarkomen der Fall ist.

Am empfindlichsten haben sich die Lymphosarkome erwiesen (Jüngling, Wintz, Holfelder, Werner, Wetterer). Bei diesen genügt mitunter eine Dosis von 20—30% der HED. Doch hält es Wintz nach seinen Erfahrungen für unzweckmäßig, auch die hochempfindlichen Lymphosarkome mit einer kleineren Dosis als 60% der HED zu bestrahlen.

Im Gegensatz zu diesen hochgradig sensiblen Lymphosarkomen sind die Extremitätensarkome sehr wenig radiosensibel[1]. Das gilt besonders für die periostalen Sarkome (Jüngling, Holfelder, Wintz). Für die Extremitätensarkome ist es daher zweckmäßig, als erste Dosis 100% der HED anzuwenden und gegebenenfalls noch eine gleich hoch dosierte zweite Bestrahlung vorzunehmen. Schwierig ist nur die Entscheidung, wann die zweite Bestrahlung stattfinden soll. Während man diese beim Carcinom schematisch nach der ersten Bestrahlung festlegen kann, ist diese Wartezeit nach unseren bisherigen Erfahrungen beim Sarkom zu lang.

c) Die Rückbildung der Sarkome.

Die Sarkome unterscheiden sich von den Carcinomen nicht nur durch ihre große Schwankungsbreite in der Radiosensibilität, sondern auch durch die Art der Rückbildung nach der Bestrahlung. Seitz und Wintz wiesen bereits bei ihren ersten Veröffentlichungen über die Radiosensibilität der Sarkome darauf hin, daß diese Tumoren sich viel schneller zurückbilden als die Carcinome. Die Rückbildung verläuft aber nicht bei allen Formen gleich rasch. Am schnellsten geht sie bei zellreichen Lymphosarkomen vor sich. Diese können bereits nach einigen Stunden sichtbar kleiner werden. Nach 3—4 Tagen sind sie dann oft schon ganz verschwunden.

Bei einem derartig schnellen Schwinden des Tumors wird der Organismus natürlich von den entstehenden Zerfallsprodukten geradezu überschwemmt. Daher kommt es in derartigen Fällen sehr oft zu schwereren Allgemeinerscheinungen mit Fieber bis zur leichten Somnolenz. Doch werden alle diese Symptome auch von geschwächten Kranken verhältnismäßig leicht überwunden.

Sarkome mit viel Stützgewebe reagieren viel langsamer. Bei diesen können Wochen und Monate vergehen, ehe sie ganz geschwunden sind.

Im histologischen Bild nimmt die Rückbildung der Sarkome einen ähnlichen Verlauf, wie wir sie früher beim Carcinom beschrieben haben. Das Sarkom verschwindet nur nach Zerstörung seiner Zellen und nachträglichem Ersatz durch das Bindegewebe seines Lagers. Zellreiche Tumoren zeigen eine deutlichere und schneller sichtbare Beeinflussung als stärker differenzierte faserreiche Tumoren.

---

[1] Nach Baensch (1934) sollen nur die Lymphosarkome bestrahlt werden, alle anderen (mit Ausnahme der Ewingtumoren und der Epulis) aber der Operation zugeführt werden, weil er sie wenig strahlenempfindlich fand.

Methoden zur Röntgenbestrahlung bösartiger Tumoren.

Röntgenbehandlungen bösartiger Tumoren werden auf die verschiedenste Weise durchgeführt. Die Grundlage bilden aber eine Reihe typischer Bestrahlungsmethoden.

a) Die einzeitige Bestrahlungsmethode.

Bei dieser Bestrahlungsweise wird der Tumor möglichst in einer Sitzung mit der zur Zerstörung notwendigen Dosis belegt. Daher auch die Bezeichnung „einzeitige Bestrahlungsmethode". Der Hauptvertreter dieser Richtung ist Wintz.

Die Grundlage dieses Verfahrens bildet zunächst die von Krönig und Friedrich an der Haut und von Seitz und Wintz an der Haut und am Ovar erhobene Beobachtung, daß eine über mehrere Sitzungen verteilte, sog. fraktionierte Röntgenbehandlung nur eine verminderte biologische Wirkung ausübt. Dies erklärt sich aus der Tatsache, daß jede nicht zu Tode getroffene Zelle die erlittene Strahlenschädigung mehr oder weniger auszugleichen vermag, eine Eigenschaft, die von Wintz als „biologische Erholungsfähigkeit" bezeichnet wurde.

Diese Beobachtung war aber weniger der Anlaß stets für die einzeitige Bestrahlungsweise einzutreten, weil man die biologische Erholungsfähigkeit der Zelle durch eine entsprechende Erhöhung der Gesamtdosis wieder ausgleichen kann, als die Feststellung, daß die gesunden Zellen unterwertige Strahlendosen stärker kumulieren als die Zellen eines Tumors.

Ihre Erklärung findet diese Erfahrung in den bekannten Bohnenversuchen von Jüngling und den Askarisversuchen von Holthusen, die ergaben, daß die ruhenden Zellen die ganze verabfolgte Strahlenmenge kumulieren, nicht aber die in Teilung und Sprossung befindlichen Zellen mit ihrem lebhafteren Stoffwechsel. Um Zellen mit lebhafterem Stoffwechsel handelt es sich aber bei den Tumorzellen. Daher besitzen diese auch die Fähigkeit sich von jeder unterwertigen Strahleneinwirkung schneller zu erholen als die gesunden Zellen der Umgebung.

Dieses verschiedene Verhalten gegenüber verteilten Dosen muß nun zwangsläufig dazu führen, daß bei einer über längere Zeit sich erstreckenden intermittierenden Bestrahlung das günstige Verhältnis zwischen der Strahlensensibilität der gesunden Körpergewebe und der Tumorzellen — worauf überhaupt nur die Möglichkeit beruht, einen Tumor isoliert durch Röntgenstrahlen zerstören zu können — sich zum Nachteil der ersteren verschiebt. Das ist besonders bei Bestrahlungen ungünstig, bei denen die Toleranzgrenze der Nachbarorgane sehr nahe bei der zur Tumorzerstörung notwendigen Dosis liegt. Denn bei den Bemühungen, durch Erhöhung der Gesamtdosis die biologische Erholungsfähigkeit der Tumorzellen auszugleichen, läuft man bei der stärkeren Kumulierung der gesunden Gewebe Gefahr, die Toleranzgrenze der Nachbarorgane zu überschreiten. Eine Schädigung wäre die Folge. Hinzu kommt, daß bei dieser Bestrahlungsweise auch das Tumorbett stärker in Mitleidenschaft gezogen wird. Das ist insofern von Nachteil, als gerade aus diesem die nach der Zerstörung des Tumors zur endgültigen Heilung notwendige Narbenbildung erfolgen muß. Diese Aufgabe kann natürlich gar nicht oder nur mangelhaft erfüllt werden, wenn das Gewebe des Tumorbettes durch die Bestrahlung in seiner Funktion schwerer beeinträchtigt wurde.

Ein weiterer Grund, der für die einzeitige Bestrahlungsweise spricht, ist die von vielen Forschern einwandfrei gemachte Beobachtung, daß ein Carcinom durch längere intermittierende Bestrahlung mit kleinen Dosen strahlenrefraktär wird.

Diese und die vorher angedeuteten Nachteile vermeidet die einzeitige Röntgenbehandlung unter voller Ausnutzung der verschiedenen Radiosensibilität. Ein weiterer Vorteil dieser Methode ist nach dem Gesagten über die biologische Erholungsfähigkeit der Zelle und die Maßnahmen zu deren Ausgleich darin zu erblicken — was in Anbetracht der „Giftigkeit" der Röntgenstrahlen für den Organismus von größter Wichtigkeit ist —, daß sich bei der einzeitigen Bestrahlungsmethode die Vernichtung des Carcinoms mit der kleinstmöglichen Dosis erreichen läßt. Bei der Beschreibung der späteren Bestrahlungsmethoden wird sich das noch deutlicher zeigen.

Die in der Literatur häufig anzutreffende Bezeichnung der einzeitigen Röntgenbestrahlungsmethode als Massivbestrahlung, Bestrahlung mit ungeheuer großen Dosen und anderes ist daher irreführend. In Wirklichkeit wird bei der einzeitigen Bestrahlungsmethode eine viel kleinere Röntgendosis angewandt als bei einer mit sog. kleinen Dosen arbeitenden intermittierenden Röntgenbehandlung.

Im übrigen hat sich uns die Wirksamkeit der einzeitigen Bestrahlungsmethode und ihre Unschädlichkeit bei den verschiedensten Carcinomlokalisationen über nunmehr fast 2 Jahrzehnte erwiesen. Für die gynäkologischen Carcinome werden wir das später zeigen. Dabei sei aber noch besonders betont, daß wir unsere Aufgabe als Röntgentherapeuten niemals in der einzeitigen Applikation der physikalisch genau bemessenen Röntgenstrahlenmenge erschöpft sehen, sondern unsere Carcinomkranken auch nach allgemeinen ärztlichen Gesichtspunkten behandeln, wie wir dies im entsprechenden Kapitel über die Vor- und Nachbehandlung ausführten. Niemals wird eine Carcinombestrahlung ambulant durchgeführt und stets ist die einzeitige Röntgenbehandlung nur eine Teilmaßnahme im Rahmen einer größeren Gesamtbehandlung.

b) Die Aufsättigungsmethode nach Pfahler.

Eine weitere, allerdings weniger gebräuchliche Methode wurde von Pfahler (Philadelphia) angegeben. Sie besteht darin, daß die erste Volldosis, deren Wirkung in den folgenden Tagen abklingt, durch mehrfach wiederholte Kleindosen längere Zeit auf der gleichen Höhe gehalten wird. Pfahler hat diese Methode „The Saturation Method" genannt. Die Idee dieser Technik stammt von Kingery und ist im Jahre 1920 in seinem Werk über die Hautkrankheiten veröffentlicht. Kingery sagt: „Die Aufrechterhaltung des optimalen Gewebeeffektes muß notwendigerweise von dem Tempo abhängen, in welchem die Wirkung der Strahlen verlorengeht. Abhängig von diesem Tempo ist die Häufigkeit, mit welcher Bestrahlungen wiederholt werden können, und das Quantum, welches bei jeder Bestrahlung administriert werden kann. Es scheint nur logisch, wenn man annimmt, daß Gewebe, die Röntgenstrahlen exponiert werden, dieser Einwirkung in konstanter Weise verlustig gehen. Daß je größer die Konzentration der biochemischen Bestrahlungsprodukte, desto größer die Verlustgeschwindigkeit ist, scheint nicht nur eine natürliche Folge zu sein, sondern wird auch offensichtlich durch die Beobachtungen bestätigt." Pfahler nimmt nun an, daß das Verlusttempo theoretisch eine logarithmische Kurve darstellt, nachdem auch für viele chemische und biologische Reaktionen, wenn es Massenreaktionen sind, logarithmische Kurven aufgestellt werden.

Kingery hat seine klinischen Beobachtungen bei Hauterkrankungen mit ungefilterten Strahlen gemacht. Auch die von Pfahler aufgestellte Kurve, die in Abb. 19 wiedergegeben ist, ist mit ungefilterter Strahlung von der Durchschnittswellenlänge 0,35 ÅE gewonnen. Daß aber die Sättigungsmethode im Sinne Kingerys nicht ohne weiteres auf die Tiefentherapie übertragen werden kann, hat Pfahler sofort erkannt. Er will daher zur Vermeidung von degenerativen Spätschädigungen die Sättigung nur so lange aufrecht erhalten, als die Sensibilitätsperiode der malignen Zellen und die Teilung dauert. Daher stellte Pfahler eine neue Kurve (Abb. 20) auf, die im nachstehenden wiedergegeben wird. Diese Kurve ist mit einer Strahlung von 200 kV, filtriert mit 0,5 mm Kupfer und 2 mm Aluminum, bei einer durchschnittlichen Wellenlänge von 0,165 ÅE aufgenommen.

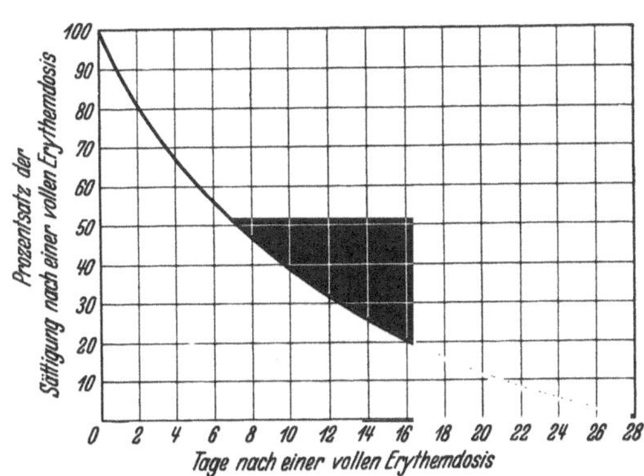

Abb. 19. Sättigungskurve nach Pfahler bei ungefilterter Strahlung.

Nachdem es auch die Meinung von Pfahler ist, daß die Hauptwirkung der Bestrahlung von dem direkten destruktiven Effekt der Bestrahlung auf die Tumorzelle abhängt und daß die gewählte Dosis einer ED äquivalent oder etwas größer als eine solche sein müsse, wird zunächst innerhalb einer kurzen Zeit eine solche Dosis appliziert. Die Sättigung wird für eine Periode von 10—14 Tagen aufrechterhalten; die Dosenhöhe der einzelnen hierfür benötigten Bestrahlungen wird durch die Logarithmenkurve bestimmt. Die bisher von Pfahler erzielten

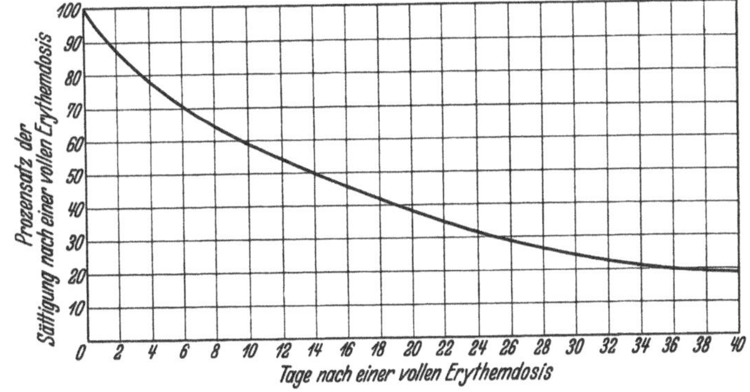

Abb. 20. Sättigungskurve nach Pfahler bei harter Strahlung.

klinischen Resultate sind nach seiner Angabe gut. Soweit sie das Mammacarcinom betreffen, sind sie später angeführt. Nach O. Strauß hat die Pfahlersche Sättigungsmethode aber nur bei wenigen Autoren Zustimmung erfahren, so bei Pirie, Seth Hirsch, Grier, Heeren. Bei Regaud und Borak ist sie dagegen auf Bedenken gestoßen. Auch Schinz äußert solche. Er bezeichnet die konstruierte Sättigungskurve als biologisch unwahrscheinlich und ungeklärt. Holfelder, der beeinflußt von Pfahler, rein empirisch zu einer ähnlichen Bestrahlungsmethode gekommen war, weist durch seinen Schüler Reisner auf einen Fehler in dem von Pfahler geübten Vorgehen hin. Pfahler verabfolgt nämlich nicht immer sofort 100% der HED, sondern beginnt auch mit Anfangsdosen von 70—80% der HED und läßt nach einigen Tagen den entsprechenden prozentualen Teilbetrag zur vollen ED einschließlich des Wirkungsabfalles nachfolgen. Dabei benutzt er die gleiche Sättigungskurve wie bei einem Bestrahlungsbeginn mit der Volldosis. Reisner hat nun aber gezeigt, daß dies nicht angängig ist. Nach Pfahler würde man z. B. eine der Dosis von 100% der HED entsprechende Reaktion erhalten, wenn man am ersten Tage 70% und am zweiten Tage 35% der HED einstrahlt, d. h. insgesamt 105% (100% und 5% Aufsättigung). Aus den Versuchen von Reisner geht aber hervor, daß man, um eine gleiche Reaktion zu erzielen, 50% als zweite Dosis geben müßte. Sonst, wenn bei der ersten Sitzung die volle HED eingestrahlt wird, hat Reisner gefunden, daß die Pfahlersche Kurve den Reaktionsablauf richtig wiedergibt und daß auch die folgenden aus der Kurve sich ergebenden Aufsättigungsdosen die Anfangsreaktion über längere Zeit hin zu erhalten gestatten.

c) Die Carcinombestrahlung nach Coutard.

Die heute im Mittelpunkt des Interesses stehende Röntgenbehandlungsmethode der Carcinome ist die aus der Schule Regaud stammende und von Coutard ausgearbeitete protrahiert-fraktionierte Bestrahlungsweise. Bei dieser wird die Bestrahlung mit einer normalen Betriebsspannung von 180 kV unter einem 2 mm starken Kupferfilter aus großen Entfernungen vorgenommen. Auf die Oberfläche werden dabei längere Zeit hindurch in bestimmten Abständen nur Teildosen der HED verabfolgt. In der Tiefe gelegene Tumoren werden von mehreren Einfallsfeldern aus angegriffen und die unter den obengenannten Bedingungen bestrahlten Einfallsfelder in einer bestimmten Reihenfolge täglich gewechselt. Der Sinn dieser Technik ist, durch die härtere Strahlung und die längere Einwirkungszeit die Verhältnisse bei der Radiumbehandlung möglichst zu imitieren. Mit dieser Bestrahlungs- weise hat Coutard bei Zungen-, Tonsillen-, Larynx- und Hypopharynxcarcinomen auf- sehenerregende Erfolge erzielt. Deshalb regte seine Methode schnell zur Nachahmung an.

Da nun der biologische Effekt einer auf längere Zeit verteilten, in Einzeldosen applizierten Strahlenmenge wesentlich geringer ist als die der Summe dieser Teildosen entsprechende, in einer einzigen Sitzung applizierte Röntgenstrahlenmenge, muß ein Vielfaches der bei einzeitiger Röntgenbestrahlung notwendigen Dosis angewandt werden, um den auf der biologischen Erholungsfähigkeit der Zellen beruhenden Dosenverlust wieder aufzuholen und die gewünschte Tumorzerstörung zu erreichen. Daher beträgt auch bei der Coutardschen Bestrahlungsmethode die eingestrahlte Herddosis das Mehrfache der HED. Selbstverständlich wird unter derartigen Umständen auch die Haut mit einer hohen Gesamtdosis belastet. Die im Laufe der Behandlung auf die Oberfläche applizierte Dosis kann bis zur fünffachen HED und mehr betragen.

Es ist aber unrichtig, in diesem Zusammenhang von 5 HED zu sprechen, da bei einer derartigen Bestrahlungsweise doch im Sinne der biologischen Wirkung trotz der tat- sächlich applizierten 5 HED nur 1 HED oder, entsprechend der später beschriebenen Hautreaktion, etwas mehr Nutzdosis erreicht wird. Denn die erhöhte Strahlenmenge ist durch die Erholungsfähigkeit der Zellen ausgeglichen worden. Darum erscheint es uns richtiger, bei der protrahiert-fraktionierten Bestrahlung als Maßbegriff für die verabfolgte Röntgenstrahlenmenge die „r"-Einheit zu verwenden. Die applizierten r-Einheiten schließen dann die Erholungsfähigkeit der Zelle ein. Mit dem Maßbegriff der HED sollte nur die biologische Wirkung bezeichnet werden.

Auf jeden Fall stellen Strahlenmengen, wie die genannten, für die Haut eine sehr hohe Belastung dar, auch wenn sie, über längere Zeit verteilt, in kleinen Dosen verabfolgt werden. Die Haut reagiert deshalb bei der Coutard-Bestrahlung auch mit Verlust der Epidermisschicht wie bei einer Verbrennung ersten Grades. Je nachdem eine trockene Abschilferung der Haut oder eine nässende Hautreaktion eintritt, wird nach Schinz von einer „Epidermitis sicca" und „Epidermitis exsudativa" gesprochen. Nach Holthusen ist die Grenze zwischen der Epidermitis sicca und exsudativa bei etwa 4000 r gelegen, wenn mit einer Intensität von 4,5 r pro Minute täglich 250—280 r eingestrahlt werden. Die Hautreaktion beginnt dann am 25. Tag und zieht sich bis zum 50. und 55. Tag hin. Nach anderen Autoren klingt sie schon früher ab.

Schon vor dem Auftreten der Hautreaktion kommt es zu Erscheinungen von seiten der Schleimhäute, die als „Radioepithelitis" bezeichnet werden. Von Schinz werden sie auch „Radiomucositis" genannt. Bei der Durchstrahlung der oberen Luftwege sieht man die Schleimhäute gerötet und neben Erosionen auch diphtherische Belege. Diese Schleimhautreaktion läuft nach den allgemeinen Erfahrungen zwischen dem 13. und 25. bis 30. Tage ab.

Im allgemeinen wird nun behauptet, daß alle diese Strahlenreaktionen von der befallenen Haut oder Schleimhaut trotz ihres bedrohlichen Aussehens auffallend gut überwunden werden und keine Dauerschäden zurückbleiben, wie man es zunächst vermuten könnte. Doch darf man nach Holthusen eine völlige Restitutio ad integrum nach so großen Dosen nicht erwarten. „Eine Narbe bleibt zurück. Doch ist diese Narbe harmloser zu bewerten als nach Kurzzeitbestrahlungen. Mikroskopische Untersuchungen der Haut, die wir 2—9 Monate nach der Bestrahlung vornahmen mit Reaktionsgraden, die in das Gebiet der Epidermitis sicca und Epidermitis exsudativa fallen, ergaben fast keine nachweisbaren Veränderungen am Bindegewebsgefäßapparat. In einem Falle, in dem die Untersuchung 9 Monate nach Applikation einer Dosis von 4600 r vorgenommen wurde, die innerhalb 28 Tagen über ein großes Einfallsfeld gegeben wurden, waren die Capillaren des subepithelialen Bindegewebes an Zahl etwas vermindert und eine geringe perivasculäre lymphocytäre Reaktion vorhanden. Das Bindegewebe selbst und seine Kerne waren vollkommen normal. Mehrkernige Zellen fanden sich nicht. Am Epithel war jedoch eine gewisse Unregelmäßigkeit der Textur festzustellen, wie Auflockerung und Verbreiterung der Hornschicht, Atrophie der Schweißdrüsen mit geringer lymphocytärer Reaktion zwischen den einzelnen Schläuchen und einem Fehlen der Haare und Talgdrüsen. In Fällen, in denen von der Röntgenbestrahlung eine lebensrettende Wirkung zu erwarten ist, müssen derartige Dauerveränderungen der Haut in Kauf genommen werden. Eine Wiederbestrahlung der in dieser Weise vernarbten Haut kommt allerdings nicht in Betracht."

Mit dieser Schilderung der Strahlenwirkung auf die Haut ist allen anderen Behauptungen entgegen aber doch zum Ausdruck gebracht, daß die Coutardsche Bestrahlungsmethode zu einer stärkeren Veränderung der belasteten Hautfläche führt. Auch sind inzwischen in der Literatur schwerere Hautschädigungen im Anschluß an sog. Coutard-Bestrahlungen mehrfach beschrieben worden (Hammer, Zwerg, Kirchhoff). Auch von uns wurden bei auswärts bestrahlten Carcinompatienten beträchtliche Schäden beobachtet. So unbedenklich ist demnach die Hautreaktion bei der Coutard-Bestrahlung doch keinesfalls.

Zu diesem Nachteil kommt hinzu, daß die Durchführung einer protrahiert-fraktionierten Bestrahlung sehr viel Zeit in Anspruch nimmt und die Behandlung bei täglicher Strahlenapplikation etwa bis zu 4 Wochen und mehr dauern kann. Die Folge ist natürlich, daß selbst bei beschränkter Patientenzahl durch die täglich mehrere Stunden dauernden Bestrahlungen Apparate und Röntgenpersonal sehr stark belastet werden. Dadurch entstehen wieder sehr hohe Bestrahlungskosten. Zu diesen kommen weiter die höheren Kosten für den längeren Kliniksaufenthalt; vorausgesetzt, daß man nicht wie das Radiuminstitut in Paris die Bestrahlung ambulant durchführt. Doch das geschieht dort nur aus rein äußeren Gründen, weil das Institut bekanntlich über keine Bettenstation zur klinischen Aufnahme verfügt. An sich dürfte es schon wegen der zu erwartenden stärkeren Haut- und Schleimhautreaktionen notwendig sein, auch die Carcinombestrahlung nach Coutard nur in klinischer Behandlung durchzuführen. Alles in allem ist also die protrahiert-fraktionierte Bestrahlungsweise mit einer Reihe nicht zu unterschätzender Nachteile verbunden.

Alle die angeführten Nachteile wären aber noch in Kauf zu nehmen, wenn die Coutardsche Methode der schneller und billiger arbeitenden einzeitigen Bestrahlungsweise in anderer Hinsicht überlegen wäre. Hier wird nun von der Pariser Schule und anderen Autoren aufgestellt, daß durch bestimmte zeitliche Verteilung der für die Carcinomzerstörung notwendigen Dosis eine Erhöhung der Wirksamkeit der Bestrahlungen auf das Neoplasmagewebe einträte. Das würde also eine Vergrößerung des Unterschiedes in der Radiosensibilität der Carcinomzellen und der gesunden Zellen des Körpers bedeuten. Ein derartiges Ergebnis wäre für die gesamte Radiotherapie von größtem Wert; es steht aber im Widerspruch zu unseren bisherigen Erkenntnissen.

Die Vergrößerung des Radiosensibilitätsunterschiedes wurde begründet durch die Arbeiten von Regaud und seinen Mitarbeitern. Im Samenepithel der Hodenkanälchen sahen die Forscher ein Gewebe, das auch beim erwachsenen Individuum die Fähigkeit behält, seine Zellen fortgesetzt zu erneuern. Ein Rückschluß von den im Testikel der Säugetiere beobachteten Stahleneinwirkungen auf die Vorgänge in malignen Neoplasmen schien demnach erlaubt.

Die Experimentaluntersuchungen führten nun zu dem Ergebnis, daß es bei einzeitiger Bestrahlung nicht möglich war, die Hodensterilisation zu erreichen, es sei denn um den Preis schwerer Integumentläsionen. Dagegen gelang es durch Fraktionierung der Dosis und eine Verlängerung der Gesamtbehandlungsdauer von 4—16 Tagen, die Wirkung der Strahlen auf die Haut und die anorectale Schleimhaut zu vermindern, aber nicht ihre Wirkung auf das Samenepithel; eine vollständige und definitive Sterilisation wurde erreicht ohne wesentlichen Nachteil für die Haut und die anorectale Schleimhaut.

Aus diesen Versuchen zog Regaud den Schluß, daß die geschichteten Pflasterepitheliome mit der Lokalisation in der Haut und ihren Orifizien, Mund, obere Luft- und Verdauungswege, Scheide und Collum der Gebärmutter, mit besserem Erfolg durch fraktionierte Bestrahlung und Verlängerung der Behandlungszeit anzugehen seien als durch die einmalige Applikation der Carcinomdosis.

Diese Ansicht hat zahlreiche Anhänger gewonnen, zumal weitere Tierexperimente von Schinz und Slotopolsky am Kaninchenhoden und von Nather und Schinz am überimpften Mäusecarcinom ähnliche Ergebnisse zeitigten wie die Sterilisierungsversuche von Regaud und seinen Mitarbeitern. Nach Holthusen und Englmann wird durch die protrahiert-fraktionierte Bestrahlungsweise eine Vergrößerung der Intervalle zwischen den Reaktionsstärken der einzelnen Gewebebestandteile erreicht. Regaud hat das als eine Vergrößerung der Elektivität bezeichnet.

d) Vergleich der Dosen bei der protrahiert-fraktionierten und bei der einzeitigen Röntgenbehandlung der Uteruscarcinome.

Die Aussicht auf eine mögliche Verbesserung des Radiosensibilitätsunterschiedes zwischen Carcinomzelle und gesunder Zelle war der Anlaß für uns, Versuche mit der Coutardschen Bestrahlungsmethode zu machen, auch wenn die bisherigen mit der einzeitigen Bestrahlungsweise erzielten Resultate als günstig bezeichnet werden konnten. Hinzu kam, daß die dahingehenden experimentellen Untersuchungen von Wintz nicht mit der Anschauung von Regaud übereinstimmten. Wir verweisen hierzu auf das Kapitel über „Die biologische Wirkung einer fraktionierten Bestrahlung auf das Ovar" im Bd. IV/2, 1. H. dieses Handbuches.

Behandelt wurden Plattenepithelcarcinome der Portio, nachdem für diese Carcinomlokalisation die größten Erfahrungen mit der einzeitigen Applikation sowohl über die Behandlung selbst als auch über den Vorgang der Rückbildung nach der Bestrahlung vorlagen.

Die Vorbedingungen der Bestrahlungstechnik waren die gleichen wie am Radium-institut Paris. Spannung: 180—200 kV. Filter: 2 mm Zink. Sekundäre Stromstärke: 4 mA. Fokus-Hautabstand im Mittel 80 cm.

Die Größe der Einfallsfelder war verschieden zwischen 250—400 qcm, je nach den Größenverhältnissen, dem Durchmesser und der Dicke der Bauchdecken. Meist wurden 4—6 Einfallsfelder benötigt, die folgendermaßen verteilt wurden:

Die Unterbauchgegend wurde eingeteilt in zwei Felder, ein rechtes und linkes Einfallsfeld, von der Mittellinie bis zur Darmbeinschaufel sich erstreckend, nach unten zu über das Poupartsche Band. Von rückwärts wurden 2—4 Felder angesetzt, die oberen in Höhe der Lendenwirbel-Kreuzbeingegend, die unteren jeweils auf dem Foramen ischiadicum. Bei sehr starken Patienten wurde auch noch in geeigneten Fällen ein vorderes und ein rückwärtiges Mittelfeld angesetzt; in diesem Fall wurden die seitlichen Einfallsfelder in der Mitte auseinandergerückt.

Lacassagne gibt für die gesamte administrierte Dosis 100—120 Holzknecht-Einheiten an, entsprechend einer Dosis von 10000—12000 r (internationale Einheit). Gemessen wurde an der Haut unter Berücksichtigung der gesamten Bestrahlungs-bedingungen.

Die zeitliche Verteilung der Bestrahlung wechselte nach der Größe der Einfallsfelder; im allgemeinen wurden 4 Wochen angesetzt, manchmal auch 5—6 Wochen. Die Bestrahlung selbst vollzog sich so, daß zwei Bestrahlungen pro Tag, jede von $1\frac{1}{2}$ Stunden Dauer, durchgeführt wurden.

Somit wurden insgesamt 60—100 Stunden für die gesamte Röntgenbehandlung verbraucht bei einem Collumcarcinom, das auch eine Ausdehnung auf die beiden Parametrien aufwies.

Als besonders wichtig weist Lacassagne darauf hin, daß zur Vermeidung schwerer Hautschädigungen ein strikter Wechsel der bestrahlten Felder durchgeführt werden muß. Kein Feld darf vor Ablauf von 36—48 Stunden von neuem bestrahlt werden.

Es seien nun unsere Bestrahlungsbedingungen ausführlich dargelegt:

Bei mittelstarken Patientinnen wurden von vorn zwei Einfallsfelder angesetzt, die ungefähr so begrenzt waren:

In der Medianlinie wurde eine neutrale Zone von 2 cm Breite angelegt. Die äußere Begrenzung verlief ganz in der Nähe der Darmbeinschaufel, die untere reichte etwas unterhalb des Poupartschen Bandes, die obere etwa bis Nabelhöhe. So ergaben sich zwei vordere Einfallsfelder, jedes war 15 cm breit und 20 cm lang, also pro Feld 300 qcm.

Die Rückenfelder bei Bauchlage der Patientin waren: zwei obere Felder etwa in der Höhe des Ileo-Sacralgelenkes, jedes von der Größe 12×15 cm, also pro Feld 180 qcm.

Die beiden unteren rückwärtigen Einfallsfelder waren angesetzt über dem Foramen ischiadicum. Jedes Feld wies die Größe 10×15 cm auf, also 150 qcm Fläche.

Für die vorderen Einfallsfelder betrug der Fokus-Hautabstand 80 cm, der Zentralstrahl war senkrecht gerichtet. In gleicher Weise wurden die zwei hinteren oberen Felder bestrahlt. Bei den zwei hinteren Feldern wurde ein Kompressionstubus mit einem Fokus-Hautabstand von 50 cm verwendet.

Die Größe der jeweils zu applizierenden Teildosis und das zwischen jeder Bestrahlung einzuhaltende Intervall konnte nicht willkürlich gewählt werden. Es mußte zunächst ausgegangen werden von der allgemeinen Angabe Lacassagnes, daß 10000—12000 r in Paris appliziert werden. Dieser Zahlenwert bedeutet für die Oberflächendosis nur einen allgemeinen Anhaltspunkt; für die Tiefendosis besagt er nichts. Nun sollte aber gerade in unseren Versuchen einwandfrei die applizierte Tiefendosis einmal geklärt werden, denn durch keine noch so kompliziert verteilte oder verdünnte Dosis wird die alte Erfahrung umgestoßen, die besagt, daß die Zerstörung des Carcinoms von einer bestimmten Größe der Dosis ebenso abhängig ist wie der Reaktionsgrad an der Haut.

Die Dosierung nach r kann auf zweierlei Weise vorgenommen werden. Dem internationalen Übereinkommen entspricht, daß die r-Zahlen mit Hilfe der in freier Luft im Strahlenkegel stehenden Ionisationskammer bestimmt werden. Demgegenüber ist es bei selbsttätigen Dosimetern üblich, die Ionisationskammer auf die Haut zu legen, beim Wasser- oder Wachsphantom mit der Oberfläche direkt in Berührung zu bringen. Im letzteren Fall ist für die Ionisationskammer noch eine Zusatzstrahlung wirksam, die als rückläufige Streustrahlung aus der durchstrahlten Materie die Ionisationskammer trifft.

Daraus ergibt sich, daß für eine bestimmte biologische Reaktion die r-Zahlen für die beiden Meßmethoden um Bedeutendes differieren.

Wenn man eine Bestrahlung mit einer über mehrere Tage verteilten Dosis vornimmt, so tritt — um es noch einmal zu wiederholen — der biologische Vorgang der Erholungsfähigkeit der Zellen auf. Die endgültige biologische Reaktion wird dann erst mit einer viel höheren Strahlenmenge erreicht als bei einer einzeitigen Bestrahlung. Je länger der Zeitraum oder je kleiner die Einzeldosis ist, desto größer muß die Gesamtdosis für eine biologische Reaktion (Hauterythem) werden.

Die Angabe von r-Zahlen allein besagt also nichts für die biologisch wirksame Dosis. Wir müssen uns daher immer auf eine bestimmte Reaktion als einen Standardwert beziehen.

Die nötigen Forderungen erfüllt der Begriff der HED. Über den durch sie ausgelösten Reaktionsgrad liegen genügende Erfahrungen vor, auch über die späteren Geschehnisse im bestrahlten Gebiet.

Wir beziehen uns also in unseren Ausführungen auf die HED und geben auch für die Haut eine exakte Korrelation zur Messung in r-Einheiten.

Für die Beziehungen zwischen der HED (23 cm Fokus-Hautabstand, 6×8 cm großes Einfallsfeld, 0,6 mm Zink, 180 kV) und der Messung in r-Einheiten sei kurz folgendes aufgestellt:

1. In freier Luft gemessen entsprechen $\qquad$ 600 r = 1 HED[1],

2. Auf der Haut mit der Gewebsrückstreuung gemessen entsprechen 800 r = 1 HED.

3. Wird ein Reaktionsgrad der Haut angestrebt, wie er den Hautveränderungen bei der HED entspricht, so ist — vollwertige Therapiestrahlung vorausgesetzt — eine Korrektur vorzunehmen

a) für die Größe des Einfallsfeldes, das bei größeren Feldern als 50 qcm eine Verkürzung der Bestrahlungszeit erfordert, bei kleineren Feldern eine Verlängerung (Feldfaktor);

b) für größere Fokus-Hautentfernungen als 23 cm die Umrechnung nach dem Distanzquadratgesetz (Entfernungsfaktor);

c) für die biologische Reaktion der Erholungsfähigkeit der Zellen, die genügend sicher bisher nur für die kontinuierliche Bestrahlung bei verlängerter Zeit gegenüber der normalen HED bekannt ist (biologischer Faktor).

Die hier zur Beurteilung stehenden Einfallsfelder sind sämtlich Fernfelder mit größerem Einfallsfeld. Daher sind alle drei Faktoren zu berücksichtigen.

Es sind 6 Einfallsfelder angesetzt. Nach der Angabe Lacassagnes sollen hierfür 10 000—12 000 r an Gesamtstrahlung in Anwendung kommen. Gemessen wurde die Hautdosis in Paris durch Verfärbung der auf die Haut aufgelegten Bariumplatincyanürpastille. Abgelesen wurde nach Holzknecht-Einheiten, offenbar kontrolliert durch das Ionisationsinstrument von Solomon. Nach Coutard sind 1000 R (Solomon) 3,5—4 Holzknecht-Einheiten. Demnach entspricht in Paris 1 Holzknecht-Einheit ungefähr 100 r internationaler Einheit.

Ein Rückschluß auf die biologische Reaktion einer bestimmten Strahlenmenge ist durch eine weitere Angabe von Coutard möglich: „Wenn das Höchstmaß von Energie in einem Mindestmaß von Zeit verabreicht wird, dann beträgt die an der Haut gemessene Energiemenge 12 Holzknecht-Einheiten.“

Demnach würde das Hauterythem mit 1200 r erreicht werden. Dieses Coutard-Erythem kann man natürlich nicht mit der Reaktion der HED in Vergleich setzen. Der auch zahlenmäßig zum Ausdruck kommende Unterschied erklärt sich wohl so, daß zunächst das Coutard-Erythem einem höheren Reaktionsgrad der Haut entspricht, als ihn der biologische Effekt unserer HED darstellt. Dann kommt aber weiterhin in Betracht, daß sowohl die Feldgröße als auch der Fokus-Hautabstand nicht den Voraussetzungen für die HED entsprechen. Dazu kommt ferner, daß durch die Messung mit der Pastille auf der Haut die rückwärtigen Streustrahlen mitgemessen werden und schließlich mögen noch die

---

[1] Bei extrem harter Strahlung (2 mm Zn, 200 kV) besteht eine Reaktionsdifferenz zwischen Ionisationskammer und Haut. Daher ist für diese Strahlenqualität 1 HED = 600 r anzusetzen.

verschiedenen Umrechnungen gegenüber unserer direkten Messung eine Verschiebung mit sich bringen.

Bei einem Fernfeld von 80 cm und einer Einfallsgröße von 300 qcm muß man ein auf der Haut liegendes Dosimeter auf rund 1100 r einstellen, wenn man bei einzeitiger Bestrahlung eine Reaktion entsprechend der HED erhalten will. Davon ausgehend skizzierten wir die notwendigen Einzeldosen und Intervalle. 6 Einfallsfelder lassen sich alternierend im Sinne Lacassagnes in 3 Tagen bestrahlen. Wird der ganze Turnus 9mal wiederholt, dann kommen auf einen Turnus rund 1600 r. Für die Gesamtbestrahlung würde man dann 14850 r verbrauchen.

Die ungefähre Einzeldosis jedes der 6 Felder wäre dann 275 r.

Nach dieser rohen Überschlagsrechnung erschien es zweckmäßig für jedes Einfallsfeld exakt 25% der HED anzusetzen. Die Umrechnung in r wird nunmehr nicht mit der Rückstreuung vorgenommen, sondern gemessen in freier Luft. Dadurch ergibt sich eine ganz erhebliche Reduktion der zur Schätzung aufgestellten r-Zahlen; die Messung kann aber den Anspruch auf vollständige Richtigkeit erheben.

Es wurden bestrahlt

am 1. Tag die beiden vorderen Einfallsfelder 25% der HED = 191 r pro Feld;
am 2. Tag die beiden hinteren oberen Einfallsfelder 25% der HED = 198 r pro Feld;
am 3. Tag die beiden hinteren unteren Einfallsfelder 25% der HED = 167 r pro Feld.

In dieser Abwechslung wurde nun täglich bestrahlt, so daß also jedes Feld an jedem 4. Tag mit der gleichen Dosis belegt wurde. Die Bestrahlung der Patientin dauerte insgesamt 27 Tage, jedes Feld wurde also 9mal bestrahlt.

Nach den obigen Angaben wurden also für jeden Bestrahlungsturnus 1112 r, gemessen in freier Luft, hingestrahlt, für die Gesamtbestrahlung demnach 10008 r benötigt.

Der Unterschied in den r-Zahlen trotz gleichem Teil der HED ist bereits begründet. Für den Nachprüfer geben wir folgende Angaben:

Die HED wird erreicht in 30 Minuten. Die weiteren Faktoren für die Berechnung sind:

a) für die vorderen Einfallsfelder:

Entfernungsfaktor 12,1,
Feldfaktor 0,85,
Biologischer Faktor 1,36;

b) für die hinteren oberen Einfallsfelder:

Entfernungsfaktor 12,1,
Feldfaktor 0,87,
Biologischer Faktor 1,37;

c) für die hinteren unteren Einfallsfelder:

Entfernungsfaktor 4,73,
Feldfaktor 0,88,
Biologischer Faktor . . . . 1,15.

Nach diesen Vorbemerkungen sei nun versucht, eine Vorstellung über die eingestrahlte Dosis, wie sie sowohl an der Haut als auch im Carcinom zur Einwirkung kam, zu vermitteln. Weiterhin sollen dann entsprechende Überlegungen angestellt werden über das Verhältnis der Gesamtdosen zu derjenigen Strahlenmenge, die durch die Erholungsfähigkeit der Zelle zunichte gemacht wurde.

Der Einheitlichkeit halber wird nur der Maßbegriff der HED zugrunde gelegt; jeweilige Umrechnungen in r wären durch die angegebenen Zahlenwerte möglich, sie sind aber für die Ergebnisse überflüssig.

Es wurden auf die Haut pro Feld 25% der HED in den einzelnen Bestrahlungen appliziert. Die Einfallsfelder wiesen drei verschiedene Größen auf; vier Felder waren aus 80 cm Entfernung, zwei Felder aus 50 cm Entfernung angesetzt worden.

Den verringerten biologischen Effekt bei Verkleinerung der Intensität und Verlängerung der Applikation zeigt kein Meßinstrument an. Wir kennen durch die langjährigen Erfahrungen und Vergleichsmessungen beim Fernfeld die Zahlenwerte, die eine Verminderung des biologischen Effektes ausgleichen und haben brauchbare Kurven mehrfach veröffentlicht.

Wenn wir also der Forderung nachkommen wollten, tatsächlich 25% der HED zu verabfolgen, so müßte, weil die HED durch bestimmte Feldgröße und bestimmten Abstand definiert ist, neben dem Faktor für die Feldvergrößerung auch der Faktor für die vergrößerte Entfernung und für die biologische Zusatzdosis berücksichtigt werden.

Eine Strahlung mit den elektrischen Vorbedingungen von 180 kV, 3 mA sekundäre Stromstärke, gefiltert mit 2 mm Zink erzeugt die HED in 30 Minuten. Unter Berücksichtigung des 80 cm Fokus-Hautabstandes, des auf 300 qcm vergrößerten Einfallsfeldes und der biologischen Zusatzdosis benötigen wir für eine Hautreaktion entsprechend der HED 420 Minuten, für die geforderten 25% der HED also 105 Minuten.

Würde man die beiden vorderen Felder — das gleiche gilt auch für die hinteren Einfallsfelder — an einem Tage anschließend hintereinander bestrahlen, so müßte man mit einer geringfügigen Zusatzdosis infolge der Rückstreuung aus dem Gewebe rechnen. Wenn aber etwa die eine Bestrahlung am Vormittag um 9 Uhr vorgenommen wird und die Bestrahlung des nächsten Feldes etwa 6 Stunden später, so gleicht die Zeitdifferenz bereits die von der Rückstreuung gelieferte Dosis wieder aus. Wir können also tatsächlich mit der Belastung von 25% der HED rechnen.

Nicht dagegen darf die Belastung durch die den Körper passierende Strahlung außer acht gelassen werden. Nach unserem Bestrahlungsplan kommen große Fernfelder zur Anwendung, die in 10 cm Tiefe 53% der Oberflächendosis leisten. Also müssen wir auf der gegenüberliegenden Seite nach der Durchstrahlung des Körpers noch mit einer Hautbelastung von etwa 20—25% der Oberflächendosis rechnen.

Wenn also nach 3 Tagen die Bestrahlung der 6 Einfallsfelder durchgeführt ist, so besteht trotz der exakt gleichmäßig applizierten Dosis ein Unterschied; denn für die hinteren Felder muß man infolge der Zusatzdosis mit einer Dosis von ungefähr 30% der HED rechnen, für die vorderen Einfallsfelder in Teilgebieten bis zu 35% der HED.

Diese Dosiserhöhung wird zum Teil wieder ausgeglichen, weil es sich nicht um eine einzeitige Bestrahlung handelt, sondern um eine Verteilung auf 3 Tage. Nach unseren bisherigen Beobachtungen heben sich aber diese beiden Faktoren nicht vollständig auf, eine geringe Erhöhung der Dosis bleibt bestehen.

Wenn wir somit die Gesamtbelastung der Haut durch die immer wiederholten Bestrahlungen für die ganze Behandlung aufstellen wollen, so ergibt sich:

An gemessener Strahlenmenge wurden jedem Feld 25% der HED appliziert, bei 9maliger Wiederholung also 225% der HED. Aus der Durchstrahlung dürften sicherlich 10—15% der HED zu berücksichtigen sein, so daß wir auf eine insgesamt zugemutete Belastung der Haut für jedes Einfallsfeld von rund 250% der HED kommen.

Die biologische Wirkung einer so der Haut zugeführten Bestrahlung äußert sich teilweise in einer trockenen, schuppigen Abhebung, teilweise aber auch in Blasenbildung und nässenden ekzematösen Veränderungen.

Es ist ein Zustand ähnlich dem, wie er nach einzeitiger Applikation von 120—125% der HED auftritt. Die Abheilungstendenz einer solchen Hautreaktion ist relativ günstig und rasch. Darauf wird in der Literatur häufig hingewiesen. Es ist aber mißverständlich, wenn die gute Heilungstendenz dieser Art Läsionen zu den geschwürigen Veränderungen und zu der ausgesprochen schlechten Heilungstendenz der Röntgenverbrennungen in Vergleich gesetzt wird. Zwischen der mit 125% der HED gesetzten Hautveränderung und der Radioepithelitis besteht in bezug auf die Heilungstendenz kein grundsätzlicher Unterschied. Dies zu betonen erscheint uns aus verschiedenen Gründen sehr wichtig, weil wir schon häufig auf die Anschauung gestoßen sind, als wären geringfügige Überdosierungen bei der einzeitigen Bestrahlung außerordentlich zu fürchten, bei Bestrahlungen nach Methode Coutard aber seien auch schwerere Überdosierungen harmlos. Daß dem nicht so ist, hat mancher Röntgentherapeut in sehr unliebsamer Weise erfahren. Auch bei der fraktionierten Langzeitbestrahlung besteht die Gefahr der Röntgenverbrennung und vor allem die der Spätschädigungen. Wir verweisen hierzu auf den nachfolgenden Abschnitt.

Der hier angestellte Vergleich zwischen der jeweiligen Hautreaktion, erzielt einerseits durch die Methode Coutard, andererseits durch die einzeitige Bestrahlung, ergibt eine Vorstellung über die Größe derjenigen biologischen Kräfte, die einen Teil der Strahlenwirkung zu eliminieren vermögen. Wenn der Reaktionsgrad der Haut infolge einer Dosis von 250% der HED, verteilt auf 4 Wochen, ungefähr der gleiche ist wie mit einer einmaligen Applikation von 125% der HED, so besagt dies, daß durch die Verteilung der Dosis ungefähr die Hälfte der eingestrahlten Energie von der speziellen Wirkung ausgeschlossen wurde.

Weit wichtiger aber als die Reaktion der Haut ist eine dosimetrische Betrachtung an der Stelle des Carcinoms.

Die geschilderte Methode der einzelnen Einfallsfelder ergibt in der Richtung nach Beckenmitte, also dem Sitz des Collumcarcinoms, eine Konzentration, wenn auch darauf zu achten ist, daß das ganze kleine Becken, vor allem die parametranen Ausläufer des Carcinoms, mit einer hinreichenden Dosis belegt werden.

Demnach kann also angenommen werden, daß die größte Dosis in der näheren Umgebung des Collumcarcinoms erreicht wird.

Es ist nun zunächst die Tiefendosis für die beiden vorderen Einfallsfelder festzustellen. Bei den gegebenen elektrischen Vorbedingungen und der Filtrierung von 2 mm Zink beträgt die prozentuale Tiefendosis (10 cm Tiefe, 6×8 cm großes Einfallsfeld 23 cm Fokus-Hautabstand) 25% der HED. Unter Berücksichtigung einer Feldgröße von 300 qcm (Faktor 129) und einem Fokus-Hautabstand von 80 cm (Faktor 1,64) ist dann in 10 cm Tiefe — aber nur in der Gegend des Zentralstrahles — mit einer Dosis von 53% der Oberflächendosis zu rechnen.

Da aber nur 25% der HED auf die Haut appliziert werden, so ist in 10 cm Tiefe, in der Mitte, eine Dosis von 13,2% — rund 13% — der HED vorhanden.

Die beiden vorderen Einfallsfelder überkreuzen sich naturgemäß in der Tiefe, so daß also das Collumcarcinom von beiden Feldern einen Strahlenanteil erhält. Da aber die

Dosis von der Mitte nach dem seitlichen Rande des Strahlenkegels zu abnimmt, so können nicht die in der Mitte gemessenen Dosen addiert werden. Nach den am Phantom und an der Patientin gewonnenen Ergebnissen beträgt für die hier zur Anwendung kommenden Bestrahlungsbedingungen der Abfall durchschnittlich 20%, so daß am Collumcarcinom durch die Summation der Dosen von beiden vorderen Einfallsfeldern nur 21% der HED als vorhanden angenommen werden dürfen.

Für die rückwärtigen Einfallsfelder ist die gleiche Berechnung aufzustellen (Abstandsfaktor 1,64; Feldfaktor 1,24), doch ist die Reduktion der in Feldmitte gemessenen Dosis größer, weil nur die Strahlen vom unteren Rand des Strahlenkegels in den Bereich des Collumcarcinoms gelangen. Unsere Messungen lassen eine Verminderung auf 45% der HED als richtig erkennen.

Dadurch beträgt die Dosis, die von den beiden oberen rückwärtigen Einfallsfeldern auf das Collumcarcinom kommt, 12% der HED.

Die beiden unteren Einfallsfelder müssen günstigere Werte ergeben; denn sie werden mit einem Kompressionstubus appliziert. Die Einfallsrichtung der Strahlung ist nach Beckenmitte zu geneigt, doch handelt es sich um keine Konzentration, bei der etwa der Zentralstrahl in der Richtung nach dem Collumcarcinom eingestellt wäre. Die beiden Einfallsfelder überkreuzen sich aber in stärkerem Maße als die anderen 4 Felder, daher beträgt die Reduktion der Dosis nur etwa 10%.

Von den beiden unteren hinteren Einfallsfeldern (Abstandsfaktor 1,44, Feldfaktor 1,21) wird also das Collumcarcinom mit 20% der HED belegt.

Die Summe der einzelnen Werte für die jeweilige Dosis, die das Collumcarcinom trifft, ergibt rund 53% der HED.

Da aber diese Dosis nicht in einer einzeitigen Bestrahlung appliziert wird, sondern sich auf 3 Tage verteilt, so tritt die Abwehrfähigkeit der Zellen gegen die unterwertige Dosis in Kraft. Auf Grund langjähriger Erfahrungen und Messungen über die biologische Zusatzdosis kann diese Wertverminderung des biologischen Effektes mit 35% der HED angesetzt werden, so daß also mit dem 3tägigen Bestrahlungsturnus nach Applikation der 6 Einfallsfelder mit einer tatsächlich wirksamen Dosis von

34,5% der HED

am Collumcarcinom zu rechnen ist.

Die 9malige Applikation der 3tägigen Gesamtbestrahlung ergibt die Gesamtdosis von 310% der HED. Wiederum wird die biologische Wirkung dieser Dosis durch die Verteilung stark beeinträchtigt. Die Größe des Anteils der Gesamtdosis, die durch die Erholungsfähigkeit der Zellen aus dem biologischen Effekt eliminiert wird, läßt sich nicht ohne weiteres feststellen.

Wir wollen zunächst die an der Haut gewonnenen Ergebnisse zum Vergleich heranziehen. Die Gesamtbelastung eines Hautfeldes betrug rund 250% der HED. Damit wurde eine Reaktion erzielt, die annähernd der Hautveränderung einer einmaligen Applikation von 120—125% der HED gleichkommt und deshalb ist anzunehmen, daß etwa die Hälfte der Dosis, also 125% der HED, als Maß für die Leistung der Regeneration und Eliminationskraft der Zellen anzusehen ist.

Für die Tiefendosis erhalten wir aber 310% der HED. Damit steht zunächst fest, daß die Belastung für das Gewebe in 10 cm Tiefe rings um das Collumcarcinom eine wesentlich höhere ist als die Belastung der Haut des einzelnen Feldes. Das ist an sich nicht verwunderlich; denn bei der einzeitigen Bestrahlung ist die Dosis, die der Haut des einzelnen Einfallsfeldes zugemutet wird, auch eine kleinere als die notwendige Tiefendosis. Im Durchschnitt beträgt der Unterschied 30%. Bei der hier beschriebenen Bestrahlungsmethode aber ist der Unterschied ein viel größerer. Diese Tatsache allein hat keine große Bedeutung; denn sie hängt ja letzten Endes von der zu fordernden Nutzdosis und den Möglichkeiten der Konzentration ab. Was aber hier auffällt, ist die große Differenz zwischen jener Dosis, die wir bei einzeitiger Bestrahlung als Toleranzgrenze des Gewebes annehmen müssen. Während wir für die Haut das Verhältnis für Einzeitbestrahlung: Coutard-Bestrahlung wie 1:2 fanden, beträgt es für die Tiefendosis, bezogen auf das Carcinom 1:2,4 (125:310), auf den Darm 1:2,2 (140:310).

Welches sind nun die Gründe, daß bei einer so großen Dosis eine schwerere Schädigung oder ein Zerfall des Gewebes nicht eintreten kann? Ein möglicher Vorwurf sei vorweggenommen. Die angestellten Berechnungen sind in vorsichtigster Weise ausgeführt; sie stützen sich auf exakte Messungen am Phantom und an der Patientin. Es kann also nicht entgegengehalten werden, daß die von uns angegebenen Tiefendosen viel zu groß wären. Die Erklärung ist in der Erholungsfähigkeit der Zellen zu suchen. Eine schnellebige Zelle mit beschleunigtem Stoffwechsel vermag zweifellos den Insult einer unterwertigen Dosis schneller auszuschalten, ebenso wie die ruhende Zelle verteilte Röntgenstrahlendosen in höherem Maße kumuliert. Im Verhältnis zur Haut muß man daher, wenn man mit einer verteilten Dosis ein Carcinom zerstören will, in der Tiefe eine viel größere Dosis in Anwendung bringen

Daraus ergibt sich, daß die wesentlich größere Gesamtdosis bei verteilter Strahlung gegenüber der Toleranzdosis für die einzeitige Bestrahlung eine unbedingte Voraussetzung für den Erfolg ist.

Wir brauchen die Gesamtdosis von 310% der HED, um mit der verteilten Dosis der geschilderten Methode einen Erfolg beim Carcinom zu haben.

Bei dieser Tiefendosis reagiert der Mastdarm mit Tenesmen, Blutungen, also in ganz ähnlicher Weise, als wenn eine Dosis von etwa 135—140% der HED in einzeitiger Bestrahlung appliziert wird. Diese verminderte Radiosensibilität der Schleimhaut des Darmes gegenüber der Haut erlaubt, auch bei verteilter Dosis wesentlich höhere Strahlenmengen ihm zuzumuten; denn für die Haut würde eine Dosis von 310% der HED eine schwere Läsion mit sich bringen, die, obwohl mit fraktionierter Bestrahlung bewirkt, keinerlei Tendenz zur Abheilung zeigen würde. Dieser günstige Verlauf der Radioepithelitis darf letzten Endes nicht als ein Erfolg der Fraktionierung angesprochen werden; die Erholungsmöglichkeit ist an die Dosis gebunden; wird die Toleranzdosis überschritten, dann treten bei der fraktionierten Bestrahlung ebenso schlecht heilende Ulcera auf wie nach allzu hoch dosierter Einzeitbestrahlung.

Daß das Bindegewebe die Gesamtdosis, 310% der HED, fraktioniert appliziert, relativ gut verträgt, läßt sich wiederum aus der Toleranzdosis, die wir auf 220% der HED festgesetzt haben, bei einzeitiger Applikation ableiten. Die Belastung scheint demnach keine besonders große zu sein, ist doch das Verhältnis einzeitige : fraktionierte Bestrahlung

= 1 : 1,4. Zieht man aber in Betracht, daß die Regenerations- und Eliminationskraft des Bindegewebes wesentlich geringer ist als die der Haut oder der Carcinomzellen, dann ist das Verhältnis 1 : 1,4 doch ernster zu bewerten. Fälle, in denen das Bindegewebe mit einer Dosis 1 : 1,8 belastet wurde, haben mit Indurationen reagiert.

Diese Ausführungen vermitteln uns also eine Vorstellung über die Größe der applizierten Dosis. Es ergibt sich zweifelsfrei, daß die auf das Carcinom applizierte Dosis keineswegs eine kleine ist. Deshalb ist es nichts Auffallendes, wenn ein so bestrahltes Carcinom verschwindet; es wird also dasselbe erreicht wie mit der wesentlich kleineren Dosis bei einzeitiger Bestrahlung. Mit der Bestimmung der Dosis ist aber auch gezeigt, daß ein günstiger Erfolg mit der Bestrahlungsmethode nach Coutard nicht mit einer Erhöhung der Radiosensibilität der Carcinomzelle erklärt werden darf. Was hier für das Uteruscarcinom berechnet und ausgeführt wurde, gilt auch für andere Carcinome. Der Erfolg der Methode nach Coutard ist begründet durch die applizierte hohe Dosis und nicht durch eine besondere Veränderung der Radiosensibilität. Von dieser dürfte man nur dann reden, wenn Erfolge mit einer Methode erzielt würden, bei der tatsächlich eine kleinere Dosis appliziert würde als im Verhältnis bei der einzeitigen Bestrahlung. Die Ergebnisse der Dosimetrie und die Resultate der Carcinombehandlung decken sich vollständig mit dem, was der Vergleich zwischen der einzeitigen Bestrahlung und der mit verteilter Dosis am Ovar gelehrt hat.

Immer noch besteht die Tatsache zu Recht, daß die einzeitige Bestrahlung diejenige Methode ist, die den positiven Erfolg, die Carcinomzerstörung, mit der kleinstmöglichen Dosis und dem geringsten Aufwand an Mitteln herbeizuführen vermag. Sie ist auch biologisch der Bestrahlungsmethode mit verteilter Dosis überlegen, weil nur die einzeitige Bestrahlung die Radiosensibilitätsunterschiede zwischen der Zelle des Carcinomgewebes und des gesunden Gewebes vollkommen auszunützen vermag. Die fraktionierte Bestrahlung verändert das Radiosensibilitätsverhältnis.

Wenn die Einzeldosis zu klein und das Intervall zu lang genommen werden, kann eine derartige Gewöhnung der Carcinomzelle an die Strahlennoxe eintreten, daß sie im wahren Sinne des Wortes „strahlenrefraktär" wird. Eine teilweise Gewöhnung der Zellen an die Strahlennoxe muß aber bei jeder Fraktionierung eintreten. Es gibt also eine bestimmte Grenze für die Verkleinerung der Dosis und das Zeitintervall, innerhalb derer die Eliminations- und Regenerationskraft der Zelle noch durch eine Erhöhung der Gesamtdosis wieder ausgeglichen werden kann. Die Bestrahlungsmethode des Radiuminstituts Paris, wie wir sie imitiert und beschrieben haben, liegt noch innerhalb dieser Grenze; daher ihre Erfolge. Diejenigen Autoren, die mit der fraktionierten Langzeitbestrahlung keine Resultate erzielen, mögen ihre Methode nach diesem Gesichtspunkt prüfen. Wir stellen weiter auf, daß die Methode Coutard und ihre weiteren Modifikationen der einzeitigen Bestrahlungsmethode keinesfalls überlegen ist, was ein Vergleich mit den von uns durch Einzeitbestrahlung erzielten Erfolgen genügend beweist. Die Coutard-Methode ist zweckmäßig unter Verhältnissen, wie sie entstanden ist; wer aber seine Patienten stationär behandeln kann, für den sollte nur die einzeitige (evtl. auf 2 Tage verteilte) Bestrahlungsmethode in Frage kommen. Das gilt vor allem für die gynäkologischen Carcinome. Bei diesen ist die Coutardsche Methode der Einzeitbestrahlung nach unseren Beobachtungen keinesfalls überlegen.

e) Erfahrungen anderer Autoren mit der protrahiert-fraktionierten Röntgenbestrahlung bei gynäkologischen Carcinomen.

Aus den in der Literatur niedergelegten Beobachtungen geht gleichfalls hervor, daß die protrahiert-fraktionierte Röntgenbehandlung bei den gynäkologischen Carcinomen der einzeitigen Bestrahlungsmethode durchaus nicht überlegen ist. Von Interesse für die neue Bestrahlungsweise nach Coutard ist auch die Tatsache, daß gegenwärtig die Tendenz dahingeht, die Protrahierung aufzugeben und in der Hauptsache nur an der Fraktionierung festzuhalten. Hierfür sind im wesentlichen bestrahlungstechnische und pekuniäre Gründe maßgebend, wie wir sie früher als nicht zu unterschätzende Nachteile der Coutardschen Bestrahlungsmethode schon hervorgehoben haben. Jedenfalls wird über diese beiden schwierigen Punkte immer wieder diskutiert.

Erschwerend kommt für die praktische Anwendung der Bestrahlungsweisen nach Coutard hinzu, daß wir immer noch nicht genügend über etwa eintretende Spätfolgen dieser mit hohen Dosen arbeitenden Methode unterrichtet sind. Darauf weisen fast alle Autoren hin. Hinsberg und Epstein betonen hierzu, daß gerade der Dermatologe, der leider Röntgennoxen relativ häufig zu Gesicht bekommt, sich schwer vorstellen könne, daß eine derartige Bestrahlung ohne Spätfolgen verlaufen soll. Sie halten sich daher für verpflichtet hervorzuheben, daß die Coutardsche Methode im Augenblick keineswegs als ungefährlich bezeichnet werden könne; im Gegenteil, dauernde Veränderungen, ja sogar schwere Spätschädigungen seien durchaus möglich. Da diese noch nach 5—10 Jahren und später auftreten könnten, würde erst eine lange Beobachtungszeit die wirklichen Gefahren dieser Methode zeigen. Coutard selbst habe — allerdings bei der Bestrahlung von Tonsillencarcinomen — zwei Kiefernekrosen erlebt, die im Anschluß an eine Zahnextraktion 15 Monate bzw. 4 Jahre nach der Behandlung auftraten. Eine davon verlief tödlich. In dieser Hinsicht sind auch die Mitteilungen von Schumacher mit der von ihm geübten protrahiert-fraktionierten Intensivbestrahlung interessant. Wohl beobachtete er primär günstige Beeinflussung inoperabler und rezidivierender Genitalcarcinome, doch beschreibt er, daß bei schnell durchgeführter protrahiert-fraktionierter Intensivbestrahlung die primär günstigen Erfolge etwa ein Vierteljahr nach Abschluß der Behandlung ins Gegenteil umschlagen könnten. Neben allgemeiner Metastasierung wurde ein schnelles Wachstum des primären Carcinoms und von Carcinommetastasen, die sich im bestrahlten Gebiet neu gebildet hatten, beobachtet. Schumacher warnt daher im Gegensatz zu der vorhin angedeuteten Tendenz, die Protrahierung aufzugeben, vor einer allzu forcierten Bestrahlung und rät unter anderem die in der Stunde applizierte Strahlenmenge, entsprechend den von Coutard aufgestellten Richtlinien, zu verringern, obwohl dies eine ganz erhebliche zeitliche und geldliche Belastung zur Folge habe. Hervorgehoben sei noch, daß es Schumacher nicht geglückt ist, mit seiner protrahiert-fraktionierten Bestrahlungsmethode Sarkome zur Abheilung zu bringen. In 3 Fällen kam es 1—3 Monate nach Schluß der Bestrahlung zu einer Allgemeinmetastasierung in die inneren Organe, das Mediastinum und die Knochen, wie dies bis dahin noch nicht beobachtet wurde.

Auf Ähnliches hatte früher schon Keller aufmerksam gemacht. Als er Carcinomratten protrahiert-fraktioniert bestrahlte, erfolgte eine diffuse Carcinomaussaat. Erst kürzlich wies er wieder darauf hin und betonte, daß dieses Auftreten von Metastasen und die Generalisierung des Tumors unbedingt mit der Bestrahlungsweise in ursächlichem Zusammenhang gebracht werden müsse. Zur Stützung seiner Ansicht berief er sich auf gleichgerichtete klinische Beobachtungen von R. Schröder und Reichenmiller. R. Schröder sah bei seinen kachektischen Fällen, die protrahiert-fraktioniert bestrahlt wurden, auffällig häufig Metastasierung auftreten. Reichenmiller aus der Tübinger Klinik fiel bei der Bestrahlung kachektischer und nichtkachektischer Frauen mit der Coutardschen Methode unabhängig von der örtlichen Ausdehnung des Carcinoms die verschiedene Verträglichkeit der Bestrahlung auf. In gutem Ernährungszustand wurde die Behandlung gut vertragen. Kachektische Frauen verfielen dagegen sehr schnell. Reichenmiller stellte daher die Forderung auf, kachektische Frauen nicht zu bestrahlen. Auch Schehl aus der Würzburger Klinik berichtet, daß die protrahiert-fraktionierte Bestrahlung von kachektischen Patienten sehr schlecht vertragen würde. Nur Dietel bezeichnet die Coutardsche Methode als die geeignetste zur Behandlung stark kachektischer Frauen, insbesondere wenn sie an Ovarialcarcinomen leiden. Auffällig ist noch die Beobachtung von Gierer. Wohl konnte er bei der Bestrahlung nach Coutard gute primäre Erfolge erzielen, die Tumoren schmolzen ein, die Jauchungen verschwanden, doch traten manchmal frühzeitige Rezidive auf.

Die Blasen- und Mastdarmkrämpfe sowie Durchfälle, über die früher bei der protrahiert-fraktionierten Bestrahlung im Becken gelegener Tumoren häufiger berichtet wurde und die vielfach der Anlaß dazu waren, die Bestrahlung abzubrechen, werden heute nicht mehr so ernst bewertet wie ehemals. Schinz und Englmann sahen die Durchfälle trotz Weiterbestrahlung verschwinden. Nach Schinz ist ihr Auftreten in Analogie zu setzen zum Erscheinen der Radioepidermitis der Pflasterepithelschleimhäute. Bei den von uns vorgenommenen Bestrahlungen nach Coutard waren diese Beschwerden von seiten der Blase jedoch so heftig, daß die Patienten darunter sehr stark zu leiden hatten. Bei einer kunstgerecht durchgeführten einzeitigen Bestrahlung lassen sie sich jedenfalls vermeiden und den Patienten können so diese unangenehmen Begleiterscheinungen der Carcinombehandlung mit Röntgenstrahlen erspart bleiben.

Von Mitteilungen über die Leistungen der protrahiert-fraktionierten Bestrahlungen bei gynäkologischen Carcinomen seien die Veröffentlichungen aus der Würzburger, der Tübinger, der Gießener, der Dresdener und der Kieler Frauenklinik genannt. Sie beziehen sich aber meistens nur auf ein beschränktes Material. Auch enthalten sie noch keine Dauerresultate.

Die Würzburger Klinik hat seit 1930 60 Fälle von fast durchweg inoperablen Collumcarcinomen nach der Methode von Coutard bestrahlt. Zur Beurteilung eignen sich nach dem Bericht von Schehl aber nur die ersten 20 Fälle. Diese hatten neben einer Gesamttiefendosis etwa 2000—3000 r anschließend aber auch noch eine Radiumdosis von 4000 bis 5000 mgh in etwa 80 Stunden erhalten. Von diesen 20 Fällen waren innerhalb der ersten 2 Jahre 8 gestorben. 12 lebten noch zu Beginn des dritten Jahres.

Nach Schumacher waren die Beobachtungen der Gießener Klinik über die Beeinflussung des carcinomatösen Herdes durch die verwandte protrahiert-fraktionierte Intensivröntgenbestrahlung nicht einheitlich. Von 8 inoperablen und in systematischer Weise mit 2500—3000 r Herddosis durchbestrahlten Collumcarcinomen der Gruppe III und IV bildeten sich 3 derart schnell zurück, daß am Schluß der Behandlung nur noch kleine Reste nachweisbar waren. 3 gleichgelagerte Fälle blieben aber refraktär, 2 verschlimmerten sich sogar während der Behandlung. 2 kleineigroße Rezidive nach erweiterter abdominaler Radikaloperation in der seitlichen Beckenwand bzw. im Parametrium konnten mit einer Herddosis von 2100 und 2300 r zum Schwinden gebracht werden. Andererseits gelang es nicht, 3 ausgedehnte, das ganze kleine Becken ausfüllende postoperative Carcinomrezidive eindeutig zu beeinflussen. Mehrere bereits mit Radium und einzeitiger Intensivbestrahlung erfolglos behandelte inoperable und weiter progrediente Uteruscarcinome haben auf die protrahiert-fraktionierte Intensivröntgenbestrahlung nicht reagiert. Von 12 inoperablen Ovarialcarcinomen, die zum Teil durch eine allgemeine Bauchfell- und Netzcarcinose mit Ascites kompliziert waren und bei denen das ganze Abdomen im Laufe von 7—9 bis 10 Wochen mit 2300—2700 r durchstrahlt wurde, sind bisher 3 gestorben, und zwar ein desolater Fall zu Beginn der Bestrahlung, die anderen 2 Fälle $^1/_4$ Jahr nach Beendigung der Bestrahlung an allgemeiner Metastasierung. In 3 Fällen, bei denen die Bestrahlung vor 3—6 Monaten abgeschlossen war, konnten zur Zeit der Veröffentlichung weder Tumoren noch Ascites nachgewiesen werden. Die Bestrahlungen der übrigen noch lebenden Frauen liegen $1^3/_4$ Jahr bis $^1/_4$ Jahr zurück. Für eine endgültige Beurteilung kommen sie also auch nicht in Frage.

Aus der Tübinger Klinik hat Reichenmiller mehrfach über die Erfahrungen mit der Langzeitbestrahlung der gynäkologischen Carcinome berichtet. Seine letzte Mitteilung bezieht sich auf 55 fortgeschrittene Genitalcarcinome (Carcinoma colli III, Carcinoma colli IV, Carcinoma corp. inop., Operationsrezidive von Carcinoma uteri, Carcinoma vag. inop.). Um die Dosis am Herd möglichst zu „ballen", wurde meist noch von Uterus und Scheide aus mit Radium bestrahlt, und zwar 4 Wochen vor oder nach der Röntgenserie mit der Stockholmer oder Pariser Technik. Die Röntgenbestrahlungen wurden bis zur vollen Coutard-Reaktion fortgesetzt. Bei 43 Fällen war die Beobachtung mehr als 3 Monate abgeschlossen. Als Ergebnis wird genannt: 10 symptomfreie Fälle, 33 Mißerfolge.

Die Dresdener Klinik hat nach dem Bericht von Lorenz in der Zeit von Oktober 1931 bis Juli 1932 19 Fälle nach Coutard bestrahlt. Es handelte sich um 15 Fälle mit Carcinoma port. I—III, 1 Fall mit Carcinoma vag., 1 Fall mit Rezidiv nach Totalexstirpation, 1 Fall mit Carcinoma ovarii und 1 Fall mit Mesenterialcarcinom. Alle Patienten mit Carcinoma port., Carcinoma vag. und Rezidiv nach Totalexstirpation erhielten außerdem noch rund 4000 mgh Radium. 7 Fälle waren bis kurz vor der Veröffentlichung rezidivfrei gewesen. Von 5 weiteren wird es angenommen, ist aber nicht sicher erwiesen, da die Frauen nicht zur Nachuntersuchung kamen. 1 Fall mit Carcinoma port. II—III verhielt sich refraktär. Durch Probeexcision wurde in 1 Fall mit Carcinoma port. I und in 1 Fall mit Carcinoma port. II Frührezidive festgestellt. In 5 Fällen wird die Heilung als zweifelhaft bezeichnet.

Göbel berichtet, daß am Krankenhaus St. Georg in Hamburg in der Zeit vom 1. 6. 29 bis 31. 12. 31 103 Collumcarcinome außer mit Radium auch protrahiert-fraktioniert mit Röntgenstrahlen behandelt wurden. 1932 wurde diese Methode aber verlassen, da die Erfolge nicht befriedigten. Auf den Vorschlag von Englmann wird seit 1932 mit der gleichen Strahlenqualität (1,7 mm Cu HWS) eine Protrahierung auf den Herd von etwa 10 r-Minuten und eine tägliche Gesamtdosis von etwa 200 r gegeben. In 20—22 Tagen werden so insgesamt 2000 r am Tumor zur Wirkung gebracht. Bei der Kürze der Beobachtungszeit liegen Erfahrungen über die Erfolge dieser Methode noch nicht vor.

Die Erfahrungen der Kieler Klinik mit der protrahiert-fraktionierten Röntgenbestrahlung sollen genauer wiedergegeben werden, weil sie den größten und vollständigsten Rechenschaftsbericht einer gynäkologischen Klinik über die Erfolge mit der Langzeitbestrahlung bei weiblichen Genitalcarcinomen darstellen. Die ersten Mitteilungen lauteten sehr ungünstig. Durch Änderung der Bestrahlungsweise wurden später bessere Primärerfolge erzielt. Eine zusammenhängende Übersicht hat kürzlich Kirchhoff veröffentlicht. Danach wurde die Langzeitbestrahlung im Juni 1930 eingeführt. Bis Ende 1932 schwankte die Bestrahlungstechnik nur unwesentlich. Sie hielt sich im großen und ganzen an die Originalangaben von Coutard. Bestrahlt wurde mit 70 oder 50 cm Fokus-Hautabstand, die Filterdicke betrug 1,5—2,3 mm Cu, der r-Minutenzufluß lag zwischen 2,3 und 5 r pro Minute. Jedes Hautfeld bekam als Einzeldosis 200 r frei Luft = rund 270 r Oberflächendosis (Näheres vergleiche Kirchhoff-Winckler, Strahlenther. **47**, 601).

Die mit dieser Bestrahlungstechnik bei Collumcarcinomen und Ovarialcarcinomen erzielten Erfolge zeigt folgende Tabelle 1. Die geklammerten Werte bedeuten die

Tabelle 1. 168 Collum- und Ovarialcarcinome.
Bestrahlungszeit: Juni 1930 bis Okt. 1932. Stand vom 15. April 1935 (geklammerte Werte: April 1933).

Gesamthautdosis (Herddosis)	Verschlechtert	Unbeeinflußt	Vorübergehender Erfolg	Bis heute frei	Rezidivfrei geblieben, bei prophylakt. Nachbestrahlung		
					nach Operation	nach Radium	
A. Unter 2000 r . . . (unter 800 r)	7	—	—	—	—	—	7
B. 2000—4000 r . . . (800—1600 r)	5	(5) 5	1	(1) 0	(1) 1	—	12
C. 4000—6000 r . . . (1600—2400 r)	3	(14) 17	(1) 3	(2) 0	(3) 0	(3) 3	26
D. 6000—8000 r . . . (2400—3200 r)	4	(11) 16	(1) 1	—	(9) 7	(6) 3	31
E. 8000—10000 r . . . (3200—4000 r)	4	(19) 30	(3) 5	(2) 0	(30) 24	(10) 5	68
F. Über 10000 r . . . (4000 r)	1	(7) 12	(7) 9	(3) 1	(3) 0	(3) 1	24
Juni 1930 bis Okt. 1932 (April 1933)	(24) 24	(56) +24 } 80	(12) +7 } 19	(8) —7 } 1	(46) —14 } 32	(22) —10 } 12	168

Zahlen einer früher im April 1933 erfolgten Kongreßmitteilung, die ungeklammerten die des heutigen Standes. Die Bestrahlung der ältesten Fälle liegt jetzt fast 5 Jahre, die der jüngsten etwa $2^1/_2$ Jahre zurück. Nach dieser Zusammenstellung ist die bei weitem größte Gruppe II durch die Bestrahlung in ihrem weiteren, fortschreitenden Verlauf nicht beeinflußt worden, nicht einmal vorübergehend günstig, wie Kirchhoff selbst betont. In diese gleiche Gruppe wurden auch die Fälle der postoperativen Nachbestrahlung eingetragen, die trotz der intensiven Bestrahlung ein Rezidiv bekamen. Weiterhin fällt sofort auf, daß die an und für sich schon recht kleine Gruppe IV — Kranke, die durch die Bestrahlung bis heute geheilt sind — bis auf einen einzigen Fall zusammengeschrumpft ist. 7 Fälle mußten in die Gruppe III übergeführt werden, da sie wieder rezidiv wurden, der Erfolg also nur ein vorübergehender war. Die Anzahl der Fälle der Gruppe I ist unverändert geblieben. Nach Kirchhoff ist dieses verständlich, da diese Gruppe nur die Kranken umfaßt, die sich während der damaligen Bestrahlung auffallend verschlechtert hatten. Es waren meist sehr schwere Stadien, bei denen sehr bald Komplikationen eingetreten waren, so daß die Bestrahlung hatte abgesetzt werden müssen. Daher befindet sich auch eine große Zahl dieser Fälle in den beiden Rubriken A und B (kleinste Dosis). Über die zweite Serie des Materials der Gruppe V und VI, die Nachbestrahlung nach Operation und Radiumbehandlung, will Kirchhoff vor 5 Jahren kein endgültiges Urteil im positiven oder negativen Sinn fällen. Hier sollen später die Endwerte mit den rein operativen nichtnachbestrahlten und den wie üblich nachbestrahlten Fällen verglichen werden.

Nach diesen wenig ermutigenden Erfolgen hat Kirchhoff die Bestrahlungstechnik der Kieler Klinik geändert. Als Einzeldosis werden jetzt etwa 400 r Oberfläche (= 300 r frei Luft) gegeben. Ferner wird, um die Einzelsitzung nicht zu lang zu gestalten, die Protrahierung etwas verringert. Auch wird jetzt ein beschleunigterer Rhythmus angewandt. Täglich werden 2 Felder verabfolgt, das einzelne Hautfeld wird jeden zweiten Tag wieder belastet; also z. B. 1. Tag: je ein 10mal 15 cm großes Bauchfeld rechts und links, 2. Tag: Rücken rechts und links und so abwechselnd. Ist die Höchstbelastung der einzelnen Felder erfolgt (8—12mal pro Feld), so werden noch Vulva- und Seitenfelder in täglichem Wechsel angeschlossen. Durch diese intensive Therapie wird eine höhere Gesamtdosis verabfolgt. Der Tumor erhält im Laufe von 3—4 Wochen mindestens 4000—5000 r. Alle Felder werden auf den Herd konzentriert, so daß das Carcinom von allen Seiten angegriffen wird.

Die Erfolge dieser abgeänderten Bestrahlungstechnik hat Kirchhoff in der gleichen Weise wie die der früheren in einer Tabelle zusammengestellt. Tabelle 2 zeigt zweifellos

Tabelle 2. 70 Genitalcarcinome.
Bestrahlungszeit: Nov. 1932 bis Dez. 1934. Stand vom 15. April 1935.

Gesamthautdosis (Herddosis)	Ver-schlechtert	Unbe-einflußt	Vorüber-gehender Erfolg	Bis heute frei	Rezidivfrei geblieben bei prophylakt. Nachbestrahlung		
					nach Operation	nach Radium	
A. Unter 2000 r . . . (unter 800 r)	—	—	—	—	—	—	—
B. 2000—4000 r . . . (800—1600 r)	1	—	—	—	—	—	1
C. 4000—6000 r . . . (1600—2400 r)	1	—	—	—	—	—	1
D. 6000—8000 r . . . (2400—3200 r)	—	6	—	4	—	—	10
E. 8000—10000 r . . (3200—4000 r)	—	4	2	3	3	1	13
F. Über 10000 r . . . (4000 r)	—	16	12	13	3	1	45
Okt. 1932 bis Dez. 1934	2	26	14	20	6	2	70

eine Verbesserung der Erfolge. Doch handelt es sich bei diesen um Primärerfolge, so daß sich, wie Kirchhoff selbst betont, irgend etwas Endgültiges noch nicht aussagen läßt. Als wesentlich hebt Kirchhoff aber noch hervor, daß die geänderten intensiveren Methoden keinerlei besondere Komplikationen oder Schäden nach sich gezogen hätten. Dafür bleibt aber auf der anderen Seite die Tatsache bestehen, daß es sich bei dieser Art der Röntgenbehandlung gegenüber der Einzeitbestrahlung um eine sehr langwierige und komplizierte Bestrahlungsweise handelt, die zudem den Beweis ihrer Leistungsfähigkeit bezüglich der Dauererfolge erst noch erbringen muß.

Wenn man alle diese Mitteilungen überblickt und mit den später angeführten Statistiken bei einzeitiger Röntgenbestrahlung vergleicht, kann von einer Überlegenheit der protrahiert-fraktionierten Bestrahlungstechnik gegenüber der Methode Seitz-Wintz für die gynäkologischen Carcinome keine Rede sein.

f) Neuere Bestrebungen bei der Carcinombestrahlung.

Neuerdings strebt man danach, die Wirkung der Carcinombestrahlung noch auf andere Weise zu steigern. Aufbauend auf der Beobachtung, daß die Kernteilung der Zellen nach gewissen Rhythmen verläuft, haben Jüngling und Langendorff gefunden, daß verteilte Bestrahlungen besonders dann wirksam sind, wenn sie jeweils während des Mitosenmaximums verabfolgt werden. Das deutet darauf hin, daß biologische Objekte von verschiedenen Bestrahlungsrhythmen verschieden stark beeinflußt werden können. Über dahingehende therapeutische Erfahrungen haben Holfelder und Reisner berichtet. Ersterer zog daraus den Schluß, daß eine planmäßige rhythmische Fraktionebung der Strahlentherapie eine viel größere Zielsicherheit verleihe als bisher.

An sich handelt es sich bei der Verteilung der Bestrahlung im Sinne des Mitosenrhythmus um nichts Neues; denn das hat vor ungefähr 14 Jahren bereits einmal Holzknecht propagiert. Auch liegen die Dinge in dieser Beziehung gar nicht so einfach, als es auf den ersten Blick erscheint. Ganz abgesehen davon, daß der Kernteilungsrhythmus der einzelnen Gewebe bereits ein verschiedener ist und schon dadurch gewisse Dosierungsschwierigkeiten entstehen, wird erfahrungsgemäß der Kernteilungsrhythmus je nach der Stärke der verabfolgten Dosis beeinflußt, wobei allerdings noch eine ganze Reihe anderer biologischer Faktoren mitspielen. Die vorher am unbehandelten Tumor gemachten Feststellungen sind daher in dem Augenblick hinfällig, in dem die erste Teildosis verabfolgt wird. Jede weitere Bestrahlung muß diese Schwierigkeit vermehren. Die von Langendorff in Aussicht gestellten Untersuchungen werden zeigen, ob sie sich beheben läßt. Jedenfalls glauben wir nach unseren Erfahrungen nicht, daß diese, an sich alte, nun aber wieder aufs neue propagierte Behandlungsmethode die Erfolge der Carcinombestrahlung verbessern wird.

Carcinom und Entzündung.
a) Allgemeines.

Das Hinzutreten einer Entzündung zum Carcinom wurde früher vielfach günstig bewertet; denn es wurden Fälle beobachtet, bei denen Carcinome oder Carcinomrezidive durch ein Erysipel oder eine andere lokale Infektion[1] günstig beeinflußt wurden, ja sogar abheilten. Französische Forscher wie Nélaton, Dauchez u. a. bezeichneten ein Erysipel beim Carcinom geradezu als „Erysipèle salutaire". Aber auch nach allgemeinen Infektionskrankheiten wie Typhus, Pocken und Malaria wurden gelegentlich Carcinomheilungen beobachtet. Es bildete sich daher die Ansicht, daß schon das Fieber die Carcinomheilung begünstige. Besonders Lomer hat diesen Standpunkt vertreten.

Auch an der Erlanger Klinik kam ein Fall zur Beobachtung, den man zur Stützung für die Ansicht über den günstigen Einfluß der Entzündung auf das Carcinom heranziehen könnte. Es handelte sich um ein Mammacarcinom mit Rezidivknoten und Fernmetastasen. Im Anschluß an einen schwer septischen Zustand, der durch Einbruch eines vereiterten Knotens in die Blutbahn eingetreten war, kam es zu einer auffallenden Besserung des Befundes und schließlich zur klinischen Heilung. Daß es sich um Carcinommetastasen gehandelt hatte, war mikroskopisch sichergestellt. Diese Patientin ist seit 10 Jahren gesund.

Derartige überraschende Heilungen lassen sich in ihrem vollen Umfange in befriedigender Weise nicht erklären. Es ist möglich, daß durch die Infektionskrankheit die gesamten Körperkräfte zu so erhöhter Arbeitsleistung angeregt werden, daß der Organismus ein gewisses Übergewicht über die Carcinomerkrankung erhält. Daß eine Therapie sich aber auf solchen Beobachtungen und Schlußfolgerungen nicht aufbauen läßt, ist selbstverständlich. Offenbar trafen bei derartigen Fällen eine Reihe günstiger Umstände zusammen. Es mußte ein besonders sensibler und ein nicht bloß leistungsfähiger, sondern auch spezifisch eingestellter Organismus vorhanden gewesen sein.

Durch gegenteilige Beobachtungen wird diese Ansicht in vollem Maße bestätigt. Das Zusammentreffen mit pyämischer Infektion, auch von Erysipel und Carcinom ist gar nicht so selten. Das gleiche gilt von hohen Fiebersteigerungen. Im Vergleich hierzu ist die Zahl der in der Literatur beschriebenen geheilten oder gebesserten Carcinomfälle aber nur gering. Außerdem wurden auch auffallende und schnelle Verschlechterungen des Zustandes beim Zusammentreffen eines Carcinoms mit einem Erysipel oder einer anderen Infektion beobachtet (Kopary, Waldapfel, Neelsen, Temesvary, Steinbüchel, Kermauner, Schallehn, Giesecke, Hoehne).

Trotzdem gibt es Autoren, welche glaubten, die nur als Ausnahmefälle anzusprechenden Krebsheilungen durch infektiöse Erkrankungen zur Grundlage einer Carcinomtherapie machen zu können. Hier ist in erster Linie Coley zu nennen. Dieser empfahl zur Behandlung bösartiger Tumoren eine Mischung von Erysipeltoxinen und Bacillus prodigiosus. Coley gibt an, mit diesem Toxingemisch bei 10% inoperabler Fälle mit Knochensarkom,

---

[1] Erst kürzlich (1934) berichteten die Athener Papadopoulo, Kopp und Hadjigeorgos über eine Heilung bei Brustdrüsenkrebs nach schwerer Infektion des Tumors, die infolge einer Probeexcision auftrat. Es kam zu einer Zerstörung der ganzen Brustdrüse und schließlich zur Heilung, die seit $3^{1}/_{2}$ Jahren andauert. Nach Ansicht der Autoren muß die Infektion den Tumor geheilt haben, indem sie durch ihre Stärke und ihre Ausdehnung geradezu die Amputation des Organs bewirkte.

Melanosarkom, Hodgkinscher Krankheit und Lymphosarkom endgültige Heilung herbeigeführt zu haben. Weiter verweisen wir auf Braunstein, der Malariaimpfungen zur Krebsbehandlung vorschlug. Neben Tierexperimenten stützte er sich dabei auf die statistische Feststellung, daß in Malariagegenden Carcinome seltener vorkommen als in malariafreien Ländern, außerdem auf die Beobachtungen von de Korzowitz' über Heilung Carcinomkranker nach Malariainfektion. Selbstverständlich kann das gelegentliche Ansprechen eines Carcinoms auf eine Malaria ebensowenig praktisch therapeutisch ausgenutzt werden wie das Ansprechen auf eine septische Infektion. Das wird durch die Versuche von Kirstein bestätigt, der mit der Malariabehandlung bei weit fortgeschrittenen Genitalcarcinomen keine besonderen Resultate erzielen konnte. Nocht sah sogar zwei mit Malaria geimpfte Carcinomkranke sehr schnell sterben.

Die hier angeschnittenen Probleme spielen bei der Frage nach der Möglichkeit einer Spontanheilung der Carcinome eine große Rolle. Wir sind daher auf diese in dem betreffenden Kapitel näher eingegangen (s. S. 175).

Aus allem geht jedenfalls hervor, daß es nicht berechtigt ist, eine Infektion beim Carcinom, sei sie lokaler, sei sie allgemeiner Natur, als vorteilhaft zu betrachten. Zum Beweis bedarf es hierzu gar nicht der soeben angedeuteten ungünstigen Beobachtungen. Die allgemeine klinische Erfahrung hat uns gelehrt, wie nachteilig vor allem eine lokale Entzündung ist. Besonders die Krebsoperateure mußten dieses erfahren. Durch das häufige Auftreten postoperativer Peritonitiden oder lokaler Infektionen, wenn der Krebs mit Entzündungserregern besiedelt war, werden viele ihrer primären Erfolge zunichte gemacht. Nach Bumm sind bei der abdominalen Radikaloperation der Collumcarcinome 90% der Todesfälle durch aufsteigende Streptokokkenperitonitis bedingt.

Aber nicht nur für die operative Behandlung eines Carcinoms ist eine Entzündung von Nachteil, sondern auch dann, wenn sie mit Radium oder Röntgenstrahlen durchgeführt wird.

Es war das Verdienst von Regaud (1920) und seinen Mitarbeitern (Mutermilch, Lavedan und Baud) als erste darauf hingewiesen zu haben, daß ein infiziertes Carcinom eine erhebliche Komplikation für die Curie-Therapie bedeutet. Neben diesen Autoren haben auch Kehrer (1920), Benthin (1920), Schmitz (1920) und Stacy (1920) die Schwierigkeiten hervorgehoben, die der Radiumbehandlung des Collumcarcinoms durch eine lokale Infektion erwachsen. Bezüglich der Röntgentherapie hat Wintz (1923) als erster betont, daß die Infektion des Carcinoms und seiner Umgebung die Prognose wesentlich verschlechtere. Er hat deshalb eine entsprechende Vorbehandlung des Tumors empfohlen.

Ehe wir im einzelnen auf diese Fragen eingehen, erscheint es uns zweckmäßig, einen kurzen Überblick über die Art der Infektionserreger zu geben, die in einem ulcerierten carcinomatösen Tumor anzutreffen sind. Auch wollen wir kurz auf die Versuche eingehen, die angestellt wurden, um über die im Carcinom siedelnden Keime Aufschluß zu erhalten. Da hierüber beim Collumcarcinom die meisten Erfahrungen vorliegen, weil mehr als zwei Drittel der Fälle in jauchig-eitrigem Zustande zur Behandlung kommen, machen wir die Verhältnisse bei dieser Krebslokalisation zur Grundlage für unsere weiteren Ausführungen.

b) Die Bakterienflora des infizierten Carcinoms und ihre Beeinflußbarkeit durch Strahlen.

Die größte Förderung hat das Problem Collumcarcinom und Entzündung zweifellos durch die Carcinomoperateure erfahren. Postoperative Infektionen haben frühzeitig das Augenmerk der chirurgisch eingestellten Krebstherapeuten auf diese Komplikation gelenkt und den Anlaß gegeben, durch entsprechende Vorbehandlung, wie Abtragen oder Verschorfen und Ausbrennen des Tumors, die Infektionsquelle möglichst zu beseitigen.

Die Beobachtung, daß diese Maßnahmen oft nicht ausreichten und trotz sehr energischer Vorbehandlung Infektionen auftraten, regte dazu an, die Collumcarcinome auf ihren Keimgehalt zu untersuchen und die vorgefundenen Infektionserreger auf ihre Virulenz zu prüfen.

Derartige Untersuchungen ergaben, daß bei den günstigen Lebensbedingungen — zerklüftete und geschwürig zerfallene Oberfläche, häufige Blutungen, Fäulnisprozesse, gleichmäßige optimale Wärme — sich auf den Collumcarcinomen eine bunte und abwechslungsreiche Bakterienflora befindet. Es wimmelt von grampositiven und gramnegativen Diplokokken und Stäbchen, Coli, Sarcinen, Hefe, Anaerobiern, Staphylokokken, Streptokokken usw. Als besonders gefährlich wurden die Streptokokken erkannt. Sie können vom Collumcarcinom aus weiter in die Tiefe in das parametrane und glanduläre Ausbreitungsgebiet vordringen. Die im Gefolge davon auftretenden Veränderungen in den Parametrien erwecken dann leicht den Eindruck, daß das Carcinom seinen Ausgangsort bereits überschritten und auf die Umgebung übergegriffen habe, während in Wirklichkeit ein noch lokalisiertes Collumcarcinom mit einer parametranen Entzündung vorliegt. Auf die Streptokokken sind auch in erster Linie die gefährlichen Infektionen bei der operativen Behandlung des Collumcarcinoms zurückzuführen. Aber auch bei Anwendung der Strahlentherapie spielen sie insofern eine Rolle, als sie bei Vornahme lokaler Manipulationen am Tumor, wie solche bei Probeexcisionen und Radiumeinlagen stattfinden, zu einer Verbreitung der Infektion führen können.

Es genügt aber nicht nur das Vorhandensein von Streptokokken festzustellen, denn man muß bei diesen zwischen avirulenten und hochpathogenen Formen unterscheiden. Da dies aber sehr schwierig ist, konnte diese Aufgabe bis heute noch nicht gelöst werden.

Früher wurde vielfach versucht die Unterscheidung nach morphologischen, tinkturiellen und kulturellen Symptomen zu treffen. Auch den Tierversuch hat man herangezogen, um den Virulenzgrad der Streptokokken zu bestimmen. Alle diese Methoden wie die von Fromme, Sachs, Traugott, Schottmüller, Schäfer, Sigwart, Hüssy, Lammers, E. Martin, Heynemann, G. Schwarz u. a. haben sich aber nicht als genügend zuverlässig erwiesen. Immerhin haben sie unsere Kenntnisse über die Streptokokken wesentlich gefördert. Besonders sind die Arbeiten von Schottmüller hervorzuheben, der gezeigt hat, daß die Fähigkeit der Streptokokken, hämolytisch zu wirken, ein wichtiges Kriterium für ihren Virulenzgrad darstellt. Allerdings haben zahlreiche Nachuntersuchungen ergeben, daß das Phänomen der Blutauflösung bei ein und derselben Streptokokkenart sehr inkonstant ist und auch anhämolytische Streptokokken schwerste Infektionen auslösen können (Bumm und Sigwart, Sachs, Traugott, Walthard, Zangemeister, Winter, Warnekros, Pfalz, Radice).

Man hat daher versucht auf einem anderen Wege zum Ziel zu kommen. Es wurde nicht die Virulenzkraft der Bakterien, sondern die Abwehrvorrichtungen des Körpers geprüft, mit denen sich der Organismus der Infektionserreger erwehrt. Man glaubte, daß die Bestimmung der antibakteriellen Schutzstoffe ein besseres Kriterium für den Charakter der Entzündung wäre als die Virulenzprüfung der Bakterien. Es wurde so unter anderem bestimmt: Der Gehalt an Streptokokkentoxinen (Bauereisen), der Agglutinationstiter (Sternberg), die Streptokokkenkomplementbindung (Vogt), der opsonogene Index (Wright) usw. Diese Überwertung der serologischen Seite des Infektionsproblems hat natürlich gleichfalls zu keinem praktisch brauchbaren Ergebnis geführt. Die Frage nach dem Charakter einer Entzündung läßt sich ohne Berücksichtigung des Verhaltens der Bakterien eben nicht lösen.

Ruge hat nun die beiden Methoden vereinigt und als erster eine Virulenzbestimmungsprobe angegeben, bei der die Invasionskraft der Keime mit den im Körper vorhandenen Abwehrkräften verglichen wird. Er ging dabei von der Vorstellung aus, daß die Abwehrstoffe im Blute des Infektionsträgers vorhanden sein müssen. Deshalb brachte er die dem Vaginalsekret entnommenen Streptokokken mit dem defibrinierten Eigenblut der Patientin zusammen. Das Rugesche Verfahren wurde später von Philipp bakteriologisch vervollkommnet und handlicher gemacht.

Über die Ruge-Philippsche Virulenzprobe ist eine sehr reiche Literatur entstanden (E. Bumm, Warnekros, Radice, Gambetti, Finger, Dreyer, Joseph und Sachs, Küstner, Schottmüller, Lehmann, Framm, Hanow, Schugt, Winter, Hinrichs, Thadewald, Pfalz, Louros, R. Bumm, Baake, Schwarz, Reist, Mandelstamm, Skajaa, Benjasch und Feldmann, Hadjidakis, Pribram, Fuß, Bublitschenko, Clauberg, Brunner u. a.). Neben Zustimmung hat diese Untersuchungsmethode auch Ablehnung erfahren. Es wurde darauf hingewiesen, daß für die Beurteilung der Infektion neben dem Verhalten der Bakterien im Eigenblut auch noch andere Faktoren herangezogen werden müßten, wie der Allgemeinzustand — hierauf hat besonders Schottmüller hingewiesen — Lokalisation der Infektion, lokales Verhalten der Gewebsflüssigkeit u. a. m. Wenngleich der klinisch praktische Wert der Ruge-Philippschen Virulenzprobe so vielfach in Frage gestellt wurde, so wurde ihr wissenschaftlicher Wert doch meistens anerkannt und sie wurde als ein weiterer Fortschritt in der Frage der Virulenzprüfung und zur Beurteilung des Charakters einer lokalen Entzündung beim Collumcarcinom bezeichnet.

In der Erlanger Klinik hat Dehler aus später noch zu beschreibenden Gründen die Ruge-Philippsche Virulenzprobe bei 89 Patientinnen mit Collumcarcinom ausgeführt. Er hielt sich dabei genau an die von Philipp angegebene Technik.

Je nach Ausfall des Originalabstrichs werden 2—6 Normalösen Sekret in ein gewöhnliches Bouillonröhrchen geimpft und von dieser Aufschwemmung werden wieder 2—4 Ösen in 6—8 ccm aus der Armvene gewonnenes und im Erlenmeyerschen Kölbchen durch Schütteln defibriniertes Blut gegeben. Mit $1^{1}/_{2}$ ccm dieser Blutsekretmischung und 10 ccm Agar wird sofort eine Platte gegossen und dies dann in der nämlichen Weise mit den gleichen Mengen des inzwischen bei 37^{0} im Brutschrank aufbewahrten Blutes in 3 und 6 evtl. auch in 9 und 24 Stunden wiederholt. Am nächsten Tag wird die Zahl der aufgegangenen Kolonien auf den einzelnen Platten festgestellt. Je nachdem die Streptokokken in der Blutsekretmischung in den ersten Stunden der Bebrütung gewachsen sind, sich vermindert haben oder abgestorben sind, wird die Menge der Kolonien auf der zweiten oder dritten Platte eine Zu- oder Abnahme erfahren und entsprechend können die Keime als virulent oder avirulent erklärt werden.

Je pathogener die Streptokokken sind, desto sprungartiger wird die Vermehrung vor sich gehen.

Bei 38 Fällen — 33 Collum- und 4 Corpuscarcinome, sowie 1 Scheiden-Portiocarci-
nom — war der Tumor noch in keiner Weise behandelt worden. Seine Bakterienflora
war also noch unbeeinflußt. Dementsprechend beschreibt Dehler im Ausstrichpräparat
und im Bouillonversuch ein buntes Keimgemisch: Streptokokken, Staphylokokken, grampositive und gramnegative Stäbchen, Bacterium coli usw. Streptokokken wurden in 91%
der Fälle gefunden, hämolytische Streptokokken in 66%. Von letzteren mußten nach dem
Ausfall der Ruge-Philippschen Probe 39% als virulent bezeichnet werden. Dehler
kommt auf Grund seiner Untersuchungen zu dem Schluß, daß fast alle in die Klinik
kommenden Collumcarcinome Streptokokken beherbergen. Bei $^2/_3$ der Fälle handelte es
sich um hämolytische Streptokokken und bei über $^1/_3$ der Tumoren um hochpathogene,
hämolytische Streptokokken. Letztere fanden sich besonders bei weiter vorgeschrittenen
Collumcarcinomen. Doch ging aus vergleichenden Untersuchungen hervor, daß das makroskopische Aussehen und die Ausdehnung des Tumors sowie die klinischen Erscheinungen
der Infektion nicht so ohne weiteres einen Rückschluß auf die Anwesenheit von virulenten
hämolytischen Streptokokken erlauben. Im allgemeinen läßt sich aber sagen, daß je ausgedehnter der Tumor, desto fortgeschrittener die Infektion und desto häufiger die virulenten
Streptokokken; denn bei 11 operablen Fällen fand Dehler nur 3mal = 27%, bei 27 inoperablen Fällen dagegen 12mal = 44% einen positiven Ausfall der Ruge-Philippschen Probe.

Die von Dehler ermittelten Zahlen decken sich aber nur teilweise mit denen anderer
Autoren; manche fanden höhere, manche niedrigere Werte.

Es ist hier nicht der Ort, auf die sich widersprechenden Ergebnisse und die daraus
gezogenen Schlußfolgerungen einzugehen, da sie sich in der Hauptsache auf die operative
Behandlung der Collumcarcinome beziehen. Uns kam es hier zunächst darauf an, eine
Übersicht über die verschiedensten auf Collumcarcinomen siedelnden Bakterien zu geben
und deren Bedeutung zu charakterisieren. Trotz der sich widersprechenden Ergebnisse
und der verschiedenen Beurteilung der einzelnen Virulenzproben, gelten doch auch heute
noch die hämolytischen Streptokokken als die gefährlichsten. Wie wir gezeigt haben,
finden sich diese bösartigen Keime bei vielen Collumcarcinomen. Aber auch die stets
vorhandenen harmloseren anhämolytischen Streptokokken, ebenso die grünen Streptokokken können schwere Infektionen auslösen. Diese Tatsache und die Beobachtung, daß
jede Entzündung den Erfolg der Strahlenbehandlung ungünstig beeinflußt, waren für die
Pariser und Erlanger Schule der Anlaß, der Strahlenbehandlung besondere, später noch
zu beschreibende desinfektorische Maßnahmen vorauszuschicken, um das infizierte Carcinom möglichst keimfrei zu machen.

Zuvor müssen noch kurz weitere bakteriologische Untersuchungen von Dehler
gestreift werden, weil sie für die Frage nach der Zweckmäßigkeit der präoperativen
Bestrahlung beim Collumcarcinom von Wichtigkeit sind. Dehler hat nämlich bei den
angeführten 38 Uteruscarcinomen Virulenzprüfungen auch nach der Bestrahlung vorgenommen. Letztere war nach vorausgeschickter Verkupferung stets nach der typischen
Konzentrationsmethode Seitz-Wintz durchgeführt worden. Bei dieser wird bekanntlich
zunächst der Primärtumor mit 110% der HED bestrahlt und 8 Wochen später die
Parametrien.

Dehler fand nun bei der 6—8 Tage nach der Primärbestrahlung vorgenommenen
bakteriologischen Untersuchung den Virulenzcharakter der Streptokokken im wesentlichen

unverändert. Anders war dagegen das Bild bei der zweiten 7—8 Wochen später vor der parametranen Bestrahlung ausgeführten Virulenzprüfung. Bei 33 Kontrollen fiel die Ruge-Philippsche Probe nur 4mal positiv aus, also nur noch bei 12% der Fälle. Der weitere Befund war je nach dem Verlauf der Krankheit verschieden. Bei ungünstigem Verlauf wurde bald wieder eine Zunahme der virulenten Streptokokken beobachtet. Bei geheilten Patientinnen waren solche nach dem 4. Jahr eine Seltenheit.

Gleichzeitig vorgenommene Virulenzprüfungen vor und nach Radiumbestrahlungen weichen insofern von diesen Befunden ab, als es im Anschluß an die Bestrahlung zu einer auffälligen Zunahme der virulenten Streptokokken kam. Die Zahl der Fälle mit positiver Ruge-Philippscher Probe stieg von 22% auf 38%. Dehler führte dies auf die Vorgänge bei der Radiumbestrahlung zurück, auf Verletzungen des Tumors durch die mechanischen Manipulationen, auf die sekretstauende Wirkung der Tamponade und auf die Zersetzung des nekrotischen Materials, was alles eine Umwandlung avirulenter Streptokokken in virulente zur Folge haben könne. Er beruft sich dabei auf die Beobachtungen von Philipp, Küstner u. a.

Diese Befunde zeigen eindeutig den großen Nachteil der Radiumbehandlung. Sie erklären die bei der Radiumbehandlung auch heute noch drohenden primären Todesfälle.

Später scheint allerdings auch nach der Radiumbestrahlung der Gehalt an virulenten Streptokokken zurückzugehen und gleiche Verhältnisse zu herrschen wie nach der Röntgenbestrahlung. Denn mehrere Wochen nach der Radiumbestrahlung fand Dehler, ähnlich wie bei den mit Röntgenstrahlen behandelten Frauen, auch nur noch in 13% der Fälle virulente hämolytische Streptokokken.

Ähnliche Beobachtungen wie Dehler hatten früher schon Zacherl und Philipp gemacht. Zacherl hatte etwa 14 Tage nach der Radiumbehandlung bei 9 von 10 Frauen die vorher festgestellten virulenten Streptokokken geschwunden gefunden; nur noch wenige anhämolytische Streptokokken waren auf der Platte angegangen. Das gleiche hatte er nach einer Röntgenbestrahlung beobachtet. Philipp hatte ganz allgemein festgestellt, daß es ihm durch Radiumbestrahlung gelungen war, die virulenten Streptokokken beim Collumcarcinom zu beseitigen.

Im Gegensatz zu diesen Beobachtungen stehen die Mitteilungen von Heimann. Dieser konnte niemals eine Änderung des bakteriologischen Befundes nach der Bestrahlung beobachten, selbst wenn sich das carcinomatöse Geschwür sehr schön gereinigt hatte. Dehler hat bereits darauf hingewiesen, daß die Untersuchungen von Heimann nur beschränkten Wert haben, da sie sich nur auf einfachere bakteriologische Vergleichsuntersuchungen der pathologischen Flora beim Collumcarinom bezogen hätten. Letztere könne aber sogar bei geheilten Fällen 4—5 Jahre nach Abschluß der Behandlung noch unverändert sein und Streptokokken aufweisen. Ausschlaggebend sei nur die Feststellung, ob diese virulent oder avirulent sind. Dieses ließe sich aber nur durch Virulenzprüfungen entscheiden. Solche habe Heimann aber nicht vorgenommen.

Was nun die Frage nach der Ursache der beobachteten Virulenzverminderung nach der Bestrahlung anbelangt, so ließ Dehler es offen, ob letztere durch eine unmittelbare Einwirkung der Strahlen auf die Keime hervorgerufen wurde oder indirekt zurückgeht auf eine Anregung der Abwehrkräfte des Organismus oder auf die Entziehung des günstigen Nährbodens. Nach unseren früheren Ausführungen im Band IV/2, I. Teil dieses Handbuches ist eine direkte Beeinflussung von Bakterien mit therapeutischen Dosen nicht zu erwarten. Es kommen daher wohl nur die anderen Vorgänge in Frage.

c) Die Bedeutung der lokalen Infektion für die Röntgenbehandlung des Carcinoms.

Daß ein infiziertes Collumcarcinom für eine Radiumbehandlung eine Komplikation darstellt, haben wir bereits angedeutet. Selbst bei noch so schonender Radiumapplikation sind Verletzungen des brüchigen Carcinomtumors unvermeidlich. Dadurch ist den zunächst nur auf der Oberfläche siedelnden Bakterien die Möglichkeit gegeben, in die Tiefe vorzudringen. Einer Weiterverbreitung der Infektion ist damit Tür und Tor geöffnet. Durch die Fixation des Radiumpräparates mit einer sekretstauenden Tamponade wird sie weiter begünstigt. Fiebersteigerungen werden deshalb bei der Curie-Therapie häufig beobachtet. Sogar Todesfälle durch Ausbreitung der Infektion sind nach dieser Behandlung des Collumcarcinoms gar nicht so selten. Aus allen diesen Gründen wurden die Radiumtherapeuten schon frühzeitig auf die die Behandlung erschwerende Infektion aufmerksam.

Für die ohne lokale Manipulation am Tumor arbeitende Röntgentherapie bestand zunächst kein Grund, eine ungünstige Beeinflussung des Bestrahlungserfolges anzunehmen. Trotzdem gewann Wintz bei seinen klinischen Beobachtungen den Eindruck, daß das Vorhandensein von Infektionserregern und die dadurch entstehende Entzündung im Carcinomtumor auf die Röntgenbestrahlung von nachteiligem Einfluß ist. Es kam nun darauf an, die Gründe für den ungünstigen Einfluß der Entzündung auf die Bestrahlung zu finden. Bezogen auf die während der Bestrahlung vor sich gehenden Vorgänge, war es notwendig festzustellen, ob eine bestehende Entzündung den Sensibilitätsgrad des Tumors verschiebt, d. h. ob die Sensibilität erhöht oder vermindert wird.

Erfahrungen lagen in dieser Beziehung zunächst auf dem Gebiete der gutartigen Erkrankungen vor. Wintz hatte bei der Bestrahlung des Eierstocks beobachtet, daß bei solchen Fällen, bei denen das Ovarium in eine entzündlich infiltrierte Umgebung eingebettet war, die Kastration mit einer Dosis von 25—28% der HED gelang. Von einer solchen Strahlenmenge war bekannt, daß mit ihr die dauernde Ausschaltung der Eierstockstätigkeit beim nicht entzündlich veränderten Ovar niemals möglich war.

Um nicht mißverstanden zu werden, erscheint es uns notwendig darauf hinzuweisen, daß eine solche erhöhte Empfindlichkeit nur dann vorhanden war, wenn das Ovar entzündlich verändert war. Man kann nicht im allgemeinen von einer erhöhten Sensibilität bei allen Adnexerkrankungen sprechen.

Die Beobachtung aber, daß es mit 28% der HED gelang, die dauernde Ausschaltung des Ovars herbeizuführen, zwang zu dem Schluß, daß im entzündlichen Gebiet die biologische Wirkung verstärkt sei. An sich ist das eigentlich eine bekannte Tatsache, denn es ist jedem Röntgenologen geläufig, daß die entzündlich veränderte Haut eine stärkere Reaktion gegenüber der Bestrahlung aufweist. Es war also zumindest berechtigt theoretisch anzunehmen, daß der entzündete Carcinomtumor eine erhöhte Empfindlichkeit gegenüber Röntgenstrahlen hat, daß also seine Vernichtung mit einer geringeren Röntgenstrahlenmenge möglich sei.

Die genaue Dosismessung und die Beobachtung des lokalen Effektes ergab aber gerade das Gegenteil. Die Ergebnisse waren beim infizierten Portiocarcinom bzw. Cervixcarcinom schlechter als beim nichtinfizierten. Dies ist heute durch die genaue Beobachtung der in bezug auf ihre Ausdehnung gleichartigen Fälle bewiesen. Die von uns jeder Strahlenbehandlung eines ulcerierten Carcinoms vorausgeschickte Verkupferung, deren Wirkung in der Hauptsache in einer kräftigen Tiefendesinfektion liegt, hat einen weiteren Beweis dafür gebracht. Denn statistische Untersuchungen haben gezeigt, daß gleichartige Fälle mit der Verkupferung einen höheren Prozentsatz an Dauerresultaten ergaben als ohne Verkupferung.

Wir haben bisher ganz allgemein von der Infektion im carcinomatösen Gebiet gesprochen und bei den angeführten Ergebnissen nur die Dauerresultate im Auge gehabt. Man kann aber auch feststellen, daß das Carcinom selbst, und zwar in bezug auf seine Radiosensibilität, durch die Entzündung beeinflußt wird. Das Auffallende ist nun aber, daß im Gegensatz zu den früher beschriebenen Beobachtungen am Ovar die Sensibilität eines infizierten Carcinomtumors herabgesetzt ist. Eine sicher fundierte Erklärung läßt sich hierfür bis jetzt nicht geben. Wir müssen uns daher vorläufig mit einer Hypothese begnügen. Nach dieser nehmen wir an, daß durch die sich abspielende Infektion eine Leistungssteigerung im Sinne der Abwehr in der Zelle vor sich geht und daß daher die Carcinomzelle gegen die Röntgennoxe widerstandsfähiger geworden ist. Wie dem auch sein möge, so steht jedenfalls experimentell fest, daß vor allem mit Streptokokken infizierte Carcinome durch eine Dosis von 110% der HED nicht zum Verschwinden gebracht werden können.

Das Unbefriedigende dieser Hypothese war für Wintz seinerzeit der Anlaß zu prüfen, ob nicht diese Sensibilitätsverringerung nur eine scheinbare ist, ob nicht etwa die Faktoren, die die Resistenz des Carcinoms verursachen, außerhalb des carcinomatösen Tumors zu suchen wären. Diese Frage wurde so angegangen, daß der verringerten Radiosensibilität eine Steigerung der Dosis entgegengesetzt wurde. Die Erfolge zeigten eindeutig, daß der carcinomatöse Tumor damit zerstört werden konnte. Die Folgen auf das umgebende Gewebe waren aber deletär. Nach dem Verschwinden des Carcinoms blieb ein Zerfallskrater übrig, zum mindesten aber ein torpides Geschwür, das keinerlei Tendenz zur Vernarbung zeigte. In manchen Fällen ging der Zerfall auch weiter. Wintz hat schon früher mitgeteilt, daß er derartige Fälle an Peritonitis und an unstillbaren Uterinablutungen verloren hätte. Bei der Autopsie konnte stets nachgewiesen werden, daß das Carcinom vollständig geschwunden war.

Die mikroskopische Untersuchung dieser Fälle konnte aber auch zeigen, daß die Zerstörung im umliegenden Gewebe viel größer war, als man sie von der angewandten Dosis zu sehen gewohnt war. Diese Beobachtung läßt nur den Schluß zu, daß die Infektion die Resistenz herabsetzt. Durch diese Erkenntnis wird aber der deletäre Einfluß der Entzündung erst recht klar: auf der einen Seite eine Herabsetzung der Radiosensibilität des Carcinoms, auf der anderen Seite eine Erhöhung der Röntgenstrahlenwirkung auf das umgebende gesunde Gewebe. Daraus erhellt, daß solche Fälle für die Dauerheilung prognostisch ganz besonders ungünstig sind.

d) Maßnahmen zur Bekämpfung der Infektion.

Die Erkenntnis von dem ungünstigen Einfluß der Entzündung auf den Erfolg der Strahlenbehandlung verlangt eine Berücksichtigung bei deren praktischer Anwendung.

Es sind auch eine Reihe von Maßnahmen empfohlen worden, um beim infizierten Carcinom eine Desinfektion zu erreichen. Daß letzteres nicht leicht ist, brauchen wir nicht auseinanderzusetzen. Von Maßnahmen zur Desinfektion infizierter Tumoren nennen wir Ausspülungen mit antiseptischen Lösungen, Applikation hypertonischer Salz-, Glycerin- oder Zuckerglycerinlösungen (Nogier), Impfverbände nach der Besredkaschen Methode (Mutermilch und Lavedan, Péchin), Selenkupferiontophoresis (Wintz), allgemeine Vaccination mit einfachen oder polyvalenten Auto- oder Stockvaccinen (Grandclaude und Wickham).

Zu desinfektorischen Spülungen werden die verschiedensten Desinfizientien empfohlen: Rivanol oder Chinosol (Wintz), Chloramin (Pickhan), Kamillosan (Jacobs) u. a. m. Zur Bekämpfung der Infektion und zur Desodorierung wird in der Erlanger Frauenklinik neben den Spülungen Chinosol in Tablettenform als Chinovagintabletten benutzt.

Mit allen diesen Mitteln läßt sich aber nur eine oberflächliche Desinfektion erreichen. Dagegen kann man mit der von Seitz und Wintz eingeführten Verkupferung eine größere Tiefendesinfektion ausüben. Aus diesem Grunde wird in der Erlanger Klinik auf die Verkupferung als Vorbehandlung des infizierten Carcinoms der Hauptwert gelegt. Sie geht der Bestrahlung unmittelbar voraus. Spülungen und Tabletteneinlagen werden in der Hauptsache vorgenommen, um die desinfektorische Wirkung der Verkupferung zu unterstützen bzw. zu unterhalten. Wesen und Wirkung der Verkupferung werden wir später genauer beschreiben. Hier wollen wir nur ganz kurz hervorheben, daß das Wesen dieser Methode darin besteht, daß Kupferteilchen und Kupfersalzteilchen auf elektrolytischem bzw. kataphoretischem Wege in die Gewebe und wahrscheinlich auch in die Zellen hineingebracht werden. Seitz und Wintz wollten mit dieser Methode ursprünglich eine Erhöhung der Sekundärstrahlung hervorrufen. Es kann aber kein Zweifel darüber bestehen, daß dieses Verfahren vor allem eine sehr große Tiefendesinfektion ausübt. Denn das Präparat, das bei der Elektrolyse-Kataphorese in Anwendung kommt, ist Kupfer mit Selen, welch letzteres als selenige Säure wirkt. Beide sind also für die Desinfektion sehr geeignete Mittel. Durch statistische Untersuchungen ist der Beweis für die Zweckmäßigkeit dieser Vorbehandlung beim ulcerierten Carcinom einwandfrei erbracht.

Regaud und seine Schule versuchten eine Desinfektion des Carcinoms durch Impfverbände nach der Besredkaschen Methode. Durch Mutermilch und Lavedan wurde das Verfahren näher beschrieben: Der Tumor wird zunächst mit abgekochtem Wasser abgespült und dann abgetrocknet. Darauf wird seine Oberfläche mit Autovaccine behandelt. Zum Schluß wird er mit einer mit Autovaccine getränkten Tamponade für 24 Stunden bedeckt. Diese Behandlung wird 8—10 Tage fortgesetzt. Nach den Angaben von Mutermilch und Lavedan tritt eine Änderung des Ausflusses bereits nach 3 Tagen ein. Die Menge wird geringer und der Geruch verliert sich. Gleichzeitig tritt eine Reinigung des Tumors ein, die etwa vorhandene Temperatur fällt ab. Am Ende der Behandlung hat der Fluor an Keimgehalt wesentlich abgenommen. Nach den Mitteilungen von Regaud sind dann Fäulniserreger und Staphylokokken geschwunden bzw. zurückgegangen. Die Streptokokken verhalten sich aber auch diesen Maßnahmen gegenüber sehr resistent.

Péchin berichtet aus dem Hôpital St. Antoine in Paris über die gleiche Methode. Seine Erfahrungen decken sich mit den Angaben von Lavedan und Mutermilch. Die Staphylokokken werden gut beeinflußt. Die Erfolge bei den Streptokokken sind weniger gut.

Hartmann, Fabre und Aitoff haben 51 Fälle von Collumcarcinomen nach der Antivirusmethode von Besredka behandelt und eine deutliche Beeinflussung der Bakterienflora und des fetiden Geruches erzielt.

Im Krebsinstitut in Villejuif wird nach Grandclaude und Wickham die Desinfektion des infizierten Uteruscarcinoms seit 1927 systematisch durchgeführt. Es kommen 3 verschiedene Verfahren zur Anwendung, die bisweilen auch kombiniert werden.

1. Es wird aus allen im Tumor vorhandenen Keimarten eine Vaccine hergestellt. Ein Drittel dieses Vaccinegemisches wird zu $^2/_3$ Antistreptokokkenvaccine gesetzt und davon der Patientin 1—2 ccm 10 Tage lang subcutan injiziert.

2. Beim zweiten Verfahren wird ein Bouillon-Vaccinegemisch aus Stockvaccine, Streptokokken und aus den Keimen des Tumors hergestellt. Die Zubereitung der Bouillonvaccine nimmt 6—8 Tage in Anspruch. Mit dem Gemisch werden dann intrauterine Spülungen oder lokale Applikationen vorgenommen. Wenn eine besonders intensive Einwirkung ausgeübt werden soll, werden beide Verfahren zusammen angewandt.

3. Ein drittes Verfahren besteht in der Kombination der oben genannten Vaccinetherapie mit einem antigangränösen Serum. Dieses wird lokal als Auflage oder als intrauterine Spülung angewandt, bei geeigneten Fällen aber auch subcutan in einer Menge von 20 ccm 5—6 Tage hindurch injiziert.

Nach dieser energischen antiinfektiösen Vorbehandlung sollen lang dauernde Radiumeinlagen im Gegensatz zu früher besser vertragen werden.

Diesen relativ günstigen Berichten über die Wirkung der verschiedenen Vaccinebehandlungen stehen die Mitteilungen von Vincent und Monod gegenüber. Beide Autoren haben weder mit der Methode von Lavedan und Mutermilch noch mit der von Grandclaude und Wickham besondere Resultate gesehen.

Die präoperative Bestrahlung.

Die präoperative Bestrahlung ist ein altes, wenn auch im Vergleich zur postoperativen Bestrahlung nicht sehr gebräuchliches Anwendungsgebiet der Röntgenstrahlen.

W. J. Morton hat bereits im Jahre 1903 Krebsgeschwülste vor der Operation mit Röntgenstrahlen behandelt und auf diese Weise bewirkt, daß inoperable Geschwülste oft wieder operabel wurden. Zur Erreichung dieses Zieles haben unabhängig voneinander Holzknecht und Wetterer die präoperative Bestrahlung 1908 wieder empfohlen. In den folgenden Jahren wiesen Dominici (1909), Finzi (1911) und Bumm (1914) darauf hin, daß inoperable Carcinome durch Bestrahlung operabel gemacht werden können.

Aus dieser Möglichkeit haben damals bereits v. Franqué, Weinbrenner und Allmann bei der Behandlung der Collumcarcinome Nutzen gezogen. Küstner und Heimann erklärten 1914 die Vorbestrahlung als eine „vorteilhafte und sympathische Vorbereitungskur für die Operation" der Collumcarcinome, die dadurch wesentlich aseptischer und damit wieder ungefährlicher gemacht werden könnten. Später haben Kupferberg, Seitz und Wintz, vor allem aber A. Mayer und Walthard-Fürst diese Art der kombinierten Collumcarcinombehandlung angewandt. Sellheim teilte 1924 mit, daß er bei jauchenden Collumcarcinomen vor der Operation eine energische Radiumbestrahlung vornähme. Ähnlich wird nach Rüder im Allgemeinen Krankenhaus St. Georg in Hamburg bei Fällen der Gruppe II zunächst eine Radiumvorbestrahlung ausgeführt. Bei stark jauchenden Prozessen wendete nach dem Bericht von Irion auch Holzbach-Mannheim die Vorbestrahlung an. Doch bedient er sich hierzu wieder der Röntgenstrahlen. Gelegentlich haben auch noch andere Gynäkologen wie Franz, Benthin, L. Fraenkel, Tóth-Gál, Unterberger und Mansfeld Gebärmutterhalskrebse nach vorangegangener Bestrahlung operiert.

Im Ausland sind Anhänger der präoperativen Bestrahlung beim Collumcarcinom: Seidler, Lenartowski und Grabowski, Russel, Stevens, Schilling und Bolaffio. Dieser führt wieder Monod, Gagey, Oppert, Forsdike und Artom di S. Agnese an. Eymer zitiert noch Asprey, Brooks und Clinton, Dannreuther und Robinaux. Die Vorbestrahlung wurde von diesen ausländischen Autoren im allgemeinen mit Radium und Röntgenstrahlen oder nur mit Radium durchgeführt[1]. Einige haben an die Operation noch eine Nachbestrahlung angeschlossen.

Die Vorbestrahlung wurde auch bei anderen gynäkologischen Carcinomen vorgenommen. Kupferberg sowie Delporte und Cahen haben sie beim Vulvacarcinom angewandt.

Schmieden hat die präoperative Bestrahlung 1921 beim Mammacarcinom empfohlen. Wintz tritt bei dieser Krebslokalisation nun auch schon seit 1918 für die Vorbestrahlung ein. Desgleichen sind Levy-Dorn, Jüngling, Lazarus und Nahmmacher Anhänger dieser Behandlungsweise beim Mammacarcinom. Im Ausland wird die präoperative Bestrahlung beim Mammacarcinom von einer ganzen Reihe von Autoren geübt. Wir nennen hier Boggs, Bowing, G. C. Ernst, B. J. Lee, Pfahler, Schmitz, Soiland, R. H. Stevens, J. Th. Stevens, Hernaman-Johnson, Solomon, Mallet und Coliez, Forssell, Morlet und Roffo.

Für den Gynäkologen besitzt unter den bösartigen Geschwülsten das Collumcarcinom das Hauptinteresse. Die bekanntesten Autoren, die bei dieser Krebslokalisation systematische Vorbestrahlungen vorgenommen haben, sind Küstner-Heimann, A. Mayer und Walthard-Fürst. Sie verfolgten damit verschiedene Ziele. Zunächst sollte die Bestrahlung den Rückgang des Carcinoms bewirken. Dadurch versprachen sie sich ein Schwinden der gefährlichen Streptokokken aus dem Scheideninhalt und damit ein aseptischeres, lebenssichereres Operieren. Die oft beobachtete Heilung einer entzündlichen Infiltration der Parametrien schien ihnen weiter hierfür von Vorteil.

Von den genannten Autoren ist A. Mayer heute der eifrigste Befürworter der präoperativen Bestrahlung beim Collumcarcinom. Heimann, der bereits 1914 die Vorbestrahlung beim Collumcarcinom anwandte, scheint von dieser Methode jetzt wieder fast vollständig abgekommen zu sein. Er betont zwar, „daß die Vorbestrahlung des Uteruscarcinoms eine zu empfehlende Methode ist", möchte doch aber „seines Erachtens die Vorbestrahlung nur für ganz bestimmte, nach strenger Indikation ausgewählte Fälle reservieren". Diese hat er aber nicht näher beschrieben.

---

[1] Eine Zusammenstellung in- und ausländischer Autoren, die sich zur Vorbestrahlung speziell des Radiums bedient haben, findet sich auch bei Kamniker (Arch. Gynäk. 147, 390). Neben den hier bereits zitierten führt er noch andere an. Auch auf die Röntgenvorbestrahlung geht er ein. Beide Methoden lehnt er aber ab.

Dagegen ist A. Mayer, der früher eine mehr wahlweise Vorbestrahlung insofern übte, als er nichtjauchende Carcinome gleich und deutlich jauchende erst nach Vorbestrahlung operierte, inzwischen ähnlich wie Walthard und Fürst zur grundsätzlichen Vorbestrahlung übergegangen, weil auch bei fehlender Jauchung eine latente Infektion vorhanden sein könne.

Es sei vorweggenommen, daß sich gezeigt hat, daß eine Beseitigung der gefürchteten Streptokokken durch die Vorbestrahlung nicht immer zu erreichen ist. Doch meint A. Mayer, daß in solchen Fällen wenigstens eine Keimarmut und vor allem eine erhebliche allgemeine Kräftigung durch Wegfall der schwächenden Blutungen und durch Besserung des Appetits mit nachfolgender Gewichtszunahme erzielt werden könnte, wodurch die Operation immerhin günstigere Aussichten erhalten würde[1].

Die Vorbestrahlung hat A. Mayer verschieden durchgeführt. Zu Beginn wurden hauptsächlich nur Röntgenstrahlen verwandt. Bestrahlt wurde ungefähr nach der Methode Dessauer-Warnekros; meistens nur einmal, selten 2—3mal. Später wurden die Röntgenstrahlen in der verschiedensten Weise mit Radium kombiniert. In seltenen Fällen wurde auch nur Radium angewandt (rund 1100 mgeh intracervical). Neuerdings wird die Vorbestrahlung fast ausschließlich mit Radium durchgeführt und zwar werden nach der Stockholmer Methode in drei Sitzungen insgesamt 2400 mgeh intrauterin und 3900 mgeh intravaginal verabfolgt.

Nach Fürst soll der Zeitraum zwischen Vorbestrahlung und Operation, wenn keine Besonderheiten vorliegen, ungefähr 6 Wochen dauern[2]. A. Mayer betont demgegenüber,

[1] Heimann hat gefunden, daß die Vorbestrahlung den Bakteriengehalt nicht beeinflußt. Er war daher zu dem Schluss gekommen, daß vom rein bakteriologischen Standpunkt aus die Bestrahlung vor der Operation keinen Gewinn bringe. Fürst, der gleichfalls keine Beeinflussung der Streptokokken fand, hielt diese Schlußfolgerung von Heimann für zu weitgehend. Er glaubte wenigstens eine Abschwächung der Virulenz bei den Streptokokken durch die Vorbestrahlung annehmen zu können. Untersuchungen mit der Virulenzprobe nach Ruge-Philipp hatten ihm bis dahin allerdings noch keine eindeutigen Resultate geliefert.

Zu dieser Frage verweisen wir auf das Kapitel „Carcinom und Entzündung" S. 78; dort sind wir auf Virulenzuntersuchungen vor und nach der Bestrahlung anderer Autoren eingegangen. Dehler aus der Erlanger Klinik hatte gefunden, daß die Zahl der Frauen, die 7—8 Wochen nach der Bestrahlung noch virulente hämolytische Streptokokken aufwiesen, von 39% auf 12% gesunken war. Nach diesem Befund würde die Vorbestrahlung beim Collumcarcinom auch vom bakteriologischen Standpunkt aus schon einen gewissen Gewinn bedeuten.

[2] Im einzelnen wird nach dem Bericht von Fürst in der Züricher Frauenklinik folgendermaßen verfahren: Nach Sicherung der Diagnose durch Probeexcision wird jedes Collumcarcinom zunächst mit Röntgenstrahlen behandelt. Die Bestrahlung wird mit Fernfeldern in gleichzeitigem Doppelröhrenbetrieb durchgeführt. Im allgemeinen werden nur Bauch- und Rückenfelder, bisweilen aber auch noch Seitenfelder verabfolgt. Ungefähr 6 Wochen nach der Vorbestrahlung wird, falls keine besondere Kontraindikation besteht, das Abdomen eröffnet und die Operabilität bei offenem Leib bestimmt. Wenn irgendmöglich, wird die erweiterte Totalexstirpation ausgeführt. Die Weiterbehandlung richtet sich dann nach histologischen Kriterien. Dazu wird das Operationspräparat ringsum in der Resektionslinie und an allen in Frage kommenden Stellen untersucht. Wurde histologisch im Gesunden operiert, so findet eine Nachbehandlung mit Röntgenstrahlen nur dann statt, wenn sich später ein Rezidiv nachweisen läßt. Zeigt der histologische Befund, daß im Kranken operiert wurde, so wird ohne weiteres eine Röntgennachbestrahlung vorgenommen. War die Totalexstirpation überhaupt unmöglich, dann tritt an Stelle des Messers eine Radiumbehandlung, an die sich wieder eine Röntgennachbestrahlung anschließt.

Stevens, der schon mehrfach zitiert wurde, gibt als Intervall zwischen Vorbestrahlung und Operation nur 14 Tage an. Die Vorbestrahlung wird mit Röntgenstrahlen vorgenommen.

Bolaffio wendet wieder Radium- und Röntgenstrahlen an. Nach seinen Anweisungen soll der Operation um 4—6 Wochen eine Radiumbestrahlung mit 2400—3000 mgeh vorangehen und eine Röntgen-

daß der Zeitpunkt für die der Vorbestrahlung nachfolgenden Operation sich nicht schematisch festlegen lasse. Grundsätzlich soll man nicht zu früh operieren, d. h. nicht vor Schwinden der Jauchung, aber auch nicht zu spät, d. h. nicht erst, nachdem diese wiedergekehrt ist. Dementsprechend habe er nur ausnahmsweise schon nach 6 Wochen operiert, gewöhnlich erst nach einem Vierteljahr, in seltenen Fällen noch später, bis zu 1 Jahr.

Mit den bisher erzielten primären Erfolgen ist A. Mayer sehr zufrieden, besonders seit Einführung der grundsätzlichen Vorbestrahlung. Bei 91 vom 1. Juli 1926 bis 1. Oktober 1931 mit Vorbestrahlung und abdominaler Radikaloperation behandelten Fällen habe die gesamte Sterblichkeit nur 4 = 4,3% betragen. Eine postoperative Peritonitis sei sogar nur in einem einzigen Fall die Todesursache gewesen.

Die Zahl der Dauerheilungen ist noch gering. Doch meint A. Mayer, daß sie immerhin gewisse Hinweise geben würden. Denn von 25 über 5 Jahre beobachteten Fällen würden noch 7 Frauen gesund leben, was eine relative Heilung von 28% ausmache. Diese Zahl sei um so beachtlicher, als sie an einem Material gewonnen wurde, das vor der Bestrahlung ungünstige Verhältnisse geboten hätte. In der Hauptsache wären es stark jauchende, weit fortgeschrittene Carcinome gewesen, weiter solche, die nach Vorbestrahlung durch Schwinden der parametranen Infiltration erst operabel geworden wären und schließlich solche, welche auf die Vorbestrahlung überhaupt nicht reagiert hätten. Die Fälle hätten also alle mehr der Gruppe III entsprochen.

Gerade im Hinblick hierauf erscheinen A. Mayer seine Erfolge besonders günstig; aber auch deshalb, weil die Erlanger Klinik nach einer Veröffentlichung von Wintz aus dem Jahre 1929 bei 632 inoperablen Collumcarcinomen eine Heilung von nur 12,3% aufgewiesen habe.

Die Beobachtungen von A. Mayer sind zweifellos sehr interessant. Seine Schlußfolgerungen kann man aber nicht widerspruchslos hinnehmen.

Die Mortalitätsziffer ist mit 4,3% für die abdominale Radikaloperation sicherlich sehr niedrig. Doch fragt es sich, ob es überhaupt nötig war, die Operation nachträglich vorzunehmen, um eine Dauerheilung von 28% zu erreichen.

A. Mayer rechtfertigt sein Vorgehen damit, daß er ein Vierteljahr nach der Bestrahlung selbst bei klinisch geheilten Fällen noch bei 30 hätte Carcinomzellen nachweisen können. Das besagt nun aber gar nichts; denn nach Dyroff können bis zum eindeutigen histologischen Verschwinden eines Carcinoms 6—9 Monate vergehen. Auch Seitz hat diese Begründung von A. Mayer als nicht stichhaltig abgelehnt. Ebenso weist A. Döderlein darauf hin, „daß man mit der histologisch-anatomischen Deutung nach Bestrahlung und daraus gezogenen Schlußfolgerungen sehr vorsichtig sein müsse. Findet man noch Carcinom, so ist nicht ohne weiteres der Schluß berechtigt, daß die vorangegangene Bestrahlung versagt hat, daß die alleinige Bestrahlung in diesen Fällen also nicht helfen würde". Denn wie A. Döderlein an anderer Stelle ausführte, kann man „den Carcinomzellen nicht histologisch ansehen, ob sie nach einer gewissen Ruhepause zu neuem Leben

bestrahlung in fraktionierter Form derart folgen, daß im Lauf von 3 Wochen das Becken homogen mit 600—700 r durchstrahlt wird. Grenzfälle sollen zuerst 3000—4000 mgeh erhalten. Nach 3—4 Wochen wird entschieden, ob die Operation ohne große Gefahr ausführbar ist. Im entgegengesetzten Fall wird nochmals mit gleicher oder etwas geringerer Dosis Radium und mit Röntgenstrahlen behandelt wie bei den operablen Fällen.

erwachen werden oder ob sie vollends zugrunde gehen". Zum Beweis zitiert A. Döderlein aus dem reichen Schatz seiner Erfahrungen zwei einschlägige Fälle, die er durch histologische Bilder illustriert. Er kommt dann zu dem Schluß, daß sich der Bestrahlungserfolg nur durch 5jährige klinische Beobachtung endgültig beurteilen lasse.

Daraus geht eindeutig hervor, daß die postoperativen Befunde von A. Mayer gar nicht gegen die Wirksamkeit der Strahlenbehandlung sprechen. Vielleicht hätten die von ihm durch Bestrahlung und Operation geheilten Fälle ebenso gut auch ohne Operation über 5 Jahre geheilt werden können. Selbst wenn das nicht der Fall gewesen wäre, würde das noch nichts gegen die Strahlentherapie an sich sagen, sondern zunächst zu der Frage berechtigen, ob die Bestrahlung von A. Mayer auch immer richtig durchgeführt wurde. Die Schwierigkeiten einer exakten Strahlenbehandlung werden viel zu sehr unterschätzt, besonders von Krebsoperateuren. Diese sind stets dazu geneigt, Mißerfolge der Methode zur Last zu legen, anstatt sie zunächst in eigenen Fehlern zu suchen.

Es ist aber müßig hierüber zu diskutieren, weil A. Mayer seine Fälle eben operiert hat. Nur müssen wir uns gegen seine Argumentation wenden, als sei die von ihm erreichte Heilungsziffer von 28% besonders hoch. Um sie ins rechte Licht zu setzen, weist er darauf hin, daß sein Material sich aus schlechten Fällen zusammengesetzt hätte und in der Erlanger Klinik bei den inoperablen Fällen nur eine Heilungsziffer von 12,3% erreicht worden wäre.

In einem Zeitraum, der dem von A. Mayer für seine Fälle angegebenen etwa entspricht, haben wir nun eine Heilungsziffer von 15% bei den inoperablen Fällen gehabt. Das soll aber nur nebenbei bemerkt werden; denn auch dann besteht immer noch ein großer Unterschied zu der von A. Mayer erzielten Heilungsziffer.

A. Mayer kennzeichnet nun die Güte seiner Fälle nach genauer Beschreibung des klinischen Befundes mit folgendem Satz: ,,Sie entsprechen also mehr der Gruppe III." Damit gibt er aber selber zu, daß sie nicht ganz so ungünstig zu bewerten waren. Jedenfalls ist aus dieser Formulierung und der Tatsache, daß alle Fälle nachher noch operiert werden konnten, doch wohl der Schluß berechtigt, daß es sich bei dem von A. Mayer zitierten Material immerhin noch um relativ günstige Fälle der inoperablen Gruppe gehandelt hatte. Solche finden sich wohl auch unter unserem inoperablen Material. Daneben enthält dieses aber die große Zahl der weit vorgeschrittenen, sicher inoperablen und desolaten Fälle, die uns als bekannte Strahlenklinik in hoher Zahl zugehen, vielfach nachdem sich andere schon mit der Bestrahlung an ihnen versucht haben. Diese Fälle beeinträchtigen natürlich die Erfolgsziffer sehr. Schließlich kommt hinzu, daß das Material von A. Mayer nur 25 Fälle umfaßt. Bei dem bekannten Fehler der kleinen Zahl kann es sich daher sehr wohl nur um einen Zufallsbefund handeln.

Zur richtigen Bewertung des Behandlungsverfahrens muß noch darauf hingewiesen werden, daß auch Bedenken rein technischer Art gegen die Vorbestrahlung erhoben worden sind[1]. Es wurde eingewandt, daß die Vorbestrahlung die Operation erschwere, weil sie zur

---

[1] Die Beobachtungen von Asch und Füth, die nach dieser kombinierten Behandlung ein Ulcus auf den Bauchdecken auftreten sahen, sind hier allerdings ohne Bedeutung. Bei gesunder Haut und richtig dosierter Bestrahlung sind derartige Schädigungen nicht zu fürchten.

E. Vogt und Fürst beschreiben, daß die Heilung der Operationswunden durch die Vorbestrahlung nicht ungünstig beeinflußt worden wäre. Das entspricht auch unseren Erfahrungen, die wir bei der präoperativen Bestrahlung beim Mammacarcinom gemacht haben. Dagegen hat Stevens beobachtet, daß Operationswunden nach Vorbestrahlungen langsamer heilen. Doch bedeutet das nach seiner Ansicht keinen Nachteil.

Schwielenbildung im Bindegewebe führe, wodurch sich die Gewebsentfaltung und die Präparation der Beckenorgane schwieriger gestalten würde. A. Mayer lehnte diesen Vorwurf ab. Namhafte Autoren stehen aber auf entgegengesetztem Standpunkt. Besonders nach Radiumbestrahlung wurden starke Schwielenbildungen, welche die Operation erschwerten, beobachtet, so von Menge, v. Franqué, Füth, Sellheim, Weinbrenner, Allmann und Unterberger. Besonderen Nachdruck erhalten diese Beobachtungen durch die Tatsache, daß nach dem Bericht von Wille auch ein Operateur wie Franz die Operation nach vorangegangener Röntgen-Radiumbestrahlung besonders schwierig fand. Auch haben gerade Heimann und Fürst, von denen besonders letzterer gleichfalls die Vorbestrahlung lebhaft propagiert, Radium wegen der Gefahr der Schwielenbildung für die Vorbestrahlung abgelehnt. Heimann kam hierzu auf Grund zahlreicher Studien an Sektionspräparaten. Nach allem muß also nach Radiumbestrahlung mit derartigen Komplikationen gerechnet werden. Allerdings nimmt auch Stoeckel in manchen Fällen vor seiner Vaginaloperation zur Reinigung des carcinomatösen Kraters eine Radiumbestrahlung vor[1].

Nach Seitz, der sich im „Lehrbuch der Strahlentherapie" Bd. IV/2 auch mit der präoperativen Bestrahlung befaßt, „ist für die Frage, ob durch die Vorbestrahlung eine Erschwerung der Operation erfolgt, vor allem die Art und Stärke der vorausgegangenen Bestrahlung und die Zeit maßgebend, nach welcher die Operation ausgeführt wird. Werden größere Dosen von Radium angewendet und dazu die volle Röntgendosis gegeben, wird dann noch zugewartet, bis die volle Rückbildung des Carcinoms und die Schrumpfung des umgebenden Bindegewebes sich vollzogen hat, so ist die Operation technisch ungleich schwerer und es gelingt häufig nicht, alles parametrane Gewebe sauber zu entfernen, und das Rezidiv tritt manchmal rascher ein, als wenn die nachfolgende Operation unterlassen worden wäre. Dies gilt namentlich für die Fälle, in denen nicht nur eine, sondern zwei oder noch häufigere Bestrahlungen ausgeführt wurden. Auch dann, wenn nur größere Mengen von Radium gegeben wurden, aber nach der Radiumeinlage längere Zeit zugewartet wurde, ist die Operation durch starke bindegewebliche Verhärtungen schwieriger". Anders ist dagegen die Sachlage nach Ansicht von L. Seitz, „wenn man nur kleine Mengen von Radium, etwa 1200 mgeh verabreicht oder noch besser nur Röntgenbestrahlung vornimmt. Die Radiumbestrahlung macht stets eine starke lokale Reizung, die Röntgenbestrahlung dagegen verteilt sich viel gleichmäßiger über das gesamte Gewebe. Wenn man dann nach ausgeführter Bestrahlung nur so lange zuwartet, bis die Jauchung und der Ausfluß verschwinden und das Carcinom aseptisch geworden ist — das ist im allgemeinen nach 4 bis 6 Wochen der Fall — dann ist die Operation technisch nicht wesentlich erschwert. Der Eingriff hat dagegen durch größere Asepsis des Operationsfeldes viel an Gefährlichkeit verloren".

---

[1] Die Vorbestrahlung wird in der Stoeckelschen Klinik nach den Ausführungen von v. Mikulicz-Radecki aber nur in einzelnen Fällen vorgenommen. Ihre prinzipielle Anwendung sei wohl eine ideale Forderung, lasse sich leider nicht verwirklichen, denn immer sei es vorgekommen, daß nach Abschluß der Bestrahlung, nachdem die Symptome, die die Kranken in die Klinik geführt hatten, verschwunden waren, die Patienten nicht wieder in die Klinik kamen und auch auf Zureden nicht zu einer Operation zu bewegen waren. Praktisch komme daher die Vorbestrahlung nur für wenig Fälle in Frage.

Ähnlich ungünstige Erfahrungen hat nach dem Bericht von Reisach auch die Städtische Frauenklinik in Dortmund mit der Vorbestrahlung gemacht.

Aus alledem geht zunächst einmal hervor, daß eine Vorbestrahlung beim Collumcarcinom am besten nur mit Röntgenstrahlen durchzuführen ist. Nicht berührt ist damit die Frage, ob es überhaupt notwendig ist, beim Gebärmutterhalskrebs die Bestrahlung noch durch die Operation zu ergänzen. Nach Seitz wird man ein sicheres Urteil erst dann abgeben können, wenn durch praktische Erfahrungen erwiesen ist, daß diese Art der Behandlung wesentlich bessere Resultate liefert als die alleinige Bestrahlung; 1929 erklärte er den Beweis hierfür noch nicht für erbracht. Das gilt aber auch heute noch. Denn mit der kleinen Statistik von A. Mayer ist in dieser Hinsicht vorläufig nichts bewiesen. Obendrein konnten wir zeigen, daß die Grundlagen dieser Art der kombinierten Behandlung des Collumcarcinoms zum Teil auf falschen Voraussetzungen beruhen. Von Franqué kam früher in einem Referat zu dem Schluß, daß den Kranken durch die Operation nach der Bestrahlung ganz unnötige Opfer an Zeit und Geld, Gefahr und seelischer Aufregung auferlegt werden, ohne daß es wahrscheinlich ist, daß damit mehr erreicht werden kann als mit einer sorgfältigen Bestrahlung allein. Diese Ansicht trifft unseres Erachtens nach allem auch heute noch voll und ganz zu.

Wer aber auf die Operation beim Collumcarcinom nicht verzichten möchte, der tut sicherlich gut daran, vor der Operation eine typische Carcinombestrahlung durchzuführen. Den Gewinn sehen wir allerdings nicht so sehr in der Beseitigung etwa vorhandener virulenter Streptokokken und einer entzündlichen Parametritis, obwohl das natürlich für die Sicherheit der Operation von nicht zu unterschätzendem Wert ist. Doch hat schließlich nach dem Bericht von v. Mikulicz-Radecki auch Stoeckel bei seiner erweiterten vaginalen Radikaloperation der Collumcarcinome nur eine Mortalität von 4—5%, so daß man rein vom Standpunkt der Lebenssicherheit der Operation mit der einfacheren vaginalen Methode nach Stoeckel das gleiche erreichen könnte wie mit der kostspieligeren, zeitraubenderen und eingreifenderen Kombination von Vorbestrahlung und abdominaler Radikaloperation nach A. Mayer oder Fürst. Den Vorteil einer Vorbestrahlung beim Collumcarcinom würden wir daher vor allem auf einem ganz anderen Gebiet sehen.

Bei jeder Carcinomoperation, auch wenn sie im Gesunden durchgeführt werden kann, droht durch die unvermeidlichen mechanischen Manipulationen am Tumor eine Dissemination von Geschwulstzellen mit nachfolgender Metastasenbildung. War vorher aber eine exakte Bestrahlung durchgeführt, so sind alle Tumorzellen „kastriert" (Wintz) oder „sterilisiert" (Regaud) oder „inaktiviert" (Schmieden), also jedenfalls so schwer geschädigt, daß sie über kurz oder lang dem Untergang verfallen sind. Etwa bei der nachträglichen Operation disseminierte Geschwulstzellen werden sich aber kaum mehr zu Metastasen entwickeln können. Das erscheint uns als der größte Gewinn der Vorbestrahlung. Jedoch kann dieser dann erst als gegeben erachtet werden, wenn die Bestrahlung wirklich exakt durchgeführt wurde. Wer sich aber dessen sicher ist, braucht wenigstens bei den Carcinomen der Vulva, der Vagina und des Uterus die Gefahr der Mortalität und die noch größere der Morbidität der Operation seiner Strahlentherapie nicht zuzufügen.

Die postoperative Bestrahlung.

Ebenso wie die präoperative Bestrahlung ist auch die postoperative Bestrahlung schon eine alte Methode. Bereits kurz nach der Jahrhundertwende, also gerade eben, nachdem sich gezeigt hatte, daß es möglich ist, Carcinome mit Röntgenstrahlen zu beeinflussen, haben Cleveland, Clark, Pfahler, Deutsch und Leduc die postoperative Röntgenbehandlung geübt. Dessauer und Krüger haben sie 1908 direkt als prophylaktische Bestrahlung zur Verringerung der Operationsrezidive empfohlen. Heute stellt die postoperative Röntgenbehandlung wohl das Hauptanwendungsgebiet der Röntgenstrahlen dar.

Daneben wird zur Nachbestrahlung auch Radium verwandt. Früher wurde die postoperative Bestrahlung vielfach sogar nur mit Radium durchgeführt. Diese Methode wurde anscheinend 1913 zum erstenmal von Adler ausgeübt. Die bei der Radiumnachbestrahlung operierter Uteruscarcinome beobachteten Fistelbildungen brachten sie aber bald wieder in Mißkredit, ebenso die Erkenntnis, daß die geringe Reichweite der Radiumstrahlen eine homogene Durchstrahlung größerer Operationsgebiete nicht gestattet. Daher wird heute zur Nachbestrahlung bei gynäkologischen Carcinomen Radium höchstens als Zusatzbestrahlung in Kombination mit Röntgenstrahlen benutzt. Das trifft im allgemeinen auch für die Nachbehandlung anderer Carcinomlokalisationen zu.

Ehe wir nun auf die Frage nach dem Wert der Nachbestrahlung eingehen, ist es notwendig, eine klare Scheidung zu treffen: Hat die Nachbestrahlung die Aufgabe, zurückgelassene Carcinomreste oder carcinomatöse Lymphdrüsen zu zerstören, so ist sie eine therapeutische Nachbestrahlung. Wird sie aber nach vollendeter Radikaloperation zur Verhütung von Rezidiven vorgenommen, so gilt sie als prophylaktische Nachbestrahlung.

Über die Zweckmäßigkeit einer therapeutischen Nachbestrahlung braucht nicht diskutiert zu werden. Im Gegenteil, bei dem heutigen Stand der Carcinombehandlung wäre es unverzeihlich, wenn ein Operateur nach einer unvollkommenen Carcinomoperation nicht eine Nachbestrahlung ausführen lassen würde.

Ganz anders liegen die Dinge aber bei der prophylaktischen Bestrahlung. Trotz der großen Anhängerschaft, welche sie hat, liegen Beobachtungen vor, die dazu berechtigen, ihre Zweckmäßigkeit in Frage zu ziehen. Das werden wir später zeigen.

Was die Technik der heute gebräuchlichen Nachbestrahlungsverfahren anbelangt, so sei auf den speziellen Teil dieses Bandes verwiesen. Sie ist je nach Tumorform verschieden und wechselt meistens auch von Autor zu Autor. Angaben über früher gebräuchliche Methoden finden sich zum Teil in den zusammenfassenden Arbeiten von Warnekros sowie von Kamniker, ferner in dem betreffenden Abschnitt über das Collumcarcinom von Pankow in diesem Handbuch Bd. VI/2.

In der Hauptsache setzen sich die erwähnten Autoren aber mit der Zweckmäßigkeit der prophylaktischen Nachbestrahlung auseinander. Besonders wertvoll ist dabei die Arbeit von Warnekros, der für die Methode der Röntgennachbestrahlung einen umfassenden Überblick über die Erfahrungen bei den einzelnen weiblichen Genitalcarcinomen gibt. Auf Grund der ihm bis 1929 vorliegenden Resultate kommt er zu dem Schluß, daß eine wesentliche Verbesserung der operativen Dauerresultate bei den gynäkologischen

Carcinomen durch die nachfolgende Röntgenbehandlung nicht mehr in Abrede gestellt werden könne. Hierzu ist zu bemerken — weil wir darauf noch einmal zurückkommen müssen —, daß Warnekros sich dabei auch auf Erfahrungen stützt, die an dem früher unter Bumm behandelten Material in der Berliner Frauenklinik gewonnen wurden. Zum Teil hat er früher darüber übrigens selbst berichtet.

Bezüglich der Collumcarcinome meint Pankow, daß nach dem gesamten Material in der Literatur kein Zweifel darüber bestehen könne, daß die grundsätzliche Nachbestrahlung doch zu einer Besserung der operativen Dauerresultate geführt habe.

Zur gleichen Ansicht kommt Kamniker aus der I. Universitäts-Frauenklinik in Wien. Als Beweis führt er neben Berichten aus der Literatur Beobachtungen aus der eigenen Klinik an. Durch systematische Nachbestrahlungen konnten die Operationsergebnisse beim Collumcarcinom um 18% verbessert werden. Denn bei Abzug der primären Mortalität betrug die relative Dauerheilungsziffer bei 119 nicht nachbestrahlten Frauen nur 46,5% im Gegensatz zu 64,2% bei 95 Nachbestrahlten. Eine noch auffälligere Differenz ergab sich bei den Corpuscarcinomen. Allerdings handelt es sich hier um ein sehr kleines Material. Bei Abzug der an interkurrenten Erkrankungen Verstorbenen errechnete Kamniker bei den Nachbestrahlten eine Dauerheilungsziffer von 89% und bei den Nichtbestrahlten von nur 65%.

Über Verbesserung der Operationsresultate beim Collumcarcinom durch Nachbestrahlungen berichtete kürzlich auch Adler, jedoch ohne nähere Angabe des zugrunde liegenden Materials. Im Hinblick darauf, daß er sich auf eine 15jährige Erfahrung stützt, ist aber schon immerhin anzunehmen, daß es sich um größere Zahlenreihen handelt. Von den prophylaktisch Nachbestrahlten waren über 5 Jahre 58,8% der Fälle gesund, dagegen nur 42% von den Nichtbestrahlten.

Nicht ganz so günstig lautet der Bericht von Pfleiderer, der das Uteruscarcinommaterial der Tübinger Frauenklinik aus den Jahren 1902—1922 (unter dem Direktorium: A. Döderlein, Sellheim und A. Mayer) überprüft hat. Bei 132 nicht nachbestrahlten Collumcarcinomen fand er eine Dauerheilungsziffer von 39,2%, bei 45 Nachbestrahlten eine solche von 47,3%. Die Steigerung der Heilungsziffer durch die Nachbestrahlung beträgt hier also nur noch 8%. Größer ist der Unterschied dagegen wieder bei den Corpus-Carcinomen. Nicht nachbestrahlt wurden nach Abzug der primär gestorbenen 121 Fälle. Von ihnen blieben 66 = 54,5% gesund. Nachbestrahlt wurden 26. Bei diesen betrug die Dauerheilungsziffer 69,2%. Das wäre eine Verbesserung der Heilungsziffer um etwa 15%.

Ohne nähere statistische Angaben treten in den letzten Jahren Weibel und Gál für die Nachbestrahlung ein, weil sie es für unzweifelhaft erwiesen halten, daß die Operationsresultate dadurch verbessert würden.

Wenn wir von der Ablehnung der ausschließlichen Radiumbestrahlung absehen, scheinen Berichte, welche sich gegen die postoperative Bestrahlung bei den weiblichen Genitalcarcinomen direkt wenden, nicht vorzuliegen; wohl aber solche, welche deren Zweckmäßigkeit sehr in Frage stellen. Hier ist zunächst der Bericht von H. R. Schmidt aus der Bonner Frauenklinik zu nennen. In diesem weist Schmidt darauf hin, daß eine wesentlich günstigere Beeinflussung des Krankheitsverlaufes und eine Verbesserung der Dauerresultate durch die Bestrahlung sich bei den Collumcarcinomen nicht habe feststellen lassen. In der ganzen Beobachtungszeit von 1—8 Jahren standen die Nur-Operierten um 7 % besser, bei der 5jährigen die Nachbestrahlten um 3 %. Im Hinblick auf die geringen Unterschiede hielt Schmidt es nicht für erlaubt, Schlüsse zugunsten der Nachbestrahlung zu ziehen.

Noch mehr wird der Wert der prophylaktischen Nachbestrahlung durch Philipp in Frage gestellt. In einer Statistik über die unter Bumm in der Universitäts-Frauenklinik Berlin in den Jahren 1923—1925 behandelten Collumcarcinome glaubt er die Notwendigkeit der prophylaktischen Nachbestrahlung berechtigterweise bezweifeln zu dürfen. Wohl habe in der Gruppe der Nachbestrahlten die Dauerheilung 54,5% betragen, doch könne man hieraus nicht folgern, daß die Nachbestrahlung unbedingt notwendig sei. Das Gegenteil schien ihm ebenso möglich zu sein. Denn „bei weitem die meisten Carcinome wurden nachbestrahlt; nicht nachbestrahlt wurden zum großen Teil die schlechten Fälle, denen man die Strahlenbehandlung nicht zumuten konnte. Hätte man die guten Carcinome, die nachbestrahlt wurden, nicht bestrahlt, wäre vielleicht das bessere Resultat auf seiten der Nichtbestrahlten."

Zu einer noch ablehnenderen Haltung kommt Philipp in einer später veröffentlichten Statistik über die Erfolge der Collumcarcinombehandlung aus den Jahren 1920—1922. Von 86 Frauen waren 42 mit Röntgenstrahlen nachbehandelt worden, 44 dagegen nicht. Von den 42 Nachbestrahlten waren nach 5 Jahren noch 26 = 62% rezidivfrei, von den 44 Nichtnachbestrahlten 20 = 45,5%. Hierzu führt nun Philipp aus: „Zum Vergleich der Nachbestrahlten und Nichtnachbestrahlten müssen die 12 primären Todesfälle in der Gruppe der Nichtbestrahlten abgezogen werden; dann bleiben 20 rezidivfreie Fälle auf 32 Carcinome, was einer Dauerheilung von 62% entspricht.

Der Unterschied gegenüber der Gruppe der Nachbestrahlten ist damit gleich Null. Somit ist die Folgerung berechtigt, daß die Nachbestrahlung der nach Wertheim operierten Frauen mit Röntgenstrahlen überflüssig ist. Die Resultate sind ohne Nachbestrahlung nicht schlechter" (im Original gesperrt).

Diese Feststellungen von Philipp sind in mehrfacher Hinsicht von Bedeutung.

Zunächst ergibt sich ein Gegensatz zu der allgemein herrschenden Ansicht von der Zweckmäßigkeit der prophylaktischen Nachbestrahlung. Besonders wichtig ist dabei die Tatsache, daß Warnekros, Sippel und Jaeckel sowie Abramsky nacheinander an dem Material der Bummschen Klinik in früheren Jahren einen günstigen Einfluß der prophylaktischen Nachbestrahlung auf die Operationsresultate festgestellt hatten, worauf wir schon hingewiesen haben. Gerade die stete Wiederholung der gleichen Beobachtung schien eine gewisse Gewähr für die Zweckmäßigkeit der Nachbestrahlung zu geben. Das Ergebnis der statistischen Untersuchungen von Philipp hat diese Annahme nicht bestätigt.

Darüber hinaus liefern sie noch einen wichtigen Beitrag zur Frage nach der besten Methode bei der prophylaktischen Bestrahlung, wie sie besonders bei dem Streit um die Zweckmäßigkeit der prophylaktischen Bestrahlung beim Mammacarcinom aufgeworfen wurde.

Dieser Streit begann mit den sich widersprechenden Beobachtungen von Perthes und Anschütz. Perthes hatte gefunden, daß die prophylaktische Nachbestrahlung die endgültigen Heilerfolge beim Mammacarcinom verschlechterte. Anschütz hatte dagegen eine wesentliche Besserung der Dauererfolge erzielt. Diese unterschiedlichen Beobachtungen wurden vielfach dadurch erklärt, daß Perthes mit hohen Intensitäten bestrahlt habe, die etwa der Carcinomdosis entsprachen, während Anschütz dagegen nach dem Vorschlage von H. Meyer geringer dosierte, über längere Zeit sich erstreckende Bestrahlungen angewandt habe. Man hielt letzteres Verfahren in jeder Weise für das günstigere. Zunächst schon im Hinblick auf das durch die Operation in Mitleidenschaft gezogene Gewebe. Man meinte, daß dieses durch hohe Strahlendosen so sehr in seiner Abwehrkraft geschädigt würde, daß es einer Rezidiventwicklung nicht mehr den genügenden Widerstand entgegensetzen könnte. Demgegenüber würde die mildere, mit geringeren Dosen arbeitende Serienbestrahlungsmethode von H. Meyer in Anbetracht der Tatsache, daß die ruhende Carcinomzelle die Strahlenschädigung länger zu speichern vermag als die normale Zelle, durch Summation die notwendige Strahlenmenge in der ruhenden Carcinomzelle schließlich doch zusammenbringen, ohne daß im gesunden Gewebe, in dem die Erholungsfähigkeit jeweils schneller vor sich geht, irgendeine Schädigung gesetzt wird[1].

Diese Ansicht hat in neuester Zeit wieder eine gewisse Stütze durch Billich sowie durch Himmelmann und Lehmann erhalten. Billich teilte nämlich mit, daß die Rostocker Klinik, als sie bei der prophylaktischen Bestrahlung beim Mammacarcinom ein Bestrahlungsverfahren ähnlich dem von H. Meyer angegebenen verließ und zur Erlanger Intensivmethode überging, eine Verschlechterung der Heilerfolge beobachtet habe. Sie sei daher zur alten Methode wieder zurückgekehrt. Nach Himmelmann und Lehmann hat die Bonner Klinik ebenso wie Wynen bei einer einmaligen postoperativen Intensivbestrahlung der Brust und der regionären Drüsengebiete viel schlechtere Erfolge gehabt als nach der Radikaloperation ohne Nachbestrahlung.

Das alles scheint die Annahme zu berechtigen, daß eine prophylaktische Bestrahlung im Sinne einer Intensivbestrahlung dem Heilerfolg abträglich ist, eine verzettelte Bestrahlung dagegen günstig wirkt. Die Beobachtungen von Philipp stellen letztere Ansicht aber wieder durchaus in Frage.

Man muß nämlich annehmen, daß die in der Klinik Bumm nach Wertheim-Operationen geübten Nachbestrahlungen den mehr verzettelten Bestrahlungen beim Mammacarcinom sehr ähnelten. Wohl behaupten Warnekros und Philipp, daß die postoperative Bestrahlung eine Intensivbestrahlung gewesen sei; Warnekros führt aus, daß auch bei dieser Bestrahlung die carcinomzerstörende Dosis verabfolgt wurde. Doch schreibt Warnekros wieder an anderer Stelle, daß bei der prophylaktischen Bestrahlung die sonst bei der primär therapeutischen Bestrahlung geübte einzeitige Intensivbestrahlung durch die fraktionierte Serienbehandlung ersetzt worden wäre.

---

[1] Vielfach wird angenommen, daß zur Beeinflussung einer ruhenden Carcinomzelle eine zerstörende Dosis wie bei der ausgebildeten Carcinomzelle nicht notwendig ist, was gleichfalls benutzt wird, um die Zweckmäßigkeit einer fraktionierten Nachbestrahlung zu beweisen. So führt Simon kürzlich erst wieder aus, daß es sich bei diesen latenten Krebskeimen gar nicht um Zellen handelt, die ein schrankenloses Wachstum als Merkmal besitzen, sondern um solche Elemente, die nach Hinzutreten anderer Faktoren oder über eine neue Zellgeneration hinweg die Eigenschaften bösartigen Auswachsens erst erlangen. Die Beeinflussung derartiger Zellkomplexe brauche aber nicht unbedingt durch Zellvernichtung geschehen, da eine empfindliche Schädigung ihrer Proliferationseigenschaften möglicherweise auf dem Wege einer Stoffwechselumstimmung ausreiche, um die maligne Umwandlung oder Änderung hintanzuhalten. Gerade den fraktionierten Bestrahlungen falle vermöge ihrer besonderen Angriffsart bei diesen Fällen eine große Aufgabe zu und die dadurch bedingte Kumulierung strahlenbewirkter Veränderungen verspräche besonders berechtigt und wirksam zu sein.

Ist eine fraktionierte Serienbestrahlung biologisch an sich schon nicht mit einer einzeitigen Intensivbestrahlung zu vergleichen, so geht aus den Angaben über die Bestrahlungstechnik weiter hervor, daß die Dosen, die jeweils im Beckeninnern zur Wirkung kamen etwa denen entsprachen, welche von Chirurgen bei den prophylaktischen Bestrahlungen beim Mammacarcinom nach der fraktionierten Methode verabfolgt wurden, so daß rein vom Gesichtspunkt der Dosierung aus eine gewisse Ähnlichkeit zwischen der in der Klinik Bumm geübten prophylaktischen Bestrahlungstechnik beim Uteruscarcinom und den als vorteilhaft bezeichneten fraktionierten Bestrahlungsweisen beim Mammacarcinom besteht. Trotzdem haben diese Bestrahlungen später bei den in den Jahren 1920—1925 operierten Uteruscarcinomen versagt und eine Steigerung der Erfolge nicht mehr gebracht. Damit ist, wie schon betont, auch der Wert der fraktionierten prophylaktischen Nachbestrahlung in Frage gestellt.

Worauf die früheren günstigen Beobachtungen, vor allem die von anderen Autoren in den letzten Jahren immer wieder veröffentlichten, zurückzuführen sind, läßt sich schwer sagen[1]. Es können so viele Faktoren eine Rolle spielen. Zweifellos sind gerade in den letzten Jahren die Aussichten für einen Heilerfolg durch ausschließliche Operation wesentlich bessere geworden. Heute fallen bereits durch die bessere Asepsis, das bessere Nahtmaterial, die Vervollkommnung der Narkose usw. eine Reihe von Zufälligkeiten fort, die bei ungünstigem Verlauf bei Zahlenreihen von 100 Fällen schon sehr ins Gewicht fallen können. Hinzu kommt noch, daß in den Jahren, die heute für die Beurteilung der neuesten Heilerfolge in Frage kommen, relativ günstige Allgemeinfaktoren vorhanden gewesen sind. Denn es ist doch nicht zu leugnen, daß günstige Ernährung, gute äußere Lebensbedingungen, frühzeitige Behandlung, seelische Ruhe usw. für den Dauererfolg von nicht zu unterschätzender Bedeutung sind. Wenn dann die unter günstigeren Bedingungen operierten und nachbestrahlten Patienten mit solchen verglichen werden, die früher in den Kriegs- und Nachkriegsjahren unter viel ungünstigeren Umständen operiert und nicht nachbestrahlt wurden, dann ist es verständlich, daß erstere günstigere Heilungsziffern aufweisen müssen. Aber nicht durch die Nachbestrahlung! Gleiche Bedingungen vorausgesetzt, hätten sich vielleicht ähnlich wie bei dem Bummschen Material der letzten Jahre bei den Nuroperierten und bei den Nachbestrahlten gleiche Heilresultate ergeben.

Das sind natürlich alles nur Hypothesen, wie es sich überhaupt bei der Nachbestrahlung, wie Opitz mit Recht betonte, um ein sehr schwieriges und dunkles Gebiet handelt. Gerade die Feststellung von Philipp dürfte aber zu einer neuen Nachprüfung der Frage nach der Zweckmäßigkeit der Nachbestrahlung, die bei der heutigen Einstellung wohl fast allgemein bejaht wird, Anlaß geben. Jedenfalls haben wir auf Grund eigener Beobachtungen schon vor Jahren den Wert der schematisch in jedem Fall durchgeführten Nachbestrahlung in Zweifel gezogen. Der erste Anlaß hierzu war folgende Beobachtung:

Wenn nach der Operation das gesamte Ausbreitungsgebiet mit Röntgenstrahlen in der Höhe der Carcinomdosis belegt wurde, so konnte diese Bestrahlung doch nicht verhindern, daß im bestrahlten Gebiet Rezidivknötchen auftraten. Zur Erklärung dieser Beobachtung gibt es nur zwei Möglichkeiten: Entweder die zu Carcinomzellen präformierten

---

[1] Reding (1935) behauptet in seiner Arbeit über „Die biologischen Allgemeinwirkungen der Bestrahlung", daß die Wirkung der prophylaktischen Nachbestrahlung auf humoralen Veränderungen beruhe, die sowohl im bestrahlten Gebiet als auch im Allgemeinkörper durch die Strahlen ausgelöst würden.

Epithelzellen wurden durch eine Dosis von 100% der HED nicht abgetötet bzw. in ihrer weiteren Umwandlung gehemmt — es hätte zu diesem Zweck also eine viel größere Dosis angewandt werden müssen, die aber mit Rücksicht auf das umgebende Gewebe nicht gegeben werden konnte — oder diese Rezidivknötchen wurden durch Carcinomzellen, die außerhalb des Bestrahlungsgebietes lagen und nach der Bestrahlung zurücktransportiert wurden, hervorgerufen; diese letztere Erklärung erscheint uns jedoch nicht sehr plausibel.

Nun ergab die statistische Beobachtung unserer Fälle[1], daß bei klinisch gleichwertigen Mammacarcinomen das Resultat der alleinigen Bestrahlung besser war als das Resultat der kombinierten Behandlung, nämlich der Operation und der Nachbestrahlung. Die postoperative Bestrahlung wurde so ausgeführt, daß die Carcinomdosis auf das ganze Ausbreitungsgebiet gegeben wurde.

Das statistische Ergebnis 3 Jahre nach Abschluß der Behandlung war 57% klinische Heilung.

Das Ergebnis der alleinigen Bestrahlung des operablen Mammacarcinoms (Steinthal Gruppe I und II) war 3 Jahre nach Abschluß der Behandlung 79% klinische Heilung.

Man sollte zunächst annehmen, daß durch die Kombination von Operation und Röntgenbestrahlung ein zum mindesten der alleinigen Bestrahlung gleichwertiges Resultat erzielt werden könne. Der Unterschied im Heilungsresultat zwischen 57% und 79% ist aber so groß, daß ein etwaiger statistischer Irrtum ausgeschlossen werden muß. Es spielt wohl sicher eine Rolle, daß durch die vorausgehende Operation ein Locus minoris resistentiae geschaffen wird, der die Abwehrkraft des gesamten Organismus etwas herabsetzt. Ferner haben wir aber schon an anderer Stelle dargelegt, daß durch eine Entzündung im Operationsgebiet die Empfindlichkeit der Carcinomzelle gegen Röntgenstrahlen vermindert, die des gesunden Gewebes (Bindegewebe) dagegen erhöht wird. Eine entzündliche Infiltration aber findet sich nach der Operation bei sehr vielen Patienten. Da berechtigte Anhaltspunkte vorhanden sind, die dafür sprechen, daß die zum Carcinom präformierte Epithelzelle weniger strahlenempfindlich ist als die Carcinomzelle, so kann man wohl sagen, daß für die sofortige postoperative Bestrahlung im Sinne einer prophylaktischen Nachbehandlung die Verhältnisse so ungünstig sind, daß schlechtere Resultate schon dadurch erklärt werden können.

Nun wurde im Hinblick auf die Untersuchungen, die darauf hindeuteten, daß die ruhende Carcinomzelle die Strahlenschädigung länger zu speichern vermag als die normale Zelle, die protrahierte Methode zur Nachbestrahlung empfohlen. Ganz abgesehen davon, daß der Wert dieser Methode sich gleichfalls als fraglich erwiesen hat, wenden wir schon als Anhänger einer exakten Dosierung an Stelle der unsicheren summierenden Bestrahlungen und auf Grund unserer Erfahrungen eine ganz andere Methode bei der postoperativen Bestrahlung an. Sie ist im wesentlichen eine therapeutische Nachbestrahlung.

Wenn z. B. ein beginnendes Mammacarcinom vom Chirurgen operiert wurde, dann warten wir prinzipiell ab, ob bzw. bis ein Rezidivknötchen auftritt. Es ist doch eine bekannte Tatsache, daß bei manchen Fällen kurz nach der Operation die Metastasierung des Carcinoms auf dem Blutwege im Gange ist. Wirbel- und Knochenmetastasen treten nach oder infolge der Operation auf. Diese können durch eine lokale Behandlung natürlich nicht verhindert

---

[1] 1. Internat. Kongr. Radiol. London, Juli 1925.

werden, im Gegenteil, es wird dem Körper durch die lokale Röntgenbehandlung noch eine weitere Belastung zugefügt, die die Widerstandsfähigkeit des Körpers herabsetzt. Es liegt aber andererseits im Bereich der Möglichkeit, daß es sich um ganz lokalisierte Knochen- oder Wirbelmetastasen handelt. Solche Fälle sind schon durch Röntgenbehandlung geheilt worden. Eine systematische Bestrahlung dieser Metastasen wird jedoch nahezu unmöglich, wenn kurz vorher der Körper durch die Bestrahlung der Brustgegend eine sehr große Volumdosis erhalten hat und ihm dadurch eine entsprechende Schädigung seines Blutgefäßsystems zugefügt wurde.

Daher nehmen wir eine postoperative Bestrahlung prinzipiell erst 5—6 Monate nach der Bestrahlung vor. Die entzündliche Infiltration ist dann abgeklungen und es gelingt, eine schwerere Schädigung zu vermeiden. Anlaß zur Bestrahlung ist aber jederzeit das Auftreten von Rezidivknötchen; diese werden selbstverständlich systematisch bestrahlt. Nach unseren bisherigen Beobachtungen scheint uns dieser Weg beim Mammacarcinom als der richtige.

Auf Grund unserer Erfahrungen über die Verschiebung der Sensibilität im entzündeten Gewebe und mit Rücksicht auf die Ergebnisse bei der Nachbestrahlung des Mammacarcinoms stehen wir heute auf dem Standpunkt, daß auch die Nachbestrahlung des Uteruscarcinoms nur bei entsprechender Indikation vorgenommen werden sollte. Zum mindesten erscheint es uns zweckmäßig, bis ungefähr ein halbes Jahr zu warten oder die Bestrahlung nur dann früher vorzunehmen, wenn ein Rezidiv festgestellt bzw. mit weitgehender Sicherheit vermutet werden kann.

Einen ähnlichen Standpunkt nehmen wir auch bezüglich der Nachbestrahlung anders lokalisierter Carcinome ein.

Das Radium bei der Bestrahlung gynäkologischer Carcinome.

Aus den Berichten über die heute bei den gynäkologischen Carcinomen geübten Bestrahlungsmethoden geht hervor, daß neben den Röntgenstrahlen fast immer auch Radium verwandt wird. Viele Autoren geben dem Radium sogar den Vorzug und ziehen Röntgenbestrahlungen nur zur Ergänzung heran. Aus allem ergibt sich die Notwendigkeit, in einer Abhandlung über die Röntgentherapie der gynäkologischen Carcinome auch kurz auf die wichtigsten Punkte der Radiumtherapie einzugehen.

a) Geschichtliches.

Die therapeutische Verwendung der Radiumstrahlen begann einige Jahre später als die der Röntgenstrahlen. Exner (1903) wird das Verdienst zugesprochen, die therapeutische Bedeutung der Radiumstrahlen erkannt und praktische Unterlagen für die Entwicklung der Radiumtherapie geschaffen zu haben. Vor ihm hatte aber schon Danlos (1901) Radium zur Behandlung der Hauttuberkulose herangezogen. Zur Carcinomtherapie scheint das Radium zum erstenmal von Foveau de Courmelles (1904) benutzt worden zu sein. Dann ist der Amerikaner Abbé zu nennen, der 1905 zwei mit Radium „geheilte" Fälle von Collumcarcinom veröffentlichte.

In den folgenden Jahren bemühten sich vor allem französische Forscher um die Entwicklung der Radiumtherapie. Einer der bekanntesten ist Dominici. Er führte 1907 die Schwermetallfilterung der Radiumpräparate ein. Sein Bestrahlungsverfahren bezeichnete er als „méthode du rayonnement ultrapénétrant". Nach ihm werden auch heute noch die in Filterröhrchen eingeschlossenen Radiumpräparate Dominici-Röhrchen genannt.

Unter den französischen Pionieren der Radiumtherapie sind noch Louis Wickham und Paul Degrais hervorzuheben. Wickham ist der Erfinder der Kreuzfeuerbestrahlung (feu croisé). Zusammen mit Degrais gab er bereits 1910 ein Lehrbuch über die Radiumtherapie heraus. Schon 1912 erlebte es seine zweite Auflage.

Chéron und Duval verfügten in diesen Jahren bereits über eine größere Zahl erfolgreich mit Radium bestrahlter Uterus-Scheidencarcinome. Die Behandlung war mit der „ultrapenetrierenden" Methode von Dominici und den von ihnen eingeführten „massiven Dosen" vorgenommen worden. In ihren Veröffentlichungen berichteten sie über Vernarbung der carcinomatösen Läsionen und über vollkommenes Verschwinden der Krebszellen im histologischen Präparat. Inoperable Uteruscarcinome hatten sie nach ihrer Radiumbehandlung operabel werden sehen.

Weiter wäre hier Bayet zu nennen. Er hat als erster auf die Möglichkeit einer Radiumfernbestrahlung aufmerksam gemacht. Andere französische Radiumforscher sind Bender, Fabre, Lacapère, Jacobs, Barcat und Faure-Beaulieu.

Aber nicht nur in Frankreich, sondern auch in anderen Ländern hatte man damals versucht, die Radiumstrahlen der Carcinomtherapie nutzbar zu machen, so in Skandinavien und in Deutschland. Dort waren es Lars Edling und Forssell, hier Schücking, Czerny und Caan, R. Werner, Nahmmacher, Arendt, Pinkuss, Sticker, Friedländer, Kroemer, vor allem aber Bumm, A. Döderlein und Krönig.

Letztere haben auf dem bekannten Gynäkologenkongreß in Halle (1913) mit ihren epochemachenden Veröffentlichungen über erfolgreich mit Radium behandelte gynäkologische Carcinome den Anstoß zur weiteren Entwicklung der Strahlentherapie gegeben. Radium- und Röntgentherapeuten wetteiferten von da ab um den weiteren Ausbau der Methoden.

Auf beiden Gebieten gelang es, erfolgreiche Fortschritte zu machen und die Radium- und Röntgenstrahlen zu einer mächtigen therapeutischen Waffe gegen den Krebs herauszubilden.

b) Die radioaktiven Präparate und die Vorgänge bei ihrer Umwandlung.

Als Strahlenquelle für die Radiumbehandlung werden heute vorwiegend Radiumpräparate benutzt. Früher hat man vielfach auch Mesothorium, häufig auch Thorium-X, einen Abkömmling des Mesothoriums, verwandt. Gegenüber dem Radium ist die Wirkungsdauer dieser Präparate aber nur eine sehr beschränkte, besonders beim Thorium-X. Dessen Halbwertzeit beträgt nur knapp 4 Tage[1]. Die Halbwertzeit des Mesothors ist mit 6,7 Jahren zwar erheblich länger, im Vergleich zu der des Radiums mit 1580 Jahren aber auch noch sehr kurz.

---

[1] Die Halbwertzeit ist die Zeit, in der die Zahl der Atome des betreffenden Elements zur Hälfte zerfallen ist.

Dieses Absinken der Wirksamkeit der radioaktiven Präparate ist auf einen ständig vor sich gehenden Atomzerfall zurückzuführen. Die dabei freiwerdende Energie tritt als Strahlung in Erscheinung. Bei dieser unterscheidet man α-, β- und γ-Strahlen.

Bei den α- und β-Strahlen handelt es sich um Corpuscularstrahlen, bei den γ-Strahlen um elektromagnetische Schwingungen. β- und γ-Strahlen sind mit den in jeder Röntgenröhre auftretenden Strahlenarten identisch. Die β-Strahlen entsprechen den Kathodenstrahlen, die γ-Strahlen den Röntgenstrahlen.

Die α-Strahlen sind positiv geladene, doppelt ionisierte Heliumatome. Sie haben eine Geschwindigkeit von 10000—20000 km pro Sekunde. Wegen ihrer großen Masse werden sie aber bald absorbiert. Ihre Reichweite in der Luft beträgt nur wenige Zentimeter, in biologischen Geweben sogar nur Bruchteile eines Millimeters.

Die β-Strahlen sind negativ geladene Elektrizitätsatome, Elektronen. Ihre Geschwindigkeit wechselt. Sie kann der Lichtgeschwindigkeit sehr nahe kommen und 290000 km pro Sekunde erreichen, sie ist also erheblich größer als die der α-Strahlen. Von diesen unterscheiden sich die β-Strahlen auch noch durch ihre Masse. Die Masse eines β-Teilchens beträgt nämlich nur 1:4000 derjenigen eines α-Teilchens. Weiter ist auch die Reichweite der β-Teilchen größer als die der α-Strahlen. Sie beträgt im biologischen Gewebe bereits einige Millimeter.

Die γ-Strahlen entsprechen völlig den Röntgenstrahlen. Nur sind sie kurzwelliger als diese. Ihre mittlere Wellenlänge beträgt 0,07 ÅE gegenüber 0,2 ÅE bei den Röntgenstrahlen[1]. Infolge dieser kurzen Wellenlänge sind die γ-Strahlen viel durchdringungsfähiger als die Röntgenstrahlen. Ihre große Durchdringungsfähigkeit zeigt die Tatsache, daß sie durch 15 mm Blei nur zur Hälfte geschwächt werden.

Therapeutisch verwandt werden vor allem die γ-Strahlen. Um diese allein zu erhalten, werden α- und β-Strahlen durch geeignete Metallfilter zurückgehalten. Man spricht daher auch von einem auf γ-Strahlen gefilterten Radiumpräparat.

Diese therapeutisch so wertvollen γ-Strahlen gehen nun nicht direkt vom Radium, sondern von späteren Zerfallsprodukten aus. Die Vorgänge sind kurz folgende: Zunächst entsteht aus dem nur α-Strahlen aussendenden Radium die Radiumemanation, die gleichfalls nur α-Strahlen liefert. Bei der Radiumemanation handelt es sich um eine gasförmige Substanz mit einer Halbwertzeit von nur 3,83 Tagen. Die weiteren Umwandlungsprodukte der Radiumemanation werden in ihrer Gesamtheit als aktiver Niederschlag bezeichnet. Bei diesen unterscheidet man wieder zwischen dem schnell zerfallenden und langsam zerfallenden aktiven Niederschlag. Therapeutisch wichtig ist nur der erste. Ihm gehören die nächstfolgenden Umwandlungsprodukte der Radiumemanation an. Diese sind das Radium A, das Radium B und das Radium C.

Es entsteht also aus der Radiumemanation zunächst das Radium A. Dieses sendet gleichfalls nur α-Strahlen aus. Es ist das kurzlebigste Zerfallsprodukt des Radiums. Bereits nach 3 Minuten hat es sich zur Hälfte in Radium B umgewandelt. Dieses sendet gleichzeitig β- und γ-Strahlen aus. Seine Halbwertzeit beträgt 26,8 Minuten. Nach dieser Zeit ist es wieder zur Hälfte in Radium C zerfallen. Vom Radium C gehen nun α-, β- und γ-Strahlen aus. Schon nach 19,5 Minuten ist zwar auch das Radium C zur Hälfte zerfallen

---

[1] Eine ÅE = 10^{-8} cm.

— es entsteht das praktisch strahlenlose, ziemlich beständige Radium D — doch gehen von ihm die durchdringenden γ-Strahlen aus, die das Radium therapeutisch so wertvoll machen.

Diese Vorgänge verlaufen natürlich nicht nur nacheinander, sondern auch nebeneinander. Jedes Radiumpräparat stellt daher ein Gemenge der verschiedensten radioaktiven Substanzen dar. Ein reines Radiumpräparat ließe sich wegen seiner ausschließlichen α-Strahlung zur Tiefenbestrahlung auch gar nicht verwenden. Ihren therapeutischen Wert gewinnen die Radiumpräparate erst dadurch, daß man sie luftdicht einschließt; denn so wird die sich bildende gasförmige Emanation festgehalten, also auch ihre Zerfallsprodukte und damit gleichfalls das wirksame Radium C. Dieses zerfällt wohl schnell wieder weiter zu dem praktisch strahlenlosen Radium D, doch wird dauernd Radiumemanation und damit auch Radium C nachgebildet. In einem abgeschlossenen Radiumpräparat tritt schließlich ein Zustand ein, bei dem auf dem Wege über den Emanationszerfall ständig soviel Radium C gebildet wird als zerfällt. Dieser Zustand tritt etwa 1 Monat nach der Abfüllung der Radiumsalzmenge ein. Man sagt dann, das betreffende Radiumpräparat befindet sich im radioaktiven Gleichgewicht. Nahm bis dahin die Emission der durchdringenden γ-Strahlen fortgesetzt zu, so ist die γ-Strahlung des Präparates von jetzt ab ständig die gleiche.

Für den therapeutischen Gebrauch nimmt man nun nicht das sehr schwer zu gewinnende und sehr teuere reine Radiumelement, sondern Radiumsalze: das Radiumchlorid, -bromid, -carbonat oder -sulfat. Bevorzugt werden das Bromid und Sulfat; besonders das letztere, weil es sich weder in Wasser noch in Säuren löst, und damit bei Defektwerden der Fassung die Gefahr des Salzverlustes am geringsten ist.

Die angeführten Radiumsalze sind nun nicht gleichwertig. Sie haben vielmehr einen verschiedenen Gehalt an radioaktiver Substanz. Einen Überblick über die in den einzelnen Salzformen vorhandene Radiumelementmenge gibt folgende Tabelle:

Tabelle 3[1]. **Der Gehalt der Radiumsalze an Radiumelement.**

1,000 mg $RaCl_2$	= 0,761 mg Ra-Element	1,000 mg Ra-Element	= 1,226 mg $RaCO_3$
1,000 mg $RaBr_2$	= 0,583 mg „	1,000 mg „	= 1,314 mg $RaCl_2$
1,000 mg $RaSO_4$	= 0,702 mg „	1,000 mg „	= 1,425 mg $RaSO_4$
1,000 mg $RaBr_2 \times 2\,H_2O$	= 0,536 mg „	1,000 mg „	= 1,707 mg $RaBr_2$
		1,000 mg „	= 1,867 mg $RaBr_2 \times 2\,H_2O$

Um diese Salze als Strahlenquelle therapeutisch benutzen zu können, werden sie aus den früher erwähnten Gründen in kleine luftdicht abgeschmolzene Glasröhrchen, in Schwermetallhülsen (Kupfer, Silber, Platin u. ä.), die gleichzeitig als Filter dienen, eingeschlossen. Derartige Filterhülsen haben Kugel- oder Röhrchenform. Letztere ist die häufigere. Wie bereits betont, werden sie zu Ehren von Dominici, der die Schwermetallfilterung in die Curie-Therapie eingeführt hat, Dominici-Röhrchen genannt.

Die Verwendungsmöglichkeit dieser Dominici-Röhrchen, die im allgemeinen je nach Wahl einen 30—100 mg Ra-El. entsprechenden Radiumsalzgehalt haben, ist aber nur eine beschränkte. Auch ist die Dosierung bei den verschiedenen Formen der Präparate oder bei der Kombination mehrerer sehr schwierig. Deshalb ist man dazu übergegangen,

---

[1] Nach einer Tabelle der Allgemeinen Radium A.G. Berlin in „Radium und Radiuminstrumente".

geringere Radiumsalzmengen, die nur einigen Milligramm Radiumelement äquivalent sind, in gasdicht verlötete Platin-Iridiumröhrchen von 0,2—0,4 mm Wandstärke einzuschließen. Man nennt derartige Röhrchen auch Radiumzellen. Sie sind heute vielfach im Gebrauch.

Diese Radiumzellen müssen natürlich zur Gewinnung reiner γ-Strahlen noch in Filter eingeschlossen werden. Hierzu dienen wieder verschiedenartige Röhrchenfilter aus Messing, Silber oder Platin. Die Röhrchenfilter haben einen abschraubbaren Deckel mit einem Loch zum Durchziehen eines Seidenfadens und einer Aussparung für den Zahn eines Introduktors. Neben den Röhrchenfiltern gibt es auch noch Spezialfilter und Filterkombinationen von verschiedener Form und verschiedenem Fassungsvermögen. Wir verweisen hierzu auf die im speziellen Teil angeführten Bestrahlungsweisen anderer Autoren, in denen wir eine ganze Reihe von Filtern und Filterkombinationen bringen.

Eine besondere Art der Filter sind die Nadelfilter. Sie dienen zum Spicken von Tumoren. Zum gleichen Zweck gibt es neben den Nadelfiltern auch Radiumnadeln. Letztere unterscheiden sich dadurch von Nadelfiltern, daß in ihnen die Radiumsubstanz nicht herausnehmbar eingeschlossen ist. Die Fassung ist daher auch gleichzeitig Filter. Der Radiumgehalt einer Radiumnadel ist deshalb immer der gleiche. Demgegenüber kann man ein Nadelfilter je nach der Größe mit verschiedenen Zellen beschicken und somit den Radiumgehalt ändern. Die Radiumnadeln oder Nadelfilter werden in der Gynäkologie aber nur wenig verwandt.

c) Die Intensitätsverteilung bei der Radiumbestrahlung.

Das Verhalten der Strahlenintensität, deren Kenntnis für die praktische Durchführung der Bestrahlung unbedingt notwendig ist, unterscheidet sich bei der Radiumbehandlung erheblich von der bei der Röntgenbehandlung. Bei letzterer kann die Strahlenquelle immer als punktförmig angesehen werden. Die von der Anode ausgehenden Röntgenstrahlen sind daher mit hinreichender Annäherung dem Gesetz von der Abnahme der Intensität mit dem Quadrat der Entfernung unterworfen.

Bei der Radiumbehandlung liegen nun die Verhältnisse wesentlich anders. Nur wenn es sich um ein fokales, d. h. kugelförmiges Präparat handelt, gilt auch hier angenähert das quadratische Abstandsgesetz. Anders wird es aber, wenn, wie das meistens der Fall ist, ein längliches Präparat benutzt wird. Bei diesem liegt gewissermaßen ein Fokus neben dem anderen. Dadurch kommt es zu zahlreichen Strahlenüberkreuzungen, was zur Folge hat, daß die Intensitätsabnahme eine geringere ist, als dem quadratischen Abstandsgesetz entspricht. Den verschiedenen Strahlengang bei einem Kugelpräparat und einem Röhrchenpräparat zeigen Abb. 21 u. 22.

Selbstverständlich muß bei gleichem Radiumelementgehalt mit einem zylindrischen Präparat längere Zeit bestrahlt werden als mit einem kugelförmigen Präparat, um dieselbe biologische Reaktion zu erreichen, denn die Radiumenergie ist ja im ersteren Fall über eine größere Fläche verteilt. Dieser Nachteil wird aber bei weitem durch die geringere Intensitätsabnahme mit dem Abstand aufgehoben, denn in der Praxis lassen sich dadurch unter größerer Schonung der durchstrahlten Überschicht höhere Dosen in der Tiefe zur Wirkung bringen. Deshalb werden bei der Radiumbehandlung auch möglichst ausgezogene Präparate verwandt.

Die verschiedene Radiumsalzanordnung, ob konzentriert in einem Kugelpräparat oder verteilt in einem Röhrchenpräparat, ist nun noch in anderer Hinsicht von Bedeutung. Es versteht sich, daß die Intensitätsausbreitung bei einem Kugelpräparat eine andere sein muß, als bei einem Röhrchenpräparat. Bei fokaler Strahlenquelle liegen die Punkte gleicher Dosis auf Kugelschalen. Friedrich hat die Flächen gleicher Intensität Isodosen

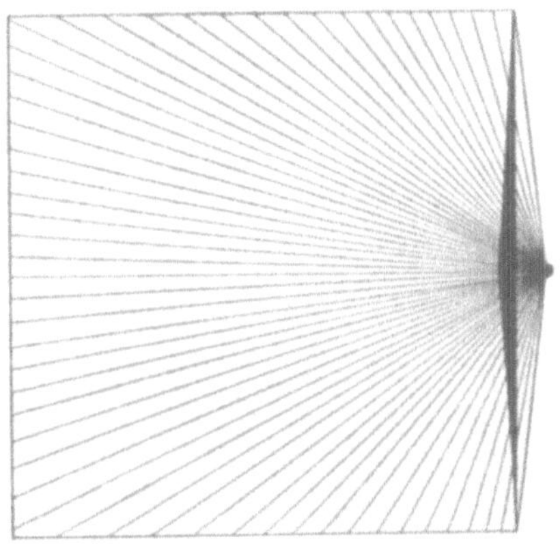

Abb. 21. Strahlengang bei einem Kugelpräparat.
(Nach Eymer, Halban-Seitz, Bd. 4.)

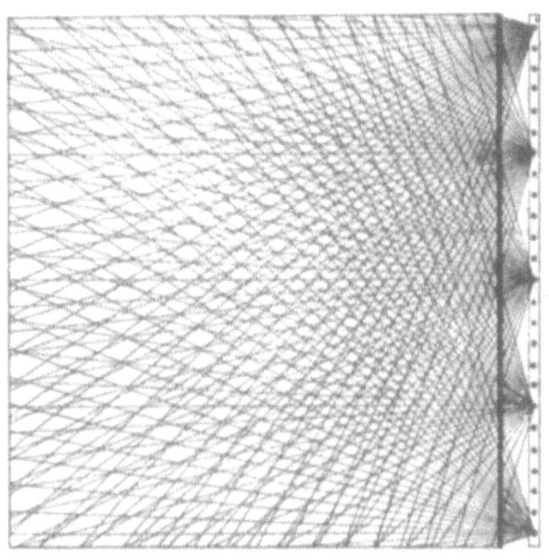

Abb. 22. Strahlengang bei einem Röhrchenpräparat.
(Nach Eymer, Halban-Seitz, Bd. 4.)

genannt. Abb. 23 zeigt die Isodosenverteilung bei einem Röhrchenpräparat. Man erkennt deutlich, daß die Isodosen im Gegensatz zu dem soeben angedeuteten Verhalten der Isodosen bei einem kugelförmigen Präparat zunächst einen ellipsenförmigen Verlauf nehmen. Wie aus dieser Abbildung hervorgeht, treten die Isodosen natürlich nur als Linien in Erscheinung. In Wirklichkeit bilden sie aber Rotationsflächen.

Wie die gleiche Abbildung zeigt, nehmen die entfernteren Isodosen allerdings auch bei einem Röhrchenpräparat allmählich Kreisform an. Das ist etwa vom 3. cm ab der Fall. Der kreisförmige Verlauf der vom Präparat weiter abliegenden Isodosen erklärt sich daraus, daß die ausgezogene Strahlenquelle bei wachsender Entfernung mit immer größerer Annäherung als Punkt, bzw. kugelförmig betrachtet werden kann.

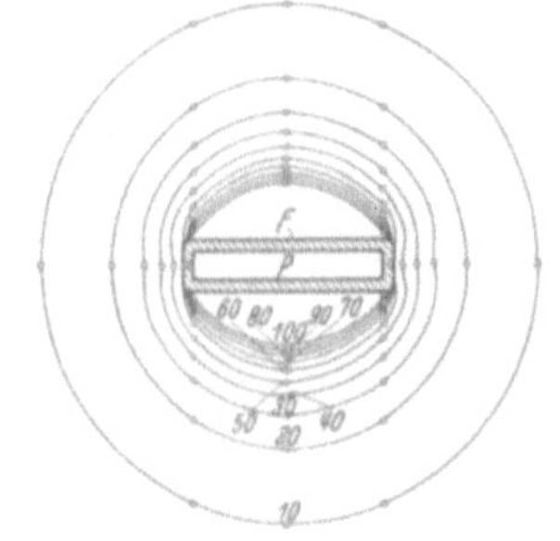

Abb. 23. Isodosenverlauf bei einem Röhrchenpräparat.
(Nach Friedrich u. Glasser.)

Der ellipsenförmige Verlauf der Isodosen ist um so deutlicher, je gestreckter die Präparate sind. Das zeigen Abb. 24 u. 25. Auf Abb. 24 sind zwei, auf Abb. 25 drei gleich große Präparate wie auf Abb. 23 in der Längsrichtung nebeneinander geschaltet.

Auf allen Abbildungen laufen nun die Isodosen hoher Prozentzahl in die Enden der Präparate hinein, die anderen zeigen dort eine mehr oder weniger starke Einbuchtung. Dieser Verlauf der Isodosen an den Enden der Präparate ist durch die starke Schwächung der Strahlung in dem schweratomigen und damit stark absorbierenden Radiumsalz selbst bedingt. Die Einbuchtungen der Isodosen über den Berührungsstellen der Präparate ist darauf zurückzuführen, daß dort strahlende Substanz fehlt.

Die Kenntnis von dem Verhalten der Isodosen an den Enden von Röhrchenpräparaten ist wichtig für deren therapeutische Verwendung. Das den Enden benachbarte Gewebe wird stets nur geringere Radiumdosen erhalten. Dies muß bei der Applikation in Betracht gezogen werden.

Wenn nun Radiumstrahlen Körpergewebe durchsetzen, wird die Intensität nicht nur vom Abstand, sondern auch von der Absorption und dem Streuvorgang bestimmt. Die Absorption spielt allerdings bei der hohen Durchdringungsfähigkeit der γ-Strahlen und bei den geringen zu durchstrahlenden Gewebsschichten praktisch

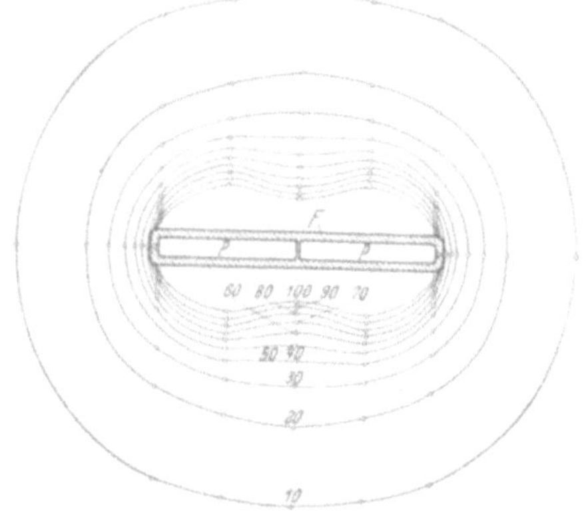

Abb. 24. Isodosenverlauf
bei 2 nebeneinanderliegenden Röhrchenpräparaten.
(Nach Friedrich und Glasser.)

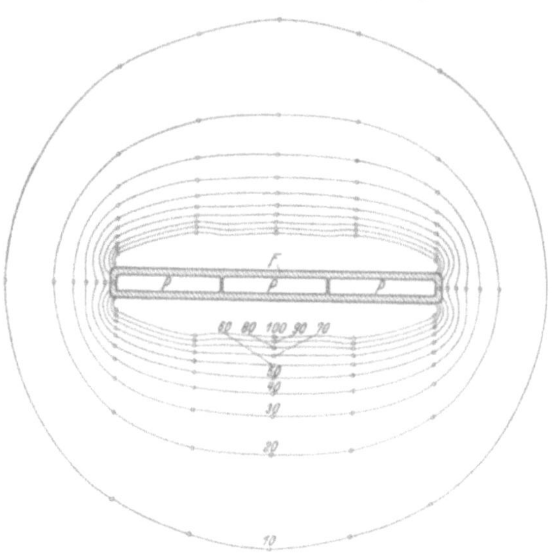

Abb. 25. Isodosenverlauf
bei 3 nebeneinanderliegenden Röhrchenpräparaten.
(Nach Friedrich und Glasser.)

keine Rolle. Dagegen ist der Streuvorgang auch in der Radiumtherapie für die jeweils zur Wirkung kommende Dosis von hoher Bedeutung. Hier herrschen ähnliche Verhältnisse wie in der Röntgentherapie.

Der Einfluß der Streustrahlen auf die Radiumtiefendosis wurde von Seitz und Wintz sowie von Friedrich und Glasser in biologischen und physikalischen Experimenten aufgedeckt. Friedrich und Glasser fanden bei ihren Versuchen mit einem bestimmten Mesothoriumpräparat, welches in einem Silberröhrchen von 28 mm Länge und 4 mm Durchmesser gefaßt und in ein Messingfilter von 1,5 mm Dicke eingezogen war, daß die Streustrahlen in 3 cm Abstand die berechnete Tiefendosis um 38%, in einem Abstand von 8 cm sogar um 100% erhöhen. Dieser Einfluß der Streustrahlung trat noch stärker in Erscheinung, als eine längere Strahlenquelle benutzt wurde. So stellten Friedrich und Glasser fest, daß bei einer Hintereinanderschaltung dreier derartiger Präparate bereits die in 3 cm Tiefe errechnete Dosis um 110% verbessert wurde. Dieser Dosengewinn erklärt sich einfach dadurch, daß, ähnlich wie bei der Röntgentherapie bei Vergrößern des Einfallsfeldes, hier durch Verlängerung der Strahlenquelle, der durchstrahlte Gewebskegel vergrößert wurde und damit eine vermehrte Streustrahlung entstand, die als Zusatzdosis wirkte. Im einzelnen sind die Meßergebnisse von Friedrich und Glasser auf den nachstehend von ihnen veröffentlichten Tabellen 4 und 5 dargestellt.

Für die allmählichere Dosisabnahme auf Tabelle 5 spielt natürlich neben der vermehrten Streustrahlung auch die bei der längeren Strahlenquelle vorhandene häufigere Strahlenüberkreuzung eine Rolle. Wir haben ja früher darauf hingewiesen, daß bei einem

<table>
<tr><td colspan="4" align="center">Tabelle 4.</td></tr>
<tr><td>Abstand
in cm</td><td>Gemessene
Dosis</td><td>Berechnete
Dosis</td><td>Unterschied in
% der berech-
neten Dosis</td></tr>
<tr><td>1</td><td>108,0</td><td>90,0</td><td>20,0</td></tr>
<tr><td>2</td><td>25,0</td><td>20,26</td><td>23,4</td></tr>
<tr><td>3</td><td>11,2</td><td>8,1</td><td>38,2</td></tr>
<tr><td>4</td><td>5,8</td><td>4,1</td><td>41,5</td></tr>
<tr><td>5</td><td>3,6</td><td>2,36</td><td>52,5</td></tr>
<tr><td>6</td><td>2,4</td><td>1,48</td><td>62,1</td></tr>
<tr><td>8</td><td>1,3</td><td>0,65</td><td>100,0</td></tr>
<tr><td>10</td><td>0,8</td><td>0,35</td><td>130,0</td></tr>
</table>

<table>
<tr><td colspan="4" align="center">Tabelle 5.</td></tr>
<tr><td>Abstand
in cm</td><td>Gemessene
Dosis</td><td>Berechnete
Dosis</td><td>Unterschied in
% der berech-
neten Dosis</td></tr>
<tr><td>1</td><td>108,0</td><td>90,0</td><td>20,0</td></tr>
<tr><td>2</td><td>34,6</td><td>20,26</td><td>70,8</td></tr>
<tr><td>3</td><td>16,8</td><td>8,1</td><td>107,2</td></tr>
<tr><td>4</td><td>10,0</td><td>4,1</td><td>143,9</td></tr>
<tr><td>5</td><td>6,0</td><td>2,36</td><td>156,5</td></tr>
<tr><td>6</td><td>4,5</td><td>1,48</td><td>206,5</td></tr>
<tr><td>8</td><td>2,6</td><td>0,65</td><td>300,0</td></tr>
<tr><td>10</td><td>1,6</td><td>0,35</td><td>357,0</td></tr>
</table>

längeren Präparat durch die größere Anzahl der sich überkreuzenden Strahlen der Intensitätsabfall an sich bereits ein geringerer ist.

Die große Bedeutung der Streustrahlung für die jeweils in einer Gewebsschicht vorhandene Dosis zeigen auch die biologischen Versuche von Seitz und Wintz, die vorgenommen wurden, um dosimetrische Anhaltspunkte für die Carcinombestrahlung mit Radium zu bekommen. Bei diesen Versuchen wurde zunächst die HED für zwei verschieden starke Präparate festgestellt; dann wurden die Intensitätsverhältnisse in wechselnden Entfernungen und Gewebstiefen gemessen. Dabei ergab sich folgendes:

Tabelle 6. Präparat mit 140,3 mg Radiumelement.
Dosis im entfernteren Gewebe in Prozenten der HED.

Zeit der Anwendung	am 2. cm %	am 3. cm %	am 4. cm %	am 5. cm %	am 6. cm %
11½ Stunden. . . .	110	55	33	23	16
22 Stunden		110	69	48	36

Tabelle 7. Präparat mit 98,7 mg Radiumelement.
Dosis im entfernteren Gewebe in Prozenten der HED.

Zeit der Anwendung	am 2. cm %	am 3. cm %	am 4. cm %	am 5. cm %	am 6. cm %
18 Stunden	110	53	31	20	14
33½ Stunden		110	67	43	33

Diese gemessenen Werte zeigen neben anderem, daß Einwirkungsdauer und Radiumelementgehalt in keinem festen Verhältnis zu einander stehen. Berechnet man die Applikationsdauer für das kleinere Präparat aus den Meßergebnissen des höherwertigen Präparates, so findet man, daß zur Erreichung der Carcinomdosis im 2. cm eine Einwirkungsdauer von 16,5 Stunden nötig ist im Gegensatz zu Tabelle 7, die 18 Stunden angibt. Diese Differenz ist auch hier wieder einfach darauf zurückzuführen, daß das Präparat mit 140,3 mg Ra-El. länger war. Es wurde dadurch ein größerer Gewebskegel durchstrahlt, was zu einer reichlicheren Streustrahlenauslösung und damit zu einer größeren Zusatzdosis führte. Bei dem kürzeren Präparat von 98,7 mg Ra-El. war die

Streustrahlenauslösung geringer. Deshalb mußte die Applikation länger durchgeführt werden, um die gleiche biologische Reaktion zu erhalten.

Aus diesen Versuchen geht weiter hervor, daß man umgekehrt die Liegezeit eines größeren Präparates niemals nach der eines kleineren Präparates berechnen darf. Denn dann würde man, weil das größere Präparat ja zu einer stärkeren Streustrahlenauslösung führt, stets überdosieren.

Diese Beobachtungen von Seitz und Wintz sowie von Friedrich und Glasser sind nicht nur wichtig, weil sie die Bedeutung der Streustrahlung auch für die Radiumtherapie klarstellen, sondern weil sie weiter noch zeigen, welche Fehler bei der Bestrahlung entstehen müssen, wenn die Dosierung nach berechneten Tabellen vorgenommen wird. Hierzu muß man sich in der Radiumtherapie ebenso wie bei der Röntgenbehandlung auf exakte Messungen stützen können.

d) Die Dosisberechnung in der Radiumtherapie.

Die Dosisberechnung in der Radiumtherapie wird heute in verschiedener Weise vorgenommen, teils auf Grund physikalischer Überlegungen, teils auf Grund biologischer Versuche. Rein physikalische Methoden wie in der Röntgentherapie haben vorläufig noch keine große praktische Bedeutung erlangt.

1. Millicuries détruits und „D"-Einheit.

Aus praktischen Gründen sollen die im Ausland vielfach benutzten Dosierungsmethoden vorweggenommen werden. Die gebräuchlichste wurde von Regaud und Ferroux angegeben. Sie geht von dem Emanationszerfall im verwendeten Radiumröhrchen aus. Da die zu therapeutischen Zwecken verwandten Radiumpräparate sich im radioaktiven Gleichgewicht befinden (s. S. 103), ist die Menge der zerfallenden Radiumemanation dauernd die gleiche wie die nacherzeugte.

Es hat sich nun gezeigt, daß stündlich 0,00751 der vorhandenen Emanation zerfällt. Die mit 1 mg Ra-El. im Gleichgewicht stehende Emanationsmenge wurde als Millicurie bezeichnet. Die stündlich zerfallenden Millicuries eines jeden Präparates kann man nun bei dem konstanten Emanationszerfall leicht berechnen. Hierzu ist nur nötig, die Anzahl der im Präparat vorhandenen Milligramm-Radiumelement mit der Stundenkonstante 0,00751 zu multiplizieren. Die so errechnete Zahl wird mit millicuries détruits = mcd bezeichnet. Multipliziert man den erhaltenen Wert mit der Anzahl der Liegestunden des Präparates, so erhält man die verabfolgten millicuries détruits. Also, wenn z. B. 50 mg Ra-El. 5 Stunden liegen, so werden nach Regaud und Ferroux 50 × 0,00751 × 5 = 1,87750 mcd verabfolgt. Auf diese Weise errechnet man auch, daß 1000 mgeh = 7,51 mcd entsprechen. Damit ist 1 mcd ungefähr 133 mgeh. Da in Frankreich viel nach millicuries détruits dosiert wird, werden auch häufig zur Vereinfachung der Rechnung Radiumpräparate mit einem Gehalt von 13,3 mg Ra-El. benutzt. Man erhält dann 1 mcd in 10 Stunden usw.

Da die millicuries détruits nur die im Innern des Radiumröhrchens entstehende Intensität angeben, nicht aber die im Gewebe zur Wirkung kommende, wurde von Proust, Mallet und Coliez eine neue Dosierungsmethode mit der Einheit „D" vorgeschlagen.

Unter „D"[1] verstehen sie die Energie, die bei einem 2 cm langen, mit einem 1 mm Platinfilter versehenen Radiumröhrchen von 10 mg Ra. El. in einer Entfernung von 2 cm[2] in 10 Stunden zur Wirkung kommt; das sind 100 mgeh (Mallet und Coliez). Die iontoquantimetrisch festgelegte Energie setzen sie auch zum Hauterythem und zur Radiodermatitis (radioépidermite) in Beziehung. Nach ihren Beobachtungen entsprechen der ED ungefähr 17 D und der Radiodermatitis 20 D.

2. Die Milligrammelementstundenzahl.

In Deutschland ist die Dosisberechnung nach sog. Milligrammelementstunden, kurz mgeh bezeichnet, sehr gebräuchlich. Sie wurde von Kehrer bereits 1918 verwendet. Bei dieser Dosisberechnung wird so verfahren, daß man die Wertigkeit des benutzten Präparates mit der Anzahl der Bestrahlungsstunden multipliziert. Läßt man z. B. ein Radiumpräparat von 100 mg Ra-El. 10 Stunden liegen, so hat man $100 \times 10 = 1000$ mgeh appliziert.

Diese Dosisangabe ist aber in verschiedener Hinsicht nicht ausreichend. Zunächst geht aus ihr nicht hervor, in welchem Abstand das Präparat appliziert wurde. 100 mg Ra-El. 10 Stunden im Abstand von 1 cm vor den Tumor gebracht, üben einen ganz anderen biologischen Effekt aus, als wenn das gleiche Präparat 10 Stunden im Abstand von 3 cm appliziert wird. Im letzteren Fall würde, da die Radiumstrahlen mit zunehmendem Abstand stark an Intensität verlieren, eine wesentlich geringere Dosis zur Wirkung kommen. Die Milligrammelementstundenzahl ist deshalb auch von Lahm dahin erweitert worden, daß der jeweils benutzte Abstand[3] in die Dosisangabe miteinbezogen wird. Die vervollständigte Bezeichnung lautet: mgeh/cm.

Der größte Nachteil der Angabe in Milligrammelementstunden besteht aber vor allem darin, daß sie nicht erkennen läßt, mit wieviel Milligramm-Radiumelement und in welcher Zeit die Bestrahlung durchgeführt wurde, denn die angegebene Anzahl von Milligrammelementstunden ist ein Produkt, das entstanden sein kann aus einem kleinen Faktor für die Zeit und einem großen für den Milligrammelementgehalt. Es kann natürlich auch eine lange Zeit und ein kleiner Radiumelementgehalt das gleiche Produkt ergeben.

Nun ist es aber biologisch nicht gleichwertig, ob man lange Zeit mit einer kleinen Radiummenge bestrahlt oder kurze Zeit mit einer großen Radiummenge, denn bei der Bestrahlung, ausgedehnt auf lange Zeitdauer, wird ein Teil der eingestrahlten Energie durch die Abwehrreaktion der Zellen ausgeglichen. Es ist hier das gleiche wie bei den Röntgenstrahlen, daß die verteilte Dosis von geringerer biologischer Wirkung ist als die der Summe der einzelnen Teildosen entsprechende einzeitig applizierte Dosis.

Um Trugschlüssen vorzubeugen, ist daher die Radiologische Kommission des Völkerbundes übereingekommen, bei allen Darstellungen über die Behandlung mit radioaktiven Substanzen die Dosis nicht nach Menge mal Zeit, sondern stets nach Menge und Zeit anzugeben.

---

[1] Zur Erinnerung an Dominici.

[2] Die Entfernung von 2 cm wird nach dem französischen Standard für ionometrische Messungen von der Achse des Röhrchens zur Oberfläche der Ionisationskammer gerechnet.

[3] Der Abstand wird in der Radiumtherapie bei einem Kugelpräprarat stets von der Mitte, bei einem Röhrchenpräparat von der Achse gerechnet, niemals von der Filteroberfläche.

Wenn die Bestrahlung nicht einzeitig vorgenommen wurde, muß selbstverständlich noch die Bestrahlungsdurchführung in entsprechender Weise charakterisiert werden.

Erwähnt sei weiter, daß, um die Dosis andernorts reproduzieren zu können, außerdem stets noch Material und Dicke des Filters, ebenso, nach den früher angeführten Gründen, Form und Dimension des verwandten Präparates angegeben werden muß.

3. Die physikalische Dosierung.

Schon seit Jahren wird versucht, ähnlich wie in der Röntgentherapie auch in der Radiumtherapie eine physikalische Dosiseinheit aufzustellen. Es war naheliegend, die in der Röntgentherapie gebräuchlichen Dosiseinheiten „R" und „r" hierzu zu verwenden. Zahlreiche Autoren haben sich in diesem Sinne bemüht. Die Ergebnisse weichen aber zum Teil voneinander ab. Das ist auch weiter nicht verwunderlich. Zunächst sind exakte Ionisationsmessungen bei den Radiumpräparaten in den notwendigen nahen Abständen sehr schwierig. Ein andermal waren auch die Versuchsbedingungen von Autor zu Autor andere. Selbst wenn es gelänge, diese Schwierigkeiten zu beseitigen, so würde der praktische Wert, wie Halberstaedter und Simons ganz richtig bemerken, einer physikalischen Dosiseinheit wesentlich dadurch beeinträchtigt sein, daß die Einführung eines einheitlichen Normalradiumpräparates und einer einheitlichen Filterung bis heute noch nicht gelungen ist.

Von Autoren, die sich um dieses Problem bemüht haben, seien genannt: Friedrich, Glasser und Mautz, Lahm, Neeff, Braun, Jona, Keßler und Sluys, Solomon, Stahel, Quimby, Proust, Mallet und Coliez, Failla, Kaye und Binks, Murdoch, ferner Keller. Die letztgenannten Autoren, wie auch Holthusen bemühen sich besonders um das Problem der Vereinheitlichung der physikalischen Dosierung bei der Radium- und Röntgenbestrahlung. Durch die in den letzten Jahren eigens hierfür geschaffenen Meßinstrumente wurde dieses seiner Lösung praktisch näher geführt. Nach Holthusen entspricht 1 mgh/cm bei 0,5 mm Platinfilterung etwa 6,5 r.

Für die praktische Dosierung benützt Holthusen eine photometrische Methode. Bei dieser wird die Schwärzung eines photographischen Films der Messung zugrundegelegt. Dabei wird so verfahren, daß unter sonst gleichen Bedingungen wie am Patienten die Schwärzung eines unter einer entsprechenden Moulage bestrahlten Filmes mit der Filmschwärzung durch einen in r ein für allemal geeichten Radiumstandard verglichen wird. Auf diesem Umweg kann dann die Angabe der Dosisleistung der betreffenden Radiummoulage in r ermöglicht werden. Die Anwendung dieser Filmmethode soll besonders gut über die Flächenverteilung der Dosis orientieren und bei der Bestrahlung großer Hautflächen die Ausgestaltung einer zweckmäßigen Radiumverteilung erleichtern.

4. Die biologische Dosierung.

Bei der biologischen Dosierung wird, ebenso wie in der Röntgentherapie, die Haut als Dosierungsbasis gewählt und die Dosis in Prozent der Hautreaktion angegeben. Diese Dosierungsweise bietet den Vorteil, daß sie von der biologischen Wirkung des Präparates ausgeht; weiter, daß sie es jedem Radiumtherapeuten möglich macht, sein Präparat selbst auszudosieren. Hierzu hat er nur nötig, sein Präparat in wechselnden Abständen auf die Haut zu bringen und die bei den verschiedenen Abständen zur Erreichung der

Hautreaktion nötigen Zeiten festzulegen. Man kann dann mit dem betreffenden Präparat, ähnlich wie in der Röntgentherapie, unter Berücksichtigung des Abstandes, nach Zeit dosierend, die gewünschte biologische·Wirkung erzielen. Ein praktisches Beispiel ist die von Seitz und Wintz vorgenommene biologische Eichung ihrer beiden Radiumpräparate (s. Tab. 6 und 7, S. 107).

Bei derartigen Eichungen lassen sich auch sehr leicht Beziehungen zwischen Milligrammelementstunde und biologischer Dosis aufstellen. Natürlich gelten diese zunächst nur für das betreffende Präparat. Andere Präparate können nur dann gleiche Beziehungen zwischen Milligrammelementstunden und Hautreaktion aufweisen, wenn sie den bereits geeichten völlig gleichartig und gleichwertig sind und wenn die Bestrahlung auch stets in genau der gleichen Weise durchgeführt wird.

In der Literatur finden sich nun bereits Angaben über die Beziehung der Hautreaktion zur Milligrammelementstundenzahl. Die Angaben weichen zum Teil voneinander ab, was nach unseren vorstehenden Ausführungen aber gar nicht überraschen kann. Zum Teil wurde die Milligrammelementstundenzahl auch nicht immer auf die gleiche Hautreaktion bezogen.

Tabelle 8. HED = Milligrammelementstunden.
Umgerechnet auf ein Normalpräparat von 20 mm Länge; 10 mm Hautabstand (Neeff).

Autor	mgeh/HED	Filter (mm)
Friedrich 1920	450	1,5 Messing
Keßler und Sluys (1929)	310	2,0 Platin
Glasser 1928	350—400	2,0 Messing
Neeff 1929	430	1,2 Messing (Zellen)

So erzielten Opitz und Friedrich bei einem normalen Radiumpräparat von 25 mm Länge und 3,5 mm Durchmesser bei 1 cm Abstand und einer Filterung von 1,5 mm Messing und 3 mm Celluloid eine Hautreaktion ersten Grades bei 560 mgeh. Lahm gibt die ED für ein konzentriertes bis 1,5 mm langes, entsprechend gefiltertes Präparat bei 1 cm Fokaldistanz zu 450 mgeh an. Wintz fand bei seinen biologischen Messungen die als HED bezeichnete Hautreaktion bei einem 24 mm langen Röhrchenpräparat von 76,3 mg Ra-El. mit einer Filterung von 1,5 mm Messing und 0,5 mm Platin bei einem Abstand von 1 cm bei 500 mgeh. Halberstaedter und Simons benötigten für Radium und Mesothorium in metallischen Standardröhrchen von 1 cm Länge und $1^1/_2$ cm Durchmesser mit einem Inhalt gleich 10 mg Ra-El. und einer Wandstärke äquivalent 1 mm Platin zur Erreichung der unteren Rötungsgrenze der normalen Haut bei einem Abstand von 1 cm etwa 250 bis 300 mgeh.

Neeff hat das Ergebnis seiner Untersuchungen über die Beziehungen zwischen mgeh und HED sowie die anderer Autoren auf ein Normalpräparat von 20 mm Länge umgerechnet und kam dabei zu den in vorstehender Tab. 8 niedergelegten Ergebnissen.

Neeff bemerkte zu dieser Tabelle, daß bis auf den Wert von Keßler und Sluys eine praktisch genügende Übereinstimmung der Zahlen bestünde. Bezüglich des am meisten abweichenden Wertes von Keßler und Sluys betont Neeff, daß er mit einiger Unsicherheit behaftet sei, da er aus der Umrechnung über die in Frankreich gebräuchlichen Einheiten „D" (Dominici) für Radium und „R" (Solomon) gewonnen wurde. Für unsere deutschen Verhältnisse hält er bei dem oben genannten Präparat einen Wert von 430 mgeh für die Hauttoleranzdosis als brauchbaren Mittelwert. Auf diesem hat Neeff ein Dosierungsschema aufgebaut, nach welchem in der Würzburger Universitäts-Frauenklinik bei der Radiumbestrahlung dosiert wird. Daneben hat er auch ein Dosierungsschema für die kombinierte Radium-Röntgenbehandlung angegeben. Beide sowie ihre praktische Anwendung finden sich später bei der Beschreibung der Bestrahlungsmethode der Würzburger Klinik beim Collumcarcinom.

e) Die praktische Durchführung der Radiumbestrahlung.

Bei der Radiumbestrahlung unterscheidet man ganz allgemein drei verschiedene Methoden:

1. Die Nahbestrahlung.
2. Die Fernbestrahlung.
3. Das Spickverfahren.

Bei der Nahbestrahlung wird das auf γ-Strahlen gefilterte Radiumpräparat in Entfernungen von etwa 0,5—3 cm direkt vor den Krankheitsherd gebracht. Bei Collum- oder Corpuscarcinomen werden die Präparate auch in den Cervicalkanal oder in die Corpushöhle eingelegt. Die Fixierung der Radiumpräparate in der Corpushöhle, im Cervicalkanal oder in der Scheide geschieht durch geeignete Instrumente, durch Tamponade oder Stenzmasse. Neben der Sicherung der Lage haben die letztgenannten Fixierungsmittel noch die Aufgabe, Blase und Rectum vom Radiumpräparat abzudrängen, um sie vor der Strahleneinwirkung möglichst zu schützen. Zu gleichem Zweck und um das Radiumpräparat an den verschiedensten Stellen des Genitaltractus gut applizieren zu können, sind auch zahlreiche Hilfsmittel, sog. Applikatoren, im Gebrauch. Wir werden eine ganze Reihe davon später auf Abbildungen zeigen. Um Wiederholungen zu vermeiden, begnügen wir uns hier mit dieser allgemeinen Schilderung, da wir bei der überaus großen Variationsmöglichkeit der Radiumbehandlung doch gezwungen sind, das Vorgehen führender Kliniken später genauer zu beschreiben.

Die Radiumfernbestrahlung oder Télécurietherapie kann nur von Kliniken durchgeführt werden, die über mehrere Gramm Radium verfügen. Das Vorgehen gleicht in seinen Grundzügen dem bei der Röntgenstrahlenverwendung. Die Bestrahlungen werden in entsprechendem Hautabstand, etwa 6—12 cm (percutane Curietherapie), von mehreren Einfallsfeldern aus vorgenommen. Zur Durchführung dieser percutanen Radiumbestrahlung sind eine Reihe von Bestrahlungsgeräten angegeben. Ein neueres ist die sog. Radiumkanone von Voltz[1].

Beim Spickverfahren werden die früher beschriebenen Radiumnadeln oder Nadelfilter mit eigens dazu konstruierten Instrumenten in bestimmten Abständen in den Tumor eingestochen. Die Methode ist aus der Überlegung heraus entstanden, auf diese Weise eine besonders intensive und homogene Durchstrahlung des Tumors erreichen zu können. Über den Wert des Spickverfahrens sind die Ansichten geteilt. Die Münchener Frauenklinik verwendet die Nadelbehandlung vor allem bei Vaginalcarcinomen, Vulvacarcinomen und Operationsrezidiven (s. Bd. VI, 2, S. 552). Eine andere in der Curietherapie führende Klinik, wie das Radiuminstitut in Paris, verhält sich aber gegenüber diesem Verfahren, wenigstens was die Behandlung bei den Uteruscarcinomen anbelangt, ziemlich ablehnend, weil die Erreichung des erstrebten Zieles in der Praxis auf große Schwierigkeiten stoße; denn eine gleichmäßige Verteilung von Nadeln in einem kleinen Tumor, der gut abgegrenzt

---

[1] Siehe dieses Handbuch Bd. VI, H. 2, S. 579.

und leicht zugänglich ist, sei bereits eine schwierige Aufgabe. Diese Aufgabe sei aber fast undurchführbar bei einem Collumcarcinom. Zu diesen Schwierigkeiten kämen aber noch andere hinzu, so ungenügende Filterung, erhöhte Infektionsgefahr und geringere Tiefenwirkung als bei der internen Curietherapie (Lacassagne).

f) Die Stellung des Radiums bei der Behandlung gynäkologischer Carcinome.

Die soeben angeführten drei Radiumbestrahlungsmethoden werden auch bei der Behandlung gynäkologischer Carcinome angewandt. Überhaupt wird das Radium zur Bestrahlung bösartiger Tumoren in der Gynäkologie sehr bevorzugt. Bei der erwiesenen hohen biologischen Wirksamkeit der Radiumstrahlen auf Geschwulstzellen ist das durchaus verständlich. Indessen sind alle angeführten Radiumbehandlungsmethoden bei den gynäkologischen Tumoren mit nicht zu unterschätzenden Nachteilen verbunden.

Für die Radiumfernbestrahlung haben wir sie bereits angeführt. Die praktische Anwendung dieser Methode scheitert bereits daran, daß die meisten Kliniken keine ausreichenden Radiummengen zur Verfügung haben. Selbst wenn größere Mengen vorhanden sind, ist damit nicht viel gewonnen. Auch dann nimmt die Radiumfernbestrahlung noch immer so lange Zeit in Anspruch, daß man sie in einer Klinik mit größerer Patientenzahl niemals grundsätzlich, sondern nur in Einzelfällen anwenden kann.

Es sei versucht, mit einem Beispiel eine ungefähre Vorstellung zu vermitteln. Wollte man mit Radium auf einem Hautfeld von 16 qcm ungefähr die gleiche biologische Reaktion erzeugen wie mit Röntgenstrahlen in der Größe der HED, so müßte man das Radium etwa in einer Kugel eingeschlossen über den Mittelpunkt der zu bestrahlenden Fläche in einem Abstand von 4 cm anbringen. Als Zwischenschicht von 4 cm Dicke kann Wachs, Plastilin, Glas verwendet werden. Vorausgesetzt, daß ein Radiumpräparat von 1 g (heutiger Preis etwa 60 000 $) zur Verfügung steht, würde man, um die geforderte biologische Reaktion zu erzielen, etwa 6 Stunden benötigen. Mit einem der jetzt gebräuchlichen Apparate für Tiefentherapie könnte man dagegen selbst bei einem Fokus-Hautabstand von 30 cm die gleiche biologische Reaktion in 5—8 Minuten erreichen.

Wir sind uns wohl bewußt, daß diese vergleichende Gegenüberstellung nicht ganz einwandfrei ist, weil unsere Meßmöglichkeiten keinen ganz exakten Vergleich zwischen Radium- und Röntgenstrahlen ermöglichen. Auch ist die biologische Reaktion im Sinne der HED bei weitem nicht gleichmäßig zu erzielen, weil die wesentlich kurzwelligeren Strahlen des Radiums biologisch anders wirken als die der Röntgenstrahlen. Unser Vergleich ist lediglich brauchbar, um eine ungefähre Vorstellung von den Grundlagen des ganzen Fragenkomplexes zu geben. Zur Erzielung einer günstigeren Tiefenwirkung müßte die Radiumbestrahlung natürlich auch in einem größeren Abstand als in 4 cm vorgenommen werden. Damit muß sich naturgemäß die Bestrahlungszeit entsprechend dem quadratischen Abstandsgesetz erhöhen.

Der Wert des Radiumspickverfahrens ergibt sich aus den vorstehenden Ausführungen von Lacassagne. Mag auch bei den nicht dem Uterus angehörenden Tumoren die von Lacassagne angedeutete Infektionsgefahr weniger zu fürchten sein, die bemängelte ungenügende Filtrierung und geringe Tiefenwirkung bliebe auch dann immer noch bestehen. Hinzu kommt, daß die nicht dem Uterus angehörenden bösartigen Geschwülste nur einen geringen Prozentsatz der Genitaltumoren darstellen. In weitaus der Mehrzahl der Fälle erkrankt der Uterus. Hier ist aber, wie Lacassagne betont, die Nadelbehandlung ungeeignet. Also bliebe sie nur für die selteneren anderen Genitaltumoren übrig. Nun besteht aber auch bei den Vaginal-, Vulva- und Urethralcarcinomen — von den Ovarialcarcinomen ganz zu schweigen, weil bei diesen die Nadelbehandlung überhaupt nicht angewandt werden könnte — die Möglichkeit, daß die im Beckeninnern gelegenen Lymphdrüsen bereits befallen sind. Daher müßten diese auch bei jeder Radiumbehandlung mitbestrahlt werden. Die im Beckeninnern gelegenen Drüsen sind aber einer Spickbehandlung nicht zugänglich. Deshalb muß man zur kunstgerechten Bestrahlung aller angeführten Fälle stets noch die Röntgenstrahlen heranziehen.

Letzteres hat sich aber auch für die Radiumnahbestrahlung als nötig erwiesen. Daneben ist diese auch noch mit anderen Nachteilen behaftet. Auf diese soll zunächst eingegangen werden.

Bei der Radiumnahbestrahlung müssen die Präparate sehr genau vor den Tumor appliziert werden, weil bei dem durch die geringe Intensität erzwungenen kurzen Abstand ein sehr starker seitlicher Dosisabfall eintritt. Weiter muß dafür gesorgt werden, daß die Präparate während der stunden- oder tagelang dauernden Einlage sich nicht verschieben, weil sonst bei dem kurzen Abstand Tumorteile der nötigen Strahleneinwirkung entzogen werden könnten.

Wohl gibt es viele zweckmäßige und sinnvoll erdachte Apparate, um Radiumpräparate sicher und exakt applizieren zu können. Auch solche, die es gestatten, einen Tumor mit mehreren verteilten Präparaten unter Kreuzfeuerwirkung zu nehmen. Letzteres zeigt aber gerade, wie gering die Tiefenwirkung bei der Nahbestrahlung ist und wie man alles daran setzen muß, diese zu erhöhen.

Daß die Bestrahlungsbedingungen aber auch durch derartige Maßnahmen nicht entscheidend gebessert werden, braucht keines besonderen Hinweises. Was dadurch erreicht wird, ist im wesentlichen eine Steigerung der Dosis im Tumor. Das Ausbreitungsgebiet, das stets miterfaßt werden muß, wird auch dann nur von einer ungenügenden Dosis getroffen. Der Dosenquotient ist bei der Radiumnahbestrahlung viel zu gering. Man vergleiche hierzu nur die vorhin angeführten Tabellen (s. Tab. 6 u. 7, S. 107).

Um nun wenigstens noch in der näheren Umgebung des Tumors die wirksame Dosis zu erreichen, wird die Radiumbehandlung möglichst lange ausgedehnt. Bei den Uterus- und Scheidencarcinomen muß man dabei aber wieder Rücksicht auf die Blasen- und Darmschleimhaut nehmen. Früher, als man bei den Uteruscarcinomen noch versuchte, bei der Bestrahlung des Primärtumors gleichzeitig auch die Parametrien wirksam zu durchstrahlen, wurden häufig Blasen- und Mastdarmschleimhaut überbelastet. Schwere Verbrennungen mit Fistelbildungen waren die Folge. Auch heute kommen derartige Nebenschädigungen bei der Radiumbehandlung der Uteruscarcinome noch vor. Wir werden später näher darauf eingehen.

Selbst wenn derartige Komplikationen in der modernen Radiumtherapie sich vermeiden lassen, ist diese Bestrahlungsmethode doch noch mit anderen Nachteilen belastet. Bei jeder Radiumapplikation ist der Tumor mechanischen Beeinflussungen ausgesetzt. Genitalcarcinome sind aber meistens infiziert. Daher droht die Gefahr, daß bei Läsionen der Oberfläche die Infektion in die Tiefe getragen wird, was wiederum zu einer ungünstigen Verschiebung der Radiosensibilität in der früher beschriebenen Weise führt. Schließlich sind langwierige lokale, ja sogar auch tödliche Allgemeininfektionen nach einfachen Radiumeinlagen beobachtet worden.

Weiter läßt es sich bei der Uteruscarcinombestrahlung auch nicht vermeiden, daß zur Erreichung der zerstörenden Dosis, wenigstens im Primärtumor, die Schleimhaut sehr hoch überdosiert wird. Die Folge ist vielfach eine weitgehende Radiumnekrose der Umgebung. Bei den nachfolgenden Narbenschrumpfungen entstehen dann sehr häufig Stenosen des Cervicalkanals. Bisweilen schließt sich dieser auch ganz. In allen diesen Fällen droht die Entwicklung einer Pyometra mit allen ihren Folgeerscheinungen.

Deshalb sind jetzt auch alle namhaften Radiotherapeuten dazu übergegangen, mit Radium nur den Primärtumor zu zerstören und die fehlende Dosis in die Parametrien mit Röntgenlicht einzustrahlen. Die Statistiken großer Kliniken beweisen, daß durch die Kombination der früher geübten alleinigen Radiumtherapie mit der Röntgentherapie bei Verringerung der Nebenschädigungen die Erfolge wesentlich verbessert werden konnten.

Röntgenstrahlen muß man bei der Radiumnahbestrahlung, aber auch bei den Vaginal-, Vulva- und Urethralcarcinomen mitverwenden. Auch bei diesen Carcinomlokalisationen kann man die im Beckeninnern gelegenen notwendigerweise mitzubestrahlenden regionären Drüsen niemals mit der genügenden Dosis erreichen. Für die Behandlung der Ovarialcarcinome ist das Radium überhaupt ganz ungenügend. Es ist sicher ein falscher Weg, bei der Operation eines Ovarialcarcinoms auch den leicht zugänglichen Uterus zurückzulassen, um einen Radiumträger für die spätere Radiumbestrahlung zu haben. Die Einwirkung auf etwa zurückgelassene Tumormassen durch eine Radiumbestrahlung vom Uterus her dürfte nicht sehr hoch zu veranschlagen sein. Viel wirksamer und gleichmäßiger läßt sich das kleine Becken jedenfalls mit Röntgenlicht durchstrahlen.

Mit diesen Ausführungen glauben wir bewiesen zu haben, daß das Radium bei der Behandlung gynäkologischer Tumoren trotz seiner hohen biologischen Wirksamkeit praktisch gar nicht so wertvoll ist. Ausreichen könnte die Radiumbestrahlung nur bei noch ganz lokalisierten Erkrankungen. Da man aber niemals weiß, ob die regionären Drüsen nicht doch schon befallen sind, muß man stets, der Grundregel der Strahlentherapie bösartiger Geschwülste entsprechend, das gesamte Ausbreitungsgebiet mitbestrahlen.

Wenn aber schon einmal Röntgenstrahlen angewandt werden müssen, erscheint es nach allem nur sinnvoll, bei der Strahlenbehandlung gynäkologischer Tumoren das Röntgenlicht überhaupt zu bevorzugen.

g) Radiumzusatzdosis.

Wenngleich wir unsere Carcinome zunächst mit Röntgenstrahlen behandeln, so machen auch wir, wie bereits erwähnt, gelegentlich vom Radium Gebrauch, aber nur zur Zusatzbestrahlung, um die Carcinomdosis auch sicher im Krankheitsherd zur Wirkung zu bringen. Denn es gibt unter den gynäkologischen Carcinomen gewisse Fälle, in denen die notwendige Dosis im Tumor bei der ausschließlichen Röntgenbestrahlung nicht oder nur in sehr fraglicher Weise erreicht werden kann.

Hier sind in erster Linie die Adenocarcinome der Cervix zu nennen. Von diesen steht nunmehr fest, daß sie die höhere Dosis von 125% der HED benötigen. Es ist aber meistens sehr schwer, bisweilen sogar unmöglich, diese Dosis allein mit Röntgenstrahlen in der Cervix exakt zur Wirkung zu bringen, besonders wenn es sich um Frauen mit dicken Bauchdecken oder Descensus uteri handelt, weil dann der Krankheitsherd nur schlecht mit den auf das Abdomen aufgesetzten Einfallsfeldern erfaßt werden kann und auch vom Vulvafeld aus der Dosenverlust sich nicht befriedigend ausgleichen läßt. Um daher eine gewisse Garantie zu haben, daß die 125% der HED auch wirklich erzielt werden, verabfolgen wir jetzt in vielen Fällen von Adenocarcinomen der Cervix eine Radiumzusatzdosis. Sie richtet sich stets nach der Höhe der vorher applizierten Röntgenstrahlendosis. Im allgemeinen bewegt sie sich zwischen 15—30% der HED.

Ebenso wie der Drüsenkrebs des Collum uteri braucht auch das Adenocarcinom des Corpus eine Dosis von 125% der HED. Doch ist hier die Situation insofern anders, als bei der günstigeren Lage des Corpus für die Bestrahlung die Dosis von 125% der HED auch mit Röntgenstrahlen allein wohl erreicht werden kann. Doch ist die Zuhilfenahme einer Radiumeinlage in den Uterus bei der höheren Dosierung zweifellos der bequemere Weg. Deshalb applizieren wir auch beim Corpuscarcinom eine Radiumzusatzdosis. Stets machen wir beim Corpuscarcinom davon Gebrauch, wenn es sich um ein Carcinom im retroflektierten, fixierten Uterus handelt. Denn bei dieser Lage des Corpus ist es sehr schwer, mit ausschließlicher Röntgenbestrahlung die zerstörende Dosis zusammenzubringen. Dagegen läßt sie sich durch Mitverwendung des Radiums leicht erreichen. Die Zusatzdosis beträgt beim Corpuscarcinom gleichfalls höchstens 30% der HED. Es wurden aber auch nur Dosen von 5—8% der HED appliziert.

Nun kann auch beim Plattenepithelcarcinom der Portio, das an und für sich allein mit Röntgenstrahlen ohne Schwierigkeiten zerstört werden kann, eine zusätzliche Radiumbehandlung zweckmäßig sein; nämlich wenn es sich um Frauen mit sehr starken Bauchdecken oder mit Descensus uteri handelt, der nicht durch Tamponade reponiert werden kann. Schließlich kommen hier auch noch solche Fälle in Betracht, in denen das Portiocarcinom weit auf die Scheide übergegriffen hat. In allen diesen Fällen ist es nicht möglich, die Konzentration exakt genug durchzuführen. Der Portiotumor oder Teile des carcinomatösen Gebietes werden meistens nur von den Randpartien der suprasymphysär angesetzten Einfallsfelder erfaßt. Wohl hat man hier stets noch das Vulvafeld zur Verfügung, aber trotzdem ist es fraglich, ob die Dosis erreicht wird. Durch Einlegen eines Radiumpräparates in den Cervicalkanal und den Uterus wird diese dagegen vollständig garantiert. Als Radiumdosis kommen auch hier wieder 15—30% der HED, im allgemeinen etwa 20% der HED in Betracht.

Eine Radiumzusatzbestrahlung muß vielfach auch bei der Röntgenbehandlung der Scheidencarcinome zuhilfe genommen werden. Die im oberen Scheidenabschnitt lokalisierten Carcinome können allerdings, da sie dieselben Verhältnisse wie ein Portiocarcinom bieten, meistens allein mit Röntgenstrahlen zerstört werden. Wenn sie aber weiter herunterreichen, ist das nicht mehr möglich. Dann sind die Verhältnisse ähnlich wie beim tiefer auf die Scheide übergreifenden Portiocarcinom oder beim Portiocarcinom mit Descensus. Deshalb muß auch hier eine Radiumzusatzdosis appliziert werden. Diese wird immer notwendig, wenn das Carcinom im unteren Abschnitt lokalisiert ist. Denn dann kann der Tumor niemals vom Abdomen aus voll erfaßt werden, andererseits reicht auch das Vulvafeld nicht aus, um die volle Carcinomdosis zur Wirkung zu bringen. Um diese doch zu erreichen, muß daher gleichfalls wieder eine Radiumzusatzdosis appliziert werden. Letztere beträgt auch hier etwa 20—30% der HED.

Eine derartige Radiumzusatzdosis ist auch beim Vulvacarcinom notwendig, wenn die äußeren Genitalien und ihre nähere Umgebung sehr fettreich sind und das Carcinom mehr in der Tiefe liegt; denn dann muß bei dem Dosenabfall auch hier wieder eine zu geringe Dosis an den Krankheitsherd gelangen. Die Höhe der Zusatzdosis richtet sich nach den jeweiligen Verhältnissen. Im allgemeinen wird sie geringer sein als die bisher angeführten.

Stets ist eine Radiumzusatzdosis bei den Carcinomen der Urethra erforderlich. Zunächst liegen diese Krebse gewöhnlich von der Oberfläche schon zu weit entfernt, als daß sie bei dem Dosisabfall von der Vulva aus zerstört werden könnten; eine Konzentrationsbestrahlung läßt sich bei der ganzen Sachlage aber nicht durchführen. Hinzu kommt, daß die Harnröhrenkrebse vielfach Adenocarcinome sind, also an sich schon die höhere Dosis von 125% der HED benötigen.

Wegen unserer zusätzlichen Radiumbestrahlung sind wir vielfach angegriffen worden. Es wurde behauptet, daß wir kein Recht hätten, unsere Bestrahlungserfolge der Röntgentherapie zuzuschreiben. Ein Blick auf unsere angeführten Dosen dürfte indessen schon genügen, um diese Ansicht zu entkräften. Es wird wohl niemanden geben, der ernsthaft behaupten wollte, daß mit Radiumdosen von 5—8%, 15% oder 30% der HED ein Carcinom geheilt werden könnte, wo selbst die mehr als doppelte Dosis von 70% der HED allerhöchstens ausreicht, um nur eben eine vorübergehende Verkleinerung zu erzielen. Stets ist daher in allen diesen Fällen den Röntgenstrahlen die Hauptwirkung an der Carcinomzerstörung zuzumessen. Da wir nun bei den Portiocarcinomen, die doch weitaus die Mehrzahl der Genitalcarcinome ausmachen, die Strahlenbehandlung in der Regel nur mit Röntgenstrahlen durchführen — ausgenommen sind nur die selteneren vorhin angeführten Fälle — so halten wird uns für berechtigt, von unseren Bestrahlungserfolgen schlechtweg als von Röntgenstrahlenerfolgen zu sprechen. Letzteres um so mehr, als wir bei unseren Collum- und Corpuscarcinomen mit der alleinigen Röntgenbehandlung eine bessere Heilungsziffer erreichen konnten als mit der kombinierten Radiumröntgenbestrahlung.

Hierzu seien zunächst Tabellen 9 und 10 der geheilten Collum- und Corpuscarcinome angeführt; denn nur die wirklich geheilten Fälle sind für den Wert einer Strahlenbehandlung beweisend.

Tabelle 9. I. Collumcarcinome.
Geheilt 5 Jahre nach Abschluß der Behandlung.

Behand-lungsjahr	Zahl der geheilten Fälle	Röntgen allein	Röntgen + Radium	Gesamtradiumdosis (mgeh)		% der HED am 3. cm	
				höchste	kleinste	höchste	kleinste
1921	13	11	2	1044	—	30,5	—
1922	15	15	—	—	—	—	—
1923	17	15	2	864	406	25,2	11,8
1924	17	13	4	702	486	20,5	14,2
1925	16	10	6	464	380	13,5	11,1
1926	19	11	8	608	399	17,7	11,6

Tabelle 10. II. Corpuscarcinome.
Geheilt 5 Jahre nach Abschluß der Behandlung.

Behand-lungsjahr	Zahl der geheilten Fälle	Röntgen allein	Röntgen + Radium	Gesamtradiumdosis (mgeh)		% der HED am 3. cm	
				höchste	kleinste	höchste	kleinste
1921	4	3	1	1100	—	32,1	—
1922	4	4	—	—	—	—	—
1923	4	3	1	972	—	28,4	—
1924	7	6	1	756	—	22,1	—
1925	7	4	3	650	456	19	13,3
1926	10	4	6	608	532	17,7	15,5

Aus diesen Tabellen können drei Ergebnisse aufgestellt werden:

1. Eine größere Anzahl Uteruscarcinome sind allein mit Röntgenstrahlen geheilt worden.

2. Die bei den kombiniert (Radium + Röntgen) behandelten Fällen angewandten Radiumzusatzdosen sind auffallend klein.

3. Der Anteil an geheilten Fällen ist größer bei der Gruppe der allein mit Röntgenstrahlen behandelten Fälle.

ad 1. Aus den Behandlungsjahren 1921—1926 sind unter 97 geheilten Frauen (Collumcarcinome) 75 Frauen allein mit Röntgenstrahlen behandelt worden. Unter den 36 geheilten Fällen von Corpuscarcinomen sind 19 allein mit Röntgenstrahlen behandelt worden.

ad 2. Unsere Radiumzusatzdosen sind sehr klein; denn die von anderen Autoren angewandten Radiumdosen betragen das 7—10fache trotz gleichzeitiger Röntgenbestrahlung. Dies zeigt die nachfolgende Zusammenstellung, ausgezogen aus den Veröffentlichungen der in Frage kommenden Institute. Die angegebenen Werte gelten für Collumcarcinome, doch werden im großen und ganzen ähnliche Radiumdosen auch für die Behandlung der Corpuscarcinome gebraucht.

Stockholm (1930). Radiumhemmet (Forssell-Heyman).

2—3malige Radiumbehandlung und Röntgenbestrahlung der Parametrien.

1. Behandlung intrauterin 760 mgeh, vaginal 1480 mgeh.

2. Behandlung nach 8 Tagen intrauterin 900 mgeh, vaginal 1470 mgeh.

3. Behandlung nach 3 Wochen intrauterin 720 mgeh, vaginal 1520 mgeh.

Filter: 3 mm Bleiäquivalent.

Innerhalb 4 Wochen kommen also insgesamt zur Anwendung: intrauterin 2380 mgeh, vaginal 4470 mgeh.

Paris (1930). Radiuminstitut (Regaud-Lacassagne).

Röntgenbehandlung und Radiumbehandlung verteilt auf einen Zeitraum von 15 bis 20 Tagen.

Optimaldauer der Radiumbestrahlung 5—10 Tage.

Optimaldauer der Röntgenbestrahlung 15—20 Tage.

Filter: Intrauterin 1 mm Platin,

      vaginal   1,5 mm Platin und entsprechende Abstandsfilter.

Bei intrauteriner und vaginaler Bestrahlung werden in 5 Tagen 8000 mgeh verabreicht.

München (1930). Universitäts-Frauenklinik (Döderlein-Voltz).

Zuerst Röntgenbehandlung.

1 abdominales und 1 dorsales Großfeld.

Radiumbehandlung: Intracervical 55 mg Ra-El. 24 Stunden, ebensoviel vaginal. Zusammen also 2400 mgeh.

Filter: 0,4 mm Silber, 1 mm Messing.

Die Radiumbehandlung wird bei allen Behandlungsserien (2—3) wiederholt, insgesamt also 4800—7200 mgeh.

Berlin. Universitäts-Frauenklinik (Stoeckel-v. Mikulicz-Radecki).

Operable Fälle: Vaginale Radikaloperation, dann Röntgennachbestrahlung. Zeitweise auch postoperative Radiumeinlagen.

Bei inoperablen Fällen Radiumbehandlung, dann nach Schrumpfung Operation und Nachbehandlung mit Röntgenstrahlen. Bleiben die Fälle inoperabel, so wird eine zweite Radiumbehandlung mit der gleichen Dosis durchgeführt und eine Röntgenbestrahlung angeschlossen (Stoeckel 1933).

Nach v. Mikulicz-Radecki (Strahlenther. 1927): Die inoperablen Fälle werden mit Radium und Röntgenstrahlen kombiniert behandelt. In der Regel erhalten sie zwei Behandlungen im Abstand von 8 Wochen, wobei Radium jedesmal in einer Dosis von 3000 mgeh auf Portio und oberen Teil der Scheide einwirkt und außerdem eine volle Carcinomröntgendosis ins Becken appliziert wird.

Radiumdosis der Berliner Frauenklinik.

Nach v. Mikulicz-Radecki (1931): Gesamtdosis übersteigt nicht 5000 mgeh bei beiden Bestrahlungen.

Nach Stoeckel (1933): 2500—3000 mgeh.

Filter: 2 mm Messing (vaginal), 0,8 mm Gold (intrauterin).

Die gleiche Dosis wird nach 6—8 Wochen wiederholt. Nach Stoeckel also insgesamt 5000—6000 mgeh.

Heidelberg. Universitäts-Frauenklinik (Eymer-Dietel).

Radiumbehandlung 4800—5500 mgeh.

Verteilt auf 50—60 Stunden. 3 Tage nach Abschluß der Radiumbehandlung protrahierte Röntgenbehandlung verteilt auf 18 Tage.

Filter: 0,2 mm Silber, 1 mm Messing.

Eigentlich ist ein Vergleich der Radiumdosen, wie er in der Literatur üblich ist, und wie wir ihn ebenfalls angestellt haben, unstatthaft. Milligrammelementstunden sagen für sich allein gar nichts. Es müssen zunächst Filtrierung und Form des Radiumträgers berücksichtigt werden; viel wichtiger ist noch die Art und Weise, wie der Radiumträger im oder am Carcinom lag, ebenso mit welchen Intervallen gearbeitet wurde.

Die Intervalle ermöglichen bei unterwertiger Strahlung eine Erholungsfähigkeit der Zelle. Es muß also gewissermaßen bei weiteren Radiumanwendungen erst diese Erholungsfähigkeit wieder ausgeglichen werden. Es ist auch für die Dosierung nicht gleichgültig, ob bei einem Cervixcarcinom ein zylindrisch geformter Radiumträger im Tumor lag, oder ob etwa, wie ich das für unsere Methode beschrieben habe, eine Kugel, durch die Glasröhre gehalten, 1—1$^1/_2$ cm vom äußeren Muttermund entfernt befestigt war. Da nun die Position des Radiumträgers individuell bei jedem einzelnen Fall verschieden ist, so dürfte man zusammenaddierte Fälle in Tabellenform überhaupt nicht aufstellen. Man müßte jeden einzelnen Fall beschreiben, um die angewandte Dosis richtig wiedergeben zu können.

Aber selbst wenn man annehmen will, daß die hohen Dosen anderer Institute zum Teil durch die Intervalle bedingt sind und damit nicht in ihrer vollen Höhe als Nutzdosen betrachtet werden können, bleibt immer noch ein ganz großer Unterschied gegenüber unseren Radiumzusatzdosen bestehen.

Die Kleinheit unserer Dosen beweist, daß ihnen nur eine lokale Teilleistung bei der Zerstörung des Carcinoms zugesprochen werden darf. Mit diesen Radiumdosen allein hätten die behandelten Fälle niemals zur Heilung kommen können, der Enderfolg ist der Röntgenbehandlung zu verdanken.

ad 3. Es ist ein unerwartetes Resultat, daß die mit der Radiumzusatzdosis behandelte Gruppe der Uteruscarcinome nicht den größeren Heilungsprozentsatz aufweist, sondern die Gruppe der allein mit Röntgenstrahlen Behandelten.

Dieses Ergebnis legt die Vermutung nahe, daß die an sich guten, im operablen Stadium befindlichen Carcinome nur mit Röntgenstrahlen behandelt wurden, während die schlechteren Fälle die Radiumzusatzdosis bekamen. Wenn dem so wäre, würde sich der weit höhere Anteil geheilter Fälle „mit Röntgenstrahlen allein" leicht erklären.

Tatsächlich wurden aber die für die Radiumzusatzdosis bestimmten Fälle nicht nach der Ausbreitung oder Größe des Primärtumors bestimmt, sondern lediglich von dem Gesichtspunkt der Dosierung aus. Denn die Radiumzusatzdosis kann nur lokal wirken. Für ein Carcinom, das sich in die Parametrien erstreckt, ist die kleine in der Cervix oder im Corpus uteri applizierte Radiumzusatzdosis für sich allein wertlos.

Sollen solche Fälle geheilt werden, dann muß eben die carcinomzerstörende Dosis bis an der Beckenwand erreicht werden. Diese notwendige Dosis darf aber vor allem nicht überschritten werden, weil sonst durch die Strahlenschäden im gesunden Gewebe die endgültige Heilung ebenso unmöglich wird, wie wenn eine ungenügende Dosis appliziert worden wäre.

Die Qualität der mit der Radiumzusatzdosis behandelten Fälle war ebenso unterschiedlich wie diejenige der alleinigen Röntgenbehandlung. Das demonstrieren die nebenstehenden Tabellen 11—14.

Der prozentuale Anteil der einzelnen Qualitätsgruppen an den beiden Behandlungsmethoden — mit und ohne Radiumzusatzdosis — ändert sich auch dann nicht, wenn man die gesamten in den einzelnen Jahren behandelten Fälle der Berechnung zugrunde legt.

Somit ergibt sich die Schlußfolgerung, daß zwar mit der Radiumzusatzdosis die für die Carcinomzerstörung notwendige Strahlenmenge sicher erreicht wird, daß aber die Radiumeinlage als solche für den gesamten Heilungsvorgang nicht immer günstig ist. Wir wissen schon längst, daß die endgültige Heilung eines Carcinoms nicht allein von der Applikation der Carcinomdosis abhängig ist, wenn diese auch die Grundlage für die Möglichkeit einer Heilung bildet. Es ist wohl heute allgemein anerkannt, daß Manipula-

Tabelle 11. Collumcarcinome.
Röntgenstrahlen allein:

Behand-lungsjahr	Zahl der geheilten Fälle	Stadium			
		I	II	III	IV
1921	11	2	5	4	—
1922	15	5	3	7	—
1923	15	5	2	8	—
1924	13	6	1	6	—
1925	10	2	4	4	—
1926	11	4	2	5	—

Tabelle 12. Collumcarcinome.
Röntgenbehandlung und Radiumzusatzdosis.

Behand-lungsjahr	Zahl der geheilten Fälle	Stadium			
		I	II	III	IV
1921	2	—	1	1	—
1922	—	—	—	—	—
1923	2	—	—	2	—
1924	4	1	—	3	—
1925	6	2	1	3	—
1926	8	2	2	4	—

Tabelle 13. Corpuscarcinome.
Röntgenstrahlen allein:

Behand-lungsjahr	Zahl der geheilten Fälle	Stadium			
		I	II	III	IV
1921	3	—	2	1	—
1922	4	—	2	2	—
1923	3	1	2	—	—
1924	6	4	2	—	—
1925	4	3	—	1	—
1926	10	8	1	1	—

Tabelle 14. Corpuscarcinome.
Röntgenbehandlung und Radiumzusatzdosis:

Behand-lungsjahr	Zahl der geheilten Fälle	Stadium			
		I	II	III	IV
1921	1	1	—	—	—
1922	—	—	—	—	—
1923	1	—	1	—	—
1924	1	—	—	1	—
1925	3	1	1	1	—
1926	6	4	1	1	—

tionen am Carcinomtumor, häufiges Herumdrücken und Untersuchen ein Carcinom zu wildem Wachstum anregen können; vor allem aber kann die Dissemination dadurch ausgelöst werden.

Berücksichtigt man diese Erfahrungen, so kann man die Radiumeinlage nicht als einen gleichgültigen Eingriff ansehen. Besonders in solchen Fällen, bei denen durch die anatomischen Verhältnisse unser Vorgehen erschwert ist. Die Dehnung der Scheide durch die Specula, das Herunterziehen des Uterus, die Dilatation der Cervix oder das Einbohren des Radiumträgers in den Tumor sind Gewaltmaßnahmen, durch die Carcinomzellen in die Lymph- und Blutbahnen und in das nächstliegende Gewebe hineingepreßt werden können.

So günstig daher eine Radiumzusatzdosis im Sinne der sicheren Erreichung der carcinomzerstörenden Dosis zu bewerten ist, für die endgültige Heilung ist die Radiumeinlage nicht unbedenklich.

Daher sehen wir es nicht als einen Zufall an, wenn in unserer Statistik die weit größere Anzahl der geheilten Uteruscarcinome „durch Röntgenstrahlen allein" behandelt wurden. Diese Erkenntnis aber hat sich für unsere Behandlungsweise dahin ausgewirkt, daß für die Radiumeinlage die offenkundige Indikation der ungenügenden Röntgenstrahlendosis vorhanden sein muß. Läßt sich somit die Radiumeinlage nicht vermeiden, dann muß sie so schonend wie möglich vorgenommen werden.

Wir führen nun alle Radiumbestrahlungen — bis auf eine später noch zu besprechende Ausnahme — nach der Röntgenbestrahlung durch. Im Hinblick auf die biologische

Erholungsfähigkeit der Zelle wäre es am zweckmäßigsten, die Radiumapplikation unmittelbar an die Röntgenbestrahlung anzuschließen. Das ist aber im allgemeinen nicht möglich. Vielmehr ist es nötig, die Patientin zunächst einen Tag ausruhen zu lassen und dann erst die Radiumzusatzdosis zu applizieren.

Wir schalten hier noch ein, daß wir gleichzeitig mit der Radiumbehandlung auch die Probeexcision oder Probeabrasio vornehmen, um die Diagnose zu sichern und exakte Unterlagen für unsere Statistik zu erhalten, da wir bis auf die oben angedeutete Ausnahme eine Probeentnahme vor der Bestrahlung wegen der nachweislich vorhandenen Gefahren grundsätzlich ablehnen (vgl. S. 125). Zur Probeexcision — wir führen diese, in der später beschriebenen Weise, stets mit der Diathermieschlinge durch — und zur Radiumeinlage hat sich uns in jüngster Zeit das Endorm als Narkosemittel sehr bewährt.

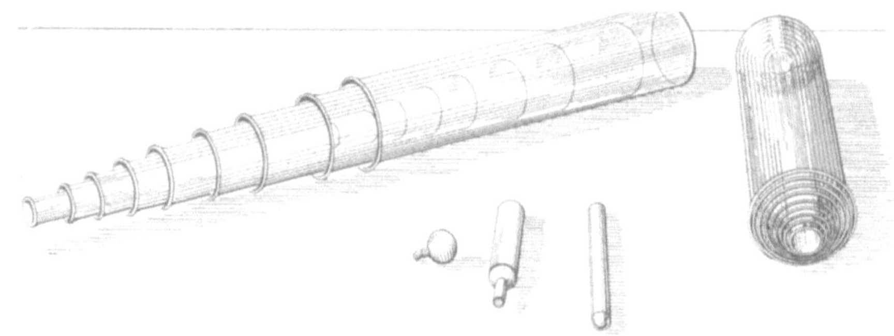

Abb. 26. Ineinanderschiebbare Glasröhrchen zur intravaginalen und intrauterinen Radiumapplikation.
Davor Radiumpräparate.

Was nun unsere Technik bei der Radiumapplikation anbelangt, so ist diese sehr einfach. Da wir das Radium nur zur Zusatzbestrahlung verwenden, bedienen wir uns keiner so komplizierten Applikatoren, wie sie vielfach von den ausschließlich mit Radium arbeitenden Strahlentherapeuten gebraucht werden. Wir benutzen für alle vaginalen, intracervicalen sowie intrauterinen Einlagen gewöhnlich nur ein dickwandiges Glasrohr (Abb. 26). Bei den vaginalen Einlagen werden weite, bei den intracervicalen und intrauterinen enge Glasröhrchen genommen, etwa von der Stärke, daß nach Dilatation des Cervicalkanals bis Hegar 12 das Glasröhrchen leicht eingeschoben werden kann. Diese kleineren Röhrchen für die intracervicale und intrauterine Behandlung besitzen an ihrem oberen Rand eine Durchbohrung. Hier wird vor der Behandlung ein Seidenfaden durchgezogen, um das Röhrchen nach Schluß der Bestrahlung wieder leicht entfernen zu können.

Das Radiumpräparat selbst wird in dem Glasröhrchen durch Tamponade oder Paraffin fixiert.

Nach der Einführung des Glasröhrchens in den Uterus oder vor die Portio wird dieses durch eine feste Scheidentamponade in seiner Lage gesichert.

Um alles zu vermeiden, was eine Verschiebung der Radiumeinlage bewirken könnte, gebrauchen wir bei der Applikation besondere hintere Scheidenspiegel (s. Abb. 27 a u. b). Bei diesen kann die Platte von dem Stiel losgelöst und in der Scheide zurückgelassen werden. Verwendet man ein anderes Scheidenspeculum, so läuft man immer Gefahr, bei der Entfernung die Lage des Präparates zu verändern.

Aus dem Bestreben heraus, die Radiumapplikation so exakt wie nur möglich durchzuführen und alles zu vermeiden, was dieser Absicht zuwiderlaufen könnte, nehmen
wir die Radiumbestrahlung auch in besonderen Radiumbetten vor (Abb. 28).
Es sind dies Betten, die in der Mitte teilbar sind, und die so hoch gestellt sind, daß der
Arzt das Radiumpräparat bequem und übersichtlich wie bei der Lagerung der Patientin
auf einem Operationstisch einlegen kann. Die Beine der Patientin werden hierzu von den
Assistenten gehalten, sie können aber
auch in anschraubbare Beinstützen
gelegt werden.

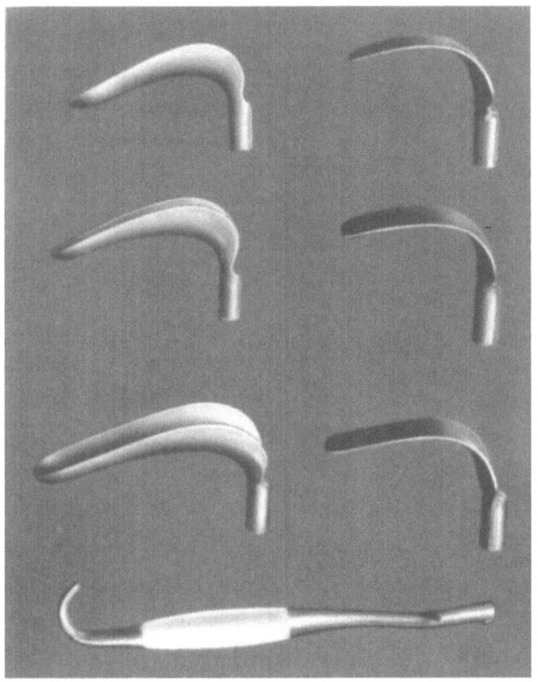

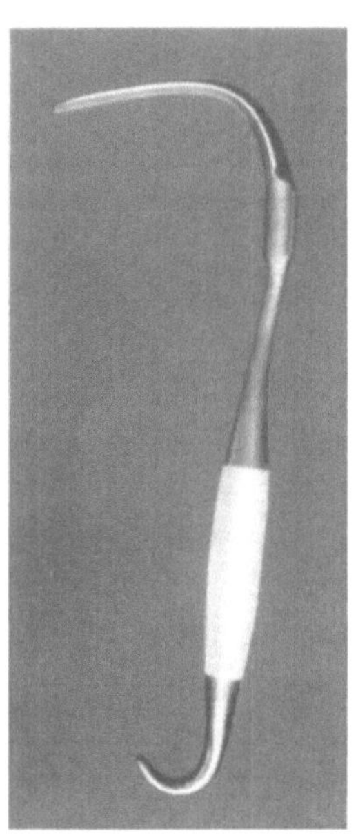

Abb. 27a. Auseinandernehmbare Scheidenspiegel   Abb. 27b. Aushakbarer Scheidenspiegel.
für Radiumeinlagen.

Nach der Applikation braucht die Patientin nicht mehr gehoben oder zurechtgerückt
werden, sie bleibt vielmehr ruhig liegen. Das Fußende des Bettes wird einfach heran-
geschoben und kann dann mühelos mit dem Kopfende vereinigt werden. Die Patientin
braucht nur noch die Beine auszustrecken und befindet sich dann sofort in ihrem Bett.
Um sie wirklich bequem zu lagern, hat man nur nötig, die Kniekehlen und die Fersen mit
Spreusäckchen zu unterpolstern.

Bei der intrauterinen Applikation des Radiumpräparates ist die Lagerung damit
beendet. Bei der vaginalen Applikation fixieren wir das bis an den Vulvarand reichende
Glasrohr noch durch Sandsäcke, damit es nicht herausgleiten kann. Auf diese Weise ist
dann die Radiumeinlage, die wir ja schon durch Tamponade fixiert haben, doppelt gesichert.

Dieses Vorgehen hat sich uns als überaus zweckmäßig erwiesen. Vor allem haben wir
dabei die Garantie, daß das Radiumpräparat auch stets in der von uns vorgesehenen
Lage bleibt. Wenn die Radiumapplikation dagegen auf dem Operationstisch vorgenommen
und die Patientin dann erst in das Bett gehoben wird, ist immer die Gefahr vorhanden,
daß sich das Präparat noch verschiebt. Dadurch wird natürlich der Bestrahlungserfolg
in Frage gestellt, wenn es nicht sogar zu Nebenschädigungen kommt.

Bei dem bisher beschriebenen Vorgehen wurde die Radiumzusatz-bestrahlung zusammen mit der Probeexcision nach der Röntgenbehandlung vorgenommen. So wird bei allen Frauen verfahren, die sich in der Menopause befinden oder bei denen man die der Bestrahlung zwangsläufig folgende Ausschaltung der Ovarialfunktion im Hinblick auf ihr Alter in Kauf nehmen kann, auch wenn nur der Verdacht auf ein Carcinom vorliegt. Ohne vollkommen sichere klinische Anhaltspunkte, nur auf den Verdacht hin, wird man diesen Weg, der die Kastration zur Folge hat, bei jugendlichen Frauen aber nicht einschlagen. In diesen Fällen weichen wir von dem sonst von uns gepflogenen Verfahren ab

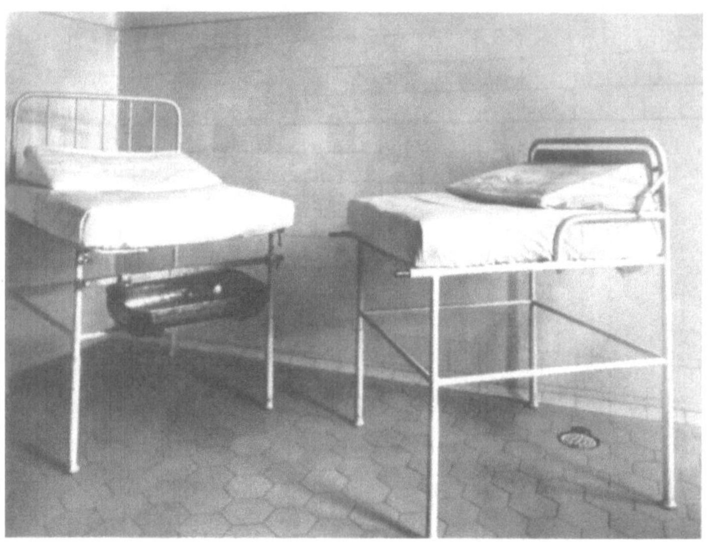

Abb. 28. Auseinandernehmbares Radiumbett.

und nehmen zunächst zur Sicherung der Diagnose die Probeentnahme vor. Selbstverständlich wird das gewonnene Gewebsstück nach dem Schnellverfahren weiter behandelt, damit die Diagnose rasch geklärt werden kann. Die Probeentnahme wird auch hier mit der Diathermieschlinge ausgeführt, weil sie das schonendste Vorgehen gestattet, die Wundfläche gleichzeitig sterilisiert und durch sofortigen Verschluß der Blut- und Lymphgefäße die Gefahr der Metastasierung auf das Mindestmaß beschränkt.

Unmittelbar an diesen Eingriff wird dann für den Fall, daß die Behandlung auch mit einer Radiumzusatzdosis durchgeführt werden soll, sofort die Radiumapplikation angeschlossen. Bestätigt die im Schnellverfahren geklärte Diagnose unseren Verdacht, so wird schon am nächsten Tag, an dem die kleine Radiumapplikation längst beendet ist, die Röntgen-behandlung angeschlossen. Die gesamte Bestrahlung kann so 2—3 Tage nach der Probe-excision bereits abgeschlossen sein. Wir haben dann das Menschenmöglichste getan, um den Gefahren der Probeexcision so weit als möglich vorzubeugen.

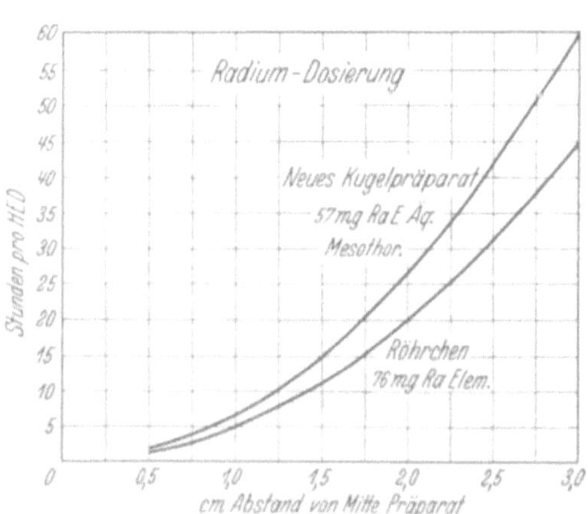

Abb. 29. Kurven für die biologische Radiumdosierung für die in der Erlanger Frauenklinik verwandten Radiumpräparate.

Für die Radiumbestrahlung stehen uns jetzt zwei Präparate zur Verfügung. Das eine hat Kugelform, enthält Mesothorium und entspricht 57,1 mg Ra-El. Gefiltert ist es mit 0,5 mm Platin-Iridium. Das andere Präparat hat Röhrchenform und enthält Radiumbromid. Es ist 2,4 cm lang und entspricht 76,3 mg Ra-El. Die Filterung beträgt 0,3 mm Silber, 0,5 mm Messing und 0,5 mm Platin.

Die Radiumdosierung wird ebenso wie die Röntgenstrahlendosierung nach HED vorgenommen. Beide Präparate sind daher auch in HED geeicht. Die Zeiten, welche beide Präparate bei den verschiedensten Abständen liegen bleiben müssen, um die HED zu erreichen, können wir aus den vorstehenden Kurven (Abb. 29), die durch biologische Eichungen auf der Haut gewonnen wurden, schnell ablesen. Aus dem gefundenen Wert wird dann die Radiumzusatzdosis berechnet.

Die Probeexcision.
a) Die Gefahren der Probeexcision und ihre Vermeidung.

Zur Sicherung der klinischen Diagnose wird bei den bösartigen Geschwülsten eine Probeexcision vorgenommen. Dieser an sich kleine Eingriff stellt nun aber keineswegs eine harmlose Maßnahme dar, wie vielfach angenommen wird. Die klinische Beobachtung hat vielmehr gelehrt, daß er zu schweren Komplikationen Anlaß geben, ja sogar die Heilung vereiteln kann. Daher haben sich auch im Laufe der letzten Jahre die Stimmen gemehrt, die auf die Gefahren der Probeexcision hinwiesen und vor ihrer Anwendung warnten. Zu diesen Autoren gehören Stoeckel, Eiselsberg, Kupferberg, Roeßle, Heynemann, Kermauner, O. Küstner, Krecke, Hoehne, Wintz. Ewing, Reinecke, Holfelder, Hedfeld, Sellheim, Opitz, Keynes, Chilaiditi, Siegel, O. Strauß, W. S. Stone und F. L. Craver, Gronwald u. a.

Die deletären Folgen, die eine Probeexcision nach sich ziehen kann, sind in der Literatur mehrfach geschildert worden.

Sie bestehen:

1. in der Propagation des Tumorwachstums,

2. in einer Aussaat von Tumorzellen mit Metastasenbildung,

3. in einer Infektion des Tumors, die zu einer Tiefen- und Allgemeininfektion führen kann.

Propagation des Tumorwachstums durch Probeexcision beobachteten Langer, Weinzierl, Forst, Krecke, Freund, Nather, Gronwald, Ladwig, Berven, Heidler, Lüttge, Lazarus. Schlechte Erfahrungen mit der Probeexcision machten ferner Heyman, Guyot, Perry u. a.

So berichtete Langer über zwei Patientinnen aus der Erlanger Klinik, bei denen in der Ambulanz wegen Verdachts auf Portiocarcinom eine Probeexcision vorgenommen worden war. Auf Grund des Ergebnisses, das den Verdacht bestätigte, wurde den Frauen dringend geraten, sich sofort in die Klinik aufnehmen zu lassen. Aus Familienrücksichten konnten die Patientinnen aber erst 3 Wochen später die Klinik aufsuchen. In beiden Fällen war in der Zwischenzeit das Carcinom so rapide gewachsen, daß sich die Frauen beim Eintritt in die Klinik schon in einem ganz desolaten Zustand befanden. Noch deletärer waren die Folgen der Probeexcision bei einem von Weinzierl beobachteten Fall. Diese war wegen einer verdächtigen Erosion an der vorderen Muttermundslippe vorgenommen worden. Die histologische Untersuchung ergab ein beginnendes Adenocarcinom. 9 Tage später hatte sich aus der verdächtigen Erosion ein hühnereigroßer Tumor entwickelt, der jetzt schon klinisch die Diagnose Carcinom gestattete. An diese Fälle reiht sich die Beobachtung von Forst. Bei einer Patientin wurde wegen Carcinomverdachts aus einer blutenden Portioerosion eine Probeexcision vorgenommen. 1 Monat später fand sich an der Portio ein faustgroßes, höckeriges Carcinom, das bereits auf die Scheide übergriff.

Ein weiterer Fall mit beginnendem Carcinom, bei dem eine Probeexcision den Tumor zu schnellem Wachstum anregte, wurde von Nather veröffentlicht. Bei einer 52 Jahre alten Patientin wurde wegen Verdachts auf Mammacarcinom eine Probeexcision aus einem kleinen, unscharf begrenzten Knoten im äußeren oberen Quadranten der linken Brust vorgenommen. Die histologische Untersuchung ergab ein Carcinom. Die Patientin lehnte aber zunächst die Operation ab. Erst 1 Monat später kam sie zur Operation wieder. Inzwischen war aber der ganze äußere Quadrant von derben Massen eingenommen, die überall in die übrige Brustdrüse und Umgebung diffus vordrangen. In der Haut der Mamma tastete man bei oberflächlicher Palpation zahlreiche harte Knoten, die bis zum Rippenbogen herabreichten. Sie sollen wenige Tage nach der Probeexcision entstanden sein. Der ganze Befund machte den Eindruck, als hätte eine miliare Aussaat in verschiedenen Schüben stattgefunden.

Diese Beobachtung über den deletären Einfluß der Probeexcision veranlaßte Nather zu Tierversuchen. Dabei fand er gleichfalls, daß Probeexcisionen, an Impftumoren von Mäusen ausgeführt, ein rapides Geschwulstwachstum veranlaßten.

Gronwald beobachtete bei beginnenden Fällen von Carcinomen nach Probeexcisionen eine schnelle carcinomatöse Umwandlung und starkes Tumorwachstum, so daß er die Probeexcision verwirft. Ebenso sah Ladwig sehr rapides Wachstum maligner Tumoren nach Probeexcisionen. Ähnliche Beobachtungen machte Freund. Bei mehreren Fällen mit zunächst günstig verlaufendem Carcinom, bei denen gegen seine Absicht Probeexcisionen vorgenommen wurden, zeigten sich bald nach diesen Eingriffen nicht nur an den Excisionsstellen, sondern auch von diesen ausgehend, die Umgebung infiltrierende, mächtige Wucherungen, denen sich bald regionäre Drüseninfiltrate anschlossen.

Speziell in bezug auf das Lippen- und Zungencarcinom warnen Brüning und Krecke vor Probeexcisionen, weil diese die Tumoren zu wildem Wachstum anfachen könnten. Von Brüning stammt der Ausdruck: „Es ist oft, als ob man Öl in Feuer gießt."

Nach Lüttge sind auf Grund der Erfahrungen an der Schmiedenschen Klinik, die Gefahren nach Sitz und Art des Tumors verschieden zu bewerten. Während die Probeexcision bei Lymphosarkomen und zentralen Knochensarkomen im allgemeinen ungefährlich ist, muß man sie bei den periostalen Sarkomen als kontraindiziert verwerfen. Anders bei den Carcinomen: während die Carcinome der Schleimhaut nicht immer schlecht auf die Probeexcision ansprechen, wurde nach diesem Eingriff eine Verschlimmerung an den Haut-, Penis-, Lippen-, Anal- und Vulvacarcinomen erlebt.

Im Gegensatz zu Lüttge hat aber Lazarus gerade bei Sarkomen nach Probeexcisionen rapides Wachstum gesehen. Diese Beobachtung entspricht dem Bericht von Krecke. Dieser erinnert sich besonders an zwei Sarkome, bei denen durch eine völlig überflüssige Probeexcision eine starke Wucherung des Tumors mit schwerer Jauchung ausgelöst wurde. Berven berichtet von einer Patientin mit Fibrosarkom, bei der von anderer Seite eine Probeexcision vorgenommen war. Diese führte zu einem raschen Tumorwachstum, so daß in kurzer Zeit aus einem „krachmandelgroßen Knollen" ein über faustgroßer Tumor entstand, der bereits die Umgebung infiltrierend durchsetzte.

Guyot hält die Probeexcision vom wissenschaftlichen Standpunkt aus für nötig, kann aber nicht behaupten, daß sie einen harmlosen Eingriff darstellt. Seiner Meinung nach sollte man einen malignen Tumor vor der Operation in Ruhe lassen. Eine ähnliche Stellung vertritt Chaoul. Perry hebt hervor, daß eine Probeexcision, der die Operation erst längere Zeit nachher angeschlossen werden kann, ein gefährliches Vorgehen darstellt.

Weiter ist beobachtet worden, daß operative Eingriffe an malignen Tumoren sowie Probeexcisionen zu einer Aussaat von Geschwulstzellen und damit zum Auftreten von Metastasen Anlaß gaben. Chilaiditi hat hierfür an Hand eines großen Krankenmaterials den Beweis erbracht. Statistische Untersuchungen zeigten auch Wintz, daß Probeexcisionen beim Mammacarcinom zu einer starken Zunahme der Blutbahnmetastasen führten. Während die Metastasierung des unberührten Mammacarcinoms nur zu 35% auf dem Blutweg und zu 65% auf dem Lymphweg erfolgte, ergab eine Zusammenstellung von Fällen mit Mammacarcinom, bei denen Probeexcisionen vorgenommen wurden, eine Metastasierung auf dem Blutweg zu 62%. Weitere Einzelbeobachtungen von Reinecke und Küttner, Holfelder, Hedfeld, Berven, Burhaneddin, Keynes und Ewing, bestätigten diese Gefahr. In diesem Zusammenhange sei auch noch einmal auf die Mitteilung von Nather verwiesen.

Chilaiditi hat zur Klärung der Frage, ob die Probeexcision bei malignen Tumoren zu empfehlen oder zu widerraten sei, 2100 Fälle von malignen Tumoren, die er in den letzten 20 Jahren zu bestrahlen Gelegenheit hatte, auf spätere Metastasenbildung hin untersucht. 870 Fälle lassen sich statistisch verwerten. Bei 58 von diesen Fällen war eine Probeexcision gemacht worden. Von den histologisch nachgewiesenen (probeexcidierten) Fällen wiesen 39 = 67,2% später Metastasen auf. Von den 812 nicht histologisch untersuchten, aber diagnostisch sicheren Fällen wurden 372 postoperativ bestrahlt. Unter diesen hatten 205 = 55% in der Folgezeit Metastasen. 440 Fälle, die nur bestrahlt wurden, zeigten dagegen nur bei 164 = 37,3% später Metastasen. Probeexcisionen bei Sarkomen führten durchschnittlich häufiger zu Metastasen als bei Carcinomen. Aus dieser Statistik ergibt sich eine 30%ige Zunahme der Metastasenbildung nach Probeexcision.

Reinecke und Küttner warnten speziell vor Probeexcision bei Mammacarcinom, da sie im Anschluß an die Probeexcision eine auffallend schnelle Metastasierung auftreten sahen. Auch Keynes lehnt die Probeexcision auf Grund seiner Erfahrungen ab, weil sich gezeigt hat, daß Incisionen in den Tumor das Auftreten von Implantationsgeschwülsten zur Folge haben. Aus dem gleichen Grunde empfiehlt Ewing mit der Probeexcision sehr zurückhaltend zu sein. Die Gefahr der Dissemination sei weniger groß bei ulcerierten Tumoren als bei abgekapselten Geschwülsten. Von besonders verheerender Wirkung sei die Probeexcision bei Tumoren, die unter Druck stehen, da nach Druckveränderung die Abschwemmung von Tumorzellen mit Macht vor sich ginge.

Als besonders gefährlich wegen der Metastasierungsgefahr gelten im allgemeinen die Sarkome. So warnt Hedfeld vor Probeexcisionen bei Weichteilsarkomen, da bei zwei jugendlichen Patienten das Anoperieren zu einem ganz rapiden letalen Verlauf führte. Nach Holfelder ist die Metastasierungsgefahr bei Melanosarkomen und den periostalen osteogenen Sarkomen der Diaphyse sehr groß. Regaud, der die Probeexcision für die

Wahl des Behandlungsverfahrens im allgemeinen als unbedingt nötig erklärt, gibt zu, daß sie bei abgeschlossenen Tumoren, besonders bei Lymphosarkomen, schädlich sein kann. Burhaneddin hat nach Teileingriffen an Sarkomen zu wiederholten Malen nicht nur rapides Wachstum des Tumors, sondern auch reichliche Metastasenaussaat gesehen, deren schnelles Auftreten und Wachstum frappant waren. Auch Aschoff ist der Ansicht, daß ein operativer Eingriff an malignen Tumoren die Gefahr der künstlichen Bildung von Metastasen in sich birgt.

Die dritte Gefahr einer Probeexcision ist die Infektion. Diese ist besonders beim Collumcarcinom zu befürchten. Denn Collumcarcinome sind immer keimhaltig, vor allem, wenn sie bereits zerfallen sind. So sahen Steinbüchel, Kermauner, Schallehn, Giesecke, Heynemann und Hoehne nach Probeexcision aus Portiocarcinomen Infektion des Tumors und seiner Umgebung bis zur letal endigenden Sepsis auftreten. Aus diesem Grunde hält Stoeckel jede Verwundung eines Portiocarcinoms, auch das Abkratzen von Bröckeln, für gefährlich und warnt vor unnötigen Probeexcisionen. Wenn die Diagnose klinisch zu stellen ist, soll eine Probeexcision unterlassen werden. Heyman glaubt die schlechten Resultate bei der Carcinombehandlung des Radiumhemmets aus dem Jahre 1916 auf die wiederholten Probeexcisionen zurückführen zu müssen, die damals zu diagnostischen Zwecken vorgenommen wurden. Er riet daher von Kauterisation und Auskratzungen ab, da sie die Gefahr der Infektion und der Aussaat von Geschwulstzellen in sich bürgen.

Im Fall Steinbüchel war die Probeexcision wegen Verdachts auf Portiocarcinom vorgenommen worden. Schon am Abend des Operationstages — nach einem Schüttelfrost — bot die Portio das Bild einer lokalen Phlegmone. Trotz sofortiger Entfernung der Nähte und peinlichster Desinfektion konnte der tragische Verlauf nicht mehr aufgehalten werden. Die Patientin starb bald an einer schweren Septikopyämie. Kermauner verlor nach Probeexcision aus einem Portiocarcinom zwei Patientinnen an Sepsis, eine bereits 2 Tage nach diesem kleinen Eingriff. Schallehn sah eine Patientin mit einem Portiocarcinom schon 5 Tage nach Probeexcision an Sepsis zugrunde gehen. Im Fall Giesecke kam es nach einer technisch leichten und glatt ausgeführten Probeexcision zu einer letal endigenden Peritonitis. Heidler beschreibt einen Fall, bei dem zur Sicherstellung der Diagnose Collumcarcinom eine Probeexcision aus der verdächtigen Portio vorgenommen wurde. Durch diese Maßnahme kam es bald nachher zum Einsetzen einer Keimverschleppung mit ausgedehnter Exsudation, Pelveoperitonitis, Fieber und Schüttelfrost, Stenosierung des rechten Ureters, Infiltration der Blase, beider Parametrien und der hypogastrischen Drüsen. Die trotzdem vorgenommene Operation war nur von kurzem Erfolg. Es kam bald zum Auftreten eines Rezidivs, dem die Patientin erlag.

Heynemann hat 3 Fälle von Carcinoma colli, bei welchen eine Probeexcision vorgenommen worden war, an schwerster Sepsis und beginnender Peritonitis nach Radikaloperation verloren. Weiter fand er stets infizierte Drüsen im kleinen Becken, wenn vor der Operation an der Portio diagnostische Eingriffe vorgenommen worden waren. Hoehne hat wiederholt gesehen, daß sich nach Probeauslöfflung bei Verdacht auf Krebs des Gebärmutterhalses eine Parametritis anschloß, die für längere Zeit oder überhaupt die Radikaloperation des Carcinoms unmöglich machte.

Diese Beobachtungen beziehen sich alle auf Probeexcisionen aus Portiocarcinomen.

Wie bereits hervorgehoben, machen die lokalen Verhältnisse bei dieser Krankheit die Infektionsgefahr natürlich besonders groß. Letztere ist aber keineswegs nur auf die Probeexcision bei Genitalcarcinomen beschränkt, schwere komplizierende Infektionen sind auch nach Vornahme dieses kleinen Eingriffs bei extragenitalen Carcinomen beobachtet worden. So berichten Perthes und Koenig über Wundinfektionen nach Probeexcisionen aus der Mamma, Krecke sah im Anschluß an eine Probeexcision aus einem Mammatumor eine sekundäre Sepsis auftreten. Ähnliche Befunde von infektiösen Drüsenschwellungen, wie Heyman sie nach Probeexcisionen aus Collumcarcinomen beschreibt, fand Heidenhain nach Probeexcisionen bei Kehlkopfcarcinomen.

Neuerdings teilen die Athener Papadopoulo, Kopp und Hadjigeorgos einen schweren Fall von Infektion nach Probeexcision bei einem Brustkrebs mit, bei dem es zu einem glücklichen Ausgang kam, indem die Frau durch die Entzündung mit ihren schweren Folgeerscheinungen von ihrem Carcinom nun schon seit $3^1/_2$ Jahren geheilt ist. Die Autoren sind aber trotz dem guten Ausgang so beeindruckt von der Schwere der Infektion, daß sie die Forderung aufstellen, an Stelle der Probeexcision gleich die Mammektomie vorzunehmen.

Diese Übersicht aus der Literatur gibt ein eindringliches Bild von der Größe der Gefahren, mit denen jede Probeexcision verbunden ist. Mit diesen müssen wir uns nun noch kurz auseinandersetzen.

Vor allem erhebt sich die Frage, worauf wohl die Propagation des Tumorwachstums, das „Wildwerden" der Carcinomzellen nach Probeexcisionen, zurückzuführen ist.

Blumenthal nimmt an, daß die Probeexcision zu einer vermehrten Fermentbildung führt und daß diese ein gesteigertes Wachstum des Tumors veranlaßt. Daß nach Einschnitt in einen Tumor Änderungen in den Stoffwechselverhältnissen eintreten werden, ist schon im Hinblick auf unsere Kenntnisse über die besonderen Stoffwechselverhältnisse bei normalen Wunden anzunehmen. Während sie dort nur die Heilung anregen, kann man sich sehr gut vorstellen, daß beim Carcinom durch den Einschnitt auf den bereits vermehrten und überstürzten Stoffwechsel der Tumorzellen ein neuer Reiz ausgeübt wird, der durch weitere Steigerung dieser Vorgänge das Wachstum des Tumors beschleunigt.

Die Hauptursache für die Propagation des Tumorwachstums nach Probeexcisionen sehen wir aber neben dem bekanntlich für jedes Carcinom deletären mechanischen Trauma in der Wundsetzung, in der Sprengung des Zellverbands. Die Tumoren haben, ebenso wie jedes andere Körpergewebe, das Bestreben, den gesetzten Defekt zu schließen. Ein von den Wundrändern ausgehendes regeneratives Wachstum ist die Folge. Die beim Tumor pathologisch gesteigerte Wachstumsenergie der Zellen und die damit verbundene größere Proliferationskraft führen zu einer überschießenden Regeneration, die die Größe der gesetzten Wunde weit übersteigt. Auch ist anzunehmen, daß nicht nur die auf der Schnittfläche liegenden Tumorzellen einen neuen Wachstumsimpuls erfahren haben, sondern daß dieser sich auch noch auf tiefere Schichten der Wunde erstreckt. Von der Tiefenwirkung dieses durch die Probeexcision erzeugten, gesteigerten Wachstumsreizes wird die Größenausdehnung und die Schnelligkeit des Tumorwachstums abhängen.

Eine Stütze für unsere Annahme sehen wir in den Beobachtungen von Lipschütz, Deelmann und G. Döderlein. Diese Autoren konnten bei spontan entstandenem oder künstlich erzeugtem Hautkrebs bei Tieren einwandfrei feststellen, daß diese Tumoren einen Einschnitt mit einem raschen regenerativen Wachstum an der Wundstelle und einem geringeren abseits davon beantworteten.

Die Probeexcision regt nun nicht nur beginnende oder bereits in größerem Ausmaße entwickelte Carcinome zu schnellerem Wachstum an; bei präcancerösen Erkrankungen vorgenommen, kann sie auch die maligne Umwandlung herbeiführen. So beobachtete Lipschütz typische Carcinombildung nach Probeexcision aus präcancerösen Stellen mit Teer gepinselter Mäuse. G. Döderlein sah solche nach mechanischer Verletzung der mit Teer behandelten Haut auftreten. Auch sei daran erinnert, daß Chirurgen und Dermatologen im allgemeinen gegen Probeexcisionen bei Leukoplakia linguae et mucosae oris sind, weil diese bei Rauchern und Luikern so häufigen, jahrzehntelang keine Beschwerden verursachenden und unverändert bestehenden Affektionen nach Probeexcisionen oft carcinomatös entarten.

In diesen Tierexperimenten und klinischen Erfahrungen finden wir eine Erklärung für die Tatsache, daß Tumorwachstum nach Probeexcisionen beobachtet wurde, bei denen das histologische Bild des entnommenen Stückchens noch nichts Malignes erkennen ließ. Angenommen, daß die Probeentnahme nicht an einer falschen Stelle erfolgte, muß man das plötzlich einsetzende Tumorwachstum darauf zurückführen, daß der durch den Eingriff ausgelöste Anreiz zu regenerativem Wachstum einen noch latenten Krebskeim zur vollen Entwicklung gebracht hat.

Die Aussaat von Tumorzellen und das Auftreten von Metastasen ist ohne weiteres dadurch verständlich, daß bei dem Einschnitt Blut- und Lymphbahnen eröffnet werden. Dadurch ist es möglich, daß Geschwulstzellen, die bei dem mechanischen Eingriff aus ihrem Gewebsverband gelöst wurden, in den Blut- oder Lymphstrom gelangen, verschleppt werden und so zur Entstehung von Metastasen Anlaß geben. Diese Gefahr ist besonders dann sehr groß, wenn die Materialentnahme mit stärkeren Quetschungen des Tumors einhergeht. Solche lassen sich z. B. bei schlecht zugänglichen Portiocarcinomen, bei denen die Portio angehakt und tiefgezogen werden muß und bei der Probeexcision mit der Schere oder mit dem Knipser nie ganz vermeiden. In welch hohem Maße mechanische Einwirkung die Metastasierung begünstigt, erhellt die Tatsache, daß schon brüskes Untersuchen und Herumdrücken am Tumor durch Zerreißen der Gefäßbahnen und Einpressen von Geschwulstzellen in den Blut- oder Lymphstrom zu einer Tumorzellaussaat führen kann.

Wood hat hierfür in eindrucksvollen Tierversuchen den Beweis erbracht. Er massierte ganz leicht Impftumoren bei Versuchstieren für wenige Minuten an 2 oder 3 aufeinanderfolgenden Tagen, worauf die Primärgeschwulst entfernt wurde, um weitere Metastasierung zu verhüten. Einige Monate später wurden die Tiere getötet und die Sektion ergab doppelt soviel Lungenmetastasen bei den massierten Tieren als bei den Kontrollen, deren Impftumoren in Ruhe gelassen worden waren.

Über das Zustandekommen einer Infektion nach Probeexcision braucht nicht weiter diskutiert zu werden. Diese Gefahr ist bei jedem chirurgischen Eingriff möglich. Sie wächst natürlich, wenn bereits eine latente Infektion vorhanden ist; denn bei der Probeexcision wird der das umliegende gesunde Gewebe schützende Leukocytenwall durchbrochen. Damit ist die Möglichkeit geschaffen, daß die Infektion aufflammt und sich weiter verbreitet. Diese Gefahr ist bei ulcerierten Tumoren und bei Portiocarcinomen, die in der mit Bakterien besiedelten Scheide lokalisiert sind, besonders groß. Mit der Ausbreitung der Infektion verschlechtern sich nun nicht nur die Aussichten für die Operation, wenn diese nicht überhaupt unmöglich wird, sondern auch für die Strahlentherapie. Wissen wir doch, daß das infizierte Carcinom für die Bestrahlung ungünstige Verhältnisse bietet, da die Radiosensibilität der Carcinomzellen in diesem Zustand herabgesetzt, die des umliegenden gesunden Gewebes aber erhöht ist. Weiter kann man sich vorstellen, daß auch eine Infektion stimulierend auf das Wachstum des Carcinoms wirkt. Wir hätten damit eine weitere Ursache für das beobachtete „Wildwerden" des Carcinoms nach Probeexcisionen.

Die soeben beschriebenen Gefahren drohen bei jedem chirurgischen Eingriff an bösartigen Geschwülsten, sei es Probeexcision, Polypabtragung, Curettage oder Excochleation. Stets kann es nach derartigen Teiloperationen zur Propagierung des Geschwulstwachstums, zur Dissemination von Geschwulstzellen oder zur Infektion kommen, wodurch zunächst noch günstige Fälle sich aussichtslos verschlechtern können. Vor allem ist die Excochleation eines Carcinoms zu verwerfen, weil sie mit den größten mechanischen Insulten verbunden ist.

Aus all diesen Gründen ist es verständlich, daß führende Kliniker verlangen, ein Carcinom möglichst unberührt in die Hand des Spezialisten zu bringen. Von Stoeckel wird die Probeexcision im Sprechzimmer sogar als Kunstfehler bezeichnet.

Es soll nun aber nicht verschwiegen werden, daß es nicht an Stimmen fehlt, welche die geschilderten Gefahren der Probeexcision und Probeabrasio als sehr gering erachten (Stierlin, Lahm, Thies, Roussy, Leroux und Wickham, Hellwig, Hauser, Vogt, Breitner, A. und G. Döderlein, Regaud und Lacassagne, Clark und Norris, Herly).

Aber auch wir sind weit davon entfernt, Probeexcision und Probeabrasio generell zu verwerfen; denn der Verzicht auf die mikroskopische Klärung der Diagnose würde eine große Unsicherheit in unser therapeutisches Vorgehen bringen und uns zwingen, jede auf Carcinom verdächtige Erkrankung als Carcinom zu behandeln. Deshalb nehmen heute die meisten Autoren — gleichgültig, ob sie bei der Behandlung des Krebses der Operation oder der Strahlentherapie den Vorzug geben — einen Standpunkt ein, der unter Berücksichtigung der Gefahren des Eingriffs die Sicherung der Diagnose zuläßt. Zu diesem Zweck soll nach Kermauner, Heynemann, Haselhorst, Dubois-Roquebert, Breitner und Mandl (Klinik Eiselsberg und Hochenegg) die Probeexcision so vorgenommen werden, daß ihr bei positivem Befund die Radikaloperation unmittelbar angeschlossen werden kann. Die Kliniken Eiselsberg und Hochenegg suchen die Gefahren der Probeexcision auch dadurch zu umgehen, daß sie statt der Probeexcision eine Probeexstirpation im Gesunden durchführen. Dieser Weg scheint beim Mammacarcinom möglich. Auch Schnitzler und Schloffer empfehlen, bei Verdacht auf Mammacarcinom, statt einer Probeexcision, den Tumor weit im Gesunden zu exstirpieren und nach sofortiger mikroskopischer Untersuchung gegebenenfalls unverzüglich die Radikaloperation anzuschließen. Niemals dürfe ein Stück aus einem Mammatumor herausgeschnitten werden. Um die Gefahr der Probeexcision zu umgehen, riet auch Krecke bei Verdacht auf Mammacarcinom, die Mamma zu exstirpieren und dann erst zu untersuchen. Das gleiche

Vorgehen fordert Bloodgood bei allen anscheinend carcinomatösen Erkrankungen von Organen, die ohne Verstümmelung entfernt werden können.

Ein ähnlicher Weg, wie ihn die soeben erwähnten Operateure vorschlagen, wird auch von einer Reihe von Strahlentherapeuten empfohlen. Entweder wird die Probeexcision so vorgenommen, daß ihr unverzüglich die Bestrahlung angeschlossen werden kann, oder aber die Probeexcision wird erst nach erfolgter Bestrahlung oder während derselben ausgeführt.

Damit sind theoretisch die Gefahren der Probeexcision auf das Mindestmaß herabgedrückt. Durch die Bestrahlung sind die Tumorzellen kastriert oder sterilisiert, also jedenfalls so schwer geschädigt, daß sie selbst für den Fall einer Verschleppung bald absterben. Aus dem gleichen Grunde ist auch ein „Wildwerden" der Zellen und eine Propagation des Tumorwachstums kaum mehr zu fürchten. Weiter ist die Gefahr einer Infektion bei einem in Rückbildung begriffenen Tumor wesentlich geringer. Die nach der Bestrahlung auftretende reaktive Hyperämie im Bestrahlungsgebiet und die damit verbundenen gesteigerten Stoffwechselvorgänge schaffen für die Ausbreitung einer Infektion sehr ungünstige Verhältnisse und lassen eine solche kaum aufkommen.

Probeexcisionen erst nach oder während der Bestrahlung werden im Radiumhemmet in Stockholm bei Uteruscarcinom ausgeführt. Für das Mammacarcinom empfiehlt Lee ein ähnliches Vorgehen. Nur wenn die Diagnose Carcinom klinisch nicht gestellt und diese auch durch die Reaktion des Tumors auf die Bestrahlung nicht geklärt werden kann, nimmt er die lokale Excision vor. Bei einer Reihe von Sarkomen fordern Colmers, Hedfeld und Holfelder Probeexcisionen erst nach erfolgter Bestrahlung vorzunehmen. Das empfiehlt übrigens auch Regaud für die Lymphosarkome.

Dieser soeben vorgezeichnete Weg wird in der Erlanger Frauenklinik schon seit 15 Jahren gegangen. Wenn z. B. eine Patientin mit einem auf Carcinom verdächtigen Tumor in der Mamma zur Behandlung kommt, wird die Bestrahlung wie bei einem Mammacarcinom vorgenommen. Der die Patientin übersendende Chirurg nimmt dann 8—14 Tage später den Tumor fort. Die Untersuchung der entfernten Geschwulst klärt die Diagnose. Handelt es sich um ein Carcinom, dann wird 8—10 Wochen später die zweite Bestrahlung vorgenommen. Andernfalls war die erste Bestrahlung überflüssig. Geschadet haben wir der Patientin damit aber nicht. Dagegen haben wir ihr genützt, wenn der Tumor ein Carcinom war.

Auf die Herausnahme des Tumors zu verzichten und lediglich aus seiner Verkleinerung das Carcinom zu diagnostizieren, wie Lee es vorschlägt, wäre durchaus möglich, bringt aber Unsicherheit in die ärztliche Behandlung ebenso wie in die wissenschaftliche Statistik. Außerdem ist die Frage, ob eine zweite Bestrahlung vorgenommen werden soll, viel leichter zu lösen, wenn eine mikroskopische Bestätigung der Diagnose vorliegt. Denn die neuerliche Belastung des Gewebes mit Strahlen ist im Gegensatz zum erstenmal nicht mehr bedeutungslos.

Beim Portiocarcinom liegen die Dinge viel schwieriger. Hier ist die Gefährdung des gesunden Gewebes schon bei der ersten Bestrahlung gegeben. Wenn man also auf die bloße Vermutung hin eine Carcinombestrahlung vornimmt, muß man seiner Dosimetrie und Einstelltechnik absolut sicher sein, damit weder in der Blase noch im Rectum Schäden gesetzt werden. Sind aber Veränderungen da, die eine Gefährdung des umliegenden Gewebes wahrscheinlich machen, dann kann auch die erste Carcinombestrahlung nicht mehr als harmlos bezeichnet werden. Hierher gehören starke Cystitis, Pelveoperitonitis, Parametritis oder entzündliche Erkrankungen der Rectumschleimhaut, auch wenn diese schon längere Zeit abgelaufen sind.

Aber auch für solche Fälle läßt sich für die Klinik ein Mittelweg finden. Es besteht die Möglichkeit, unmittelbar nach der Probeexcision oder Abrasio eine mikroskopische Untersuchung des gewonnenen Materials vorzunehmen und dann, wie es von Heynemann und Haselhorst u. a. für die Operation vorgeschlagen wurde, entweder die Röntgenbestrahlung oder die Radiumbestrahlung sofort zu beginnen. Zellen, die durch den Eingriff in die Blutbahn gelangt sind, kann man dann allerdings auch mit Strahlen nicht mehr erreichen. Immerhin leistet dieses Vorgehen das Beste, was nach dem heutigen Stand der ärztlichen Kunst möglich ist.

Wenn die Röntgentherapie erst einmal ausschließlich in den Händen von gut ausgebildeten Fachärzten liegt und nicht mehr von jedem, der sich einen Röntgenapparat erworben hat, ausgeübt wird, dann wird die Berechtigung, in verdächtigen Fällen sofort die Carcinomdosis zu applizieren, sich immer mehr festigen.

In ausgesuchten Fällen wird dieses Vorgehen bei uns schon seit einer Reihe von Jahren geübt. In der Regel wird die Vorbestrahlung von uns bei Frauen ausgeführt, die schon im Klimakterium oder in der Menopause stehen, bei denen also eine Beeinträchtigung des körperlich-seelischen Allgemeinbefindens durch Fortfall der Ovarialfunktion, wozu es bei jeder Carcinombestrahlung im kleinen Becken kommt, nicht zu fürchten ist. Aber auch bei Frauen im geschlechtsreifen Alter wird man sich bei klinisch sicherer Diagnose zu diesem Vorgehen im Hinblick auf die großen Gefahren der Probeexcision entschließen und lieber die Kastration in Kauf nehmen, als den Erfolg der Behandlung aufs Spiel setzen. Daß geradezu die Notwendigkeit zu dem von uns vorgeschlagenen Weg besteht, zeigt auch die von Stoeckel empfohlene Maßnahme, in verdächtigen Fällen den Uterus ohne vorangegangene Probeexcision nach seiner Methode vaginal zu exstirpieren. Wir erblicken in diesem Vorgehen geradezu die Grundlage für die Berechtigung, verdächtige Fälle als Carcinom zu bestrahlen.

Es bleibt aber immer die Forderung bestehen, daß die Diagnose gesichert werden muß. Das verlangt eine nach wissenschaftlichen Grundsätzen geführte Statistik und die Tatsache, daß auch beim Portiocarcinom zur endgültigen Beseitigung des Tumors eine zweite Bestrahlung notwendig ist, die man aber im Hinblick auf die Möglichkeit, eine, wenn auch nur vorübergehende Schädigung zu setzen, nur dann vornehmen wird, wenn die Diagnose exakt gesichert ist.

Zusammenfassend läßt sich also sagen: Die Probeexcision ist durchaus kein harmloser Eingriff. Sie kann zur Propagation des Tumorwachstums, zur Begünstigung der Metastasierung und zur Infektion der Geschwulst, damit verbunden zur Tiefen- und Allgemeininfektion führen.

Damit kann nicht nur eine Operation erschwert oder unmöglich gemacht werden, sondern es werden auch für die Bestrahlung ungünstige Verhältnisse geschaffen, wodurch der Erfolg der Strahlentherapie in Frage gestellt wird.

Probeexcisionen sollen daher möglichst erst einige Zeit nach der Bestrahlung vorgenommen werden, wenn der Tumor in Rückbildung begriffen ist, weil dann die soeben beschriebenen Gefahren auf ein Minimum herabgesetzt sind.

Muß die Probeexcision vor der Bestrahlung ausgeführt werden, so ist die mikroskopische Diagnose so schnell wie möglich zu stellen und die Bestrahlung unverzüglich anzuschließen. Nur so lassen sich die Gefahren der Probeexcision auf ein Mindestmaß beschränken.

b) Die Ausführung der Probeexcision.

Überträgt man unsere vorstehenden Ausführungen auf die praktische Durchführung der Probeexcision, so kommt alles darauf an, stets so schonend wie nur möglich vorzugehen, vor allem dann, wenn die Probeexcision vor der Bestrahlung vorgenommen werden muß. Dazu gehört in erster Linie, daß man jede unnötige Manipulation am Tumor unterläßt und nur ein so großes Gewebsstück entfernt, wie es zur sicheren mikroskopischen Diagnose gerade eben erforderlich ist; denn mit der Größe der gesetzten Wunde wachsen die Gefahren der Probeexcision.

In der Gynäkologie kann es sehr schwer sein, diese Forderungen zu erfüllen, wenn es darauf ankommt, aus einer verdächtigen Portio eine Probeexcision vorzunehmen und wenn als Instrumente nur Skalpell, Schere, Knipser oder scharfe Curette zur Verfügung stehen. Wohl lassen sich mit allen diesen Instrumenten bei geeigneten Fällen Probeexcisionen leicht ausführen, jedoch ist die Zahl der Fälle, bei denen man eine Probeexcision unter den vorhin aufgeführten Bedingungen ohne Schwierigkeiten vornehmen kann, nicht sehr groß. Nur bei einer gut zugänglichen und tiefstehenden Portio kann man mit einem der genannten Instrumente ohne stärkere mechanische Beeinflussung des Tumors eine Probeexcision leicht ausführen.

Da man nun stets ein keilförmiges Stück aus der Portio herausschneiden muß, ist man immer genötigt, das Messer oder die Schere mindestens zweimal anzusetzen. Oft reichen aber zwei Einschnitte nicht aus, um das Gewebsstück mit der Pinzette abheben zu können. Letzteres ist besonders dann der Fall, wenn eine starke Blutung die Übersichtlichkeit stört und eine sichere Schnittführung nicht gestattet. Je häufiger nun die Instrumente zur Gewebsentnahme angesetzt werden, um so stärker ist die mechanische Beeinflussung des Tumors und um so größer wird damit die Gefahr, daß die Probeexcision zur Dissemination von Geschwulstzellen führt.

Oft ist es aber überhaupt unmöglich, aus einer schwer zugänglichen und nicht fixierten Portio eine Probeexcision vorzunehmen. Da bleibt dann nichts anderes übrig, als die Portio durch Anhaken zu fixieren und nötigenfalls sogar noch tief zu ziehen. Daß diese neuen Maßnahmen die früher beschriebenen Gefahren vergrößern müssen, ist selbstverständlich. Die Forderung, schonend bei der Probeexcision vorzugehen, läßt sich in solchen Fällen kaum noch erfüllen.

Es ist nun ganz gleichgültig, ob die Portio angehakt und tief gezogen werden muß oder ob man diesen Eingriff auch ohne diese Maßnahmen durchführen kann, stets setzen Skalpell, Schere, Knipser und Curette eine blutende Wunde, die zur Blutstillung Umstechungen erforderlich macht. Damit muß dem ersten nachteiligen Eingriff noch ein zweiter angeschlossen werden. Denn bei der Umstechung werden durch die Nadel weitere Blut- und Lymphgefäße eröffnet. Dadurch wird die Gefahr der Verschleppung von

Geschwulstzellen vergrößert, wobei auch nicht vergessen werden darf, daß bei dem Zusammenziehen der Wundränder eine Quetschung des Geschwulstgewebes stattfindet und damit die Gefahr wächst, daß Geschwulstzellen in die Gefäßbahnen eingepreßt werden. Bei brüchigen Tumoren kann die Wundversorgung überdies erhebliche Schwierigkeiten machen. Die Nähte schneiden durch und geben zu neuen Blutungen Anlaß. Aus der beabsichtigten kleinen, glatten Wunde ist dann eine unübersichtliche zerrissene geworden, die sich überhaupt nicht mehr exakt schließen läßt.

Bei der Probeexcision mit dem scharfen Löffel und der scharfen Curette, die man überdies nur bei wuchernden Geschwülsten und nur schlecht bei ulcerösen Tumoren anwenden kann, setzt man nun, ebenso wie mit dem Knipser Wunden, deren Ränder sich nur schlecht vereinigen lassen; d. h. die Probeexcision wird mit diesen Instrumenten schon in der Absicht vorgenommen, den gesetzten Defekt nicht zu schließen. Wenn dann stärkere Blutungen auftreten, ist man gezwungen zu tamponieren. Es bedarf wohl keines besonderen Hinweises, um verständlich zu machen, daß in diesen Fällen die Gefahr der Infektion bei den geöffneten Wundflächen und bei der Lokalisation der Wunde in der keimhaltigen Scheide durch Stauung des Wundsekretes eine besonders große ist.

Aus diesen Ausführungen geht hervor, wie schwer es ist, ein genügend großes Gewebsstück, das eine sichere mikroskopische Diagnose gestattet, aus der Portio zu gewinnen und gleichzeitig die Forderung zu erfüllen, schonend vorzugehen, wenn man zur Vornahme der Probeexcision auf Skalpell, Schere u. ä. angewiesen ist.

Ist man bei der Probeexcision im Hinblick auf die Gefahren mit der Materialentnahme zurückhaltend, so besteht die Möglichkeit, daß man ein zu kleines Gewebsstück entnimmt, welches vielleicht noch obendrein durch das Fassen mit der Pinzette leidet. Eine Diagnosestellung aus dem gewonnenen Material ist dann unmöglich. Die Probeexcision muß also noch einmal wiederholt werden. Entnimmt man ein größeres Stück, so wachsen mit der Ausdehnung der Wunde die früher beschriebenen Gefahren der Probeexcision.

Um diesen Gefahren, die stets vorhanden sind, wenn der Eingriff mit schneidenden Instrumenten vorgenommen wird, zu entgehen, hat man versucht, auf andere Weise vorzugehen. Fitzwilliams empfahl in der Absicht, die Gefäße zu verschließen und eine Ausschwemmung der Krebszellen zu verhindern, nach der Probeexcision die Wundränder mit dem Thermokauter zu verschorfen. Von den gleichen Gesichtspunkten ausgehend nimmt Bloodgood die Probeexcision bei Tumoren, die nicht sicher benigne sind, mit dem Kautermesser vor. Ebenso bedienen sich Anderson und Burhaneddin der Elektrokaustik, weil dieses Vorgehen die geringsten Gefahren in sich birgt. Doch haftet dieser Methode der Nachteil an, daß man viel größere Gewebsstücke entnehmen muß, als man zur histologischen Diagnose benötigt, weil bei der Elektrokaustik eine starke Oberflächenverschorfung eintritt. Wurde daher ein zu kleines Stück mit dem Kaustikmesser herausgeschnitten, so ist das ganze Gewebsstück verkocht und macht eine mikroskopische Diagnosestellung unmöglich.

Ein besonderes Verfahren der Probeexcision, das zum Ziel hat, ein genügend großes Gewebsstück ohne Eröffnung von Blut- und Lymphgefäßen aus einem Tumor herauszuschneiden, wird im Radiumhemmet angewandt. Dieses bedient sich hierzu der Endothermie. Ulcerierte Tumoren werden mit 20%iger Cocainlösung gepinselt und dann ein Stück des Tumors zwischen zwei Plattenelektroden koaguliert. Dieser koagulierte Teil wird dann mit einem scharfen Messer oder mittels Elektrotomie herausgeschnitten. Nach Berven soll die mäßige Wärme, der die Tumorzellen ausgesetzt waren, nur eine unbedeutende Destruktion der Zellstrukturen hervorrufen, so daß die mikroskopische Diagnose nicht erschwert ist. Die bei diesem Vorgehen erreichte Herabsetzung der Gefahren der Probeexcision wird aber, abgesehen davon, daß diese Methode etwas umständlich erscheint, wieder durch den Nachteil aufgehoben, daß die vorausgeschickte Koagulation zu einer Destruktion der Zellstrukturen führt. Wenn auch Berven schreibt, daß diese Veränderungen nur gering seien, und die mikroskopische Diagnose dadurch nicht gestört würde, so ist das doch nur relativ zu nehmen; denn der Autor hebt selbst hervor, daß diese Methode der Probeexcision bei Tumoren, deren Diagnose genaueres Studium der Zellstruktur erfordert, wie z. B. bei Lymphosarkomen, ungeeignet sei, und die Probeentnahme daher bei solchen Geschwülsten besser mit der Elektrotomie vorgenommen werden soll. Auf alle Fälle wird also bei dem von Berven geschilderten Verfahren der Probeexcision das histologische Bild gestört. Nun ist aber die Deutung entnommener Gewebsstücke bei beginnendem Carcinom an sich schon oft sehr schwer. Diese Schwierigkeiten werden natürlich noch vermehrt, wenn durch unsere Maßnahmen das mikroskopische Bild verändert wird. Daraus geht hervor, daß die Endothermie nur in geeigneten Fällen brauchbar ist, also kein allgemein anwendbares Verfahren darstellt[1].

Diese Nachteile der kaustischen Diathermie und der Endothermie — Änderung des histologischen Bildes bis zur vollständigen Zerstörung der Zellstruktur — vermeidet die Probeexcision mit der Scharfdiathermie. Letztere hat unter den Namen Hochfrequenzchirurgie, operative Diathermie usw. in der Geschwulsttherapie allein oder in Verbindung mit der Strahlenbehandlung in den letzten Jahren zunehmende Bedeutung erlangt.

Mit der Scharfdiathermie gelingt es, ohne tiefe Oberflächenverschorfung Probeexcisionen auszuführen, so daß noch aus ganz kleinen Gewebsstücken zentral ungeschädigte Schnitte zu erzielen sind. Die Oberflächenverschorfung reicht aber aus, um Lymph- und Blutcapillaren zu verschließen und sterilisiert außerdem durch die feine Verschorfung die Oberfläche, sodaß der gefürchtete Keim- und Zellimport in die Gewebstiefe erschwert ist.

Als Operationselektroden zur Probeexcision standen zunächst nur skalpellartige Instrumente zur Verfügung. Wenngleich diese im Gegensatz zum Skalpell ein schonendes Vorgehen gestatten und durch Verschluß der Blut- und Lymphcapillaren, sowie durch Sterilisierung der Oberfläche die Gefahren der Probeexcision herabsetzen, so haftete diesen Instrumenten immer noch der Nachteil an, daß man mit ihnen bei schwer zugänglichen, fixierten Tumoren auf die gleichen technischen Schwierigkeiten stieß wie bei der Probeentnahme mit dem Skalpell. Ohne Anhaken und Tiefziehen der Portio ließen sich auch mit diesem Instrument Probeexcisionen nicht ausführen. Durch diese mechanischen Maßnahmen beim Tumor wuchs wieder die Gefahr der Keimverschleppung, auch war in solchen Fällen, besonders bei schlechtem Zugang, ein mehrmaliges Ansetzen der Messerelektrode erforderlich. Dadurch kam es zur tieferen Verschorfungen der Oberfläche, wodurch

---

[1] In jüngster Zeit hat Berven mitgeteilt, daß das Radiumhemmet in Stockholm Probeexcisionen auch mit der Scharfdiathermie ausführt, wie sie in nachstehend beschriebener Weise in der Erlanger Frauenklinik ausgeführt werden.

die gleichen Nachteile entstanden wie bei der Ausführung der Probeexcision mit der Elektrokaustik.

Durch Einführung einer Drahtschlinge als Elektrode hat Dyroff diesem Übelstand abgeholfen. Mit dieser Drahtschlinge gestaltet sich die Probeexcision sehr einfach. Die schlingenförmige Elektrode wird auf den Tumor senkrecht aufgesetzt und nach Einschaltung des Stromes senkrecht ins Gewebe eingedrückt, nach Erreichung der nötigen Schnitttiefe seitwärts geschoben, bis man ein genügend großes Gewebsstück von seiner Unterlage abgetrennt und dann wieder senkrecht zurückgezogen hat.

Die Technik der Probeexcision mit der Diathermieschlinge ist also sehr einfach. Es ist möglich, diesen kleinen Eingriff im Bruchteil einer Sekunde durchzuführen. Deshalb ist auch eine Narkose nicht erforderlich. Der Eingriff geht so schnell vor sich und der Schmerz ist so gering, daß das Material schon gewonnen ist, wenn der Patient noch den Beginn der Operation erwartet.

Ein weiterer Vorteil dieser Methode besteht darin, daß ein Anhaken und Tiefziehen der Portio nicht nötig ist. Die Diathermieschlinge durchtrennt auch noch so derbes Portiogewebe spielend leicht. Man kann daher eine Gewebsprobe in jeder gewünschten Größe in einem Zuge entnehmen, ohne, wie bei der Skalpelloperation, die Portio durch Anhaken fixieren zu müssen. Man braucht diese vielmehr nur mit faradisationssicheren, also emaillierten oder lackierten Speculis übersichtlich einzustellen, um den kleinen Eingriff vornehmen zu können.

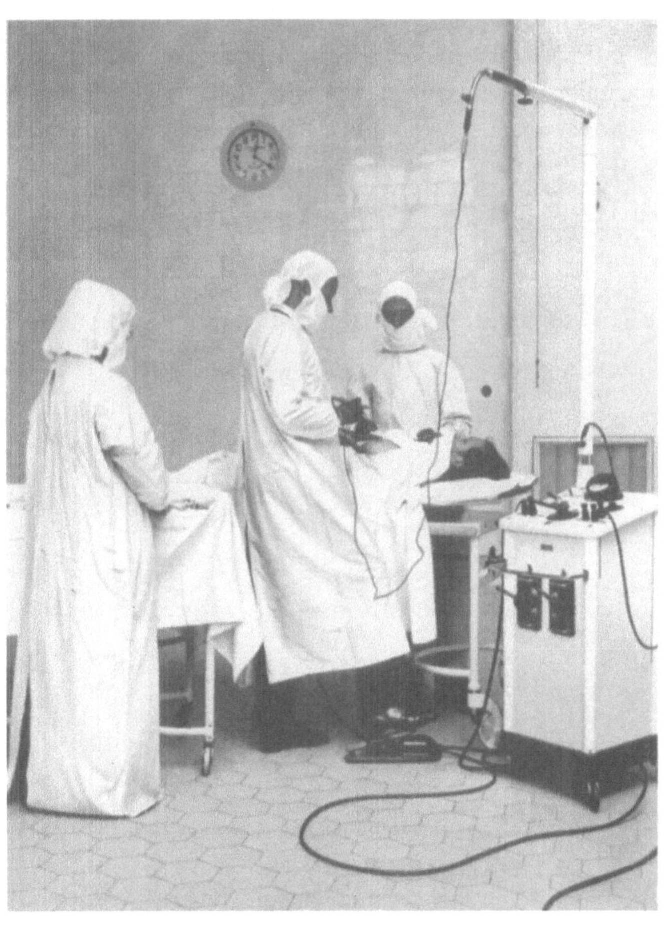

Abb. 30. Tumorexstirpation aus der vorbestrahlten Mamma mittels chirurgischer Diathermie. Apparatur: Operations-Thermoflux P mit Fußschalter (Siemens-Reiniger-Werke).

In den meisten Fällen blutet es nach einer Probeexcision mit der Diathermieschlinge überhaupt nicht, weil die Capillaren sofort durch Koagulation verschlossen werden; andernfalls genügt ein kurzes Verschorfen der Wunde, um die Blutung zu stillen. Dieses kann sofort mit der gleichen Elektrode vorgenommen werden und erfordert nur ein einfaches Umschalten.

Zur Ausführung der Probeexcision bedienen wir uns des gleichen Hochfrequenz-
diathermieapparates (Operationsthermoflux P der S. R. V.) wie zur Diathermieoperation
(Abb. 30). Das Zusatzgerät besteht aus den Elektroden und den Scheidenspiegeln.

Die inaktive Elektrode besteht aus einer leicht biegsamen Metallplatte. Man kann
diese der Patientin unterlegen oder nach A. Döderlein der Patientin in Form eines
Gürtels umschnallen. Wir legen die inaktive Elektrode der Einfachheit halber und um
die Patientin durch den relativ großen technischen Aufwand zur Probeexcision nicht zu
beunruhigen, erst im letzten Augenblick vor der Probeentnahme auf den Leib. Damit die
Elektrode überall fest aufliegt und vom herabhängenden Kabel nicht heruntergezogen

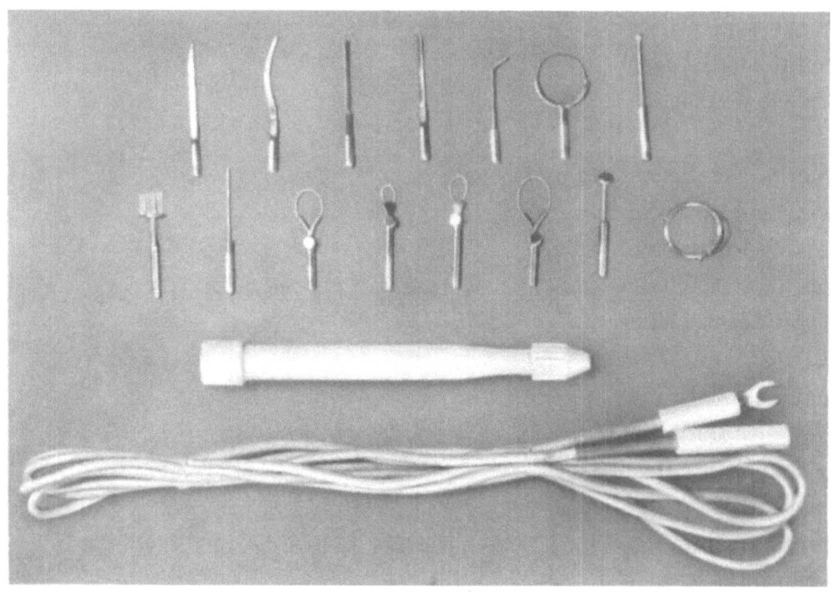

Abb. 31. Messerförmige, schlingenförmige, nadelförmige sowie Kugel- und Plattenelektroden
mit sterilisierbarem Bakelithandgriff und sterilisierbarem Kabel.

wird, beschweren wir sie mit einem kleinen Sandsack. Die Kabelleitung geht in dicker
Gummischlauchisolierung vom Apparat zur Patientin. Zweckmäßig ist es, diese so lang
zu wählen, daß sie bis auf den Boden hinabreicht, damit sie während der Operation bequem
überstiegen werden kann. Die Metallplatten müssen immer fettfrei sein, damit sie den Strom
gut leiten. Deshalb sind sie stets sorgsam mit Alkohol zu reinigen.

Die aktive oder Operationselektrode besteht aus einer dünnen Drahtschlinge (Abb. 31).
Diese wird in einem durchschlagsicheren und sterilisierbaren Bakelithandgriff mittels
einer Klemmvorrichtung fixiert. Zur Vermeidung von Funkenübergängen von der Elektrode
zum Gewebe ist diese versenkt unter einer Schraubenkappe aus Bakelit angebracht (Abb. 31).
Von besonderer Wichtigkeit ist es, diesen Handgriff so schlank wie möglich zu gestalten,
die Bakelitauflage also nicht stärker zu wählen, als es für die Isolation unbedingt notwendig
ist. Mit dickeren Handgriffen versperrt man sich das Gesichtsfeld, was bei engen Scheiden
besonders ins Gewicht fällt. Die Dicke unserer Handgriffe entspricht etwa einem starken
Bleistift. Die Stromzuleitung erfolgt über ein Kabel, das durch feinsten Paragummi sicher
isoliert und dabei doch geschmeidig sowie leicht sterilisierbar ist.

Eine besondere Hilfe bei der Operation haben wir uns mit dem Luftgebläse geschaffen. Beim Durchschneiden des Gewebes mit dem elektrischen Funken entstehen Dämpfe. Sie werden bei oberflächlicher Anwendung der Diathermie meist überhaupt nicht bemerkt, bei langen engen Scheiden dagegen fallen sie sehr ins Gewicht, weil sie die Sicht behindern. Wir haben deshalb in das Speculum ein feines Röhrchen eingebaut, das aus einem Kompressor — wie ihn die Zahnärzte zum Ausblasen der Bohrkanäle benutzen — einen Luftstrom in das hintere Scheidengewölbe führt. Bei der Anwendung von Porzellanspeculis wird ein entsprechendes Röhrchen einem Speculum angelegt.

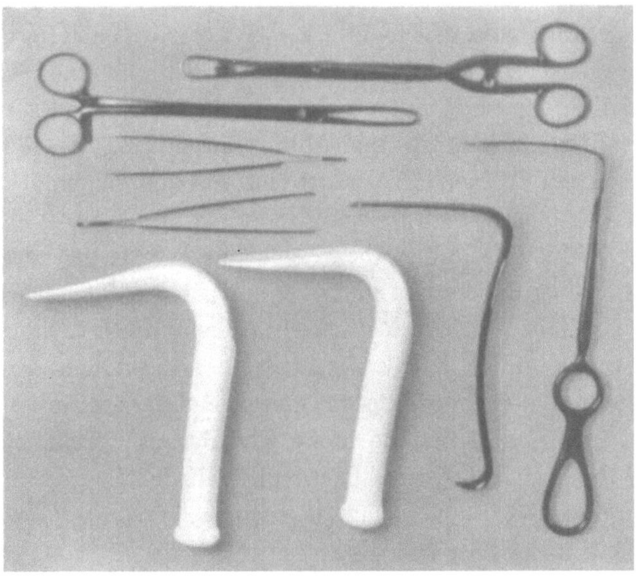

Abb. 32. Scheidenspiegel aus Porzellan und lackierte Scheidenspiegel sowie lackierte Pinzetten und Faßzangen.

Im allgemeinen braucht man diese Blasvorrichtung für die Probeexcision nicht, wenn man aber weitere Eingriffe, etwa die Abtragung einer Portio oder das Ausschneiden eines Cervicalkanals vornimmt, dann ist sie schon unerläßlich.

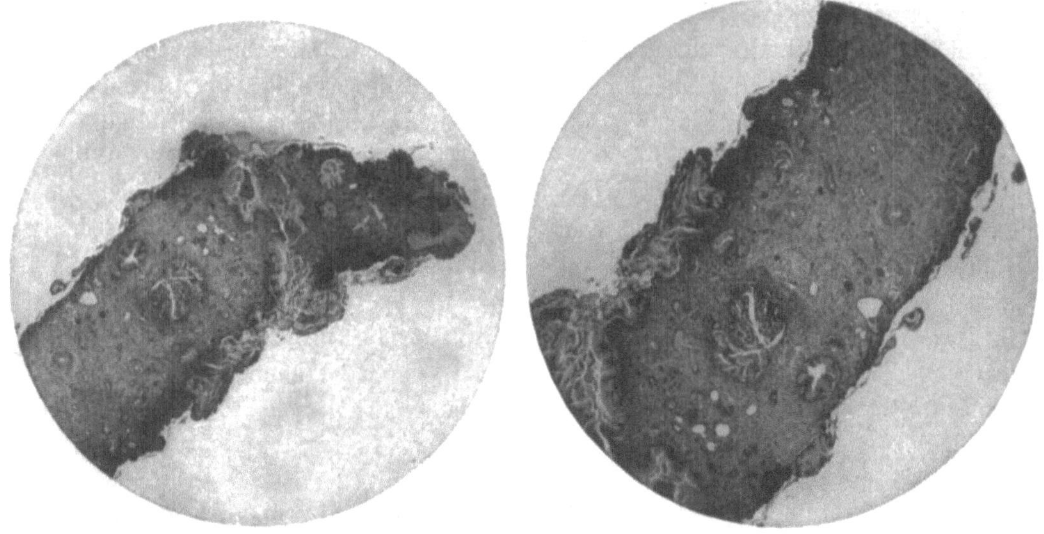

Abb. 33 a.   Abb. 33 b.

Abb. 33 a u. b. Die Schnitte zeigen bis auf die schmale Randverschorfung völlig ungestörte histologische Verhältnisse, deren diagnostische Beurteilung uneingeschränkt möglich ist. (Aus Dyroff, Die Operation mit schneidender Elektrizität.)

Die zur Operation notwendigen Instrumente, Pinzette und Specula müssen zur Vermeidung jeder Eigenfaradisation emailliert sein. Zuverlässiger als emaillierte Specula sind Porzellanspecula, die wir in verschiedener Größe und geeigneter Form stets zur Verfügung haben (Abb. 32).

Mit dieser Apparatur und diesen Instrumenten werden bei uns alle Probeexcisionen ausgeführt, ganz gleichgültig, ob sie vor oder nach der Bestrahlung vorgenommen werden. Da alle Teile, mit denen der Operateur während des Eingriffs in Berührung kommt, sterilisierbar sind, verläuft jede Probeexcision vollkommen aseptisch[1].

Abb. 33a und b sind Mikrotomschnitte, die von dem so entfernten Gewebsstück hergestellt wurden. Sie zeigen bis auf die schmale Randverschorfung völlig ungestörte histologische Verhältnisse.

So ist also die Probeexcision mit der Diathermieschlinge das schonendste Verfahren der Probeexcision. Es gestattet ein zur histologischen Diagnose genügend großes Stück zu gewinnen, während gleichzeitig das Wundbett sterilisiert und die Blut- und Lymphcapillaren durch Koagulation verschlossen werden. Damit sind die früher beschriebenen Gefahren der Probeexcision weitgehendst herabgesetzt. Aus diesem Grunde hat diese Art der Probeentnahme große Verbreitung gefunden. Die Literatur zeigt, daß gerade bei den gynäkologischen Carcinomen die Probeexcision mit der Diathermieschlinge heute schon von vielen vorgenommen wird.

Die künstliche Erhöhung der Radiosensibilität.

Eine der Schwierigkeiten bei der Carcinombestrahlung beruht auf der im Verhältnis zur Haut und zu den umgebenden Organen, wie z. B. Blase und Mastdarm, geringen Radiosensibilität der bösartigen Tumoren. Man hat daher schon seit langem versucht, hier günstigere Verhältnisse für die Bestrahlung zu schaffen.

Zur Erreichung dieses Zieles wurden zwei Wege eingeschlagen. Bei dem einen wurde versucht, die Empfindlichkeit der umgebenden gesunden Gewebe herabzusetzen, um höhere Dosen einstrahlen zu können, bei dem anderen die Radiosensibilität der Carcinomzellen selbst zu erhöhen. Bei dem ersten Weg wurde also eine Desensibilisierung, bei dem zweiten eine Sensibilisierung ausgeübt.

Eine Methode zur Desensibilisierung hat als erster G. Schwarz (1909) angegeben. Sie bestand in der Herbeiführung einer Druckanämie. Er ging dabei von dem Gedanken aus, daß durch den auf diese Weise herabgesetzten Stoffwechsel auch die Strahlenempfindlichkeit der Haut herabgesetzt werden müsse.

Durch die Untersuchungen von H. E. Schmidt (1911) wurden die Angaben von Schwarz, die Haut durch Kompression desensibilisieren zu können, bestätigt. Denn Schmidt fand, „daß man die Empfindlichkeit der Haut durch gut ausgeführte Kompression soweit herabsetzen kann, daß Röntgenstrahlendosen, welche auf der nicht komprimierten

---

[1] Zur Vermeidung der von uns angeführten Gefahren empfehlen amerikanische Autoren neue Verfahren, so Martin und Ellis eine Ansaugemethode und Hoffmann eine Stanzmethode (punching method). Bei dieser letzteren wird mit einem entsprechend konstruierten Trokar ein Gewebestückchen entnommen und dann gleichzeitig das Wundbett durch eine eingeführte Diathermiesonde verschorft.

Strauß (Brooklyn) verwendet zu Probeexcisionen eine Diathermieschlinge, die längsgerichtet ist und vorne in einen konischen Teil übergeht. Ihr Vorteil bestünde darin, daß man nicht nur ein Gewebsstück damit entnehmen, sondern auch gleichzeitig dilatieren kann, sodaß die Radiumeinlage keine Schwierigkeiten mehr bereiten soll.

Haut eine Reaktion zweiten Grades (Rötung, Schwellung, Blasenbildung) erzeugen, völlig wirkungslos bleiben".

Für die Möglichkeit einer Desensibilisierung lieferte auch Jüngling zusammen mit Beigel (1922) einen Beweis. Es wurde ein Radiumpräparat fest auf die Haut aufbandagiert. Es zeigte sich dann an der Stelle, an der das Röhrchen gelegen hatte, ein weißer Strich, während in der Umgebung ein starkes Erythem vorhanden war.

Eine praktische Anwendung fand die Möglichkeit, durch Druck desensibilisierend zu wirken, durch das Vorgehen von Jessen und Rzwuski. Sie komprimierten die Haut durch einen Apparat, der im wesentlichen aus einem Luffaschwamm bestand, der mit Federkraft gegen die Haut gepreßt wurde. Schmidt komprimierte mit einer Trichterblende, deren untere Öffnung durch eine konvexe Holzplatte abgeschlossen war. Ein besonderes Verfahren wurde von Christen angewandt. Ein Gummiballon mit manometrischer Einstellmöglichkeit des Druckes wurde auf den jeweiligen Capillardruck der Haut aufgeblasen. G. Schwarz empfahl bei Bestrahlung von Extremitäten Druckanämisierung durch Umwicklung mit Gummibinden.

Alle diese Methoden haben aber wenig praktische Bedeutung erlangt. Das ist ohne weiteres verständlich. Teils sind sie zu kompliziert, teils für die Bestrahlung im Körperinnern gelegener Tumoren nicht ausreichend. Bei diesen müßten die umgebenden gesunden Organe und Gewebe desensibilisiert werden. Das läßt sich durch Kompression von außen her aber niemals erreichen.

Aufgegeben ist dieses Verfahren allerdings nicht. Neben anderen Gründen — exaktere Einstelltechnik, Strahlenschutz — war die Möglichkeit, durch Druckanämisierung die Strahlenempfindlichkeit der Haut herabzusetzen, für Seitz und Wintz der Anlaß, den sog. Kompressionstubus einzuführen. Derartige Tubusse haben sich als sehr zweckmäßig erwiesen und sind deshalb auch beibehalten worden. Bei jeder mit Kompression durchgeführten Tubusbestrahlung wird daher auch heute noch, wenn meistens auch unbewußt, gleichzeitig eine desensibilisierende Wirkung auf die Haut ausgeübt. Sonst ist aber, wie bereits hervorgehoben, dieses Verfahren zur Verbesserung des Bestrahlungseffekts ohne Bedeutung.

Ein anderer Versuch zur Desensibilisierung war die Reicher-Lenzsche Adrenaliniontophorese. Freud, der dieses Verfahren auf die Anregung von Holzknecht seit 1912 übte, hat es näher beschrieben.

Die zu anämisierende Hautstelle wird mit Benzin gereinigt. Hierauf wird über dieselbe ein entsprechend großes Gazestück ausgebreitet, welches mit einer Adrenalinlösung getränkt ist, ebenso nacheinander ein zweites und drittes, jedes noch tropfend entfaltet; über die Gaze wird ein dünnes Stanniolblech faltenlos gebreitet. Dieses wird etwas kleiner genommen, so daß dessen Ränder innerhalb der des darunter liegenden Gazestückes bleiben. Auf das Stanniol wird die kleine positive Elektrode des galvanischen Stromes (aus dickem Flaschenstanniol) gelegt. Schließlich wird durch einen mit kleinen Korkstückchen gefüllten Sack auf alle Teile des Feldes ein gleichmäßiger Druck ausgeübt.

Die möglichst große Kathode, ebenfalls aus (dickem) Stanniol, wird an einer indifferenten Körperstelle angebracht. Es wird die Stromstärke gewählt, bei welcher der Patient im Bereiche der Anode zwar ein Brennen, aber keine Schmerzen empfindet. Dies pflegt bei einer Stromstärke von 15—20 mA der Fall zu sein, doch vertragen manche erheblich mehr, wobei die Kathodenstelle sich rötet.

Die Zeit, in welcher vollkommene Blutleere eintritt (gewöhnlich 5—10 Minuten), wechselt mit individueller Beschaffenheit der Hautgefäße im allgemeinen, dem Zustande der Gefäße an der betreffenden Hautstelle und der Stromintensität. Die blaß gewordene Hautstelle fühlt sich auch kühler an als wie die sie umgebenden Hautanteile. Die Anämie bleibt bei verschiedenen Leuten verschieden lange bestehen; immer jedoch so lange, daß man die gewünschte Lichtmenge applizieren kann. Die Empfindlichkeit der Haut für Röntgenlicht wird auf die Hälfte oder den dritten Teil reduziert, so daß mit Adrenalin gut die doppelte Dosis gegeben werden kann. Die benutzte Lösung ist

Adrenalini 1% 60,0
Novocaini $^1/_2$% 0,90
Physiologische Kochsalzlösung . . . . 180,00.

Die resorbierte Adrenalinmenge ist anscheinend sehr gering. Es tritt keine Änderung des Blutdruckes ein. Eine Glykosurie konnte nicht nachgewiesen werden. Nachher tritt keine Hyperämie ein, was biologisch sehr interessant ist.

Dieses Desensibilisierungsverfahren kam bei allen malignen und benignen subcutan gelegenen Affektionen zur Anwendung.

Aber auch dieses Verfahren, das ja gleichfalls in Wirklichkeit eine Erhöhung der Radiosensibilität des Tumors nicht herbeiführt, sondern nur die Sensibilitätsunterschiede für die Bestrahlung günstiger gestaltet, hat keine praktische Bedeutung erlangt[1].

Anders steht es dagegen mit den Methoden, die darauf abzielen, die Strahlenempfindlichkeit der Carcinome selbst künstlich zu erhöhen. Die vielen hierzu geübten Verfahren lassen sich in zwei Gruppen zusammenfassen. Diese sind:

a) Die Methoden der biologischen Sensibilisierung.

b) Die Methoden der physikalischen Sensibilisierung.

a) Die Methoden der biologischen Sensibilisierung.

Zu dieser Gruppe gehören die Verfahren, die darauf ausgingen, die spezifische Sensibilität der Tumorzellen durch Änderung des biologischen Zellzustandes zu erhöhen.

Bekanntlich sind die Tumorzellen, ebenso wie andere Körperzellen, gegen Röntgenstrahlen um so empfindlicher, je schneller ihre Kernteilungen aufeinander folgen. Es lag daher der Gedanke nahe, zu versuchen, diesen Zustand künstlich herbeizuführen, d. h. die karyokinetische Aktivität der Tumorzellen zu steigern. Dieses Ziel suchte eine Reihe von Autoren durch Erzeugung einer arteriellen Hyperämie zu erreichen.

Zu diesem Zwecke wandten etwa gleichzeitig Müller-Immenstadt, v. Berndt und de Keating-Hart die diathermische Wärme an. Ihre Versuche fielen erfolgversprechend aus. Auch die Tierexperimente von Bering und H. Meyer sprachen für die Zweckmäßigkeit dieses Vorgehens. Mit Thermopenetration behandelte Hoden von Kaninchen waren gegenüber Röntgenstrahlen empfindlicher als nur bestrahlte Hoden.

Warnekros (1915) hatte die Methode von Müller-Immenstadt verbessert und in einem Fall guten Erfolg erzielt. Er war bei dieser kombinierten Behandlung folgendermaßen vorgegangen: Zunächst wurde das Carcinom in einem Röhrenspeculum eingestellt, durch dieses Röhrenspeculum wurde die wirksame Elektrode eingeführt und durch eine Spiralfeder fest gegen das erkrankte Gewebe gepreßt. Die indifferente Elektrode wurde

---

[1] Versuche, mit Adrenalin eine desensibilisierende Wirkung auszuüben, wurden später von Jolly und Ferroux wieder aufgenommen. Kaninchen wurde eine Adrenalinlösung 1:1000 bis 1:10000 in das umgebende Fettgewebe von Nervenganglien eingespritzt. Dann wurde mit 130 R bestrahlt. Zur Kontrolle wurden auch unbehandelte Ganglien bestrahlt. Die nachträgliche Untersuchung zeigte dann, daß das mit Adrenalin behandelte Ganglion keine Schädigung aufwies, während am unbehandelten eine sehr deutliche Schädigung festzustellen war. Diese desensibilisierende Wirkung war auch noch sichtbar, wenn das Adrenalin peripher von den Ganglien eingespritzt wurde und es also nur über den Lymphweg wirken konnte.

unter das Gesäß der Patientin gelegt. Dann wurde bei gleichzeitiger Durchleitung des Diathermiestromes das Abdomen wie gewöhnlich bestrahlt. Die mikroskopische und makroskopische Rückbildung des Tumors ging auffallend rasch vor sich.

Im Anschluß an diese Mitteilung hatte Koblanck seinerzeit bemerkt, daß er mit Hochfrequenz und Radiumbehandlung bei Hautcarcinomen überraschend gute Resultate erzielt hätte.

Zu praktisch-therapeutischen Zwecken ist die Diathermie als Sensibilisierungsmittel für die Strahlenbehandlung sonst anscheinend nur noch in der I. Frauenklinik in Budapest benutzt worden[1]. v. Büben wendet dort die Diathermie bei der Strahlentherapie des Gebärmutterkrebses derart an, daß der Radiumbestrahlung unmittelbar eine 20—30 Minuten dauernde Diathermiebehandlung vorausgeschickt wird, welche man in vagino-abdominaldorsaler Richtung erfolgen läßt. Der Diathermiebehandlung folgt gewöhnlich eine 48stündige Radiumbestrahlung und eine Röntgenbestrahlung der regionären Drüsen. Diese kombinierte Behandlungsweise des Gebärmutterkrebses soll sich als sehr brauchbar erwiesen haben.

An Stelle der mit hochfrequenten elektrischen Strömen arbeitenden Verfahren wandte Weinstein heiße Scheidenspülungen an. Letztere wurde mit der Pinkusschen Birne während der Röntgenbestrahlung durchgeführt. Von vier so behandelten inoperablen Cervixcarcinomen wurden zwei wesentlich gebessert. Bei einem dieser Fälle war die alleinige Röntgenbestrahlung vorher ergebnislos geblieben.

Alle diese Methoden haben aber niemals größere Bedeutung erlangt. Indessen wäre es denkbar, daß die Hochfrequenzströme bei zielbewußter Anwendung im Sinne von Müller-Immenstadt ein wertvolles Hilfsmittel bei der Krebsbestrahlung werden können. Wir sind gerade damit beschäftigt, dieser Frage nachzugehen. Dabei verwenden wir aber nicht die alte Langwellendiathermie, sondern die neuartige Ultrakurzwellentherapie, die eine viel wirksamere Tiefendurchwärmung gestattet.

G. Schwarz erstrebte die Herbeiführung einer aktiven Hyperämie durch Erzeugung einer artefiziellen Entzündung. Seine früheren Methoden bauten sich auf den Beobachtungen von Rovsing und Lewin sowie Jovanovič auf. Erstere hatten gezeigt, daß durch Injektion von Tumorautolysaten sowohl am Primärtumor wie an etwa vorhandenen Metastasen, auch an Fernmetastasen, spezifische entzündliche Reaktionen ausgelöst werden können. Gleiche Reaktionen konnte Jovanovič mit Tumorspaltprodukten erzeugen, die auf fermentativem Wege gewonnen worden waren. Doch scheinen Schwarz die auf diesen Beobachtungen sich aufbauenden Verfahren nicht befriedigt zu haben; denn später ist er dazu übergegangen, artefizielle Entzündungen durch Applikation von Senföl (Isosulfocyanallyl) herbeizuführen. Er bezeichnete dieses Präparat als das derzeit wirksamste Sensibilisierungsmittel, das besonders für röntgenrefraktäre Tumoren bei Haut-, Lippen-, Pharynx-, Mamma- und Portiocarcinomen anzuwenden wäre. Diese Ansicht hat sich aber nicht durchsetzen können, denn auch die Senfölsensibilisierung hat keine weitere Verbreitung gefunden.

---

[1] Experimentelle Untersuchungen an Froschlarven über den Einfluß der Diathermie und Wärme auf die Stärke der biologischen Wirkung von Röntgenstrahlen hatten früher Krönig und Friedrich unternommen. Im Gegensatz zu den bisher angeführten Beobachtungen führten alle ihre Untersuchungen zu negativen Ergebnissen.

Eine besondere Art der biologischen Tumorsensibilisierung wurde von R. Werner eingeführt. Mit den von ihm empfohlenen Injektionen mit borsaurem Cholin (Enzytol) sollte nicht nur der Tumor sensibilisiert, sondern die Strahlenwirkung chemisch imitiert werden. Werner stützte sich dabei auf die Untersuchungen von Neuberg und von G. Schwarz über die biologische Wirkung der Strahlen auf die Zelle. Letzterer hatte gefunden, daß gewisse Zellipoide der hauptsächlichste Angriffspunkt der Strahlen sind. Von diesen werden sie zersetzt. Es bildet sich Cholin, das ein Stoffwechselgift ist und zelltötend wirkt. Es war naheliegend, die Wirkung der Röntgenstrahlen durch Zufuhr von Cholin zu unterstützen oder zu imitieren. Die Versuche erschienen umso aussichtsreicher, als Schwarz und Ellinger eine deutliche Tumoraffinität des Cholins nachgewiesen hatten. Werner hat sich auch für seine Methode in zahlreichen Arbeiten lebhaft eingesetzt. Nach seinen Angaben müssen die Injektionen und Röntgenbestrahlungen in bestimmter Reihenfolge vorgenommen werden. Seine Methode hat seinerzeit viel Aufsehen erregt. Es wurde viel um ihren Wert gestritten. Schließlich wurde sie aber doch meistens abgelehnt, weil sich zeigte, daß durch diese Injektion nicht nur die Empfindlichkeit des Tumors, sondern auch die der Haut und der übrigen Körperorgane erhöht wird und die Enzytolininjektionen nicht gleichgültig sind [1]. Letzteres hatte auch Wintz bei zahlreichen tierexperimentellen und therapeutischen Versuchen gefunden. Diese sind insofern sehr interessant, als Wintz dabei allein durch Cholininjektionen sowohl histologisch als auch therapeutisch ähnliche Kastrationseffekte wie mit Röntgenstrahlen hatte erzielen können. Für die Carcinomtherapie erwiesen sich die Cholininjektionen nach seinen Untersuchungen aber als unbrauchbar, weil die Wirkung sich nicht auf die proliferierenden Tumorzellen beschränkte, sondern sich auch auf die anderen Gewebe erstreckte und damit durch die allgemeine Sensibilisierung zu erheblichen Dosierungsschwierigkeiten führte. Darüber hinaus hatten diese Versuche ergeben, daß es trotz mancher ähnlichen Reaktionen nicht möglich ist, wie es von anderer Seite geschehen war, Cholin- und Röntgenstrahlenwirkung zu identifizieren.

Zu den biologischen Sensibilisierungsversuchen gehört auch die von E. G. Mayer-Wien inaugurierte Dextrosevorbehandlung. Den Anstoß zu dieser Methode gab die Feststellung von Warburg, daß Carcinome eine erhöhte glykolysierende Fähigkeit besitzen. Bei dieser Sensibilisierungsmethode wird vor jeder Bestrahlung, gegebenenfalls auch an den Zwischentagen und am 3. Tag nach der Bestrahlung, eine hypertonische Dextroselösung intravenös injiziert. Anfänglich hat Mayer 10 ccm einer 10—25%igen Dextroselösung verabfolgt, später hat er eine 33—50%ige empfohlen. Letztere ist in sterilen Ampullen unter dem Namen Osmon im Handel. Von vielen Autoren wurde die Methode nachgeprüft (Holzknecht, Hirsch, Petry, Gurniak, Widmann und Pfahler,

---

[1] Inzwischen ist auch Werner zurückhaltender mit der Bewertung der Enzytolbehandlung geworden. Im „Lehrbuch der Strahlentherapie" Bd. 2 schreibt er nämlich: „Die Enzytolbehandlung führt zu einer deutlichen Vermehrung des Strahleneffektes, meist aber trotzdem nicht zu genügenden Wirkungen auf die Geschwülste. Einzelerfolge, zum Teil sehr überraschenden Umfanges, wurden berichtet, eine regelmäßige Wirkung ließ sich nicht erzielen."

Eine in der Strahlenther. 24 1 Jahr später veröffentlichte Mitteilung lautet allerdings wieder günstiger. Von 714 Patienten mit inoperablen bösartigen Neubildungen lebten 62 = 8,3% noch nach 5 Jahren. Hier fragt es sich aber, ob die gleichen Erfolge sich nicht auch ohne Enzytol nur mit Röntgenstrahlen hätten erzielen lassen. Der Einwand von Werner, daß sein Material zu zwei Drittel aus postoperativen Rezidiven bestand, ist nicht stichhaltig. Wir haben an anderer Stelle bereits gezeigt, daß allein mit Röntgenstrahlen postoperative Rezidive in einem Prozentsatz geheilt wurden, der den von Werner noch erheblich übersteigt.

Nemetz, Raaflaub, Füllsack, Jacobs, Halberstaedter, Guarini, Schumacher u. a.). Die Ergebnisse sind sehr unterschiedlich ausgefallen. Über die Nützlichkeit der Dextrosevorbehandlung sind die Meinungen daher sehr geteilt. Nach unserer Ansicht, die mit den Beobachtungen vieler Autoren übereinstimmt, kommt ihr eine lokal sensibilisierende Wirkung nicht zu. Dagegen kann sie allgemein roborierend wirken, was nicht zu unterschätzen ist. Auf jeden Fall wäre es verfehlt, wenn man die Versuche Warburgs zur Begründung oder zur Ablehnung der Traubenzuckervorbehandlung anführen wollte. Warburg hat nur bei manometrischen Versuchen festgestellt, daß die glykolysierende Fähigkeit beim Carcinom erhöht ist. Über Wachstumsbeeinflussung von Tumoren sagen diese Untersuchungen jedoch nichts aus.

Erwähnt sei noch, daß Andersen eine Verstärkung der Röntgenstrahlenwirkung durch Hafer-Kochsalzdiät anstrebte[1]. Halberstaedter kombinierte die Strahlenbehandlung mit einer Arsen-Jodinjektionskur, ohne aber von diesen Injektionen greifbare direkte Beeinflussung des Tumors zu erwarten, wohl aber eine Hebung des Allgemeinbefindens, Verbesserung des Blutbildes, Resistenzsteigerung und Verminderung der mit der Strahlenbehandlung verbundenen Nebenwirkungen. Cramer und Bernhard empfahlen eine Vorbehandlung mit Isaminblauinjektionen, jedoch nicht zur Tumorsensibilisierung, sondern zur Mobilisierung des aktiven Mesenchyms der Tumorumgebung, dessen Funktionstüchtigkeit Cramer für den Strahleneffekt als wichtig erklärte[2].

Im Zusammenhang mit der biologischen Sensibilisierung muß auch die besonders von Voltz geübte Hypophysenvorbestrahlung angeführt werden. Diese Methode geht zurück auf die von H. Hirsch (1921) inaugurierte Hypophysenbestrahlung. Hirsch hat aber niemals die Ansicht vertreten, daß durch die Hypophysenbestrahlung eine Sensibilisierung eines Carcinoms möglich ist, er hat vielmehr das Gegenteil betont. Zusammenhänge zwischen Hypophysenbestrahlung und weiblichen Genitalorganen fand er nur in

---

[1] Die Anweisungen zu diesem Sensibilisierungsverfahren lauten folgendermaßen: 400—500 g Hafermehl oder Haferflocken werden in 1—1$^{1}/_{4}$ l Wasser oder Bouillon gekocht, durch ein Sieb gerührt und mit 40—50 g Butter versetzt. Salz wird nach Geschmack hinzugefügt. Das ganze wird in fünf Portionen über den Tag verteilt verabreicht. Zu jeder Mahlzeit werden außerdem 3 g Kochsalz in Oblaten gegeben. Morgens und abends erhält der Patient noch eine Scheibe Brot mit Butter. Mittags etwas gekochtes Fleisch. Daneben sollen möglichst indifferente Getränke eingenommen werden. Nach 1 Woche wird eine fraktionierte Bestrahlung vorgenommen und nach jeder Sitzung innerlich Kochsalz verabreicht. Die auf diese Weise durchgeführte Strahlenbehandlung soll wesentlich stärker wirken. Werner erklärte die Idee, durch eine derartig gewaltsame diätetische Beeinflussung des Stoffwechsels die Strahlenwirkung zu steigern, für originell, doch fehle vorläufig jeder Beweis für die Wirksamkeit dieser Methode.

[2] Neben diesen und den bereits erwähnten chemischen Mitteln wurde die Strahlentherapie noch mit anderen kombiniert. Soweit sie zur Sensibilisierung eines Carcinoms verwandt wurden, werden wir sie im folgenden Abschnitt anführen. Es wurde aber auch versucht, Krebse allein nur durch chemische Präparate zu heilen. Eine Übersicht über solche chemotherapeutische Mittel findet sich bei Pankow in Bd. VI/2 S. 691 dieses Handbuches. Der von L. Schönholz stammende Abschnitt ist durch die eingehende Darstellung der Grundlagen für die Chemotherapie des Carcinoms besonders wertvoll. Außerdem sei in diesem Zusammenhang auf ein Referat von Blumenthal verwiesen, das sich mit den Ergebnissen der Chemo-Organ- und Immuntherapie beim Krebs befaßt [Zbl. Chir. 58, 2263 (1931)]. Auf eigene Beobachtungen gestützt, fällt seine Kritik im allgemeinen sehr vernichtend aus. Demgegenüber wurden von Auler in jüngster Zeit besonders bei entzündlichen Carcinomen, um die es sich bei den Collumcarcinomen meistens gleichfalls handelt, Germanininjektionen empfohlen. Mit diesen sei es ihm gelungen, völlig hoffnungslose Kranke, bei denen auch Röntgen- und Radiumstrahlen versagt hätten, vollkommen symptomfrei zu machen. Andere medikamentöse Behandlungsarten des Carcinoms werden von Auler teils zustimmend, teils ablehnend beurteilt.

der Weise, als er nach dieser Maßnahme vorübergehende Amenorrhöe und Schrumpfung etwa vorhandener Myome auftreten sah. Eine günstige Wirkung bei der Carcinombehandlung versprach sich Hirsch, als er durch radiologische Beeinflussung der Hypophyse das nach seiner Ansicht für die Carcinomheilung wichtige endokrine System anregen zu können glaubte. Die Behauptung, daß man mit der Hypophysenbestrahlung Genitalcarcinome direkt sensibilisieren könne, hat Hofbauer aufgestellt. Döderlein hat diese Methode übernommen und seit 1923 alle Genitalcarcinome zunächst einer Hypophysenbestrahlung unterworfen. Nach dem Bericht von Voltz wurden von dieser Vorbehandlung niemals Nachteile gesehen, sondern nur Gutes. Der Allgemeinzustand habe sich nach der Hypophysenvorbestrahlung stets gebessert. Soweit das mit der Hypophysenbestrahlung vorbehandelte Patientenmaterial eine statistische Bewertung zugelassen habe, konnte eine beträchtliche Steigerung der absoluten Heilungsziffer festgestellt werden. Diese war von 18,2% auf 23,3% gestiegen. Voltz hebt aber selber hervor, daß diese Steigerung der Leistungsziffer wohl nicht allein dieser Art der Vorbehandlung zuzuschreiben sei, da gleichzeitig mit der Einführung der Hypophysenvorbestrahlung technische und methodische Verbesserungen der Strahlenbehandlung eingeführt worden seien. Immerhin ist Voltz davon überzeugt, daß die Hypophysenbestrahlung im Sinne einer biologischen Sensibilisierung der Carcinome wirke.

b) Die Methoden der physikalischen Sensibilisierung.

Bei der physikalischen Sensibilisierung wurden zwei Wege beschritten. Bei dem ersten brachte man an oder in den Tumor fluorescierende Substanzen, beim zweiten metallische Sekundärstrahler. Von diesen Methoden ist die erstere bald aufgegeben worden.

1. Sensibilisierung mit fluorescierenden Substanzen.

Die Methode nimmt ihren Ausgangspunkt von der Möglichkeit, durch fluorescierende Stoffe[1] die Wirkung der Lichtstrahlen auf biologische Objekte — Zellen und Gewebe — erhöhen zu können (O. Raab, W. v. Tappeiner und Jodlbauer). Tappeiner hat hierfür den Namen „photodynamische Erscheinung" geprägt.

Bei dem Bemühen, die photodynamischen Erscheinungen des sichtbaren Lichtes auch für die Röntgentherapie nutzbar zu machen, wurden von einer Reihe von Autoren Versuche mit Eosin unternommen (Kothe, R. Werner, Polland, Hahn, M. Fraenkel, Martenstein, Bernabeo). Das Eosin wurde auf den Tumor gepinselt oder in diesen injiziert. In ähnlicher Weise wurde auch das „Fluorescin" verwandt (Copeman). Überzeugende Erfolge wurden weder mit dem einen noch mit dem anderen Mittel erzielt. Erwähnt sei noch, daß Gauthier Chinin injizierte, das als Sulfat in Lösung durch ultraviolette Strahlen zur Fluorescenz erregt wird (Holthusen). Vergleichende Beobachtungen ließen aber den erhofften Erfolg vermissen.

---

[1] Von fluorescierenden Stoffen wurden verwandt: Die Thiazine und Thiazone, die Oxazine, die Azine, die Fluorescine, die Acridine, die Anthracene und Anthrachinone u. a.; die farblosen fluorescierenden Alkaloide wie Chinin und γ-Phenyl-Chinallin; weiter die von tierischen und pflanzlichen Zellen produzierten Farbstoffe, wie der von Bacterium pyoceaneum produzierte Farbstoff, oder das Chlorophyll und Hämatoporphyrin.

Die Sensibilisierungsversuche wurden vorgenommen an: Paramaecium caudatum, Amoeba proteus, Bodo saltans, Trypanosoma Brucei, Erythrocyten, Leukocyten, Seeigeleiern u. a. m.

Holthusen hat auf die Gründe für das Fehlschlagen dieser Versuche bereits hingewiesen und sie damit erklärt, daß wohl die gewöhnliche Lichtenergie in den eingebrachten fluorescierenden Farbstoffen absorbiert wird, nicht aber die eine ganz andere Wellenlänge aufweisende Röntgenenergie. Daher bleibe die zum Eintritt des Erfolges notwendige Röntgenfluorescenzstrahlung aus. Soweit durch Eosinierung des Gewebes doch eine Wirkung erzielt worden wäre, sei das auf eine chemische Einwirkung des eingebrachten Farbstoffes auf das Gewebe zurückzuführen, die zu einer Änderung der Strahlenempfindlichkeit geführt habe. Man müsse daher besser von „chemischer Sensibilisierung" sprechen. Holthusen beruft sich dabei auf Hoffmann und Kroetz, vor allem auch auf Baldwin. Dieser hatte gefunden, daß Paramaecien nach vitaler Färbung mit dem photodynamisch wirksamen Trypanblau Röntgenstrahlen gegenüber empfindlicher wurden.

2. Sensibilisierung durch Einbringung von Sekundärstrahlern.

Ganz anders verhält es sich mit der Sensibilisierung durch Einbringung von Sekundärstrahlern. Die Tumorzellen werden zwar dadurch auch nicht strahlenempfindlicher, dafür wird aber die Strahlenwirkung im Tumor erhöht. Diese Methode geht zurück auf die Entdeckung von Barkla. Dieser hatte gefunden, daß Röntgenstrahlen, wenn sie auf Metallteilchen auftreffen, deren Atome zu Schwingungen anregen; es entstehen die Fluorescenzstrahlen. Barkla hat daraus die für die Röntgentherapie wichtige Schlußfolgerung gezogen, daß es möglich sein müßte, die Tiefenwirkung der Röntgenstrahlen im Gewebe durch Hinzufügen von sekundärstrahlenspendenden Metallteilchen zu erhöhen. Zahlreiche Forscher haben den Gedankengang von Barkla aufgegriffen und sich bemüht, seine Beobachtungen praktisch auszuwerten. Meistens ist es aber nur bei theoretischen Betrachtungen, Tierexperimenten oder einigen Versuchen am Menschen geblieben. Eine systematische, praktische Bearbeitung hat diese Frage nur durch die Erlanger Schule erfahren. Diese hat durch die später noch genauer zu beschreibende Verkupferung dann auch einen Weg gefunden, der es gestattet, die Entdeckung von Barkla für die Carcinomtherapie nutzbar zu machen. Alle anderen Autoren, auch diejenigen, welche zu einem positiven Ergebnis gelangten, sind über orientierende Versuche im allgemeinen nicht hinausgekommen.

Außer Barkla haben sich vorwiegend mit der theoretischen Seite dieser Frage vor allem Großmann, Voltz, Friedrich und Bender, sowie Ziegler beschäftigt. Großmann hat die einzelnen Metalle auf ihre Eignung als Sekundärstrahler untersucht. Er kam dabei zu dem Schluß, daß in der Tiefentherapie die mittelschweren Elemente die besten Sekundärstrahler abgeben müßten. Als besonders geeignet nannte er in erster Linie Jod und Barium, ferner bei ausnehmend harter Strahlung Wolfram, Gold, Blei und Wismut, in zweiter Linie Antimon, Zink, Cadmium und Silber. Doch glaubte er behaupten zu können, daß alle diese Stoffe nur in massiver Form, nicht aber in kolloidaler Lösung wirksame Sekundärstrahlenspender wären. Demgegenüber stellte sich Voltz später auf den Standpunkt, daß bei primär sehr harter Röntgenstrahlung auch kolloidales Gold eine intensive Sekundärstrahlung zu liefern imstande sei. Dahingehende klinische Untersuchungen von Spieß schienen diese Ansicht zu rechtfertigen, ebenso die Beobachtungen von Müller. Letzterer beobachtete nach Injektion kolloidaler Metallösungen das Verhalten der Leukocyten und fand dabei eine deutliche Steigerung des Bestrahlungseffektes. Er führte ihn auf die Sekundärstrahlung der eingeführten Metalle zurück.

Weniger günstig lauteten die Mitteilungen von Friedrich und Bender sowie Ziegler. Erstere gewannen auf Grund ihrer Untersuchungen die Anschauung, daß die Sekundärstrahlentherapie für die Praxis eine minimale Bedeutung habe. Ziegler sprach ihr nach dem Ausfall seiner Experimente überhaupt keine Bedeutung zu. Doch sind seine Versuche im Hinblick auf verschiedene Mängel, die von ihm zum Teil selbst zugegeben werden, nicht beweiskräftig. Auch beziehen sich seine Beobachtungen nur auf Jod in kolloidaler Form.

Andere Autoren, die hauptsächlich mit Tieren experimentierten, machten günstigere Erfahrungen. So heben schon Gauß und Lembcke in ihrer 1912 erschienenen Monographie über die „Röntgentiefentherapie" hervor, daß es nach ihren Experimenten möglich sei, durch Benützung eines zweckmäßig gewählten Strahlentransformators im Sinne Walters und Barklas (Silber) an geeigneter Stelle (peri- und intracorporal) einen stärkeren Bestrahlungseffekt zu erzeugen. Neben anderen Versuchen zeigte ihnen das besonders jener eindringlich, bei dem sie ein ganz locker mit Bismutum carbonicum imprägniertes Fleischstück bestrahlt hatten; denn in diesem Gewebe war die Ionisation auf das 30 bis 50fache gesteigert. Für die Möglichkeit einer Sekundärstrahlentherapie sprechen auch die Beobachtungen von Schwarz. In Elektragol bestrahlte Erbsenkeimlinge wurden stärker geschädigt als in Wasser bestrahlte. Das Gleiche zeigen die Versuche von Hernaman-Johnson. Wurde Silberpulver zwischen Senf und Baumwollsamen gemischt, so konnte eine deutliche Erhöhung der Röntgenstrahlenwirkung festgestellt werden.

Ghilarducci führte in den Magen von Kaninchen etwa 20—30 g Wismutcarbonat ein und bestrahlte sie dann. 40 Tage später wurden diese Tiere zusammen mit den Kontrolltieren, die ohne Verabfolgung von Wismutbrei bestrahlt worden waren, getötet und seziert. Die Tiere der ersten Gruppe zeigten schwere Veränderungen und Ulcerationen im Magen, während die anderen Tiere einen vollkommen normalen Befund boten. Ein ähnliches positives Ergebnis hatten die von den Mitarbeitern Ghilarduccis, Milani und Donati, vorgenommenen Versuche. Gelatinekulturen mit Bacillus pyocyaneus wurden auf Glas und auf verschiedene Metallbleche gesetzt. Dann wurden sie in ein und derselben Weise bestrahlt. Die Kulturen mit den Metallunterlagen waren stets wesentlich stärker beeinflußt als die Kulturen mit der Glasunterlage. Die Fluorescenzstrahlen des Glases sind sehr weich, die der Metalle aber von einer größeren Durchdringungsfähigkeit, aus der sich die erhöhte Wirkung auf die Bakterien erklären läßt. Diese von Milani und Donati gefundene Einwirkung der Sekundärstrahlen von Schwermetallen auf Bakterien wurde später von Halberstaedter und Meyer, desgleichen von Liechti, bestätigt. Liechti, der mit Kulturen von Bacillus prodigiosus experimentierte, fand, daß Metalle oder deren Salze mit den Ordnungszahlen 47—51 sowie 79—90 bei bestimmten Betriebsbedingungen der Röntgenröhre eine Sekundärstrahlung emittierten, die imstande ist, eine erhebliche Dosiserhöhung für den Bacillus prodigiosus zu geben. Bei gleichgerichteten Versuchen kamen Holthusen, Schuback und Sielmann zu ähnlichen Ergebnissen. Schon früher hatten Halberstaedter und Goldstücker nachgewiesen, daß die Röntgenstrahlenwirkung auf Trypanosomen durch Zusatz von Elektrocuprol und Elektromartiol sich verstärken läßt.

Beweisend für die Möglichkeit der Sekundärstrahlentherapie ist auch folgender Versuch von Holthusen: Er bestrahlte eine Hämoglobinlösung, die durch Hämolyse gewaschener Erythrocyten gewonnen war, als Testobjekt. Für die Untersuchung setzte er dann eine 50%ige Barium-Chloridlösung zu. Die Reaktion wurde durch die Zeitdauer des Eintritts der Braunfärbung durch Methämoglobinbildung beobachtet. Eine 200%ige Wirkungssteigerung war die Folge, die Holthusen als Wirkung der Sekundärelektronen erklärt. Die eigentlichen Fluorescenzstrahlen kommen nach seiner Untersuchung nicht in Frage. Für die praktische Übertragung des Versuchs wäre dies jedoch gleichgültig.

Nicht eindeutig sind dagegen die Tierversuche von Ellinger. Die von ihm gefundene, sehr beträchtliche Wirkungssteigerung der Röntgenstrahlung nach Injektion von Thoriumnitrat ist deshalb nicht beweisend, weil Thoriumnitrat selbst Nekrosen machen kann. Das gleiche ist über seine Versuche zu sagen, die er mit Thoriumnitrat später bei menschlichen Tumoren vorgenommen hat.

Zu einem vollkommen negativen Ergebnis kam v. Wassermann. Von der Zuführung von Wismut, Gold und anderen Verbindungen hat er weder am lebenden Tier, noch auch bei seinen direkten Bestrahlungsversuchen im Reagensglas einen Nutzen gesehen. Ähnlich lauten die Mitteilungen von Krönig und Friedrich. Weder bei der Verwendung eines festen Sekundärstrahlers im Tierversuch — es wurde Froschlaich über einer Silberplatte bestrahlt — noch durch die Injektion von Collargol unter die menschliche Haut, wurde einwandfreie Erhöhung der Röntgenstrahlenwirkung erzielt. Gleichgerichtete Versuche von Cluzet und Kofmann mit Kulturen von Bacillus Ebert unter Hinzufügung von kolloidalem Eisen, Kupfer und anderen Metallen führten ebenfalls zu einem negativen Ergebnis. Gudzent, der ausgedehnte systematische Versuche mit Schwermetallen in kolloidaler Form und Jod als Jodkalium bei Mäusen anstellte, kam zu dem Ergebnis, daß die biologische Wirkung der Sekundärstrahlen durch Injektion von Sekundärstrahlern mit den therapeutisch zulässigen Dosen nicht erhöht werden könne. Er sprach daher der Sekundärstrahlentherapie keine Bedeutung zu.

Diese Ansicht vertraten auch Palugyay sowie Siedamgrotzky und Picard auf Grund ihrer Beobachtungen am Menschen. Die Einwände von Palugyay gehören aber streng genommen nicht hierher. Palugyay wandte sich nämlich gegen die Behauptung von Rohrer, daß die Röntgenstrahlenwirkung bei tuberkulösen Lymphomen durch Injektion einer 10%igen Jodkalilösung erhöht werden könne. Nach seinen Beobachtungen, die mit den Erfahrungen von Lenk übereinstimmen, läßt sich der Erfolg einer Röntgenbestrahlung durch die Infiltration des Gewebes mit Jodkali vor der Bestrahlung nicht steigern. Siedamgrotzki und Picard waren den Versuchen von Ellinger gefolgt und hatten bei drei ihrer Carcinompatientinnen vor der Röntgenbestrahlung Thoriumnitrat in den Tumor injiziert. Bei einem Zungencarcinom kam es infolge Glottisödems zum Exitus. Bei einem Mammacarcinom trat eine Phlegmone auf. Nur im letzten Falle mit Wangencarcinom wurde ein guter Erfolg erzielt. Im Hinblick auf die beiden anderen Zwischenfälle glauben Siedamgrotzky und Picard sich Zurückhaltung in der Beurteilung der praktischen Bewertung der Sensibilisierung mit Thoriumnitrat auferlegen zu müssen. Holthusen kommt in seiner kritischen Zusammenfassung über die „Physikalische Sensibilisierung" zu dem Schluß, daß das vorliegende experimentelle und klinische Material eine maßgebende Bedeutung für die Klinik nicht erkennen ließe.

Wir halten diese pessimistischen Schlußfolgerungen nicht für berechtigt. Sehen wir zunächst von unseren eigenen Erfahrungen ab, so liegen doch neben den bereits erwähnten Tierexperimenten eine Reihe von Beobachtungen am Menschen vor, die den von Barkla vorgezeichneten Weg durchaus gangbar erscheinen lassen. Uns will es dünken, daß die von anderen Autoren angestellten Versuche nur nicht konsequent genug durchgeführt worden sind, sonst würden sie überzeugender wirken und auch zu praktisch verwertbaren Resultaten geführt haben. So ist es meistens bei Einzelversuchen geblieben, die natürlich wenig Beweiskraft haben. Außerdem waren die Versuchsanordnungen auch nicht immer glücklich gewählt, um praktische Bedeutung zu erlangen. Eine ins Gewicht fallende Erhöhung der Röntgenstrahlenwirkung bei der Carcinombehandlung ist nur dann zu erwarten, wenn die Sekundärstrahler in feinverteilter Form in den Tumor eingebracht werden. Diese Forderung wurde aber nur von wenigen Autoren erfüllt. Infolgedessen konnten die Sekundärstrahlen sich höchstens in den oberen Gewebspartien zur primären Strahlenwirkung addieren. Das Ausbleiben einer nachweislichen Steigerung des Bestrahlungserfolges kann daher nicht überraschen. Doch konnte eine Erhöhung der Strahlenwirkung bereits bei diesem an sich primitiven Vorgehen deutlich festgestellt werden, wie unter anderem die Bestrahlungserfolge von Johnson und Harris zeigen. Johnson hat Patienten mit Darmcarcinom metallisches Silberpulver in einer Brot- oder Milchmahlzeit verabfolgt. Wohl wurde in diesem Falle ein pulverförmiger Sekundärstrahler angewandt. Eine feine Verteilung im Tumor, wie wir sie soeben gefordert haben, trat aber nicht ein; denn das Pulver blieb nur auf der Oberfläche des Tumors, es drang nicht ein. Das gleiche ist von dem Vorgehen von Harris zu sagen, der vor der Röntgenbehandlung eines Rectumcarcinoms Zinksalbe als Sekundärstrahler auf den Tumor strich. Dieselben Mängel haften auch den Versuchsanordnungen von Stewart und Albers-Schönberg an. Stewart hat bei Oesophaguscarcinomen zur Erzeugung von Sekundärstrahlen ein Silberrohr in die Speiseröhre eingeführt. Albers-Schönberg hat Aluminiumspäne in einer Aluminiumkapsel bei Portio- und Rectumcarcinomen angewandt.

Zweckentsprechender waren schon die Maßnahmen von Sluys. Er brachte Metallfäden (von Metallen von hohem Atomgewicht) in den Tumor selbst ein und verlegte somit die Sekundärstrahlenspender direkt in den Tumor. Noch besser war in dieser Hinsicht das Vorgehen von E. G. Beck. Dieser spritzte eine Wismutpaste in das erkrankte Gewebe. Es ist anzunehmen, daß das Wismut nicht nur am Injektionsherd blieb, sondern sich auch noch weiter verteilte, wenn auch keine gleichmäßige Durchtränkung des Tumors erreicht wurde. Diese Ausführungen treffen auch für die kurz darauf veröffentlichten Versuche von Holzbach und Pagenstecher zu. Holzbach injizierte kolloidales Silber (Fulmargin) in Portiotumoren und bestrahlte dann. Wenn er auch zur Zeit der Veröffentlichung noch nicht zu einem definitiven Ergebnis gekommen war, so hielt er das Vorgehen doch für aussichtsreich und regte zur Nachprüfung an. An Stelle des Silbers schlug Pagenstecher Eiseninjektionen vor (Ferrum oxydulatum nigrum). Wenn die Beobachtung von Bessunger über die Steigerung der Röntgenstrahlenwirkung bei Lupus durch gleichzeitige Injektion von Jodlösung streng genommen auch nicht hierher gehört, so soll sie doch erwähnt werden, da die Besserung der Heilerfolge durch das anwesende Jod zwanglos der Sekundärstrahlenwirkung zugeschrieben werden kann. Durch Injektion von Jodsalzen bei inneren Leiden und verschiedenen bösartigen Tumoren glaubte übrigens auch Stepp die Wirkung der Röntgenstrahlen erhöht zu haben. Bei Blasen- und Nierentuberkulose verwandte er als Sekundärstrahler Collargol, bei Gelenktuberkulose Fulmargin, Elektrocollargol und Collargol. Bei Arthritiden rieb er zur Erhöhung der Röntgenstrahlenwirkung Ung. Credé und Jothion-Laneps (Bayer) ein. Auch damit hat er sehr günstige Erfolge erzielt[1].

Shionoya und Yamakawa berichten wieder über gute Resultate mit Lipiodol. Sowohl im Tierexperiment wie in klinischen Versuchen wurden auffallende Besserungen festgestellt.

Erwähnt seien weiter die Versuche von Kupferberg, die gleichfalls hierher gehören, wenngleich ihnen wohl eine Doppelwirkung zugrunde lag. Kupferberg hat mit einer Lösung von Radiothor, einer Vorstufe des Thorium X, den Tumor infiltriert. Neben dem Sekundärstrahleneffekt versprach sich Kupferberg noch eine unterstützende Wirkung von der Radioaktivität des eingebrachten Radiothorsalzes. Diese kombinierte Behandlung führte in einem Fall von Operationsrezidiv in der Narbe nach vaginaler Totalexstirpation eines carcinomatösen Uterus zu einem besonders günstigen Erfolg. R. Werner führte in einem 1915 gehaltenen Referat aus, daß er in einzelnen Fällen bereits seit 1905 Tumoren mit metallischen Emulsionen oder kolloidalen Lösungen infiltriert hätte, um eine verstärkte Sekundärstrahlung im Gewebe zu erhalten. Bei der Verwendung von kolloidalem Silber wäre diese auch tatsächlich aufgetreten. Weiter berichtete er damals, daß er, angeregt durch die Beobachtungen von v. Wassermann, Neuberg, Caspari u. a., von der lokalen Applikation des Sekundärstrahlers zu dessen intravenöser Injektion übergegangen sei. Die genannten Autoren hatten gefunden, daß nach intravenösen Injektionen von Metallkolloiden oder Metallsalzlösungen die Empfänglichkeit der Tumoren sich steigert, da sich diese Substanzen vorwiegend im Tumor ablagern. Wohl hat Werner mit dem intravenös applizierten Elektroselen und Selenvanadat auch tatsächlich eine Verstärkung des Bestrahlungseffektes bewirkt, es sind aber so heftige Reaktionen aufgetreten, daß er von diesem Vorgehen wieder Abstand genommen hat. Klotz berichtete dagegen, mit intravenösen Injektionen von Elektrokobalt bei einigen Fällen von inoperablen Uteruscarcinomen auffallende Bestrahlungserfolge gesehen zu haben. Unbefriedigend waren die Resultate jedoch nach Injektion von Silber und Elektrokupfer.

Diese Versuche, Schwermetalle auf intravenösem Wege in den Tumor zu bringen und für die Sekundärstrahlentherapie auszunutzen, haben heute in anderer Form in der Röntgentherapie der Carcinome größere Bedeutung erlangt. Wir erinnern in diesem Zusammenhange an die von E. G. Mayer inaugurierte Dextrosevorbehandlung zur Sensibilisierung der Tumorzellen. Dieses Vorgehen basiert, wie bereits hervorgehoben, auf den Beobachtungen von Warburg über die besonderen Verhältnisse des Zuckerstoffwechsels im Tumor. H. Hirsch hat diese Methode nun weiter ausgebaut. Von der Vorstellung ausgehend, daß das an Zucker verarmte Tumorgewebe die zugeführte Dextrose gierig aufnimmt, hat er an diese eine Jodcerverbindung gekoppelt. Er will damit erreichen, daß

---

[1] In diesem Zusammenhang sollen auch die Untersuchungen von Rubinstein über den Mechanismus der Sensibilisierung durch Jodsalze bei Röntgenbestrahlung angeführt werden. Er hat gefunden, daß nicht die Jodlösung die Wirkung der Röntgenstrahlen verstärkt, sondern daß letztere eine chemische Zersetzung der Lösung hervorrufen und freies Jod, das außerordentlich giftig ist, aus seinen Salzen abspalten. Wird das abgespaltene Jod gebunden, dann verschwindet zugleich auch die chemische Wirkung der Lösung.

diese Schwermetalle mit der Dextrose in das Tumorgebiet transportiert werden. Er nennt deshalb auch die Dextrose die „Leitschiene", um Jod und Cer an den Tumor zu bringen. Dieses Dextrose-Jodcerpräparat wird von der „Deutschen Introcidgesellschaft" unter dem Namen Dextrocid in den Handel gebracht. Die Jodcerverbindung ist an eine 50%ige Dextroselösung gekoppelt. Die Speicherung im Tumor wird dadurch erleichtert, daß Jod sowohl wie Cer an sich schon bis zu einem gewissen Grade tumoraffine Stoffe sind. Hirsch führt die Wirkung dieses Kombinationspräparates in erster Linie auf Erzeugung von physico-chemischen und biologischen Zustandsänderungen im Tumorgebiet und auch auf Beeinflussung der Gesamtstoffwechsellage zurück und meint, daß das Präparat bereits allein imstande sei, den Tumor günstig zu beeinflussen.

Voltz, der das Dextrocid in der Döderleinschen Klinik eingeführt hat, sieht den Vorteil dieses Präparates in der Ausnutzung der Sekundärstrahlenwirkung. Die Münchener Klinik führt die Dextrocidbehandlung seit 1927 vor jeder Röntgen- und Radiumbehandlung aus. Nur Patienten mit Lues, Diabetes und Herzleiden werden ausgenommen. Der allgemeine Eindruck ist ein recht guter, so daß die Dextrocidbehandlung als unterstützende Methode zur Strahlenbehandlung geschätzt wird.

Einen ganz anderen Weg im Vergleich zu den bisher aufgezählten gingen Ghilarducci, Seitz und Wintz, indem sie sich, um Sekundärstrahlen in das Gewebe einzubringen, der Iontophorese bedienten. Ghilarducci brachte auf diese Weise aus einer 0,5%igen Protargollösung Silberionen bis in 2 cm Gewebstiefe. Die klinischen Erfahrungen bei 24 Fällen von Lupus und 11 Fällen von Epitheliomen waren so günstige, daß Ghilarducci diese Methode als Vorbehandlung auch bei anderen Hautkrankheiten anwandte. Bertran de Lis und Battles haben mit dieser Methode auch beim Collumcarcinom gute Erfolge gehabt, nur verwandten sie an Stelle einer 0,5%igen eine 1,0%ige Protargollösung.

Unabhängig von anderen Autoren haben Seitz und Wintz nach langen Versuchen ihre Kupferbehandlung ausgebaut. Grundlage zu ihrem Vorgehen bildete der Wunsch, Kupferteilchen als Sekundärstrahler ins Gewebe zu bringen. Sie führten zunächst zahlreiche feine Kupfernadeln in das Gewebe ein. Diese Nadeln wurden durch die Gewebssäfte angegriffen. Es entstand in der Umgebung eine Imprägnation des Gewebes mit Kupfersalzen. Durch geeignete Zink-Kupfernadeln wurde auch eine elektrolytische Wirkung erzielt. Dieses Vorgehen befriedigte schon deshalb nicht, weil die Manipulationen am carcinomatösen Tumor aus den schon genannten Gründen zu verwerfen waren. Wintz hat dann das Verfahren zur Verkupferung ausgebaut, indem er aus Kupferzuleitungsröhren eine Kupferselenverbindung (Cuprum selenicum Merck 0,5%ig) zufließen ließ. Durch Elektrolyse und Kataphorese gelangen sowohl Kupfer als auch metallische Kupferteilchen in das Gewebe und in die Zellen. Die Kupfersalzlösung wird in die Zellzwischenflüssigkeit transportiert.

Die Wirkung der Verkupferung ist eine mannigfache. Die Kupferionen wirken als Sekundärstrahler, und zwar durch Eigenstrahlung und Streustrahlung. Kupferionen und Kupferselenlösung wirken als kräftiges Tiefendesinfizienz; das Kupfer ist für die Zellen giftig. Wahrscheinlich sind die malignen Zellen gegen dieses Gift empfindlicher als die normalen. So entsteht eine Summation zur Röntgenstrahlenwirkung; auch die noch ungeklärte oligodynamische Wirkung des Kupfers ist in Betracht zu ziehen.

Die „Verkupferung" wurde am Tier, an der menschlichen Haut und an Tumoren ausprobiert. Es hat sich gezeigt, daß der Gesamteffekt der Röntgenstrahlenwirkung um etwa 20% gesteigert wird. Das hat sich z. B. durch versuchsweise Verkupferung von Hautpartien ergeben. Die eine Seite wurde verkupfert, die andere Seite nicht. Beide wurden mit genau der gleichen Dosis bestrahlt. Die Wirkung an der verkupferten Stelle war etwa 20% höher. Dabei ist in Betracht gezogen, daß die Iontophorese allein auch ohne Kupfer eine erhöhte Radiosensibilität hervorruft. Beim Portiocarcinom wurde klinisch einwandfrei beobachtet, daß die Rückbildung des Carcinoms wesentlich rascher vor sich geht als bei den Fällen, die nicht verkupfert wurden. Auch die Vernarbung und die Konfiguration der normalen Portio ging gleichfalls beschleunigter vor sich.

Nähere Einzelheiten und eine genauere Beschreibung der Methode findet sich in einem Sonderkapitel über die Verkupferung (s. S. 264). Hier sei nur noch hervorgehoben, daß Kupferberg die Beobachtungen von Seitz und Wintz über die Steigerung der Carcinomheilungen durch die Verkupferung bestätigen konnte.

Gründe für Mißerfolge der Röntgentherapie beim Carcinom.

Die Behandlung eines Carcinoms ist stets eine schwere Aufgabe, gleichgültig, ob sie mit der Operation oder mit Röntgenstrahlen durchgeführt wird. Gerade die Röntgenbehandlung stellt hohe Anforderungen an den Therapeuten, weil zahlreiche Gründe den erstrebten Heilerfolg vereiteln können. Teils liegen diese im biologischen, teils im physikalisch-dosimetrischen Gebiet.

Um die Bedeutung dieser beiden Gebiete ist viel gestritten worden. Wir haben bei der Carcinombehandlung mit Röntgenstrahlen von jeher die Wichtigkeit einer exakten Dosierung in den Vordergrund gestellt. Dieses Hervorheben des dosimetrischen Problems ist aber keineswegs eine Geringschätzung der biologischen Momente. Daß diese bei der Röntgentherapie der Carcinome eine gewichtige Rolle spielen, ist eine alte und selbstverständliche Tatsache. Wir haben daher nie geglaubt, besonders betonen zu müssen, daß auch wir diesen Faktor gerade so hoch einschätzen wie eine exakte Dosierung. Wenn wir deren Notwendigkeit immer wieder in erster Linie unterstrichen haben, so geschah dieses lediglich in der Überzeugung, daß mancher Mißerfolg in der Literatur, der einem unbekannten biologischen Faktor zugeschrieben wurde, tatsächlich auf einem Dosierungsfehler beruhte.

Im übrigen ist gerade die Dosimetrie das Gebiet der Röntgentherapie, auf dem biologische und physikalische Faktoren ineinander übergehen. Das werden unsere weiteren Ausführungen mehrfach beweisen. Wir werden bei diesen auch zeigen, daß zur erfolgversprechenden Strahlenbehandlung eines Carcinoms mehr als die Applikation der jeweils notwendigen Dosis gehört, daß neben dem bestrahlungstechnischen Können noch große medizinische Erfahrungen und entsprechendes ärztliches Handeln nötig sind.

Mißerfolge bei der Carcinombestrahlung können daher auch auf mangelnder medizinischer Einsicht beruhen. Da die hier in Frage kommenden Gründe mit den biologischen aufs engste verknüpft sind, werden wir sie in einer Gruppe als die biologisch-medizinischen Gründe für die Bestrahlungsmißerfolge zusammenhängend besprechen.

Bei den auf physikalisch-dosimetrischem Gebiet liegenden Gründen für die Mißerfolge der Röntgentherapie beim Carcinom können auch technische Mängel eine Rolle spielen. Wir werden daher der soeben genannten Gruppe der biologisch-medizinischen Gründe die physikalisch-technischen Gründe gegenüberstellen.

a) Biologisch-medizinische Gründe.

Wenn wir die Ursachen für die Mißerfolge der Röntgentherapie beim Carcinom aufdecken wollen, müssen wir uns zunächst kurz mit dem Wirkungsmechanismus der Röntgenstrahlen bei der Carcinombehandlung befassen; denn mangelnde Kenntnis der sich hier abspielenden Vorgänge kann einen Mißerfolg vortäuschen, wo in Wirklichkeit gar keiner vorliegt. Auch hat falsche Vorstellung über den Wirkungsmechanismus schon mehrfach zur Entwicklung unfruchtbarer Behandlungsmethoden geführt. Wie die Erfahrung lehrt, tauchen unrichtige Anschauungen über die Strahlenwirkung beim Carcinom immer wieder auf und es wird versucht, sie zur Grundlage von Bestrahlungsmethoden zu machen.

Namhafte Autoren glaubten nämlich früher, eine indirekte Wirkung annehmen zu können. Für sie verlief die Heilwirkung der Röntgenstrahlen nicht auf dem Wege über eine direkte Beeinflussung der Carcinomzellen, sondern über eine Allgemeinreaktion, ähnlich wie bei einer unspezifischen Proteinkörpertherapie. Diese Vorstellung basierte auf der Anschauung, daß der carcinomatöse Tumor nur der Ausdruck einer Gesamterkrankung des Körpers sei. Dementsprechend wurde auch die Behandlung vorgenommen. Mit kleineren Dosen wollte man den Organismus und die örtlichen Abwehrkräfte zu erhöhter Leistung anregen. Die direkte Bestrahlung des carcinomatösen Gebietes trat in den Hintergrund. Erfahrungen an Mäusen schienen dieses Vorgehen zu rechtfertigen. Denn Impfcarcinome schwanden, wenn die gesamte Maus gewissermaßen einem Röntgenstrahlenbad unterzogen wurde, der Carcinomtumor selbst gegen Röntgenstrahlen geschützt war (Opitz, Kok, Vorlaender, Caspari).

Diese Versuche waren aber in verschiedener Weise ungenügend, schon insofern, als die Verhältnisse beim tierischen und menschlichen Carcinom so verschieden sind, daß die Beobachtungen an Tieren nicht ohne weiteres auf den Menschen übertragen werden können. Das trifft bei den ganz anderen Größenverhältnissen auch für die Bestrahlung und die dabei zur Wirkung kommenden Volumdosen zu. Im einzelnen sind die Fehler dieser Versuche schon so oft diskutiert worden, daß wir nicht mehr darauf einzugehen brauchen. Auch haben die von ihnen abgeleiteten Bestrahlungsmethoden keine weitere Verbreitung erlangt. Niemals ist es beim Menschen gelungen, Carcinome mit indirekten Bestrahlungsverfahren zur Heilung zu bringen. Das gilt auch für die von M. Fraenkel inaugurierte Methode der Röntgenbehandlung endokriner Drüsen und des hämatopoetischen Apparates. **Jeder neue Versuch, Carcinome durch indirekte Bestrahlungsmethoden zu heilen, muß zu den gleichen Mißerfolgen führen.**

Heute können wir es als feststehende Tatsache betrachten, daß Röntgenstrahlen einen carcinomatösen Tumor nur bei direkter Bestrahlung zu beseitigen vermögen. Durch zahlreiche exakte Untersuchungen wurde dies sichergestellt. Es sei hier nur auf die Versuche von Jüngling und Wintz verwiesen. Beide haben disseminierte Carcinomknötchen der Haut unter teilweiser Abdeckung bestrahlt. Es zeigte sich, daß die Wirkung der Röntgenstrahlen scharf am Rande der Abdeckung aufhörte.

Diese rein lokale Wirkung der Röntgenstrahlen auf das Carcinom widerspricht natürlich der längst bekannten Tatsache nicht, daß neben der Lokalwirkung jedesmal auch eine Allgemeinwirkung der Röntgenbestrahlung zu beobachten ist. Sie ist auf Stoffwechselprodukte der unter dem Einfluß der Strahlen veränderten Zellen, aber auch auf die Wirkung der Zerfallsprodukte absterbender Zellen (Nekrohormone) zurückzuführen. Diese Allgemeinwirkung ist jedoch nur eine Nebenerscheinung der Carcinombestrahlung. Für den carcinomatösen Prozeß ist sie ohne Bedeutung.

Die lokale Wirkung der Röntgenstrahlen bei der Carcinombehandlung besteht nun in der Zerstörung der Tumorzellen.

Wir haben jahrelang die Rückbildung des bestrahlten Tumors an geeigneten Fällen durch fortgesetzte histologische Untersuchungen verfolgt. Hierbei zeigte sich, daß sofortige augenfällige Schädigungen an den Carcinomzellen nur dann vorhanden waren, wenn übertrieben hohe Dosen — bei oberflächlich liegenden Carcinomen 150—160% der HED, einzeitig appliziert! — verabfolgt worden waren. Bei der Applikation von 100—110% der HED fand sich dagegen auch einige Tage nach der Bestrahlung im mikroskopischen Bild fast keine Veränderung gegenüber dem mikroskopischen Bild vor der Bestrahlung; das Auftreten einer kleinzelligen Infiltration bildete in manchen Präparaten den einzigen Unterschied.

Erst von der 2.—4. Woche ab zeigten die Präparate deutliche Veränderungen: verhornte Zellen, hyaline Degeneration, Pyknose, Keratolysis; in den Präparaten der 5. bis 7. Woche waren nur noch einzelne amorphe Zellkonglomerate vorhanden. Die ursprünglichen Carcinomzüge waren durch das Bindegewebe ersetzt.

Es erübrigt sich, auf diese Vorgänge weiter einzugehen. Sie sind in der gleichen Form heute bereits von vielen Autoren beschrieben und allgemein bekannt. Eingehend sind sie auf S. 44—54 in einem besonderen Kapitel dargestellt.

Es ist aber nötig darauf hinzuweisen, daß die Zeit, die bis zum klinischen Verschwinden eines bestrahlten Tumors vergeht, größeren Schwankungen unterworfen ist. Beim Portiocarcinom liegt sie zwischen 2 und 10 Wochen. Zwischen dieser Latenzperiode und dem Reifegrad des Carcinoms fanden wir gewisse Beziehungen. Der mittlere Reifegrad scheint die kürzeste Latenzzeit aufzuweisen.

Zu diesem verschieden schnellen Verschwinden der bestrahlten Carcinomtumoren ist noch zu bemerken, daß selbstverständlich die sichtbare Rückbildung des Tumors nicht immer zur selben Zeit beginnt. Es gibt, wenn auch selten, Fälle, bei denen der carcinomatöse Tumor makroskopisch bis zur 4. Woche nach der Bestrahlung unverändert weiter fortbesteht. In Präparaten derartiger Tumoren, die 14 Tage nach der Bestrahlung entnommen waren, fanden wir noch reichlich Karyokinesen, so daß man zunächst an eine geringere Wirksamkeit der Röntgenstrahlen hätte glauben können. Als jedoch ohne weitere Maßnahmen die Rückbildung einsetzte, veränderte sich auch das mikroskopische Bild im Sinne des nekrobiotischen Zerfalls. Die beobachteten Zellen waren also trotz ihrer Karyokinese keine echten Carcinomzellen mehr gewesen, ihre Lebensfähigkeit war bereits derart beeinflußt, daß sie immer mehr degenerierten und schließlich ausstarben.

Diese Befunde decken sich vollkommen mit denen anderer Autoren wie Perthes, Regaud, Lacassagne und Monod, Alberti und Pollitzer. Regaud spricht von heredocellulären Schädigungen, wenn die im Ruhestadium befindliche Zelle nicht sofort nekrotisiert, aber eine so schwere Schädigung empfangen hat, daß sie sich nicht mehr vollständig erholen kann. Perthes sowie Holthusen wiesen nach, daß diese heredocelluläre Schädigung erst bei späteren Zelldegenerationen sich auswirken kann.

Die Kenntnisse dieser Vorgänge sind für den Röntgentherapeuten wichtig, weil sie ihn vor Irrtümern schützen. Sicher sind schon manche Carcinome mit späterem Rückbildungsbeginn und langsamerer Rückbildungstendenz aus Unkenntnis der Sachlage, aus Furcht, ein „strahlenrefraktäres" Carcinom vor sich zu haben, schließlich noch operativ entfernt worden. Solche Fälle gelten dann als Mißerfolge der Röntgentherapie. Dabei hätte es nur eines weiteren Zuwartens bedurft, um den Erfolg der Röntgenbehandlung auch sichtbar in Erscheinung treten zu lassen.

Gleichgültig in welcher Zeit der carcinomatöse Tumor nun auch verschwindet, wenn das in einer der vorhin geschilderten Weisen vor sich geht, werden die Ansprüche, die an eine richtig durchgeführte Bestrahlung zu stellen sind, vollständig erfüllt. Denn wir müssen immer Rücksicht nehmen auf das umliegende normale Gewebe, dessen Radiosensibilität oft nicht viel geringer ist als die der Carcinomzelle; möglichst ungeschädigtes Bindegewebe ist nötig, weil aus ihm die Vernarbung des entstehenden Defektes erfolgen soll; nur so ist eine endgültige Heilung zu erwarten. Die soeben aufgestellte Forderung läßt sich durch eine entsprechende Dosierung wohl erfüllen, das drückt sich im mikroskopischen Bild durch die Erhaltung des Stützgewebes im Tumor aus. Man kann in solchen Bildern sehr schön demonstrieren, wie zwischen diese stehengebliebenen Stützgewebe junge Bindegewebszüge einsprießen und die ursprünglichen Carcinomzüge ersetzen.

Die Dosis, welche alle Tumorzellen in der vorhin beschriebenen Weise zerstört, das Bindegewebe aber erhält, beträgt nach Seitz und Wintz für die Plattenepithelcarcinome 90—110% der HED. Diese Dosis wurde durch exakte iontoquantimetrische Messungen bei der Röntgenbehandlung von Portiocarcinomen gefunden. Seitz und Wintz haben diese Dosis als „Carcinomdosis" bezeichnet.

Die Carcinomdosis ist viel umstritten worden. Es wurde behauptet, daß die Radiosensibilität der Carcinome größeren Schwankungen unterworfen sei und eine so enge Begrenzung nicht zulasse. Wir wollen hier von dem Streit um die Carcinomdosis absehen. Nichts kennzeichnet seinen Wert besser als die Tatsache, daß selbst Gegner der Carcinomdosis nach längeren und breiteren Darlegungen ihrer Gegengründe die Carcinomdosis schließlich doch für die praktische Durchführung der Bestrahlung empfehlen. Jedenfalls können die Versuche von Adler, ·Kehrer-Lahm, Schröder-Cordua, die Radiosensibilität der Carcinome zu ihrem Reifegrad in Beziehung zu setzen, als gescheitert angesehen werden. Wir verweisen hierzu auf die in der Klinik von A. Döderlein vorgenommenen sorgfältigen Untersuchungen von G. Döderlein, die in dieser Hinsicht zu einem negativen Ergebnis führten (s. S. 38).

Es muß nun aber hervorgehoben werden, daß die von Seitz und Wintz festgesetzte Dosis von 110% der HED als zerstörende Dosis nur für das Plattenepithelcarcinom Geltung hat. Wintz fand nämlich, daß die Adenocarcinome weniger radiosensibel sind und sich erst nach Applikation der höheren Dosis von 125% der HED zurückbilden. Auf diese Tatsache hat Wintz 1923 zum erstenmal hingewiesen. Seit dieser Zeit ist er immer wieder in Wort und Schrift für die höhere Dosierung bei den Adenocarcinomen eingetreten.

Die Richtigkeit seiner Feststellung hat auch die Statistik inzwischen bewiesen. Die von anderen Autoren als strahlenresistent bezeichneten Adenocarcinome der Cervix und des Corpus uteri werden heute bei uns in einem hohen Prozentsatz geheilt. Bei den Adenocarcinomen des Corpus uteri können wir sogar die höchsten Heilungsziffern unter allen Uteruscarcinomen verzeichnen.

Es muß also bei der Carcinombehandlung mit Röntgenstrahlen ein Unterschied gemacht werden zwischen Plattenepithelcarcinomen und Adenocarcinomen. Für die Plattenepithelcarcinome beträgt die notwendige Dosis 110% der HED, für die Adenocarcinome 125% der HED.

Diese Dosen müssen unbedingt appliziert werden, wenn ein Dauererfolg erzielt werden soll. Werden sie nicht erreicht, so tritt bestenfalls nur eine vorübergehende Verkleinerung des Tumors ein. Denn dann werden höchstens die innerhalb eines Zellverbandes bekanntlich stets am strahlenempfindlichsten Zellen, die Zellen im Stadium der Mitose, zerstört (G. Schwarz, Regaud, Bardeen, Mottram, Holthusen). Die ruhenden, weniger empfindlichen Zellen, auf deren Zerstörung die Carcinomdosis eingestellt ist, gehen dagegen nicht zugrunde. Die Dosis, welche die Carcinomzellen im Teilungsstadium abtötet, beträgt nach den Untersuchungen von Wintz etwa 60—70% der HED. Noch geringer dosierte Bestrahlungen bleiben ohne jeglichen erkennbaren Einfluß, weil sie nicht einmal die empfindlichsten Zellen (im Stadium der Mitose) abtöten.

Es verlangt also jede Carcinombehandlung mit Röntgenstrahlen unbedingt die Applikation der von uns als notwendig bezeichneten Dosen. Nur diese zerstören alle Zellen des Carcinoms und schaffen so die Grundlage zur Ausheilung. Ausbleibende oder unvollständige Zerstörung des Tumors durch Unterdosierung ist wohl der Hauptgrund für eintretende Mißerfolge.

Wie nun die operative Behandlung eines Carcinoms sich nicht in der Entfernung des Primärtumors erschöpft, sondern sich stets auch noch auf das regionäre Ausbreitungsgebiet erstreckt, selbst wenn es nach dem Operationsbefund noch nicht erkrankt zu sein scheint, so muß auch bei der Carcinombehandlung mit Röntgenstrahlen stets das gesamte in Frage kommende Ausbreitungsgebiet in den Strahlenbereich miteinbezogen werden. Denn bei der Strahlenbehandlung, besonders im Körperinnern gelegener Carcinome, kann man noch weniger als bei der operativen Behandlung, bei der man sich stets das gesamte in Frage kommende Ausbreitungsgebiet zugänglich machen kann, mit Sicherheit entscheiden, ob das festgestellte Carcinom noch auf den Ausgangsherd beschränkt ist oder ob es nicht bereits in die Umgebung, ja sogar bis in die regionären Drüsen vorgedrungen ist. Bei der Beschränkung der Bestrahlung auf den Primärtumor würde man stets Gefahr laufen, diesen wohl zu zerstören, in den weiter abgelegenen Gebieten etwa vorhandene Carcinomzellen aber unbeeinflußt zu lassen. Selbstverständlich muß in diesem gesamten Gebiet auch die zerstörende Dosis zur Wirkung gebracht werden. Deshalb lautet auch die Grundregel der Carcinombehandlung mit Röntgenstrahlen: Bei der Carcinombehandlung mit Röntgenstrahlen muß stets sowohl der Primärtumor als auch das gesamte in Frage kommende Ausbreitungsgebiet mit der zerstörenden Dosis belegt werden.

Wenn man nun die Bestrahlungsmethoden anderer Autoren bei den verschiedensten Carcinomlokalisationen daraufhin überprüft, muß man oft mit Überraschung feststellen, wie wenig dieser Forderung Rechnung getragen wird. Allerdings muß zugegeben werden, daß die sachgemäße Bestrahlung eines Primärtumors mit seinem gesamten Ausbreitungsgebiet aus den verschiedensten Gründen sehr schwierig sein kann. Wir werden darauf später zurückkommen. Es lassen sich aber die hier in Frage kommenden Schwierigkeiten von dem erfahrenen Röntgentherapeuten wohl überwinden. **Jedenfalls können bei unvollständiger Erfüllung der Grundregel der Carcinombestrahlung Mißerfolge nicht ausbleiben.**

Es ist nun keineswegs einfach, die jeweils notwendigen Dosen im Tumorgebiet auch tatsächlich zur Wirkung zu bringen. Neben später zu erwähnenden physikalisch-technischen Schwierigkeiten machen sich hier vor allem biologische Vorgänge störend bemerkbar. Es hat sich nämlich gezeigt, daß die Zelle die Schädigung durch kleinere Röntgenstrahlenmengen auszugleichen vermag. Wir haben diese Fähigkeit der Zelle „biologische Erholungsfähigkeit" genannt.

Diese biologische Erholungsfähigkeit der Zellen muß in Rechnung gesetzt werden, wenn die Bestrahlung nicht kurzfristig durchgeführt werden kann. Letzteres ist bei der Carcinombehandlung häufig der Fall. Verteilung der Bestrahlung auf 2 oder 3 Tage, weil die Dosis nur durch Addition von verschiedenen, längere Zeit in Anspruch nehmenden Einfallsfeldern aus erreicht werden kann, ist keine Seltenheit. Wenn aber die Dosis auf mehrere Sitzungen verteilt wird, tritt auf Grund der biologischen Erholungsfähigkeit der Zellen eine verminderte biologische Wirkung ein. Um eine der Carcinomdosis entsprechende biologische Reaktion zu erzielen, muß die Dosis erhöht werden. Nach unseren Erfahrungen muß z. B. bei einer Verteilung der Carcinombestrahlung auf 2 Tage die Dosis auf 130% der HED erhöht werden, um die gleiche biologische Wirkung zu erhalten wie bei einer einzeitigen Applikation von 110% der HED. Bei einer Verteilung der Dosis auf 3 Tage muß man die Herddosis bereits auf 150% der HED erhöhen. Einer weiteren Verteilung der Bestrahlung ist zu widerraten, weil es immer schwerer wird, die Erholungsfähigkeit der Zellen richtig einzuschätzen und einzuholen. Hinzu kommt, daß bei derartigen Bestrahlungen die Differenz in der Radiosensibilität zwischen Carcinom und gesunder Umgebung, die erst die Möglichkeit schafft, Carcinomgewebe isoliert durch Röntgenstrahlen zu zerstören und Carcinome durch Röntgenbehandlung zu heilen, allmählich verschwindet. Denn das Carcinom wird resistenter, das normale Gewebe empfindlicher. Die Zerstörung des Carcinoms läßt sich dann nur noch unter Gefährdung der gesunden Umgebung erreichen, wenn sie sich, ohne eine schwere Nebenschädigung zu setzen, überhaupt noch herbeiführen läßt. Auf diese Tatsache haben wir schon wiederholt hingewiesen und damit die Notwendigkeit der einzeitigen Bestrahlung begründet.

Das unterschiedliche Verhalten der Carcinomzelle und der gesunden Zelle gegenüber wiederholten unterwertigen Bestrahlungen ist auffallend. Doch läßt es sich durch die Beobachtungen von Jüngling, Holthusen und Wintz hinreichend erklären. Jüngling und Holthusen fanden, daß die ruhende Zelle das Röntgengift stärker kumuliert. Wintz stellte fest, daß Carcinomzellen mit ihrem schnelleren Stoffwechsel unterwertige Strahlenschädigungen schneller auszugleichen vermögen als Zellen mit langsamerem Stoffwechsel, zu denen auch die Bindegewebszelle gehört.

Die neuen Bestrahlungsmethoden nach Coutard scheinen diesen Beobachtungen zu widersprechen. Bei ihnen werden kleinere Dosen, über längere Zeit verteilt, appliziert.

Dieses Vorgehen wird gegenüber den einzeitigen Bestrahlungen in verschiedenster Weise als vorteilhafter bezeichnet. Es ist hier nicht der Ort, um sich mit diesen Bestrahlungsmethoden näher auseinander zu setzen. Wir begnügen uns mit dem Hinweis, daß die Propagierung dieser langdauernden und kostspieligen Bestrahlungsverfahren keineswegs im Verhältnis zu den bisher erreichten Erfolgen steht, wenn man zum Vergleich die von uns mit den viel einfacheren und billigeren einzeitigen Bestrahlungsmethoden erzielten Resultate heranzieht.

Für uns und für diese Ausführungen ist jedenfalls die Tatsache von Wichtigkeit, daß wir bei Patienten, die auswärts nach Coutard bestrahlt worden waren, Indurationen der Haut, des Beckenbindegewebes und der Lungen beobachtet haben, wie wir sie bei der einzeitigen Bestrahlung schon lange zu vermeiden gelernt hatten. Wir führen dies besonders an als Beweis für die von uns vorhin aufgestellte Behauptung, daß bei einer Verzettelung der Dosis der Tumor nur noch unter Gefahr schwerer Nebenschädigungen zerstört werden kann. Betreffen letztere auch das Krebsbett, so ergibt sich das weitere von selbst. Induriertes Gewebe hat bekanntlich eine sehr schlechte, meistens aber gar keine Tendenz zur Narbenbildung.

So kann durch eine verzettelte Bestrahlung der Erfolg der Behandlung in zweifacher Weise in Frage gestellt werden: Erstens dadurch, daß aus mangelnder Kenntnis von der biologischen Erholungsfähigkeit der Zellen die zerstörende Dosis nicht zur Wirkung gebracht wird, zweitens dadurch, daß wohl die zerstörende Dosis noch erreicht wird, die nunmehr empfindlicher gewordenen Zellen der gesunden Umgebung durch diese Dosis aber so schwer geschädigt werden, daß die zur Heilung notwendige Narbenbildung nicht mehr geleistet werden kann.

Die biologische Erholungsfähigkeit der Zellen ist nun für den Ausgang der Bestrahlung noch in anderer Hinsicht von Bedeutung. Sie tritt nämlich nicht nur in den Bestrahlungspausen unterteilter Bestrahlungen in Erscheinung und erschwert damit die Dosierung, sondern auch bei längere Zeit in Anspruch nehmenden Bestrahlungen, bei denen also das Röntgengift nur langsam auf die Zellen einwirkt. Dies ist vor allem bei der Fernfeldbestrahlung der Fall, weil hier die Intensität infolge der Schwächung des Röntgenlichtes durch die Entfernung eine geringe ist.

Die biologische Erholungsfähigkeit der Zellen macht sich bei länger dauernden Fernfeldbestrahlungen bereits an der Hautreaktion bemerkbar. Trotz Umrechnung der Bestrahlungszeit nach dem Quadratgesetz ist diese zu gering.

Um beim Fernfeld gleiche biologische Wirkung zu erzielen wie beim Nahfeld, ist es notwendig, die Bestrahlungszeit über die bei der Berechnung mit dem quadratischen Abstandsgesetz gefundene Dauer hinaus zu verlängern. Es muß also noch eine Zusatzdosis gegeben werden. Wintz hat diese „biologische Zusatzdosis" genannt. Die Größe der jeweils notwendig werdenden Zusatzdosis geht aus den auf S. 244/45 abgebildeten Kurven hervor. Sie gibt an, um wieviel Prozent die Bestrahlungszeit jeweils verlängert werden muß, um die als HED bezeichnete Hautreaktion zu erhalten. Wird z. B. nach dem quadratischen Abstandsgesetz eine Bestrahlungszeit von 240 Minuten errechnet, so muß diese um die biologische Zusatzdosis von 30% = 72 Minuten auf insgesamt 312 Minuten verlängert werden, um auch tatsächlich die biologische Hautreaktion zu erhalten. Für die physikalische Dosierung würde das bedeuten, daß nicht mehr 600 r, sondern 780 r hingestrahlt werden müßten oder daß bei Einsetzen der Rückstreuung anstatt 800 r nunmehr 1040 r auf der Oberfläche wirksam werden müßten.

Diese Kurve wurde auf empirischem Wege durch Beobachtungen am Menschen gewonnen. Sie hat sich nunmehr in jahrelangem Gebrauch als richtig erwiesen. Daraus ergibt sich, welche Dosierungsfehler entstehen müssen, wenn bei länger dauernden Bestrahlungen die Erholungsfähigkeit der Zellen während der Bestrahlung durch die biologische Zusatzdosis nicht ausgeglichen wird.

Nachdem bereits von Regaud und seinen Mitarbeitern auf die Gefahr, ausgelöst durch eine bestehende Entzündung, für die Radiumbehandlung hingewiesen worden war, zeigte Wintz in experimentellen Untersuchungen, daß für die Röntgenbehandlung der deletäre Einfluß der Entzündung in einer Veränderung des Verhältnisses der Radiosensibilität besteht. Die Carcinomzellen werden strahlenunempfindlicher, die Empfindlichkeit des Bindegewebes steigt an. Daher können mit Streptokokken infizierte Carcinome durch eine Dosis von 110% bzw. 125% der HED nicht zum Schwinden gebracht werden. Hierzu müssen höhere Dosen angewandt werden.

Letzteres ist aber aus zwei Gründen schwer möglich. Zunächst hindern hieran die im Strahlenbereich liegenden Nachbarorgane. Deren Radiosensibilität liegt meistens nur um wenige Prozent tiefer als die des carcinomatösen Tumors. Besonders gering ist der Unterschied, wenn es sich um ein Adenocarcinom handelt. Eine weitere Erhöhung der Dosis würde daher stets eine große Gefahr für die Nachbarorgane bedeuten.

Eine Steigerung der Dosis verbietet vor allem aber auch schon der Umstand, daß eine Entzündung die Radiosensibilität des umgebenden gesunden Gewebes gerade im Gegensatz zum carcinomatösen Gewebe heraufsetzt, so daß die Gefahr der Nebenschädigung in unmittelbare Nähe gerückt ist.

Um Mißerfolgen bei infizierten Carcinomen vorzubeugen, ist es erforderlich, die Entzündung vor der Bestrahlung möglichst weitgehend zu beseitigen. Es ist einleuchtend, daß dieses nicht leicht ist. Auch kann im Hinblick auf das Weiterwachsen des Carcinoms mit desinfektorischen Maßnahmen nicht zu viel Zeit vergeudet werden.

Die Schwierigkeit, ein entzündliches Carcinom befriedigend zu desinfizieren, ergibt sich auch schon aus den vielen Methoden, die hierzu vorgeschlagen worden sind.

Als ein sehr einfaches und schnell durchzuführendes desinfektorisches Verfahren von größerer Tiefenwirkung hat sich uns die von Wintz eingeführte Verkupferung erwiesen.

Diese wenden wir allein an oder zusammen mit Rivanol- oder Chinosolspülungen und Tabletteneinlagen (Thyoparametron, Cholevaltabletten, Chinovagintabletten).

Jedenfalls konnten wir statistisch nachweisen, daß gleichartige Fälle mit der Verkupferung einen höheren Prozentsatz an Dauerresultaten ergaben als ohne Verkupferung.

Aus all dem geht hervor, daß entzündete Carcinome eine viel ungünstigere Prognose für die Dauerheilung bieten. Manche Bestrahlungsmißerfolge beim Carcinom dürften allein in einer gleichzeitig bestehenden Entzündung ihren Grund gehabt haben, die unbeachtet blieb oder die bei den schwierigen Verhältnissen trotz aller Gegenmaßnahmen nicht genügend beeinflußt wurde.

Die Kenntnis von der deletären Wirkung der Entzündung hat noch in anderer Hinsicht praktische Bedeutung für die Carcinombestrahlung. Sie verlangt, daß wir alles vermeiden, was zu einer Infektion führen kann. Bei oberflächlich in der Haut oder an zugänglichen Stellen der Schleimhaut lokalisierten Carcinomen droht eine solche bereits nach unzweckmäßigen Manipulationen am Tumor. So sind brüskes Untersuchen oder Konsistenzprüfungen mit der Sonde (Chrobak) und ähnliche diagnostische Maßnahmen, die zu Verletzungen führen können, zu unterlassen. Denn schon kleine Läsionen können der Anlaß zu einer Infektion werden, weil derartige Tumoren immer mehr oder weniger mit Bakterien besiedelt sind. Alle diese Carcinome müssen daher möglichst schonend behandelt werden. Andernfalls kann schon dadurch, durch eine selbstverschuldete Entzündung, der Bestrahlungserfolg in Frage gestellt werden.

Über den Einfluß der Probeexcision haben wir schon eine ausführliche Darlegung gegeben.

Die bisher angeführten Faktoren, welche die Ursache für einen Mißerfolg bei der Röntgentherapie der Carcinome abgeben können, stehen alle unmittelbar mit den Vorgängen bei der Bestrahlung in Zusammenhang. Nun haben wir bereits mehrfach betont, daß die Bestrahlung nur die Grundlage für die Heilung schafft, diese aber noch keineswegs garantiert. Durch die Bestrahlung werden nur die Krebszellen zerstört. Der Organismus hat dann weiter die Aufgabe, die entstehenden Zerfallsprodukte zu beseitigen und den entstandenen Defekt durch Narbenbildung zu schließen. Erst dann ist die Heilung erreicht. Es ist begreiflich, daß hier noch neue Schwierigkeiten auftreten können, welche den Bestrahlungserfolg zu vereiteln vermögen. Das hängt mit dem Ablauf der weiteren Heilungsvorgänge zusammen.

Die Beseitigung der Zerfallsprodukte geht je nach der Lokalisation des Carcinoms verschieden vor sich. Bei Tumoren, die mit der Außenwelt irgendwie in Verbindung stehen, fließen die Zerfallsprodukte zum Teil nach außen ab, die anderen werden resorbiert und durch den Organismus ausgeschieden. In allen anderen Fällen muß dagegen der Organismus alle Zerfallsprodukte selbst beseitigen.

Bei größeren Tumoren, wie z. B. beim Ovarialcarcinom, aber auch schon bei weiter fortgeschrittenen kleineren Carcinomen ist das natürlich eine erhebliche Aufgabe. Vor allem schon deshalb, weil sie einem bereits in mehrfacher Hinsicht geschwächten Organismus zufällt. Wir erinnern hier nur an die Schwächung durch die vorhandenen Krebstoxine oder durch etwa vorangegangene Blutungen. Hierzu kommt, daß die Leistungskraft des Organismus außerdem noch durch die Röntgenbehandlung herabgesetzt wurde. Denn jede Carcinombestrahlung stellt eine eingreifende und durch die unvermeidliche Blutschädigung den Organismus stärker belastende Maßnahme dar.

Wenn man nun weiter bedenkt, daß ein derartig durch verschiedene Ursachen geschwächter Organismus zu allem noch mit den nach der Bestrahlung entstehenden giftig wirkenden Zellzerfallsprodukten belastet wird und dennoch die Kraft zur Resorption und Ausscheidung der Tumorzerfallsprodukte sowie zur Narbenbildung aufbringen soll, so ist es verständlich, daß hier mancher Organismus versagen muß, besonders dann, wenn noch weitere störende Momente hinzukommen. Zu diesen gehören unzweckmäßiges Verhalten und mangelnde Schonung nach der Bestrahlung. Patienten, die nach der Bestrahlung in der Zeit der Rückbildung und Vernarbung sich nicht genügend pflegen und ernähren

können und womöglich sofort wieder arbeiten müssen, bieten viel schlechtere Heilungsaussichten.

Das zeigt schon ein Vergleich der Heilresultate bei wirtschaftlich verschieden gestellten
Patienten. Hier liegen statistische Untersuchungen vor allem von Wintz und Voltz vor.

Wintz fand bei einer Serie von 140 bestrahlten Patientinnen mit Collumcarcinom,
die alle den gleichen Befund boten, 4 Jahre nach Abschluß der Behandlung folgenden
Unterschied in der Heilungsziffer:

a) Serie I mit guten Lebensbedingungen, symptomfrei und dem Lebensalter entsprechend arbeitsfähig 46%.

b) Serie II, schlechte Lebensbedingungen, symptomfrei und den Umständen entsprechend arbeitsfähig nur 32%.

Zu entsprechenden Feststellungen kam Voltz. Er untersuchte den Einfluß der
Lebensweise auf das Heilungsergebnis bei bestrahlten Collumcarcinomen. Bei den einzelnen
Gruppen ergab sich dabei folgendes:

Von der Gruppe I gehörten

a) 32 Fälle den sozial bessergestellten Schichten an. Davon waren geheilt 15 Fälle
= 46,8%.

b) 159 Fälle den sozial schlechter gestellten Schichten an. Davon waren geheilt
77 Fälle, also nur 39,4%.

Von der Gruppe II gehörten

a) 29 Fälle den sozial bessergestellten Schichten an; davon sind 9 Fälle geheilt,
was einer Leistung von 31,9% entspricht.

b) 281 Fälle den sozial schlechter gestellten Schichten an; davon sind geheilt 60 Fälle,
was einer Leistung von 21,3% entspricht.

Von der Gruppe III gehörten

a) 35 Fälle den sozial bessergestellten Bevölkerungsklassen an mit einer Heilung
von 10 Fällen entsprechend einer Leistung von 28,5%.

b) 508 Fälle den sozial schlechtergestellten Bevölkerungsschichten an; davon sind
geheilt 48 Fälle, was eine Leistung von nur 9% ergibt.

Diese übereinstimmenden Beobachtungen beweisen, daß die Lebenshaltung für den
Bestrahlungserfolg von Bedeutung ist. Sie fordern damit gebieterisch, die Patienten nach
der Bestrahlung in günstige Lebensbedingungen zu bringen und den Organismus durch
geeignete Maßnahmen zu unterstützen, um ihm die Überwindung der weiterhin anfallenden
Aufgaben zu erleichtern.

Die erforderlichen Maßnahmen haben wir an anderer Stelle genau ausgeführt
(s. S. 269). Hier können wir sie nur andeuten. Sie bestehen in der Anregung des Stoffwechsels, um die Resorption und die Ausscheidung der Zerfallsprodukte zu beschleunigen.
Orale und intravenöse Schwefelgaben haben sich uns in dieser Hinsicht als sehr wertvoll
erwiesen. Um die Ausscheidung der Zerfallsprodukte und der Tumortoxine zu beschleunigen,
empfiehlt es sich auch, den Organismus durch reichliche Flüssigkeitszufuhr zu durchspülen,
vor allem aber die Darmtätigkeit zu regeln. Selbstverständlich muß neben diesen Maßnahmen für gute Ernährung sowie möglichste Schonung und Ruhe (Liegekur) gesorgt
werden, damit der Organismus seine ganze ihm zur Verfügung stehende Kraft nur zur

Heilung und zum Ausgleich der durch die Bestrahlung entstandenen Blutschädigung einsetzen kann. Wenn das Blutbild sehr schlecht ist, muß natürlich auch die Blutregeneration unterstützt werden.

Diese Maßnahmen müssen als Nachbehandlung nach jeder Carcinombestrahlung vorgenommen werden. In der Erlanger Klinik wurden sie schon von Anbeginn an als wichtig erkannt und entsprechend durchgeführt. Da diese Maßnahmen sich über längere Zeit erstrecken müssen, fällt der Hauptteil der Nachbehandlung dem praktischen Arzt zu. Deshalb legen wir auf eine enge Zusammenarbeit mit dem einweisenden Praktiker größten Wert. Hierin sehen wir einen sehr wichtigen Faktor für unsere guten Erfolge.

Wie aus der Literatur hervorgeht, bricht sich die Erkenntnis von der Notwendigkeit einer derartigen Nachbehandlung zum Segen der Patienten wohl immer mehr Bahn. Noch ist sie aber nicht Allgemeingut geworden. Wer aber bei der Röntgenbehandlung von Carcinomen seine Aufgabe mit der Applikation der zerstörenden Dosis erschöpft sieht und die Patienten dann ohne weitere Verordnungen und Aufsicht sich selbst überläßt, der darf sich über Fehlschläge nicht wundern. Vor allem hat er dann kein Recht, wegen eintretender Mißerfolge die Carcinombehandlung mit Röntgenstrahlen zu verurteilen. Denn stets ist, das kann nicht oft genug betont werden, die Applikation der zerstörenden Dosis bei der Röntgentherapie der Carcinome nur eine Teilmaßnahme im Rahmen einer größeren Gesamtbehandlung. Sie ist natürlich die wichtigste, weil sie die Grundlage für die Heilung schafft. Neben der Röntgenbestrahlung muß aber stets noch eine zweckentsprechende Nachbehandlung durchgeführt werden, um den Bestrahlungserfolg zu sichern.

Die Erfahrung hat nun gelehrt, daß die Bestrahlung trotz sorgfältigster Nachbehandlung noch um ihren Erfolg gebracht werden kann. Es hat sich nämlich gezeigt, daß in Ausheilung begriffene Carcinome durch Reize verschiedenster Art in ihrem Rückbildungsprozeß aufgehalten und sogar zu neuem Wachstum angeregt werden können.

Es ist in dieser Hinsicht sicher kein Zufall, daß die ersten guten Erfolge der Carcinombehandlung mit Röntgenstrahlen bei den Uteruscarcinomen erzielt wurden und auch heute noch bei dieser Carcinomlokalisation die besten Erfolge verzeichnet werden. In dem Alter, in dem Uteruscarcinome auftreten, ist die Gebärmutter meistens schon ein funktionsloses Organ. Soweit eine Genitalfunktion noch vorhanden ist, erlischt diese unweigerlich nach der Bestrahlung. Der Uterus ist damit völlig ruhiggestellt. Die Rückbildung und Vernarbung kann daher vollkommen ungestört verlaufen. Die mit der Narbenbildung einhergehenden Schrumpfungsprozesse werden in keiner Weise gestört.

Zum Teil anders liegen die Verhältnisse bereits bei einem anderen gynäkologischen Carcinom, dem Mammacarcinom. Bei dieser Krebslokalisation stellte Wintz schon vor langem fest, daß bei Frauen mit noch vorhandener Menstruation der Prozentsatz der Dauerheilungen ein geringerer war. Er führte dies auf die innersekretorische Beeinflussung der Brustdrüse durch das Ovar zurück.

Daß Beziehungen zwischen Ovarfunktion und Brustdrüse bestehen, beweisen die Vorgänge in der Schwangerschaft und im Wochenbett. Daß die Ovarfunktion die Brustdrüsen aber auch sonst beeinflußt, ist durch zahlreiche Beobachtungen am Menschen sichergestellt. Es wurden bei geschlechtsreifen Frauen periodisch, im allgemeinen im

Prämenstruum wiederkehrende Veränderungen in den Brüsten, wie ziehende Sensationen, stärkere Durchblutung und Anschwellung, Vergrößerung der Drüsenlappen und sogar Sekretion beobachtet. Darüber haben vor allem Wintz und Moszkowicz berichtet. Vergrößerung der Drüsenlappen wurde nach den Berichten von Dieckmann, Rosenburg, Polano, Berberich und Loeschke auch im histologischen Bild gefunden[1].

Wie die vorhin angeführten Beobachtungen von Wintz über die verschiedene Heilungstendenz bestrahlter Mammacarcinome bei noch geschlechtsreifen Frauen und solchen in der Menopause gezeigt haben, ist anzunehmen, daß die soeben beschriebenen menstruellen Vorgänge in der Brustdrüse den Heilungsprozeß ungünstig beeinflussen können. Wintz hat daher schon im Jahre 1918 die praktische Schlußfolgerung gezogen und bei der noch geschlechtsreifen Frau mit Mammacarcinom neben der lokalen Röntgenbehandlung die Kastrationsbestrahlung vorgenommen, um den menstruellen Reiz auf die Brustdrüse auszuschließen. Wir haben die Ovarausschaltung beim Mammacarcinom seit 1920 immer ausgeführt und sind von dem Wert dieser Maßnahme für die Dauerheilung des Mammacarcinoms durch unsere guten Erfahrungen überzeugt.

Diese Ansicht teilen auch andere Autoren. Foveau de Courmelles hat die röntgenologische Ausschaltung der Ovarfunktion als unterstützende Maßnahme zur Sicherung des Heilerfolges bei der Mammacarcinombehandlung schon 1905 angewandt. In Deutschland sind vor allem H. Meyer und Kahen dafür eingetreten, später auch Frangenheim, im Ausland Lapeyre, J. Solomon, Sluys und Ahlbom. In jüngster Zeit haben Himmelmann und Lehmann sowie Schnitzler empfohlen, der operativen Behandlung des Mammacarcinoms die Röntgenkastration anzuschließen, weil sich ihnen dieses Verfahren als sehr zweckmäßig erwiesen hat. Von Krebsoperateuren wurde übrigens schon früher zur Unterstützung der chirurgischen Mammacarcinombehandlung die Ovariotomie vorgenommen (Schinzinger 1889, Beatson 1896, Boyd 1900, Thomson 1902, Lett 1911).

All dies ist ein Beweis für die Zweckmäßigkeit der Röntgenkastration bei der Mammacarcinombehandlung. Die Ovarausschaltung ist aber noch aus einem anderen Grund zu empfehlen. Solange der Genitalzyklus vorhanden ist, ist Schwangerschaft möglich. Es hat sich nun gezeigt, daß die mit der Schwangerschaft einhergehenden Veränderungen wieder zu einer plötzlichen Verschlechterung bereits in guter Abheilung begriffener Mammacarcinome führen können. Uns sind eine ganze Reihe von auswärts behandelten Fällen bekannt, die sich bereits in einem günstigen lokalen und Allgemeinzustand befunden haben, so daß man schon von weitgehender Besserung, ja sogar von klinischer Heilung sprechen konnte. Durch die eintretende Schwangerschaft wurde der schöne Erfolg zunichte gemacht. Es kam wieder zu einem rapiden Wachstum des Carcinoms mit schneller Dissemination, vor allem auch mit Metastasenbildung auf dem Blutweg. Ein Teil der Fälle kam innerhalb der nächsten 6 Wochen zum Exitus.

Was hier für die Brustdrüse angeführt wurde, das gilt erst recht für alle anderen Carcinome. Jeder carcinomatöse Tumor, der während der Rückbildung von irgendwelchen Reizen getroffen wird, ist in der Abheilung gefährdet. Es muß daher jedes an Carcinom erkrankte Organ, zum mindesten aber der befallene Organabschnitt, wenn das Carcinom durch Bestrahlung geheilt werden soll, ruhiggestellt werden. Das heißt z. B., daß bei einem

---

[1] Literaturangaben im Kapitel „Ausschaltung der Ovarien" beim Mammacarcinom.

Darmkrebs ein Anus praeter angelegt werden muß, daß bei einem Magenkrebs eine Gastroenterostomie oder ein anderer zweckentsprechender Eingriff auszuführen ist. Bei einem Harnröhrenkrebs wäre stets eine Blasen-Bauchdeckenfistel anzulegen. Die Notwendigkeit hierzu zeigen auch die Erfahrungen des Radiumhemmets; denn Heyman teilte mit, daß bei den sonst nur mit schlechtem Ergebnis bestrahlten Urethralcarcinomen ein sehr günstiger Erfolg erzielt wurde, als man vor der Radiumbehandlung eine suprapubische Fistel anlegte und so die Harnröhre ausschaltete.

Wenn es nicht möglich ist, derartige Ausschaltungen vorzunehmen, dann sind die Aussichten für einen Bestrahlungserfolg sehr ungünstig. Diese Tatsache spielt sicherlich bei den unbefriedigenden Erfolgen der Röntgentherapie bei den Carcinomen des Larynx und Hypopharynx eine nicht unbedeutende Rolle, wenngleich zuzugeben ist, daß diese Carcinome noch in anderer Hinsicht ungünstige Verhältnisse für eine erfolgreiche Röntgenbehandlung bieten.

Auf jeden Fall steht fest, daß ein an Carcinom erkranktes Organ, das nicht schon normalerweise vor der Bestrahlung funktionslos ist und dieses auch durch die Bestrahlung nicht wird, zur Röntgenbehandlung unbedingt durch entsprechende operative Eingriffe ruhiggestellt werden muß. Andernfalls läuft man Gefahr, daß die ständig auftreffenden Reize trotz exaktester Bestrahlungsdurchführung und trotz sorgsamster Nachbehandlung die Ausheilung verhindern und die Bestrahlung zu keinem Erfolg führt.

Schließlich weisen wir noch auf einige biologische Faktoren hin, die als Ursache für Bestrahlungsmißerfolge beim Carcinom die größte Rolle spielen. Es sind dies die Ausdehnung des Krankheitsprozesses, der Gesundheitszustand des Patienten und die Beschaffenheit des Blutes.

Es ist selbstverständlich, daß bei einem Patienten, bei welchem der carcinomatöse Prozeß weit in die Umgebung vorgedrungen ist und womöglich schon lebenswichtige Organe befallen hat, Aussicht auf völlige Heilung nicht mehr vorhanden ist. Hier kann nur eine vorübergehende Besserung erzielt werden. Solange aber allerdings das Carcinom wichtige Nachbarorgane noch nicht ergriffen hat, werden gerade bei den gynäkologischen Carcinomen selbst chirurgisch nicht mehr behandelbare Fälle in einem nicht zu unterschätzenden Prozentsatz noch geheilt. Im großen und ganzen wird man aber sagen müssen, daß ein fortgeschrittener carcinomatöser Prozeß schon im Hinblick auf den Wirkungsmechanismus der Röntgentherapie für einen Dauererfolg eine sehr schlechte Prognose bietet.

Ähnlich sind die Verhältnisse, wenn bereits Fernmetastasen vorhanden sind. Dauererfolge sind auch hier nur eine Ausnahme. Natürlich hängen die Aussichten von der Lokalisation der Fernmetastasen ab. Knochenmetastasen lassen sich durch Röntgenstrahlen gut beeinflussen. Die bei dieser doppelten Röntgenbehandlung dem Körper insgesamt einverleibte größere Röntgenstrahlenmenge verschlechtert aber wieder durch die stärkere Belastung des Organismus die Prognose. Deshalb besteht im allgemeinen keine Aussicht auf Dauerheilung, wenn Fernmetastasen vorhanden sind, nur ganz selten, wenn die Patienten das große Glück haben, eine solitäre Fernmetastase zu besitzen.

Das gilt erst recht, wenn der Patient in kachektischem und marantischem Zustand zur Behandlung kommt. In einem derartigen Fall fragt es sich überhaupt, ob man eine

Röntgenbehandlung, und sei es nur zu palliativen Zwecken, noch vornehmen darf. Diese Frage kann nur von Fall zu Fall entschieden werden. Immer wird aber die Prognose bei bereits kachektischen Patienten besonders ungünstig zu stellen sein.

Nicht viel besser sind die Aussichten, wenn die Blutbeschaffenheit vor der Bestrahlung bereits eine schlechte ist. Unter diesen Umständen liegt meistens auch die Blutregeneration sehr darnieder. Die durch die Bestrahlung eintretende weitere Blutschädigung kann daher zu einer deletären Verschlechterung des Blutbildes führen, von der sich der Patient trotz aller Gegenmaßnahmen nicht mehr erholt. Selbst bei lokal guter Reaktion kann der Patient in solchem Fall an der Blutschädigung zugrunde gehen. Ein derartiger Mißerfolg droht, wenn der Hämoglobingehalt schon vor der Bestrahlung unter 25—30% abgesunken ist.

Nun wäre es aber falsch, wenn man aus den letzten Abschnitten entnehmen wollte, daß alle auf den Ausgangsherd beschränkten Carcinome, also die sog. operablen Fälle, durch Strahlen geheilt werden könnten. Auch bei diesen günstigen Fällen kann der erstrebte Erfolg bekanntlich ausbleiben. Wir sind daher nicht imstande, selbst bei noch lokalisierten Carcinomen Heilung versprechen zu können. Die Gründe, die hier als ursächlich für einen Bestrahlungsmißerfolg in Frage kommen können, ergeben sich aus unseren vorangegangenen Ausführungen. Weitere mögliche Gründe bringen wir im nächsten Kapitel. Zu diesen kommt, daß bei einem Carcinom, mag es klinisch noch so beginnend erscheinen, Carcinomzellen bereits auf dem Blut- und Lymphweg verschleppt sein können und sich somit der Reichweite der Röntgenstrahlen entzogen haben.

b) Physikalisch-technische Gründe.

Wir haben gezeigt, daß die Carcinombehandlung mit Röntgenstrahlen durch eine ganze Anzahl biologisch-medizinischer Faktoren um ihren Erfolg gebracht werden kann. Zu diesen kommen noch eine Reihe weiterer, die mit den physikalischen Vorgängen bei der Bestrahlung in Verbindung stehen und die, unberücksichtigt, gleichfalls den Bestrahlungserfolg in Frage stellen können. Diese Faktoren hängen zum Teil mit der Carcinomlokalisation, zum Teil mit den Bestrahlungsmethoden zusammen.

So macht sich bei den Fernfeldbestrahlungen oberflächlich liegender Carcinome die Abnahme der Röntgenintensität seitlich vom Zentralstrahl störend bemerkbar, weil dieser Vorgang der Erfüllung der Grundregel bei der Carcinombestrahlung, die notwendige Dosis gleichmäßig an allen Teilen des Tumors und in seinem gesamten Ausbreitungsgebiet zur Wirkung zu bringen, zuwiderläuft.

Die Abnahme der Röntgenintensität seitlich vom Zentralstrahl erklärt sich daraus, daß die Randstrahlen gegenüber dem Zentralstrahl einen viel längeren Weg zurücklegen müssen und damit bereits stärker geschwächt (quadratisches Abstandsgesetz) den Körper erreichen. Der Intensitätsabfall nach den Randpartien ist umso größer, je kürzer der Fokus-Hautabstand ist, denn dann sind die erwähnten Unterschiede zwischen Zentralstrahl und Randstrahlen besonders groß. Das zeigt deutlich die auf S. 223 dargestellte Abb. 37.

Für die Abnahme der Intensität seitlich vom Zentralstrahl ist noch der Umstand von Bedeutung, daß die Strahlendichte bei großen Einfallsfeldern in der Mitte größer ist als am Rand und damit auch die Auslösung der sekundären Streustrahlen, die für die Wirkungsdosis im Körper bekanntlich von größter Bedeutung ist. Ferner tritt am Rand des Strahlenkegels durch die Streuung ein Verlust von Strahlen in das außerhalb des Strahlenkegels liegende Gebiet ein.

Diese Auseinandersetzungen, die wir an anderer Stelle (s. S. 223) näher ausgeführt haben, sind zunächst für die Bestrahlung des Mammacarcinoms von Bedeutung. Denn wenn wie hier die Feldgrenze mit der seitlichen Körpergrenze zusammenfällt, so ist dort eine wesentlich stärkere Abnahme der Intensität vorhanden, als nach unseren Isodosen zu erwarten wäre. Auch ist dann an der lateralen Feldgrenze die Intensität kleiner als an der medialen, die ja von dem stärker streuenden Körpergewebe eine höhere Streustrahlenzusatzdosis erhält.

Diese Intensitätsunterschiede müssen natürlich berücksichtigt werden. Man kann sie auch wohl ausgleichen. Zur Beseitigung des größeren Intensitätsabfalles an der lateralen Körperseite macht man aus Paraffin oder Wachs u. ä. einen Anbau an den Körper und schafft somit ein Medium, das besser streut als die Luft. Solche Umbauten hat Jüngling in großem Umfang verwendet.

Derartige Umbauten reichen aber nur aus, um den Dosenverlust durch die geringere Luftstreuung aufzuheben. Der an sich vorhandene Intensitätsabfall seitlich vom Zentralstrahl bleibt bestehen. Daraus ergibt sich, daß noch weitere Maßnahmen erforderlich sind, um diesen Intensitätsabfall auszugleichen, damit die zerstörende Dosis auch tatsächlich im ganzen Bestrahlungsfeld zur Wirkung gebracht wird.

Um dieses zu erreichen und diesen seitlichen Intensitätsabfall aufzuheben, benutzen wir eine sog. Ausgleichsblende. Sie besteht aus einem dünnen Aluminiumblech von Filterstärke, in dessen Mitte ein Metallstab angebracht ist, an dem parallel zur Ebene des Filters eine 5 mm dicke Kupferplatte verschieblich befestigt ist. Diese Kupferplatte wird von der Mitte nach dem Rande zu allmählich dünner. Wenn die Dosis im Zentralstrahl erreicht ist, wird diese Ausgleichsblende eingeschaltet. Dadurch, daß die Kupferplatte an dem Stab verschieblich angebracht ist, kann je nach Lage des Falles die gewünschte Hautfläche des Bestrahlungsfeldes gegen Strahlen geschützt und die Randpartien können mit der fehlenden Dosis belastet werden (s. Abb. 45).

So läßt sich bei der Bestrahlung von Mammacarcinomen spielend leicht die zerstörende Dosis im gesamten Bestrahlungsfeld zur Wirkung bringen. Wird dagegen bei der Bestrahlung eines Mammacarcinoms der seitliche Dosisabfall nicht ausgeglichen, so wird der Bestrahlungserfolg in Frage gestellt.

Der Vollständigkeit halber schalten wir noch ein, daß für die Dosis an der Oberfläche auch die Rückstrahlung aus der von Röntgenstrahlen getroffenen Körpersubstanz eine Rolle spielt. Sie ist naturgemäß größer in der Mitte, weil hier auch das Gebiet größerer Röntgenstrahlenintensität ist. Die Größe der Rückstrahlung wird weiterhin noch beeinflußt durch die Zusammensetzung der Unterschicht; wenn diese inhomogen ist, wenn z. B. in der Mitte eine stärker streuende Masse liegt als in den Randpartien (Herz- und Lungengewebe), so wird auch dadurch die Dosisverteilung an der Oberfläche verändert. Das muß bei der praktischen Durchführung der Bestrahlung bei einem Mammacarcinom in Betracht gezogen werden. An sich sind die entstehenden Dosisfehler nicht groß. Aber im Verein mit anderen kleinen Ungenauigkeiten der Dosimetrie entsteht schließlich ein größerer Fehler, der den Bestrahlungserfolg vereitelt.

Noch mehr machen sich alle diese soeben angeführten Faktoren für die Verteilung der Röntgenintensität in der Körpertiefe geltend. Auch hier haben wir einen Intensitätsabfall seitlich vom Zentralstrahl. Dieser ist ebenso bedingt wie an der Körperoberfläche durch den längeren Weg der Randstrahlen und ihren seitlichen schrägen Einfall, noch mehr aber durch die geringeren Streustrahlen am Rand.

Denn an der Körperoberfläche ist natürlich die Auslösung der Streustrahlung in der Mitte stärker als am Rand, um so mehr, als in der Mitte schon die Primärintensität am größten ist. Dazu tritt aber als ganz besonders wichtiger Faktor der vorhin bereits erwähnte Umstand hinzu, daß von den am Rand entstehenden Streustrahlen ein großer Teil aus dem Strahlenkegel hinausgestreut wird. Diese Strahlenmenge geht also für die Tiefendosis verloren. Dagegen werden von den an den Randpartien entstehenden Streustrahlen eine größere Anzahl nach der Mitte zu hereingestreut. Die Dosis in der Nähe des Zentralstrahls wird also erhöht.

Wir deuten hier noch an, daß natürlich der Intensitätsabfall nach den Rändern in der Tiefe ähnlich wie an der Oberfläche abhängig ist vom Fokus-Hautabstand und von der Feldgröße, welch letztere zusammen mit dem Fokus-Hautabstand die Größe des durchstrahlten Gebietes bestimmt. Es ergeben sich daher für die einzelnen Bestrahlungen jeweils andere Verhältnisse. Wir können auf alle diese verschiedenen Möglichkeiten nicht eingehen, sondern wollen auch hier wieder ein praktisches Beispiel herausgreifen. Dafür eignen sich am besten die Verhältnisse beim Ovarialcarcinom.

Die sachgemäße Bestrahlung beim Ovarialcarcinom, dessen Metastasen die ganze Bauchhöhle einnehmen können, erfordert stets die Durchstrahlung dieses gesamten Gebietes. Letzteres läßt sich nur durch die Anwendung von Großfernfeldern erreichen.

Wohl ist es möglich, bei einer entsprechend leistungsfähigen Apparatur von einem vorderen und hinteren Einfallsfeld aus die Carcinomdosis in der Körpertiefe zur Wirkung zu bringen. In Wirklichkeit würde dies wegen des seitlichen Intensitätsabfalles aber nur in den Zentralpartien erreicht werden. Selbstverständlich würden auch hier wieder die Gebiete an den Körperseiten die geringste Dosis erhalten, weil sie an die wenig Streustrahlenzusatz liefernde Luft anstoßen.

Um den Streustrahlenzusatz in diesen Gebieten zu erhöhen, wurden ähnlich, wie wir es bei der Mammacarcinombestrahlung beschrieben haben, auch für die Behandlung im Körperinnern gelegener Organe Umbauten empfohlen (Jüngling, Chaoul, Palmieri, Seitz-Guthmann, Puga, Rahm u. a.). Aber auch hier gilt das Gleiche, was wir vorhin ausgeführt haben. Durch diese Umbauten kann wohl die Dosis an den Randpartien durch Vermehrung der Streustrahlung heraufgesetzt werden, sie kann aber im Hinblick darauf, daß die Randstrahlen stets schräg auftreffen und einen größeren Weg zurückzulegen haben als die Zentralstrahlen, niemals die gleiche Höhe erreichen wie die Dosis in der Mitte des Bestrahlungsgebietes. Ein seitlicher Intensitätsabfall bleibt also bestehen.

Daher müssen, um auch die Randpartien mit der zerstörenden Dosis zu belegen, entsprechende Zusatzbestrahlungen von der Seite gegeben werden. Natürlich läßt sich der seitliche Dosisabfall auch durch Anwendung der vorhin von uns angeführten Ausgleichsblende aufheben. Es kann auch zweckmäßig sein, beide Methoden zu kombinieren.

Jedenfalls kann der Intensitätsabfall nach den Randpartien auch bei der Röntgenbehandlung im Körperinnern gelegener Organe den Bestrahlungserfolg gefährden, wenn er nicht genügend berücksichtigt wird.

Die Nachteile des seitlichen Dosisabfalles vermeidet bewußt die bei manchen Carcinomlokalisationen, vor allem bei den Uterus- und Scheidencarcinomen geübte Konzentrationsbestrahlungsmethode (Seitz-Wintz), bei der eine homogene Durchstrahlung des Tumors durch konzentrische Bestrahlung von mehreren entsprechend großen Einfallsfeldern unter Verwendung von Kompressionstubussen vorgenommen wird. Doch muß auch eine derartige Konzentrationsbestrahlung ohne Erfolg bleiben, wenn sie nicht richtig durchgeführt wird.

Die konzentrische Bestrahlung eines Tumors von mehreren Einfallsfeldern aus ist nämlich gar nicht so leicht. Neben einer exakten Dosimetrie verlangt sie peinlich genaue Einstelltechnik, damit alle Strahlenkegel den Tumor auch richtig erfassen. Ersteres läßt sich noch verhältnismäßig leicht erlernen und durchführen. Auch haben wir in dem Holfelderschen Felderwähler ein brauchbares Hilfsmittel, um die für die jeweiligen Verhältnisse notwendigen Bestrahlungsbedingungen mit praktisch hinreichender Genauigkeit festzulegen. Bei der Durchführung der Bestrahlung kommt es dann aber darauf an, die am Phantom gefundenen Bedingungen am Patienten in genau der gleichen Weise einzuhalten. Das ist nicht immer ganz leicht, da die Verhältnisse in Wirklichkeit doch stets etwas anders liegen. Jedenfalls ist zu einer exakten Übertragung des am Phantom aufgestellten Bestrahlungsplanes immer noch eine große medizinische Erfahrung, vor allem genaue Kenntnisse der topographischen Verhältnisse nötig.

Da letztere durch krankhafte Vorgänge, wie Senkungen, Verdrängungen oder Verziehungen bei der Bestrahlung im Abdomen gelegener Carcinome allein schon durch die Lagerung der Patientin von Fall zu Fall wechseln können, müssen sie natürlich für jeden Fall gesondert festgelegt werden. Deshalb muß der Röntgentherapeut imstande sein, die Lokalisation des Krankheitsherdes jeweils selbst vorzunehmen, oder aber er muß aufs engste mit dem überweisenden Arzt zusammenarbeiten und gegebenenfalls mit diesem zusammen die Einstellung vornehmen. Nichts widerspricht dem Sinn der Konzentrationsbestrahlung mehr als ein schematisches Einstellen. Denn dann kann es vorkommen, daß der Tumor nur teilweise von den Randpartien der Strahlenkegel erfaßt und nicht in voller Ausdehnung von der zerstörenden Dosis getroffen wird. Andererseits ist es möglich, daß selbst bei normaler Lage, aber ungenauer Einstellung und damit verbundener mangelhafter Konzentration nicht die notwendige Dosis zur Wirkung kommt, was gleichfalls einen Mißerfolg nach sich ziehen würde.

Wir haben vorhin gezeigt, daß die Streustrahlung für die im Organismus vorhandene Röntgenintensität von größtem Einfluß ist. Sie ist aber noch in anderer Hinsicht von Bedeutung und muß bei der Berechnung der Dosis an der Körperoberfläche und in der Körpertiefe beachtet werden, weil andernfalls erhebliche Dosierungsfehler entstehen können und damit ein anderer biologischer Effekt zustande kommen kann als der gewünschte.

Der große Anteil der Streustrahlung am biologischen Effekt wird allerdings vielfach unterschätzt. Es kann aber gar kein Zweifel sein, daß durch diese Unterschätzung manche Gewebsreaktion biologisch gedeutet wurde, während sie in Wirklichkeit hätte dosimetrisch erklärt werden müssen.

Die Streustrahlung ist nun ein Volumeffekt. Sie nimmt daher mit der Größe des Einfallsfeldes zu bis zu einem Maximum, das etwa bei 350 qcm Feldgröße liegt.

Bei der Bestrahlung muß das beachtet werden, um eine Überdosierung an der Oberfläche zu vermeiden. Bei der Bestrahlung nach Zeit müßte z. B., weil der erhöhte Streustrahlenzusatz eine schnellere Erreichung der Oberflächendosis bedingt, im angeführten Fall die Bestrahlungszeit um 15% gekürzt werden. Bei der physikalischen Dosierung dürften anstatt 600 r nur 510 r hingestrahlt werden. Über die notwendigen Abzüge bei anderen Feldgrößen gibt die auf S. 245 dargestellte Kurve Aufschluß.

Umgekehrt nimmt die Streustrahlung bei kleinen Feldern so stark ab, daß der Dosisunterschied bereits an der Oberfläche bis zu 40% betragen kann. Hierzu ist noch darauf hinzuweisen, daß die Abnahme der Streustrahlung durch die Art der Abblendung beeinflußt wird und noch höhere Werte annehmen kann. Bei der soeben genannten Zahl wurde die Abblendung so vorgenommen, daß das Feld auf der Haut ausgeblendet wurde, daß also die abblendende Bleidecke über den Rand des kleinen Feldes hinaus von Röntgenstrahlen getroffen wurde. Nun kann man statt dessen aber mit einem kleinen Röhrentubus die Abblendung vornehmen. Dadurch wird ein großer Teil der Gesamtstrahlung der Röhre (Stielstrahlung) mit abgeblendet. Es gibt viele Autoren, die auf eine „derartige Kleinigkeit" gar keine Rücksicht genommen haben. In letzterem Falle ergibt sich aber ein Unterschied von 100 und mehr Prozent gegenüber dem Großfeld. Die Bestrahlungszeit zur Erreichung der gleichen physikalischen Dosis und damit der gleichen biologischen Wirkung kann daher bei sehr kleinen Feldern auf das Doppelte und mehr der bei einem Einfallsfeld 6 × 8 cm gemessenen Zeit anwachsen.

Die hier aufgestellten Zusammenhänge haben vor allem praktische Bedeutung für die Bestrahlung kleiner Haut- und Schleimhautcarcinome. Wir sind gewohnt, die Toleranzdosis der Haut bei größeren Einfallsfeldern festzustellen. Für die HED ist das Einfallsfeld 6 × 8 cm Vorschrift. Wenn nun das Einfallsfeld unter diese 48 qcm verkleinert wird, so sinkt die biologisch wirksame Strahlenmenge sehr stark ab. Ein Einfallsfeld von 3 × 3 cm gibt bei den gleichen elektrischen Vorbedingungen und beim gleichen Fokus-Hautabstand wie das Einfallsfeld 6 × 8 cm nicht ganz 60% der HED. Ein Einfallsfeld von 2 × 2 cm gibt unter den gleichen Bedingungen 35% der HED. Das bedeutet also, daß man, um auf dem eingeschränkten Bezirk von 4 qcm die biologische Reaktion der HED zu erhalten, fast dreimal so lange unter den gleichen elektrischen Vorbedingungen bestrahlen muß, als wenn man eine Feldgröße von 6 × 8 cm angesetzt hätte.

Dazu ist noch zu berücksichtigen, daß der Brennpunkt der Röhre sehr genau in die Mitte des kleinen Feldes zentriert werden muß, denn geringe Abweichungen machen sich beim kleinen Feld viel stärker in der Dosis bemerkbar als beim großen Feld.

Dieses Herabgehen der Dosis bei Verkleinerung des Feldes ist auch der Grund, warum die Vaginalbestrahlung, die vor etwa 25 Jahren häufiger gebraucht wurde, nicht mehr angewendet wird. Es hat beim Portiocarcinom gar keinen Zweck, durch ein Vaginalspeculum bestrahlen zu wollen, weil man durch das Vulvafeld (s. S. 347) eine viel größere Dosis auf einfache Weise auf das Carcinom bringt.

Etwas anderes ist es, wenn man als Zusatzdosis zur schnelleren Einschmelzung des Carcinomtumors eine Bestrahlung mit Hilfe der von Schaefer und Witte angegebenen Körperhöhlenröhre vornimmt.

Diese besteht aus einer kleinen Röntgenröhre, deren Antikathode in eine kleine Röhre verlegt ist. Für die Bestrahlung selbst schiebt man zuerst ein Speculum mit einer strahlenschützenden Wand in die Vagina ein, fixiert dieses durch geeignete Vorrichtung und schiebt dann die Röhre nach. Damit kann man auf die Portio mit relativ weicher Strahlung eine Zusatzdosis verabfolgen.

Wir müssen nun noch einen weiteren Umstand erwähnen, der wenigstens bei der Bestrahlung in größerem Abstand die Dosierung gefährden kann. Bei länger dauernden Fernfeldbestrahlungen gibt nämlich die Polsterung unter dem Gewicht der Patientin allmählich nach. Folglich vergrößert sich auch der Fokus-Hautabstand. Wir haben bei länger dauernden Fernfeldbestrahlungen Vergrößerungen des Fokus-Hautabstandes bis zu 4—5 cm gemessen. Diese Tatsache erfordert entsprechende Berücksichtigung bei der Bestrahlung, weil andernfalls unterdosiert werden würde. Zusammen mit anderen kleinen Dosierungsfehlern könnte durch diese während der Bestrahlung eintretende unwillkürliche Vergrößerung des Fokus-Hautabstandes immerhin eine Unterdosierung bis zu 15% entstehen.

Um einen derartigen Dosierungsfehler zu vermeiden, muß man den Fokus-Hautabstand während der Bestrahlung laufend kontrollieren. Es bleibt daher nichts anderes übrig, als die Bestrahlung in gewissen Abständen, halb- oder viertelstündlich, zu unterbrechen und den Fokus-Hautabstand nachzumessen und gegebenenfalls die notwendige Korrektur vorzunehmen. Dieses Verfahren ist aber sehr umständlich und zeitraubend. Deshalb benutzen wir zur Kontrolle des Fokus-Hautabstandes während der Bestrahlung ein Lot oder einen Holzwinkel. Beide Hilfsmittel werden am Tubus so befestigt, daß sie das Bestrahlungsfeld berühren. Eine Änderung des Fokus-Hautabstandes während der Bestrahlung fällt dem überwachenden Arzt oder der Röntgenassistentin sofort auf, weil dann das Lot oder der Holzwinkel den Kontakt mit der Hautoberfläche verliert. Es kann daher rechtzeitig der alte Fokus-Hautabstand wieder hergestellt und somit einem den Erfolg gefährdenden Dosierungsfehler vorgebeugt werden.

Derartige Dosierungsfehler, die einen Mißerfolg nach sich zu ziehen vermögen, können nun noch in anderer Weise zustande kommen. Hier ist vor allem die Gepflogenheit vieler Autoren zu nennen, die Bestrahlung zu schematisieren und die Röntgenbehandlung der einzelnen Carcinome stets in der gleichen Weise, und denselben Bestrahlungsbedingungen sowie mit denselben Einfallsdosen vorzunehmen. Wir erfahren es tagtäglich in unserem Röntgeninstitut, daß auswärtige Besucher, wenn sie sich nach unseren Bestrahlungsmethoden erkundigen, wissen wollen, wie wir bei der einen oder anderen Carcinomlokalisation den Fokus-Hautabstand, die Feldgröße und die Oberflächenbelastung wählen. Oft fällt es schwer, ihnen klar zu machen, daß wir in dieser Hinsicht keine allgemeingültigen Angaben machen können, da diese Faktoren sich von Fall zu Fall, den jeweiligen Verhältnissen entsprechend, ändern. Dabei sollte dies selbstverständlich sein; denn die Bestrahlung ist doch auf den Krankheitsherd einzustellen. Dessen Tiefenlage zur Körperoberfläche ist zunächst zu bestimmen; auf dem gefundenen Wert haben sich dann die weiteren Berechnungen aufzubauen. Hierzu muß ein Bestrahlungsplan aufgestellt werden. Von der prozentualen Tiefendosis der zur Verfügung stehenden Apparatur, von der Tiefenlage sowie der Ausdehnung des Krankheitsprozesses und dem Durchmesser des Patienten hängt es dann ab, welche Feldgröße, welcher Fokus-Hautabstand und welche Oberflächenbelastung — es sind dies die drei Faktoren, mit denen sich die Dosis in der Tiefe beliebig variieren läßt — zu wählen ist.

Eine schematische Bestrahlungstechnik und Dosierung ist in der gesamten Röntgentherapie, vor allem aber bei der Carcinombestrahlung zu verwerfen. Erfolge können sonst höchstens als „Glück" bezeichnet werden. Andererseits ist natürlich zuzugeben, daß die Aufstellung eines derartigen Bestrahlungsplanes den Erfolg noch nicht garantiert; denn schließlich können sich dabei Rechenfehler einschleichen. Diese Gefahr ist nicht von der Hand zu weisen. Deshalb wollen wir diese Möglichkeit der Vollständigkeit halber auch unter den in Frage kommenden Gründen für die Mißerfolge der Röntgentherapie bei den Carcinomen führen.

Zu diesen müssen wir schließlich noch falsch geeichte Apparatur und fehlerhafte Meßinstrumente zählen. Über erstere brauchen wir nicht zu diskutieren. Eichfehler sollten nicht vorkommen. Sie sind aber ebenso menschlich wie falsche Berechnungen. Wenn aber die Ausgangswerte, die Dosisleistung der Apparatur und die Tiefendosis nicht stimmen, dann können auch die weiteren Berechnungen nicht richtig sein.

Was nun fehlerhafte Dosismeßinstrumente anbelangt, so müssen wir uns hier mit dem Hinweis begnügen, daß alle heute gebräuchlichen Dosimeter trotz ihrer hohen technischen Vervollkommnung immer noch Störungen aufweisen, oder es können im Lauf der Zeit an ihnen Veränderungen auftreten, die zu falschen Angaben führen. So hat sich gezeigt, daß alle Ionisationsinstrumente, auch wenn sie in unserem Klima sehr wohl brauchbar sind, in einem feuchten Klima und unter anderen Luftdruckverhältnissen andere Werte anzeigen. Aber auch am gleichen Ort können solche Dosimeter vorübergehende Störungen aufweisen, weil sie von der Ionisation der Luft (Gewitter im Anzug, Föhn) abhängig sind. Daher verwenden wir gleichzeitig mit unseren Ionisationsdosimetern das Röntgenphotometer Wintz-Rump, weil dieses unabhängig von den genannten Einflüssen ist. Bei diesem wird die Helligkeit eines Leuchtschirmes — proportional der Intensität der Röntgenstrahlen — mit dem Licht eines Vergleichslämpchens verglichen, das die gleiche Farbe hat wie der aufleuchtende Schirm. Aus einer empirisch gewonnenen Eichkurve kann aus dem Meßwert unmittelbar die Zeit abgelesen werden, in der die HED erreicht wird. Selbstverständlich sind auch bei diesem Dosimeter Fehlermöglichkeiten nicht ausgeschlossen. Auf jeden Fall — und das ist das Wichtigste, weil es von allen Witterungs- und Klimaeinflüssen unabhängig ist — ist das Röntgenphotometer zu jeder Zeit und an allen Orten mit größter Zuverlässigkeit brauchbar. Eine theoretisch in Betracht zu ziehende Störung wäre die, daß die Helligkeit des geeichten Lämpchens im Laufe der Zeit durch irgendwelche Momente sich ändert. Deshalb empfiehlt es sich, auch bei diesem Dosismeßinstrument, erst recht aber bei den viel empfindlicheren Ionisationsinstrumenten das Instrument regelmäßig nacheichen zu lassen oder seine Zuverlässigkeit in gewissen Abständen durch Vergleich mit der biologischen Hautreaktion selbst nachzuprüfen. Jedenfalls wird man auch die Dosismeßinstrumente niemals als Fehlerquelle außer acht lassen dürfen.

Wird nun nach Zeit bestrahlt, so muß besonders gefordert werden, daß die Strahlenausbeute der Röhre täglich bestimmt wird, weil sie an der gleichen Apparatur und bei gleichbleibenden elektrischen Betriebsbedingungen nicht unbeträchtlichen Schwankungen unterworfen sein kann. Ebenso wie auf der einen Seite die Strahlenausbeute steigen kann und damit Überdosierungen drohen, kann auf der anderen Seite die Strahlenausbeute erheblich absinken, was eine Unterdosierung zur Folge haben würde.

Bei der Bestrahlung nach Zeit können nun, wie wir hier nur andeuten wollen, trotz täglicher Messungen und richtiger Berechnungen Dosierungsfehler auch noch durch Störungen in den Meßinstrumenten, wie dem Milliamperemeter und dem Kilovoltmeter, entstehen. Auf diese Möglichkeit haben auch Sippel und Jaeckel schon aufmerksam gemacht. Wir verfügen aus unserer Gutachtertätigkeit über eigene Erfahrungen, die uns zeigen, daß besonders das Milliamperemeter nicht das zuverlässige Instrument ist, für das es vielfach gehalten wird. Es ist daher nötig, auch an derartige Fehlerquellen zu denken.

Nun könnte man der Meinung sein, daß alle diese Fehlerquellen keine Rolle spielen, wenn die Dosis während der Bestrahlung selbst gemessen wird. Das ist aber nur bedingt richtig. Wir haben ja bereits darauf hingewiesen, daß die hierzu geeigneten Dosimeter, die Ionisationsinstrumente, keine absolute Sicherheit bieten. Hinzu kommt, daß bei dem immerhin noch teuren Anschaffungspreis selbst gut eingerichtete Röntgenbetriebe nur schwerlich so viele derartige Meßinstrumente besitzen werden, daß ihnen für jeden Arbeitsplatz eines zur Verfügung steht. Dann muß aber auch in diesen wohl sehr häufigen Fällen mit vorher geeichter Apparatur nach Zeit dosiert werden, womit die angedeuteten Fehlermöglichkeiten wieder gegeben sind.

Überhaupt müssen wir gerade bei der Röntgentherapie im Auge behalten, daß der Arzt zu ihrer Durchführung sich einer komplizierten Apparatur bedienen muß, was selbstverständlich stets eine größere Zahl von Fehlerquellen zuläßt. Um diese rechtzeitig zu erkennen und abstellen zu können, muß daher der Arzt auch über weitgehende physikalische und technische Kenntnisse verfügen. Den größeren Röntgeninstituten empfiehlt sich eine ständige Kontrolle durch einen erfahrenen Röntgenphysiker oder in der Meßtechnik speziell ausgebildeten Ingenieur. Dadurch werden alle angeführten technischen Fehlermöglichkeiten, die in der komplizierten Röntgenapparatur nun einmal liegen, auf das Mindestmaß beschränkt.

Jedenfalls wird man, wenn sich sonst kein Grund für einen Bestrahlungsmißerfolg finden läßt, immer auch noch an die beschriebenen technischen Mängel und einen dadurch entstandenen Dosierungsfehler denken müssen.

c) Schlußbetrachtung[1].

Ein rückläufiger Überblick über unsere Darlegungen mag beim Leser vielleicht zunächst den Eindruck erwecken, daß die einzelnen von uns angeführten Tatsachen keines-

---

[1] In diesem Zusammenhang verweisen wir auch auf die Veröffentlichungen von Lacassagne „über die relative Bedeutung der Ursachen für den Erfolg oder das Fehlschlagen bei der Radiotherapie der Collumcarcinome". Als wesentlichste Grundbedingung für den Behandlungserfolg bezeichnet er in Übereinstimmung mit uns die korrekte Bestrahlungstechnik. Im übrigen erklärt er die Resultate bei der Radiotherapie der Uteruscarcinome von 4 Hauptfaktoren abhängig:

1. von der Ausdehnung der Läsionen; 2. von der Qualität der Behandlung; 3. von der histologischen Varietät des Tumors und 4. von den damit verbundenen Infektionen.

Zu Punkt 3 seiner Ausführungen halten wir es für nötig darauf hinzuweisen, daß Lacassagne bezüglich des Einflusses des histologisch-pathologischen Faktors auf den Bestrahlungserfolg zu der Schlußfolgerung kommt, daß die jeweilige histologische Beschaffenheit des Tumors bei der Radiotherapie der

wegs neu sind. Wir glaubten aber mit unserer Zusammenstellung das Ansehen der Röntgenstrahlenbehandlung des Carcinoms nur fördern zu können, denn die vielen ungünstigen
Berichte, die sich in der Literatur finden, zeigen einwandfrei, daß Mißerfolge relativ häufig
sind. Es ist aber sicherlich nicht unsere Meinung allein, wenn wir behaupten, daß ein großer
Teil der Mißerfolge — soweit es sich nicht um disseminierte Carcinome handelt — vermieden werden kann. Wir sind der Anschauung, daß allzu voreilig eine Unzulänglichkeit
der Röntgenstrahlen, der sie erzeugenden Apparatur und der medizinischen Bestrahlungsmethoden angenommen wird, anstatt daß ernsthafte Prüfungen durchgeführt werden, ob
nicht der Mißerfolg durch geeignete Maßnahmen und durch Ausschaltung aller Fehlerquellen vermieden werden könnte. Seit nunmehr 15 Jahren bekämpft der eine von uns
die Behauptung vom „refraktären" Carcinom. Das letzte Jahrzehnt hat gezeigt, daß mit
Verbesserung der Methodik manche der geradezu anerkannten „refraktären Carcinomformen" ausgezeichnet auf die verbesserte Behandlungstechnik reagierten. Daß es Unterschiede in der Radiosensibilität der einzelnen Carcinomformen gibt, haben wir nie bestritten.
Diese quantitativ zu erfassen, war aber erst möglich, nachdem der Glaube vom refraktären
Carcinom erschüttert war. Die biologische Erforschung über die Reaktionsfähigkeit der
einzelnen Carcinomformen gegenüber den Röntgenstrahlen und die Untersuchungen über
die Mitarbeit des Organismus beim Heilungsvorgang nach der Radionekrotisierung des
Carcinoms kann nur auf der Tatsache aufbauen, daß nach Applikation einer bestimmten
Dosis die Carcinomzellen zugrunde gehen. Tritt diese Reaktion nicht ein, dann darf man
nicht geheimnisvolle biologische Faktoren beschuldigen, sondern muß nach den Gründen
dieser Mißerfolge fahnden. Je genauer diese bekannt werden, desto mehr wird auch der
technische Ausbau der die Röntgenstrahlen erzeugenden Apparate gefördert, der nächste
Nutzen fällt der medizinischen Bestrahlungstechnik zu.

Es ist zweifellos eine große Belastung der eigenen Verantwortung, wenn wir als
Einstellung verlangen, daß man beim Ausbleiben eines Erfolges zunächst die Schuld im
eigenen Vorgehen sucht, das Medikament „Röntgenstrahlen" aber in seiner jetzigen Qualität
als vollwertig betrachtet. In unseren Darlegungen führten wir genügend Gründe dafür an,
daß trotz besten Wollens die zerstörende Dosis im gesamten Ausbreitungsgebiet eines
Carcinoms manchmal nicht erreicht wird, die Radionekrose des Carcinoms also ausbleibt.

Damit stellten wir aber auf, daß es in Wirklichkeit außerordentlich schwer ist,
Carcinombestrahlungen in der erforderlichen Weise durchzuführen. Hierzu bedarf es
großer Erfahrung und vielseitiger Kenntnisse, um die Fehlerquellen möglichst alle zu
vermeiden. Es geht nicht an, eine Röntgenbestrahlung oder eine Radiumbehandlung im
Vergleich zu den meistens sehr schwierigen und lebensgefährlichen Carcinomoperationen
als eine harmlose und leicht durchzuführende Maßnahme darzustellen. Die Bestrahlung
ist keineswegs eine nebensächliche harmlose Handlung, sie ist eine wichtige ärztliche
Maßnahme, die mit größter Sorgfalt durchgeführt werden muß und niemals der Röntgenschwester überlassen werden darf. Es sollte auch allem ärztlichen Empfinden und Ver-
antwortungsbewußtsein widersprechen, daß man eine Krankheit, die bei der chirurgischen

Collumcarcinome im Vergleich zu der Wichtigkeit der Art der durchgeführten Bestrahlungsbehandlung
nur eine sekundäre Rolle spielt. Im wesentlichen bezeichnet er nur die Adenocarcinome als wenig strahlenempfindlich. Das ist an sich richtig. Doch können auch die adenomatösen Collumcarcinome, wie wir schon
an anderer Stelle gezeigt haben, durch geeignete höher dosierte Bestrahlung mit Erfolg behandelt werden

Behandlung an die ärztliche Kunst so hohe Anforderungen stellt, bei der Wahl einer anderen Behandlungsmethode untergeordnetem, über ärztliche Kenntnisse gar nicht genügend verfügendem Personal überantwortet. Aber selbst wenn die Bestrahlung vom Arzt durchgeführt wird und dieser durch seine Vorbildung in der Lage ist, alle angeführten Fehlerquellen auszuschalten, so hat er, wenn er seine Aufgabe nur in der Durchführung der Röntgenbestrahlung sieht, kein Recht, seine schlechteren Erfolge als Beweis gegen die Zweckmäßigkeit der Röntgentherapie bei der Carcinombehandlung ins Feld zu führen. Denn stets ist die Röntgenbestrahlung bei der Carcinombehandlung, wie wir nun schon mehrfach betont haben, immer nur eine Teilmaßnahme im Rahmen einer größeren Gesamtbehandlung. Wer daher seine Patienten nach der Bestrahlung einfach sich selbst überläßt und nicht entsprechend nachbehandelt, der kann auch keine zufriedenstellenden Erfolge haben.

Dagegen vermag eine so durchgeführte Röntgenbehandlung, wie wir sie im Vorstehenden angedeutet haben, der operativen Carcinombehandlung durchaus ebenbürtige Erfolge zu erzielen, wobei sie ihr aber insofern überlegen ist, als sie ein viel schonenderes und vor allem ungefährlicheres Verfahren darstellt. Bei einigen Carcinomlokalisationen, so bei den Uteruscarcinomen und Mammacarcinomen, sind die Erfolge der Strahlenbehandlung bei entsprechendem Vorgehen sogar besser als die der operativen Behandlung. Wir werden dieses in den betreffenden Kapiteln dieses Bandes zu zeigen Gelegenheit haben.

Die Möglichkeit einer Spontanheilung beim Carcinom und Sarkom.

Wenn man kritisch zur Frage der Spontanheilung beim Carcinom Stellung nehmen will, so ist zunächst ein eingehender Bericht über die in der Literatur niedergelegten Fälle notwendig; denn keiner von uns, die wir uns seit Jahrzehnten mit der Behandlung des Carcinoms besonders befassen, besitzt eine persönliche Erfahrung über einwandfreie Spontanheilungen, die nach genügend langer Beobachtungszeit als solche mit weitgehender Sicherheit angesprochen werden können. Berichtet doch Döderlein, daß er unter vielen tausenden von Carcinomen niemals einen Fall von Spontanheilung gesehen hat. Auch Werner-Heidelberg kennt unter den 15000 Carcinomen und Sarkomen des Samariterhauses keinen einzigen sicheren Fall von Spontanheilung.

Es ist verständlich, wenn viele Autoren das Vorkommen einer Spontanheilung bei sicher nachgewiesenem Carcinom ablehnen; wir bekennen uns zum gleichen Standpunkt, aber auch dazu, daß wir in dem schwierigen Gebiet der Carcinomforschung, das noch voller Unklarheiten ist, nicht unbelehrbar sein dürfen. Deshalb können wir mit der Ablehnung der Angelegenheit diese nicht als erledigt betrachten, zumal doch hinter einzelnen Fällen der Literatur gewichtige Namen stehen.

Vieles spricht aber dafür, daß bei den so bezeichneten Spontanheilungen diagnostische Irrtümer, ungenügende Nachbeobachtungen die ausschlaggebende Rolle spielten. Die Ablehnung zu begründen ist nicht schwer. Wir betrachten uns daher in der Rolle eines „advocatus coeli", wenn wir im Nachfolgenden versuchen wollen, alles zusammenzutragen, was für die Möglichkeit einer Spontanheilung sprechen könnte.

Zweifellos wäre es von allergrößter Bedeutung sowohl für die Carcinomforschung wie auch für die Carcinombehandlung, wenn man auch nur einige Fälle von Spontanheilungen finden könnte, die jeder Kritik standhielten. Wir würden an der kleinen Zahl nicht einmal Anstoß nehmen; denn es ist doch verständlich, daß ein der Klinik zugehendes Carcinom, wenn sein Zustand nicht absolut infaust ist, einer umgehenden Behandlung unterzogen wird. Aus rein äußeren Gründen wird daher der Kliniker kaum Gelegenheit haben, eine Spontanheilung bei einem Carcinom zu sehen, selbst wenn solche tatsächlich häufiger vorkommen sollten. Heilungen bei solchen Fällen aber, die an einer Klinik mit keiner Behandlungsmethode mehr angegangen werden, müßten eher als Wunder angesprochen werden.

a) Spontanheilungen nach fieberhaften Erkrankungen.

Wohl die häufigsten Berichte beziehen sich auf Spontanheilungen nach Hinzutreten von fieberhaften Erkrankungen. Es bildete sich direkt die Meinung aus, daß Fieber für die Carcinomheilung einen wesentlichen Faktor darstelle. Besonders Lomer hat diesen Standpunkt vertreten.

Unter den Infektionskrankheiten, welche die Abheilung maligner Tumoren begünstigen sollen, wurde vor allem das Erysipel genannt. Es liegen in der Literatur auch zahlreiche Mitteilungen vor, in denen über Heilungen bösartiger Geschwülste nach Auftreten eines Erysipels berichtet wird.

Die älteren hat Wolff zusammengestellt. Es sind die von Busch (1866), Mosengeil (1871), Hahn (1870), Powers und Dowd (1883), Neelsen (1884), Kleeblatt (1890), A. Riffel (1905) und de Gaetano (1903). Französische Autoren, wie Nélaton (1870) und Dauchez (1882) haben das Erysipel geradezu als ein „érysipèle salutaire" bezeichnet.

Bruns hat 1888, veranlaßt durch eine eigene Beobachtung — er sah ein rezidivierendes Melanosarkom der Mamma im Anschluß an ein Erysipel spontan abheilen — sich mit der Frage der Spontanheilung beschäftigt und alle bis dahin veröffentlichten Fälle auf ihre Beweiskraft geprüft. Von 22 Fällen glaubte er aber nur 3 als stichhaltig ansehen zu können. Der erste Fall betrifft eine Beobachtung von Busch, ein multiples Sarkom der Gesichtshaut, der zweite eine Beobachtung von Biedert, ein ausgedehntes Rundzellensarkom der Mund-, Nasen- und Rachenhöhle. Der dritte Fall betraf die eigene Beobachtung.

Zu diesen sind später noch weitere Fälle gekommen. So berichtete Czerny über ein Mammacarcinomrezidiv, das nach einem Erysipel vollständig abheilte. Die Nachbeobachtungszeit betrug 20 Jahre. Ähnliches sah er bei einem inoperablen Portiocarcinom. Im Anschluß an die Excochleation trat ein Erysipel auf. Das Carcinom heilte. Die Patientin war noch nach 5 Jahren gesund.

Nicht nur beim Hinzutreten eines Erysipels, sondern auch bei anderen lokalen Infektionen wurde Spontanheilung maligner Tumoren beobachtet. Hier ist in erster Linie der Fall von Pleno zu nennen. Es handelte sich um ein histologisch gesichertes Melanosarkom der rechten Glutealmuskulatur bei einem 22jährigen Mädchen. Nach einer Behandlung mit Schröpfköpfen begann ein rapides ausgedehntes Wachstum. Schließlich erstreckte sich der Tumor über die ganze Gesäßhälfte und griff auch auf das Abdomen über. Die Radikaloperation mißlang, größere Tumorteile mußten zurückbleiben. Es kam dann zu einer pyämischen Infektion, auch eine Pneumonie trat hinzu. Darauf begann der Tumor zurückzugehen und schließlich zu schwinden. Nach 5 Jahren war die Patientin noch gesund. Sie war damals im 8. Monat gravide.

Eine ähnlich überraschende Heilung beobachtete W. Müller. Sie betraf $1/2$jähriges Kind mit histologisch gesichertem Myxosarkom des Oberschenkels. Nach einem Operationsversuch trat eine schwere Pyocyaneuseiterung auf. Das Kind wurde moribund entlassen. Dann kam es plötzlich zu einem Umschwung. Der Befund besserte sich. Es trat Genesung ein. Eine Nachuntersuchung nach 23 Jahren zeigte den Tumor ganz geschwunden.

Sauerbruch zitiert noch einen Fall von Müller, in dem es sich um eine Geschwulst der rechten Unterbauch-Hüftgegend handelte. Sie sei als Enchondrom gedeutet worden. Im Anschluß an eine Eiterung habe sie sich von selbst zurückgebildet.

Zu diesen Beobachtungen über den heilenden Einfluß einer Infektion bei bösartigen Tumoren können wir eine weitere hinzufügen. Im Gegensatz zu den letztgenannten, welche in ihrem Wachstum sehr launenhafte Sarkome betreffen, bezieht sich unsere auf ein Carcinom, und zwar auf ein Mammacarcinomrezidiv mit Fernmetastasen. Trotzdem wir die Patientin als einen hoffnungslosen Fall betrachteten, bestrahlten wir; zunächst ohne sichtbaren Erfolg. Plötzlich kam es aber im Anschluß an einen schwer septischen Zustand, der durch Einbruch eines vereiterten Lymphknotens in die Blutbahn eingetreten war, zu einer auffallenden Besserung des Befundes und schließlich zur klinischen Heilung. Die Patientin ist nunmehr seit 10 Jahren gesund. Die Diagnose Carcinom war mikroskopisch sichergestellt. Keineswegs waren alle Carcinomherde durch Strahlen getroffen.

Das ist eine ebenso überraschende Heilung wie die vorhin angeführten. Es ist schwer, für alle diese Fälle eine befriedigende Erklärung zu finden. Man kann nur annehmen, daß die Infektion die Abwehrkräfte des Körpers zu einer erhöhten Arbeitsleistung anregte, so daß der Organismus das Übergewicht über geschädigte Carcinomzellen gewann. Immerhin müssen in allen diesen Fällen verschiedene günstige Umstände zusammengetroffen sein. Es muß nicht nur ein doch noch leistungsfähiger, sondern auch spezifisch eingestellter Organismus vorhanden gewesen sein. Weiter muß auch die Sensibilität des Tumors eine besondere gewesen sein. In dieser Hinsicht ist es schon auffallend, daß die Berichte über Spontanheilung bei Entzündung sich meistens auf Sarkome beziehen. Schon Strauß[1] hat darauf hingewiesen.

Im übrigen lehrt die allgemeine klinische Erfahrung, daß alle diese Beobachtungen sich keineswegs therapeutisch ausnutzen lassen, wie z. B. von Coley vorgeschlagen wurde. Vielmehr muß das Hinzutreten einer lokalen Infektion als ungünstig bezeichnet werden. Denn das Zusammentreffen von Carcinom und lokaler Infektion ist doch gar nicht so selten. Unsere und wohl die allgemeine Beobachtung geht nun dahin, daß die lokale Infektion nicht nur keine Heilung, sondern fast immer Verschlechterung mit sich bringt.

Auch in der Literatur wird darüber berichtet. So von Neelsen. Abgesehen davon, daß seine Patientin an dem Erysipel zugrunde ging, fanden sich im Tumor und in der angrenzenden gesunden Haut zahlreiche neue Krebswucherungen. Eine ähnliche Beobachtung veröffentlichte Temesváry. Durch das Hinzutreten eines Erysipels nahm

---

[1] Von Strauß stammt ein eingehendes Referat „Über die Spontanheilung des Carcinoms". Es stützt sich auf die Berichte in der Literatur und die Ergebnisse einer Umfrage. Auf die Feststellungen und Ansichten dieses auch in anderer Hinsicht um die Carcinomtherapie verdienstvollen Forschers wird noch mehrfach zurückgekommen werden.

ein sonst bekanntlich im allgemeinen gut verlaufendes Basalzellenepitheliom eine schnelle Ausbreitung. Ebenso beschreibt Kopáry, wie einem jahrelang in demselben Zustand bleibenden kleinen Epitheliom ein Erysipel verhängnisvoll wurde; denn es bildete sich jetzt ein schnell metastasierendes Ulcus rodens. Waldapfel kommt auf Grund eigener Erfahrungen zu dem Schluß, daß das Erysipel eine gefährliche Komplikation mit hoher Mortalität sei.

Das gleiche gilt für jede andere Infektion. So sahen Steinbüchel, Kermauner, Schallehn, Giesecke im Anschluß an Infektionen, die bei Collumcarcinomen nach Probeexcisionen aufgetreten waren, schwere Komplikationen. Statt Heilung trat Tod an Sepsis ein. Hoehne hat wiederholt gesehen, daß Infektionen, die nach Probeauslöfflung von Krebsen des Gebärmutterhalses entstanden, den Fall völlig inoperabel machten.

Ähnliche Beobachtungen werden auch von anderen Carcinomlokalisationen beschrieben, ohne daß von einem günstigen Einfluß auf das Carcinom eine Rede ist. Im Gegenteil wird stets das Hinzutreten einer Infektion als ungünstig bezeichnet. Auch Stoeckel fürchtet die Infektion beim Collumcarcinom und warnt daher vor jeder Probeexcision.

Damit ist auf das Deutlichste bewiesen, daß im allgemeinen von einer Heilwirkung einer lokalen Infektion bei bösartigen Tumoren keine Rede sein kann. Statt Heilung dürften sich in der Regel nur Komplikationen ergeben. Die beobachteten Spontanheilungen nach lokalen Infektionen sind ganz seltene Ausnahmefälle; sie zwingen zu der Annahme, daß nicht die Infektion, sondern ganz bestimmte Vorgänge, die zufällig durch Infektionen ausgelöst sein können, als Ursachen der Heilung anzusprechen sind.

Das gleiche gilt für die beobachteten Spontanheilungen nach allgemeinen Infektionskrankheiten, wie Typhus, Pocken und Malaria. So sah Christoph Müller das völlig einzig dastehende Ereignis, daß ein inoperables Mammacarcinom sich nach Typhus völlig zurückbildete. Ebenso vereinzelt ist die Beobachtung von Riffel, daß ein Gesichtscarcinom nach Pocken heilte und ein Magencarcinom zum Stillstand kam.

Eine größere Rolle für die Frage der Spontanheilung bösartiger Tumoren als die soeben genannten Infektionskrankheiten hat die Malaria gespielt. Truka de Korzowitz sah bei scirrhösen Mammacarcinomen Spontanheilung eintreten. Löffler hat daraufhin beim Mammacarcinom Malariaimpfungen empfohlen. Braunstein hat später diesen Vorschlag wieder aufgegriffen. Er stützte sich dabei auch auf die jedoch nicht unwidersprochen gebliebene Angabe in den Tropen lebender Ärzte, daß in Malariagegenden Carcinome so gut wie gar nicht vorkämen. Nocht hat nun 2 Fälle mit Malaria geimpft. Der Erfolg war deprimierend. Nach einer persönlichen Mitteilung an Lomer wurde die Infektion in beiden Fällen durch direkte Blutübertragung von einem Malariapatienten (Tertiana) vorgenommen und hatte insofern Erfolg, als nach der gewöhnlichen Inkubationsfrist typische Fieberanfälle auftraten und Malariaparasiten im Blut erschienen. Da beide Kranke aber durch diese Anfälle aufs äußerste geschwächt wurden, mußten sie sehr bald Chinin erhalten. Der eine der Kranken (Rezidiv eines Magencarcinoms) ist bald darauf an Carcinomkachexie gestorben. In dem anderen Fall (Mammacarcinom) trat bald, nachdem die Malaria durch Chinin coupiert worden war, der Exitus ein. Bei der Sektion fanden sich zahlreiche Metastasen im Körper, besonders im Gehirn.

Später hat noch Kirstein Malariaimpfungen versucht. Sie fielen gleichfalls negativ aus. Also finden wir auch bei der Malariainfektion das gleiche wie bei den früher erwähnten Infektionen. Das gelegentliche Ansprechen eines Carcinoms ist nur als Sonderfall zu betrachten und kann therapeutisch nicht verwertet werden. Im Gegenteil muß man das Hinzutreten jeder derartigen den Organismus weiter stark belastenden Infektionskrankheit als ungünstig betrachten und demnach die Prognose noch schlechter stellen als sonst.

b) Spontanheilungen nach unvollständigen und Palliativoperationen.

Spontanheilungen nach unvollständigen oder Palliativoperationen wurden gleichfalls häufiger beschrieben. Ältere Berichte stammen von namhaften Autoren wie Czerny, Schuchardt, Petersen und Colmers. Wie kritisch man sich aber auch zu deren Mitteilungen und Schlußfolgerungen stellen muß, zeigt ein Bericht von Czerny. Er bezieht sich auf eine zusammen mit Heidenhain beobachtete Patientin, bei der nach Probelaparotomie multiple Lebertumoren klinisch verschwanden. In diesem durchaus nicht einwandfreien Fall neigt Czerny mit Heidenhain dazu, eine Spontanheilung eines Lebersarkoms bzw. eines Carcinoms anzunehmen. Die histologische Diagnose eines entnommenen Gewebsstückes lautete aber: „Sarkom (polymorphes Rundzellensarkom) nicht ganz sicher auszuschließen, aber nicht wahrscheinlich. Wahrscheinlich entzündliche Neubildung, starker Verdacht auf Tuberkeln, vielleicht einer jener seltenen Fälle von isolierten Konglomerattuberkeln; Gumma nicht sehr wahrscheinlich." Da diese histologische Diagnose 5 Jahre nach Probelaparotomie gestellt wurde, als die betreffende Patientin klinisch geheilt schien, meinte Czerny, daß der Pathologe in seiner Beurteilung durch den klinischen Verlauf beeinflußt gewesen sei. Jedenfalls benutzte er diesen Fall, um Spontanheilungen bösartiger Tumoren als möglich hinzustellen. Er verwies in diesem Zusammenhang auch auf die Beobachtungen, „daß Tierkrebse nicht selten einer spontanen Rückbildung fähig sind".

Dieser Begründung soll sofort begegnet werden. Sie ist zur Beweisführung für die Möglichkeit einer Spontanheilung bei bösartigen Tumoren beim Menschen ebenso ungeeignet wie der angeführte Fall. Wohl wurden von Bashford, Murray und Bowen Spontanheilungen bei Tiertumoren beschrieben, auch von Brown und Pearce. Doch handelte es sich um transplantierte Geschwülste. Entsprechen damit diese Beobachtungen an sich nicht den Verhältnissen beim Menschen, so ist noch hinzuzufügen, daß es sich inzwischen gezeigt hat, daß gerade die bei Experimenten mit malignen Tiergeschwülsten gewonnenen Erfahrungen sich nicht so ohne weiteres auf den Menschen übertragen lassen. Im übrigen ist nach Fischer-Wasels Selbstheilung bei spontan entstandenen Tiergeschwülsten selten und kommt für gewöhnlich nur bei Transplantaten vor.

Beweiskräftiger für die Möglichkeit einer Spontanheilung bösartiger Tumoren ist schon die Beobachtung von Schuchardt. Hier handelte es sich um ein bereits weit vorgeschrittenes Magencarcinom, das schon durch Peritonealmetastasen und Ascites kompliziert war. Dementsprechend konnte die Operation nicht radikal durchgeführt werden. Trotzdem genas der Kranke vollkommen. Nach $2^1/_2$ Jahren starb er an einer Pleuritis. Bei der Sektion fand sich kein örtliches Rezidiv. Der Ascites und die bei der Operation beobachteten Knötchen auf dem Bauchfell waren verschwunden.

Immerhin kann auch bei diesem Fall der Einwand gemacht werden, daß Schuchardt nichts über die histologische Diagnose mitteilt. Das ist sicher ein Mangel, der die wissenschaftliche Beweiskraft erheblich einschränkt.

Das gleiche gilt für die Beobachtung von Sauerbruch. Sie betrifft einen 59jährigen Mann mit carcinomatöser Pylorusstenose. Der Tumor war so ausgedehnt, daß sich eine Resektion als unmöglich erwies. Deshalb wurde nur eine Gastroenterostomie ausgeführt. 3 Jahre nach der Operation mußte wegen heftiger Schmerzen in der Lebergegend eine Relaparotomie vorgenommen werden. Es fand sich eine typische Gallenschrumpfblase. Der Pylorustumor war restlos verschwunden.

Das ist natürlich ein überraschendes Ergebnis. Aber auch hier liegt kein histologischer Befund vor. Dem Einwand, daß es sich um ein Ulcus callosum gehandelt haben könne, das bekanntlich nach einfacher Gastroenterostomie verschwinden kann, glaubt Sauerbruch damit begegnen zu können, daß es klinisch bestimmt kein Ulcus war und sich bei Wiedereröffnung des Leibes eine haselnußgroße Metastase in der Leber befunden hätte. Aber auch für diesen haselnußgroßen Knoten steht der histologische Beweis aus, daß es sich wirklich um eine Carcinommetastase gehandelt hat. Damit ist aber auch dieser Fall nicht anders zu bewerten als der von Schuchardt. Zu einer exakten Beweisführung ist er nicht geeignet.

Letztere wird überhaupt sehr schwierig sein. Selbst wenn die Diagnose histologisch gesichert wurde und sich der beobachtete Tumor nach einer Teil- oder Palliativoperation, wie in diesem Falle von Sauerbruch, spontan zurückbildete und klinische Heilung eintrat, fragt es sich noch immer, ob man tatsächlich von Heilung sprechen kann. Die Möglichkeit, daß es sich nur um ein Zurückgehen des Tumors handelte, Carcinomreste aber weiter erhalten blieben, wird niemals auszuschließen sein. Darauf werden wir später noch zurückkommen. Schließlich wird man auch nicht von Heilung sprechen können, wenn die Fälle nur kurze Zeit nachbeobachtet wurden.

Von größerer Bedeutung ist ein anderer von Sauerbruch veröffentlichter Fall. Es handelte sich um eine 56jährige Frau mit großem ulcerierten Mammacarcinom, die in desolatem Zustand in die Klinik aufgenommen wurde. Der Tumor wurde nur oberflächlich verschorft. Wegen der heftigen Schmerzen wurde viel Morphium und Skopolamin gegeben. Darauf kam es zu einem Dauerschlafzustand mit 8—10tägiger Nahrungsverweigerung. Danach trat ein plötzlicher Umschlag ein. Die Kranke verlangte gierig zu essen und zu trinken. Gleichzeitig besserte sich das Allgemeinbefinden. Auch der Tumor bildete sich schnell zurück. Nach 6—7 Wochen war er epithelisiert, die Drüsenpakete in der Achselhöhle bis auf kleinste Reste verschwunden. Eine weitere Kontrolle fand aber nicht statt. Der Ausbruch des Krieges verhinderte sie.

Allerdings kann dieser Fall zum Beweis für die Möglichkeit einer Spontanheilung des Carcinoms nicht verwertet werden. Sehen wir davon ab, daß auch hier die histologische Diagnose fehlt, so kann von Heilung hier schon deshalb nicht gesprochen werden, weil noch Drüsenreste vorhanden waren. Der Rückgang des Tumors läßt sich zwanglos durch die Verschorfung erklären, auch die nachträglich aufgetretene Epithelisierung.

Wie vorsichtig man mit der Deutung einer Spontanheilung sein muß, zeigt eine von Strauß zitierte Beobachtung. Versé hielt ein mehrere Jahre bestehendes ulceröses Mammacarcinom schließlich für spontan ausgeheilt. Die Narbe sah ganz unverdächtig aus und zeigte sich ausgezeichnet epithelisiert. 6 Jahre später starb die Frau. Der Sektionsbefund machte mit einem Schlag die Annahme von der Spontanheilung zunichte. Das Carcinom war wohl oberflächlich vernarbt, in der Tiefe aber gut erhalten. Der Tod war an einer weitgehenden Generalisierung des Carcinoms über die meisten inneren Organe erfolgt. Strauß bemerkte zu diesem Fall, daß selbst von einer partiellen Heilung keine Rede sein könne. Es sei eben unmöglich, sich an Hand des Narbenbefundes und der rezidivfrei verlaufenden Zeit ein Urteil über den Fortgang des Leidens zu machen. In diesem Zusammenhang sei auch darauf hingewiesen, daß nach Borst neben den Carcinomen der Haut, des Magens und des Darmes, auch das Mammacarcinom zu den langsam wachsenden Carcinomen mit Neigung zur partiellen Ausheilung gehört. Aus all dem geht hervor, daß es berechtigt ist, die Beobachtung von Sauerbruch als nicht beweiskräftig für die Möglichkeit von Spontanheilung bei Carcinomen zu erklären.

Die vorstehenden Ausführungen sind auch für die Beurteilung weiterer Mitteilungen über Spontanheilungen nach Teil- oder Palliativoperationen von Bedeutung.

Trinkler beschreibt 2 Fälle von histologisch gesichertem Pyloruscarcinom, die durch einfache Gastroenterostomie klinisch geheilt wurden. Die erste Patientin befand sich zur Zeit der Veröffentlichung bereits 10 Jahre nach der Operation, die zweite 7 Jahre. Auch Erkes hat bei einem histologisch gesicherten inoperablen Pyloruscarcinom allein durch eine Gastroenterostomie eine klinische Heilung erzielt. Die Nachbeobachtungszeit betrug hier 4 Jahre.

Diese Heilungen sicher nachgewiesener Pyloruscarcinome sind natürlich überraschend. Immerhin bleibt nach unseren früheren Ausführungen zu bedenken, daß auch die Magencarcinome nach Borst zu den Geschwülsten gehören, die immer wieder partiell ausheilen können. Durch die Gastroenterostomie war hierzu die beste Gelegenheit gegeben. Jede neue mechanische Beeinflussung, die bekanntlich als Wachstumsreiz auf ein Carcinom wirkt, kam durch die Ruhigstellung in Fortfall. Also waren denkbar günstige Umstände für die Rückbildung vorhanden. Dafür, daß stets das Carcinom histologisch geschwunden war, ist in keinem dieser Fälle der Beweis erbracht.

Zum mindesten besteht die Möglichkeit, daß trotz klinischen Verschwindens des Tumors und seiner Symptome das Carcinom in diesen Fällen, wenn auch geschrumpft, weiter bestanden hat. Die lange Nachbeobachtungszeit ist gleichfalls kein vollgültiger Gegenbeweis. Das zeigt die Beobachtung von Kurtzahn. Ein inoperables, durch Gastroenterostomie behandeltes Pyloruscarcinom hielt sich 8 Jahre bei relativ gutem Wohlbefinden. Dann ging der Patient an einer schnellen Fortentwicklung des Carcinoms aber doch zugrunde.

Strauß zitiert weitere Fälle von inoperablen Pyloruscarcinomen mit Gastroenterostomie, die dazu angetan sind, auch die von Trinkler und Erkes beschriebenen Fälle nur mit größter Skepsis als Spontanheilung zu betrachten. Sie beziehen sich auf die Beobachtungen von Werner, Tietze, Meyer, Rennecke und Meisinger. Alle Autoren fanden die Gastroenterostomie von günstiger Wirkung auf den Verlauf eines Pyloruscarcinoms. Nach anfänglicher Besserung sind die Patienten dann aber doch früher oder später gestorben; der Fall Meisinger — das ist für die Beurteilung der Fälle Trinkler und Erkes von Wichtigkeit — erst nach $6^{1}/_{2}$ Jahren. Der Patient war inzwischen seinem Beruf als Lehrer wieder nachgegangen. Dieser Fall zeigte deutlich, daß nach Fortfall der ständigen Reize das Wachstum eines Pyloruscarcinoms einen langsameren Verlauf nehmen und eine Spontanheilung vortäuschen kann.

Ähnlich liegen die Verhältnisse beim Rectumcarcinom. Auch bei dieser Carcinomlokalisation wurden nach ausschaltenden Operationen, nach Anlegung eines Anus praeter, langjährige Besserungen und günstige Wirkungen auf die Lebensdauer gesehen. Strauß verweist hierzu auf die Beobachtungen der chirurgischen Klinik in Würzburg und auf die von Seitz, Tietze und Meyer. In der chirurgischen Klinik in Heidelberg sei es sogar gelungen, 2 Patienten mit Mastdarmcarcinom lediglich durch den Anus praeter naturalis 10 und 15 Jahre am Leben zu erhalten. V. Gaza hätte eine Patientin mit Rectumcarcinom noch 7 Jahre nach Anlage eines ausschaltenden operativen Eingriffs in gutem Allgemeinzustand gesehen.

Doch das sind alles keine Heilungen. Man kann hier höchstens von Wachstumsänderung des Carcinoms nach Ruhigstellung des befallenen Darmabschnittes sprechen. Die Möglichkeit hierzu ergibt sich bereits aus den früher zitierten Anschauungen von Borst, nach denen auch die Darmkrebse zu den viele Jahre hindurch bestehenden, immer wieder partiell ausheilenden Carcinomen gehören. Auch Strauß hebt hervor, daß Mastdarmcarcinome an sich schon häufig zu langsamerem Verlauf neigen. Opitz habe einen Fall beobachtet, der ohne Behandlung noch 11 Jahre lebte. Als Spontanheilung können derartige Fälle aber nicht gelten.

Neben diesen Mitteilungen, die in der Hauptsache über Spontanheilung nach Palliativoperationen berichten, wären noch dahingehende Beobachtungen anzuführen, die sich auf Teiloperationen beziehen. Ein derartiger Fall findet sich bei Vassmer (1905). Darnach hatte Senger ein mikroskopisch sichergestelltes Wangenschleimhautcarcinom nur zur Hälfte exstirpiert. Der zurückgelassene Teil ist dann spontan zurückgegangen und völlige Heilung eingetreten. Deren Dauer ist aber nicht angegeben, was die Beweiskraft des Falles beeinträchtigt.

Das gleiche gilt für eine weitere Beobachtung von Sauerbruch. Sie betrifft ein sehr fortgeschrittenes Fasciensarkom bei einem 22jährigen Mädchen, das bereits vergeblich bestrahlt worden war. Auf Drängen der Kranken und der Eltern wurde die Operation vorgenommen. Dabei mußte ein faustgroßer Fortsatz, der in das Becken hineinreichte und überall mit der Umgebung fest verwachsen war, zurückgelassen werden. Die histologische Diagnose ergab ein Spindelzellensarkom. Am 4.—5. Tag bildete sich eine Thrombose in der Arteria femoralis aus, die zur Nekrose des Unterschenkels führte. Darauf trat zunehmender Verfall ein. 14 Tage später erfolgte plötzlich wieder ein Umschlag. Die Kräfte kehrten zurück. Die Geschwulst verkleinerte sich. Das Bein wurde unterhalb des Knies amputiert. Im Verlauf der Nachbehandlung verschwand die zurückgelassene Geschwulst vollständig. Nach 7monatiger Behandlung konnte die Kranke in glänzendem Allgemeinzustand entlassen werden. Wie lange diese überraschende Heilung angehalten hat, ist aus den Berichten nicht zu ersehen. Zu bedenken ist noch, daß eine Spätwirkung der Bestrahlung nicht ohne Bewertung gelassen werden darf.

Ähnlich liegen die Verhältnisse bei einem bereits früher von Reichel (1903) beobachteten Fall, der gleichfalls ein Spindelzellensarkom betrifft. Dieses saß in der Schläfengegend. Es war so fest in den Schädel hineingewachsen, daß es sich operativ nicht ganz entfernen ließ. Nach 4 Wochen verschwand es, ohne Spuren zu hinterlassen.

Um eine Dauerheilung handelt es sich dagegen in dem von Müller unvollständig operierten Riesenzellensarkom des Beckens bei einem 22jährigen Landwirt. Wegen starker Blutung war es nur zu einem Operationsversuch gekommen. Der Kranke erholte sich und konnte seinem Beruf als Landwirt wieder nachgehen. Noch nach 18 Jahren war der Patient klinisch geheilt. Nur oberhalb der Hüftpfanne konnte man vom Rectum her noch einen steinharten Tumor tasten. Strauß meint zu diesem Fall, daß man ihn wohl als Heilung bezeichnen müsse. Doch bliebe immer noch zu bedenken, daß Riesenzellensarkome gelegentlich einen verhältnismäßig guten Verlauf nehmen könnten, wie Sarkome überhaupt zu besonderen Verlaufseigentümlichkeiten neigen würden.

Schließlich muß hier bei den sog. Spontanheilungen nach unvollständigen Operationen noch ein Bericht von Strauß angeführt werden. Im Krankenhaus München-Schwabing sollte bei einem histologisch sichergestellten Magencarcinom eine Resektion vorgenommen werden. Es gelang nicht, das gesamte krankhafte Gewebe zu entfernen, die Schnittrichtung lag nicht überall im Gesunden. Trotzdem war der Verlauf ein sehr günstiger. Der Patient starb 10 Jahre später an einem Nierenleiden. Es ist anzunehmen, daß in diesem Teil die zurückgebliebenen Tumorreste nachträglich abgeheilt sind. Leider fehlt ein Sektionsbericht. Aber selbst wenn dieser kein Carcinom ergeben hätte, bleibt noch immer die Frage offen, ob früher nicht doch im Gesunden operiert wurde. Es kann ja eine Täuschung vorgelegen haben. Ulcerierte Carcinome sind oft von entzündetem Gewebe umgeben. Dieses wird dann vielfach für carcinomatös gehalten. Vielleicht trifft dies auch für den von Strauß zitierten Fall zu und fiel die Schnittrichtung zum Teil in dieses Gewebe, das im Hinblick auf seine makroskopische Veränderung für carcinomatös gehalten worden war.

Jedenfalls mag ein derartiger Irrtum vor allem bei Uteruscarcinomen eine große Rolle gespielt haben. Denn in gynäkologischen Fachzeitschriften wurde wiederholt berichtet, daß inoperable Collumcarcinome nach unvollständigen Behandlungen, wie Excochleationen und Ausbrennung, geheilt worden sein sollen. Lomer hat die älteren Fälle aus der Literatur zusammengestellt und durch zwei eigene Beobachtungen ergänzt. Gerade zu derartigen Heilungen bei inoperablen Collumcarcinomen hat Pankow gleichfalls wieder hervorgehoben, daß es sich hier wohl im allgemeinen um solche Fälle gehandelt habe, „bei denen die Inoperabilität nicht bedingt war durch ausgedehnte carcinomatöse Veränderungen des Nachbargewebes, sondern durch entzündliche und bei denen nach Zerstörung des auf die Cervix beschränkten Carcinoms die rein entzündlichen Veränderungen der Parametrien von selbst zurückgingen". Diese Ansicht entspricht der von uns vorhin geäußerten Auffassung. Selbst wenn sie in dem einen oder anderen Fall nicht zuträfe, würde das gar nichts besagen. Die Heilung eines inoperablen Collumcarcinoms durch einen der angeführten Teileingriffe wäre ein so seltener Ausnahmefall, daß er praktisch keine Rolle spielen würde. Es wird wohl auch keinen Gynäkologen geben, der sich auf eine derartige Teiloperation beim Collumcarcinom verlassen würde, nicht einmal bei einem operablen Fall. Stets wird er entweder radikal operieren oder entsprechend bestrahlen.

Nach dieser ausführlichen Übersicht über sog. Spontanheilungen bei unvollständigen oder Palliativoperationen wären noch einige Fälle zu erwähnen, bei denen, wie in dem früher angeführten Fall von Schuchardt, spontaner Rückgang der zurückgelassenen Metastasen nach Entfernung des Primärtumors beobachtet werden konnte.

So sah Meisinger zweimal nach Mammacarcinomoperationen verdickte Supraclaviculardrüsen schwinden. Warnekros beschreibt eine Heilung bei einem Ovarialcarcinom, obgleich nur der Ovarialtumor entfernt werden konnte und die Metastasen im Netz, Darm und Douglas zurückgelassen werden mußten. Strauß führt einen weiteren Fall mit Carcinom der Flexura sigmoidea an, bei dem Drüsen in der Umgebung des Tumors zurückgelassen werden mußten. Bei einer 8 Jahre später wegen eines Ileus vorgenommenen Relaparotomie konnte das alte Operationsfeld besichtigt werden. Es fand sich kein Carcinom mehr. Konjetzny berichtet gleichfalls über einen hierher gehörigen Fall. Er betrifft ein Magencarcinom. Bei der Resektion des Magens wurden Netzveränderungen festgestellt, die makroskopisch als Netzmetastasen anzusprechen waren. Es wurde nur ein kleiner Netzzipfel zur mikroskopischen Diagnose entfernt. Dieser erwies sich krebsig infiltriert. Bei einer $1^1/_2$ Jahre später vorgenommenen Relaparotomie sei in dem befallenen Netz keine Spur von Krebsmetastasen mehr zu finden gewesen. Ob sich diese Feststellung nur auf die makroskopische Besichtigung bezog, geht aus dem Bericht nicht hervor. Selbst wenn sie mikroskopisch erhärtet wäre, könnte man in diesem Fall nicht schlechtweg von einer Spontanheilung sprechen — versteht man doch unter dieser die Befreiung des Kranken vom Carcinom — weil eine faustgroße Lebermetastase gefunden wurde. Es lag also höchstens eine partielle Spontanheilung vor.

Die übrigen Mitteilungen überraschen zunächst. Nun fragt es sich aber, ob die beschriebenen Drüsen auch tatsächlich alle carcinomatös infiziert gewesen sind. Schließlich kann es sich auch nur um entzündlich verdickte Drüsen gehandelt haben. Doch wäre nicht von der Hand zu weisen, daß durch die im Anschluß an die Operation vor sich gehenden Vorgänge im Organismus nicht auch einmal eine Spontanrückbildung kleiner Drüsenmetastasen eintreten sollte. Bei der Strahlentherapie der Carcinome kann man solches gelegentlich beobachten; ausnahmsweise auch bei einer Fernmetastase. Wir führen das auf die Leistungssteigerung des Organismus durch den der Bestrahlung folgenden Zellzerfall zurück, der auf den gesamten Organismus im Sinne der Weichardtschen Protoplasmaaktivierung leistungssteigernd wirkt und damit auch die Schutzkräfte des Körpers gegen das Carcinom anregen kann. Schließlich muß es auch bei einer Operation durch die Wundsetzung und Unterbindungen zum Zellzerfall kommen. Es wäre daher denkbar, daß dadurch ähnliche Reaktionen im Körper entstehen, wie nach der Strahlenbehandlung. Wie dem auch sei, die praktische Erfahrung lehrt uns, daß die Möglichkeit einer Spontanrückbildung von Metastasen praktisch ohne Bedeutung ist. Es wird wohl auch keinen Krebsoperateur geben, der sich auf die problematische Spontanheilung von Metastasen nach Entfernung des Primärtumors verlassen wird.

Nicht berührt ist damit die Frage nach dem Schicksal vereinzelt in den Organismus gelangter Carcinomzellen. In dieser Beziehung pflichten wir der allgemeinen Anschauung bei, daß solche, sei es, daß sie sich im strömenden Blut befinden, sei es, daß sie in den Capillaren stecken geblieben sind, von den Schutzkräften des Körpers zerstört werden können. Durch sorgfältige histologische Untersuchungen ist das sichergestellt. So haben M. B. Schmidt, Goldmann, Lubarsch, Schiedat, A. Stern, Petersen und Colmers nachgewiesen, daß verschleppte Zellen maligner Tumoren in den Capillaren der Lunge, der Leber und der Lymphdrüsen zugrunde gehen können. Konjetzny beschreibt dies auch für das Netz. Petersen und Lubarsch vertraten die Ansicht, daß erst, wenn zugrunde gegangene Tumorzellen den Ansiedlungsort gewissermaßen gedüngt haben, die Metastase auf dem nunmehr vorbereiteten Boden entstünde. Lubarsch äußerte sich hierzu folgendermaßen: „Ich habe die Ansicht, die freilich nur schwer zu beweisen ist, daß wenigstens für gewöhnlich, bevor es in irgendeinem Organ zur Ausbildung metastatischer Knoten kommen kann, wiederholt zahlreiche Zellen verschleppt werden müssen, von denen ein großer Teil zugrunde geht." Dementsprechend will auch Borst „bei den malignen Geschwülsten eine prämetastatische Phase anerkennen, in welcher Geschwulstzellen zwar in den Säften kreisen, aber immer wieder unschädlich gemacht werden. Die metastatische Phase würde uns dann das Versagen gewisser noch nicht näher bekannter allgemeiner Schutzkräfte anzeigen".

Diese Vorgänge wurden nur der Vollständigkeit wegen angeführt. Mit einer Spontanheilung eines Carcinoms haben sie aber nichts zu tun. Primärtumor und bereits manifeste Metastasen bleiben dadurch unbeeinflußt.

c) Spontanheilungen ohne jegliche äußere Beeinflussung.

Bei den im vorangegangenen Abschnitt angeführten Fällen sog. Spontanheilung bleibt vielfach die Möglichkeit offen, daß der Tumor bei einer vermeintlichen Teiloperation doch ganz entfernt wurde oder daß dieser nach einer ausschaltenden Operation sich nur klinisch zurückbildete, eine Spontanheilung also in Wirklichkeit gar nicht vorlag. Fälle, bei denen alle diese Momente mit Sicherheit ausgeschaltet werden können, also reine Spontanheilungen vorliegen, finden sich nur relativ wenige in der Literatur. D. h., es sind auch über reine Spontanheilungen eine große Reihe von Beobachtungen vorhanden. Doch haben diese meistens keine Beweiskraft. Teils fallen sie in die vormikroskopische Zeitepoche, teils war schon von anderen Autoren festgestellt, daß Fehldiagnosen vorlagen. Einen kritischen Überblick über diese Beobachtungen gibt Wolff im zweiten Teil seiner „Lehre von den Krebskrankheiten".

Auch Strauß hat sich mit diesen Fällen befaßt. Er kommt zu dem Schluß, daß wohl bei allen diesen Mitteilungen der diagnostische Irrtum eine große Rolle spielt. Um diese Ansicht beweiskräftig zu gestalten, steuert Strauß auch eigene Erfahrungen bei. So ist ihm ein Fall bekannt, bei dem eine Probelaparotomie ein inoperables Gallenblasencarcinom ergab. Ein Eingriff wurde sonst nicht vorgenommen. Nach 7 Jahren starb die Patientin. Bei der Autopsie wurden keine Anhaltspunkte für ein Carcinom gefunden, statt dessen lagen Gallensteine vor. In einem anderen Fall hätte die Operation auf ein Lebercarcinom gedeutet. Die histologische Untersuchung habe aber gezeigt, daß es sich um eine tuberkulöse Erkrankung handelt. Mit Recht betont Strauß, daß diese und andere Beobachtungen zeigen, daß die Diagnose ohne pathologisch-anatomische Nachprüfung sehr unsicher sei. Seit grundsätzlich histologisch untersucht werde, habe sich die Zahl der bekannt gewordenen Spontanheilungen wesentlich vermindert. Von allen den Fällen sog. reiner Spontanheilung bleiben daher heute auch nur wenige übrig, die als solche vielleicht gelten können.

Der bekannteste Fall ist der von Orth-Rotter. Er betrifft ein malignes Adenom des Rectums bei einer 31jährigen Frau. Die Diagnose war durch Orth histologisch gesichert. Nach einer Radikaloperation rezidivierte der Tumor zweimal. Stets wurde er operativ entfernt. Das dritte wieder auftretende Rezidiv schwand spontan. Noch nach 2 Jahren war die Kranke gesund und rezidivfrei. Ein anderer Fall kam im Berliner Krebsinstitut zur Beobachtung. Bei einer Probelaparotomie wurde ein inoperables Pankreascarcinom festgestellt. Nach 3 Jahren erschien die Kranke klinisch geheilt. Kissinger berichtet über ein inoperables Oesophaguscarcinom. 9 Jahre später war die Speiseröhre für die dickste Sonde durchgängig. Einen vierten Fall hat Mertens mitgeteilt. Es betrifft ein von König beobachtetes inoperables Beckensarkom. Bei einer Probelaparotomie wurde ein Gewebsstück entnommen und die Diagnose mikroskopisch durch Orth sichergestellt. $1^1/_2$ Jahre nach dem Eingriff kam der Patient zur Nachuntersuchung wieder in die Klinik. Er befand sich in bester Verfassung und fühlte sich völlig gesund. Deshalb wurde auch damals an der Richtigkeit der histologischen Diagnose gezweifelt. Strauß meint hierzu, daß man Orth eine Fehldiagnose in einem derartigen Fall doch wohl nicht zutrauen könne und will diese Beobachtung als richtige Spontanheilung gelten lassen. Sehen wir davon ab, daß in den beiden ersten und in dem letzten Fall die Nachbeobachtungszeit nur $1^1/_2$—3 Jahre betrug, so erscheint es berechtigt, zum mindesten die Beweiskraft des dritten Falles in Frage zu ziehen. Es steht immerhin die Möglichkeit offen, daß die Speiseröhrenstriktur eine andere Ätiologie gehabt hat und nicht auf einer carcinomatösen Erkrankung beruhte.

Weitere Beobachtungen von reinen Spontanheilungen stammen von Lallement und Hainatz. Erstere findet sich bei Vassmer zitiert. Lallement beschreibt die Spontanheilung eines Rezidivs bei Scirrhus mammae. Hainatz hat nach den Mitteilungen von Trinkler drei einschlägige Fälle beobachtet. Der erste dieser Spontanheilungen stammte aus der Klinik von Professor Ratimow. Es handelte sich um eine carcinomatöse Affektion des linken Leberlappens mit Metastasen in den umgebenden Teilen und mit Infiltration der Lymphdrüsen. Nach 1 Jahr hatte die Patientin an Körpergewicht (1 Pud = 16,84 kg) zugenommen. Irgendwelche Irrtümer bezüglich der Diagnose, Verwechslung mit Gumma seien völlig ausgeschlossen. Im zweiten Fall handelte es sich um ein histologisch gesichertes Epitheliom der Unterlippe. 8 Tage nach der Probeexcision stellte sich unter dem Einfluß einer konservativen indifferenten Behandlung eine so bedeutende Besserung ein, daß die vorgeschlagene Operation verschoben wurde. Die Ulcera verheilten, die Infiltration wurde resorbiert. Es blieb nur eine wenig auffallende Narbe zurück. Der Patient konnte 3 Jahre nachbeobachtet werden. Er blieb in dieser Zeit völlig geheilt. Der dritte Fall betrifft ein histologisch sichergestelltes Collumcarcinom. Da die Patientin die vorgeschlagene Operation ablehnte, wurde sie mit Einspritzungen von Borsäurelösung behandelt. Nach 2 Monaten ergab die Untersuchung, „daß sämtliche Symptome von Carcinom verschwunden waren". Diese Patientin konnte 7 Jahre nachbeobachtet werden. Sie starb dann an Influenza und interkurrenter Pneumonie.

Das sind sicherlich auffällige Heilungen. Bei der ersten Beobachtung von Hainatz wird man wohl aber immer Zweifel hegen müssen, ob auch tatsächlich ein Lebercarcinom vorgelegen hat, trotz der bestimmten Erklärung von Trinkler. Von einer histologischen Diagnose ist nichts angegeben. Selbst Autoren von Ruf haben Leberlues für Carcinom gehalten. Man vergleiche hierzu nur die Ausführungen von Wolff und Strauß, die darauf hinweisen, daß Oppolzer und Bochdalek Lebersyphilis in mehreren Fällen mit Carcinom verwechselt haben. Auch zeigen die früher zitierten Beobachtungen von Strauß, daß eine Probelaparotomie allein nicht beweiskräftig ist. Im zweiten Fall war die Diagnose histologisch sichergestellt. Er muß daher als Spontanheilung gelten. Doch handelt es sich hier um ein Carcinom, das an sich schon zur vorübergehenden Besserung und partiellen Abheilung neigt. In diesem Fall muß das Carcinom allerdings vollkommen abgeheilt sein, denn es wird nur von einer wenig auffallenden Narbe berichtet. Zweifellos am auffälligsten ist die dritte Beobachtung. Leider ist hier nicht angegeben, ob es sich um ein beginnendes oder schon weiter vorgeschrittenes Collumcarcinom gehandelt hat. Im ersteren Fall bestünde die Möglichkeit, daß die Probeexcision, falls sie gründlich vorgenommen wurde, den erkrankten Teil restlos beseitigte. Derartiges ist jedem Operateur bekannt. Häufiger wurde darüber nach Probeabrasionen berichtet. Nach einer energischen Ausschabung, die ein Carcinom ergeben hatte, wurde in dem nachträglich entfernten Uterus von Carcinom nichts mehr gefunden. Vassmer und Weindler haben derartige Beobachtungen aus der Literatur zusammengestellt. Strauß fügt diesen zwei neue hinzu. Man kann nur annehmen, daß es sich in allen diesen Fällen um ganz beginnende Carcinome gehandelt hat und die Curette alles bis dahin erkrankte Gewebe entfernte. Ähnliches könnte auch für den dritten Fall von Hainatz zutreffen. Schon der völlige Rückgang der Symptome spricht dafür, daß der Prozeß noch nicht sehr weit vorgeschritten gewesen sein kann oder dies nur durch entzündliche Veränderung der Parametrien vorgetäuscht wurde. Ein bereits in die Umgebung eingebrochenes Collumcarcinom dürfte man sicherlich allein durch Injektion von Borsäure nicht heilen können, höchstens, daß die carcinomatösen Massen des Collums sich abstießen. Schließlich wird die Beweiskraft dieses Falles noch weiter dadurch beeinträchtigt, daß von der Patientin, die doch nach 7jähriger Beobachtungszeit gestorben ist, kein Sektionsbericht vorliegt. Jedenfalls wird von Trinkler nichts darüber erwähnt. Allerdings hätte auch dieser nur bedingten Wert, da bei Fehlen aller carcinomatösen Veränderungen immer noch die Frage offen bliebe, ob durch die Probeexcision das vielleicht erst im Beginn befindliche Carcinom nicht vollständig exstirpiert worden war. Diese Überlegungen und die früher angeführten, fast niemals ganz einwandfreien Beobachtungen zeigen jedenfalls, daß man mit der Diagnose „Spontanheilung" nicht zurückhaltend genug sein kann.

d) Schlußbetrachtung.

In ausführlicher Weise — weil es uns notwendig erschien — gaben wir eine Übersicht über jene Fälle, mit denen die einzelnen Autoren in der Literatur die Möglichkeit einer Spontanheilung beim Carcinom oder Sarkom beweisen wollten. Selbst diejenigen Fälle, die eine hohe Wahrscheinlichkeit für die Spontanheilung in Anspruch nehmen können, lassen auch gewichtige Gegengründe nicht ausschließen. Unsere Bedenken haben wir bereits dargelegt.

Es erhebt sich nun die Frage, wie ganz im allgemeinen die Möglichkeit einer Spontanheilung wissenschaftlich beurteilt werden muß. Zweifellos kann man nicht mit apodiktischer Sicherheit sagen, daß eine Spontanheilung unmöglich ist[1]. Wir kennen nicht jenes Stimulans, das normale Epithelzellen zu überstürztem Wachstum antreibt und diese

---

[1] Nach Clairmont ist „die theoretische Möglichkeit einer völlig spontanen Krebsheilung nicht von der Hand zu weisen". Wissenschaftlich einwandfrei fand er sie bei kritischer Prüfung der Literaturberichte und einer Umfrage in der Schweiz bis heute aber noch nie erwiesen. Für das praktische Handeln hält er es daher auch ebenso wie wir für notwendig, den Krebs mit sämtlichen ärztlichen Hilfsmitteln zu bekämpfen (R. Frauchinger).

Carcinomzellen mit andersartigem Stoffwechsel und andersartigen Lebensäußerungen ausstattet. Wir wissen dagegen, daß die Wachstumsvorgänge in einem Carcinomtumor nicht gleichmäßig sind, daß Zeiten überstürzten Wachstums mit Perioden auffallender Verlangsamung abwechseln. Jedem von uns sind Fälle bekannt, die geradezu als „gutartige Carcinome" imponierten, bei denen Carcinomtumoren — wir kennen solche Fälle von Portiocarcinomen — jahrelang ihre Größe nicht veränderten und in dieser Zeit sich auch nicht aggressiv gegen den Gesamtkörper betätigten.

Es ist auch sicher, daß die Wachstumsverhältnisse im Verband eines Tumors nicht immer die gleichen sind, daß einzelne Teile das typische überstürzte Wachstum zeigen, während andere Nekrosen aufweisen. Nun spielen hier sicher die Ernährungsverhältnisse eine große Rolle. Beispielsweise hat die Unterbindung der beiderseitigen Uterinae die zeitweise Rückbildung eines Portiocarcinoms im Gefolge.

Sicher ist auch, daß das Wachstum eines Carcinoms von der Beschleunigung der Lebensvorgänge im Gesamtorganismus abhängig sein kann. Im allgemeinen wachsen Tumoren bei alten Menschen viel langsamer als bei jungen. Die Statistiken über die Heilungsergebnisse der Uteruscarcinome junger Frauen sprechen eine eindeutige Sprache. Sie sind bei operativem Vorgehen schlechter als die Zahlen der Durchschnittsstatistik. Bei der Röntgentherapie liegen die Verhältnisse gleichsinnig.

Nach alldem erscheint es nicht ganz abwegig, an die Möglichkeit zu denken, daß das Stimulans, das zur Entstehung eines Carcinoms führt, durch eine andere Kraft abgebremst werden kann, so daß der Organismus tatsächlich eine Spontanheilung auszuführen in der Lage wäre. Es wäre aber unrichtig, für die Hypothese als Beweis die Spontanheilung von Drüsenmetastasen nach Exstirpation des Primärtumors anzuführen, denn auch dieses Vorkommnis ist keinesfalls bewiesen, wenn es in der Literatur auch noch so oft behauptet worden ist. Wer kann durch Betasten oder durch den Anblick sagen, daß eine verdickte Achselhöhlendrüse oder eine fühlbar vergrößerte parametran gelegene Drüse wirklich carcinomatös und nicht entzündlich ist? Ein Beweis ist selbst dann nicht geführt, wenn eine Drüse aus einem Konglomerat herausgenommen wird und diese sich als carcinomatös erweist; deshalb können die anderen doch nur entzündlich verdickt sein.

Läßt man es als erwiesen gelten, daß tatsächlich im Zusammenhang mit einem Erysipel Carcinome spontan geheilt wurden, so ist doch andererseits bei der experimentellen Erzeugung eines Erysipels niemals ein positives Resultat erzielt worden; also waren es nicht die Streptokokken oder der Entzündungsreiz, sondern etwas Unbekanntes, das in den wenigen Fällen von Spontanheilung seinen Einfluß geltend gemacht hat. Es ist auch nicht das Fieber für sich allein, weil auch die in neuerer Zeit vorgenommenen Malariainfektionen bei Carcinomen zwecklos waren. In diesem Zusammenhang seien auch die Serumversuche erwähnt, teils mit Patientenserum, teils mit Exsudaten aus der Pleura oder dem Peritonealraum. Jeder, der solche Versuche angestellt hat, hat sicherlich eine kurzzeitige Hemmung und Besserung des Allgemeinbefindens in einzelnen Fällen beobachtet. Im großen und ganzen sind aber die Versuche ergebnislos.

Es ist unrichtig, die Vorstellungen über die Heilungsmöglichkeiten bei Infektionskrankheiten auf das Carcinom zu übertragen, weil es sich hier um das zerstörende Wachstum körpereigener Zellen handelt. Deshalb ist auch die Spekulation auf eine Spontanheilung beim Carcinom, gestützt auf die Beobachtungen beim Chorionepitheliom, falsch. Dauerheilungen beim Chorionepitheliom sind in großer Anzahl erwiesen; wir haben selbst eine solche beobachtet. Im Gegensatz zum Carcinom handelt es sich beim Chorionepitheliom um Zellen fremder Abkunft, gegen die eine wirkungsvolle Mobilisation der Abwehrkräfte des Organismus möglich erscheint.

Ziehen wir das Fazit aus den Erörterungen über die Möglichkeit einer Spontanheilung, so ergibt sich für die Forschung die wichtige Aufgabe, weiterhin nach Fällen zu suchen, die als spontan geheilt betrachtet werden müssen. Für unser praktisches Handeln aber, für die Beurteilung unserer Statistiken dürfen wir dagegen nicht mit der Möglichkeit einer Spontanheilung rechnen.

Die Auswertung der Behandlungserfolge[1].

Um einen Überblick über die Leistungsfähigkeit eines Behandlungsverfahrens bei einer Krankheit zu bekommen, ist es nötig, die erzielten Ergebnisse nach statistischen Gesichtspunkten auszuwerten. Nur so läßt sich ein klares Bild über die Wirksamkeit einer Methode gewinnen.

Hier kann man natürlich verschiedene Wege gehen; denn es gibt viele Gesichtspunkte, unter denen man seine Behandlungsergebnisse zusammenfassen kann.

Der wissenschaftlichen Forschung ist aber nicht gedient, wenn jeder nach eigenem Gutdünken verfährt. Es ist selbstverständlich, daß medizinische Erfolgsstatistiken wie alle anderen Statistiken, die nicht auf gleichen oder wenigstens auf ähnlichen Grundlagen aufgebaut sind, nicht miteinander verglichen werden können. Letzteres ist aber unbedingt notwendig, um in der medizinischen Forschung voranzukommen und jeweils die beste Behandlungsmethode für eine Krankheit zu finden.

Alle diese Fragen haben bei der Auswertung der Behandlungserfolge bei den bösartigen gynäkologischen Geschwülsten schon immer eine große Rolle gespielt. Lange Zeit fehlten aber einheitliche Grundlagen, nach denen man hätte vorgehen können.

Dem unermüdlichen Wirken von Winter, der brauchbare Richtlinien für die statistische Auswertung der Behandlungserfolge bei den Uteruscarcinomen aufstellte, ist es zu verdanken, daß hierin Wandel geschaffen wurde.

Diese Richtlinien sind allerdings sehr umstritten worden. Auch heute ist dieser Streit noch nicht zur Ruhe gekommen. Sicher kann man in manchen Punkten verschiedener Meinung sein. Tatsache ist aber, daß die Winterschen Richtlinien in ihrer Gesamtheit eine brauchbare Basis schaffen, auf der man vergleichbare Erfolgsstatistiken aufstellen und wissenschaftlich auswerten kann. Deshalb hat man die von Winter entwickelten Richtlinien trotz mancher Bedenken 1923 auf dem Gynäkologenkongreß in Heidelberg schließlich doch fast einstimmig angenommen und den Beschluß gefaßt, Uteruscarcinomstatistiken nur nach diesen Gesichtspunkten zu veröffentlichen.

Die statistischen Richtlinien von Winter haben nun über die Uteruscarcinome hinaus Bedeutung erlangt. Daher sollte heute jede Carcinomstatistik, ja jede Tumorstatistik überhaupt, die Anspruch auf wissenschaftliche Bedeutung und Beachtung erhebt, in ihren Grundzügen nach diesen Richtlinien aufgebaut sein.

---

[1] Die Literaturangaben finden sich im Abschnitt „Statistik".

Trotz dieser wissenschaftlichen Bedeutung, welche die statistischen Richtlinien von Winter erlangt haben, besteht nun die Tatsache, daß auch heute noch ihre Kenntnis vielfach eine sehr mangelhafte ist. Anders ist es nicht zu verstehen, daß man immer wieder auf statistische Mitteilungen stößt, die oft so wenig den Grundsätzen von Winter entsprechen. Das trifft selbst für solche zu, von denen die Autoren behaupten, daß sie nach den Richtlinien von Winter aufgestellt seien. Man kann nur annehmen, daß diese Autoren die Winterschen Grundsätze nicht aus eigenem Studium kennen. Das muß natürlich zur Folge haben, daß man nur unklare Vorstellungen hat.

Bei der großen Bedeutung, welche die von Winter geschaffenen Richtlinien für alle Erfolgsstatistiken bei der Tumorbehandlung besitzen, ist es aber notwendig, daß jeder, der sich mit der Therapie bösartiger Geschwülste befaßt und der mit seinen Ergebnissen zur wissenschaftlichen Forschung beitragen will, diese Richtlinien auch wirklich genau kennt. Deshalb halten wir es für notwendig, diese im Wortlaut anzuführen.

a) Die Richtlinien von Winter für die Carcinomstatistik.

Die Richtlinien von Winter für die Carcinomstatistik lauten:

I. Dem Material der Statistiken werden alle Fälle von Uteruskrebs zugrunde gelegt, welche den Rat der Klinik oder deren Leiter erbaten.

II. Die Krebsfälle werden eingeteilt in:

a) operable Fälle, wenn das Carcinom auf den Uterus und dessen unmittelbare Nachbarschaft beschränkt ist;

b) inoperable Fälle, wenn das Carcinom sich so weit auf Parametrium, Harnapparat, Drüsen oder innere Organe ausgebreitet hat, daß es durch keine Operationsmethode mehr zu entfernen ist.

Die Rubrizierung erfolgt auf Grund des klinischen Untersuchungsbefundes. (Zur näheren Charakterisierung des Materials kann außerdem noch eine Aussonderung der „Grenzfälle" aus den operablen und der „keiner Behandlung mehr zugänglichen Endstadien" aus den inoperablen Fällen vorgenommen werden.)

III. Das primäre Behandlungsresultat wird gewonnen durch die Berechnung aller Todesfälle, welche infolge der Behandlung eintreten.

IV. Als geheilt wird ein Fall bezeichnet, welcher 5 Jahre nach Abschluß der Behandlung keinerlei Zeichen von Carcinom aufweist.

V. Abzüge dürfen bei den Berechnungen der Heilungsresultate nicht gemacht werden.

VI. Das Resultat einer Behandlungsmethode wird gewonnen durch die Berechnung der Prozentzahlen der Geheilten.

Absolut nennen wir ein Heilungsresultat, welches aus der Gesamtzahl aller zur Beobachtung kommenden Krebsfälle berechnet wird;

relativ nennen wir ein Heilungsresultat, welches nur aus den einer bestimmten Behandlung unterworfenen Fällen berechnet wird.

VII. Der Autor, welcher eine Statistik aufstellt, muß außer den nach Prozenten berechneten Heilungsresultaten auch die absoluten Zahlen, welche der Statistik zugrunde gelegt sind, mitteilen.

VIII. Einteilung der verschiedenen Methoden der Krebsbehandlung, deren Resultate statistisch zu bewerten sind.

1. Operative Behandlung:

Abdominale Operationen (Wertheimsche Operation).

Vaginale Operationen: Einfache vaginale Uterusexstirpation; Schautasche erweiterte vaginale Uterusexstirpation.

Abdominale vaginale Operationen.

Für jede Operation gilt als Unterabteilung:

a) Präparatorische Vorbestrahlung oder nicht.

b) Prophylaktische Nachbestrahlung oder nicht.

c) Radium oder Röntgenstrahlen oder beides.

2. Strahlenbehandlung:
  a) Radiumstrahlen;
  b) Röntgenstrahlen;
  c) beides.

3. Kombinierte operative und Strahlenbehandlung.

Es können in diese drei Hauptgruppen noch zwei weitere Untergruppen neuer Behandlungsmethoden (z. B. die Sensibilisierungen) eingereiht werden.

Es ist unbedingt notwendig, daß jeder Autor genaue Angaben über seine Methode, sowohl einer Operation als auch einer Strahlenbehandlung, macht.

Diese Grundsätze hat Winter noch näher erläutert:

ad I. Es kommt darauf an, das Gesamtmaterial der Uteruskrebse, aus welchen die Aufnahmen auf die stationäre Klinik erfolgen, statistisch zu erfassen; deshalb müssen auch alle Fälle, welche nur das Ambulatorium, die Sprechstunde des Direktors oder seines Vertreters aufsuchen, mitgezählt werden. Wandernde Kranke und solche, welche gar keine Ratschläge erhalten haben, sind ebenfalls mitzuzählen.

ad II. Die Beurteilung eines Falles als operabel oder inoperabel kann nicht mehr wie früher mit Zuhilfenahme des Befundes bei einer Operation stattfinden, weil ja die allein bestrahlten Fälle nicht mehr operiert werden, sondern kann nur auf Grund eines klinischen Untersuchungsbefundes erfolgen; derselbe muß so genau wie möglich, evtl. mit Zuhilfenahme der Narkose und Cystoskopie, erhoben werden. Trotzdem werden gelegentlich Zweifel entstehen und unrichtige Deutungen nicht zu vermeiden sein; da diese Unzulänglichkeit beider Gruppen von Carcinom, die zu operierende und bestrahlende in gleicher Weise betrifft, so entstehen beim Vergleich der beiden Behandlungsmethoden keine merkbaren Fehler.

Collum- und Corpuscarcinome müssen getrennt geführt werden.

ad III. Der Begriff „Behandlungsmortalität" muß im weitesten Sinne auf alle Fälle angewendet werden, welche an den Folgen der Behandlung, auch nach längerer Zeit, starben. Es wird sich im wesentlichen handeln:

a) Bei Operierten um Todesfälle in Narkose, Verblutung, Shock, Embolie, Ileus, Infektion, Pneumonie und Pyelonephritis.

b) Bei Bestrahlten um Infektion, Blutung, Folgen von Nekrose und Fisteln, Allgemeinschädigung.

ad IV. Der Begriff „Dauerheilung" wird ganz fallen gelassen, weil er nicht unseren Erfahrungen über Spätrezidive entspricht. Als „Abschluß der Behandlung" gilt bei Operierten die Operation und bei Bestrahlten die Verabreichung der letzten Serie. Die „Operation mit Nachbestrahlung" gilt als eine besondere Behandlungsmethode (s. VIII. 1b.), welche mit der letzten Nachbestrahlung abschließt. Die sog. „Sicherheitsbestrahlungen", welche man zeit- und wahllos einer Behandlung folgen läßt, gehören nicht zu einer Methode.

ad V. Behandlungstodesfälle, Verschollene, interkurrent Verstorbene, Frauen, welche die Operation verweigert haben und solche, welche sich der Strahlenbehandlung entzogen haben, werden bei der Berechnung der Heilungsresultate nicht abgezogen, sondern der betreffenden Behandlungsmethode zur Last gelegt.

ad VI. Alle Behandlungsresultate müssen als „absolute" berechnet werden, weil es darauf ankommt festzustellen, wieviel Prozent aus der Gesamtzahl aller Carcinome durch die betreffende Behandlungsmethode geheilt sind (s. I.).

Ein relatives Behandlungsresultat berechnet man, wenn man z. B. erfahren will, wieviel Prozent der operablen Fälle durch Bestrahlung geheilt worden sind. Die uns heute vor allem interessierende Frage, ob man operable Fälle operieren oder bestrahlen soll, kann nur entschieden werden durch die Berechnung der relativen Heilungsresultate aus den operablen Fällen, einerseits der operierten und andererseits der bestrahlten Fälle. Ebenso kann die sehr wichtige Frage, wieviel inoperable Carcinome man durch Bestrahlung noch heilen kann, nur entschieden werden durch Berechnung der relativen Heilungsresultate aus den inoperablen Fällen.

ad VII. Als absolute Zahlen müssen außer dem berechneten Heilungsresultat mitgeteilt werden

1. die Gesamtzahl der Fälle, welche zur Beratung erschienen sind;

2. die Gesamtzahl der Fälle, welche 5 Jahre und länger beobachtet worden sind; davon die Gesamtzahl der operablen und inoperablen Fälle;

3. die Operabilitätsprozente des gesamten Materials, um die Qualität desselben zu demonstrieren;

4. die Zahl der Todesfälle, getrennt bei operierten und bestrahlten Fällen, mit Angabe der Todesart;

5. die Zahl der Geheilten bei den einzelnen Behandlungsmethoden.

Hiermit haben wir eine genaue Darstellung der Winterschen Richtlinien gegeben. Sie müssen also heute nicht nur bei den Uteruscarcinomstatistiken, sondern auch bei allen Carcinomstatistiken eingehalten werden, wenn diese wissenschaftlichen Wert haben sollen. Darüber hinaus steht es aber jedem frei, seine Patientenzahl auch noch nach anderen Gesichtspunkten auszuwerten. Das wird auch vielfach getan. Wir werden darauf noch später eingehen. Zuvor noch einige Bemerkungen zu den von Winter aufgestellten Richtlinien.

b) Die Fünfjahresgrenze.

Winter verlangt, als Heilungen nur solche Fälle zu zählen, die mindestens 5 Jahre rezidivfrei sind. Diese Fünfjahresgrenze ist sehr umstritten worden.

Manche Autoren behaupteten, eine derartig lange Nachbeobachtungszeit, ehe man einen Fall als geheilt erkläre, sei nicht nötig. Man könne schon nach 3jähriger Rezidivfreiheit von endgültiger Heilung sprechen, würde doch nachweislich die überwiegende Zahl der Rezidive in den ersten 3 Jahren manifest werden. Winter erkannte diesen Einwand aber nicht an, und wies zur Begründung seiner Forderung darauf hin, daß die Zahl der Rezidive, welche im 4. und 5. Jahre auftreten, noch so groß ist, daß sie nicht unberücksichtigt bleiben dürfe. Hierfür sprechen auch die Mitteilungen von Winter, Glockner, Thumim und Haenisch, die im 4. und 5. Jahr noch 3—5% ihrer Rezidive auftreten sahen. Durch Beobachtungen anderer Autoren wird das bestätigt. Weibel fand bei 349 Fällen von Collumcarcinomen des Wertheimschen Materials im 4. und 5. Jahre gleichfalls noch jeweils 1,7%, zusammen also 3,4% Rezidive. Eine Herabsetzung der Nachbeobachtungszeit auf 3 Jahre ist daher tatsächlich nicht zulässig. Vor kurzem hat Weibel erneut darauf hingewiesen.

Nun hat es aber auch nicht an Autoren gefehlt, welchen die 5jährige Nachbeobachtungszeit zu kurz erschien. Sicher können auch nach 5 Jahren noch Rezidive auftreten. Doch ist die Gefahr nach dieser Zeit praktisch sehr gering. Eine Ausnahme machen höchstens die Vulvacarcinome, die bekanntlich noch sehr spät rezidivieren können. Kehrer hat daher auch gefordert, bei dieser Krebslokalisation erst nach 6—7jähriger Rezidivfreiheit von Dauerheilung zu sprechen (s. S. 508). Bei den übrigen Carcinomlokalisationen hat sich aber eine 5jährige Nachbeobachtungszeit als praktisch ausreichend erwiesen. Dabei muß man auch die Tatsache in Rechnung stellen, daß Carcinome doch im allgemeinen bei älteren Leuten auftreten. Würde man daher die Nachbeobachtungszeit, bis man einen Fall als geheilt bezeichnet, zu sehr ausdehnen, so würde man Gefahr laufen, den Wert der Statistik wieder auf andere Weise herabzusetzen; denn dann würde die Zahl der Fälle, die an anderen Krankheiten sterben, eine größere sein. Die Todesfälle müßten aber auch nach den Richtlinien von Winter zu den Carcinomtodesfällen gezählt werden, weil selbst die exakteste Sektion mit negativem Ergebnis nicht ausschließt, daß nicht doch irgendwo mikroskopisch kleine Carcinommetastasen vorhanden waren, aus denen später, noch vor Erreichung der Beobachtungsgrenze, ein Rezidiv sich hätte entwickeln können. Durch solche Fälle würde die Statistik aber ungünstig belastet werden. Aus diesen und den vorhin angeführten Gründen besteht die 5-Jahresgrenze zur Beurteilung der Heilungserfolge praktisch schon zu Recht. Sie muß daher bei allen Statistiken eingehalten werden.

c) Die absolute Heilung.

Neben der 5-Jahresgrenze sind für die statistische Erfahrung und Auswertung der Behandlungsresultate nach Winter die Begriffe der absoluten und relativen Heilung grundlegend.

Um den Wert der absoluten Heilung, auch absolute Heilungsziffer genannt, wird sehr gestritten. Die absolute Heilungsziffer ist auch der Punkt der Winterschen Richtlinien, gegen den am meisten verstoßen wird.

Wie aus den Ausführungen von Winter hervorgeht, errechnet sich die absolute Heilungsziffer aus der Anzahl aller nach 5 Jahren noch rezidivfrei lebenden Fälle zu allen der Klinik zugegangenen Patienten ohne Rücksicht darauf, ob letztere behandelt wurden oder nicht. Verschollene oder an interkurrenten Krankheiten Verstorbene werden dabei den Carcinomtodesfällen zugezählt. Die errechnete absolute Heilungsziffer wird in Prozenten ausgedrückt.

Nur Werte, bei denen keinerlei Abzüge vorgenommen worden sind, können Anspruch auf die Bezeichnung „absolute Heilungsziffer" erheben. Die Forderung von Winter ist in dieser Hinsicht so eindeutig, daß hieran kein Zweifel bestehen kann.

Vergleicht man hierzu aber die Literatur, so ist es einfach unfaßbar, was dort als absolute Heilungsziffer bezeichnet wird. Nur selten bezieht sie sich auf das gesamte der Klinik zugegangene Material. Gewöhnlich sind alle möglichen Abzüge gemacht worden. Dann kann natürlich von absoluter Heilungsziffer nicht mehr gesprochen werden.

Auch werden bei der Aufstellung von Sammelstatistiken über die absolute Heilungsziffer oft Einzelstatistiken verwandt, die niemals hätten dazu verwendet werden dürfen. Hierzu sind weitere Ausführungen notwendig.

Angenommen, es sollen zwei Sammelstatistiken über die absolute Heilung bei der operativen Behandlung der Collumcarcinome und über die absolute Heilung bei der Strahlenbehandlung der Collumcarcinome aufgestellt werden, um die Leistungsfähigkeit beider Methoden im Kampf gegen das Collumcarcinom auf dieser Basis zu vergleichen. Dann ist ohne weiteres klar, daß nur solche Statistiken verwandt werden können, deren Autor in dem der Statistik zugrunde liegenden Zeitabschnitt entweder alle ihm zugegangenen Collumcarcinome nur operiert oder nur bestrahlt hat. Nur für diese beiden Fälle läßt sich eine absolute Heilungsziffer, die auf die Leistungsfähigkeit der angewandten Methode hinweist, errechnen. Sobald ein Autor in dem betreffenden Zeitabschnitt Collumcarcinome teils operiert und teils bestrahlt hat, läßt sich eine absolute Heilungsziffer für die bestrahlten oder operierten Fälle gar nicht aufstellen. Denn wie soll man hier in bezug auf die Methode das dem Begriff der absoluten Heilungsziffer zugrunde liegende Verhältnis, Anzahl der geheilten Fälle zur Gesamtzahl der beobachteten Fälle, bilden? Welche Methode soll mit den nur beobachteten, aber nicht behandelten Fällen belastet werden? Da eben die absolute Heilungsziffer die Berechnung der Heilungen im Verhältnis zu allen der Klinik zugegangenen Fällen verlangt, kann in einem derartigen Fall, wenn der Autor im gleichen Zeitabschnitt nach verschiedenen Methoden behandelt hat, eine absolute Heilungsziffer für ein bestimmtes Behandlungsverfahren gar nicht aufgestellt werden.

Natürlich kann man auch in einem solchen Fall eine absolute Heilungsziffer aufstellen. Dazu muß man dann aber das Gesamtmaterial ohne Rücksicht auf die angewandte Methode nehmen. Erst dann kann man wieder das Verhältnis Anzahl der geheilten Fälle zur Gesamtzahl aller beobachteten Fälle bilden. Der Wert, den man so erhält, zeigt dann aber nur an, was der betreffende Autor in dem der Statistik zugrunde liegenden Zeitabschnitt im Kampf gegen den Krebs erreicht hat.

Wenn man nun, wie es vielfach geschieht, in einem solchen Fall, in dem ein Autor Collumcarcinome nach verschiedenen Methoden behandelt hat, einfach die mit einer bestimmten Methode behandelten Fälle auf die Gesamtzahl der nach dieser Methode behandelten Fälle bezieht, dann ist die Zahl, die man erhält, niemals eine absolute Heilungsziffer, sondern nur die relative Heilungsziffer des betreffenden Autors für das eine oder andere Behandlungsverfahren, also für unser Beispiel, die relative Heilungsziffer der Operation oder der Bestrahlung beim Collumcarcinom.

Es war nötig, hierauf näher einzugehen, weil gerade auch in dieser Hinsicht so wenig Klarheit in der Literatur herrscht. Viele Carcinomsammelstatistiken über die absolute Heilung bei der Operation oder Strahlentherapie mit Berechnung der durchschnittlichen absoluten Heilungsziffer enthalten Statistiken mit angeblichen absoluten Heilungsziffern von Autoren, die in dem betreffenden Zeitraum nach verschiedenen Methoden behandelt haben. Teils wurden diese falschen absoluten Heilungsziffern so von den Autoren übernommen, teils wurden sie falsch aus den Angaben der Autoren errechnet. Alle derartigen Sammelstatistiken sind durch die Belastung mit diesen falschen Werten wissenschaftlich natürlich nicht haltbar, auch wenn der Fehler kein sehr großer ist.

Die Hauptursache dieser Begriffsverwirrung über die absolute Heilungsziffer — man kann es kaum anders nennen — ist wohl darin zu suchen, daß die absolute Heilungsziffer im allgemeinen sich keiner großen Wertschätzung erfreut, da sie über die Leistungsfähigkeit einer Methode kein sicheres Bild geben kann. Dieses wird zunächst schon dadurch getrübt, daß alle Fälle, die der Klinik zugegangen sind, mitgezählt werden müssen. Weiter spielt auch die Qualität der Krankheitsfälle eine Rolle.

Letzteres ist überhaupt der Grund, daß Erfolgsstatistiken einer Carcinombehandlungsmethode auf der Basis der absoluten Heilung nicht so ohne weiteres verglichen werden können. Denn derjenige, der viele weit vorgeschrittene Fälle hat, muß stets eine niedrige absolute Heilungsziffer haben, während derjenige, der über eine größere Anzahl von Frühfällen verfügt, wohl eine höhere absolute Heilungsziffer haben wird. Dabei wäre es durchaus möglich, daß beide Autoren bei gleichen Voraussetzungen gleiche absolute Heilungsziffern hätten oder ersterer sogar eine bessere Heilungsziffer als der zweite haben würde, d. h., daß seine Behandlungsmethode in Wirklichkeit leistungsfähiger wäre, dies durch die schlechtere Qualität seiner Fälle aber verdeckt wird.

Die Qualität des „Materials" wird nun nach Winter, wie wir hier kurz einschalten wollen, durch die Operabilitätsziffer ausgedrückt. Diese ist bei den Strahlentherapeuten gewöhnlich immer sehr niedrig, weil den Strahlentherapeuten stets eine größere Zahl schlechterer Fälle zugeschickt werden. Denn häufig erhofft sich der einweisende Arzt von der Strahlenbehandlung noch in solchen Fällen Erfolg, in denen eine Operation nicht mehr möglich ist; vielfach soll die Bestrahlung auch nur noch zu palliativen Zwecken vorgenommen werden oder überhaupt nur eine Trostbestrahlung sein. Allerdings ist gerade dieser Punkt, die schlechtere Qualität des Carcinommaterials beim Strahlentherapeuten, sehr umstritten. Darauf gehen wir aber erst später ein.

Uns kam es hier zum Schluß nur noch darauf an zu zeigen, daß die absolute Heilungsziffer überhaupt nicht sehr geeignet ist, um die Erfolge verschiedener Autoren miteinander zu vergleichen oder die Leistungsfähigkeit von Behandlungsverfahren zu beurteilen. Jedenfalls sagt die absolute Heilungsziffer über die Leistungsfähigkeit einer Methode nur in Verbindung mit der Operabilitätsziffer etwas aus. Trotzdem wäre es falsch, den Begriff absolute Heilung fallen zu lassen, weil er uns zeigt, was mit der einzelnen Methode oder mit der Kombination mehrerer im Kampf gegen den Krebs überhaupt geleistet werden kann.

d) Die relative Heilung.

Neben der absoluten Heilung oder absoluten Heilungsziffer hat Winter die relative Heilung oder relative Heilungsziffer aufgestellt.

Wie aus der Literatur hervorgeht, bestehen nun auch über diesen Begriff Mißverständnisse. Daher ist es notwendig, den Begriff relative Heilung noch einmal zu erläutern.

Wir benutzen hier zunächst die Formulierung von Winter. Diese lautet: Relativ nennen wir ein Heilungsresultat, welches nur aus den einer bestimmten Behandlung unterworfenen Fällen berechnet wird. Weiter schreibt er: Ein relatives Behandlungsresultat berechnet man, wenn man z. B. erfahren will, wieviel Prozent der operablen Fälle durch Bestrahlung geheilt worden sind. Ebenso kann die sehr wichtige Frage, wieviel inoperable Carcinome man durch Bestrahlung noch heilen kann, nur entschieden werden durch Berechnung der relativen Heilungsresultate aus den inoperablen Fällen. Schließlich fügen wir, weil sie in diesem Zusammenhang wichtig ist, noch folgende Bemerkung Winters über die Klassifizierung der behandelten Fälle hinzu: zur näheren Charakterisierung des Materials kann außerdem noch eine Aussonderung der „Grenzfälle" aus den operablen und der „keiner Behandlung mehr zugänglichen Endstadien" aus den inoperablen Fällen vorgenommen werden.

Aus diesen Erläuterungen von Winter geht hervor, daß sich die relative Heilungsziffer aus dem Verhältnis der Anzahl der Fälle einer bestimmten Gruppe zu der Gesamtzahl der in dieser Gruppe behandelten Fälle errechnet. Das gilt für alle Gruppen, die man aufstellt. Man kann also auf diesem Wege die Heilungsziffer für die operablen Fälle, die Grenzfälle, die inoperablen Fälle und die inkurablen Fälle berechnen.

Mit einem Beispiel wollen wir dies noch einmal erläutern: Von 1000 Collumcarcinomen sollen 950 bestrahlt worden sein. Diese sollen in folgende Gruppen zerfallen.

1. Operable Fälle . . . . = 200 Patienten   3. Inoperable Fälle . . . 600 Patienten
2. Grenzfälle . . . . . . = 100   „   4. Inkurable Fälle . . . 50   „

Für diese Gruppe soll nun jeweils die relative Heilungsziffer festgestellt werden. Nach 5 Jahren sollen noch geheilt sein: von der ersten Gruppe 150 Patienten, von der zweiten Gruppe 50 Patienten, von der dritten Gruppe wieder 150 Patienten, von der vierten keine Patienten. Dann ergibt sich nach unseren vorstehenden Ausführungen für die Berechnung der relativen Heilungsziffer bei den vier Gruppen folgendes:

$$1. \text{ Operable Fälle} \quad = \frac{150}{200} = 75\% \text{ relative Heilung}$$

$$2. \text{ Grenzfälle} \quad = \frac{50}{100} = 50\% \quad „ \qquad „$$

$$3. \text{ Inoperable Fälle} = \frac{150}{600} = 25\% \quad „ \qquad „$$

$$4. \text{ Inkurable Fälle} \quad = \frac{0}{50} = 0\% \quad „ \qquad „ \quad .$$

Wird dieses Material nur in operable und inoperable Fälle eingeteilt, so sind die Verhältnisse folgende:

1. Operable Fälle (operable Fälle + Grenzfälle) $= \frac{200}{300} = 66{,}7\%$ relative Heilung

2. Inoperable Fälle (inoperable Fälle + inkurable

$$\text{Fälle)} = \frac{150}{650} = 23\% \qquad \text{,,} \qquad \text{,,} \quad .$$

Welche Gruppierung man auch vornimmt — wir bevorzugen wegen ihrer größeren Einfachheit und besseren Klarheit eine Unterteilung des Materials nur in operable und inoperable Fälle — stets wird man bei der statistischen Auswertung des Materials nach der relativen Heilung ein gutes Bild über die Leistungsfähigkeit der angewandten Methoden erhalten. Auch ist die relative Heilungsziffer viel besser als die absolute Heilungsziffer zum Vergleich von Erfolgsstatistiken geeignet. Allerdings sind auch hier wieder die Ansichten geteilt. Stoeckel möchte den Begriff relative Heilung ausmerzen, zum mindesten aber in Zukunft sehr viel geringer bewertet wissen als bisher. Eine ähnliche Ansicht vertritt v. Mikulicz-Radecki, der sich dahin äußerte, daß die relative Heilung, errechnet nur für operable bzw. inoperable Fälle, zu Fehlern bei Vergleichen führe, da der Begriff der Operabilität von den einzelnen Autoren sehr verschieden aufgefaßt werde. Beim Vergleich von Erfolgsstatistiken legt er daher besonderen Wert auf die absolute Heilung.

Zu letzterem verweisen wir auf das vorhergehende Kapitel. Dort haben wir auseinandergesetzt, wie die absolute Heilungsziffer zu bewerten ist, und daß sie sich zu Vergleichen gerade nicht sehr eignet. Wir brauchen das hier nicht zu wiederholen.

Was nun die Ablehnung der relativen Heilungsziffer durch Stoeckel und von v. Mikulicz-Radecki anbelangt, so ist es selbstverständlich, daß die klinische Bewertung eines Carcinoms stets etwas Subjektives hat. Vor allem wird den Strahlentherapeuten immer wieder vorgeworfen, im Interesse ihrer Methode die Operabilität zu eng zu fassen, und somit noch operable Fälle zu inoperablen Fällen zu rechnen, was eine bessere relative Heilungsziffer zur Folge hätte.

Dieser Vorwurf ist alt. Er entstand, als die Strahlentherapeuten auch über Heilungen bei solchen Carcinomen berichten konnten, die der chirurgischen Behandlung nicht mehr zugänglich waren. Seitdem wird er immer wieder von den Krebsoperateuren erhoben. Wir werden darauf noch später in einem eigenen Kapitel zurückkommen.

Stichhaltig ist dieser Einwand jedenfalls nicht. Gerade wer den Strahlentherapeuten bezüglich ihrer Fähigkeit, Carcinome klinisch richtig zu beurteilen, mißtraut, der sollte den Begriff der relativen Heilung begrüßen, weil er ihm die Möglichkeit gibt, durchaus gleichwertiges Material miteinander vergleichen zu können, vorausgesetzt, daß der Krebsoperateur sich nicht zu viel zugemutet hat und seine Indikationsstellung zu weit ausdehnte.

Für uns und viele andere Autoren steht jedenfalls fest, daß die relative Heilungsziffer einen brauchbaren Begriff darstellt, um die Leistungsfähigkeit einer Methode beurteilen, vor allem, um Statistiken verschiedener Autoren miteinander vergleichen zu können. Daß die relative Heilung allerdings auch noch keine ideale Lösung ist, geben wir ohne weiteres zu. Doch ließ sich bisher noch keine bessere finden.

Auf der Basis der relativen Heilungsziffer lassen sich auch Sammelstatistiken viel leichter aufstellen, ganz im Gegensatz zu den früher beschriebenen Verhältnissen bei der absoluten Heilungsziffer. Da die relative Heilungsziffer sich auf die Anzahl der behandelten Fälle in einer Gruppe bezieht, können zur Aufstellung entsprechender Sammelstatistiken auch solche Mitteilungen verwandt werden, die von Autoren stammen, welche in der betreffenden Zeit die Carcinombehandlung mit verschiedenen Methoden durchgeführt haben. Beispielsweise können bei der Aufstellung von Sammelstatistiken über die mittlere relative Heilungsziffer der Strahlentherapie beim Collumcarcinom auch entsprechende Erfolgsberechnungen solcher Autoren benutzt werden, die Collumcarcinome gleichzeitig teils bestrahlt, teils operiert haben. Daraus ergibt sich, daß statistische Berichte, die zur Aufstellung von Sammelstatistiken über die mittlere absolute Heilungsziffer nicht verwandt werden können, sich wohl zur Aufstellung von Sammelstatistiken über die mittlere relative Heilungsziffer eignen.

Nun müssen wir noch darauf hinweisen, daß es Autoren gibt, die unter der relativen Heilungsziffer etwas anderes verstehen als wir. So bezeichnet Voltz als relative Heilungsziffer das Verhältnis aus der Anzahl der geheilten Fälle einer bestimmten Gruppe zu der in dieser Gruppe beobachteten Fälle. Diese Auslegung des Begriffs relative Heilung können wir nicht anerkennen. Wir verweisen hierzu auf unsere vorstehenden Ausführungen, aus denen auch hervorgeht, daß unsere Auffassung wohl begründet ist. Wir können aber vermuten, wie man auch zu einer anderen Ansicht kommen kann. Die Richtlinien von Winter, die sich sonst durch ihre klare Formulierung auszeichnen, lassen es gerade in bezug auf die Erläuterung des Begriffs relative Heilung hierin fehlen. Wir wollen das zeigen.

So schreibt Winter zunächst: (I) Dem Material der Statistiken werden alle Fälle von Uteruskrebs zugrunde gelegt, welche den Rat der Klinik oder deren Leiter erhalten. Weiter an einer anderen Stelle: (ad VI) Alle Behandlungsresultate müssen als „absolute" berechnet werden, weil es darauf ankommt, festzustellen, wieviel Prozent aus der Gesamtzahl aller Carcinome durch die betreffenden Behandlungsmethoden geheilt sind. Und wieder an einer anderen Stelle: (ad VII) Als absolute Zahlen müssen außer dem berechneten Heilungsresultat mitgeteilt werden, 1. die Gesamtzahl der Fälle, welche zur Behandlung erschienen sind usw.

Wenngleich dauernd von absoluten Zahlen gesprochen wird und zum Ausdruck zu kommen scheint, daß bei der Berechnung der Heilungsresultate keinerlei Abzüge von dem Gesamtmaterial gemacht werden dürfen, so kann sich letzteres auf die Errechnung der relativen Heilungsziffer doch nicht beziehen. Das zeigen wieder andere Stellen der Winterschen Richtlinien, die wir schon vorhin teilweise zitiert haben. Die betreffenden Stellen der Winterschen Richtlinien lauten: Absolut nennen wir ein Heilungsresultat, welches aus der Gesamtzahl aller zur Beobachtung kommenden Krebsfälle berechnet wird. Relativ nennen wir ein Heilungsresultat, welches nur aus den einer bestimmten Behandlung unterworfenen Fällen berechnet wird.

Aus dieser Gegenüberstellung, besonders aus der letzten Formulierung geht doch wohl einwandfrei hervor, daß wir zu unserer Auffassung über die Berechnung der relativen Heilungsziffer vollauf berechtigt sind und die Auslegung dieses Begriffes von Voltz ablehnen können. Im übrigen wird auch in der Literatur der Begriff relative Heilung ganz allgemein in dem von uns gedeuteten Sinne gebraucht und die relative Heilungsziffer auch entsprechend berechnet.

e) Weitere Begriffe für die Carcinomstatistiken und ihre Bedeutung.

Aus der soeben angeführten Vorstellung heraus, daß die relative Heilungsziffer nach Winter sich auf die Gesamtzahl der beobachteten Fälle einer Gruppe bezieht, hat Voltz zur besseren Charakterisierung der Leistungsfähigkeit der Strahlentherapie den Begriff relative Leistungsziffer geprägt. Daneben hat er auch noch den Begriff der absoluten Leistungsziffer geschaffen.

Unter absoluter Leistungsziffer versteht Voltz das Verhältnis: Anzahl der geheilten Fälle zu der Gesamtzahl der behandelten Fälle in Prozenten ausgedrückt.

Die relative Leistungsziffer ist das Verhältnis aus der Anzahl der geheilten Fälle einer bestimmten Gruppe zu der Gesamtzahl der in dieser Gruppe behandelten Fälle, ausgedrückt in Prozenten.

Wir halten die Bildung dieser Begriffe nicht für sehr glücklich. Auch tragen sie nur noch weiter dazu bei, die exakte Darstellung statistischer Berichte zu gefährden.

Was die relative Leistungsziffer anbelangt, so geht aus den Erläuterungen von Voltz hervor, daß sie das gleiche ausdrückt, wie die relative Heilungsziffer nach Winter. Damit ist die relative Leistungsziffer aber ein überflüssiger Begriff. Er wurde ja von Voltz auch nur geprägt, weil er der relativen Heilungsziffer von Winter einen anderen Sinn unterlegte, als ihr in Wirklichkeit zukommt. Da wir diese Verhältnisse vorhin schon richtiggestellt haben, brauchen wir uns mit dem Begriff der relativen Leistungsziffer nicht mehr weiter zu befassen.

Nun zur absoluten Leistungsziffer. Vor dem Gebrauch dieses Begriffes müssen wir warnen. Er würde die Verwirrung in der Literatur nur noch weiter vermehren, weil Verwechslungen mit der absoluten Heilungsziffer auf der Hand liegen.

Ähnlich steht es mit zwei weiteren Begriffen, die Voltz geprägt hat: nämlich mit der absoluten Leistungsziffer der Methode und der relativen Leistungsziffer der Methode.

Voltz kam zur Aufstellung dieser Begriffe, weil früher in der Kriegs- und Nachkriegszeit, sowie in der Inflation Patienten häufiger schon nach der ersten Bestrahlung ausgeblieben wären und dies auch heute hie und da vorkäme. Da das Uteruscarcinom in der Döderleinschen Klinik, wie bei uns, in einem Abstand von 8 Wochen zweimal bestrahlt wird, so sind diese Patienten nur halb behandelt worden. Diese unvollständig behandelten Patienten, welche die Statistik natürlich belasten müssen, will nun Voltz, um die wahre Leistungsfähigkeit der Strahlenbehandlung zeigen zu können, ausschalten. Hierzu hat er die beiden neuen Begriffe geschaffen.

Die absolute Heilungsziffer der Methode errechnet Voltz für eine bestimmte Form von Carcinom aus der Gesamtzahl der nach dem Behandlungsplan durchbehandelten Patienten und der Zahl der geheilten Fälle. Sie ist also das Verhältnis: Zahl der geheilten Fälle zur Gesamtzahl der vollständig behandelten Fälle, ausgedrückt in Prozenten.

Unvollständig behandelte und trotzdem geheilte Fälle dürften hier nicht zu den geheilten Fällen gerechnet werden. Wohl aber müßten die innerhalb der 5jährigen Heilungsperiode verschollenen oder an interkurrenten Krankheiten verstorbenen Patientinnen zu den an Carcinom gestorbenen Patientinnen gerechnet werden.

Die relative Leistungsziffer der Methode errechnet Voltz aus der Gesamtzahl der in einer Gruppe eines bestimmten Carcinoms durchbehandelten Patienten und der Zahl der in dieser Gruppe nach 5 Jahren gesund und rezidivfrei lebenden Fälle. Sie ist also das Verhältnis: Anzahl der geheilten Fälle einer bestimmten Gruppe zur Gesamtzahl der in dieser Gruppe durchbehandelten Fälle.

Unvollständig behandelte und trotzdem geheilte Fälle dürften hier ebensowenig zu den geheilten Fällen gezählt werden, wie dies für die Bestimmung der absoluten Leistungsziffer der Methode angeführt wurde. Ebenso müßten auch die während der 5jährigen Beobachtungsperiode verschollenen oder an interkurrenten Erkrankungen gestorbenen Patientinnen den an Carcinom verstorbenen zugezählt werden.

Das Bestreben von Voltz, der Leistungsfähigkeit der Strahlentherapie gerecht zu werden, ist wohl zu verstehen. Die Begriffe absolute und relative Leistungsziffer der Methode mögen früher, als das Ausbleiben der Patienten vielleicht häufiger vorkam und damit bei der obendrein noch geringeren Zahl des Gesamtmaterials bei der Berechnung der Erfolgsziffer ungünstig in Erscheinung trat, berechtigt gewesen sein. Gegenwärtig erscheint uns letzteres zum mindesten sehr fraglich.

Bei entsprechender Aufklärung der Patienten und der Tatsache, daß heute wohl die meisten Patienten in einer Kasse sind, dürfte die Gefahr, daß die Patienten nach der ersten Bestrahlung ausbleiben, sehr gering sein. Dadurch, daß wir in Erlangen stets mit dem einweisenden Arzt in Verbindung bleiben und Patientinnen, die spontan in die Klinik kommen, einem Arzt zur Nachbehandlung überweisen, haben wir alle unsere Patienten in der Hand. Wenn nun schon unsere Statistiken noch mit einigen unvollständig behandelten Fällen von früher her belastet sind, so macht das nichts aus. Im Laufe der Zeit, mit zunehmender Patientenzahl, werden diese unvollständig behandelten Fälle in der Erfolgsberechnung immer weniger in Erscheinung treten. Vor allem, wenn man einen so großen jährlichen Zugang wie die Döderleinsche Klinik hat. Nur um ein paar Prozent wegen sollte man keine neuen Begriffe in die Carcinomstatistiken bringen. Schon jetzt fällt es den meisten schwer, sich zwischen den geschaffenen Begriffen zurecht zu finden. Das würde aber noch schlimmer werden, wenn die statistischen Begriffe noch vermehrt würden. Deshalb ist es besser, die absolute und relative Leistungsziffer der Methode nicht erst einzuführen. Es steht jedem frei, derartige Erfolgsberechnungen für sich persönlich vorzunehmen, um zu prüfen, was er mit seiner Methode in einem bestimmten Zeitabschnitt unter den günstigsten Bedingungen hätte erreichen können.

Es wäre für die Zukunft wünschenswert, die Statistiken möglichst einfach und übersichtlich zu gestalten, um so die Zahl der Fehler klein zu halten. Nur so wird es sich erreichen lassen, einwandfreie, klare Statistiken zu bekommen, die leicht verständlich sind und die nicht erst ein mühsames Studium erfordern, weil sich herausstellt, daß die statistische Mitteilung in der veröffentlichten Form zur wissenschaftlichen Verwertung doch nicht brauchbar ist. Das kann nur der voll verstehen, der einmal gezwungen war, sich mit den statistischen Mitteilungen in der Literatur zu befassen. Bei der Art und Weise, wie Erfolgsstatistiken auch heute noch vielfach veröffentlicht werden, darf man wohl sagen, daß keiner vor Trugschlüssen sicher ist.

Schließlich möchten wir nicht verfehlen, noch eine weitere Bitte auszusprechen. Wir richten den dringenden Appell an alle, die von jetzt ab Carcinomstatistiken veröffentlichen, die einzelnen Erfolgsziffern und die ihnen zugrunde liegenden Unterlagen zusammenhängend darzustellen und nicht in einer wissenschaftlichen Abhandlung zu zerstreuen.

Die Gefahr, daß es bei der wissenschaftlichen Verarbeitung derartiger Mitteilungen trotz exaktester und vollständiger Angabe aller nötigen Zahlen zu Trugschlüssen kommt, ist gleichfalls sehr groß. Das läßt sich aber vermeiden, wenn man den statistischen Teil der Veröffentlichung straff zusammenfaßt. Man kann seine Ergebnisse trotzdem genau erläutern, Vergleiche anstellen, Schlußfolgerungen ziehen und seine Behandlungsmaßnahmen beschreiben. Die wichtigen statistischen Angaben, die Erfolgsziffern und die ihnen zugrundeliegenden Zahlen, gehen dann aber nicht im Text verloren und brauchen nicht erst mühsam zusammengesucht zu werden.

Wenn alle unsere Vorschläge und Wünsche erfüllt sein werden, dann wird man alle Statistiken miteinander wirklich vergleichen können. Vor allem wird es dann möglich sein, große Sammelstatistiken leicht aufzustellen, die vor den heutigen noch den Vorzug haben werden, wissenschaftlich in jeder Weise zuverlässig zu sein. Um letzteres zu erreichen, wird man sich aber entschließen müssen, viele Statistiken aus der Vergangenheit und Gegenwart nicht mehr zu berücksichtigen.

f) Die Operabilitätsziffer.

Auf die Bedeutung der Operabilitätsziffer, die gleichfalls in den Winterschen Richtlinien enthalten ist, haben wir im Laufe dieser Ausführungen bereits mehrfach hingewiesen. Mit ihr wird die Qualität der der Statistik zugrundeliegenden Patientenziffern gekennzeichnet. Sie sagt aus, wieviel Prozent des Gesamtmaterials sich beim Eintritt in die Klinik in operablem Zustande befunden hat. Für den Vergleich verschiedener Statistiken, vor allem auf der Basis der absoluten Heilung ist der Begriff der Operabilitätsziffer, wie wir gleich zeigen werden, von größter Wichtigkeit, weil die absolute Heilungsziffer erst in Verbindung mit der Operabilitätsziffer ein Bild von den erzielten Leistungen gibt.

Die Operabilitätsziffer errechnet sich nach Winter aus dem Verhältnis: Anzahl der operablen Fälle zur Gesamtzahl der zugegangenen Fälle und wird in Prozenten ausgedrückt.

Die praktische Bedeutung der Operabilitätsziffer ergibt sich am besten aus den beiden nachstehenden nach Voltz zitierten Beispielen, die gleichzeitig auch die Berechnungsweise zeigen.

Eine Klinik A vertritt den Standpunkt der operativen Behandlung. Ihr gehen in einer bestimmten Zeitperiode 1000 Collumcarcinome zu. Von diesen 1000 Collumcarcinomen werden 500 operiert. Die Operabilitätsziffer der Klinik A ist somit:

$$\frac{500}{1000} = \frac{1}{2} = 50\%.$$

Von diesen 500 operierten Fällen sind nach 5 Jahren gesund und rezidivfrei 200. Die absolute Heilungsziffer ist somit 20%, die relative Heilungsziffer ist 40%.

Eine Klinik B vertritt den Standpunkt der alleinigen Strahlenbehandlung. Ihr gehen in einer bestimmten Zeitperiode ebenfalls 1000 Collumcarcinome zu. Von diesen 1000 Collumcarcinomen sind aber nur 200 operabel. Die Operabilitätsziffer der Klinik B ist somit:

$$\frac{200}{1000} = \frac{1}{5} = 20\%.$$

Von diesen 200 operablen Fällen sind nach 5 Jahren gesund und rezidivfrei 100. Die absolute Heilungsziffer der Klinik B ist damit 10%, die relative Heilungsziffer 50%.

Würde man nur die absoluten Heilungsziffern der beiden Kliniken A und B miteinander vergleichen, ohne die Operabilitätsziffern zu kennen, so würde der Vergleich Klinik A 20%, Klinik B 10% lauten und damit zuungunsten der an der Klinik B geübten Methoden. Die Operabilitätsziffern von 50% und 20% zeigen uns aber, daß das Carcinommaterial der Klinik A ein ganz anderes ist als das der Klinik B und die relativen Heilungsziffern zeigen uns auch, daß der Vergleich der Behandlungsmethoden durchaus nicht zugunsten der an der Klinik B durchgeführten Behandlungsmethode ausfällt.

Aus diesen beiden Zahlenbeispielen geht deutlich hervor, wie wichtig die Operabilitätsziffer für die richtige Bewertung der erzielten Resultate und für den Vergleich verschiedener Statistiken ist.

Diese Ansicht wird nun allerdings, wie wir auch schon mehrfach betont haben, nicht von allen Autoren geteilt, wie überhaupt über die Bedeutung der Operabilitätsziffer von jeher gestritten wird. Wie die Literatur zeigt, ist der Streit heute noch genau so aktuell wie vor 10 Jahren. Es dreht sich dabei immer um die Frage, ob man mit der Operabilitätsziffer tatsächlich die Qualität des Materials zum Ausdruck bringen kann. Die Gegner dieses Begriffes lehnen das ab. Sie sagen, dies sei nicht möglich. Denn die Operabilität sei kein objektiver Begriff, da die klinische Beurteilung eines Carcinoms von einer Reihe subjektiver Momente abhängig wäre. Früher war es in erster Linie Menge, der sich mit derartigen Gründen gegen den Begriff der Operabilitätsziffer wandte, heute ist es vor allem Stoeckel und seine Schule.

Daß der Begriff der Operabilität etwas Subjektives ist, soll keineswegs bestritten werden. Das zeigt bereits die Tatsache, daß selbst Krebsoperateure die Operabilitätsziffer z. B. beim Collumcarcinom ganz verschieden angeben. Nach der Mitteilung von Pankow in diesem Handbuch schwankt die Operabilitätsziffer der Krebsoperateure beim Collumcarcinom zwischen 16—74,6%. A. Döderlein hat eine noch größere Schwankungsbreite gefunden. Doch dürften für die großen Schwankungen der Operabilitätsziffer neben einer verschiedenen Bewertung des klinischen Befundes zweifellos aber auch Qualitätsunterschiede im zugegangenen Krankenmaterial maßgebend sein. Jedenfalls wird selbst von anerkannten Carcinomoperateuren wie Peham zugegeben, daß die Güte des Materials in verschiedenen Gegenden verschieden ist. Dieser Umstand wird daher bei diesen verschiedenen Operabilitätsziffern der Carcinomoperateure eine gewisse Rolle gespielt haben. Alle diese Feststellungen sind für unsere weiteren Ausführungen wichtig.

Nach Peham hängt die Güte des Carcinommaterials von der Intelligenz, der Aufgeklärtheit und der Operationsgeneigtheit der Patientin und von dem diagnostischen Können der zuerst konsultierten Ärzte ab. Zu diesen Punkten kommt bei den Strahlentherapeuten ein weiterer hinzu, nämlich die erwiesene Möglichkeit, chirurgisch nicht mehr angreifbare Carcinome noch heilen, zum mindesten aber vorübergehend günstig beeinflussen zu können. Kliniken, die als ausgesprochene Strahlenkliniken einen Ruf haben, erhalten daher viele Fälle zugeschickt, die an sich schon verloren sind, bei denen der behandelnde Arzt es vor seinem Gewissen oder vor dem der Angehörigen aber nicht verantworten möchte, nicht doch noch einen Versuch mit der Bestrahlung gemacht zu haben, selbst wenn sie nur eine kurzdauernde Besserung bringt. Derartige Fälle gehen uns in hoher Zahl zu, ganz abgesehen von den Fällen, die uns nur zu einer sog. Trostbehandlung geschickt werden und von solchen, die erst zu uns kommen, nachdem sie von anderer Seite angestrahlt wurden. Das hat natürlich zur Folge, daß wir ein sehr schlechtes Carcinommaterial und damit auch eine schlechte Operabilitätsziffer haben. Bei anderen Strahlentherapeuten liegen die Verhältnisse ähnlich.

Diese schlechten Operabilitätsziffern bei den Strahlentherapeuten sind nun heute die treibende Kraft in dem Streit um den Wert dieses Begriffes geworden. Die Krebsoperateure glauben nicht, daß die schlechten Operabilitätsziffern der Strahlentherapeuten berechtigt sind. Sie meinen, daß die Ursache der schlechten Operabilitätsziffern darauf zurückzuführen sei, daß die Strahlentherapeuten nicht genügend Erfahrung darüber besäßen, was noch operativ angegangen werden könne, wenn nicht überhaupt der Wunsch, eine niedrigere Operabilitätsziffer zu haben, ausschlaggebend für die schlechtere Bewertung des Krankenmaterials sei. Denn wie wir gezeigt haben, sind die erzielten Heilungen umso höher zu bewerten, je schlechter die Operabilitätsziffer des Materials ist.

Aus diesen Vorstellungen heraus hat Stoeckel die Forderung erhoben, den Begriff der „Operabilität" ebenso wie den der „relativen Heilung" auszumerzen oder wenigstens in Zukunft sehr viel geringer zu bewerten als bisher. Er führt hierzu folgendes aus: Operabilitätsziffer und relative Heilung „hatten einen Sinn, als wir nichts anderes als die Operation zur Dauerheilung besaßen, sie haben aber jetzt ihren Sinn verloren bzw. werden zum Unsinn umgeformt. Ich habe die merkwürdigsten Anschauungen über Operabilität von Strahlentherapeuten kennengelernt, zuweilen sogar feststellen müssen, daß alles, was jenseits einer Probeexcision lag, bereits inoperabel genannt wurde. Ich bin manchmal im Zweifel gewesen, ob solche Behauptungen einer mangelnden Erfahrung in der operativen Technik oder dem Wunsch entsprangen, die Leistungsfähigkeit der Strahlentherapie in helleres Licht zu rücken. Oft sind wohl beide Motive treibend. Jedenfalls aber kommt es auf diese Weise zu einer Verzerrung der ursprünglichen Begriffe. Um ein Beispiel für die Verschiedenheit der Auffassung über Operabilität zu geben, führe ich aus der Arbeit von Wintz an, daß 17% seiner Collumcarcinome operabel waren und setze dagegen die über 70% Operabilität aus den ersten 5 Jahren meiner Kieler Tätigkeit. Diese Zahlen kennzeichnen nicht die Verschiedenheit des Materials, sondern die Verschiedenheit der Auffassung. Der Konkurrenzkampf zwischen der Strahlentherapie und der Operation hat jetzt lange genug gewährt; er braucht nicht tendenziös weiter gekämpft zu werden. Es kommt darauf an, möglichst viele Carcinomkranke dauernd zu heilen, also die absolute Heilungsziffer so sehr wie möglich zu steigern".

In letzterem stimmen wir Stoeckel vollkommen zu. Ebenso haben wir niemals geleugnet, sondern immer zugegeben, daß die Operabilitätsziffer auch von subjektiven Momenten abhängig ist. Unter diesen spielt nun bei den Krebsoperateuren neben der klinischen Erfahrung auch die chirurgische Geschicklichkeit und das daraus entspringende Selbstvertrauen eine Rolle. Ein derartig vollendeter Operateur wie Stoeckel wird sich natürlich noch an viele Fälle heranwagen, die ein anderer nicht mehr operieren würde. Damit wird natürlich auch die Operabilitätsziffer eine höhere. Wie sehr das operative Geschick die Operabilitätsziffer beeinflußt, zeigen diejenigen von Franz, der seinerzeit als einer der besten Krebsoperateure galt. Seine Operabilitätsziffer lag in Jena und Berlin sogar über 80%.

Wenn man diese Operabilitätsziffern mit der Erlanger Klinik von 17% vergleicht, dann müssen natürlich einem der Materie fernstehenden Dritten an der objektiven Richtigkeit dieser niederen Operabilitätsziffer gleichfalls Zweifel kommen. Das ist selbstverständlich.

Man könnte nun die von Stoeckel vorgenommene Gegenüberstellung aber schon dadurch abschwächen, daß man darauf hinweist, daß ja auch Krebsoperateure derartig niedrige Operabilitätsziffern wie die unserige angegeben haben. Auch handelt es sich ja doch bei der Operabilitätsziffer von Stoeckel schon immerhin um einen Grenzwert. So hohe Operabilitätsziffern wie die von Franz scheinen überhaupt nicht mehr erreicht worden zu sein. Wir brauchen das aber gar nicht weiter auszuführen. Wir haben viel bessere Gegenbeweise dafür, daß unsere Operabilitätsziffer von 17% für das Collumcarcinommaterial bei allen Zugeständnissen an die subjektiven Momente in diesem Begriff in der schlechten Qualität unseres Materials wohl begründet ist.

Wir verweisen hier nur auf A. Döderlein. Döderlein wird wohl bei seiner großen operativen Erfahrung von niemand die Fähigkeit abgesprochen werden, sein Krankenmaterial klinisch richtig bewerten zu können. Nun hat Döderlein schon 1923 hervorgehoben, daß sein Material, seitdem er dazu übergegangen ist, Collumcarcinome zu bestrahlen, sich wesentlich verschlechtert habe.

Wir geben seine diesbezüglichen Darlegungen im Wortlaut wieder, weil sie gerade im Hinblick auf die Gegenüberstellung von Stoeckel besonderen Wert haben. Döderlein führte damals im Anschluß an die Mitteilung seiner absoluten Heilungsziffer bei den Uteruscarcinomen folgendes aus: „Es ist zu berücksichtigen, daß nach Bekanntwerden der Strahlenbehandlung des Uteruscarcinoms das Krebsmaterial ein ungleich schlechteres wurde, so daß sehr viel mehr ganz ungünstige, jeder Behandlung trotzende Fälle darin enthalten sind, die natürlich die absolute Heilungsziffer wesentlich drücken. Es ergibt dies ein Vergleich zur Operabilitätsziffer bei meinem früheren operativen Material gegenüber dem jetzigen mit der Strahlenbehandlung; während ich früher etwa 60—70% der mir zugehenden Uterushalscarcinome operieren konnte — also die gleiche Zahl wie Stoeckel (die Verff.) — waren bei diesem Material unter 755 Kranken nur 110 operable Fälle zu verzeichnen gewesen, was einer Operabilitätsziffer von 14,58% entspricht".

Damit dürfte wohl einwandfrei bewiesen sein, daß an unserer schlechten Operabilitätsziffer und an unserer Behauptung, daß Strahlentherapeuten im allgemeinen ein wesentlich schlechteres Material haben als Krebsoperateure, doch etwas Wahres sein muß. Nun könnte man natürlich einwenden, daß das Material, über das Döderlein im Jahre 1923 berichtete, aus der Kriegszeit stammte und daher mit allen den Fällen belastet ist, in denen die Frauen durch die besonderen Umstände des Krieges im Erkrankungsfall erst zu spät ärztliche Hilfe in Anspruch nahmen. Weiter könnte man einwenden, daß es auch mit jenen Fällen aus der Anfangszeit der Strahlentherapie belastet ist, die in der Hoffnung, durch das neu erfundene „Krebsheilmittel" wieder gesund werden zu können, selbst noch in einem solchen Zustand in die Klinik kamen, daß sie, wie Döderlein an einer anderen Stelle bemerkt hat, gerade eben noch lebend die Klinik erreichten und dann starben. Das ist alles richtig. Aber Döderlein hat nach 1923 noch mehrere Statistiken veröffentlicht. Sein Material ist inzwischen erheblich angewachsen. Nehmen wir den Bericht, den Voltz 1930 in einem Sonderband der Strahlentherapie veröffentlicht hat. In diesem werden 1448 Collumcarcinome angeführt, die der Klinik Döderlein bis Ende des Jahres 1923 zugegangen waren. Voltz berechnet für dieses Material eine Operabilitätsziffer von 17,2%. Die Qualität des Materials hatte sich also auch in den nächsten Jahren nicht wesentlich verändert. Vor 2 Jahren hat Voltz die neuesten Ergebnisse der Döderleinschen Klinik beim Collumcarcinom veröffentlicht. Seine Statistik umfaßte damals alle bis Ende des Jahres 1926 in die Klinik eingewiesenen Collumcarcinome. Es waren 1866 Fälle. Aus seinen Angaben kann man eine Operabilitätsziffer von 17,3% errechnen. Die Operabilitätsziffer ist also auch für dieses Material das gleiche. Nun befinden sich in dieser Statistik immer noch die ungünstigen Fälle früherer Jahre. Es wäre daher die Frage berechtigt, ob die Qualität des Materials sich vielleicht in den letzten Jahren nicht doch wesentlich gebessert habe. Zu dieser Frage können wir Stellung nehmen, da Voltz die in den Jahren 1924 bis Ende 1926 behandelten Collumcarcinome noch einmal gesondert angeführt hat. Es sind im ganzen 418 Fälle. Aus den weiteren Angaben läßt sich für diese eine Operabilitätsziffer von 23,6% errechnen. Die Operabilitätsziffer ist also kaum nennenswert gestiegen[1].

Sind diese Operabilitätsziffern von Döderlein bereits ein Beweis dafür, daß in unserer schlechten kein zu großer subjektiver Fehler stecken kann, so können wir doch noch weitere Beweise dafür anführen. Wir geben deshalb noch die Operabilitätsziffer des Radiumhemmets beim Collumcarcinom wieder. Nach dem Bericht von Heyman „Über die Behandlungsmethoden und die Behandlungsresultate am Radiumhemmet in Stockholm" an die Hygieneabteilung des Völkerbundes beläuft sich diese auf 25,5%. Schließlich sei noch erwähnt, daß nach den Angaben von Voltz die mittlere Operabilitätsziffer des Collumcarcinommaterials, das den die Strahlenbehandlung ausübenden Kliniken zugegangen ist, 22% beträgt.

Diese übereinstimmenden Zahlen sprechen für sich. Sie zeigen jedoch, daß das Krankenmaterial in allen Kliniken, die Carcinome mit Strahlen behandeln, tatsächlich ein sehr schlechtes ist. Daraus ergibt sich aber zwangsläufig die Forderung, die Operabilitätsziffer, auch wenn sie zugestandenermaßen mit subjektiven Mängeln belastet ist, beizubehalten.

Denn der oberste Grundsatz jeder Statistik und damit auch der medizinischen Statistik, den man in jedem Lehrbuch über Statistik finden kann, lautet: Es dürfen nur gleichwertige Dinge einander gegenübergestellt werden. Daher können Erfolge verschiedener Heilmethoden eigentlich auch nur dann miteinander verglichen werden, wenn das den einzelnen Statistiken zugrunde liegende Material einander wenigstens ungefähr entspricht.

Nun zeigten unsere Ausführungen aber gerade, daß dies für die Operations- und Bestrahlungsstatistiken beim Carcinom keinesfalls zutrifft. Damit wäre ein Vergleich der Operationsstatistiken und Bestrahlungsstatistiken beim Carcinom aber gar nicht möglich. Erst dadurch, daß ein weiterer Begriff, die Operabilitätsziffer, zu Hilfe genommen werden kann, sind wir überhaupt erst in der Lage, die Leistungen dieser beiden Behandlungsmethoden bei an sich verschiedenem und daher nicht vergleichbarem Krankenmaterial

---

[1] Interessant sind auch in diesem Zusammenhang die Ausführungen von Voltz in seiner Veröffentlichung über „Die Strahlenbehandlung der Uteruscarcinome" (Strahlenther. 51), „daß Prof. Eymer, der seit dem 1. Mai 1934 als Nachfolger für den in den Ruhestand getretenen Geh. Rat A. Döderlein die Leitung der Münchener Klinik hat, durch eigene Beobachtungen in den Monaten Mai-Juni-Juli feststellen mußte, wie ungeheuer schlecht das Material der Münchener Klinik an Uteruscarcinomen gegenüber der Heidelberger Klinik ist. Es sind in diesen Monaten fast nur inoperable und incurable Fälle eingewiesen worden."

doch noch vergleichen zu können. Aus diesem Grunde erscheint es uns notwendig, die Operabilitätsziffer trotz gewisser Mängel weiter zu verwenden.

g) Der Fehler der kleinen Zahl.

Winter verlangt in seinen Richtlinien, daß neben den Prozentberechnungen stets auch die Grundzahlen angeführt werden. Die Erfüllung dieser Forderung sollte schon deshalb selbstverständlich sein, weil man andernfalls eine Statistik niemals weiter auswerten und nicht zur Aufstellung von Sammelstatistiken verwenden kann.

Aber noch ein anderer viel wichtigerer Grund macht die Angabe der Grundzahlen notwendig. Einem einfachen Prozentwert kann man niemals entnehmen, wie groß die Zahl der Beobachtungen ist, aus der er errechnet wurde. Dabei ist es gar nicht gleichgültig, ob die Prozentberechnung sich auf ein großes oder kleines Material bezieht.

Denn jede Erfolgsberechnung wird durch Zufälligkeiten und Nebenursachen gestört. Diese fallen aber um so weniger ins Gewicht, je größer die Zahl der Einzelbeobachtungen ist (Gesetz der großen Zahl), umgekehrt machen sie sich um so mehr geltend, je weniger Beobachtungen die Statistik umfaßt (Fehler der kleinen Zahl).

Daraus geht hervor, daß Erfolgsziffern aus kleinem Material stets unsicher sein müssen. Diese einfache statistische Tatsache scheint in der Medizin nicht genügend bekannt zu sein. Sonst wäre es nicht möglich, daß so häufig aus kleinen Statistiken große wissenschaftliche Schlußfolgerungen gezogen werden. Wie oft kommt es doch vor, daß eine kleine gut ausgefallene Beobachtungsreihe zum Anlaß genommen wird, um eine neue Behandlungsmethode zu propagieren oder um eine Überlegenheit gegenüber anderen altbewährten Verfahren zu demonstrieren. Dabei können die beobachteten guten Erfolge bei dem kleinen Material auf rein zufälligen Bedingungen beruhen. Ebenso gut hätte das Ergebnis ganz entgegengesetzt ausfallen können; denn Zufälligkeiten können das Resultat sowohl in günstigem wie ungünstigem Sinne beeinflussen.

Daher setzt O. Strauß, dem wir schon viele gute Referate über die Erfolge bei der Carcinombehandlung verdanken, um Trugschlüssen zu entgehen, bei allen Statistiken eine Schwankungsbreite von 20% in Rechnung. Es besteht aber die Möglichkeit, den Spielraum der durch Zufälligkeiten bedingten Schwankungsbreite des Resultates jeweils genauer abzuschätzen. Hierzu dienen folgende mathematisch-statistischen Begriffe:

1. Der mittlere Fehler der Prozentangabe.
2. Der mittlere Fehler der Differenz zweier Mittelwerte.
3. Der Nullwert oder v-Wert von Poll.

Wenn man bei kleinen Statistiken mit Hilfe dieser Begriffe eine mathematische Kontrolle der erzielten Ergebnisse vornimmt, dürfte man oft feststellen können, daß der gefundene bessere Wert keinen Fortschritt zu bedeuten braucht, da er innerhalb der Fehlergrenze liegt.

Diese Tatsache wird in der klinischen Medizin im allgemeinen wenig beachtet. Das hat seine Ursache darin, daß der ganze Fragenkomplex dem Kliniker fremd ist. Viele Enttäuschungen dürften allein darauf zurückzuführen sein.

Deshalb erscheint es gerechtfertigt, diese Begriffe näher zu erläutern. Eine besonders klare und eingehende Darstellung dieser statistischen Fragen hat Nürnberger gegeben.

Wir übernehmen diese im Auszug, wollen aber nicht versäumen, die Originalarbeit zum Studium zu empfehlen, da sie durch ihre praktischen Beispiele besonders wertvoll ist.

1. Der mittlere Fehler der Prozentangabe.

Handelt es sich um zwei Ereignisse, die einander ausschließen, wie Erfolg und Mißerfolg, dann läßt sich der Fehler einer Prozentangabe leicht aus folgender Formel berechnen:

$$m = \pm \sqrt{\frac{p_1\% \cdot p_2\%}{n}}.$$

Hier bedeutet m den mittleren Fehler der betreffenden Prozentangabe (des Erfolges oder des Mißerfolges, je nach dem, was man berechnen will), p_1 ist die Prozentzahl der Erfolge, p_2 die Prozentzahl der Mißerfolge — p_2 ist also 100 — $p_1\%$ — n ist die Zahl der Beobachtungen.

Der mittlere Fehler gibt an, wie groß die Abweichungen nach unten und oben von der berechneten Prozentzahl der Erfolge (oder Mißerfolge) sein können, wenn auf das Untersuchungsmaterial nur Zufälligkeiten einwirkten.

Hat man also, z. B. unter 80 Operationen 10% Todesfälle, dann ist der mittlere Fehler (m) dieser Prozentangabe

$$m = \pm \sqrt{\frac{10\% \cdot 90\%}{80}} = \pm 3,3\%.$$

Man weiß jetzt also, daß die Zahl der Todesfälle in diesem Falle infolge reiner Zufälligkeiten $10 \pm 3\%$ hätte betragen, daß sie also zwischen 7% und 13% hätte liegen können. Die Fehlerrechnung lehrt nun, daß selbst diese Fehlerbreite nicht alle „zufälligen" Schwankungen ausschließt. Man muß zu der Prozentzahl der Erfolge (oder Mißerfolge) das Doppelte des mittleren Fehlers — also 2 m — hinzufügen und abziehen, wenn man zufällige Störungen mit Wahrscheinlichkeit ausschließen will. Zuverlässige Sicherheit vor zufälligen Schwankungen ist sogar erst dann gewährleistet, wenn man das Dreifache des mittleren Fehlers — 3 m — zu dem Ergebnis hinzuzählt und von ihm abzieht (Poll).

Kennt man den dreifachen mittleren Fehler einer Prozentangabe (von Erfolgen oder Mißerfolgen), dann kennt man die Fehlerbreite, innerhalb der rein zufällige Schwankungen des Resultates vorkommen können; man weiß, daß alle Abweichungen, die innerhalb dieser Fehlerbreite liegen, nur auf dem „Fehler der kleinen Zahl" beruhen können. Man kann voraussagen, wie sich an einem gleichen und gleichgroßen Material die Resultate gestalten können, wenn dieses Material nur von Zufälligkeiten abhängig ist.

Der mittlere Fehler einer Prozentangabe (von Erfolgen oder Mißerfolgen) bewahrt also vor Trugschlüssen, die wegen des Fehlers der kleinen Zahl sehr leicht möglich sind. Er sagt aus, daß die Resultate, die innerhalb der dreifachen Fehlerbreite liegen, nur vom Zufall abhängig sein können. Diese Resultate müssen natürlich nicht vom Zufall abhängig sein, sie können sehr wohl auch die Folge tatsächlicher (also nicht zufälliger) Verschiedenheiten in den Beobachtungsreihen sein. Diese tatsächlichen Unterschiede lassen sich aber — eben wegen des Fehlers der kleinen Zahl — aus den Zahlenangaben, also den Prozentzahlen und ihrem dreifachen mittleren Fehler, nicht erkennen. Zu ihrem einwandfreien statistischen Nachweis muß eine andere Größe berechnet werden. Diese wird als „der mittlere Fehler der Differenz zweier Mittelwerte" bezeichnet.

2. Der mittlere Fehler der Differenz zweier Mittelwerte.

Sind die Erfolge (oder Mißerfolge) zweier Beobachtungsreihen verschieden, liegen sie aber innerhalb der gleichen dreifachen mittleren Fehlerbreite, dann kann, wie bereits erwähnt wurde, die Verschiedenheit dieser Resultate einzig und allein auf Zufälligkeiten beruhen, die in den beiden Beobachtungsreihen in ungleichem Maße zur Geltung gekommen sind. Man kann dann aus den gegebenen Zahlen nicht erkennen, ob zwischen den beiden Beobachtungsreihen andere als zufällige Unterschiede vorhanden sind. Man kann also z. B. nicht entscheiden, ob eine Behandlungsmethode besser als eine andere ist.

Sind die Erfolge (oder Mißerfolge) zweier Beobachtungsreihen verschieden, liegen sie aber nicht innerhalb der dreifachen mittleren Fehlerbreite, dann ist die Vermutung berechtigt, daß die Verschiedenheit der Resultate nicht auf Zufälligkeiten beruht, sondern daß zwischen den beiden Beobachtungsreihen tatsächliche, wirkliche Unterschiede bestehen.

Der einwandfreie, zahlenmäßige (statistische) Beweis für das Vorhandensein derartiger Unterschiede läßt sich aber nicht dadurch erbringen, daß man die dreifachen mittleren Fehlerbreiten der Resultate miteinander vergleicht. Man muß hier den „mittleren Fehler der Differenz der beiden Mittelwerte" bestimmen.

Diese Berechnung wird in der Weise ausgeführt, daß man den kleineren Mittelwert von dem größeren subtrahiert, und daß man dann den mittleren Fehler dieser Differenz bestimmt. Der mittlere Fehler dieser Differenz ist gleich der Wurzel aus der Summe der Quadrate der beiden mittleren Fehler dieser Mittelwerte.

Ist der Mittelwert der einen Beobachtungsreihe (also die Prozentzahl des Erfolges oder Mißerfolges — je nachdem, was man wissen will) $= M_1$, der mittlere Fehler dieses Mittelwertes (dieser Prozentangabe) $= m_1$, der Mittelwert der zweiten Beobachtungsreihe $= M_1$, der mittlere Fehler dieses Mittelwertes $= m_2$, dann ist die Differenz der beiden Mittelwerte $= M_1 - M_2$ und der mittlere Fehler dieser Differenz

$$\sqrt{m_1{}^2 + m_2{}^2}.$$

Ist dann die Differenz der beiden Mittelwerte (also der Prozentangaben) um ein Vielfaches (das Dreifache, Vierfache, Zehnfache, Dreißigfache usw.) größer als ihr mittlerer Fehler, dann beweist dies, daß die verschiedenen Resultate der beiden miteinander verglichenen Beobachtungsreihen nicht die Folge zufälliger Schwankungen sind, sondern daß sie auf tatsächlichen (wirklichen) nicht rein zufälligen Unterschieden beruhen[1].

Über die Art dieser Unterschiede und über den Grund, warum die beiden Resultate verschieden sind, kann die Statistik nichts aussagen. Ihr Wert besteht aber darin, daß sie eine mehr als zufällige Verschiedenheit der Resultate beweist. Erst wenn dieser Beweis erbracht ist, hat es einen Sinn, nach dem Grund für die Verschiedenheit der Resultate zu suchen. Vorher sind alle Erörterungen nichts anderes als unsichere, haltlose und unberechtigte Spekulationen.

3. Der Nullwert oder v-Wert (Poll).

Nicht so selten kommt es vor, daß man nur positive Ergebnisse hat. Diese muß man mit umso größerem Mißtrauen betrachten, je kleiner die Beobachtungsreihe ist. Man muß zum mindesten mit der Möglichkeit rechnen, daß sich bei einer Zunahme der Beobachtungen auch negative Ergebnisse (Mißerfolge) einstellen. D. h. also 100 % positive Ergebnisse (Erfolge) oder 0 % negative Ergebnisse (Mißerfolge) sind meist — außer wenn es sich um sehr große Zahlen von Beobachtungen, über 100 000 handelt — mit einem Fehler behaftet und dieser Fehler ist um so größer, je geringer die Zahl der Beobachtungen ist.

Es ist also für die wissenschaftliche Beurteilung von großer Wichtigkeit, daß man den mittleren Fehler eines derartigen 100 %igen oder 0 %igen Ergebnisses kennt.

In diesen Fällen führt die übliche Formel zur Berechnung des dreifachen mittleren Fehlers

$$3\,m = 3\sqrt{\frac{p_1\% \cdot p_2\%}{n}} \quad \text{nicht zum Ziele, denn} \quad m = \pm\sqrt{\frac{0 \cdot 100}{n}} = 0, \quad \text{gleichgültig wie groß n ist.}$$

Mit einer kleinen, von Poll[2] angegebenen Umrechnung der obigen Formel läßt sich diese aber in sehr einfacher Weise zur Berechnung des dreifachen mittleren Fehlers von lauter Erfolgen oder lauter Mißerfolgen verwenden.

Man erhält dann folgende Formel[3]:

$$v = \frac{900}{9 + n}.$$

Dieser „Nullwert" oder „v-Wert" (Poll) sagt aus: Tritt unter n-Fällen kein Mißerfolg auf, dann können doch — bei extrem ungünstigen Zufallsbedingungen — bis zu $v\%$ Mißerfolge auftreten.

Hat also z. B. ein Operateur bei 100 Kaiserschnitten 0 % Mortalität, dann kann er bei gleichem Material, gleicher Technik usw. unter den nächsten 100 Fällen bis zu $v = \frac{900}{9 + 100} = 8\%$ Todesfälle haben.

Umgekehrt kann ein Operateur, der infolge sehr ungünstiger Zufallsbedingungen unter 100 Kaiserschnitten 8 Todesfälle hatte, mit der gleichen Technik in den nächsten Fällen alle Patientinnen retten.

Ist die Zahl der Versuche und Beobachtungen einigermaßen erheblich, dann kann die Formel für den Nullwert noch einfacher gestaltet werden. Bei 500 Fällen macht es keinen großen Unterschied, ob man 900 durch 509 oder durch 500 dividiert. Im ersten Falle ist $v = 1{,}8\%$ im zweiten $= 1{,}77\%$. Da außerdem im zweiten Falle die Dezimalen schon unsicher sind, kann man diesen Wert (1,77) ohne nennenswerten Fehler auf 1,8 % abkürzen.

---

[1] Ist die Differenz der beiden Mittelwerte nur doppelt so groß oder ebenso groß wie ihr mittlerer Fehler oder ist sie gar kleiner als dieser, dann kann die Verschiedenheit der Resultate sehr wohl eine bloße Folge zufälliger Schwankungen sein. Man ist dann nicht berechtigt, aus den gegebenen Zahlen auf andere als zufällige Verschiedenheiten der miteinander verglichenen Resultate zu schließen.

[2] Poll, Klin. Wschr. 1928, 1777.

[3] Die Ableitung dieser Formel findet sich bei Poll (Klin. Wschr. 1928, 1779f.).

Bei einer einigermaßen erheblichen Zahl von Fällen (500 und mehr) kann man also den Nullwert dadurch bestimmen, daß man 900 durch die Zahl der Fälle dividiert.

Der Ausdruck für v nimmt dann also folgende Form an[1]:

$$v = \frac{900}{n}.$$

Die Berechnung des Nullwertes ist also außerordentlich einfach. Selbst dieser geringen Mühe ist man aber dadurch enthoben, daß Poll eine Tabelle zum Ablesen der v-Werte konstruiert hat. Auch die Berechnung des mittleren Fehlers einer Prozentangabe (von Erfolgen oder Mißerfolgen) kann man sich ersparen. Poll hat eine „Fluchtlinientafel" angegeben, aus der man den mittleren und den dreifachen mittleren Fehler für alle Prozentwerte von 30—10000 Beobachtungen ablesen kann[2].

h) Zusammenfassung.

Nach dieser ausführlichen Darstellung der statistischen Grundlagen, deren Notwendigkeit wir im Laufe unserer Ausführungen mehrfach bewiesen haben, erscheint es erforderlich, noch einmal kurz die wichtigsten Punkte zusammenzufassen. Diese lauten:

1. Jede Erfolgsstatistik, die Anspruch auf wissenschaftliche Beachtung und Verwendung erhebt, muß den von Winter aufgestellten Richtlinien entsprechen (s. S. 190).

2. Gemäß dieser Richtlinien wird der Statistik eine 5jährige Nachbeobachtungszeit zugrunde gelegt. Daher gelten nur solche Fälle als Heilungen, die mindestens schon 5 Jahre nach Abschluß der Behandlung gesund sind.

3. Bei der absoluten Heilung muß die Erfolgsberechnung sich auf alle der Klinik zugegangenen Fälle beziehen, auch auf die nicht behandelten.

4. Bei der Aufstellung der relativen Heilung kann eine beliebige Unterteilung des Gesamtmaterials vorgenommen werden. Um eine klare und übersichtliche Darstellung zu gewährleisten, ist aber eine Beschränkung dringend geboten.

5. Bei der Berechnung der absoluten sowie der relativen Heilung dürfen die Behandlungstodesfälle, die unvollständig Behandelten, die an interkurrenten Krankheiten Verstorbenen und die Verschollenen nicht abgezogen werden. Alle müssen den an Carcinom Verstorbenen zugezählt werden.

6. Zur richtigen Bewertung einer Erfolgsstatistik muß die Qualität des Materials bekannt sein. Diese wird durch die Operabilitätsziffer ausgedrückt.

7. Bei jeder Statistik müssen neben den Prozenten die Grundzahlen angegeben werden.

8. Kleine Statistiken sind mit dem Fehler der kleinen Zahl behaftet. Die Erfolgsberechnungen sind daher unsicher und zu wissenschaftlichen Schlußfolgerungen nicht geeignet.

---

[1] Die Formel des v-Wertes kann, wie Poll zeigte, auch noch in anderer Hinsicht von Bedeutung sein. Sie gibt — bei einer leichten Umformung — auch Antwort auf die Frage, wieviel Versuche man anstellen muß, um zu einem zuverlässigen oder wenigstens einigermaßen sicheren Schluß zu gelangen. Löst man die v-Formel nach n auf, dann ergibt sich

$$n = \frac{900 - 9\,v}{v}.$$

Die Verwendung dieser Formel geschieht in folgender Weise: Hält man seine Schlußfolgerungen für genügend sicher, wenn man 90% positive und allerhöchstens 10% negative Resultate hat, dann muß man insgesamt

$$n = \frac{900 - 9 \cdot 10}{10} = 81$$ Versuche anstellen und in keinem einzigen von diesen darf ein Mißerfolg auftreten.

Möchte man gern noch größere Sicherheit, also z. B. 99% erfolgreicher Ergebnisse, dann muß man

$$n = \frac{900 - 9 \cdot 1}{1} = 881$$ Versuche anstellen und unter diesen darf sich kein einziger Mißerfolg befinden.

[2] Die beiden Tafeln sind zu erhalten durch das Anatomische Institut, Hamburg, Erikastr. 1.

i) Die statistischen Richtlinien der Krebskommission des Völkerbundes.

Um internationale vergleichbare Statistiken über die Erfolge der Strahlenbehandlung bei den Uterus- und Vaginalcarcinomen zu gewinnen, hat die Krebskommission der Hygieneabteilung des Völkerbundes genaue Richtlinien aufgestellt, darüber hinaus aber auch noch zweckentsprechende Formblätter herausgegeben. Diese sollen in den betreffenden Kliniken geführt und dann zur statistischen Verarbeitung der Krebskommission zur Verfügung gestellt werden. Da jedes dieser Formblätter doppelt ist und nur der Durchschlag eingesandt wird, bleibt das Original zum eigenen Gebrauch in der betreffenden Klinik zurück. Die Formblätter können von der Hygieneabteilung in Genf bezogen werden. Sie sind in Heften zusammengefaßt. Neben genauen Anweisungen für den Gebrauch der Formblätter, enthalten die Hefte auch eine genaue Darstellung der ausgearbeiteten statistischen Richtlinien.

Dieser neue Weg verspricht die Gewinnung eines großen vergleichbaren Materials, aus dem sich gut die Leistungen der einzelnen radiotherapeutischen Methoden werden erkennen lassen. Es ist daher zu wünschen, daß recht viele Kliniken diese Sammelarbeit der Krebskommission unterstützen. Selbstverständlich können diese internationalen Formblätter auch für die wissenschaftliche Verarbeitung aller übrigen weiblichen Genitalcarcinome verwendet werden.

Bei der großen Bedeutung dieses neuen Weges für die Carcinomforschung geben wir diese Formblätter mit der zugehörigen Gebrauchsanweisung und den statistischen Richtlinien aus einem derartigen Formblätterheft im Original wieder (Abb. 34a und b).

Richtlinien für die Zusammenstellung und Aufbewahrung der klinischen Unterlagen für die Sammelstatistik.

Um vollständige und vergleichbare Statistiken für die angestrebte internationale Untersuchung zu erhalten, sei auf die Leitsätze hingewiesen, die von der Unterkommission zum Studium der Strahlenbehandlung des Krebses festgelegt wurden (Veröffentlichung des Völkerbundes C. H. 788, S. 12f.). Diese Leitsätze sind folgende:

1. Auf zwei Formblätter, A und B, werden die Unterlagen für jeden einzelnen Fall eingetragen. Jedes dieser Formblätter ist doppelt, das eine auf dünnem Papier, das andere auf Karton. Das Kartonblatt ist perforiert, um es abtrennen zu können. Mittels Kohlepapier wird die Eintragung auf beiden Formblättern gleichmäßig durchgeführt. Das Heft enthält 100 Formblätter (50 auf dünnem Papier und 50 auf Karton). Diese 100 Formblätter sind für die Registrierung von 25 Fällen bestimmt.

2. Die Originale auf dünnem Papier verbleiben in dem Heft zum Gebrauch der Klinik oder des Institutes, das sich an der vorliegenden Untersuchung beteiligt. Die Durchschläge auf Karton sind für die radiologische Unterkommission zum Studium der Strahlenbehandlung des Krebses bestimmt. Die Durchschläge bleiben in dem Heft bis auf den Formblättern alle für die Untersuchung notwendigen Eintragungen erfolgt sind.

Am Schluß des Heftes auf der Innenseite des Einbandes befindet sich ein Register, in das die Formblätter stichwortartig eingetragen werden können. Weitere Exemplare dieses Heftes können angefordert werden vom Völkerbund, Hygieneabteilung, Genf.

<hr>

VÖLKERBUND
Hygieneorganisation
(C. H. 788)

INSTITUT
ODER KLINIK

Laufende Nummer........Formblatt A

UNTERSUCHUNG ÜBER DIE RESULTATE DER STRAHLENBEHANDLUNG
DES UTERUSKARZINOMS

Laufende Nummer ....

STATISTISCHES FORMBLATT.

Journal Nr. der Klinik ....

Journal Nummer des statistischen Büros............

Name der Kranken............ Alter............ Anthropologischer Typus............

Datum der ersten Konsultation............ Tag der 1. Behandlung............

Klinische Diagnose............ Gruppe............

Anamnestische Angaben ....

Untersuchungsbefund und histologische Diagnose............

CURIETHERAPIE. (Zeit und Art der Behandlung)

Nadelbehandlung (Intersticial)

Einlagen (Intrakavitär)

Fernbestrahlung (Transkutan)

RÖNTGENTHERAPIE (Zeit und Art der Behandlung)

ERGÄNZENDE BEHANDLUNG (Zeit und Art der Behandlung)

OPERATIVE MASSNAHMEN (Zeit und Art)

Abb. 34 a.

Laufende Nummer........Formblatt B.

INSTITUT
ODER KLINIK

KLINISCHER BEFUND

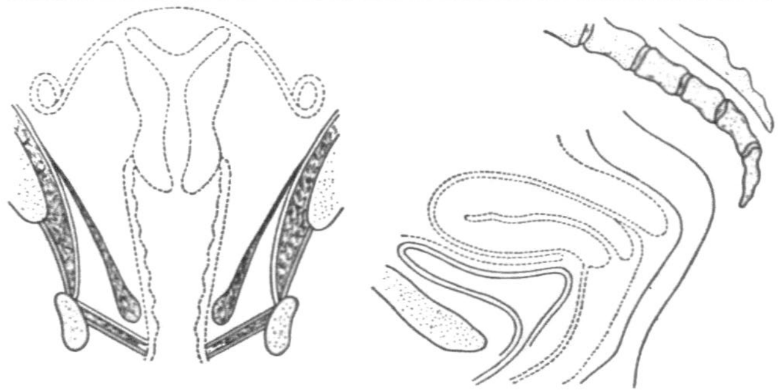

ERGEBNIS DER BEHANDLUNG.

Unmittelbare Folgen der Behandlung.

Klinische Heilung festgestellt am

Rezidiviert:

Erneute Behandlung:

Weitere Entwicklung:

DATUM DES TODES UND TODESURSACHE............

Abb. 34 b.

Richtlinien der Unterkommission zum Studium der Strahlenbehandlung des Krebses für die Aufstellung vollständiger und vergleichbarer Statistiken.

A. Definition der verschiedenen Formen der Uterus- und Vaginalcarcinome.

Als Uterus- und Vaginalcarcinome dürfen nur solche Fälle gerechnet werden, die sich durch die histologische Untersuchung einwandfrei als Carcinome erwiesen haben. [Die Kommission bittet dabei zu beachten, daß es notwendig ist, die adenomatösen Carcinome und die carcinomatösen Vorstadien (präcanceröse Veränderungen) von den Uteruscarcinomen scharf zu trennen.] Alle Fälle von Chorionepitheliomen, Sarkomen, malignen Mischtumoren und anderen Formen müssen also ausgeschieden werden.

Die Grundlage für die statistische Einreihung der Fälle ist die klassische Einteilung der Fälle in:

a) Vaginalcarcinome;

b) Collumcarcinome;

c) Corpuscarcinome.

Diese Einteilung beruht auf dem Ausgangspunkt des Carcinoms und läßt gleichzeitig das klinische Bild und die Wachstumsrichtung des Carcinoms zum Ausdruck kommen. In der überwiegenden Mehrzahl der Fälle bereitet es dem Kliniker keinerlei Schwierigkeiten, den Ausgangspunkt des Carcinoms genau festzustellen und damit anzugeben, zu welcher der drei Reihen der Fall zu zählen ist.

1. Als **Vaginalcarcinom** wird ein Fall eingereiht, wenn der Tumor seinen Sitz in der Scheide hat, und wenn die klinische Untersuchung ergibt, daß das Collum intakt ist, auch wenn kein sonstiger Grund vorliegt, den vaginalen Ursprung des Carcinoms zu bezweifeln. In Fällen, in denen das Carcinom auf die Portio übergreift, wird das Carcinom als Collumcarcinom gerechnet. Bei Carcinomen jedoch, bei denen eine bei der ersten Untersuchung festgestellte geringe Veränderung der Portio bald nach Beginn der Strahlenbehandlung verschwunden ist, während die Hauptmasse des Tumors noch in der Scheide zu finden ist, ist es zulässig, sie zu den Vaginalcarcinomen zu zählen.

Es ist auch angebracht, in den seltenen Fällen, in denen zu Beginn der Behandlung die Portio nicht abgetastet werden kann, und bei denen man demnach gezwungen ist, es dahinzustellen, ob die Portio miteinbezogen war, oder nicht, die Stellung der Diagnose, ob Vaginalcarcinom oder Collumcarcinom aufzuschieben, bis man einige Zeit nach der Behandlung mehr Klarheit über die Verhältnisse gewonnen hat. Fälle, bei denen auch nach der Strahlenbehandlung die Portio nicht abgetastet werden kann und bei denen infolgedessen keine sichere Entscheidung darüber möglich ist, ob ein Portiocarcinom oder ein Vaginalcarcinom vorliegt, werden als Vaginalcarcinome gerechnet, wenn durch die rectale Untersuchung Cervix und Parametrien sich klinisch frei von Carcinom erwiesen haben.

2. Als **Corpuscarcinom** werden alle Fälle gerechnet, bei denen der Tumor seinen Sitz im Corpus hat, während das Collum anscheinend frei von Carcinom ist. Die klinische Unterscheidung zwischen Collumcarcinomen und Corpuscarcinomen kann in einer geringen Anzahl von Fällen auf Schwierigkeiten stoßen. Diese sind folgende:

a) Der Uterus ist nicht vergrößert. Die klinische Untersuchung gibt weder für die Beurteilung des Ausgangspunktes, noch für die Wachstumsrichtung des Carcinoms genügend sichere Anhaltspunkte. Die Mehrzahl dieser Fälle wird man, ohne befürchten zu müssen, größere diagnostische Fehler zu begehen, mit Hilfe der histologischen Untersuchung klassifizieren können. So gehören zu den Collumcarcinomen alle reinen Plattenepithelcarcinome und in den meisten Fällen die primären Drüsencarcinome mit Schleimsekretion (schleimbildende Drüsencarcinome). In den übrigen, im Verhältnis zur Gesamtzahl sicherlich sehr wenigen Fällen, bei denen eine genaue Einteilung weder klinisch noch histologisch möglich ist, erscheint es angezeigt, es dem einzelnen Kliniker zu überlassen, den Fall entsprechend einzuteilen.

b) Das Corpus uteri ist vergrößert. Die klinische Untersuchung ermöglicht es nicht festzustellen, ob es sich um ein Cervixcarcinom mit sekundärer Ausbreitung auf das Corpus, oder um ein auf die Cervix übergreifendes Corpuscarcinom handelt. Solche Fälle sind in der Hauptsache wohl Corpuscarcinome und es ist mehr von theoretischem als praktischem Interesse, den wirklichen Ausgangspunkt festzustellen. Im Prinzip sind also diese Fälle den Corpuscarcinomen gleichzustellen und sollen auch als solche gebucht werden, wenn nicht die histologische Diagnose dagegen spricht, d. h., wenn es sich nicht um reine Plattenepithelcarcinome oder in manchen Fällen um primäre Drüsencarcinome mit Schleimsekretion (schleimbildendes Drüsencarcinom) handelt. In gleicher Weise verfährt man mit schwer zu beurteilenden (mit Myomen, Pyometra und dergleichen komplizierten) Fällen.

14*

B. Gruppierung der Collumcarcinome entsprechend ihrer anatomischen Ausdehnung.

Gruppe I. Das Carcinom ist auf das Collum uteri begrenzt. Der Uterus ist beweglich.

Gruppe II. Das Carcinom hat in größerem oder geringerem Ausmaße auf die Scheidenwände übergegriffen oder ist bereits in eines oder beide Parametrien eingebrochen. Der Uterus ist in seiner Beweglichkeit eingeschränkt.

Gruppe III.

a) Die klinische Untersuchung ergibt höckerige Infiltrationen eines oder beider Parametrien bis auf die Beckenwand, mit eingeschränkter Beweglichkeit des Uterus, oder eine massive Infiltration eines der beiden Parametrien mit Fixation des Uterus.

b) Die klinische Untersuchung ergibt ein mehr oder weniger oberflächliches Infiltrat eines größeren Teiles der Scheidenwand, auch wenn der Uterus beweglich ist.

c) Die klinische Untersuchung ergibt isolierte Drüsenmetastasen im Becken bei evtl. kleinem Primärtumor.

d) Die klinische Untersuchung ergibt isolierte Metastasen im unteren Scheidenabschnitt. Im allgemeinen sind der Gruppe III auch alle jene Fälle zuzurechnen, die sich nicht in Gruppe I oder in Gruppe II oder in Gruppe IV einreihen lassen.

Gruppe IV.

a) Die klinische Untersuchung ergibt eine massive Infiltration beider Parametrien bis zu den Beckenwänden.

b) Die klinische Untersuchung ergibt, daß das Carcinom auf Blase und Rectum übergegriffen hat.

c) Die klinische Untersuchung ergibt, daß die ganze Scheide infiltriert ist und ein starres Scheidenrohr bildet oder daß eine Scheidenwand der ganzen Länge nach infiltriert ist, bei Fixation des Tumors.

d) Die klinische Untersuchung ergibt Metastasen außerhalb des Beckens.

C. Richtlinien, die bei allen Statistiken unbedingt beachtet werden sollen.

1. Die Behandlungsresultate bei vor allem mit Strahlen behandelten Carcinomen.

I. Die Collumcarcinome bilden ein besonderes statistisches Untersuchungsobjekt. Corpuscarcinome und Vaginalcarcinome scheiden dabei vollkommen aus.

II. Nur diejenigen Fälle dürfen in den Statistiken über die Heilungsresultate geführt werden, die wenigstens 5 Jahre lang genau beobachtet werden konnten.

III. Die vor allem mit Strahlen behandelten Fälle, operierte Fälle, bei denen das Carcinom aber nicht hat vollständig entfernt werden können, Rezidive nach Operation und radikaloperierte und dann prophylaktisch nachbestrahlte Fälle, müssen Gegenstand scharf getrennter Untersuchung sein.

Als ausschließlich mit Strahlen behandelte Fälle gelten auch Fälle von Stumpfcarcinomen, wenn festgestellt war, daß bei der vorhergegangenen supravaginalen Amputation kein Corpuscarcinom vorlag.

IV. Die veröffentlichten Resultate müssen derart vollständig und klar dargestellt sein, daß es dem Leser jederzeit leicht möglich wird, die berechneten Resultate genau zu kontrollieren und evtl. aus anderen wissenschaftlichen Gründen erwünschte statistische Umrechnungen vorzunehmen.

V. In den Statistiken muß folgendes angegeben werden:

    a) Die Gesamtzahl der wegen Collumcarcinom zur Beobachtung kommenden Patientinnen.

    b) Die Gesamtzahl der wegen Collumcarcinom zur Behandlung kommenden Patientinnen, mit Einschluß derjenigen Patientinnen, bei denen die Behandlung zwar aufgenommen, aber aus irgendeinem Grunde nicht zu Ende geführt werden konnte.

    c) Die Zahl der von der Behandlung ausgeschlossenen Patientinnen, mit Angabe der Gründe, warum sie nicht behandelt wurden. Die nicht zur Behandlung gekommenen Fälle sollen nach folgenden Gesichtspunkten unterteilt werden:

        1. Patientinnen, die wegen schlechtem Allgemeinzustand oder zu großer Ausbreitung des Carcinoms oder wegen evtl. Komplikationen nicht behandelt wurden.

        2. Patientinnen, die aus Mangel an verfügbaren Betten oder aus Mangel an therapeutischen Hilfsmitteln nicht behandelt werden konnten.

        3. Patientinnen, die die vorgeschlagene Behandlung ablehnten oder sich zur bestimmten Behandlung nicht eingefunden haben.

        4. Patientinnen, die früher bereits wegen der gleichen Erkrankung anderwärts in Strahlenbehandlung standen oder zur Zeit in anderer Behandlung stehen.

        5. Patientinnen, die aus irgendwelchen anderen besonderen Gründen nicht behandelt wurden.

d) Die Anzahl der Patientinnen, die 5 Jahre nach der Behandlung gesund und rezidivfrei
sind, wobei wiederum zu trennen ist nach Fällen:
1. Die ausschließlich mit Strahlen behandelt wurden.
2. Die zunächst mit Strahlen behandelt, dann aber operiert wurden.
e) Die Anzahl der Fälle, bei denen die histologische Diagnose fehlt.

Es ist wünschenswert, daß bei den in der Statistik verwendeten Fällen die klinische Diagnose histologisch bestätigt ist. Bei klinisch sicher zu diagnostizierenden Fällen, bei denen aus irgendwelchem Grunde keine histologische Untersuchung gemacht wurde, muß eine genaue Beschreibung jedes einzelnen Falles beigefügt werden. Diese Fälle sollen auch in den Statistiken von den übrigen getrennt bearbeitet werden.
f) Die Verteilung der Fälle auf die verschiedenen Gruppen I, II, III und IV entsprechend
ihrer anatomische Ausdehnung.
Diese Verteilung erfolgt:
1. für die Gesamtzahl der in die Behandlung aufgenommenen Patientinnen;
2. für die Anzahl der Patientinnen, die 5 Jahre nach Beginn der Behandlung gesund und
rezidivfrei sind.

2. Die Behandlungsresultate bei Rezidiven nach Totalexstirpation, und die Behandlungsresultate bei prophylaktisch nach Totalexstirpation bestrahlten Fällen.

Das, was im Vorausgegangenen über die vor allem mit Strahlen behandelten Collumcarcinome gesagt wurde, soll, soweit anwendbar, auch für die einer Totalexstirpation unterworfenen und prophylaktisch nachbehandelten Fälle gelten.

Die Rezidive nach Totalexstirpation werden in zwei Gruppen aufgeteilt:
a) lokale Narbenrezidive;
b) ausgebreitete Rezidive (Beckenbindegewebe, Lymphdrüsen).

D. Auswertung der Behandlungsresultate.

1. Die Behandlungsresultate sollen für Beobachtungszeiten von 5, 6, 7 oder längeren Ganzjahresperioden angegeben werden.

2. Bei der Berechnung der Behandlungsresultate darf kein Abzug gemacht werden, weder für
a) Fälle, welche die eingeleitete Behandlung abbrachen und infolgedessen unvollständig behandelt wurden,
b) noch für Fälle, welche innerhalb der ersten 5 Jahre nach Beginn der Behandlung verschollen sind,
c) noch für Fälle, die innerhalb der gleichen Zeitspanne an interkurrenten Krankheiten verstorben sind.

Jede Ausnahme von diesen Richtlinien soll im einzelnen Falle genauestens begründet werden.

Die verschollenen Fälle, ebenso wie die an interkurrenten Krankheiten verstorbenen Fälle, auch wenn sie von Carcinom frei waren, werden bei Angabe der 5jährigen Behandlungsergebnisse für sich angegeben. Bei der Berechnung der Behandlungsresultate werden sie aber den an Carcinom Verstorbenen zugezählt.

Die Statistik und die Berechnung der Behandlungsresultate soll die Zahl der in die Behandlung gekommenen Fälle und nicht die Zahl der zur Beobachtung gekommenen Fälle zur Grundlage haben.

Trotzdem erscheint es wichtig, die Zahl der zur Beobachtung gekommenen und nicht behandelten Fälle zu kennen, ebenso wie die Gründe, die die Behandlung unmöglich machten. Diese Angaben sollen aus Vollständigkeitsgründen gemacht werden, damit der Leser evtl. in die Lage versetzt ist, die Heilungsresultate auf einer anderen ihm notwendig erscheinenden Basis zu berechnen.
Man wird dementsprechend angeben:
a) Die Leistungsziffer der Behandlung für jede der einzelnen Gruppen I, II, III und IV nach
5jähriger Beobachtungszeit.
b) Die Leistungsziffer für die ausschließliche Strahlenbehandlung (d. h. für Fälle, bei denen
keine Operation ausgeführt wurde) ebenfalls für eine 5jährige Beobachtungszeit. Fälle, die
vor einer Operation bestrahlt wurden, werden in diesen statistischen Aufstellungen nicht berücksichtigt. Fälle, die nach erfolgloser Strahlenbehandlung durch Totalexstirpation geheilt
wurden, scheiden ebenfalls aus.

3. Andere statistische Berechnungen, wie z. B. die Berechnung der Resultate bei Operationsrezidiven, bei prophylaktisch nachbestrahlten Fällen, bei präoperativ bestrahlten Fällen, oder bei anderen Kombinationen der Strahlenbehandlung mit operativer Behandlung sollen in Übereinstimmung mit den dargelegten Richtlinien vorgenommen werden.

4. Davon unabhängig ist es natürlich zulässig, die Behandlungsresultate auch nach anderen Gesichtspunkten, z. B. histologischen, biologischen, sozialen usw., aufzuteilen.

Statistische Formulare.

1. Statistisches Formblatt für die Berechnung der Behandlungsresultate nach mindestens 5jähriger Beobachtungszeit bei der Gesamtzahl der Collumcarcinome, die vor allem mit Strahlen behandelt sind.

Tabelle 15.

	Gesamtzahl der behandelten Fälle	Gesund und Rezidivfrei	
		Anzahl	Prozente
Mit histologischer Kontrolle			
Ohne histologische Kontrolle			
Insgesamt			

Zahl der nicht geheilten Fälle, oder der Fälle, die als nicht geheilt zu betrachten sind:	a) An Carcinom gestorben oder lebend, aber mit Rezidiv; b) an interkurrenten Krankheiten verstorben; c) verschollen.	Während der 5jährigen Beobachtungsdauer.

2. Statistisches Formblatt für die Berechnung der Resultate bei den einzelnen Gruppen der vor allem mit Strahlen behandelten Collumcarcinome nach mindestens 5jähriger Beobachtungszeit.

Tabelle 16.

	Gesamtzahl der behandelten Fälle	Gesund und rezidivfrei	
		Anzahl	Prozente
Mit histologischer Diagnose			
Ohne histologische Diagnose			
Insgesamt			

Zahl der nicht geheilten Fälle oder der Fälle, die als nicht geheilt zu bezeichnen sind:	a) An Carcinom gestorben oder lebend, aber mit Rezidiv; b) An interkurrenten Krankheiten gestorben; c) verschollen.	Während der 5jährigen Beobachtungsdauer.

Für die Fälle der einzelnen Gruppen von Collumcarcinomen, die ausschließlich mit Strahlen behandelt wurden, kommt für die Berechnung der 5jährigen Beobachtungsresultate das vorliegende statistische Formblatt in Vorschlag.

E. Angaben über die zur Verwendung gekommene Behandlungstechnik.

I. Curietherapie.

1. Über die zur Verwendung kommenden Präparate sollen folgende Angaben gemacht werden:
   a) Art der Substanz: Radium, Radon, Mesothorium usw.
   b) Gehalt der Präparate in Milligramm-Ra-El., bei Radon in Millicurie (mc).
   c) Form und Dimension in Millimetern.
   d) Primärfilter: Material und Wandstärke.

2. Über die Applikationstechnik sollen folgende spezielle Angaben gemacht werden:

a) Zahl der Präparate und Verteilung der Präparate auf die verschiedenen Applikationsstellen (Uterus, Cervix, Vagina usw.).

b) Art der Applikation: Form und Dimension, Material und Wandstärke der sekundären Filter.

c) Menge der verwendeten radioaktiven Substanz, sowohl im Uterus als in der Vagina.

d) Zahl der Behandlungen und Zwischenraum zwischen den einzelnen Behandlungen.

e) Dauer der Applikation für jede einzelne Behandlung.

f) Dosis bei der einzelnen Behandlung (ausgedrückt in der Menge des verwendeten Radiums und der Applikationszeit) in Millicuries détruits des Radon usw., sowohl für den Uterus als für die Vagina.

g) Gesamtdosis ebenfalls nach den gleichen Richtlinien.

3. Über die Applikationstechnik bei der Radiumdistanzbehandlung sollen folgende spezielle Angaben gemacht werden:

a) Menge der zur Verwendung gekommenen radioaktiven Substanz.

b) Form und Dimension der strahlenden Fläche.

c) Abstand der strahlenden Fläche von der Haut.

d) Material und Dicke des Primärfilters.

e) Eventuell Isodosenkurven in dem bestrahlten Tumor.

f) Zahl, Lage und Größe der bestrahlten Felder.

g) Gesamtdauer der Bestrahlung und Dauer der Bestrahlung für das einzelne Feld.

h) Dosis für das einzelne Feld (s. auch 2, f).

i) Zahl der Behandlungen auf jedem einzelnen Feld und Abstand zwischen den einzelnen Behandlungen.

k) Gesamtdauer der Behandlung.

l) Gesamtdosis (wieder nach den gleichen Richtlinien).

II. Röntgenstrahlentherapie.

1. Bei der Röntgenstrahlentherapie sollen folgende notwendige Angaben gemacht werden:

a) Art der Apparate, Art des Hochspannungsstromes, Art der Röntgenröhre.

b) Scheitelspannung, Spannung des Gleichstromes bei Kondensatorapparaten.

c) Stromstärke des durch die Röntgenröhre fließenden Stromes in Milliampere.

d) Material und Dicke des Filters.

e) Fokus-Hautabstand in Zentimetern.

f) Angaben über die prozentuale Tiefendosis.

2. Über die Dosierung und die Dosis sollen bei der Röntgenstrahlentherapie folgende Angaben gemacht werden:

a) Zeitdauer der Bestrahlung für jedes einzelne Feld.

b) Hautdosis in R-Einheiten. (Die R-Einheiten sollen angegeben werden entsprechend der auf dem zweiten internationalen Radiologenkongreß in Stockholm 1928 angenommenen Definition [Einheit: „Das Röntgen"].

c) Zahl und Lage der Bestrahlungsfelder für jede einzelne Behandlungsserie.

d) Zahl der Behandlungen für jedes einzelne Feld und Zwischenraum zwischen den einzelnen Behandlungen.

e) Gesamtdosis für jedes bestrahlte Feld.

f) Zahl der Behandlungsserien.

g) Gesamtdosis auf jedem Feld für jede Behandlungsserie.

h) Gesamtdosis aller Behandlungsserien.

Durch den Austritt Deutschlands aus dem Völkerbund ist auch unsere Mitarbeit in der Internationalen Krebskommission entfallen. Bei der großen Dringlichkeit des Krebsproblems hat nun die deutsche Regierung eine eigene Krebskommission gebildet und neue Richtlinien zur Erfassung der Carcinomfälle herausgegeben. Zu diesen gehören auch neue Formblätter für die Krebsstatistik. Wir bringen sie nachstehend im Original (Abb. 35a). Ein Exemplar bleibt jeweils in der Klinik, ein zweites wird nach Abschluß der Behandlung und der Nachkontrolle (für letztere gibt es besondere Meldekarten [Abb. 35b]) an das Reichsgesundheitsamt eingesandt.

Hierzu vergleiche Nachtragskarten Nr.:

Wiedervorstellung am

Datum der Ausfüllung der Meldekarte

Art der Neubildung

Sitz der Neubildung

Name des ausfüllenden Arztes

Anstalt (Stempel)

Krankenhaus = Meldekarte für Neubildungen

Name:

Geschlecht: weiblich geb. am

Familienstand: ledig, verheiratet, verwitwet, geschieden

Wohnort (Land, Bezirk):

Straße, Hausnummer:

Geburtsort (Land, Bezirk):

Beruf in den letzten 10 Jahren:
(Bei berufstätigen Frauen eigener Beruf)

Aufgenommen am: (stationär, ambulant)   Ausgeschieden am:

Kostenträger (auch zusätzliche)	Behandlungszeiträume		
Selbstzahler:			
Krankenkasse (welche?):			
Landesversicherungsanstalt (welche?):			
Wohlfahrtsamt (welches?):			
Sonstige Stelle (welche?):			

Werden die Kosten nach Begründung bewilligt für Krankenhausaufenthalt, Operation, Bestrahlung, Wiedervorstellung?   (Zutreffendes unterstreichen)

A. Bisheriger Krankheitsverlauf

1. Zeitpunkt und Art der ersten Krankheitsmerkmale (Ausfluß usw.)

Sind Nichtärzte konsultiert?   Wann?

2. Zeit der ersten ärztlichen Konsultation:
3. Was hat der Arzt veranlaßt oder geraten?
4. Feststellung der endgültigen Diagnose am:
(Nur bei zuverlässiger Feststellung auszufüllen)
5. Frühere Behandlung seit
Feststellung der Diagnose:

B. Frühere Krankheiten und Begleitumstände

1. Frühere Krankheiten mit Angabe der entsprechenden Kalenderjahre:
(möglichst nur gesicherte, genaue Krankheitsbezeichnungen) Tbc., Lues, Ulcus ventriculi, Dickdarmkatarrh, Stoffwechselkrankheiten, Exsudative Diathesen, alle Arten von Infektionskrankheiten, Angina usw.

2. Berufsschäden
3. Noch bestehende Leiden außer der Neubildung:
(Arteriosklerose, Gicht, Diabetes, Herzleiden, Nieren-, Gallenblasen-, Leberleiden)

4. Art, Sitz und Zeitpunkt von Verletzungen (auch mehrfache)

5. Gibt der Kranke Verletzungen als Ursache der Neubildung an?
6. Bei Frauen:
Zahl der lebenden Kinder:
Zahl und Art (spontan, operativ) der rechtzeitigen Geburten:

Zahl und Art der Frühgeburten:

Zahl und Art der Fehlgeburten:

Letzte Entbindung am:
Dauer und Art etwaiger Empfängnisverhütung:

C. Lebensweise des Kranken

1. Wohnungsverhältnisse: Mietskaserne, Einfamilien- oder Zweifamilienhaus / Alt-, Neubauwohnung / trocken, feucht, sonnig, ohne besondere Mängel.
2. Ernährungsweise:
a) regelmäßige oder unregelmäßige Nahrungsaufnahme,
b) ungenügende, genügende, gute, überreichliche Ernährung,
c) vorwiegend Gasthauskost? ja — nein
d) Art der Nahrung: vorwiegend Fleischernährung, vegetarisch, gemischte Nahrung, Rohkost, stark gewürzt, nicht gewürzt.
3. Gewohnheiten:
Alkoholverbrauch: keiner (Abstinent), besonders gering, mäßig, stark (Wein, Bier, Branntwein).
Tabakverbrauch: Nichtraucher, mäßig, stark. Lungenraucher (Zigarren, Zigaretten, Pfeife, Kautabak).   (Zutreffendes unterstreichen!)

D. Konstitution

1. Körperbau: schlank (zartgliedrig cerebral respiratorisch) Muskelform (großer Wuchs, kleiner Wuchs) runder Typ (normaler, gesteigerter Fettansatz)
2. Mißbildungen:
a) erworbene

b) angeborene
3. Hautfarbe und Beschaffenheit: hell, mittel, dunkel / gut durchblutet, blaß, fahl / trocken, feucht, fett.
4. Behaarung: schwach, mittel, stark, atypisch.

5. Haarfarbe:
6. Besteht ein deutlicher Kontrast zwischen Haar- und Hautfarbe? Ja — nein.
    (Zutreffendes unterstreichen!)

E. Familienanamnese

1. Ist der Kranke selbst Zwilling, Drilling usw. (Eineiig, zweieiig) Anschrift des Zwillingsgeschw.

2. Familiäre Krankheiten:

3. An a) Neubildungen, b) Blutkrankheiten sind erkrankt oder verstorben:
(Ja, vermutlich, nein, unbekannt).
Bei Neubildungen ist möglichst der Sitz, bei Blutkrankheiten die Art anzugeben!

Musterbeispiel: Vater: normaliter in Augenhöle gestorben	Mutter: lebte Neubildung oder Blutkrankheit
1. Vater:	
2. Mutter:	
3. Geschwister, die das 10. Lebensjahr erreichten Gesamtzahl männlich ____ davon erkrankt ____	
weiblich ____ davon erkrankt ____	
4. Eltern des Vaters a) Mutter	
b) Vater	
5. Eltern der Mutter a) Mutter	
b) Vater	
6. Häufiges Krankheitsvorkommen bei den übrigen Blutsverwandten:	

F. Diagnose

Allgemeinzustand:

Ernährungs- und Kräftezustand:

Gewicht bei Aufnahme:

Sitz der primären Neubildung:

Sitz der Metastasen:

Klinische Diagnose (Karzinom, Sarkom, andere Neubildungen):

Genauer klinischer Befund:

Röntgenbefund:

Histologischer Befund:

G. Behandlung

Operation am:

Methode:

War Radikaloperation möglich?
Bestrahlung:
a) ohne Operation
b) vor   „
c) während „   oder unmittelbar danach
d) nach   „
(Jede Strahlenbehandlung ist zugleich durch a, b, c oder d zu kennzeichnen)

Röntgen: (Methode Dosis und Zeit)

Radioaktive Stoffe: (Material, Methode, Dosis und Zeit)

Weshalb wurde ein indiziertes Verfahren nicht angewandt?

Anderweitige spezifische Behandlung?

H. Entlassung

Allgemeinzustand:

Ernährungs- und Kräftezustand:

Gewicht bei Entlassung:

Befund an der primären Neubildung:

Befund an den Metastasen:

Überweisung zur Weiterbehandlung (Operation, Bestrahlung) angeordnet in das Krankenhaus:

    am

Überweisung mit Befundbericht an Arzt zur Überwachung am:

Ist Überweisung in Erholungsaufenthalt empfohlen?

Kostenübernahme hierfür beantragt bei:
(Landesversicherungsanstalt, Krankenkasse, freie Wohlfahrtspflege)

Wiedervorstellung zur Nachkontrolle / zur Kontrolle vorgemerkt für:

I. Sektionsbefund bezüglich Krebs und der anderen Krankheiten. (Auszug)

Fragebogen des Reichsausschusses für Krebsbekämpfung

Abb. 35a. Fragebogen des Reichsausschusses für Krebsbekämpfung.

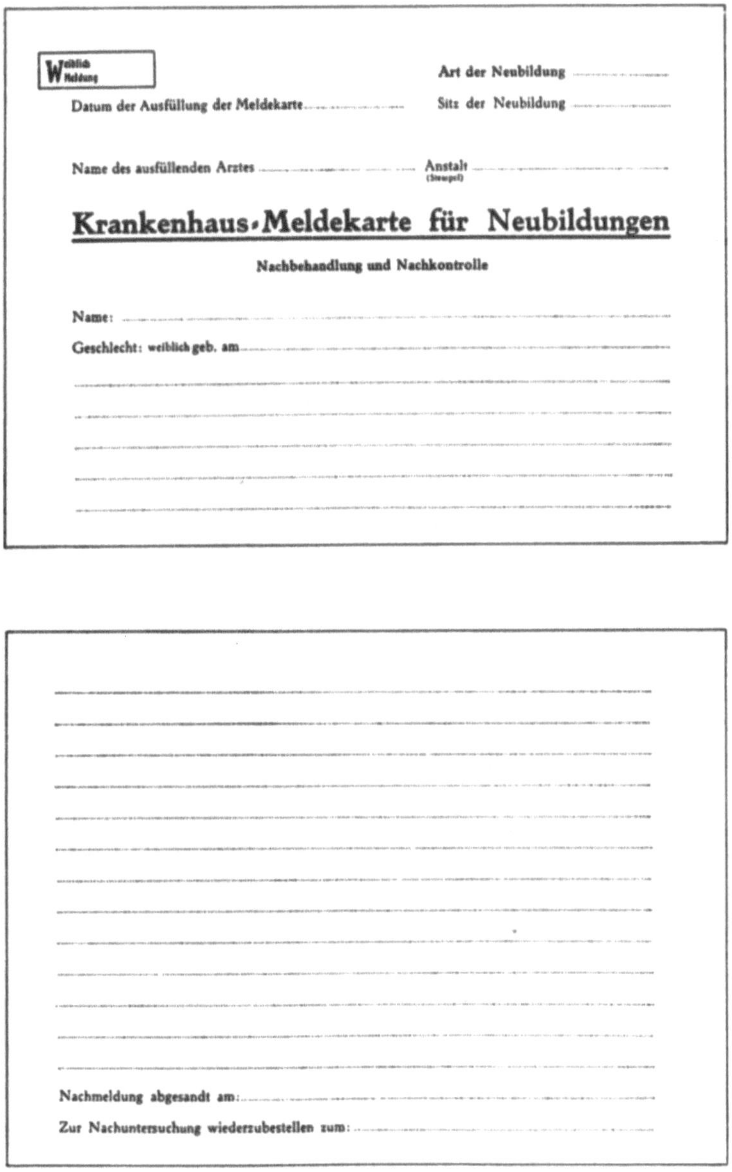

Weiblich
Meldung

Art der Neubildung

Datum der Ausfüllung der Meldekarte

Sitz der Neubildung

Name des ausfüllenden Arztes

Anstalt
(Stempel)

Krankenhaus-Meldekarte für Neubildungen

Nachbehandlung und Nachkontrolle

Name:

Geschlecht: weiblich geb. am

Nachmeldung abgesandt am:

Zur Nachuntersuchung wiederzubestellen zum:

Abb. 35 b. Fragebogen des Reichsausschusses für Krebsbekämpfung.

Praktischer Teil.

Für die sachgemäße Durchführung einer Röntgenbehandlung ist es unbedingt erforderlich, neben der notwendigen Dosis und ihrer biologischen Wirkung auch die bei der Bestrahlung sich abspielenden physikalischen Vorgänge genau zu kennen. Erst dadurch ist die Sicherheit gegeben, die Grundbedingung für die Röntgentherapie bösartiger Geschwülste zu erfüllen, nämlich die notwendige Dosis an allen Teilen des Tumors und in seinem gesamten Ausbreitungsgebiet zur Wirkung zu bringen. Deshalb soll auf die physikalischen Vorgänge, soweit sie für die therapeutische Anwendung der Röntgenstrahlen von Wichtigkeit sind, kurz eingegangen werden. Eine genaue Darstellung haben diese durch Wintz und Rump in Bd. IV/1 dieses Handbuches erfahren.

Die Änderung der Röntgenintensität bei der Bestrahlung im Körperinnern liegender Organe.

Werden Röntgenstrahlen in den Körper geschickt, so erleidet ihre Intensität eine Abnahme. Bei gleichen Bestrahlungsbedingungen ist diese abhängig von der Dicke und Zusammensetzung der durchstrahlten Körperschicht. Durch entsprechende Messungen an Leichen sowie Wasser und Wachsphantomen, die ähnliche Absorptionsverhältnisse haben wie der menschliche Organismus, konnten die im Körper auftretenden Veränderungen der Röntgenintensität mit einer für die Praxis ausreichenden Genauigkeit bestimmt werden. Auf derartigen Messungen bauen sich auch unsere Kenntnisse von der Dosenverteilung im Körper auf.

Die Intensitätsveränderungen, die Röntgenstrahlen beim Durchgang durch das Körpergewebe erleiden, sind bedingt:

1. Durch die Abnahme mit dem Quadrat der Entfernung,
2. durch die Absorption,
3. durch die Sekundärstrahlung.

a) Die Abnahme mit dem Quadrat der Entfernung.

Als Lichtstrahlen, die von einer kleinen Fläche, dem Fokus, ausgehen, unterliegen die Röntgenstrahlen zunächst dem Gesetz der Intensitätsabnahme mit dem Quadrat der Entfernung. Folglich gelangt nur ein gewisser Anteil der auf die Körperoberfläche applizierten Röntgenstrahlenmenge in die Körpertiefe. Bei einem Fokus-Hautabstand von 30 cm hat man schon allein durch die Abnahme mit dem Quadrat der Entfernung in 12 cm Körpertiefe eine Verminderung der an der Hautoberfläche vorhandenen Strahlenmenge auf die Hälfte.

b) Die Absorption.

Die Absorption der Röntgenstrahlen ist zunächst von ihrer Wellenlänge abhängig. Sie ist um so kleiner, je größer die Spannung an der Röhre ist; umso leichter durchsetzen auch die Strahlen ein Medium. Ferner ist die Absorption auch von der Dichte des durchstrahlten Mediums abhängig. Je höher das Atomgewicht (richtiger die Atomzahl) ist, desto stärker ist die Absorption. Im menschlichen Körper sind die Differenzen im allgemeinen klein; der Knochen absorbiert am stärksten.

Im nachfolgenden sei eine kurze Übersicht gegeben, wobei als Einheit eine Schicht Wasser von 3 cm Dicke eingesetzt sei. Die Zahlen gelten für eine harte Therapiestrahlung:

3 cm Wasser . . . . = 1	3 cm Lungengewebe (mittlere Luftfüllung) . . . . = 0,7
3 cm Muskulatur . . = 1,01	3 cm Knochen (Röhrenknochen Mitte) . . . . . = 1,4
3 cm Luft . . . . . = 0	3 cm Knochen (Epicondylus Oberschenkel) . . . = 1,5
3 cm Fett. . . . . . = 0,9	

Diese Aufstellung zeigt, daß Knochen am stärksten absorbiert. Diese Tatsache muß man bei der Bestrahlung im Becken gelegener Krankheitsherde in Betracht ziehen. Von den Dorsalfeldern aus wird stets eine geringere Dosis an den Herd gelangen als von den Abdominalfeldern.

c) Die Sekundärstrahlung.

Wenn Röntgenstrahlen ein Medium durchsetzen, lösen sie in diesem Sekundärstrahlen aus. Das Gleiche tritt auch beim Durchgang der Röntgenstrahlen durch menschliches Gewebe ein. Entsprechend der verschiedenen sich dabei abspielenden physikalischen Vorgänge entstehen verschiedene Arten von Sekundärstrahlen.

Trifft der einfallende Röntgenstrahl auf ein Atom, so kann er von diesem absorbiert werden. Dabei wird ein Elektron aus dem Atomverband hinausgestoßen. Es bewegt sich dann als Photoelektron in der erhaltenen Stoßrichtung mit einer gewissen Geschwindigkeit weiter (Elektronenstrahlung). Das um dieses Elektron geschädigte Atom im Molekülverband muß den Verlust ausgleichen; es gliedert ein freies Elektron seinem Verbande an. Dadurch entsteht die Fluorescenzstrahlung.

Der einfallende Röntgenstrahl kann an einem Atom aber auch abgelenkt werden. Wegen der großen Masse des Atoms bleibt dieses in Ruhe. Daher tritt kein Energieverlust und keine Qualitätsänderung des abgelenkten Strahles ein (klassische Streuung).

Weiter kann der einfallende Röntgenstrahl auch mit einem freien Elektron zusammenstoßen. Dabei wird einerseits der einfallende Strahl abgelenkt, andererseits das freie Elektron in Bewegung gesetzt. Die Energie, die zu letzterem Vorgange notwendig ist, entstammt der Energie des Primärstrahls. Die Folge davon ist, daß der gestreute Röntgenstrahl eine kleinere Frequenz, eine größere Wellenlänge als der Primärstrahl hat. Er ist also weicher als der den Streuprozeß auslösende Primärstrahl (Compton-Effekt oder Comptonstreuung).

Von diesen verschiedenen Sekundärstrahlen sind die Fluorescenzstrahlen, besonders aber die Streustrahlen — klassische Streuung und Comptonstreuung — für die Dosimetrie in der Röntgentherapie von größtem praktischen Interesse.

1. Die Fluorescenzstrahlung.

Die Fluorescenzstrahlung, von Barkla entdeckt, entsteht neben der Elektronenstrahlung bei der Absorption der primären Strahlung. Stets weicher als die primäre Strahlung, ist ihre Härte von dem Atomgewicht der durchstrahlten Substanz abhängig. Die Fluorescenzstrahlung ist daher um so weicher, je niedriger das Atomgewicht ist. Darum spielt sie im menschlichen Gewebe eine untergeordnete Rolle; denn ein höheres Atomgewicht ist physiologischerweise im menschlichen Körper nur ganz selten anzutreffen. Auch der Jodgehalt der Schilddrüse oder der Phosphorgehalt des Knochens hat hier keine besondere Bedeutung.

Es besteht aber die Möglichkeit, die Fluorescenzstrahlung durch die Einbringung metallhaltiger Substanzen (s. S. 147) künstlich zu erhöhen und auf diese Weise therapeutisch auszunutzen. Wir erinnern hier nur an die Sensibilisierung carcinomatösen Gewebes mit Präparaten höheren Atomgewichts durch Iontophorese und Elektrolyse (Verkupferung). In diesem Zusammenhange sei auch noch einmal auf die Gefahr hingewiesen, die besteht, wenn Bauchbestrahlungen nach einer Magen-Darmdurchleuchtung vorgenommen werden und der Kontrastbrei noch nicht entleert ist. Denn im Barium können Fluorescenzstrahlen ausgelöst werden, deren Durchdringungsfähigkeit zwar gering, aber immerhin groß genug ist, um in den oberflächlichsten Zellschichten eine ungewünscht große Strahlenaddition zu schaffen.

2. Die Streustrahlung.

Die Streustrahlung ist deshalb für die Dosenverteilung im Körper von größter Bedeutung, weil sie sich zur Primärstrahlung addiert und damit die zur Wirkung kommende Dosis vermehrt. Die Streustrahlung hat also die Bedeutung einer Zusatzdosis.

Die Menge der entstehenden Streustrahlung ist abhängig von der Dichte und dem Volumen des durchstrahlten Mediums. Erstere wechselt im Körper sehr, denn dieser ist ein sehr inhomogenes Medium. Das Volumen wird bestimmt durch die Einfallsfeldgröße und durch den Fokus-Hautabstand. Da die genannten Faktoren von Fall zu Fall verschieden sind, ergibt sich, daß die eingestrahlte Röntgendosis den jeweiligen Verhältnissen entsprechend sehr unterschiedlich beeinflußt wird.

d) Die Abhängigkeit der Streustrahlung vom durchstrahlten Medium.

Der Streuvorgang findet um so häufiger statt, je dichter das durchstrahlte Medium ist. Bei lockerem Atomgefüge windet sich gewissermaßen der primäre Strahl zwischen den einzelnen Atomen hindurch, er trifft auch seltener auf ein freies Elektron als in dichteren Medien.

Wie groß die Streustrahlung bei den einzelnen Medien ist, demonstrieren am besten einige Beispiele: Wir setzen die Streuung des Wassers = 100, dann ist die der Luft = 0,13, des Aluminiums = 270 und des Kupfers = 1400.

Die Zahlen gelten aber nur für das Streuvermögen kleinster Mengen einer Substanz; in der Praxis handelt es sich immer um größere Streukörper. In diesem Falle wird die Menge der Streustrahlung dadurch bedingt, daß in weniger dichten Medien die Streustrahlen von ferner gelegenen Partien aus noch wirksam sind, während bei dichten Medien die Absorption stark ins Gewicht fällt. So kommt es, daß bei einer harten Therapiestrahlung mit folgenden Zahlen gerechnet werden kann: Wasser = 100, Luft = 0,5, Aluminium = 25, Kupfer = 15.

Dem Wasser und damit auch dem Gewebe kommt also eine Ausnahmestellung zu, hier ist die Streuzusatzstrahlung besonders wirksam. Bei sehr harter Strahlung, wie bei jeder Strahlung der radioaktiven Substanzen, treten dagegen die erstgenannten Zahlen wieder viel mehr in ihr Recht, da hier die Absorption bedeutend geringer ist.

e) Der Einfluß der Feldgröße auf die Dosis.

Absolut genommen bedeutet die Streuung eine Verminderung der Röntgenintensität, weil die geradlinig einfallenden Röntgenstrahlen seitlich abgelenkt werden. Durch die mehrfache Streuung werden aber auch außerhalb der Mitte eines Strahlenbündels einfallende Strahlen nach dem Zentrum des Strahlenkegels gestreut. Da also die Mitte des durchstrahlten Gewebskegels von allen Seiten Streustrahlung erhält, ist an dieser Stelle stets die größte Strahlenmenge vorhanden, am Rande dagegen die geringste. Daraus geht hervor, daß bei gleichen elektrischen Vorbedingungen die Dosis, gemessen im Zentralstrahl, um so größer wird, je breiter der Röntgenstrahlenkegel ist.

Der dosiserhöhende Einfluß der Streustrahlung macht sich sowohl auf der Oberfläche, wie in der Körpertiefe bemerkbar. Den Einfluß der Streustrahlung auf die Dosis in der Körpertiefe zeigen folgende 4 Beispiele:

Ein Wachsblock von der Größe $20 \times 20 \times 20$ cm wird unter gleichen elektrischen Vorbedingungen mit verschieden großen Einfallsfeldern durchstrahlt.

```
1. Einfallsfeld an der Oberfläche   2 ×  2 cm in 10 cm Tiefe   9% der Oberflächendosis
2.      „         „   „       „      8 ×  8 „  „ 10 „    „  21% „           „
3.      „         „   „       „     15 × 15 „  „ 10 „    „  28% „           „
4.      „         „   „       „     25 × 25 „  „ 10 „    „  29% „           „
```

Diese Versuche ergeben:

1. Bei gleichen elektrischen Vorbedingungen steigt die Tiefendosis, gemessen am Zentralstrahl, mit Vergrößerung des Einfallsfeldes an.

2. Eine Vergrößerung des Einfallsfeldes über 15×15 cm hinaus hat keine nennenswerte Erhöhung der Tiefendosis mehr zur Folge.

Das letztere Ergebnis erklärt sich aus dem Entstehungsmodus der Streustrahlung. Die Dosis wird am Zentralstrahl dadurch vergrößert, daß aus den umliegenden Gebieten Strahlen nach der Mitte zu hereingestreut werden. Wird aber der Weg, den diese Streustrahlen zurücklegen müssen, zu lang, dann werden sie absorbiert und können sich als Zusatzstrahlung nicht mehr geltend machen.

Hieraus ist aber wiederum abzuleiten, daß die Feldgröße von 15×15 cm keine Konstante darstellt; je durchdringungsfähiger die Primärstrahlung ist, um so weiter erstreckt sich die Zunahme der Dosis mit der Vergrößerung des Einfallsfeldes; doch sind die Unterschiede nicht sehr groß.

Es muß nun noch darauf hingewiesen werden, daß die Größe der Zusatzdosis durch die Streustrahlenkomponente für verschiedene Körpertiefen verschieden ist. In den obersten Schichten ist die Zusatzdosis am kleinsten, in den unteren Schichten am größten. Das erklärt sich ohne weiteres aus den lokalen Verhältnissen. Wir haben gezeigt, daß das

Streuungsvermögen der Luft gegenüber dem des menschlichen Körpers sehr gering ist. Es beträgt nur den 200. Teil. Folglich erhalten die obersten Gewebsschichten von der von der Luft überlagerten Oberflächenschicht einen viel geringeren Streustrahlenzusatz.

Am stärksten macht sich das verminderte Streustrahlungsvermögen der Luft an der Hautoberfläche bemerkbar. Praktisch entsteht hier eine Streustrahlenzusatzdosis nur durch die Rückstreuung aus dem darunterliegenden Gewebe. Sie macht bei einem Feld von 48 qcm etwa 30—40% der Hautbelastung aus. Selbstverständlich wächst die Streustrahlenzusatzdosis auf der Oberfläche ebenso wie in der Tiefe mit der Größe des Einfallsfeldes. Erst von einer Feldgröße von 300 qcm ab tritt keine Vermehrung mehr ein.

f) Veränderungen der Dosis durch eingelagerte Hohlräume.

Die vorhin gezeigten Differenzen für die Streuung in verschiedenen Medien bewirken, daß der Streuungsvorgang in inhomogenen Medien ganz anders verlaufen muß als in homogenen Medien. Dies ist für die Strahlentherapie von ganz besonderer Bedeutung, weil wir es doch im menschlichen Körper fast immer mit einem inhomogenen Durchstrahlungsmedium zu tun haben. Muskelschichten wechseln mit gasgefülltem Darm oder mit der wassergefüllten Blase ab. Durch die Füllungszustände von Darm und Blase müssen trotz gleichbleiben-

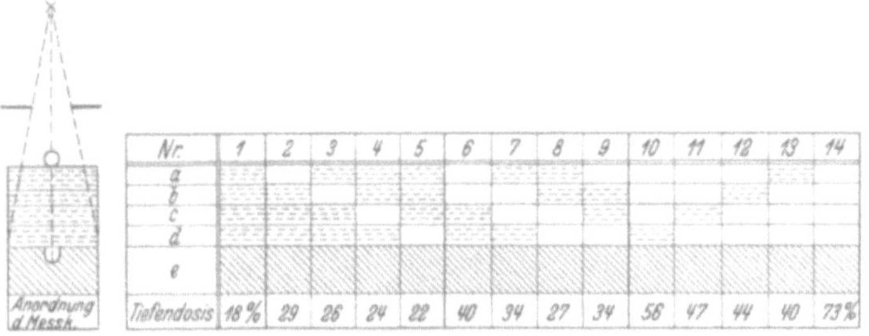

Abb. 36. Einfluß von Lufteinschlüssen auf die Tiefendosis.

der Primärstrahlung die Tiefendosen weitgehend verändert werden. Hierüber haben uns die Versuche von Wintz und Rump Klarheit geschaffen.

Um ein Urteil über die Größe der Intensitätsunterschiede zu bekommen, wurden möglichst einfache Verhältnisse benutzt. Es wurden 4 flache Wasserkästen von je 2 cm Dicke und 20 × 20 cm Fläche hintereinander so angeordnet, daß ein Röntgenstrahlenbündel diese durchsetzen konnte. Die Zwischenwände bestanden aus Pergament. Hinter dem letzten Wasserkasten wurde die Iontoquantimeterkammer angeordnet, als Strahler von der Rückseite diente ein Wachsblock von 7 cm Dicke mit passender Höhlung für die Ionisationskammer. Es wurde im Zentralstrahl vor und hinter den 4 Wasserkästen gemessen; der Oberflächenabstand betrug 50 cm bei 6 × 8 cm Oberflächenfeld. Die Kästen wurden teils leer, teils gefüllt verwendet und durch cyclische Vertauschung der Kästen wurde die Luftschicht an verschiedene Stellen gebracht.

Die Ergebnisse dieser Untersuchungen sind in der vorstehenden Zeichnung (Abb. 36) dargestellt. Es bedeuten die Felder a, b, c, d, die Kästen, gestrichelt mit Wasser gefüllt, nicht gestrichelt leer, e ist der Wachsblock. In 1 sind sämtliche Kästen gefüllt, in 2—5 ein Kasten leer, in 6—9 zwei, in 10—13 drei, in 14 sind alle Kästen leer. Die Strahlung durchsetzt die Kästen von oben nach unten.

Das Resultat der Versuche ist demnach folgendes:

Mit Zunahme der Dicke der Luftschicht wächst die Tiefendosis. Das Maximum der Tiefenwirkung tritt ein, wenn die Luftschicht nahe unter der Oberfläche liegt, das Minimum, wenn sie nahe vor dem Erfolgsorgan liegt, da bei dieser Stellung die Streustrahlung des Wassers am meisten geschwächt wird. Diese Schwächung ist für die Tiefentherapie von Bedeutung; denn, wie aus den Versuchen 2—5 hervorgeht, sinkt trotz gleichbleibender elektrischer Vorbedingung und trotz gleicher Größe des Strahlenbündels die Tiefendosis von 29 auf 22%. Sie ist aber immer noch höher, als wenn gar keine Luftschicht durchstrahlt worden wäre, denn dann würden nur 18% zur Wirkung kommen.

Diese Feststellungen haben für die praktische Bestrahlungstechnik große Wichtigkeit. Es ergibt sich daraus die Forderung nach einer tadellosen Vorbereitung der Patientin vor der Bestrahlung. Die Därme müssen sehr gut entleert werden, damit der Gasgehalt derselben auf ein Minimum herabgesetzt wird. Andernfalls droht die Gefahr einer lokalen Überdosierung. Manche Darm- oder Blasenreizung nach sonst kunstgerecht durchgeführter Bestrahlung wird lediglich dadurch verursacht worden sein, daß eine gasgefüllte Darmschlinge im Bestrahlungsbereich gelegen hat.

g) Die Abnahme der Intensität seitlich vom Zentralstrahl.

Bei Anwendung größerer Einfallsfelder macht sich zunächst die Länge des Weges, den die einzelnen Strahlen zurückzulegen haben, geltend. Im Zentralstrahl ist dieser am kürzesten, seitlich als Hypotenuse des rechtwinkligen Dreieckes am längsten. Je kürzer der Fokus-Hautabstand ist, desto größer sind die Unterschiede (s. Abb. 37).

Nun kommt aber noch hinzu, daß die Strahlendichte bei großen Einfallsfeldern in der Mitte größer ist als am Rand und damit auch die Auslösung der sekundären Streustrahlung. Ferner tritt am Rand des Strahlenkegels durch die Streuung ein Verlust von Strahlen in das außerhalb des Strahlenkegels liegende Gebiet ein.

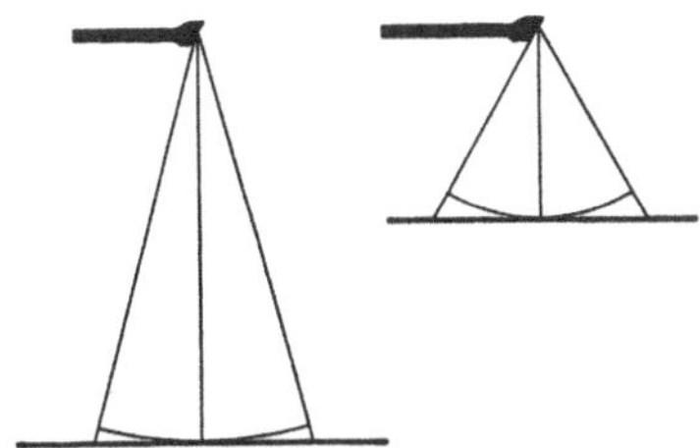

Abb. 37. Abnahme der Intensität seitlich vom Zentralstrahl.

Für die Dosis an der Oberfläche spielt auch die Rückstrahlung aus der von Röntgenstrahlen getroffenen Körpersubstanz eine Rolle. Sie ist naturgemäß am größten in der Mitte, weil hier auch das Gebiet größerer Röntgenstrahlenintensität ist. Die Größe der Rückstrahlung wird weiterhin noch beeinflußt durch die Zusammensetzung der Unterschicht. Wenn diese inhomogen ist, wenn z. B. in der Mitte eine stärker streuende Masse liegt als in den Randpartien (Herz- und Lungengewebe), so wird auch dadurch die Dosisverteilung an der Oberfläche verändert.

Man sieht, daß durch mannigfaltige Faktoren die Feldbelastung in sehr hohem Maße verändert werden kann.

Noch mehr machen sich alle diese Faktoren für die Tiefendosis geltend.

Auch hier kommt zunächst für die Randstrahlen die Verlängerung des Weges in Betracht, am größten ist aber der Einfluß der Streustrahlung.

Wie an der Oberfläche ist natürlich die Auslösung der Streustrahlung in der Mitte stärker als am Rand, um so mehr als in der Mitte schon die Primärintensität am größten ist. Dazu tritt aber als ganz besonders großer Faktor die Tatsache, daß von den am Rand entstehenden Streustrahlen ein großer Teil aus dem Strahlenkegel hinausgestreut wird. Diese Strahlenmenge geht also für die Tiefendosis verloren. Dagegen werden von den an den Randpartien entstehenden Streustrahlen eine größere Anzahl nach der Mitte zu hereingestreut, die Dosis in der Nähe des Zentralstrahles wird also erhöht.

Einige Zahlen demonstrieren dies leicht.

Nimmt man die Messungen in einem Wachsblock von 30 × 30 × 30 cm Größe vor, unter Verwendung eines Einfallsfeldes von 10 × 10 cm, so hat man, z. B. bei entsprechender Leistung der Apparatur und im entsprechenden Fokus-Hautabstand in 10 cm Tiefe im Zentralstrahl eine Dosis von 27 Einheiten bei Belastung der Oberfläche mit 100 Einheiten. Am Rande des Strahlenkegels dagegen sind an der Oberfläche nur 80—90 Einheiten vorhanden, in der Tiefe, also 7 cm vom Zentralstrahl entfernt, 17 Einheiten.

Wir haben also für die Tiefendosis einen Intensitätsabfall nach dem Rande zu um etwa 40%.

Nun ist aber der Wachsblock ein homogenes Medium von gleichmäßiger Streuung. Wenn man sich dagegen vorstellt, daß in einer Tiefe von 10 cm größere oder kleinere Luftschichten sich befinden, dann sinkt die Tiefendosis am Rande des Bestrahlungskegels noch weiter, etwa auf 13 oder 14%.

Diese Ausführungen gelten für den Fall, daß für diesen Versuch der Wachsblock hinreichend groß gewählt war. Die am Rande hinausgestreuten Strahlen wurden daher zum Teil aus den umgebenden Gebieten hereingestreut, da ja die den Strahlenkegel umgebende Wachsmasse auch ihrerseits wieder eine Mehrfachstreuung auslöst. Man darf allerdings nicht vergessen, daß, je öfter der Streuvorgang vor sich geht, um so mehr die Durchdringungsfähigkeit der Strahlen herabgesetzt wird. Die vom umgebenden Medium wieder hereingestreuten Strahlen haben durch den Mehrfachstreuvorgang an Durchdringungsfähigkeit eingebüßt. Die Strahlen können also kaum mehr für eine Addition der Dosis im Zentralstrahl in Betracht kommen, aber immerhin noch für die Erhöhung der Dosis am Rand.

Wenn man nun einen Wachsblock verwendet, der der Größe des Strahlenkegels angepaßt ist, zum mindesten aber nicht größer ist als die Grundfläche in der Tiefe — für unser Beispiel 14 × 14 cm — dann werden die Intensitätsverhältnisse für die Randpartien noch weiterhin verschlechtert, denn das die Randpartie umgebende Medium ist die Luft. Ihr Streuvermögen ist aber etwa 200mal kleiner als das Streuvermögen des Wachsblockes. Die unter den oben angegebenen Verhältnissen gemessene Zahl beträgt daher für den Rand nur 8 Einheiten, die Dosis ist also um 60% gegenüber der Tiefendosis in der Mitte herabgesetzt.

Wenn man diese Ergebnisse auf die Bestrahlung im Menschen überträgt, so ergibt sich daraus ohne weiteres, wie falsch die Vorstellungen über Tiefendosen sein müssen, wenn man einfach die Messungen im Wasserkasten oder Wachsblock auf die medizinische Einstelltechnik überträgt.

h) Der Einfluß der Abblendung auf die Dosis.

In den vorstehenden Kapiteln wurde gezeigt, welchen Einfluß die Größe des Einfallsfeldes auf die Tiefendosis hat. Man kann daher ruhig behaupten, daß eine der wichtigsten Maßnahmen für die Tiefentherapie die Abblendung zur Begrenzung des Einfallsfeldes darstellt. Diese kann nun verschiedenartig vorgenommen werden, entweder so, daß der

Strahlenkegel bereits in der Nähe der Röhre beim Austritt aus dem strahlensicheren Gerät durch eine zweckentsprechende Blende auf jene Größe eingeengt wird, die unter Berücksichtigung des divergenten Strahlenaustritts der Größe des Einfallsfeldes auf dem Abdomen entspricht.

Eine weitere Möglichkeit besteht darin, von der Röhre bis zur Haut einen Tubus zu führen, dessen Wände den gesamten Strahlenkegel begrenzen und dessen Öffnung gleich der Größe des verlangten Einfallsfeldes ist.

Eine dritte Art der Abblendung ist folgende: Man läßt einen größeren Strahlenkegel durch eine große Blendenöffnung austreten und begrenzt das gewünschte Bestrahlungsfeld auf der Haut des Patienten durch Bleiplatten. In diesem Falle reicht dann der Strahlenkegel mehr oder weniger weit über die Grenzen des wirklich in den Körper eintretenden Strahlenkegels hinaus.

Diese einzelnen Methoden haben ihre Vor- und Nachteile; sie sind sowohl in bezug auf die Oberflächendosis als auch in bezug auf die Tiefendosis von Einfluß. Daher besteht als erste Forderung, daß die Messungen für eine Bestrahlung nur für eine bestimmte Abblendetechnik vorgenommen werden und daß bei der einen Technik gemessene Werte nicht ohne weiteres auf eine andere übertragen werden dürfen.

Dagegen kann man Messungen, die bei einer bestimmten Abblendetechnik vorgenommen werden, für verschiedene Einfallsfeldgrößen der gleichen Technik umrechnen. denn die Standardzahlen sind hierfür durch vielfache Messungen einer größeren Anzahl von Autoren genügend bekannt.

Unsicher wird die Umrechnung, wenn es sich um sehr kleine Felder handelt, denn die Röntgenstrahlen gehen nicht allein vom Brennpunkt der Antikathode aus, sondern vor allem auch vom Stiel. Wenn man nun eine sehr kleine Blende in die Nähe der Röhre setzt, unter Umständen noch einen kleinen röhrenförmigen Tubus verwendet, dann blendet man sämtliche, von der Umgebung des Fokus ausgehenden Strahlen ab. Ist dagegen die Blende an der Röhre entsprechend groß — etwa von 5×5 cm an —, dann mißt man die gesamte Stielstrahlung mit. So kommt es, daß, wenn man für die Berechnung eines kleinen Einfallsfeldes die Dosen zugrunde legt, die bei größeren Einfallsfeldern bestimmt wurden, man zweifellos unterdosiert, weil eben jetzt bei der stärkeren Abblendung die primäre Röntgenstrahlenintensität herabgesetzt wird.

Es dürfte sich daher empfehlen, die Ausblendung des kleinen Feldes erst auf der Haut vorzunehmen und das primäre Röntgenstrahlenbündel nur auf etwa 5×5 cm oder 6×8 cm einzuengen.

Diese Auseinandersetzung hat eine große praktische Bedeutung; sie zeigt, daß bei sog. Tubusbestrahlungen leicht eine sehr große Täuschung stattfinden kann. Durch die Einengung des Strahlenbündels ist die tatsächlich applizierte Dosis viel geringer, als man sie für die gleiche Zeit beim Einfallsfeld 6×8 cm — bei dem meist gemessen wird — gefunden hat. Bei Anwendung von Vaginal- oder Analspeculis, die meist einen Durchmesser von 3 cm haben, muß man die Bestrahlungszeit, die man unter gewöhnlichen Umständen für die HED anwendet, um 60% und mehr verlängern.

Diese Ausführungen waren im engsten Zusammenhang mit der Frageder Bestrahlung von Carcinomen im Becken notwendig, denn immer noch gibt es Strahlentherapeuten, die glauben, große Dosen durch Scheiden- oder Mastdarmspiegel applizieren zu können.

Wir glauben auch nicht fehl zu gehen, wenn wir die geschilderten Umstände für die scheinbare Strahlenresistenz mancher Carcinome verantwortlich machen. Auch die angeblich sehr geringe Radiosensibilität der Mäusetumoren gehört hierher. Wir sind dieser Frage nachgegangen und konnten feststellen, daß unter Berücksichtigung des kleinen Tierkörpers und des dadurch herabgesetzten Streumoments die wahren Beträge für die Sensibilität des Mäuseovars, der Epilation, der Carcinomzerstörung von denen, die für den Menschen festgelegt sind, nicht besonders abweichen.

i) Die Abhängigkeit des Streuzusatzes vom Fokus-Hautabstand.

Auch vom Fokus-Hautabstand wird die Größe des Streuzusatzes beeinflußt. Bei gleicher Größe des Oberflächenfeldes ist der Streuzusatz um so größer, je kleiner der Fokus-Hautabstand ist. Dies liegt daran, daß der Streuzusatz ein Volumeffekt ist; das Volumen der durchstrahlten Körperpartie nimmt aber zu, wenn der Fokusabstand geringer wird, da ja die durch die Ausblendung begrenzte Strahlenpyramide immer stumpfer wird. Die hierdurch bedingte Änderung des Streuzusatzes ist aber gering und kann in der Praxis vernachlässigt werden. Außerdem nimmt natürlich die Streustrahlung nach dem quadratischen Gesetz ebenso wie die Primärstrahlung ab, da sie dieser ihre Entstehung verdankt. Bei der Dosierung wird diese Intensitätsabnahme durch entsprechende Verlängerung der Bestrahlungszeit ausgeglichen.

Maßnahmen zur willkürlichen Beeinflussung der Röntgenintensität im Körperinnern.

Wir haben in den vorstehenden Kapiteln ausgeführt, daß die Röntgenintensität im Körper von verschiedenen Faktoren abhängig ist, so unter anderen vom Abstand, nach dem Gesetz der Abnahme mit dem Quadrat der Entfernung, und von der Feldgröße, da diese für die Menge der im Strahlenkegel auftretenden Streustrahlung von großer Bedeutung ist.

Daraus ergibt sich, daß man durch Änderung des Fokus-Hautabstandes und der Feldgröße die Dosen in der Tiefe willkürlich beeinflussen kann.

a) Änderung des Fokus-Hautabstandes.

Die Bedeutung des Fokus-Hautabstandes für die Dosis in der Tiefe beruht darauf, daß mit zunehmendem Abstand der Röhre von der Körperoberfläche das Verhältnis der Körpertiefe zum Fokus-Hautabstand immer kleiner wird. Dadurch wird auch die durch die Abnahme mit dem Quadrat der Entfernung bedingte Verminderung der Strahlungsintensität innerhalb des Körpers immer kleiner gegenüber der Abnahme bis zur Körperoberfläche, d. h. die Dosis in der Tiefe erreicht einen immer höheren Prozentsatz der Oberflächendosis.

Durch ein Beispiel läßt sich dies leicht beweisen. Angenommen, es wird ein Krankheitsherd unter gleichen elektrischen Bedingungen in 10 cm Tiefe einmal mit einem Fokus-

Hautabstand von 23 cm, das andere Mal mit einem Fokus-Hautabstand von 1 m bestrahlt, dann ergibt sich, wenn man die Absorption unberücksichtigt läßt, nach dem quadratischen Abstandsgesetz folgendes:

Fall 1: $\left(\dfrac{23}{33}\right)^2 = 0{,}49$, d. h. die Dosis in 10 cm Tiefe beträgt 49 % der Oberflächendosis.

Fall 2: $\left(\dfrac{100}{110}\right)^2 = 0{,}83$, d. h. die Dosis in 10 cm Tiefe ist allein durch Vergröße-rung des Fokus-Hautabstandes auf 83 % der Oberflächendosis gestiegen.

Man kann also durch Änderung des Fokus-Hautabstandes die Dosis in der Tiefe um ein Beträchtliches verbessern. Selbstverständlich geht diese Erhöhung der Dosis in der Tiefe mit einem entsprechend ver-mehrten Zeitaufwand einher, muß doch auf Grund des quadratischen Abstandsgesetzes die Bestrahlungszeit entsprechend verlängert werden, um die gewünschte Oberflächendosis zu erhalten. Deshalb sei darauf hingewiesen, daß eine Vergrößerung des Fokus-Hautabstandes über 75 cm, gemessen an dem größeren Zeitaufwand, nur noch eine geringe Erhöhung der Dosis in der Tiefe bringt.

Um den Einfluß des Fokus-Hautabstandes auf die Dosis in der Tiefe schnell feststellen zu können, sind nun eine Reihe von Dosierungstafeln geschaffen worden (Dessauer, Voltz, Küstner, Grebe-Nitzge). Wir bedienen uns der auf Grund von Serienmessungen an Leichen, Wasser- und Wachsphantomen von Wintz und Rump aufgestellten Tabelle. Diese gestattet es, den Einfluß des Fokus-Hautabstandes auf die Dosis in 10 cm Tiefe schnell zu berechnen. Auf Abb. 38 ist diese Tabelle als Nomo-gramm dargestellt.

Auf diesem Nomogramm ist die prozentuale Tiefendosis (23 cm Fokus-Hautabstand, 6 × 8 cm Feldgröße) gleich 1 gesetzt. Auf der linken Seite des Nomogramms sind die verschiedenen Fokus-Haut-abstände in Zentimetern angegeben, rechts die Faktoren, mit denen man die für die Apparatur gefundene Tiefendosis multiplizieren muß, um die bei einem anderen Fokus-Hautabstand vorhandene Dosis in 10 cm Tiefe zu erhalten.

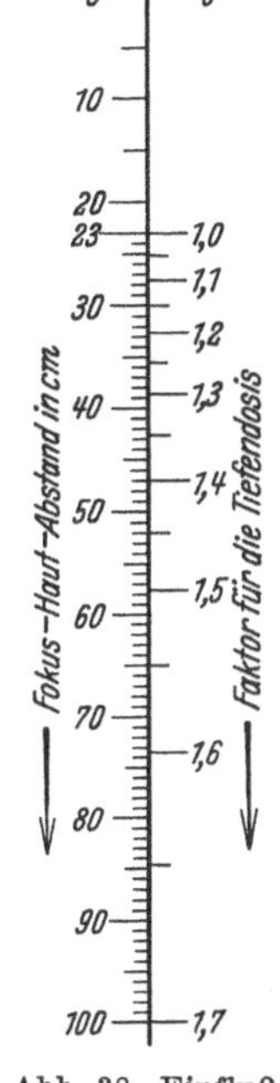

Abb. 38. Einfluß des Fokus-Haut-abstandes auf die Dosis in 10 cm Tiefe.

Nehmen wir wieder an, wir hätten eine prozentuale Tiefendosis von 20 %. Der Fokus-Hautabstand soll bei einer Feldgröße von 6 × 8 cm 65 cm betragen. Dann müßten wir 20 mit 1,55 multiplizieren, um die bei dem größeren Fokus-Hautabstand vorhandene Dosis in 10 cm Tiefe zu finden. Diese würde im vorliegenden Falle 31 % der Oberflächen-dosis betragen.

b) Änderung der Feldgröße.

Die Bedeutung der Feldgröße für die Dosis in der Tiefe haben wir bereits eingehend dargelegt. Sie hängt damit zusammen, daß die Größe des Einfallsfeldes auf die Entstehung der Streustrahlung von Einfluß ist. Daher nimmt die Dosis in der Tiefe bei kleineren Feldern ab, bei größeren aber allmählich zu, um schließlich bei einer gewissen Feldgröße einen Höchstwert zu erreichen.

Auch über den Einfluß der Feldgröße auf die Dosis in der Tiefe sind von den vorhin genannten Autoren Hilfstafeln zur Dosierung für die Praxis angegeben worden. Wir bevorzugen bei unseren Berechnungen gleichfalls eine auf Grund entsprechender Serienmessungen aufgestellte Tabelle von Wintz und Rump. Auf dem auf Abb. 39 dargestellten Nomogramm sind die Verhältnisse dieser Tabelle wiedergegeben.

Auf diesem Nomogramm ist die prozentuale Tiefendosis (23 cm Fokus-Hautabstand und 6 × 8 cm Feldgröße) wieder gleich 1 gesetzt. Um die bei einer beliebigen Feldgröße vorhandene Dosis in der Tiefe zu finden, ist es nur nötig, die für die Apparatur festgestellte Tiefendosis mit dem für die betreffende Feldgröße geltenden Faktor zu multiplizieren. Die verschiedenen Faktoren befinden sich auf der rechten Seite des Nomogramms, die Feldgrößen sind links in Quadratzentimetern angegeben.

Hätte man also beispielsweise eine prozentuale Tiefendosis von 20% und würde man die Bestrahlung nicht bei einer Feldgröße von 6 × 8 cm, sondern 10 × 10 cm vornehmen, so müßte man nach dem Nomogramm die vorliegende Tiefendosis von 20% mit 1,14 multiplizieren. Das würde für die Tiefendosis einen Wert von 23% der Oberflächendosis ergeben.

Eine Vergrößerung des Fokus-Hautabstandes würde nach unseren früheren Ausführungen die Dosis in der Tiefe weiter erhöhen. Bei einer Vergrößerung des Fokus-Hautabstandes auf 30 cm müßte man 23% noch mit 1,15 multiplizieren. Das ergäbe eine Dosis in der Tiefe von etwa 27% der Oberflächendosis.

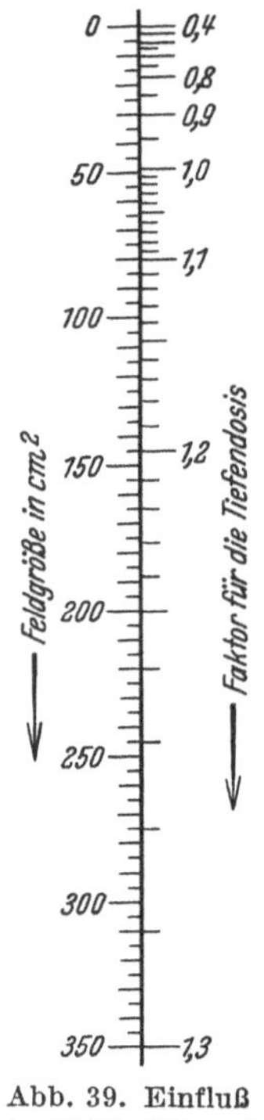

Abb. 39. Einfluß der Feldgröße auf die Dosis in 10 cm Tiefe.

Die Bestimmung der Dosis in verschiedenen Körpertiefen.

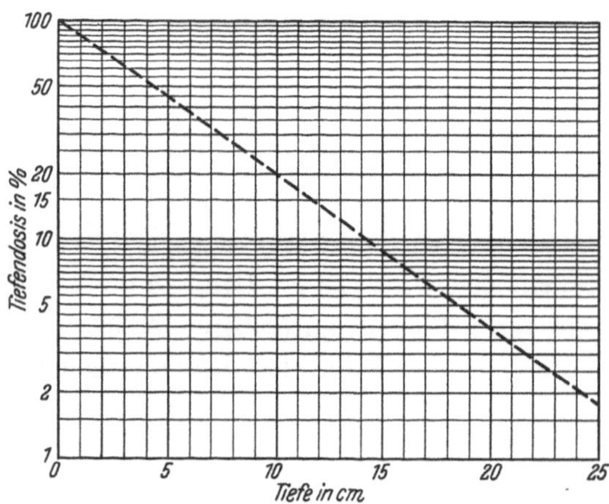

Abb. 40. Halblogarithmischer Raster zur Bestimmung der Tiefendosis in verschiedenen Körpertiefen.

Wenn auch die Dosis in 10 cm der am häufigsten vorkommenden Tiefendosis entspricht, so ist doch wichtig, diese auch für andere Tiefen als 10 cm rasch bestimmen zu können. Hierfür ist das Schwächungsgesetz der Röntgenstrahlen maßgebend. Bei einer auf praktische Homogenität gefilterten Strahlung nimmt die Dosis im homogenen Medium annähernd nach einer Exponentialfunktion ab. Zur graphischen Darstellung einer solchen Funktion benutzt man einen halblogarithmischen Raster, wie er auf Abb. 40 dargestellt ist (Wintz-Rump). Horizontal sind die Tiefen in Zentimetereinteilung eingetragen, vertikal die Tiefendosen von 1—100 im Logarithmenmaßstab.

Um die Dosis in einer bestimmten Tiefe ablesen zu können, sucht man den Punkt auf der Ordinate des 10. Zentimeters auf, welcher der bekannten Tiefendosis entspricht.

Verbindet man diesen Punkt mit der Dosis 100 für die Tiefe 0, so liegen auf dieser Linie die Werte für die einzelnen Tiefen[1].

Ein Beispiel soll das kurz erläutern: Die Tiefendosis soll 20% betragen. Dann sucht man den Schnittpunkt der vertikalen mit der horizontalen Markierung 10 auf und verbindet diesen mit dem Eckpunkt des Rasters bei 0 cm und 100%. Auf dieser Linie kann man dann die in jeder beliebigen Tiefe vorhandene Dosis ablesen. So ist z. B. in 15 cm Tiefe eine Dosis von 9% vorhanden, in 8 cm Tiefe von 28% usw.

Weitere Hilfsmittel zur Bestimmung der Dosis in verschiedenen Körpertiefen sind die Dosierungstafeln von Dessauer, Voltz, Küstner, Grebe-Nitzge.

Maßnahmen zum Ausgleich des Intensitätsabfalles seitlich vom Zentralstrahl.

In einem früheren Kapitel haben wir ausgeführt, daß bei der Durchstrahlung von Körpergewebe die Dosis gegen die Begrenzung des Strahlenkegels zu abfällt. Als Grund hierfür bezeichneten wir die Tatsache, daß die Streustrahlenzusatzdosis um den Zentralstrahl herum am größten ist und daß sie nach den Rändern zu mehr oder weniger stark, je nach der Art des angrenzenden Mediums, abnimmt. Wenn der zu bestrahlende Körperteil von ungefähr gleicher Größe ist wie der Strahlenkegel selbst, dann ist die Abnahme am Rand des Strahlenkegels eine sehr große; denn das Streuvermögen der der Körperwand anliegenden Luft beträgt nur den 200. Teil des menschlichen Körpers.

Die Erkenntnis, daß bei Einfallsfeldern, die an die Körpergrenze reichen, ein besonders starker Intensitätsabfall auftritt, veranlaßte eine Reihe von Autoren An- und Umbauten mit streuenden Medien vorzunehmen, um so den Streustrahlenzusatz zu erhöhen und damit einen Ausgleich zu schaffen.

a) Die Umbaumethode nach Jüngling.

Jüngling verwendet zum Anbau Radioplastin, eine schmelzbare Masse, die eine ähnliche Streustrahlenausbeute hat wie menschliches Gewebe oder Wasser. Dieses Verfahren wurde zunächst für die Extremitäten ausgearbeitet. Durch derartige Anbauten wollte Jüngling vor allem die unregelmäßig gestalteten Körperteile in leicht berechenbare geometrische Körper verwandeln. Bei einem tuberkulösen Kniegelenk z. B. wurde ein viereckiger Körper gebildet, der dann von allen Seiten durchstrahlt werden konnte. Auch bei Bestrahlungen der Mamma und Achselhöhle wurde ähnlich vorgegangen, so daß gleichmäßige Gebilde an Stelle der abfallenden Körperpartien entstanden; auf die Bedeutung des Radioplastinanbaues bei der Mammacarcinombestrahlung wird in dem betreffenden Kapitel näher eingegangen werden.

Die aus einem Radioplastinan- oder -umbau kommende Sekundärstrahlenmenge kann eine nennenswerte Zusatzdosis darstellen. Bei einem Anbau seitlich an das Becken

---

[1] Hier muß allerdings eine Einschränkung gemacht werden. Der Verlauf der Linie entspricht für große Felder und geringe Tiefen in den ersten Zentimetern nicht den tatsächlichen Verhältnissen. Besondere Umstände, auf die wir später noch eingehen werden, bringen es mit sich, daß unter den soeben erwähnten Bedingungen kein Dosenabfall in den ersten Zentimetern Gewebsschicht stattfindet.

kann, wenn der Zentralstrahl über den iliacalen Drüsen steht, eine Zusatzdosis auf die Haut bis zu 20% ausgelöst werden. Noch besser wird der Wert des An- und Umbaues durch das folgende praktische Beispiel erläutert: Bei einer Patientin sei das ganze supraclaviculare und coracoide Gebiet mit carcinomatösen Drüsen durchsetzt. Wenn man nun mit einem Fernfeld so bestrahlt, daß der Zentralstrahl senkrecht auf die Clavicula eingestellt ist und diese Gegend mit 100% der HED belastet, dann erhalten die carcinomatösen Drüsen auf Schulterhöhe nur 65—70% der HED. Durch einen Radioplastinanbau ist es möglich, eine Streustrahlenzusatzdosis von 25% zu erreichen, so daß also auch auf Schulterhöhe nahezu die gleiche Dosis wie über der Clavicula zur Anwendung kommt.

b) Der Strahlensammler nach Chaoul.

Der Strahlensammler nach Chaoul (Abb. 41) besteht aus einem paraffingefüllten Kasten, der über dem Abdomen des Patienten oder auch über den Extremitäten aufgebaut

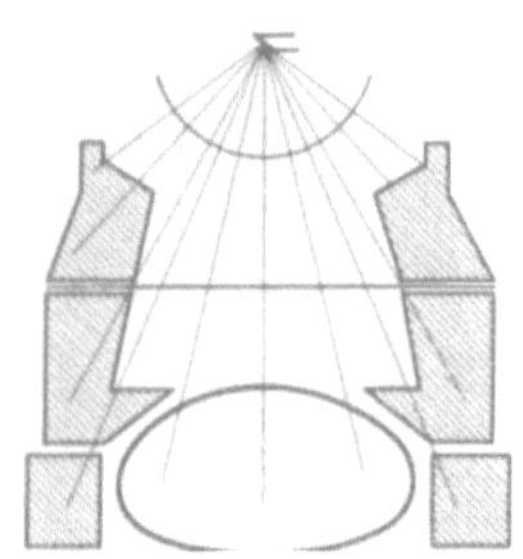

Abb. 41. Der Chaoulsche Strahlensammler.

werden kann. Durch seitlich angesetzte Paraffinklötze wird sowohl der Körper des Patienten als auch der Strahlenkegel von seinem Austritt aus dem Röhrenkasten an umbaut. Damit erreicht man zweifellos, daß die am Rande des Bestrahlungskegels entstehenden Strahlen in dem dichteren Medium, dem Paraffin, stärker gestreut werden. Die Intensitätsabnahme nach dem Feldrande zu wird dadurch in hohem Grade ausgeglichen. Für die Tiefendosis spielt diese Zusatzstreustrahlung nicht die Rolle, wie sie Chaoul in seinen Publikationen angenommen hat. Immerhin bestand theoretisch und praktisch die Berechtigung zum Ausbau des Strahlensammlers; wenn er sich nicht eingeführt hat, so lag das daran, daß die technische Verbesserung der Apparatur ihn überflüssig machte.

c) Der Strahlensammler nach Palmieri.

Einen ähnlichen Strahlensammler wie Chaoul hat Palmieri konstruiert. Dieser Apparat besteht aus einem großen Blendenkasten aus Holz, der außen mit Bleigummi abgedichtet und innen mit einer 5 cm dicken Paraffinschicht ausgegossen ist. Der Blendenkasten zerfällt in einen oberen und unteren Teil. Im oberen, mit Bakelit ausgekleideten Teil ist die Röntgenröhre untergebracht. Im unteren Teil befindet sich eine Vorrichtung zum Einschieben der Strahlenfilter und verschieden geformter Paraffinblöcke, die nach Bedarf die lichte Weite des Kastens verändern. Der Blendenkasten wird unten durch einen Limitator, der das Strahlenbündel beliebig abgrenzt und nach dem Patienten zu durch eine dünne Holzplatte gegen die Sekundärstrahlen des Filters gedeckt ist, abgeschlossen.

d) Das Einbettungsverfahren Seitz-Guthmann.

Das Einbettungsverfahren von Seitz und Guthmann (Abb. 42) wurde für die Bestrahlung des Uteruscarcinoms eingeführt. Die Autoren gehen dabei folgendermaßen vor: Die Patientin wird zwischen zwei, je nach der Beckenbreite verschiebbare Bretter gelagert. Entsprechend nach dem Körper geformte, weitere Bretter erlauben einen Abschluß etwa in der Höhe der Taille und dem oberen Drittel der Oberschenkel; der ganze Zwischenraum zwischen Körper und Brettern wird mit angefeuchtetem, körperwarmem Zellstoff ausgefüllt, so daß also der Zellstoff bis zum Höchstpunkt des Abdomens reicht. Auch an die Beine, die Vulva, die Glutäen wird der feuchte Zellstoff angepreßt. So entsteht aus dem Becken ein viereckiger Block, der dann von allen vier Seiten gleichmäßig durchstrahlt werden kann; denn auch die Bestrahlung des Rückens und der Seitenfelder wird in die Einbettung miteinbezogen. Durch das Verfahren soll der Abfall der Intensität nach dem Beckenrande zu ausgeglichen werden; daß dies in genügendem Umfange geschieht, bezweifelt Seitz selbst. Für die Uteruscarcinombestrahlung hat diese Methode außerdem den Nachteil, daß die Durchstrahlung des ganzen Beckens ein Vielfaches der Volumdosis und damit eine Erhöhung der Blutschädigung mit sich bringt.

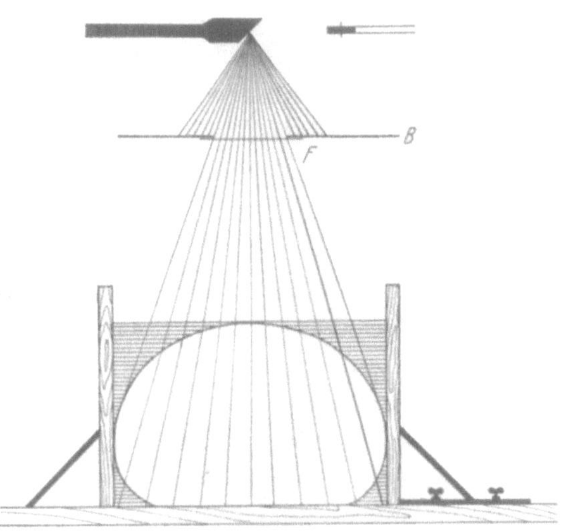

Abb. 42. Einbettungsverfahren nach Seitz-Guthmann. Die Einbettung selbst besteht darin, daß links und rechts von dem zu bestrahlenden Objekt eine Abgrenzung durch senkrecht gestellte Bretter bewirkt wird, worauf so viel feuchter Zellstoff an die seitlichen Partien des Körpers angelegt wird, daß der gewölbte Körper eine vollständig ebene möglichst horizontale Oberfläche bekommt. Querschnitt. [Nach Guthmann, „Zur Technik der Fernbestrahlung". Strahlenther. 15 (1923).]

e) Weitere Umbaumethoden.

Umbaumethoden sind auch von anderen Autoren versucht worden. Hier ist vor allem Groedel zu nennen, der überhaupt die ersten Vorschläge in dieser Beziehung gemacht hatte. Er wollte durch Auflegen von Paraffin die Hautdosis von vornherein zur Tiefendosis machen. Diese hauptsächlich für die Mammacarcinombestrahlung eingeführte Methode werden wir dort besprechen. J. und V. Garcia Donato umstellen wie Seitz und Guthmann den zu bestrahlenden Körper mit Holzplatten und füllen die Lücken mit Reis aus; Xarpell nimmt hierzu Paraffin, Holfelder umbaut mit Sandsäcken. Fürst[1] empfahl ähnlich wie J. und V. Garcia Donato Bruchreis, Warnekros nahm Mehl.

Der Vollständigkeit halber nennen wir hier auch noch die Streuungsrinne nach Puga, sowie die Konvergenzblende und die Standardkörper nach Rahm. Alle diese Hilfsmittel haben die Aufgabe, durch Ausnützung der Streustrahlung eine homogene Durchstrahlung des betreffenden Körperbezirkes zu gestatten.

Das Material, das man zur Streustrahlenauslösung nimmt, spielt keine Rolle. Es muß nur ein dichteres Medium als die Luft sein. Zweckmäßig erscheinen die Umbau-

---

[1] Zitiert nach Lahm. In seiner Habilitationsschrift berichtet Fürst, mit Überdeckungsschichten aus Paraffin gearbeitet zu haben. Bei den Collumcarcinomen wurden durch diese Umbauten die Erfolge aber nicht verbessert.

und Anbaumethoden hauptsächlich bei den Extremitäten- und bei den Mammacarcinombestrahlungen. Bei beiden Behandlungsarten lassen sich durch diese Methoden zweifellos günstigere Bedingungen schaffen.

Neben dem Anbau von Spreusäckchen benutzen wir beim Mammacarcinom zum Ausgleich des Intensitätsabfalles die später noch zu beschreibende Ausgleichsblende. Bei der Durchstrahlung des Bauchraumes wegen großer Uterussarkome oder Ovarialtumoren kann diese Ausgleichsblende gleichfalls nützlich sein, vor allem dann, wenn die Patientin so dünn ist, daß man nur schlecht durch Zusatzbestrahlungen von der Seite her einen Ausgleich für den Intensitätsabfall schaffen kann.

Bei Bestrahlungen von umschriebenen Tumoren im Körperinnern läßt sich aber eine gleichmäßige Bestrahlung des Krankheitsherdes viel leichter durch Bestrahlung von mehreren Feldern aus erreichen. Das gilt vor allem für die Röntgenbehandlung der Uteruscarcinome. Durch geeignete Wahl der Felder (Konzentrationsmethode Seitz-Wintz) läßt sich das erkrankte Gebiet vollkommen homogen durchstrahlen. Deshalb sind für die Röntgenbehandlung dieser Carcinomlokalisationen die Umbaumethoden, die außerdem wegen der großen zur Anwendung kommenden Volumdosis mit dem Nachteil einer stärkeren Blutschädigung verbunden sind, überflüssig.

Die Intensitätsverhältnisse bei der Bestrahlung oberflächlich gelegener Tumoren.

Unsere bisherigen Ausführungen über das Verhalten der Röntgenintensität bezogen sich auf die Vorgänge im Körperinnern. Die Beobachtungen bei der Röntgenbehandlung oberflächlich gelegener Tumoren haben nun gezeigt, daß bezüglich der Intensitätsverteilung die Verhältnisse in den oberen Körperschichten ganz anders liegen als in der Körpertiefe. Rechnet man nämlich die im Wasserphantom in 10 cm Tiefe gemessenen Werte mit Hilfe der früher wiedergegebenen Tabellen und der Exponentialkurve um, so kommt man zu Ergebnissen, die mit den biologischen Reaktionen nicht übereinstimmen. Nach derartigen Berechnungen wäre es z.B. unmöglich, daß ein Vulvacarcinom, erst recht nicht ein mehrere Zentimeter in die Tiefe reichendes Mammacarcinom von einem Bestrahlungsfeld aus zerstört werden kann. Selbst wenn man einen noch so großen Fokus-Hautabstand und ein noch so großes Einfallsfeld wählt, wodurch nach unseren früheren Ausführungen die günstigste Dosis in der Tiefe erzielt wird, erreicht man auch mit unseren modernen, hochleistungsfähigen Apparaturen in 4 cm Tiefe, die ein Mammacarcinom etwa hinabreicht, höchstens 80% der Oberflächendosis. Da letztere über 100% der HED nicht gesteigert werden kann, kommen also im günstigsten Fall in den unteren Schichten des Carcinoms nur 80% der HED zur Wirkung. Eine derartige Dosis kann wohl das Tumorwachstum durch Zerstörung der im Stadium der Mitose befindlichen radiosensibleren Zellen vorübergehend zum Stillstand bringen, aber niemals zum Verschwinden des Tumors führen. Da letzteres bei einer derartig dosierten Bestrahlung aber doch der Fall ist und Mammacarcinome keinesfalls strahlenempfindlicher sind, mußte man zwangsläufig annehmen, daß bezüglich der Intensitätsverteilung in den oberflächlichen Schichten des Körpers besondere Verhältnisse herrschen. Es lag die Vermutung nahe, daß in den obersten Zentimetern eine größere Streustrahlenzusatzdosis vorhanden ist, als sich nach der Kurve über den

Exponentialabfall errechnen läßt. Wintz, Rump und Jaeger haben durch entsprechende Messungen diese Annahme bestätigt.

a) Die Dosenverteilung in der oberflächlichen Schicht bei harter Therapiestrahlung.

Nach unseren früheren Ausführungen setzt sich die in einer Gewebsschicht vorhandene Röntgenstrahlenintensität zusammen aus der primären Röntgenstrahlung, der Streustrahlung aus der darüberliegenden Luftschicht, der Streustrahlung aus der Gewebsschicht selbst und schließlich der rückwärtigen Streustrahlung aus der darunterliegenden Schicht. Die Summe dieser Größen wird vermindert durch die Abnahme der Primärstrahlung mit dem Quadrat der Entfernung, sowie durch die Absorption und die Streuung in der Schicht.

Diese verschiedenen Faktoren beeinflussen sich gegenseitig in nicht berechenbarer Weise. Sie sind zwar auch bei der Messung in größeren Tiefen (5—10 cm) vorhanden, aber wie man ohne weiteres schließen kann, in gänzlich anderen Verhältnissen und infolgedessen in andersartigen Werten.

Daraus geht hervor, daß es nicht angängig ist, die Werte, die man unter 10 cm Wasser gemessen hat, unter Zugrundelegung des exponentialen Verlaufs der Kurve für eine oberflächliche Schicht einfach umzurechnen.

Die wirklichen Verhältnisse können nur durch Messungen und nicht durch Rechnung

Tabelle 17.

Abstand cm	Dosis in				
	2 cm	2,5 cm	3 cm	4 cm	5 cm
	Gewebstiefe				
60	100	100	97	85	74
70	100	100	97	86	77
80	100	100	99	89	80
100	100	100	100	93	87

ermittelt werden. Als Wintz und Rump derartige Untersuchungen vornahmen, stellten sie fest, daß bei Anwendung eines großen Einfallsfeldes und einer größeren Oberflächendistanz in den obersten Schichten eine so große Streustrahlenzusatzdosis entsteht, daß dadurch die Schwächung, die durch die räumliche Ausbreitung und durch Absorption und Streuung bedingt ist, bis zu einer Tiefe von $2^1/_2$ cm ausgeglichen wird.

Es nimmt also die Strahlung unter Umständen bis zu einer Tiefe von 2,5 cm überhaupt nicht ab. Die gefundenen Werte werden durch vorstehende Tabelle demonstriert.

Bei weiteren Versuchen konnte nachgewiesen werden, daß die Intensität in den obersten 1,5 cm sogar einen weit größeren Wert als an der Oberfläche erreicht; denn es wurde bei entsprechend günstigen Verhältnissen zwischen Fokus, Oberflächendistanz und Feldgröße in der obersten 1,5 cm dicken Schicht eine Dosis gemessen, die die Dosis an der Gewebsoberfläche um einige Prozent übertraf.

Diese Ergebnisse wurden zunächst mittels zwei vollständig verschiedener Meßanordnungen durch Rump und Jaeger nachkontrolliert. Später sind sie außerdem noch durch die Untersuchungen von Glocker, Rothacker und Schönleber u. a. auf Grund photographischer, biologischer und physikalischer Versuche bestätigt worden.

b) Die Abhängigkeit der Dosis von der Filtrierung.

Für die Größe der Dosis in den oberflächlichen Schichten stellt die Streustrahlenzusatzdosis das ausschlaggebende Moment dar. Aus dem Verhältnis der Streustrahlung zur Primärstrahlung ergibt sich, daß der Streustrahlenzusatz um so größer ist, je durchdringungsfähiger die Strahlung ist. Somit ist die Größe der oberflächlichen Schicht, in der eine homogene Strahlung vorhanden ist, auch abhängig von der Filtrierung.

Es gibt zweifellos Fälle, in denen eine homogene Durchstrahlung mit 100% der HED in den obersten 2 cm genügt. Es liegt daher der Gedanke nahe, durch Verringerung der Filterstärke auch die Zeitdauer der Bestrahlung herabzusetzen. Bei gleicher Intensität der Primärstrahlung und gleichen elektrischen Vorbedingungen verhält sich die Zeitdauer der Bestrahlung bei Anwendung von 3 mm Aluminium bzw. 0,5 mm Zink + 3 mm Aluminium wie 1 : 3.

Man würde also sehr viel an Zeit sparen, wenn man ein 3 mm Aluminiumfilter nehmen könnte.

Die für dieses Filter von Wintz und Rump angestellten Messungen ergaben jedoch, daß die homogen durchstrahlte Schicht nur noch 1,5 cm dick ist, im vierten Zentimeter ist die Dosis bereits auf 68% der Oberflächenschicht abgefallen. Damit ist die Möglichkeit, eine Zeitersparnis durch das Aluminiumfilter zu erreichen, nur auf ganz vereinzelte Fälle beschränkt. In Betracht kommen dafür höchstens oberflächliche Hautknötchen, allenfalls noch oberflächliche Drüsen im supraclavicularen Feld bei der Mammacarcinombestrahlung.

c) Die Abhängigkeit der Dosis von der Unterschicht.

Die Dosis in der durchstrahlten Oberflächenschicht ist nun in bezug auf ihre Höhe und Homogenität auch abhängig von der Zusammensetzung der darunterliegenden Tiefenschicht; denn ein großer Teil der Streuzusatzdosis entstammt der rückwärtigen Streustrahlung. Nun sind aber im menschlichen Körper die Unterschichten inhomogen zusammengesetzt. Dünnere oder dickere Muskel- und Fettschichten, Knochen und lufthaltige Lunge können je nach Lage des Falls sowohl untereinander wie nebeneinander abwechseln. Daraus ergibt sich, daß die Homogenität der Dosis innerhalb des Feldes unter Umständen einem starken Wechsel unterworfen sein kann. Praktisch spielen diese Fragen bei der Mammacarcinombestrahlung eine Rolle, vor allem, wenn die linke Mamma und der linke Muskel weggenommen sind. Wir haben dann eine vollkommen inhomogene Unterschicht; denn die lufthaltige Lunge streut wesentlich weniger als das Herz. Der Unterschied kann bis zu 20% ausmachen.

d) Verteilung der Intensität bei großem Einfallsfeld.

Ebenso wie bei der Bestrahlung in der Körpertiefe spielt auch bei der Bestrahlung an der Körperoberfläche gelegener Tumoren der seitliche Intensitätsabfall vom Zentralstrahl eine Rolle. Auf diese Verhältnisse sind wir bereits früher genau eingegangen. Hier sei nur noch einmal kurz hervorgehoben, daß der seitliche Intensitätsabfall um so größer ist, je kürzer der Fokus-Hautabstand gewählt wurde. Besonders groß ist der Intensitätsabfall an einer Feldgrenze, die mit der seitlichen Körpergrenze zusammenfällt. Das hat prinzipielle Bedeutung für die Mammacarcinombestrahlung, weil hier die laterale Brustseite mit der meist erkrankten Achselhöhle stets an die wenig Streustrahlen liefernde Luft angrenzt. Um den dadurch bedingten Intensitätsabfall auszugleichen, macht man Anbauten mit Medien, die besser strahlen als Luft (s. S. 229). Uns hat sich der Anbau von Spreusäcken ausreichend und bequem erwiesen.

Derartige Anbauten reichen aber nur aus, um den Dosenverlust durch die geringere Luftstreuung aufzuheben. Der an sich vorhandene Intensitätsabfall seitlich vom Zentralstrahl bleibt bestehen. Daraus ergibt sich, daß noch weitere Maßnahmen erforderlich sind, um diesen Intensitätsabfall auszugleichen, damit die Forderung für die Röntgenbehandlung bösartiger Geschwülste erfüllt wird, die Dosis an allen Teilen des Tumors und in seinem ganzen Ausbreitungsgebiet zur Wirkung zu bringen. Um diese zu erreichen und diesen seitlichen Intensitätsabfall aufzuheben, benutzen wir die nachstehend beschriebene Ausgleichsblende.

e) Der Ausgleich des seitlichen Intensitätsabfalles in den oberen Schichten beim Großfernfeld.

Zum Ausgleich des seitlichen Intensitätsabfalles in den oberen Schichten beim Großfernfeld werden gleichfalls die früher beschriebenen Anbau- und Umbaumethoden benutzt. Diese können wohl den Dosenabfall in den Randpartien durch Lieferung einer erhöhten Streustrahlung vermindern, aber niemals ganz aufheben.

Um letzteres zu erreichen, benutzen wir ein Hilfsmittel, das wir Ausgleichsblende (Abb. 43) genannt haben. Diese Ausgleichsblende besteht aus einem dünnen Aluminiumblech von Filterstärke, in dessen Mitte ein Metallstab angebracht ist, an dem parallel zur Ebene des Filters eine 5 mm Cu-Platte verschieblich befestigt ist. Diese Kupferplatte wird von der Mitte nach dem Rande zu allmählich dünner. Wenn die Dosis im Zentralstrahl erreicht ist, wird diese Ausgleichsblende eingeschaltet. Dadurch, daß die Kupferplatte an dem Stab verschieblich angebracht ist, kann je nach Lage des Falls die gewünschte Hautfläche im Zentrum des Bestrahlungsfeldes gegen Strahlen geschützt und die Randpartie mit der fehlenden Dosis belastet werden.

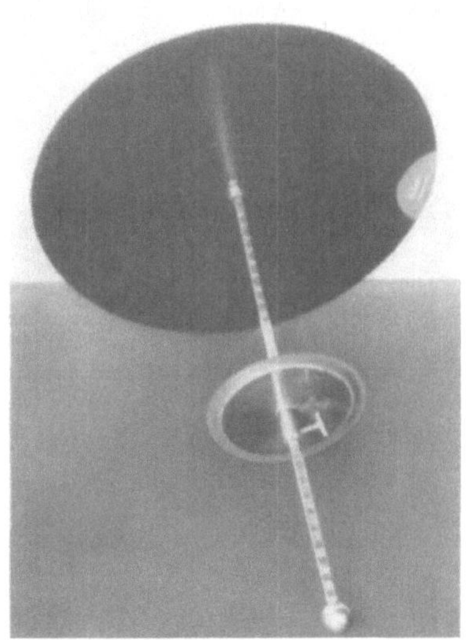

Abb. 43. Ausgleichsblende.

Die Ausgleichsblende kann auch zum Ausgleich des seitlichen Intensitätsabfalles bei der Röntgenbehandlung im Körperinnern gelegener Organe herangezogen werden. Besser ist es hier aber, durch konzentrisches Bestrahlen von mehreren Einfallsfeldern aus oder, falls dieses nicht möglich ist, durch seitliche Zusatzfelder eine homogene Durchstrahlung des Krankheitsherdes vorzunehmen.

Die Größe des jeweils im Zentrum abzuschirmenden Hautbezirks richtet sich entsprechend den Verhältnissen beim seitlichen Intensitätsabfall nach dem Fokus-Hautabstand und der Feldgröße.

Um den gewünschten Hautbezirk abzuschirmen, muß die Blende, den jeweiligen Verhältnissen entsprechend, in einen bestimmten Abstand zum Fokus gebracht werden.

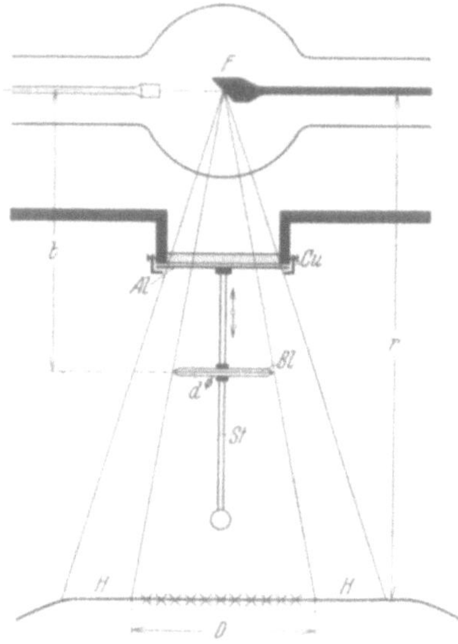

Abb. 44. Schematische Skizze zur Bestimmung des Fokusabstandes der Ausgleichsblende. *F* Röhrenfokus. *Cu* Kupferfilter. *Al* Aluminiumzusatzfilter mit Führungsstange *St*. *Bl* Ausgleichsblende. *b* Fokusblendenabstand. *r* Fokus-Hautabstand. *d* Blendendurchmesser. *D* Schattendurchmesser.

Der notwendige Abstand läßt sich in jedem Fall nach den Regeln der Elementargeometrie leicht berechnen.

Wir verweisen hierzu auf unsere schematische Zeichnung (Abb. 44). Auf dieser ist F der Röhrenfokus, HH die Hautoberfläche im Fokus-Hautabstand r. Cu ist das normale Kupferfilter und Al das Aluminiumzusatzfilter, das gleichzeitig die Stange St mit der verschieblichen Ausgleichsblende Bl trägt. b ist der Abstand der Blende vom Röhrenfokus, d der Durchmesser der Blende und D der Durchmesser des abzuschattenden Hautbezirkes.

Es soll nun für einen beliebigen Fall der notwendige Fokus-Blendenabstand bestimmt werden. Dieses läßt sich nach folgender Gleichung schnell durchführen:

$$b : r = d : D$$
$$b = (d : D)\, r$$

d, der Durchmesser der Blende, ist in allen Fällen der gleiche. Verschieden sind nur der Fokus-Hautabstand und der Durchmesser des jeweils abzuschirmenden Hautbezirkes.

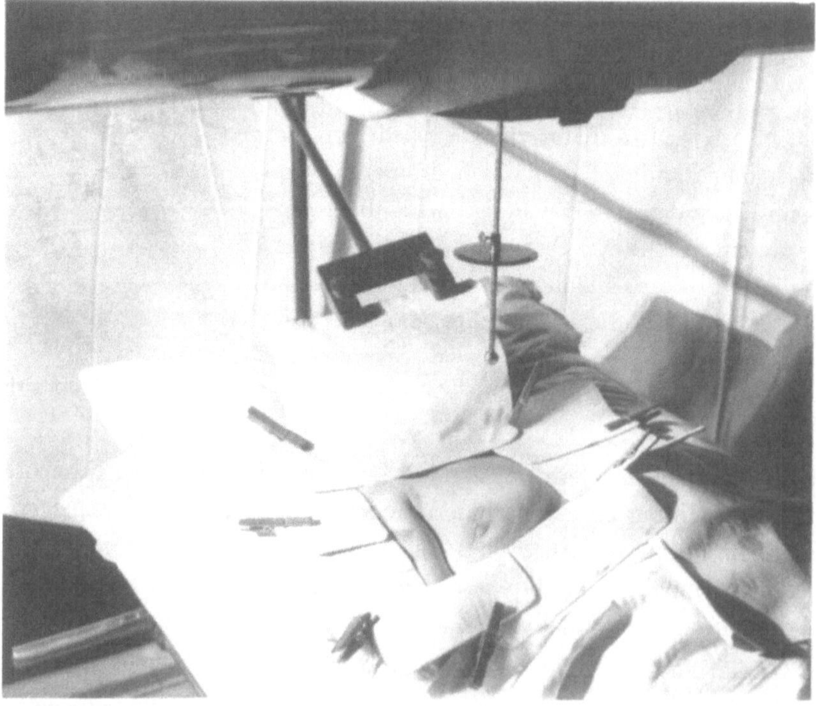

Abb. 45. Ausgleichsblende im Betrieb bei der Mamma-Ca-Bestrahlung.

Für ein praktisches Beispiel soll d = 7 cm, D = 14 cm und der Fokus-Hautabstand = 1 m sein. Dann ergibt sich:

$$b = (7 : 14)\,100 = 50.$$

D. h. diese Blende müßte in einem Abstand von 50 cm vom Fokus fixiert werden, um einen Kreis mit einem Durchmesser von 14 cm abzublenden.

Wem diese leichte und schnell durchzuführende Umrechnung noch zu umständlich ist, kann unter Kontrolle mit dem Leuchtfernrohr (s. S. 250) die Blende solange verschieben, bis sie die richtige Entfernung hat. Er muß sich dabei aber unter Umständen längere Zeit den Strahlen aussetzen. Die praktische Anwendung der Ausgleichsblende zeigt Abb. 45.

Der Bestrahlungsplan.

Für die exakte Durchführung einer Röntgenbehandlung ist die Aufstellung eines Bestrahlungsplanes unbedingt erforderlich, vor allem, wenn es sich um die Bestrahlung eines im Körperinnern gelegenen Tumors handelt. Bei oberflächlichem Sitz der Geschwulst, bei der die Röntgenbehandlung mit einem Fernfeld durchgeführt werden kann, braucht dagegen kein besonderer Bestrahlungsplan aufgestellt werden. Es genügen hier die einfachen Berechnungen, wie wir sie später im Kapitel über die praktische Dosierung beschrieben haben. Reicht ein Fernfeld aber nicht aus, muß vielleicht von der gegenüberliegenden Seite noch ein Zusatz gegeben werden, so werden auch bei der Bestrahlung eines oberflächlich sitzenden Tumors die Verhältnisse schwieriger, so daß ohne vorher genau festgelegten Bestrahlungsplan eine erfolgversprechende Röntgenbehandlung nicht durchgeführt werden kann.

Als praktische Beispiele für die Aufstellung eines Bestrahlungsplanes wählen wir die Verhältnisse beim Uteruscarcinom und beim Ovarialcarcinom. Ersteres soll mit der Konzentrationsmethode Seitz-Wintz bestrahlt werden. Die Röntgenbehandlung des Ovarialcarcinoms kann bei den besonderen lokalen Verhältnissen nur mit großen Fernfeldern durchgeführt werden.

Für die bei der Aufstellung der Bestrahlungspläne notwendigen Dosisberechnungen benützen wir die vorstehend angeführten Dosierungstabellen von Wintz und Rump.

a) Bestrahlungsplan bei der Konzentrationsbestrahlung.

Die Konzentrationsbestrahlungsmethode Seitz-Wintz für die Uteruscarcinome beruht im Prinzip darauf, daß der Tumor von zwei Abdomenfeldern, drei Dorsalfeldern und einem Vulvafeld aus so bestrahlt wird, daß sich die Strahlenkegel im Tumor überkreuzen. Die Abdominalfelder werden links und rechts von der Medianlinie oberhalb der Symphyse (suprasymphysäre Felder) angesetzt. Von den drei Dorsalfeldern liegen zwei neben der Articulatio sacroiliaca (Parasacralfelder), das dritte über dem Os coccygis (Coccygealfeld).

Die Feldgröße für die Abdominal- und Dorsalfelder beträgt normalerweise 6×8 cm, für das Vulvafeld 9×12 cm, der Fokus-Hautabstand für die erstgenannten Einfallsfelder 30 cm, für das letztgenannte 50 cm.

Die Bestrahlungstechnik werden wir im einzelnen später bei der Besprechung der Uteruscarcinome beschreiben. Hier genügt im Anschluß an das vorhin Gesagte der Hinweis, daß durch entsprechende Neigung der Röhre jeweils der Strahlenkegel auf den Tumor gerichtet werden muß.

Der Erfolg der Konzentrationsbestrahlungsmethode beruht damit neben einer genauen Dosierung auf einer exakten Einstelltechnik. Deshalb muß der Arzt über ein gutes räumliches Vorstellungsvermögen und eine gewisse Geschicklichkeit verfügen.

Für die Aufstellung des Bestrahlungsplanes wollen wir gleich hier vorwegnehmen, daß die Belastung der zwei suprasymphysären und der zwei Parasacralfelder nicht höher als mit 90% der HED anzusetzen ist, da sie durch die Überkreuzung stets auch von den Feldern der gegenüberliegenden Körperseite gewisse Strahlenmengen erhalten. Das Coccygealfeld belasten wir prinzipiell sogar nur mit 80% der HED, weil die Haut zwischen den Nates, als eine zu Absonderungen prädisponierte Stelle, fast immer etwas verändert und daher empfindlicher ist. Nur das Vulvafeld kann mit 100% der HED belegt werden.

Für die Berechnung der Tiefendosis wäre noch darauf hinzuweisen, daß von den beiden Parasacralfeldern durch die stärkere Absorption des Knochens eine um etwa 10% geringere Dosis in die Tiefe gelangt, als unsere Berechnungen ergeben. Bei unseren nachstehenden Dosenangaben haben wir dies alles bereits in Rechnung gesetzt.

Angenommen, es soll eine Patientin mit einem Plattenepithelcarcinom der Portio bestrahlt werden. Am Tumor müssen dann 110% der HED zur Wirkung gebracht werden.

Der Tumor soll von den Bauchdecken in einer Tiefe von 12 cm, vom Rücken in 10 cm und von der Vulva aus in 12 cm gefunden worden sein. Dann ergeben sich nach unseren obigen Ausführungen etwa folgende Verhältnisse, wenn die prozentuale Tiefendosis der Apparatur 20 beträgt:

1.	I. suprasymphysäres Feld	6 × 8 cm	Feldgröße	30 cm	F.H.A.;	Dosis am Tumor		15%	der	HED
2.	II. ,,	,, 6 × 8 ,,	,,	30 ,,	,, ;	,, ,,	,,	15%	,,	,,
3.	I. Parasacralfeld	6 × 8 ,,	,,	30 ,,	,, ;	,, ,,	,,	19%	,,	,,
4.	II. ,,	6 × 8 ,,	,,	30 ,,	,, ;	,, ,,	,,	19%	,,	,,
5.	Coccygealfeld	6 × 8 ,,	,,	30 ,,	,, ;	,, ,,	,,	18%	,,	,,
6.	Vulvafeld	9 × 12 ,,	,,	50 ,,	,, ;	,, ,,	,,	27%	,,	,,

113% der HED

Man würde also im vorgezeichneten Falle mit den angegebenen Bestrahlungsbedingungen die gewünschte Dosis von 110% der HED am Tumor gut erreichen. In einem Falle, in dem die Patientin dünner ist und der Tumor sich daher in geringeren Tiefen befindet, müßte die Oberflächenbelastung entsprechend herabgesetzt werden, um die am Tumor zur Wirkung kommende Dosis zu reduzieren. Gegebenenfalls könnte man auch das Coccygealfeld fortfallen lassen und die Bestrahlung neben dem Vulvafeld nur durch die beiden suprasymphysären und Parasacralfelder vornehmen. Bei einer dickeren Patientin, bei der die Tumor-Oberflächenabstände größer wären, gäbe es zwei Möglichkeiten, um die Carcinomdosis zu erreichen: entweder könnte man größere Einfallsfelder verwenden, oder aber den Fokus-Hautabstand erhöhen. Im Hinblick auf die bei größeren Einfallsfeldern höhere Volumdosis ist es aber empfehlenswert, stets den anderen Weg zu wählen. Dadurch wird die Bestrahlungszeit zwar länger, die Blutschädigung wird aber nicht vermehrt wie im umgekehrten Falle. Überdies ist es meistens nicht nötig, den Fokus-Hautabstand bei sämtlichen Bestrahlungsfeldern zu erhöhen, es genügt gewöhnlich die Erhöhung und die Vergrößerung des Fokus-Hautabstandes der vorderen Felder, um den Dosenverlust auszugleichen.

Es ist überaus wichtig, darauf hinzuweisen, daß dieser Bestrahlungsplan nur für eine einzeitige Bestrahlung Geltung hat. Sowie die Bestrahlung geteilt wird, muß die Erholungsfähigkeit der Zellen berücksichtigt und durch Erhöhung der Dosis am Tumor diese ausgeglichen werden. Bei einer Verteilung der Bestrahlung auf zwei Tage, müßte die Dosis am Tumor nach unseren Erfahrungen mindestens um 20% erhöht werden, um den gleichen biologischen Effekt wie bei einer einzeitig applizierten Dosis von 110% der HED zu erreichen. Durch Vergrößerung des Fokus-Hautabstandes, gegebenenfalls auch der Feldgröße oder der Oberflächenbelastung ließe sich die Dosis in der Tiefe leicht erhöhen.

Eine weitere Unterteilung der Bestrahlung ist dringend zu widerraten, weil die Dosierung immer ungenauer und damit der Erfolg in Frage gestellt wird. Bei der uns heute zur Verfügung stehenden, leistungsfähigen Apparatur ist es auch ein leichtes, die Bestrahlung an zwei aufeinanderfolgenden Tagen durchzuführen. Man bestrahlt dann an einem Tag die fünf Tubusfelder, am anderen das Vulvafeld. Die Patientinnen ertragen dieses Vorgehen ohne weiteres.

Bei geeigneten Fällen kann man auch die Bestrahlung aller Felder an einem Tage versuchen, dann stimmt die erreichte Herddosis mit den Berechnungen am besten überein.

Zur praktischen Durchführung der Bestrahlung ist dann für den Fall, daß die Dosismessungen bei den einzelnen Feldern nicht direkt, sondern indirekt vorgenommen werden, noch die Berechnung der Einfallsdosen notwendig. Die Durchführung dieser Berechnung findet in der Weise statt, wie wir sie später in einem Kapitel über die praktische Dosierung ausgeführt haben. Es sei daher darauf verwiesen.

b) Bestrahlungsplan für die Großfernfeldermethode.

Als praktisches Beispiel für die Aufstellung eines Bestrahlungsplanes bei der Großfernfeldermethode wählen wir die Verhältnisse bei einem bis zum Nabel reichenden Ovarialcarcinom, das mit 110% der HED durchstrahlt werden soll. Die prozentuale Tiefendosis für die Apparatur soll wieder 20 betragen. Die Patientin soll einen dorsoventralen Durchmesser, gemessen in der Mitte zwischen Nabel und Symphyse, von 20 cm haben.

Es erhebt sich nun die Frage, von wieviel Einfallsfeldern aus und unter welchen Bedingungen die Bestrahlung vorgenommen werden muß, um die geforderten 110% der HED im gesamten Tumor zur Wirkung zu bringen.

Zur Bestrahlung wird zunächst ein großes vorderes Einfallsfeld angesetzt. Die untere Begrenzung dieses Feldes verläuft dicht über dem Schambein, seine obere etwa handbreit oberhalb des oberen Tumorrandes, die seitlichen Grenzen durch die Spinae. Ein derartiges Einfallsfeld hat ungefähr eine Größe von 23 × 20 cm.

Durch das große Einfallsfeld wird nun die vorhingenannte Dosis von 20% in 10 cm Tiefe auf 26% heraufgesetzt. Eine weitere Erhöhung der Dosis läßt sich durch Vergrößerung des Fokus-Hautabstandes erzielen. Bei der Wahl des praktisch größtmöglichen Fokus-Hautabstandes von 1 m würde die Tiefendosis auf 44% steigen, d. h. bei einer Oberflächenbelastung von 100% der HED würden etwa 44% der HED in 10 cm Tiefe zur Wirkung kommen. Eine weitere Möglichkeit, von diesem vorderen Einfallsfeld aus die Dosis zu steigern, besteht praktisch nicht mehr.

Deshalb wird ein entsprechend großes Einfallsfeld, gleichfalls mit einem Fokus-Hautabstand von 1 m auf dem Rücken angesetzt. Unter diesen Bedingungen wäre eine gleich hohe Dosis in 10 cm Tiefe zu erwarten wie von dem Abdomenfeld aus, also 44% der HED bei 100% der HED Oberflächenbelastung. Durch Addition der Strahlenwirkungen würden somit 88% der HED in der Mitte des Tumors zur Wirkung kommen.

Diese Dosis liegt noch weit unter der erforderlichen Strahlenmenge. Außerdem ist zu bedenken, daß sich unsere Berechnungen nur auf den Zentralstrahl beziehen. An den Rändern des Strahlenkegels ist die erreichte Dosis noch weit niedriger. Die Abnahme ist am stärksten an den beiden Seiten, weil dort Feldgrenze und Körpergrenze zusammenfallen, wodurch die Randpartien nur den wesentlich geringeren Streustrahlenzusatz aus der Luft erhalten. Nach unseren Messungen und Beobachtungen beträgt bei derartigen Bestrahlungen die Abnahme nach der Richtung der Darmbeinschaufeln, also dort, wo etwa iliacale Drüsen sitzen, 20—25%. Somit hat man bei der Bestrahlung aus diesen beiden Einfallsfeldern an den Seiten nur mehr eine Dosis von noch etwa 60—65% der HED.

Es muß also noch die Dosis im Zentrum, erst recht aber die an den Rändern des durchstrahlten Körperbezirkes erhöht werden.

Zu diesem Zwecke ist es notwendig, noch Zusatzbestrahlungen von der Seite her vorzunehmen. Der dort zur Verfügung stehende Platz ist natürlich nicht sehr groß. Die Einfallsfelder auf der Seite sind stets sehr schmal. Im vorliegenden Falle würde man mit einer Feldgröße von 10 × 20 cm rechnen können. Würde man ein derartiges Feld in einem Fokus-Hautabstand von 50 cm mit 100% der HED belegen, so würde man eine Tiefendosis von 36% erhalten.

Der Querdurchmesser der Patientin soll nun 27 cm betragen. In der Mitte würde man dann unter den soeben genannten Bedingungen eine Dosis von etwa 23% der HED erhalten. Es würde also im vorliegenden Falle genügen, die seitlichen Felder bei einem Abstand von 50 cm mit 50% der HED zu belasten, um etwa 110% der HED in der Mitte des Tumors zu erreichen. Durch die seitliche Zusatzbestrahlung würde dabei auch der seitliche Dosenabfall ausgeglichen werden und eine ziemlich gleichmäßige Durchstrahlung erreicht werden.

Zusammengefaßt würden sich folgende Verhältnisse für die Dosis in der Tiefe ergeben:

1. Abdominalfeld	20 × 23 cm Feldgröße	50 cm F.H.A.;	Dosis in Tumormitte 44% der HED				
2. Dorsalfeld	20 × 23 ,,	,,	50 ,,	,, ; ,, ,, ,,	44% ,, ,,
3. Linkes Seitenfeld	10 × 20 ,,	,,	50 ,,	,, ; ,, ,,	12% ,, ,,
4. Rechtes ,,	10 × 20 ,,	,,	50 ,,	,, ; ,, ,, ,,	12% ,, ,,

112% der HED

Allerdings würde diese Dosis nicht voll im Becken zur Wirkung kommen, da durch die stärkere Absorption des Knochens sowohl vom Dorsalfeld wie von den Seitenfeldern stets eine um etwa 10% geringere Dosis in die Tiefe gelangen würde. Um diese Differenz auszugleichen, ist es erforderlich, in solchen Fällen noch in gynäkologischer Untersuchungslage ein Vulvafeld zu applizieren. Feldgröße, Fokus-Hautabstand, Oberflächenbelastung müssen sich nach den jeweiligen Verhältnissen richten.

Auch hier gilt das im vorigen Kapitel Gesagte. Unsere Berechnungen beziehen sich nur auf die einzeitige Bestrahlung. Die Applikation aller Einfallsfelder an einem Tage würde aber bei den hohen Volumdosen und bei den im Hinblick auf die großen Fokus-Hautabstände doch immerhin langen Bestrahlungszeiten eine zu große Belastung für die Patientin darstellen. Deshalb muß die Bestrahlung verteilt werden. Über drei Tage hinaus sollte man die Bestrahlung indessen nicht verteilen, weil dann die Dosierung zu ungenau wird. Selbstverständlich muß man auch schon bei einer Verteilung der Dosis über drei Tage die Erholungsfähigkeit der Zellen berücksichtigen und nach unseren früheren Ausführungen mit einem täglichen Dosenverlust am Herd von etwa 20% rechnen. Dieser Verlust muß bei den folgenden Bestrahlungen stets wieder ausgeglichen werden. Hierzu sind die Fokus-Hautabstände bei den Seitenfeldern und dem Vulvafeld entsprechend zu erhöhen oder die Oberflächenbelastungen heraufzusetzen. Gegebenenfalls wird beides in Frage kommen.

Was nun die Berechnung der Bestrahlungszeiten für die einzelnen Einfallsfelder anbelangt, so verweisen wir auch hier wieder auf unsere folgenden Ausführungen über die praktische Dosierung, nach denen jene leicht durchgeführt werden kann.

Hilfsmittel zur Aufstellung eines Bestrahlungsplanes.

Um die Aufstellung eines Bestrahlungsplanes zu erleichtern, wurden eine Reihe von Hilfsmitteln geschaffen. Das bekannteste und bestentwickeltste ist der Holfeldersche Felderwähler.

Der wichtigste Teil dieses Felderwählers sind farbig abgestufte, durchsichtige Gelatineschablonen, die Schnitte aus verschiedenen Röntgenstrahlenkegeln darstellen. Die Farbdichte an den einzelnen Stellen dieser Schablonen entspricht genau dem Intensitätswert in Prozenten der HED, den der dargestellte Röntgenstrahlenkegel beim Verlauf innerhalb des Körpers haben würde. Den Intensitätsangaben liegen mehrere tausend einzelne iontodosimetrische Messungen zugrunde, die von Holfelder gemeinsam mit Bornhauser und Yaloussis ausgeführt wurden. Derartige Schablonen sind in hinreichender Zahl für verschiedene Fokus-Hautabstände, Feldgrößen und Tiefenintensitäten vorhanden. Fokus-Hautabstände sind auf dem Kopf der Schablonen markiert, die wichtigsten Strahlenintensitätswerte seitlich von dem eingezeichneten Zentralstrahl.

Weiter gehört zu dem Felderwähler ein Schaukasten mit einer von unten beleuchtbaren Milchglasplatte, außerdem eine Reihe vorgedruckter Körperdurchschnitte auf losen, durchsichtigen Gelatinefolien zur topographischen Orientierung.

Zur praktischen Aufstellung des Bestrahlungsplanes werden auf der Milchglasscheibe des Schaukastens nach vorheriger Feststellung der Körpermaße der Patientin der Tumor und die darüber liegenden Hautpartien aufgezeichnet. Darauf werden die Gelatineschablonen an der Körperoberfläche in der Richtung nach dem Tumor zu angesetzt, so daß sie sich auf diesem überkreuzen. Betrachtet man dann die sich überdeckenden Strahlenkegelschablonen, so addieren sich die einzelnen Farbwerte genau in der gleichen Weise, wie sich die Intensitätswerte der Röntgenstrahlen in der Körpertiefe addieren. An den aufgedruckten Intensitätswerten kann man die so am Tumor zur Wirkung kommende Dosis ablesen. Durch Änderung der Schablonenzahl oder Wahl von Schablonen, die zu anderen

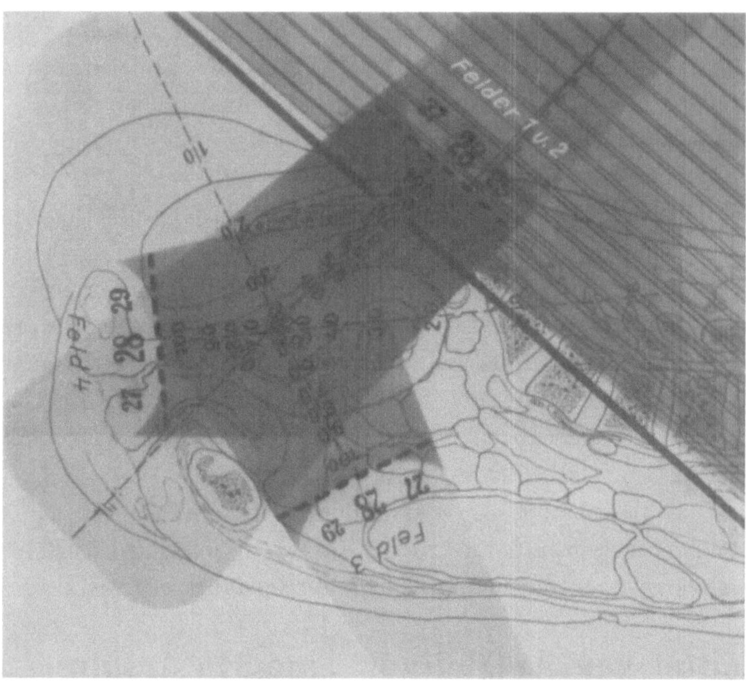

Abb. 46 a. Bestrahlungsplan eines Uteruscarcinoms nach Holfelder. Längsschnittsplan. Die Felder 1 und 2 kreuzen sich erst, nachdem sie die Winkelleiter verlassen haben. (Aus Holfelder, H., Die Felderwahl, in Handbuch der gesamten Strahlenheilkunde; herausgeg. von P. Lazarus, Bd. II. München: J. F. Bergmann 1931.)

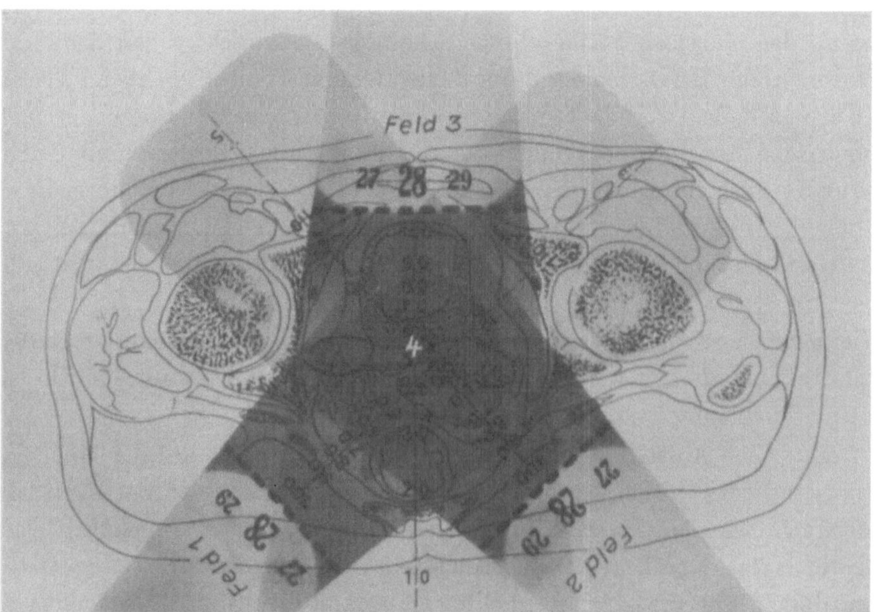

Abb. 46 b. Bestrahlungsplan eines Uteruscarcinoms mit regionärem Drüsengebiet nach Holfelder. Querschnittsplan. Ähnlich wie bei der Kastrationsbestrahlung werden drei Felder ins kleine Becken gerichtet, nur daß die Achse dieser Felder aus der Ebene des dargestellten Planes schräg dammwärts gerichtet wird und vom Damm her ein viertes Feld diesen entgegenarbeitet. (Aus Holfelder, H., Die Felderwahl. Handbuch der gesamten Strahlenheilkunde, herausgeg. von P. Lazarus, Bd. II; München: J. P. Bergmann 1931.)

Fokus-Hautabständen und Einfallsfeldern gehören und damit auch einer anderen Tiefenintensität entsprechen, kann man die für den vorliegenden Fall notwendigen Bestrahlungsbedingungen festlegen (Abb. 46 a u. b).

Aber nicht nur durch Addition der aufgedruckten Zahlenwerte, sondern auch photometrisch kann man die Dosis am Tumor bestimmen. Hierzu dient ein kleines handliches Colorimeter. Dieses besteht aus einem kleinen beweglichen Leuchtfleck, der in seiner Helligkeit genau auf die Helligkeit des Schaukastens abgestimmt ist. Zum praktischen Gebrauch wird der Leuchtfleck mit Farbblättchen überdeckt. Für jede benötigte Prozentzahl der HED ist ein besonderes Farbblättchen vorhanden. Im Einzelfall überdeckt man den Leuchtfleck mit dem Farbblättchen der Dosis, die man räumlich homogen auf den Tumor zu verteilen wünscht. Dann bewegt man den so armierten Leuchtfleck über den ganzen Bezirk des Tumors und verändert die Kombination der aufgelegten Schablonen so lange, bis der Leuchtfleck nicht mehr gegenüber der Umgebung absticht. Dann ist die gewünschte Dosis erreicht. Bei diesem Vorgehen gewinnt man außerdem ein Bild über die Homogenität der am Tumor zur Wirkung kommenden Strahlung.

Diese Methode der Aufstellung eines Bestrahlungsplanes ist also sehr einfach. Sie besitzt nur den Nachteil, daß man die Dosisbestimmungen nur in einer Ebene vornehmen kann. Doch kann man diesen Nachteil dadurch ausgleichen, daß man die Messungen in verschiedenen Ebenen macht und die Ergebnisse dann räumlich auf den Körper überträgt.

Ein ähnliches Prinzip verfolgt das Strahlenkegelphantom von Lehmann. Auch hier wird zunächst eine Querschnittsskizze des zu bestrahlenden Körperteiles gemacht. In diese Skizze wird dann der festgestellte Sitz des Tumors eingetragen. Mit entsprechenden Celluloidschablonen als Strahlenkegel werden dann auf der Skizze die günstigsten Stellen für die Einfallspforten und Einfallswinkel festgelegt. Auf der Schablone sind gleichfalls wieder die Tiefendosen eingetragen, so daß ohne weitere Messungen die in der Tiefe des Tumors zur Wirkung kommende Dosis abgelesen werden kann.

Schließlich wäre noch der Bestrahlungsplanfestleger von G. H. Schneider zu nennen. Dieser besteht aus einer Milchglasplatte, die mit einem in Zentimeter geteilten Abszissen- und Ordinatensystem ausgestattet ist. Zur Aufstellung eines Bestrahlungsplanes wird auf dieser Milchglasplatte eine Körperquerschnittsskizze aufgetragen und in diese der festgestellte Tumor eingezeichnet. Die Zentimetereinteilung gestattet die Tiefenlage des Tumors nach allen Richtungen festzustellen. Strahlenkegelschablonen stehen für den Bestrahlungsfestleger nicht zur Verfügung. Die entsprechenden Einfallsfelder müssen daher aufgezeichnet und die Dosen im einzelnen nach Dosierungstabellen, z. B. von Voltz oder Grebe-Nitzge, festgestellt werden.

Die praktische Dosierung.

Bei der Aufstellung des Bestrahlungsplanes sind gleichzeitig die Strahlenmengen festgelegt worden, mit denen die einzelnen Einfallsfelder belegt werden müssen, um die nötige Dosis in der Tiefe zu erhalten. Aufgabe des Strahlentherapeuten ist es nun, die Hautbelastung in der entsprechenden Weise durchzuführen. Ein Überschreiten der Einfallsdosis könnte nicht nur an der Oberfläche, sondern gegebenenfalls auch in der Tiefe eine Schädigung zur Folge haben. Andererseits würde bei einer zu niedrigen Einfallsdosis die Gefahr der Unterdosierung in der Tiefe drohen. Die korrekte Applikation der Einfallsdosen spielt also für den Erfolg der Strahlentherapie eine große Rolle.

Die Dosierung kann nun so vorgenommen werden, daß mit geeigneten Instrumenten die Dosis während der Bestrahlung direkt gemessen wird. Man spricht dann von direkter Dosierung. Meistens wird aber eine indirekte Methode angewandt, die sog. Dosierung nach Zeit mit geeichter Apparatur.

a) Die direkte Dosierung.

Bei der direkten Dosierung erfolgt die Messung im allgemeinen mit sog. integrierenden oder summierenden Ionisationsinstrumenten, welche die Dosis in r angeben. Die Messung r/HED wird entweder direkt am Herd oder auf der Oberfläche vorgenommen. Ersteres läßt sich nur bei bestimmten Tumorlokalisationen durchführen, bei Uterus- und Scheidentumoren, sowie bei den an der Vulva oder Mamma sich abspielenden Prozessen. Die vaginale Messung ist für den praktischen Betrieb aber insofern unzweckmäßig, als das Einführen der Kammer stets zu einer mechanischen Beeinflussung des Tumors führt, die sich ähnlich ungünstig wie eine Probeexcision auswirken kann. Auch ist es bei diesem Vorgehen notwendig, die Tiefenwirkung zu kennen, da man von der gemessenen Herddosis einen Rückschluß auf die Oberflächendosis ziehen muß, um eine Überbelastung der Haut zu vermeiden.

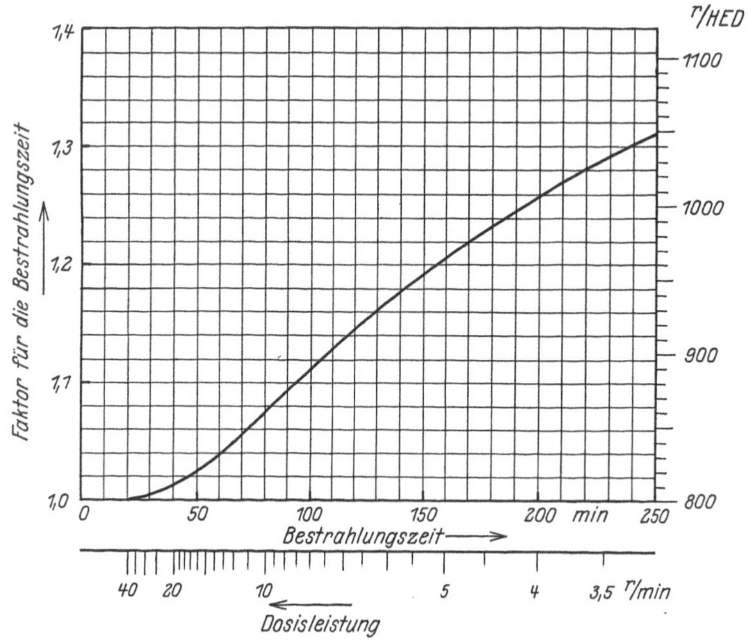

Abb. 47. Die biologische Zusatzdosis. Die Kurve gibt die Verlängerung der Bestrahlungszeit bzw. die Erhöhung der Dosis in r-Einheiten, die zur Erreichung der HED-Wirkung notwendig sind, wenn in größerem Abstand oder bei geringer Dosisleistung bestrahlt wird. Bei den in r-Einheiten angegebenen Dosen ist die Streuzusatzstrahlung einbegriffen. (Aus Handbuch der Gynäkologie, 3. Aufl., Bd. IV/1.)

Bei dem anderen Vorgehen wird die Kammer des Meßinstrumentes auf die Mitte des Hautfeldes gebracht. Dabei wird auch die im Einfallsfeld entstehende Streustrahlung mitgemessen. Die Einfallsfeldgröße braucht daher nicht besonders in Rechnung gesetzt zu werden. Dagegen muß man vor allem beim Großfeld den Abfall der Dosis nach der Seite zu berechnen und ebenso berücksichtigen wie die biologische Zusatzdosis. Um diese muß die Bestrahlung verlängert werden, wenn die Applikation der HED länger als 30 Minuten dauern würde. Daher muß neben der Dosismessung auch die Bestrahlungszeit kontrolliert werden. Diese wird stets längere Zeit in Anspruch nehmen, wenn in größerem Abstand (quadratisches Abstandsgesetz) oder bei geringer Dosisleistung, wie bei der Coutardschen Methode, bestrahlt wird. Die berechnete Dosis in r-Einheiten muß dann entsprechend erhöht werden, um die gewünschte biologische Reaktion zu erhalten.

Die Höhe der jeweils notwendigen biologischen Zusatzdosis läßt sich aus vorstehender von Wintz und Rump aufgestellten Kurve leicht berechnen (Abb. 47). Die HED ist auf dieser, einschließlich der Streustrahlenzusatzdosis, auf 800 r angesetzt. Wie aus den auf der Abszisse aufgetragenen Bestrahlungszeiten hervorgeht, muß die r-Zahl erhöht werden, sobald die Bestrahlung 30 Minuten überschreitet. Die dadurch notwendig werdende Gesamt-r-Zahl pro HED kann auf der Ordinate rechts abgelesen werden. Beispielsweise müßte man bei einer Bestrahlungsdauer von 80 Minuten nicht 800 r, sondern 860 r an der Oberfläche zur Wirkung bringen, um die HED zu erreichen.

b) Die indirekte Dosierung.

Die indirekte Dosierung ist eine Dosierung nach Zeit mit geeichter Apparatur.

Die Eichung wird bei bestimmten elektrischen Bedingungen mittels geeichter Meßinstrumente (Iontoquantimeter, Photometer usw.) durchgeführt, aus deren Angaben die Zeit entnommen werden kann, welche die betreffende Apparatur nötig hat, um bei 23 cm Fokus-Hautabstand und 6 × 8 cm Feldgröße die als HED bezeichnete biologische Hautreaktion zu erzielen. Dieser Standardwert wird dann allen weiteren Bestrahlungen, die natürlich unter den gleichen elektrischen Bedingungen wie bei der Eichung vorgenommen werden müssen, zugrunde gelegt. Veränderte Bestrahlungsbedingungen, d. h. ein anderer Abstand oder eine andere Feldgröße verlangen eine entsprechende Umrechnung. Bei einem größeren Abstand muß eine Umrechnung nach dem quadratischen Abstandsgesetz vorgenommen werden. Steigt dabei die Bestrahlungszeit über 30 Minuten an, so muß eine biologische Zusatzdosis gegeben werden. Diese kann aus dem nebenstehenden, von Wintz und Rump aufgestellten Nomogramm abgelesen werden (Abb. 48).

Auf diesem Nomogramm ist links die Bestrahlungszeit in Minuten, rechts die biologische Zusatzdosis, um die die Bestrahlungszeit erhöht werden muß, in Prozenten angegeben.

Bei einem größeren Einfallsfeld als 6 × 8 cm muß infolge der vermehrten Streustrahlung ein Abzug vorgenommen werden. Dieser ist aus einem weiteren nebenstehenden Nomogramm (Wintz-Rump) ersichtlich (Abb. 49).

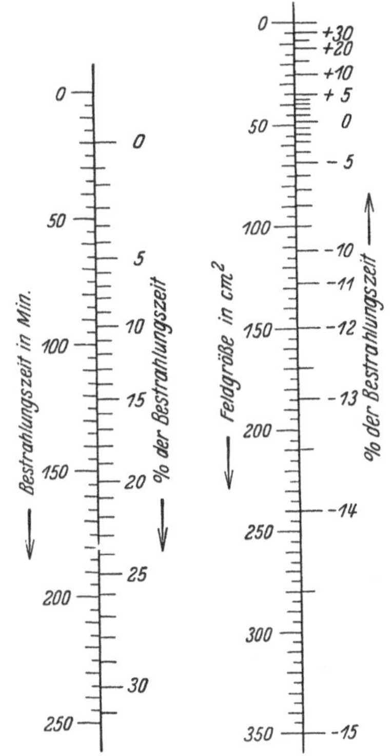

Abb. 48. Biologische Zusatzdosis.

Abb. 49. Einfluß der Feldgröße auf die Bestrahlungszeit.

Die Feldgrößen sind auf der linken Seite des Nomogramms in Quadratzentimetern angegeben, rechts ist der jeweils notwendig werdende Abzug in Prozenten der Bestrahlungszeit eingetragen.

Ein praktisches Beispiel soll den Gang der einzelnen Berechnungen zeigen: Es soll ein Feld von 10 × 15 cm Feldgröße in einem Fokus-Hautabstand von 50 cm mit 100%

der HED belastet werden. Die Apparatur erreiche die HED in 15 Minuten. Dann ergibt sich folgendes:

1. Umrechnung nach dem quadratischen Abstandsgesetz: $\left(\dfrac{50}{23}\right)^2 \cdot 15 = 71$ Minuten

2. Biologischer Zusatz 6%

3. Abzug wegen des größeren Einfallsfeldes — 12%

                                 —   6%

4. 6% von 71 Minuten sind . . . .   4 Minuten

                                      (71—4) = 67 Minuten.

Also muß die Bestrahlung in diesem Falle 67 Minuten durchgeführt werden, um an der Haut 100% der HED zur Wirkung zu bringen.

Die praktische Durchführung der Bestrahlung.
a) Die Lagerung der Patientin.

Zur glatten, reibungslosen Durchführung einer Carcinombestrahlung ist eine gute Lagerung der Patientin überaus wichtig und deshalb mit größter Sorgfalt vorzunehmen.

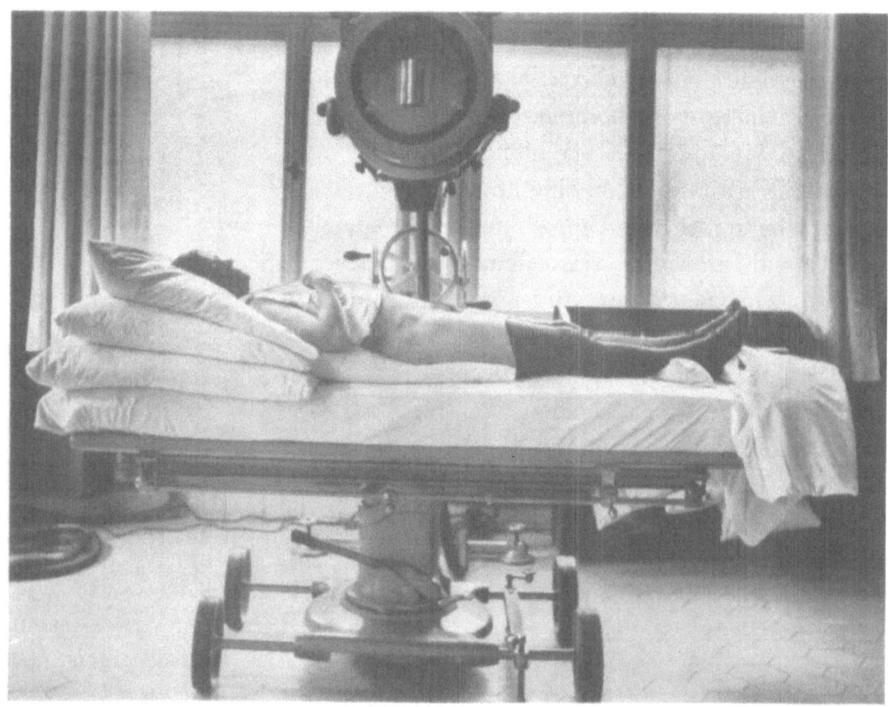

Abb. 50. Patientin fertig gelagert zur Bestrahlung von Abdomenfeldern.

Nicht nur beim Fernfeld, bei dem die Patientin mitunter mehrere Stunden lang ruhig liegen muß, sondern auch beim Tubusfeld soll die Einstellung nur dann vorgenommen werden, wenn die Patientin mit ihrer Lage vollkommen zufrieden ist. Jede Zwangshaltung muß vermieden werden, weil sie bald Anlaß zu Beschwerden geben und die exakte Durch·führung der Bestrahlung in Frage stellen würde. Neben einer guten Unterpolsterung des

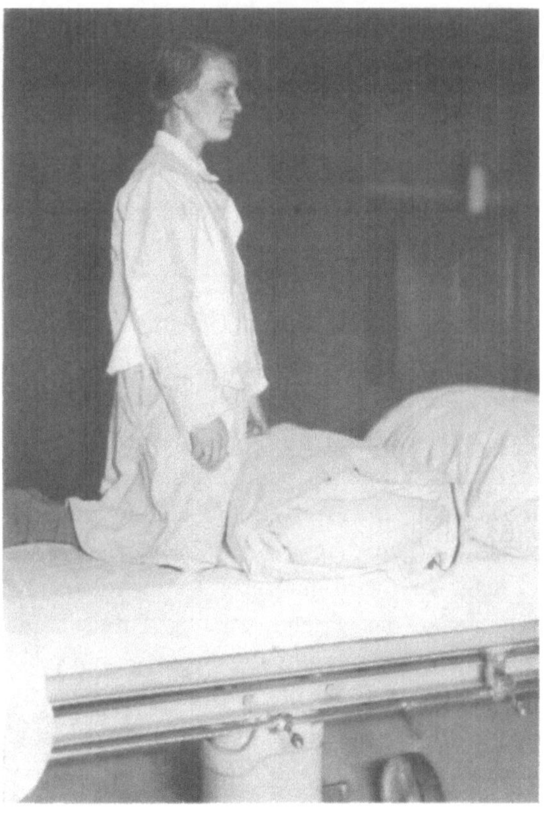

Abb. 51. Patientin vor der Lagerung zur Bestrahlung von Dorsalfeldern mit Kissen zur Unterstützung des Leibes.

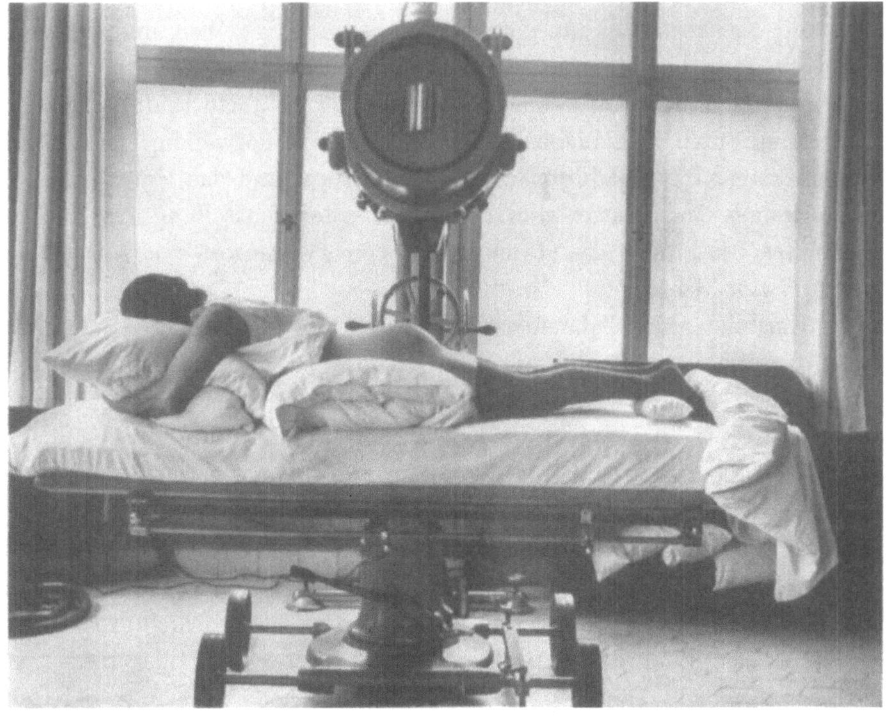

Abb. 52. Lagerung der Patientin zur Bestrahlung von Dorsalfeldern.

Gesäßes und der Schultern müssen daher hohlliegende Körperstellen, wie Kniekehlen und Fersen mit kleinen Kissen gestützt werden (Abb. 50).

Besonders bequem muß die Lagerung für die Bestrahlung von Dorsalfeldern sein. Die Patientin legt sich hierzu am besten mit dem Leib auf ein zusammengerolltes Kissen und umfaßt mit den Armen zwei weitere übereinandergelegte Kissen, auf denen sie gleichzeitig mit Brust und Schultern ruht. Die hohl liegenden Füße müssen ebenfalls wieder unterpolstert werden (Abb. 51 u. 52).

Ist die Patientin bequem gelagert, so kann mit der Bestrahlung sowohl bei der Verwendung von Tubusfeldern wie Fernfeldern begonnen werden.

b) Die Einstellung des Tubusfeldes.

Tubusfelder kommen vor allem bei der Konzentrationsbestrahlung der Uteruscarcinome zur Anwendung. Das Vorgehen beim Ansetzen des Tubusfeldes hängt von der benutzten Apparatur ab. Hat man einen feststehenden Tisch und ein Stativ mit beweglicher Röhre, so wird man die Röhre gegen den Leib der Patientin senken und so die Kompression ausüben müssen. Umgekehrt wird man bei feststehender Röhre und beweglichem Tisch die Patientin durch Heben des Tisches an den Tubus heranbringen.

Wir üben das letztere Vorgehen, da wir das große geschützte Bestrahlungsgerät von Wintz oder die Tutohaube der S.R.V. im Wintz Stativ (Abb. 53a u. b) benutzen, die in ihrer Höhenlage nicht veränderlich sind. Zur Einstellung des Tubusfeldes wird daher die Patientin mit dem auf eine Ölpumpe montierten Tisch an den Tubus herangebracht.

Zum Ansetzen des Tubusfeldes wird die Patientin zunächst so weit hochgepumpt, bis der Tubus etwa noch 1 cm von der Körperoberfläche entfernt ist. Dann wird dem Tubus die entsprechende Neigung und der nötige Einfallswinkel gegeben und schließlich die Patientin durch weiteres Hochpumpen an den Tubus angepreßt.

Es muß darauf aufmerksam gemacht werden, daß es unstatthaft ist, nach einmal erfolgter Einstellung durch Verschieben der Patientin etwa notwendig erscheinende Korrekturen vorzunehmen. Denn dadurch wird wohl die Haut und das Unterhautzellgewebe, nicht aber die gesamte Muskulatur mitverzogen. Bei der Einstellung des Nachbarfeldes könnte daher unter Umständen die gleiche Stelle von Aponeurose und Muskel nochmals getroffen werden; eine Schädigung wäre die Folge.

Nach der Einstellung des Tubusfeldes wird dieses mit einem Hautstift umrissen, um Anhaltspunkte für die Einstellung des Nachbarfeldes zu haben. Danach werden die umgebenden Hautpartien mit Bleigummiplatten abgedeckt, um das überwachende Personal vor den aus dem Körper austretenden Streustrahlen zu schützen.

Nach diesen Maßnahmen kann die Bestrahlung beginnen. Zur Dosierung verweisen wir auf unsere vorhergehenden Ausführungen.

Die übrigen Tubusfelder werden in der gleichen Weise eingestellt.

Die richtige Einstellung der einzelnen Tubusfelder bei der Konzentrationsbestrahlung, die alle genau auf den Tumor gerichtet sein müssen, erfordert natürlich große Übung und Erfahrung. Zur Erleichterung der Einstellung ist eine Reihe von Hilfsgeräten geschaffen worden. Für den Anfänger kann eine derartige Hilfsmethode sehr praktisch sein. Wir haben diese sog. Einstellgeräte später genauer beschrieben.

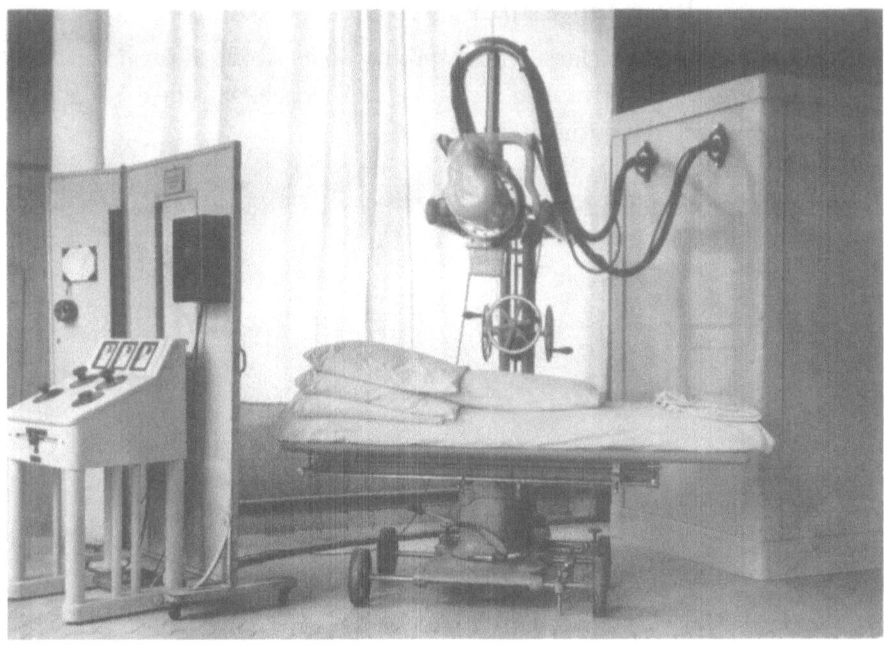

Abb. 53a. Moderner Stabilivoltapparat mit Tutohaube, hochspannungssicheren Kabeln und Bestrahlungstisch nach Wintz. Die Tutohaube hängt im Wintz-Stativ. Alle Einstellpositionen lassen sich so leicht vornehmen. (Röntgeninstitut der Universitäts-Frauenklinik Erlangen.)

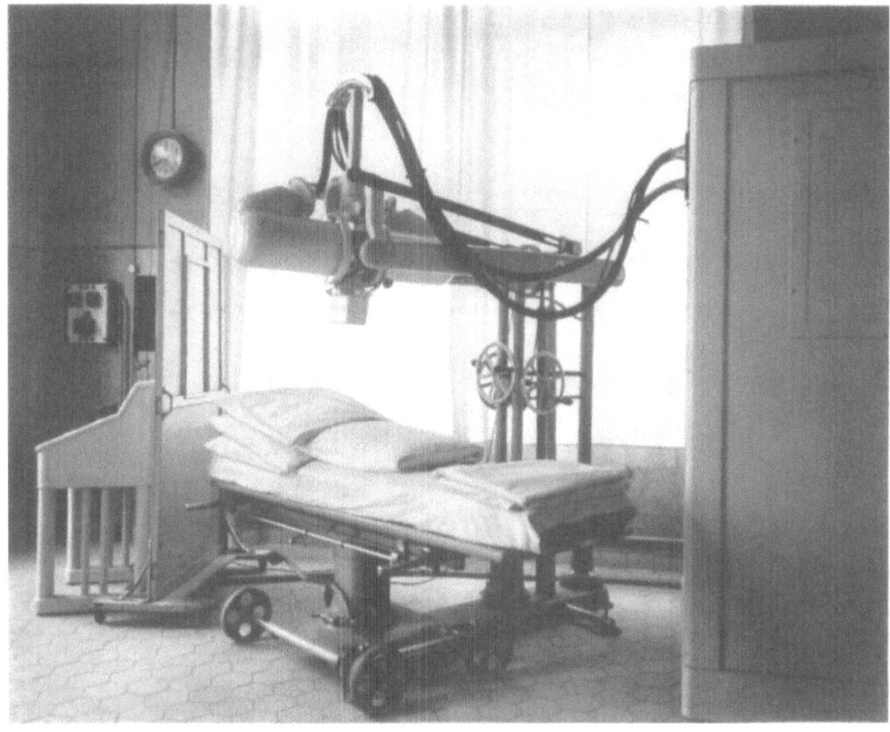

Abb. 53 b. Der gleiche Apparat wie Abb. 53 a.

c) Die Einstellung des Fernfeldes.

Zur Einstellung eines Fernfeldes wird zunächst die Größe des zu bestrahlenden Hautbezirkes mit einem Dermatographen aufgezeichnet (Abb. 54a und b). Ist die Feldgröße festgelegt, so wird die Patientin in die entsprechende Entfernung unter die Röhre gebracht und dieser der notwendige Neigungs-

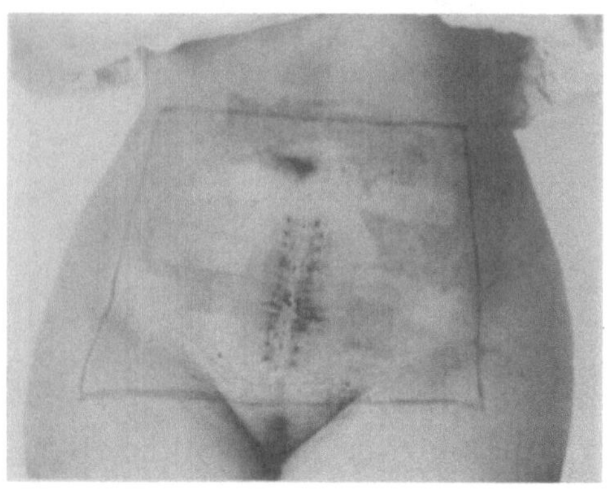

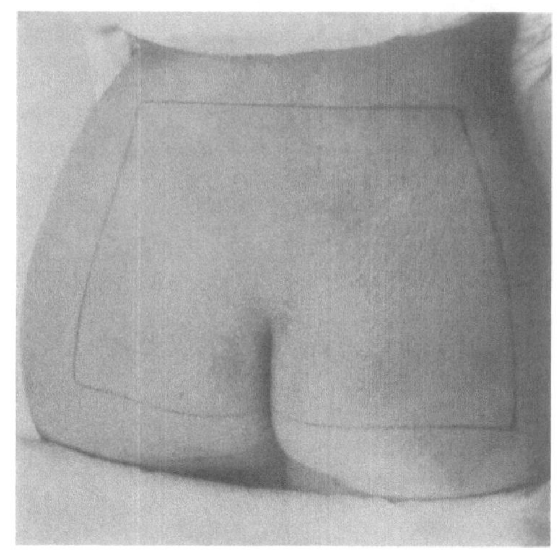

Abb. 54a. Abdomen-Fernfeld, aufgezeichnet bei einer Patientin mit operiertem Ovarialcarcinom.

Abb. 54b. Aufgezeichnetes Dorsalfernfeld bei der gleichen Patientin.

winkel gegeben. Zur Einstellung des Strahlenkegels, dessen Zentralstrahl im allgemeinen durch die Mitte des Einfallsfeldes gehen muß, kann man einen sog. Zentrierstab benutzen, wie dies Abb. 55 zeigt.

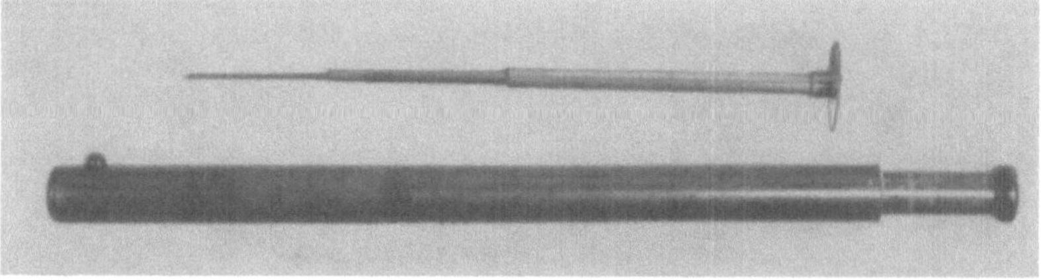

Abb. 55. Ausziehbares Ableuchtfernrohr und ausziehbarer Zentrierstab.

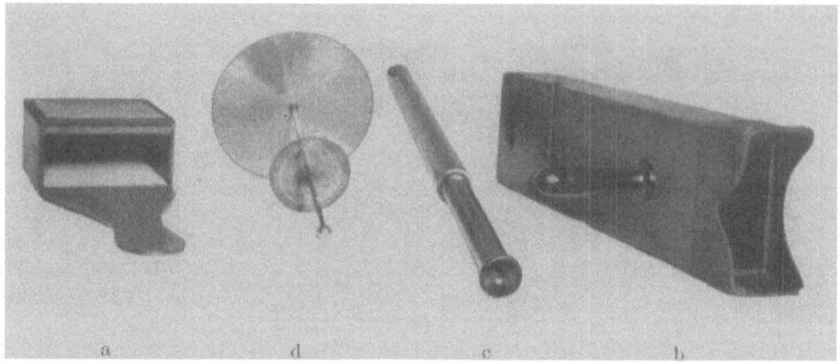

Abb. 56. Ableuchtrohr, 2 Ableuchtkästen und Ausgleichsblende.

Ist die Richtung genau festgelegt, dann muß zunächst kontrolliert werden, ob der Röntgenstrahlenkegel das Feld auch richtig „auszeichnet“. Es ist nämlich wichtig, die aus der Röhre austretenden Strahlen durch einen Tubus so weit einzuengen, daß die Feldgrenzen nur etwa 2 bis 3 cm von dem Röntgenstrahlenkegel überragt werden. Durch einen wesentlich größeren Strahlenkegel werden unnötig viele Luftstreustrahlen erzeugt, die schädlich für Patientin und Personal sind. Auch müßte der Körper der Patientin in größerem Maße mit Bleiplatten abgedeckt werden, was für die Patientin eine viel zu große Belastung ausmachen würde.

Um festzustellen, wieweit der Strahlenkegel die Feldgrenzen überragt, wird das Feld „abgeleuchtet". Man gebraucht hierzu Geräte, bei denen ein Bariumplatincyanürschirm so abgeschattet ist, daß man das Aufleuchten auch im hellen Zimmer gut beobachten kann. Abb. 56 stellt unter a einen Ableuchtkasten dar, bei dem auf dem Bild ein weiß sich abhebender Bariumplatincyanürschirm durch das darüber befindliche Pappkästchen beschattet wird. b ist eine andere Ausführung des gleichen Prinzips, bei der wie beim Kryptoskop das Auge vollständig vor äußerer Lichtwirkung geschützt ist. Der Leuchtschirm befindet sich am Ende des langen Holzkastens. c ist das sog. Ableuchtrohr. Es besteht aus zwei ineinander verschiebbaren Röhren aus Pertinax, an deren Ende sich der schräg gestellte kleine Leuchtschirm befindet. Das Ableuchtrohr dient besonders zur Bestimmung der Feldgrenzen kleinerer Felder und kann auf eine beliebige Länge eingestellt werden. Man ist dann vor Röntgenstrahlen sicher geschützt[1].

[1] Abbildung d ist die früher erwähnte Ausgleichsblende.

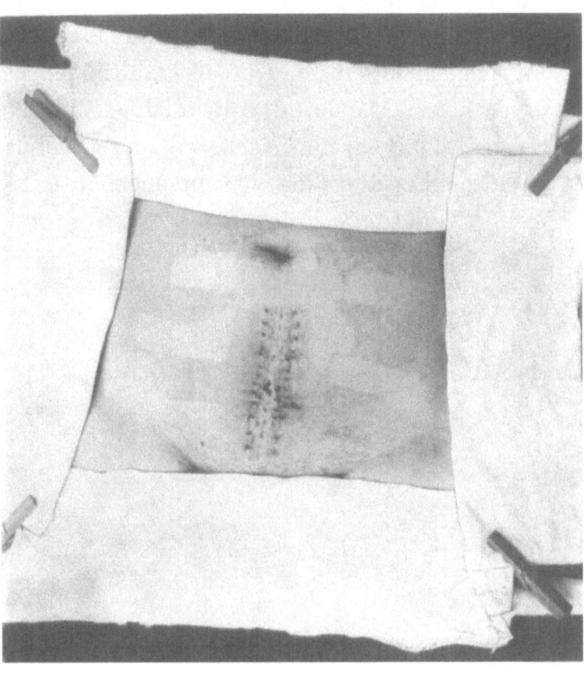

Abb. 57a. Abdomen-Fernfeld, abgedeckt, fertig zur Bestrahlung bei einer Patientin mit operiertem Otvarialcarcinom. (S. auch Abb. 137a.)

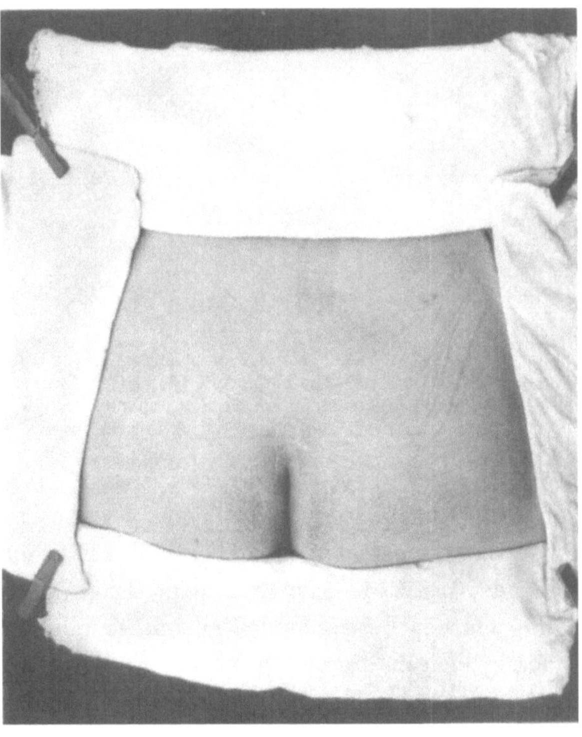

Abb. 57b. Abgedecktes Dorsal-Fernfeld bei der gleichen Patientin.

Nach dem Ableuchten des Feldes wird die Patientin zur endgültigen Bestrahlung hergerichtet. Die Feldgrenzen werden mit kleinen in Leinen eingenähten, biegsamen Bleiplatten, die den jeweiligen Körperverhältnissen entsprechend modelliert werden können, abgedeckt. Aus Gründen der Reinlichkeit, weil die mit dem Fettstift aufgezeichneten Feldgrenzen abfärben, umwickeln wir diese Bleiplatten noch einmal mit dünner Zellstofflage. Wir schützen so die zusammengenähte Leinenbekleidung vor Beschmutzen und haben für jede weitere Bestrahlung stets saubere Platten zur Verfügung. Wenn nötig, wird diese Abdeckung mit Bleiplatten durch Hinzufügen von Bleigummiplatten ergänzt (Abb. 57a, b, c). Unter Umständen kann es nötig sein, auch das Gesicht vor den Röntgenstrahlen oder Luftstreustrahlen zu schützen. Hierzu bringt man eine große Bleiplatte an einem Stativ in entsprechender Weise vor das Gesicht der Patientin (Abb. 58a). Sehr zweckmäßig ist auch die Verwendung eines entsprechend langen Tubus (Abb. 58b).

Nach Beendigung der Abdeckung wird der Fokus-Hautabstand noch einmal genau gemessen. Gleichzeitig wird auch die Größe des Bestrahlungsfeldes bestimmt, um die nötigen Unterlagen für die Dosisberechnung zu gewinnen. Nunmehr kann die Bestrahlung des Fernfeldes beginnen.

Es muß nun bei der Fernfeldbestrahlung auf einen Umstand aufmerksam gemacht werden, der für die sichere Erreichung der berechneten Dosis mit von Bedeutung ist. Bei länger dauernder Fernfeldbestrahlung gibt die Polsterung unter dem Gewicht der

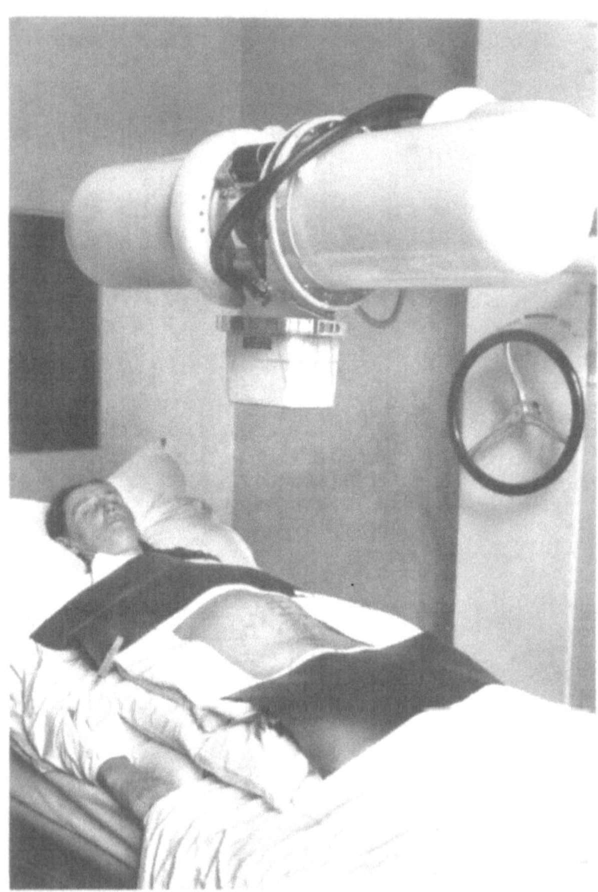

Abb. 57c. Abdomen-Fernfeld bei der Bestrahlung des Ovarialcarcinoms. Nach erfolgter Abdeckung mit Bleiplatten und Bleigummi. Bestrahlung am Tuto-Stabilivolt.
(Röntgeninstitut der Universitäts-Frauenklinik Erlangen.)

Patientin allmählich nach. Folglich vergrößert sich auch der Fokus-Hautabstand. Wir haben bei länger dauernden Fernfeldbestrahlungen Vergrößerungen des Fokus-Hautabstandes bis zu 4—5 cm gemessen. Diese Tatsache erfordert entsprechende Berücksichtigung bei der Bestrahlung, weil andernfalls unterdosiert werden würde. Zusammen mit anderen kleinen Dosierungsfehlern könnte immerhin eine Unterdosierung bis zu 15% entstehen und so die Bestrahlung um ihren Erfolg gebracht werden.

Um einen derartigen Dosierungsfehler zu vermeiden, muß man während der Bestrahlung in gewissen Abständen, halb- oder viertelstündlich, den Fokus-Hautabstand

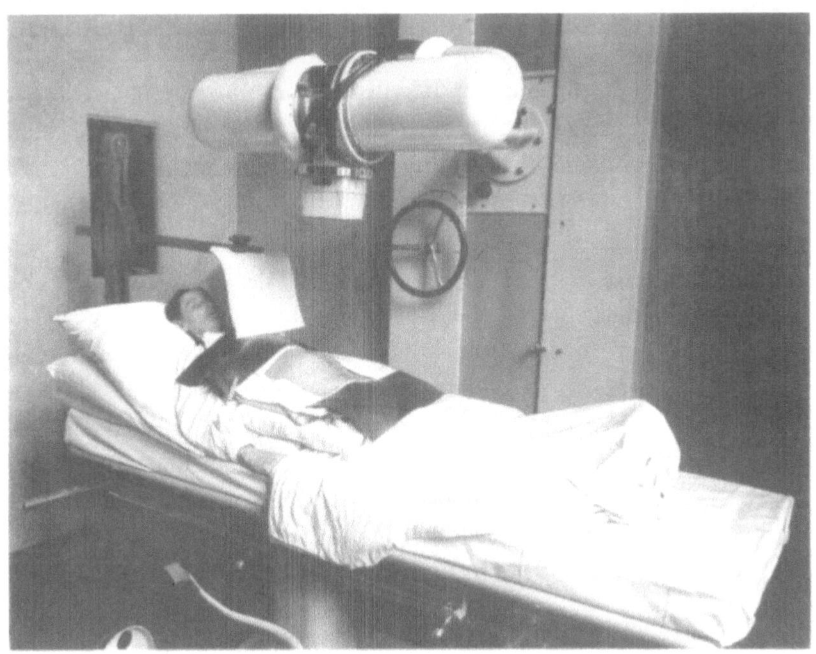

Abb. 58a. Bestrahlung des Abdomen-Fernfeldes beim Ovarialcarcinom wie auf Abb. 57c mit Gesichtsschutz für die Patientin. (Röntgeninstitut der Universitäts-Frauenklinik Erlangen.)

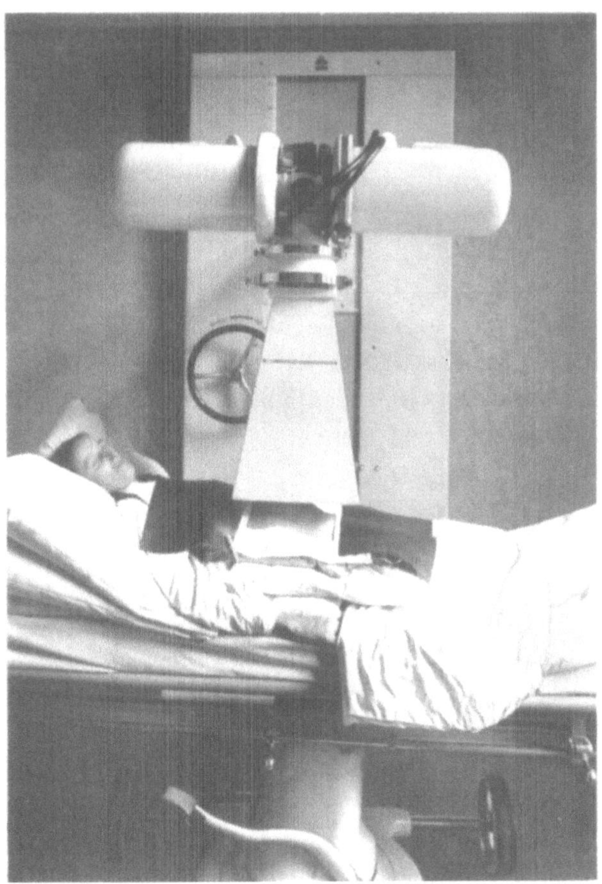

Abb. 58b. Bestrahlung eines Abdomen-Fernfeldes beim Ovarialcarcinom mit entsprechendem Tubus zur Vermeidung unnötiger Streustrahlen. (Röntgeninstitut der Universitäts-Frauenklinik Erlangen.)

nachmessen und gegebenenfalls die notwendige Korrektur vornehmen. Dieses Verfahren ist aber sehr umständlich und zeitraubend. Deshalb verwenden wir zur Kontrolle des Fokus-Hautabstandes während der Bestrahlung ein Lot oder einen Holzwinkel. Ersteres nennen wir Abstandslot, letzteren Abstandswinkel. Besonders der Abstandswinkel hat sich uns im praktischen Betriebe gut bewährt.

Dieser Abstandwinkel besteht aus einem Holzrundstab, der in einem Kugelgelenk verschieblich am Bestrahlungsgerät befestigt ist. Er kann daher jeweils nach Richtung und Länge verschieden eingestellt werden, je nachdem es die Lage des Falles erfordert. An seinem unteren Ende, das vierkantig gestaltet ist, trägt der Holzstab eine Durchbohrung. Diese nimmt einen kleinen gleichfalls verschieblichen Querstab auf. Dieser Querstab wird mit dem Bestrahlungsfeld in Berührung gebracht (Abb. 59).

Bei Gebrauch dieses Abstandswinkels hat man es nicht mehr nötig, den Fokus-Hautabstand während der Bestrahlung dauernd nachzumessen. Er zeigt dem überwachenden Arzt oder der Röntgenassistentin jede Abstandsänderung sofort an. Es können daher rechtzeitig die nötigen Korrekturen vorgenommen werden.

Das Gleiche gilt, wenn man statt des Abstandswinkels das vorher erwähnte Lot, das Abstandslot, verwendet. Man kann sich dieses selbst leicht anfertigen. Es gehört hierzu nur ein Stück Schnur und ein Gewichtsstück. Falls man letzteres aus Metall nimmt, muß man aber darauf achten, daß das Gewichtsstück, der Senkel, nicht in das Bestrahlungsfeld hineinhängt, weil es einen Schatten wirft und die betreffende Stelle unbestrahlt bleiben würde. Das Abstandslot hat nur den Nachteil, daß es sich bei sehr schrägem Strahleneinfall schlecht verwenden läßt, während auch unter diesen Umständen der Abstandswinkel leicht eingestellt werden kann.

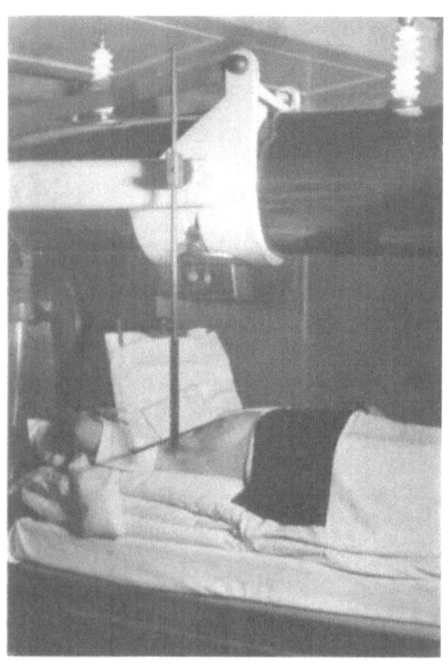

Abb. 59. Abstandswinkel bei einer Mammacarcinombestrahlung.

Hilfsmittel für die Einstelltechnik bei der Konzentrationsbestrahlungsmethode.

Wir haben bereits darauf hingewiesen, daß der Erfolg jeder Konzentrationsbestrahlung neben der exakten Dosierung auch von der richtigen Feldeinstellung abhängig ist. Zweifellos kann man es durch große Übung so weit bringen, daß man die einzelnen Einstellpositionen bei der Uteruscarcinombestrahlung unter Leitung des Fingers und mit dem Augenmaß in einwandfreier Weise erzielt. Es war aber von jeher das Bestreben vieler Autoren, sich nicht nur auf das Augenmaß zu verlassen, sondern auch objektiv eine Kontrolle für die Richtigkeit des eingestellten Feldes zu haben. Das hat für die Konzentrationsbestrahlung bei den Uteruscarcinomen zur Konstruktion der verschiedensten Einstellgeräte geführt

Bei diesen muß man zwischen zwei verschiedenen Methoden unterscheiden. Zu der ersten gehören die Hilfsgeräte, die eine direkte Feldeinstellung und eine direkte Kontrolle des Strahlenganges gestatten. Zu der zweiten sind diejenigen Einstellgeräte zu rechnen, mit denen man wohl mittels Hilfslinien oder durch Koordinatensysteme die Richtung und Neigung des Zentralstrahls festlegen, seinen Verlauf aber nicht direkt kontrollieren kann.

a) Zentriervorrichtung mit direkter Festlegung des Zentralstrahls.

Die sichersten Zentriervorrichtungen sind zweifellos diejenigen, die es gestatten, den Strahlengang direkt zu kontrollieren. Hierzu gibt es zwei Methoden. Bei der ersten wird die Zentrierung mit einer sog. Einstellröhre (Wintz) direkt am Tumor vorgenommen, bei der zweiten ist eine kompliziertere Vorrichtung erforderlich (Chaoul-Langer).

1. Die von Wintz konstruierte Einstellröhre stellt eine 1,5 cm lange Röhre aus dunklem Glase dar, die an einem Ende geschlossen ist. An diesem ist im Winkel von 45° ein kleiner Bariumplatincyanürschirm angebracht, der mit Blei hinterlegt ist und eine hufeisenförmige 3 mm dicke Bleiumrandung trägt. Diese Röhre wird in die Scheide eingeführt und gegen die Portio gedrückt, wobei man ihr die für die Applikation eines der beiden Abdominalfelder notwendige seitliche Richtung gibt. Darauf wird der Tubus entsprechend aufgesetzt und der Apparat eingeschaltet. Die Mitte des Bestrahlungskegels geht dann durch die Portio, wenn die seitlichen Bleiränder keinen Schatten geben. Andernfalls muß der Tubus so lange verschoben werden, bis dieses Ziel erreicht ist.

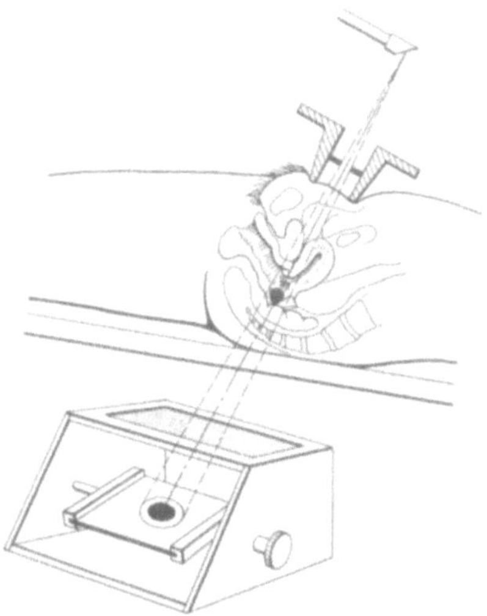

Abb. 60. Einstellverfahren Chaoul-Langer.

Die hinteren Einfallsfelder lassen sich auf die gleiche Weise einstellen, wenn auch bei einzelnen Patientinnen die Führung der starren Glasröhre eine etwas erhöhte Lagerung nötig macht.

2. Eine bessere Methode ist das von Chaoul angegebene und von Langer verbesserte Einstellverfahren. Nach Chaoul wird eine Sonde an den Tumor gelegt und dann fixiert. Wird nun die Röhre eingestellt, so erscheint in einem Untertischdurchleuchtungsgerät (Chaoul-Radioskop) der Schatten der Sonde und die Begrenzung des Bestrahlungsfeldes. Da dieses Verfahren bei kleineren Feldern unzweckmäßig ist, hat Langer am Kompressionstubus eine Blende angebracht, die das Röntgenlicht bis auf ein 1 cm betragendes Strahlenbündel abblendet. Als Blende dient entweder ein durch einen Schlitz einführbares Bleiblech oder zwei durch einen Drehknopf bewegliche, im Tubus selbst befindliche Bleiplättchen (Abb. 60).

Wird nun in die Portio bzw. die Cervix eine Kugel oder ein Stäbchen eingelegt, so muß bei richtiger Einstellung auf dem Schirm des Radioskops der Kugelschatten im Zentrum des hellen Kreises wahrzunehmen sein. Bei größeren Fehlern in der Einstellungsrichtung ist die Kugel bzw. das Stäbchen überhaupt nicht zu sehen, bei kleineren Fehlern liegt es exzentrisch im hellen Kreis. Voraussetzung für das Verfahren ist, daß die Kugel, die eine größere Schrotkugel sein kann, exakt am Tumor eingelegt wird. Das Verfahren ist zweifellos das beste aller Einstellverfahren und bedeutet, besonders für den Anfänger, eine wichtige Unterstützung zur Sicherung der Einstelltechnik[1].

b) Zentriervorrichtungen mit indirekter Festlegung des Zentralstrahls.

Zu dieser Gruppe gehören eine größere Zahl von Einstellgeräten. Einige sind ziemlich einfach, andere stellen bereits kompliziertere Apparaturen dar. Manche erfordern umständliche Nebenrechnungen und die Anwendung von Tabellen.

Das einfachste Instrument stammt von Martius. Bei diesem handelt es sich eigentlich weniger um ein Gerät zur Einstellung der Strahlenrichtung als zur Lagebestimmung des Tumors unter der Körperoberfläche. Hierzu bedient sich Martius eines besonders konstruierten Meßzirkels. Dieser besteht aus einer geraden Branche. Letztere wird unter Leitung des Fingers an den Tumor gebracht. Der gebogene Arm wird auf den Leib aufgesetzt und die Mittelpunkte der zu wählenden Einfallsfelder markiert. Bei dieser Gelegenheit wird gleichzeitig die Tiefenlage des Carcinoms durch Messung der Entfernung der Körperoberfläche von der Tumormitte bestimmt. Außerdem kann an einer Zentimetereinteilung des geraden in die Scheide eingeführten Armes die Entfernung des Tumors von der Vulvadammfläche abgelesen werden.

Eine Abart dieses Zirkels stellt der von Schneider angegebene Kombinationszirkel dar. Er unterscheidet sich im Prinzip nur dadurch, daß die eine Branche auswechselbar ist. Man kann daher jeweils je nach Bedarf eine gerade Branche wie beim Zirkel von Martius oder eine gebogene ansetzen. Im letzteren Fall entsteht ein Zirkel ähnlich wie der von Martin angegebene geburtshilfliche mit zwei gebogenen Branchen. Mit diesem lassen sich natürlich nur äußere Dickenmessungen mit entsprechender Markierung der Einfallsfelder vornehmen.

Eine Weiterentwicklung dieser Zirkel stellt der von Bartram angegebene Meßzirkel dar. Bei diesem sind die Arme, dem besonderen Zweck entsprechend, in ihrer Form etwas verändert. Außerdem ist ein Kreisbogen nach Art einer Briefwaage angefügt, der in jeder Stellung des Zirkels das Lot angibt. Nachdem der eine Zirkelarm unter Leitung des eingeführten Fingers an die Portio gelegt und der andere Arm auf einen markierten Punkt der Haut aufgesetzt worden ist, läßt man die Waage ins Lot einschwingen. Durch einen Handgriff wird dann der Zirkel festgestellt, herausgenommen und die Ablesungen gemacht. Eine Ablesung gibt unmittelbar den Abstand zwischen Hautpunkt und Portio an, zwei weitere Ablesungen stellen den Winkel fest, um den die Röhre in sagittaler Richtung gekantet werden muß.

Auch die von Grashey angegebene Zentriervorrichtung ist aus dem bekannten Beckenzirkel hervorgegangen. Bei diesem Instrument wird gleichfalls der eine Arm unter

---

[1] Wir erwähnen noch, daß zur Erleichterung der Konzentrationsbestrahlung von Borell ein Verfahren angegeben wurde, das auf dem Prinzip der röntgenologischen Lokalisation eines Fremdkörpers in beliebigen Körpertiefen nach Fürstenau und Weski beruht. Bei diesem Verfahren wird zunächst die Tiefenlage der Portio und ihre Beziehung zu verschiedenen Punkten der Körperoberfläche, die später Zentrum der gewünschten Konzentrationsfelder werden sollen, röntgenphotographisch festgelegt. Zur Sichtbarmachung der Portio wird in den Carcinomkrater eine Goldkugel eingelegt.

Fingerkontrolle in die Scheide eingeführt. Der äußere, auf die Bauchhaut oder auf den Rücken aufgelegte Arm ergibt dann das Zentrum des Einfallsfeldes. Ersetzt man den äußeren Knopf durch einen Stab, der auf den in der Scheide liegenden Knopf hinweist, so ist die Richtung des Zentralstrahls festgelegt. Man braucht dann nur noch die Röntgenröhre in der Richtung dieses Stabes einzustellen. Grashey hat hierfür noch einige Erleichterungen an seinem Zirkel geschaffen.

Die Weiterentwicklung der bisher angeführten Meßzirkel hat zur Konstruktion komplizierterer Zentriervorrichtungen geführt. Wir nennen hier zunächst den Richtungsanzeiger von Kriser sowie den von Haupt. Bei diesen wird der Portiotumor als Mittelpunkt einer Kugelschale von beliebig gewähltem Halbmesser gedacht. Jeder Radius dieser Kugel muß die Portio treffen. Praktisch bestehen die Zentriervorrichtungen aus einem Metallhalbkreisbogen, der so über den Hüften befestigt werden kann, daß sein Durchmesser durch die Portio geht. Durch beliebiges Verschieben eines auf dem Halbkreisbogen beweglich angebrachten Stabes (Kriser) oder eines Stabes mit Platte (Haupt) kann man sich den Verlauf des Zentralstrahls markieren und dementsprechend die Röhre einstellen. Das von Haupt konstruierte Einstellgerät ist zweifellos das besser entwickelte, weil es durch eine geeignete Vorrichtung auch die genauere Lage der Portio bestimmt. Das von Kriser geschaffene Hilfsinstrument war in erster Linie zur Bestrahlung der Hypophyse und anderer intrakranialer Gebilde bestimmt. Erst auf Grund eines Prioritätsstreites hat Kriser die Anwendung dieses Instrumentes auch auf gynäkologische Bestrahlungen ausgedehnt.

Neben diesen Einstellgeräten wären noch die Zentriervorrichtungen von W. Simon, Wehmer, Lahm, Gleichmann, Brandess, Palugyay, Alberti, Roques, Sachatschieff, Stähler und H. Braun[1] zu nennen. Das Grundprinzip ist immer das gleiche. Mit Hilfe eines beweglichen Stangensystems wird die Richtung des durch die Mitte des Einfallsfeldes und des Tumors gehenden Zentralstrahls festgelegt. Die Röhre wird dann in entsprechender Weise eingestellt. Die hierzu konstruierten Geräte sind zum Teil sehr kompliziert. Bei manchen müssen noch an Hand von Tabellen besondere Umrechnungen vorgenommen werden. Die Anwendung dieser Einstellgeräte ist deshalb nicht so einfach, wie es für den praktischen Gebrauch wünschenswert wäre. Sie haben daher auch keine weitere Verbreitung gefunden. Wir wollen deshalb nicht näher auf die einzelnen Vorrichtungen eingehen. Wir begnügen uns mit dem Hinweis, daß sie sich in zwei Gruppen unterscheiden lassen:

1. in solche, bei denen das Koordinatensystem fest mit dem Patienten verbunden ist;
2. in solche, bei denen das Koordinatensystem außerhalb des Patienten liegt.

Das letztere Verfahren enthält größere Fehlerquellen, weil man die auf Grund einer Messung gewonnenen Abstände zunächst aus dem Körper herausprojizieren muß. Außerdem bindet es, wenn die Einstellung nicht zu umständlich werden soll, den Zentralstrahl an eine Ebene, z. B. die Horizontalebene.

Dieser Nachteil war der Anlaß, daß Capaldi und Laß aus der Erlanger Klinik ein neues Meß- und Einstellgerät konstruierten. Unter den indirekten Zentriervorrichtungen

---

[1] In der Literatur sind außerdem noch von Chania und Stark Methoden zur richtigen Anwendung der Strahlenrichtung angegeben. Chania hatte hierzu ein besonderes Instrument konstruiert.

stellt dieses zweifellos das beste und handlichste dar. Es gestattet eine beliebige Einstellung des Zentralstrahls ohne Bindung an eine bestimmte Ebene. Außerdem kann man mit ihm den Abstand Hautfeldmitte-Tumor direkt messen. Jedes umständliche und unzuverlässige Visieren in der Projektion fällt fort, ebenso umständliche Nebenrechnungen und Benutzung von Tabellen. Capaldi und Laß haben über das Prinzip, die Ausführung und die Handhabung ihres Gerätes (Abb. 61a u. b) folgende nähere Beschreibung gemacht:

Prinzip des Gerätes.

Punkt P (Abb. 61a) sei die Stelle des zu erfassenden Krankheitsherdes, Punkt A die auf der Hautoberfläche vorgegebene Feldmitte des zu bestrahlenden Feldes. Die Linie CC stelle die Bauchdecke dar, und das Gebiet unterhalb CC sei nur für die Gerade DP zugänglich. Dann gibt PA die Richtung des Zentralstrahles. Wir errichten in D das Lot und gewinnen so gewissermaßen ein Bezugssystem, dessen Lage durch die Lage des Tumors im Patienten bestimmt ist. Ziehen wir nun die Parallele zu DP durch A, so bekommen wir auf dem freien Schenkel des Lotes in D den Fußpunkt E. F ist der Fußpunkt einer beliebigen Parallele zu AE bzw. PD, die den Zentralstrahl in B schneidet. Durch die beiden Punkte A und B ist nun die Richtung des Zentralstrahles außerhalb des unzugänglichen Gebietes zugänglich geworden. Wir ziehen nun noch die Parallelen PGH und AK zu DF durch die Punkte P bzw. A. Dann ist: $\frac{c}{a} = \frac{d-c}{b}$, wo bei c = AG, d = HB, a = DE bzw. PG und b = EF = GH = AK ist. Besonders einfach wird diese Beziehung, wenn man a = b macht. Dann wird c = d — c oder d = 2c. In diesem Falle ist AB = AP = dem gesuchten Abstand Bauchdecke — Tumor, da die Dreiecke PAG und ABK

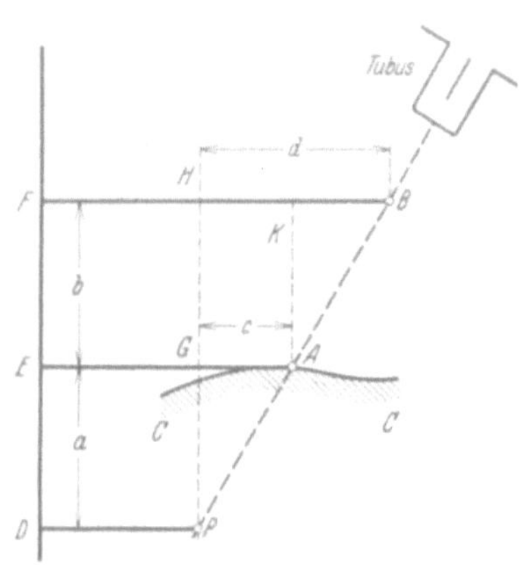

Abb. 61a. Prinzip des Einstellgerätes: wenn $a=b$, wird Dreieck PAG kongruent ABK, also $PA=AB$ und $d=2c$. [Aus Capaldi-Laß: Ein neues Meß- und Einstellgerät für die Röntgentiefentherapie. Röntgenpraxis 5 (1933).]

kongruent sind. Diese Beziehungen können durch ein Gestänge auf folgende Weise verwirklicht werden: Man macht die Geraden AE und FD horizontal und vertikal verschieblich. In Grundstellung stehen die 3 Punkte P, A, B genau senkrecht übereinander, so daß A mit G und B mit H zusammenfällt. Nun wird Punkt A bei sonst festgehaltener Anordnung durch Vertikalverschiebung bis zur Berührung mit der Bauchdecke und durch Horizontalverschiebung um das Stück c mit der Feldmitte in Berührung gebracht. Jetzt hat man noch die Stange FB so vertikal zu verstellen, daß a = b wird und horizontal um das Stück 2c.

Ausführung[1].

Die technische Durchführung dieses Prinzipes zeigt Abb. 61b. An der geschlitzten Messingstange 1 sitzt bei D der feste Ausleger 2, an dem mit Hilfe einer Überwurfmutter 3 die auswechselbaren Sonden 4 zum Einführen in die Vagina bzw. Uterus oder Rectum befestigt werden können. Die Sonden müssen so geformt und dimensioniert werden, daß

---

[1] Hersteller Siemens-Reiniger-Werke A. G.

ihre abgerundeten Enden immer in den Punkt P zu liegen kommen. Bei E und F sitzen die Führungsbuchsen 5 und 6 mit den horizontal und vertikal verschieblichen Auslegern EA und FB. Zur Feststellung der Ausleger in der Horizontalen dienen die Rändelschrauben 9 und 10, zur Feststellung in der Vertikalen die Rändelschrauben 7 und 8. Der Ausleger EA ist etwas abgekröpft und trägt bei A eine kleine Kugel, die nach oben zu aufgeschlitzt ist und den Drehpunkt des Meßstabes 11 enthält. Der letztere ist bei B in einem Schlitz geführt. Zu diesem Zweck ist das rechte Ende des Auslegers FB etwas verstärkt.

Die Messingstange 1 hat auf der Vorder- und auf der Rückseite eine Zentimeterteilung; der Anfangspunkt derselben ist durch die Lage von P gegeben (strichpunktierte Linie). Für die Stellung des Auslegers EA ist der unterste Punkt der Kugel A maßgebend.

Die Ablesemarke liegt daher mit ihr in gleicher Höhe (gestrichelte Linie). Die Stellung des Auslegers FB auf der Stange 1 wird im Ausschnitt der Führungsbuchse 6 abgelesen. Die beiden Ausleger FA und FB tragen ebenfalls eine Zentimeterteilung. Diese beiden Teilungen befinden sich in der Nullage, wenn die Ausleger in der punktierten Stellung sind. Wir nennen diese Stellung die Grundstellung. Bemerkenswert ist noch, daß die Bezifferung der Zentimeterteilung auf dem Ausleger FB so eingerichtet ist, daß sie erst jeden zweiten Zentimeter um eine Nummer weiterrückt. Das vereinfacht die Einstellung, da FB um das Doppelte der Verschiebung von EA verschoben werden muß, und dies dann automatisch geschieht, wenn beide Ausleger auf die gleiche Ziffer gestellt werden. Die Bezifferung des Meßstabes 11 ist so eingerichtet, daß man nach richtiger Einstellung an der Marke bei B ohne weiteres den Abstand AB = PA abliest.

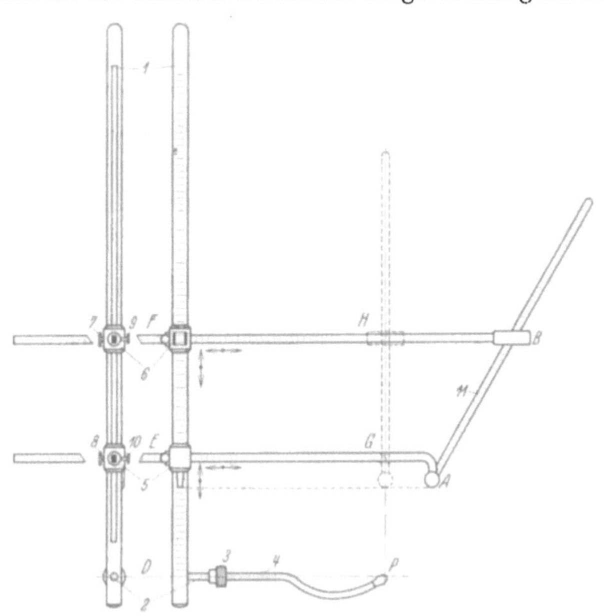

Abb. 61b. Darstellung des Gerätes. Punktierte Stellung = Grundstellung. [Aus Capaldi-Laß: Ein neues Meß- und Einstellgerät für die Röntgentiefentherapie. Röntgenpraxis 5 (1933).]

Handhabung des Gerätes.

Die Einstellung des Gerätes geht folgendermaßen vor sich: Nachdem man sich die Feldmitte mit einem Fettstift auf der Haut markiert hat, führt man die Sonde bis an den Krankheitsherd. Nun wird der Ausleger EA so verschoben, daß die Kugel auf die Feldmitte kommt. Bei mehr seitlich gelegenen Feldern ist dazu evtl. außer der Verschiebung des Auslegers eine Drehung des ganzen Gerätes um die Achse DP nötig. Will man ein Tubusfeld mit Kompression verabfolgen, so drückt man die Kugel entsprechend der Kompression etwas ein. Jetzt wird die Stellung des Auslegers EA auf 1 abgelesen, und der Ausleger FB auf die doppelte Zahl der Teilung von 1 gestellt. Nach horizontaler Einstellung des Auslegers FB auf die gleiche Zahl, die man auf EA abliest, ist die Einstellung des Gerätes beendet. Nun muß der Tubus eingestellt werden. Das geschieht 1. durch Ausrichten nach dem Schlitz 1, 2. durch Visieren entlang der Meßstange 11 in der Ebene senkrecht dazu. Zum Schluß wird der Patient mit der Feldmitte unter die Tubusmitte gefahren. Zur Ausführung dieser Operationen mit dem Gerät ist eine gewisse, aber leicht zu erwerbende Übung erforderlich[1].

Die Vor- und Nachbehandlung mit Verkupferung.
a) Die Vorbehandlung.

Wenn auch eine exakte Bestrahlungstechnik und Dosierung das ausschlaggebende Moment bei der Röntgenbehandlung bösartiger Tumoren darstellen, so sind doch zur Heilung eines Tumors noch eine Reihe weiterer Maßnahmen notwendig. Zu diesen gehört auch eine zweckentsprechende Vorbehandlung. Sie hat die Aufgabe, die Diagnose zu sichern, Veränderungen, die zu Nebenschädigungen führen können, zu erkennen und zu beseitigen und günstige Bedingungen für die Bestrahlung zu schaffen. Hierzu ist, ähnlich wie vor jeder Operation, neben der lokalen Untersuchung auch eine genaue Untersuchung des gesamten Organismus erforderlich.

Die Allgemeinuntersuchung hat in der üblichen Weise mit der Erhebung einer eingehenden Anamnese zu beginnen. Hierbei ist vor allem festzustellen, ob die Patientin schon anderweitig mit Röntgenstrahlen behandelt wurde. Ist das der Fall und wurde die Haut damals bis zur Toleranzgrenze belastet, so kann eine korrekte Bestrahlung nicht durchgeführt werden, wenn die volle Hautdosis an der Oberfläche wieder zur Wirkung gebracht werden muß und noch nicht mindestens 8 Wochen seit der anderen Bestrahlung verflossen sind. Sind schon mehrere Bestrahlungen vorangegangen, so kann eine neue unter Umständen unmöglich sein, weil sie schwere Schädigungen nach sich ziehen könnte. In derartigen Fällen ist es unbedingt erforderlich, sich mit dem betreffenden Röntgentherapeuten, der die früheren Bestrahlungen vorgenommen hat, in Verbindung zu setzen, um genauere Angaben über die Bestrahlungsdaten zu erhalten.

Ein weiterer wichtiger Punkt der Anamnese ist die Feststellung, ob die Patientin mit irgendwelchen differenten Arzneimitteln behandelt wurde. Ein besonderes Augenmerk ist dabei auf die percutane Behandlung zu richten. Wenn Hautstellen mit Jod-, Quecksilber-, Kupfer- oder Collargolsalben eingerieben wurden, sind sie gegen Röntgenstrahlen empfindlicher geworden. Auch die innerliche Verabreichung von Jod kann unter Umständen eine Sensibilitätserhöhung hervorrufen.

Bei der Allgemeinuntersuchung ist in erster Linie der Gesundheitszustand der Hautpartien festzustellen, auf denen die Einfallsfelder angesetzt werden müssen. Reizungen oder Entzündungen, welche die Sensibilität der Haut erhöhen, machen eine entsprechende Salbenvorbehandlung notwendig. Von dem Grad der erzielten Heilung

---

[1] Wir verweisen hier noch auf ein Einstellgerät, das von Kirchhoff (Frauenklinik Kiel) konstruiert wurde und zur Bestrahlung der Uteruscarcinome verwendet wird. Das Zirkelgerät (P.T.W.-Freiburg) soll eine täglich vollkommen gleichmäßige Reproduktion einer zu Beginn einer fraktionierten Bestrahlungsserie anatomisch exakt zentrierten Feldeinstellung einschließlich der Kompression und der Einkippung in 2 verschiedenen Ebenen (median- und symphysenwärts) ermöglichen. Der Zirkel wird in Kombination mit dem Hammerdosimeter verwendet; falls letzteres nicht vorhanden ist, kann leicht ein ähnlich gebautes Holzphantom benützt werden.

hängt es dann ab, ob diese Hautpartien voll belastet werden können oder nicht. Im letzteren Falle muß man, wenn möglich, durch Vergrößerung des Fokus-Hautabstandes die verminderte Tiefendosis wieder auszugleichen versuchen oder von einer anderen Stelle aus noch eine Zusatzdosis applizieren.

Aber nicht nur lokale Veränderungen, sondern auch organische Erkrankungen können die Sensibilität der Haut erhöhen. So ist die Haut Basedowkranker um etwa 30% empfindlicher als die Haut normaler Menschen. Das gleiche gilt für die Haut bei Nephritis, beim Diabetes, beim Morbus Addisonii. Deshalb müssen vor jeder Strahlenbehandlung derartige Krankheiten festgestellt werden, um der erhöhten Hautsensibilität Rechnung tragen zu können.

Neben der Haut sind stets die im Bestrahlungsgebiet liegenden Organe gefährdet. Hier sind in erster Linie die Blase und der Darm zu nennen. Beide Organe werden bei der Bestrahlung des Beckens von hohen Strahlenmengen getroffen. Das gilt besonders für die Behandlung von Adenocarcinomen des Uterus. Bei der Röntgenbehandlung dieser Carcinomformen kommen in der Blasen- und Darmschleimhaut mindestens 125% der HED zur Wirkung. Diese Dosis wird von der gesunden Schleimhaut der Blase und des Darms ohne weiteres vertragen, nicht aber von der entzündlich veränderten. Man muß daher vor der Bestrahlung auf eine Cystitis und auf eine entzündliche Veränderung der Mastdarmschleimhaut genau achten. Durch entsprechende Untersuchungen kann man sich von dem Zustand des Darmes und der Blase leicht überzeugen. Werden entzündliche Veränderungen gefunden, dann kann es zweckmäßig sein, die Bestrahlung einige Tage zu verschieben und durch Blasenspülungen und andere Verordnungen eine Cystitis zu beseitigen, oder durch Öleinläufe u. dgl. den Mastdarm zu beeinflussen. Zu den Blasenspülungen dürfen aber keinesfalls Mittel wie Collargol, Argentum nitricum und ähnliche Präparate genommen werden, da diese die Schleimhaut imprägnieren und später als Sekundärstrahler wirken. Dadurch würde die lokale Dosis höher als berechnet und damit die Gefahr einer Schädigung besonders groß. Andererseits darf man sich bei der bekannten Hartnäckigkeit einer Cystitis mit der Behandlung nicht allzu lange aufhalten, weil Gefahr besteht, daß der Tumor lokal oder durch Metastasierung fortschreitet und damit die Erfolgsaussichten der Bestrahlung wesentlich verschlechtert werden. Daher kann es ratsam sein, eine leichte Schädigung in Kauf zu nehmen. Durch eine besonders sorgsame Nachbehandlung wird man sie wohl immer wieder beseitigen können. Bezüglich des Darms wäre noch darauf hinzuweisen, daß eine vorangegangene Magen-Darmdurchleuchtung mit Kontrastbrei eine peinliche Reinigung des Darms erfordert, weil Barium als Sekundärstrahler wirkt und dadurch lokale Schädigungen der Darmschleimhaut hervorgerufen werden können.

Herzveränderungen sind im allgemeinen in bezug auf die Röntgentherapie von untergeordneter Bedeutung. Es ist aber zu bedenken, daß auch die Röntgentherapie gewisse Anforderungen an das Herz stellt, besonders, wenn größere Tumoren bestrahlt werden. Denn dabei kommt es zu einem ausgedehnten Zellzerfall im Tumor und im Blut. Durch die dabei freiwerdenden großen Mengen von Tumortoxinen und die starke Blutschädigung wird der Allgemeinzustand und damit auch das Herz in Mitleidenschaft gezogen.

Bei der Bestrahlung der linken Mamma ist die Myodegeneratio cordis zu beachten. Durch eine einmalige Bestrahlung sind Schädigungen der Herzmuskulatur nicht zu befürchten. Bei Wiederholung der Bestrahlung nach 6—10 Wochen muß man jedoch mit der Möglichkeit einer Indurationsschädigung der Herzmuskulatur rechnen. Eigenartige Herzstörungen können dann nach der Röntgenbehandlung entstehen. In solchen Fällen ist es die Aufgabe des Röntgentherapeuten, durch geschickte Einstellung des Neigungswinkels das Herz zum mindesten bei der zweiten Bestrahlung mit einer möglichst geringen Strahlendosis zu treffen.

Bei der Bestrahlung des Mammacarcinoms ist auch der Zustand der Lunge von ausschlaggebender Bedeutung; denn es läßt sich nicht vermeiden, daß große Strahlenmengen die Lunge durchsetzen. Besteht nun eine stärkere Bronchitis, so bedeutet dies für die Bestrahlung eine höchst unangenehme Komplikation. Wenn die Bronchitis in verhältnismäßig kurzer Zeit abgeheilt werden kann, ist eine Vorbehandlung in diesem Sinne absolut notwendig. Da aber beim Carcinom die Bestrahlung eilt, so muß bei diesen Fällen meistens eine Induration in Kauf genommen werden.

Beim Mammacarcinom hat die Lungenuntersuchung aber auch noch einen anderen Zweck. Bei der Tendenz der Brustkrebse, häufig in die Lunge zu metastasieren, darf man keine Mammabestrahlung beginnen, ohne vorher eine genaue radiologische Untersuchung der Lunge vorgenommen zu haben; denn für den Fall, daß Lungenmetastasen vorliegen, müssen diese sofort mitbestrahlt werden, was bei der Aufstellung des Bestrahlungsplanes zu berücksichtigen ist.

Eine gute Lungenaufnahme ist auch wichtig, damit man etwa später auftretende Anzeichen einer Lungeninduration durch Vergleich leichter erkennen kann.

Erkrankungen, die ebenfalls eine genaue physikalische und röntgenologische Lungenuntersuchung erforderlich machen, sind das Sarkom und das Chorionepitheliom. Beide Geschwülste führen häufig zu Lungenmetastasen. Diese lassen sich aber in beiden Fällen, wenn sie frühzeitig erkannt werden und noch keine allzu große Ausbreitung erlangt haben, gut mit Röntgenstrahlen beeinflussen.

Wichtig für jede Bestrahlung ist die Beschaffenheit des Blutes. Mit Rücksicht auf die nach der Bestrahlung zu erwartende Blutschädigung muß vor jeder Röntgenbehandlung ein genauer Blutstatus erhoben werden. Bei einer zu schlechten Blutbeschaffenheit können Carcinombestrahlungen nicht mehr vorgenommen werden. Diese sind kontraindiziert bei einer Leukocytenzahl unter 2000, bei gleichzeitiger Lymphopenie, sowie einem Hämoglobingehalt unter 30%. Für einen Organismus mit einem derartig schlechten Blutbild bedeutet die Bestrahlung eine schwerste Belastung des Organismus; denn er vermag nach der Zerstörung des Carcinoms nicht mehr die notwendigen Kräfte für die Heilungsvorgänge aufzubringen. Aber nicht nur zum Entscheid der Frage, ob eine Röntgenbehandlung mit Aussicht auf Erfolg ausgeführt werden kann, ist die Erhebung des Blutbildes erforderlich, sondern auch um eine Vergleichsmöglichkeit für spätere Blutuntersuchungen zu haben. Nur so ist es möglich, das Ausmaß der durch die Strahlenbehandlung verursachten Blutschädigung sicher abschätzen zu können. Das ist notwendig, weil man aus der Schnelligkeit der Regeneration wichtige prognostische Schlüsse ziehen kann.

Zu diesen allgemeinen Untersuchungen und Vorbereitungen kommen in manchen Fällen noch lokale Maßnahmen, so die Probeexcision und die Desinfektion entzündeten Tumorgewebes.

Unsere Stellungnahme zur Probeexcision haben wir bereits in einem Sonderkapitel dargelegt. Im allgemeinen führen wir sie erst nach der Bestrahlung aus. Dann sind die Tumorzellen zum größten Teil sterilisiert und die zweifellos vor der Bestrahlung bestehenden Gefahren, wie Infektion, Propagation des Geschwulstwachstums und Dissemination von fortpflanzungsfähigen Tumorzellen auf ein Mindestmaß beschränkt, besonders wenn die Probeentnahme mit der Diathermieschlinge durchgeführt wird. Dieses Vorgehen ist allerdings nicht statthaft, wenn es sich um ein fragliches Portiocarcinom bei einer jungen Frau handelt. In einem derartigen Fall muß man im Hinblick darauf, daß die Durchstrahlung des Beckens zur Kastration führt, die Probeexcision vor der Bestrahlung vornehmen. Um die Gefahr dieses Eingriffs möglichst gering zu halten, empfiehlt sich das von uns früher vorgeschlagene Vorgehen: Probeexcision mit der Diathermieschlinge, Klärung der Diagnose im Schnellverfahren, gegebenenfalls sofortige Bestrahlung.

Eine Desinfektion im Falle einer Entzündung des Tumors und im umgebenden Gewebe ist notwendig, weil die Entzündung das Verhältnis der Radiosensibilität zwischen den Tumorzellen und den Zellen des umliegenden gesunden Gewebes verschiebt. Erstere werden unempfindlicher, letztere empfindlicher gegen Röntgenstrahlen. Um diese ungünstige Verschiebung wieder rückgängig zu machen, bedarf es wirksamer desinfektorischer Maßnahmen. Dazu genügen keine Mittel, die nur die Oberfläche desinfizieren, die Desinfektion muß sich vielmehr weit in die Tiefe erstrecken. Eine derartige Tiefendesinfektion läßt sich am besten mit der im nächsten Kapitel beschriebenen Verkupferung erreichen, die überdies den Tumor gleichzeitig sensibilisiert und damit die Strahlenwirkung erhöht.

Von gleicher Wichtigkeit wie die allgemeinen und lokalen Maßnahmen der Vorbehandlung ist die psychische Vorbereitung der Patientin. Für diese lassen sich natürlich keine festen Regeln aufstellen. Sie hängt jeweils von der Einstellung der Patientin zur vorgeschlagenen Strahlentherapie und von ihrem Intellekt ab. Vielfach wird die psychische Vorbereitung die Vorbehandlung überhaupt einleiten. Denn viele Patienten sehen in der Röntgentherapie eine an sich harmlose Behandlungsweise, bei der weder eine besondere Vorbereitung noch eine Klinikaufnahme notwendig ist. Solchen Kranken muß die Notwendigkeit der einzelnen Maßnahmen auseinandergesetzt werden. Auch muß ihnen erklärt werden, daß sich die Bestrahlung nicht in kurzer Zeit durchführen läßt, sondern einige Stunden oder aber mehrere Tage in Anspruch nimmt. Gerade eine mehrere Stunden lang sich hinziehende, mehrtägige Carcinombestrahlung verlangt ein gewisses Verständnis seitens der Patientin. Wir halten es nicht für richtig, wenn einer Patientin gegenüber, die ein Carcinom hat, von ihrer Erkrankung und von der in Frage kommenden Röntgenbehandlung als von etwas ganz Nebensächlichem und Harmlosem gesprochen wird. Die einigermaßen intelligente Patientin macht sich dann sofort Gedanken, wenn sie sieht, daß eine stundenlange Röntgenbehandlung evtl. mit vorausgehender Verkupferung oder sonstiger Vorbehandlung durchgeführt wird. Die Erfahrung hat gezeigt, daß es viel richtiger ist, die Erkrankung nicht allzu harmlos hinzustellen, wobei natürlich das ominöse Wort „Krebs" vermieden werden muß. Unter allen Umständen sollte man es sich zum Prinzip machen, einem der nächsten Angehörigen der Patientin restlosen Aufschluß zu gewähren, um sich dessen Unterstützung bei der langwierigen Behandlung der Patientin auch in psychischer Hinsicht zu sichern.

So wie es Patienten gibt, die die Röntgentherapie als Behandlungsmaßnahme unterschätzen, so gibt es solche, die nach den von Bekannten erzählten Schauermärchen sich unter der Röntgentherapie etwas ganz Gefahrvolles vorstellen und die vor allem Angst vor Verbrennungen haben. Solchen Patienten muß man die Angst vor der Bestrahlung nehmen. Es wäre aber falsch, in diesem Falle die Bestrahlung als eine harmlose, kurz dauernde Maßnahme hinzustellen. Man würde damit nur eine vorübergehende Beruhigung erreichen. Es ist eine tägliche Erfahrung, daß die Unruhe und die Angst vor der Bestrahlung wieder in verstärktem Maße auftauchen, wenn die Bestrahlung sich länger hinzieht, als die Patientin nach dem Ausspruch des Arztes angenommen hat. Die Folge ist, daß die Patientin ängstlich wird, nicht ruhig liegen bleibt und damit die Durchführung der Bestrahlung ernstlich gefährdet.

Mit dieser kurzen Zusammenstellung haben wir einen Überblick über die Maßnahmen gegeben, die jeder Strahlenbehandlung bösartiger Geschwülste vorausgeschickt werden müssen. Erst wenn diese Voraussetzungen erfüllt sind, kann an die Durchführung der Bestrahlung herangetreten werden.

Am Bestrahlungstag selbst sind noch einige vorbereitende Maßnahmen notwendig. Im allgemeinen soll die Patientin nüchtern zur Bestrahlung kommen. Bei empfindlichen Patientinnen kann man aber zwei Stunden vor der Bestrahlung folgendes leichtes Frühstück gestatten: Ein halbes Brötchen, ein wachsweiches Ei und eine halbe Tasse Tee. Größere Flüssigkeitsmengen sind mit Rücksicht auf den dadurch ausgelösten Reiz auf die Magensekretion verboten.

Besondere Sorgfalt ist auf die Entleerung des Darmes zu legen, um Kot und Darmgase, die ungünstige Bestrahlungsverhältnisse schaffen und die Dosierung stören würden, zu beseitigen. Um dieses in genügender Weise erreichen zu können, wird die Patientin zweckmäßigerweise bereits am Tage vor der Bestrahlung abgeführt, erhält dann aber am Morgen, einige Stunden vor der Bestrahlung, noch einen Einlauf.

Ebenso wie der Darm muß vor der Bestrahlung auch die Blase entleert werden, weil eine gefüllte Blase die Lage der Beckenorgane in nicht zu kontrollierender Weise beeinflußt (s. Abb. 67 b, S. 344).

b) Verkupferung.

Eine wichtige therapeutische Maßnahme vor der Bestrahlung stellt die „Verkupferung" dar. Sie wird in der Erlanger Frauenklinik bei jedem infizierten Carcinom vorgenommen.

Als Verkupferung bezeichnen wir jene Maßnahme, bei der mit Hilfe eines galvanischen Schwachstroms von einer vor den Tumor gebrachten Anode aus Kupferteilchen und Kupfersalzteilchen in den Tumor und seine Umgebung gebracht werden.

Die Anode muß jeweils dem besonderen Zweck angepaßt werden. Bei der Behandlung der Collumcarcinome nehmen wir ein Kupferrohr, das vorne, ähnlich einer Brause, eine Auftreibung hat und wie diese durchlöchert ist. Das Kupferrohr selbst ist auf eine Länge von 3—5 cm frei, dann durch einen Hartgummimantel geschützt. An seinem hinteren Ende trägt es einen Ansatz für einen Gummischlauch und eine aufgelöste Drahtklemme (Abb. 62). Zur Behandlung wird dieses Kupferrohr mit fettfreiem Zellstoff und einer Mullbinde so umwickelt, daß eine schwammartige Elektrode entsteht. Ihre Größe richtet sich jeweils nach der Weite der Scheide (Abb. 63). Diese muß durch die Elektrode stets fest austamponiert sein. Wird diese Maßregel nicht beachtet und liegt die Elektrode der Scheidenwand nur locker und nicht in ganzer Ausdehnung an, so können Verbrennungsulcera in der Scheidenschleimhaut auftreten; denn nach dem Jouleschen Gesetz kommt es an Stellen mit nur wenigen Berührungspunkten durch Zusammendrängen der Stromlinien zu einer hohen Wärmeentwicklung. Die Anode wird durch einen Gummischlauch mit einem Irrigator verbunden, der eine 0,5%ige Kupferselenlösung enthält. Im Schlauch sind ein Tropfregulator und ein Quetschhahn angebracht.

Als Kathode wird ein Tonbehälter verwandt, der mit Kochsalzlösung gefüllt ist (Abb. 62). Man kann auch Stanniolblechkathoden verwenden, die mit Kochsalzkompressen umwickelt sind (Abb. 62).

Der Strom wird von einem Akkumulator von 4 Zellen = 8 Volt geliefert. In den Stromkreis ist ein hoher Ohmscher Widerstand eingeschaltet, der eine Spannungsabschaltung erlaubt. An einem Milliamperemeter wird die Stromstärke abgelesen.

Bei der Vornahme der Verkupferung ist darauf zu achten, daß Anode und Kathode gut voneinander isoliert werden. Sonst kann es vorkommen, daß von der angefeuchteten Kathode ein kleiner Flüssigkeitsstrom nach der Scheide zu läuft; dann geht der Strom statt durch den Tumor diesen kürzeren Weg; im Carcinomtumor wird dann kein Kupfer niedergeschlagen. Um dieses zu verhindern,

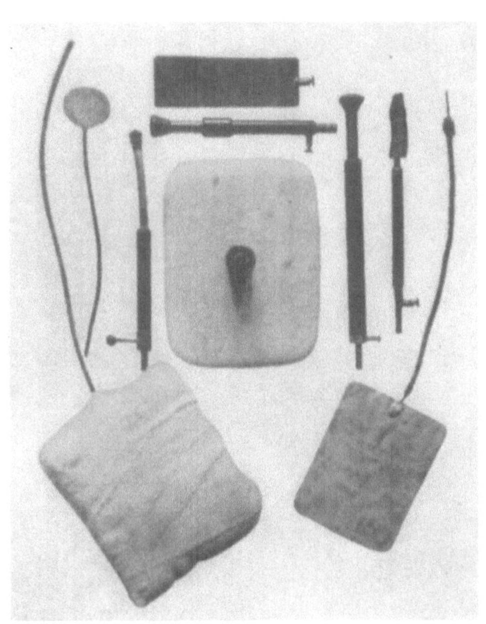

Abb. 62. Anoden und Kathoden für die Verkupferung.

müssen der Schamberg und ein Teil der Schamhaare mit Salbe so bestrichen werden, daß ein kleiner Fettwall entsteht; ebenso ist seitlich von der Kathode ein Fettstreifen anzubringen. Weiter muß die Kathode der Haut tadellos anliegen, andernfalls kann es, ähnlich und aus dem gleichen Grund wie bei schlechtem Sitz der Anode in der Scheide zu kleinen oberflächlichen Combustionen kommen. Deshalb ist nach Einschaltung des Stromes die Patientin zu befragen, ob ein Prickeln oder kleine Stiche unter der Kathode verspürt werden. Ist dies der Fall, dann liegt die Kathode nicht richtig auf und es droht bei Fortsetzung der Verkupferung die soeben beschriebene Gefahr. Um dieser vorzubeugen, ist es zweckmäßig, die Kathode regelmäßig mit einem Sandsack zu beschweren, um so einen ständigen kräftigeren Druck auszuüben.

Auch die Zuleitungen müssen tadellos isoliert werden. Am besten verwendet man gut isolierten Draht und führt diesen nochmals durch einwandfreie Gummischläuche.

Als Elektrolyt wird eine 0,5%ige Kupferselenlösung verwendet. Das Kupferselensalz (Cuprum selenicum Merck) wird zur Herstellung dieser Flüssigkeit in destilliertem Wasser gelöst. Der Zufluß ist so einzustellen, daß etwa 10 Tropfen der Kupferselenlösung pro Minute fallen; dann wird der Strom eingeschaltet und durch langsame Abschaltung des

Widerstandes die gewünschte Höhe erreicht. Man sieht, wie bei der Abschaltung der Zeiger am Milliamperemeter langsam steigt. Wenn die Isolation gut und die Schaltung richtig ist, werden zunächst 15—20 Milliampere gemessen werden. Der Zeiger steigt nur langsam an, um dann zwischen 20—30 Milliampere stehen zu bleiben. Manchmal werden auch 40 Milliampere und mehr erreicht. Das ist individuell verschieden. Gewöhnlich wird bei

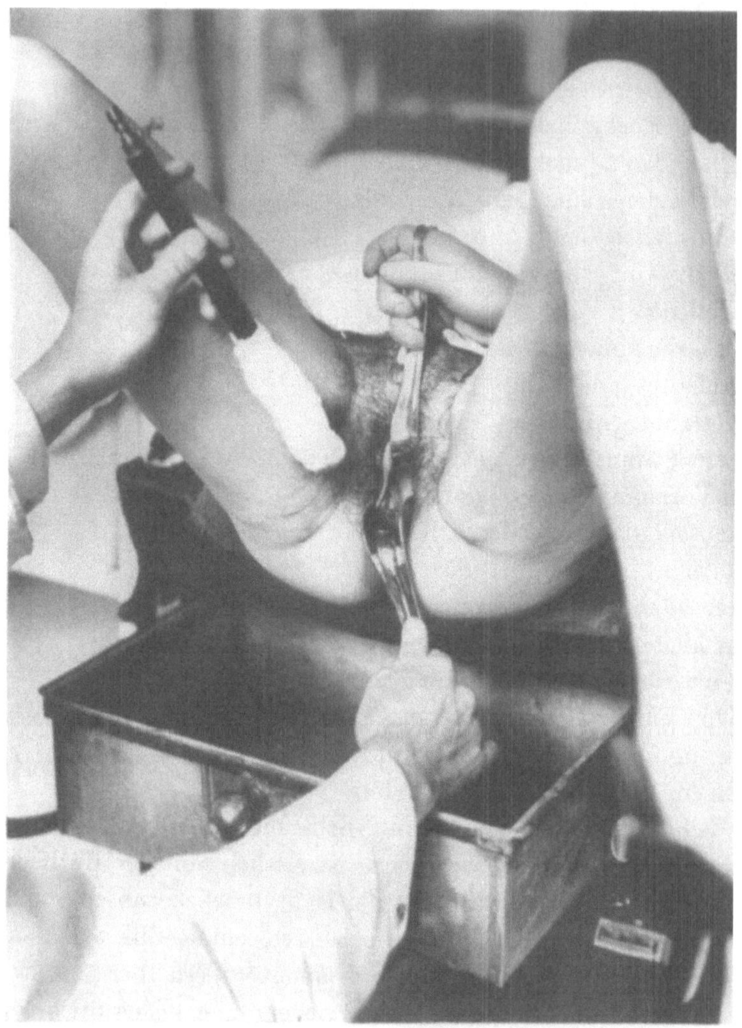

Abb. 63. Die umwickelte und befeuchtete Anode wird an den Tumor gebracht.

dünnen Patienten eine höhere Stromstärke erreicht als bei adipösen. Bei letzteren ist die Entfernung zwischen den beiden Elektroden und damit auch der Widerstand zwischen den beiden Elektroden größer. Mehr als 50 Milliampere als Stromstärke zu verwenden, ist unzweckmäßig; es hat sich gezeigt, daß 25—30 Milliampere genügen.

Insgesamt sollte man die Verkupferung so lange vor sich gehen lassen, bis etwa 200—250 Milliamperestunden erreicht sind. Mehr als 300 Milleamperestunden sind unzweckmäßig. Bei 800 Milliamperestunden sind Vergiftungserscheinungen, auch leichte Nierenschädigungen beobachtet worden. Bei der Grenze von 250 Milliamperestunden sind an der

Erlanger Frauenklinik noch nie Schädigungen beobachtet worden, auch keine Nieren-reizungen. Dagegen kann man Kupfer im Urin und auch im Speichel 2—3 Tage lang nachweisen.

Nach Beendigung der Verkupferung und Herausnahme der Anode sieht man den Portiotumor grünlich blau belegt, an weggenommenen Bröckeln kann man auch in tieferen Schichten Kupfer nachweisen. Die praktische Durchführung der Verkupfe-rung zeigt Abb. 64.

Bei der Behandlung von oberflächlich liegenden ulcerierten Carcinomen, wie z. B. beim Mammacarcinom und beim Vulvacarcinom wird die Anode als Schwammelektrode angeordnet

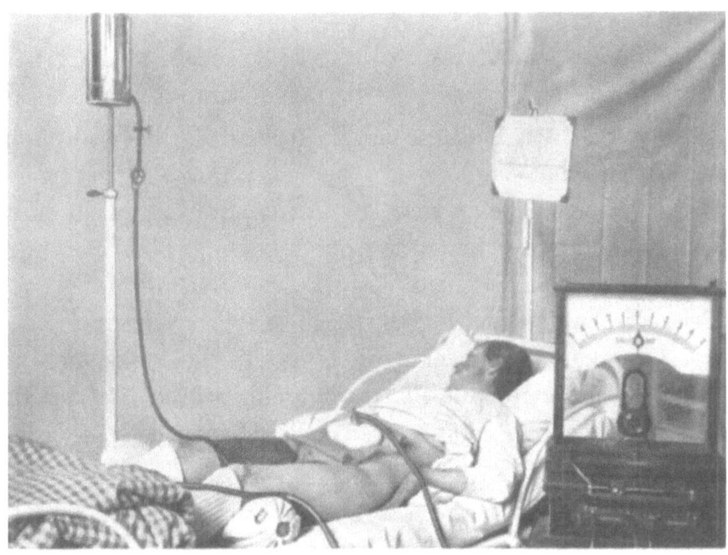

Abb. 64. Anordnung zur Verkupferung.

Bei dieser als Verkupferung bezeichneten Maßnahme handelt es sich physikalisch um folgende Vorgänge:

1. Iontophorese. Die Salzlösung wird in Richtung der Kathode auf dem Weg der Zellzwischenflüssigkeit transportiert. Es findet also eine Imbibierung des zwischen Anode und Kathode gelegenen Gewebes statt, naturgemäß in der Nähe der Anode am stärksten.

2. Elektrolyse. Durch diesen Vorgang wird Kupfer aus seiner Verbindung befreit, die Kupferionen werden in Richtung der Kathode transportiert. Es ist anzunehmen, daß die Zellgrenzen den Kupferionen keinen Widerstand bieten und daß somit die Kupfer-teilchen auch in die Zellen hineingebracht werden. In der Nähe der Anode wird selenige Säure frei, so daß in den oberflächlichsten Schichten des Tumors eine Ätzwirkung aus-gelöst wird.

Daß Kupferteilchen bei der Verkupferung tatsächlich ins Gewebe gelangen und diese Maßnahme praktischen Wert hat und nicht nur auf theoretischen Überlegungen beruht, ist durch Versuche hinreichend bewiesen.

Wintz konnte in vorbehandelten und dann exstirpierten Myomen Kupfer finden. Zum gleichen Resultat führten Versuche an exstirpierten Cystomen. Bei geeignetem

Vorgehen konnte auch percutan Kupfer ins Gewebe gebracht werden. So fand sich Kupfer in tiefer gelegenen Schichten der Mamma, wenn ein mit Kupferselenlösung getränkter Wattebausch auf die Brust gepreßt wurde und die Kathode sich auf dem Rücken befand. Desgleichen konnte Dyroff Kupfer in der Asche innerer Organe percutan verkupferter Tiere nachweisen.

Die medizinische Wirkung der Verkupferung ist folgende:

1. Die Kupferselenlösung wirkt als Desinfizienz und, da sie durch die Iontophorese in das Gewebe transportiert wird, ist sie als Tiefenantisepticum anzusprechen. Das Kupfer wirkt auf die Zellen giftig. In diesem Sinne kommt auch eine oligodynamische Wirkung in Betracht.

2. Die Kupferionen wirken als Sekundärstrahler. Man erhält so eine lokale Erhöhung der Strahlung, die bis zu 20% betragen kann.

Letztere Zahl beruht auf biologischen Versuchen. Es hat sich nämlich gezeigt, daß nach Verkupferung der Haut das Erythem bei einer um 20% geringeren Dosis auftritt. Mit unseren Meßinstrumenten kann man die Zusatzstrahlung nicht messen; denn sie ist so weich, daß sie schon von der Iontoquantimeterkammer absorbiert wird. Dagegen läßt sich ihr Nachweis auf photometrischem Wege einwandfrei führen. Dyroff hat zu diesem Zweck Pferdefleisch verkupfert und Fleischstücke von der gleichen Beschaffenheit und vom gleichen Muskel unverkupfert auf eine photographische Platte neben das verkupferte Fleischstück gelegt. Dann wurde die Platte röntgenbelichtet. Bei der Entwicklung zeigte sich, daß die Stellen, denen die verkupferten Teile anlagen, wesentlich stärker geschwärzt waren.

Klinisch zeigt sich die Wirkung der Verkupferung in rascherer Heilung nach der Bestrahlung. So haben wir es erlebt, daß ein Rückencarcinom von Hohlhandgröße bei Anwendung der Verkupferung nach 3 Wochen geheilt war. Beim Portiocarcinom ging die Heilung mitunter noch rascher vor sich.

Den praktischen Wert der Verkupferung hat Wintz auch statistisch nachgewiesen.

Klinisch gleich gelagerte Fälle von Plattenepithelcarcinom der Portio wurden teils nach vorausgegangener Verkupferung, teils ohne diese Maßnahme bestrahlt. Das Material umfaßt 120 Patienten. Jede Gruppe enthält 60 Fälle.

Nach dem klinischen Befund handelt es sich stets um weiter vorgeschrittene, inoperable Carcinome. In allen Fällen war eine doppelseitige parametrane Infiltration vorhanden. Auch fanden sich auf allen Tumoren hämolytische Streptokokken.

Die prozentuale Heilung in beiden Gruppen war:

3 Jahre nach Abschluß der Behandlung:

Gruppe 1 (ohne Verkupferung) 8%,
Gruppe 2 (mit Verkupferung) 16%.

5 Jahre nach Abschluß der Behandlung:

Gruppe 1 (ohne Verkupferung) 6,3%,
Gruppe 2 (mit Verkupferung) 13%.

Zusammengefaßt liegt der Wert der Verkupferung in folgenden Punkten:

1. Die Verkupferung bewirkt eine ausgiebige Tiefendesinfektion. Es werden damit wieder günstigere Verhältnisse für die Strahlentherapie geschaffen.

2. Die Verkupferung führt zu einer Erhöhung der Sekundärstrahlung und damit zu einer Steigerung der Röntgenstrahlenwirkung im verkupferten Gebiet:

Als Effekt nach der Bestrahlung ist folgendes beobachtet worden:

1. Die Rückbildung eines bestrahlten Carcinoms — ob an der Portio oder an der Körperoberfläche — geht wesentlich rascher vor sich, als dies normalerweise ohne Verkupferung beobachtet wird.

2. Die Vernarbung und Bildung neuen Gewebes geht ebenfalls in kürzerer Zeit vor sich als bei nicht verkupferten Fällen.

3. Die Erfolgsstatistik gleichartiger Fälle ergibt, daß bei den mit Verkupferung vorbehandelten Fällen das Endresultat einen wesentlich höheren Prozentsatz von Heilungen aufweist als bei den Fällen ohne Verkupferuug.

c) Die Nachbehandlung.

Wenn auch mit der exakt durchgeführten Bestrahlung eines Tumors die wichtigste Aufgabe der Röntgenbehandlung erfüllt worden ist, so ist doch bis zur endgültigen Heilung noch ein weiter Weg. Der Organismus muß die entstehenden Tumorzerfallsprodukte erst resorbieren und dann wieder eliminieren. Weiter muß er den sich bildenden Defekt durch Narbengewebe schließen. Das sind Aufgaben, die schon an einen gesunden Organismus große Anforderungen stellen, erst recht also an einen bereits durch Tumortoxine und Bestrahlung geschädigten, insbesondere, wenn es sich um einen großen Tumor handelt. Deshalb bedarf der Organismus nach der Röntgenbehandlung noch auf lange Zeit hinaus großer Schonung und zweckmäßiger Unterstützung, um trotz der beeinträchtigten Leistungsfähigkeit den neuen Aufgaben gerecht zu werden.

Arbeiten über eine zweckentsprechende Nachbehandlung des bestrahlten Carcinoms liegen vor von Opitz, Wintz, Vogt, Hiranandani, Hochenegg, Drügg, Wolf-Jacob, Stricker, Bardachzi, Siegmund und v. Mikulicz-Radecki.

Neben der auf die Heilung der allgemeinen Körperkräfte gerichteten Behandlung sind aber auch lokale Maßnahmen im Bestrahlungsgebiet selbst erforderlich. Die Einfallsfelder sind meistens bis zur Toleranzgrenze belastet worden. Desgleichen sind gewöhnlich auch die Nachbarorgane des Tumors von hohen Dosen getroffen worden. Wenn Haut und Nachbarorganen auch keine unmittelbare Gefahr droht, so müssen sie doch lange Zeit hindurch sorgsam gepflegt werden, weil sie sich nach der Bestrahlung in einem Zustand latenter Schädigung befinden und das Hinzutreten einer weiteren Noxe die Schädigung manifest werden lassen könnte.

Aus diesen kurzen Ausführungen geht die Notwendigkeit einer zweckentsprechenden Nachbehandlung deutlich hervor. Sie weisen auch darauf hin, daß die Nachbehandlung zwei Aufgaben hat: Die eine ist der Ausgleich der lokalen Bestrahlungsfolgen, die andere der Ausgleich der allgemeinen Bestrahlungsfolgen und die Unterstützung des Organismus bei den weiteren Heilungsvorgängen.

Dementsprechend ist auch eine lokale und allgemeine Nachbehandlung erforderlich.

1. Die lokale Nachbehandlung

a) Der durchstrahlten Haut und Organe.

Bei der lokalen Nachbehandlung spielt stets die Pflege der bestrahlten Hautstellen die Hauptrolle. Die hohen, bei der Tumorbestrahlung zur Anwendung kommenden Oberflächendosen setzen die Talgdrüsen außer Funktion. Die bestrahlte Haut wird daher trocken. Deshalb hat sich für die Bestrahlungsfelder eine ausgiebige Salbenbehandlung als notwendig erwiesen. Wir verwenden entweder reinstes Unguentum leniens (Cera alba 6,3, Cetaceum 7,2, Ol. oliv. 54,0, Aqu. dest. 22,5) zweimal täglich, oder die Radermasalbe von Obermayer (Unguentum Raderma) täglich. Auch reinstes salzfreies Schweinefett kann genommen werden.

Mit dem Einfetten muß noch am gleichen Tage nach der Röntgenbehandlung begonnen werden. Es ist mehrere Monate hindurch fortzusetzen. Die Salbe muß dabei täglich oder jeden zweiten Tag mit einer weichen Seife, am besten mit guter Rasierseife entfernt werden, damit in den Hautfalten keine Reizung durch Fettsäuren entsteht. Auf der Reise und an heißen Tagen kann an Stelle der Salbe auch bester Talkumpuder verwendet werden.

Eine zweckmäßig gepflegte Haut kann ohne weiteres innerhalb von 8 Wochen zweimal mit 100% der HED belastet werden. Auch eine 3. in einem größeren Abstand vorgenommene, gleich hoch dosierte Bestrahlung wird meistens noch gut vertragen. Doch tritt gelegentlich nach einer dreimaligen Bestrahlung mit der HED eine Induration auf. Dieser Zustand ist gekennzeichnet durch eine schweinslederartige Veränderung der Haut, die sich derb und stark verdickt anfühlt. Die Haut sieht aus wie gequollen, die Poren sind weit auseinandergedrängt. Diese Veränderungen sind die Folge von Intimaschädigungen; die Gefäße werden durchlässiger für Wasser.

Eine Induration kann aber auch schon nach einer zweimaligen, ja sogar nach einer einmaligen Bestrahlung mit der HED entstehen, wenn die bestrahlten Hautstellen durch eine weitere Noxe, die an sich harmlos sein kann, getroffen werden. Das ist darauf zurückzuführen, daß eine latente Schädigung der Hautgefäße schon nach einmaliger Belastung der Oberfläche mit 100% der HED vorhanden ist. Besonders empfindlich sind in dieser Hinsicht die Lymphgefäße. An diesen sind bereits nach Dosen von 40% der HED mikroskopisch Veränderungen festgestellt worden. Diese latente Schädigung gleicht sich bei der nötigen Pflege im Laufe von 8 Wochen wieder aus. Wenn aber in dieser Zeit ein weiterer Insult auftritt, wird die Schädigung manifest. Die Gefäßwände werden durchlässig, die Induration entsteht.

Als derartige Insulte kommen für das röntgenbestrahlte Gewebe besonders heiße Auflagen mit Wärmekissen oder Leibflaschen in Betracht, ferner strahlende Wärme oder auch heiße Umschläge. Auch Diathermie- und Kurzwellenbehandlungen sind schädlich. Ebenso können Massagen und Einreibungen mit Salben, die differente Arzneimittel enthalten, eine Induration auslösen. Weiterhin sind zu nennen Kälteapplikationen mit Eisbeuteln, sogar ein länger anhaltender Korsettdruck kann an der Entwicklung einer Induration schuld sein. Das Gleiche gilt von einer schlecht sitzenden Leibbinde.

Ist es zu einer Induration gekommen, so ist eine besonders sorgsame Pflege der Haut mit den genannten Salben notwendig. Heiße Auflagen dürfen zur Behandlung keinesfalls vorgenommen werden. Erst recht muß jede weitere Schädigung ferngehalten werden. Schon Kratzwunden können sich deletär auswirken, da induriertes Gewebe gegen Infektionen widerstandslos ist. Aus kleinen Kratzwunden können schwer heilende Ulcerationen entstehen. Nach Incisionen, die aus einer falschen Diagnose heraus wegen Verdachts auf Tumorbildung vorgenommen wurden, ist weitgehender Zerfall des ganzen indurierten Gewebes und Tod an Sepsis beobachtet worden.

Wenn dagegen keine weitere Schädigung hinzukommt, ist die Prognose für die Ausheilung der Induration günstig zu stellen. Auch für die schwerere Form ist sie nicht ungünstig. Nur selten führt die Gefäßschädigung zu Obliteration und damit zu Nekrose und Zerfall. Letzteres tritt fast immer erst ein, wenn sich eine der vorhin genannten Noxen zur Induration gesellt.

Die Heilung einer Induration geht allerdings, da die Induration auf Gefäßschädigungen beruht, nur langsam vor sich, unter Umständen nimmt sie 2—3 Jahre in Anspruch. Die Beschaffenheit der Haut kann dann aber wieder eine fast normale sein. Wir haben Fälle beobachtet, in denen sich die Indurationen so gut zurückbildeten, daß eine Verdickung der Haut nicht zurückblieb. In anderen Fällen heilte die Induration in einer narbigen Schrumpfung aus.

Mit Rücksicht auf die hohe Empfindlichkeit der röntgenbestrahlten Haut verbieten wir allen Patienten strengstens jegliche Wärmeanwendung im bestrahlten Gebiet und machen auf die möglichen deletären Folgen nachdrücklichst aufmerksam. Wir weisen dabei darauf hin, daß heiße Bäder, elektrische Heizkissen, Leibflaschen, warme Wickel, Sonnen- oder Höhensonnenbestrahlungen mindestens 2 Jahre lang nach der Röntgenbehandlung nicht angewendet werden dürfen. Desgleichen verbieten wir Eisbeutelauflagen und das Einreiben nicht verordneter Salben oder die lokale Anwendung anderer Arzneimittel.

Damit unsere Patienten unsere Anweisungen nicht vergessen, übergeben wir ihnen stets folgende gedruckte Vorschriften und Verhaltungsmaßregeln. Außerdem lassen wir uns den in Bd. IV/2 S. 189 angeführten Revers unterschreiben, um dem etwaigen Einwand, daß wir die Patientin nicht genügend aufgeklärt hätten, vorzubeugen.

Vorschriften für das Verhalten nach der Bestrahlung und für die Behandlung der bestrahlten Hautstellen.

Nach der Bestrahlung stellt sich häufig ein gewisses Müdigkeitsgefühl ein. Bei empfindlichen Kranken können auch leichte Übelkeit, manchmal auch Erbrechen und vermehrte Stuhlentleerungen auftreten. Man bezeichnet diese Erscheinungen, die im allgemeinen sehr harmloser Natur sind, als „Röntgenkater". Sie gehen bald wieder vorüber und bedürfen außer Ruhe (Bettruhe) und leichter Kost keiner besonderen Behandlung. Dauern diese Erscheinungen ausnahmsweise länger an, so ist der behandelnde Arzt zuzuziehen, der von der Klinik über die Nachbehandlung unterrichtet wurde.

An der Körperstelle, an welcher die Bestrahlung vorgenommen wurde, kann die Haut nach einigen Tagen etwas rot werden; im Verlauf von einigen Wochen tritt eine leichte Bräunung auf. Bei weniger empfindlicher Haut können diese Erscheinungen fast ganz fehlen, bei empfindlicher Haut kann die Braunfärbung stärker auftreten, ja es kann zu leichter Abschuppung kommen. Diese Hautveränderungen geben keinen Anlaß zu Besorgnis. Sie sind die normale Folge der Bestrahlung und bringen bei Befolgung der Vorschriften (s. unten) keinen Nachteil.

Behandlung der bestrahlten Hautstellen.

Die bestrahlten Hautstellen sind täglich zweimal mit der verordneten Salbe oder reinstem salzfreiem Schweinefett 4 Monate lang einzufetten. Die Salbe und auch das Fett sind jedesmal vor

Gebrauch zu prüfen, ob sie nicht ranzig geworden sind. Das Einfetten geschieht am besten, indem man mit einem flachen, glatten Holzspatel die betreffenden Hautpartien mit Salbe oder Fett bestreicht und dann mit dem Finger (die Hände sind vorher gründlich zu waschen) durch ganz leichte streichende Bewegungen das aufgetragene Fett in die Haut einreibt. Mit ganz besonderer Sorgfalt sind Hautfalten, wie z. B. die Leistengegenden und die Hautpartien zwischen den Beinen, zu behandeln.

Es ist streng verboten, irgendeine andere Salbe, auch wenn sie von einem Arzt verschrieben wäre, zur Behandlung der bestrahlten Haut zu verwenden; denn der Zusatz dieser Salbe könnte die Haut nur stärker reizen.

Auf das strengste verboten sind auf die Dauer von mindestens 2 Jahren nach der Bestrahlung feuchte und heiße Auflagen jeder Art, auch feuchte Verbände oder Eisbeutelauflagen, dann die Anwendung von Benzin, Alkohol oder Kölnisch-Wasser; Sonnenbäder und Höhensonnenbestrahlungen sind für die röntgenbestrahlte Haut ganz besonders gefährlich; sie dürfen ebenso wenig wie die anderen Mittel angewendet werden, selbst wenn sie von anderen Ärzten verordnet sein sollten.

Ferner ist peinlichst darauf zu achten, daß an den bestrahlten Hautstellen weder Rockbänder, Korsett, noch andere scheuernde Kleidungsstücke reiben. Auch Kratzen auf den bestrahlten Stellen ist streng verboten.

Die bestrahlten Stellen sind empfindlicher gegen alle diese Einwirkungen und werden deshalb viel leichter wund als unbestrahlte Haut; einmal entstandene Wunden heilen nur sehr langsam ab. Für Schädigungen, die nach Zuwiderhandlungen gegen diese Vorschriften auftreten, lehnen wir jede Verantwortung ab.

Reinigung der bestrahlten Hautstellen.

Das auf die Haut gebrachte Fett (Salbe oder reines Schweinefett) zersetzt sich. Es ist daher eine peinliche Säuberung der Haut notwendig. Dies geschieht durch nicht zu warme Bäder und eine weiche vollfette Seife, die vor dem Gebrauch zum Schäumen gebracht wird. Am besten nimmt man eine gute Rasierseife zu diesem Zweck. Die Seife muß sehr gut abgespült werden. Das Abtrocknen der bestrahlten Stellen geschieht am besten mit einem weichen, gut aufsaugenden Handtuch, besonders vorsichtig sind die Hautfalten und die Stelle zwischen den Beinen abzutrocknen; Abtupfen ist hier besser, denn durch starkes Reiben mit einem harten Handtuch wird die Haut gereizt.

Die genannten Hauterscheinungen (Rötung und Bräunung) sind unbedenklich; wenn die geschilderten Maßnahmen peinlich durchgeführt werden, treten keine Hautschädigungen auf.

Ist die Kranke nach der Bestrahlung zu einer weiteren Strahlenbehandlung bestellt, so kann ihre Gesundung davon abhängen, daß sie wirklich zur festgesetzten Zeit erscheint. Kann die zweite Bestrahlung nicht rechtzeitig stattfinden, so kann dadurch der Erfolg der ganzen Behandlung in Frage gestellt und damit das Leben der Patienten gefährdet sein. Eine nicht vollständig durchgeführte Bestrahlung ist wie eine halbe Operation. Die Kranken dürfen nicht glauben, daß, wenn durch die erste Bestrahlung sich ihr Zustand weitgehend gebessert hat und die Beschwerden verschwunden sind, es schon zu einer endgültigen und dauernden Heilung gekommen ist. Andererseits darf die Kranke nicht meinen, daß die Behandlung unnütz und wertlos ist, wenn nach der ersten Bestrahlung nicht eine weitgehende und deutliche Besserung erzielt wurde. Die günstige Wirkung der Bestrahlung kommt häufig erst nach der zweiten, evtl. auch dritten Anwendung der Röntgenstrahlen deutlich zur Geltung. Auch bloße Kontrolluntersuchungen, bei denen dann festgestellt wird, ob die Bestrahlung sofort vorzunehmen oder ob noch einige Wochen damit zu warten ist, sind von ausschlaggebender Bedeutung für Leben und Wohlergehen der Kranken. Die angegebenen Zeitpunkte müssen daher im eigensten Interesse der Kranken strenge eingehalten werden.

Der von den Patienten angegebene überweisende Arzt und der Hausarzt erhalten sowohl über die Bestrahlung als auch über die für die Nachbehandlung in Frage kommenden Maßnahmen ausführlichen Bescheid. Die Patienten sollen sich daher an diese Ärzte wenden, wenn sie Rat brauchen. Wenn die Patienten durch Ortswechsel oder andere Umstände gezwungen sind den Arzt zu wechseln, so ist es nötig, daß sie dies der Klinik mitteilen und den neuen Arzt veranlassen, sich zwecks Auskunft an die Klinik zu wenden.

Wurde bei der Röntgenbehandlung das Becken durchstrahlt, so ist auch eine peinliche Pflege des Rectums notwendig. Denn bei allen Tumorbestrahlungen wird das Rectum von hohen Strahlendosen getroffen, insbesondere bei einem Adenocarcinom des

Uterus. Zu dessen Zerstörung muß die hohe Dosis von 125% der HED angewandt werden. Diese Dosis kommt dann nämlich auch in der Rectumschleimhaut zur Wirkung. Damit ist sie bis dicht an ihre Toleranzgrenze belastet. Bisweilen treten sogar schon bei dieser Dosis Reizungserscheinungen in Form von leichten Durchfällen und Schleimabgängen auf. Das weist deutlich darauf hin, daß die Gefahr einer Schädigung unmittelbar bevorsteht. Daher muß in der Folgezeit jeder weitere Insult ferngehalten und die Darmschleimhaut ebenso wie die bestrahlte Haut sorgfältig gepflegt werden. Jede weitere Noxe könnte bereits eine ernstere Schädigung hervorrufen. Eine sorgsame Pflege des Rectums ist auch schon deshalb notwendig, weil fast immer nach 8 Wochen noch eine zweite, gleich hoch dosierte Bestrahlung vorgenommen werden muß.

Zunächst ist durch geeignete Zusammensetzung der Nahrung für einen lockeren Stuhlgang zu sorgen. Zum gleichen Zweck verordnen wir noch folgendes Pulver (Rp. Magnes. perhydr. 15,0 [Merck 25%], natr. bic. 8,0, p. rad. rhei 9,0, sulfur. dep. puriss. 7,0, bismut. subnitr. 12,0, bismut. subgall. 2,0, carbo animal. 10,0, M. f. p. d. in scat. S. dreimal täglich eine Messerspitze nach dem Essen in einem Glas Wasser aufgeschwemmt).

Zu diesen Maßnahmen kommen noch lokale. Um die Rectumschleimhaut schlüpfrig zu erhalten und die Stuhlpassage zu erleichtern, muß jede unserer bestrahlten Patientinnen täglich Darminstillationen mit etwa 10 ccm Olivenöl vornehmen. Gegebenenfalls können Hohlsuppositorien mit Paraffin oder Oleum olivarum verordnet werden. Auf der Reise kann auch mittels einer Spritze Unguentum leniens oder Nivea-Creme in das Rectum gebracht werden. Harter Stuhlgang ist auf alle Fälle zu vermeiden. Harte Kotballen müssen daher unter allen Umständen durch Öleinläufe entfernt werden.

Bei Beckendurchstrahlungen wird auch die Blase von Strahlen getroffen. Ihre Schleimhaut hat die gleiche Empfindlichkeit wie die Rectumschleimhaut. Doch liegen die Verhältnisse bei der Blase insofern etwas anders, als sie derartigen mechanischen Irritationen wie das Rectum nicht ausgesetzt ist. Eine besondere Nachbehandlung der Blase ist daher im allgemeinen nicht nötig; reichliche Flüssigkeitszufuhr ist zweckmäßig.

Anders ist es allerdings, wenn bereits vor der Bestrahlung eine Cystitis bestanden hat. Dann kann eine stärkere Reaktion der Blasenschleimhaut folgen. Es wäre aber falsch, diese lokal anzugehen. Die Reizung der Schleimhaut wird durch Spülungen nur vermehrt und die Gefahr einer Kombinationsschädigung in unmittelbare Nähe gerückt. Überhaupt soll man jede Manipulation an einer gereizten Blase nach der Bestrahlung vermeiden.

Das gleiche gilt, wenn bei der Bestrahlung eine Schädigung gesetzt wurde. Letzteres ist möglich bei falscher Einstellung der vorderen Konzentrationsfelder bei der Uteruscarcinombestrahlung. Wenn die Strahlenkegel sich zu hoch überkreuzen, kann, besonders bei stark gefüllter Blase, eine lokale Überdosierung erfolgen und ein Ulcus entstehen. Bei der nötigen Vorsicht und bei Vermeidung weiterer Irritationen heilt dieses meist reaktionslos ab. Die Abheilung des Ulcus wird aber aufgehalten, sobald es durch lokale Manipulationen weiter gereizt wird. Deshalb ist jeder unnötige Katheterismus und jede unnötige Cystoskopie streng kontraindiziert.

Aus allen diesen Gründen muß sich die Behandlung einer akuten Blasenschädigung sowie einer leichten Blasenreizung auf die Erzielung eines niedrig gestellten, nicht reizenden Urins beschränken. Hierzu ist reichliche Flüssigkeitszufuhr notwendig. Bei einer gleichzeitig vorhandenen Bakteriurie empfiehlt sich die Verabfolgung desinfizierender Arzneimittel, etwa Neotropintabletten, um den Urin keimfrei zu machen. Es hat sich gezeigt, daß diese Maßnahmen vollkommen ausreichen und die beste Gewähr für eine glatte Ausheilung geben.

Nach Brustdurchstrahlungen oder bei den Bestrahlungen von Lungenmetastasen, z. B. beim Mammacarcinom, muß man bei der Nachbehandlung seine Aufmerksamkeit auch auf die Lunge richten. In dieser kann es nach Bestrahlungen zu ganz eigenartigen Veränderungen kommen, die eine besondere Behandlung erfordern. Man nennt diese Veränderungen nach Wintz Lungeninduration. Dieser Ausdruck wurde gewählt, weil die beobachteten Veränderungen ebenso wie die Induration der Haut die Folge einer Gefäßschädigung sind. Bei diesem Entstehungsmodus und der hohen Empfindlichkeit der Gefäße liegt es auf der Hand, daß in der Lunge mit ihrem großen Gefäßreichtum eine Induration sehr leicht auftreten kann.

Jedenfalls wird bei der hohen Empfindlichkeit der Gefäße bei jeder Mammacarcinombestrahlung, ganz gleich nach welcher Methode sie vorgenommen wird, in mehr oder minder großen Teilen der Lunge stets ein Locus minoris resistentiae geschaffen. Wenn keine weitere Schädigung hinzukommt, erfolgt allmählich wieder ein Ausgleich. Eine weitere, gleich hoch dosierte Bestrahlung ist dagegen schon nicht mehr ganz gleichgültig. Sie hat bereits vielfach eine Lungeninduration zur Folge. Eine Lungeninduration kann aber auch schon nach einer Bestrahlung entstehen, wenn eine Erkrankung der Lunge oder eine Grippe hinzutritt. Umgekehrt hat meistens jede Lungendurchstrahlung einer erkrankten Lunge eine mehr oder weniger schwere Induration zur Folge.

Prognostisch ist die Induration des Lungengewebes im allgemeinen günstig zu bewerten. Die einfache Lungeninduration heilt meistens völlig wieder ab. Bei einer Komplikation mit einer schweren Bronchitis und Grippe ist die Prognose allerdings weniger günstig. Häufig kommt es dann zu schweren Veränderungen in der Lunge im Sinne einer vollständigen Induration (Carnifikation). Unter Umständen bleibt eine schwere Beeinträchtigung des Allgemeinbefindens bestehen. Sogar Todesfälle sind bei dem Zusammentreffen von Grippe und Induration beobachtet worden.

Was nun die klinischen Erscheinungen einer Lungeninduration anbelangt, so hängen diese von der Schwere der Veränderungen ab. Zur Zeit der Entwicklung macht die Lungeninduration dem Patienten oft auffallend wenig Beschwerden und erst bei stärkeren Graden stellt sich ein leichter Reizhusten ein. Bei ausgedehnteren Veränderungen wird die Patientin dyspnoisch. Auskultatorisch und percutorisch sind Symptome vorhanden, wie sie bei der zentralen Pneumonie festgestellt werden. Im Röntgenbild sieht man einen dem Bestrahlungsfeld entsprechend lokalisierten Schatten.

Die Behandlung richtet sich nach der Schwere der Symptome. Bei leichteren Formen ist eine besondere Behandlung nicht notwendig. Es genügt, wenn die Patientin sich bei ihrer Arbeit möglichst schont. Wir haben schon darauf hingewiesen, daß die leichten Formen der Lungeninduration meistens wieder vollkommen ausheilen. Schwerere Lungenindurationen bedürfen aber einer sorgsamen, sachgemäßen Pflege. Auch hier ist es wichtig, die naheliegende Wärmebehandlung in Gestalt von heißen Packungen oder Diathermie zu vermeiden. Auch Expektorantien werden schlecht vertragen. Sie verstärken die Beschwerden. Dagegen hat sich die Behandlung mit Injektionen von Campher oder Transpulmin sowie Cadechol per os bewährt. Neben diesen Mitteln kommen Herzmittel,

Bettruhe mit gleichmäßiger Bettwärme, auch Liegekuren in warmer trockener Luft im Freien in Betracht.

Aus der Kenntnis, daß das Auftreten einer Bronchitis, einer Grippe usw. bereits nach einmaliger Bestrahlung zu einer Lungeninduration führen kann, ergibt sich die Notwendigkeit, nach Mammacarcinombestrahlungen eine zweckentsprechende Prophylaxe zu treiben, um einer derartigen Komplikation vorzubeugen. Neben der Verordnung entsprechender Unterkleidung sind die Patienten darauf hinzuweisen, sich möglichst vor jeder Erkältungskrankheit zu schützen und schon bei den ersten Anzeichen z. B. eines Schnupfens oder leichten Halskatarrhs vorsichtshalber das Bett aufzusuchen, um einer Ausbreitung der Infektion vorzubeugen.

Bei der Nachbehandlung von Patienten, die wegen Mammacarcinoms bestrahlt wurden, muß man sein Augenmerk außerdem auch auf das Herz richten. Wenn dieses vor der Bestrahlung gesund war, ist selbst bei einer hochdosierten Mammacarcinombestrahlung kein Schaden zu erwarten. Dagegen kann eine zweite Carcinombestrahlung, vor allem wenn nur eine dünne Überschicht vorhanden ist, den Herzmuskel in Mitleidenschaft ziehen. Die Gefahr wird um so größer, wenn er noch von einer weiteren Schädigung getroffen wird. Als solche käme irgendeine Infektionskrankheit in Betracht, ferner aber auch unzweckmäßiges Verhalten der Patientin, sportliche Betätigung, Überanstrengung, besonders bei einem bald nach der Bestrahlung angetretenen Hochgebirgsaufenthalt. Aus letzterem Grunde verbieten wir unseren wegen Mammacarcinom bestrahlten Patienten einen Hochgebirgsaufenthalt in höherer Lage, während wir ihn sonst speziell den wegen Carcinom bestrahlten Patienten anraten, weil wir festgestellt haben, daß der Höhenaufenthalt durch die Änderung der Stoffwechselverhältnisse den Ausheilungsprozeß und das Allgemeinbefinden überaus günstig beeinflußt. Lassen sich Anzeichen einer Herzinduration feststellen, so ist es erforderlich, der Patientin größtmöglichste Schonung aufzuerlegen, gegebenenfalls sind zur Stützung des Herzens außerdem die üblichen Herzmittel anzuwenden.

b) Des bestrahlten Tumors.

Es erscheint naheliegend, auch den bestrahlten Tumor, soweit er durch seinen Sitz gut zugänglich ist, mit lokalen Maßnahmen nachzubehandeln. Indessen ist eine direkte Behandlung des bestrahlten und in Rückbildung begriffenen Tumors im allgemeinen nicht nötig. Der bestrahlte Tumor soll sogar möglichst in Ruhe gelassen werden; denn es hat sich gezeigt, daß Reize verschiedenster Art die Rückbildung aufhalten können. Eine sehr ungünstige Rolle spielt in dieser Hinsicht eine hinzutretende Infektion. Durch sie wird der Rückbildungsprozeß empfindlich gestört. Anstatt daß sprossende Bindegewebszellen die zugrundegegangenen Carcinomzellen ersetzen, entsteht ein torpides Geschwür oder eine Zerfallshöhle mit weitgehender Nekrose. Diese Erfahrungen machen es notwendig, jeder Infektionsmöglichkeit auch nach der Röntgenbehandlung vorzubeugen[1]. Man soll daher in der Rückbildungszeit keine unnötigen Probeexcisionen vornehmen. Desgleichen soll man nicht mit der Sonde prüfen, ob das Gewebe noch brüchig ist. Ebenso

---

[1] Nach unseren früheren Ausführungen stellt eine vor der Bestrahlung vorhandene Infektion insofern eine Komplikation dar, als das entzündete umgebende Gewebe gegen Röntgenstrahlen empfindlicher wird, während die Carcinomzellen unempfindlicher werden.

soll man in der Rückbildungszeit nicht unnötig untersuchen, weil auch durch den palpierenden Finger in dem empfindlichen Carcinomgewebe Verletzungen gesetzt werden können.

Die Nachbehandlung eines Carcinoms erstreckt sich daher höchstens auf Spülungen zur Bekämpfung des den Zerfall begleitenden Fluors. Bei den Uterus- und Scheidentumoren eignet sich hierzu am besten eine Lösung von Alsol (Rp.: Liquor alum. acet. tartar. conc. 300,0. S. 1 Eßlöffel auf 1 l Wasser [40° C]) zur Spülung oder Cuprum sulfuricum (Rp: Cupr. sulfur. pulv. 100,0. S. 1 Messerspitze auf 1 l Wasser) oder Chinosol (Rp.: Chinosoltabletten. S. zur Spülung. 1 Tablette auf 1 l Wasser). Desinfizierende Einlagen haben nur dann eine Berechtigung, wenn starke Nekrose und Jauchung vorhanden sind. Wir verwenden in solchen Fällen wegen ihrer stark desinfizierenden und desodorierenden Eigenschaften die Chinovagintabeletten (Rp.: Tabl. Chinovagin [Originaltabletten der Chinosolfabrik Hamburg] 1 Originalpackung. S. jeden zweiten Abend hoch in die Scheide einzuführen, vorher anzufeuchten). Bei diesen handelt es sich um ein in Tablettenform hergestelltes Chinosolpräparat, das die Eigenschaft hat, in einem feuchtwarmen Medium unter Schaumbildung langsam zu zerfallen. Wichtig ist bei Uteruscarcinomen die Beachtung einer Pyometra; gegebenenfalls muß durch Drainage für deren Abfluß gesorgt werden. Bei oberflächlichen ulcerierenden Tumoren ist durch häufige Abspülung mit der vorhin genannten Cuprum sulfuricum-Lösung und häufigen Verbandwechsel eine Säuberung anzustreben.

Speziell für die Nachbehandlung der Uterus- und Scheidentumoren ist noch die Tatsache von Bedeutung, daß Indurationen auch im Beckenbindegewebe und in der Scheidenwand auftreten können, da Indurationen als Folge einer Gefäßschädigung sich in allen Gewebsschichten entwickeln können. Bei den hohen Dosen, die bei der Uteruscarcinombestrahlung mindestens zweimal im Beckenbindegewebe zur Wirkung kommen, sind besonders Indurationen des parametranen Gewebes gar nicht so sehr selten. Das ist darauf zurückzuführen, daß die Parametrien bei den Uteruscarcinomen meistens entzündlich verändert sind und eine Entzündung bereits mit Gefäßveränderungen einhergeht. Palpatorisch gleicht die parametrane Induration den nach Infektionen beobachteten Parametritiden, bei denen das ganze kleine Becken von harten Resistenzen ausgefüllt ist. Je nach der Art der Strahlenverteilung kann eine solche parametrane Induration gleichmäßig beide Seiten oder nur eine Seite einnehmen. Eine Induration der Scheide verändert diese zu einem starren, engen Rohr, dessen Wände sich eigentümlich glatt und verdickt anfühlen. Derartige indurative Veränderungen der Scheidenwände kommen vor allem dann zur Beobachtung, wenn eine kombinierte Röntgen-Radiumbehandlung durchgeführt und die Radiumzusatzdosis sehr hoch gewählt wurde. Die Induration umfaßt entweder nur das hintere Ende der Scheide oder auch größere Teile.

Klinisch ist die Kenntnis dieser parametranen und vaginalen Indurationen von großer Wichtigkeit, da sie zu Verwechslungen mit rein entzündlichen Infiltrationen führen und daher zu entsprechenden Behandlungsmaßnahmen Veranlassung geben können. Die parametrane und vaginale Röntgeninduration darf aber niemals mit Scheidenheizlampen oder anderen Wärmeeinwirkungen behandelt werden, weil dadurch der indurative Prozeß noch verstärkt würde.

Die weitere klinische Bedeutung einer parametranen und vaginalen Induration ist darin zu suchen, daß ebenso wie bei den Indurationen der Haut die lokale Reaktionsfähigkeit und die Widerstandskraft des betroffenen Gewebes weitgehend herabgesetzt sind. Das ist vor allem für die Collumcarcinome von größtem Nachteil. Selbst wenn der Carcinomtumor zerstört ist, kann die Ausheilung und der Ersatz durch gesundes Gewebe nicht stattfinden, weil das umliegende Gewebe keine Regenerationskraft besitzt. Deshalb bleibt in solchen Fällen nach dem Verschwinden des Tumors ein torpides Geschwür bestehen. Von diesem aus kann die Infektion sich in dem widerstandslosen Gewebe ausbreiten und unter Umständen die Patientin schließlich an allgemeiner Sepsis zugrundegehen.

Ebenso ungünstig liegen die Verhältnisse, wenn noch lebensfähige Carcinomzellen im indurierten Gebiet vorhanden sind; das ist z. B. dann möglich, wenn nur eine Röntgendosis von 90—100% der HED zur Wirkung kam, durch die bekanntlich die Carcinomzellen im Ruhestadium nicht immer, Zellen im präcancerösen Stadium aber niemals tödlich getroffen werden. Wenn nun als „unterstützende" Behandlung stärkere Durchwärmung des Gewebes durch Diathermie oder andere Wärmebehandlungsarten vorgenommen wird, dann kann eine Induration entstehen, die unter Umständen durch eine gleichzeitige Infektion sehr starke Formen anzunehmen vermag. Damit ist aber in dem betreffenden Falle die Aussicht, mit einer weiteren Röntgenbehandlung einen Erfolg zu erzielen, zunichte gemacht; denn das indurierte, nichtcarcinomatöse Gewebe ist empfindlicher gegen Röntgenstrahlen geworden, die Carcinomzellen aber, wie jetzt feststeht, unempfindlicher. Um die Carcinomzellen zu zerstören, müßte man daher die Dosis über das gewöhnliche Maß hinaus steigern. Dies würde in dem umgebenden Körpergewebe zu schwerem Zerfall führen.

Diese Beispiele zeigen, wie zurückhaltend man mit lokalen Maßnahmen am Tumor nach der Röntgenbehandlung sein muß, und wie die Absicht, den Erfolg der Strahlenbehandlung zu verbessern, gerade ins Gegenteil umschlagen kann.

2. Die allgemeine Nachbehandlung.

Diese Nachbehandlung umfaßt Maßnahmen zum Ausgleich der allgemeinen Bestrahlungsschäden und zur Unterstützung des Organismus bei den Heilungsvorgängen.

Unter den allgemeinen Bestrahlungsschäden ist in erster Linie der sog. Röntgenkater zu nennen. Früher bei den stundenlang sich hinziehenden Bestrahlungen, bei der technisch mangelhaften Apparatur, die zur Bildung von Ozon und nitrosen Gasen Anlaß gab und bei den ungenügend ventilierten Bestrahlungsräumen hat der Röntgenkater eine große Rolle gespielt. Unter Umständen haben die Patienten tagelang erbrochen und 10—14 Tage hindurch über allgemeine Mattigkeit und stärkeres Unbehagen geklagt. Manche haben noch längere Zeit unter den Nachwehen einer Röntgenbestrahlung zu leiden gehabt. Derartige Erscheinungen kommen heute in einer modern eingerichteten Röntgenabteilung nicht mehr vor. Die Bestrahlungszeiten sind bei der leistungsfähigen Apparatur wesentlich kürzer geworden. Der Strahlen- und Hochspannungsschutz, zusammen mit genügenden Entlüftungsanlagen, verhindert die Ansammlung von nitrosen Gasen und Ozon.

Ganz vermeiden läßt sich der Röntgenkater allerdings auch heute noch nicht, weil er nicht allein auf äußere Vorgänge, sondern auch auf die im Körper nach der Bestrahlung sich abspielenden Reaktionen — Zellzerfall im Blute sowie im gesunden und kranken Gewebe, Überschwemmung des Organismus mit den dadurch entstehenden Zerfallsprodukten, Verschiebung im Stoffwechselgleichgewicht usw. — zurückzuführen ist. Bei der Bedeutung des Zellzerfalls für das Auftreten des Röntgenkaters steht dieser auch in gewissen Beziehungen zur Volumdosis und zur bestrahlten Körperstelle. Je größer die Volumdosis und je blutreicher und strahlenempfindlicher die von Strahlen getroffenen Organe sind, um so stärker ist im allgemeinen die nach der Bestrahlung auftretende Reaktion. Deshalb wird auch heute noch nach Durchstrahlungen des Oberbauches, bei denen Leber und Milz getroffen werden, ein mehr oder minder starker Röntgenkater beobachtet. Auch direkte Irritation des Nervensystems scheint als Ursache für den Röntgenkater in Frage kommen zu können. Hierfür spricht das Auftreten von bisweilen sehr starken Katererscheinungen, wenn das Gehirn, wie bei der Hypophysenbestrahlung, von Röntgenstrahlen getroffen wird. Allerdings spielt bei der Gehirndurchstrahlung auch der Umstand eine Rolle, daß die der Bestrahlung folgende Hyperämie die Druckverhältnisse im Schädelinnern beeinflußt.

Neben diesen Vorgängen kommt für das Auftreten eines Röntgenkaters auch den im Laufe einer Röntgenbestrahlung erfolgenden Aufladungen eine gewisse Bedeutung zu. Der Patient kann sich dabei bis zu 3—4000 Volt aufladen. Da auch wieder Entladungen erfolgen, entstehen Wechselströme, die, wie wir von der Hochfrequenzbehandlung her wissen, zu Störungen im Zellchemismus führen können. Derartige Aufladungen lassen sich wohl vermeiden. Man muß hierzu die Patientin direkt oder durch einen elektrostatischen Schutz mit der Erde verbinden. Dieser kann z. B. aus einer dünnen, geerdeten Aluminiumplatte bestehen, die über den größten Teil des Körpers gedeckt wird. Die Erdung der Patientin selbst erfolgt durch eine mit Salzlösung angefeuchtete Manschette am Bein.

Wenngleich es nicht möglich ist, die oben genannten Entstehungsursachen des Röntgenkaters abzustellen, so ist ihre Kenntnis doch sehr wichtig, weil man bei der Bestrahlung darauf Rücksicht nehmen kann. Hierzu braucht man nur möglichst kleine Einfallsfelder zu wählen, um die Volumdosis niedrig zu halten. Bei der Durchstrahlung des Oberbauches kann man durch geschicktes Richten des Strahlenkegels die Durchstrahlung von Leber und Milz auf ein Mindestmaß beschränken. Das gleiche gilt bei der Hypophysenbestrahlung für das Gehirn.

Bei empfindlichen Patienten, die bereits bei längeren Eisenbahnfahrten Brechreiz bekommen, kann man schon prophylaktisch irgendein brechreizlinderndes Mittel geben. Früher verabfolgten wir Anästhesin (25 Tropfen der 5%igen Lösung in einem Glas schweren Rotweins). Heute lassen wir die Patientin vor der Bestrahlung ein Nautisan- oder Colsilzäpfchen einführen. Neben diesen therapeutischen Mitteln wirkt bei psychisch labilen Patienten gütliches Zureden, das sich der Arzt bei dem modernen Strahlenschutz auch während der Bestrahlung leisten kann. Von Wichtigkeit ist auch eine mehrere Tage vor der Bestrahlung durchgeführte tadellose Stuhlregelung und die vollständige Entleerung des Darmes am Bestrahlungstag.

Ist trotz aller dieser Vorsichtsmaßregeln ein stärkerer Röntgenkater aufgetreten, so wird am besten eine hypertonische Kochsalz- oder Traubenzuckerlösung injiziert. Auch als Tropfklystier kann man diese Mittel verabfolgen. In letzter Zeit werden zur Behandlung des Röntgenkaters immer wieder Nautisan- oder Colsilzäpfchen (Burgheim) empfohlen[1].

---

[1] Außerdem werden empfohlen: Neben den erwähnten hypertonischen intravenösen Kochsalzlösungen auch isotonische (Sielmann, Pape, Neuda), per os oder per clysma mit Kognak (Flatau). Kochsalz und Magnesia usta āā (Schneider). Calcium chloratum 8—10 g täglich vor der Bestrahlung, auch 10%ige Lösung intravenös nach der Bestrahlung (Kohlmann-Andersen). Gluconsaures Calcium-Sandoz

Auch diese können wirksam sein, häufig wohl in der Hauptsache auf Grund psychischer Beeinflussung, wie psychische Momente beim Röntgenkater überhaupt eine große Rolle spielen. Wenn erst einmal in einem größeren Krankenraum eine Patientin nach der Bestrahlung zu brechen anfängt, kann sich leicht eine förmliche Katerepidemie einstellen. Es tritt auch ein Röntgenkater bei solchen Patienten auf, die nur geringe Röntgendosen erhalten haben. Deshalb sollte man eine Patientin, die bereits auf dem Bestrahlungstisch oder auf dem Wege zum Krankenzimmer vom Röntgenkater befallen wird, zunächst isolieren.

Wenn der Brechreiz nachgelassen hat oder wenn dieser nicht vorhanden war, erhalten die Patienten bald nach der Bestrahlung große Mengen Flüssigkeit, eisgekühlten Pfefferminztee, Orangenlimonade, Zitronen- oder Wernarzer-Wasser, um durch eine kräftige Durchspülung des Organismus eine schnelle Ausschwemmung der Zellzerfallsprodukte zu erreichen. Wenn die Patientin Hunger hat, erhält sie eine säurebindende Diät. Im übrigen wird an dem der Bestrahlung folgenden Tage für gute Stuhlentleerung gesorgt.

Die zuletzt genannten Maßnahmen greifen bereits auf das Behandlungsgebiet der nach jeder Bestrahlung eines bösartigen Tumors mehr oder weniger stark einsetzenden Intoxikation über. Sie wird außer durch die soeben beim Röntgenkater angeführten Zellzerfallsprodukte vor allem durch Zellgifte aus dem zerfallenen Tumor hervorgerufen. Nach der Bestrahlung großer Sarkome, die oft sehr rasch zerfallen, können Intoxikationen schwerster Form auftreten. Es kommt zu Durchfällen, Benommenheit bis zur völligen Somnolenz und Auftreten von hohem Fieber. Nach Bestrahlungen von Carcinomen, die weniger radiosensibel sind, sind derartige Zustände weniger offensichtlich. Die gleichen Vorgänge spielen sich aber auch ab, das zeigen bereits die häufig nach Carcinombestrahlungen auftretenden febrilen oder subfebrilen Temperaturen, sowie das meist längere Zeit hindurch beeinträchtigte Allgemeinbefinden.

Ganz gleichgültig, ob es sich nun um ein schnell zerfallendes Sarkom oder ein langsamer zerfallendes Carcinom handelt, ob nur eine geringe oder eine starke Intoxikation feststellbar ist, stets muß dafür gesorgt werden, daß die Tumortoxine möglichst schnell aus dem Körper entfernt werden. Ihr Verbleiben im Organismus schwächt seine Leistungsfähigkeit. Dadurch wird aber auch seine Resorptionskraft gestört, wodurch wieder die örtlichen Heilungsvorgänge aufgehalten werden. Daraus ergibt sich, wie wichtig eine schnelle Ausschwemmung der Tumorzerfallstoxine ist. Damit wird auch unsere eingangs aufgestellte Behauptung verständlich, daß man durch allgemeine, die Leistungsfähigkeit des Organismus unterstützende Maßnahmen die Abheilung eines bestrahlten Tumors günstig beeinflussen kann.

Die Behandlungsmaßnahmen sind zunächst die gleichen, wie wir sie vorhin für die Behandlung des Röntgenkaters empfohlen haben, also reichliche Flüssigkeitszufuhr zur Durchspülung des Organismus und gute Stuhlregelung zur Entfernung der in den Darm ausgeschiedenen Toxine. Gegebenenfalls kommen auch hier Infusionen mit hypertonischen Lösungen in Betracht, damit eine schnellere Ausschwemmung erzielt wird.

---

intramuskulär oder intravenös (Schneider). Afenil (Schneider, Rahm, v. Pannewitz). Kombination einer 10%igen NaCl-Lösung mit CaCl und Afenil (Pape), Kombination von 40 cm einer 25%igen Traubenzuckerlösung mit 10—20 ccm 10%iger Calciumlösung intravenös (Mahnert und Zacherl). Hypophysenvorderlappen- und Nebennierenpräparate (Hirsch). Weinbrand per os (Nevermann), Baldrianpräparate wie Neobornyval (Simons), Validol (Heßmann), Ephetonin-Tabletten (Michalowsky), Vasano (Hüffner), Coffetylintabletten (Weber, Callmann), Kolisauermilch (Jugenburg, Peretz und Mostowa), Hepatrat (Dietel).

Zu diesen Maßnahmen kommen noch weitere, die das Ziel haben, die Reaktionsfähigkeit und Abwehrkraft des Organismus zu steigern, damit dieser von sich aus die Beseitigung der Allgemeinschäden und Überwindung der Intoxikation wirksam durchführen kann. Als überaus zweckmäßig haben sich uns intravenöse Injektionen von kolloidalem Schwefel (Klopfer) erwiesen. Nach wöchentlich 3—4 Einspritzungen bis zum Höchstmaß von 20—25 Injektionen konnten wir eine rasche Erholung der Patienten beobachten und führen diese auf eine stoffwechselsteigernde und entgiftende Wirkung des Schwefels zurück, die ihm ja auch von anderer Seite zugesprochen wird (Hugo Schulz). Wir gewannen außerdem den Eindruck, daß nach diesen Schwefelinjektionen die Reinigung der Zerfallshöhle beim Collumcarcinom günstig beeinflußt wird.

Die Stoffwechselsteigerung zum Zwecke der Elimination von Zerfallsprodukten spielt unseres Erachtens in der Carcinomtherapie überhaupt eine viel größere Rolle, als ihr allgemein zuerkannt wird. Die von verschiedenen Autoren (Fichera) beobachtete günstige Wirkung von Extrakten innersekretorischer Drüsen dürfte wohl zum größten Teil auf einer unspezifischen Leistungssteigerung des Organismus beruhen. Das gleiche gilt für die Beobachtung von dem günstigen Einfluß der Hypophysenbestrahlung auf die Carcinomrückbildung[1].

Aus dieser Vorstellung heraus, daß der Stoffwechselablauf für die Elimination der Zerfallsprodukte und für die lokalen Heilungsvorgänge von Bedeutung ist, hat Wintz schon seit Jahren, soweit es nur einigermaßen möglich war, Patienten, die wegen Carcinoms bestrahlt waren, zur Nachkur ins Hochgebirge geschickt, dessen Klima bekanntlich einen starken Reiz auf die Stoffwechseltätigkeit ausübt. Der Einfluß war besonders für das Uteruscarcinom günstig, so daß wir auch heute noch, soweit das angängig, derartigen Patienten eine Nachkur im Hochgebirge anraten. Allerdings müssen Höhenlagen von über 1700 m aufgesucht werden. Wie wir bereits betont haben, eignen sich aber derartige Höhenlagen für Patienten, die wegen Mammacarcinoms bestrahlt worden sind, nicht, weil sie sich ungünstig auf Lungen und Herz auswirken können. Diese Patienten dürfen nur in Höhenlagen bis zu 1000 m geschickt werden.

Nur wenigen Patienten ist es natürlich heute möglich, sich derartige Nachkuren zu leisten. Für die anderen ist in der Zeit nach der Bestrahlung wenigstens größtmöglichste Schonung und gute Pflege, gegebenenfalls durch einen längeren Klinikaufenthalt, zu erstreben. Patienten, die nach der Bestrahlung in Arbeit und Sorge zurückkehren müssen, zeigen im allgemeinen viel schlechtere Resultate als besser gestellte, die noch längere Zeit in der Klinik bleiben oder sich zu Hause entsprechend pflegen konnten. Das ist durch statistische Untersuchungen von Wintz sichergestellt, die von Voltz, Opitz und Stoeckel bestätigt wurden. Stoeckel fordert sogar, daß den krebskranken Frauen nach der Klinikbehandlung noch ein wochenlanger Aufenthalt in einem Erholungsheim gewährt werde. Philipp schlägt vor, jede Carcinompatientin noch für etwa 4—6 Monate als arbeitsunfähig zu erklären. Für das Beste hält er es, in solchen Fällen eine halbjährige Rente bewilligen zu lassen. Ein derartiges Vorgehen wird von uns in der

---

[1] Im übrigen verweisen wir auf das Kapitel von Schoenholz „Die Chemotherapie des Carcinoms" in diesem Handbuch Bd. VI/2, S. 691, und auf die Arbeit von Auler „Wartung und Behandlung Krebskranker", die inzwischen in der Monatsschrift für Krebsbekämpfung Bd. 1 erschienen ist; s. auch Literaturverzeichnis.

Erlanger Frauenklinik schon seit langem geübt. Entsprechende Fälle werden nach der Entlassung invalidisiert. Hochenegg verlangt die Einrichtung von Rekonvaleszentenheimen für Krebskranke. Natürlich sind es nicht die Lebensverhältnisse allein, die diese bessere biologische Reaktion für die Rückbildung des Carcinoms ausmachen; denn man beobachtet doch auch bei günstigen allgemeinen Bedingungen und exakter Bestrahlung Versager.

Zu guter Pflege nach der Bestrahlung gehört auch eine zweckmäßige Ernährung. Der Nährwert der Gesamtnahrung muß dabei über den normalen Calorienbedarf hinausgehen. Denn die nach der Bestrahlung im Körper sich abspielenden Reaktionen, Zellzerfall, Fieber usw. gehen mit einer vermehrten Einschmelzung von Körpereiweiß einher. Daher muß ein solcher Patient einen ziemlichen Überschuß in der Ernährung erhalten, um den Verlust wieder ausgleichen zu können. Durch Zusatz von Nährpräparaten kann man die Nahrung hochwertiger gestalten. Unter diesen Nährpräparaten wäre in erster Linie Promonta zu nennen. Die klinische Erfahrung, daß gerade in der Nachbehandlungszeit nach der Röntgenbestrahlung des Carcinoms das Promonta sehr zweckmäßig wirkt, scheint durch die Untersuchungen von Wheeler Hill geklärt zu werden. Nach dessen Beobachtung ist es vor allem der Lipoidgehalt und nach Rubner der Gehalt an löslichen Lipoiden, die das Promonta auszeichnen. Durch die Einverleibung großer Röntgenstrahlenmengen aber werden vor allem die Zellipoide und der Lipoidstoffwechsel in Mitleidenschaft gezogen.

Neben der Beseitigung der bisher genannten Allgemeinschädigungen muß man bei der Nachbehandlung sein Augenmerk auch auf die durch die Röntgentherapie bewirkte Veränderung des Blutbildes richten. Diese kommt einerseits durch die direkte Einwirkung der Röntgenstrahlen auf das strömende Blut und die Blutbereitungsstätten, andererseits aber auch infolge der toxisch wirkenden Zerfallsprodukte zustande. Die Größe der Blutschädigung ist von der gesamten im Körper zur Wirkung kommenden Strahlenmenge abhängig. Naturgemäß ist aber die Volumdosis[1] allein nicht ausschlaggebend. Hier spielt auch der Umstand eine Rolle, ob blutbereitende Organe und solche, die große Blutmengen führen, in ihrem gesamten Ausmaß längere Zeit den Röntgenstrahlen ausgesetzt waren. Deswegen ist beim Mammacarcinom ein deutlicher Unterschied zwischen den Bestrahlungen

---

[1] Da die gebräuchlichen Dosenangaben sich nur auf die an einem bestimmten Erkrankungsort vorhandenen Strahlenmengen beziehen, hat Wintz 1922 zur Festlegung der Volumdosis eine neue Einheit aufgestellt. Diese hat er folgendermaßen definiert: Die Einheit a entspricht jener Strahlenmenge, erzeugt mit 180 kV bei 0,5 mm Zink + 4 mm Aluminium (Coolidge-Röhre), die eine Gewebspartie durchsetzt in der Größe eines Pyramidenstumpfes, mit der oberen Begrenzung 6 × 8 cm, der Stumpfhöhe 15 cm bei einem Fokus-Hautabstand von 23 cm. Die Quantität wird dadurch bestimmt, daß auf die Hautoberfläche 100% der HED verabfolgt werden. Unter den genannten Vorbedingungen ist dann an der Basis des 15 cm hohen Kegelstumpfes, die eine Größe von 10 × 13 cm hat, eine Dosis von 8% der HED vorhanden.

Um ein Beispiel für die Vorstellung der Größe der Volumdosis zu geben, sei bemerkt, daß die bei der Kastrationsbestrahlung nach der Methode Seitz-Wintz bei einer mittelstarken Patientin angewendete Strahlenmenge 3—4 a beträgt, bei einer dickeren Patientin bis zu 5 a. Für die Bestrahlung eines Uteruscarcinoms nach der Konzentrationsmethode Seitz-Wintz werden 6—8 a benötigt, für die Bestrahlung eines Mammacarcinoms nach der Fernfeldmethode Seitz-Wintz 10—14 a, je nach der Größe und den Brustausmaßen der Patientin. 20—25 a kommen bei der Uteruscarcinombestrahlung nach Dessauer-Warnekros zur Wirkung.

Was nun die Beziehung zwischen Volumdosis und Blutschädigung anbelangt, so läßt sich sagen, daß bis zu einer Volumdosis von 3 a nur eine kaum merkliche Reaktion ausgelöst wird. Mit zunehmender Volumdosis wird die Blutschädigung immer stärker, doch werden auch die von den höchsten Volumdosen hervorgerufenen Schädigungen von der nichtkachektischen Patientin wieder ausgeglichen.

auf der rechten und denen auf der linken Brust festzustellen. Links liegt das Herz mit seinen großen Blutmengen im Bestrahlungsbezirk, ebenso wird auch die Milz von einer nicht gerade kleinen Strahlenmenge (Streustrahlen) getroffen.

Auf die nach Röntgenbestrahlungen beobachteten Blutveränderungen wird später ausführlich eingegangen werden. Wir beschränken uns daher darauf, hier nur das Wesentliche hervorzuheben. Die auffallendste Veränderung ist der starke Abfall der Leukocyten nach der Bestrahlung, es kommt zu einer Leukopenie. Dabei sind die strahlenempfindlichsten Zellen, Lymphocyten, am meisten vermindert. Erythrocyten und Hämoglobin sinken weniger stark ab.

Gewöhnlich klingen die Veränderungen des Blutbildes im Verlaufe von 8 Wochen wieder ab. Ein schneller Ausgleich kann dabei als Zeichen für die besondere Leistungsfähigkeit des Organismus ausgelegt und deshalb als ein günstiges Prognostikum angesehen werden.

Im allgemeinen bedarf die Blutschädigung keiner Behandlung, d. h. die auf die Beseitigung der Tumortoxine gerichtete Behandlung, wie wir sie früher beschrieben haben, ist gleichzeitig auch eine Maßnahme zur Besserung des Blutbildes. Wir haben vorhin betont, daß neben den Röntgenstrahlen auch die Zerfallsgifte des Tumors das Blut schädigen. Wenn wir daher für eine schnelle Entfernung der Tumorzerfallsprodukte und Abheilung des Krankheitsherdes sorgen, fördern wir auch die Wiederherstellung normaler Blutverhältnisse. Deshalb sind alle angeführten Maßnahmen zur Elimination der Zerfallsprodukte auch zum Ausgleich der Blutschädigung zweckmäßig.

Bei Patienten mit mangelnder Erholungsfähigkeit oder bei solchen, die bereits vor der Bestrahlung ein sehr schlechtes Blutbild gehabt haben, wird man natürlich noch weitere spezielle Maßnahmen zur Wiederherstellung normaler Blutverhältnisse heranziehen. Hier wäre die Verabfolgung blutbildender Mittel zu nennen: Leber oder Leberpräparate, Eisen, Arsen[1]; die beiden letzten Präparate verordnen wir gerne als Eisen-Arsen-Strychninpillen. (Rp.: Acid. arsen. 0,2, ferri lact. 10,0, Chin. hydrochlor. 3,0, Extr. strychni 1,0. P. et succ. liquir. sat ut f. pill. No. CCX. S. 1 u. 2. Woche 3 × tgl. 1 Pille, 3. 4. 5. Woche 3 × tgl. 2 Pillen, 6. u. 7. Woche 3 × tgl. 1 Pille.) Auch eine Arsenbehandlung allein kann von Nutzen sein. Doch sollte man mit Arsenkuren vorsichtig sein. Denn Arsen setzt den Stoffwechsel herab, erzeugt also einen Zustand, der allen unseren übrigen Maßnahmen entgegengerichtet ist. Zielen doch diese gerade darauf ab, den Stoffwechsel zu erhöhen, um eine schnelle Resorption und Ausschwemmung der Tumorzerfallsprodukte zu erreichen. Arsenkuren sind daher in späteren Stadien der Nachbehandlung angebracht. Bei Patientinnen, die an sich schon zu Fettansatz neigen, soll man aber auch dann im Hinblick auf die Stoffwechselherabsetzung von Arsen Abstand nehmen.

Andere Maßnahmen zur Anregung der Blutregeneration wären Knochenmarksreizbestrahlungen, in schweren Fällen Bluttransfusionen (Warnekros, Wintz u. a.).

3. Hausarzt und Nachbehandlung.

Bei dem Wirkungsmechanismus der Röntgentherapie und dem langsamen Ablauf der Reaktionsvorgänge im Gesamtorganismus sowie in den gleichzeitig mitdurchstrahlten

---

[1] Nahmmacher empfiehlt neuerdings das von der Firma Dr. Klopfer in Dresden hergestellte R III (ein Jod-Lithium-Magnesium-Pektinpräparat in darmlöslichen Kapseln).

Geweben und Organen müssen alle angeführten Maßnahmen sich über lange Zeit erstrecken. Selbstverständlich ist es unmöglich, die Patientin so lange in der Klinik zu behalten. Deshalb muß die Nachbehandlung im wesentlichen in die Hand des zuständigen Hausarztes gelegt werden. Diesem fällt damit bei der Röntgentherapie bösartiger Geschwülste eine gewichtige Aufgabe zu, hängt doch der Erfolg der Bestrahlung, wie wir nun schon mehrfach betont haben, nicht zuletzt von einer sorgsamen Nachbehandlung ab.

Damit der Hausarzt die Nachbehandlung auch in der nötigen Weise durchführen kann, muß er natürlich über alles genauestens unterrichtet werden. Wir geben daher dem überweisenden Arzt über Art und Ausdehnung der Erkrankung, alle in der Klinik vorgenommenen therapeutischen Maßnahmen, den Behandlungsverlauf und über die für die Nachbehandlung vorgesehenen Maßnahmen ausführlichst Bescheid. Darüber hinaus bleiben wir aber auch dauernd mit ihm noch in Verbindung.

So haben wir die beste Gewähr dafür, daß unsere Vorschriften auch wirklich eingehalten werden und sie nicht aus einer gewissen Nachlässigkeit heraus, die wohl stets Platz greift, wenn die Patientin jeglicher ärztlichen Aufsicht entzogen ist, nur mangelhaft durchgeführt werden.

Diese enge Zusammenarbeit mit dem Hausarzt hat weiter den Vorteil, daß dieser selbst viel regeren Anteil an unserer Behandlung nimmt und uns dabei auch unterstützt, daß die Patientin die Termine für die vorgesehenen Bestrahlungswiederholungen und Nachuntersuchungen einhält. Aus diesem Grunde haben wir auch nicht darüber zu klagen, daß Patientinnen, denen es nach der ersten Bestrahlung subjektiv gut geht, von der notwendigen Weiterbestrahlung ausbleiben und somit die Röntgenbehandlung nicht in der notwendigen Weise durchgeführt werden kann, ein Grund, der vielfach gegen die Strahlentherapie bösartiger Geschwülste ins Feld geführt wird.

Wenn die Patientinnen durch Ortswechsel oder andere Umstände gezwungen sind, sich an einen anderen Arzt zu wenden, so pflegen wir auch diesen über alles genau zu informieren. Da dieser Arzt die Patientin gewöhnlich noch nicht kennt, geben wir ihm sogar einen besonders genauen Bericht.

Stets wird auch dem jeweils zuständigen Arzt über den Befund der von uns in regelmäßigen Zeitabständen durchgeführten Nachuntersuchungen und dabei getroffenen Anordnungen eingehend Mitteilung gemacht, um sein Interesse weiter wach zu halten und mit seiner Hilfe die Beobachtung der Patientin weiter durchführen zu können.

Diese Nachbehandlung der Patientin gemeinsam mit dem Hausarzt betrachten wir als einen wichtigen Faktor für unsere guten Bestrahlungserfolge.

Spezieller Teil.

Die Röntgentherapie der Carcinome.

Geschichte der Carcinombestrahlung.

Die Geschichte der Carcinombehandlung mit Röntgenstrahlen ist so alt wie die Geschichte der Röntgentherapie überhaupt. Beide sind aufs innigste miteinander verbunden.

1895 entdeckte Röntgen die neuen Strahlen, die später nach ihm „Röntgenstrahlen" genannt wurden. Bereits im nächsten Jahre wurde durch einen Zufallsbefund ihre therapeutische Wirkung erkannt. Freund-Wien beobachtete 1896, wie nach Untersuchungen mit Röntgenstrahlen an den von den Strahlen getroffenen Hautstellen Haarausfall eintrat. Noch im gleichen Jahre versuchte er bei einem Naevus pilosus diese epilatorische Wirkung der Röntgenstrahlen therapeutisch zu verwerten. Die Folge des Versuches war leider eine schwere Hautschädigung.

Im gleichen Jahre wurden die Röntgenstrahlen auch bereits zur Carcinombehandlung herangezogen. Despeignes bestrahlte 1896 ein Magencarcinom. Wenn er auch keine Heilung erzielen konnte, so gab er an, doch eine geradezu wunderbare schmerzlindernde Wirkung der Röntgenstrahlen beobachtet zu haben. Über eine ähnliche Erfahrung bei einem Mammacarcinom wurde im nächsten Jahr von Gocht aus der damals von Kümmell geleiteten chirurgischen Klinik des Eppendorfer Krankenhauses berichtet. Um den Grad der schmerzlindernden Wirkung der Röntgenbehandlung zu charakterisieren, betonte Gocht, daß die bis dahin durchgeführte Morphiumbehandlung durch die Bestrahlung überflüssig geworden sei.

In den folgenden Jahren wurden dann die Röntgenstrahlen im Hinblick auf ihre epilatorische Wirkung vorwiegend zur Behandlung von Hauterkrankungen verwandt, so bei Lupus vulgaris (Schiff und Kümmell 1897), Hypertrichosis (Freund 1897), Psoriasis (Ziemssen 1898), Lupus erythematosus (Schiff 1898), chronisches Ekzem (Hahn 1898), Favus und Sykosis (Freund 1900), Naevus vasculosus (Jutassy 1900), Alopecia areata (Kienböck 1900).

Inzwischen hatten aber die Versuche nicht geruht, die Röntgenstrahlen auch der Carcinomtherapie nutzbar zu machen. So hatten Sjögren und Steenbeck in Stockholm die Röntgenstrahlen zur Behandlung von Hautcarcinomen herangezogen. 1899 hatten sie ein Hautcarcinom in 100 Sitzungen während 8 Monaten bestrahlt und eine überraschende kosmetische Wirkung erzielt. Im nächsten Jahr konnten sie bereits über 4 weitere, ähnlich günstige Erfolge berichten.

Von einer zielbewußten Dosierung war natürlich bei allen diesen Bestrahlungen keine Rede. Beobachtete Hautschädigungen mahnten zu größter Vorsicht bei der Durchführung der Röntgenbehandlung. Man bestrahlte, wie es schon in der Mitteilung von Sjögren und Steenbeck zum Ausdruck kommt, in häufigen Sitzungen, und zwar wurden die Bestrahlungen so lange wiederholt, bis ein Erythem auftrat. Dann brach man die Behandlung ab und wartete, bis die Hautreaktion abgeklungen war. So nahm man die Haut zum Reagenz des neuen Heilmittels. Ihre Schonung war oberstes Gesetz der Röntgentherapie. Die so lediglich nach Zeit durchgeführte Bestrahlungsweise verlangte eine möglichst gleichmäßige Strahlenemission. Diese Forderung ließ sich aber nur beschränkt erfüllen; denn man konnte die Strahlenemission nur durch die Fluorescenzhelligkeit in unbestimmter Weise abschätzen.

Überhaupt wurde die Röntgentherapie damals rein empirisch betrieben. Jeder mußte zunächst eigene Erfahrungen sammeln. Nur gefühlsmäßig konnten Schäden vermieden werden. Soweit Erfolge erzielt wurden, waren es reine Zufallsergebnisse. Aber das Vorgehen jener Pioniere der Röntgentherapie war ausgezeichnet durch das Bestreben, die neue Behandlungsmethode auf eine wissenschaftliche Grundlage zu stellen.

Hierum bemühten sich in diesen Jahren vor allem Holzknecht und Kienböck. Nach eifrigem Studium über die biologische Wirkung der Röntgenstrahlen auf die Haut, berichteten sie im Jahre 1900, daß die Röntgenstrahlen an den Zellen angreifen und diese schädigen würden. Die nach der Röntgenbestrahlung auftretenden Hauterscheinungen teilten sie in verschiedene Reaktionsgrade ein. Noch im gleichen Jahre veröffentlichen Kienböck mit Sträter, daß Art und Intensität der Röntgenstrahlenwirkung abhängen sei von der Qualität und der Quantität der im Gewebe absorbierten Bestrahlung. Weiter erkannte Kienböck damals die wichtige Tatsache, die zum Grundpfeiler unserer Röntgentherapie und speziell der Carcinombehandlung wurde, daß rasch wachsendes Gewebe, junge und in reger Proliferation befindliche Zellen, weit empfindlicher seien als alte, bindegewebige Zellen. Diese Beobachtungen wurden 1902 von Scholtz weiter dahin vervollkommnet, daß ein deutlicher Sensibilitätsunterschied zwischen den einzelnen Körpergeweben besteht. Er fand, daß die Röntgenstrahlen in erster Linie das Epithel schädigen, Bindegewebe und Muskel aber wesentlich weniger strahlenempfindlich sind.

In diese Zeit fallen auch die ersten Erkenntnisse von der Tiefenwirkung der Röntgenstrahlen. Sie wurden 1902 durch die Beobachtungen von Nicholas Senn in Chicago eingeleitet. Senn hatte gefunden, daß durch Röntgenbestrahlungen leukämische Milz- und Drüsenvergrößerungen zur Schrumpfung gebracht und schwere leukämische Krankheitszustände beseitigt werden könnten. 1903 stellte Albers-Schönberg die damals aufsehenerregende Tatsache fest, daß bei bestrahlten Kaninchen Azoospermie eintrat, ohne daß die Haut auch nur die geringste Spur einer Schädigung aufwies. Zur selben Zeit entdeckte Heineke die hohe Empfindlichkeit lymphatischen Gewebes.

1903 veröffentlichte auch Perthes seine Beobachtungen über den Einfluß der Röntgenstrahlen auf epitheliales Gewebe. Er berichtete damals über Wachstumshemmungen bei jungen Tieren und zog aus seinen Beobachtungen die richtige Schlußfolgerung, daß den Röntgenstrahlen eine bedeutende Tiefenwirkung zugesprochen werden müsse.

In der Zwischenzeit war man in allen Ländern unablässig bemüht gewesen, Carcinome durch Röntgenstrahlen zu beeinflussen. So berichtete Delphey 1902 über ein geheiltes Cervixcarcinom und erklärte die Wirkung durch direkte Abtötung der Zellen und entzündliche Exsudation mit nachfolgender Narbenbildung. Er lobte die Schmerzlosigkeit der Behandlung und empfahl zu ihrer technischen Durchführung die Freilegung des Collums durch ein Speculum. Suilly hatte 1903 3 Fälle von Portiocarcinom bestrahlt. Die starken Blutungen aus den blumenkohlartigen Epitheliomen hörten auf, die Tumoren selbst fingen an zu schrumpfen und sich allmählich „schalenartig" abzustoßen. Auch ein größeres Cervixcarcinom konnte Suilly damals günstig beeinflussen. Weitere Berichte über klinische Erfolge bei Uteruscarcinomen aus diesen Jahren stammen von Margaret Cleaves (1903), Rudis-Jicinsky (1903), Deutsch (1904), Haret (1904), Leduc (1906). Mitteilungen über palliative Wirkungen der Röntgenstrahlen bei der Carcinombehandlung machten auch Belot und Mézerette (1904); der Tumor verkleinerte sich, die Schmerzen nahmen ab. Nicht vergessen werden dürfen die Amerikaner Johnson und Merrill (1900), Pfahler (1901), Coley und Skinner (1902), Ball, Clark, Tousey, Williams, (1903) und die Spanier Comas und Prio (1906), deren Namen mit der Entwicklung der Carcinombestrahlung aufs engste verknüpft sind. Auch die postoperative Bestrahlung der Uteruscarcinome wurde damals schon vorgeschlagen. Hier sind Cleveland, Clark, Pfahler, Deutsch, Comas und Prio, ferner Leduc zu nennen. Es sollte in gewissen Zeitabständen per vaginam nachbestrahlt werden.

Neben den Uteruscarcinomen wurden in dieser Zeit auch Mammacarcinome mit Röntgenstrahlen behandelt. 1903 veröffentlichten v. Mikulicz und Fittig einen Fall von bestrahltem Mammacarcinom und empfahlen die Bestrahlung bei inoperablen Tumoren. Mammacarcinome wurden damals außerdem von Kronfeld-Wien, im Ausland von Bergonié, Pfahler, C. Beck-New York und Hahn behandelt. Beck und Hahn konnten ein Kleinerwerden des Tumors beobachten, Beck auch Abnahme des Ödems. Histologisch fand Beck eine kolloidale Degeneration der Tumorzellen und der Riesenzellen, die er als gutes Symptom deutete.

Dieser kurze Überblick zeigt, wie man bereits kurz nach der Entdeckung der therapeutischen Wirkung der Röntgenstrahlen bemüht war, diese auch der Carcinombehandlung nutzbar zu machen. Wenngleich damals fast ausschließlich nur palliative Erfolge erzielt werden konnten, so gab man doch die Hoffnung nicht auf und arbeitete neben diesen therapeutischen Versuchen rastlos daran, die neue Behandlungsmethode in jeder Weise therapeutisch zu vervollkommnen. Insbesondere ging das Bestreben dahin, an Stelle der unsicheren, gefühlsmäßigen Dosierung exakte Dosierungsmöglichkeiten zu schaffen. Letzteres war vor allem schon deshalb erforderlich, weil die damals inkonstanten elektrischen Bestrahlungsverhältnisse die an sich unsichere Dosierung nach dem Hauterythem weiter erschwerten. Es bedeutete daher für die damalige Zeit einen ganz besonders großen Fortschritt, als Holzknecht mit seinem Chromoradiometer und später mit der Verbesserung des Meßverfahrens nach Sabouraud-Noiré eine Dosimetrie einführte, mit der Teildosen bestimmt werden konnten. Einen weiteren Fortschritt in der Meßgenauigkeit brachte bald darauf das Quantimeterverfahren nach Kienböck.

Eine Förderung erfuhr das Problem der Tiefentherapie ferner, als Perthes 1905 die Resultate seiner Versuche zur Bestimmung der Durchlässigkeit menschlicher Gewebe für Röntgenstrahlen veröffentlichte. Aufbauend auf der zweiten Mitteilung Röntgens empfahl Perthes die Filtrierung der Röntgenstrahlen und begründete dies mit folgenden Ausführungen: „Wenn eine Röntgenstrahlung mehrere gleich dicke und gleichartige Schichten hintereinander durchdringt, so absorbiert die zweite Schicht nicht denselben Bruchteil der sie treffenden Strahlung wie die erste, vielmehr einen geringeren. Der

Charakter des Strahlengemisches ist ein anderer geworden, weil die leichter absorbierbaren Strahlen in den oberflächlichen Schichten zurückgehalten werden." Das Filter bestand anfänglich aus tierischem Leder, gegerbt oder frisch, in ein- oder mehrfacher Lage. Bald ging man aber zu stärkeren Filtern über und nahm Glas-, Stanniol-, Silber- und Aluminiumplatten.

In jenen Jahren überstürzten sich die Ereignisse in der Röntgentherapie. Apparaturen und·Behandlungsmethoden wurden verbessert. Durch Steigerung der Spannung wurden größere Tiefenwirkungen erzielt, durch Vergrößerung von Apparat und Röhre die Möglichkeit eines Dauerbetriebes bei größerer Strahlenausbeute geschaffen. Dessauer machte geniale Vorschläge zur Homogenbestrahlung. Damals nur mangelhaft durchführbar, sind sie heute die Grundlage für jede Röntgenbehandlung geworden. Holzknecht berichtete über die Tiefenverteilung der Strahlenwirkung und gab damit die Anregung zu weiteren Untersuchungen.

In diesen Jahren hatte die Röntgentherapie bereits eine derartige Bedeutung erlangt und es lagen schon so viele Erfahrungen vor, daß Lehrbücher der Röntgentherapie veröffentlicht wurden. Die ersten erschienen im Jahre 1907 und stammten von Kienböck und von Wetterer.

Von da ab wurden Röntgenstrahlen zur Behandlung von Carcinomen immer häufiger angewandt. Die Erfolge wurden allerdings im Vergleich zu früher zunächst noch nicht besser. Um so anerkennenswerter ist die Ausdauer, mit der man trotz aller Fehlschläge nach der Erreichung des erkannten Zieles strebte. 1907 berichtete Eltze in der Festschrift für v. Winckel bereits über 7 Fälle von inoperablen Cervixcarcinomen und einen Fall von Vulvacarcinom, die mit Röntgenstrahlen behandelt worden waren. Wenn auch keine Heilung erzielt werden konnte, so wurde doch wenigstens eine Hemmung der weiteren Carcinomausbreitung und eine Milderung von Jauchung und Schmerzen bewirkt.

Über Carcinombestrahlungen berichteten damals ferner Schüller (1904), Holzknecht (1908), Veit (1908) und Wetterer (1908). Besonderes Interesse verdient ein aus der Klinik Veit durch Dessauer und Krüger (1908) veröffentlichter Fall von inoperablem Rezidiv eines Cervixcarcinoms. Es wurde im ganzen 364 Stunden bestrahlt, ohne daß eine Hautschädigung beobachtet wurde. Diese auffallende Länge der Bestrahlungszeit ist dadurch zu erklären, daß man ähnlich wie bei der damals üblichen Art der Myombestrahlung, eine Vielzahl von Einfallsfeldern anwandte. Ein Erfolg wurde in diesem Falle trotz der intensiven Bestrahlung allerdings auch nicht erzielt. Bei der Veröffentlichung dieses Falles empfahlen Dessauer und Krüger gleichzeitig die prophylaktische postoperative Bestrahlung. Sie versprachen sich dadurch eine Verringerung der Rezidive.

Auch die nächsten Jahre brachten zunächst noch keine günstigeren Berichte. Fast ausschließlich wurden nur palliative Erfolge erzielt. So fand Wichmann bei inoperablen Uteruscarcinomen, wenn auch keine Heilung, so doch eine Verkleinerung des Tumors und eine deutliche, schmerzlindernde Wirkung. Ähnliche Beobachtungen machten Werner und Caan bei 12 inoperablen Uteruscarcinomen. Letztere hatten im Jahre 1910 neben den Uteruscarcinomen auch bereits 71 inoperable Fälle von Mammacarcinom mit Röntgenstrahlen behandelt. Diese sind insofern von Interesse, als bei ihnen bereits unterstützende Maßnahmen, wie Cholininjektionen, Chininum bisulfuricum per os und direkte Injektion von Fluorescin in den Tumor zur Sensibilisierung herangezogen wurden. Über palliative

Erfolge bei der Röntgenbehandlung des Mammacarcinoms hatten einige Jahre vorher schon Gottschalk (1907) und H. E. Schmidt (1908) berichtet. Heßmann (1910) hatte wiederum einen inoperablen Fall von Mammacarcinom operabel machen können. Noch bessere Erfolge hatte Wetterer inzwischen bei der Mammacarcinombestrahlung gehabt. 1911 auf dem Naturforscherkongreß in Karlsruhe berichtete er über 17 inoperable Mammacarcinome, die er mit Röntgenstrahlen behandelt hatte. 3 dieser Fälle waren bereits 4—6 Jahre lang rezidivfrei.

Inzwischen hatte die Bestrahlungstechnik durch Albers-Schönberg sowie Gauß und Lembcke weitere Verbesserung erfahren. Doch wurden diese Methoden in der Hauptsache zur Behandlung von Myomen und klimakterischen Blutungen verwandt, wie überhaupt die Behandlung der Carcinome mit Röntgenstrahlen nicht recht weiterkam. Erst als Krönig in Freiburg sich mit seiner ganzen Stoßkraft für das Problem der Röntgentiefentherapie einsetzte, nahm auch die Carcinombehandlung einen neuen Aufschwung. Krönig erkannte, daß die unbefriedigenden Erfolge der Carcinombestrahlung in der unzulänglichen Technik, nicht aber in der mangelnden Wirkung der Röntgenstrahlen überhaupt lägen. Dies bewiesen zunächst die aufsehenerregenden Resultate, die er gemeinsam mit Gauß und Lembcke bei Myomen und klimakterischen Blutungen erzielen konnte; sie ermutigten dazu, auch die Heilbehandlung der Uterus- und Mammacarcinome mit Strahlen zu versuchen. Allerdings waren hierfür die Apparate noch unzulänglich: denn die im Verhältnis zum Ovarium wesentlich geringere Radiosensibilität der Carcinome verlangte ganz andere Vorbedingungen, als sie damals zur Verfügung standen. Die besonders günstige Lokalisation des Uteruscarcinoms — weil man rings um das Becken die Strahlen in die Tiefe senden konnte — ließ trotz der geringen Durchdringungsfähigkeit der Strahlung manche Erfolge zeitigen. Durch die Kombination mit Radium sahen Bumm und Döderlein den Beweis der Heilungsmöglichkeit des Uteruscarcinoms erbracht.

Durch die Berichte von Krönig, Bumm und Döderlein wurde der 1913 in Halle abgehaltene Gynäkologenkongreß zu einem Ereignis. An Hand mikroskopischer Präparate konnte nachgewiesen werden, daß Carcinomzellen unter der Einwirkung der Strahlen zerfallen und aufgelöst werden. Krönig verfügte seinerzeit bereits über Erfahrungen an 140 Carcinomfällen, darunter waren 64 Fälle postoperativ bestrahlt worden. Der Eindruck, den die Mitteilungen von Krönig, Bumm und Döderlein damals in Halle machten, war überwältigend. Man fühlte sich am Beginn einer neuen Ära der Carcinombehandlung. Selbst Wertheim, der Schöpfer der besten Methode zur abdominalen Radikaloperation der Uteruscarcinome, wurde von diesen Beobachtungen so eingenommen, daß er resigniert bekannte: „Ich muß es als tragisches Geschick betrachten, daß meine Lebensarbeit, die Radikaloperation des Uteruscarcinoms, in dem Augenblick überholt und unnütz gemacht wird, wo ich sie mit vielen Mühen und unter sehr schmerzlichen Verlusten auf die Höhe der Ausbildung gebracht habe." Wenn es sich bei den damals in Halle abgegebenen Berichten auch vorwiegend um Ergebnisse der Radium- und Mesothoriumtherapie handelte, so konnten doch später Krönig und Gauß zeigen, daß ein prinzipieller Unterschied zwischen der Wirkung der radioaktiven Substanzen und der von stärker gefilterten härteren Röntgenstrahlen nicht besteht.

Auch im Ausland wurde in jenen Jahren an dem Ausbau der Carcinomtherapie mit Röntgen- und Radiumstrahlen eifrig gearbeitet. Erwähnt seien nur: A. Béclère,

Bergonié, Case, Forssell, de Keating-Heart, Morgagni, Recasens, Spinelli, Steiger u. a.

Auf die Tatsache, daß die ersten günstigen Erfolge bei Uteruscarcinomen erzielt wurden, ist es zurückzuführen, daß die Entwicklung der Strahlentherapie vor allem in den Händen von Gynäkologen lag. Hier waren es besonders die Freiburger und die Erlanger Klinik, die speziell für den Ausbau der Röntgentherapie sich unvergängliche Verdienste erwarben. Durch Krönig und Friedrich sowie durch Seitz und Wintz wurde unabhängig voneinander die Möglichkeit einer exakten Messung der Röntgenstrahlen gefunden. Sie legten den biologischen Effekt an Haut und Carcinom dosimetrisch fest und bestimmten die notwendige Dosis, die Carcinomdosis, um eine Carcinomzerstörung zielbewußt herbeiführen zu können.

Weiter stellten Seitz und Wintz ein biologisches Maßsystem auf und zeigten, daß Verteilung der Dosis Verminderung des biologischen Effekts bedeutet. Auf Grund dieses Gesetzes stellten sie die biologische Zusatzdosis fest, die bei jeder Unterteilung einer Bestrahlung zur Erreichung der gewünschten biologischen Reaktion addiert werden muß. Die Messungen der Freiburger und Erlanger Klinik wurden mit Hilfe von Ionisationskammern vorgenommen, einer Methode, um deren Verbesserung sich auch Friedrich große Verdienste erworben hat. Aus diesen Meßinstrumenten entwickelten sich eine ganze Reihe heute im praktischen Röntgenbetrieb gebräuchlicher Meßinstrumente.

Gleichzeitig mit ihren biologischen Messungen bildeten Seitz und Wintz eine besondere Methode zur Röntgenbehandlung der Uteruscarcinome, die Konzentrationsbestrahlungsmethode, aus. Sie war gekennzeichnet durch die Forderung nach einer möglichst einzeitigen Applikation der Carcinomdosis. Die gleiche Forderung stellte die Freiburger Klinik. Von dieser wurde die Uteruscarcinombestrahlung aber mit der von Krönig und Friedrich entwickelten Großfeldermethode vorgenommen. Durch Opitz und Friedrich wurde sie später modifiziert. Des weiteren wäre aus jener Zeit noch die Bestrahlungsmethode Dessauer-Warnekros zu nennen, die auf den von Dessauer gemeinsam mit Vierheller aufgestellten Intensitätskurven aufgebaut wurde. Alle späteren Bestrahlungsmethoden sind Modifikationen dieser Techniken.

1920 auf dem Gynäkologenkongreß in Berlin stand die Strahlenbehandlung der Carcinome wieder im Mittelpunkt des Interesses. Seitz und Wintz berichteten über die Behandlung mit Röntgenstrahlen, ebenso Warnekros; Kehrer hielt das Referat über die Radiumbehandlung.

Von diesem Jahre ab hat dann die Röntgentherapie einen weiteren, schnellen Aufschwung genommen. Dank der Zusammenarbeit der wissenschaftlichen Physik und der Technik wurde die Apparatur auf einen so hohen Stand gebracht, daß Strahlenausbeute und Durchdringungsfähigkeit der Strahlen den höchsten Anforderungen der Carcinomtherapie genügten. Gleichzeitig wurde die Meßtechnik immer weiter verbessert und Dosismeßinstrumente geschaffen, die ein leichtes und genaues Messen der Dosis gestatteten. Durch die exakte Meßmöglichkeit einerseits und die konstant arbeitenden Apparate andererseits wurde die Applikation der notwendigen Dosis zu einer sicheren Maßnahme. Ungewollte Schädigungen traten mehr und mehr in den Hintergrund. Das Ziel, die ausschließliche Zerstörung des Carcinoms, wurde immer sicherer erreicht. Mit seinem Felderwähler, der auch dem Anfänger die Aufstellung eines Bestrahlungsplanes wesentlich erleichtert, hat sich Holfelder auch in dieser Beziehung große Verdienste erworben.

Es setzte sich in dieser Zeit aber auch die Erkenntnis durch, daß die Röntgenbehandlung eines Carcinoms, die zielbewußte Zerstörung des Tumors durch Röntgenstrahlen, nur eine Teilmaßnahme im Rahmen einer größeren Gesamtbehandlung ist und daß über die Bestrahlung hinaus die Patientin in entsprechender Weise weiterbehandelt werden muß, um eine endgültige Heilung herbeizuführen. Besteht doch für den Organismus nach der Bestrahlung noch die Aufgabe, den zerfallenen Tumor zu resorbieren und die Zerfallsprodukte wieder auszuscheiden, des weiteren den durch den Zerfall entstehenden Defekt durch Narbengewebe zu schließen. Erst dann ist eine Heilung erreicht. Es ist verständlich, daß der Organismus, der durch die Carcinomkrankheit an sich schon geschwächt ist, und durch die Bestrahlung sowie durch die beim Tumorzerfall entstehenden Giftstoffe weiter geschädigt wird, zur Erfüllung der genannten Aufgaben wirksamer Unterstützung bedarf.

Als erster hat Wintz auf diese Tatsache aufmerksam gemacht und eine entsprechende Nachbehandlung nach Röntgenbestrahlungen gefordert. Die Berechtigung dieser Forderung ist inzwischen auch von anderer Seite anerkannt worden. Es mehren sich die Stimmen, die für eine zweckmäßige Nachbehandlung der carcinombestrahlten Patienten eintreten, um den Erfolg der Röntgenbehandlung zu sichern. Aber nicht nur eine Nachbehandlung, sondern auch eine entsprechende Vorbehandlung hat sich als notwendig erwiesen, um sowohl den Organismus wie auch die lokalen Verhältnisse in einen für die Durchführung der Bestrahlung günstigen Zustand zu versetzen.

Durch statistische Untersuchungen ist heute einwandfrei bewiesen, daß eine so durchgeführte Röntgentherapie, die sich aus Vorbehandlung, Bestrahlung und Nachbehandlung zusammensetzt, bei sämtlichen gynäkologischen Carcinomen, vor allem aber bei den Uterus- und Mammacarcinomen, bei völliger Gefahrlosigkeit nicht nur Resultate liefert, die denen der Operation gleichwertig, sondern wie wir später zeigen werden, überlegen sind.

Collumcarcinom.

a) Pathologisch-anatomische und klinische Vorbemerkungen.

Pathologische Anatomie und Krankheitsbild des Collumcarcinoms, des so überaus häufigen Genitalkrebses der Frau, sind an anderen Stellen dieses Handbuches genau besprochen worden. Wir können uns daher mit einem allgemein gehaltenen Überblick begnügen und werden nur auf die für die Strahlentherapie wichtigen Fragen näher eingehen.

Hier wäre zunächst zur Bezeichnung Collumcarcinom Stellung zu nehmen. Dieser Ausdruck umfaßt bekanntlich alle Carcinome des Gebärmutterhalsteiles, gleichgültig ob sie im Cervixkanal, der Cervixwand, dem Muttermund oder an der Portio lokalisiert sind. An sich wäre es zweckmäßiger, zwischen Portio- und Cervixcarcinomen zu unterscheiden, da erstere in der Regel Plattenepithelcarcinome sind und letztere, weil sie vom Drüsenepithel der Cervix ausgehen, Adenocarcinome. Diese Unterscheidung wäre vor allem für die Strahlentherapie zweckmäßig, weil zwischen beiden Carcinomformen bezüglich der Radiosensibilität ein deutlicher Unterschied besteht. Die Adenocarcinome benötigen nämlich zur Zerstörung die höhere Dosis von 125% der HED.

Eine derartige Unterscheidung wurde früher auch vielfach vorgenommen; die Collumcarcinome wurden dementsprechend in Portio- und Cervixcarcinome getrennt. Nun kann man aber im vorgeschrittenen Stadium den Ausgangspunkt eines Collumcarcinoms oft nicht mehr erkennen. Denn Carcinome, die an der Portiooberfläche entstanden sind, pflegen auch in die Cervix hineinzuwachsen, während andererseits vom Cervicalkanal ausgehende Krebse sowohl gegen das Corpus uteri, wie vor allem gegen die Portio vordringen. Aus diesem Grund ist die an sich zutreffendere Unterscheidung in Portio- und Cervixcarcinome von den meisten Klinikern fallengelassen worden und man bedient sich im allgemeinen der Bezeichnung Collumcarcinom.

Mit Rücksicht auf diese Gepflogenheit in der Strahlenliteratur schließen wir uns diesem Vorgehen zunächst an. Das ist um so leichter möglich, als die Collumcarcinome in der Regel Plattenepithelcarcinome sind. Drüsencarcinome kommen nur selten vor. Nach Kermauner entfällt erst auf jedes zehnte Plattenepithelcarcinom des Collum uteri ein Adenocarcinom. Andere Autoren fanden sie noch seltener. Nach der Zusammenstellung von v. Franqué schwanken die Angaben über die Häufigkeit der Adenocarcinome der Cervix, bezogen auf das Vorkommen der Plattenepithelcarcinome, zwischen 2,5% und 15%. Wegen ihrer Sonderstellung, welche die Drüsencarcinome des Gebärmutterhalsteiles einnehmen, werden wir sie später in einem eigenen Kapitel besprechen.

Zur Ätiologie der Collumcarcinome ist zu sagen, daß diese ebenso unbekannt ist, wie die aller anderen Krebslokalisationen. Selbstverständlich mangelt es auch hier nicht an Theorien. Bisher ist aber keine genügend wissenschaftlich gestützt. Für disponierend gelten alte Cervixrisse, Ektropium, Erosion, Leukoplakie. Letztere wird an der Portio, wie auch an anderen Stellen von manchen gewissermaßen als präcanceröses Stadium angesehen. Anlaß zu dieser Annahme ist die Beobachtung, daß Carcinomentwicklung auf dem Boden einer Leukoplakie häufiger beobachtet wurde. Es wäre aber falsch, diese Beobachtung zum Anlaß nehmen zu wollen, solche Fälle prophylaktisch mit der Carcinomdosis zu bestrahlen. Eine derartige Behandlung wäre zwecklos, weil selbst für den Fall, daß es sich bei der Leukoplakie tatsächlich um ein präcanceröses Stadium handeln würde, die zum Krebs präformierten Zellen durch diese Dosis niemals an ihrer Weiterentwicklung zur Carcinomzelle gehindert werden könnten. Dazu würden nicht einmal Strahlenmengen ausreichen, wie sie mit Rücksicht auf die Blasen- und Mastdarmschleimhaut gerade eben noch im kleinen Becken zur Wirkung gebracht werden könnten, d. h. also, daß man mit therapeutisch zulässigen Dosen niemals eine Carcinomentwicklung aus einer Portioleukoplakie verhindern könnte. Dieser Hinweis erschien uns nötig, weil man immer wieder auf diese Ansicht stößt. Sie ist nur dazu geeignet, die Strahlentherapie in Mißkredit zu bringen, weil Unmögliches von ihr verlangt wird.

Von gewisser Bedeutung für die Strahlentherapie beim Collumcarcinom ist auch das Alter der Patientin. Wenngleich diese Krebse vorwiegend um das Klimakterium herum auftreten, so können sie sich doch auch schon früher oder noch später einstellen. Denn nicht allzu selten wurden Collumcarcinome noch im 70. und 80. Lebensjahr, andererseits auch schon zwischen dem 20. und 30. Lebensjahr, ja sogar schon früher beobachtet. Letzteres ist insofern von Bedeutung, als die Strahlentherapie in jedem Fall die Kastration nach sich zieht. Man wird daher eine Carcinombestrahlung bei einer jugendlichen Frau nur dann ausführen, wenn man sich seiner Diagnose auch absolut sicher ist.

Die klinischen Symptome beim Collumcarcinom sind: fötider, blutig-wässeriger oder blutiger Ausfluß, Kontaktblutungen oder unregelmäßige Blutungen; in weit vorgerücktem Stadium, wenn die Beckennerven vom Carcinom umfaßt sind, Schmerzen.

Alle diese und die weiteren Symptome sind so bekannt, daß wir sie nicht näher auszuführen brauchen.

Bei der äußeren Erscheinungsform unterscheidet man im allgemeinen den mehr oder weniger papillären Tumor (Blumenkohltumor), das carcinomatöse Ulcus und den carcinomatösen Krater. Ersterer entsteht durch exophytisches Wachstum, die letztgenannten Formen durch endophytisches Wachstum. Jedes exophytische Carcinom weist natürlich auch endophytisches Wachstum auf. Man unterscheidet daher auch exo-endophytische Collumcarcinome. Am häufigsten sind die endophytischen Carcinome, dann kommen die endo-exophytischen und schließlich die exophytischen. Schottlaender hat unter seinen 123 Fällen 66,7% endophytische, 27,5% endo-exophytische und 5,8% exophytische Carcinome gehabt[1].

Diese verschiedenen Formen haben für die Strahlentherapie eine gewisse Bedeutung, besonders dann, wenn zur Behandlung auch Radium verwandt wird oder diese überhaupt nur mit Radium durchgeführt wird. In solchen Fällen kann es bei exophytischen Carcinomen, also Blumenkohltumoren, zweckmäßig sein, diese mit Hilfe der Diathermieschlinge zu verkleinern oder ganz abzutragen, um günstigere Verhältnisse für die Radiumapplikation zu bekommen. Andererseits kann ein tiefer carcinomatöser Krater gute Verhältnisse für die Aufnahme des Radiumpräparates bieten.

Als eine besondere Form des Collumcarcinoms wäre noch die Tonnenform oder das Cervixhöhlencarcinom nach Katz zu nennen. In einem solchen Fall ist der Muttermund völlig intakt und die Cervix äußerlich gut erhalten, nur tonnenförmig aufgetrieben. In ihr befindet sich aber eine große carcinomatöse Zerfallshöhle. Doch handelt es sich bei einem derartigen Carcinom wohl meistens um ein Drüsencarcinom; wir verweisen daher auf unsere späteren Ausführungen (s. S. 426).

Was nun die weitere Ausbreitung der Collumcarcinome anbelangt, die sowohl für die klinische Beurteilung wie für die Strahlentherapie von Wichtigkeit ist, so geht diese verschiedene Wege. In der Hauptsache erfolgt sie durch kontinuierliches Wachstum in den Lymphbahnen oder in den Muskelinterstitien, aber auch durch rücksichtsloses Durchwachsen des umgebenden Gewebes. Auf diese Weise greift das Carcinom auf die Scheidengewölbe über, gelangt in die Parametrien, in das Septum vesico-vaginale und recto-vaginale und dringt entlang der Ligamenta sacro-uterina ins Beckenbindegewebe der hinteren Beckenhälfte vor; dort umscheidet es das Rectum und kann so zusammen mit der parametranen Infiltration das ganze kleine Becken ausmauern. Durch die Umwachsung des Mastdarmes können Darmbeschwerden auftreten. Wenn das Carcinom auf dem Wege über das Septum recto-vaginale in das Rectum einbricht, kann bei spontanem Zerfall

---

[1] Schröder-Kiel gab letzthin etwas andere Zahlen an bei gleichzeitig anderer Einteilung. Nach dieser lokalisiert sich das Collumcarcinom als

1. das exophytische, blumenkohlähnliche Carcinom der Portio zu 13%;

2. das endophytisch wachsende, sich einfressende und zu oberflächlichem Zerfall neigende Portiocarcinom zu 43%;

3. das den Halskanal auskleidende, jedoch auch in die Tiefe hineinwachsende Cervixcarcinom zu 9%;

4. der in der Tiefe der Halskanalmuskulatur sitzende Krebsknoten zu 19%;

5. der stark zerfallende Krater nach Aufbruch des Cervixknotens zu 16%.

Die hier gegebenen Zahlen beziehen sich auf 330 Fälle aus einem Gesamtmaterial von 585 Fällen. In dem Rest der Fälle war die primäre Lokalisation infolge der erheblichen Ausbreitung nicht mehr zu erkennen.

der Krebszellen eine Rectum-Scheidenfistel entstehen. In einem solchen Fall kann auch die Strahlenbehandlung durch die nachfolgende Einschmelzung der Carcinomzellen zu einer Rectum-Scheidenfistel führen. Ebenso wie gegen das Rectum kann das Carcinom nun auch auf die Blase zu wachsen. Im cystoskopischen Bild zeigt sich dann zunächst ein Blasenwandödem. Im vorgeschritteneren Stadium sieht man knollige Vorwölbungen. Bei vollkommenem Durchbruch in die Blase kann es auch hier durch Spontan- oder Strahlenzerfall zu einer Blasen-Scheidenfistel kommen. Schließlich wäre noch darauf hinzuweisen, daß auch der Ureter umwachsen und komprimiert werden kann, was wieder rückwirkend Harnstauung mit Hydroureter- und Hydronephrosebildung zur Folge hat.

Der Umstand, daß Collumcarcinome sowohl ins Rectum wie in die Blase einbrechen können, ist für viele Autoren der Anlaß, sich bei der klinischen Untersuchung nicht mit der Palpation und vaginalen Inspektion zu begnügen, sondern stets auch eine Cystoskopie und Rectoskopie vorzunehmen. Im allgemeinen wird so von Carcinomoperateuren verfahren, um weitere Anhaltspunkte für die klinische Beurteilung des Falles zu bekommen. Doch gibt es auch Strahlentherapeuten, wie z. B. Gauß, die stets auch vor der Bestrahlung Blase und Rectum einer genauen Inspektion unterziehen.

Wie alle anderen Krebse, dringt nun das Collumcarcinom auch in die benachbarten Lymphdrüsen vor. Zum regionären Lymphdrüsengebiet gehören beim Gebärmutterhalskrebs:

1. Die parametranen Lymphdrüsen.
2. Die hypogastrischen Lymphdrüsen.
3. Die iliacalen Lymphdrüsen.
4. Die sacralen Lymphdrüsen.
5. Die lumbalen Lymphdrüsen.
6. Die Inguinaldrüsen. Diese sind aber äußerst selten befallen.

Der Vollständigkeit halber seien noch die Fernmetastasen erwähnt. Diese spielen beim Collumcarcinom im allgemeinen keine große Rolle. Sie kommen meistens erst bei sehr fortgeschrittenen Erkrankungen vor. Nach Kermauner sind Metastasen in entfernten Körperteilen und Organen fast nur aus Leichenbefunden bekannt. Sie wurden am häufigsten in den Verdauungsorganen mit 12% festgestellt, in den Lungen mit 10,3% und in den Nieren mit 3,3%. In anderen Organen kamen sie noch seltener zur Beobachtung.

Collumcarcinome mit Fernmetastasen, aber auch schon in der Umgebung weiter vorgeschrittene, vor allem mit Erkrankungen der Nachbarorgane, sind natürlich für jede Behandlung aussichtslos, auch für die Strahlentherapie. Am günstigsten sind stets auch für diese die noch lokalisierten Carcinome, also Fälle, die sich gut operieren lassen. Unter diesen Gesichtspunkten wurde denn auch für die Collumcarcinome eine klinische Einteilung geschaffen. Nach dieser werden die Gebärmutterhalskrebse in operable und inoperable Carcinome unterschieden. Dabei werden als inoperabel gewöhnlich alle diejenigen Carcinome erklärt, welche den Ausgangsort bereits überschritten haben und in die weitere Umgebung vorgedrungen sind.

Eine andere Klassifizierung der Collumcarcinome hat Döderlein vorgeschlagen. Er teilt diese in vier Gruppen ein:

Gruppe I: Operable Fälle mit absoluter Beschränkung des Carcinoms auf das Collum uteri.

Gruppe II: Grenzfälle, bei denen eine Laparotomie mit radikaler Entfernung des Carcinoms vielleicht noch hätte ausgeführt werden können.

Gruppe III: Unzweifelhaft inoperable Fälle.

Gruppe IV: Inkurable Fälle, d. h. solche Fälle, die von der ersten Untersuchung an für jegliche Behandlung als aussichtslos anzusehen sind.

Diese Einteilung ist von vielen Autoren übernommen worden. Wir wollen daher die einzelnen Gruppen näher erläutern. Stricker aus der Klinik Döderlein hat sie kürzlich folgendermaßen beschrieben:

Das Collumcarcinom der Gruppe I erstreckt sich von dem mit leichter Erosion beginnenden Carcinom der Portio oder dem geschlossenen Knötchen und dem in der Nähe des Os externum entstehenden Cervixcarcinom bis zu den Fällen, in denen das ganze Collum uteri bei exophytischem oder endophytischem Wachstum vom Krebs ergriffen ist. Als wichtigstes Moment für die Einreihung eines Falles in die Gruppe I ist die Tatsache anzusehen, daß das Collum und damit auch der Uterus vollkommen beweglich und vollkommen abgrenzbar sein müssen. Unter die Gruppe I rechnen wir auch den carcinomatösen Cervicalpolypen.

Bei Übergreifen des Carcinoms auf Parametrien, Scheidenwand und Umgebung des Collum uteri wird der Fall zu einem Carcinom der Gruppe II. Palpatorisch finden wir hier die Portio und Cervix plump aufgetrieben oder einen Krater oder ein Blumenkohlcarcinom. Die Beweglichkeit des Collum und des Corpus ist stark eingeschränkt. Eine Laparotomie könnte vielleicht in manchen Fällen die Entfernung des Carcinoms ermöglichen, andererseits wiederum den Nachweis erbringen, daß die Radikaloperation nicht mehr ausführbar ist. Bei vielen Carcinomen der Gruppe II wird man sagen können, daß die Operabilität dieser Fälle lediglich eine Angelegenheit des Temperaments des einzelnen Operateurs ist, ob er diesen Fall angehen will oder nicht. Bei unserer Einteilung gelten alle unter Gruppe II angeführten Fälle als Grenzfälle. Unter diese Gruppe rechnen wir ferner Carcinome, die ihrem Palpationsbefund nach vielleicht noch der Gruppe I zuzuzählen sind, bei denen aber andere Erscheinungen, wie z. B. ein bullöses Ödem der Blasenschleimhaut als erschwerend für die Erkrankung ins Gewicht fallen.

Das Collumcarcinom der Gruppe III ist ein einwandfrei inoperables Carcinom mit massiver Infiltration eines oder beider Parametrien, entzündlicher oder krebsiger Natur, mit Übergang des Carcinoms auf Scheide, Blase, Ureteren, mit starker Jauchung und ausgedehnter Kraterbildung. Die gesamte Cervixwand ist durchbrochen, von der Cervixwand aus sind die Carcinommassen strangförmig oder breitbasig bis an die Beckenwand gewuchert. Das Collum uteri ist vollständig von den Infiltrationen eingemauert und mit dem Corpus vollkommen unbeweglich.

Das Weiterschreiten des Collumcarcinoms führt dann zur Gruppe IV, zu den inkurablen Fällen. Sie gehen größtenteils mit schwerer Kachexie, mit jahrelang bestehenden Blutungen, mit breitem Einbruch des Carcinoms in seine Umgebung und Bildung von Fernmetastasen einher. Der Palpationsbefund ist derart, daß man das ganze Becken ausfüllende, harte Massen fühlt, die gänzlich unbeweglich sind, und daß irgendeine Lokalisation nach Sitz oder Beginn der Erkrankung in keiner Weise mehr möglich ist.

Der klinische Befund gibt nun gewisse Anhaltspunkte für die Prognose. Bei Fällen der Gruppe IV ist sie natürlich absolut schlecht. Das gleiche gilt im allgemeinen auch für die Fälle der Gruppe III. Allerdings muß hier betont werden, daß durch die Strahlenbehandlung gerade beim Collumcarcinom von den inoperablen Fällen noch ein beachtenswerter Prozentsatz nicht nur vorübergehend, sondern über 5 Jahre hinaus geheilt werden konnte. Günstiger ist die Prognose bei den Fällen der Gruppe II und I. Doch können wir heute auch bei den operablen Fällen, erst etwa $^2/_3$ der Zugänge über 5 Jahre hinaus heilen, so daß auch in diesen relativ günstigen Stadien den Angehörigen gegenüber mit der Vorhersage Zurückhaltung geboten ist.

b) Allgemeiner Überblick über die Entwicklung der Röntgentherapie beim Collumcarcinom[1].

Die Bestrahlung der Collumcarcinome hat sich ebenso wie die Ovarialbestrahlung empirisch entwickelt.

1. Die primitive Technik.

Versuche, Carcinome mit Röntgenstrahlen zu beeinflussen, wurden schon bald im Anschluß an die Entdeckung der zellzerstörenden Wirkung der Röntgenstrahlen gemacht. Da aber keine exakten physikalischen Grundlagen und vor allem keine Meßmöglichkeiten vorhanden waren, mußte die Röntgentherapie gefühlsmäßig vorgenommen werden. Bestimmte Methoden für die einzelnen zur Bestrahlung kommenden Erkrankungen gab es nicht; die für die Ovarbestrahlung in Anwendung kommende Technik wurde im großen und ganzen auch bei der Carcinombestrahlung durchgeführt.

2. Die Bestrahlungsmethode Albers-Schönberg.

Als erste zielstrebige Technik kann man die Bestrahlungsmethode von Albers-Schönberg bezeichnen. Nach Einführung des Filters durch Perthes hatte sie eine weitgehende Verbesserung erfahren. Bei ihr wurde auch bereits mit praktisch brauchbaren Dosimetern, wie mit der Kienböck-Skala oder dem Dosimeter nach Sabouraud-Noiré und nach Holzknecht gearbeitet. Unter dem Einfluß des in Freiburg von Gauß und Lembcke entwickelten Bestrahlungsverfahrens erfuhr die Methode Albers-Schönberg später eine weitere Verbesserung. Eine genaue Darstellung dieser geschichtlich in jeder Weise sehr interessanten Bestrahlungsmethode haben wir in Bd. IV/2 dieses Handbuches gegeben.

3. Die Kreuzfeuermethode Gauß-Lembcke.
(Alte Freiburger Methode.)

Diese Methode, die ursprünglich für die Bestrahlung des Ovariums ausgebildet war, bedeutete in ihrer Anwendung auf die Carcinomtherapie einen ganz besonderen Fortschritt; einerseits wurde durch die Filtrierung die Tiefendosis verbessert, andererseits wurde durch die Anwendung der Kreuzfeuerbestrahlung, bei der von einer größeren Anzahl kleinerer Felder konzentrisch der Strahlenkegel nach dem Portio-Carcinomtumor geschickt wurde, eine verhältnismäßig große Strahlenmenge in der Tiefe erreicht. Deswegen wurden

---

[1] Vgl. auch hierzu „Geschichte der Carcinombestrahlung" S. 284.

auch tatsächlich nicht bloß augenscheinliche Zerstörungen des Portiocarcinoms, sondern auch einige Heilungen mit dieser Methode erreicht. Unter Berücksichtigung der geringen Strahlenausbeute von Apparat und Röhre wurde durch die Kreuzfeuermethode Gauß-Lembcke für die damaligen Verhältnisse die bestmögliche Leistung erzielt.

Bei dieser Kreuzfeuermethode wurden kleine Felder der Größe 4×4 bzw. 6×6 cm in zwei evtl. drei Reihen rings um das Becken gelegt. Es ist anzunehmen, daß von diesen vielen Einfallsfeldern nur ein kleiner Teil wirksam war; denn gerade von kleinen Feldern aus ist das Zielen sehr schwer. Bei entsprechend exakter Einstellung dürften von vorne 8 Felder, von hinten 10 Felder und von jeder Seite nochmals 4 Felder für die Einstellung sehr wohl brauchbar gewesen sein. Bei der Kleinheit des Feldes war infolge der herabgesetzten Streustrahlenzusatzdosis die Tiefendosis verhältnismäßig gering. Sie dürfte für 10 cm Tiefe etwa 4% betragen haben. Wurde auf jedem Feld die Haut mit der ED belastet, so kamen bei den genannten 26 Feldern nach unserer jetzigen Bestrahlungsmethode 90—100% der HED, unter Umständen sogar auch noch etwas mehr in die Tiefe. Es war aber unmöglich, diese ganzen Felder auf einmal zu bestrahlen, folglich mußten die Dosen verteilt werden und dadurch entstand ein großer Verlust; außerdem haben es nur wenige gewagt, wie Gauß und Lembcke die Haut bis zur ED zu belasten. Bei diesen Bestrahlungen wurden also durchschnittlich kaum mehr als 70% der HED am Tumor erreicht. Daher blieben auch regelmäßige Erfolge aus. Es läßt sich aber berechnen, daß solche bei exakter Einstellung und hoher Belastung der Haut möglich waren, was auch die bereits erwähnten vereinzelten Heilungen beweisen.

Auch diese sog. alte Freiburger Bestrahlungsmethode haben wir im Bd. IV/2 dieses Handbuches genau beschrieben.

4. Die schwingende Röhre.

Einen interessanten Versuch, das Problem — die Hautbelastung herabzusetzen und die Tiefendosis trotzdem zu erhöhen — zu lösen, hat H. Meyer 1913 durch die Konstruktion der schwingenden Röhre unternommen. Diese bestand darin, daß eine Röntgenröhre maschinell in einem beweglichen Stativkasten über dem Abdomen hin und her pendelte oder in einer Ellipse bewegt wurde. Diese geniale Erfindung hätte wahrscheinlich eine weit größere Rolle in der Tiefentherapie gespielt, wenn sie nicht gerade zur Zeit des Kriegsausbruches herausgekommen wäre. Für die damalige Zeit bedeutete sie einen ganz großen Fortschritt gegenüber der Kleinfeldermethode. Da es aber einige Zeit später gelang, durch Verbesserung der Apparate, durch Erhöhung der Spannung, durch Verbesserung der Röhren die günstigeren Vorbedingungen für die Vergrößerung der Tiefendosis zu schaffen, ist die schwingende Röhre zu keiner besonderen Anwendung gelangt[1].

5. Der Aufschwung in der Carcinombestrahlung.

Mit der soeben angedeuteten Verbesserung der Apparate und Röhren setzte auch ein völliger Umschwung in der Carcinombestrahlung ein. Aus diesem Grunde beginnt mit dem Symmetrieapparat und der S.H.S.-Röhre, der Coolidge-Röhre und der Lilienfeld-Röhre in der Carcinomtherapie eine neue Ära.

---

[1] Es wäre zu wünschen, daß man das Prinzip der schwingenden Röhre unter Benützung der heutigen technischen Fortschritte wieder aufleben ließe. Die hochspannungssicheren Kabel, die strahlengeschützten Röntgenröhren würden erlauben, eine brauchbare Apparatur zu schaffen.

Es war nunmehr auch möglich, eine stärkere Filtrierung anzuwenden. Als Krönig und Friedrich sowie Seitz und Wintz das Schwerfilter einführten, ging die prozentuale Tiefendosis rasch in die Höhe. Etwa 1916 konnte man mit den neuen Apparaten 14—16% prozentuale Tiefendosis erreichen, im Jahre 1920 schon 18—20%. Später 23% und mehr.

Dabei war die Strahlenausbeute der Röhre in ähnlicher Weise gestiegen. 1912/13 hätte man mit stärkeren Filtern als dem 3 mm Aluminiumfilter nicht bestrahlen können, da für ein solches Filter eine entsprechende HED bei 23 cm Entfernung eine Bestrahlungszeit von 25—30 Minuten benötigte. Im Jahre 1914/15 waren hierfür durchschnittlich 18 Minuten notwendig, für die Filtrierung auf praktische Homogenität, wie wir sie heute anwenden (Zinkfiltrierung), etwa 60 Minuten. Von Jahr zu Jahr sank dann die Zeit. Im Jahre 1920 betrug sie nur noch 30—40 Minuten. Später ist sie dann noch weiter auf 8 bis 11 Minuten gesunken. Heute werden zur Erreichung der HED bei hochleistungsfähigen Apparaten nur noch 4—5 Minuten benötigt.

Mit dem Ausbau der Apparate und Röhren hatten die Dosismeßinstrumente Schritt gehalten. Man war daher in der Lage, die Oberflächendosis sicher zu beherrschen. Für die Tiefendosierung wurden zuverlässige relative Meßmöglichkeiten entwickelt.

Mit dem Ausbau dieser technischen Vorbedingungen war es möglich, neue erfolgversprechende Bestrahlungsmethoden zu finden. Daß dabei gerade systematische Methoden für die Uteruscarcinome entstanden und bei dieser Carcinomlokalisation auch die besten Erfolge erzielt wurden, ist kein Zufall. Denn hier handelt es sich um ein Carcinom, das in bezug auf seine Lage stets gleichmäßig vorkommt. Die einzelnen topographischen Bestrahlungsbedingungen sind also bei allen Patienten fast gleich. Die zentrale Lage des Uterus macht es verhältnismäßig leicht, die notwendige Dosis, die doch eine ziemlich große Strahlenmenge darstellt, an das Erfolgsorgan zu bringen. Deshalb haben auch schon vor der Verbesserung der Apparatur die Kliniken Krönig, Bumm und Döderlein durch eine gürtelförmige Anordnung der Bestrahlungsfelder gelegentliche Heilungen erzielt.

Erleichternd für die Entwicklung zweckentsprechender Bestrahlungsmethoden kam noch in Betracht, daß es möglich war, ein Meßinstrument wie die Ionisationskammer in die Vagina an der Stelle der Portio einzulegen, so daß man sogar am Orte der Einwirkung die Dosis messen konnte. Weiter ließ sich der medizinische Erfolg nicht bloß durch den Tastsinn, sondern auch durch direkte Betrachtung und schließlich noch einwandfreier durch die histologische Untersuchung kontrollieren.

Das waren aber alles nur Vorbedingungen. Von ausschlaggebender Bedeutung für die Entwicklung, welche die Carcinombestrahlung damals nahm, war die Auffindung der Carcinomdosis durch Krönig und Friedrich sowie Seitz und Wintz. Denn damit war die Zeit des tastenden Vorgehens beendet. Die Zerstörung des Carcinoms konnte nunmehr zielsicher durch Applikation der als notwendig erkannten Dosis unter Schonung der gesunden Umgebung und des kranken Organismus vorgenommen werden.

So entstanden verschiedene Bestrahlungsmethoden für die Uteruscarcinome. Sie lassen sich in zwei große Gruppen einteilen:

1. Die Methode der kleineren Felder.
2. Die Großfeldermethode.

6. Die Konzentrationsbestrahlungsmethode Seitz-Wintz.

Die Methode der kleineren Felder wurde durch die Bestrahlungsmethode Seitz-Wintz repräsentiert. Diese Methode wurde auf physikalisch-biologischen Untersuchungen aufgebaut. Die Standardbedingungen ergaben sich aus den für das Portiocarcinom zweckmäßigen Grundlagen. Als Fokus-Hautabstand wurde 23 cm gewählt, weil diese Entfernung sich in der damaligen Zeit am besten mit der Strahlenausbeute der Röhre einerseits und dem bestmöglichen Dosenquotienten andererseits vertrug. Die Feldgröße von 6×8 cm wurde gewählt, weil drei derartige Felder bei der normal gebauten Frau den Raum zwischen den beiden Beckenschaufeln über der Symphyse ausfüllten. Bei diesem Abstand und der Feldgröße von 6×8 cm wurden dann die Messungen vorgenommen, die elektrometrisch festgelegt waren, aber auf die biologische Reaktion des leichten Erythems bezogen wurden. Somit wurde die HED der Ausgangspunkt für alle Dosenangaben. Die Röntgenstrahlenmenge, die ein Portiocarcinom zur vollständigen Rückbildung bringt, war von Wintz bei 90—110% der HED gefunden worden.

Die Technik der Uteruscarcinombestrahlung war früher folgende: Zunächst wurde die Bestrahlung des Primärtumors vorgenommen. Hierzu wurden zuerst mit einem entsprechenden Kompressionstubus drei vordere Einfallsfelder von der Größe 6×8 cm in der Richtung auf die Portio angesetzt, so daß die einfallenden Strahlen sich an der Portio überschnitten. Die exakte Einstellung wurde mit einer Einstellröhre vorgenommen. Sie trug an ihrem Ende einen kleinen Leuchtschirm und wurde in die Scheide eingeführt. Diese drei vorderen Felder wurden entweder so gesetzt, daß sie nebeneinander lagen, oder auch so, daß zwei Felder über der Symphyse rechts und links von der Mittellinie sich befanden, das dritte Feld aber konvergierend nach hinten oben zu, über dem unteren Teil der Symphyse, etwa den Mons veneris bis zum Scheideneingang einnehmend, saß.

Die Bestrahlung vom Rücken her wurde gleichfalls mit drei Feldern vorgenommen. Diese wurden je nach der Konfiguration der Patientin entweder nebeneinander gesetzt oder auch so, daß sich ein Feld über dem Os coccygis, die beiden anderen darüber links und rechts neben dem Kreuzbein befanden. Die Strahlenkegel waren alle gegen die Portio gerichtet.

Mit diesen sechs Einfallsfeldern gelang es, 90—110% der HED, die Carcinomdosis, an der Portio zu erreichen.

7—9 Wochen nach der Bestrahlung des Primärtumors erfolgte die Bestrahlung der beiden Parametrien. Hierzu wurden wieder Einfallsfelder von 6×8 cm, bei dickeren Patienten solche von 8×8 cm verwendet. Der Strahlengang war jetzt nach den Parametrien zu gerichtet.

Im allgemeinen wurde jedes Parametrium von zwei vorderen, zwei hinteren und einem seitlich auf die Darmbeinschaufel angesetztes Feld bestrahlt. In einzelnen Fällen, bei stärkeren Patientinnen, wurde auch ein vorderes und ein hinteres Mittelfeld appliziert. Die Einstellung dieser Mittelfelder wurde dabei so vorgenommen, daß jedes der beiden Einfallsfelder auf ein anderes Parametrium gerichtet war, also z. B. das vordere auf das linke Parametrium und das hintere auf das rechte Parametrium.

Diese Bestrahlung der Parametrien wurde selten in einer Sitzung durchgeführt. Meist erfolgte zunächst die Bestrahlung des rechten Parametriums 7 Wochen nach der ersten Bestrahlung (Primärbestrahlung). Die Bestrahlung des linken Parametriums weitere 7 Wochen später.

Die Ordnung, das rechte Parametrium zuerst zu bestrahlen, wurde in Hinblick auf die längere Erholungszeit für den Mastdarm eingehalten, weil dieser bei der Bestrahlung des linken Parametriums stärker belastet wird.

Die Zweiteilung der Parametranbestrahlung wurde sofort aufgegeben, als die Verbesserung der Strahlenausbeute die Bestrahlung in einer Sitzung erlaubte.

Dies war auch der Grund, von vornherein die Methode in eine Primärbestrahlung und eine solche der Parametrien zu teilen. Versuche, das gesamte Becken in einer einzigen Sitzung mit der carcinomzerstörenden Dosis zu belegen, wurden später ebenfalls vorgenommen. Erschien es doch zunächst logisch, die Bestrahlung des gesamten Ausbreitungsgebietes des Carcinoms in einer einzigen Sitzung durchzuführen, wie dies bei der nachher zu besprechenden Großfeldermethode auch geschieht. Die Erfahrung hat aber gezeigt, daß die Zweiteilung der Bestrahlung in die des Primärtumors und der Parametrien die besseren Resultate gibt.

Hierbei mögen verschiedene Gründe von Bedeutung sein. So die geringere Allgemeinschädigung, weil gegenüber der Großfeldermethode stets nur geringe Volumdosen zur Anwendung kommen, dann die Tatsache, daß das Carcinomgebiet zweimal durchstrahlt wird. Denn bei der Bestrahlung der Parametrien erhält das Gebiet des Primärtumors aus den Randpartien der Parametranfelder etwa nochmals die Carcinomdosis. Haben sich in der Zwischenzeit aus vielleicht vorhandenen, zum Carcinom präformierten Epithelzellen, die bekanntlich durch 90—110% der HED nicht zerstört werden können, neue Krebszellen entwickelt, so werden diese durch die Summation der Strahlenwirkung bei der zweiten Bestrahlung vernichtet. Andererseits kommen bereits bei der Primärbestrahlung in den seitlichen Beckenpartien Dosen von 60—70% der HED zur Wirkung, die erfahrungsgemäß ausreichen, um die im Stadium der Mitose befindlichen Carcinomzellen zu töten und die ruhenden weniger sensiblen Carcinomzellen wenigstens vorübergehend zu lähmen. Daher findet auch kein nachteiliges Weiterwachsen des Carcinoms im Ausbreitungsgebiet statt.

Aus diesen Gründen hat die Erlanger Frauenklinik bei der Röntgenbehandlung des Collumcarcinoms an der in die Primärbestrahlung und parametrane Bestrahlung zerfallenden Konzentrationsmethode Seitz-Wintz festgehalten. Verbesserungen wurden vorgenommen. Wir geben später eine genaue Darstellung der heute bei uns gebräuchlichen Bestrahlungsweise (s. S. 343).

7. Die Großfeldermethode.

Die einzeitige Großfeldermethode hatte von vornherein das Ziel, das ganze Ausbreitungsgebiet des Carcinoms qualitativ und quantitativ möglichst gleichmäßig zu durchstrahlen. Ein ähnliches Prinzip hatte 1904 Dessauer aufgestellt — theoretisch vom physikalisch-technischen Standpunkt aus —, wenn es auch bei der damaligen Apparatur gänzlich unmöglich war, eine solche Forderung zu erfüllen. Diese Homogenbestrahlungslehre Dessauers wurde aber später die Grundlage für die Bestrahlungsmethode Dessauer-Warnekros. Die ersten systematischen Messungen, wie sie Seitz und Wintz bei der Ausbildung ihres Bestrahlungsverfahrens vorgenommen haben, und eine darauf aufgebaute Methode der Großfelderbestrahlung haben Krönig und Friedrich veröffentlicht. Diese Großfeldermethode wurde dann später teils im Sinne ihrer Erfinder, teils in Verbindung mit Konzentrationsfeldern (Martius) in einer Reihe von Kliniken angewendet.

a) Die Großfeldermethode Krönig-Friedrich. (Neue Freiburger Bestrahlungsmethode.) Die erste Anwendung einer Großfeldermethode erfolgte durch Krönig und Friedrich auf Grund der von Friedrich durchgeführten elektrometrischen Messungen. Die beiden Autoren benützten zwei große Einfallsfelder, eines zwischen Nabel und Symphyse und ein zweites mit seiner Mitte über dem Kreuzbein eingestellt. Bei einzelnen Patientinnen kam noch ein drittes Einfallsfeld von der Scheide her zur Anwendung.

Daß tatsächlich bei dieser Bestrahlungstechnik bereits eine genügend große Dosis an der Stelle des Portiocarcinoms erzielt wurde, beweisen die günstigen Primärresultate, von denen Krönig in einer Veröffentlichung sprach. Über Dauerresultate ist nichts bekannt geworden; bei der heutigen Kenntnis der Strahlenverteilung würde es aber nicht wundern, wenn sie ungünstig gewesen wären; denn eine wirklich homogene Durchstrahlung des ganzen Ausbreitungsgebietes konnte damit nicht erzielt werden, da die Strahlenintensität nach den Rändern der Strahlenpyramide zu stark abnimmt. Die Carcinomdosis wurde wohl in der Mitte, an der Portio, erreicht, nicht aber in der Gegend der iliacalen Drüsen.

Von Jaschke und Siegel haben die gleiche Methode später angewendet, bei einem Fokus-Hautabstand von 50 cm und Einfallsfeldern von 20×20 cm, wobei das Leibfeld über die Symphyse auf die fest zusammengedrückten Oberschenkel hinaus ausgedehnt wurde. Bei einer Spannung von 150 kV mußte die Bestrahlung sehr lange ausgedehnt werden, sie dauerte zweimal 8—9 Stunden.

b) Die Bestrahlungsmethode Dessauer-Warnekros. Diese Methode baute sich auf den Messungen von Dessauer und Vierheller auf, die in einem der Beckengröße entsprechenden Wasserkasten die Intensitätsverteilung für die einzelnen Einfallsfelder festgestellt hatten. Dessauer hatte für die Bestrahlung ein Spezialgerät konstruiert, das aus einem brückenförmigen Aufbau bestand, der über den Bestrahlungstisch gesetzt wurde. Die Röhre war in einem strahlenundurchlässigen Kasten eingeschlossen und wurde mit Hilfe einer Zentriervorrichtung genau über die Mitte des Einfallsfeldes gestellt. Der Patient war so gelagert, daß das Becken unter das Bestrahlungsgerät zu liegen kam. Das Gerät selbst war den Körperrundungen angepaßt und es waren Pelotten angebracht, mit denen der Patient fixiert wurde. Damit der gleiche Fokus-Hautabstand eingehalten werden konnte, war die Brücke nach oben zu verschiebbar.

Auf Grund der Dessauerschen Messungen (gemeinsam mit Vierheller) wurden bei der Bestrahlung des Uteruscarcinoms folgende Felder appliziert (Abb. 65a, b, c).

1. Ein die ganze Breite des Leibes einnehmendes Feld in 30 cm Fokus-Hautabstand,
2. ein entsprechend großes Kreuzbeinfeld mit 30 cm Fokus-Hautabstand,
3. ein rechtes Seitenfeld mit 30 cm Fokus-Hautabstand,
4. ein linkes Seitenfeld mit 30 cm Fokus-Hautabstand.

Als Bestrahlungsapparat wurde der Intensivreformapparat von Dessauer verwendet, der eine Spannung von 170000 Volt gab. Die Filtrierung geschah mit 0,8 mm Cu und 1 mm Al. Die Belastung der Röhre betrug 2 mA. Für die Gesamtbestrahlung wurden seinerzeit von Dessauer und Warnekros 6 Stunden benötigt. Durch die Vier-Seitenbestrahlung war es zum mindesten theoretisch möglich, eine gleichmäßige Verteilung der Dosis im ganzen Becken zu erzielen. Die Anwendung der Methode machte aber größere Schwierigkeiten, als dies nach der Beschreibung erscheint; denn zunächst darf man nicht vergessen, daß das weibliche Becken weder in seiner Form noch in seinen Streustrahlenverhältnissen dem Wasserkasten gleichzusetzen ist, den Dessauer und Vierheller zu ihren Messungen benutzten. Durch den verhältnismäßig kleinen Fokus-Hautabstand war die seitliche Divergenz der Strahlen eine ziemlich starke. Infolgedessen mußte die Hautbelastung an den beiden Seiten, in der Höhe der Spinae, wohl häufig die Gefahrengrenze erreichen. Sie ist auch sicher überschritten worden und hat infolgedessen zu Röntgenschädigungen geführt. Außerdem ist gegen die Methode einzuwenden, daß die Intensitätsverteilungen für das weibliche Becken nicht richtig sind; denn die Streustrahlenverhältnisse sind dort eben andere als im Wasserkasten, infolgedessen sind trotz aller exakten Vorausberechnungen der Dosis große Differenzen zu erwarten. Der Einfluß der Streustrahlung

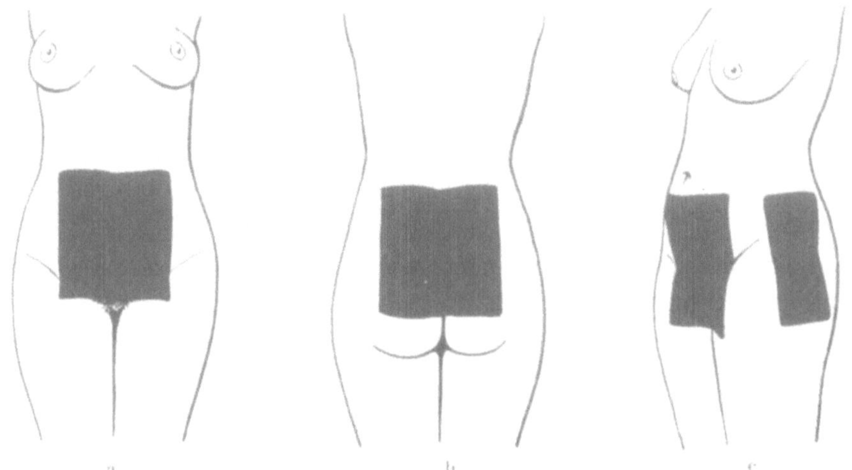

Abb. 65a—c. Felderanordnung bei der Bestrahlungsmethode Dessauer-Warnekros.

macht sich bei dieser Art der Einfallsfelder ganz anders geltend als bei den kleineren Kompressionsfeldern nach der bereits beschriebenen Methode Seitz und Wintz.

Ein besonderer Nachteil dieser Methode ist aber die unnötig große Blutschädigung, die in manchen Fällen der Berliner Klinik zu schweren Allgemeinschädigungen geführt hat. Bumm ist in seinen letzten Jahren auch wieder zur weitgehenden Anwendung der Wertheimschen Operation zurückgekehrt, was entsprechende Schlüsse nahe legt.

Berichte über systematische Anwendung der Methode Dessauer-Warnekros liegen von Pankow und Borell vor, die aber im allgemeinen eine vorsichtige Dosierung und eine genaue Anpassung an das weibliche Becken durchgeführt haben. Um im Primärtumor die lokale Dosis zu erhöhen, wurde von ihnen eine Kombination mit Radium durchgeführt.

c) Die modifizierte neue Freiburger Methode (Opitz-Friedrich). Die von Krönig und Friedrich inaugurierte Bestrahlungstechnik wurde von Friedrich und Opitz weiter ausgebaut. Die Nachteile der starken Intensitätsverminderung in der Gegend der iliacalen Drüsen suchten die beiden Autoren dadurch zu beheben, daß sie den Zentralstrahl des Einfallsfeldes nach der Seite zu verschoben. Es wurde der Zentralstrahl des vorderen Einfallsfeldes auf die linke Uteruskante eingestellt, der des hinteren Einfallsfeldes auf die rechte Uteruskante. Diese spezielle Anordnung wurde gewählt in der Vorstellung, daß dadurch der Mastdarm besser geschont würde. Durch diese seitliche Verschiebung wurde zwar die Dosis in der Gegend der Parametrien etwas erhöht gegenüber der alten Methode Krönig-Friedrich, die Dosis am Primärtumor wurde aber herabgesetzt. Die Differenz wurde durch eine entsprechend abgestufte Zusatzdosis mit Radium ausgeglichen. 2000 bis 5000 mgeh kamen durch ein 1,5 mm Messing gefiltertes Radiumpräparat zur Anwendung. Die Größe dieser Zusatzdosis wurde an Hand der Friedrichschen Isodosenkurven bestimmt. Als oberste Grenze wurde die sog. tödliche Dosis des gesunden Gewebes genommen. Sie sollte durch die addierte Radiumdosis und Röntgendosis erreicht werden. Diese tödliche Dosis war von Opitz und Friedrich auf 300 e festgesetzt worden.

Soweit aus den Veröffentlichungen noch zu entnehmen ist, wurde in der Gegend des Primärtumors die Carcinomdosis weit überschritten. Es ist anzunehmen, daß dort sehr starke Radiumnekrosen gesetzt wurden; denn eine Radiumdosis zwischen 2000 und 5000 mgeh ist an sich schon eine sehr beachtenswerte Dosis. Aber trotzdem konnte Wintz in gleichsinnig angestellten Versuchen in der Gegend der iliacalen Drüsen keine genügend hohe Dosis im Sinne der Carcinomdosis erreichen. Der Fehler der Methode lag darin, daß angenommen wurde, die Verschiebung des Zentralstrahls bringe in die Gegend der iliacalen Drüsen die volle Dosis, die vorher in Beckenmitte gemessen wurde. Wie Wintz bei seinen Leichenmessungen gefunden hatte, ist aber die Dosis an den iliacalen Drüsen auch bei Verschiebung des Zentralstrahles kleiner als bei Einstellung des Zentralstrahles in der Mitte. Das kommt wohl in der Hauptsache daher, daß besonders bei mageren Frauen die größere streuende Gewebspartie außerhalb der Beckenschaufel fehlt. Tatsächlich steigt die Dosis an, wenn man dort einen streuenden Körper [Wachs oder Radioplastin (Jüngling)] anbaut.

Auch Opitz scheint die Methode Friedrich-Opitz nicht befriedigt zu haben. Denn in den letzten Jahren hat er vielfach andere Methoden angewandt, teils Injektionen zur Chemotherapie des Carcinoms, teils kombinierte Röntgen-Radiumbehandlung mit kleinen wiederholten Strahlendosen.

d) Die Bestrahlungsmethode der Bonner Frauenklinik (v. Franqué-Martius). Diese Methode bildet ein Mittelding zwischen der Bestrahlungsmethode Seitz-Wintz und der einzeitigen Großfeldermethode. Sie baute sich also auf den Grundlagen auf, welche die Erfahrungen der Freiburger und Erlanger Klinik ergeben hatten. Durch die Modifikation wollte Martius die zur Rückbildung des Carcinoms notwendige Röntgenstrahlenmenge in einer Bestrahlungsserie in die Tiefe des Beckens bringen, wobei aber gleichzeitig der Organismus die größtmöglichste Schonung erfahren sollte. Die Messung der Bestrahlungszeit und der prozentualen Tiefendosis wurde durch das Ionometer nach Martius vorgenommen; die Strahlenrichtung und die Einstellung des Tubus durch einen entsprechenden Meßzirkel.

Die räumliche Homogenität forderte Martius nur für das tatsächlich von Krebs befallene Gewebe. Dort applizierte er 100—110% der HED. Da diese Forderung aber nur dann erfüllt werden kann, wenn große Teile des umgebenden gesunden Gewebes mitbestrahlt werden, bezog jedoch auch Martius das gesunde Gewebe in den Strahlenkegel ein, weil er die Streustrahlenzusatzdosis brauchte.

Als Bestrahlungsfelder wurden angesetzt:

1. ein Bauchfeld 10 × 15 cm bis 15 × 20 cm groß, Fokus-Hautabstand 30 cm. Die Bauchdecken wurden entweder mit einem angespannten Handtuch oder durch einen großen Kompressionstubus komprimiert;

2. Das große Rückenfeld — dessen Mitte lag auf der Kreuzbeingegend, senkrecht über dem Tumor — war ungefähr 15 × 15 cm groß und verschmälerte sich nach unten, um für die Glutealfelder genügend Raum zu lassen. Wenn ein Teil der Intergluteafalte in das Bestrahlungsgebiet hineinfiel, wurde ein mit Wasser getränkter Wattebausch zwischen die Gesäßbacken eingelegt, um Verbrennungen durch tangentiale Durchstrahlung der Haut zu vermeiden.

3. und 4. Die Glutealfelder. Diese wurden mit dem anatomischen Tubus nach Seitz, Fläche 80 qcm und 23 cm Fokus-Hautabstand, eingestellt. Die Entfernung des Einfallsfeldes vom Tumor betrug 10 und 13 cm. Zur Einstellung dieser Felder wurde die Patientin auf die Seite gelegt, das obere Bein wurde im Knie leicht gebeugt, dadurch entstand etwa in der Mitte des Glutaeus die Fläche, auf die der Tubus angesetzt werden konnte.

5. Das Vulvadammfeld. Hierfür wurde die Patientin in gynäkologische Lage gebracht. Zwischen Symphyse und After wurde dieses Feld mit Hilfe des anatomischen Tubus nach Seitz eingestellt.

Die Berechnung erfolgte mit Hilfe von in Meßkurven festgelegten Zahlenwerten, die für alle Schichtdicken, Feldgrößen und Fokusabstände vorhanden waren. Im allgemeinen wurde die Berechnung so vorgenommen, daß die Haut nicht mit der vollen ED belastet zu werden brauchte.

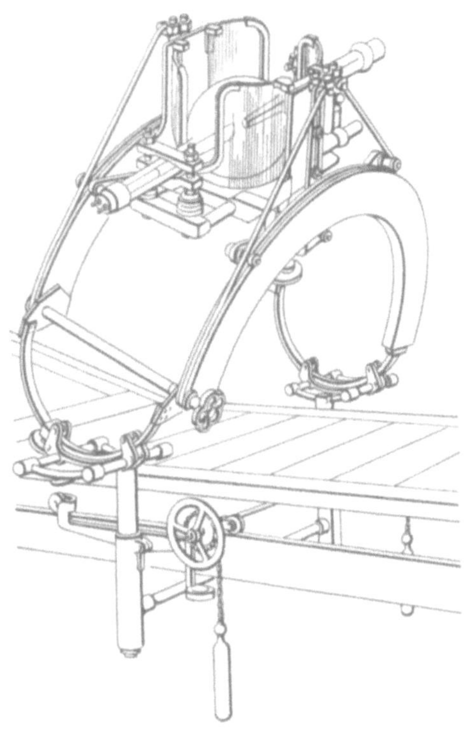

Abb. 66.
Einstellgerät nach Lahm-Schaarschmidt.

Die gesamte Bestrahlung mit der von Martius angegebenen Methode stellte keine besonderen Anforderungen an die Patientin. Sie wurde an einem Tag oder an zwei aufeinanderfolgenden Tagen durchgeführt.

Mit dieser Röntgenbestrahlung wurde die Radiumbehandlung in jedem Falle kombiniert. Soweit aus der Beschreibung der Methode ersichtlich ist, wurde 10 Tage nach der ersten Radiumbehandlung eine zweite Radiumbehandlung vorgenommen. In beiden Fällen handelte es sich um 45 mg Ra-El., gefiltert mit 1,5 mm Messing. Das Präparat blieb bei der ersten Behandlung 54 Stunden, bei der zweiten Radiumbehandlung dreimal 24 Stunden liegen. Bei den inoperablen und fortgeschrittenen Fällen wurde eine dritte Radiumbehandlung (24—48 Stunden intravaginal) durchgeführt.

8. Weitere Bestrahlungsmethoden.

Neben diesen Methoden kamen noch eine Reihe weiterer zur Anwendung. Neues brachten sie nicht. Es waren nur Abarten oder Kombinationen der bisher angeführten.

Wir nennen hier die Bestrahlungstechnik von Kehrer und Lahm. Zunächst lehnten sich diese Autoren ganz an die Dessauer-Warnekrossche Methode an. Nur waren sie mit der Dosierung vorsichtiger. Später sind Kehrer und Lahm zu einer kombinierten Mittel- und Großfelderbestrahlung übergegangen. Bei dieser wurde die Feldeinstellung durch ein von Lahm und Schaarschmidt konstruiertes Bestrahlungsgerät vorgenommen (Abb. 66). Es wurden bei einem Fokus-Hautabstand von 30 cm vier Abdomenfelder von je 10 × 10 cm Feldgröße und ein Rückenfeld von 18 × 18 cm Feldgröße appliziert. Die Feldbelastung betrug vorne 90 % der HED, hinten 50—60 % der HED. Die Röntgenbehandlung wurde stets mit der Radiumbestrahlung kombiniert.

Schließlich verweisen wir noch auf das bereits früher erwähnte Einbettungsverfahren von Seitz-Guthmann. Dieses ist eine Kombination der Dessauer-Warnekrosschen Methode und der Umbauverfahren (Jüngling), die wir schon früher genau besprochen haben.

Es hat keinen Zweck, noch das Vorgehen anderer Autoren aufzuzählen, da im Laufe der Jahre sich doch vieles geändert hat. Wir haben uns auch deshalb an führende Kliniken gewandt mit dem Ersuchen, uns ihre neuesten Bestrahlungsverfahren beim Collumcarcinom mitzuteilen. Wir werden auf diese später genau eingehen (s. S. 365).

c) Die Wirkungen der Röntgenbehandlung.

Die Röntgenbehandlung eines Collumcarcinoms geht mit mannigfaltigen Wirkungen einher. Von den Nebenwirkungen soll hier zunächst abgesehen und nur auf die Wirkungen der Röntgenstrahlen auf den Tumor und auf die Krankheitssymptome eingegangen werden.

1. Auf die Krankheitssymptome.

Am augenscheinlichsten sind bei der Röntgenbehandlung der Collumcarcinome die Wirkungen auf die Krankheitssymptome, also auf die Blutung, den fötiden Ausfluß und die etwa vorhandenen Schmerzen. Alle diese Symptome beginnen nach der Bestrahlung bald zu schwinden.

Kam also die Patientin mit starken Blutungen in die Klinik, so gehen diese bald nach der Bestrahlung zurück. Es tritt mehr blutig-gelblicher Ausfluß ein. Schließlich wird dieser rein gelblich, um dann, wenn die Bestrahlung zu einem vollen Erfolg geführt hat, ganz zu verschwinden. Daß die Röntgenbestrahlung eine Blutung aus den zerfallenden Carcinommassen sofort stillt, kommt nicht in Frage, eher bewirkt die Bestrahlungshyperämie eine geringe Verstärkung. Blutstillend wirkt dagegen die Verkupferung. Das hängt wohl damit zusammen, daß die Verkupferung durch die ätzende Wirkung der selenigen Säure hämostyptisch wirkt und somit ein besonders schneller und nachhaltiger blutstillender Effekt ausgelöst wird.

Eine Verstärkung der Blutung tritt auch ein, wenn der Prozeß schon weiter vorgeschritten war und bereits größere Gefäße ergriffen hatte. Bei dem nachfolgenden Strahlenzerfall der carcinomatösen Zellen werden diese dann eröffnet. Die Blutung tritt ein. Waren arterielle Gefäße befallen, so kann die Patientin binnen kurzer Zeit sehr viel Blut verlieren. Selbstverständlich muß man in solchen Fällen sofort eingreifen.

Die Gegenmaßnahmen richten sich nach der Stärke der Blutung. Bei mäßigen Blutungen kommt man mit einer festen Scheidentamponade aus, der am besten ein blutstillendes Mittel wie Clauden, Vivocoll oder ähnliches zugesetzt wird. Reicht diese nicht aus, dann muß man schon eine Eisenchloridtamponade ausführen. Die kräftige Ätzwirkung des Eisenchlorids führt meistens zum Ziel. Besser ist es jedoch, da die Ätzwirkung des Eisenchlorids sehr schlecht abzugrenzen ist, stärkere Blutungen durch Verschorfung mit der chirurgischen Diathermie zu stillen. Mit nadelförmigen Elektroden kann man hier tief in das Gewebe hineinschorfen und so einen genügend festen Verschluß blutender Gefäße erzielen. Als besonders brauchbares Mittel für die blutstillende Tamponade hat sich uns die Euxylseife erwiesen. Mit dieser flüssigen Euxylseife (Fabrik Hygienisch-Chemischer Produkte Schülke & Mayr Nachf., Dr. Raupenstrauch, Wien) wird die sterile Gaze getränkt und dann eingeführt. Die Seife koaguliert gut. Diese Maßnahme ist deshalb so schonend, weil die Gaze sehr leicht eingeführt werden kann und ebenso leicht wieder entfernt wird. Der Seifenschaum verhindert ein Festkleben der Tamponade. Deshalb reißt man auch die entzündeten Thromben nicht mehr auf.

Fälle mit starken Blutungen nach der Behandlung mit Röntgenstrahlen sind selten. Treten sie auf, so deuten sie auf ein weit fortgeschrittenes Carcinom hin. Sehr starke arterielle Blutungen werden häufig als Spätfolge nach Radiumbehandlung beobachtet; denn durch den ungünstigen Dosenquotienten muß in den dem Radiumpräparat zunächst liegenden Schichten sehr stark überdosiert werden; die Folge ist eine Nekrose mit Arrosion größerer arterieller Gefäße. Die Stillung solcher Blutungen kann sehr schwer sein, da in dem schmierig belegten, zerfallenden Carcinomgewebe schon die Sichtbarmachung des Gefäßes fast unmöglich ist. So bleibt manchesmal nichts anderes übrig, als nach Laparotomie die Unterbindung der Uterinae vorzunehmen.

Nun muß noch darauf hingewiesen werden, daß nicht jede nach der Bestrahlung auftretende Blutung, wenigstens so lange es sich noch um eine geschlechtsreife Frau handelt, eine Tumorblutung ist. Vielmehr kann es sich in solchen Fällen auch nur um eine einfache Menstruationsblutung handeln. Wohl wird die Ovarfunktion bei einer Collumcarcinombestrahlung ausgeschaltet. Doch braucht auch bei einer derartigen Bestrahlung die Ovarfunktion nicht sofort zum Stillstand zu kommen, sondern es kann, ähnlich wie bei der Kastrationsbestrahlung, vor allem wenn die Röntgenbehandlung in der zweiten Hälfte des Intermenstruums vorgenommen wurde, die fällige Menstruation noch auftreten. Diese ist wegen der vermehrten Blutfülle der bestrahlten Genitalorgane gewöhnlich stärker als die vorangegangenen. Daher ist eine Verwechslung der verstärkten Menstruation mit einer Tumorblutung um so leichter möglich. Tamponade, Verschorfung usw. wären in solchen Fällen unrichtig.

Der fötide Ausfluß zeigt meistens bald nach der Bestrahlung eine deutliche Änderung. Das erklärt sich aus den Vorgängen im Tumorgebiet. Auf die zahlreichen Bakterien, welche jedes Carcinom besiedeln, ist der Fötor des Fluors zurückzuführen. Mit dem einsetzenden Zerfall des carcinomatösen Gewebes wird den Bakterien der günstigste Nährboden entzogen; die Bakterienflora nimmt ab. Deshalb verliert mit zunehmender Reinigung des Kratergrundes oder Verkleinerung des Tumors der Ausfluß seinen fötiden Geruch. Mit dem Schwinden der Fluorquelle wird dann allmählich der Fluor geringer.

Schmerzen, bedingt durch entzündliche Reizung der Beckennerven oder durch Kompression von Carcinommassen umgewachsener Nerven, werden durch die Röntgenbestrahlung günstig beeinflußt. Die Ursache dieser schmerzstillenden Wirkung der Röntgenstrahlen ist noch nicht hinreichend geklärt. Bekannt ist auch die analgetische Wirkung der Röntgenstrahlen bei gutartigen Prozessen, wie bei der Ischias. Hier ist es wahrscheinlich die Hyperämie im Nerven, also eine ähnliche Wirkung wie bei der Diathermie- oder Kurzwellentherapie. Indessen können diese Vorgänge wohl nur vorübergehende Bedeutung haben. Die nachhaltige analgesierende Wirkung der Röntgenstrahlen beim Collumcarcinom wird wohl darauf zurückzuführen sein, daß durch die mehr oder minder ausgedehnte Zerstörung des Tumors die Carcinommassen, welche die Nerven komprimieren, verringert werden. Daraus wird es sich dann auch erklären, warum die Schmerzen später wieder beginnen. Mit dem Wiedereinsetzen des Tumorwachstums werden die Nerven von neuem komprimiert.

2. Auf das Carcinom.

Unsere Ausführungen bezogen sich bisher auf die Wirkung der Bestrahlung auf die Symptome. Wichtiger sind natürlich die Vorgänge im Tumor selbst. Diese sind beim Collumcarcinom durch die Inspektion und Palpation gut zu verfolgen.

Handelt es sich um einen carcinomatösen Krater oder ein carcinomatöses Ulcus, so sieht man, wie sich bald nach der Bestrahlung das durch die Strahlen zerstörte Krebsgewebe abzustoßen beginnt. Mit fortschreitender Einschmelzung reinigt sich der Grund. Gleichzeitig setzt die Vernarbung ein. Der vorhandene Defekt schrumpft. War er nicht zu groß, so beginnt die Portio sich wieder zu formieren. Eine Narbenverziehung kommt besonders dann vor, wenn das Carcinom vorwiegend an den seitlichen Partien der Portio gesessen hat. In solchen Fällen ist die Portio meistens ganz in das Scheidengewölbe hineingezogen. Hatte nebenher noch eine parametrane Infiltration bestanden, so kann durch die im Parametrium auftretende Narbenschrumpfung — hier nimmt die Rückbildung des Krebsgewebes einen ähnlichen Verlauf, nur daß die abgestorbenen Zellen resorbiert werden müssen — die Portio einseitig zur Beckenwand verzogen und dort fixiert werden. Handelt es sich um einen Krebs im hinteren Scheidengewölbe oder mit vollständiger Zerstörung der hinteren Muttermundslippe, so kann das hintere Scheidengewölbe im Verlauf der Vernarbung ganz schwinden. Entsprechend kann das vordere Scheidengewölbe verloren gehen, wenn sich ähnliche Prozesse im Gebiet der vorderen Muttermundslippe abgespielt haben. War die ganze Portio von Carcinom durchsetzt, so kann sie nach der Bestrahlung vollständig verschwinden. Man sieht dann nachher die Scheide blindsackartig endigen und an ihrem Grund den Eingang zum Cervicalkanal.

Einen ähnlichen Verlauf, wie wir ihn hier für die endophytischen Carcinome beschrieben haben, nimmt die Rückbildung auch beim exophytischen Collumcarcinom. Mit zunehmendem Zerfall der Krebszellen sieht man den Tumor kleiner werden. Die endgültige Gestalt der Portio hängt davon ab, wieweit das Carcinom gleichzeitig auch endophytisch gewachsen war. Je oberflächlicher das endophytische Wachstum erfolgt war, um so besser findet man nachher die Portio wieder formiert. Andererseits kann man auch bei einem exophytischen Collumcarcinom alle vorhin beschriebenen Veränderungen beobachten, also Verziehung und Fixierung der Portio oder deren vollständiges Verschwinden, so daß nur eine blindsackförmige Scheidenendigung übrig bleibt[1].

---

[1] Wurde die Bestrahlung kombiniert mit Röntgenstrahlen unter Bevorzugung von Radium oder nur mit Radium durchgeführt, dann treten an der Portio ganz merkwürdige Membranbildungen auf. Sie ähneln denen bei einer croupösen Halsentzündung und lassen sich in Stücken abziehen. Bei heilenden

In diesem Zusammenhang muß noch darauf hingewiesen werden, daß die Rückbildung eines Collumcarcinoms, gleichgültig in welcher Form es auch auftritt, zeitlich keinen einheitlichen Verlauf nimmt. Es ist nicht möglich, etwa aus der Größe des Kraters oder des Tumors die Zeit abzuschätzen, die bis zur vollständigen Heilung vergehen wird. Denn ein großer Tumor kann schnell schwinden oder ein großer Krater kann sich schnell schließen, während bei einem kleinen Tumor oder einem kleinen Krater gerade das umgekehrte der Fall sein kann.

Nach Dyroff schwankt die oberflächliche Epithelisierung bei einem Carcinom zeitlich in weiten Grenzen. Als Durchschnittszahl gibt er 2—6 Monate an. Bis zum Verschwinden aller histologischen Zeichen können noch weitere 3—6 Monate vergehen.

Um diese Zeit ist dann auch der entstandene Defekt wieder durch Narbengewebe geschlossen, so daß an Stelle des früheren Carcinomsitzes nichts mehr nachzuweisen ist oder die früher beschriebenen narbigen Veränderungen vorzufinden sind.

Nun gibt es aber Fälle, bei denen wohl das gesamte Carcinomgewebe zerstört wurde, der Ersatz durch Narbengewebe aber nicht erfolgte. Es bleibt dann ein torpides Geschwür an der Portio bestehen. Dieses ist eine nicht zu unterschätzende Gefahr für die Patientin. Denn es bildet eine ständige Eintrittspforte für Bakterien. Wir haben im Laufe der letzten 20 Jahre mehrere Patientinnen an einem derartigen torpiden Geschwür, teils an einer von dort aus um sich greifenden lokalen Infektion, teils an einer allgemeinen Sepsis, späterhin verloren.

Die Gründe, weshalb bei manchen Fällen die zur endgültigen Heilung notwendige Vernarbung ausbleibt, ist nicht so ohne weiteres ersichtlich. Wintz fand solche torpiden Geschwüre bei Collumcarcinomen, die mit Streptokokken infiziert waren. Es müssen also derartige Entzündungen eine bedeutsame Rolle spielen. Bakteriologische Untersuchungen von Dehler aus der Erlanger Klinik weisen gleichfalls darauf hin.

Die Zusammenhänge sind vielleicht darin zu suchen, daß das umgebende Bindegewebe, das nach den Beobachtungen von Wintz bei einer Entzündung radiosensibler

Fällen stoßen sie sich spontan, mitunter mit geringfügigen Blutbeimengungen ab, wie diese Membranen überhaupt sehr empfindlich sind und schon bei leisen Berührungen bluten. Deshalb soll in der Rückbildungszeit auch nicht unnötig untersucht werden.

Die Patientinnen müssen auf die Möglichkeit dieser Erscheinungen vorher aufmerksam gemacht werden, damit sie nicht in Unruhe geraten, um so mehr als die Membranausstoßung, wie betont, gelegentlich mit Blutbeimengungen vor sich geht, außerdem meistens auch ein hartnäckiger, wenn auch fast geruchloser Ausfluß vorhanden ist. Bei fötidem Ausfluß werden Spülungen mit schwacher Kaliumpermanganat-Lösung, Alsol, Chinosol oder Cuprum sulfuricum empfohlen.

Neben diesen eigentümlichen Vorgängen an der Portio unterscheidet sich eine Bestrahlung nur mit Radium oder mit höheren Radiumdosen von einer reinen Röntgenbestrahlung noch insofern, als es sehr häufig zu einer mehr oder weniger ausgedehnten Verklebung der Vaginalwände kommt. Sogar vollständige Obliteration der Scheide kann eintreten. Diese Erscheinung ist die Folge der hohen Dosen, mit der die Scheidenwände belastet werden müssen, um bei der geringen Reichweite des Radiums noch eine genügende Strahlenmenge in die Tiefe zu bringen. Sie verursachen eine oberflächliche Entzündung der Vaginalschleimhaut, die allmählich zu einer Verklebung führt, ähnlich der z. B. zwischen den Darmschlingen bei Bauchfelltuberkulose. Dieser Vorgang ist an sich harmlos. Nur ist er insofern unangenehm, als er die Untersuchung erschwert. Werden die Adhäsionen vom touschierenden Finger gelöst, so können unangenehme, den unerfahrenen Arzt und die Patientin beunruhigende Blutungen auftreten. v. Seuffert, der diese Folgezustände nach Radiumbestrahlungen von Collumcarcinomen näher beschrieben hat, fordert daher, Frauen, die wegen vaginaler Prozesse mit Radium behandelt worden sind, am besten niemals von Nichtspezialisten untersuchen zu lassen.

20*

ist, durch die Bestrahlung stärker geschädigt wird und daher zur Narbenbildung kaum mehr fähig ist.

Neben diesen lokalen Vorgängen mögen auch allgemeine eine Rolle spielen. Sicherlich werden bei der Strahlenbehandlung eines schwerer infizierten Carcinoms an den Organismus besonders hohe Anforderungen gestellt. Neben dem Ausgleich der Strahlenschäden und der Beseitigung der Tumorzerfallsprodukte hat er sich dann noch der Infektion zu erwehren. Wenn man bedenkt, daß alle diese Aufgaben einem durch Tumortoxine und Bestrahlung geschwächten Organismus zufallen, kann man sich auch vorstellen, daß mancher schon deshalb nicht mehr die Kraft zur Narbenbildung aufbringt.

Ähnlich wie die Rückbildung des Primärtumors vollzieht sich auch die einer etwa vorhandenen parametranen Infiltration. War letztere sehr ausgedehnt, so können derbe Narbenschwielen in den Parametrien zurückbleiben. Diese muß man kennen. Von Unerfahrenen wurden solche nach Abheilen des Primärtumors schon häufiger für unbeeinflußt gebliebene parametrane Carcinomreste gehalten oder auch als parametrane Rezidive angesehen und weiter bestrahlt; nicht nur ohne Erfolg, sondern auch zum Schaden für die Patientin. Aber auch dem Erfahrenen fällt es oft schwer, die gutartige Natur derartiger Veränderungen in den Parametrien zu erkennen, wenn er den Fall früher nicht gesehen hat.

Ein schneller Rückgang einer parametranen Infiltration muß immer den Verdacht erregen, daß es sich nicht um eine carcinomatöse, sondern entzündliche Infiltration gehandelt hat, wie eine solche beim Collumcarcinom ja sehr häufig ist. Jedenfalls muß man immer daran denken, wenn eine breite bis zur Beckenwand reichende parametrane Infiltration bei Anwendung der Konzentrationsmethode Seitz-Wintz bereits nach der Primärbestrahlung schwindet. Denn bei dieser werden die der Beckenwand nahen Teile der Parametrien sicherlich nicht einmal von der Mindestdosis von 90% der HED getroffen. Daraus kann man schließen, daß im angedeuteten Fall nur eine Entzündung vorgelegen hat. Eine carcinomatöse Infiltration der Parametrien dürfte nach einer Primärbestrahlung höchstens dann schwinden, wenn sie auf die unmittelbare Nähe des Collum uteri beschränkt war.

Handelte es sich nur um eine entzündliche Infiltration, so kann die Restitutio ad integrum eine so vollständige sein, daß die vorher sehr derben und unbeweglichen Parametrien sich wieder zart und weich anfühlen. Schwielenbildungen sind aber auch hier möglich, wie umgekehrt auch eine carcinomatöse Infiltration spurlos ausheilen kann. Man kann daher aus dem späteren Verhalten der Parametrien nicht auf die Ätiologie der früheren Veränderungen schließen.

d) Die Nebenwirkungen der Röntgenstrahlen.

Bei der Röntgenbehandlung der Collumcarcinome werden stets auch gesunde Körperpartien durchstrahlt. Da hohe Dosen zur Anwendung kommen, erhebt sich die Frage, ob diese in den gleichfalls getroffenen Geweben und Organen zu störenden Nebenwirkungen führen.

Bei der Collumcarcinombestrahlung fallen stets in den Strahlenbereich:

1. Die Haut.
2. Die Unterschicht der Haut, Unterhautzellgewebe, Fascien und Muskulatur.

3. Knochen.
4. Darm und Blase.
5. Genitalorgane.
6. Das Blut.

Es steht nun also die Frage zur Beantwortung, ob die Röntgenbehandlung des Collumcarcinoms auf diese Gewebe und Organe Nebenwirkungen ausübt, ob etwa auftretende Nebenwirkungen schädlich sind und welche Maßnahmen sie erfordern.

1. Auf die Haut.

Bei den unvermeidlich hohen Einfallsdosen führt die Röntgenbehandlung eines Collumcarcinoms immer zu Nebenwirkungen auf der Haut. In den durchstrahlten Hautpartien kommt es zu dem bekannten biologischen Reaktionsablauf, der schließlich in der Feldbräunung sein Ende findet.

Die hohe Belastung der Haut erfordert deshalb auch stets eine entsprechende Nachbehandlung und Pflege, wie wir sie an anderer Stelle beschrieben haben. Werden die dort angeführten Maßnahmen und Vorsichtsmaßregeln durchgeführt, so bleibt die Nebenwirkung der Röntgenbestrahlung auf die Haut ohne Bedeutung (s. S. 270).

Wird die Haut, welche durch die Bestrahlung immerhin zu einem Locus minoris resistentiae geworden ist, dagegen nicht gepflegt und vor neuen Insulten nicht bewahrt, so droht die Induration, die zu weiteren Komplikationen führen kann. Deshalb ist eine sorgfältige Belehrung der Patientin stets erforderlich.

2. Auf das Unterhautzellgewebe, die Fascien und die Muskulatur.

Die Durchstrahlung des Unterhautzellgewebes, der Fascien und der Muskulatur geht bei der geringen Radiosensibilität dieser Gewebe im allgemeinen ohne auffällige Nebenwirkungen einher. Nur fehlerhafte Einstellung bei der Anwendung der Konzentrationsmethode kann zu unerwünschten Nebenwirkungen in Form von Schädigung eines dieser Gewebe führen und unter Umständen die Nekrose des betroffenen Teiles nach sich ziehen. Schwielenbildungen sind dann die Folge.

Derartige Schädigungen drohen, wenn z. B. bei der Einstellung des zweiten abdominalen Konzentrationsfeldes die Strahlenrichtung bei aufgesetztem Tubus einfach durch Verschiebung der Patientin oder durch Drehung der Röhre korrigiert wird. Denn dann besteht die Möglichkeit, daß die bereits durchstrahlten Unterschichten noch einmal in den Strahlenbereich fallen, obgleich sie nach den für das erste Feld aufgezeichneten Hautgrenzen außerhalb des alten Strahlenbereiches liegen müßten. Die aufgezeichneten Hautgrenzen geben aber in diesem Fall kein richtiges Bild mehr für die Unterschicht, da die Haut mit dem Tubus über der Unterlage verschoben wurde. Deshalb darf bei aufgesetztem Tubus niemals eine Korrektur der Strahlenrichtung durch einseitiges Drehen der Röhre oder Verschieben der Patientin vorgenommen werden. Stets ist die Einstellung nach den von uns gegebenen Vorschriften durchzuführen (s. S. 248). Dann kommt es in den angeführten Geweben zu keinen unerwünschten Nebenwirkungen.

3. Auf den Knochen.

Bei der Röntgenbehandlung der Collumcarcinome werden stets auch Knochen durchstrahlt. Unter allen Körpergeweben hat der Knochen bekanntlich die geringste Radiosensibilität. Strahlenmengen, wie sie bei der Röntgenbehandlung eines Collumcarcinoms im Körperinnern zur Wirkung kommen, üben daher in den getroffenen Knochenteilen auch keine störenden Nebenwirkungen aus.

Diesem scheint allerdings eine Mitteilung von Philipp zu widersprechen. Philipp hat bei fünf früher bestrahlten Frauen mehrfach teils einseitige, teils doppelseitige Oberschenkelhalsfrakturen gefunden. Das Carcinom war in allen diesen Fällen außer von Vorder- und Hinterfeldern auch von hoch belasteten Seitenfeldern aus bestrahlt worden. Bei Patienten, bei denen keine Seitenfelder gegeben oder diese nur schwach belastet worden waren, kamen derartige Spontanfrakturen niemals zur Beobachtung. Philipp glaubt daher annehmen zu können, daß die Spontanfrakturen mit der Röntgenbestrahlung in einem gewissen ursächlichen Zusammenhang stünden. Er meint, daß es in den betreffenden Fällen vielleicht zu Strahlenüberschneidungen im Knochen gekommen wäre. Allerdings glaubt auch er nicht, daß diese allein die Knochenschädigung bewirkt haben. Er nimmt vielmehr eine Summation von Schädigungen an. Als möglichen Nebenfaktor bezeichnet er schlechte Ernährung des Oberschenkelhalses. Bei dem höheren Alter der zur Bestrahlung kommenden Frauen würde die an sich schon physiologisch schlechte Ernährung des Oberschenkelhalses noch schlechter sein.

Über zwei ähnliche Spontanfrakturen des Schenkelhalses nach Röntgenbestrahlung haben inzwischen auch Baensch und Kropp berichtet. Doch weist auch Kropp bereits darauf hin, daß Schenkelhalsbrüche Schulbeispiele für Altersfrakturen sind. Mit Recht zieht er deshalb die vorangegangene Röntgenbehandlung als Ursache für derartige Frakturen nach Uteruscarcinombestrahlungen in Zweifel. In dieser Hinsicht ist es jedenfalls auch von Bedeutung, daß es sich bei einem weiteren von Schiffbäumer beschriebenen Fall um eine bereits 67jährige Frau gehandelt hat. Auch ist es auffallend, daß über Schenkelhalsfrakturen nach Röntgenbestrahlung gynäkologischer Carcinome bisher nicht mehr bekannt geworden ist. Seitenfelder werden doch schließlich sehr häufig appliziert. Philipp meint hierzu, daß derartige Schenkelhalsfrakturen von anderen Autoren vielleicht fälschlich als Metastasen oder in anderer Weise gedeutet worden seien. Das wäre immerhin schon möglich. Vielleicht bringt uns sein gleichzeitig an die Öffentlichkeit gerichteter Appell, alle bestrahlten Patientinnen auf solche nach der Bestrahlung entstandenen Schenkelhalsfrakturen hin zu untersuchen, in dieser Frage weiter. Wir selbst haben jedenfalls eine ähnliche Beobachtung niemals gemacht und glauben auch nicht, daß die bei der Collumcarcinombestrahlung zur Anwendung kommenden Dosen selbst bei Überschneidungen zu so weitgehenden Nebenwirkungen in den Knochen führen können.

4. Auf Blase und Darm.

Neben den erwähnten Geweben fallen bei der Röntgenbestrahlung der Collumcarcinome auch Blase und Darm in den Strahlenbereich. Doch vertragen beide Organe die Carcinombestrahlung normalerweise ohne weiteres. Die Gefahr, daß es hier zu unerwünschten Nebenwirkungen kommt, ist aber ziemlich groß. Zunächst liegt die Radiosensibilität der Blasen- und der Rectumschleimhaut sehr nahe bei der Carcinomdosis. Dann befinden sich beide Organe in unmittelbarer Nachbarschaft des Tumors. Sie werden daher stets auch von der im Tumor wirkenden Dosis getroffen. Da die Toleranzgrenze der Blasen- und Rectumschleimhaut so dicht unter der Carcinomdosis liegt, kann eine

Überdosierung im Tumor zu Reizerscheinungen in diesen Organen führen. Es treten dann quälende Blasen- oder Rectumtenesmen auf. Die Darmtenesmen gehen gewöhnlich mit Schleimabgängen einher. In ernsteren Fällen kommt es auch zu Blutungen.

Derartige Blasen- und Rectumerscheinungen können auch bei Anwendung der Konzentrationsmethode Seitz-Wintz eintreten, wenn es durch falsche Konzentration zu ungünstigen Strahlenüberschneidungen in der Blase oder im Rectum kommt. Die Einstellung der Konzentrationsfelder muß daher sehr sorgfältig und überlegt vorgenommen werden; dann sind Überdosierungen durch ungünstige Überschneidungen nicht zu fürchten.

Schließlich drohen die beschriebenen Blasen- und Rectumerscheinungen auch, wenn die Organe vor der Bestrahlung entzündlich verändert waren, da sie dann radiosensibler sind. Deshalb ist bei einer Blasen- oder Darmentzündung besondere Vorsicht geboten.

Im einzelnen sind wir auf alle diese Fragen früher schon eingegangen. Dort haben wir auch die Notwendigkeit einer sorgsamen Darmpflege nach der Röntgenbestrahlung betont, weil der hochbelastete Darm stets noch weiteren physiologischen und mechanischen Insulten ausgesetzt ist, und so die an sich ungefährliche Durchstrahlung des Rectums durch Hinzutreten einer weiteren Noxe doch noch zu einer unerwünschten Nebenwirkung in Form einer mehr oder minder starken Darmschädigung führen könnte.

Wenn die Bestrahlung aber kunstgerecht durchgeführt und der Darm später entsprechend gepflegt wird, ist die Röntgenbehandlung eines Collumcarcinoms auch für den Darm ohne nachteilige Nebenwirkungen.

Letzteres gilt auch für die Blase.

5. Auf die inneren Genitalorgane.

Bei der Strahlenbehandlung der Collumcarcinome werden auch die inneren Genitalorgane von hohen Strahlenmengen, zum Teil von der Carcinomdosis, getroffen.

Da die Toleranzgrenze der gesunden Uterusmuskulatur erst bei etwa 180% der HED liegt und normalerweise höchstens 125% der HED in der Uteruswand zur Wirkung kommen, ist die Röntgenbehandlung der Collumcarcinome ohne schädliche Nebenwirkungen für den Uterus.

Das gleiche gilt für die Scheide. Ist sie gesund, so wird sie durch die Carcinomdosis nicht beeinflußt. Anders ist es dagegen, wenn sie zum Teil vom Carcinom befallen ist. Dann kommt es nachträglich zu Schrumpfungsprozessen, wie wir sie früher beschrieben haben[1].

Neben Uterus und Scheide werden auch die Tuben bei der Collumcarcinombestrahlung getroffen. Nachweisliche Veränderungen in den Eileitern, die mit der Röntgenbehandlung direkt in Zusammenhang stehen, sind uns nicht bekannt. Auch in der Literatur fanden wir keine Mitteilungen darüber.

Eine Sonderstellung unter den Genitalorganen nehmen die Ovarien ein. Wenn diese noch funktionieren, so werden sie bei der Röntgenbehandlung eines Collumcarcinoms

---

[1] Wir verweisen hierzu auch auf die Mitteilung von Brandt über die Empfindlichkeit der Vaginalschleimhaut bei der Radiumbestrahlung. Dieser hat die in der Literatur verstreuten Angaben gesammelt und auch eigene Untersuchungen angestellt. Er kam zu dem Schluß, daß die Vaginalschleimhaut der meisten Frauen 5—6 HED verträgt, ohne daß störende Erscheinungen auftreten. Bei stark ausgesprochener seniler Atrophie verträgt die Vaginalschleimhaut allerdings nur 3 HED. Noch empfindlicher fand er die prolabierte Scheidenwand, deren Toleranzgrenze er mit 1 HED angab.

erheblich beeinflußt. Da sie in allen Fällen von Strahlenmengen getroffen werden, die weit über der Kastrationsdosis liegen, stellen sie ihre Funktion ein.

Der Eintritt der Menopause hängt wie bei der Kastrationsbestrahlung vom Zeitpunkt der Röntgenbehandlung ab. Wurde diese kurz nach der letzten Regel vorgenommen, so tritt im allgemeinen keine Menstruation mehr auf. Bei einer Bestrahlung in der zweiten Hälfte des Intermenstruums kann dagegen noch eine Regelblutung erfolgen, ehe die Menopause eintritt.

Mit dem Aufhören der Ovarfunktion treten natürlich die als Ausfallserscheinungen bezeichneten somatischen und psychischen Veränderungen ein. Da die hohen Dosen bei der Carcinombestrahlung die Totalkastration nach sich ziehen, kommt es zu ähnlich starken Erscheinungen wie bei der operativen Kastration. Im einzelnen sind wir auf die sich einstellenden Veränderungen und auf alle damit in Zusammenhang stehenden Fragen in Bd. IV/2, 1. Teil dieses Handbuches eingegangen, auf den wir hiermit verweisen.

An dieser Stelle wäre nur noch die Frage zu erörtern, ob die Ausschaltung der Ovarfunktion von Nachteil ist. Gerade das Gegenteil ist der Fall. Die Ruhigstellung der Genitalorgane gewährleistet ein ungestörtes Abheilen des bestrahlten Krankheitsprozesses. Andernfalls stünde immer zu befürchten, daß die menstruelle Umstellung in den Genitalorganen den Rückbildungsprozeß ungünstig beeinflußt, so daß man sogar für den Fall, daß die Röntgenbehandlung die Kastration nicht zur Folge haben würde, die Ausschaltung der Ovarfunktion noch vornehmen müßte. Die an die Kastration sich anschließende Schrumpfung der Genitalorgane ist nur günstig zu bewerten, weil sie die Narbenschrumpfung unterstützt. Wir haben somit die Tatsache, daß es bei der geschlechtsreifen Frau als Nebenwirkung der Röntgenbehandlung eines Collumcarcinoms zur Kastration kommt, diese Nebenwirkung aber erwünscht ist.

6. Auf das Blutbild.

Das Blut ist bekanntlich sehr radiosensibel und wird daher bereits von ganz schwachen Röntgendosen beeinflußt. Erst recht also von Dosen, wie sie bei der Carcinombestrahlung zur Verwendung kommen. Bei der Röntgenbehandlung der Collumcarcinome ist eine Blutschädigung daher unvermeidlich. Sie ist um so größer, je größer die angewandten Volumdosen waren. Damit hängt der Grad der Blutschädigung von der Bestrahlungsmethode ab. Am geringsten ist sie bei der Konzentrationsmethode Seitz-Wintz, weil hier die kleinstmöglichen Volumdosen zur Anwendung kommen. Eine genaue Darstellung der Blutveränderungen nach Carcinombestrahlung haben wir an anderer Stelle gegeben. Es sei daher darauf verwiesen.

Hier genügt der Hinweis, daß diese unerwünschte Nebenwirkung der Röntgenbehandlung auf das Blut keine Gefahr für die Patientin darstellt, wenn das Blutbild nicht schon vor der Bestrahlung ein sehr schlechtes ist. Denn dann gelingt es dem Organismus stets, die Blutschädigung wieder auszugleichen, gegebenenfalls mit Hilfe geeigneter medikamentöser Maßnahmen. Ist die Blutbeschaffenheit aber schon vor der Bestrahlung eine schlechte, ist vor allem der Hämoglobingehalt bereits auf 30—25% abgesunken, dann sind die Aussichten, daß die Strahlenschädigung des Blutes wieder ausgeglichen wird, selbst bei Zuhilfenahme aller therapeutischen Maßnahmen sehr gering. An einer derartigen Nebenwirkung der Röntgenbehandlung kann die Patientin zugrunde gehen. Deshalb ist es berechtigt, die Röntgenbestrahlung bei so schlechtem Blutbild abzulehnen.

e) Die Leistungen der Operation.

Um eine Behandlungsmethode richtig bewerten zu können, ist es notwendig, ihre Leistungen mit denen einer anderen zu vergleichen. Hierzu können natürlich nur gleichwertige Verfahren herangezogen werden. Bei der Carcinombehandlung kann als solche neben der Strahlentherapie nur die Operation gelten.

Die operative Behandlung der Collumcarcinome wird nun verschieden durchgeführt. Die einen bevorzugen den abdominalen Weg, die anderen den vaginalen. Letzterer wird jetzt vor allem von Stoeckel propagiert, weil er bei gleicher Leistungsfähigkeit weniger gefahrvoll sein soll.

Da die Gefahren einer Behandlungsmethode bei der Bewertung mit in Rechnung gesetzt werden müssen, ist es erforderlich, die Leistungen des abdominalen und des vaginalen Operationsverfahrens getrennt zu betrachten.

Das ist nun gar nicht so leicht, weil beide Methoden meistens nebeneinander angewandt worden sind. In solchen Fällen sind die veröffentlichten Erfolgsstatistiken für unsere Zwecke aber nur beschränkt brauchbar. Genügende Gliederung vorausgesetzt, lassen sie sich höchstens zur Bestimmung der Operabilitätsziffer, der primären Mortalität und der relativen Heilungsziffer des einen oder des anderen Operationsverfahrens verwerten, nicht aber zur Errechnung der jeweiligen absoluten Heilungsziffer, die nach den heutigen Anschauungen immer noch als ein sehr wesentlicher Punkt unserer Erfolgsstatistiken gilt. Viele Autoren halten die absolute Heilungsziffer überhaupt nur für die einzig mögliche Basis, auf der verschiedene Methoden miteinander verglichen werden können. Nun verlangt die absolute Heilungsziffer im Sinne von Winter aber eine Erfolgsberechnung auf das gesamte einer Klinik zugegangene Material. Wenn aber nach zwei Verfahren operiert wurde, so kann man wohl eine absolute Heilungsziffer für die operative Behandlung an sich, aber niemals für eine bestimmte Methode errechnen. Da andernfalls immer nur ein Teil des Materials berücksichtigt wird, erhält man stets nur eine relative Heilungsziffer. Vorausgesetzt, daß man nicht dem Vorgehen Pehams folgt. Dieser hat zur Errechnung der Heilungsresultate bei der vaginalen Operation die Erfolge auf das Gesamtmaterial bezogen und die durch abdominale Operation und Röntgenstrahlen Geheilten als Rezidive betrachtet. Unter diesen Umständen kann er natürlich die so gewonnene Heilungsziffer als absolute Heilungsziffer der vaginalen Operationsmethode beim Collumcarcinom bezeichnen.

Wie schwer es ist, gerade in bezug auf die absolute Heilung ein klares Bild über die Leistungsfähigkeit der vaginalen und abdominalen Operationsverfahren zu bekommen, hat Pankow in Bd. VI/2 dieses Handbuches gezeigt. Dort weist er darauf hin, daß wohl große Zahlen in der Literatur niedergelegt worden seien, „die uns die Zahlen der relativen Heilung nach 5jähriger Beobachtung angeben, aber erschreckend wenig Material, das die Errechnung einer einwandfreien absoluten Heilung entweder bei rein abdominalen oder bei rein vaginalen Operationsverfahren ermöglicht". Von seiner großen Übersichtsstatistik über die Leistungen der operativen Behandlungsverfahren beim Collumcarcinom und allen seinen Teilstatistiken bleibt schließlich für die getrennte Beurteilung der abdominalen und der vaginalen Operationsverfahren nur ein sehr kleines Material übrig. Er hat dies in zwei kleinen Statistiken zusammengefaßt. Wir werden auf diese im Laufe unserer Ausführungen zurückkommen.

1. Erfolge und Gefahren der vaginalen Operationen [1].

Hierzu geben wir zunächst eine von Pankow zusammengestellte Tabelle über die Erfolge und die primäre Mortalität der vaginalen Operationsmethoden wieder.

Tabelle 18. Operabilität, primäre Mortalität, Dauer- und absolute Heilung bei vaginalen Operationen des Collumcarcinoms.

Autor	Sämtliche Zugänge	Operiert	Operabilitätsprozent	primär gestorben		Nach 5 Jahren am Leben, Dauerheilung		absolute Heilung
				Zahl	%	Zahl	%	%
Staude	93	58	62,3	9	15	17	29,3	18,3
Döderlein . . .	134	59	44,0	?	?	14	23,7	10,4
Fritsch	178	61	34,2	4	6,55	25	40,9	14,0
v. Winckel-Seitz	850	136	16,0	19	13,9	32	23,5	3,7
v. Peham	1948	979	50,2	?	?	384	39,2	19,7
	3203	1293	38,6	—	—	472	38,2	14,7

Primär gestorben: 1152 : 89 = 7,72% (Staude: 58 : 9, Fritsch: 61 : 4, v. Winckel: 136 : 19, v. Peham: 897 : 57).

Aus dieser Zusammenstellung ergibt sich für die beste relative Heilung bei der vaginalen Operation des Collumcarcinoms 39% (v. Peham) und 40,9% (Fritsch), für die beste absolute Heilung 20% (v. Peham).

Nach der Zusammenstellung von Schilling hatte Stoeckel in den Jahren 1923 bis März 1926 in der Universitäts-Frauenklinik Leipzig bei den nach Schauta-Stoeckel operierten Collumcarcinomen allerdings bessere Heilungsziffern. Bei 150 Frauen mit 5jähriger Beobachtungszeit betrug die relative Heilungsziffer 58%. Im einzelnen erzielte Stoeckel bei den verschiedenen Gruppen folgende Heilungen:

Carcinoma colli I   insgesamt 90, geheilt 61 = 67,7%,
„   „   II   „   34,   „   18 = 52,9%,
„   „   III   „   26,   „   8 = 30,7%.

Die Operabilität betrug 55—60%. 5 Fälle wurden mit Radium vorbestrahlt. Prinzipiell wurden alle Operierten mit Röntgenstrahlen nachbehandelt.

Die mittlere Mortalitätsziffer hat Pankow bei 7,72% gefunden. Im Vergleich zu der später angeführten mittleren Mortalitätsziffer bei den abdominalen Verfahren erscheint sie niedrig. Für sich betrachtet, ist sie aber immer noch sehr hoch. Allerdings hat Stoeckel, der heute in der vaginalen Operationsmethode des Collumcarcinoms führend ist, nur eine Operationsmortalität von 4,8% [2]. Von Peham konnte diese bei den vom 1. Januar 1921 bis 31. Mai 1922 operierten Fällen sogar bis auf 3,7% herunterdrücken. Doch das sind Spitzenleistungen in der vaginalen Operationstechnik vollendeter Operateure, die bisher wohl nicht mehr erreicht werden konnten.

---

[1] Literatur im Kapitel „Statistik".

[2] Schilling nennt bei den oben angeführten 150 Fällen eine primäre Mortalität von 4%. Drei Frauen starben an Kreislaufschwäche, eine an Ileus, eine an Peritonitis und eine an Pyelonephritis.

Auch muß man bei der Bewertung eines operativen Behandlungsverfahrens neben der primären Mortalität noch die Nebenverletzungen und postoperativen Störungen berücksichtigen, weil sie neue Komplikationen und schweres langwieriges Krankenlager nach sich ziehen können.

Wir wollen hier nur die Berichte der auf dem Gebiet der vaginalen Collumcarcinomoperation führenden Autoren nehmen, z. B. zunächst den von Stoeckel. Dann ergibt sich folgendes:

Bei den 143 in Leipzig operierten Fällen kam es zu folgenden Nebenverletzungen:

1. der Blase in	7 Fällen	=	4,9%,
2. des Ureters in	2 „	=	1,4%,
3. des Rectums in	3 „	=	2,1%,
insgesamt also in	12 „	=	8,4%.

Stoeckel fügt allerdings hinzu, daß in 11 dieser Fälle die sofortige Versorgung der Verletzungen primäre Heilung gebracht habe. Nur in 1 Fall sei eine Blasenfistel entstanden.

Nun sind aber in 10 weiteren Fällen = 7% nachträglich noch sekundäre Nekrosen an den Nachbarorganen aufgetreten, und zwar:

1. an der Blase	1 Fall	=	0,7%,
2. an den Ureteren in	7 Fällen	=	4,9%,
3. am Rectum in	2 „	=	1,4%.

Hiervon sind wieder 5 Ureterfisteln spontan geheilt. Bei einem weiteren Fall mußte aber eine Nephrektomie vorgenommen werden. Die anderen Patientinnen mit sekundären Nekrosen sind anscheinend ungeheilt früher oder später gestorben.

Damit sind die unangenehmen Nebenerscheinungen der vaginalen Operation aber noch nicht erschöpft. Noch andere postoperative Komplikationen sind aufgetreten.

So kam es in 80 Fällen = 56% zu postoperativen Infektionen. Auch wenn diese nicht schwer gewesen zu sein scheinen, bilden sie doch immerhin eine gewisse Gefahrenquelle.

Postoperative Cystitis trat in 46 Fällen, also bei 32,2% des Gesamtmaterials auf. 18mal war sie leicht, 23mal mittelschwer, 5mal schwer.

Pyelitis verzeichnet Stoeckel in 5 Fällen oder bei 3,5% des Gesamtmaterials. Fragliche Pyelonephritis in 2 Fällen.

Alles in allem also eine nicht zu unterschätzende Anzahl operativer und postoperativer Komplikationen. Bezüglich ersterer behauptet nun Stoeckel, daß sie auf das Konto einer noch unvollkommenen Technik zu setzen seien, da das angeführte Material noch aus der Entwicklungszeit seines vaginalen Operationsverfahrens stamme. Mag manche der aufgezählten Nebenverletzungen ihm heute nicht mehr unterlaufen, ganz vermeiden werden sie sich aber niemals lassen. Vor allem, wenn die Operation von einem Operateur vorgenommen wird, der die Operationstechnik nicht so vollkommen beherrscht wie Stoeckel selbst.

Zum Teil sind aber Operationen an Nebenorganen im Rahmen des operativen Vorgehens notwendig, wodurch immer die Möglichkeit für das Auftreten unerwünschter Nebenerscheinungen bestehen bleibt. Das zeigt der Bericht v. Pehams. Dieser ist besonders wertvoll, weil er aus einer Klinik stammt, in der das vaginale Operationsverfahren gleichfalls in hoher Blüte stand. Aber auch hier sind neben den beabsichtigten Operationen an Nebenorganen eine ganze Reihe unbeabsichtigter Nebenverletzungen vorgekommen.

So schreibt v. Peham, daß er unter 258 Carcinomoperationen der letzten 5 Jahre 11 inkomplette und 6 komplette Blasenverletzungen mit 9 Fistelbildungen = 3,5% gehabt hätte. Hiervon war aber nur eine Blasenverletzung ungewollt.

Dafür kam es am Ureter häufiger zu unbeabsichtigten Nebenverletzungen. Diese haben allein zu 6 Ureterfisteln geführt. 4 sind wahrscheinlich durch Nekrose nach minimaler Wandverletzung entstanden, eine durch Nekrose der carcinomatösen Ureterwand, eine infolge Durchschneidung und Ligatur des Ureters. Bezogen auf das Gesamtmaterial von 258 Fällen sind das 2,33% Ureterfisteln.

Neben den Ureteren hat bei dem Material v. Pehams auch das Rectum mehrfach Schaden gelitten; teils war es absichtlich eröffnet worden, teils ungewollt. Die Folge waren bei den 258 Fällen 4 Rectovaginalfisteln, also bei 1,5%.

Auch in der Rekonvaleszenz traten noch zahlreiche Störungen auf. Ein Teil der Operierten zeigte Temperatursteigerungen. So betrug die Temperatur bei 49 Frauen 38,1—38,5°, 14 Operierte kamen auf 38,6—39°, bei einer Patientin stieg die Temperatur über 39°.

Die Heilung des Schuchardt-Schnittes ließ in vielen Fällen zu wünschen übrig. Bei 105 Patientinnen, d. h. bei 40,7% trat eine mehr oder weniger ausgedehnte Dehiszenz auf.

Cystitis, eine der häufigsten postoperativen Störungen beim Material von Stoeckel, war auch unter den Fällen v. Pehams sehr häufig. Er verzeichnet sie bei 102 Operierten, also bei 39,53%.

v. Peham meint nun zu diesen Cystitiden, daß sie an sich nicht so beunruhigend wären, wenn sich nicht von ihnen aus des öfteren eine ascendierende Infektion des Nierenbeckens und sogar des Nierenparenchyms entwickeln würde. Diese Gefahr sei immer vorhanden, auch wenn in seinem 5jährigen Material nur 10 = 3,57% Pyelitiden zu verzeichnen wären.

Neben diesen auch von Stoeckel angeführten postoperativen Komplikationen gibt v. Peham noch weitere an, so zunächst die postoperativen Thrombosen. Zu solchen kam es bei 7 Frauen = 2,7%. Bei zweien handelte es sich um Teillokalisationen einer Septikopyämie, welcher die beiden Frauen auch erlagen. Bei einem dritten Fall war eine beiderseitige Thrombose der Venae tibiales posteriores vorhanden, von denen aus es zu multiplen Lungenembolien kam, welche den Tod der Patientin herbeiführten.

Auch in einem anderen Fall trat noch eine tödliche Embolie auf. Bezogen auf das Gesamtmaterial sind das immerhin 0,8% Todesfälle an Embolie im postoperativen Heilverlauf.

Lungenkomplikationen waren überhaupt relativ häufig. 8 Frauen = 3,1% erkrankten im postoperativen Heilverlauf an Bronchitis, 5 = 2,0% an Pneumonie.

Aus all dem geht hervor, daß auch das vaginale Operationsverfahren beim Collumcarcinom, mag es auch gemessen am abdominalen wesentlich ungefährlicher sein, noch mit einer stattlichen Anzahl teils direkter, teils indirekter Komplikationen verbunden ist.

Das ist um so bedeutungsvoller, als sie zum Teil noch tödlich auslaufen, mindestens aber die Heilung wesentlich verzögern können; ganz abgesehen davon, daß sie vielfach weitere nicht ungefährliche Operationen nötig machen.

Zum Schluß des nächsten Kapitels, das über die gleichen Fragen bei der abdominalen Collumcarcinomoperation handelt, geben wir noch einmal eine Zusammenfassung der hier aufgeführten operativen und postoperativen Komplikationen bei der vaginalen Operation (Tab. 20, S. 320). Es sei hiermit darauf verwiesen.

2. Erfolge und Gefahren der abdominalen Operationen.

Unter den früher angeführten Gesichtspunkten hat Pankow auch die Statistiken über die Leistungen abdomineller Operationen beim Collumcarcinom in einer Tabelle zusammengestellt. Wir geben diese nachstehend wieder:

Tabelle 19. Operabilität, primäre Mortalität, Dauer- und absolute Heilung
bei abdomineller Operation des Collumcarcinoms.

Autor	Sämtliche Zugänge	Operiert	Operabilitätsprozent	primär gestorben		Nach 5 Jahren am Leben Dauerheilung		absolute Heilung
				Zahl	%	Zahl	%	%
Wertheim . . .	2201	1000	45,4	163	16,3	384	38,4	17,4
v. Rosthorn . . .	107	77	71,9	20	20,6	14	18,18	13
Krönig	79	59	74,6	15	25,4	19	32,2	24
A. Mayer	545	343	62,9	68	19,8	107	31,1	19,6
Franz	120	87	72,5	20	22,9	33	37,5	27,5
Franz	143	99	69,2	15	15,15	40	40,4	27,9
	3195	1665	52,1	301	—	597	35,8	18,6

Primär gestorben: 1665 : 301 = 18,0 %.

Aus dieser Zusammenstellung ergeben sich für die abdominale Operation des Collumcarcinoms beachtenswerte Heilungsziffern: Die relative Heilung ist allerdings nicht höher als bei den vaginalen Verfahren. Der beste Wert beträgt hier auch nur 40,4 % (Franz). Dafür sind aber die absoluten Heilungsziffern bei der abdominellen Operation wesentlich höher. Denn es ergibt sich für die beste absolute Heilungsziffer 28 % (Franz) und für die mittlere 18,6 % gegenüber 20 % und 14,7 % bei den vaginalen Operationsverfahren. Allerdings muß hier in Betracht gezogen werden, daß bei dem abdominalen Verfahren die Operationsmortalität wesentlich höher ist. Im Mittel betrug sie 18,0 %. Das sind rund 10 % mehr als bei der vaginalen Operation. Der Gerechtigkeit halber sei hier gleichfalls hinzugefügt, daß Franz in späteren Jahren auch niedrigere Mortalitätsziffern gehabt hat, nämlich 10,2 % und 11,1 %. Man geht wohl aber nicht fehl, wenn man die Operationsmortalität bei den abdominalen Radikaloperationen bei weniger geübten Operateuren im allgemeinen auf mindestens 18—20 % ansetzt.

Neben dieser hohen Operationsmortalität ist die abdominale Operation des Collumcarcinoms noch durch ihre große Zahl primärer und sekundärer Komplikationen bekannt und gefürchtet. Auch der Besprechung dieser unerwünschten Vorkommnisse wollen wir wieder die Erfahrungen eines Operateurs von Ruf zugrunde legen, um nicht in den falschen Verdacht zu kommen, die Leistungen der operativen Behandlung im

Interesse der von uns bevorzugten Strahlentherapie tendenziös entstellen zu wollen. Wir greifen daher auf die Mitteilungen von Franz zurück.

Seine diesbezüglichen Ausführungen beginnen mit den Verletzungen wichtiger Gefäße, die bei der Ablösung infizierter Lymphdrüsen entstanden sind. Sein Berliner und Jenaer Material hat er dabei getrennt dargestellt. In Berlin hat die Entfernung fest verwachsener Drüsen 16mal zur Verletzung der Vena iliaca externa geführt und 2mal zur Verletzung der Arteria iliaca externa. Die verletzte Vene ist entweder durch Naht oder durch wandständige Ligatur geschlossen worden (einmal ist sie unterbunden worden). Die verletzte Arterie ist einmal unterbunden worden. In einem Fall mit wandständiger Naht, der gestorben ist, hatte sich als Folge eine beginnende Gangrän des Fußes gezeigt. Werden zu diesen Fällen noch 2 Verletzungen der Vena iliaca externa und 3 Unterbindungen der Vena hypogastrica genommen, so ergeben sich 33 Verletzungen und Unterbindungen großer Gefäße auf 619 Operationen = 5,3%.

In Jena hatte Franz 19 solcher Vorkommnisse auf 181 Operationen, also bei 10,5%. Bei den angedeuteten schwerwiegenden Komplikationen, welche sich aus den Gefäßverletzungen ergeben können, bilden diese eine immerhin nicht zu unterschätzende Gefahrenquelle. Bei einer wirklich radikalen Operation werden sie sich niemals ganz vermeiden lassen.

Sehr interessante Mitteilungen hat Franz über Blasenverletzungen und Blasenscheidenfisteln bei der abdominalen Collumcarcinomoperation gemacht. Er unterscheidet dabei gleichfalls zwischen seinem Berliner und Jenaer Material. Wie eben bereits angedeutet, umfaßt das Berliner Material 619 Fälle, das Jenaer 181.

In Berlin wurde die Blasenmuskulatur 10mal verletzt. Trotz sorgfältiger Naht entstanden drei Blasenscheidenfisteln. Zehnmal wurde die Blase eröffnet. In 2 Fällen konnte auch die sofort vorgenommene Naht die Fistelbildung nicht verhindern. Wird noch 1 Fall von Blaseneröffnung hinzu genommen, der gestorben ist, so ergeben sich unter 619 Fällen des Berliner Materials 21 = 3,3% unbeabsichtigte Blasenverletzungen.

Diese Blasenverletzungen führten also zu 5 Blasenscheidenfisteln. Ihre Zahl ist aber in Wirklichkeit höher. So erwähnt Franz an späterer Stelle weitere 13 Blasenfisteln, die er auf Blasenwandnekrose nach unbemerkter Verletzung der Blasenwand zurückführt. Hierzu kommen 3 weitere Fisteln nach 11 Blasenresektionen. Das macht 21 Fisteln auf 619 Operationen, d. h. Franz hat in Berlin bei 3,3% seines Gesamtmaterials Blasenfisteln gehabt.

Bei seinem Jenaer Material hatte Franz einen noch viel höheren Prozentsatz von unfreiwilligen Blasenverletzungen und Blasenscheidenfisteln.

So betrug die Zahl der unbeabsichtigten Blasenverletzungen in Jena 14,4% gegenüber 3,3% in Berlin.

Was die Blasenfisteln anbelangt, so traten 10 nach 22 unfreiwilligen Blaseneröffnungen auf, 3 nach 8 Blasenresektionen, 13 nach Blasenwandnekrosen. Das sind zusammen 26 Blasenscheidenfisteln. Bezogen auf das Gesamtmaterial von 181 Fällen macht es 14,3% aus. In Jena war die Zahl der Blasenscheidenfisteln also 4mal größer als in Berlin.

Franz meint nun, daß aus dem Rückgang der Blasenverletzungen und Blasenscheidenfisteln in Berlin seine vermehrte operative Erfahrung deutlich hervorgehe. Das ist richtig. Uns zeigten seine Jenaer Erfahrungen aber, wie sehr die Blase bei der abdominalen Operation gefährdet ist. Denn schließlich muß jeder einmal, der Collumcarcinome auf abdominalem Wege operieren will, die Operationstechnik erlernen. Dann fragt es sich aber immer noch, ob er es späterhin auch bis zu der Vollendung bringt wie Franz, der ein anerkannt großes operatives Geschick besaß. Deshalb wird wohl die Zahl der Blasenkomplikationen bei diesem Verfahren immer eine höhere bleiben.

Wie bei der vaginalen Collumcarcinomoperation ist nun auch bei abdominaler Operation der Ureter sehr gefährdet. Wie groß die Gefahr der Nebenverletzung des Ureters ist, hat Franz durch folgende Zusammenstellung gezeigt, bei der er gleichfalls wieder das Berliner Material von dem Jenaer getrennt hat.

In Berlin kam es unter 31 Fällen mit schwieriger Ureterpräparation bei 21 = 3,4% des Gesamtmaterials von 619 Fällen zu unbeabsichtigten Ureterverletzungen.

Dadurch entstanden 2 Ureterfisteln. Zu diesen kamen aber noch 9 Spontanfisteln, die im Laufe der Heilung auftraten und die Franz auf Wandnekrose nach unbemerkter oberflächlicher Ureterverletzung zurückführt. Insgesamt ergeben sich jedenfalls so 12 Ureterfisteln auf 619 Fälle, d. h. bei 1,8%.

In Jena ereigneten sich zunächst 7 unbeabsichtigte Wandläsionen des Ureters ohne Eröffnung des Lumens. In einem Fall, in dem der Ureter versehentlich mit einer scharfen Klemme gefaßt worden war und den man nicht genäht hatte, weil keine Verletzung zu sehen war, entstand eine Fistel. (2 Kranke waren bald nach der Operation gestorben.) Daneben wurde der Ureter aber noch 3mal unfreiwillig vollkommen durchtrennt. Der Ausgang dieser Fälle läßt sich nicht genau erkennen, da Franz sie dann weiter zusammen mit 16 anderen bespricht, bei denen der Ureter mit Absicht durchtrennt worden war. Nur über das Schicksal eines Falles versehentlicher Ureterdurchtrennung läßt sich etwas aussagen. Der Ureter war soweit oben durchschnitten worden, daß er nicht mehr in die Blase eingenäht werden konnte. Er wurde daher zunächst in die Bauchwand verlagert und die Niere später exstirpiert. Jedenfalls betrug die Anzahl der unbeabsichtigten Ureterläsionen in Jena mit 10 Fällen 5,5%.

Neben der bereits angeführten Ureterfistel sind noch 10 weitere entstanden, ohne daß bei der Operation Verletzungen des Ureters bemerkt worden wären. In Jena sind also insgesamt bei 11 Fällen oder 6,0% Ureterfisteln aufgetreten.

Vergleicht man wieder das Jenaer Material mit dem Berliner Material, so ergibt sich, daß Franz in Jena auf 181 Operationen 10 Verletzungen des Ureters gehabt hat, gegen 21 auf 619 Fälle im Berliner Material. Die Nebenverletzungen haben sich somit von 5,5% auf 3,4% vermindert. Entsprechend ist in Berlin auch die Zahl der Ureterfisteln geringer gewesen. Sie betrug in Berlin nur 1,9% zu 6,0% in Jena. Franz sieht auch hierin den Ausdruck seiner verbesserten Technik in Berlin. Für uns ist diese Jenaer Erfahrung aber wieder ein Hinweis auf eine weitere große Gefahrenmöglichkeit der abdominellen Operation des Collumcarcinoms.

Eine Quelle weiterer Komplikationen ist die Nachbarschaft des Rectums. Abgesehen von dem im Operationsplan liegenden beabsichtigten Operationen am Rectum, wurde dieses von Franz 7mal unfreiwillig eröffnet. In 2 Fällen oder bei 0,32% des Gesamtmaterials blieb eine Mastdarmscheidenfistel zurück.

Zu diesen direkt mit der Operation in Zusammenhang stehenden Komplikationen kommen nun noch ebenso wie bei der vaginalen Operation die indirekten, die postoperativen Erkrankungen. Wie aus der Zusammenstellung von Franz hervorgeht, sind diese bei der abdominellen Operation sehr zahlreich.

Am häufigsten sind auch hier wie bei der vaginalen Operation die Blasenstörungen. In Berlin hat Franz bei 61,2% der Fälle Cystitiden gehabt; darunter 6 Fälle hämor-

Tabelle 20. Zusammenstellung über die operativen und postoperativen Komplikationen beim Collumcarcinom.

Operationsart	Vaginale Operation		Abdominale Operation	
Autor	Stoeckel	v. Peham	Franz-Berlin	Franz-Jena
Zahl der Fälle	143	258	619	181
	%	%	%	%
Nebenverletzung der Blase . .	4,9	6,6	3,3	14,4
Nebenverletzung des Ureters .	1,4	1,9	3,4	5,5
Nebenverletzung des Rectums	2,1	1,9	1,1	—
Nekrose der Blase	0,7	—	2,1	7,2
Nekrose des Ureters	4,9	1,9	1,5	5,5
Nekrose des Rectums	1,4	0,8	—	—
Blasenfistel	1,4	3,5	3,3	14,3
Ureterfistel	4,9	2,3	1,8	6,0
Rectumfistel	1,4	1,5	0,3	—
Cystitis	32,2	39,5	61,2	80,0
Pyelitis	3,5	3,6	10,7	—
Pyelonephritis	1,4?	—	6,7	—
Fieberhafter Heilverlauf . . .	56,0	25,0	80,0	70,0
Bronchitis.	—	3,1	1,8	2,1
Pneumonie	—	2,0	1,5	2,7
Thrombose	—	2,7	1,8	3,4
Spätembolie.	—	0,8	—	—
Bauchdeckenabsceß	—	Bei 40,7% Deshiszenz des Schuchardt-Schnittes	21,8	30,0
Parametraner Absceß.	—	—	1,8	—

rhagischer Cystitis und 1 Fall, bei dem nekrotische Blasenmuskulatur ausgestoßen wurde. In Jena betrug der Prozentsatz der beobachteten Cystitiden sogar 80%.

Relativ häufig, in 10,7% der Fälle, sind auch Pyelitiden aufgetreten. In einem Fall kam es zu einer Pyelonephritis. Die meisten Fälle von Pyelitis heilten wohl aus, in 5 Fällen hat aber nur die Nephrektomie die Krankheit beseitigen können.

In 80% der Fälle ging der postoperative Heilverlauf mit Fieber einher.

Bei 21,8% der Fälle kam es in Berlin zu Bauchdeckenabscessen, in Jena sogar bei 30%. Parametrane Abscesse traten bei 1,81% der Operierten auf.

Von Lungenerkrankungen hatte Franz in Berlin 1,8% Bronchitiden, in Jena 2,1%. Bronchopneumonien in Berlin bei 1,5% der Operierten, in Jena bei 2,7%.

Thrombosen sind in Berlin bei 1,8% der Fälle, in Jena bei 3,4% aufgetreten. Zweimal kam es in Jena als Folge der Thrombose zu Gangrän des Beins. Der eine Fall, der auch noch eine Peritonitis gehabt hat, ist gestorben. Der andere Fall hatte eine sehr komplizierte Operation mit Blasen- und Ureterresektion hinter sich; 2 Tage post op. zeigte sich eine beginnende Gangrän des linken Beines. 11 Tage später mußte dieses deshalb amputiert werden. (Die Patientin ist 1 Jahr später an Rezidiv gestorben.)

Dieser offenherzige Bericht von Franz zeigt uns aufs deutlichste, wie die abdominelle Collumcarcinomoperation neben einer hohen primären Mortalität noch mit einer großen Zahl operativer und postoperativer, vielfach lebensgefährlicher Komplikationen belastet ist. Um über diese einen guten Überblick zu gewinnen, stellen wir sie in einer Tabelle zusammen. Zum Vergleich fügen wir die von Stoeckel und v. Peham bei der vaginalen Operation beobachteten Komplikationen hinzu. Auf diese Weise erhalten wir dann gleich ein zusammenhängendes Bild über die möglichen Gefahren und Folgeerscheinungen der vaginalen und der abdominalen Operationen beim Collumcarcinom (Tab. 20).

Diese Tabelle ist besonders deshalb wertvoll, weil sie zeigt, mit welchen Gefahren und Nachteilen die operativen Behandlungsverfahren beim Collumcarcinom selbst in der Hand der vollendetsten Operateure noch belastet sind. Nimmt man nun noch die hohe primäre Mortalität hinzu, die sich kaum noch weiter herunterdrücken lassen wird, so kann man sich ein ungefähres Bild von den Gefahren derartiger Operationen bei weniger geübten Operateuren machen.

f) Die Gefahren der Strahlenbehandlung.

Nach dieser Betrachtung der operativen Collumcarcinombehandlung erhebt sich ganz von selbst die Frage, wie es bezüglich der Mortalität und Morbidität bei Anwendung der Strahlentherapie steht. Hierzu soll zunächst auf die Angaben in der Literatur zurückgegriffen werden.

Pankow gibt im Bd. VI/2 dieses Handbuches auf nachfolgender Tabelle eine Zusammenstellung der Angaben über die Mortalität bei der Strahlenbehandlung des Collumcarcinoms.

Primäre Mortalität bei der Strahlenbehandlung des Collumcarcinoms nach der Literatur.

Schäfer-Bumm	2,7 %
Polubinsky	4 %
Lehoczky	0,9 %
Wille	3,75%
Zweifel	1,2 %
Gambarow	1 %
Nahmmacher-Henkel	0,79%
Straßmann	2,04%
Ikeda-Japan	0,4 %
Stoeckel-Kiel	4,5 %
Seißer-Mau	2,6 %

0,79—4,5%, im Mittel 2,3% [1].

Diese Zusammenstellung zeigt, daß manche Autoren auch bei Anwendung der Strahlentherapie zum Teil eine recht beträchtliche Mortalität hatten. Nun bedarf diese

---

[1] Nach Gosset und Wallon (1933) ist die Mortalität in den ersten Wochen nach der Radiumbehandlung mit 7% zu veranschlagen.

Tabelle aber noch einiger Erläuterungen. Pankow hat schon hinzugefügt, daß die Mortalität nur als nackte Prozentzahl angegeben werden könne, „wie sie die einzelnen Autoren bringen, da die der Berechnung zugrunde liegenden Zahlen nicht immer in den Statistiken angeführt worden sind". Darüber hinaus muß noch darauf aufmerksam gemacht werden, daß die hier angeführten Mortalitätsziffern niemals mit der Mortalität nach Operationen vergleichen werden können. Denn mit Strahlen wurden auch die ganz inoperablen Fälle behandelt, die nicht mehr chirurgisch angegangen werden konnten, weil die Operation eben den Tod zur Folge gehabt hätte. Unter diesen Gesichtspunkten betrachtet, nimmt sich z. B. die Mortalität von Stoeckel mit 4,5 %[1] in Wirklichkeit ganz anders aus, als sie auf den ersten Blick erscheint.

Zunächst gewinnt man bei der Betrachtung dieser Zahl den Eindruck, daß die Mortalität nach Strahlenbehandlung unter Umständen ebenso hoch sein könnte, wie etwa nach vaginalen Radikaloperationen. Denn nach den Mitteilungen von Mikulicz-Radecki hat Stoeckel bei seiner erweiterten Radikaloperation auch nur eine Mortalität von 4—5%. Eine derartige Annahme wäre aber falsch. Die Mortalitätsziffer von 4,5% bezieht sich auf 198 Radium-Röntgenfälle. Von diesen waren 48 operabel, 150 inoperabel. Die Todesfälle kamen aber nur bei den inoperablen Fällen vor, bei den operablen war überhaupt kein Verlust zu beklagen. Selbst wenn man annimmt, daß ein so geübter Operateur wie Stoeckel noch manche der als inoperabel bezeichneten Fälle hätte vielleicht auch operativ angehen können, so kann man nach dem Gesagten die beiden Mortalitätsziffern doch niemals gleichsetzen.

Das zeigen im vorliegenden Fall auch die Angaben, die Clauberg über die Todesfälle — es sind im ganzen 9 — gemacht hat. Im Hinblick auf die Bedeutung dieser neuartigen Betrachtungsweise der Mortalität bei der Strahlenbehandlung geben wir sie im Wortlaut wieder. Clauberg führte aus: „Von diesen Fällen sind eigentlich nur 3 primäre Exitus im wahrsten Sinne des Wortes, da nur bei ihnen offensichtlich eine sofortige Komplikation mit der Radiumapplikation auftrat: 1mal Peritonitis und 2mal Sepsis. Die anderen waren alle 6 schon vorher sehr progreß: 3 mit Vesico-Vaginalfistel, 2 bis an Introitus und an Harnröhre heran carcinomatös, 1 inkurabel, völlige Beckenausmauerung mit schwerster Kachexie. Ob Fälle von der Art, wie die letzten 6, für eine Behandlung überhaupt geeignet sind, ist zum mindesten zweifelhaft. Man hat gelernt, solche Fälle am besten von jeglicher spezifischen Behandlung fern zu halten, da diese höchstens auf die Beschwerden verschlimmernd wirken kann — wir bezeichnen sie als einfach inkurabel".

Diese Ausführungen von Clauberg besonders die letzten, sind der beste Beweis für unsere oben aufgestellte Behauptung, daß es nicht möglich ist, die Mortalität nach Strahlenbehandlung so ohne weiteres mit der nach Operation zu vergleichen. Im übrigen stehen wir mit unseren Anschauungen nicht allein da. Ähnliche Ansichten sind auch von anderer Seite geäußert worden.

Dietel aus der Heidelberger Klinik fand bei 393 in den Jahren 1913—1924 mit radioaktiven Substanzen behandelten Collumcarcinomen 16 Todesfälle im Anschluß an die Bestrahlung, was eine primäre Mortalität von 4,0% ausmacht. Dietel weist aber darauf hin, daß für einen Vergleich mit der Mortalitätsziffer der Operateure nur die der operativen Gruppe angehörigen Todesfälle verwendbar wären. Dies wären nur 3 gewesen. Mithin

---

[1] Siehe umstehende Tabelle.

würde sich eine Mortalität von 3:170, also von nur 1,8%, ergeben. Das ist auch hier wieder ein ganz anderes Bild, als die Gesamtmortalitätsziffer anzeigt.

Von einer gleichen Anschauung wurde wohl auch Haupt geleitet, als er die Mortalitätsziffer für die in den Jahren 1910—1931 in der Bonner Frauenklinik bestrahlten Collumcarcinome folgendermaßen angab: „Die primäre Mortalität der nur bestrahlten Operablen betrug 0%, die der bestrahlten Inoperablen 2,0%".

Diese Mitteilungen, besonders aber die von Dietel, bringen eine Bestätigung unserer Ansicht und weisen gleichfalls darauf hin, wie man vorgehen muß, wenn man die Mortalität nach Strahlenbehandlung mit der nach Operation vergleichen will. Bisher wurde darauf nicht geachtet. Diese Tatsache muß man aber kennen, um vor Trugschlüssen bewahrt zu bleiben.

Was nun die Todesursache nach Strahlenbehandlung anbelangt, so werden als solche im allgemeinen Peritonitis, Sepsis, Pyämie, Embolie und Verblutung durch Gefäßarrosion angegeben. Wie die Literaturberichte zeigen, sind die drei erstgenannten durch aufsteigende Infektion bedingten Komplikationen die häufigsten Todesursachen.

Sehen wir von den 6 ganz infausten Fällen des Stoeckelschen Materials ab, so sind von den übrig bleibenden 3 Fällen alle an derartigen Krankheiten gestorben, nämlich einer an Peritonitis und zwei an Sepsis. Nach Dietel war die Todesursache bei den 16 unmittelbar im Anschluß an die Radiumbehandlung in der Heidelberger Klinik verstorbenen Frauen bei 15 Peritonitis und bei einer Embolie. Heyman wies 1932 in einem Vortrag in Berlin darauf hin, daß bei der Strahlenbehandlung der Collumcarcinome mit einer Mortalität von etwa 2% durch Sepsis und Embolie gerechnet werden müßte. Diese auf eigenen Beobachtungen des Radiumhemmets beruhende Mortalitätsziffer darf aber keinesfalls verallgemeinert werden, was ja auch schon aus den schwankenden Angaben der oben angeführten Tabelle über die primäre Mortalität hervorgeht. Auch hat die Münchner Frauenklinik nach dem Bericht von G. Döderlein bei 2200 mit radioaktiven Substanzen behandelten Fällen nur eine primäre Mortalität von etwa 0,3%.

Zu dieser wie zu den anderen Mortalitätsziffern muß einschränkend noch hinzugefügt werden, daß sie sich alle auf Fälle beziehen, die nur mit Radium oder vorwiegend mit Radium behandelt wurden, bei denen Röntgenstrahlen also höchstens als Zusatzbehandlung zur Anwendung kamen. Damit ist auch hinreichend erklärt, weshalb die Strahlenbehandlung überhaupt zu tödlichen Infektionen führen konnte. Schuld daran waren die lokalen Manipulationen am Tumor, wie sie bei der Radiumeinlage unvermeidlich sind. Durch die dabei entstehenden Läsionen wird den im Tumor siedelnden Bakterien der Weg in die Tiefe eröffnet. Die zur sicheren Fixierung des Radiumpräparates notwendige Tamponade begünstigt durch ihre sekretstauende Wirkung die Infektion weiterhin.

Wenn man nun bedenkt, daß man bei ausschließlicher Röntgenbestrahlung keine Manipulationen am Tumor vorzunehmen braucht und auch die abflußbehindernde Tamponade wegfällt, so ist es verständlich, daß derartige lebensgefährliche Komplikationen bei alleiniger Röntgenbestrahlung nicht zu fürchten sind.

Nun könnte man einwenden, daß die Erlanger Klinik nach einem früheren Bericht von Wintz doch auch bei der Röntgenbestrahlung der Collumcarcinome Todesfälle an Peritonitis, Sepsis und ähnlichen Krankheiten gehabt hat. Das ist richtig. Aber bei allen diesen Fällen liegen die Zusammenhänge wesentlich anders.

Die angedeuteten Todesfälle beziehen sich auf das in den Jahren 1915—1923 behandelte Material. Es sind im ganzen 6. Zu diesen gehören zunächst zwei Schleimhautschädigungen der Blase mit nachfolgender Perforation und Urininfiltration. Diese Fälle wurden auswärts nach der Röntgenbestrahlung versorgt. Es sei dahingestellt, ob auch bei sachgemäßer klinischer Behandlung der Exitus eingetreten wäre. Bei zwei weiteren Fällen handelte es sich um Beckenphlegmone und Peritonitis, bei denen der Exitus 6 bzw. 9 Wochen nach der Röntgenbehandlung eintrat. In dem einen Fall war die Peritonitis durch Darmperforation bedingt. Wir legen diese Fälle der Röntgentherapie zur Last, weil eine Überkreuzung und Überdosierung angenommen werden kann. Ein Fall mit Combustio über dem Kreuzbein starb an einer anscheinend von dort ausgehenden allgemeinen Sepsis.

Zu diesen Fällen hat Wintz damals noch einen weiteren gezählt. Er betraf eine Patientin, die 2 Jahre nach Abschluß der Behandlung hoch fiebernd und sehr heruntergekommen wieder in die Klinik eingeliefert wurde. Die Blase war vollkommen inkrustiert. Es war beobachtet worden, daß $^1/_2$ Jahr nach der Bestrahlung eine vorher nie beobachtete Tendenz zur Steinbildung in der Blase aufgetreten war, und zwar bildeten sich scharfe spitze Uratsteine, von denen teils durch den Arzt, teils durch den Ehemann über 100 mittels Pinzette im Laufe von $1^1/_2$ Jahren aus der Blase entfernt worden waren. Die Patientin starb bald nach der Klinikaufnahme an einer Pyelonephritis und Urämie. Bei der Sektion konnte kein Anhaltspunkt für Carcinom gefunden werden.

Diese 6 Fälle ergaben bei dem bis dahin behandelten Collumcarcinommaterial eine Mortalitätsziffer von etwa 1% für die Röntgentherapie. Derartige tödliche Komplikationen sind später bei der verbesserten Dosierungs- und Bestrahlungstechnik nicht mehr vorgekommen. Sie können daher als die unvermeidlichen Unglücksfälle einer in der Entwicklung begriffenen Methode bezeichnet werden.

Wohl haben wir später nach der Strahlenbehandlung noch 3 Frauen verloren, doch waren diese stets neben Röntgenstrahlen auch mit einer Radiumzusatzdosis behandelt worden, womit also ähnliche Verhältnisse vorgelegen haben wie bei den von den anderen Autoren angeführten Todesfällen.

Der erste Fall betraf ein schon sehr weit vorgeschrittenes Collumcarcinom, das auswärts bereits vergeblich bestrahlt worden war. Die Patientin war sehr adipös und zeigte außerdem einen Tiefstand der Portio. Deshalb wurde zur sicheren Erreichung der Dosis noch eine Radiumzusatzbestrahlung vorgenommen. Nach der Radiumbehandlung trat hohes Fieber auf. Die Patientin machte einen schwerkranken Eindruck und ging schnell zugrunde. Bei der Sektion zeigte sich neben dem weit vorgeschrittenen und schwer infizierten Carcinom ein großer paranephritischer Absceß.

Im zweiten Fall, einem Adenocarcinoma cervicis, trat im Anschluß an die Radiumzusatzbestrahlung eine Uterinablutung durch Gefäßarrosion ein. Alle Versuche, die Blutung durch Verschorfung und Tamponade zu stillen, mißlangen. Deshalb wurde laparatomiert und von oben unterbunden. Die Blutung kam darauf wohl zum Stehen, die geschwächte Patientin hat den Eingriff jedoch nicht mehr ausgehalten und ist noch in der gleichen Nacht gestorben.

Im dritten Fall handelte es sich gleichfalls um ein Adenocarcinom, weshalb auch hier wieder eine Radiumzusatzbestrahlung verabfolgt wurde. Am zweiten Tag nach der intrauterinen Radiumeinlage trat ein schwer septischer Zustand ein, dem die Patientin 3 Tage später erlag.

Es ist nach unseren früheren Ausführungen wohl berechtigt, den tödlichen Ausgang der Behandlung in allen diesen Fällen der Radiumzusatzbestrahlung und nicht der Röntgenbehandlung zur Last zu legen. Auch sprechen gerade diese Erfahrungen wieder dafür, die Portiocarcinombestrahlung möglichst auf die Röntgenbehandlung zu beschränken, wie es bei uns geschieht. Nur in wenigen Fällen, die wir anderen Orts näher beschrieben haben, wird neben den Röntgenstrahlen noch Radium verwandt, aber auch hier nur als kurzzeitige Zusatzbestrahlung. Darauf ist es sicher zurückzuführen, daß wir bei der Strahlenbehandlung der Collumcarcinome in den letzten Jahren keine Verluste mehr gehabt haben.

Neben den von uns vorhin angeführten Todesfällen nach Röntgenbestrahlung sind in der Literatur noch einige andere beschrieben. Es sind dies die Beobachtungen von Franz, v. Franqué, B. Fischer, Eckelt, Fried und Bolaffio. Zu irgendwelcher statistischen Beweisführung für eine etwa behauptete Gefährlichkeit der Röntgentherapie des Collumcarcinoms lassen sich diese Fälle aber nicht verwenden; denn Flaskamp, der sich bereits mit Ausnahme der Beobachtungen von Bolaffio[1] mit allen anderen Fällen beschäftigt hat, konnte nachweisen, daß nach den vorliegenden Angaben stets eine Überdosierung angenommen werden muß. Deshalb können wir sie hier übergehen. Diese Fälle vermögen die Behauptung, daß die Röntgenbehandlung der Collumcarcinome bei exakter Dosierung und Bestrahlungstechnik praktisch ohne Lebensgefahr ist, nicht in Frage zu stellen.

---

[1] Die Beobachtungen von Bolaffio beziehen sich auf 360 in der Frauenklinik in Rom zum Teil kombiniert mit Radium und Röntgen bestrahlte Collumcarcinome. Von diesen starben 5 infolge der Bestrahlung, also 1,4%. Und zwar starb 1 Fall durch hämorrhagischen Darminfarkt und Peritonitis, 1 Fall durch Blasenblutung, 1 Fall nach Perforation einer Pyosalpinx nach Radiumeinlage und 2 Fälle durch Darmverschluß nach Röntgenbestrahlung. Bei diesen beiden letzten Fällen war die Behandlung nur mit Röntgenstrahlen durchgeführt worden.

Bolaffio hat die Todesfälle näher beschrieben. Bei ihrem auffälligen Verlauf geben wir den Bericht nachstehend wieder: „Beim ersten handelte es sich um eine prophylaktische Nachbestrahlung nach vaginaler Hysterektomie. Die Bestrahlung erfolgte dreizeitig nach Seitz und Wintz. Wenige Tage nach der letzten Bestrahlung wurde die Frau mit deutlichen Zeichen der Peritonitis eingeliefert; tags darauf Exitus. Bei der Sektion eitriger Erguß; eine Darmschlinge ist am Beckengrund festgewachsen, dunkelrot mit Demarkation; die Mesenterialgefäße der Schlinge thrombosiert.

Im zweiten Fall war ein Portiocarcinom im Laufe von 2 Jahren mehrmals mit verschiedener Technik, auch mit Radium, wegen immer wiederkehrender Rezidive bestrahlt worden. Mäßiges Hautsklerom, starke Blasenverdickung. Die Blasenblutung konnte eine gewisse Zeitlang durch Hämostyptica beherrscht werden (bei der Cystoskopie waren keine Ulcerationen, sondern nur Angiektasien sichtbar), verursachte aber den Tod der Patientin außerhalb der Klinik. An eine Operation war wegen der Blasensklerose nicht zu denken. Sektion blieb aus.

Die Sektion klärte dagegen vollkommen den dritten Fall, bei dem nach Röntgenbestrahlung noch Radium intercervical eingelegt wurde. Schmerzen im linken unteren Bauchviertel und Fieber. Nach drei Wochen Verschlimmerung, Peritonitis, Exitus. Bei der Sektion eine Pyosalpinx mit ganz kleiner Perforationsöffnung.

Am dunkelsten waren 2 Fälle von Darmverschluß. Bei beiden war die Bestrahlung mit großen Feldern in einer Sitzung ambulatorisch vorgenommen worden. Bei beiden trat nach wenigen Tagen ein typischer Darmverschluß auf, bei dem einen Fall akut, beim anderen subakut. Beim ersten wurde die Operation vom Chirurgen abgelehnt, beim zweiten von den Angehörigen aufgeschoben, bis keine Rettung mehr möglich erschien. Leider blieb bei beiden die Sektion aus." Damit fehlt aber gerade diesen beiden für uns so wichtigen Fällen jede Beweiskraft, daß diese Fälle mit der Strahlenbehandlung in direktem Zusammenhang stehen.

Was nun die Morbidität nach Strahlenbehandlung anbelangt, so muß man auch hier wieder die Radiumbestrahlung und die kombinierte Radium-Röntgenbehandlung von der ausschließlichen Röntgenbestrahlung trennen. An Folgezuständen nach Radiumbestrahlungen wurde beobachtet: 1. Blasen- und Mastdarmschäden, 2. infektiöse Prozesse, 3. Pyometra, 4. Arrosionsblutungen.

Entsprechend der Strahlenwirkung brauchen diese angeführten Komplikationen nicht sofort aufzutreten, sondern können sich auch noch später entwickeln. Deshalb wird auch zwischen Früh- und Spätschädigungen unterschieden. Mit zunehmender Verbesserung der Bestrahlungstechnik und Dosierung haben diese Nebenerscheinungen der Strahlenbehandlung auch bei der Radiumbestrahlung allmählich immer mehr abgenommen. Am besten kommt das bei den Blasenscheiden- und Mastdarmscheidenfisteln zum Ausdruck. Früher wurden diese sehr häufig beobachtet. Heute nehmen sie nur noch einen geringen Prozentsatz ein.

Nähere Angaben über die bei der Radiumbehandlung der Collumcarcinome beobachteten Störungen finden sich in erster Linie bei Heyman. Sie beziehen sich auf 502 Fälle, die in den Jahren 1914—1921 im Radiumhemmet behandelt wurden. In erster Linie betreffen sie Rectalschäden. Solche wurden bei 54 Fällen = 10,7% beobachtet.

Die subjektiven Beschwerden bestanden in Tenesmen, Schmerzen, Darmblutung, herabgesetztem Allgemeinzustand und Fieber. Sie waren leicht in 31 Fällen = 6,2%, schwer in 9 Fällen = 1,8% und sehr schwer in 14 Fällen = 2,8%. Von letzteren Beobachtungen lagen 10 vor dem Jahre 1920, je 2 stammen aus den Jahren 1920 und 1921.

Die objektiven Schädigungen bestanden in Ödem der Schleimhaut, Andeutung von Stenose und oberflächlichen Erosionen bis zu größeren Ulcerationen oder Fistelbildungen. Diese Veränderungen waren klein oder fehlten in 36 Fällen = 7,4%. Ulcerationen fanden sich in 13 Fällen = 7,4%, Fisteln in 5 Fällen = 1%. Von den Ulcerationen fallen 3 ins Jahr 1920, die übrigen 10 zwischen 1914 und 1919. Von den Fisteln wurde je eine 1921 und 1919 beobachte, die anderen 3 fallen in die Jahre 1914—1918. Heyman fügt hinzu, daß die Ulcerationen alle ohne bleibende Schäden abheilten und nur die Fisteln dauernde Beschwerden mit sich brachten.

Schwere und langwierige aber nicht tödlich verlaufende Beckenperitonitiden wurden 16mal, also bei 3,2% der Fälle beobachtet. 7 von ihnen fallen in die Jahre 1914—1915, 9 in die folgenden 6 Jahre.

Zu dieser nicht unbeträchtlichen Zahl von Nebenschädigungen ist nun zu bemerken, daß sie, wie aus den Angaben bereits hervorgeht, in die Entwicklungszeit der Radiumbestrahlung fallen. Bei der heute viel besseren Technik auch bei der Radiumbehandlung besitzen die angeführten Schäden nicht mehr die Bedeutung wie früher. Das werden wir später zeigen. Zuvor soll aber noch auf die entsprechenden Angaben von Dietel eingegangen werden. Sie betreffen 393 wegen Collumcarcinoms mit Radium bzw. Radium und Röntgen innerhalb der Jahre 1913—1924 in der Heidelberger Frauenklinik bestrahlte Frauen. Bei diesen beschreibt Dietel 10 Strahlenschädigungen. 2 werden als Früh-, 8 als Spätschädigungen bezeichnet. Es handelt sich um: 2 Blasenscheidenfisteln, 1 Mastdarmscheidenfistel, 1 Blasenscheiden-Mastdarmfistel, 1 Uterusdünndarmfistel (wird von Dietel aber als fraglich erklärt, da auswärts diagnostiziert) und 5 Ulcera am Blasenboden.

Nimmt man alle diese Nebenschädigungen zusammen, so ergibt sich ein Prozentsatz von 10 : 393 = 2,5%. Dietel meint, die wohl immer ausheilenden Blasenulcera abziehen zu können und errechnet eine Gesamtfistelquote von 5 : 393 = 1,25%. Ein Schwanken der Fistelfrequenz wurde innerhalb der Jahre 1913—1924 nicht festgestellt. In der vorliegenden Aufstellung wurden 5 Fisteln nicht berücksichtigt, die einwandfrei auf progressives Wachstum und Zerfall des Carcinoms zurückzuführen sind. Die Patienten waren alle bald nach Feststellung der carcinomatösen Fisteln ihrem Krebsleiden erlegen.

Zu den mit radioaktiven Substanzen gesetzten Schädigungen kommen bei dem erwähnten Heidelberger Material noch 6 Röntgenverbrennungen II.—III. Grades. Nach den Angaben von Dietel stammen sie hauptsächlich aus der Zeit, als nur mit 3 mm Aluminium gefiltert wurde, und die Bestimmung der Dosis infolge mangelhafter Meßgeräte noch sehr ungenau war. Auch sei in den Jahren vor 1920 des öfteren so intensiv geröntgt worden, daß eine Verbrennung vorausgesehen und den Angehörigen in Aussicht gestellt worden war, da die Heilung eines Carcinoms mit einer Verbrennung der Haut nicht zu teuer erkauft erschien. Schon dieser Hinweis genügt, um das Zustandekommen dieser Röntgenschädigungen der Haut zu erklären. Bei dem heutigen Stand der Röntgenbestrahlungstechnik und Dosierung spielen sie keine Rolle mehr. Sie können daher aus der weiteren Betrachtung ausgeschlossen werden.

Auch die Zahl der beobachteten Fisteln ist im Hinblick auf die Zeit, in der die Patienten behandelt wurden, nicht sehr hoch. Wohl gibt Dietel eine Gesamtfistelquote von 1,25% an. Doch bezieht sich diese Zahl auf alle beobachteten Fisteln. Bei einer Zergliederung der Fälle ergeben sich nur 0,5% Blasenscheidenfisteln, 0,3% Mastdarmscheidenfisteln und 0,3% Blasenscheiden-Mastdarmfisteln. Das ist dafür, daß die Fälle aus einer Zeit stammen, in der die Bestrahlungstechnik und Dosierung auch der Radiumbehandlung noch in Entwicklung begriffen war, nicht viel.

Jedenfalls hat die Bestrahlung während des beschriebenen Zeitraumes in anderen Kliniken einen höheren Prozentsatz von Fisteln zur Folge gehabt. Für das Radiumhemmet hat Heyman, wie bereits angeführt, 1% Rectumfisteln angegeben. Nach G. Döderlein war in den Erstlingsjahren der Strahlenbehandlung die Gesamtfistelquote in der Münchener Frauenklinik eine viel höhere. Mit zunehmender Entwicklung der Strahlenbehandlung wurde sie dann aber immer geringer.

So hat die Gesamtfistelquote bei 870 während der Jahre 1913—1918 in der Münchener Frauenklinik mit Radium behandelten Collumcarcinomen 4,9% betragen. Allerdings befinden sich unter diesem Material auch die ganz schlechten Fälle mit carcinomatöser Durchwachsung der vorderen oder der hinteren Scheidenwand, bei denen die auftretende Fistel also keine Radiumschädigung war, sondern eine Einschmelzungsfistel. Schaltet man bei der Berechnung der Fistelzahl die Fälle der Gruppe III und IV aus, weil sich unter ihnen die angedeuteten bereits sehr weit fortgeschrittenen Carcinome befinden, so ergibt sich bereits eine sehr viel geringere Fistelquote. Immerhin beträgt sie dann aber auch noch 2,1%. In den späteren Jahren, mit zunehmendem Ausbau der Bestrahlungstechnik sank die Fistelquote dann aber erheblich ab. Bei dem in den Jahren 1919—1923 behandelten, rund 300 Fälle betragenden Material der Gruppe I und II trat nur noch bei 1,3% der Fälle eine Fistel auf. In den letzten Jahren ergibt sich unter 315 Fällen von strahlenbehandelten Collumcarcinomen der Gruppe I und II sogar nur eine Gesamtfistelquote von 0,6%.

Einen vollständigen Rückgang der Fistelbildung nach Radiumbestrahlung hatte nach dem Bericht von Wille die Charité-Frauenklinik aufzuweisen. Bei den bis zum Jahre 1920 mit Radium behandelten Collumcarcinomen betrug die Gesamtfistelquote noch 4,47%. In den nachfolgenden 10 Jahren wurde eine Fistel nach Radiumapplikation überhaupt nicht mehr gesehen. Das ist um so auffallender, als dieser Bericht aus einer Klinik stammt, welche die Strahlenbehandlung nur bei den für die Operation nicht geeigneten Fällen anwandte, in der die Strahlenbehandlung also nur nebenher geübt wurde. Daraus geht aber hervor, daß der für die letzten Jahre beschriebene Rückgang der Fistelbildung nach Radiumbestrahlung der Collumcarcinome nicht etwa mit einer örtlichen Vervollkommnung der Bestrahlungstechnik in Zusammenhang gebracht werden kann, sondern auf die allgemeine Verbesserung der Radiumbestrahlungstechnik bezogen werden muß.

Diesen Ausführungen steht allerdings die Tatsache gegenüber, daß nach einem kürzlich von Haupt veröffentlichten Bericht die Bonner Frauenklinik bei 635 in den Jahren von 1920—1930 mit Radium bestrahlten Collumcarcinomen 15 Fisteln, also bei 2,3% der Fälle beobachtete. Bei einer Zergliederung des Materials ergibt sich aber, daß die Fistelquote bei operablen Fällen nur 1,4% beträgt. Die gegenüber der Münchener Frauenklinik allerdings immer noch hohe Zahl erklärt Haupt damit, daß in der Bonner Frauenklinik die Radiumdosen um mehr als das doppelte höher sind als in München, ohne damit jedoch jede nach Bestrahlung eines Carcinoms aufgetretene Fistel als Strahlenfistel bezeichnen zu wollen. Dem Sitz nach waren es 5 Blasenscheidenfisteln, 8 Rectumfisteln und 2 Blasen-Rectumscheidenfisteln.

Ähnlich liegen die Verhältnisse bei den Mitteilungen von C. Schroeder. Dieser hat über das cystoskopisch kontrollierte Uteruscarcinommaterial der Würzburger Frauenklinik aus den Jahren 1923—1931 berichtet. 449 Fälle waren kombiniert mit Radium- und Röntgenstrahlen behandelt worden. Bei 6 = 1,83% trat eine Blasenscheidenfistel auf. Doch fügt C. Schroeder erklärend hinzu, daß es sich bei 4 Fällen um sehr vorgeschrittene, inoperable Carcinome gehandelt habe, bei denen das Radium nicht als alleinige Ursache der Fistelbildung angesehen werden könne. Es ist also berechtigt, diese Fälle auszuschließen. Die verbleibenden 2 machen dann auch nur noch 0,45% aus, geben also gleichfalls nur einen sehr geringen Prozentsatz an Fistelbildungen[1]. Nach einem andernorts von Neeff veröffentlichten Bericht sind bei 518 bestrahlten Carcinomen der Würzburger Klinik sogar niemals Blasenscheidenfisteln vorgekommen. Leider läßt der vorliegende Bericht nicht erkennen, auf welch anderes Material sich die Beobachtungen von Neeff im Gegensatz zu denen von Schroeder beziehen.

Im Zusammenhang mit diesen Ausführungen sei auch auf die Abhandlung von Pankow im Bd. VI/2 dieses Handbuches über „die Gefahren der Strahlentherapie des Collumcarcinoms" hingewiesen, in der er sich auch mit der Fistelbildung nach Radiumbestrahlung befaßt. Zu den Berichten aus der Literatur fügt er auch eine eigene Beobachtung hinzu und gibt die Zahl der beobachteten Fistelbildungen bei den in der Freiburger Klinik seit dem 1. April 1927 bis dahin mit Radium und Röntgenstrahlen behandelten Collumcarcinomen mit 1,2% an. Diese Zahl bezieht sich aber nur auf Rectumscheidenfisteln. Blasenscheidenfisteln scheinen bis dahin in Freiburg nicht zur Beobachtung gekommen zu sein.

---

[1] C. Schroeder hat daneben noch über Schäden der Blasenschleimhaut berichtet, die im Verlauf der kombinierten Radium-Röntgenbestrahlung aufgetreten sind und die nicht zur Fistelbildung geführt haben.

Dafür beschreibt Pankow noch eine Reihe selbst beobachteter Schädigungen der Rectum- und Blasenschleimhaut, ähnlich wie sie Dietel und Heyman bereits angegeben haben. Auch hier war die Bestrahlung in allen Fällen kombiniert mit Radium und Röntgenstrahlen durchgeführt worden.

Die beobachteten Rectumschädigungen bestanden in Diarrhöen mit und ohne Tenesmen, Ulcerationen und Stenosebildungen. In 2,43% der Fälle handelte es sich um Frühschäden, in 7,3% der Fälle um Spätschäden. Für das Zustandekommen solcher Nebenschädigungen glaubte Pankow weniger eine zu hohe Dosierung als konstitutionelle Momente verantwortlich machen zu können. Er meinte festgestellt zu haben, daß derartige Darmschädigungen bei alten Frauen mit atrophischem Gewebe leichter auftreten als bei Jugendlichen. Er war deshalb auch bei älteren Frauen mit der Durchschnittsdosis von 6000—7000 mgeh auf 4000—5000 mgeh heruntergegangen.

Im Gegensatz zu den relativ häufigen Darmschädigungen hat Pankow in Freiburg nur wenige Blasenschädigungen gesehen. Wie bereits betont, scheint er Blasenscheidenfisteln überhaupt nicht beobachtet zu haben. Spätschädigungen der Blase in Form von Ulcerationen, ähnlich wie Dietel, sah er bei 3% seiner Fälle.

Zu allen diesen angeführten Berichten über Komplikationen nach Collumcarcinombestrahlung sei nochmals hervorgehoben, daß in all den betreffenden Fällen die Bestrahlung nur mit Radium oder vorwiegend mit Radium durchgeführt wurde. Nun lassen unsere Ausführungen bereits deutlich erkennen, daß die Häufigkeit der angeführten Nebenschädigungen bei dieser Behandlung in den letzten Jahren bereits einen erheblichen Rückgang erfahren hat, so daß sie praktisch keine große Rolle spielen. Darüber hinaus können wir betonen, daß wir in der Erlanger Klinik, wo wir die Strahlenbehandlung der Collumcarcinome im Prinzip bloß mit Röntgenstrahlen durchführen und Radium nur in gewissen Fällen zur sicheren Erreichung der Dosis höchstens als Zusatzbestrahlung verwenden, Schädigungen der angeführten Art nicht mehr gesehen haben, seitdem die Entwicklung unserer Röntgenbestrahlungsmethode ihren Abschluß gefunden hat. Blasenscheidenfisteln und Rectumscheidenfisteln, die nicht reine Einschmelzungsfisteln waren, sind seitdem nicht mehr vorgekommen. Ebenso keine Blasen- und Mastdarmreizungen. Solche traten nur bei Fällen auf, bei denen der Prozeß schon gegen diese Organe weiter vorgeschritten war und die begleitende Infektion schon zu einer Reizung der Darm- oder Blasenschleimhaut geführt hatte, also schon vor Beginn der Strahlenbehandlung ein Locus minoris resistentiae dieser Organe vorhanden war.

An sich ist daher die Röntgenbehandlung der Collumcarcinome, soweit es sich nicht um bereits gegen Blase oder Rectum weitvorgeschrittene Fälle handelt, bei der von uns geübten exakten Dosierung völlig gefahrlos. Blasenscheidenfisteln oder Rectumscheidenfisteln sind nicht zu fürchten. Auch Rectum- oder Blasenschädigungen in der von Pankow beschriebenen Art kommen nicht vor. Auch haben wir nicht beobachtet, daß bei älteren Frauen eine verstärkte Disposition zu derartigen Störungen vorhanden ist.

Nun noch ein Wort zu den nach Strahlenbehandlung der Collumcarcinome beobachteten infektiösen Prozessen, Pyometrabildungen und Arrosionsblutungen. Heyman hat die Häufigkeit der erstgenannten Folgeerkrankungen ausschließlich der an diesen Komplikationen zugrunde gegangenen Frauen für die in den Jahren 1914—1921 im Radiumhemmet behandelten Fälle mit 3,2% angegeben.

Weitere zahlenmäßige Berichte scheinen hierüber in der Literatur nicht vorzuliegen. Auch bei Pankow findet sich, abgesehen von allgemeinen Betrachtungen über die Prophylaxe und die Behandlung dieser Komplikationen, nichts Näheres darüber mitgeteilt.

Im übrigen haben wir bereits betont, daß die Voraussetzungen zu derartigen infektiösen Erkrankungen bei ausschließlicher Röntgenbestrahlung fehlen, so daß sie praktisch nicht zu fürchten sind. Die angeführten Beobachtungen sowie die Andeutungen beziehen sich alle nur auf die Radium- oder die kombinierte Radium-Röntgenbehandlung, also auf Methoden der Strahlenbehandlung, die durch ihre Manipulationen im Carcinomgebiet und die Art der Bestrahlungsdurchführung die Propagation einer Entzündung direkt begünstigen.

F i e b e r haben wir natürlich auch nach reiner Röntgenbestrahlung der Collumcarcinome gesehen. Doch handelt es sich hier nicht um das Zeichen einer um sich greifenden Infektion, sondern um Fieber, wie man es auch nach Röntgenbehandlung anderer Carcinomlokalisationen, z. B. ganz abgeschlossener und sicher nicht infizierter Mammacarcinome beobachten kann. Dieses nach reiner Röntgenbehandlung auftretende Fieber hängt mit den nach der Bestrahlung im Körper vor sich gehenden Reaktionsvorgängen zusammen, zum Teil beruht es auch auf der durch die Bestrahlung bedingten Carcinomeinschmelzung.

Ähnlich wie mit den infektiösen Prozessen nach Strahlenbehandlung verhält es sich auch mit der P y o m e t r a bildung. Prozentuale Angaben über die Häufigkeit dieser Folgeerscheinung liegen in der Literatur nicht vor. Was Pankow brachte, ist eine Beschreibung der Symptome und der Therapie. Aus seinen Ausführungen muß man allerdings entnehmen, daß er eine Pyometra häufiger beobachtet hat[1]. Bei höheren intracervicalen Radiumdosen kann es natürlich leicht zu einer Pyometrabildung kommen. Denn diese führen zu einer weitgehenden Zerstörung der anliegenden Gewebspartien. Bei der nachfolgenden Narbenschrumpfung kommt es dann zu einer Stenosierung oder sogar zu einem vollständigen Verschluß des Cervicalkanals. Die ins Uteruscavum abfließenden, durch die Radiumbehandlung meist infizierten Sekrete werden dadurch zurückgehalten. Allmählich wird der Uterus ballonartig aufgetrieben. Dadurch entstehen natürlich Spannungsschmerzen. Nur eine künstliche Wiederherstellung und Erhaltung des Cervicalkanals kann diese Folgeerscheinung der Radiumbehandlung beseitigen.

Wir haben nur einen derartigen Fall beobachtet. Im übrigen handelte es sich hier um ein Korpuscarcinom. Er gehört also auch gar nicht hierher. Auch war in diesem Fall neben der Röntgenbestrahlung eine höhere Radiumzusatzdosis gegeben worden. Bei den anderen Fällen mit ausschließlicher Röntgenbestrahlung und nur geringer Radiumzusatzdosis haben wir in den letzten 10 Jahren niemals eine Pyometra gesehen.

Was schließlich die A r r o s i o n s b l u t u n g e n anbelangt, so kann man diese niemals einer Methode zur Last legen. Sie sind höchstens ein Zeichen dafür, daß das Carcinom die Wandungen größerer Gefäße bereits durchsetzt hatte und die carcinomatöse Gefäßwand

---

[1] Aus den Mitteilungen von Keßler und Schmidt über die primäre Morbidität und Mortalität nach Radiumbehandlung des Collumcarcinoms in der Kieler Frauenklinik kann man errechnen, daß die Häufigkeit der Pyometrabildung etwa 2 % ausmachte. Im übrigen geben Keßler und Schmidt zusammenfassend für die primäre Morbidität und Mortalität nach Radiumbehandlung bei einem Gesamtmaterial von 256 Fällen folgende Prozentzahlen:

I. Eine leichte Komplikation (subfebrile Temperaturen, Erbrechen, Übelkeit usw.) . 84mal = 33 %
II. Eine schwere Komplikation (Pyometra, Parametritis, Thrombophlebitis usw.) . . 23mal = 9 %
III. Exitus . . . . 17mal = 6,6%

unter der Strahlenwirkung eingeschmolzen ist. Im übrigen kommen derartige Blutungen auch ohne vorangegangene Bestrahlung vor, wenn das weiterwachsende Carcinom die Gefäßwand zerstört, so daß sich jede weitere Betrachtung erübrigt[1].

Aus all dem geht jedenfalls hervor, daß die Gefahren einer Strahlenbehandlung beim Collumcarcinom, gemessen an denen bei der operativen Behandlung, relativ gering sind. Bei ausschließlicher Anwendung der Röntgenstrahlen sind bei exakter Dosierung und einwandfreier Bestrahlungstechnik heute praktisch überhaupt keine Gefahren zu befürchten.

g) Die Leistungen der Strahlentherapie nach der Weltliteratur.

Collumcarcinome werden schon seit langem mit Strahlen behandelt. Bereits im Jahre 1902 berichtete Delphey über ein geheiltes Cervixcarcinom. In den folgenden Jahren machten gleichlautende Mitteilungen Suilly (1903), M. Cleaves (1903), Rudis-Jicinsky (1904), Haret (1904), Leduc (1906). Andere Autoren hatten weniger guten Erfolg, erzielten aber immerhin palliative Wirkung, so Belot und Mézerette[2] (1904).

Die Berichte dieser Autoren haben selbstverständlich heutzutage nur noch historisches Interesse. Die Bestrahlungen wurden mit unzulänglichen Mitteln und ohne entsprechende Erfahrungen vorgenommen. Die erzielten Heilungen können daher nur als Zufallserfolge bewertet werden. Überdies betreffen sie ja auch nur primäre Heilungen. Es bedurfte noch Jahre mühevoller Arbeit bis man imstande war, mit erfolgversprechenden Methoden an die Bestrahlung der Collumcarcinome heranzugehen.

Den Entwicklungsgang der Radiotherapie bei den Collumcarcinomen, der zugleich der Entwicklungsgang der gesamten Carcinombestrahlung ist, haben wir früher unter dem Titel „Geschichte der Carcinombestrahlung" genau beschrieben.

Eine Statistik im Sinne von Winter[3] mit Fällen, die mindestens 5 Jahre nachbeobachtet waren, wurde anscheinend zum erstenmal von Bumm im Jahre 1919 gegeben. Frühere Statistiken, die alle nur kürzere Zeit nachbeobachtete Fälle enthalten, stammen von Adler (1915), Schäfer (1916), Baisch (1917) sowie Bumm und Schäfer (1917). Es ist beim Collumcarcinom heute aber nicht mehr nötig, daß wir uns mit derartigen Statistiken näher befassen, wo jetzt so viele Mitteilungen über bestrahlte Collumcarcinome mit 5jähriger Nachbeobachtungszeit vorliegen. Wir werden uns daher bei der nachfolgenden Zusammenstellung auf diese beschränken und die anderen nur im Literaturverzeichnis führen. Leider entspricht ein großer Teil der Fünfjahresstatistiken nicht den Winterschen Forderungen. Wenn die Abweichungen zu groß waren, konnten wir sie gleichfalls nicht berücksichtigen. Bei den anderen haben wir versucht, sie den Grundsätzen von Winter anzupassen. Statistiken mit Collumcarcinomen, die nur mit Radium behandelt wurden, sind nicht berücksichtigt worden.

---

[1] In diesem Zusammenhang muß aber darauf hingewiesen werden, daß Stoeckel zwei sehr schwere Spätblutungen bei kombiniert mit Operation und Bestrahlung behandelten Collumcarcinomen gesehen hat. Doch war in diesen Fällen eine Radiumbehandlung schon vor der Operation durchgeführt worden, es war dann nach der Operation wieder Radium eingelegt und 6 Wochen später noch eine Röntgenbehandlung vorgenommen worden. Im Hinblick auf diese wiederholten Bestrahlungen meint Stoeckel, daß vielleicht eine Überdosierung stattgefunden hat. Jedenfalls hat er bei weniger stark oder gar nicht bestrahlten Fällen solche Gefäßblutungen unter fast 500 Collumcarcinomen nicht mehr gesehen.

[2] Literaturangaben in „Geschichte der Carcinombestrahlung".

[3] Die Literaturangaben finden sich im Kapitel „Statistik".

Tabelle 21 [1].

Autor	Klinik	Publikationsort und Zeit	Behandlungsjahr	Gesamtzahl der Fälle	Relative Heilung %	Absolute Heilung [2] %	Operabilität [3] %	Primäre Mortalität %	Bemerkungen
Schmitz, H.	Chicago	Acta radiol. (Stockh.) **7**, 405 (1926)	1914—1920	183	Gruppe: I 8:10 = 86 II 7:21 = 33,3 III 11:93 = 11,8 IV 0:59 = 0 Gruppe: I und II 15:31 = 48,4 Gruppe III u. IV 11:152 = 7,2	26:183 = 14,2	16,9		Radium und Röntgen.
Wille Franz	Charité-Frauenklinik Berlin	Zbl. Gynäk. **51**, 2849 (1927)	1915—1920	190	Operable Fälle: 18:54 = 33,3 Grenzfälle: 2:21 = 9,5 Inoperable Fälle: 3:115 = 2,6	23:190 = 12,1	54:190 = 28,4	3,73	Die Bestrahlung wurde teils mit Radium, teils mit Röntgen und Radium, teils nur mit Röntgenlicht durchgeführt. Von den nur mit Röntgenstrahlen behandelten Fällen wurde keiner geheilt. Neben den 190 Bestrahlungsfällen wurden in den angeführten Jahren noch sehr viele operiert. Wille nennt verschiedene Zahlen, zum Schluß nennt er 600 Collumcarcinome mit einer absoluten Heilungsziffer von 28,1%.
Lahm	Staatliche Frauenklinik Dresden	Strahlenther. **30**, 482 (1928)	1915—1923	469	Gruppe: I 24:59 = 40,7 II 45:144 = 31,2 III 39:228 = 17,1 IV 0:38 = 0	109:469 = 23,5	59:469 = 12,5		Radium allein: Gruppe: I 19:49 = 37,8% II 26:105 = 25% III 21:157 = 13,3% IV (1): 34 = (3%) Absolute Heilungsziffer: 67:345 = 19,4%

[1] Frühere Statistiken bei Pankow, dieses Handbuch Bd. VI/2. H., S. 596f. [2] Bei der absoluten Heilungsziffer sind zum Teil auch die mit anderen Methoden behandelten berücksichtigt. [3] Die Operabilitätsziffer ist teils nur aus Gruppe I, teils aus Gruppe I und II errechnet.

Lahm (Fortsetzg.)									Radium + Röntgen: Gruppe: I 5:10 = 50% II 19:39 = 48,7% III 18:71 = 25,3% IV 0: 4 = 0. Absolute Heilungsziffer: 42:124 = 33,8%.
Seißer-Mau-Bauereisen	Magdeburg	Strahlenther. 27, 663 (1928)	1915—1922	397	Operable Fälle: 13:30 = 43,4 Grenzfälle: 4:28 = 14,3 Inoperable Fälle: 30:190 = 15,8	47:312 = 15	115:397 = 28,9	2,6	Teils Radium allein, teils kombiniert Radium + Röntgen. 64 Fälle wurden nicht behandelt, 85 wurden operiert.
Gál-Tóth	II. Frauenklinik Budapest	Strahlenther. 27, 27 (1928)	1919—1921	193	Operable Fälle: 2:5 = 40 Grenzfälle: 3:10 = 30 Inoperable Fälle: 9:118 = 7,6	14:133 = 10,5	65:193 = 33,7		60 Fälle müssen in der gleichen Zeit operiert worden sein.
Bolaffio-Pestalozza	Univ.-Frauenklinik Rom	Strahlenther. 29, 453 (1928)	1920—1922	152	Grenzfälle: 9:63 = 14,3 Inoperable Fälle: 4:89 = 4,5	13:152 = 8,6			Rezidive 2:32 = 6,1.
Lars-Edling	Radiolog. Krankenabteilung Lund	Zbl. Chir. 55, 1241 (1928)	1918—1921	87	10:24 = 41,7	15: 87 = 17,2		3,7 bei 189 bis 1925 beh. Fällen	Die meisten Fälle wurden mit Radium und Röntgenstrahlen behandelt, die anderen erhielten nur Radium.
Stevens	Stevens Klin.f.Radiother. u. elektrotherm. Koagulation Montclair, N. J.	Radiology 10, 57 (1928)	1918—1922	79	Gruppe: I 14:14 = 100 II 9:21 = 42,1 III 3:27 = 11,3 IV 0:17 = 0	26: 79 = 32,9	29,1	4,5	Zuerst Röntgenstrahlen, dann Elektrokoagulation mit Zerstörung und Entfernung des Collumtumors, danach Radium und schließlich wieder Röntgennachbestrahlung.
Clauberg-Stoeckel	Univ.-Frauenklinik Kiel	Zbl. Gynäk. 53, 2339 (1929)	1917—1922	380	Operable Fälle: 21: 48 = 43,8 Inoperable Fälle: 16:150 = 10,7	107:380 = 28,2	54,7 Operiert wurden aber nur 42%		In der absoluten Heilungsziffer sind auch die operierten Fälle enthalten.

Tabelle 21 (Fortsetzung).

Autor	Klinik	Publikationsort und Zeit	Behandlungsjahr	Gesamtzahl der Fälle	Relative Heilung %	Absolute Heilung %	Operabilität %	Primäre Mortalität %	Bemerkungen
Nahmmacher-Henkel	Univ.-Frauenklinik Jena	Strahlenther. **32**, 51 (1929)	1919—1923	257	Operable Fälle: 8: 23 = 34,7 Inoperable Fälle: 24: 176 = 13,6	32:257 = 12,4	20,2	0,79	Bestrahlung meistens kombiniert mit Röntgen und Radium.
Straßmann	Berlin	Strahlenther. **32**, 413 (1929)	1913—1923	429	Operable Fälle: 53:244 = 25,7 Inoperable Fälle: 6:185 = 4	59:429 = 13,8	57	1,9	Bestrahlung teils mit Radium, teils mit Radium + Röntgen. Daneben wurden in der gleichen Zeit Collumcarcinome aber auch operiert.
v. Jaschke	Univ.-Frauenklinik Gießen	Strahlenther. **37**, 293 (1930)		130 Nur 55 wurden bestrahlt		Nur bestrahlte 5:55 = 9 Insgesamt 32:130 = 23,8	58,4		
Feldweg-Baisch	Stuttgart	Zbl. Gynäk. **54**, 779 (1930)	1913—1924	486	Operable Fälle: 50:176 = 28,4 Inoperable Fälle: 13:198 = 6,6	98:486 = 20,1	55,3		Absolute Heilungsziffer einschließlich der Operierten. Bestrahlung mit Radium und Röntgen.
Reisach-Engelmann	Dortmund	Strahlenther. **37**, 341 (1930)	1917—1924	300	Gruppe: I 4: 12 = 33,3 II 7: 38 = 18,4 III und IV 12:162 = 7,4	33:300 = 11	41 wirklich operiert nur 20		32 Fälle teils nur Radium, teils Radium und Röntgen. Daneben wurden 72 operiert und nachbestrahlt, 16 wurden nicht behandelt. Absolute Heilungsziffer fürs Gesamtmaterial 16%.
Lacassagne-Regaud	Radium-Institut Paris	Sonderband der Strahlenther. **13**, 156 (1930)	1919—1923	403	Gruppe: I 16: 38 = 42 II 38:132 = 28 III 16:149 = 10 IV 0: 31 = 0	84:403 = 20			Von den nicht angeführten 53 Patienten betreffen 24 postoperative Rezidive, 29 waren kombiniert mit Strahlen und Operation behandelt worden. Von den übrigen waren 315 Fälle ausschließlich mit der internen Curie-

Lacas-sagne-Regaud	Radium-institut Paris	Briefliche Mitteilung vom September 1931	1919—1925	580	Gruppe: I 25: 49 = 51 II 54:176 = 30 III 43:223 = 19 IV 1: 58 = 1	146:580 = 25		therapie, 16 Fälle ausschließlich mit Röntgenstrahlen u. 19 Fälle kombiniert mit Röntgenstrahlen u. interner Curie-Therapie behandelt worden. 74 Fälle wurden kombiniert durch Hysterektomie und Bestrahlung behandelt bzw. handelte es sich um postoperative Rezidive.
Bowing und Fricke	Mayo Clinic Rochester	Radiology 14, 211 (1930)	1915—1924	1094	Gruppe: I und II 14 : 23 = 60,8 Gruppe: III und IV 132 : 626 = 21,0	239:1094 = 21,8		Radium + Röntgen. In der Gesamtzahl von 1094 Fällen sind auch unbestrahlte und mit verschiedenen anderen Maßnahmen behandelte Fälle enthalten. Die Mortalität von 0,99% nur berechnet auf die Inoperablen.
Maier-Pankow	Univ.-Frauen-klinik Freiburg	Veit-Stoeckel, Bd. 6, 2, S. 600. 1931.	1913—1918 1919—1924 1913—1924 (Krönig und Opitz)	112 165 277	10: 37 = 27 35: 75 = 46,6 45:112 = 40,1	12:112 = 10,7 48:165 = 29 60:277 = 21,6	37:112 = 33 75:165 = 45,4 112:277 = 40,4 Gruppe I und II	
Mühlmann	Stettin	Strahlenther. 42, 504 (1931).	1915—1920 1920—1927	30 244	Operable Fälle: 5: 6 = 83,3 Inoperable Fälle: 46:238 = 19,74	5: 30 = 16,6 51:244 = 20,9	6:244 = 2,5	Radium. Radium + Röntgen.
Voltz-Döderlein	Univ.-Frauen-klinik Müncher	Zbl. Gynäk. 56, 962 (1932)	1913—1926	1866	Gruppe: I 141:326 = 43,2 II 90:401 = 22,5 III 81:672 = 12,1 IV 7:324 = 2,1	319:1866 = 17,1	17,3	143 Fälle = 7,7% blieben unbehandelt.
			1924—1926	418	Gruppe: I 49: 99 = 49,4 II 21: 91 = 23,1 III 23:129 = 17,9 IV 4: 85 = 4,9	97:418 = 23,2	23,6	Behandlung kombiniert mit Radium und Röntgenstrahlen.

Tabelle 21 (Fortsetzung).

Autor	Klinik	Publikationsort und Zeit	Behandlungsjahr	Gesamtzahl der Fälle	Relative Heilung %	Absolute Heilung %	Operabilität %	Primäre Mortalität %	Bemerkungen
Voltz-Dölein	Univ.-Frauenklinik München	Strahlenther. 50, 576 (1934)	1913—1928	2202	Gruppe I 167:370 = 45,1 II 118:489 = 24,1 III 103:797 = 12,9 IV 7:383 = 1,8	395:2202 = 17,9	16,9		Unbehandelt blieben 163 Fälle.
			1927 u. 1928	326	I 26: 44 = 59 II 28: 88 = 31,8 III 22:125 = 17,6 IV 0: 79		13,5		Behandlung kombiniert mit Radium- und Röntgenstrahlen.
Schmitt-Hofmeier	Univ.-Frauenklinik Würzburg	Strahlenther. 44, 401 (1932)	1913—1923	305		14:163 = 8,6	39,3		Gesamtzahl der aufgenommenen Collumcarcinome 305. Operiert 120. Geheilt 48 = 40%. Bestrahlt 163. Geheilt 14 = 8,6%. Unbehandelt blieben 22, absolute Heilungsziffer für Gesamtmaterial = 20,3%.
Haupt-von Franqué	Univ.-Frauenklinik Bonn	Strahlenther. 44, 311 (1932)	1915—1926	350	Operable und Grenzfälle: 31: 68 = 45,4 Inoperable und aussichtslose Fälle: 40:185 = 21,6	102:350 = 29,1 für das Gesamtmaterial	44,4	2,0	Bestrahlung teils Radium, teils Radium + Röntgen, teils nur Röntgen. Gleichzeitig wurden 81 operable und Grenzfälle operiert, ebenso 3 inoperable. 13 wurden überhaupt nicht behandelt. Die Bestrahlungen wurden teils mit Radium und Röntgenstrahlen, teils mit Röntgenlicht allein durchgeführt.
Kamniker-Peham	I. Univ.-Frauenklinik Wien	Arch. Gynäk. 148, 12 (1932)	1921—1925	522		8:191 = 4,2	58,2		Die Bestrahlung wurde mehr oder weniger vollständig durchgeführt. Technik und Dosen waren starkem Wechsel und starken Schwankungen unterworfen. Verwandt wurde Röntgen und Radium. Außerdem wurden operiert 304, nicht behandelt 27. Absolute Heilungsziffer für Gesamtmaterial = 27,9%.

Heyman	Radium-hemmet Stockholm	Dtsch. med. Wschr. 1932 I, 367	1914—1926	1237	Operable Fälle: 309 = 40,8 Grenzfälle und inoperable: 848 = 15,7	259:1237 = 20	24,9	2	Bestrahlung zuerst fast ausschließlich nur mit interauteriner und vaginaler Radiumeinlage, später parametrane Röntgen- oder Radiumdistanzbestrahlung angeschlossen.
Laborde und Wickham	Krebszentrale Paris	Strahlenther. 43, 301 (1932)	1921—1926	252	Gruppe: I 4: 5 = 80 II 13:24 = 55,5 III 21:94 = 23,4 IV 0:50 = 0	38:173 = 22		Gruppe 1 nur uterovaginale Curie-Therapie. Gruppen II u. III Curie-Therapie u. Röntgenstrahl. Gruppe IV fast nur Röntgenbestrahlg.	Bemerkung: Zum Gesamtmaterial gehören noch Rezidive nach Operation und auswärtiger Strahlenbehandlung, Fälle im Stadium der Generalisierung, die nicht behandelt wurden, Patienten, welche die Behandlung ablehnten oder aus anderen Gründen nicht zur Behandlung kamen. Da die bestrahlten Rezidive nicht angegeben sind, läßt sich absolute Heilung im Gesamtmaterial nicht berechnen (wäre 15%).
Eymer	Univ.-Frauenklinik Heidelberg	Strahlenther. 47, 119 (1933)	1913—1927	587	Operable Fälle: 98:253 = 38,7 Inoperable Fälle: 30:285 = 10,5	128:574 = 22,3	46,9		Gleichzeitig wurden 13 Fälle operiert. Sie sind bei der absoluten Heilungsziffer nicht berücksichtigt. Enthalten sind 15 Fälle, welche die Bestrahlung ablehnten, und 21 inkurable. Die Behandlung wurde teils mit Radium, teils mit Radium und Röntgen, teils nur mit Röntgen durchgeführt.
			1913—1924	446	Operable Fälle: 69:170 = 40,6 Inoperable Fälle: 25:237 = 10,5	94:438 = 21,5	41,5	4,0	8 Patienten wurden operiert, sie fehlen bei der absoluten Heilung. Eingeschlossen sind 18 inkurable und 13, die die Bestrahlung ablehnten.
			1925—1927	141	Operable Fälle 29:83 = 34,9 Inoperable Fälle: 5:48 = 10,4	34:136 = 25	63,8	2,3	Absolute Heilungsziffer ohne 5 Operierte aber einschließlich 3 inkurabler Fälle und 2, die die Bestrahlung abgelehnt hatten.
		Arch. Gynäk. 156 (1934)	1913—1928 (1. 10.)	623	Operable Fälle: 117:283 = 41,3 Inoperable Fälle: 32:303 = 10,6	149:623 23,9	44,4	3,3	Operabilitätsziffer auf Gesamtmaterial (637 F.) berechnet; 14 Fälle wurden operiert.

Collumcarcinom.

Tabelle 21 (Fortsetzung).

Autor	Klinik	Publika-tionsort und Zeit	Behand-lungsjahr	Gesamt-zahl der Fälle	Relative Heilung %	Absolute Heilung %	Operabi-lität %	Primäre Mortali-tät %	Bemerkungen
Delporte, W. J. Cahen et F. Sluys	Brüssel	J. de Ra-diol. **17**, 328 (1933)	1921—1926		Operable Fälle: (66) = 42 Inoperable Fälle: (131) = 29 Sehr fortgeschrit-tene: (75) = 6 Postoperative Re-zidive: (55) = 14	(327) = 21	27		Im wesentlichen Radiumbehandlung, bei sehr fortgeschrittenen Fällen auch Röntgenbehandlung.
Philipp (Bumm-Stoeckel)	Univ.-Frauenkli-nik Berlin	Strahlen-ther. **47**, 646 (1933)	1913—1927	1555	307 : 1555 = 19,08				Weitere 532 Fälle wurden operiert.
Schilling (Stoeckel)	Univ.-Frauenkli-nik Leipzig	Zbl. Gynäk. **1933**, 2422	1923—1926	287	59 : 287 = 20,55			1,43	Kombinierte Radium-Röntgenbehand-lung.
v. Büben	I. Univ.-Frauenklin. Budapest	Strahlen-ther. **49**, 81 (1934)	1919—1929	702	Gruppe: III 658 F. IV 44 F.	9,8			Radium und Röntgenstrahlen. Nur inoperable Fälle.
Nebesky	Salzburg	Radiol.Rund-schau **3**,168 (1934)	1926—1928	127	Gruppe: I 8:18 = 44,4 II 9:36 = 25 III 6:60 = 10 IV 0: 5 = —	18,1	15,1		8 Fälle waren zu weit fortgeschritten und konnten nicht mehr bestrahlt werden, von den bestrahlten 119 Frauen wurden 19,3% geheilt. Röntgen-Radiumbehandlung.
Benard-Guédes	Lissabon	Verh. 4. in-ternation. Kongr. Ra-diol. **2**, 392 (1934)	1920—1928	299	Gruppe: I 65 (60) II 30,6 (30) III 14,9 (12) IV 0 (0)	21,7 (18,1)			Die Zahl von 21,7% bezieht sich nur auf die behandelten Fälle. Radium; Radium und Röntgen. Die in Klammer gesetzten Zahlen be-ziehen sich auf die in Paris 1931 ver-öffentlichten Resultate. Die Verbesse-rung wurde erzielt durch Röntgen-bestrahlung der Parametrien, Be-handlung mit Autovaccinen und Dia-thermie nach Bestrahlung.

h) Eigene Ergebnisse mit der Röntgentherapie beim Collumcarcinom.

Über die Ergebnisse der Erlanger Klinik bei der Röntgenbehandlung der Collumcarcinome hat Wintz schon mehrfach berichtet. Insgesamt überblicken wir jetzt ein Material von nahezu 1200 bestrahlten Fällen mit mindestens fünfjähriger Beobachtungsdauer.

Es liegt in der Natur der Sache, daß die Erfolge der letzten Jahre durch den weiteren Ausbau der Bestrahlungsmethode bessere sind als die der früheren. Die Heilungsziffern früherer Jahre sind eben noch mit den unvermeidlichen Fehlschlägen einer in der Entwicklung begriffenen Methode belastet. Diese hatte 1923 in allen ihren Einzelheiten ihren Abschluß gefunden. Seitdem wird sie stets in genau der gleichen Weise durchgeführt. Die größere Wirksamkeit des jetzigen Vorgehens läßt sich durch eine Gegenüberstellung der letzten und früheren Ergebnisse leicht demonstrieren.

Die nachfolgende Statistik ist streng nach den Normen von Winter aufgestellt. Als geheilt gelten nur die Fälle, die 5 Jahre nach Abschluß der Behandlung symptomfrei und ihrem Alter entsprechend arbeitsfähig waren.

Die unter diesen Gesichtspunkten aufgestellte Statistik umfaßt Jahresgruppen von 1915 bzw. 1916—1922 und von 1923 bis Ende 1929.

Wir erreichten also bei den Collumcarcinomen folgende Heilungsziffern:

a) operable Fälle

  Jahresgruppe 1916—1922 89 Patientinnen = 55% Dauerheilungen,
  Jahresgruppe 1923—1929 92 Patientinnen = 67,4% Dauerheilungen,

b) inoperable Fälle

  Jahresgruppe 1915—1922 551 Patientinnen = 11% Dauerheilungen,
  Jahresgruppe 1923—1929 434 Patientinnen = 14,3% Dauerheilungen.

Der Vollständigkeit halber geben wir noch eine Übersicht über die absolute Heilungsziffer. Unser Material haben wir dabei wieder nach den gleichen Jahresgruppen gegliedert.

Absolute Heilungsziffer.
(5 Jahre nach Abschluß der Behandlung.)

Jahresgruppe 1915—1922 16% (691 Patientinnen).
Jahresgruppe 1923—1929 22,8% (542 Patientinnen).

Diese Aufstellung gibt ein deutliches Bild von der Leistungsfähigkeit unserer einzeitigen Bestrahlungsmethode. Sie zeigt, daß wir allein durch Strahlen Collumcarcinome in einem Prozentsatz heilen können, der dem auch von anerkannten Operateuren mit der chirurgischen Behandlung erzielten nicht im mindesten nachsteht, ganz zu schweigen von der protrahiert-fraktionierten Bestrahlungsweise. Diese hat nach unseren früheren Ausführungen beim Collumcarcinom nicht befriedigt. Selbst wenn darin eine Änderung eintreten sollte, würde kein Grund bestehen von der einzeitigen Methode abzuweichen. Denn die protrahiert-fraktionierte Bestrahlungsweise ist schon durch die größeren Opfer an Zeit und Geld im Nachteil.

340   Collumcarcinom.

Tabelle 22. Sammelstatistik der elektiven Therapie

Klinik (in Klammer die Bearbeiter)	Jahr	Gesamtzahl der Zugänge	Davon Adenocarcinom	Absolute Heilung	Davon Adenocarcinom	Wieviel Fälle operiert	Operationsmethode	
							Abdom. Rad.	Vag. Rad.
Berlin-Bumm (Philipp)	1920– 1922	383 [1]	19	100 = 26,1%	5	86 = 22,5%	86	
Berlin-Bumm	1923– 1925	484 [1]	8	162 = 33,5%	5	131 = 27%	131	
Berlin-Stoekkel (Philipp)	1926– 1927	312	5	91 = 29%	2	109 = 34,9%	5	104
Bonn-v. Franqué (Haupt)	1919– 1926	269	18	84 = 31,2%	4	52 = 19,3%	35 +7 total	10 total
Breslau-Küstner-Fränkel (Reiprich-Walter)	1919– 1926	869 (davon 20% verschollen)	4	136 = 15,7%	1	227 = 26,1%	177 +3 total	12 +35 total
Gießen-v. Jaschke	1919– 1926	159	14	40 = 25,1%	6	94 = 59%	91 +2 total	1
Jena-Henkel (Dierks)	1919– 1926	433	14	72 = 16,6%	4	31 [2] = 7,2%	9 total	20 total
Kiel-Stoeckel (Clauberg)	1917– 9.1922	380		107 = 28,7%		160 = 42,1%	148	12 total
Kiel-Schröder (Büttner)	1.10. 1922– 1926	277	5	56 = 20,2%	3	141 = 50,9%	132 +2 total	7
Leipzig-Stoekkel (Schilling)	1923– 3.1926	465 [1]	9	170 = 36,5%	2	185 = 39,8	35	150
Magdeburg-Sudenburg-Bauereisen	1919– 1922	185	0	41 = 22,2%	0	34 = 18,4%	17 +5 total	12
Tübingen-A. Mayer (Reichenmüller)	1919– 1926	299	12	55 = 18,3%	2	124 = 41,4% [2]	113 +4 total	2
Wien. 1. Klinik Peham (Kamniker)	1921– 1925	522	25	145 = 27,9%	14	304 = 58,2% [2]	25 +2 total	256 +14 total
Wien. 1. Klinik Peham (Kamniker)	1926– 1.6. 1928	244		67 = 27,5%		131 = 53,7%	+9 total	122
Zürich-Walthard (Fritschi)	1919– 1926	174	14	13 = 7,4%	0	90 = 51,7%	90 total	
Zusammen		5455	147 = 2,6%	1339 = 24,5%	48 = 32,6%	1899 = 34,8%	995 und 133 total	666 und 91 total

[1] In die Gesamtzahl wurden die Nichtbehandelten mit aufgenommen, was in den Originalarbeiten nicht geschehen war.

beim Collumcarcinom. (Nach v. Mikulicz-Radecki.)

Mortalität der Operierten	Mortalität derBestrahlten	Unbehandelt	Vorbestrahlt, nachbestrahlt								
			vorbestrahlt			nachbestrahlt			vor- und nachbestrahlt		
			Ra	Rö	Ra + Rö	Ra	Rö	Ra + Rö	Ra	Rö	Ra + Rö
12 = 13,6%		62					42				
11 = 8,4%		36					ein Teil				
7 = 6,4%	0	3	8				109				
7 = 10,9%	6	4					51				
20 = 8,8%	3	27					193			13	
26 = 26,5%	0	5			1	2	54	2			
4 = 12,9%	3	41					22				
21 = 13,1%	3	22					160				
25 = 17,7%	9	18		2			96			1	
13 (Vag. Rad. = 4%)	4	6					185				
0	0	15		1			32				
14 = 11,3%	6	2	1	11	5	0	68	1	0	12	13
15 = 6,3% (nur 236 Vag. Rad.-Fälle berücksichtigt		27					ein großer Teil				
12 = 9,1%	1	9					fast alle				
8 = 8,9%		9		54			36				
195 = 10,2%		286=5,2%	9	68	6	2		3	0	26	13

[2] In der Rubrik sind außer Volloperationen palliative Eingriffe mitgezählt.

i) Die Erfolge der sog. elektiven Therapie.

Unsere Sammelstatistik über die Bestrahlungserfolge beim Collumcarcinom enthält auch einige Mitteilungen von Autoren, die operable Fälle kombiniert mit Operation und Bestrahlung behandelt haben und nur inoperable Fälle ausschließlich bestrahlten. Dieses Vorgehen wird in den letzten Jahren von vielen Kliniken bevorzugt, weil es die besten Erfolge liefern soll. Besonders wird dieses Bestrahlungsverfahren unter der Bezeichnung „elektive Therapie" von der Stoeckelschen Schule wegen seiner angeblichen Überlegenheit empfohlen.

Dabei ist nach v. Mikulicz-Radecki unter elektiver Therapie folgendes zu verstehen: „Ein Teil des Gesamtmaterials wird operiert, allerdings nicht mehr alle Fälle, bei denen die Operation technisch noch möglich wäre, sondern nur die dem Untersucher für die Operation günstig erscheinenden. Die operierten Fälle werden mit Röntgenstrahlen nachbehandelt, zum Teil vorbestrahlt; das kann auch mit Radium geschehen. Bei diesen Fällen findet daher eine Kombinationsbehandlung statt. Die übrigen Fälle werden allein mit Radium- und Röntgenstrahlen behandelt."

Über die Erfolge dieser kombinierten Behandlung hat v. Mikulicz-Radecki eine durch Rundfrage ermittelte Sammelstatistik veröffentlicht (s. S. 340 u. 341).

Nach dieser Zusammenstellung wurden mit der sog. elektiven Therapie zum Teil recht hohe Heilungsziffern erzielt. Für die von Stoeckel in den Jahren 1923/26 in Leipzig behandelten Collumcarcinome hat Schilling sogar eine absolute Heilungsziffer von 36,5% errechnet. Wenn man das gesamte von Stoeckel bisher behandelte Collumcarcinommaterial nimmt, ergibt sich eine absolute Heilungsziffer von 30,59%.

Das ist für den heutigen Stand der Collumcarcinombehandlung zweifellos ein beachtenswerter Heilungsprozentsatz. Doch wurden ähnliche Erfolge bereits auch mit der reinen Strahlenbehandlung erzielt. Denn für 185 in den Jahren 1925/28 (1. 10.) in Heidelberg bestrahlte Collumcarcinome nennt Eymer eine absolute Heilungsziffer von 29,7%. Außerdem hat Stoeckel nach der Zusammenstellung von Philipp in Berlin bei 312 mit der elektiven Therapie behandelten Collumcarcinomen auch nur eine absolute Heilungsziffer von 29% erreicht.

Der aus der Sammelstatistik errechnete Durchschnitt von 24,5% absoluter Heilung liegt überhaupt im Rahmen dessen, was sich nach den Statistiken der Heidelberger und der Erlanger Klinik mit der reinen Bestrahlung beim Collumcarcinom erreichen läßt. Erstere erzielte bei 623 in den Jahren 1913/28 bestrahlten Collumcarcinomen eine absolute Heilungsziffer von 23,9%. Wir verzeichnen für 542 von 1923/29 bestrahlte Collumcarcinome 22,8% absolute Heilung [1].

Bei dieser Gegenüberstellung ist noch in Betracht zu ziehen, wie auch aus der Sammelstatistik von v. Mikulicz-Radecki hervorgeht, daß die elektive Therapie im Gegensatz zu der ausschließlichen Strahlenbehandlung mit einer nicht zu unterschätzenden Mortalität belastet ist. Hierzu kommt aber noch die Morbidität, die bekanntlich bei den notwendigen eingreifenden Radikaloperationen nicht unerheblich ist. Man vergleiche hierzu nur unsere frühere Zusammenstellung.

Deshalb erscheint uns nach allem die behauptete große Überlegenheit der elektiven Therapie über die reine Strahlentherapie beim Collumcarcinom bisher noch nicht eindeutig erwiesen.

---

[1] Hierbei ist zu beachten, daß die Erlanger Operabilitätsziffer für dieses Material 16.9% ist, während die Heidelberger Klinik eine Operabilitätsziffer von 44,4% aufweist. Die Operabilitätsziffer für das Erlanger Gesamtmaterial beträgt 14,3%.

k) Das Bestrahlungsverfahren der Erlanger Klinik.

Das Bestrahlungsverfahren der Erlanger Klinik beim Collumcarcinom entspricht in allen Punkten den früher aufgestellten Richtlinien. Demzufolge stellt die Röntgenbehandlung bei uns nur eine Teilmaßnahme im Rahmen einer größeren Gesamtbehandlung dar. Die Bestrahlung wird deshalb auch niemals ambulant, sondern stets nur in klinischer Behandlung durchgeführt.

1. Allgemeine Maßnahmen.

Unsere erste Maßnahme bei der Röntgentherapie des Collumcarcinoms, wie bei jeder Röntgenbehandlung überhaupt, ist die genaue lokale und allgemeine Untersuchung.

Die Sicherung der Diagnose durch Probeexcision wird nur bei jugendlichen Frauen vor der Bestrahlung vorgenommen, sonst aber erst auf die Zeit nach der Bestrahlung verschoben, weil dann, wenn die Carcinomzellen unter dem mächtigen Einfluß der Strahlen stehen, die zweifellos vorhandenen Gefahren der Probeexcision auf das Mindestmaß beschränkt sind. Im einzelnen haben wir unsere Gründe für dieses Vorgehen in einem eigenen Kapitel genau dargelegt (s. S. 125).

Dann folgt eine zweckentsprechende Vorbehandlung. Über alle hierher gehörigen Maßnahmen haben wir bereits früher eine genaue Darstellung gegeben. Wir können daher auf diese verweisen (s. S. 260).

Als überaus wichtige vorbereitende Maßnahme sei die Verkupferung des Tumors zur Desinfektion des infizierten carcinomatösen Gewebes und zur Erhöhung der lokalen Dosis durch die entsprechende Sekundärstrahlung noch einmal besonders hervorgehoben; denn wir haben den Beweis, daß wir der systematischen Anwendung der Verkupferung unsere guten Erfolge beim Collumcarcinom mit zu verdanken haben.

Vor Beginn der Bestrahlung wird Blase und Mastdarm durch Einlauf gründlich entleert; denn volle Blase und voller Mastdarm können die Gebärmutter weit aus ihrer normalen Lage drängen (Abb. 67a u. b), wodurch ungünstige Verhältnisse für die Bestrahlung entstehen können. Auch könnten etwa im Bestrahlungsgebiet liegende Darmschlingen die Dosierung stören.

Einer jeden Röntgenbestrahlung wird eine sorgfältige Nachbehandlung angeschlossen, die wir im einzelnen auch bereits früher beschrieben haben. Da die hierzu nötigen Maßnahmen sich über längere Zeit erstrecken, wird sie stets mit dem Hausarzt durchgeführt, was uns bei der Bedeutung einer exakten Nachbehandlung für den Heilerfolg als ein weiterer wichtiger Faktor für unsere guten Resultate erscheint.

2. Die Röntgenbestrahlung.

Die Röntgenbehandlung der Collumcarcinome nehmen wir in der Erlanger Klinik nach wie vor mit der Konzentrationsmethode Seitz-Wintz vor. Gegen früher wurde nur Unwesentliches geändert. Ehe wir auf die genaue Darstellung der heute gebräuchlichen Bestrahlungstechnik eingehen, halten wir es für notwendig, zum besseren Verständnis unseres Bestrahlungsverfahrens eine kurze Übersicht über die Grundlagen der Konzentrationsmethode Seitz-Wintz zu geben.

a) Die Grundlagen der Konzentrationsmethode Seitz-Wintz. Die Konzentrationsmethode Seitz-Wintz hat die Voraussetzung zur Grundlage, daß 110% der HED als

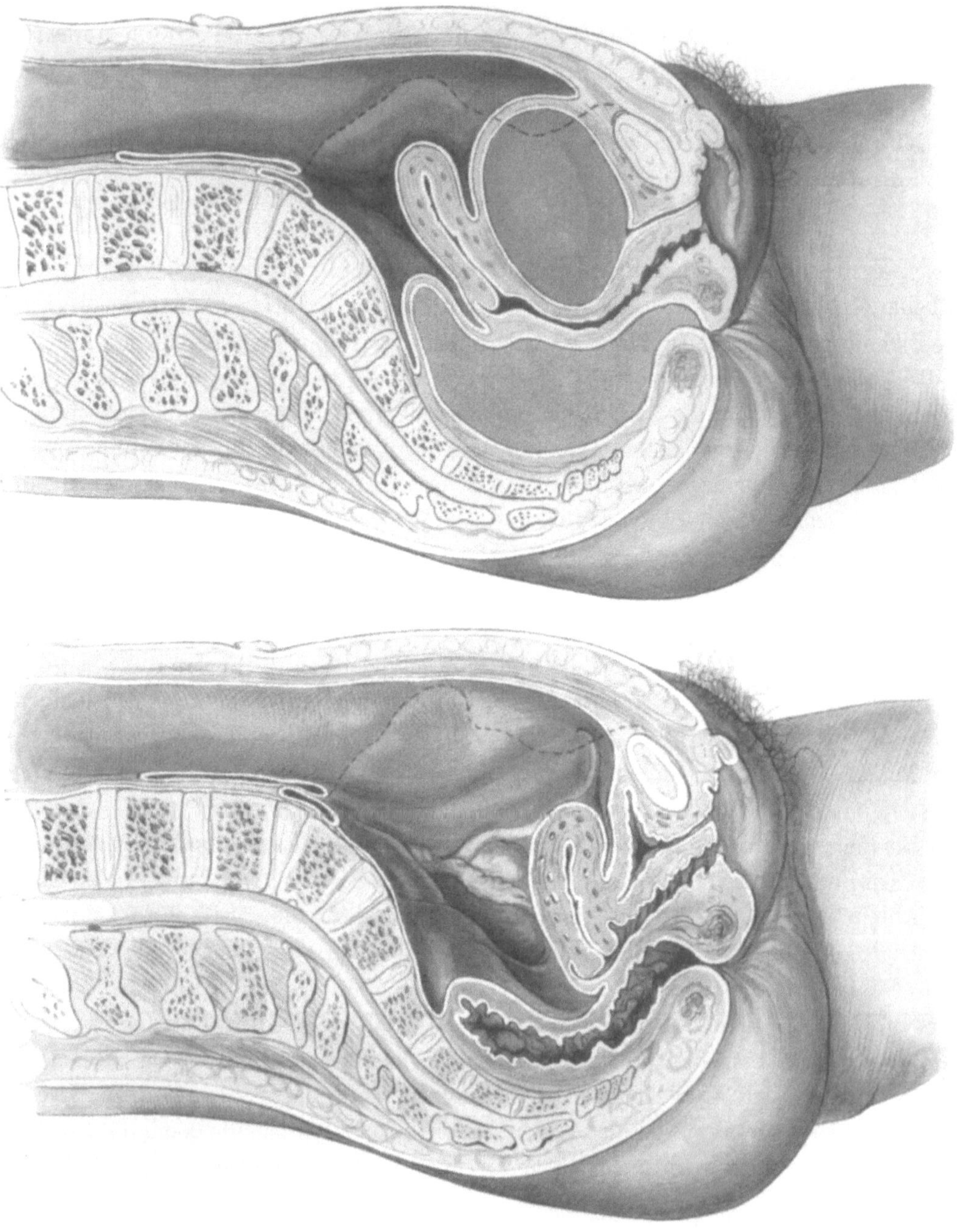

Abb. 67b. Sagittalschnitt durch das Becken und seine Organe bei voller Blase und vollem Mastdarm. (Aus Krönig-Pankow, Lehrbuch der Gynäkologie.)

Abb. 67a. Sagittalschnitt durch das Becken und seine Organe bei leerer Blase und leerem Mastdarm. (Aus Krönig und Pankow, Lehrbuch der Gynäkologie.)

Carcinomdosis an den Tumor gebracht werden müssen. Diese Methode wurde in einer Zeit
aufgestellt, in der die Durchdringungsfähigkeit der Strahlung und auch die Intensitäts-
ausbeute der Röntgenröhre hinter den heutigen Leistungen zurückstanden. Daher konnte
die Dosis von 110% der HED am Tumor nur durch Konzentration erreicht werden. Somit

waren mehrere Einfallsfelder notwendig, und zwar erforderte die damalige prozentuale Tiefendosis von 18—20% 6 Einfallsfelder.

Nun war aber durch die Größe und Form des weiblichen Beckens eine Begrenzung des zu bestrahlenden Feldes vorhanden. Damit bestimmte sich die Größe der Einfallsfelder auf 6×8 cm von selbst.

Da bei einer Konzentrationsbestrahlung die Richtung des Strahlenkegels die Grundlage des Erfolges darstellt, war ein besonderes Vorgehen erforderlich. Die Bestrahlung mußte mit einem Tubus vorgenommen werden, der eine exakte Begrenzung des Strahlenkegels bewirkte. Deshalb wurde der Tubus in der Form eines umgekehrten Pyramidenstumpfes gearbeitet und seine Wand mit Bleigummi ausgekleidet. Nach dem Körper zu war der Tubus durch eine Holzplatte abgeschlossen, damit auf die Haut ein anämisierender Druck ausgeübt werden konnte, der die Radiosensibilität der Haut bekanntlich um 15 bis 20% herabsetzt (s. S. 140).

Entsprechend der Forderung auf Homogenbestrahlung hatte Seitz und Wintz ursprünglich vorgeschwebt, das gesamte Ausbreitungsgebiet des Carcinoms in einer Sitzung mit 110% der HED zu belegen. Doch war dies in der Zeit, als sie ihre Bestrahlungstechnik beim Collumcarcinom ausarbeiteten im Hinblick auf die unzureichende Apparatur schlechterdings unmöglich. Daher mußten sie sich dazu entschließen, das Bestrahlungsgebiet im Beckeninnern gewissermaßen zu teilen.

Demzufolge wurde zuerst der Primärtumor, dann die Parametrien bestrahlt.

Es wurde also bei der ersten Bestrahlung die Dosis auf den carcinomatösen Tumor des Uterus oder die Portio konzentriert. Die zweite Bestrahlung, die Bestrahlung der Parametrien, konnte erst stattfinden, wenn die als Einfallsfelder für die Parametranbestrahlung wieder benötigte Hautfläche eine zweite Belastung aushalten konnte und wenn auch die durch die erste Bestrahlung gesetzte Blutschädigung wieder ausgeglichen war. Es zeigte sich, daß beides 6—8 Wochen nach der Primärbestrahlung der Fall war. Deshalb wurde die Parametranbestrahlung nach dieser Zeit vorgenommen.

Bis zum Jahre 1919 war es nun praktisch schwer möglich, beide Parametrien in einer Sitzung mit 110% der HED zu durchstrahlen. Daher wurde früher die parametrane Bestrahlung wiederum geteilt und 6—8 Wochen nach der Bestrahlung des rechten Parametriums, nach weiteren 6—7 Wochen das linke Parametrium bestrahlt. Mit Verbesserung von Strahlenqualität und -quantität wurde dann die einzeitige Bestrahlung beider Parametrien möglich. Diese Technik wird auch heute noch geübt.

Wir hatten nun seinerzeit betont, daß die Carcinombestrahlung in einer Sitzung durchgeführt werden müsse. Als Grund gaben wir an, daß jede Verteilung der Dosis auf mehrere Tage deren biologische Wirkung vermindere. Diese Forderung hat uns den Vorwurf der Bestrahlung mit massiven Dosen gebracht. Es wurde von vielen Autoren, die für und gegen uns schrieben, übersehen, daß die Forderung der Bestrahlung in einer Sitzung durch die Begrenzung von Strahlenqualität und Strahlenquantität bedingt war. Wenn wir gefunden hatten, daß 110% der HED für die Rückbildung des Collumcarcinoms notwendig war, dann mußten wir eine solche Dosis auch applizieren. Verzetteln hätte man eine solche Dosis nur dann können, wenn man in der Lage gewesen wäre, durch entsprechende Steigerung der Dosis das Erholungsdefizit wieder einzubringen.

Dies war aber aus verschiedenen Gründen unmöglich. Um die angeführte Tiefendosis von 18—20% von jedem Feld aus zu erreichen, mußte die Haut bereits mit 100% der HED belastet werden. Also war von hier aus eine Verbesserung der Tiefendosis nicht möglich. Eine Vermehrung der Einfallsfelder konnte man auch nicht vornehmen. Hierzu war kein geeigneter Platz mehr vorhanden. Nun hätte man ja bei gleicher Felderzahl und gleicher Oberflächenbelastung die Tiefendosis durch Vergrößerung des Fokus-Hautabstandes erhöhen können. Das war wieder wegen der unzureichenden Leistungsfähigkeit der Apparatur praktisch nicht möglich. Aus allen diesen Gründen mußten wir damals an der streng einzeitig durchgeführten Bestrahlung festhalten.

Bei den heute zur Verfügung stehenden elektrischen Vorbedingungen ist natürlich eine Verteilung der Bestrahlung wohl durchzuführen, denn die prozentuale Tiefendosis sowohl wie die Strahlenausbeute sind ganz wesentlich verbessert. Wir brauchen keineswegs die 6 Einfallsfelder mehr mit 100% der HED zu belasten, wenn wir die Bestrahlung in einer Sitzung durchführen. Bei mageren Patienten benötigen wir überhaupt nur 5 Felder, um die Carcinomdosis zu erreichen. Selbst bei dicken Patientinnen kommen wir mit 6 Feldern aus. Gegebenenfalls braucht nur der Fokus-Hautabstand erhöht zu werden, was sich bei der heutigen leistungsfähigen Apparatur ohne nennenswerte Verlängerung der Bestrahlung leicht durchführen läßt. Dadurch kann man auch bei einer dicken Patientin die notwendige Dosis am Tumor fast immer zur Wirkung bringen, bzw. den Dosenverlust bei einer verteilten Bestrahlung durch Erhöhung der Tiefendosis wieder ausgleichen. Das bedeutet einen ungeheuren Fortschritt, wenn man bedenkt, daß man 1917/18 bei sehr dicken Patientinnen mit Röntgenstrahlen allein 110% der HED am Portiotumor bereits in einer ununterbrochenen Bestrahlungssitzung unmöglich erreichen konnte, geschweige denn bei einer unterteilten.

Wir können also heute den Erholungsfaktor ohne weiteres durch eine Erhöhung der Dosis am Tumor ausgleichen, wozu nur eine Vergrößerung des Fokus-Hautabstandes notwendig ist. Es bedeutet also keine Veränderung unserer Technik oder gar einen Rückzug, wenn wir jetzt, je nach der Körperbeschaffenheit der Patientin die Dosis statt in einer eintägigen Sitzung auf 2 Tage verteilen. Ein Streit über diese Frage erscheint gegenwärtig um so hinfälliger, als heute die einzeitige Bestrahlung von jeder Patientin spielend vertragen wird, da ja, moderne leistungsfähige Apparate vorausgesetzt, die ganze Dosis bereits in zwei Bestrahlungsstunden appliziert werden kann; eine Teilung ist daher gar nicht mehr nötig.

Wie man die Bestrahlung nun auch vornimmt, ob an einem oder an zwei Tagen, stets ist eine exakte Dosierung Vorbedingung für den angestrebten Heilerfolg. Das kann nicht oft genug wiederholt werden. Die Dosierung und die Dosisberechnung haben wir in früheren Kapiteln ausführlichst dargestellt (S. 237 u. 243).

Was nun die Einstelltechnik anbelangt, so hat Wintz in seiner Monographie „Die Röntgenbehandlung des Uteruscarcinoms" schon darauf hingewiesen, daß unser Schema nichts anderes als eine Grundlage für eine individuelle Bestrahlungstechnik sein soll. Da es aber sehr viele Fälle gibt, bei denen sowohl das topographische Verhalten des Uterus als auch das Ausbreitungsgebiet der Erkrankung gleichmäßig sind, so kann die Röntgentherapie des Uteruscarcinoms bis zu einem gewissen Grade schematisch durchgeführt werden.

Trotzdem ist für die medizinische Einstelltechnik die größte Exaktheit notwendig. Sie kann nur vom geschulten Arzt vorgenommen werden und darf unter keinen Umständen der Röntgenschwester überlassen werden.

Bei der Bestrahlungsmethode Seitz-Wintz müssen nun die einzelnen Einfallsfelder auf den Tumor konzentriert werden. Bei entsprechender Übung und gutem topographischem Vorstellungsvermögen kann man diese Konzentration mit dem Augenmaß vornehmen, wobei am besten der eingelegte Finger die Gegend der Portio anzeigt. Es gibt aber auch eine Reihe von Einstellgeräten, durch die sich die Strahlenrichtung auch für den Ungeübten leicht festlegen läßt. Diese Einstellgeräte gestatten es weiter, die Entfernung des Tumors von der Haut zu bestimmen, deren Kenntnis Vorbedingung für die exakte Dosierung ist. Wir haben diese Einstellgeräte früher genau beschrieben (s. S. 254).

b) Die Primärbestrahlung. Der Primärbestrahlung wird stets die Verkupferung des Tumors vorausgeschickt. Diese nimmt gewöhnlich einen Tag in Anspruch. Daher wird im allgemeinen so verfahren, daß die Bestrahlung der Verkupferung erst am nächsten Tage angeschlossen wird.

Bei der Primärbestrahlung werden also am Portiotumor konzentrisch von mehreren Einfallsfeldern aus 110% der HED zur Wirkung gebracht. Bei einer Patientin mit normaler Fettauflage, d. h. mit einem dorsoventralen Durchmesser von 20 cm sind hierzu 6 Felder erforderlich. Bei dünneren Frauen sind unter Umständen nur 5 Felder nötig. Darüber gibt der Bestrahlungsplan Auskunft, der vor jeder Bestrahlung aufgestellt werden muß. Bei diesem werden zur gemessenen Tiefenlage des Tumors Zahl und Oberflächenbelastung der Einfallsfelder sowie die nötigen Feldgrößen und Fokus-Hautabstände, mit denen man bekanntlich die Tiefendosis bis zu gewissen Grenzen variieren kann, festgestellt.

Die 6 Felder verteilen sich folgendermaßen:

1. Ein Vulvafernfeld.
2. Zwei suprasymphysäre Felder.
3. Ein Coccygealfeld (fällt bei dünnen Frauen fort).
4. Zwei Parasacralfelder.

Das Vulvafernfeld. Das Vulvafernfeld, mit dem im allgemeinen begonnen wird, ist bei der jetzigen Bestrahlungsweise an die Stelle des früheren mittleren suprasymphysären Feldes getreten. Ein derartiges Vulvafernfeld hatte Seitz und Wintz bei der Entwicklung ihrer Methode schon immer vorgeschwebt. Doch konnte früher bei der zu leistungsschwachen Apparatur ein Vulvafernfeld nicht verabfolgt werden, weil es zu lange Zeit in Anspruch genommen hätte und es so nicht möglich gewesen wäre, die Gesamtdosis einzeitig zu applizieren, nahm damals doch schon die Bestrahlung der Tubusfelder im Abstand von 23 cm ziemlich lange Zeit in Anspruch. Deshalb mußte notgedrungen das auf die Symphyse aufgesetzte mittlere vordere Tubusfeld als Ersatz dienen.

Das Vulvafernfeld stellt demgegenüber einen wesentlichen Fortschritt dar. Allein von diesem Feld aus kann durch Änderung der Feldgröße und des Fokus-Hautabstandes die Tiefendosis so variiert werden, daß bei einer Verteilung der Bestrahlung auf 2 Tage eine Änderung der Bestrahlungsbedingungen beim Vulvafeld genügt, um die biologische Erholungsfähigkeit der Zellen auszugleichen. Das alles war aber erst möglich, als so leistungsfähige Apparaturen geschaffen waren, daß die Bestrahlung des Vulvafeldes in dem benötigten Fokus-Hautabstand von durchschnittlich 50 cm kurzfristig durchgeführt werden konnte.

Aus diesen Ausführungen geht bereits hervor, wie wichtig gerade das Vulvafeld für die exakte Dosierung ist. Die Bedeutung des Vulvafeldes wird aber erst ins rechte Licht gesetzt, wenn man bedenkt, daß es bei Tiefstand der Portio nicht möglich ist, den Tumor von den beiden suprasymphysären Feldern aus exakt mit der Mitte des Strahlenkegels zu erfassen, was natürlich die Dosierung beeinträchtigt. In einem solchen Fall muß die hieraus sich ergebende Dosierungsschwierigkeit durch das Vulvafeld behoben werden. Von diesem aus muß dann gegebenenfalls eine höhere Dosis an den Tumor gebracht werden. Die gleiche Aufgabe kommt dem Vulvafeld zu, wenn das Carcinom weit auf die Scheide übergegriffen hat. Die herunterreichenden Tumormassen werden dann gleichfalls nur von den Randpartien der Strahlenkegel getroffen. Also muß auch hier vom Vulvafeld aus der Ausgleich herbeigeführt werden.

Bei dieser großen Bedeutung des Vulvafeldes sollte es eigentlich selbstverständlich sein, daß die Einstellung so peinlich genau wie nur irgend möglich vorgenommen wird, weil davon die exakte Erreichung der zerstörenden Dosis abhängt. Bestrahlungsmethoden, bei denen die Patientin auf das Be-

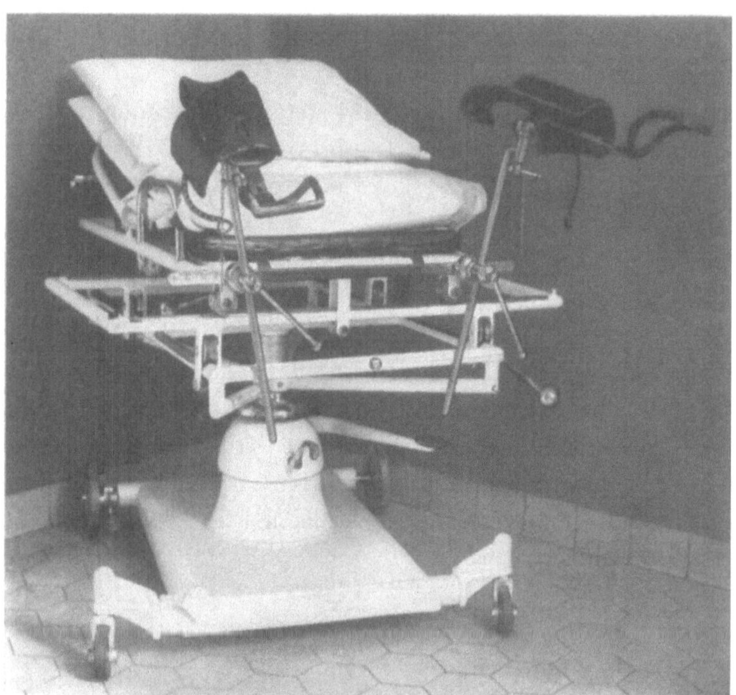

Abb. 68. Bestrahlungsstuhl für Vulvabestrahlungen nach Wintz.
(Röntgeninstitut der Univ.-Frauenklinik Erlangen.)

strahlungsgerät gesetzt oder wohl in Rückenlage bestrahlt wird, die Beine aber einfach über das Bestrahlungsgerät schlägt, wie es etwa bei der Bestrahlung mit der Holfelder-Kanone der Fall ist, sind für die gestellte Aufgabe unzureichend. Das gleiche gilt für Bestrahlungen, bei denen die Patientin auf einem Stuhl sitzt und die Bestrahlung von unten vorgenommen wird. Wie will man denn bei allen diesen Bestrahlungen den Zentralstrahl exakt auf den Tumor richten, wenn man dessen Lage in diesen Positionen überhaupt nicht mehr kontrollieren kann? Selbst die exakteste Lagebestimmung bei der vorausgegangenen Untersuchung bietet hier keine genügende Sicherheit, weil bei den nunmehr ganz veränderten Positionen der Tumor eine andere Lage einnehmen kann. Vor allem ist man bei derartigen Positionen in bezug auf den Verlauf des Strahlenkegels im Becken den ärgsten Täuschungen ausgesetzt. Wir haben das in zahlreichen Versuchen feststellen können. Weiter bieten derartige Vulvabestrahlungen wie die angeführten keine Sicherheit dafür, daß ein zunächst vielleicht richtig eingestellter Strahlenkegel es während der ganzen Bestrahlung auch bleibt; denn wie wir uns gleichfalls überzeugen konnten, sind diese Lagerungen keineswegs so bequem, daß die Patientin sich während der Bestrahlung nicht verschieben könnte, was natürlich stets auch die beste Feldeinstellung zunichte macht.

· Alle diese Nachteile veranlaßten uns zu einem besonderen Vorgehen. Es bestand zunächst die Aufgabe, die Patientin so zu lagern, daß die Vulva-Dammgegend gut zugänglich war, damit die Lage des Tumors auch während des Einstellaktes genau kontrolliert und dementsprechend dem Strahlenkegel die nötige Richtung gegeben werden konnte. Eine weitere Aufgabe war, die Patientin in dieser Lage fest zu fixieren, wobei auf der anderen Seite aber wieder die Forderung bestand, daß die Lagerung bequem sein mußte, damit die Patientin diese ohne Mühe und Beschwerden während der ganzen Bestrahlung auch unverändert innehalten konnte. Hieraus entstand unsere Vulvafernfeldbestrahlungstechnik.

Sie ist gekennzeichnet durch den von Wintz konstruierten Bestrahlungsstuhl und ein besonders dazu hergerichtetes Bestrahlungsgerät.

Den Bestrahlungsstuhl zeigt Abb. 68. Dieser besteht zunächst aus einem fahrbaren Fußgestell. Auf diesem ist auf einer um ihre Achse drehbaren Ölpumpe ein Lagerungsstuhl ähnlich wie ein gynäkologischer Untersuchungsstuhl mit verstellbarer Rückenlehne, und mit beweglichen Beinstützen montiert. Dieser obere Teil kann noch in der Längsrichtung und Querrichtung verschoben werden. Zusammen mit der durch das Fahr-

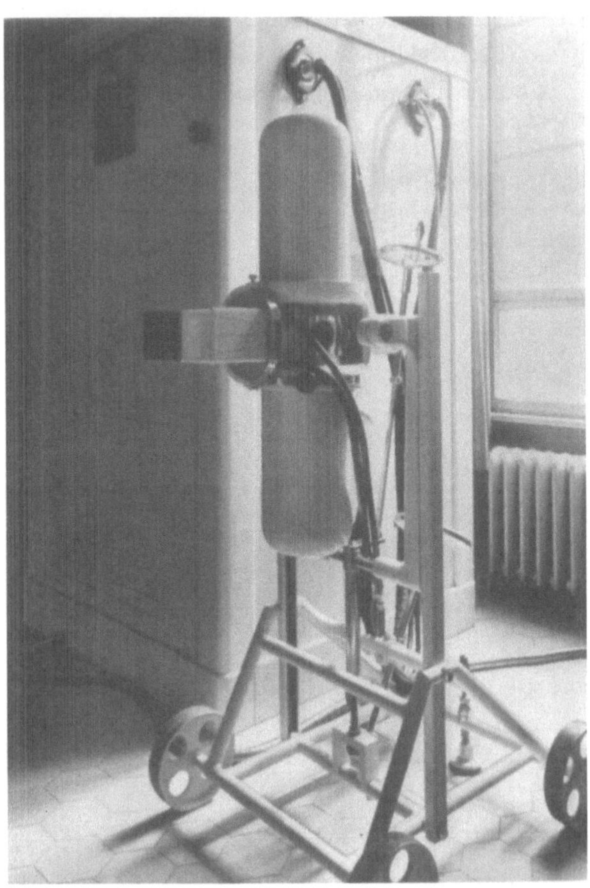

Abb. 69. Vulvabestrahlungsgerät, bestehend aus Stabilivolt mit Tutohaube und eigens dazu nach Wintz konstruiertem Stativ. (Röntgeninstitut der Univ.-Frauenklinik Erlangen.)

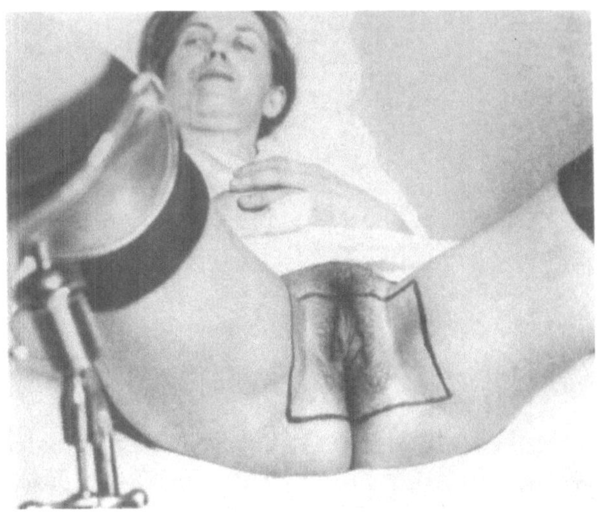

Abb. 70. Vulvafeld aufgezeichnet.

gestell bedingten Beweglichkeit lassen sich so grobe und feine Einstellungen des Stuhles vor dem Bestrahlungsgerät vornehmen.

Letzteres ist nun an sich eine der jetzt gebräuchlichen Tutohauben (s. Abb. 69). Diese ist senkrecht in einem von Wintz für diese Bestrahlungen konstruierten, fahrbaren Stativ befestigt. Da nun der Strahlenkegel je nach der Lage des Tumors nicht immer senkrecht zur Oberfläche, sondern auch einmal mehr nach oben oder unten gerichtet werden muß, ist die Tutohaube um ihre Querachse drehbar aufgehängt. Außerdem ist sie auch in der Höhe verstellbar. Die nötigen Einstellpositionen können daher leicht vorgenommen werden. Die Hoch- und Tiefeinstellung erfolgt aber im allgemeinen durch das Pumpwerk des Bestrahlungstisches.

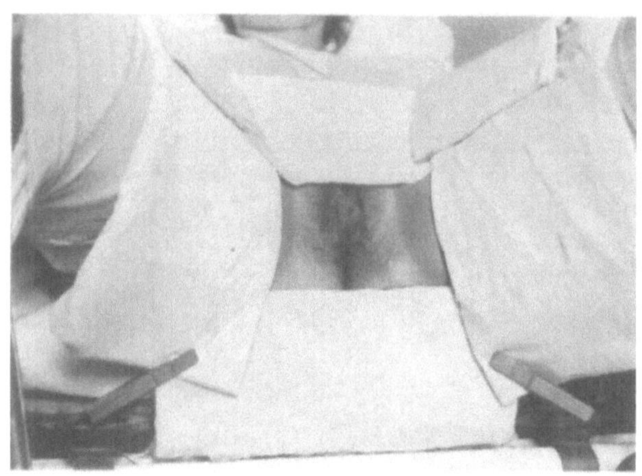

Abb. 71a. Vulvafeld nach der Abdeckung, fertig zur Bestrahlung.

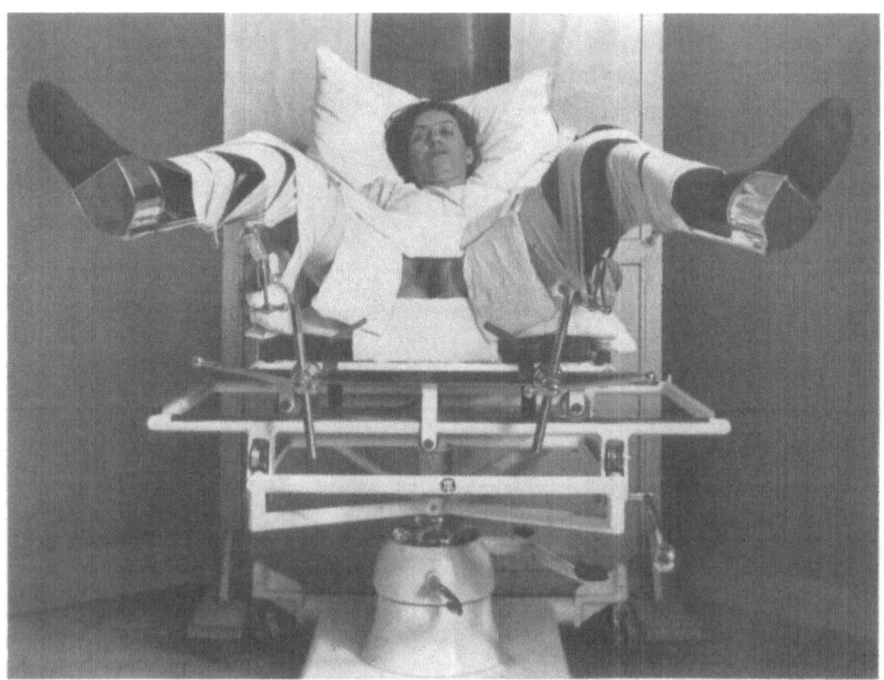

Abb. 71b. Übersichtsbild des abgedeckten Vulvafernfeldes.

Bei der praktischen Vulvafernfeldbestrahlung wird dann so verfahren, daß die Patientin zunächst bequem auf dem Bestrahlungsstuhl gelagert wird. Letzteres ist bei der guten Polsterung, der verstellbaren Rückenlehne und den nach allen Seiten beweglichen Fußstützen in jedem Fall möglich. Die große Beweglichkeit der Rückenlehne und der Beinstützen gestattet geradezu eine für jeden Fall individualisierende Lagerung.

Danach werden die Oberschenkel mit Bleigummiplatten umwickelt, um sie gegen Strahlen zu schützen.

Ist die Patientin bequem gelagert und sind die Beine mit den Bleigummiplatten

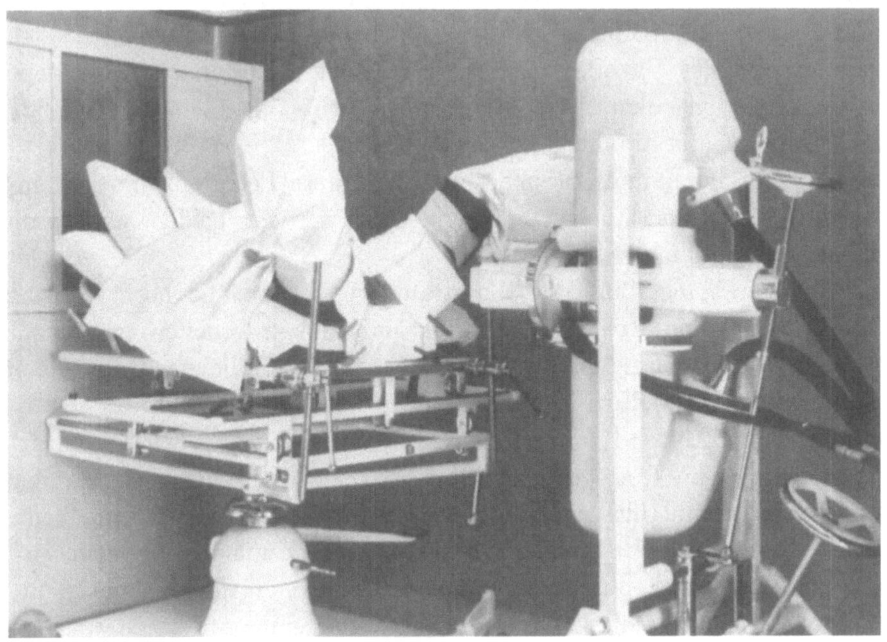

Abb. 72. Vulvafernbestrahlung im Gang.

geschützt, dann werden die Feldgrenzen mit einem Dermatographen aufgezeichnet (Abb. 70). Die Feldgrenzen sind im allgemeinen so zu wählen, daß die obere durch die Klitoriswurzel, die untere oberhalb des Analrandes, die seitlichen etwas außerhalb der Schenkelbeugen verlaufen. Gewöhnlich hat das so umrissene Feld eine Größe von 9×12 cm. Bei mageren kachektischen Frauen ist es kleiner, bei stärkeren Frauen größer. Die Grenzen des Vulvafeldes werden dann mit kleinen in Leinen- und Zellstoff eingewickelten Bleiplatten abgedeckt. Zuletzt ist dann nur noch der zu bestrahlende Bezirk frei (s. Abb. 71a u. b).

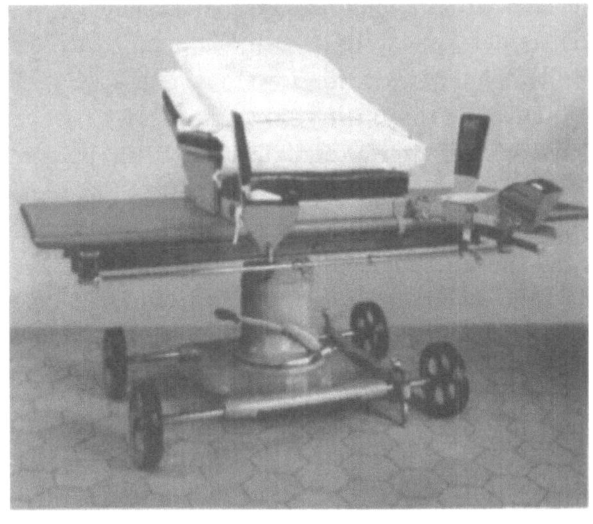

Abb. 73. Wintz-Tisch mit Aufsatz zur Vulvabestrahlung.

Die Patientin wird dann in dem gewünschten Abstand — dieser beträgt im allgemeinen 50—60 cm — vor das Bestrahlungsgerät gebracht und die Strahlenrichtung mit Hilfe des früher beschriebenen Zentrierstabes genau auf den Tumor eingestellt, der bei diesem Vorgehen ja selbst jetzt noch der Lagebestimmung durch die Palpation zugänglich ist, wodurch natürlich eine ganz exakte Einstellung gewährleistet wird. Hierzu ist der Strahlenkegel gegebenenfalls nach oben oder nach unten zu richten, was sich durch Drehung der Tutohaube leicht erreichen läßt.

Durch einen Tubus wird der Bestrahlungskegel soweit eingeengt, daß er die Feldabdeckung nur um 1—2 cm überragt. Um festzustellen, ob die Feldeinstellung stimmt, ob der Strahlenkegel das Vulvafeld auch „auszeichnet", wird nach Ingangsetzung der Röhre das Vulvafeld mit dem Ableuchtrohr abgeleuchtet (s. S. 250). Eine im Betrieb befindliche Vulvafernfeldbestrahlung zeigt Abb. 72.

Nach der Bestrahlung muß die obere und die untere Feldgrenze noch einmal genau markiert werden, um Überschneidungen beim Ansetzen der beiden suprasymphysären Felder und des Coccygealfeldes vorzubeugen.

Wer den Bestrahlungsstuhl und die strahlengeschützte und hochspannungssichere Röhre nicht besitzt, kann sich mit ähnlichen Maßnahmen behelfen, wie wir das auch jahrelang getan haben. Man kann zunächst einen gewöhnlichen Untersuchungsstuhl nehmen, muß aber dann, weil der Stuhl von Eisen ist, bei der Zuführung der Kabel zur Röhre auf genügenden Abstand von den Füßen der Patientin peinlich achten. Bei hochspannungssicheren Kabeln (Tutogerät u. ä.) besteht natürlich keine Gefahr mehr. Der Untersuchungsstuhl erlaubt nicht, die Patientin in der Höhe und nach der Seite zu verstellen. Wir haben uns daher jahrelang mit einem Aufsatz auf dem beweglichen Bestrahlungstisch geholfen, der sich durch die Pumpe in der Höhenlage verstellen läßt. Dieser Aufsatz, dargestellt in Abb. 73, kann durch jeden Schreiner für wenig Geld hergestellt werden.

Den Strahlenschutz der Röhre haben wir vor Installation der Tutoeinrichtung durch eine der „Bestrahlungskanone" nachgebildete Einrichtung erreicht. Da die Röhrenbehälter der Kanone jetzt ebenfalls billig zu haben sind, so kann mit ihnen auch ein guter Strahlenschutz improvisiert werden. Dies zeigt Abb. 74.

Die suprasymphysären Felder. Die beiden suprasymphysären Felder werden ebenso wie die drei Dorsalfelder mit dem Kompressionstubus eingestellt.

Bei normalen Fällen beträgt der Fokus-Hautabstand entsprechend dem kleinstmöglichem Abstand bei den neuen Bestrahlungsgeräten 30 cm, bei Tutohauben auch nur 23 cm. In Ausnahmefällen, bei sehr starken Bauchdecken, wird der Abstand nötigenfalls erhöht, um eine bessere Tiefendosis zu erhalten. Bei sehr breitem Becken und starker Fettauflage kann es auch zweckmäßig sein, statt des Normaltubus von 6×8 cm Kantenlänge einen solchen von der Größe 8×8 cm oder noch mehr zu verwenden. Das hängt alles von den jeweiligen Verhältnissen ab, für die sich keine festen Regeln aufstellen lassen, die sich aber aus dem Bestrahlungsplan ergeben.

Die Einstellung wird so vorgenommen, daß die Patientin in der früher beschriebenen Weise in Rückenlage bequem auf dem Bestrahlungstisch gelagert wird. Dann wird sie unter das Bestrahlungsgerät gefahren und durch Hochpumpen dem Tubus genähert. Während des Hochpumpens muß der Röhre die ungefähre Richtung gegeben werden, damit nachher beim Aufsetzen des Tubus, dem wichtigsten Einstellakt, nur noch kleine Korrekturen nötig sind. Dabei ist streng darauf zu achten, daß der etwa schon vorhandene Kontakt des Tubus mit der Oberfläche nicht zu einer Verschiebung der Hautschicht führt, weil andernfalls -- d. h. wenn die Haut nach innen verschoben wird — die Gefahr droht, daß das zweite suprasymphysäre Feld falsch angesetzt würde; denn nach Befreiung der Oberfläche vom Tubusdruck würde die Haut in ihre Ruhelage zurückkehren und damit auch die mittlere Grenze wieder nach außen rücken. Wenn man nun das zweite suprasymphysäre Feld ansetzt, wobei man sich auch nach der mittleren Grenze des ersten Feldes richtet, würde die Gefahr drohen, daß es zu einer zu frühen Überkreuzung der Strahlenkegel kommt, was eine Schädigung der Muskelschicht oder der Blase zur Folge haben könnte.

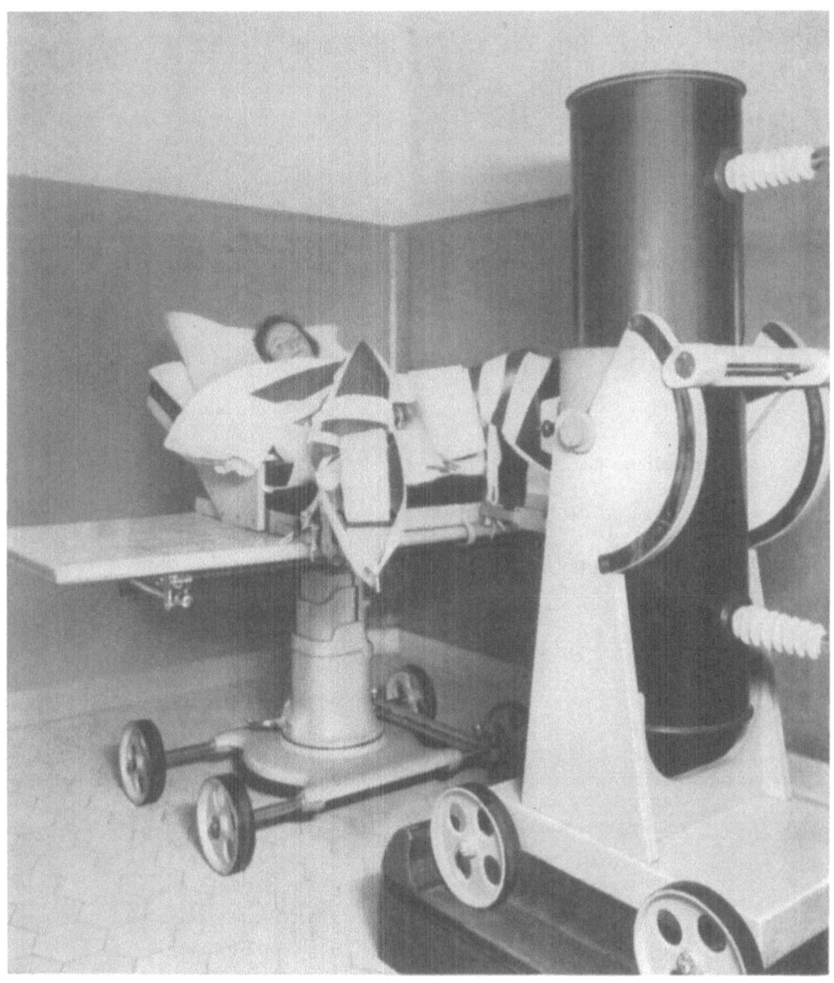

Abb. 74. Alte Wintz-Kanone im eigens dazu konstruierten Holzstativ für Vulvafernbestrahlung auf Wintz-Tisch mit Holz-Aufsatz.

Erst dicht über der Haut wird dem Tubus die richtige Neigung auf die Portio zu gegeben. Wie bereits betont, kann man die Einstellungen mit einem Einstellgerät, ebenso gut aber auch auf dem Finger vornehmen. Jedenfalls ist der Tubus stets nach der Becken-mitte und nach dem Beckenboden zu gerichtet. Die Neigungswinkel hängen jeweils von der Stellung der Portio ab. Hier kann man auf keinen Fall schematisieren. Es läßt sich nur sagen, daß der Tubus bei den suprasymphysären Feldern bei der Kompression unmittelbar hinter der Symphyse eindringen muß. Vielfach verläuft seine untere Grenze aber auch direkt auf der Symphyse. Dabei ist darauf zu achten, daß von der oberen

Grenze des Vulvafeldes mindestens 2—3 cm Abstand gewahrt wird. Deshalb haben wir vorhin gefordert, jeweils die obere Grenze des Vulvafeldes genau zu markieren.

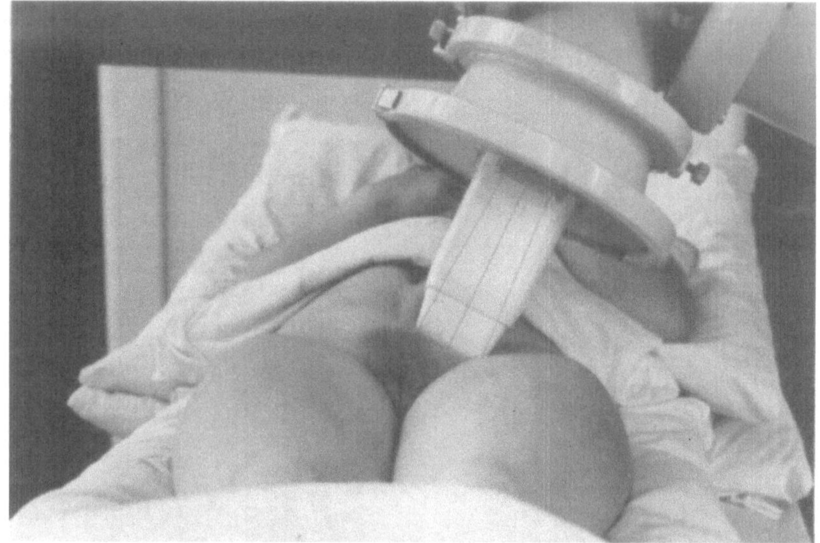

Abb. 75. Einstellung des linken suprasymphysären Feldes von unten gesehen.

Eine Veränderung der Strahlenrichtung durch Verschieben des Tisches bei feststehendem Tubus oder umgekehrt durch Neigung der Röhre bei feststehendem Tisch ist verboten,

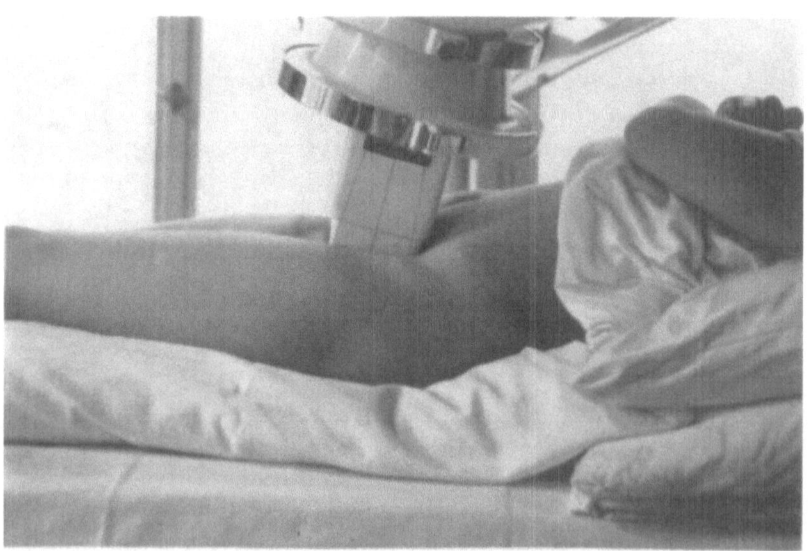

Abb. 76. Einstellung des linken suprasymphysären Feldes von der Seite gesehen.

weil dann natürlich nur die Haut verschoben wird und später beim Ansetzen des zweiten suprasymphysären Feldes die Gefahr der zu frühen Strahlenüberkreuzung in der gleichen Weise droht, wie wir es vorhin beschrieben haben. Bei ganz oder auch nur teilweise aufgepreßtem Tubus kann eine Verbesserung der Strahlenrichtung nur dann vorgenommen werden, wenn Tisch und Röhre gleichzeitig bedient werden. Es bedarf wohl keines besonderen Hinweises, daß man unter diesen Umständen sehr vorsichtig vorgehen muß.

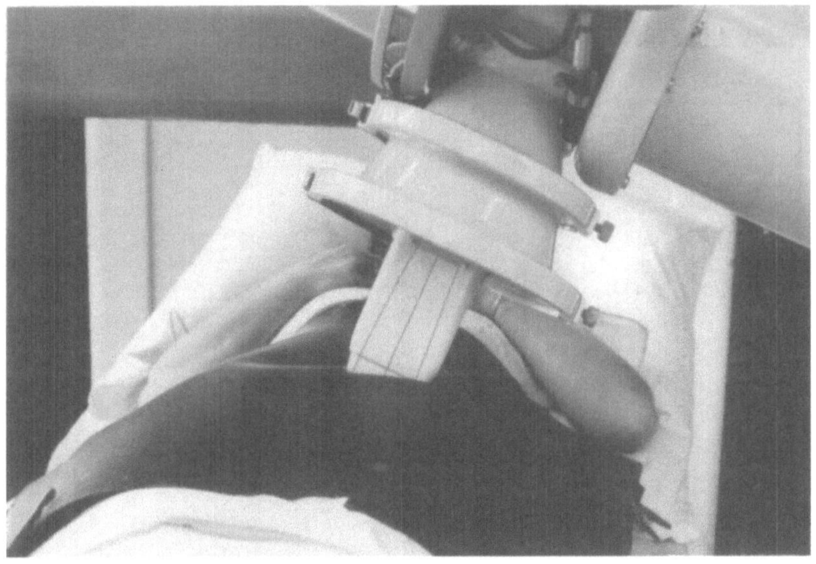

Abb. 77. Einstellung des linken suprasymphysären Feldes nach der Abdeckung mit Bleigummiplatten zur Verhinderung des Streustrahlenaustrittes.

Die Einstellung muß jedenfalls immer sehr exakt vorgenommen werden. Denn auf der einen Seite besteht die Aufgabe, den Tumor mit dem Strahlenkegel voll zu erfassen, auf der anderen Seite eine Schädigung durch falsche Konzentration zu vermeiden.

Die Einstellung des linken suprasymphysären Feldes zeigen Abb. 75 u. 76.

Vor Beginn der Bestrahlung wird, wie bei allen späteren Feldern, der Tubus noch mit einem Dermatographen umrissen, um Anhaltspunkte für die Einstellung des Nachbarfeldes zu haben. Außerdem wird hier sowie bei den anderen Konzentrationsfeldern die Umgebung mit Bleigummiplatten abgedeckt, um einen Austritt von Streustrahlen zu verhindern, die mit der Zeit das überwachende Personal schädigen könnten (Abb. 77).

Die Einstellung des zweiten suprasymphysären Feldes wird entsprechend vorge-

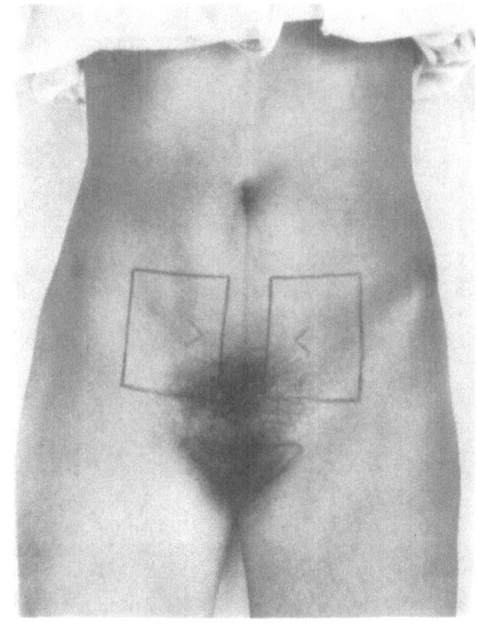

Abb. 78. Lage der beiden suprasymphysären Felder und des Vulvafeldes zueinander.

nommen. Dabei ist nur darauf zu achten, daß ein genügender Abstand zur mittleren Feldgrenze des ersten gewahrt wird. Wenn dieser mindestens drei Querfingerbreite beträgt, ist bei entsprechender Konzentration die Gefahr einer Schädigung der Unterschicht oder der Blase, die als abschreckendes Beispiel gegen die Konzentrationsbestrahlungsmethode Seitz-Wintz häufig ins Feld geführt wird, nicht zu fürchten.

Die Lage der beiden suprasymphysären Konzentrationsfelder zueinander und zum Vulvafeld zeigt Abb. 78.

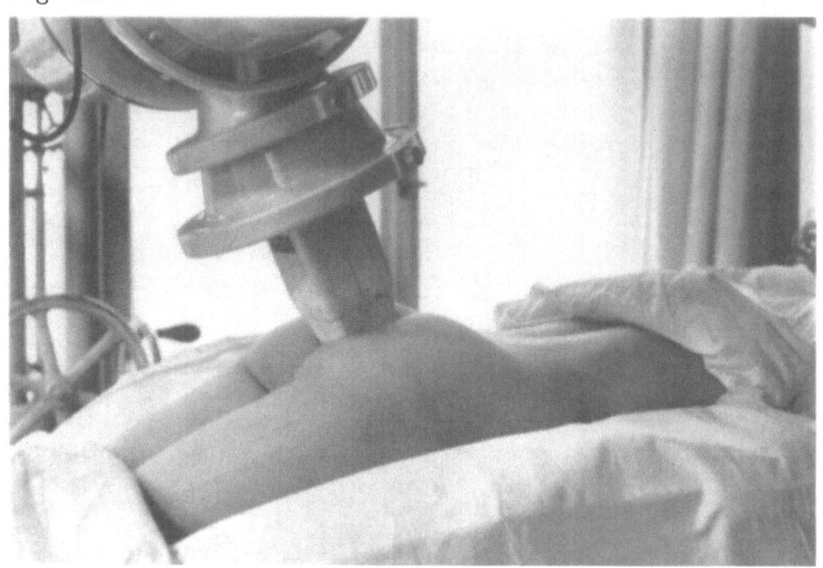

Abb. 79. Die Einstellung des Coccygealfeldes.

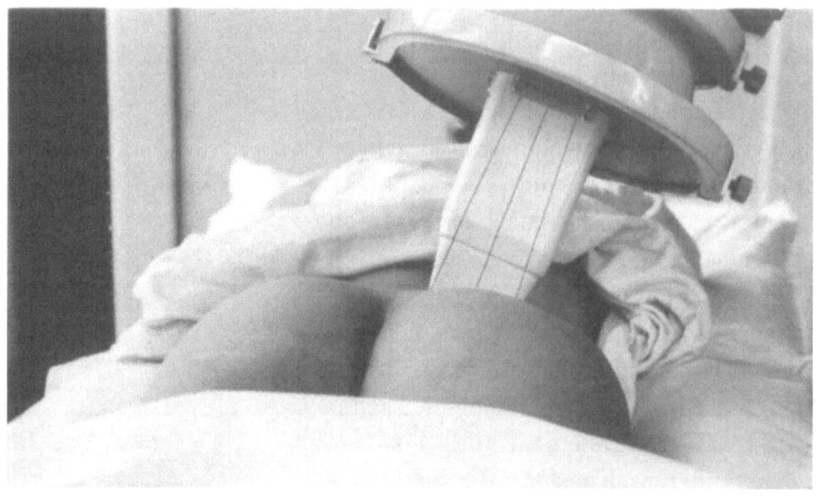

Abb. 80. Die Einstellung des rechten Parasacralfeldes.

Das Coccygealfeld. Im Anschluß an die beiden suprasymphysären Felder werden die Dorsalfelder appliziert. Zuvor fordern wir die Patientin aber auf, Wasser zu lassen, um eine etwa inzwischen gefüllte Blase zu entleeren, weil eine solche sowohl die nun erforderliche Lagerung auf den Leib wie auch die Einstellung erschweren würde.

Die Patientin wird dann in der früher beschriebenen Weise bequem auf den Leib gelagert. Bei der Konzentrationsbestrahlung ist es notwendig, den Steiß durch genügende

Unterpolsterung der Symphyse besonders hoch zu lagern, damit die Konzentrationsfelder exakt appliziert werden können.

Bei der Einstellung des Coccygealfeldes steht die Röhre vollkommen waagerecht. Der Tubus von 6 × 8 cm Kantenlänge wird quergestellt und leicht nach oben gedreht.

Während des Hochpumpens des Tisches werden die Nates bei der Patientin von einem Assistenten auseinander gezogen. Bei der Annäherung an den Tubus liegt die eine Hand des Arztes auf dem Anus, um als Anschlagleiste für den quergestellten Tubus zu dienen. Zwei Finger der anderen Hand befinden sich in der Scheide an der Portio, um die Strahlenrichtung direkt auf den Tumor lenken zu können.

Hat der Tubus die richtige Stellung, so wird die Patientin fest dagegen gedrückt. Die untere Tubusgrenze soll dabei ein- bis zwei Querfinger oberhalb des Analrandes verlaufen. Die Neigung der sonst waagerecht stehenden Röhre nach oben zu entspricht der Richtung der Portio.

Die fertige Einstellung beim Coccygealfeld zeigt Abb. 79.

Die Parasacralfelder. Sofort nach Beendigung der Coccygealfeldbestrahlung werden die beiden Parasacralfelder appliziert.

Hierzu wird der Tubus wieder längs gestellt und die Röhre nach Beckenmitte und dem Beckenboden zu gedreht.

Der Tubus wird seitlich der Wirbelsäule so aufgesetzt, daß sein Mittelpunkt etwa über der Articulatio sacroiliaca liegt. Von

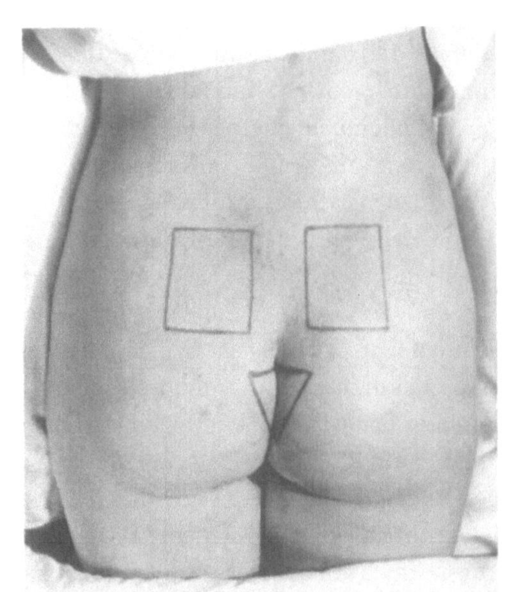

Abb. 81. Die Lage der drei hinteren Einfallsfelder zueinander.

der oberen Grenze des Coccygealfeldes ist er je nach der Beckenform zwei bis drei Querfinger entfernt. Die Neigung der Röhre entspricht dabei wieder genau der Lage der Portio. Um diese sicher zu treffen, wird die Einstellung entweder auf dem Finger oder mit Hilfe eines Einstellgerätes vorgenommen. Jedenfalls läßt sich auch diese Einstellung nicht schematisch vornehmen, sondern muß den jeweiligen Verhältnissen angepaßt werden.

Die Einstellung des rechten Parasacralfeldes zeigt Abb. 80.

Bei der Applikation des zweiten Parasacralfeldes wird entsprechend vorgegangen. Zum Nachbarfeld muß dabei ein Abstand von etwa drei Querfingerbreite gewahrt werden.

Die Lage der beiden Parasacralfelder zueinander und zum Coccygealfeld demonstriert Abb. 81.

Die Dosierung. Für die praktische Durchführung der Bestrahlung wäre noch zu bemerken, daß bis auf das Vulvafeld, das wir fast immer mit 100% der HED belasten, alle anderen Felder nur mit 90% der HED, das Coccygealfeld sogar nur mit 80% der HED belegt werden.

Hierzu sind folgende Gründe maßgebend: Die beiden Abdomenfelder erhalten stets auch von der Gegenseite her gewisse Strahlenmengen. So werden z. B. die beiden suprasymphysären Felder sowohl vom Coccygealfeld als auch von den beiden Parasacralfeldern her von Strahlen getroffen. Würden also diese Felder maximal belastet werden, so könnte es durch die noch von der Gegenseite her auftreffenden Strahlen mindestens zu einer stärkeren Hautreizung kommen. Diese wäre aber sehr ungelegen, da die gleichen Hautpartien spätestens nach 8 Wochen wieder als Einfallspforten für die parametrane Bestrahlung benötigt werden. Müßte letztere aber hinausgeschoben werden, weil der Zustand der Haut eine zweite Bestrahlung noch nicht gestattet, so wäre der Erfolg in Frage gestellt.

Bei der Bestrahlung des Coccygealfeldes wird sogar auf 80 % der HED heruntergegangen, weil diese Stelle zwischen den Nates durch die Neigung zum Schwitzen und durch die damit gewöhnlich vorhandene Hautreizung immer strahlenempfindlicher ist und daher einer besonderen Schonung bedarf. Auch wird das Coccygealfeld, meist von den Abdominalfeldern her, vielfach vom Vulvafeld aus, von Strahlen getroffen. Von letzterem aus besonders immer dann, wenn der Strahlenkegel nach der hinteren Beckenwand zu gerichtet werden muß.

Zeigt nun der Bestrahlungsplan, daß es bei den festgestellten Tiefenverhältnissen nicht möglich ist, mit den gewöhnlichen Fokus-Hautabständen von 30 cm und der Feldgröße von 6 × 8 cm die Carcinomdosis mit den angeführten Oberflächenbelastungen am Tumor zur Wirkung zu bringen, so werden aus den vorher erwähnten Gründen nicht die Dosen auf der Haut erhöht, sondern die Fokus-Hautabstände, gegebenenfalls auch die Feldgrößen. Um dies jeweils bestimmen zu können, muß für jeden Fall ein Bestrahlungsplan aufgestellt werden. Bei diesem werden dann die Bestrahlungsbedingungen für die einzelnen Felder festgelegt, damit durch Summation der Tiefendosen 110 % der HED an der Portio erreicht werden. So gelingt es dann in jedem Fall, die geforderte Carcinomdosis im Tumorgebiet zur Wirkung zu bringen.

Nun haben wir an anderer Stelle bereits darauf hingewiesen, daß es bei Frauen mit sehr dicken Bauchdecken, mit Tiefstand der Portio oder wenn das Carcinom weit auf die Scheide übergreift, bisweilen schwer sein kann, die notwendige Dosis sicher am Tumor zu erreichen, weil in solchen Fällen die Konzentration nicht exakt genug durchgeführt werden kann. Denn der Portiotumor oder Teile des carcinomatösen Gebietes werden dann meistens nur von den Randpartien der Tubusfelder erfaßt. Unter diesen Umständen kann eine zusätzliche Radiumbehandlung sehr zweckmäßig sein, um die Carcinomdosis auch sicher zur Wirkung zu bringen. Stets wird aber nur eine geringe Radiumdosis erforderlich sein. Bei uns betrug sie im allgemeinen 20 % der HED, häufig reichten aber schon geringere Radiumdosen aus. Mehr als 30 % der HED haben wir niemals verabfolgt.

c) Die Bestrahlung der Parametrien. Acht Wochen nach der Primärbestrahlung, wenn die Haut sich von der ersten Strahleneinwirkung wieder erholt hat, wird das Ausbreitungsgebiet des Collumcarcinoms, Parametrien und Beckendrüsen, mit der Carcinomdosis belegt. Da das Carcinom in der Regel zunächst die Parametrien befällt und dort auch die größte Ausbreitung annimmt, wird diese zweite Bestrahlung kurzweg parametrane Bestrahlung oder Bestrahlung der Parametrien genannt.

Um in dem soeben kurz umrissenen Ausbreitungsgebiet des Collumcarcinoms die Carcinomdosis zur Wirkung zu bringen, wird jede Beckenhälfte von zwei vorderen und zwei hinteren Tubusfeldern, sowie von einem seitlich auf die Beckenschaufel aufgesetzten Tubusfeld aus bestrahlt. Im allgemeinen wird bei den Abdominal- und Dorsalfeldern ein

Normaltubus von 6×8 cm Kantenlänge und mit einem Fokus-Hautabstand von 30 cm verwandt. Bei stärkeren Frauen mit breitem Becken können aber auch größere Fokus-Hautabstände und größere Einfallsfelder nötig sein. Das ergibt sich aus dem nach dem

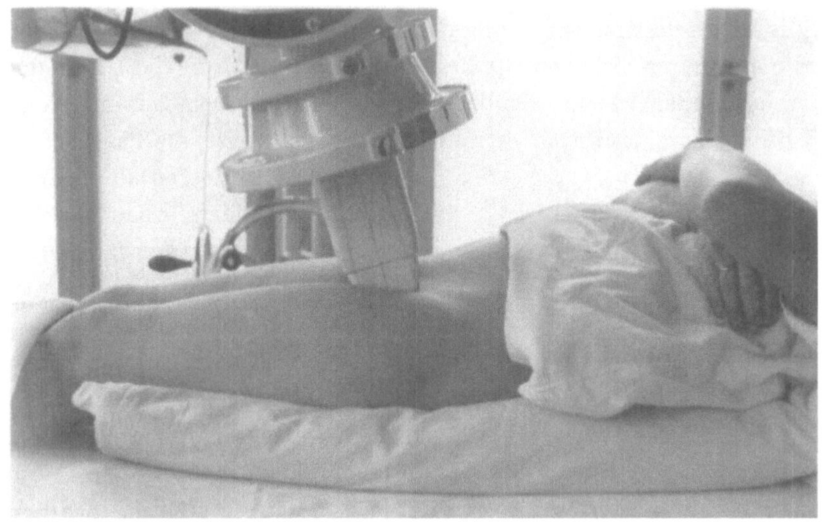

Abb. 82. Die Einstellung des linken unteren parametranen Feldes.

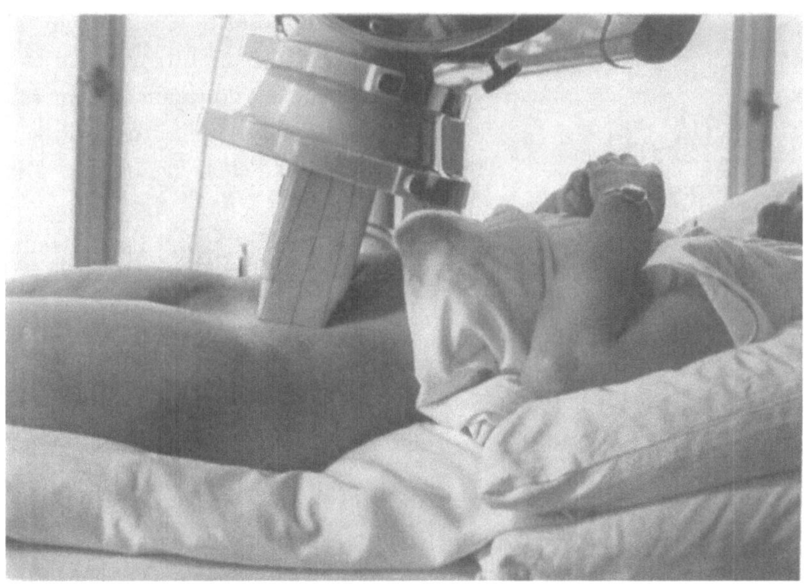

Abb. 83. Die Einstellung des linken oberen parametranen Feldes.

dorsoventralen Durchmesser der Patientin aufzustellenden Bestrahlungsplan. Für das seitliche Einfallsfeld wird jedenfalls meistens ein größerer Tubus von 10—15 cm Flächeninhalt verwandt.

Für die praktische Durchführung der parametranen Bestrahlung haben alle unsere früheren Ausführungen, die wir bei der Primärbestrahlung gemacht haben, Geltung. So darf also bei aufsitzendem Tubus die Strahlenrichtung nicht mehr nur durch Verschiebung des Tisches oder nur durch Drehen der Röhre verändert werden. Desgleichen muß jeder Tubus nach der Feldeinstellung mit einem Hautstift umrissen werden, um Anhaltspunkte für die nächste Feldeinstellung zu haben. Das Aufzeichnen der Tubusgrenze ist bei der Parametranbestrahlung um so wichtiger, als hier auf die Vorder- und Rückseite jeweils 4 Felder appliziert werden müssen. Außerdem wird auch bei der parametranen Bestrahlung aus den vorhin erwähnten Gründen vor Beginn jeder Bestrahlung die Umgebung des Tubus mit Bleigummiplatten abgedeckt. Schließlich sei schon in diesem Zusammenhang erwähnt, daß es auch bei der parametranen Bestrahlung zweckmäßig ist, die Patientinnen zwischen-

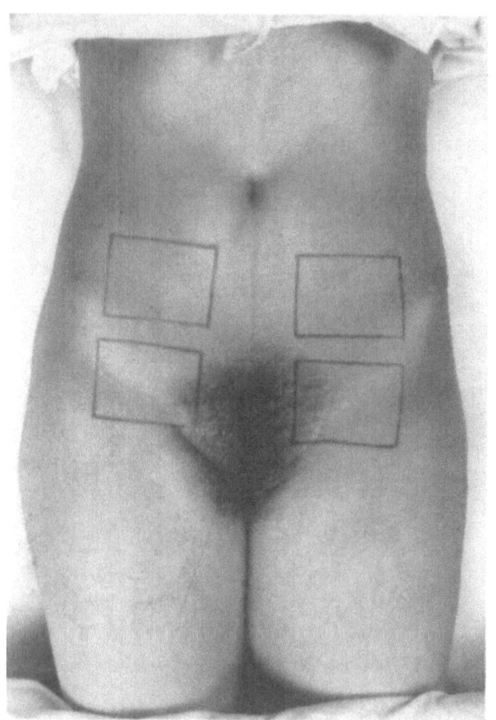

Abb. 84. Die vorderen Einfallsfelder bei der parametranen Bestrahlung.

durch zum Entleeren der Harnblase aufzufordern, besonders wenn die Bestrahlungen an nicht hochleistungsfähigen Apparaturen vorgenommen werden und damit längere Zeit in Anspruch nehmen.

Die Patientinnen werden zur Applikation der Abdomenfelder auf den Rücken gelagert, bei der Applikation der Dorsalfelder auf den Leib. Für beide Lagerungen gelten die früher aufgestellten Bedingungen. Die Applikation der Seitenfelder wird am besten am senkrecht gestellten Bestrahlungsgerät gleichfalls in Rückenlage vorgenommen.

Die Abdomenfelder. Die Bestrahlung der vorderen parametranen Felder wird mit der Applikation eines unteren parametranen Feldes begonnen. Dieses wird so eingestellt, daß der Tubus etwa zweiquerfingerbreit von der Mittellinie entfernt auf die Gegend des Leistenbandes aufgesetzt wird. Letzteres bildet meistens gewissermaßen die Diagonale des Tubusbodens. Eine derartige Einstellung eines linken unteren parame-

tranen Feldes zeigt Abb. 82. Der Tubus ist dabei leicht nach oben geneigt, die Röhre steht aber im übrigen waagerecht.

Das obere parametrane Feld wird in 2—3 cm Abstand ungefähr an der Spina anterior aufgesetzt. Der Tubus hat hier eine leichte Neigung nach unten. Im übrigen muß die Röhre auch bei dieser Feldeinstellung waagerecht stehen. Die Einstellung eines linken oberen parametranen Feldes zeigt Abb. 83.

Die korrespondierenden Abdominalfelder werden entsprechend angesetzt. Dabei muß zu den zuerst eingestellten Feldern der anderen Seite nur ein genügender Zwischenraum von etwa drei Querfingerbreite ausgespart werden.

Bei den vorderen parametranen Feldern ist streng darauf zu achten, daß keine Konzentration nach der Mitte zu stattfindet, da andernfalls die Gefahr bestünde, daß durch die vorderen und hinteren Einfallsfelder Rectum oder Blase eine die Toleranzgrenze überschreitende Strahlenmenge erhält. Auch bei der exakten Einstellung, wie wir sie angeben, kommt im Gebiet des Uterus eine Dosis zur Wirkung, die nahe bei 100% der HED liegt. Daraus ergibt sich, daß bei einer Einstellung mit Neigung nach der Mitte zu die Dosis leicht eine zu große wird. Die Lage der 4 Abdomenfelder zueinander zeigt Abb. 84.

Die Dorsalfelder. Die Einstellung der hinteren parametranen Felder wird in ähnlicher Weise vorgenommen, wie wir sie soeben für die vorderen beschrieben haben. Das untere parametrane Feld wird etwa 1—2 Querfinger neben der Crena ani auf den oberen Teil der Gesäßbacke aufgesetzt. Der Tubus zeigt dabei eine entsprechende Neigung nach oben. Im übrigen muß aber auch hier die Röhre waagerecht stehen. Die Einstellung eines rechten unteren hinteren parametranen Feldes zeigt Abb. 85.

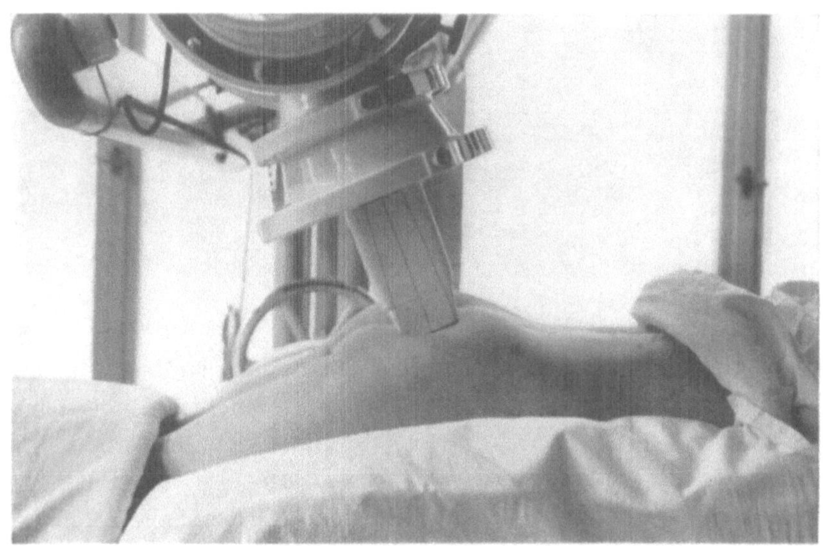

Abb. 85. Einstellung des rechten unteren hinteren parametranen Feldes.

Das obere Feld wird wieder in einem Abstand von etwa 2—3 Querfingern höher angesetzt, wobei der Tubus bei sonst waagerechter Röhrenstellung nach dem Beckenboden gerichtet ist, wie dies aus Abb. 86 hervorgeht.

Es sei noch einmal besonders betont, daß auch bei diesen Feldern niemals eine stärkere Schrägeinstellung nach der Mitte zu vorgenommen werden darf. Die Röhre muß also immer möglichst waagerecht stehen. Abb. 87 zeigt die Lage der 4 Dorsalfelder zueinander.

Die Seitenfelder. Schließlich sind noch die Seitenfelder zu applizieren. An und für sich könnte man diese einfach in Seitenlage an einem gewöhnlichen Stativ verabfolgen. Das wird auch vielfach getan. Zweckmäßiger ist es aber sicherlich, die Seitenfelder, wie wir es tun, in Rückenlage an einem senkrecht gestellten Gerät zu applizieren. Die Feldeinstellung läßt sich bei diesem Vorgehen viel exakter vornehmen. Das wird jeder einsehen müssen, der einmal Seitenfelder vergleichsweise in Seitenlage und in Rückenlage der Patientin eingestellt hat. So bequem und sicher, daß sich die Patientin während der Bestrahlung nicht doch ein wenig verschiebt, kann man eine Patientin niemals auf die Seite lagern. Außerdem ist es schwer, bei den durch die Seitenlagerung veränderten

Oberflächenkonturen den benötigten größeren Kompressionstubus exakt auf die Darmbeinschaufel aufzusetzen. Hinzu kommt, besonders bei schlaffen Bauchdecken, daß durch das

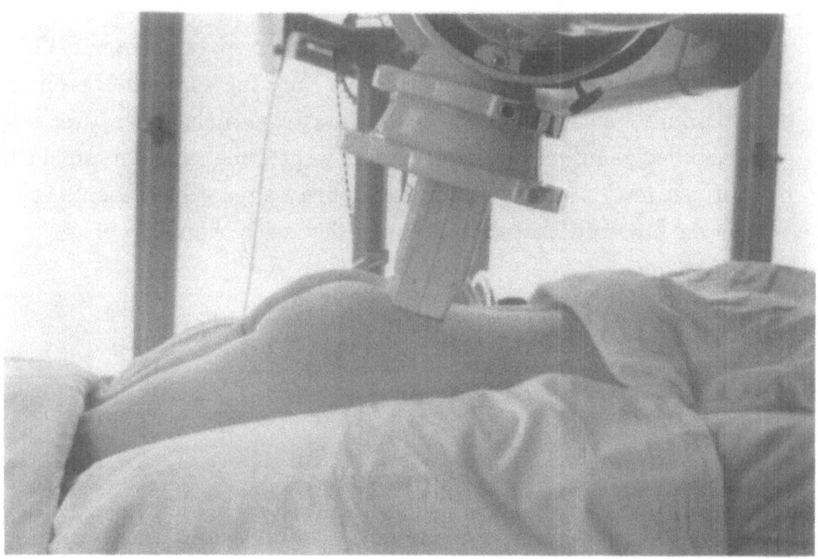

Abb. 86. Einstellung des rechten oberen parametranen Feldes.

Wegsinken des Abdomens der Leib an der dem Tubus zugewandten Seite so sehr einfällt,
daß die bereits mehrfach belastete Haut nochmals in den Strahlenbereich gelangt.

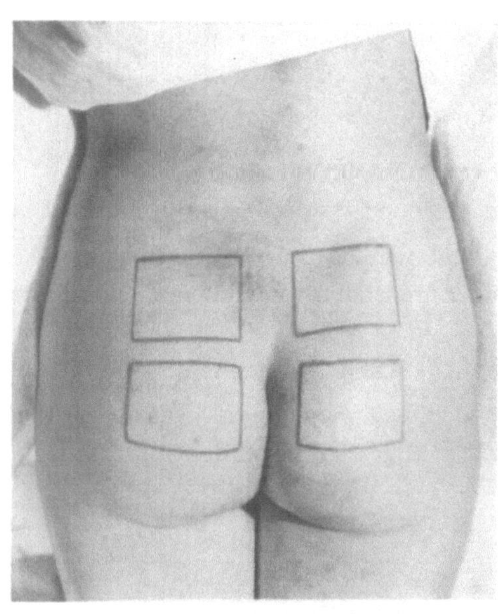

Abb. 87. Die vier hinteren Felder bei der
parametranen Bestrahlung.

Daher ist unser Verfahren zweckmäßiger.
Wir lagern also unsere Patientinnen zur
Applikation der Seitenfelder stets auf den
Rücken in genau der gleichen Weise, als ob
wir Abdomenfelder vorabfolgen wollten. Die
Patientin wird lediglich an den Rand des
Bestrahlungstisches gerückt.

Die Bestrahlung wird dann an dem
vorhin bei der Vulvafeldbestrahlung beschriebenen, senkrecht stehenden Bestrahlungsgerät
vorgenommen.

Hierzu wird der Tisch mit der Patientin
vor das Bestrahlungsgerät gefahren und die
Patientin durch Hochpumpen in entsprechende Höhe vor den Tubus gebracht und
dann fest dagegen gepreßt.

Und zwar wird die Einstellung so vorgenommen, daß der Tubus fest auf die Darmbeinschaufel aufgesetzt wird und die Strahlen-
richtung senkrecht nach der Linea innominata verläuft, wie das etwa Abb. 88 zeigt.
Eine Neigung der Röhre nach unten oder oben darf nicht vorgenommen werden, weil
es dadurch zu einer unerwünschten Strahlenüberkreuzung auf der Bauchhaut oder Rückenhaut kommen könnte.

Die Größe des benötigten Einfallsfeldes richtet sich nach den jeweiligen Verhältnissen. Normalerweise ist ein Tubus von 10×15 cm Kantenlänge erforderlich. Dieser wird längs auf die Darmbeinschaufel aufgesetzt. Die Länge kann meistens in allen Fällen die gleiche bleiben, nur in der Breite muß man diesen Tubus bei dünnen Patientinnen manchmal einengen.

Die Dosierung. Bezüglich der Dosierung gilt das gleiche wie bei der Primärbestrahlung. Da auch bei der parametranen Bestrahlung die einzelnen Felder stets eine bestimmte Strahlenmenge von der Gegenseite her erhalten, darf die Oberfläche niemals über 90% der HED belastet werden.

Handelt es sich also um Patientinnen mit großem dorsoventralem Durchmesser, so darf zur Erreichung der Carcinomdosis niemals die Oberflächenbelastung heraufgesetzt

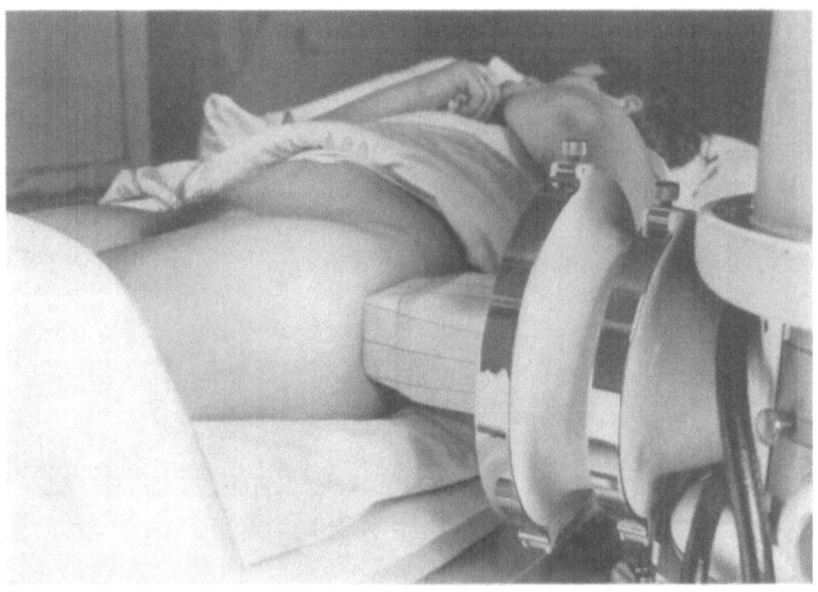

Abb. 88. Die Einstellung des seitlichen Zusatzfeldes.

werden, sondern es müssen die Fokus-Hautabstände und die Einfallsfelder vergrößert werden. Im einzelnen gibt hierüber wieder der Bestrahlungsplan Auskunft, der stets auch bei der parametranen Bestrahlung aufgestellt werden muß.

Bei den Seitenfeldern richten sich die Bestrahlungsbedingungen nach der Dosis, die von den vorderen und hinteren Feldern aus erreicht wurde. Meistens kommt man mit Oberflächenbelastungen aus, die noch unter 90% der HED liegen. Eine Verbesserung der Tiefendosis läßt sich hier jedenfalls nur durch Erhöhung des Fokus-Hautabstandes erreichen; denn die Feldgrößen lassen sich im allgemeinen bei den beschränkten lokalen Verhältnissen nicht steigern.

Bei sehr dünnen Patienten sind Seitenfelder vielfach nicht notwendig.

d) Zusammenfassung. Über unser Bestrahlungsverfahren beim Collumcarcinom läßt sich zusammenfassend folgendes sagen:

1. Unser Vorgehen hat die Erkenntnis zur Grundlage, daß die Röntgenbestrahlung stets nur eine Teilmaßnahme im Rahmen einer größeren Gesamtbehandlung

sein kann, weil jene nur zerstört, aber nicht aufbaut. Deshalb wird die Röntgenbestrahlung nur in Verbindung mit einer zweckentsprechenden Vor- und Nachbehandlung durchgeführt.

Als wichtige vorbereitende Maßnahme sei die Verkupferung besonders hervorgehoben.

2. Unsere Röntgenbestrahlung trägt der Tatsache Rechnung, daß ein Erfolg nur dann in Aussicht steht, wenn alle Carcinomzellen von der zerstörenden Dosis getroffen werden. Darum wird stets der Primärtumor und sein Ausbreitungsgebiet mit der Carcinomdosis belegt.

3. Um die hiermit verbundene Allgemeinschädigung möglichst klein zu halten, wird die Bestrahlung nach der Konzentrationsmethode Seitz-Wintz durchgeführt.

Bei dieser wird zunächst der Primärtumor bestrahlt (Primärbestrahlung). Acht Wochen nach dieser Bestrahlung, wenn die Haut sich von der ersten Strahleneinwirkung wieder erholt hat und die Blutschädigung ausgeglichen ist, wird das Ausbreitungsgebiet mit der Carcinomdosis belegt (parametrane Bestrahlung).

4. Die Röntgenbehandlung wird unter folgenden elektrischen Vorbedingungen durchgeführt:

Apparatur: Symmetrieinduktorium oder Stabilivolt.

Sekundäre Spannung: 200 kV.

Röhrenstrom: 4—6 mA.

Filterung: 0,5 mm Zn oder 0,5 mm Cu + 3 mm Al.

Prozentuale Tiefendosis: 20—22%.

5. Verabfolgt werden:

   1. Bei der Primärbestrahlung 110% der HED am Tumor durch:
     a) Ein Vulvafeld.
     b) Zwei suprasymphysäre Felder.
     c) Ein Coccygealfeld.
     d) Zwei Parasacralfelder.

   2. Bei der parametranen Bestrahlung 110% der HED im ganzen Ausbreitungsgebiet durch:
     a) Vier Abdomenfelder.
     b) Vier Dorsalfelder.
     c) Zwei Seitenfelder (fallen bei dünnen Patienten fort).

6. Für die Bestrahlungsbedingungen gilt, daß — bis auf das Vulvafernfeld, das in einem Fokus-Hautabstand von 50 cm gegeben wird —, alle anderen Felder mit dem Normaltubus von 6 × 8 cm Feldgröße und 30 cm Fokus-Hautabstand appliziert werden.

Notwendige Abweichungen ergeben sich aus dem jeweils aufzustellenden Bestrahlungsplan, bei dem, ausgehend von der Forderung, 110% der HED im Tumorgebiet zur Wirkung zu bringen, die Bestrahlungsbedingungen, Fokus-Hautabstand und Feldgröße, für jedes einzelne Feld festgelegt werden. Dabei ist aber zu beachten, daß bei den Tubusfeldern die Oberflächendosis niemals 90% der HED überschreiten darf, weil stets auch Strahlen von der Gegenseite auftreffen.

1) Die Behandlungsverfahren anderer Autoren.

Die Behandlungsweisen anderer Autoren beim Collumcarcinom weichen zum Teil erheblich von der unserigen ab. Die meisten bevorzugen im Gegensatz zu uns Radium. Röntgenstrahlen werden im wesentlichen nur zur Unterstützung der Radiumbehandlung herangezogen.

Auch werden vielfach, besonders in Deutschland, operable Collumcarcinome immer noch operiert und Röntgenstrahlen nur zur Nachbehandlung benutzt. Die ausschließliche Strahlenbehandlung wird nur vorgenommen, wenn irgendwelche Kontraindikationen gegen die Operation bestehen oder wenn es sich um inoperable Fälle handelt.

Im einzelnen geht das aus den nachstehenden Ausführungen hervor. Sie stützen sich auf Antworten, die wir auf unsere Rundfrage erhalten haben und auf Angaben in der Literatur.

Durch unsere Rundfrage sind wir in der Lage, einen guten Überblick über den heutigen Stand der Collumcarcinombehandlung zu geben. Jedes Verfahren ist dabei vollkommen objektiv angeführt. Unsere Stellungnahme zu der einen oder anderen Behandlungsmethode ergibt sich aus unseren früheren Ausführungen im praktischen und allgemeinen Teil dieses Bandes.

Um die Behandlungsmethoden anderer Autoren möglichst eindrucksvoll und genau darzustellen, haben wir diese soweit als möglich durch Bilder illustriert.

Die von vielen bevorzugte Anwendung des Radiums veranlaßt uns, auf die Kapitel über die Radiumbehandlung im allgemeinen Teil hinzuweisen.

Universitäts-Frauenklinik München (Döderlein)[1].

I. Historische Entwicklung der Methoden.

Beginn der ausschließlichen Strahlenbehandlung 1912. Zunächst ausschließlich Behandlung mit Radium und Mesothorium. Entwicklung der Filtertechnik. Vom Jahre 1917 ab kombinierte Behandlung mit Radium und Röntgenstrahlen. Die Röntgenstrahlenbehandlung wurde nach der Technik von Seitz und Wintz ausgeführt. Vom Jahre 1922 ab Änderung der Technik der Röntgenbestrahlung: In Anbetracht der Kombination Radium und Röntgenstrahlen aus Dosierungsgründen Übergang zur Großfeldtechnik. Außerdem seit dem Jahre 1924 Hypophysenvorbestrahlung.

II. Die heutigen Methoden.

1. Grundsätzliches. Die Behandlungsmethode ist die kombinierte Methode, Radiumbehandlung und Röntgenstrahlenbehandlung. Sie besteht aus mehreren Behandlungsserien. Im allgemeinen werden zwei Behandlungsserien im zeitlichen Abstand von 8 Wochen verabfolgt. Ist eine weitere dritte oder vierte Behandlungsserie notwendig, so tritt eine Vergrößerung des Behandlungszwischenraumes auf 10 bis 12 Wochen ein.

Weiter ist prinzipiell zu beachten, daß, wenn es sich um ein klinisch sicheres Carcinom handelt, die Röntgenbestrahlung stets der Radiumbehandlung und der Probeexcision vorangeht. Wenn aber die Diagnose Carcinom nur durch eine histologische Untersuchung sichergestellt werden kann, erfolgt die Probeexcision vor der Röntgenstrahlenbehandlung.

---

[1] Nach Bericht von Voltz.

2. Der Behandlungsplan gestaltet sich damit heute für die erste Behandlung folgendermaßen:

a) Aufnahme in die Klinik, Anamnese, klinische Untersuchung,

b) Hypophysenvorbestrahlung,

c) Röntgenbestrahlung,

d) Excision zur Festlegung der histologischen Diagnose. Diese wird in allen Fällen vorgenommen, da auf die histologische Differenzierung aus wissenschaftlichen Gründen großer Wert gelegt wird,

e) Radiumbehandlung,

f) Entlassung der Patientin.

Nach Abschluß der Behandlung wird die Patientin dem einweisenden Arzt wieder überwiesen. Eventuell von diesem unterstützende Behandlung zur Hebung des Allgemeinzustandes.

Für die zweite Behandlung ergibt sich im allgemeinen folgendes Schema:

a) Wiederaufnahme der Patientin in die Klinik, klinische Nachuntersuchung.

b) Wiederholung der Röntgenstrahlenbehandlung.

c) Wiederholung der Radiumbehandlung,

d) Entlassung der Patientin aus der Klinik.

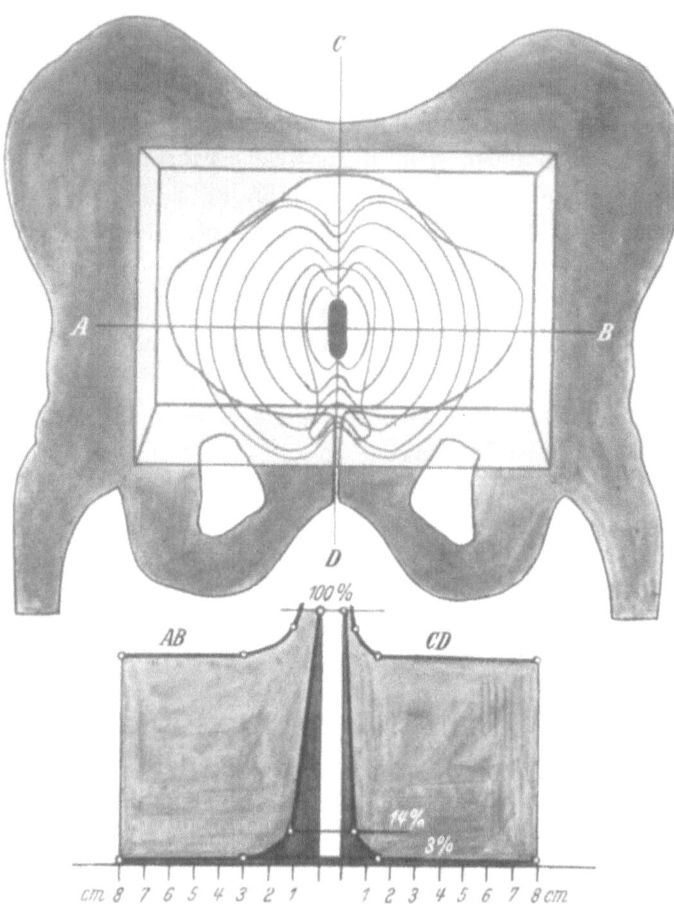

Abb. 89. Strahlenverteilung im Becken bei kombinierter Radium- und Röntgenbestrahlung (Großfeldbestrahlung). Die Abbildung zeigt, wie bei der kombinierten Radium- und Röntgenbestrahlung, sofern die Röntgenbestrahlung mittels großer Felder durchgeführt wird, die Strahlenverteilung im Becken ist. Die graphische Darstellung erläutert das Bild noch genauer und zeigt gleichzeitig den Dosisabfall der Röntgenstrahlung und der Radiumstrahlung, und zwar in den beiden Schnitten *AB* und *CD*. (Strahlenabteilung der Universitäts-Frauenklinik München).

Ein Vergleich der ersten und zweiten Behandlung zeigt, daß die übliche Hypophysenvorbestrahlung nur einmal, nämlich bei der ersten Behandlung, ausgeführt wird.

Sollte eine dritte oder vierte Behandlung notwendig werden, so wird diese entsprechend dem Schema der zweiten Bestrahlung durchgeführt.

III. Technik der Behandlung.

a) Die Hypophysenvorbestrahlung. Je ein Feld 6 × 8 cm = 48 qcm auf beide Schläfen mit Zentrierung des Strahlenkegels auf die Sella turcica. Fokus-Hautabstand

30 cm, Filter 1 mm Kupfer. Röhrenspannung 180 kV, Röhrenstromstärke 2,5 mA. Auf jedes Feld 125 r.

b) Röntgenbestrahlung. Im allgemeinen je ein Abdominal- und ein Dorsalgroßfeld von 10 × 15 cm = 150 qcm. Abstand 50 cm, Filter 1 mm Cu. Röhrenspannung 180 kV, Röhrenstromstärke 2,5 mA. Auf jedes Feld 500 r.

Bei dicken Frauen zwei Abdominal- und zwei Dorsalgroßfelder, je 10 × 15 cm = 150 qcm mit leichter Zentrierung auf den Uterus, so daß also die Gesamtfeldgröße abdominal und dorsal 15 × 20 cm = 300 qcm ist. Auf jedes Feld 400 r; Abstand 50 cm, Filter 1 mm Cu. Röhrenspannung 180 kV, Röhrenstromstärke 2,5 mA.

Bei weit fortgeschrittenen Carcinomen oder bei einer eventuell notwendig werdenden dritten und vierten Behandlung mit der gleichen Großfeldtechnik fraktionierte Behandlung nach dem Prinzip der Aufsättigung. Steigerung der Dosis pro Feld bis 1000 R bzw. 800 R.

c) Radiumbehandlung. Sie besteht aus intracervicaler und vaginaler Radiumeinlage. 1. Die intracervicale Einlage. Unter Verwendung der Einheitsradiumröhrchen, die mit 0,2 mm Platin primär gefiltert sind und die durchgängig 10 mg Ra-El. enthalten, Herstellung der intracervicalen Einlage. Die Einheitsradiumröhrchen werden in Dominici-Röhrchen von einer Wandstärke von 1,5 mm Messing gebettet. Im allgemeinen 5 Röhrchen zu 10 mg Ra-El., so daß die intracervicale Radiumeinlage aus 50 mg Ra-El. besteht. Nach Dilatierung Einlage des Röhrchens, im Gegensatz zu der intrauterinen Einlage ohne Tertiärfilter. Die Einlage bleibt durchschnittlich 24 Stunden liegen, so daß sich eine Dosis von 1200 mgeh ergibt.

2. Die vaginale Einlage. Unter Verwendung der in München üblichen Distanzierungskorken werden in dem Kopf des birnenförmigen Korkes 5—6 Einheitsröhrchen untergebracht, so daß eine strahlende Fläche von etwa 15 × 20 mm entsteht, die direkt vor der Portio in einem Abstand von 8—10 mm zu liegen kommt. Gegen Blase und Rectum schützt ein in den Kopf des Korkes eingebauter Bleibelag.

Auch diese Einlage bleibt 24 Stunden liegen, so daß auch die vaginale Dosis 1200 mgeh beträgt.

d) Abänderung des Behandlungsplanes. Seit einem Jahre wurde der allgemeine Behandlungsplan, an dem für die normalen Fälle zunächst weiter festgehalten wird, für bestimmte Fälle, wie die Adenocarcinome der Cervix und für weit fortgeschrittene Collumcarcinome, versuchsweise dahin abgeändert, daß zwischen den beiden Behandlungsserien eine weitere ausschließliche Radiumbehandlung eingefügt wurde.

Diese erfolgt 14 Tage nach Abschluß der ersten Behandlungsserie. Sie besteht in gleicher Weise aus einer intracervicalen und einer vaginalen Einlage. Ebenfalls wieder je 50 mg Ra-El. 24 Stunden lang.

Damit erhöht sich also gegenüber dem normalen Behandlungsschema die Gesamtradiumdosis

vaginal von 2400 mgeh auf 3600 mgeh,
cervical von 2400 mgeh auf 3600 mgeh.

Voltz bemerkt aber ausdrücklich, daß es sich hier zunächst um Versuche handelt. Irgendein Urteil, ob damit die erhoffte Leistungssteigerung erzielt werden kann, läßt sich noch nicht fällen.

e) **Zusatzbehandlung.** Als heute noch geübte Zusatzbehandlung kommt einzig und allein die **Elektrokoagulation** bei Blumenkohlcarcinomen der Portio in Frage.

Die Elektrokoagulation wird, ebenso wie alle diagnostisch operativen Maßnahmen (Excision, Abrasio) bei klinisch sicheren Carcinomen, nach der Röntgenstrahlenbehandlung durchgeführt.

Universitäts-Frauenklinik Frankfurt a. M. (Seitz)[1].

Bei Tumoren bis Faustgröße wird mit Vorliebe die Kleinfeldermethode verwandt, und zwar werden 7 Felder, 3 abdominal, 3 dorsal, 1 Vulvafeld appliziert; jeden Tag wird 1 Feld bestrahlt. Dazu wird vor Beginn der Röntgenkur und nach Beendigung derselben eine Radiumapplikation von 100—150 mg für 24 Stunden vorgenommen. Nach 6 Wochen wird eine zweite Kur durchgeführt, bei der nochmals Radium, aber in kleinerer Menge, für 24 Stunden eingelegt wird. Die Röntgenbestrahlung wird meist so vorgenommen, daß auf jedes Parametrium 3—5 Felder verabreicht werden. Die Höhe der Gesamtdosis beträgt nach Möglichkeit 100—120% pro Kur. Bei Tumoren, welche größer als faustgroß sind, treten an Stelle der Kleinfelder 2 Großfelder und 1 Vulvafeld. Wenn nötig, werden noch 2 Seitenfelder dazu genommen. Das abdominale und dorsale Großfeld wird in je 3 Teile geteilt appliziert, Dosis 100—120%, Radiumzusatz wie bei den Kleinfeldern.

Universitäts-Frauenklinik Heidelberg (Eymer[2])[3].

Drei Grundsätze sind aus der von Menge und Eymer entwickelten Heidelberger Technik besonders hervorzuheben:

1. Einzeitige Bestrahlung.
2. Kreuzfeuer und Verstärkung der Strahlungsintensität in der Ferne durch
3. lineare und flächenhafte Ausziehung der radioaktiven Substanz.

Hierzu kam durch zunehmende Erfahrung der Grundsatz:

4. Möglichst ausschließliche Verwendung radioaktiver Substanz.

Den Vorteil der Einzeitbestrahlung sieht Eymer darin, daß alle Patientinnen von vornherein die beabsichtigte Dosis verabreicht bekommen und nicht das unangenehme, bei Anhängern von Serienbestrahlungen mehr oder weniger häufig zu beklagende Ereignis eintreten kann, daß ungenügend bestrahlte Patientinnen, veranlaßt durch vorübergehende Besserung durch die erste unzureichende Behandlung, nicht wiederkommen und dann bald rezidivieren. Die Scheu, diese Erfahrung machen zu müssen, war der Grund, von Anfang an für die Einzeitbestrahlung einzutreten. Da die Resultate im Vergleich zu denen anderer Kliniken durchaus befriedigende sind, wurde bis heute daran festgehalten. Die von anderer Seite gegen die Einzeitbestrahlung erhobenen Bedenken sind nach Eymer ausschließlich theoretischer Natur und nicht geeignet, das, was die absolute Heilungsziffer nach Winter aussagt, zu widerlegen. Er weist in diesem Zusammenhang darauf hin, daß man auch im Radiumhemmet bemüht ist, die Standardmethode, welche drei Sitzungen vorsieht, auf zwei oder sogar eine Sitzung zusammenzulegen.

Zu Punkt 2 wird bemerkt, daß möglichst der ganze Cervicalkanal und die Corpushöhle mit Präparaten beschickt werden sollen, und daß vor die Portio ein flächenhaftes

---

[1] Nach Bericht von Guthmann.   [2] Jetzt Univ.-Frauenklinik München.
[3] Nach Bericht von Dietel.

Präparat zu liegen kommen muß, dessen Strahlen die des intrauterinen so treffen, daß eine Art „Netz" oder „Gitter" entsteht, wodurch Homogenität und besonders Verstärkung der Intensität in der Ferne erreicht wird. Wie man sich das Zustandekommen der Überkreuzung, Verstärkung und Homogenisierung vorzustellen hat, hat Eymer im 4. Band des Lehrbuches von Halban-Seitz dargelegt. Von den eben angedeuteten Erwägungen ausgehend, wurde schon seit 1913 grundsätzlich vor die Portio eine Platte appliziert. Will man das Prinzip, den verfügbaren Raum weitestgehend auszunutzen, ganz konsequent durchführen, so müßte man auch in jedem Fall in die Vagina ein lang ausgezogenes Präparat legen. Das wurde bisher nur getan, wenn die tastbaren carcinomatösen Veränderungen über die Hinterwand der Platte in die Scheide herunterreichten oder aber, wenn die Corpushöhle, sei es durch sich hoch hinauf erstreckende Kraterbildung oder senile Atrophie, so kurz war, daß sich in den uterinen Raum allein nicht die wünschenswerte Menge radioaktiver Substanz einführen ließ. Eymer betont jedoch, daß gegen die grundsätzliche Anwendung eines vaginalen Längspräparates auch in anderen Fällen nichts einzuwenden ist. Freilich liegt es von den Parametrien weiter entfernt als die cervicalen und intrauterinen röhrenförmigen Präparate, es gibt aber auf alle Fälle eine gewisse Zusatzstrahlung nach der Seite zu, ohne daß man die Bestrahlungsdauer nennenswert zu verkürzen brauchte (lange Ausziehung!) und vor allem werden von ihm die unteren Scheidenabschnitte gut getroffen, in denen ja schon Carcinomzellen sitzen können, ohne daß sie palpatorisch nachweisbar wären. Eymer erinnert hierzu an die Stumpfrezidive nach der Operation, die in ihrer Zahl erst vermindert wurden, seitdem man prinzipiell beim Absetzen des Uterus eine längere Scheidenmanschette mitnahm.

Was die Verwendung radioaktiver Substanzen anbelangt, so ist Eymer auf Grund seiner Erfahrungen so sehr von der größeren Wirksamkeit des Radiums und der ihm verwandten Stoffe im Kampf gegen das Uteruscarcinom überzeugt, daß er sich nicht entschließen könnte, einen Teil der anwendbaren Dosis wegzulassen im Interesse einer Applikation von Röntgenlicht. Wohl wurde von Eymer neuerdings die kombinierte Radium-Röntgenbestrahlung wieder aufgenommen, jedoch ausschließlich bei weit vorgeschrittenen Fällen und in einer Weise, daß dabei die sonst übliche Radiumdosis nicht eingeschränkt zu werden braucht. Wie wichtig und von wie weittragender Bedeutung eine auch noch so kleine Änderung der Stärke, Form oder Anordnung von Präparaten sein kann, läßt sich durch die allerdings sehr mühsame Errechnung von Isodosenlinien für bestimmte Kombinationen sehr augenfällig darstellen.

1. Präparate[1]. Form und Gehalt der verwandten Präparate werden jetzt in Brüchen ausgedrückt, in denen der Zähler die Menge an radioaktiver Substanz, bezogen auf Milligramm Radium, der Nenner bei Tubenpräparaten die Länge, bei flächenförmigen den Durchmesser angibt. Mit diesen beiden Angaben soll von vornherein das Wichtigste über die Präparate ausgesagt werden. Z. B. erkennt man sofort, ob ein Präparat von gleicher Stärke lang ausgezogen oder kurz ist.

Die Heidelberger Klinik besitzt zwei Präparate $\frac{25}{3}$ (a), zwei Präparate $\frac{30}{2,5}$ (b), von denen eines in zwei Hälften zu je $\frac{15}{1,25}$ $\frac{(b)}{2}$ geteilt ist, ferner die Plattenpräparate $\frac{30}{3}$ (c) und $\frac{25}{2}$ (d), im ganzen 185 mg Element. Davon sind 25 mg Radium, 160 mg Mesothorium.

---

[1] Vergl. Abb. 91, S. 372.

Inzwischen wurden weitere 100 mg Mesothor erworben, so daß die Heidelberger Klinik jetzt über 285 mg (Element) verfügt. Sie hat damit die Möglichkeit weitere Modifikationen der Anordnung von Präparaten (z. B. Applikation eines Kolpostaten), sowie die Anwendung von Spicknadeln. Die Platte $\frac{50}{3}$ ist, entsprechend der Windrose, in 4 Sektoren eingeteilt, von denen die nach Blase und Mastdarm gerichteten je $^1/_6$, die beiden anderen je $^2/_6$ der radioaktiven Substanz enthalten. Wie die einzelnen Präparate zueinander geschaltet werden, wird später zusammenfassend ausgeführt.

2. Filterung. Das radioaktive Salz befindet sich in Glasröhrchen, welche wiederum in Silbertuben von 0,2 mm Wandstärke eingeschlossen sind. Als Sekundärfilter werden für die Bestrahlungen der Collumcarcinome intrauterin und vaginal ausschließlich 1 mm starkes Messing, für die der Corpuscarcinome neuerdings 0,6 mm Silber verwendet. Die einzelnen Filterröhrchen sind so mit Gewinden versehen, daß sie sich in jeder beliebigen Anordnung hintereinander und auch mit den plattenförmigen Präparaten vereinigen lassen. Es wird jedoch Wert darauf gelegt, daß einzelne hintereinander zu schaltende Längspräparate in ein durchgehendes Filter von entsprechender Länge zu liegen kommen, damit „Aussparungen" durch Gewinde oder Hohlräume tunlichst vermieden werden.

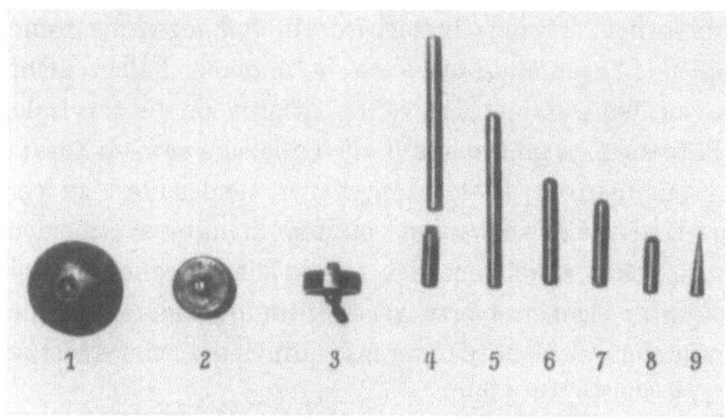

Abb. 90. Filterkombinationen für die Collumcarcinombestrahlung.

Auf eine Biegung der Filter, entsprechend der Anteflexio des Uterus, wird verzichtet, da sich auch ohne diese niemals Schwierigkeiten bei der Einführung herausgestellt haben, es sei denn dadurch, daß der Cervicalkanal nicht zu finden war. In Abb. 90 sind die einzelnen Filter wiedergegeben.

Filter 1 faßt Präparat c (eingelötet), 2 = d, 3 = d (trägt ein Kugelgelenk zum Anschrauben eines vaginalen Längspräparates), $4 = a + b + \frac{b}{2}$, $5 = a + b$, $6 = a$, $7 = b$, $8 = \frac{b}{2}$. 9 ist ein Stachel, welcher ein ganz dünnes Präparat aufnehmen und an 1, 2 und 3 angeschraubt werden kann. Er wurde, bevor große, vorwiegend von einer Muttermundslippe ausgehende Tumoren abgetragen wurden (s. unten) in diese gespießt, um das Plattenpräparat zentral vor die Geschwulst zu applizieren.

Früher wurden auch regelmäßig Tertiärfilter aus Condom- oder Hartgummi benutzt, welch letztere gleichzeitig für die notwendige Distanzierung sorgten. Die Anwendung dieser Tertiärfilter wurde wieder verlassen; aus theoretischen Erwägungen heraus soll heute die weiche β-Strahlung bzw. Sekundärstrahlung der Messingröhrchen in nächster Nähe der Präparate nicht ganz ausgeschaltet werden, da am Primärtumor eine mäßige kaustische Wirkung sicher nicht schadet, sondern eher zu nützen scheint.

Die Distanzierung wird durch Umstopfen des vaginalen Präparates mit weißer Gaze vollzogen, wodurch ein befriedigender Abstand gegen Blase und Rectum herzustellen ist. Lediglich ein weit in die Vagina herunterreichendes Längspräparat wird auch heute noch durch ein Hartgummirohr von 1 cm Wandstärke umgeben.

3. Maßnahmen vor, während und nach der Curie-Therapie. Am Tage vor der Einlage werden die Patientinnen gründlich abgeführt, sie bekommen einen am Abend vor der Einlage beginnenden Veronal- und Dilaudid-Scopolamindämmerschlaf. Wenn sie trotzdem während der Operation stärkere Schmerzäußerungen zeigen, wird leichte Zusatznarkose gemacht.

Nach Desinfektion der Vagina und des Carcinoms mit 1⁰/₀₀iger Oxycyanatlösung wird die Portio oder der Kraterrand mit Kugelzangen gefaßt, der Cervicalkanal aufgesucht, sondiert und dann mittels längs perforierter Metalldilatatoren (Eymer), die eine Stempelwirkung in Wegfall bringen, bis auf Hegar 8 erweitert. Bis Ende 1930 wurden grundsätzlich Primärtumoren, auch wenn sie von sehr großer Ausdehnung waren, nicht abgetragen, ja die Eymersche Klinik hat sich sogar mehrere Jahre hindurch gescheut, bei klinisch sicheren Carcinomen Probeexcisionen zu machen. In dieser Beziehung sind in letzter Zeit einige Änderungen getroffen worden. Seitdem das Carcinommaterial von der Völkerbundskommission in großem Umfang statistisch zusammengefaßt wird und Grund für die Annahme besteht, daß aus prinzipiellen mikroskopischen Untersuchungen vorteilhafte Schlüsse und Hinweise in therapeutischer Richtung zu gewinnen sind, wird bei jedem Fall nach Dilatation des Cervicalkanals eine Probeentnahme in Form von Excision oder mit der Curette ausgeführt. Darüber hinaus werden in der letzten Zeit große Primärtumoren, welche weit in die Scheide hinunterreichten und das vaginale Plattenpräparat erheblich von den Parametrien distanzierten oder so entwickelt waren, daß eine zentrale Applikation des plattenförmigen vaginalen Präparates vor dem Tumor nicht gut, bzw. nur mit Anwendung des Stachels, möglich war, mit der Diathermieschlinge abgetragen. Die radioaktive Substanz wurde dann einige Tage später eingelegt. Die Zahl der Fälle, bei denen dieses Verfahren geübt wurde, ist noch zu klein, als daß ein definitives Urteil über evtl. durch die Abtragung des Primärtumors gehäuft eintretende Schädigungen in Form von fieberhaften Komplikationen oder aber auch Entstehung von Fisteln gewonnen werden konnte. Der Strahlengewinn, welcher im Beckenzellgewebe infolge des näheren Heranbringens des vaginalen und cervicalen Präparates erzielt wird und über dessen Ausmaß man sich unter Anwendung des quadratischen Strahlenabnahmegesetzes ein Bild machen kann, ist sicher ein sehr großer.

Nach Einlage der Präparate wird regelmäßig ein Dauerkatheter aus Gummi eingeführt, welcher zusammen mit den Präparaten entfernt wird.

Bei Auftreten von Fieber unter der Bestrahlung bleiben die Präparate trotzdem möglichst liegen. In den weitaus meisten Fällen geht die Temperatur noch gegen Ende der Bestrahlung oder aber kurze Zeit später herunter und die Patientinnen haben dann die beabsichtigte volle Dosis bekommen. Lediglich bei Auftreten starker peritonealer Symptome, die aber eine große Seltenheit sind, wird die Einlage entfernt. Der Verlauf bei diesen Fällen ist meist ein aussichtsloser, mit dem Tode endigender. Geht die Komplikation glücklich vorüber, so wäre aller Voraussicht nach diese Wendung zum Besseren auch eingetreten, wenn man die Bestrahlung bis zu Ende durchgeführt hätte. Eymer ist also der Ansicht, daß der Verlauf während der Bestrahlung auftretender Komplikationen von der Virulenz der eingeschleppten Bakterien abhängig ist und durch die Entfernung der eingelegten Präparate nicht maßgeblich beeinflußt werden kann.

Eine systematische Nachbehandlung der bestrahlten Patientinnen erfolgt nicht, jedoch wird häufig von der Verschreibung von Kräftigungsmitteln, insbesondere auch Arsen, Gebrauch gemacht.

4. **Anordnung und Einlegung der Präparate.** Jede Einlage erfolgt, wie schon aus einem Teil der anfangs mitgeteilten Grundsätze zu schließen ist, nach einem gewissen Schema, welches jedoch in verschiedener Richtung modifiziert werden kann und muß. Näheres hierüber findet sich in den diesbezüglichen Abhandlungen Eymers in Halban-Seitz, Bd. 4, sowie im Zentralblatt für Gynäkologie, in denen die Entwicklung der Methodik ausführlich wiedergegeben ist.

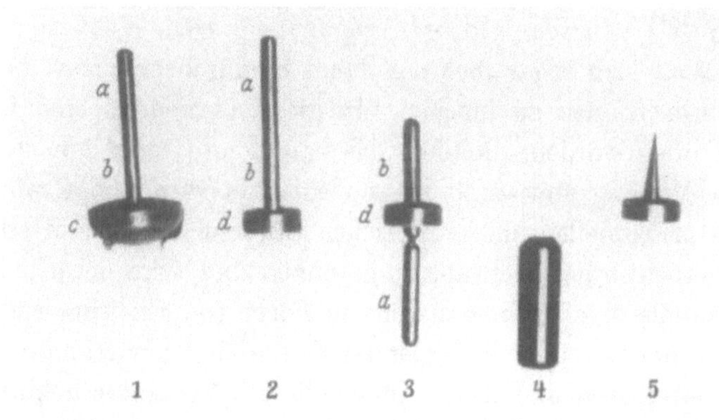

Abb. 91.
Präparateanordnung für die Radiumbestrahlung bei Collumcarcinom.

Auf Grund der gemachten Erfahrungen ist eine Standardmethode nach folgenden Prinzipien herausgearbeitet worden:

In die Corpushöhle kommt ein langausgezogenes Präparat, in den Cervicalkanal ein etwas kürzeres und stärker konzentriertes, vor die Portio oder den Krater ein flächenförmiges Präparat und, je nach Lage des Falles, wieder ein länger ausgezogenes röhrenförmiges in die Vagina. Was die Bestrahlungsdauer anbelangt, so hat sich bei Aufstellung einer Statistik der Jahre 1913—1924 (407 bestrahlte Fälle von Collumcarcinom) ergeben, daß unter Anwendung der üblichen Kombinationen und Filterung, sowie unter Anwendung der Einzeitbestrahlung die Verabreichung von 4800 bis 6500 mgeh als günstigste Dosis anzusprechen ist[1].

Unter Berücksichtigung der oben erläuterten Gesichtspunkte sind heute in der Eymerschen Klinik vorwiegend drei verschiedene Formen der Bestrahlung in Anwendung. Die entsprechende Anordnung der Präparate ist in Abb. 91 dargestellt.

I. Corpushöhle von üblicher Länge, mittelweite bis weite Vagina.

Bestrahlungsdauer 50 Stunden = 5250 mgeh. Diese Form der Einlage wird prinzipiell angestrebt.

Wenn die Corpushöhle sehr lang ist, wird

Filter	Präparate
5[2]	a = 25 mgel (Länge 3 cm)
	b = 30 mgel (Länge 2,5 cm)
1	c = 50 mgel (Durchmesser 3 cm)
	105 mgel

[1] Im Anschluß an diese Angabe weist Eymer nachdrücklichst auf die bekannte Tatsache hin, daß es völlig unzureichend ist, wie es häufig geschieht, lediglich die Menge der eingelegten radioaktiven Substanz mit verabfolgten mgeh oder gar nur diese letzteren selbst anzugeben. Ohne genaue Kenntnis von Länge und Durchmesser der einzelnen Präparate und ohne Wissen mit welcher Filterung, Anordnung und prozentualen Verteilung der Substanz auf Corpushöhle, Cervicalkanal und Vagina die angegebene mgeh-Zahl erreicht wurde, könne ein genau prüfender und abwägender Strahlentherapeut schlechthin nichts anfangen. Die angegebenen mgeh will Eymer deshalb nur auf seine Methode mit allen ihren Einzelheiten bezogen wissen.

[2] S. Abb. 90.

zwischen a und b noch ein Präparat $\frac{b}{2}$ (Filter 4) eingefügt (s. Abb. 90). Ferner kann, wenn das Carcinom weit herunterreicht, in die Vagina noch ein Präparat $\frac{25}{3}$ (a), Filter 6, im Hartgummirohr (IV) eingelegt werden.

Bestrahlungsdauer auch 50 Stunden = 6500 mgeh.

II. Corpushöhle von üblicher Länge, Vagina eng.

Bestrahlungsdauer 60 Stdn. = 4800 mgeh. Wie unter I kann auch hier, wenn die Vagina befallen ist, ein Präparat $\frac{25}{3}$ in diese eingelegt werden. Bestrahlungsdauer 60 Stunden = 5300 mgeh.

Filter	Präparate
5	a = 25 mgel (Länge 3 cm)
2 oder 3	b = 30 mgel (Länge 2,5 cm)
	d = 25 mgel (Durchmesser 2 cm)
	80 mgel

III. Die Corpushöhle ist nur kurz, sei es durch senile Atrophie oder dadurch, daß der untere uterine Abschnitt im Krater aufgegangen ist. In diesem Fall wird das konzentrierte Längspräparat in den vom Uterus verbliebenen Rest eingelegt, je nach Größe des

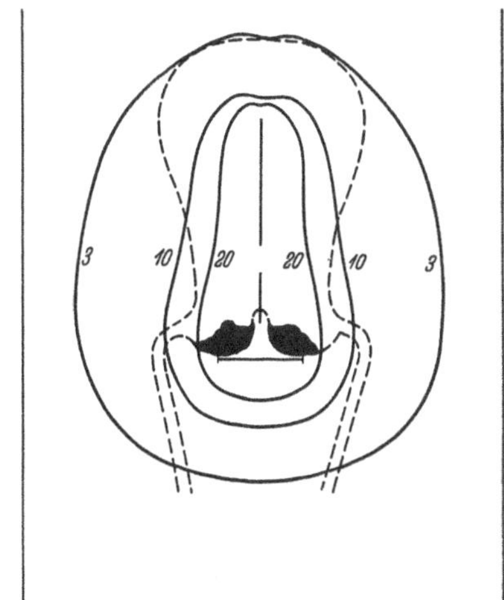

Abb. 92. Isodosenverlauf bei der alten Radiumbehandlungsmethode von Eymer.

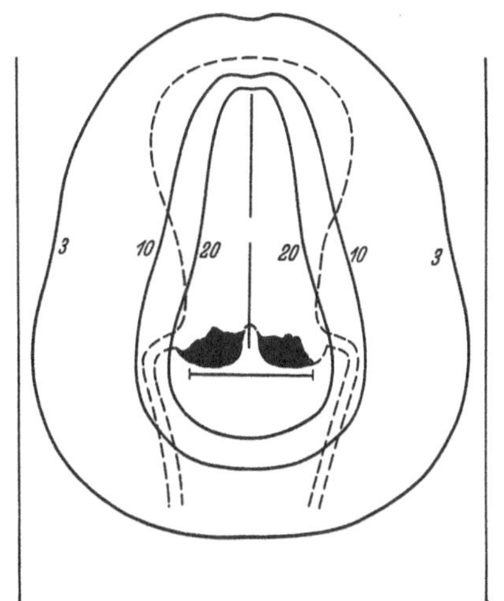

Abb. 93. Isodosenverlauf bei der neuen Radiumbehandlungsmethode von Eymer.

verfügbaren Raumes folgt dann im Krater oder auch vor dem Portiotumor oder der nicht ausgesprochen aufgetriebenen Portio das große oder kleine Plattenpräparat, anschließend in jedem Fall, die Vagina sei nachweislich ergriffen oder nicht, ein ausgezogenes Längspräparat $\frac{25}{3}$. Die Bestrahlungsdauer ist:

Bei Anwendung der großen Platte 50 Stunden (5250 mgeh),

bei Verwendung der kleinen Platte 60 Stunden (4800 mgeh).

Das Verfahren, welches Eymer heute, wenn nur irgendmöglich, anzuwenden pflegt (I), unterscheidet sich von dem früheren (II) dadurch, daß von vornherein eine größere Menge radioaktiver Substanz angewandt wird, daß vor die Portio und in den Uterus gleichgroße Mengen zu liegen kommen und daß schließlich das vaginale Plattenpräparat einen größeren Durchmesser aufweist, wodurch eine größere Reichweite in die Parametrien hinein erzielt wird. Der Strahlengewinn in den lateralen Gebieten, welcher durch Veränderung der Methodik zu erzielen ist, geht am besten aus den entsprechenden Isodosenlinien hervor. Abb. 92 = alte, Abb. 93 = neue Standardmethode.

Ende 1930 ist Eymer, allerdings vorläufig ausschließlich bei Patientinnen, bei denen der carcinomatöse Prozeß weit in die Parametrien vorgedrungen war, wieder zur Röntgenzusatzbestrahlung übergegangen. Schon in einzelnen Jahren des Zeitraums 1913—1924 wurde eine kombinierte Therapie getrieben, ohne daß die damit behandelten Fälle eine bessere Heilungs- bzw. Leistungsziffer aufzuweisen gehabt hätten, als die mit radioaktiven Substanzen allein bestrahlten. Bei dem jetzigen Röntgenverfahren, über das allerdings noch kein Urteil vorliegt, wird streng darauf geachtet, daß eine Verkürzung der Bestrahlungsdauer mit radioaktiven Substanzen im Interesse der Anwendung von Röntgenlicht nicht erfolgt. In Anlehnung an das von Lahm angegebene Stufenfilter hat sich Eymer nach Errechnung der mit den angewandten Radiumkombinationen sich ergebenden Isodosenlinien Sekundärfilter hergestellt, welche, auf den Bauch der Patientin gelegt,

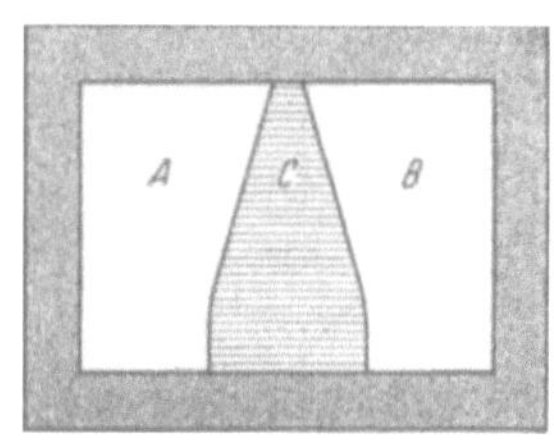

Abb. 94. Sekundärfilter für die Röntgennachbehandlung.

die stark mit radioaktiver Substanz durchstrahlten Gebiete, insbesondere Rectum und Blase, vor dem direkten Getroffenwerden durch Röntgenstrahlen schützen sollen. Die Streustrahlung geht allerdings auch bei dieser Form der Röntgennachbehandlung in die genannten Gebiete hinein, weshalb auch eine graduelle Abstufung der Strahlungsintensität nach der Beckenwand, wie sie Lahm anstrebt, oder gar eine Schonung der Ureteren durch Verringerung der Sekundärfilterstärke nach außen zu ziemlich illusorisch sein dürfte, vor allem in Anbetracht des kleinen Abstandes Mittellinie-Beckenwand. Das Sekundärfilter hat folgende Form (Abb. 94):

A und B sind in einem Bleigummistück ausgeschnitten, die Mitte C ist durch 2 mm dickes Blei verstärkt und nochmals durch Bleigummi überdeckt. Sie soll nicht nur das Hintanhalten einer Schädigung von Blase und Mastdarm, sondern auch des im Carcinomgebiet liegenden Bindegewebes, dem eine große Bedeutung für die völlige Vernichtung der geschädigten Carcinommassen nach erfolgter Bestrahlung beigemessen wird, gewährleisten. Der Rand des Mittelstückes reicht etwas weiter über die Mittellinie hinaus als die Isodosenlinie, auf der man rein rechnerisch eine genügende durch Radiumstrahlung zu erreichende $\frac{mgeh}{cm}$-Zahl (etwa 500) erwarten kann. Die Zusatzbestrahlung wurde bisher so bald wie möglich nach Herausnahme der Radiumpräparate begonnen. Betriebsbedingungen: 170 kV, 4 mA, Filter 1 mm Kupfer, Halbwertschichtfilter 1,4 mm Kupfer, Abstand 50 cm. Am ersten Tag werden je 300 r auf A und B vorne, am zweiten Tag hinten, am dritten wieder vorne und am vierten nochmals hinten verabreicht. Schädigungen wurden bisher noch nicht gesehen, die Bestrahlungen wurden immer gut vertragen. Eine andere Reihe von Patientinnen, besonders solche mit dicken Bauchdecken, werden unter Anwendung der gleichen Felder, jedoch anderen Betriebsbedingungen (Coutard) nachbestrahlt: 170 kV, 4 mA, Filter 2,5 mm Kupfer, Halbwertschichtfilter 2,0 mm Kupfer, Abstand 50—56 cm; dabei ergeben sich 3 r pro Minute. Bestrahlungsdauer täglich 1 Stunde = 180 r, abwechselnd A und B vorne und hinten. Auf jedes Feld werden im ganzen 1800 r gegeben. Ob durch diese Zusatzbestrahlungen Verbesserungen der Ergebnisse zu erreichen sind, soll die Zukunft lehren.

Universitäts-Frauenklinik Würzburg (Gauß)[1].

Die Kennzeichen der heutigen Bestrahlungsmethoden der Würzburger Frauenklinik sind im Gegensatz zu der früher verhältnismäßig schematisch durchgeführten einzeitigen Röntgenbestrahlung kurz folgende:

1. Weitgehende Anpassung in der Wahl des Bestrahlungsplanes und der Strahlenart an jeden Einzelfall.

2. Grundsätzliche Kombination von Röntgen- und Radiumstrahlen.

3. Die Organtoleranzdosis als Grundlage jeder Applikation.

4. Berücksichtigung des Zeitfaktors (Protrahierung, Fraktionierung) in der jeweiligen Verteilung der applizierten Gesamtstrahlenmenge.

A. Einteilung der Carcinome.

Eine Grundlage für die Bestrahlungsmethode ist durch folgende klinische Einteilung der Collumcarcinome gegeben.

1. Carcinoma colli I⁰ = operables Stadium.
2. Carcinoma colli II⁰ = Grenzfall.
3. Carcinoma colli III⁰ = inoperables Stadium.
4. Carcinoma colli IV⁰ = desolates Stadium.
5. Carcinoma colli V⁰ = Rezidiv.
6. Carcinoma colli VI⁰ = desolates Rezidiv.

B. Vorbereitung und Nachkontrolle.

I. Histologische Diagnose. Die hierzu nötige Probeexcision wird mit einem Skalpell, scharfem Löffel oder mit der Diathermieschlinge ausgeführt. Eine Erweiterung dieses Eingriffs erfolgt bei großen proliferierenden Blumenkohlcarcinomen insofern, als diese Tumoren elektrochirurgisch abgetragen werden.

II. Weitere diagnostische und diätetische Maßnahmen. Jede Patientin wird vor Beginn der Strahlenbehandlung einer Recto- und Cystoskopie unterzogen wegen deren Wichtigkeit in Anbetracht später evtl. auftretender Veränderungen des Darms und der Blase. Während der Bestrahlungszeit wird vor allem peinlich auf Stuhlregelung (Darmentleerung vor der Bestrahlung) geachtet, leichte, kräftige Kost verabreicht und gegen evtl. auftretende Katererscheinungen Colsil, Vasano und ähnliches gegeben.

III. Maßnahmen nach der Bestrahlung. Nach Abschluß der Behandlung bekommt jede Patientin einen gedruckten Bogen mit Verhaltungsmaßregeln, vor allem bezüglich der Hautpflege, ein Rezept für Hautsalbe, außerdem Vorschriften bezüglich der Lebenshaltung, Ernährung und ähnliches, ferner einen gedruckten Wiederbestellzettel mit dem Datum der nächstfälligen Nachuntersuchung.

Bei jeder Nachuntersuchung wird außer dem gynäkologischen Befund und der Feststellung des Allgemeinzustandes (Gewicht) grundsätzlich eine Cysto- und nach Möglichkeit eine Rectoskopie vorgenommen, worauf die Patientin abermals einen Wiederbestellzettel zum nächsten Nachuntersuchungstermin erhält.

---

[1] Nach Bericht von Neeff.

Die Nachbeobachtungen werden in Abständen von 6—12 Wochen und je nach Lage des Falles vom zweiten Jahr ab in halbjährigen, schließlich in ganzjährigen Abständen durchgeführt.

Durch genaue organisatorische Einrichtungen ist ein steter Überblick über die Carcinompatientinnen vorhanden, so daß die nicht zum bestellten Termin erscheinenden Frauen durch besondere Mahnschreiben zum Wiederkommen veranlaßt werden, wobei stets auf ihr eigenes Gesundheitsinteresse hingewiesen wird.

C. Die Behandlungsmethoden.

Die einzelnen Bestrahlungsmethoden sind so ausgearbeitet, daß sie sich bestmöglich der relativen Strahlenempfindlichkeit, dem Sitz und dem Stadium des betreffenden Carcinoms anpassen. Auf dieser Basis ergeben sich zu einem Teil die Gesichtspunkte, die zu den im folgenden beschriebenen Methoden führten; zum andern Teil sind dabei Faktoren maßgebend, die eine Verwertung der neueren Forschung auf dem Gebiet der Strahlentherapie, die klinische Durchführbarkeit der Methoden und die zeitliche Belastung des Strahleninstituts berücksichtigen.

Die Grundlage jeglicher Dosisberechnung bei allen Bestrahlungsweisen wird durch die jeweilige Organtoleranzdosis gebildet, d. h. durch diejenige Strahlenmenge, die mit Rücksicht auf unerwünschte Nebenwirkungen an den dem Tumor benachbarten, besonders strahlenempfindlichen Organen bzw. an der Haut nicht überschritten werden darf. Bei der Bestrahlung der weiblichen Genitalcarcinome kommen hier neben der Haut in der Hauptsache Darm und Blase in Betracht. Die Berechnung der im folgenden wiedergegebenen Strahlendosen hat als Ausgangspunkt die höchstzulässige Strahlenmenge am Darm: Die Darmtoleranzdosis (DTD). Die DTD ändert sich, wenn sie in der Röntgeneinheit „r" oder in Prozenten der HED ausgedrückt wird, naturgemäß mit dem Zeitfaktor, also mit der jeweiligen Verteilung der gesamten applizierten Strahlenmenge hinsichtlich Protrahierung bzw. Fraktionierung. Bei der Kombination von Röntgen- mit Radiumstrahlen darf insgesamt die DTD nicht überschritten werden; die für Radium geltenden Höchstdosen ergeben sich aus der nachstehenden Radiumtabelle, deren Werte durch besondere Untersuchungen über Radiumtoleranzdosen (Neeff[1]) ermittelt und durch die klinische Erfahrung sichergestellt sind.

Tabelle 22.

Bei einer Länge des Röhrchenpräparates von mm²	und einem Abstand der Filterachse vom Darm von					
	0,5 cm	0,75 cm	1,0 cm	1,5 cm	2,0 cm	
	beträgt die höchstzulässige Radiumdosis (= 100% DTD)					
11	480	870	1370	2960	4810	
22	810	1350	2000	4110	6450	
33	1230	1900	2880	5260	7900	Milligrammelementstunden
44	1690	2470	3570	6100	8950	
55	2150	2980	4220	6850	9750	
66	2560	3480	4840	7500	10400	
77	2900	3830	5200	7900	10800	

[1] Vgl. Strahlenther. **33**, 253 (1929).

[2] Die aktive Länge einer Radiumzelle beträgt 11 mm, daher die Abstufung mit je 11 mm.

In dieser Tabelle sind die Toleranzdosen für Radium wiedergegeben, die zur Berechnung der zulässigen Radiumdosen, ausgedrückt in Milligrammelementstunden (mgeh), dienen. Diese Werte entsprechen 100% DTD, wenn die Radiumdosis in nicht weniger als etwa 60—80 Stunden gegeben wird; für die einzelnen Methoden sind dagegen die dort jeweils angegebenen Prozente der DTD als Radiumdosis anzusetzen.

D. Durchführung der Bestrahlung.

Auf den vorstehenden Grundlagen ist das Vorgehen der Würzburger Klinik bei den Collumcarcinomen aufgebaut.

1. Operable Fälle. Hier soll eine ausreichende Dosis an den Primärtumor gebracht werden, was infolge der lokalen Verhältnisse mit Radium möglich ist; wegen der ausgesprochenen Metastasierungstendenz ist eine Röntgenzusatzdosis zum Zwecke einer möglichst homogenen Durchstrahlung angezeigt.

Es wird eine von Neeff angegebene Bestrahlungsmethode angewandt: Die Gesamtröntgendosis wird auf vier Einzelsitzungen verteilt mit je 1 Tag Pause. Pro Sitzung werden 220 r in die Tiefe (Tr) gegeben, und zwar je durch Bestrahlung eines Unterbauchfeldes (20 × 20) und eines Kreuzbeinfeldes (20 × 20) gleichzeitig, also im Doppelröhrenbetrieb (DRB) (s. Abb. 95). Nach einem weiteren Tag Pause folgt die Radiumbestrahlung, verteilt auf 60—80 Stunden. Die Gesamttiefendosis der Röntgenbestrahlung beträgt dann 880 Tr, gegeben in 7 Tagen. Dies entspricht etwa 50% der DTD. Es kann also noch eine Radiumdosis von 50% der DTD gegeben werden. Die Anzahl Milligrammelementstunden für diese 50% DTD werden gemäß der jeweiligen Präparateanordnung aus der Radiumtabelle entnommen (s. S. 376). Bei der Röntgenbestrahlung beträgt der Fokus-Hautabstand 50 cm, die Spannung 170 kV, die Halbwertschicht (HWS) etwa 0,8 mm Cu und die Intensität in 50 cm etwa 12 Lr (= r in Luft gemessen) pro Minute.

Bestrahlungsschema I.

1. Tag 220 Tr im DRB	6. Tag Pause
2. Tag Pause	7. Tag 220 Tr im DRB
3. Tag 220 Tr im DRB	8. Tag Pause
4. Tag Pause	9. Tag Radium 50% DTD in 60 bis
5. Tag 220 Tr im DRB	80 Stunden, maximal 5000 mgeh.

Hauttoleranzdosis = 1500 WOr in 7 Tagen
Einzelhautdosis = etwa 300 WOr je nach Dicke der Patientin in etwa 18 Minuten = 20% HTD
Gesamthautdosis = 1200 WOr = 80% HTD
Darmtoleranzdosis = 1800 Tr in 7 Tagen
Einzeltiefendosis = 220 Tr = 12% DTD
Gesamttiefendosis = 880 Tr = etwa 50% DTD in 7 Tagen.

WOr = wahre Oberflächendosis = Gesamtdosis an der Hautoberfläche eines Feldes als Summe aus den Eintrittsfeld- und Austrittsfelddosen.

2. Grenzfälle und inoperable Fälle. Seit über 4 Jahren wird bei diesem Stadium nach Möglichkeit (Zeit, Geld) eine nach den Angaben von Coutard protrahiert-fraktionierte und von Neeff für die Kombination mit Radium modifizierte Bestrahlung ausgeführt. Es werden zwei Großfelder angewandt, jeden Tag ein Feld, abwechselnd Unterbauch (UB) und Kreuzbein (KrB), also kein Doppelröhrenbetrieb (vgl. Abb. 96). Der Fokus-Hautabstand beträgt 70 cm, Spannung und Filterung entsprechen einer Halbwertschicht von

1,52 mm Cu. Es werden im ganzen 24 Sitzungen verabreicht, und zwar 14 UB und 10 KrB-Felder. Pro Feld werden etwa 300 r auf die Oberfläche (Or) innerhalb 1,5 Stunden gegeben. Die durchschnittliche Einzeltiefendosis beträgt etwa 125 Tr, gleich etwa 2% der DTD, so daß im ganzen die Tiefendosis von 3000 Tr in 27 Tagen gegeben, etwa 50% der DTD

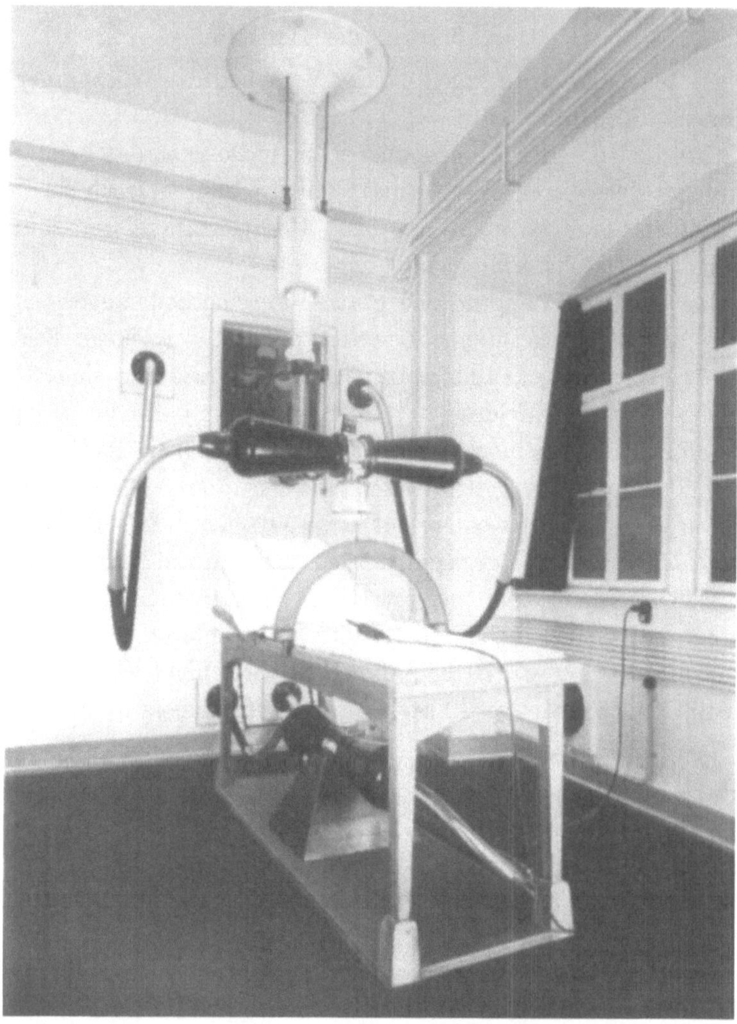

Abb. 95. Carcinombestrahlungseinrichtung in der Universitäts-Frauenklinik Würzburg.
(Vgl. auch Abb. 43 in Bd. IV, 2. Hälfte, 1. Teil, S. 157 mit Doppelröhrenanordnung nach Dr. Neeff
zur Carcinom- und Kastrationsbestrahlung.)

entspricht; es können also noch 50% der DTD durch Radiumbestrahlung verabfolgt werden (ebenfalls in einer Zeit von 60—80 Stunden).

Bestrahlungsschema II.

14 UB- und 10 KrB-Felder, jeden Tag ein Feld (pro Feld in 90 Minuten 300 Or, Feld 20 × 20 cm).
Radium: 50% DTD in 60—80 Stunden; maximal 5000 mgeh.

Hauttoleranzdosis = 4500 WOr in 27 Tagen
Einzeldosis (Haut) = 300 Or in 90 Minuten
Gesamtdosis (Haut) = UB 4530 WOr = etwa 100% HTD in 27 Tagen
KrB 3450 WOr =   73% HTD in 23 Tagen.

Darmtoleranzdosis = 6000 Tr in 27 Tagen
Einzeltiefendosis = 125 Tr = 2% DTD
Gesamttiefendosis = 3000 Tr = 50% DTD in 27 Tagen.
WOr s. Bestrahlungsschema I.

Ist aus finanziellen oder zeitlichen Gründen die Anwendung der protrahiert-fraktionierten Bestrahlung nicht möglich, dann wird für diese Carcinomstadien die bei den operablen Fällen beschriebene Bestrahlungsmethode benützt. (Kurzzeitig-fraktioniert, Bestrahlungschema I).

3. Desolate Fälle. Da nach unseren (bisherigen) Erfahrungen von diesen Patienten die protrahiert-fraktionierte Bestrahlungsmethode sehr schlecht vertragen wird,

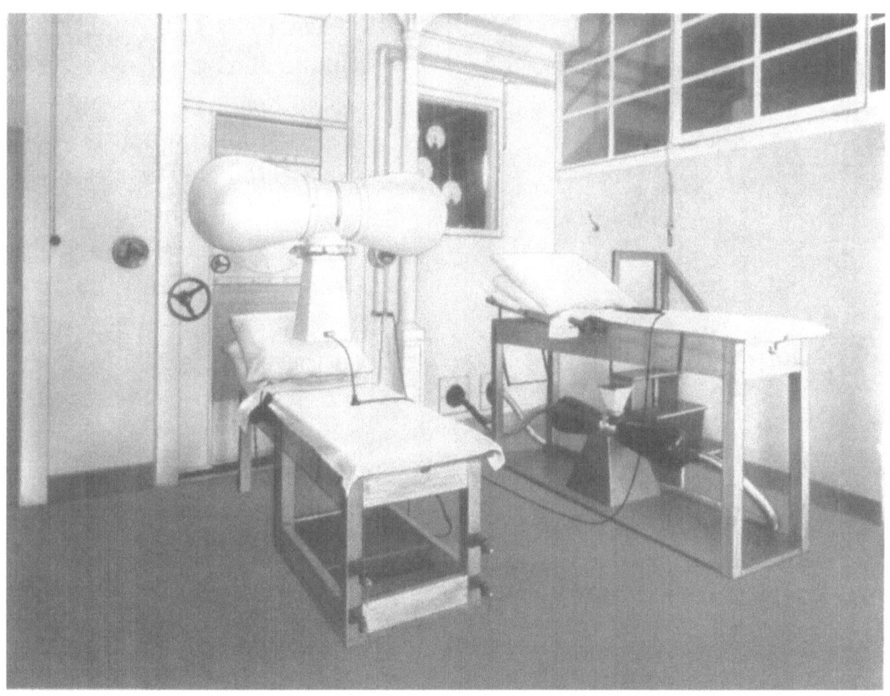

Abb. 96. Zwei weitere Bestrahlungsplätze der Universitäts-Frauenklinik Würzburg mit strahlen- und hochspannungsgeschützten Geräten. Rechts Einrichtung zur Untertischbestrahlung.

ohne daß die dadurch erzielten Erfolge bessere wären als bei Anwendung der kurzzeitig-fraktionierten Methode, so wird diese letztere prinzipiell angewandt.

E. Technik und Dosierung.

I. Röntgenbestrahlung. Hierzu dienen drei verschiedene Bestrahlungstische (Abb. 95 u. 96). Der eine Tisch ist mit zwei Röhren ausgerüstet (Deckenstativ und Untertischröhre, letztere in konstantem Abstand $F^H = 50$ cm fixiert). Hier werden die gleichzeitigen Bestrahlungen von Unterbauch- und Kreuzbeinfeld durch „Doppelröhrenbetrieb" (DRB) ausgeführt. Der Doppelröhrenbetrieb hat unter anderem die Vorteile, daß zur Applikation des Rückenfeldes die Patientin nicht umgelagert werden braucht und daß die Exaktheit der Dosierung bei der vaginalen Messung erhöht wird[1]. Die beiden anderen

---

[1] Vgl. Neeff, Strahlenther. 45, 739 (1932).

Tische dienen zur Bestrahlung nach der protrahiert-fraktionierten Methode. Einer der Tische ist verstellbar für Vulvabestrahlungen (Steinschnittlage). Im allgemeinen werden, wie erwähnt, zwei Großfelder (20 × 20) von Unterbauch und Kreuzbein benutzt, welche bei Anwendung von Seitenfeldern etwas schmäler gewählt werden.

Die üblichen Gesichtspunkte für die sachgemäße Durchführung einer Bestrahlung (Betriebsbedingungen, Eichung der Röhrenausbeute, Anzahl und Lage der Felder, Einstellung, Tiefendosen) werden sorgfältig beachtet. Außerdem wird auf zwei Dosierungsmaßnahmen besonderes Gewicht gelegt:

Einerseits darf grundsätzlich keine Strahlung ohne gleichzeitig fortlaufende Messung (vaginal oder auf der Oberfläche) verabfolgt werden; zur Messung dienen Hammer-Dosimeter (Abb. 97 zeigt die vaginale Messung). Andererseits wird der jeweilige Bestrahlungsplan stets daraufhin geprüft, ob die Gesamtdosis (Radium + Röntgen) die zulässige Höchstbelastung von Blase oder Darm (DTD) nicht überschreitet. Damit ist eine weitgehende Sicherheit gegeben für die exakte Dosierung, sowie für die Vermeidung von unerwünschten Nebenwirkungen, trotzdem in den meisten Fällen bis an die Toleranzgrenze herangegangen wird.

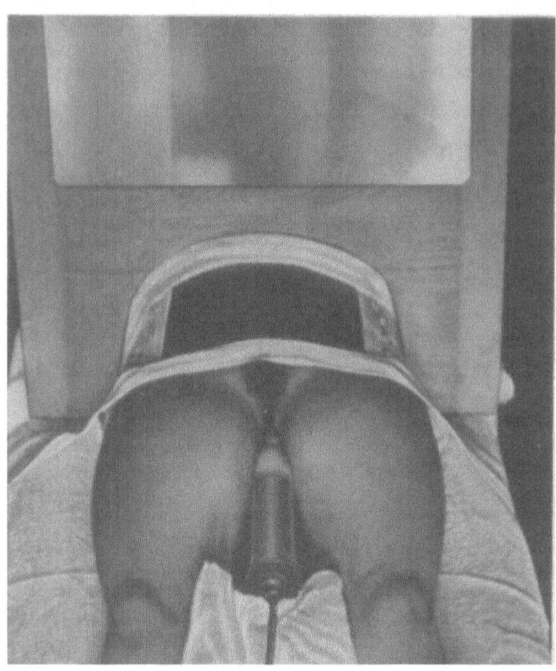

Abb. 97.   Meßkammer in situ bei Ausführungen der Dosierung nach Krönig-Friedrich. Man sieht das Elektrometerkabel am Fußende des Bestrahlungstisches her in den Griff der Meßkammer eintreten, der bis zur Vulva mit isolierendem Bleigummi überdeckt ist und dann in der Vagina verschwindet. Über dem Abdomen liegt der ein großes Celluloidfenster tragende Kompressionsgurt; dahinter ist das dem Körper sich mit einem Ausschnitt anpassende Bleiglasfenster zu erkennen (Universitäts-Frauenklinik Würzburg).
(Lehrbuch der Strahlentherapie, Bd. IV/II.)

II. Radiumbestrahlung. In Abb. 98 ist ein einfacher, aber in Hinsicht auf leichtes und sicheres Arbeiten, sowie auf Strahlenschutz wohldurchdachter Radiumarbeitstisch wiedergegeben. Bei St befindet sich ein Stativ zur Festhaltung der Filter beim Füllen bzw. Entleeren, bei B und unter der Tischoberfläche ist eine Bleiplatte von 5 cm Stärke angeordnet, das Besteck R enthält eine Reihe verschiedener Röhrchen und Filter und das Schlüsselbrett Sch weist alle Schlüssel, Klemmen, Pinzetten usw. auf, die zur raschen Herstellung der Präparateanordnungen zweckmäßig sind. Die Schlüssel sind mit langen Hälsen versehen, so daß ein Anfassen der Radiumpräparate mit den Fingern vermieden wird. Die Form der Radiumpräparate wird möglichst weitgehend den lokalen Verhältnissen bei der Applikation angepaßt. Hierzu dienen verschiedenartige Filter, die entsprechend kombiniert werden können. Die überall durchgeführte Normung aller Teile (Gewinde, Länge, Durchmesser usw.) ermöglicht eine vielseitige Ausnützung der Präparate und erleichtert das Arbeiten mit Radium[1].

____
[1] Vergl. Neeff, Strahlenther. 44, 257 (1932).

Abb. 99 zeigt einige Beispiele von Filterkombinationen: bei c ein exzentrisches Flachfilter, verbunden mit einem Röhrchenfilter (zur Portio Cervix-Bestrahlung bei exzentrisch liegendem Orificium externum uteri), bei d eine Verbindung von konzentrischem Flachfilter, Kraterfilter und Röhrchen (zur Bestrahlung eines zerfallenen Portiokraters) und bei e ein gekrümmtes Röhrchenfilter mit einer Blindscheibe, letztere zur Fixierung des Röhrchenfilters mittels Tamponade. Die Einführung und Applikation der Präparate geschieht mit einem Applikator (Abb. 100), der das Verschlußstück des Filters in seinem Kopf K absolut festzuhalten und durch Drehen einer Schraube nach Einlage und erfolgter Scheidentamponade leicht zu lösen erlaubt. Die zugehörige Meßvorrichtung dient zur Ermittlung des Abstandes Filterachse-Darm, die eine Grundlage für die Dosisberechnung bildet.

Diese Dosierung erfolgt kurz folgendermaßen: Nach der Wahl der zweckmäßigen Präparateanordnung werden die Filter mit Radiumzellen gefüllt und mittels des Applikators steril intracervical bzw. intrauterin eingelegt. Dann wird die zugehörige Meßvorrichtung rectal eingeführt und der Abstand Filterachse-Darm an der Skala abgelesen. Auf Grund dieses Abstandes und der Länge des Präparats sind

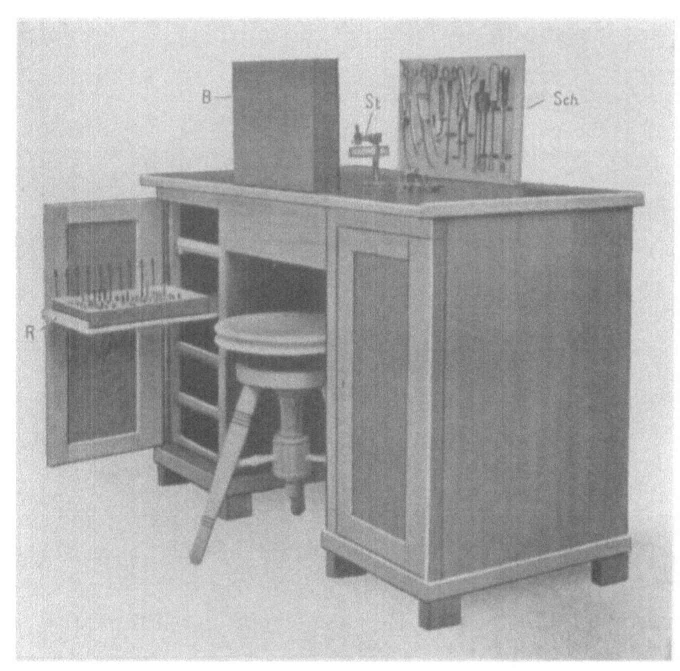

Abb. 98. Radiumarbeitstisch mit Strahlenschutz (Universitäts-Frauenklinik Würzburg).

aus der Radiumtabelle (S. 376) die maximal zulässigen Dosen in mgeh für das eingelegte Präparat zu entnehmen, entsprechend der bei der betreffenden Methode zulässigen prozentualen Höhe, um daraus die Dauer der Bestrahlungszeit für die eingelegte mge-Zahl zu ermitteln. Das intracervical bzw. intrauterin eingelegte Röhrchenfilter wird mit einem feinen Gazedocht zur Ableitung des Sekretes versehen.

Nach Einlage des Präparates wird die Vagina mit angefeuchteter Tamponade ausgestopft. Die Anfeuchtung geschieht mit einer antiseptischen Lösung und verfolgt den Zweck, daß die Tamponade nicht zusammenfällt, wie es bei ihrer trockenen Einführung infolge der späteren Durchfeuchtung der Fall wäre.

Nach der Tamponade erhält die Patientin vor die Vulva einen festen Wattegazebausch, der durch T-Binde fixiert wird, damit ein Herausgleiten der Tamponade nicht möglich ist. Häufig wird außerdem ein Dauerkatheter eingeführt, damit der Blasenabstand zum Radiumpräparat sich nicht ungünstig verändert (was leicht der Fall ist, da das Urinieren oft lange angehalten wird wegen des Druckes der Tamponade, so daß sich die Blase

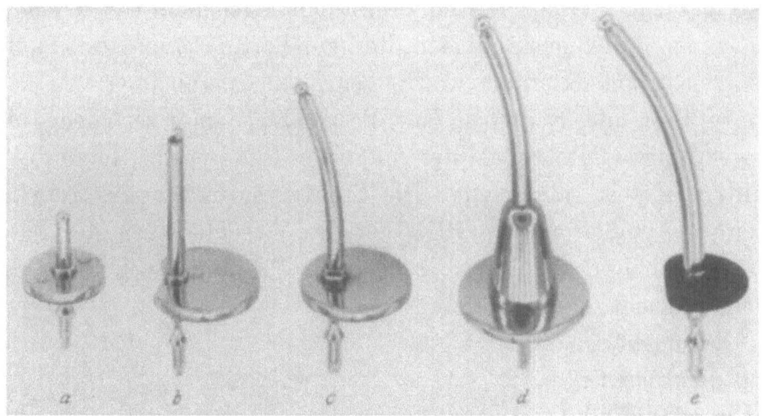

Abb. 99. Filterkombinationen zur Portio-Cervix-Bestrahlung (Universitäts-Frauenklinik Würzburg).
(Aus Strahlentherapie 44, 269, Abb. 4.)

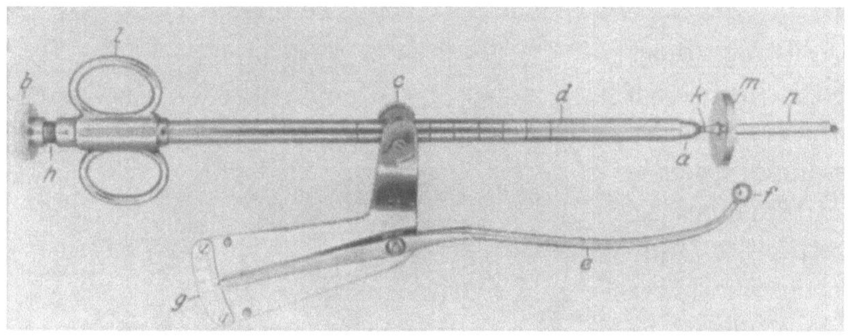

Abb. 100. Applikator mit Meßvorrichtung. (Aus Strahlentherapie 44, 274, Abb. 9.)

maximal füllt). Das Herausnehmen der Präparate geschieht durch Ziehen der Tamponade, an der das Präparat fixiert ist.

Universitäts-Frauenklinik Bonn (v. Franqué)[1].

A. Kranke welche nicht operiert, sondern nur bestrahlt werden, operable und inoperable, Plattenepithel- und Adenocarcinome.

Radium: Insgesamt 6000—6500 mgeh; meist in drei, seltener in zwei Sitzungen, möglichst aber so, daß 3 Wochen nach der ersten Radiumeinlage die letzte erfolgt. Maßgebend für etwaige größere Abstände als 10 Tage zwischen zwei Einlagen sind der Allgemeinzustand und die etwaigen Folgeerscheinungen der einzelnen Einlagen.

Radiummenge: 60—100 mg, meist 80 mg.

Filterung: 1,2 mm Messing. Das Radium befindet sich in Platin-Iridiumröhrchen zu je 10 mg El.. Form und Art der Einlage: Nach Möglichkeit wird die ganze Uterushöhle vom äußeren Muttermund bis zum Fundus ausgestrahlt durch Einlage eines entsprechend langen, meist also 7 cm langen Filters. Bei großen Wucherungen der Portio wird bei der ersten Einlage etwa $\frac{1}{3}$ vor die Scheide gelegt, entweder in einem kurzen Filterröhrchen, dann quer, oder in einem flachen runden Filterröhrchen. Bei der Unmöglichkeit den Cervical-

---

[1] Nach Bericht von Haupt.

kanal aufzusuchen, werden vor die Portio im ganzen 1000 mgeh in der ersten Sitzung verabfolgt. Meist ist dann bei späteren Einlagen der Cervikalkanal benutzbar.

Abstand: In der Uterushöhle ohne Abstand, vor der Portio mindestens 10 mm, nach den Scheidenwänden zu nach Möglichkeit mehr. Der Abstand wird hergestellt durch feste Umwickelung mit Gaze, über welche ein Gummifingerling gezogen wird. Der so gewonnene Abstand wird durch eine Schiebeleere bestimmt. In einzelnen Fällen kommen auch Hartgummi oder Holzbehälter zum Erzeugen eines Abstandes in Anwendung.

Röntgenbestrahlung: Verabfolgung von 500, in das ganze kleine Becken mittels zwei Bauch- zwei Rückenfeldern und einem Vulvafeld von der Größe 10 × 15 (Abb. 101, 102, 103). Die Haut wird meist mit 500 r belastet. Magere und kleine Personen Feldgröße 6 × 8. Bei dicken Frauen Zusatz von seitlichen Feldern in der Gegend der Darmbeinschaufel (Abb. 104). Unter Umständen werden dann statt zwei Bauchfeldern und zwei Rückenfeldern ein großes Bauchfeld (Abb. 105) und ein großes Rückenfeld 15 × 20 ausgeführt. Der Mittelstrahl ist

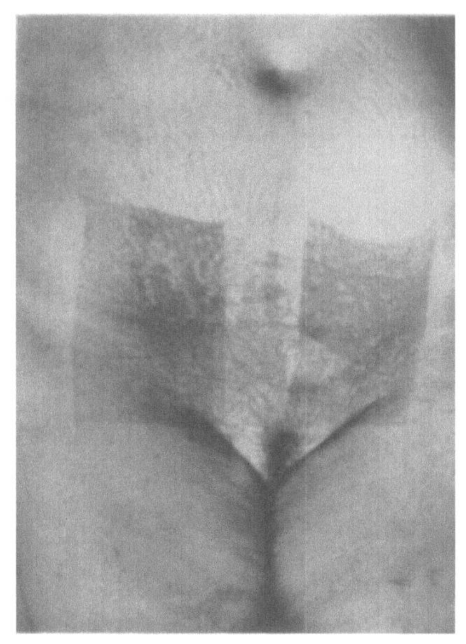

Abb. 101. Lage der beiden Bauchfelder bei der Röntgenbestrahlung des Collumcarcinoms nach v. Franqué.

auf den Krankheitsherd gerichtet (Richtungsweiser nach Haupt). Arbeitsbedingungen: Fokus-Hautabstand 30 cm. Filterung 0,7 Kupfer und 1,0 Aluminium, Spannung 170 kV, Stromstärke 4 mA, Kompression durch Tubus. Bestrahlung nach Möglichkeit einzeitig, sonst bei sehr elenden Personen an zwei, seltener an drei aufeinander folgenden Tagen. Erste Wiederholung 4 Monate später, zweite Wiederholung nach weiteren 9 Monaten. Bei den Wiederholungen fällt meist das Vulvafeld weg. Die Hautfelder werden bei der dritten Bestrahlung meist nur mit 300 r (in der Luft gemessen, ohne Rückstrahlung) bestrahlt. Die erste Röntgenbestrahlung findet entweder unmittelbar vor oder nach der ersten Radiumeinlage statt.

B. Nachbestrahlung der Operierten.

Radiumverabfolgung von 2 bis 400 Ra-El.-Stunden im unmittelbaren Anschluß an die Operation durch Ein-

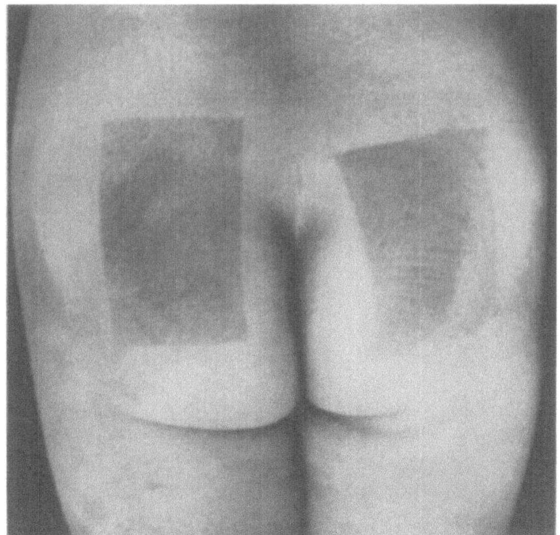

Abb. 102. Lage der beiden Dorsalfelder.

legen eines 2 cm langen Filterröhrchens mit 20—60 mg Ra-El. in das Wundbett oberhalb der Scheide oder in das obere Scheidenende, Gazeabstand 5—10 mm.

Röntgenbestrahlung wie bei Nichtoperierten. Wiederholung nur bei Verdacht auf Rezidiv.

Rezidive:

Radiumeinlage von 500, möglichst 1000 mgeh in die Scheide, falls der Uterus nicht mehr zugänglich ist. Wiederholung mehrmals in Abständen von 14 Tagen. Bei Zugänglichkeit des Uterus Bestrahlung vom Uterus aus mit entsprechend größeren Dosen, insgesamt 6—6500 mgeh.

Röntgenbestrahlung: Ausstrahlen des kleinen Beckens mit 500 r. Unter Umständen durch Einsetzen eines Bleiglasspiegels in die Scheide mit direkter Bestrahlung der Portio (500 r). Wiederholung nach 4 und weiteren 9 Monaten.

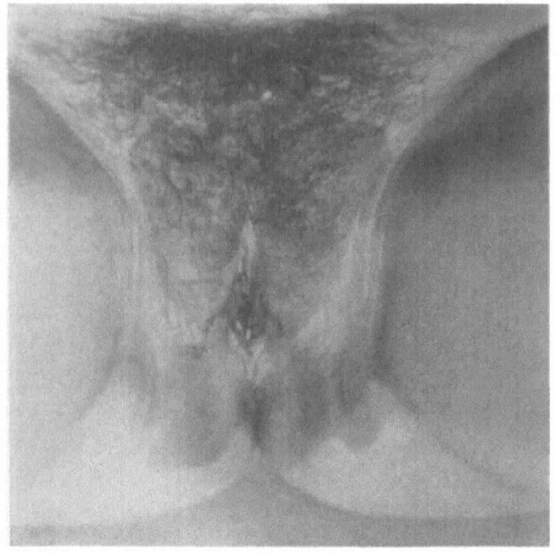

Abb. 103.
Die Feldverfärbung zeigt die Lage des Vulvafeldes.

Universitäts-Frauenklinik Freiburg i. B.
(Pankow)[1].

Für die Strahlenbehandlung der Carcinome besitzt die Frauenklinik in Freiburg größere Mengen radioaktiver Substanzen.

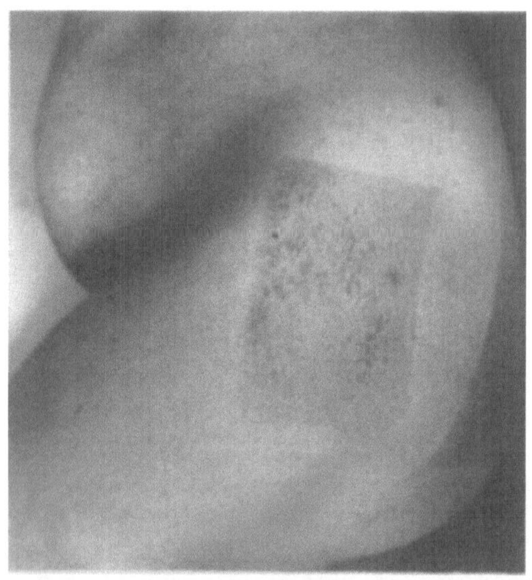

Abb. 104. Lage der seitlichen Zusatzfelder zu den Bauch- und Rückenfeldern bei der Bestrahlungsmethode v. Franqués.

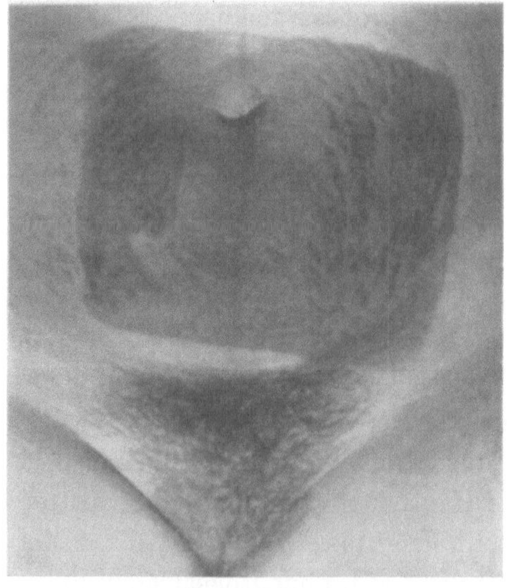

Abb. 105. Großes Bauchfeld (15 × 20) an Stelle der beiden Abdomenfelder bei dicken Frauen (Methode v. Franqué).

So verfügt sie über 180 mg Mesothorium, und zwar:

2 Präparate zu 30 mg, 2 Präparate zu 15 mg und 9 Präparate zu 10 mg

und über 240 mg Radium, und zwar:

3 Präparate zu 30 mg, 5 Präparate zu 20 mg und 5 Nadeln zu 10 mg.

---

[1] Nach eigenem Bericht.

Einheitlich ist bei allen Präparaten die Primärfilterung, sie besteht in 0,5 mm Platin. Die Länge und der Durchmesser der Präparate sind verschieden.

Die Sekundärfilterung beträgt im allgemeinen 2 mm Blei-Äquivalenz (Schichtfilter nach Vorschlag der Radiumkommission des Badischen Landesverbandes zur Bekämpfung des Krebses). Nur in Ausnahmefällen ist die Filterung geringer (Corpuscarcinom).

Die Strahlenbehandlung der Collumcarcinome wird kombiniert mit Radium und Röntgen durchgeführt.

Zunächst wird dreimal in 14tägigem Abstand Radium appliziert.

I. Intrauterin 2000 mgeh und vaginal 1000 mgeh
II.   „   1200 „ „ „ 600 „
III.   „   1200 „ „ „ 600 „
im ganzen etwa 6000—7000 mgeh.

Zwischen der 1. und 2. Radiumbehandlung wird in einzeitiger Behandlung das rechte Parametrium, zwischen der 2. und 3. Radiumbehandlung das linke Parametrium nach Seitz und Wintz bestrahlt. Die zusätzliche Behandlung mit radioaktivem Wismut (s. Veit-Stoeckel Bd. VI, 2, S. 561) wurde wieder aufgegeben, da dadurch keine Besserung der Resultate gegenüber der reinen Strahlenbehandlung erzielt wurde.

Rezidive werden je nach Lage des Tumors kombiniert mit Radium und Röntgenstrahlen angegangen. Gegebenenfalls werden zugängliche Knoten mit Radium gespickt.

Universitäts-Frauenklinik Berlin (Stoeckel)[1].

Die Behandlung der Collumcarcinome wird verschieden durchgeführt:

Gruppe I: bei negativer Virulenzprobe „vaginale Radikaloperation".

Gruppe II und III: bei positiver Virulenzprobe:

1. Radiumbestrahlung:

intracervical 40 mg für 44 Stunden = 1760 mgeh
vaginal   41 „ „ 44   „ = 1804 „

Nach 6—8 Wochen, falls jetzt operabel: Vaginale Radikaloperation, andernfalls

2. Radiumbestrahlung:

intracervical 30 mg für 48 Stunden = 1440 mgeh
vaginal   26 „ „ 48   „ = 1248 „

Evtl. wird ein Teil dieser Dosis durch Spickung der Parametrien (Nadeln zu 2 und 4 mg, oder Emanationsnadeln) gegeben.

Gruppe IV: individuell dosierend, je nach Beteiligung der Nachbarorgane.

Filterung: 2 mm Messing. Fixierung Stenz.

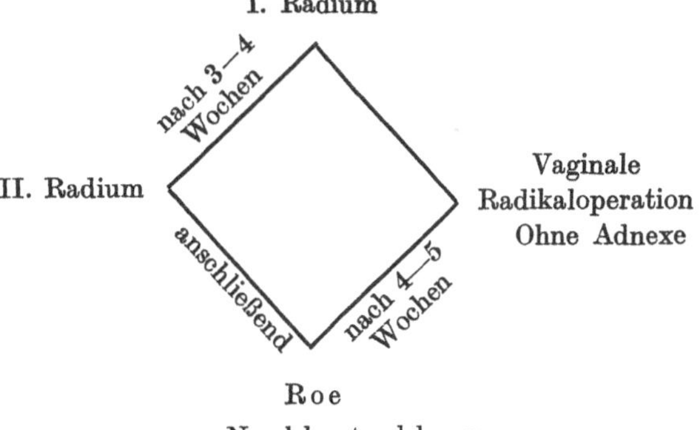

Nach der Operation oder nach der zweiten Radiumbestrahlung, Röntgenbestrahlung.

Für die gesamte Behandlung: Radium, Operation und Röntgen läßt sich obenstehendes Übersichtsschema geben.

---

[1] Nach Bericht von G. F. K. Schultze.

Röntgenbestrahlung: Felder: 6 Felder 10 × 15, 40 cm F.H. Abdeckung mit Bleigummi.

2 abdominal | Lage der Felder aus Figur in Stoeckel, Lehrbuch der Gynäkologie ersichtlich.
2 Rücken- { Topographische Orientierung und Einstellung in den Arbeiten von v. Mikulicz
2 Seiten- | und Günther K. F. Schultze, Strahlenther. **26, 28**.

Bei sehr starken Patientinnen 8 Felder 10 × 15: 3 abdominal, 3 Rücken, 2 Seiten.
Bedingungen: 180 kV (Spektrogramm und Müller Kugelfunkenstrecken).
4 mA., 1 mm Cu, 0,5 mm Al. Stabilivolt mit Holfelder-Geräten.
Halbwertschicht 1,1 mm Cu. Supremos mit Wintz-Gerät.

Dosierung: Im gesamten kleinen Becken wird eine Dosis von 700—800 R erreicht bei einer Belastung der Hautfelder mit 400—500 R Primärstrahlung. Die Berechnung der Dosis erfolgt nach der Messung der Patientin an der Hand von Tiefentabellen, die durch Messung am Wasserphantom gewonnen sind. Kontrolle der errechneten Dosis durch Messung in der Scheide mit dem Hammer-Dosimeter und danach Korrektur der errechneten Hautbelastung.

Zeitliche Verteilung der Dosis: Da 500 R primär in etwa 26—30 Minuten geliefert werden, dauert die ganze Bestrahlung $2^1/_2$—3 Stunden. Tiefendosis wird auf 2 evtl. 3 aufeinander folgende Tage verteilt.

II. Serie: Erweckt bei der Nachuntersuchung nach 3 und 8 Wochen der lokale Befund den Eindruck, daß das Carcinom nicht genügend beeinflußt ist, wird 8 Wochen nach der ersten Bestrahlung eine II. Serie in derselben Dosierung verabfolgt.

Rezidive (s. Schema): Wenn erreichbar, Radium je nach Sitz als Vorlage, intratumoral, durch Spickung. Protrahiert-fraktionierte Ferngroßfeldbestrahlung.

Felder: großes Abdominal
großes Dorsal

Bedingungen: 200 kV. 80—100 cm F.H. 1,5 mm Cu. Müller-Metalix-Rohr.

Dosierung: Jedes Feld erhält im Laufe von 2—4 Wochen 1000—1500 R primär.

Messung und Dosierung: Messung der primären Strahlung zweimal wöchentlich mit kleinem Küstner-Gerät. Küstner-Kammer wird in regelmäßigen Abständen in der Physikalisch-Technischen Reichsanstalt geprüft.

Ein Hammer-Dosimeter, dessen Angaben auf das Küstner-Instrument bezogen werden, dient zur Messung der bei verschiedenen Bedingungen verabfolgten Oberflächen- und Tiefendosen.

Danach sind für jede Apparatur und alle üblichen Bedingungen Dosierungstabellen aufgestellt, nach denen die Dosis errechnet wird.

Prüfung der errechneten Dosis durch Kontrolle in der Scheide während der Bestrahlung mit dem Hammer-Dosimeter, an das jeder Bestrahlungstisch von einer zentralen Schalttafel aus angeschlossen werden kann.

Universitäts-Frauenklinik der Charité Berlin (Wagner)[1].

Zur Bestrahlung kommen nur die lokal inoperablen und die zwar technisch operablen, aber aus allgemeinen Gründen nicht für die Operation geeigneten Collumcarcinome. Die

[1] Nach Bericht von v. Schubert.

Strahlenbehandlung beginnt mit zwei Radiumeinlagen im Abstand von wenigen Tagen in einem zusammenhängenden Klinikaufenthalt. Verabreicht werden dabei im ganzen 3000 bis höchstens 5000 mgeh; von der in früheren Jahren höheren Dosierung (bis 8000 und mehr mgeh) ist man wegen der Gefahr späterer Fistelbildung und keineswegs besserer Heilresultate abgekommen.

Die Klinik besitzt im ganzen 140 mg Radium und zwar in 13 Normalpräparaten zu 10 mg, 5 Kleinpräparaten zu 2 mg. Das Radiumsalz (Sulfat) ist in diesen Präparaten in 0,3 mm Platiniridium eingelötet. Je nach Lokalisation und Ausdehnung des Carcinoms werden mehrere dieser Präparate in verschieden geformte Behälter aus Messing von 1,5 mm Wandstärke verpackt und ohne weitere Filterung möglichst nahe an den Krankheitsherd gebracht.

Bei der Lokalisation des Carcinoms im Cervicalkanal ohne Kraterbildung wird ein nacktes Messingröhrchen mit 30—60 mg in den Cervicalkanal eingelegt, der vorher mit Hegar-Stiften dilatiert war, und durch feste Scheidentamponade dort für 30—50 Stunden festgehalten, so daß in einer Sitzung rund 1000—3000 mgeh erreicht werden, gewöhnlich etwa 2000. Dann wird einige Tage abgewartet und Temperatur und Puls sowie das Allgemeinbefinden beobachtet, wonach entweder genau dasselbe wiederholt wird oder ein flaches Präparat von außen gegen die Portio gelegt wird.

Wenn es sich um einen Tumor einer oder beider Muttermundslippen handelt, wird das Radium in einer flachen Messingbüchse von der Größe eines Dreimarkstückes möglichst auseinandergezogen verteilt, etwa 5 oder 6 Stifte zu je 10 mg. Diese Messingbüchse wird auf eine nach Maß angefertigte Prothese aus Stenzmasse aufgeklebt, welche die Scheide fast ganz ausfüllt und ein sicheres Anliegen des Präparates am Tumor garantiert, was durch eine einfache Tamponade nicht erreicht werden kann. Drückt die Prothese gegen die Harnröhre, wird zweckmäßigerweise ein Dauerkatheter eingelegt. Um ein Herausgleiten der Prothese zu verhindern und um Blase und Darm noch besonders zu schonen, wird die vordere und hintere Scheidenwand noch außerdem durch Tamponade abgedrängt. Einen Schutz dieser Organe durch eingelegte Bleiplatten erreichen zu wollen, wie es bis in die letzte Zeit von manchen Seiten (z. B. Simon-Wien 1932, Figur 42) empfohlen wird, wird für aussichtslos gehalten, da die anwendbaren Bleidicken viel zu gering sind. Der einzig wirksame Schutz wird in der Innehaltung des notwendigen Abstandes und richtiger Dosierung gesehen.

Beim Vorhandensein eines Cervixkraters wird das Radium in ähnlicher Weise auf einer Prothese befestigt oder in kurzer Messinghülse in eine Kugel aus Stenzmasse verpackt, die in dem Krater durch Scheidentamponade festgehalten wird.

Bei Übergreifen des Prozesses auf die Scheide wird, den örtlichen Verhältnissen entsprechend, eine flache Messingbüchse in Stenzmasse verpackt gegen den Tumor durch Tamponade angedrückt oder eine längliche Messinghülse wird axial in einem durchbohrten Korken oder in einer zusammenschraubbaren Holzkapsel angebracht, wobei die gesunden Scheidenabschnitte noch besonders durch Tamponade abgedrängt werden.

Eine grundsätzliche Beschickung der gesunden Vagina mit Radium beim Cervixcarcinom, wie es manche Schulen zwecks Bestrahlung der Parametrien und Parakolpien vorschreiben, wird meist nicht ausgeführt, um möglichst konzentriert auf den Krankheitsherd selbst wirken zu können. Auch die von vielen Autoren aus demselben Grunde vorgeschlagene grundsätzliche Beschickung der Corpushöhle mit Radium wurde wieder aufgegeben, da das Hinaufbringen der Infektion über den inneren Muttermund sich als zu gefährlich erwiesen hat und Todesfälle an Peritonitis vorkamen.

Nach Überwindung der Bestrahlungsfolgen wird die Patientin nach Hause entlassen.

6 Wochen nach Beginn der Radiumbehandlung folgt eine Röntgenbestrahlung. Diese wird bei einem großen Teil der Fälle ambulant durchgeführt, obgleich es wünschenswert wäre, die Patientin die ganze Zwischenzeit hindurch und namentlich während der Röntgenbehandlung in der Klinik zu behalten. Dies scheitert aber an den wirtschaftlichen Verhältnissen und dem Bettenmangel.

Die gewöhnliche Methode der Röntgenbestrahlung besteht in der Verabreichung von 4 Hautfeldern von je 10:15 cm mit je 100% Hautbelastung, Leib rechts, Leib links, Rücken rechts, Rücken links, an 4 aufeinanderfolgenden Tagen. Apparat: Stabilivolt, Röhre: bisher Müller-Metalix, Spannung 180 kV, Stromstärke 4 mA, Filter 0,7 Cu + 1,0 Al. Fokus-Hautabstand 40 cm, Kompressionstubus. (In der allerletzten Zeit kam ein Siemens-Tuto-Gerät zur Verwendung, wobei die Röhre mit 6 mA unter sonst gleichen Umständen betrieben wird.) Nach Applikation der 4 Felder werden die Patienten nach 8—10 Wochen wieder bestellt und erhalten nochmals dieselben 4 Felder. Die Patienten werden dann fortlaufend alle 3 Monate nachuntersucht. Beim Auftreten von subjektiven oder objektiven Symptomen erhalten sie dieselben 4 Felder noch ein bis mehrere Male. Genau dasselbe Behandlungsschema wird bei den prophylaktischen Nachbestrahlungen nach Operationen angewandt.

Neben dem Stabilivolt steht der Klinik Wagner noch ein Gamma-Voltapparat zur Verfügung. Bei der Verwendung dieses Apparates wurden bis jetzt zwei Methoden befolgt: Entweder eine über 20 Tage sich erstreckende Coutard-Behandlung oder eine innerhalb 24 Stunden vollendete Intensivbestrahlung. Bei den beiden Methoden kommen Spannungen von 550—600 kV zur Verwendung je nach dem, was die gelieferten Röhren an Spannung aushalten. Die Röhren werden im Gebrauch besser und können nach einigen Wochen Betrieb auf volle Spannung beansprucht werden. Gewisse Schwierigkeiten machen vorläufig noch die Hochspannungstransformatoren, welche bei mehrstündigem Betrieb so heiß werden, daß es zu Durchschlägen kommt. Eine losere Wicklung mit wirksamerer Ölkühlung soll diesen Übelstand beheben. Die Röhren können mit 1,0—1,5 mA belastet werden. Als Filter werden 2,0 oder 3,0 mm Kupfer und 3,0 mm Al genommen. Der Abstand Fokus-Haut beträgt 94 cm. Die Bleiblenden zur Ausblendung des Strahlenbündels befinden sich 74 cm vom Fokus entfernt. Es wird gewöhnlich ein Einfallsfeld angewandt, welches auf der Haut 375 qcm beträgt. In freier Luft gemessen, beträgt der Zufluß in r pro Minute 3,02. Nach bisher nichtveröffentlichten Untersuchungen der Reichsanstalt an einem der Größe des menschlichen Körpers entsprechenden Paraffinphantom kommt für die Hautoberfläche ein Streustrahlenzusatz von 37% zustande. Von dieser Oberflächendosis werden in 10 cm Tiefe 65% als Tiefendosis nachgewiesen, bei den oben geschilderten Bestrahlungsbedingungen. Von 100 r einfallender Strahlung bekommt man also 137 r Oberflächendosis und davon 65% = 89 r in 10 cm Tiefe, oder, anders ausgedrückt, man bekommt 89% der in freier Luft gemessenen einfallenden Strahlung als Tiefendosis in 10 cm Tiefe.

Die Applikation dieser Felder wird bei den beim Gamma-Volt herrschenden besonderen Verhältnissen mit einer von v. Schubert konstruierten Bestrahlungseinrichtung vorgenommen (s. Abb. 106a, b, c). Diese zeichnet sich dadurch aus, daß im Behandlungsraum keinerlei hochspannungsführende Teile vorhanden sind und die Röntgenstrahlen von unten durch ein mit einem Filter versehenes Fenster eintreten, das auch schädliche Gase (Ozon, nitrose Gase) fernhält.

Zu diesem Zweck wurde in einem ebenerdigen Pavillon die Gamma-Voltanlage in einem abgeteilten Maschinenraum aufgestellt, neben welchem sich der Behandlungsraum befindet. Darunter ist ein geräumiger Keller angelegt, in welchem sich lediglich die Röntgenröhre mit ihren Zuleitungen befindet. Die Decke und Seitenwände dieses Kellers sind mit 15 mm starkem metallischem Blei armiert, so daß die Röntgenstrahlen in den Behandlungsraum nur durch eine Öffnung mit auswechselbaren Blenden und Filtern eintreten können. In dem Behandlungsraum befindet sich auf Schienen beweglich ein

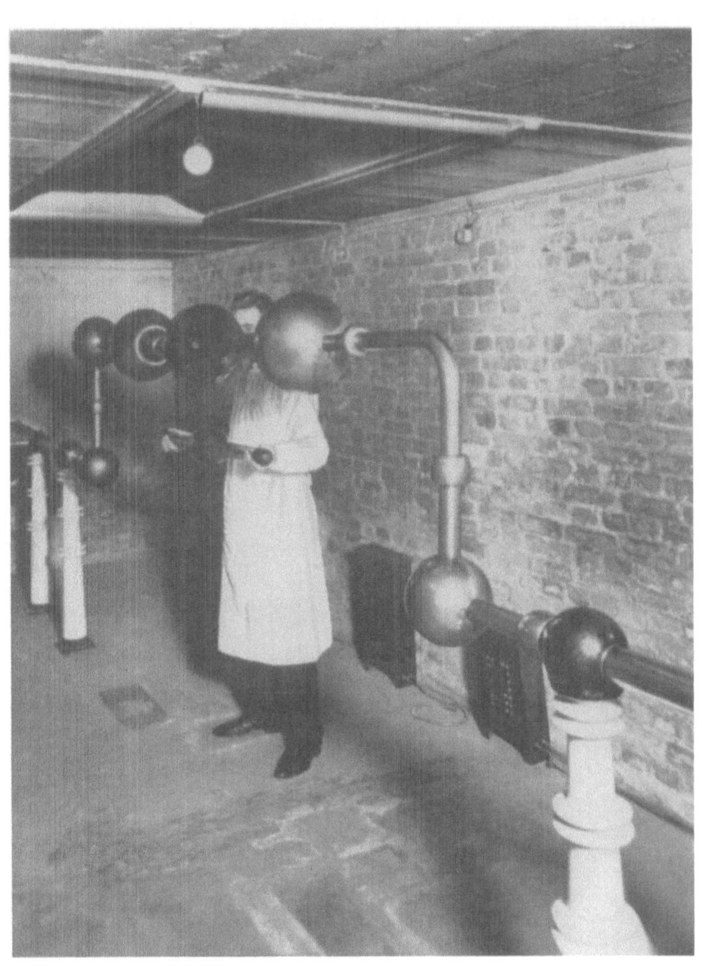

Abb. 106a. Gammavoltanlage (Charité-Frauenklinik Berlin).

großer 8 Zentner schwerer Bestrahlungskasten, dessen Seitenwände zum Abfangen der Streustrahlung stark mit Blei armiert sind. Die Bodenfläche dieses Kastens besteht aus dünnem Holz und ist durch Spindelantrieb hoch und tief verstellbar, wodurch die Herstellung eines bestimmten Fokus-Hautabstandes ermöglicht wird. Andererseits ist auch die Röhre im Röhrenkeller hoch und tief verstellbar, so daß ein weiter Spielraum für die Einstellungsmöglichkeit gegeben ist.

Um die Einstellung der Röhre auf den Krankheitsherd zu ermöglichen, wurde eine neuartige Visiereinrichtung konstruiert, welche aus einem um eine senkrechte Achse drehbaren Galgen besteht und bei optischer Einstellung auf eine an der Wand befestigte Marke mit einem nach unten weisenden Zeiger genau auf den Brennfleck der Röhre zielt. Durch Verschiebung des Bestrahlungskastens auf seinen Schienen und seitliche Verschiebung der Patientin in dem Kasten ist es möglich, jeden Körperteil auf das genaueste in den Zentralstrahl einzustellen.

Um nun zu erreichen, daß das ganze Ausbreitungsgebiet des Carcinoms, aber nicht mehr im Strahlenkegel liegt, hat sich eine vorherige topographische Feststellung jedes einzelnen Falles durch Herstellung von Röntgenprofilbildern mit Hilfe des von v. Schubert angegebenen Beckenaufnahmegeräts[1] sehr bewährt. In diesen Röntgenprofilbildern, die sowohl in Rückenlage wie in Bauchlage in genau derselben Haltung angefertigt werden, welche die Patientin nachher bei der Bestrahlung einnimmt, wird auf dem Zeichentisch

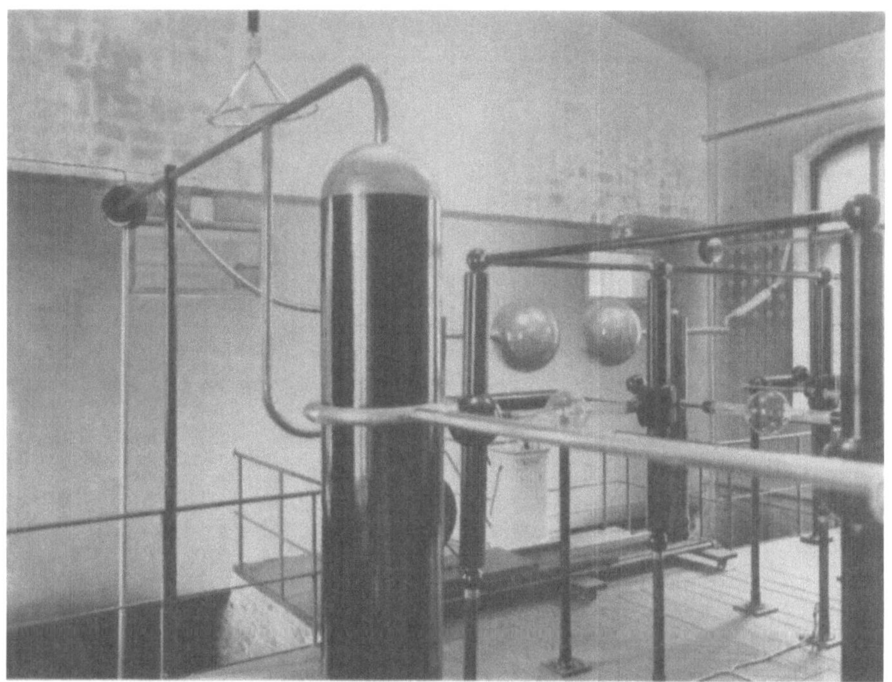

Abb. 106 b. Gammavoltanlage (Charité-Frauenklinik Berlin).

das zu bestrahlende Gebiet abgegrenzt und die sich daraus ergebende Lage des stets senkrechten Zentralstrahles eingetragen. Unter Berücksichtigung des am Beckenaufnahmegerät abzulesenden Verkleinerungsfaktors kann dann die Auswahl der erforderlichen Blendengröße getroffen und die absolute Entfernung des Zentralstrahles in Millimetern von äußerlich sichtbaren Orientierungspunkten an der Patientin bestimmt werden. Wie die Erfahrung zeigt, sind die Verhältnisse von Patientin zu Patientin außerordentlich verschieden. In Rückenlage der Patientin wird der obere Symphysenrand benutzt, von dem der Zentralstrahl kopfwärts je nach Lage des Falles 40—80 mm entfernt sein muß. In Bauchlage der Patientin wird das kraniale Ende der Gesäßfurche als Anhaltspunkt genommen, welches bei den beschriebenen topographischen Aufnahmen durch eine Bleimarke sichtbar gemacht wurde. Bei diesem Orientierungspunkt sind die erforderlichen Abstände des Zentralstrahles von Fall zu Fall außerordentlich verschieden, in dem bald eine

[1] Vgl. Röntgenpraxis 1, H. 6.

Einstellung mehrere Zentimeter kopfwärts, bald direkt auf den Orientierungspunkt, bald mehrere Zentimeter fußwärts nötig ist. Nichts wäre verkehrter als eine für alle Fälle gültige allgemeine Einstellungsvorschrift, welche entweder große Gebiete des Krankheitsherdes unbestrahlt ließe oder ganz unnötig große Einfallsfelder erforderlich machen würde, um alles Nötige zu treffen. v. Schubert erklärt diese genauen Vorschriften nicht für Pedanterie, sondern sieht in ihrer Befolgung eine wesentliche Vorbedingung zum Erfolg, da es darauf ankommt, möglichst kleine Körpervolumina zu durchstrahlen, um die toxische Strahlenwirkung auf den Gesamtorganismus und die lokale Gewebsschädigung auf ein möglichst geringes Maß zu beschränken.

Bei der Coutard-Methode wird täglich abwechselnd das vordere und hintere Feld mit einer Dosis von 285 r einfallender Strahlung in freier Luft gemessen bestrahlt,

im ganzen 20 Tage lang. Nachdem die dabei auftretende Hautreaktion in einzelnen Fällen zu stark ausgefallen war, wurde auf täglich 200 r einfallender Strahlung zurückgegangen. Die im ersten Beginn der Versuche täglich auf dasselbe Feld ohne Abwechslung verabreichte Dosis machte zu starke Reaktionen, namentlich am dorsalen Feld. In einem Fall kam es auf dem Rückenfeld zu einem monatelang bestehenden Ulcus bei einer Patientin mit einer schweren Lues. Sonst wurden niemals bleibende Störungen gesehen.

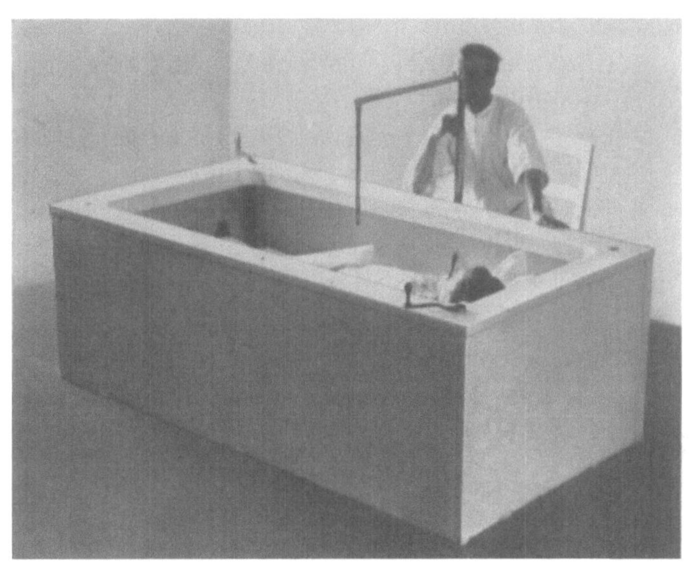

Abb. 106 c. Bestrahlungskasten nach v. Schubert. Patientin liegt auf einer durch Spindelantrieb hoch und tief verstellbaren Grundplatte. Mit Hilfe der Visiervorrichtung wird der Ort des Brennfleckes festgestellt.

Bei den letzten 40 Fällen hat die Klinik Wagner nach einer Besprechung mit Wintz die Coutard-Methode verlassen und eine kurzzeitige Intensivbestrahlung in der Weise durchgeführt, daß die Patientin an einem Nachmittag und dem darauffolgenden Vormittag, also innerhalb 24 Stunden, 4 Stunden Bestrahlung des Rückenfeldes und 4 Stunden Bestrahlung des Bauchfeldes erhält, wobei auf jedes Feld 750 r einfallender Strahlung treffen, insgesamt also 1500 r. Wenn davon, wie oben beschrieben, 89 % in 10 cm Tiefe kommen, so wird eine Patientin von 20 cm Dicke in der Mitte des Beckens und im ganzen Becken die Dosis von 1335 r erhalten.

Bei dieser Dosierung ist die Allgemeinreaktion erstaunlich gering: Die Mehrzahl der Fälle spürte keinerlei Übelkeit, nur einige Patientinnen haben Erbrechen für wenige Tage; die Änderung des Blutbildes ist auffallend gering und die Haut reagiert bei manchen Patientinnen überhaupt nicht, bei anderen kommt es zu einer geringen Reizung, die nach einigen Wochen spurlos verschwindet. Die Schamhaare fallen gewöhnlich aus und kommen nach einiger Zeit vollständig wieder.

Um ein klares Bild über die Wirkung des Gamma-Voltapparates zu bekommen, erhalten die damit behandelten Patientinnen im allgemeinen gar kein Radium. Es ist aber sehr wohl möglich, daß man sich später zu einer Kombination dieser beiden Faktoren entschließen wird, die sich namentlich bei sehr korpulenten Patientinnen in günstiger Weise ergänzen können.

Von irgendeiner Zusatzbehandlung, wie Dextrose, Isaminblau, Verkupferung, Hypophysenbestrahlung usw. wurde grundsätzlich abgesehen, um die Wirkung der Bestrahlung allein beobachten zu können.

Staatliche Frauenklinik Dresden (Warnekros)[1].

Die Strahlenbehandlung der Collumcarcinome wird kombiniert mit Radium und Röntgen durchgeführt, und zwar:

Röntgen: 170 kV, 6 mA, 40 cm Haut-Fokusdistanz, 0,5 mm Kupfer + 1,0 mm Aluminium-Filterung.

Bauch- und Rückenfeld je 18 × 18 cm, Seitenfelder 10 × 15 cm.

Oberflächendosis 586 r (mit Hammer-Dosimeter im Tubus gemessen).

Tiefendosis einer Serie etwa 120% der HED.

Bei fettleibigen Patienten schon bei der ersten Serie Zusatzfelder in Form eines Vulvafeldes (Tubus 8 × 10 cm) oder beiderseitiger Glutealfelder (Tubus 6 × 8, evtl. 8 × 10 cm). Oberflächendosis wie oben 586 r.

Nach Verabfolgung dieser Serie je nach dem Ergebnis der in kurzen Intervallen vorgenommenen Nachuntersuchungen weitere Zusatzfelder in Form von Zwischenfeldern (zwischen Seitenfeld, Bauch- bzw. Rückenfeld). Evtl. neuerliche Bestrahlung der früheren Felder.

Radium: 3—4000 mgeh, Verabreichung durch Vorlage von Platten vor die Portio und durch Einlage von Stiften endocervical. Dauer der Strahlenbehandlung etwa 10 Tage.

Apparatur: 2 Radiokonstant-U der Firma Koch & Sterzel, Dresden;

1 Holfelder-Kanone, Firma Siemens;

1 Deckenhängegerät mit Metwa-Metalixröhre der Firma Müller, Hamburg.

Radiumgeräte der Radium-A. G., Berlin, sämtliche Radiumpräparate in 10 mg Standardröhrchen in Platte und Stiftform einlegbar. Reichliche Verwendung von Radiumspickstiften. Fixation der Radiumpräparate mit Zahn-Stenzmasse.

Langzeitbestrahlung nach Coutard mit 180 kV, 4 mA, 70 cm Fokus-Hautabstand, Thoraeusfilter.

Felder: Unterbauch links und rechts 10 × 15 cm, desgleichen Rücken. Täglich 1 Feld mit 280 r (einschließlich Rückstrahlung), jedes Feld wird mit insgesamt 2400 r belastet, wobei die Belastung pro Minute 3,8 r (einschließlich Rückstrahlung) beträgt.

Universitäts-Frauenklinik Göttingen (Martius)[1].

Die Behandlung der Collumcarcinome wird verschieden durchgeführt:

1. Inoperable Gebärmutterhalscarcinome werden kombiniert mit Röntgen und Radium bestrahlt.

---

[1] Nach eigenem Bericht.

a) Radium: Die Gesamtdosis beträgt 6000 mgeh, und zwar werden 4mal 1500 mgeh pro Woche, jedesmal 50 mg 30 Stunden lang in einem pilzförmigen Träger in der Weise verabfolgt, daß meistens 20 mg in den Cervicalkanal und 30 mg vor die Portio kommen.

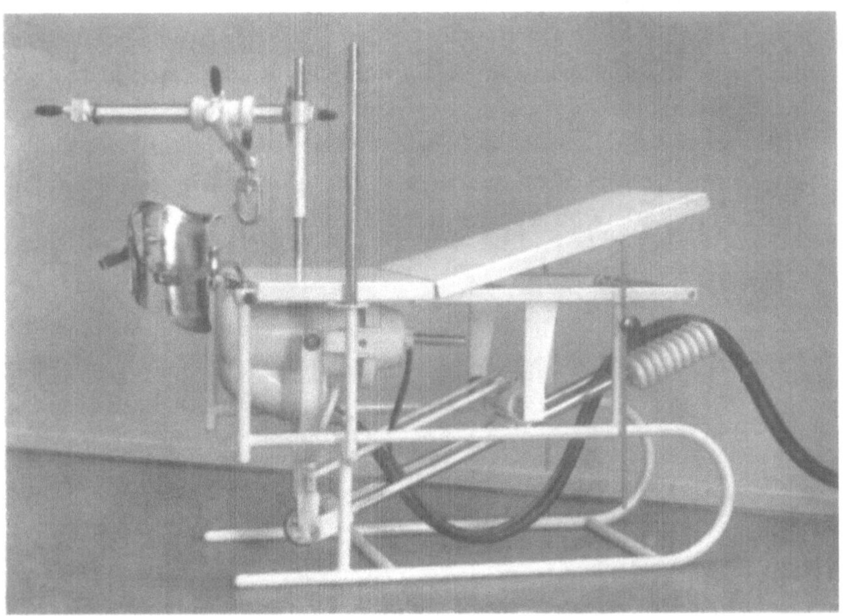

Abb. 107a. Die strahlen- und hochspannungsgeschützte Röntgenröhre befindet sich hier unter dem Bestrahlungstisch, oben sieht man am Stativ das Scheidenspeculum zum Einführen der Röntgenröhre.

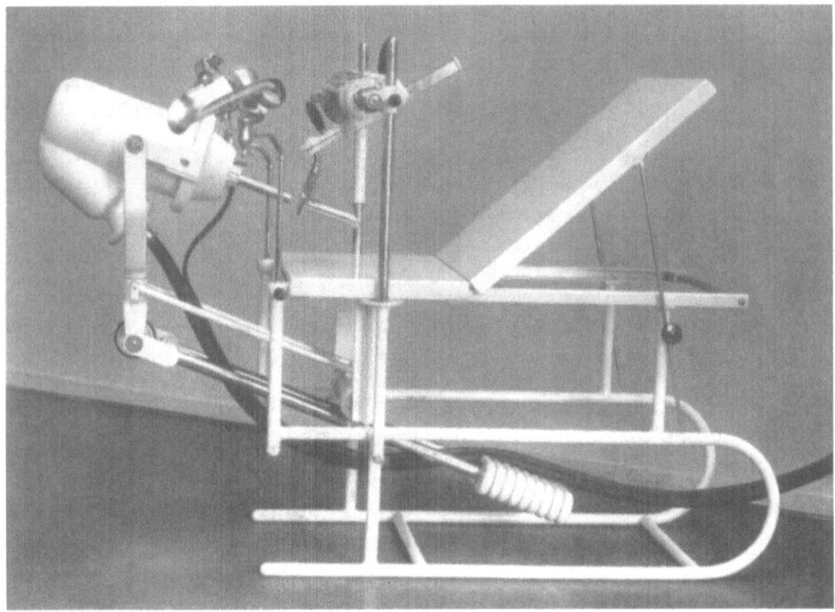

Abb. 107b. Körperhöhlenröntgenröhre in einer Achse mit dem Scheidenspeculum, fertig zum Einführen.

b) Röntgenbestrahlung: Seit über einem Jahr wird die Röntgenbestrahlung nach Coutard vorgenommen. Dabei werden 2 Vorder- und 2 Hinterfelder zu 10 × 15 cm in einem Fokus-Hautabstand von 50 cm appliziert. Die Betriebsbedingungen sind 180 kV, 4 mA, 2 mm Cu, 2 mm Cu Halbwertschicht, täglich 180 r pro Feld. Abwechselnd werden 2 Bauch- und 2 Rückenfelder an den Tagen gegeben, an denen kein Radium liegt. Diese Langzeitbestrahlung wird einmal mit 800 r ED wiederholt.

2. Operable Gebärmutterhalscarcinome werden operiert, soweit sie auch „allgemein operabel" sind. Sonst erhalten sie dieselbe Radiumbestrahlung wie die inoperablen.

Die Röntgenbestrahlung wird aber als Kurzzeitbestrahlung durchgeführt. Dabei werden wieder 2 vordere und 2 hintere Felder von je 10 × 15 cm Feldgröße appliziert. Der Fokus-Hautabstand beträgt aber nur 40 cm. Die übrigen Betriebsbedingungen sind: 0,5 mm Cu-Filter, 1 mm Cu-Halbwertschicht. Auf diese Weise wird jedes Parametrium mit der vollen Wirkungsdosis durchstrahlt. Die Kurzzeitröntgenbestrahlung wird dreimal vierteljährlich mit einer halben Wirkungsdosis wiederholt.

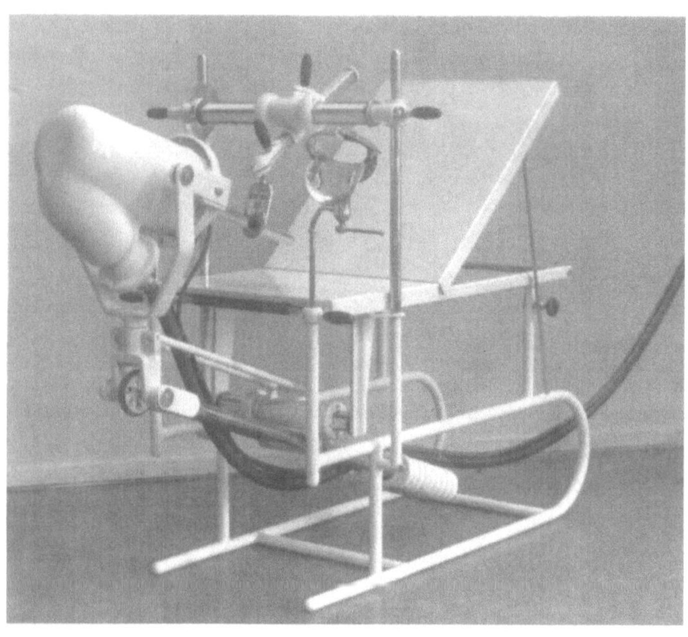

Abb. 107c. Das gleiche Bild, schräg von hinten gesehen.

In jüngster Zeit wird in Göttingen die Bestrahlung des Collumcarcinoms mit einer kombinierten „inneren und äußeren" Röntgenbehandlung vorgenommen. Zur inneren Röntgenbestrahlung haben Schaefer und Witte eine sogenannte Körperhöhlen-Röntgenröhre entwickelt, die es gestattet, die Anode bis vor die Portio zu bringen und so eine direkte Bestrahlung des Tumors vorzunehmen. Die Bestrahlung wird auf einem eigens hierzu konstruierten Tisch durchgeführt. Die strahlen- und hochspannungsgeschützte Röntgenröhre wird durch ein Speculum, das an einem Stativ befestigt ist, in die Scheide eingeführt. Die Abb. 107a—c geben einen Überblick über diese Bestrahlungseinrichtung. Über die Dosierung und Technik dieser kombinierten inneren und äußeren Röntgenbehandlung haben Martius und Witte[1] berichtet. Nach den Mitteilungen von Schaefer wurden bei dieser Art der Röntgenbestrahlung des Collumcarcinoms ganz günstige Anfangserfolge erzielt. Endgültiges darüber wird sich natürlich erst nach entsprechender Nachbeobachtung sagen lassen.

Universitäts-Frauenklinik Marburg (Kehrer)[2].

Die Strahlenbehandlung der Collumcarcinome wird fast stets mit Radium- und Röntgenstrahlen kombiniert durchgeführt.

[1] Zbl. Gynäk. 1934, S. 370.
[2] Nach eigenem Bericht.

Der Radiumbestrahlung wird die weitaus größere Bedeutung zugeschrieben, da deren Erfolge unvergleichlich besser gefunden wurden als die der Röntgenbestrahlung. Die Röntgenbestrahlung wird in Anlehnung an die Erlanger Methode in Form der Vielfelder-Konzentrationsbestrahlung ausgeführt. Die Größe des Einfallsfeldes ist im allgemeinen 8 × 10 und 6 × 8 cm. Das einzelne Feld wird mit der HED (etwa 700 R) belastet. Die Zahl der Felder richtet sich nach Tiefe und Ausdehnung des Carcinoms. Die prozentuale Tiefendosis in 10 cm Tiefe beträgt bei der verwandten Apparatur 15—25%, je nach der Größe des Einfallsfeldes, bei einer Filterung von $^1/_2$ mm Kupfer + 1 mm Aluminium und einem Fokus-Hautabstand von 30—40 cm.

Die Bestrahlung wird meistens in einer oder zwei aufeinanderfolgenden Sitzungen durchgeführt.

Universitäts-Frauenklinik Kiel (R. Schröder)[1].

An der Universitäts-Frauenklinik Kiel wird unter großzügiger Berücksichtigung jeglicher Kontraindikationen an dem alten Grundsatz festgehalten: Operable Carcinome werden operiert, inoperable werden kombiniert mit Radium und Röntgen behandelt. Ebenso werden alle makroskopisch und mikroskopisch nicht vollständig entfernten Tumoren mit Röntgen nachbestrahlt, ebenfalls aber auch ein großer Teil der radikaloperierten Fälle prophylaktisch nachbestrahlt.

Es werden zwei verschiedene Methoden der Röntgenbestrahlung angewandt. Jede hat ihren bestimmten, aber nicht eng begrenzten, sondern ineinander überfließenden Indikationskreis. Die beiden Methoden sind folgende:

1. Protrahiert-fraktionierte Dosierung nach Coutard-Schinz.
2. Einzeitige Massivdosis im Sinne Seitz-Wintz in örtlicher Modifikation.

Die protrahiert-fraktionierte Bestrahlung wird vornehmlich angewandt bei postoperativen und postradiologischen Rezidiven, besonders bei parametranen und Beckenwandinfiltraten, bei ausgedehntem Collumcarcinom im Anschluß an Radium, bei Urethral- und Vulvacarcinom, bei inoperablem und unvollständig operiertem Ovarialcarcinom, während die einzeitige Massivdosis hauptsächlich in Kombination mit Radium bei Fällen der Gruppe III und bei prophylaktischen Nachbestrahlungen verwandt wird. Eine strenge, schematische Abgrenzung besteht nicht. Es wird nach dem jeweiligen Befund individualisiert.

Seit Juni 1930 wird nach der Coutard-Methode bestrahlt. Die Methodik war in diesen 4 Jahren nur geringem Wechsel unterworfen und kann im großen und ganzen als einheitlich und konstant angesprochen werden.

Gearbeitet wurde mit einer Stabilivoltanlage an zwei Bestrahlungstischen mit Müller-Hängegeräten und mit Müller-Vollschutzmetallxröhren; neuerdings kommt eine Siemens-Tuto-Multivoltanlage ebenfalls mit Müller-Hängegerät hinzu. Von Juni 1930 bis Februar 1931 wurde nach folgendem von Jakobi ausgearbeitetem Plan gearbeitet: 180 kV, 4 mA, Filter 2,2 mm Cu, Halbwertschicht 2,0 mm Cu. Bei einem Abstand von 50 cm ergab sich unter diesen Bedingungen ein r-Minutenzufluß von 5,4—6,0 frei Luft, bei 70 Fokus-Hautabstand 2,2—3,0 r, gemessen mit dem Küstnerschen Eichgerät. Vom Februar 1931 ab wurde mit einem Filter von 1,5 mm Cu gearbeitet; die dadurch verminderte Protrahierung wurde durch Herabsetzung der Kilovoltzahl auf 170 und der Milliamperes auf 3 ausgeglichen,

---

[1] Nach Bericht von Kirchhoff.

der r-Minutenzufluß schwankte zwischen 4,2 und 5,8 r, die Halbwertschicht zwischen 1,55 und 1,8 mm Cu bei den verschiedenen Messungen und an den verschiedenen Röhren. Seit Herbst 1932 wurde mit einem Filter von 1,2 Cu bestrahlt bei einer Halbwertschicht von 1,3. Der r-Minutenzufluß schwankte in ähnlichen Grenzen wie oben. Die Größe, die topographischen Anordnungen, der periodische Wechsel und die Belastung der Bestrahlungsfelder gestalteten sich, bei dem einzelnen Fall je nach dem Befund individualisiert, kurz folgendermaßen: ein großes Bauchfeld 15×20 bei einem Fokus-Hautabstand von 70 cm, es folgte am nächsten Tag ein 10×15 cm großes Rückenfeld links, am darauffolgenden Tag ein gleich großes Rückenfeld rechts; diese beiden Rückenfelder wurden von einem Fokus-Hautabstand von 50 cm verabfolgt, da die oft sehr elenden Patientinnen unmöglich $1-1^1/_2$ Stunden auf dem Bauch liegen konnten. Durch dieses Wechselspiel in der Feldanordnung wurde das einzelne Hautfeld nur jeden 4. Tag belastet. Es lag also eine Pause von 96 Stunden dazwischen. Bei rein einseitigem Sitz des Tumors, z. B. bei einseitigem Beckenwandinfiltrat wurde das dem Tumor abgewandte Rückenfeld durch ein entsprechendes Seitenfeld ersetzt. Jedes Feld bekam pro Sitzung 200 r frei Luft, das sind bei Feldgröße 10×15 268 r Oberfläche, bzw. bei 15×20 etwa 278 r Oberfläche. Die Anzahl der Bestrahlungsstöße auf das einzelne Feld waren natürlich entsprechend dem großen und in sich variierenden Material auch großen Schwankungen unterworfen; denn nicht jede Frau konnte gleichmäßig häufig bestrahlt werden, sei es aus körperlichen, wirtschaftlichen oder anderen Gründen. Bei durchschnittlicher Schätzung kann man sagen, daß bei dem Hauptteil der Patienten jedes Hautfeld 8—12mal bestrahlt wurde, oder anders ausgedrückt, die Gesamtbelastung der Haut von den verschiedenen Feldern aus, schwankte zwischen 6—10000 r. Selbstverständlich konnte bei einer großen Zahl der Frauen diese hohe Dosis nicht angewandt werden.

Seit Januar 1933 wurde diese Methode in einigen Punkten abgeändert (Kirchhoff). Zunächst wird jetzt ständig mit dem gleichen Fokus-Hautabstand von 50 cm bestrahlt, sowohl die Bauch- als auch die Rückenfelder, da die Erfahrungen der letzten Jahre erbracht hatten, daß der Nutzen einer zu starken Protrahierung nicht im Einklang mit dem Mehraufwand an Mühe, Kosten und Zeit steht, besonders wenn man nur 3 Röhren zur Verfügung hat und das zu bestrahlende Material groß ist. Eine weitere Änderung betrifft Feldgröße und -anordnung. Die Strahlenmenge, die vom Bauch und Rücken aus auf das Carcinom appliziert wird, wird jetzt durch je zwei Einfallspforten eingestrahlt und zwar mit je einem 10×15 Feld rechts und links, die Längsseite des Tubus parallel zur Körperachse, etwas zur Mitte und nach unten eingekippt; zwischen den beiden Feldern liegt ein Rain von durchschnittlich 2—4 cm, je nach dem Grad der Einkippung variierend, damit nicht eine stärkere Überschneidung der beiden Strahlenkegel im Oberflächengewebe eintritt. Die Bestrahlung von einem großen Feld aus wurde aufgegeben und zu kleineren Feldern übergegangen, weil auf diesem Wege gerade die durch das Radium nicht erfaßten mehr periphe zur Beckenwand ziehenden Tumormassen anatomisch exakter und damit intensiver durchstrahlt werden können.

Geändert wurde ferner die zeitliche Aufeinanderfolge der Belastung der einzelnen Hautfelder. Der Rhythmus wurde beschleunigt, damit der Erholungsfaktor nicht allzu groß wird, die Pause zwischen den gleichen Hautfeldern ist jetzt nie größer als 48 Stunden. Eine weitere Änderung bestand in der Erhöhung der Einzeldosis von 200 r frei Luft auf

300 r = 400 r Oberfläche, von der Überlegung ausgehend, daß nur etwa 30—40% der eingestrahlten Dosis bei der großen Tiefe der gynäkologischen Carcinome den eigentlichen Herd trifft und daß daher die Einzeldosis bisher zu klein war und so die Gefahr des Refraktärwerdens des Tumors bestand. Aus der Erfahrung der letzten Jahre ergab sich, daß nur bei den Fällen ein Erfolg zu erzielen ist, bei denen 4000 r und mehr am Herd verabfolgt werden. Da diese Forderung von den Bauch- und Rückenfeldern aus allein meist nicht erfüllt werden kann, werden fast immer Seiten- und Dammfelder als Ergänzung hinzugefügt, so daß ein Behandlungsplan, der natürlich jedesmal dem Befund angepaßt wird, jetzt ungefähr folgendermaßen aussieht:

1. Tag: vormittags Bauchfeld links, Bauchfeld rechts; nachmittags Seitenfeld links (Seitenfelder nur fraktioniert, ohne Protrahierung).

2. Tag: vormittags Rückenfeld links, Rückenfeld rechts; nachmittags Seitenfeld rechts.

3. Tag: wie erster Tag.

4. Tag: wie zweiter Tag.

Die Anzahl der einzelnen Felder richtet sich nach der vorher disponierten Tiefendosis. Erzielt diese Anordnung noch nicht die Herddosis und können die Hautfelder nicht weiter belastet werden (Holthusen und Reisnersche Tabellen), so werden noch einige Dammfelder hinzugegeben. Die Tiefendosierung erfolgt einmal rechnerisch, dann aber auch mit dem Hammer-Dosimeter in Kombination mit einem speziell hierfür konstruierten Zirkel (Kirchhoff-Kiel), der gleichzeitig die tägliche genaue Reproduktion der Feldeinstellung einschließlich der Kompression und Einkippung ermöglicht, und ferner die Abweichung der Meßkammer vom Zentralstrahl anzeigt. Auf letztere Angabe wird zur Berechnung der absoluten r-Zahlen (also im Zentralstrahl) größter Wert gelegt.

Einzeitige Bestrahlung nach Seitz-Wintz (in örtlicher Modifikation).

Vor der Bestrahlung wird auf zwei verschiedenen Wegen die Körpermitte bzw. die Tiefenlage des Herdes bestimmt, und zwar nach der gleichen Methode, wie sie auch bei der Kastration angewandt wird. Es wird unter Kompression der Tubus auf das Bauchfeld aufgesetzt, dann seitlich am Körper die Körpermitte markiert und von diesem aufgezeichneten Mittelpunkt aus die Entfernung bis zum Tubusansatz gemessen, die Entfernung von Bauch und Rücken aus auf dieselbe Weise. Vom Bauchfeld aus wird gleichzeitig die Tiefe des Seitenfeldes mitberechnet und zwar wird von der Mitte des Bauchfeldes aus (Zentralstrahl) die Entfernung gemessen, wenn der Tubus der seitlichen Beckenwand in voller Kompression anliegt. Die zweite Methode der Tiefendosenberechnung wird mit dem schon oben erwähnten Spezialzirkel in Kombination mit dem Hammer-Dosimeter vorgenommen. Nachdem nur der Mittelwert von diesen beiden Bestimmungen, die bei exakter Messung fast immer übereinstimmen, festgestellt ist, wird an Hand der Nitzge-Grebeschen Tabellen die Hautdosis so verteilt, daß insgesamt an den Herd etwa 110—115% der HED kommen. Es wird nicht wie üblich von einer bestimmten Hautdosis aus die Tiefendosis berechnet, sondern auf umgekehrtem Wege retrograd von einer vorher disponierten Tiefendosis die Hautdosis errechnet; dadurch wird die exakte, immer gleichbleibende Tiefendosis gewahrt. Die Bestrahlung erstreckt sich vor allem auf die Parametrien, und zwar bekommt jede Seite die oben genannte Tiefendosis. Die Feldanordnung ist folgende: 10 × 15 cm großes Bauchfeld, seitlich von der Medianlinie aufgesetzt, mit geringer

Einkippung zur Mittellinie und mit größerer symphysenwärts. Das gleich große Feld auf der Rückenseite mit gleich starker Einkippung, ferner ein 10×15 cm großes Seitenfeld, wobei der Zentralstrahl möglichst senkrecht auf den Zentralstrahl des Bauchfeldes auftrifft. Weiterhin ein Vulvafeld, das nie mit mehr als 60 % an einem Tage belastet wird, da es am übernächsten Tage noch einmal dieselbe Dosis erhält. Der Zentralstrahl dieses Feldes wird ebenfalls auf den Treffpunkt der anderen Zentralstrahlen gerichtet, also schräg dem Damm aufgesetzt. Diese 4 Felder der einen Seite werden an einem Tag nacheinander appliziert, damit keine Dosierungsschwierigkeit infolge des Zeit-Erholungsfaktors auftreten kann. Ein Tag Pause. Am nächsten Tag die andere Seite in derselben Weise. Dadurch, daß die linke und die rechte Seite getrennt bestrahlt werden, wird natürlich auch die Mitte mitbetroffen und zwar überschneiden sich in der Tiefe die beiden Strahlenkegel, trotzdem auf der Bauch- und Rückenmitte ein bestrahlungsfreier Rain von etwa 2—3 cm gelassen wird. Es wird von jedem Fall ein genaues Schema zur Berechnung der Dosis in der Mitte unter Berücksichtigung des Einkippwinkels und der Überschneidung der Strahlenkegel in den verschiedenen Tiefen angelegt. Auf diese Weise werden nicht nur die beiden Seiten, sondern auch die Mitte, man könnte fast sagen homogen mit der gewünschten Herddosis bestrahlt. Daß das linke Feld durch die rechte Bestrahlung und umgekehrt einen geringen· Streuzusatz bekommt und durch das Seitenfeld sogar einen direkten Zusatz, wird, da die Werte unwesentlich sind und ein Tag Pause dazwischen liegt, nicht mit in die errechnete Dosis einbezogen, muß aber bei der biologischen Auswertung mitberücksichtigt werden. Während, wie oben auseinander gesetzt wurde, die Volldosen an den beiden Parametrien nur rechnerisch bestimmt werden, wird die Dosis in der Körpermitte direkt mit dem Hammer-Dosimeter gemessen. Da die Hautfelder, um die gewünschte hohe Tiefendosis zu erreichen, fast bis zur Höchstgrenze (aber nie mit mehr als 90 %) belastet werden, kann vor Ablauf von 8—10 Wochen nicht die zweite Serie verabfolgt werden; bei der zweiten Serie wird im allgemeinen das Vulvafeld mit nicht mehr als 50 % pro Dosis angesetzt. Eine dritte Serie schließt sich evtl., wenn es der Befund erfordert und die Haut es zuläßt, etwa nach 12 Wochen an die zweite an.

Universitäts-Frauenklinik Breslau (L. Fraenkel)[1].

Die Behandlung der Collumcarcinome ist bei den einzelnen Stadien verschieden:

a) Operable (Gruppe I) werden operiert und mit zwei Röntgenserien nachbestrahlt; erste Nachbestrahlung noch vor der klinischen Entlassung, 3 Hautfelder (Tubus 10×15), 1 Abdomen- und 2 Gesäßfelder je $^2/_3$ der HED; dazu ein Dammfeld (Tubus 10×15) $^1/_3$ der HED. Herddosis etwa 70 % der HED. Zweite Röntgennachbestrahlung: 4 Wochen später, von 4 Hautfeldern aus (dieselben wie zuvor) mit je nur $^1/_3$ der HED, Oberfläche-Herddosis etwa 35 %.

b) Primär Inoperable (Gruppe II): Zunächst Vorbestrahlung mit Röntgen (Dosis wie bei a erste Serie) und Radium (etwa 2400 mgeh, möglichst $^1/_3$ intracervical); 4 Wochen später evtl. Operation und wieder Röntgennachbestrahlung (wie a erste Serie).

c) Inoperable (Gruppe III—IV): Kombinierte Röntgen-Radiumbestrahlung in zwei Serien in Abstand von 4 Wochen; erste Serie: Röntgen wie bei a, Radium (2400 mgeh). Zweite Serie: wie bei a zweite Serie und nochmals Radium (2400 mgeh).

---

[1] Nach eigenem Bericht.

Evtl. weitere Röntgendosen ($^1/_3$ der HED von denselben Hautfeldern in Abständen von 3 Monaten).

d) Rezidive: α) Röntgentiefenbestrahlung wie eben beschrieben. β) Radium: 1. Aufgelegt, gut gefiltert und distanziert bis etwa 2000 mgeh. Nach 1—2 Monaten evtl. noch intratumoral gespickt, mit goldgefilterten Nadeln (4—5 zu je 10 mg) = 1000 bis 1200 mgeh intratumoral.

Apparatur: Holfelder-Kanone (Siemens-Reiniger-Veifa-Stabilivolt), Coolidge-Röhren. 4 mA, 180 kV. Filterung: 0,8 Cu, Tubus 6×8 oder 10×15. Großfeld: 15×20. Fokus-Hautabstand: 40 cm.

Radiumbestand: 64 mg (2×32 mg) Mesothorium, 190 mg Ra-El. in Zellen zu je 2 und 10 ME.

Universitäts-Frauenklinik Leipzig (Sellheim)[1].

Alle Collumcarcinome werden soweit als möglich operiert und dann nach 6 bis 8 Wochen mit Röntgen nachbestrahlt. Inoperable Fälle werden mit Röntgenstrahlen behandelt. Bei nicht ausreichendem Erfolg wird nach 8—10 Wochen die Bestrahlung wiederholt.

Die Bestrahlungsbedingungen hängen ab von dem Körperbau der Patientin. Es werden 2—3 vordere und 2—3 hintere Felder, gegebenfalls auch noch 1 Vulvafeld appliziert. Durch diese Felder werden 110% der HED im Becken zur Wirkung gebracht. Der Fokus-Hautabstand beträgt bei den Abdominal- und Dorsalfeldern 33 cm, die Feldgröße 10×15 cm; beim Vulvafeld beträgt der Fokus-Hautabstand 42 cm.

Die Bestrahlungen werden mit einem Stabilivoltapparat der Firma Siemens-Reiniger, an dem zwei Holfelder-Kanonen mit AEG-Röhren laufen, durchgeführt. Wenn beide Röhren in Betrieb sind, wird mit 170 kV und 5 mA bestrahlt, bei einer Röhre mit 163 kV und 5 mA.

Bei ulcerierten Collumcarcinomen wird vor der Operation eine Radiumbehandlung vorgenommen. Die Radiumapplikation wird mit einem Stift oder einer Platte in verschiedener Packung durchgeführt. Es werden in fraktionierten Bestrahlungen 2500—3000 mgeh verabfolgt. Wenn das Carcinom durch die Vorbestrahlung gereinigt ist und die Parametrien nicht mehr infiltriert sind, werden die operablen Fälle prinzipiell meist abdominal nach Wertheim operiert, nur in besonders ungünstigen, für die abdominale Operation nicht geeigneten Fällen wird der vaginale Weg gewählt.

Universitäts-Frauenklinik Halle (Nürnberger)[2].

Vor der ersten Röntgenbestrahlung wird das Carcinom, soweit es sich um einen exophytischen Tumor handelt, mittels Kaltkaustik abgetragen. Dann werden, unter Abdeckung der Blase und des Rectums mit Bleiplatten, in einem Gummifingerling 60 mg Radium für ungefähr 30—40 Stunden eingelegt.

Nach 4—5 Tagen erfolgt die Röntgenbestrahlung. Apparat: Stabilivolt, Siemens-Reiniger-Veifa mit Holfelder-Kanone.

Es werden 4 Felder — 2 Bauch- und 2 Rückenfelder — appliziert und diese auf den Tumor konzentriert. Von diesen Feldern aus wird bei 40 cm Fokus-Hautabstand und einem

---

[1] Nach Bericht von Küstner.
[2] Nach eigenem Bericht.

Tubus von 10×15 100% der HED in der Tiefe zur Wirkung gebracht. Gegebenenfalls wird noch ein Vulvadammfeld zu Hilfe genommen. Fokus-Hautabstand 40 cm und 6×8 Tubus.

Die Felder werden auf 2—4 Tage verteilt. Bei starken Frauen werden zur Erreichung der Dosis 6 Felder appliziert, 3 Bauch- und 3 Rückenfelder. Gegebenenfalls noch ein Vulvadammfeld.

Nach 8 Wochen erfolgt eine Nachuntersuchung. Dabei wird nach dem jeweiligen Befund entschieden, ob eine zweite Röntgen- oder Radiumbestrahlung ausgeführt wird. Bei einem Rezidiv an der Portio oder in der Scheide selbst (blutendes Carcinomgewebe) wird noch eine Radiumbestrahlung ausgeführt.

Die Patientinnen werden in vierteljährlichen Abständen kontrolliert. Sollten später noch Rezidive in den Parametrien auftreten, so werden weitere Röntgenbestrahlungen vorgenommen. In der letzten Zeit wurde einige Male nach der Coutardschen Methode bestrahlt.

Universitäts-Frauenklinik Gießen (v. Jaschke)[1].

Operable Collumcarcinome werden operiert (erweiterte abdominale Radikaloperation nach Wertheim) und mittels Großfernfeldern nachbestrahlt. Filterung 0,5 Zn und 3 mm Al.

Inoperable Fälle werden bestrahlt mittels des Seitz-Wintzschen Verfahrens (Röntgen-Wertheim). Filter 0,5 Zn und 3 mm Al.

Weit vorgeschrittene desolate Fälle werden neuerdings nach der Coutardschen Methode (Filterung 1,5 bzw. 2 mm Cu und 1 mm Al) bestrahlt.

In allen Fällen wird Radium gelegt unter Berücksichtigung der Gesichtspunkte, die Seitz in dem Kapitel „Röntgen- und Radiumbehandlung" in Halban-Seitz, Bd. 2, S. 423, angegeben hat.

Universitäts-Frauenklinik Greifswald (Runge)[2].

Collumcarcinome werden operiert und dann nachbestrahlt. Die Bestrahlungsmethode wechselte in den letzten Jahren.

Direktorat Hoehne: 1. Bestrahlung 14 Tage post operationem: 2 Seitenfelder, je 100% Hautdosis, evtl. 100% Hautdosis auf ein Sacralfeld. 8 Wochen post operationem Abdomen Mitte oder Abdomen links und rechts je 100%. 4 Monate post operationem Sacralfeld Mitte 100% und Sacralfelder links und rechts je 100%, nach Dicke, Ausdehnung des Carcinoms und Allgemeinbefinden der Patientin variierend.

Diese Angaben entsprechen der durchschnittlich geübten Bestrahlungsbehandlung nach Durchsicht der vorhandenen Röntgenakten.

Direktorat Runge: 4—6 Wochen post operationem 120% Herddosis, 2 Einfallsfelder Bauch, 2 Einfallsfelder vom Sacrum seitlich. Nach Ausbau der kleinen vorhandenen Röntgenabteilung besteht die Absicht, in allen fortgeschrittenen Fällen bzw. bei Rezidiven die fraktionierte, protrahierte Langzeitbestrahlung durchzuführen (pro Tag 200 R frei Luft gemessen), mit der Absicht, möglichst hohe Dosen einzustrahlen.

---

[1] Nach Bericht von Schumacher.
[2] Nach eigenem Bericht.

Universitäts-Frauenklinik Königsberg (v. Mikulicz-Radecki)[1].

Jedes operable Collumcarcinom wird sofort operiert (vaginale Radikaloperation), ausgenommen bei sehr schwerer Kontraindikation (Herzfehler u. a.). Zu den operablen Fällen werden gerechnet die Gruppen I und II der Döderleinschen Einteilung. Am Abschluß der Rekonvalescenz wird eine Röntgennachbestrahlung durchgeführt (s. Röntgentherapie bei den inoperablen Carcinomen). Von dieser Röntgenbestrahlung wird seit $^1/_2$ Jahr bei Frauen unter 40 Jahren Abstand genommen, da bei diesen prinzipiell eine Endometriumimplantation in den Schuchardtschen Schnitt vorgenommen wird.

Die inoperablen Carcinome werden mit Radium- und Röntgen kombiniert behandelt, wobei das Hauptgewicht auf die Radiumbehandlung gelegt wird.

Technik der I. Radiumbehandlung: Radiumeinlage in den Cervicalkanal vor die Portio und in die Vagina. Seitdem diese Radiumeinlage prinzipiell in Endormnarkose vorgenommen wird, läßt sich die intracervicale Einlage auch so gut wie in allen Fällen durchführen. In den Cervicalkanal kommen 40 mg Radium, vor die Portio in die Vagina 20 mg Radium. Technik der Applikation und Befestigung wie in der Stoeckelschen Klinik (Fixation mit Stenz; das Radium ist mit 2 mm Messing gefiltert). Gesamtdosis

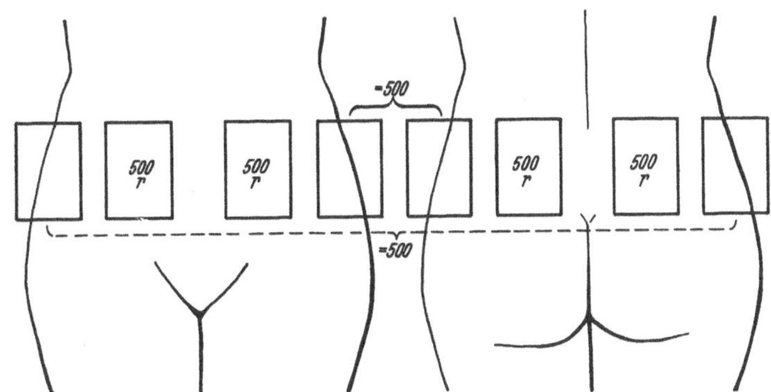

Abb. 108. Anordnung und Belastung der Felder in der Universitäts-Frauenklinik Königsberg i. Pr. (Mikulicz-Radecki).

der 1. Radiumsitzung, mit der stets die kombinierte Strahlentherapie beginnt, 3000 mgeh.

Nach der Radiumbestrahlung werden die Patienten entlassen und nach 8 Wochen wieder bestellt, ohne daß zunächst eine Röntgenbestrahlung durchgeführt wird. In letzter Zeit wurde bei den ganz schlechten Fällen sofort mit der Coutard-Bestrahlung begonnen; die Technik ist noch nicht endgültig festgelegt.

Bei der II. Aufnahme der primär inoperablen Collumcarcinome wird entschieden, ob das Carcinom operabel geworden ist oder nicht. Im ersten Fall nunmehr Durchführung der Radikaloperation, andernfalls 2. Radiumbestrahlung und anschließend Röntgenbestrahlung.

II. Radiumbestrahlung: die gleiche Technik, jedoch Gesamtdosis nur 2000 mgeh, so daß insgesamt 5000 mgeh appliziert werden.

Anschließend Röntgenbestrahlung nach folgender Technik:

Apparatur: Stabilivolt (Wintz-Kanone).

180 kV, 4 mA. Feldgröße: 10:15 cm,

Fokus-Hautabstand: 50 cm,

Filterung: 0,5 Cu, 3 mm Al.

Konstanz des Apparates gemessen durch das kleine Hammer-Dosimeter.

---

[1] Nach eigenem Bericht.

Nachbestrahlungen nach Operationen und Radiumbestrahlungen:

6 Felder: 3 Felder rechts, 3 Felder links,

und zwar: 2 vorn, 2 hinten, 2 seitlich.

Die Mitte der Vorderfelder entspricht dem oberen Rand der Symphyse, der Rückenfelder dem oberen Angulus der Analfalte (Abb. 108).

Jedes Feld erhält $^5/_6$ der HED (HED gerechnet 600 r für Luft), oder 500 r.

Täglich 1 Feld, fortlaufend an aufeinanderfolgenden Tagen.

Prinzipiell wird nur eine Röntgenserienbestrahlung, wie oben geschildert, durchgeführt. Eine Wiederholung der Röntgenbestrahlung erfolgt nur bei Verdacht oder sicherem Nachweis eines Rezidivs nach vorübergehender Besserung. Fälle, die nach der oben geschilderten Röntgen- und Radiumbestrahlung dadurch nicht beeinflußt worden sind, erhalten keine weitere Strahlenbehandlung, sondern werden nur symptomatisch behandelt.

Allgemeine Städtische Krankenanstalten Düsseldorf (H. R. Schmidt)[1].

Operable Collumcarcinome werden nach Wertheim operiert.

Inoperable Collumcarcinome (hierzu gehört auch die allgemeine Inoperabilität, nicht allein die lokale) erhalten 2—3000 mgeh Radium in Abstand von 3 Wochen; dazu Röntgentiefenbestrahlung mit 100% der HED als Tiefendosis.

Die Verteilung des Radiums ist folgendermaßen:

> vor die Portio 2 × 2000 mgeh,
> in den Uterus 2 × 1000 mgeh.

Nach 6 Monaten Wiederholung der Röntgentiefenbestrahlung.

Universitäts-Frauenklinik Münster (Esch[2]).

Bei der Aufnahme wird eine Probeexcision mit dem Diathermieapparat, unter Umständen Verschorfung des Kraters, vorgenommen. Dann folgt eine kombinierte Radium-Röntgenbestrahlung.

Zuerst wird eine Radiumbestrahlung ausgeführt. Dosis: 2200 mgeh (davon liegen 50 mg — in 5 Präparaten zu je 10 mg — vor der Portio, 50 mg in einem Dominici-Röhrchen in der Cervix); vgl. Abbildung 109. Filterung: 1,5 mm Messing.

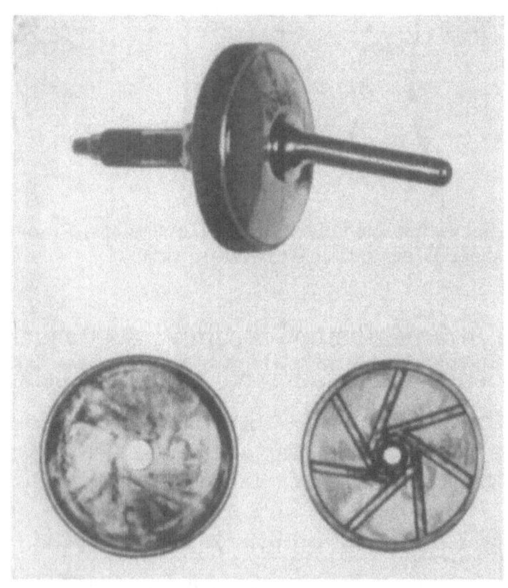

Abb. 109. Filterkombination für die Radiumbehandlung in der Universitäts-Frauenklinik Münster.

Nach 4—5tägiger Pause erfolgt die Röntgenbestrahlung: 110% der HED auf den Tumor und die Parametrien (Feldgröße: 6 × 8 oder 10 × 15 cm, Abstand 30 cm, 180 kV, 4 mA, Filter 0,5 Cu + 2 mm Al). Es wird von 2 Bauchfeldern + 2 Rückenfeldern + 1 Vulvafeld aus bestrahlt. Der Bestrahlungsplan wird mit dem Holfelder-Tisch angelegt.

Nach einer weiteren Pause von 4—5 Tagen, also etwa 10 Tage nach der ersten Radiumbestrahlung, erfolgt die zweite Radiumbestrahlung und zwar 100 mg in einem Dominici-Röhrchen in den Cervicalkanal = 2200 mgeh. Entlassung!

---

[1] Nach Bericht von Siegert.   [2] Nach Bericht von Adler.

Nach 6 Wochen Wiederaufnahme zur dritten Radiumbestrahlung: 2200 mgeh, davon 50 mg vor die Portio und 50 mg in den Cervicalkanal (wie bei der ersten Radiumbestrahlung).

4 Monate nach der ersten Röntgenbestrahlung Wiederaufnahme zur zweiten Röntgenbestrahlung: 60% der HED unter denselben Bedingungen wie bei der ersten Röntgenbestrahlung.

6 Monate danach in den meisten Fällen noch eine dritte Röntgenbestrahlung wie vorher.

Bei bestimmten Fällen, die dafür geeignet sind, kommt die protrahiert-fraktionierte Methode nach Coutard in Anwendung: 32 Bestrahlungen von 4 Feldern aus (2 Bauch- + 2 Rückenfelder). Bestrahlungsbedingungen: 180 kV, 4 mA, 50 cm Abstand, Filter: 2 mm Cu und 3 mm Al, bei jeder Sitzung 180 R.

Landes-Frauenklinik Karlsruhe (Linzenmeier)[1].

Im allgemeinen wird so vorgegangen, daß operable Uteruscarcinome, seien es Portiocarcinome oder Corpuscarcinome, operiert werden, und zwar meist durch einfache, nicht erweiterte vaginale Totalexstirpation des Uterus mit oder ohne Adnexe. Diese operierten Carcinome werden 14 Tage oder 3 Wochen nach der Operation nach der Methode Wintz nachbestrahlt, und zwar zunächst durch Konzentrationsbestrahlung. Die Bestrahlung der Parametrien erfolgt erst dann, wenn sich im Laufe der Beobachtung später Anzeichen für ein Rezidiv feststellen lassen. Der Begriff der Operabilität wird dabei ziemlich eng gezogen. Operiert werden nur solche Carcinome, bei denen der Uterus noch gut beweglich ist und die Parametrien noch vollständig frei sind. Alle übrigen Carcinome werden bestrahlt und zwar applizieren wir zunächst ein Radiumpräparat von 55 mg Ra-El. (Dominici-Röhrchen) je nach Lage des Falles 50—60 Stunden intracervical oder intrauterin, d. h. also 2750—3300 mgeh. Einige Tage später wird dann der Uterus nach der Konzentrationsmethode von Wintz bestrahlt, wobei die Konzentration nicht so streng durchgeführt wird, wie dies bei ausschließlicher Röntgenbestrahlung oder Radiumapplikation nötig wäre. Es wird vielmehr so bestrahlt, daß sich die Dosis mehr auch auf die nächste Umgebung des Uterus verteilt. Nach 6—8 Wochen wird dann nochmals bestrahlt, und zwar nach Art der parametranen Bestrahlung nach Wintz, ganz gleichgültig, ob parametrane Infiltration vorliegt oder nicht. Ist um diese Zeit noch Carcinom am oder im Uterus selbst vorhanden, so wird gleichzeitig nochmals Radium gegeben in der gleichen Weise wie bei der ersten Radiumapplikation.

Bei der Bestrahlung des Genitalcarcinoms wird in allen Fällen Wert auf eine Desinfektionsbehandlung sowohl vor wie auch nach der Bestrahlung gelegt. Hierbei haben sich Chinosolspülungen sowohl vor, wie während, wie nach der Strahlenbehandlung ausgezeichnet bewährt.

Radiuminstitut Paris (Regaud und Lacassagne)[2].

Im Radiuminstitut Paris wird die Strahlenbehandlung der Collumcarcinome kombiniert mit interner Radiumbehandlung und mit percutaner Strahlenbehandlung, sei es mit Radium, sei es mit Röntgenstrahlen, durchgeführt. Eine bestimmte Indikation, entweder mit der internen Behandlung oder mit der percutanen Bestrahlung zu beginnen,

---

[1] Nach Bericht von Welsch.
[2] Voltz, 13. Sonderband der Strahlentherapie (1931) S. 156.

ist nicht vorhanden. In einfachen Fällen und in Fällen, in denen das Carcinom noch nicht sehr weit fortgeschritten ist, wird gewöhnlich mit der internen Curie-Therapie begonnen. In Fällen aber, in denen im Scheidengrund breite Ulcerationen vorhanden sind, oder in Fällen von Blumenkohlcarcinomen wird vorgeschlagen, die Bestrahlung mit der percutanen Strahlenbehandlung zu beginnen. Die cervicale und vaginale Behandlung kann dann viel sicherer durchgeführt werden. Es kann jedoch auch vorkommen, daß durch die percutane Strahlenbehandlung die Ulcerationen so rasch vernarben, daß nach Beendigung dieser Behandlung der Cervicalkanal sich sehr schwer dilatieren läßt oder daß er überhaupt undurchgängig ist, daß er also geschrumpft und sklerosiert ist.

I. Die Technik der internen Curie-Therapie.

a) Vorbehandlung. Besondere Sorgfalt wird darauf verwendet, um etwa bestehende Infektionen aufzufinden und frischen Infektionen vorzubeugen.

Zunächst wird der Patientin Bettruhe verordnet; sie erhält lediglich eine lokale Desinfektion durch vaginale Spülungen. Wenn nach 24 Stunden die Temperatur keine wesentliche Steigerung aufweist, wird als erste Etappe der Behandlung die Dilatation des Cervicalkanals durchgeführt. Ist jedoch, bevor mit der Behandlung angefangen wurde, die Temperatur wesentlich gestiegen, so wird eine bakteriologische Untersuchung der Geschwulstoberfläche ausgeführt und die Behandlung aufgeschoben, bis das Resultat der Untersuchung vorliegt, wobei jedoch die lokalen Desinfektionen weiter fortgesetzt werden. Die bakteriologische Untersuchung erstreckt sich auf die Feststellung des Bacterium perfrigens (nach E. Fränkel identisch mit dem „Bacillus phlegmones emphysematosae") und hämolytischer Streptokokken. Ersterer wird durch die früher angeführte Serotherapie leicht beseitigt. Letztere sind schwer zu beeinflussen. Daher wird bei ihrer Anwesenheit ganz besondere Vorsicht bei der Durchführung der Behandlung geübt. Wenn ein Temperaturanstieg beobachtet wird, wird die Behandlung sofort unterbrochen.

Bei den fieberfreien Patienten wird an dem der Aufnahme folgenden Tag die Dilatation des Cervicalkanals durchgeführt. Bei Patientinnen, die Fieber haben, wird die Dilatation, sobald es möglich ist, durchgeführt. Die Patientin wird rasiert und gewaschen. Außerdem erhält sie eine Spülung mit Wasserstoffsuperoxydlösung. Nach Einstellung der Portio wird die Uteruslänge mit einer Sonde gemessen, dann erfolgt eine langsame und vorsichtige Dilatation mit Hegarschen Dilatatoren unter allen Maßregeln der absoluten Asepsis. Nach der Dilatation bleibt die Patientin im Bett bis zum nächsten Tag. Dann erfolgt die Radiumapplikation, vorausgesetzt, daß die Dilatation nicht von einem Temperaturanstieg begleitet war. Sonst wird mit der Radiumbehandlung gewartet.

Ein Abtragen des Carcinoms, entweder mit der Curette oder mit dem Elektrokauter oder der Diathermieschlinge, wird nie ausgeführt.

b) Technische Hilfsmittel. Zur Behandlung werden 6 Radiumröhrchen verwandt, von denen vier 13,33 mg Ra-El. und 2 nur 6,66 mge enthalten. Jedes dieser Röhrchen hat eine Gesamtlänge von 20 mm, wovon die radioaktive Substanz 15 mm beansprucht. Diese 6 Röhrchen werden auf zwei Gruppen verteilt, von denen jede 2 Röhrchen zu 13,33 mg und 1 Röhrchen zu 6,66 mg umfaßt und von denen die eine Gruppe für die Bestrahlung des Uterus, die andere Gruppe für die Bestrahlung der Scheide bestimmt ist. Die Wandstärke des Filters, das aus Platin mit 10% Iridium besteht, ist 1 mm.

Dieses Filter wird für die 3 intrauterin gelegten Röhrchen verwendet. Ein Filter von 1,5 mm Wandstärke wird für die 3 vaginal gelegten Röhrchen gebraucht. Der äußere Durchmesser der Filter ist 3 bzw. 4 mm.

Die Menge an radioaktiver Substanz (13,33 mg und 6,66 mg Ra-El.) wurde deswegen gewählt, um die Umrechnung der Dosen in millicuries d'émanation détruite zu erleichtern, eine am Radiuminstitut allgemein durchgeführte Berechnungsmethode. (Die Umrechnung der in millicuries d'émanation détruite ausgedrückten Dosis in Milligrammelementstunden erfolgt durch die Multiplikation der Zahl der millicuries détruites mit 13,33.) Die vernichtete Emanation in diesen Röhrchen wird in runden Zahlen ausgedrückt.

Sie ist 100 microcuries détruits pro Stunde (μcd/h) für die Röhrchen mit 13,33 mg und 50 μcd/h für die Röhrchen mit 6,66 mg. Unter diesen Umständen ist die Berechnung der Dosis außerordentlich einfach. Ein Röhrchen, das 100 μcd liefert, gibt 2,4 millicuries détruits (mcd) pro Tag. Jede Serie von 3 Röhrchen, welche 33,3 mg enthalten, ergibt 6 mcd pro Tag und infolgedessen 30 mcd in 5 Tagen.

Der Applikator für uterine Einlagen besteht aus den 3 Röhrchen, die dazu bestimmt sind, in die Uterushöhle eingelegt zu werden: Aus ihnen wird ein einheitlicher Applikator gebildet. Die Röhrchen stoßen aneinander an und bilden eine Strahlenquelle von 6 cm Länge, d. i. die mittlere Länge der Uterushöhle, die mit der Sonde gemessen wurde. Die Dominiciröhrchen werden dabei in eine dünne Gummihülle eingeschlossen, die an einem Ende verschlossen ist. Die Röhrchen werden eines an das andere in die Gummihülle eingelegt (Abb. 110).

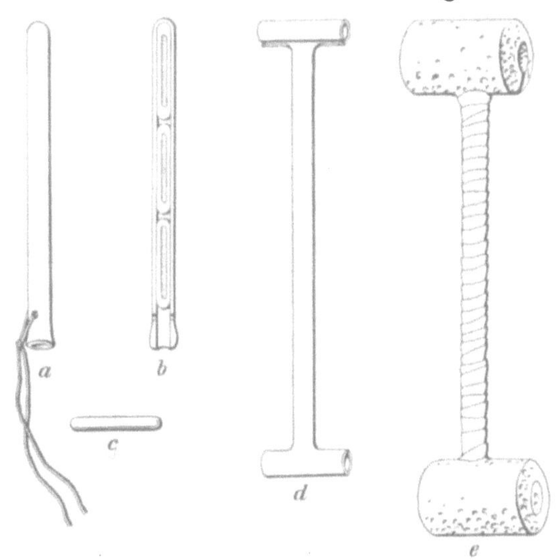

Abb. 110. Träger für vaginale und uterine Radiumeinlagen. *a* Gummihülle für die Aufnahme der Radiumpräparate. *b* Verteilung der Präparate in der Gummihülle für eine uterine Radiumeinlage. *c* Einzelnes Radiumpräparat. *d* Metallarmatur des Kolpostaten für vaginale Einlagen. *e* Der Kolpostat für vaginale Einlagen. Anordnung des Radiumpräparates in dem Korkzylinder. (Nach O. Pankow. Aus Handbuch der Gynäkologie, 3. Aufl., Bd. VI/2.)

Die Primärfilterung ist, wie bereits bemerkt, 1 mm Platin. Die Sekundärfilterung ist durch die 1,5 mm starke Gummihülle gewährleistet, in der die Röhrchen eingeschlossen sind.

Der Applikator für vaginale Einlagen wird so gebildet, daß die 2 Röhrchen von 13,33 mg seitlich im Scheidengrund zu liegen kommen und die Portio umschließen, wobei sie so weit als möglich auseinander gehalten werden. Hierzu dient ein sog. Kolpostat. Dieser besteht aus einer elastischen Feder von etwa 10—15 cm Länge, die an jedem ihrer Enden einen Korkzylinder trägt, in dessen Achse das Radiumröhrchen eingebracht werden kann.

Die Primärfilterung der Radiumröhrchen ist hier 1,5 mm Platin. Die Sekundärfilterung besteht in dem Korkzylinder, dessen Wände 0,5 cm Dicke aufweisen (Abb. 110).

Die Korkzylinder sind an den Außenseiten mit einer dünnen Schicht von Collodium überzogen, um sie für die Scheidensekrete undurchlässig zu machen. Die elastische Feder selbst ist mit Kautschuk überzogen. Das dritte Röhrchen, ebenfalls in einem Korkzylinder eingeschlossen, ist dazu bestimmt, zwischen die beiden anderen Röhrchen parallel zu ihnen gelegt zu werden. Es wird zwischen die elastische Feder gelegt (Abb. 111).

c) Technik des Einlegens. Die Einlage (ebenso wie die Dilatation) wird ausgeführt, ohne die Patientinnen zu narkotisieren. Nach Katheterisierung, Reinigung der Vulva, vaginaler Spülung wird die Patientin in Untersuchungslage gebracht, das Speculum wird eingeführt und eine nochmalige Dilatation vorgenommen, die leichter auszuführen ist, als die vorausgegangene. Sie wird ebenso sanft und schrittweise durchgeführt, jedoch bis zu einer größeren Stärke des Dilatators (Dilatator 18 oder 19 der Serie 12—24).

Nach erfolgter Dilatation wird zunächst der uterine Applikator eingeführt, der die ganze Länge der Uterushöhle ausfüllen muß. Die Sicherungsfäden läßt man aus der Scheide heraushängen. Sodann wird der Kolpostat eingelegt, und zwar so, daß je ein Radiumröhrchen in jedes der seitlichen Scheidengewölbe zu liegen kommt, wobei die Achse der Röhrchen anteriore-posteriore Richtung haben muß. Diese Lage bietet den Vorteil, daß die größte Intensität der Strahlung in transversaler Richtung geht, d. h. also gegen die cervicalen, vaginalen und parametranen Regionen, wodurch so weit als möglich Schädigungen der Blase und des Rectums vermieden werden. Das dritte Röhrchen wird dann zwischen die beiden anderen gelegt. Es sitzt also in der Mitte der Scheide, direkt gegenüber der Portio (Abb. 111).

Dieser Applikator wird dann gegen jede Verrückungsmöglichkeit noch durch eine vaginale Gazetamponade gesichert. Die Kranke wird daraufhin zu Bett gebracht, das sie während der Dauer der Behandlung, mit Ausnahme des Wechsels der Einlage, nicht verlassen darf.

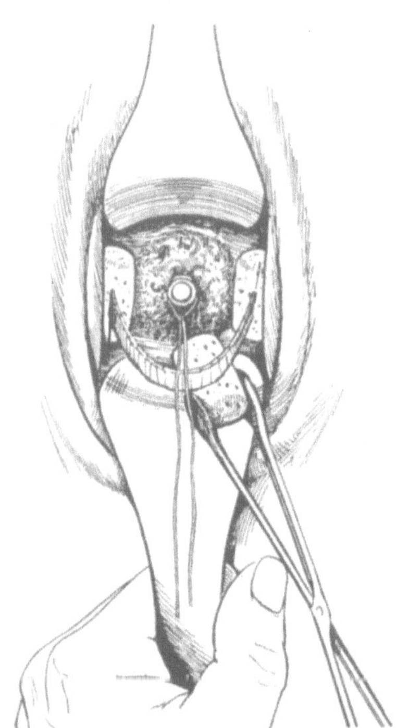

Abb. 111. Vaginale Einlage mittels des Kolpostaten. Zwischen die zwei bereits eingelegten und durch die Feder gehaltenen Korkrollen wird eine dritte Rolle eingeschoben.
(Nach O. Pankow. Aus Handbuch der Gynäkologie, 3. Aufl., Bd. VI/2.)

d) Maßnahmen während und nach der Behandlung. Die Durchschnittsdosis, die zur Anwendung kommt, ist 60 mcd (davon sind 30 für den Uterus und 30 für die Vagina bestimmt). Die Strahlenintensität ist 12 mcd pro Tag (6 für den uterinen Applikator und 6 für den vaginalen Applikator). Damit ist die Durchschnittsdauer für die Behandlung 5 Tage. Während dieser Zeit erfolgt jeden Morgen ein Wechsel der Radiumträger, die Applikatoren werden herausgenommen und desinfiziert, wobei gleichzeitig eine vaginale Spülung vorgenommen wird.

Nach Beendigung der Behandlung wird nicht weiter tamponiert. Man beschränkt sich auf täglich zwei Spülungen. Wenn die ganze Behandlung normal verlaufen ist und wenn die interne Curie-Therapie nicht mit einer percutanen Strahlenbehandlung kombiniert wird, verläßt die Kranke die Klinik nach 24 oder 48 Stunden. Infektiöse Komplikationen oder Blutungen nach der vollständigen Behandlung gehören zu den Seltenheiten.

Eine durch das Radium mitunter entstehende Entzündung des Scheidengrundes ist nicht schmerzhaft und verläuft, ohne daß die Patientin etwas davon wahrnimmt. Die einzige Unannehmlichkeit, die manchmal beobachtet wird, sind leichte Darmstörungen, die aber vorübergehend und ohne ernste Folgen sein sollen.

e) **Ausnahmefälle.** Die in den vorausgegangenen Abschnitten beschriebene typische Behandlung kann nicht immer in allen Fällen durchgeführt werden. Es wird häufig notwendig, die Art der Behandlung dem einzelnen Fall anzupassen.

Um das Prinzip durchzuführen, den Uterus in seiner ganzen Länge zu bestrahlen, wird es öfters notwendig, die Zahl der Radiumröhrchen, die den uterinen Applikator bilden, zu verändern, je nach dem Ergebnis der Sondenmessung. Für den Fall, daß der Uterus länger als 6 cm ist, wird zwischen die 3 Röhrchen, die den uterinen Applikator bilden, etwas Watte geschoben, um einen Zwischenraum zwischen den Röhrchen zu erhalten. Ist die Uteruslänge 8 cm, so werden 4 Radiumröhrchen (3 von 50 und 1 von 100 μcd) gebraucht. Unter diesen Umständen wird die Durchschnittsdosis etwas überschritten und auf 35 mcd für die 4 uterin gelegten Röhrchen gesteigert.

Wenn die Uteruslänge weniger als 6 cm ist, werden unter Umständen nur 2 Röhrchen zu 100 μcd eingelegt. Die Durchschnittsdosis wird damit auf etwa 25 mcd reduziert. Die Zahl der vaginal gelegten Röhrchen unterliegt den gleichen Schwankungen. In manchen Fällen, in denen die Scheide sehr dehnbar ist, werden zwischen die 2 Röhrchen des Kolpostaten 2 oder 3 Zusatzröhrchen gelegt (Abb. 112). Jedoch werden in solchen Fällen an Stelle der Röhrchen mit 100 μcd solche von 50 μcd verwendet. Eine Erhöhung der Gesamtdosis erscheint berechtigt.

Für den Fall, daß die Scheide eng ist, wird der Kolpostat allein benutzt, in manchen Fällen kann sogar nur ein Kork mit einem Röhrchen eingelegt werden. In derartigen

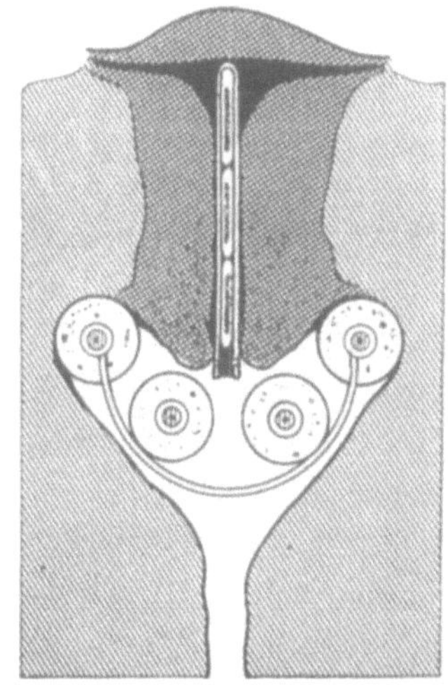

Abb. 112. Schematische Darstellung einer uterinen und vaginalen Einlage. Bei der Einlage in die Scheide sind hier zwischen die beiden Korkrollen des Kolpostaten noch zwei weitere Korkrollen geschoben. (Nach O. Pankow. Aus Handbuch der Gynäkologie, 3. Aufl., Bd. VI/2.)

Fällen, in denen die Gesamtdosis stark reduziert ist, ist eine percutane Strahlenbehandlung unter allen Umständen nach der uterinen und vaginalen Behandlung angezeigt, selbst in Fällen, wo die Erkrankung auf das Collum begrenzt ist.

In Fällen von Undurchgängigkeit des Cervicalkanals infolge carcinomatöser Wucherungen oder infolge blutender Ulcerationen ist es nicht immer leicht, mit der Sonde durchzukommen oder zu vermeiden, daß die Sonde im Tumor einen falschen Weg nimmt. Da es sehr wichtig ist, alles zu vermeiden, was unter Umständen eine Infektion begünstigen könnte, wird in solchen Fällen empfohlen, zunächst mit der percutanen Strahlenbehandlung zu beginnen, wenn diese vorgesehen ist. Ist das nicht der Fall, so wird der vaginale Applikator gelegt. Nur in Ausnahmefällen kommt es vor, daß kurze Zeit nach der Strahlenbehandlung der Cervicalkanal nicht auffindbar und nicht durchgängig ist. Es wird dann eine uterine Behandlung durchgeführt, die zeitlich getrennt von der vaginalen Behandlung ist. In Fällen von vollkommener Undurchgängigkeit des Cervicalkanals wird nur die percutane Strahlenbehandlung vorgenommen.

Bei ausgedehnter Ausbreitung des Carcinoms auf die Scheide, speziell wenn die carcinomatöse Infiltration das obere Drittel der Scheide überschreitet, reicht der Kolpostat zu einer gleichmäßigen Durchstrahlung nicht mehr aus. Wenn die Scheide dehnbar ist, wird mit Kolumbiapaste[1] ein Ausguß der Scheide hergestellt. Diese Form wird dann der Länge nach durchschnitten und in ihrem Innern gleichmäßig die für eine homogene Durchstrahlung notwendige Anzahl von Radiumröhrchen verteilt. Die zwei Hälften der Form werden dann wieder vereinigt und der Applikator wird in die Scheide eingeführt. Dort wird er mit T-Binde während der Bestrahlungsdauer festgehalten. In Fällen von Scheidenatresie wird der Vaginalkanal mit einem Applikator bestrahlt, der aus einer Kette von Röhrchen zusammengesetzt ist, ähnlich dem, den man für die Bestrahlung der Uterushöhle verwendet. Der Erfolg ist jedoch nur mittelmäßig. Deshalb wird eine percutane Bestrahlung von der Vulva aus empfohlen.

II. Technik der percutanen Curie-Therapie.

a) **Technische Hilfsmittel.** Die percutane Curie-Therapie wird mit einem eigens dazu konstruierten Apparat vorgenommen. Er besitzt eine Bleikammer von 6 cm Wandstärke. Benutzt werden 4 g Radium. Die Bleikammer ist nach allen Seiten leicht beweglich wie eine Röntgenröhre. Die Blende, aus der die Strahlen austreten können, entspricht einem rechteckigen Feld von 150 qcm, die Entfernung des Radiums von der Haut beträgt 10 cm im Minimum. Die Filterung der Strahlen entspricht einer Filterstärke von 1 mm Platin.

b) **Technik der Behandlung.** Zunächst werden die Felder bestimmt, die bestrahlt werden sollen. Ihre Zahl und Lage um das Becken herum hängt von der Konstitution der Kranken und von der Ausbreitung des Carcinoms ab. Die Felder, welche sich nicht überlagern dürfen, werden auf die Haut mit einem Hautstift aufgezeichnet. Bei einer Frau mittlerer Dicke, bei welcher beide Parametrien ergriffen sind und bei der also die Notwendigkeit einer vollständigen Behandlung vorliegt, werden im allgemeinen 8 Felder appliziert: 2 Bauchfelder, 2 Seitenfelder, 2 Dorsalfelder und 2 Glutealfelder. In Fällen, bei denen das Carcinom auf die Scheide übergegriffen hat, wird noch ein Perinealfeld hinzugegeben. Es kommt vor, daß bei Frauen der Gruppe II, bei denen also das Carcinom nur ein Parametrium ergriffen hat, nur eine Beckenhälfte bestrahlt wird, und zwar mit 4 oder 5 Feldern. Die Strahlenmenge, die heute auf jedes Feld gegeben wird, liegt etwas unterhalb der „dose épidermicide". Sie ruft gewöhnlich eine trockene Abschuppung der Haut hervor und hinterläßt eine deutliche Pigmentation. Diese Dosis entspricht einer Bestrahlung von 4 g Radium in einem Abstand von 10 cm, filtriert durch 1 mm Platin während der Dauer von 10 Stunden oder 300 mcd (40 g-Stunden), d. h. also 2 mcd für jeden Quadratzentimeter der bestrahlten Oberfläche. Man sieht daraus, daß die Gesamtdosis, die einer Patientin appliziert wird, bei 8 Feldern 2400 mcd entspricht (320 g-Stunden) und daß dazu 80 Stunden Bestrahlungszeit notwendig sind. Die Patientin wird jeden Tag bestrahlt; die Bestrahlung erfolgt auf einem bequemen Bestrahlungsbett, das unter den Apparat mit der Bleikammer geschoben wird. Die Patientin wird auf den Rücken gelegt bei der Bestrahlung der Bauch- und Seitenfelder, auf den Bauch oder auf die Seite für die Bestrahlung der rückwärtigen Felder. Jeden Tag wird ein anderes Feld bestrahlt und die

---

[1] Die Kolumbiapaste ist eine Mischung von Paraffin, Bienenwachs und Sägemehl.

8 Felder werden der Reihenfolge nach bestrahlt. Die tägliche Behandlung dauert 3 Stunden. Nach den ersten 8 Tagen wiederholt man eine neue Serie von 3 Stunden pro Tag und Feld und endlich wird eine dritte Serie gegeben mit 4 Stunden Bestrahlungszeit pro Tag und Feld. Die Gesamtdauer der Bestrahlung ist infolgedessen für die 8 Felder 25 Tage.

Die Patientin bleibt während dieser ganzen Behandlungszeit in der Klinik. Die ersten Behandlungen rufen in einigen Fällen die Erscheinungen des Radiumkaters hervor (Kopfschmerzen, Schwindel, Übelkeit, Erbrechen, Durchfall). Diese Erscheinungen können es unter Umständen notwendig machen, die Zeitdauer der täglichen Bestrahlung bei den ersten Sitzungen zu verkürzen. Bald aber gewöhnt sich die Patientin daran und die tägliche Behandlung, verteilt auf ein oder zwei Sitzungen, wird in den meisten Fällen gut überstanden. Diese Bestrahlungen verursachen trotz ihrer Intensität nur eine sehr geringe Veränderung des Blutbildes.

III. Technik der Röntgenstrahlenbehandlung.

Die Grundsätze, nach denen die Röntgenstrahlenbehandlung im Radiuminstitut in Paris durchgeführt wird, haben wir bereits im allgemeinen Teil im Abschnitt über die „Methoden zur Röntgenbehandlung bösartiger Tumoren" dargestellt (s. S. 57). Es sei daher, um Wiederholungen zu vermeiden, auf das betreffende Kapitel verwiesen.

Wir fügen lediglich ergänzend hinzu, daß die meisten Patienten, die sich einer Röntgenbestrahlung unterziehen müssen, ambulant bestrahlt werden. Sie haben die Verpflichtung jeden Tag wieder zu kommen. Trotz dieser ungünstigen Bedingungen soll die Behandlung gut überstanden werden. Veränderungen des Blutbildes sollen kaum zur Beobachtung kommen. Lacassagne führt in dem Originalbericht an die Hygieneabteilung des Völkerbundes noch aus, daß die Kombination der Röntgenstrahlenbehandlung mit der internen Curie-Therapie die Regel ist, während die Fälle, bei denen keine Röntgenstrahlenbehandlung angewandt wird, nur selten sind. Bei den ambulant mit Röntgenstrahlen behandelten Patienten wird die Curie-Therapie stets nach Beendigung der Röntgenstrahlenbehandlung durchgeführt.

Krebszentrale Paris-Villejuif (S. Laborde und Y. L. Wickham[1]).

Die Strahlenbehandlung des Collumcarcinoms wird kombiniert mit Radium und Röntgen durchgeführt. Nur bei Krebsen des Stadiums IV werden fast immer nur Röntgenstrahlen angewandt.

Die utero-vaginale Bestrahlung hat eine ganz besondere Technik, welche sich folgendermaßen zusammensetzt:

1. Einführung einer Gummisonde in die Cervix und in den Uterus; diese stößt mit ihren Enden aneinander und enthält, je nach der Länge der Gebärmutter, 2 oder 3 Röhrchen, welche 20 mg Ra-El. einschließen (Primärfilter: 1 mm Platin; Sekundärfilter: 3 mm Gummi).

2. Einlagerung von 3 Röhrchen zu je 10 mg Ra-El. (Primärfilter: 15 mm Platin; Sekundärfilter: 1 cm Kork oder Verbandmull); diese radioaktiven Emissionsherde werden in die Seitenrecessus der Scheide postiert, welche dadurch maximal auseinandergezogen werden, und auf die Außenfläche des Collum uteri.

Diese Bestrahlung bedingt demnach die Verwendung von 70—90 mg Ra-El. Bei Verwendung von 90 mg dauert die Bestrahlung 70—75 Stunden und wird nur dann unter-

---

[1] Strahlenther. **43**, 30 (1932).

brochen, wenn die Körpertemperatur über 38⁰ ansteigt; bei Verwendung von 70 mg dauert die Bestrahlung 90—96 Stunden. Nach Ablauf von 48 Stunden wird die Scheidentamponierung erneut vorgenommen.

In diesen beiden Fällen variiert die Dosis zwischen 6000 und 6800 mg-Stunden = 46 bis 50 millicuries détruits.

Dieses ist das Schema der typischen Bestrahlung; indes ist letztere zahlreichen Abwandlungen unterworfen, welche teils daraus resultieren, daß die Einführung der Uterocervicalsonde von vornherein unmöglich ist oder weil die Bestrahlung wegen Erhöhung der Körpertemperatur unterbrochen werden muß. In dem letztgenannten Fall wird die Bestrahlung nur mit allergrößter Vorsicht fortgesetzt und es werden zwischen die Bestrahlungszeiten 48stündige Intervalle eingeschoben; man läßt die jeweilige Bestrahlungsperiode nicht länger als 20—24 Stunden andauern.

Falls am Collum größere Wucherungen vorhanden sind, ist es zweckdienlich und vorteilhaft, die Bestrahlung in zwei Zeiten vorzunehmen.

Die zuerst vorgenommene Zerstörung dieser immer schon infizierten Wucherungen ermöglicht es, die intrauterine Bestrahlung daraufhin mit einem geringeren Infektionsrisiko folgen zu lassen. In diesem Falle wird zwischen die vaginale Bestrahlung und die intrauterine Bestrahlung ein 5—6tägiges Intervall eingeschoben.

Die am allerhäufigsten verwendeten Dosen variieren zwischen 5000 und 7000 mg-Stunden (38—52 millicuries détruits).

Die Bestrahlung wird möglichst in 4—6 Tagen durchgeführt. Sobald der Krebs nicht mehr auf das Collum beschränkt zu sein scheint, wird die utero-vaginale Curie-Therapie mit einer Röntgen- oder Telecuriebestrahlung der Parametrien verbunden.

Die Röntgentiefentherapie geht im allgemeinen der Radiumbestrahlung voraus und wird mittels des konstanten Spannungsgenerators von Gaiffe durch 4 Einfallspforten hindurch vorgenommen: 2 vordere und 2 hintere. Bei Frauen, die ein sehr weites Becken haben, wird ein fünftes posterior-medianes Feld noch hinzugefügt.

Die Dosis pro Einfallspforte entspricht 7000—7500 R[1] (gemessen am Solomonschen Ionometer); die Entfernung zwischen Antikathode und Haut beträgt 50 cm, und die Filterung wird mittels 2 mm Kupfer + 2 mm Aluminium hergestellt.

Die Gesamtdosis erreicht auf diese Weise 19000—21000 R und wird innerhalb von 15—20 Tagen appliziert; das ist etwa 1200 R pro Tag und entspricht, je nach der Konstitution der Patientinnen und dem Entwicklungszustand ihres Beckens, einem Erythem, auf welches Pigmentierung oder auch Abschilferung der Epidermis folgt.

In letzter Zeit werden die Parametrien auch nach dem Telecurie-Verfahren bestrahlt. Die Bestrahlung wird durch 3 vordere und durch 2 hintere Felder vorgenommen. Mit dem Radiumquantum, welches augenblicklich für diesen Apparat zur Verfügung steht (2 g), muß 150 Stunden bestrahlt werden.

Radiuminstitut Brüssel (Delporte und Cahen)[2].

Das Radiuminstitut in Brüssel führt die Strahlenbehandlung der Uteruscarcinome nur mit Radium durch. Bei inoperablen Fällen wird die utero-vaginale Applikation mit

---

[1] 1 r = 2,12 R (frh.); 1 R (deutsch) = 2,26 R (frh.).
[2] Handbuch der Strahlenheilkunde Bd. 2, S. 625 (1931).

der intra-abdominalen Applikation kombiniert. Delporte und Cahen haben das Vorgehen des Radiuminstituts mehrfach beschrieben.

I. Vaginale und utero-vaginale Applikation des Radiums.

a) **Operable Fälle.** Bei operablen Fällen wird der Cervicalkanal zunächst derart erweitert, daß 2 intrauterine Radiumröhrchen von je 10 mg Ra-El. eingeführt werden können (2 mm Platinfilter oder ein äquivalentes Filter aus platiniertem Gold oder anderem Metall und ein Kautschuküberzug); zwei ebenso starke Radiumträger werden in die seitlichen Scheidengewölbe eingebracht. Wenn die Dilatation Schwierigkeiten macht, werden zunächst 2 oder 3 Röhrchen von je 10 mg Ra-El. vor die Portio gelegt. Später kann dann meist die Dilatation leicht durchgeführt werden.

Die Einlagen werden jeden Tag oder jeden zweiten Tag gewechselt. Die Röhrchen werden entfernt, von neuem sterilisiert und nach ausgiebiger Spülung der Vagina und des Collums von neuem eingeführt.

Die Gesamtdosis beläuft sich im Mittel auf 60 mc, die je nach Lage des Falles in 8—15 Tagen zur Anwendung gelangen. Die stündliche Dosis ist 0,15—0,3 mc, pro Tag also 3,6—7,2 mc.

b) **Inoperable und weitfortgeschrittene Fälle.** Wenn eine Dilatation nicht möglich ist, beschränkt sich die Behandlung zunächst auf die vaginale Applikation. Es werden im Mittel 35 mc, auf 10—11 Tage verteilt, verabfolgt, so daß täglich 3,6 mc zur Anwendung kommen. Über 45 mc darf die Gesamtdosis nicht hinausgehen. Die Bestrahlung wird mit 10 mg Ra-El-haltigen Röhrchen durchgeführt.

II. Intra-abdominale Applikation.

Die intra-abdominale Applikation wird vorgenommen, wenn 2 Monate nach der eben beschriebenen Radiumbehandlung die Parametrien noch infiltriert sind.

Nach Längseröffnung der Bauchhöhle wird der Uterus erfaßt und es werden 3 oder 4 Nadeln (0,5 mm Platinfilter mit je 2 Patronen von 1,33 mg Ra-El.) oberhalb des Isthmus in den Uterus eingestochen. Dann werden die infiltrierten Partien in den Parametrien durch Incisionen in die vorderen Blätter der Ligamenta lata freigelegt und in die so entstandene Nische ein Röhrchen mit 10 mg Ra-El. deponiert (2 mm Platinfilter und Kautschuk). In den vorderen Douglasschen Raum vor die Parametrien wird, um die Blase zu schützen und gleichzeitig die Röhrchen zu fixieren, eine mehrfache Lage von Gaze gestopft. Desgleichen wird der hintere Douglassche Raum mit Gaze ausgefüllt und so die Bauchhöhle geschützt. Die Bauchwand wird darauf in 3 Lagen genäht. Durch eine 2—3 cm lange Öffnung am unteren Ende der Schnittwunde werden die Gaze und die an den Röhrchen und Nadeln befestigten Fäden herausgeleitet.

Nach 5—8 Tagen werden die vorderen Gazestreifen und die Radiumröhrchen durch einfachen Zug an den Fäden entfernt. Die hinteren Gazestreifen bleiben etwa 12 Tage liegen. Der Eingriff soll bei dieser Technik ohne jede Gefahr sein.

Bisweilen wird das Vorgehen auch variiert. Es wird der Uterus nicht gespickt. 2 Röhrchen werden in die Parametrien eingelegt. In anderen Fällen, wenn es sich um weiter entfernte Infiltrationen, die sich nach hinten zu erstrecken, handelt, werden die Röhrchen in die bindegewebigen Scheiden des kleinen Beckens deponiert. Wenn sich das verklebte Peritoneum nicht ablösen läßt, werden die Röhrchen direkt ohne eine Nische zu schaffen auf die kranken Partien gelegt und dort durch Gazetampons fixiert.

Radiumhemmet Stockholm (Forssell und Heyman)[1].

Die Bestrahlungsmethode des Radiumhemmets hat Heyman in einem Originalbericht an die Hygieneabteilung des Völkerbundes eingehend beschrieben und Voltz hat sie im 13. Sonderband der Strahlentherapie ausführlich zur Darstellung gebracht. Wir entnehmen diesem Bericht die folgenden speziellen Angaben.

A. Die typische Methode.

Die typische Behandlungsmethode besteht aus drei zeitlich einander folgenden Radiumbehandlungen.

Die zweite Behandlung erfolgt 1 Woche nach der ersten Behandlung, die dritte Behandlung hat von der zweiten Behandlung einen Zeitabstand von 3 Wochen. Für die Behandlung wird immer ein Filter angewandt, das 3 mm Bleiäquivalent hat. Diese Filterstärke setzt sich zusammen aus der Primärfilterung des Radiumpräparates, die 1 mm Bleiäquivalent ist, und der Wand des Radiumträgers, also dem Sekundärfilter, das 2 mm Bleiäquivalent ist (zwei ältere Radiumträger haben noch eine Wandstärke, die 3 mm Bleiäquivalent hat). Als Tertiärfilter wird für intrauterine Einlagen zur Abfilterung der Sekundärstrahlung von der Wand des Trägers ein Gummifingerling verwendet, für vaginale Einlagen zwei Schichten dünnes Papier, darüber wird eine dünne Schicht von Watte gebracht und diese wieder mit einer Gummihülle versehen.

In allen den Fällen, in denen es möglich ist, den Cervixkanal zu sondieren und zu dilatieren, wird bei sämtlichen drei Behandlungsserien sowohl intrauterin als vaginal behandelt. Die Gesamtdosis bei allen drei Behandlungen ist in der Regel 2200—2600 mgeh intrauterin und etwa 4500 mgeh vaginal, so daß auf jede einzelne Sitzung 730—865 mgeh intrauterin und 1500 mgeh vaginal entfallen.

Die bei der Behandlung der Uteruscarcinome normalerweise verwendeten Radiumröhrchen sind hinsichtlich ihrer Menge so berechnet, daß die gewünschte Dosis eine Applikationszeit von 20 Stunden beansprucht.

Da die Bestrahlungszeit 24 Stunden nicht überschreitet, ist genügend Zeit, die Röhrchen wieder zu reinigen und für weitere Behandlungen vorzubereiten. Im folgenden möge ein Beispiel für eine typische Behandlungsreihe gegeben werden:

Erste Behandlung: Intrauterin: 4 Röhrchen, 40 mg Ra-El., 19 Stunden (760 mgeh). Vaginal: 12 Röhrchen, 78 mg Ra-El., 19 Stunden (1480 mgeh).

Zweite Behandlung (nach 8 Tagen): Intrauterin: 1 Röhrchen, 43 mg Ra-El., 21 Stunden (900 mgeh). Vaginal: 10 Röhrchen, 71 mg Ra-El., 21 Stunden (1470 mgeh).

Dritte Behandlung (nach weiteren 3 Wochen): Intrauterin: 1 Röhrchen, 38 mg Ra-El., 19 Stunden (720 mgeh). Vaginal: 10 Röhrchen, 80 mg Ra-El., 19 Stunden (1520 mgeh).

Die Gesamtdosis in dieser Behandlungsserie ist also:

Intrauterin (39 mg Ra-El., 59 Stunden) = 2300 mgeh. Vaginal (75 mg Ra-El., 59 Stunden) = 4500 mgeh.

---

[1] Voltz, 13. Sonderband der Strahlentherapie (1931) S. 135.

Um eine möglichst schnelle Orientierung zu ermöglichen, wie lange die zur Behandlung gewählten Radiumpräparate zur Erreichung der notwendigen Dosis liegen müssen, werden nebenstehende Umrechnungstabellen verwandt.

Auf der Ordinate ist die Menge der einzelnen Präparate in Milligrammelement eingetragen, auf der Abszisse die Zahl der Stunden.

B. Abweichungen von der typischen Behandlungsmethode.

Für die Behandlung der Collumcarcinome wird stets dieselbe Filterstärke, also wenigstens 3 mm Bleiäquivalent verwendet. Die anderen Faktoren der Behandlung werden je nach den anatomischen Verschiedenheiten und evtl. vorhandenen Komplikationen von Fall zu Fall mehr oder weniger geändert.

In nicht mit Komplikationen verbundenen Fällen wird der Zwischenraum zwischen den einzelnen Behandlungen nicht verändert.

Die Gesamtdosis wird relativ selten verändert und wenn, dann nur in ziemlich engen Grenzen.

15jährige Erfahrungen haben gezeigt, daß bei dieser Behandlungstechnik

Tabelle 23. Milligrammelementstunden bei verschiedenen Kombinationen von Radiumpräparaten und verschiedener Bestrahlungszeit.

Zeit in Stunden	15	16	17	18	19	20	mg Ra-El.
Präparate der Serie A.							
1 A 5	505	535	570	605	655	670	35,5
1 A 2	155	165	175	185	195	205	10,2
10 A 1	775	830	880	930	985	1035	51,7
9 A 1	695	745	790	835	885	930	46,5
8 A 1	620	660	705	745	785	830	41,4
7 A 1	540	580	615	650	685	725	36,2
6 A 1	465	495	525	560	590	620	31,0
5 A 1	375	400	425	450	475	500	25,0
4 A 1	300	320	340	360	380	400	20,0
3 A 1	225	240	255	270	285	300	15,0
Präparate der Serie B.							
1 B 5	375	400	425	450	475	500	24,9
1 B 2	240	255	270	285	300	315	15,9
10 B 1	1065	1135	1205	1275	1350	1420	71,0
9 B 1	960	1020	1085	1150	1215	1275	63,9
8 B 1	850	910	965	1020	1080	1135	56,8
7 B 1	745	795	845	895	945	995	49,7
6 B 1	640	680	725	765	810	850	42,6
5 B 1	530	570	605	640	675	710	35,5
4 B 1	425	455	485	510	540	570	28,4
3 B 1	320	340	360	385	405	425	21,3
2 B 1	215	225	240	255	270	285	14,2
1 B 1	105	115	120	130	135	140	7,1

die vaginale Gesamtdosis von 4500 mgeh nicht überschritten werden darf, da sonst Schädigungen des Rectums entstehen.

Voraussetzung dafür ist aber, daß die Weite der Scheide und die Lage des Tumors einen genügenden Abstand zwischen dem Radiumpräparat und der hinteren Scheidenwand zulassen, weiter, daß der Fokus der Strahlenquelle nicht zu groß und auch nicht zu klein ist und daß das umgebende Gewebe sich in normalem Zustand befindet.

Die vaginale Gesamtdosis wird ausnahmsweise in den Fällen verringert, in denen es sich um eine ältere Patientin mit atrophischer Scheide handelt, weil hier schlechte Zirkulationsverhältnisse zur größeren Vorsicht zwingen und eine enge Scheide den Abstand zwischen dem Radiumpräparat und der hinteren Scheidenwand notwendigerweise herabsetzt. Außerdem wird die vaginale Gesamtdosis in all den Fällen reduziert, in denen die räumlichen Verhältnisse verlangen, das zur Behandlung bestimmte Radium auf eine kleine Fläche zu konzentrieren. Dies ist auch in solchen Fällen notwendig, in denen der Tumor seinen Sitz in der hinteren Vaginalwand hat, besonders wenn diese gleichzeitig verdünnt ist.

Die vaginale Gesamtdosis wird vergrößert in allen den Fällen, in denen es infolge einer sehr großen Tumoroberfläche nötig erscheint, das Radium über eine relativ große Fläche zu verteilen.

Die untere Grenze der intrauterinen Gesamtdosis wird eingehalten in solchen Fällen, in denen der Uterus atrophisch ist oder in denen ein kurzes Cavum uteri es notwendig macht, ein kleines Röhrchen, d. h. also eine relativ kleine strahlende Fläche zu verwenden. Diese untere Grenze der intrauterinen Gesamtdosis beträgt etwa 2200 mgeh.

Bis zu der oberen Grenze der intrauterinen Gesamtdosis, die 2600 mgeh ist, wird dann gegangen, wenn die Länge des Cavum uteri es erfordert, das Radium auf eine größere Anzahl von Röhren, d. h. eine größere Länge zu verteilen. Im großen und ganzen scheint die Uteruswand einen genügenden Widerstand gegen die Strahlen zu bieten, um die obere Grenze der intrauterinen Gesamtdosis ohne Gefahr überschreiten zu können. In manchen Fällen wurden daher ohne sichtbare Schädigungen sogar 3000 mgeh gegeben.

Die Behandlungszeit bei jeder Einzelbehandlung wechselt mit den benutzten Radiummengen, hält sich aber in der Regel zwischen 19 und 23 Stunden. In Fällen, in denen zur Deckung einer größeren Tumorfläche die Verwendung größerer Radiummengen bei der ersten und der zweiten Behandlung notwendig wurde, muß die Behandlungszeit entsprechend verringert werden; doch wird dabei selten unter 16 Stunden herabgegangen. Wenn in solchen Fällen die intrauterine oder vaginale Durchschnittseinzeldosis überschritten wird, so wird die Verringerung der Behandlungszeit bei der zweiten oder dritten Behandlung vorgenommen, so daß die in dem gegebenen Falle gewünschte Gesamtdosis nicht überschritten wird.

In den normalen und nicht mit Komplikationen einhergehenden Fällen wird gewöhnlich bei jeder der drei Behandlungen ein Drittel der gesamten vaginalen und intrauterinen Dosis gegeben. Verschiedene Umstände zwingen aber, öfters von dieser Regel abzuweichen. Einer dieser Gründe wurde bereits genannt, es ist die mehr oder weniger große Ausbreitung des Tumors, der andere das Verhalten des Blutbildes.

Bei den meisten mit Strahlen behandelten Fällen wird eine fortlaufende Blutkontrolle mit Differenzierung der Leukocyten gemacht. Sollte dabei eine Leukopenie oder bei normaler Zahl der Leukocyten evtl. gleichzeitig eine relative Lymphopenie zu finden sein, so gilt dies als Indikation für eine vorsichtigere Behandlung, d. h. es wird eine kleinere Dosis als die Durchschnittsdosis gewählt. Wenn solche Blutveränderungen bereits vor der ersten Behandlung bestehen, so wird die Dosis bei dieser Behandlung verringert, vergrößert wird sie dafür bei der zweiten oder vielleicht erst bei der dritten Behandlung. Tritt die Blutveränderung nach der ersten Behandlung in Erscheinung, so wird die Dosis bei der zweiten Behandlung verringert.

In den allermeisten Fällen ist es möglich, das Radium bereits bei der ersten Behandlung intrauterin zu legen. Sollte es notwendig werden, die intrauterine Behandlung aus irgendwelchen Gründen aufzuschieben, so wird die intrauterine Dosis bei den folgenden Behandlungen dementsprechend erhöht.

Bei allen Behandlungen werden die Radiumpräparate so ausgewählt, daß die gewünschte vaginale Dosis in der gleichen oder in kürzerer Zeit erreicht wird als die gewünschte intrauterine Dosis. Ist das letztere der Fall, so bleibt das intrauterin gelegte

Radium liegen, auch nachdem das vaginal gelegte Radium entfernt worden ist, bis eben die gewünschte intrauterine Dosis erreicht wird.

Unter den Komplikationen, welche ab und zu eine Veränderung der gewöhnlichen Behandlungstechnik bedingen, ist Fieber die am häufigsten vorkommende. Steigt die Temperatur während der Behandlung bis 39° (Celsius), so wird die Behandlung unterbrochen und erst nach Abklingen des Fiebers wieder fortgesetzt. In manchen Fällen ist es allerdings notwendig, vor allem, wenn langwierige subfebrile Temperaturen bestehen, den Versuch zu machen, die Behandlung fortzuführen, ungeachtet der Gefahr. Wenn aber die Patientin Zeichen einer Pelveoperitonitis haben sollte, so wird auf jeden Fall die weitere intrauterine Radiumapplikation verschoben.

Seit mehreren Jahren wird versucht, die Radiumbehandlung statt in drei Sitzungen in zwei Sitzungen durchzuführen.

C. Besondere Gesichtspunkte der Behandlungstechnik.

Die Radiumträger werden für jede Behandlung unter Berücksichtigung von zwei bestimmten Gesichtspunkten ausgewählt:

a) Wenn irgendmöglich, soll die ganze Fläche des Tumors mit Radium bedeckt werden.

b) Durch seitliche Ausdehnung der Vaginalwände soll das Radium so nahe als möglich an die Beckenwände herangebracht werden.

Hierzu stehen eine große Anzahl von Radiumträgern der verschiedensten Form und Größe und zu den verschiedensten Radiumträgern wieder passende Radiumpräparate zur Verfügung. Die intrauterine Behandlung wird mit einem Radiumträger durchgeführt, dessen Länge der des Cavum uteri entspricht, damit die ganze Uterushöhle von unten bis oben vollständig mit dem radioaktiven Präparat ausgefüllt ist. Die vaginalen Radiumträger werden mit Berücksichtigung des Aussehens und der Ausdehnung des Tumors ausgewählt (Abb. 113—116).

Bei einem Krater werden Hülsen verwandt, gewöhnlich zwei, die genügend lang sind, um den Krater der Länge nach auszufüllen. Damit die Hülsen in der gewünschten Lage festgehalten werden, wird in vielen Fällen zwischen die Hülsen ein sog. Schlitten eingeschoben, wie ihn Abb. 117 zeigt.

Die Schlitten haben verschiedene Größen. Die schmalen Schlitten haben 4 mm Breite. Die größte Breite ist 11 mm. Der zwischen die Hülsen eingeschobene Schlitten hat außerdem den Zweck, die beiden Hülsen so nahe als möglich an die Beckenwände heranzubringen.

Wenn die Scheide oder der Krater eng ist, wird nur eine Hülse genommen, bei sehr weiter dagegen drei.

Die Behandlung eines scheibenförmigen Tumors wird mit Kästchen durchgeführt, deren Form und Größe der Ausdehnung des Tumors und der Weite der Scheide entsprechen. Wenn das Kästchen durch die Tamponade gegen den Tumor gepreßt wird, soll es die ganze Fläche des Tumors bedecken und gleichzeitig die Scheide seitwärts ausdehnen. Ist die Ausdehnung der Oberfläche des Tumors größer als das größte zur Verfügung stehende Kästchen, dann werden zwei oder mehrere solcher Kästchen genommen. Bei Verwendung von zwei oder mehreren Kästchen werden diese durch kleine Klammern zusammengehalten.

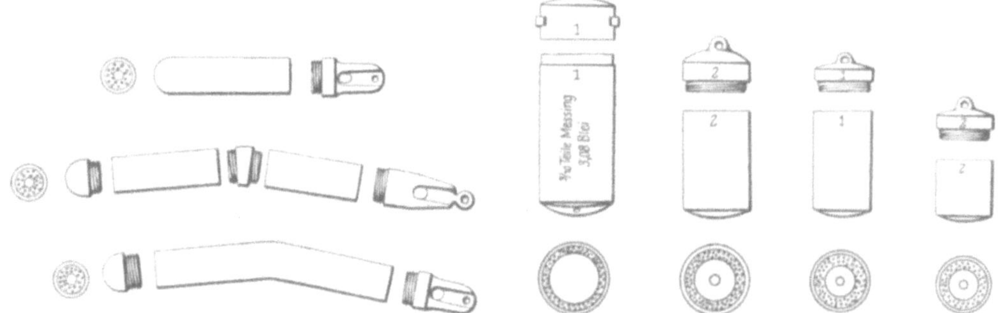

Abb. 113. Träger für intrauterine Einlagen.   Abb. 114. Träger für vaginale Einlagen.

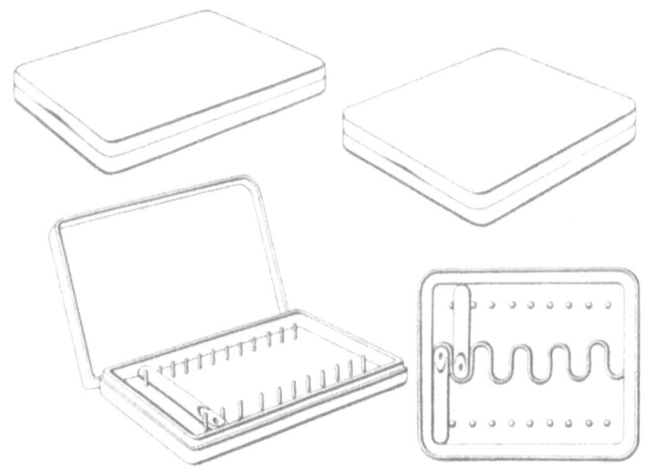

Abb. 115. Kästchen zur Aufnahme von Röhrchen für vaginale Applikation.

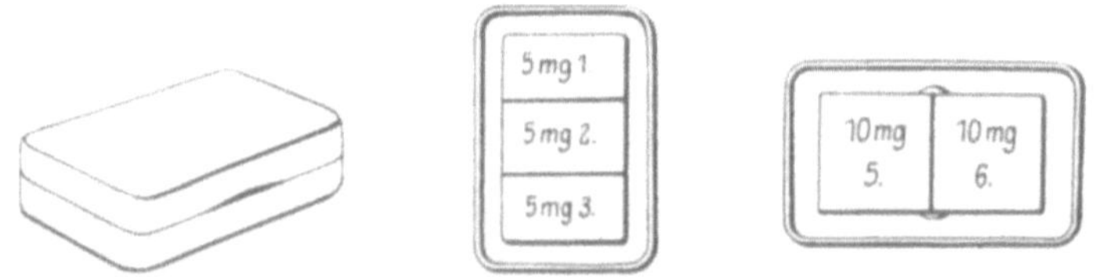

Abb. 116. Kästchen zur Aufnahme von Platten für vaginale Applikation.

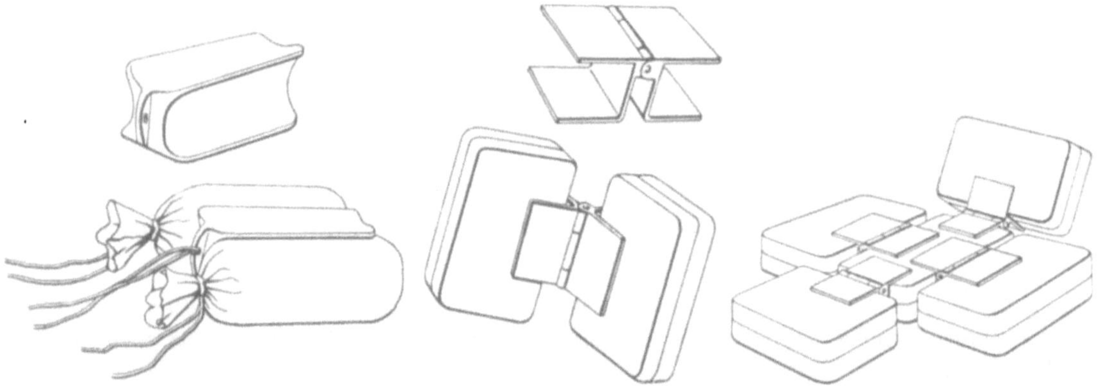

Abb. 117. Schlitten aus Celluloid zur   Abb. 118. Klammern zum   Abb. 119. Kleine, durch Klammern
Distanzierung der vaginalen Einlagen.   Zusammenhalten der Kästchen.   zusammengehaltene Kästchen.
(Nach O. Pankow. Aus Handbuch der Gynäkologie, 3. Aufl., Bd. VI/2.)

Die Klammern besitzen Scharniere, so daß sich die Kästchen recht gut auch einer unregelmäßigen Fläche anpassen können. Abb. 118 u. 119 zeigen die Verbindungsart der Kästchen.

Bei großen Blumenkohltumoren kommen entweder eine Anzahl kleinerer Kästchen zur Anwendung, die durch Klammern zusammengehalten und dann schalenförmig geformt werden, oder auch drei besonders geformte Kästchen von denen jedes ein Drittel eines abgestumpften Conus ausmacht (siehe Abb. 120).

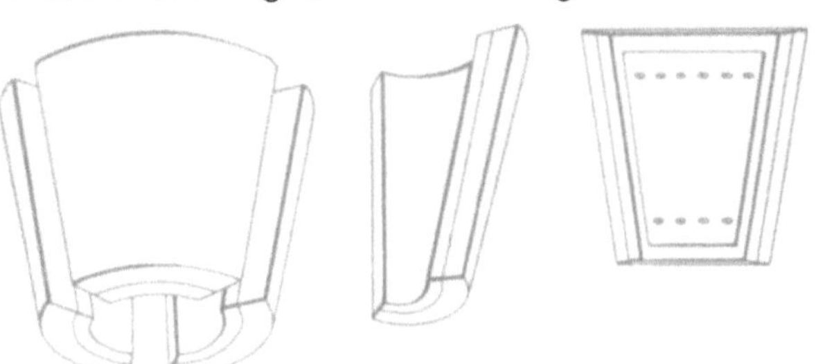

Abb. 120. Apparat zur Bestrahlung eines Blumenkohlcarcinoms. (Nach O. Pankow. Aus Handbuch d. Gynäkologie, 3. Aufl., Bd. VI/2.)

Das auf die vaginale Fläche des Tumors aufgelegte Radium wird mit Hilfe einer sorgfältigen und besonders festen Tamponade in seiner Lage gehalten, die mit speziell konstruierten flachen Specula vorgenommen wird.

D. Die lokale Radiumbehandlung, kombiniert mit der Röntgenstrahlenbehandlung.

In Fällen mit isolierten Drüsenmetastasen oder großer parametraner Infiltration wird seit 1922 die lokale Radiumbehandlung mit der Röntgenstrahlenbehandlung kombiniert. Hierzu wird ein Filter von 0,5 mm Kupfer oder 0,5 mm Zink verwendet. Seit Anfang 1928 sind auch neuere Versuche mit der kombinierten Radium- und Röntgenstrahlenbehandlung im Gange, wobei ein Zinkfilter nach den Angaben von Thoraeus gebraucht wird, welches einem Filteräquivalent von 3 mm Kupfer und 1 mm Aluminium entspricht.

E. Die lokale Radiumbehandlung, kombiniert mit Radiumfernbestrahlung.

Die Radiumfernbestrahlung wurde erst in den letzten Jahren aufgenommen. Das Radium wurde dabei mit 2 mm Blei und 0,5 mm Kupfer filtriert. Der Fokus-Hautabstand war 5 cm. Das Strahlenbündel wurde so eingestellt, daß von je einem Feld aus je eines der Parametrien getroffen wurde. Je nachdem eines oder beide Parametrien ergriffen waren, wurden ein oder zwei abdominale Felder bestrahlt. Die Gesamtdosis überschritt 20 g-Stunden nicht. Bestrahlt wurde jeweils 2—4 Stunden pro Tag.

F. Die Wiederholung der Behandlung.

In den meisten Fällen wird nach Abschluß der im Bestrahlungsplan vorgesehenen drei Radiumbehandlungen keine weitere Behandlung durchgeführt. Eine Wiederholung der Behandlung in allen den Fällen, in denen keine Heilung erzielt wurde, wird für zwecklos und gefährlich gehalten. Nur in solchen Fällen, bei denen ein kleiner Rest des Tumors noch längere Zeit vorhanden ist, wird die Behandlung fortgesetzt. In diesen Fällen wurde in den letzten Jahren die Spickung mit Radiumnadeln versucht. Je nach der Größe des Tumors wurden zwei oder mehr Nadeln von 10 mg Ra-El. eingestochen, wobei der Abstand der Nadeln untereinander etwa 1 cm betrug. Die Zeitdauer der Behandlung nach der Spickmethode betrug zwischen 3 und 4 Stunden, je nach der Lage des Tumors und je nach der Art der bereits vorgenommenen Behandlungen.

Rezidive und Metastasen nach durch vorausgegangene Bestrahlung erzielter klinischer Heilung werden verschieden behandelt. Bei lokalen Rezidiven wird, wenn keine

Kontraindikation besteht, die Totalexstirpation des Uterus ausgeführt, andernfalls die Spickung mit Radiumnadeln. Gar nicht wird die Spickung ausgeführt bei isolierten metastatischen Knoten in der Scheide. Hat das Rezidiv die Form eines mehr oder weniger oberflächlichen Infiltrates der Scheidenschleimhaut, so ist die wiederholte lokale Radiumbehandlung vorzuziehen. In solchen Fällen muß aber sehr vorsichtig dosiert werden (500—600 mgeh), um Nekrosen zu vermeiden, welche im allgemeinen sehr rasch entstehen können und dann mit großen Schmerzen verbunden sind.

Bis jetzt wurden Drüsenmetastasen mit Röntgenstrahlen behandelt. Sehr viele Kombinationsmöglichkeiten hinsichtlich der Dosierung, Filterung, des Fokus-Hautabstandes, der Zahl und der Größe der Felder und des Intervalles zwischen den einzelnen Behandlungen usw. sind dabei geprüft worden. Es wurden aber in solchen Fällen von Drüsenmetastasen, die während oder nach der lokalen Heilung auftraten, nur kurz dauernde, vorübergehende Resultate erzielt. Das gleiche war auch bei der Behandlung von großen lokalen Rezidiven der Fall. Versuche, die Rezidive mit Radiumfernbestrahlung zu behandeln, fielen nicht besser aus.

I. Universitäts-Frauenklinik Wien (Peham)[1].

Das Bestrahlungsverfahren bei den Collumcarcinomen wurde in der heute gebräuchlichen Form von Simon entwickelt. Es wird je nach dem Stadium verschieden durchgeführt. Simon hat sein Vorgehen kürzlich ausführlich beschrieben. Wir geben nachstehend einen Überblick darüber:

Gruppe I. Die Vorbereitung besteht in gründlicher Entleerung des Darmes und Dehnung des Cervicalkanals in Narkose. 12 Stunden nach der Aufschließung, Einführen des Uterovaginalgerätes.

Das Gerät wird kranial mit einem Träger von 25 mg El., kaudal mit einem von 30 mg El. versehen. Vaginal kommen in die seitlichen Geräte je 25 mg El. Filterung 3 mm Messing. Achsenabstand in der Vagina gegen die Seite 8 mm, gegen die Rectumoberfläche 12 mm. Achsendistanz uterin 6 mm. Liegezeit 40 Stunden. Leichte Tamponade der Scheide mit Gaze. Nach der Einführung stündliche Temperaturkontrolle. Blasenentleerung spontan, nur im Notfall Katheter. Leichte, möglichst flüssige Speisen während der Applikation. Bettruhe.

Vorzeitige Entnahme, wenn die gemessene Temperatur um einen Grad die Anfangstemperatur übersteigt.

Nach 8 Tagen Röntgenbestrahlung der Beckenmitte, als Zusatz der Radiumbehandlung. Die Zahl der Felder richtet sich nach der Körperdicke, meist 5—6, 2 vordere, 2 hintere, 2 seitliche. Im Bereiche der Portio wird eine Wirkungsdosis von etwa 100% der HED konzentriert (550 r). Felddosis 70—75% der HED.

Die Nachbestrahlung. Die Radiumnachbestrahlung entfällt, wenn nach Abklingen der Hauptwirkungszeit, die ungefähr 2—2$^1/_2$ Monate dauert, keine objektiven Tumorzeichen nachweisbar sind. Wenn die Untersuchung noch Tumorreste zutage fördert, wird die Bestrahlung wiederholt, die Dosis beträgt die Hälfte der ersten Gesamtdosis, bei Verwendung des Uterovaginalgerätes bleibt dieses etwa 15 Stunden liegen.

---

[1] Nach St. Simon, Radiologische Praktika Bd. 20 (1933).

Gelingt es nicht in den Cervicalkanal zu gelangen, dann wird eine vaginale Einlage in einer zweimaligen Sitzung von etwa 24 Stunden Dauer vorgenommen (zweimal 12 Stunden 30 mg/3 mm Messing, Fokalabstand 8 mm), womöglich mehrstellig: entweder diagonal oder vertikal vor die Portio.

Die Röntgennachbestrahlungen folgen der ersten Röntgenbestrahlung nach etwa 4 Monaten. Sie verteilen sich derart, daß während des ersten Jahres etwa 3—4 Röntgenbestrahlungen, im zweiten Jahr 2—3 und im dritten Jahr nur mehr eine gleichmäßige Durchstrahlung des ganzen Beckenraumes erreicht wird.

Gruppe II. A. Bei nicht verlegtem Cervicalkanal wird ähnlich vorgegangen, wie soeben beschrieben, nur wird der Cervicalbereich mit einem 50-mg-Präparat bestrahlt. Das Uterovaginalgerät bleibt 48 Stunden in einer Sitzung oder auf zwei Sitzungen verteilt liegen. Um die ergriffenen Teile der Scheide und der Parametrien zu treffen, wird noch eine vaginale Bestrahlung von den beiden seitlichen Scheidengewölben mit einem besonderen Gerät vorgenommen. Das Gerät enthält gewöhnlich zwei Radiumpräparate zu je 25 mg El. Liegezeit 24 Stunden, auf zwei Sitzungen verteilt.

Etwa 10—14 Tage nach der letzten Sitzung folgt die Röntgenbestrahlung, die sich nur auf die peripheren parametranen Abschnitte und die Beckenwand erstreckt. Hierzu wird je ein ventrales, ein laterales und ein dorsales Feld in ein oberes und unteres Halbfeld unterteilt und nach Art der Tangentialfeldermethode von Holfelder eine Konzentrationsbestrahlung der entsprechenden Beckenhälfte mit einer Wirkungsdosis von etwa 100% der HED vorgenommen.

Die Radiumnachbestrahlung erfolgt fakultativ. Gegebenenfalls wird eine intrauterine Applikation versucht, aber nicht gewaltsam erzwungen. Es wird dann das Radium nur vaginal angewandt. Diese Applikationsart kommt auch zur Anwendung, wenn die Parametrien noch verdächtig sind.

Wenn nach 3 Monaten Anhaltspunkte für eine kraniale Propagation vorliegen, wird auf jeden Fall eine intrauterine Behandlung vorgenommen.

Die Röntgennachbestrahlung geschieht nach den entwickelten Grundsätzen. Wenn eine Radiumnachbestrahlung entfällt, wird das ganze Becken mit Röntgenstrahlen durchstrahlt.

B. Bei verlegtem Cervicalkanal und unsichtbarem Muttermund wird zunächst der Portiotumor vaginal mit einer unifokalen mehrstelligen Bestrahlung oder einer difokalen Bestrahlung behandelt. Die Dosis im Bereich der Portiomitte beträgt 1000 mgeh (50 mg in 5 mm Achsenabstand, etwa 20 Liegestunden). Ist der Muttermund nach 10 Tagen noch nicht sichtbar, dann wird die Bestrahlung in 8 mm Achsenabstand mit der gleichen Liegezeit wiederholt.

Die Nachbestrahlung ist die gleiche wie vorhin.

Gruppe III—IV. A. Bei symmetrischer Ausbreitung, zugänglichem Cervicalkanal, scirrhöser Infiltration der Portio wird das Uterovaginalgerät mit denselben Trägern wie bei Gruppe II verwendet. Liegezeit 40 Stunden, in zwei Sitzungen. Nach einigen Tagen vaginale Applikation zur Erfassung der parametranen Infiltrate. Entweder das verschiebbare Gerät bei maximaler Entfernung der Träger auf 40 Stunden, auf 3—4 Sitzungen verteilt, oder unifokal einen einzigen Träger in schräger Stellung abwechselnd gegen ein Parametrium gerichtet; jede Seite erhält ungefähr 3—4 ED bei einer Fokaldistanz von

10 mm. Die Röntgenbestrahlung folgt, sobald die Allgemeinerscheinungen abgeklungen sind. Sie verfolgt zwei Ziele. Als erstes gilt die Erfassung der wandständigen Anteile der Parametrien und außerdem sollen die regionären Drüsen, die in der Regel bereits erkrankt sind und von denen die Rezidive ausgehen, einer möglichst frühzeitigen Strahlenwirkung ausgesetzt werden. Die Parametrien erreicht man nach der oben erwähnten Art, nur bleiben die Hautfelder klein, 6:8 cm, um genügend Raum für die Drüsenbestrahlung zu gewinnen. Für diese werden folgende Einfallspforten gewählt: ventral wird eine Fläche gewählt, deren kraniale Grenze fast bis zum Rippenbogen reicht und deren unterer Rand knapp über dem oberen Rand der parametranen Felder liegt. Diese Hautpartie wird in 4 gleiche Felder unterteilt, von denen 2 rechts und 2 links von der Mittellinie liegen. In derselben Höhe und auf dieselbe Art wird die Haut dorsal eingeteilt. Die Felder liegen über den hypogastrischen, iliacalen und aortalen Drüsen. Den Drüsen einer Seite entsprechen somit 4 Einfallsfelder, die mittleren Felder werden bei senkrechtem Strahlengang, die seitlichen bei geneigter Einfallsrichtung bestrahlt. Wirkungsdosis, 95—100% der HED, bei einer Hautbelastung von etwa 75%. Diese Drüsenbestrahlung wird nach 4 Wochen grundsätzlich wiederholt.

B. Bei unauffindbarem Cervicalkanal trachtet man zunächst durch Vorbestrahlung den Muttermund zur Darstellung zu bringen. Zu diesem Zwecke wird vaginal, gegen das Tumorzentrum gerichtet, ein 50-mg-Träger aus verhältnismäßig geringer Distanz (5 mm) appliziert. Liegezeit etwa 20 Stunden in zwei Sitzungen. Gelingt die Restitution des Muttermundes nicht, dann wird bei größerer Fokaldistanz (8—10 mm) entweder unifokal mehrstellig (zentral, lateral bei Stellungsänderung) mit einem 50-mg-Träger weiterbestrahlt, Liegezeit 35 Stunden, in 2—3 Sitzungen. Je nach der Unterbringungsmöglichkeit können lange oder kurze Träger zur Verwendung kommen. Die gewünschte Distanz wird am besten durch Hartgummigeräte gewährleistet, die möglichst noch eine Blendenwirkung ausüben, d. h. den allseitigen Strahlenaustritt behindern. Statt der unifokalen Applikation kann auch eine bifokale Bestrahlung mit eigenen Geräten mitherangezogen werden. Zur Erfassung der zentralen Partien des Tumors dient ein Hartgummigerät mit vertikal gestellten Trägern, das den Vorteil einer besonderen zusätzlichen Filterung gegen Blase und Rectum bietet und außerdem von diesen Organen durch einen größeren Abstand entfernt ist. Das Gerät faßt zwei kurze Träger von 25 mm Gehalt, Liegezeit 35—40 Stunden in 3—4 Sitzungen. Für die seitlichen Wandabschnitte eignet sich ein anderes Gerät, welches in schräger Richtung in ein seitliches Gewölbe hineingepreßt wird. Der Radiumgehalt ist ein gleicher wie beim vorigen Gerät, ebenso die Liegezeit.

C. Bei zentralem Tumorzerfall und Kraterbildung (kavitäre Formen) dienen als Distanzierungsmittel entweder Korke oder Hartgummikegel, die das Röhrchen aufnehmen. Je nach der Kratertiefe sollen lange oder kurze Träger Verwendung finden. Bei einem Gehalt von 50 mg und der Fokaldistanz von 8 mm bleibt ein Präparat ungefähr 35 Stunden, zwei Sitzungen, liegen. Dann wird noch in schräger Richtung oder durch Einpressen vertikal angeordneter Träger eine seitliche gegen ein Parametrium gerichtete Bestrahlung vorgenommen, mit einer Dosis von etwa 40 Liegestunden (bei 25 mg El. Gammafilterung und 10 mm Fokaldistanz).

Für atypische Einlagen, interstitielle Applikationen, prophylaktische Bestrahlungen und Rezidivbestrahlungen werden noch besondere Methoden angegeben.

Universitäts-Frauenklinik Modena (Bolaffio)[1].

Bei der von Bolaffio eingeführten Bestrahlungsweise werden Radium- und Röntgenstrahlen verwandt. Die Bestrahlungstechnik hängt von der Ausdehnung des Carcinoms ab. Die Röntgenbestrahlung lehnt sich an die Coutardsche Methode an.

Operable Fälle werden mit 3000 mgeh Radium vorbestrahlt (30 mg 100 Stunden) und nach 5—6 Wochen womöglich vaginal nach Schauta operiert.

Grenzfälle werden zunächst mit etwa 4000 mgeh angegangen. Nach 4 Wochen wird beschlossen, ob operiert oder weiterbestrahlt werden soll. In letzterem Fall wird nach der später beschriebenen Methode mit Röntgen bestrahlt.

Inoperable Fälle erhalten vor, im Notfalle nach der Röntgenbehandlung 5000 mgeh Radium (3 Röhrchen zu je 10 mg Ra-El., womöglich intracervical, 7 Tage lang) und werden dann folgendermaßen fraktioniert mit Röntgen bestrahlt: Symmetrieapparat, 38 cm Funkenstrecke = 170 kV an der Röhre, 2 mA, Filter 0,7 Zn. Bei dünnen Patientinnen 5 Felder 8×6, bei 30 cm Fokus-Hautabstand, 2 Felder vorne, 3 hinten. Bei mittelstarken Patientinnen ebensolche Felder, 6 an der Zahl, und zwar auch vorne 3. Bei starken Patientinnen 5 Felder 12×10, 2 vorne, 3 hinten.

Das Collum bekommt durch die Konzentration in jedem Fall 110—130% der HED.

Täglich werden abwechselnd die Vorder- und die Hinterfelder bestrahlt und dabei $^1/_3$ der HED auf jedes Feld appliziert. Dadurch kommt ringsum 1 HED in 6 Tagen zur Wirkung. Dann folgt eine Pause von 1 Tag. Diese Bestrahlung wird 4mal hintereinander wiederholt. Sie nimmt zusammen 4 Wochen in Anspruch.

Die Methode entspricht ungefähr der von Schinz so benannten einfachen Fraktionierung. Von einer „protrahierten" Fraktionierung, genau nach Coutard, also mit Fernfeld und mit Dickfilter, wurde angesichts der ausgezeichneten Konzentrationsmöglichkeit beim Uteruskrebs (das Collum erhält etwa 5 HED) und behufs Materialersparnis abgesehen. Auch glaubt Bolaffio, daß sie auch nicht mehr leisten würde.

Bei dieser 4 HED-Belastung tritt auf der Haut gerade die Coutardsche Epidermitis, auf der Vaginalschleimhaut eine leichte Epithelitis auf. In den Fällen, wo dies die erste Behandlung ist, sieht man nach 4 Wochen nicht nur keinen Krebs mehr, sondern entweder eine kleine geschlossene Portio oder wenn diese ganz krebsig war, eine glatte epithelisierte Narbe, welche die Scheide abschließt. Dann kann Radium nur noch in die Scheide eingelegt werden. Daher ist die anfängliche Behandlung mit Radium vorzuziehen.

Die operierten Fälle werden nach der gleichen Methode mit Röntgen nachbestrahlt, doch werden die einzelnen Felder hier nur mit 3 HED pro Feld belastet.

Anhang.

Collumcarcinom und Schwangerschaft.

Collumcarcinom und Schwangerschaft ist ein seltenes Zusammentreffen. Nach der Literatur kommt ein Collumcarcinom in der Schwangerschaft nur in 0,007% (de Lee-Chicago) bis 0,09% (Küstner) der Fälle vor. Niedrig bleiben die Zahlen gleichfalls, wenn man die Häufigkeit dieser Komplikation auf die Collumcarcinome bezieht. So fanden bei den der Klinik zugegangenen Gebärmutterhalscarcinomen gleichzeitig eine Schwangerschaft:

---

[1] Nach eigenem Bericht.

Weibel in 0,82%, Biró in 0,83% und Katz in 1,18% der Fälle. Nach v. Franqué dürfte der von älteren und neuesten Autoren genannte Prozentsatz von 1,6—2,5% ungefähr zutreffen.

Für den Strahlentherapeuten ist dieses seltene Zusammentreffen insofern von Bedeutung, als die Behandlung im Gegensatz zum einfachen Collumcarcinom niemals in der ausschließlichen Bestrahlung bestehen kann.

Denn gewöhnlich ist der Tumor bei dieser Komplikation beim Eintritt in die Behandlung noch auf den Ausgangsherd beschränkt. So waren bei Peham von 20 und bei Weibel von 26 Fällen alle operabel. Pankow, der im Bd. VI/2 dieses Handbuches auf die Therapie des Collumcarcinoms in der Schwangerschaft genauer eingegangen ist, weshalb auf dieses Kapitel nachdrücklich verwiesen sei, errechnete aus einer Sammelstatistik von 50 Fällen eine Operabilität von 92%.

Diese hohe Operabilitätsziffer ist darauf zurückzuführen, daß die Initialsymptome eines Collumcarcinoms — sanguinolenter Ausfluß bzw. Blutungen — in der Schwangerschaft von der befallenen Frau eher als anormal empfunden werden und der Anlaß sind, daß ärztlicher Rat frühzeitiger in Anspruch genommen wird als sonst.

Unter diesen Umständen ist es auch zu verstehen, daß die operative Behandlung gerade beim Zusammentreffen von Collumcarcinom und Schwangerschaft gute Erfolge zeitigt. Pankow errechnete aus einer Sammelstatistik von 50 Fällen eine absolute Heilungsziffer von 44%.

Derartige gute Operationserfolge lassen sich aber nur dann erhoffen, wenn ebenso wie beim einfachen Collumcarcinom radikale Operationsmethoden angewandt werden. Wohl lassen sich diese durch die starke Schwangerschaftsauflockerung der Gewebe leichter durchführen. Trotzdem sind sie immer noch bis zu einem gewissen, nicht zu unterschätzenden Prozentsatz mit den früher angeführten Gefahren der operativen Collumcarcinom-Behandlungsmethoden verbunden. Auch hebt Biró aus der Klinik Tóth hervor, daß der Eingriff — wegen der Blutungsbereitschaft und der Zerreißbarkeit der Gewebe — trotz der leichteren Präparation mit großen Schwierigkeiten verbunden sei, „so daß die Geschicklichkeit des Operateurs oft auf die Probe gestellt wird". Die günstigeren Verhältnisse für die Operation sind daher nur relativ zu werten.

Aus allen diesen Gründen war es naheliegend, Collumcarcinome auch in der Schwangerschaft mit Strahlen anzugehen. Es sind in der Literatur auch eine ganze Reihe von Fällen beschrieben, bei denen ein in der Schwangerschaft festgestelltes Collumcarcinom allein mit Strahlen behandelt wurde. Das war aber ein verhängnisvoller Irrtum.

Bei der Radikaloperation eines Collumcarcinoms wird auch die Schwangerschaft beendigt. Nicht aber bei der Radium- und Röntgenbehandlung. Vielmehr war es zuerst ja im allgemeinen auch die Absicht, das festgestellte Collumcarcinom ohne Unterbrechung der Schwangerschaft zur Abheilung zu bringen. Daß diese auf Grund der Strahleneinwirkung — durch Ausstoßung der Frucht — trotzdem manchmal ein vorzeitiges Ende fand, sei nebenher erwähnt. Jedenfalls läßt sich diese Beobachtung nicht praktisch verwerten. Denn einerseits ist die Unterbrechung einer Schwangerschaft durch Röntgenstrahlen nach unseren früheren Ausführungen im Bd. IV/2, I. Teil über den Röntgenabort ein unzuverlässiges Verfahren. Andererseits wäre dieser gerade beim Collumcarcinom kontraindiziert. Letzteres ist stets infiziert, oft mit hochvirulenten Streptokokken. Es würde daher immer die Gefahr einer schweren Infektion der puerperalen Uterushöhle drohen.

Als einen verhängnisvollen Irrtum muß man die Absicht, Collumcarcinome durch Strahlen unter Erhalt der Schwangerschaft beseitigen zu wollen, deshalb bezeichnen, weil Dosen wie sie beim Collumcarcinom notwendig sind, weit über der Toleranzgrenze der im Uterus befindlichen Frucht liegen. Nach unseren früheren Ausführungen ist für das im Mutterleib befindliche Kind schon jede Dosis über 10% der HED bedenklich. Bekanntlich müßte aber beim Collumcarcinom je nach der histologischen Struktur des Tumors, ob Plattenepithelcarcinom oder Adenocarcinom, das 11—12$\frac{1}{2}$fache dieser Dosis im kleinen Becken zur Wirkung gebracht werden. Daher erscheint die Gefahr einer Fruchtschädigung bei jeder derartigen Bestrahlung unvermeidlich.

In der Tat sind geschädigte Kinder nach Collumcarcinombestrahlung in der Schwangerschaft auch schon oft beschrieben worden, wie sie ja auch schon nach weniger intensiven Bestrahlungen beobachtet wurden. Nach unserer früheren Zusammenstellung aus der Weltliteratur hat etwa die Hälfte der in utero bestrahlten Kinder schwerste Schädigungen davongetragen. Nach allem ist aber zu befürchten, daß sich auch bei den zur Berichtszeit ungeschädigten Kindern späterhin noch Schädigungen herausgestellt haben.

Die Gefahr wird besonders bei solchen Kindern groß sein, bei denen das Collumcarcinom neben Radium noch mit Röntgenstrahlen oder auch nur mit Röntgenstrahlen behandelt wurde. Bei diesem Vorgehen muß immer zumindest ein Teil der im Uterus befindlichen Frucht von hohen Dosen getroffen worden sein. Bei der einfachen Radiumbehandlung liegen die Verhältnisse in dieser Hinsicht zweifellos günstiger. Wie wir bereits in dem angedeuteten Kapitel ausgeführt haben, fällt durch die Applikation des Radiumpräparates unmittelbar vor dem Tumor die Dosis nach der Tiefe zu rasch ab. An einem praktischen Beispiel haben wir gezeigt, daß deshalb, günstige Umstände vorausgesetzt, die Aussicht besteht, daß das Carcinom zerstört wird, das Kind sich aber unbeschädigt weiter entwickeln kann. So wäre es möglich, daß etwa beim querliegenden Kind, wenn vom Sitz des Carcinoms an der Portio bis zum kindlichen Gewebe ein Abstand von mindestens 10 cm ist, letzteres von einer nahezu unschädlichen Dosis getroffen wird.

Durch eine kurze Berechnung haben wir das erläutert: Gesetzt den Fall, das carcinomatöse Ulcus an der Portio ist etwa pfennigstückgroß. Die Radiumdosis muß dann so berechnet werden, daß, etwa im Umkreis von 3 cm, die carcinomzerstörende Dosis erreicht wird. Diese berechnen wir auf Grund unserer eigenen Messungen und in guter Übereinstimmung mit der „dose cancéricide" von Regaud auf rund 500 mgeh. Würde man am 3. Zentimeter vom Mittelpunkt des Neoplasmas entfernt 125% der HED ansetzen, so hätte man am 5. Zentimeter nurmehr 45% der HED, am 10. Zentimeter 11,3% der HED.

Tatsächlich sind, wie wir in der Tabelle[1] 44, S. 366 in Bd. IV/2, I. Teil gezeigt haben, in der Literatur auch Fälle beschrieben, in denen nach einer Radiumbehandlung des Collumcarcinoms gesunde, normal entwickelte Kinder geboren wurden und nachher auch gut gediehen. Ob sich später nicht doch noch Schäden zeigen werden, sei dahingestellt. Es

---

[1] Zu dieser gehört noch ein von Longo beschriebener Fall. Bei einer 32jährigen Frau wurde im 5. Schwangerschaftsmonat nach Abtragung des Carcinomknotens am Collum noch Radium angewandt (7 mcd). Die Entbindung verlief spontan. Es wurde ein gesundes, wohl gebildetes Kind geboren.

Hinzugefügt sei hier gleich noch eine Beobachtung von L. Kaplan. Bei einer 33jährigen Frau im 3. Schwangerschaftsmonat mit histologisch sicherem Collumcarcinom war wegen Ablehnung der Unterbrechung eine Röntgenbehandlung vorgenommen worden. Der Tumor bildete sich zurück, die Entbindung verlief gleichfalls spontan. Das Kind starb zwar wegen Nabelschnurvorfalls intra partum ab, doch war

sei da nur an den bekannten Fall Zimmermann erinnert, bei dem nach einer Radiumbehandlung von 3mal 100 mg intracervical und 50 mg vaginal für 24 Stunden (= 7200 mgeh intracervical und 3600 mgeh vaginal) ein 3125 g schweres Kind geboren wurde. Bis zu 5 Jahren hatte es sich normal entwickelt, dann wurde Schwachsinn festgestellt. Außerdem fiel auf, daß der Schädel relativ klein war.

Diese Beobachtung zeigt deutlich, daß bei einem verschont gebliebenen Kind auch später noch Schäden auftreten können. An sich ist es aber auch nach einer Radiumbestrahlung bereits als Zufall zu bezeichnen, wenn die Kinder ohne große Schädigung zur Welt kommen, erst recht, wenn sich eine solche später nicht einstellt. Daher können derartige Beobachtungen unter keinen Umständen als Grundlage für das Vorgehen bei der Collumcarcinombehandlung in der Schwangerschaft gebraucht werden. Unsere Tabelle 41 im Bd. IV/2, I. Teil auf S. 338 beweist durch die in ihr verzeichneten Fälle zu sehr wie groß die Gefahr einer Schädigung ist.

Trotz allem sollte man sich die carcinomzerstörende Wirkung der Radium- und Röntgenstrahlen auch in der Schwangerschaft zunutze machen. Nur darf die Bestrahlung nicht allein angewandt werden. Vielmehr muß die Strahlentherapie mit der Operation kombiniert werden. Auf diese Weise ist es dann auch möglich, den chirurgischen Eingriff und damit auch seine Gefahren einzuschränken. Für den Einzelfall hängt dabei das Vorgehen vom Zeitpunkt der Schwangerschaft ab.

Sobald das Kind lebensfähig ist, muß — mit Rücksicht auf die Frucht — die Frau zunächst durch Sectio entbunden werden. Wegen der Infektionsgefahr vom infizierten Collumcarcinom her, muß der Uterus dabei sofort supravaginal amputiert werden. Anschließend ist dann das Collumcarcinom in der üblichen Weise mit Strahlen weiter zu behandeln.

Ist das Kind noch nicht lebensfähig, dann braucht auf die Frucht keine Rücksicht genommen zu werden. Deshalb wird zunächst das Collumcarcinom typisch bestrahlt und nachher die Schwangerschaft unterbrochen. Letzteres kann selbstverständlich wieder nur auf abdominalem Wege geschehen. Den Uterus nach der Strahlenbehandlung vaginal ausräumen zu wollen, wäre wegen der großen Infektionsgefahr eine falsche Maßnahme.

Zusammenfassend können wir sagen, daß beim Zusammentreffen von Collumcarcinom und Schwangerschaft wegen der Gefahr der Fruchtschädigung die Behandlung niemals allein mit Strahlen durchgeführt werden darf. Die Strahlentherapie braucht bei dieser Komplikation die Unterstützung durch einen entsprechenden operativen Eingriff.

Je nach Lage des Falles ist dieser verschieden zu gestalten.

Bei bereits lebensfähiger Frucht ist zunächst die Frau durch Sectio zu entbinden und dabei der Uterus supravaginal zu amputieren. Anschließend ist das Collumcarcinom in der üblichen Weise zu bestrahlen.

es normal gebildet. Weitere Fälle wurden inzwischen von v. Franqué veröffentlicht. Es handelt sich um die Beobachtungen von Velarde (2 Fälle), Soler (1 Fall), De Candia (3 Fälle) und CondaminCouvelaire (1 Fall). Velarde berichtet über einen Fall von Alopecie, doch sind die Haare später nachgewachsen. Bei einem der drei Fälle De Candias war das Kind tot. Soler hat ein anscheinend gesundes Kind nach Radiumbehandlung beobachtet. Über die weiteren 4 Kinder liegen keine Angaben vor. Auch Bahls (1934) hat ein anscheinend gesundes Kind nach Radiumbehandlung der Mutter im 8.—9. Monat der Schwangerschaft beobachtet.

Bei noch nicht lebensfähigem Kind wird besser zunächst die Strahlenbehandlung vorgenommen und dann nachträglich die Schwangerschaft auf abdominalem Wege unterbrochen, wobei der Uterus gleichfalls supravaginal zu amputieren ist.

Diese Maßnahmen sind keine Carcinomoperationen. Natürlich könnte man auch nach den Vorschriften Wertheims operieren. Damit würde die Lebensgefahr aber wesentlich erhöht und bei richtig dosierter Strahlentherapie nur eine überflüssige Operation vorgenommen.

Adenocarcinoma cervicis.

Unter den Collumcarcinomen erfordern die Adenocarcinome, wie bereits früher betont, noch eine besondere Besprechung. Denn die Strahlentherapie hat bei dieser Krebsart im Gegensatz zu den immerhin guten Erfolgen beim Plattenepithelcarcinom wesentlich schlechtere Resultate zu verzeichnen.

Die allgemeine Ansicht geht sogar dahin, daß die Adenocarcinome des Collum uteri strahlenrefraktär seien. Wir haben aber schon an anderer Stelle ausgeführt, daß diese Anschauung nicht richtig ist. Der Drüsenkrebs des Gebärmutterhalses erfordert nur wie alle Adenocarcinome die höhere Dosis von 125% der HED. Diese exakt am Collum uteri zur Wirkung zu bringen, ist allerdings sehr schwierig. Doch bleiben auch dann noch die Erfolge der Strahlenbehandlung weit hinter denen bei den Plattenepithelcarcinomen zurück. Noch größer wird der Unterschied, wenn man zum Vergleich die Erfolge der Strahlenbehandlung bei den Corpuscarcinomen heranzieht. Bei diesen histologisch wesensgleichen Krebsen werden mit Strahlen sogar noch bessere Erfolge als bei den Plattenepithelcarcinomen der Portio erzielt. Also kann die histologische Struktur allein für die schlechten Resultate der Strahlentherapie bei den Adenocarcinomen der Cervix nicht ausschlaggebend sein.

Vor allem auch schon deshalb nicht, weil auch die operative Behandlung bei dieser Krebsform viel schlechtere Erfolge als bei den Plattenepithelcarcinomen der Portio und gleichfalls noch viel schlechtere als bei den Corpuscarcinomen aufzuweisen hat. Diese sind sogar noch schlechter als die einer sachgemäß durchgeführten Strahlenbehandlung. Größere Operationsstatistiken wie bei den anderen Uteruscarcinomen liegen für die adenomatösen Halscarcinome allerdings nicht vor. Doch wurden uns auf persönliche Anfrage hin die Dauerresultate nach Operation — dem Eindruck nach — als ganz schlecht bezeichnet. Auf alle Fälle bleibt auch die von Haupt aus dem Material der Bummschen und der Bonner Klinik errechnete Heilungsziffer noch hinter der von uns ausschließlich mit Strahlen erreichten zurück.

So weist alles darauf hin, daß bei den Adenocarcinomen des Collum uteri besondere Verhältnisse vorliegen müssen, welche jede Behandlung erschweren und insgesamt die ungünstige Prognose bedingen.

Es hat sich nun gezeigt, daß hierfür das pathologisch-anatomische Verhalten und die klinische Erscheinungsform der Adenocarcinome der Cervix von ausschlaggebender Bedeutung sind.

a) Das pathologisch-anatomische und klinische Verhalten als Ursache für die ungünstige Prognose.

Hier spielt vor allem die Lokalisation eine Rolle. Zwangsläufig ergibt sich aus ihr alles weitere.

Zunächst verschlechtert die Lokalisation insofern die Prognose, als das Adeno-Carcinom der Cervix bei seinem geschützten Sitz gewöhnlich erst später Erscheinungen macht als das von der Portio ausgehende Plattenepithelcarcinom, so daß die Patienten, wenn sie in die Behandlung treten, sich gewöhnlich schon in einem vorgeschritteneren Stadium befinden. Hierfür ist vor allem auch die Tatsache noch von besonderer Bedeutung, daß das Wachstum des adenomatösen Halscarcinoms meistens endophytisch erfolgt, was gewöhnlich an sich schon einen lange Zeit symptomlosen oder symptomarmen Verlauf zur Folge hat.

So finden sich die für das Portiocarcinom typischen Symptome wie sanguinolenter Ausfluß, unregelmäßige Blutungen, Blutungen nach Traumen verschiedenster Art usw. nur in einem viel geringeren Maße als beim Portiocarcinom. Oft ist stärkerer Ausfluß das einzige Symptom. Das Adenocarcinom der Cervix macht erst dann deutliche Erscheinungen, wenn es nach außen durchgebrochen ist.

Es sind sogar Fälle beschrieben, die äußerlich eine wohlerhaltene zapfenförmige Portio und einen vollkommen geschlossenen Muttermund zeigten, während sich in der Cervix große Zerfallshöhlen befanden und es durch Verlegung des Cervicalkanals schon zur Hydro-, Pyo- oder Hämatometrabildung gekommen war (Goldberg, v. Franqué).

Der verborgene Sitz in der Cervix erschwert auch die Diagnose. Im Gegensatz zum Portiocarcinom ist das Cervixcarcinom der Betastung und Besichtigung weitgehend entzogen. Das ist besonders dann der Fall, wenn der Sitz des Carcinoms sich im oberen Abschnitt des Cervicalkanals befindet und der Muttermund nicht klafft.

Hat sich das Carcinom dagegen im unteren Cervicalschnitt entwickelt oder hat es bei seinem Wachstum auch die Portio durchsetzt, so tritt es auch nach außen in Erscheinung. Von einer kleinen scharf umschriebenen Erosion bis zu einem mehr oder weniger tiefen und ausgedehnten Krater gibt es alle Übergänge. Bei exophytischem Wachstum kann es auch als polypöse Wucherung oder direkt als Polyp im Muttermund erscheinen. In allen diesen Fällen ist die Diagnose wesentlich erleichtert und läßt sich überdies durch die mikroskopische Untersuchung schnell erhärten, welche natürlich auch hier nur unter den früher beschriebenen Vorsichtsmaßregeln durchgeführt werden darf (s. S. 125). Eine andere Erscheinungsart ist das Ulcus cervicale an der Außenseite der Portio.

In allen anderen Fällen aber, in denen das Cervixcarcinom nicht nach außen in Erscheinung tritt, ist die Diagnose schwierig. Doch finden sich auch dann noch Anhaltspunkte, welche auf das Vorliegen einer malignen Erkrankung hindeuten; so die Verdickung oder tonnenförmige Auftreibung der Cervix mit einseitiger oder doppelseitiger parametraner Infiltration.

In diesen Fällen kann es vorkommen, daß der Muttermund nur noch in dünnem Saum erhalten war und der Finger bei der Palpation in eine große Zerfallshöhle einbricht. Dann ist die Diagnose klar.

Auf jeden Fall ist die Diagnose beim Adenocarcinom der Cervix schwieriger zu stellen als beim Portiocarcinom. Adenocarcinome der Cervix werden daher, wenn die oben beschriebenen Symptome nicht sehr stark in Erscheinung treten, oft lange Zeit übersehen.

Die Schwierigkeiten der Diagnose des in der Cervix lokalisierten Krebses wurden von Katz auf dem Bonner Gynäkologenkongreß 1927 an dem Material der Pehamschen Klinik demonstriert, wobei er allerdings nur von „Cervixhöhlencarcinom" spricht und nicht sagt, inwieweit es sich dabei um Adenocarcinome gehandelt hat. Unter 975 operierten Collumcarcinomen fanden sich 87 = 8,9 % „Cervixhöhlencarcinome". Von diesen „87 Fällen wurden nur 68 als Cervixcarcinome durch die einfache gynäkologische Untersuchung erkannt, obwohl sie ausnahmslos durch erfahrene Hände gegangen sind. Man mußte in weiteren 13 Fällen diagnostische Maßnahmen wie die Sondierung des Halskanals, seine Erweiterung oder die Ausschabung vornehmen, um die Vermutung eines Cervixcarcinoms zu sichern. 6 Fälle sind als Myom, Myome im Verein mit entzündlichen Erkrankungen, oder als verdächtig auf Corpuscarcinom operativ angegangen worden, bis erst im Verlauf der Operation der wahre Sachverhalt sich aufgeklärt hat. Ja, noch mehr, in 2 Fällen hat man das Cervixcarcinom erst entdeckt, als man im Laboratorium den Uterus eröffnete, den man ahnungslos durch einfache vaginale Totalexstirpation entfernt hatte."

Aus diesen beiden Gründen, aus dem symptomarmen Verlauf und der Schwierigkeit der Diagnose, ist es zu erklären, daß Patienten mit Adenocarcinom der Cervix oft dann erst zur Behandlung kommen, wenn das Carcinom sich in der Umgebung schon weit ausgebreitet hat. In einem derartigen Stadium ist die Prognose natürlich an sich schon immer sehr ungünstig.

Erschwerend kommt hinzu, daß das Adenocarcinom der Cervix überhaupt zu einer sehr schnellen Ausbreitung neigt. So hebt auch Katz hervor, „für die Tücke dieses Carcinoms ist es bezeichnend, daß die Parametrien frühzeitig vom Krebs befallen werden". Von den 87 Fällen waren 75,85 %, also $^3/_4$, mit bereits erkrankten Parametrien zur Operation gekommen. Bei 66,66 % waren sogar beide Parametrien infiltriert. Ebenso betont v. Franqué die schnelle Ausbreitungstendenz der Cervixcarcinome, welche dadurch bedingt sei, „daß sie die Parametrien und großen Lymphbahnen leichter und rascher erreichen und daher auch früher und häufiger Lymphdrüsenmetastasen setzen.

Des näheren haben hierauf früher schon Seitz und Wintz im Zusammenhang mit der Besprechung der Prognose bei der Strahlentherapie der Carcinome hingewiesen[1]. Sie führten damals aus, daß die Wachstumsrichtung eines Tumors und die Schnelligkeit seiner Ausbreitung auf die Umgebung neben der Proliferationskraft seiner Zellen auch von den umgebenden mechanischen Druckverhältnissen und von der Ausbildung des Lymphgefäßnetzes abhängt.

Die Zellen eines Tumors wachsen nach der Seite, auf der sie den geringsten Druck finden. Die Portiocarcinome entwickeln sich deshalb so sehr häufig als Blumenkohltumor in das Scheidenlumen hinein und können dort eine erhebliche Größe erreichen.

---

[1] „Unsere Methode der Röntgen-Tiefentherapie und ihre Erfolge." Sonder-Bd. d. Strahlenther. 5. 317 (1920).

Die ganz anderen Druckverhältnisse in dem sehr engen Cervicalkanal erschweren dagegen ein derartiges exophytisches Wachstum. Die Cervixcarcinome neigen zu endophytischem Wachstum. Dieses wird durch das Vorhandensein einer lockeren, mit den Drüsen in die Cervix eindringenden Schleimhaut noch begünstigt. Die proliferierenden Zellen haben bald die dünne Cervixwand durchsetzt und brechen dann in die Parametrien ein. Hier finden sie in dem lockeren Bindegewebe nur einen geringen mechanischen Widerstand und ein ausgezeichnetes Lymphgefäßnetz zu ihrer weiteren Verbreitung.

Eine weitere Ursache für die frühzeitige Infiltration der Parametrien und der Lymphdrüsen ist nach Seitz und Wintz darin zu suchen, daß die Zellen des adenomatösen Cervixcarcinoms auch auf dem Lymphwege schneller in die Umgebung gelangen.

Von der Portio verlaufen die Lymphgefäße nach oben und gehen dann in einem Bogen seitlich in die Parametrien. Sie müssen also einen längeren Weg zurücklegen, um in die Parametrien zu gelangen. Von der Cervix dagegen gehen sie direkt ohne jeden Umweg in das parametrane Bindegewebe hinein. So kommt es, daß das adenomatöse Halscarcinom auch auf dem Lymphweg frühzeitiger in die Parametrien eindringt als das Portiocarcinom.

Nach der Meinung von Lubarsch und Cullen beruht das schnellere Fortschreiten des Cervixkrebses gegenüber dem Carcinom der Portio auch auf der Größe seiner Zellen. Die kleineren Elemente der vom Zylinderepithel des Cervixkanals ausgehenden Geschwülste sollen sich dem Lumen der Lymphräume besser anpassen und so leichter zur Verbreitung gelangen.

Wie dem auch sei, die auch von anderen Autoren anerkannte schnelle Ausbreitungstendenz muß an sich schon die Prognose der Gebärmutterhalscarcinome sehr verschlechtern. Bei der ganzen Sachlage ist wohl der Schluß erlaubt, daß die Adenocarcinome der Cervix, wenn sie zur Operation oder zur Strahlentherapie kommen, fast alle nicht mehr lokalisiert sind, und daher von vornherein ebenso ungünstig sich beiden Arten der Therapie gegenüber verhalten wie das mit fühlbaren Infiltrationen im Parametrium ausgebreitete Carcinom. Wissen wir doch schon längst aus den Untersuchungen von Döderlein, Pankow u. a., daß die carcinomatöse Infiltration der Lymphstränge beim Collumcarcinom mikroskopisch in ausgedehnter Weise beobachtet wurde, ohne daß der untersuchende Finger einen Befund an den Parametrien erheben konnte.

Eine Stütze für die Annahme einer besonders großen Disseminationstendenz ergibt sich auch aus der Tatsache, daß wir beim Adenocarcinoma cervicis relativ häufig frühzeitige Blutbahnmetastasen gesehen haben. Bei den sonstigen Uteruscarcinomen, zumal wenn sie nach dem klinischen Befund noch lokalisiert sind, finden sich Lungenmetastasen selten. Unter den der Klinik zugegangenen Adenocarcinomen der Cervix wurden dagegen Blutbahnmetastasen — Lungen-, Leber-, Knochenmetastasen — häufiger beobachtet. Von 10 offensichtlich günstig gelagerten Fällen sind 5 nach kurzer Zeit an Lungenmetastasen zugrunde gegangen.

Aus allem erscheint wohl der Schluß berechtigt, daß die ungünstige Prognose der Cervixcarcinome durch die Lokalisation und den daraus sich ergebenden Besonderheiten des pathologisch-anatomischen und klinischen Verhaltens bedingt ist. Die schlechteren Erfolge der Operation und

Strahlentherapie gegenüber den weitaus besseren Erfolgen bei den anderen
Uteruscarcinomen sind dadurch hinreichend erklärt. Das hat vor kurzem
auch A. Döderlein wieder betont.

b) Die Leistungen der Operation.

Wenn wir nun, um ein Maß für die Leistungsfähigkeit der Strahlenbehandlung beim
Adenocarcinom der Cervix zu bekommen, uns in der Literatur nach Berichten über die
Erfolge der Operation umsehen, so ergibt sich die bereits hervorgehobene sonderbare
Tatsache, daß Veröffentlichungen über Ergebnisse der operativen Behandlung bei adenomatösen Halscarcinomen in der gesamten Weltliteratur noch bis vor kurzem überhaupt
nicht vorhanden waren. So konnte Pankow noch 1931 im Bd. VI/2 dieses Handbuches
die Frage nach der Dauerheilung operativ behandelter Adenocarcinome der Cervix nicht
beantworten. Erst in den darauffolgenden Jahren haben Philipp, Haupt und Feldweg
kleine Operationsstatistiken veröffentlicht. Ihre Mitteilungen umfassen aber auch nur insgesamt 25 Fälle.

Das alles überrascht, wenn man bedenkt, daß fast allgemein gefordert wird, Adenocarcinome der Cervix zu operieren und nicht zu bestrahlen, weil sie angeblich auf Strahlen
schlecht ansprechen. Bei dieser Forderung sollte man annehmen, daß die Operation ihre
Leistungsfähigkeit auch bei dieser Krebsform schon bewiesen hat und der statistische
Beweis für die Überlegenheit der Operation schon längst geführt ist. Das ist aber gar nicht
der Fall.

Der Grund für die Tatsache ist wohl darin zu suchen, daß die alte auf Waldeyer,
Ruge-Veit und Winter zurückgehende Gliederung der Gebärmutterhalskrebse in Portio-
und Cervixcarcinome fast allgemein fallen gelassen wurde. Das adenomatöse Cervixcarcinom wird daher bei statistischen Mitteilungen mit den anderen Gebärmutterhalskrebsen
zusammengefaßt und es wird stets nur von Collumcarcinom gesprochen.

Erst in den Statistiken von Philipp über das in den Jahren 1920—1922 und 1923
bis 1925 unter dem Direktorat von Bumm in der Berliner Frauenklinik behandelte
Collumcarcinommaterial werden die Adenocarcinome gesondert angeführt.

Unter 321 Fällen von Collumcarcinom der Jahre 1920—1922 fanden sich 16 adenomatöse Cervixcarcinome, davon wurden 5 operiert. Geheilt wurden 3 Patienten. Eine
Frau starb primär, eine im zweiten Jahre nach der Operation.

Im Jahre 1923—1925 kamen unter 448 Collumcarcinomen 8 Adenocarcinome zur
Behandlung. Hier wurden gleichfalls 5 operiert. Von diesen Fällen „starb keiner an
Carcinom". Wir nehmen an, daß dies bedeuten soll, sie blieben alle über 5 Jahre am
Leben. Dann ist das allerdings ein überraschender Erfolg. Große Bedeutung hat er aber
trotzdem nicht, da er nur an einem kleinen Material gewonnen wurde. Schon der andere
Verlauf der zuerst erwähnten 5 Fälle weist darauf hin, daß es sich hier nur um ein Spiel
des Zufalls handeln kann.

Weiter geht das aus den Mitteilungen von Haupt hervor. Dieser hat später,
angeregt durch den Streit um die zweckmäßigste Behandlung bei den Adenocarcinomen
der Cervix das Collumcarcinommaterial der Bonner Klinik nach dem Schicksal der wegen
adenomatösen Gebärmutterhalskrebses behandelten Frauen durchforscht. Von 13 Fällen,

12 operablen und 1 inoperablen, waren nur noch 2 operable gesund. Also ein sehr schlechtes operatives Ergebnis.

Faßt man nun alle diese Fälle zusammen, wie Haupt es getan hat, so findet man allerdings durch die guten Erfolge der Bummschen Klinik eine relative Dauerheilungsziffer für die Operation von 10:22 = 45,4% und eine absolute Dauerheilungsziffer von sogar 10:23 = 43,4%. Im Hinblick auf den Fehler der kleinen Zahl haben diese Werte aber keine große praktische Bedeutung. Vor allem schon deshalb nicht, weil die der Berechnung zugrunde liegenden Ergebnisse durch die Bezeichnung „starb keiner an Carcinom" eine unsichere Note erhalten haben.

Wenn Haupt aus diesen Heilungsziffern den Schluß zieht, daß „die Operation für jene Fälle, in denen sie nicht zu „gefährlich" erscheint, der alleinigen Bestrahlung vorzuziehen" ist, so muß das überraschen. Bereits die so gegensätzlichen Erfolge der Berliner und Bonner Klinik hätten ihn daran hindern müssen. Vor allem aber die Tatsache, um sie schon hier vorwegzunehmen, daß die Bonner Klinik von 10 operablen Adenocarcinomen des Collum uteri allein 4 nur durch Bestrahlung geheilt hat, also über doppelt soviel als mit der Operation, bei der von 12 operablen Fällen sogar nur 2 geheilt werden konnten. Hinzukommt, daß die Bonner Klinik auch bei 7 inoperablen Fällen eine Heilung durch Bestrahlung zu verzeichnen hat. Daraus geht doch einwandfrei hervor, daß bei den Adenocarcinomen des Collum uteri in Bonn mit der Bestrahlung viel bessere Erfolge erzielt wurden als mit der Operation. Um so weniger ist die Schlußfolgerung von Haupt zu verstehen.

Sie ist dadurch zustande gekommen, daß Haupt glaubte, auch den Erfahrungen anderer Autoren Rechnung tragen zu müssen. Diese haben mit der Strahlentherapie bei den operablen Fällen nur schlechte Erfolge gehabt. Dadurch wird die Dauerheilungsziffer der Bonner Frauenklinik bei den mit Strahlen behandelten operablen Adenocarcinomen unverhältnismäßig stark gedrückt. Auf der anderen Seite ergibt sich trotz der schlechten Operationserfolge der Bonner Klinik durch die ausnahmsweise guten Erfolge der Bummschen Klinik eine im Verhältnis sehr hohe Gesamtdauerheilungsziffer für die Operation. Dabei hat Haupt gerade im Anschluß an die Erfolgsberechnungen darauf hingewiesen, daß nach Katz die Pehamsche Klinik bei der operativen Behandlung der Cervixcarcinome, zu denen ein großer Teil dieser Adenocarcinome gehöre, eine relative Dauerheilungsziffer von nur 13,8% gegen 47% bei den Portiocarcinomen gehabt habe. Das alles wären Gründe genug gewesen, um ihn von seiner Schlußfolgerung abzuhalten. Gestützt auf seine eigenen Beobachtungen hätte er gerade das Gegenteil folgern müssen. In diesem Zusammenhang weisen wir noch einmal auf unsere Rundfrage hin, in der uns die Dauerresultate der Operation — dem Eindruck nach — als ganz schlecht bezeichnet wurden, was sich also durchaus mit den eigenen Erfahrungen der Bonner Klinik und den Angaben von Katz deckt. Schließlich hat auch die Klinik Baisch nach den Mitteilungen von Feldweg bei drei operierten adenomatösen Collumcarcinomen nur eine Dauerheilung gehabt.

c) Die Leistungen der Strahlentherapie nach der Literatur.

Ehe wir nun an Hand eigener Erfahrungen zeigen, daß die Strahlentherapie auch beim Adenocarcinoma cervicis als Methode der Wahl anzusprechen ist, wollen wir eine chronologische Übersicht über die Mitteilungen der Literatur geben, die sich mit der Strahlenbehandlung dieser Krebsform beschäftigen. Meistens wird über schlechte Erfolge berichtet, was im Hinblick darauf, daß die Strahlentherapie der Adenocarcinome im allgemeinen mit einer zu geringen Dosis durchgeführt wird, nicht überraschen kann.

Bei der Seltenheit der Adenocarcinome des Collum uteri finden sich natürlich auch nur spärliche Bestrahlungsberichte. Zum Teil liegt dies auch daran, daß eben das adenomatöse Collumcarcinom in dem falschen Ruf steht, strahlenrefraktär zu sein, und deshalb meistens der Operation· zugeführt wird.

Die erste Mitteilung über ein mit Strahlen behandeltes Adenocarcinom der Cervix stammt von G. Klein (1913).

Es handelte sich um eine 48jährige Frau in inoperablem Zustand (malignes Adenoma cervicis). Das linke Parametrium war bis an die Beckenwand heran mit Tumor ausgefüllt. Bei zweimaliger Excochleation im Februar 1912 wurde jedesmal auch aus den tiefsten Partien malignes Adenom befördert. Vom 31. Juli 1912 bis Juni 1913 wurden 29 abdominale und 20 vaginale Bestrahlungen in 211 Lichtminuten mit 142 X durchgeführt. Unter dem Einfluß der Bestrahlung wurde der Tumor immer derber, die Jauchung hörte auf, es bildete sich ein hartes, mit normalem Epithel überzogenes Gewebe, das einer Portio ähnlich sah, die Parametrien wurden gegen die Beckenwand hin allmählich freier, das Allgemeinbefinden war $^5/_4$ Jahre nach der ersten Excochleation ein ausgezeichnetes, die Patientin blühte auf.

1914 teilte Schütze einen Fall von Adenocarcinom der Cervix mit, der durch alleinige Röntgenbestrahlung vom Bauch und von der Scheide aus klinisch vollkommen geheilt wurde. Bei einer später vorgenommenen Probeexcision aus der Portio und der Cervix war im mikroskopischen Bild von Carcinom nichts mehr zu sehen. Wie lange diese Heilung angedauert hat, ist nicht angegeben.

Auch v. Franqué konnte 1915 den anatomischen Nachweis einer vollkommenen Heilung bei einem typischen Adenocarcinom der Cervix erbringen, das kombiniert· mit Radium- und Röntgenstrahlen behandelt worden war. Dieser Fall ist insofern tragisch, als v. Franqué aus mangelndem Vertrauen auf die noch junge Strahlentherapie und auf besonderen Wunsch der Patientin schließlich noch die abdominale Radikaloperation vornahm, der die Patientin am 6. Tag post. op. erlag. Dabei war an dem durch die Operation entfernten Uterus sowie bei der Sektion von Carcinom nichts mehr zu sehen.

Im nächsten Jahr hat dann Adler (1916) eine größere Zusammenstellung über bestrahlte adenomatöse Collumcarcinome gegeben. Von 14 mit Radium behandelten Fällen waren aber 11 gestorben. Nur bei 3 Frauen wurde eine Besserung erzielt. Adler zog aus diesen Ergebnissen den Schluß, daß diese Carcinome durch die Radiumbehandlung nicht beeinflußt werden könnten.

Eine ähnliche Ansicht vertrat Kehrer auf dem 1920 in Berlin abgehaltenen Gynäkologenkongreß. Er berichtete damals über 6 mit Radium behandelte Adenocarcinome der Cervix. 2 wurden als rein drüsige Carcinome, 4 als unreife drüsige Carcinome bezeichnet. Nur von letzteren waren noch 2 mehr als 2 Jahre geheilt. Im Verein mit den Beobachtungen von Adler kam Kehrer damals zu dem Schluß, daß die rein drüsigen Carcinome sich strahlenrefraktär verhielten.

Diese Anschauung hat Kehrer 1923 auf dem Heidelberger Gynäkologenkongreß im Anschluß an den gleich zu erwähnenden Vortrag von G. Döderlein über „Kritische

Untersuchungen zur Carcinomfrage" noch erweitert. Er führte damals aus, daß die Adeno-carcinome des Collum uteri im Gegensatz zu denen des Corpus sich nach den Erfahrungen der Dresdener Klinik als ungeeignet für die Bestrahlung erwiesen hätten. Sie sollten daher nur operativ angegangen werden, falls solches überhaupt noch technisch möglich ist. Die gleiche Ansicht hat bis in die jüngste Zeit hinein auch Lahm vertreten, der aus der Dresdener Klinik hervorgegangen ist.

G. Döderlein hatte auf dem Heidelberger Kongreß mitgeteilt, daß unter den bis dahin in der Münchener Frauenklinik durch Bestrahlung geheilten Uteruscarcinomen sich kein einziges Carcinoma adenomatosum befunden hätte. Wohl aber wären drüsenbildende Carcinome unter den ungeheilten Fällen gewesen. Er schloß daraus mit Adler, „daß das Carcinoma adenomatosum weniger gut durch Strahlen beeinflußbar ist als die wohl meist vom Oberflächenepithel ausgehenden soliden Carcinome".

Später hat G. Döderlein (1931) seine Ansicht dahin geändert, daß diese Krebse bei der Strahlenbehandlung wohl eine schlechte Prognose bieten, sich aber nicht völlig strahlenrefraktär verhalten. Die schlechten Aussichten der Strahlenbehandlung seien darauf zurückzuführen, daß die Adenocarcinome, nach dem sie primär oft sehr gut reagiert haben, bald wieder rezidivieren, so daß Dauerheilungen bei dieser Krebsform zur Ausnahme gehören.

Auf der nun schon mehrfach erwähnten Heidelberger Tagung berichtete schließlich noch Walthard, daß er bei einem echten Adenocarcinom der Cervix keinen Erfolg mit der Strahlenbehandlung erzielen konnte, obgleich es nur in ganz geringer Ausdehnung auf eine Muttermundslippe beschränkt war.

Diesen beschriebenen Mißerfolgen der Strahlenbehandlung beim adenomatösen Cervixcarcinom sowie der allgemein auf dem Kongreß vertretenen Ansicht, daß diese Krebsform strahlenrefraktär sei, stellte Wintz damals eine Reihe selbst erzielter Heilungen gegenüber und bestritt, auf diese gestützt, daß die Adenocarcinome für die Strahlen-behandlung ungünstig seien. Doch darauf soll erst später eingegangen werden.

Der erste, der nach diesem Kongreß zur Frage nach der Heilbarkeit der Adeno-carcinome des Collum uteri durch Bestrahlung wieder das Wort ergriff, war Keller. Er berichtete 1929 über die während der Jahre 1915—1929 in der Freiburger Klinik mit Strahlen behandelten Fälle. In dieser Zeit waren 9 adenomatöse Cervixcarcinome fest-gestellt worden, deren histologische Diagnose durch das pathologische Institut (Geheimrat Aschoff) verifiziert worden war. Von diesen 9 Fällen lagen 5 über 5 Jahre zurück. Kein Fall war geheilt worden. Die durchschnittliche Lebensdauer vom Behandlungsbeginn an hatte 15,4 Monate, die längste etwas über 2 Jahre betragen, obgleich 4 von 5 Fällen operabel gewesen waren.

Bei den noch nicht 5 Jahre beobachteten Frauen wurde mit einer verbesserten kombinierten Radium- und Röntgenbehandlung bei 3 von 4 Fällen eine vorläufige klinische Heilung erreicht. Im Hinblick auf diese letzten Beobachtungen hoffte Keller mit der verbesserten Radium-Röntgenbehandlung auch die Adenocarcinome der Cervix heilen zu können.

K. Stricker hat 1930 die Fälle der Münchener Frauenklinik von Carcinoma adeno-matosum uteri zusammengestellt. Unter 19 Cervixcarcinomen fand er 4 rein adenomatöse Krebse. 2 dieser Fälle wurden vollständig behandelt, 2 unvollständig. Geheilt wurde kein Fall.

Die anderen 15 Fälle waren Mischformen. 10 wurden vollständig behandelt; die anderen 5 nur unvollständig. Von ersteren wurden 2 Fälle geheilt, von letzteren kein Fall.

H. O. Kleine aus der Heidelberger Klinik (1930) berichtet bei seinen Untersuchungen über „Die Beziehungen zwischen Radiumempfindlichkeit und histologischem Aufbau der Gebärmutterhalskrebse"[1] auch über 7 mittelreife Drüsenkrebse des Collum uteri. 2 wurden geheilt.

Weitere Mitteilungen stammen von Philipp (1932). Sie beziehen sich auf das früher schon zitierte Carcinommaterial der Bummschen Klinik aus den Jahren 1920 bis 1925. Von den 24 Fällen wurden 10 operiert und 14 bestrahlt. Von den hier uns interessierenden Bestrahlungsfällen wurde nur eine Patientin mit klinisch operablem Adenocarcinom geheilt. Die anderen sind alle gestorben. Wenngleich Philipp im Zusammenhang mit dem geheilten Fall darauf hinweist, daß er der allgemein herrschenden Ansicht, daß das Carcinoma adenomatosum cervicis strahlenresistent sei, nur bis zu einem gewissen Grade zupflichten könne, so betont er doch an anderer Stelle unter dem Eindruck der übrigen schlechten Ergebnisse, daß das adenomatöse Cervixcarcinom nach den Erfahrungen der Bummschen Klinik bei der Bestrahlung nur schlechte Aussichten böte.

Daß diese Ansicht aber nicht zu Recht besteht, beweist der Bericht von Haupt (1932), nach dem in der Bonner Klinik durch alleinige Radium-Röntgenbestrahlung von 10 operablen Adenocarcinomen des Collum uteri 4 und sogar von 7 inoperablen noch 1 Fall geheilt werden konnte. Haupt weist in diesem Zusammenhange darauf hin, daß die adenomatösen Cervixcarcinome keineswegs strahlenrefraktär sind. Er rechtfertigt dann auch den Standpunkt v. Franqués, der die schroffe Ablehnung der Bestrahlung bei den Drüsenkrebsen des Gebärmutterhalses schon immer für unrichtig gehalten habe.

Auf einen ähnlichen Standpunkt hat sich später auch Feldweg (1933) aus der Klinik Baisch gestellt, auch wenn von 1913—1922 von 24 adenomatösen Collumcarcinomen nur 2 durch Bestrahlung geheilt werden konnten. Denn wie Feldweg betont, ist dieses schlechte Resultat in der Hauptsache darauf zurückzuführen, daß sich unter diesem Material Fälle befinden, „die aus der ersten Zeit der Strahlentherapie stammen, in der die Fragen der Bestrahlungstechnik noch völlig ungeklärt waren."

Auf dem Gynäkologenkongreß in Berlin im Herbst 1933 wurde bei der großen Aussprache über die Therapie des Collumcarcinoms auch die Frage der Adenocarcinome erörtert. v. Mikulicz-Radecki hatte eine Sammelstatistik der elektiven Therapie aus den Jahren 1919—1926 aufgestellt und darin die Adenocarcinome besonders berücksichtigt. Unter 5455 Fällen sind 132 drüsige Krebse verzeichnet, das sind 2,4 % des Gesamtmaterials. 36,3 % aller Adenocarcinome sind durch die elektive Therapie geheilt worden. Er zieht aus diesem Ergebnis den Schluß, daß die Prognose keinesfalls schlechter für das Adenocarcinom als für das Plattenepithelcarcinom zu stellen ist.

Aus dieser Aufstellung geht aber nicht hervor, wie sich die Leistungen der Operation zu denen der Strahlentherapie stellen. Daher hat v. Mikulicz-Radecki 169 Fälle von Adenocarcinom aus der neuesten Literatur gesammelt und findet an diesem Material, daß durch die Operation 50,9 % geheilt wurden (28:55) und durch die Strahlentherapie 21,9 % (25:114).

Nach dieser Aufstellung wäre also die Operation beim Adenocarcinoma cervicis erfolgreicher als die Strahlentherapie; dieses Resultat würde die landläufige Ansicht, daß

---

[1] Arch. Gynäk. **143**, 166.

das Adenocarcinom durch Strahlen schlecht zu beeinflussen ist und daher besser operiert werden sollte, stützen. Aber man darf dabei nicht vergessen, daß die der Strahlenbehandlung zugeführten Fälle keineswegs alle operabel waren, sondern es ist wohl anzunehmen, daß der größte Teil der bestrahlten Fälle überhaupt nicht mehr zu operieren war und daher der Strahlenbehandlung unterzogen wurde. Die Zusammenzählung der veröffentlichten Fälle vermag auch eine derartige Frage nicht zu entscheiden.

Auch Eymer berichtete über die Erfahrungen der Heidelberger Klinik bei der Strahlenbehandlung des Adenocarcinoms der Cervix. Von 1913—1928 wurden dort nur 14 drüsige Carcinome des Collums beobachtet, darunter 3 mit deutlich hohem Sitz. Von 7 operablen Fällen wurden 3 geheilt (43%). Eymer ist der Ansicht, daß diese Tatsache den Gedanken nicht aufkommen lassen könne, daß die operative Behandlung des Adenocarcinoms bessere Erfolge verspricht als die Bestrahlung, zumal gerade bei ihnen für gewöhnlich besonders schlechte operative Resultate angegeben würden. Eymer steht auf dem Standpunkt, daß in kurzer Zeit verabreichte hohe Dosen auch die Collumcarcinome adenomatösen Baues günstig zu beeinflussen imstande sind, ein Standpunkt, den neben Wintz auch Feldweg und Haupt vertreten.

Neben diesen Berichten deutscher Autoren finden sich noch in der ausländischen Literatur solche von Lacassagne (1929), Schmitz (1929), Bowing und Fricke (1930), Ward und Farrar (1930), Laborde und Wickham (1931), Ward, Nilsson (1933).

Nach dem Bericht von Lacassagne hat das Pariser Radiuminstitut 17 adenomatöse Collumcarcinome bestrahlt. Zur Zeit der Veröffentlichung waren nur noch 2 gesund; deren Behandlung lag aber erst 2 Jahre zurück. In 1 Fall hatte es sich überdies um ein Rezidiv nach totaler Hysterektomie gehandelt. Die Bestrahlungen waren mit intrakavitärer und transcutaner Curie-Therapie durchgeführt worden.

Aus den angeführten schlechten Resultaten bei den Adenocarcinomen der Cervix und den nicht viel besseren bei den Adenocarcinomen des Uterus glaubte Lacassagne auf eine geringere Wirksamkeit der Strahlenbehandlung bei den Drüsenkrebsen der Gebärmutter schließen zu dürfen. Als Hauptursache der geringeren Wirksamkeit erklärte er die schwächere Radiosensibilität dieser Krebszellen.

Den schlechten Erfahrungen von Lacassagne stehen wieder die Beobachtungen der anderen Autoren gegenüber. Zum Teil erzielten diese ganz beachtliche Erfolge. Hier ist zunächst Schmitz zu nennen. Er berichtete über 16 Fälle. Bei Anwendung einer Dosis von 100% der ED konnte er keinen Erfolg erzielen. In den Fällen, in denen er bei der kombinierten Radium-Röntgenbehandlung 130% der ED auf den Tumor applizierte, hatte er 60% Heilung zu verzeichnen. Wie die Fälle sich verteilen und ob die Heilungen Dauerresultate waren, geht aus den Berichten nicht hervor.

Bowing und Fricke (Mayo-Klinik) verfügten über 35 bestrahlte Adenocarcinome der Cervix. 20 Fälle waren operabel, 15 inoperabel. Von den 20 operablen überlebten 12, von den 15 inoperablen 4 die Fünfjahresgrenze. Die Bestrahlung bestand in einer sich über 3 Wochen hin erstreckenden Radiumapplikation von 5000—6000 mgeh und wiederholten Röntgenbestrahlungen.

Ward und Farrar fanden 1931 unter 147 Collumcarcinomen des „Woman's Hospital" in New York 13 mit Adenocarcinom. Diese wurden der Strahlenbehandlung zugeführt. 9 von ihnen mußten noch ein zweites Mal bestrahlt werden. 4 von diesen 9 Patienten waren über 5 Jahre geheilt. Die 4 Patientinnen, die nur einmal bestrahlt wurden, haben die Fünfjahresgrenze nicht überlebt. Die Bestrahlungen waren mit Radium durchgeführt worden. Einzelheiten sind nicht angegeben. Ward und Farrar teilen nur mit, daß die Radiumdosen je nach der Größe des Tumors bis zu 4200 mgeh betragen haben. Die Höhe der Dosis bei der zweiten Bestrahlung richtete sich nach dem Erfolg der ersten Bestrahlung.

Simone Laborde und Wickham haben 6 Adenocarcinome der Cervix bestrahlt und bei 2 Fällen eine Dauerheilung erzielt. Ein dritter Fall hat noch 3 Jahre nach Abschluß der Behandlung gelebt, von diesem letzteren Fall besitzen die Autoren eine Reihe von Probeexcisionen, die den Einfluß der Strahlen beweisen. Genaue Daten über die applizierte Strahlenmenge sind nicht angegeben. Es wird nur im allgemeinen berichtet, daß beim Collumcarcinom, wenn es lokalisiert ist, nur Radium und bei größerer Ausdehnung Radium und Röntgenstrahlen angewendet werden. Nilsson[1] berichtet eingehend über 26 zwischen 1916 und 1925 bestrahlte Adenocarcinome der Cervix. 53% waren operabel. Klinische Heilung wurde in 64% der Operablen und in 41% der Inoperablen erreicht. Die fünfjährige Heilung betrug 19,23% für das Gesamtmaterial, 28% für die Operablen, 8% für die Inoperablen. Die Behandlung wurde mit Radium durchgeführt, Dosis 6200 bis 6900 mgeh. In 5 Fällen wurde eine Röntgenbehandlung angeschlossen.

Die neueste Mitteilung von Ward (1933) bezieht sich auf 22 Adenocarcinome der Cervix aus dem „Woman's Hospital" in New York. Von diesen wurden 8 = 36,4% über 5 Jahre geheilt. Bei einer Mischform wurde gleichfalls ein Dauererfolg erzielt. Das sind insgesamt für diese bösartige Krebsform ganz beachtliche Resultate. Die Behandlung wurde mit Radium durchgeführt. Appliziert wurden 3600—4200 mgeh.

d) Kritische Betrachtung der Literaturberichte.

Diese Übersicht über die in der Literatur niedergelegten Ergebnisse der Strahlentherapie beim adenomatösen Cervixcarcinom zeigt, daß die Erfolge bei den deutschen Autoren im allgemeinen sehr schlechte waren. Über wirkliche Dauerheilungen wird nur von Stricker, Klein, Philipp, Haupt und Feldweg berichtet, neuerdings auch von Eymer (1933). Bei Stricker waren es aber nur 2 Fälle von 19, ähnlich bei Feldweg nur 2 Fälle von 24. Bei Klein waren es nur 2 Fälle von 7 und bei Philipp nur 1 Fall von 14; besser sind die Erfolge von Haupt. Von 17 wurden 5 geheilt und nimmt man nur die operablen, von 10 Fällen 4. Eymer hat von 7 operablen Fällen 3 geheilt.

Günstiger lauten die Berichte einiger ausländischer Autoren. Wir geben die betreffenden Mitteilungen nachstehend in einer kleinen Tabelle wieder.

Tabelle 24.

Autor	Zahl der Fälle	Geheilt nach 5 Jahren	Bemerkungen
Bowing und Fricke	35	16	Operable Fälle 20:12 Inoperable Fälle 15: 4
Simone Laborde und Wickham	6	2	1 Fall hat 3 Jahre gelebt
Ward (1933)	22	8	
Nilsson	26	5	
	89	31 =34,8%	

[1] Radiumhemmet in Stockholm 1933.

Rund 35% Dauerheilungen bei den adenomatösen Halscarcinomen ist eine ganz beträchtliche Leistung. Vor allem, weil im allgemeinen nur über ungünstige Erfahrungen berichtet wird.

Natürlich erhebt sich sofort die Frage, wie diese Autoren zu ihren besseren Erfolgen gekommen sind. Es ist wohl die Annahme berechtigt, den Grund in der Bestrahlungsweise zu suchen. Soweit sich aus den Angaben ersehen läßt, haben alle diese Autoren hohe Dosen angewandt. Das würde die Behauptung von Wintz wieder bestätigen, daß die Adenocarcinome des Collum uteri zur wirksamen Zerstörung einer höheren Dosis bedürfen. Dieser Ansicht stimmt nach den Ausführungen von Stricker im wesentlichen auch die Klinik A. Döderleins zu. Ähnlich hält es Feldweg aus der Klinik Baisch für nötig, „die drüsigen Collumcarcinome mit möglichst großen Strahlenmengen in möglichst kurzer Zeit zu behandeln".

Haupt bestreitet allerdings die Ansicht von der geringeren Radiosensibilität der adenomatösen Cervixcarcinome. Zur Begründung weist er darauf hin, daß in der Bonner Frauenklinik die Erfolge bei den drüsigen Halscarcinomen mit der gleichen Dosis wie bei den Plattenepithelcarcinomen erzielt wurden. Auch im Radiumhemmet wurde kein Unterschied in der Dosierung gemacht.

Das ist bei der ganzen Sachlage nun aber kein Gegenbeweis. Schon deshalb nicht, weil diese beiden Kliniken bei der Bestrahlung der Plattenepithelcarcinome sehr hohe Dosen anwenden. Man braucht hierzu nur die bestrahlungstechnischen Angaben zu betrachten, die sich auf S. 383 u. 412 finden. Im übrigen hat das Haupt an anderer Stelle selbst betont. Denn auf die hohe Dosierung hat er es zurückgeführt, daß die Bonner Frauenklinik bei den Collumcarcinomen eine höhere Fistelquote hat als die Münchner Frauenklinik, deren Dosis tiefer läge.

Nun erzielt die Münchener Frauenklinik bei den Plattenepithelcarcinomen mit der niedrigeren Dosis aber bekanntlich sehr gute Erfolge. Während auf der einen Seite damit bewiesen ist, daß die Dosis in der Münchener Klinik der Carcinomdosis entspricht, ist wohl auf der anderen Seite der Schluß erlaubt, daß die Bonner Frauenklinik überhaupt mit einer viel zu hohen Dosis bestrahlt. Durch die höhere Fistelquote wird das ja schließlich bewiesen. Dann ist es aber auch erklärlich, daß die für die Plattenepithelcarcinome verwandte Dosis auch für die Adenocarcinome ausreicht. Die Richtigkeit der Feststellung von Wintz über die geringere Radiosensibilität der Adenocarcinome ist durch die Ausführungen von Haupt daher nicht widerlegt.

e) Eigene Ergebnisse der Strahlenbehandlung beim Adenocarcinoma cervicis.

Wie bereits hervorgehoben, konnte Wintz schon 1923 auf dem Gynäkologenkongreß in Heidelberg mit eigenen Erfolgen der Ansicht entgegentreten, daß das adenomatöse Cervixcarcinom durch Strahlen nicht zu beeinflussen sei.

Wintz berichtete damals, bei 7 von 21 histologisch festgestellten Adenocarcinomen, die der Cervix zugeschrieben worden waren, Heilungen von 5—7jähriger Dauer erreicht zu haben. Von 9 weiteren Fällen waren 4 auch schon bereits 4 Jahre geheilt.

Die neuerliche pathologisch-anatomische Durchforschung der Präparate hat nun ergeben, daß unter diesen 30 Fällen 18 Adenocarcinome nicht mit Sicherheit von den Cervixdrüsen ausgegangen sind. Daher sind diese Fälle in der nachfolgenden Zusammenstellung ausgeschieden worden. Wir lassen für die Jahre 1916—1919 somit nur 12 Fälle als einwandfreie Adenocarcinome der Cervix gelten. Von diesen 12 Fällen sind 6 mehr als 5 Jahre geheilt.

Die Zahl der bei uns bestrahlten Adenocarcinome der Cervix ist inzwischen weiter gestiegen. Wir verfügen jetzt bis einschließlich Dezember 1929 über 57 bestrahlte Fälle, die histologisch als Adenocarcinome der Cervix verifiziert wurden.

Als geheilt sind nur jene Kranke bezeichnet, die mindestens 5 Jahre nach Abschluß der Behandlung symptomfrei und arbeitsfähig waren.

Zusammengefaßt ergibt sich folgende Statistik (Januar 1916 bis Dezember 1929):

Behandelt   57 Kranke,

davon geheilt 25 Kranke.

Die Heilungsziffer beträgt also 43,8%.

30 Fälle waren inoperabel. Dadurch gewinnt unsere Heilungsziffer noch besondere Bedeutung, auch wenn sie natürlich unter dem Fehler der kleinen Zahl leidet. Durch die vorhin aus dem Material der anderen Autoren errechnete Heilungsziffer erhält sie aber eine gewisse Stütze.

40 Fälle erhielten außer der Röntgenbehandlung noch eine Radiumzusatzdosis; von diesen sind 16 geheilt = 40%. 17 Fälle wurden nur der Röntgenbehandlung unterzogen; aus dieser Gruppe wurden 9 geheilt = 53%.

Mit diesem Ergebnis ist bewiesen, daß sich das Adenocarcinom der Cervix der Strahlentherapie gegenüber durchaus nicht refraktär verhält. Es muß nur sachgemäß vorgegangen werden. Dann sind trotz der allgemein anerkannten Bösartigkeit dieser Krebsform noch beachtliche Resultate zu erreichen.

f) Die Grundlage für die Strahlenbehandlung der adenomatösen Cervixcarcinome.

Alle unsere Fälle wurden mit Röntgenstrahlen nach der typischen Konzentrationsmethode Seitz-Wintz behandelt. Bei der Bestrahlung wurde im allgemeinen eine höhere Dosis angewandt als beim Portiocarcinom. Die geheilten Fälle haben alle eine Dosis von mindestens 125% der HED erhalten; einige sogar eine Dosis, die zwischen 130 und 135% der HED lag.

Von den verstorbenen Fällen hat ebenfalls der größere Teil die Dosis von 125% der HED erhalten, einige die geringere von 100—110% der HED, wie sie beim Plattenepithelcarcinom der Portio üblich ist. Diese Fälle wurden noch zu einer Zeit bestrahlt, zu der die Notwendigkeit einer höheren Dosierung bei den Adenocarcinomen noch nicht bekannt war. Damit soll natürlich nicht gesagt sein, daß die Heilung allein von der Höhe der Dosis abhängt. 125% der HED sind zwar unbedingte Voraussetzung für die Heilung, weil sie für die Zerstörung des Carcinoms notwendig sind, doch hängt diese, wie Wintz das nun schon des öfteren ausgeführt hat, noch von einer Reihe von Imponderabilien ab. Unter den vorliegenden Fällen finden sich sicher eine größere Anzahl von Carcinomen, deren Ausbreitung schon weiter ging, als der klinische Befund es festzustellen erlaubte; denn es sind drei unter den Erscheinungen der allgemeinen Metastasierung auf dem Blutwege verstorben. Daß in solchen schon weiter fortgeschrittenen Fällen auch eine richtig dosierte Bestrahlung zu keinem Erfolge führen kann, ist selbstverständlich.

Bei der Höhe der zur erfolgreichen Behandlung notwendigen Dosis ist es zu verstehen, wenn die Meinung aufkommen konnte, daß das Adenocarcinoma cervicis strahlenrefraktär sei. Setzen wir aber die verringerte Radiosensibilität in Rechnung, dann können wir damit die Grundlage zur Heilung legen.

Von besonderer Wichtigkeit ist es aber, daß die Dosis von 125% der HED mit der ersten Bestrahlung in einer Sitzung oder längstens innerhalb dreier Tage erreicht wird. Im Besitz unserer modernen leistungsfähigen Apparate und bei der Möglichkeit, durch eine Zusatzdosis mit Radium die Dosis willkürlich zu erhöhen, könnte man daran denken, die Applikation der Gesamtdosis auf mehrere Tage zu verteilen. Nun steht aber fest, daß jede Verteilung der Dosis eine Herabsetzung der biologischen Wirkung bedeutet, weil die Zellen eine unterwertige Bestrahlung bis zu einem gewissen Grad auszugleichen vermögen. Andererseits kann man bekanntlich durch eine in der Höhe der biologischen Zusatzdosis liegende weitere Strahlenmenge diese Erholungsfähigkeit der Zellen allerdings wieder aufheben.

Beim Adenocarcinom der Cervix sind uns in dieser Hinsicht jedoch sehr enge Grenzen gezogen. Denn bei der Applikation einer unterwertigen Bestrahlung findet nicht nur ein teilweiser Ausgleich der schädigenden Wirkung statt, sondern auch eine gewisse Gewöhnung. Die Reaktion verläuft aber nicht gleichmäßig in allen Zellen. Die Carcinomzellen mit ihrem gegenüber den gesunden Zellen beschleunigten Stoffwechsel besitzen daher die Fähigkeit des Ausgleichs und der Gewöhnung in erhöhtem Maße. Dies hat zur Folge, daß der Unterschied in der Radiosensibilität zwischen den Zellen des Adenocarcinoms der Cervix und den gesunden Zellen der Umgebung, vor allem der Schleimhaut des Darmes verringert wird. Wenn man also die durch die Verteilung der Dosis hervorgerufene verringerte biologische Wirkung auszugleichen versucht, so hat dies bei der an sich schon hohen notwendigen Dosis, welche dicht unter der Toleranzgrenze der Nachbarorgane liegt, unweigerlich eine stärkere Schädigung der umgebenden Organe zur Folge. Das ist einwandfrei bewiesen. Denn die Erfahrungen haben gezeigt, daß bei der durch die Verteilung notwendigen weiteren Steigerung der Dosis die Zerstörung der Carcinomzellen wohl erreicht wird, daß aber die Schädigung des umliegenden Gewebes für die Kranke eine weitere Lebensbedrohung, mindestens aber eine Erschwerung des Heilverlaufes darstellt.

Daher kann die Grundlage zu einer Heilung durch die Strahlenbehandlung gerade beim Adenocarcinoma cervicis nur dann erreicht werden, wenn die erste Bestrahlung so durchgeführt wird, daß absolut richtig dosiert werden kann. Der Fehler einer Unterdosierung ist ebenso wenig mehr gut zu machen, als der Schaden, den eine Überdosierung verursacht.

In diesem Zusammenhang sei noch darauf hingewiesen, daß die Feststellungen über die Höhe der notwendigen Dosis beim adenomatösen Cervixcarcinom vollständig übereinstimmen mit der Größe der Radiosensibilität des Adenocarcinoma corporis. Auch für diese Carcinomlokalisation zeigen die Ergebnisse unserer Statistik einwandfrei, daß mit der Erhöhung der Dosis von 110% auf 125% die Dauerresultate wesentlich verbessert wurden.

Das Adenocarcinom der Cervix nimmt also in bezug auf seine Radiosensibilität keine Sonderstellung vor dem artgleichen Adenocarcinom des Corpus ein. Nur seine Lokalisation an einer Stelle, die ein rascheres Übergreifen auf die Umgebung begünstigt und die anderen eingangs angeführten Besonderheiten des Verlaufs sind der Grund, daß die Dauerheilungen seltener sind als beim Corpuscarcinom.

Deshalb wird sicher die Strahlentherapie auch beim Adenocarcinoma cervicis die Methode der Wahl werden, weil ihre zerstörende Wirkung die im Bereich des kleinen Beckens zerstreuten Carcinomzellen besser erfaßt als das Messer.

g) Nebenerscheinungen bei der Strahlentherapie des Adenocarcinoma cervicis.

Die Dosis von 125% der HED ist nun nicht harmlos. Bei dieser Strahlenmenge kann sich bereits eine Reizung der Mastdarmschleimhaut zeigen. Bei empfindlichen oder vorher entzündlich erkrankten Därmen können sogar Tenesmen, quälende Durchfälle, unter Umständen auch Blutabgänge aus dem Rectum auftreten. Bei geeigneter Nachbehandlung klingen diese Erscheinungen aber innerhalb von 4 Wochen ab. Wenn nicht mehr als 130% der HED verabfolgt werden, ist der Schaden an der Schleimhaut reparabel. Deshalb kann nötigenfalls eine vorübergehende Schädigung mit gutem Gewissen in Kauf genommen werden. Der Zustand verlangt aber eine peinliche Nachbehandlung durch Öl- und Salbeninstillationen in den Mastdarm. Die Kranken sich einfach selbst zu überlassen, ist höchst bedenklich.

Im übrigen verweisen wir auf unsere diesbezüglichen Ausführungen beim Portiocarcinom und im praktischen Teil. Alles, was an diesen Stellen über die Nebenerscheinungen der Bestrahlung und über deren Nachbehandlung gesagt ist, gilt auch für die adenomatösen Cervixcarcinome.

Wenn man nach diesen Anordnungen verfährt, wird die Strahlenbehandlung der Adenocarcinome des Collum uteri ohne irreparable Beeinträchtigung des allgemeinen und des lokalen Befindens die bestmöglichen Erfolge liefern.

Corpuscarcinom.

Ähnlich wie beim Adenocarcinoma cervicis liegen die Verhältnisse beim Corpuscarcinom. Mit der Strahlentherapie werden meistens nur inoperable Fälle angegangen, alle anderen operativ. Begründet wird diese Einstellung mit der Behauptung, daß Corpuscarcinome einerseits durch Strahlen schlecht zu beeinflussen seien und andererseits die Operation wegen des besonderen pathologisch-anatomischen und klinischen Verhaltens viel leichter durchzuführen sei als beim Collumcarcinom.

Letzteres ist wohl richtig. Doch ist die operative Behandlung auch beim Corpuscarcinom nicht ohne Gefahren. Außerdem hat sich gezeigt, daß bei der von uns vorgeschlagenen höheren Dosierung die Carcinome des Gebärmutterkörpers durch Strahlen gleichfalls gut zu beeinflussen sind. Bei diesem Vorgehen lassen sich mit der Strahlentherapie sogar bessere Erfolge erzielen als im allgemeinen mit der Operation.

Daher ist es berechtigt, die Strahlentherapie auch beim Corpuscarcinom als Methode der Wahl zu bezeichnen.

a) Pathologisch-anatomische und klinische Vorbemerkungen.

Da die Kenntnis des pathologisch-anatomischen und klinischen Verhaltens der Corpuscarcinome auch für den Strahlentherapeuten in mancher Hinsicht von Wichtigkeit ist, geben wir hierüber einen kurzen Überblick.

Zunächst ist der Krebs des Gebärmutterkörpers viel seltener als das Collumcarcinom. Seine Häufigkeit beträgt ungefähr nur 10% aller Gebärmutterkrebse[1].

Vom Carcinom des Gebärmutterhalses unterscheidet sich das Corpuscarcinom auch dadurch, daß es vorwiegend jenseits des Klimakteriums, also erst in höherem Alter auftritt.

Sein Ausgangspunkt ist die Gebärmutterschleimhaut. Die Weiterentwicklung geht verschieden vor sich. Von beetartigen Verdickungen bis zu großen, das Uteruscavum polypös mehr oder minder ausfüllenden Tumoren gibt es alle Übergänge. Andererseits kann das Carcinom aber auch flächenhaft vorschreiten und dabei auch in die Cervix vordringen. Bei infiltrativem Tiefenwachstum durchsetzt es die Uteruswand und bricht schließlich in die Peritonealhöhle ein. An den Durchbruchstellen bilden sich gewöhnlich entzündliche Veränderungen und Verwachsungen mit den Nachbarorganen. Hierdurch wird vielfach die Beweglichkeit und die Lage des Uterus beeinflußt. Häufiger findet sich eine Pyometra. Diese erhöht die Peritonitisgefahr bei der Operation.

Histologisch handelt es sich meistens um mehr oder minder reine Formen von Adenocarcinom. Doch werden, wenn auch selten, reine solide Carcinome gleichfalls angetroffen. Gelegentlich kommen auch Plattenepithelcarcinome mit typischer Verhornung zur Beobachtung.

Bei der weiteren Ausbreitung werden häufiger die Ovarien ergriffen. Die Parametrien werden bei dem langen Lymphweg erst später befallen, manchmal erst, wenn das Carcinom in die Cervix eingebrochen ist.

Zu dem regionären Drüsengebiet gehören in erster Linie die hypogastrischen und sacralen Lymphdrüsen, weiter die iliacalen Lymphdrüsen. Gelegentlich werden auch die Leistendrüsen befallen. Die lumbalen Lymphdrüsen werden erst später infiziert.

Die Symptome sind Ausfluß und Blutungen, im Spätstadium Jauchung und Schmerzen. Bei der noch geschlechtsreifen Frau treten die Blutungen gewöhnlich intermittierend zwischen den Menses auf. Blutungen in der Menopause sind immer höchst verdächtig auf Corpuscarcinom.

Sichergestellt wird die Diagnose stets erst durch die Probeabrasio. Letztere ist aber ähnlich wie die Probeexcision beim Collumcarcinom nicht ungefährlich. Nach Stoeckel wird „durch die Curettage sowohl der Infektion des Carcinoms wie einer Verimpfung von Carcinompartikelchen Vorschub geleistet." Deshalb hält er sich für berechtigt, bei älteren Frauen den Uterus sofort zu exstirpieren. Wir nehmen in solchen Fällen zunächst die Strahlenbehandlung des Uterus vor und klären die Diagnose erst später durch die Abrasio. Stellt sich heraus, daß kein Carcinom vorhanden war, so wird die Behandlung nicht fort-

---

[1] Über die Häufigkeit des Vorkommens gehen beim Corpuscarcinom die Angaben sehr auseinander Im Durchschnitt ist das Verhältnis zum Collumcarcinom wie 1:10 nach Kermauner. Es finden sich folgende Zahlen in der Literatur: Mattmüller 17,4%, Winter etwa 10%, Olshausen 12%, Hofmeier 17%, Küstner 9,4%, Chrobak 11,65%, A. Martin 29,8%, Orthmann 19%, Gebhard und Weibel 5%, Mackenrodt 1,43%, Opitz 30%, A. Mayer 18,8%, Norris und Vogt 25%, R. Schröder 14%, O. Frankl 11,2%, Zweifel 8%, Peham 7,5%, Kermauner 10%, Lacassagne 1,6%, Wintz 13,6%.

gesetzt, andernfalls wird nach 8 Wochen die Bestrahlung des Ausbreitungsgebietes angeschlossen[1].

Die Prognose ist beim Corpuscarcinom wesentlich günstiger als beim Collumcarcinom. Es hängt dies mit der langsameren Ausbreitungstendenz dieser Carcinomform zusammen.

b) Die Leistungen der operativen Behandlung.

Die operative Behandlung des Corpuscarcinoms besteht in der Exstirpation des Uterus und der Adnexe. Die Ausräumung des Beckenbindegewebes wie beim Collumcarcinom hat sich bei der anderen Ausbreitungsart des Corpuscarcinoms als unnötig erwiesen. Nur bei nachweislicher Infiltration der Parametrien wird sie vorgenommen.

Die Totalexstirpation des Uterus und der Adnexe wird auf abdominalem oder vaginalem Wege durchgeführt.

An sich werden also die gleichen Operationsmethoden wie bei den gutartigen Erkrankungen des Uterus angewandt. Trotzdem ist die primäre Mortalität dieser Eingriffe beim Corpuscarcinom eine wesentlich höhere. Dies ist wohl darauf zurückzuführen, daß das Corpuscarcinom meistens ältere Frauen befällt, deren körperliche Widerstandskraft stärker herabgesetzt ist. Bei der Brüchigkeit eines carcinomatösen Uterus droht bei vorhandener Pyometra außerdem erhöhte Infektionsgefahr. Die Gefahrenquellen sind daher beim Corpuscarcinom bei sonst gleichen Operationsmethoden zahlreicher.

Einen Überblick über die Ursachen der primären Mortalität gibt Pfleiderer. Von 20 Todesfällen starben 10 an Peritonitis, 4 an Embolie, 2 an Pneumonie, 2 an Marasmus, 1 an Sepsis und 1 nach Narkoseasphyxie.

Von den v. Mikulicz-Radecki und Volbracht beschriebenen 23 Todesfällen der Berliner Frauenklinik starben 11 an Herztod, 7 an Peritonitis, 2 an Sepsis, 1 an Pneumonie, 1 an Pleuritis und 1 an Embolie.

Aus der Zusammenstellung von Pankow geht hervor, daß die primäre Mortalität bei verschiedenen Operateuren zwischen 0% (v. Winckel) und 30,7% (A. Döderlein) schwankt.

Nach v. Mikulicz-Radecki und Volbracht hängt die Operationsmortalität vorwiegend mit der Operationsmethode zusammen. Zum Beweis führen sie an, daß Bumm bei 133 Corpuscarcinomen, die er auf abdominalem Weg operierte, eine primäre Mortalität von 17,2% hatte, während unter dem Direktorat von Stoeckel die primäre Mortalität bei 74 vorwiegend auf vaginalem Wege operierten Corpuscarcinomen nur 6,7% betrug. Hierzu ist aber zu bemerken, daß nach dem Bericht von Haupt die Bonner Universitäts-Frauenklinik bei 30 durch abdominale Totalexstirpation behandelten Corpuscarcinomen überhaupt keinen Todesfall hatte, während bei 15 auf vaginalem Wege operierten Corpuscarcinomen zweimal im Anschluß an die Operation der Exitus eintrat, und zwar einmal infolge Peritonitis, das zweite Mal an Sepsis.

Einen überaus günstigen Verlauf nahmen die Operationen bei den von v. Peham operierten Fällen. Er war bei 37 Fällen auf vaginalem und bei 3 auf abdominalem Weg vorgegangen. Kein Fall ging verloren. Dabei wurde in 4 Fällen die erweiterte vaginale Operationsmethode angewandt, da die Parametrien bereits infiltriert waren.

---

[1] Zur Frage der Probeexcision und Probeabrasio haben wir in einem besonderen Kapitel eingehend Stellung genommen (s. S. 125).

Tabelle 25. Die Leistungen der Operation beim Corpuscarcinom.

Autor	Zahl der Fälle	Operabilität %	Relative Dauerheilung %	Absolute Dauerheilung %
A. Döderlein	17	82,3	71,4	58,8
Fritsch	33	75,7	48,0	36,3
Krönig	23	100,0	56,5	56,5
A. Mayer	132	77,2	54,9	42,4
A. Döderlein-Tübingen	37	70,2	50,0	35,1
A. Döderlein-München	15	86,6	38,4	33,3
Stoeckel - Giesecke	21	100,0	47,62	47,62
v. Winckel - Seitz	20	50,0	60,0	30,0
Franz - Berlin	62	93,5	44,8	41,9
Wilson	50	62,0	38,7	24,3
Thorn	38	78,9	70,0	55,3
Prochownik			71,4	
P. Zweifel - Leipzig			85,7	
Weibel - Wertheim			51,1	
v. Peham	52	46 op.	50,0	46,1
		6 bestr.	16,6	
v. Franqué - Haupt[1]	62	45 op.	77,7	64,5
		17 bestr.	29,0	
Bumm[2]	133		54,1	
Pfleiderer - Tübingen[3]	216	81,4	51,5 (84 Fälle)	39,3
v. Jaschke	45	32 op.	62,5	50,0
		13 bestr.	38,0	

Derartig günstige Operationserfolge müssen aber als Ausnahmen angesehen werden. Heyman fand eine durchschnittliche Operationsmortalität von etwa 10%, ebenso Kermauner. In Übereinstimmung hiermit gibt Pfleiderer für die Tübinger Frauenklinik eine primäre Operationsmortalität von 9,8% an. Es erscheint also berechtigt, die

---

[1] Haupt hebt noch hervor, daß ein Teil der operierten Patientinnen (30 abdominal und 15 vaginal) bestrahlt wurden. Von den Operierten ohne Nachbestrahlung blieben mehr als 5 Jahre rezidivfrei: 15 : 16 = 94%, von den Operierten und Nachbestrahlten 19 : 28 = 68%.

[2] Die Zahlen entstammen einem Bericht von v. Mikulicz - Radecki und Volbracht. Die absolute Heilung für die Berichtszeit der oben angeführten Fälle, die das Material der Universitäts-Frauenklinik Berlin aus den Jahren 1910—1925 umfaßt, konnte noch nicht angegeben werden, da eine Nachuntersuchung der bestrahlten bzw. unbehandelten Fälle aus den Jahren 1910—1912 und 1920—1925 noch nicht durchgeführt worden ist. Dafür wird die absolute Heilung aus den Jahren 1913—1919 angeführt, diese betrug 48,1%. In diesem Zeitabschnitt kamen 108 Patienten mit Corpuscarcinom zur Beobachtung. Davon wurden operiert 65 Fälle, bestrahlt 40 Fälle; unbehandelt blieben 3 Frauen. Die Operabilitätsziffer war 91,6%, die relative Heilungsziffer der Operierten betrug 52,3%, der Bestrahlten 45%.

[3] Die relative Dauerheilungsziffer von 51,5% bezieht sich auf 84 von 163 Fällen, die mit und ohne Zusatzbestrahlung behandelt worden sind. Nur operiert wurden 137 Fälle, davon wurden 66 = 48,1% geheilt. Von 7 operablen nur bestrahlten Fällen wurde 1 Patientin geheilt. Von 40 inoperablen Fällen konnte keine Patientin geheilt werden. 6 weitere blieben unbehandelt.

In diesem Zusammenhang sei noch darauf hingewiesen, daß Warnekros bei der ausschließlichen operativen Behandlung des Corpuscarcinoms eine Dauerheilungsziffer von 51% und bei annähernd gleicher Anzahl der Fälle nach prophylaktischer Bestrahlung von 65% hatte. Nach den Angaben von Schulte erzielte die Stuttgarter Klinik mit der alleinigen Strahlenbehandlung des operablen Corpuscarcinoms eine Dauerheilungsziffer von 33%, während diese bei Operation und prophylaktischer Nachbestrahlung 86% betrug.

primäre Operationsmortalität bei den Corpuscarcinomen mit etwa 10%
anzusetzen.

Die Dauererfolge der Operation sind sehr unterschiedlich. Wir geben in
Tabelle 25 eine Übersicht und verwenden hierzu die Zusammenstellung von Pankow,
die wir durch neue Mitteilungen ergänzen.

Pankow errechnete aus 466 operablen Fällen seiner Zusammenstellung eine relative
Heilungsziffer von 55,7% und aus 448 Fällen eine absolute Heilungsziffer von 41,07%
für die operative Behandlung beim Corpuscarcinom. Bei kleineren Ausgangszahlen kam
Heyman zu ähnlichen Werten, nämlich zu 58,8% und 42,8%.

Nach nebenstehender Tabelle haben die Bonner und die Gießener Kliniken
noch bessere Heilungsziffern gehabt. Bei insgesamt 107 Fällen, von denen aber nur 77
operiert wurden, betrug die relative Heilungsziffer für die Operation 64,9% und die absolute
Heilungsziffer einschließlich der Bestrahlten 57% [1].

Jedenfalls können beim Corpuscarcinom mit der operativen Behandlung sehr gute
Erfolge erreicht werden. Die Strahlentherapie steht der Operation hierin aber keineswegs
nach. So hohe Erfolgsziffern, wie sie Haupt für die Bonner Frauenklinik 1932 veröffentlicht hat, die überdies keine reinen Operationserfolge sind, da Strahlen mit verwandt
werden, lassen sich bei zweckentsprechendem Vorgehen auch durch die viel ungefährlichere
ausschließliche Strahlenbehandlung erzielen.

c) Allgemeines zur Strahlenbehandlung der Corpuscarcinome.

Ehe wir auf die Leistungen der Strahlentherapie beim Corpuscarcinom eingehen,
ist es notwendig, zunächst einmal zu den verschiedenen Behandlungsmethoden Stellung
zu nehmen. Zur Anwendung kommt sowohl die Radium- wie auch die Röntgentherapie.
Es erhebt sich nun die Frage, welche von beiden Bestrahlungsmethoden die zweck-
mäßigere ist.

Im Hinblick auf die anatomischen Verhältnisse, die für eine gute Radiumapplikation
wie geschaffen erscheinen und auf die Tatsache, daß Corpuscarcinome lange Zeit auf die
Gebärmutterhöhle beschränkt bleiben, wäre die Annahme verständlich, daß gerade diese
Carcinome sich für die mehr lokal wirkende Radiumbehandlung besonders eignen. Das
wäre aber ein Trugschluß. Diese falsche Vorstellung mag auch viel dazu beigetragen haben,
daß die Strahlentherapie der Corpuscarcinome in Mißkredit kam. Hinzu kommen noch
andere Nachteile, welche gegen die Radiumbehandlung der Corpuscarcinome sprechen.

Was zunächst die Radiumapplikation anbelangt, so seien hier die Verhältnisse bei
den Collumcarcinomen herangezogen. Beim Collumcarcinom sind die Bedingungen für eine
Radiumbehandlung noch relativ günstig, auch wenn es zuerst nicht den Anschein erweckt.
Aber bei dieser Krebsform ist es möglich, durch Einlage der Präparate in den Cervicalkanal, vor die Portio und in die Scheidengewölbe wenigstens den Primärtumor gewissermaßen unter Kreuzfeuer zu nehmen und so wirksam zu bestrahlen.

---

[1] Healy berichtet nun neuerdings (1934), daß die großen Statistiken, die auf Anregung des amerikanischen College of Surgeons an allen Hospitälern aufgestellt wurden, das Ergebnis hatten, daß weniger
als 50% der Corpuscarcinome, die der vaginalen oder der abdominalen Totalexstirpation unterzogen
worden waren, nach 5 Jahren noch lebten. Ungefähr die Hälfte der Fälle bestände aus malignen Adenomen,
deren Heilresultate viel besser wären als die der reinen Adenocarcinome. Von den operierten Adenocarcinomen des Corpus uteri sollen nur 15—20% 5 Jahre nach der Operation noch leben.

Diese Möglichkeit fällt beim Corpuscarcinom schon einmal fort. Hier kann die Radiumbestrahlung im wesentlichen nur von der Uterushöhle aus vorgenommen werden. Vor die Portio und in die Scheidengewölbe eingebrachte Radiumpräparate können höchstens noch auf die unteren Teile des Corpus uteri wirken. Hinzu kommt, daß eine derartig zentrale Applikation des Radiumpräparates wie sie beim Collumcarcinom vorgenommen werden kann, beim Corpuscarcinom nicht durchführbar ist, selbst wenn das Carcinom die ganze Gebärmutterschleimhaut befallen hätte. Hier spielen zunächst schon die ganz anderen Raumverhältnisse in der Uterushöhle eine Rolle, zeigt diese doch gegen den Fundus zu eine beträchtliche Erweiterung. Daher werden bereits in diesem Teil des Cavum uteri befindliche Carcinommassen bei der Einlage der üblichen Längspräparate von geringeren Dosen getroffen als im unteren Teil. Deshalb hat auch Dietel für die Radiumbehandlung der Corpuscarcinome eine neue Bestrahlungsweise mit besonderer Anordnung der Präparate angegeben, die eine günstigere Bestrahlung der Corpuscarcinome gestattet. Wir werden darauf später noch genauer eingehen. Hier genügt der Hinweis, daß die Radiumpräparate in Form eines Bouquets oder einer Triangel im Uterus angeordnet werden und sich so dem Uteruscavum besser anpassen. Nur dürfte es fraglich sein, ob diese theoretisch sehr gut durchdachte Methode sich auch in allen Fällen anwenden läßt. Bei stärkeren Verunstaltungen der Corpushöhle durch exophytisches Wachstum des Carcinoms dürfte sie sich kaum durchführen lassen. E. Zweifel bringt zu dieser Frage die beiden nachstehend wiedergegebenen Abb. 121a u. b von Cullen. Sie zeigen deutlich, daß solche Fälle wohl für jede Radiumbehandlung sehr ungeeignet sind. Ähnlich liegen die Verhältnisse, wenn das Corpuscarcinom durch ein Myom kompliziert ist. Bei dem Zusammentreffen dieser beiden Krankheiten können so starke Formveränderungen der Gebärmutterhöhle entstehen, daß eine exakte Radiumbehandlung gleichfalls unmöglich wird. Schlechte Erfahrungen der Heidelberger Klinik bei der Radiumbehandlung von Corpuscarcinomen mit Myom — von 8 Fällen konnte nur einer geheilt werden — sind der Grund, daß Eymer und Dietel die Forderung erhoben, „einen Uterus mit Corpuscarcinom und ausgeprägter Myomatose jetzt und in Zukunft operativ zu entfernen und eine Röntgenbestrahlung nachzuschicken". Aus all dem geht hervor, daß die Corpuscarcinome für die technische Durchführung der Radiumbehandlung gar nicht so günstig sind, als es zunächst erscheint.

Die Tatsache, daß das Uteruscavum beim Corpuscarcinom eine starke Formveränderung erfahren haben kann, macht es notwendig, das Uterusinnere vor jeder Radiumbehandlung genauestens zu untersuchen, um eine genügende Vorstellung von der Ausdehnung des Tumors zu bekommen. Es wird daher auch für diese Behandlungsmethode gefordert, zunächst stets eine genaue Austastung der Uterushöhle vorzunehmen. Da die Sondenuntersuchung kein sicheres Bild ergeben kann, wird auch die digitale Austastung des Uteruscavums verlangt. Hierzu wäre aber eine weitgehende Dilatation des Cervicalkanals nötig. Dieses ist bei einer rigiden Cervix, um die es sich bei dem höheren Alter der Frauen meistens handelt, kein einfaches Unternehmen. Hinzu kommt, daß so ausgedehnte intrauterine Manipulationen die Gefahr der Infektion, die bei der intracorporalen Radiumbehandlung immer vorhanden ist, weiter erhöhen; ganz abgesehen davon, daß die Gefahr besteht, daß durch Einpressen von Carcinomzellen in die Blut- und Lymphbahn der Metastasierung Vorschub geleistet wird.

Es sind dies weitere, sicherlich nicht zu unterschätzende Nachteile der ausschließlichen Radiumbehandlung. Sie müßen in Kauf genommen werden, wenn die Bestrahlung exakt durchgeführt werden soll. So ergeben sich für die Radiumbehandlung der Corpuscarcinome nicht nur technische Schwierigkeiten durch die Applikation

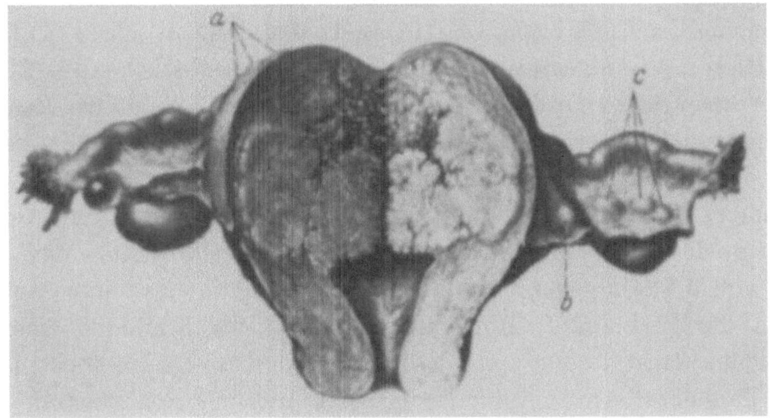

Abb. 121 a.

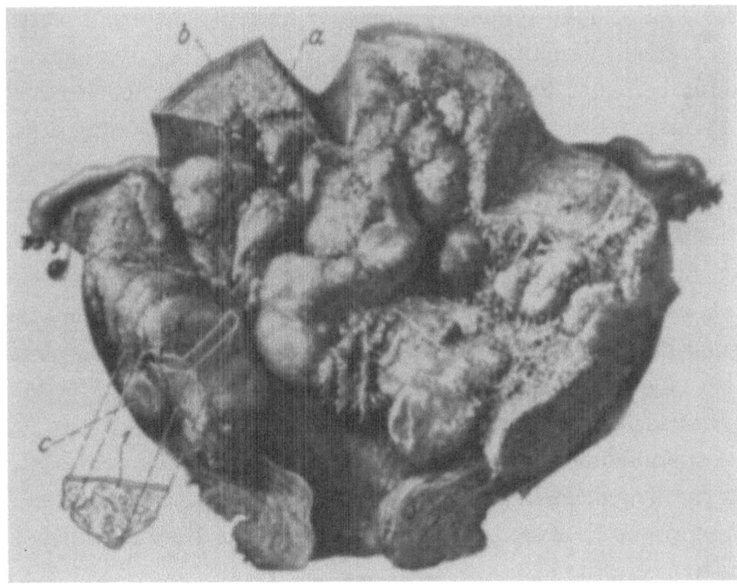

Abb. 121 b.

Abb. 121 a u. b. Die beiden aus Cullen entnommenenen Abbildungen zeigen Beispiele von Fällen, die für die Radiumbehandlung durchaus ungeeignet sind.

der beiden Präparate, sondern auch noch andere nicht zu unterschätzende Gefahren, die allein imstande sind, einen Bestrahlungserfolg zu verhindern.

Bei der Anwendung der Röntgenstrahlen sind die eben beschriebenen Gefahren nicht zu befürchten. Bei dieser Methode sind lokale Manipulationen am Tumor nicht nötig. Auch läßt sich bei entsprechender Konzentration eine homogene Durchstrahlung des ganzen carcinomatösen Herdes erreichen, ganz gleichgültig, in welcher Richtung der Krebs gewuchert ist.

Die zur Zerstörung des Corpuscarcinoms notwendige Dosis beträgt nach unseren Erfahrungen 125% der HED. Wir konnten zeigen, daß diese Strahlenmenge mit Röntgenstrahlen allein sehr wohl im Tumor zur Wirkung gebracht werden kann. Leichter ist es allerdings zur Applikation dieser Dosis die Röntgenbehandlung mit der Radiumbehandlung zu kombinieren. Das Radium wird daher von uns vielfach zur Zusatzbestrahlung, zur sicheren Erreichung der Dosis benutzt. Wir applizieren dann in solchen Fällen etwa 100 bis 110% der HED mit Röntgenstrahlen und verabfolgen die restlichen 15—25% der HED mit Radium. Voraussetzung für dieses Vorgehen ist naturgemäß, daß das Radiumpräparat sich gut applizieren läßt. Doch spielt letzteres bei einer Zusatzbestrahlung keine so große Rolle wie bei der ausschließlichen Radiumbehandlung.

Die alleinige Anwendung des Radiums zur Behandlung des Uteruscarcinoms wird wohl an keiner Stelle mehr geübt. Auch am Radiumhemmet Stockholm oder am Radiuminstitut Paris wird die Röntgenbestrahlung als Ergänzung zur Radiumbehandlung herangezogen; denn das regionäre Drüsengebiet kann von der Strahlung eines intrauterin eingelegten Radiumpräparates nur mangelhaft erfaßt werden. Eine Methode, die mit einem hochwertigen Radiumpräparat intrauterin arbeitet und mit Röntgenstrahlen die Parametrien mit einer genügend großen Dosis belegt, ist zweifellos sinnvoll.

Die alleinige Anwendung der Röntgenstrahlen verlangt eine sehr exakt arbeitende medizinische Einstelltechnik, aufgebaut auf einer absolut sicheren Dosierung. Es müssen aber auch die lokalen Verhältnisse günstig sein. Ein Corpuscarcinom wäre im retroflektierten Uterus bei einer Patientin mit sehr dicken Bauchdecken mit Röntgenstrahlen allein kaum zu erfassen. Die relativ hohe Dosis, die für die Zerstörung des Corpuscarcinoms notwendig ist, legt es nahe von der Radiumzusatzdosis auch in solchen Fällen Gebrauch zu machen, bei denen mit Röntgenstrahlen allein die notwendige Dosis leicht erreicht werden könnte. Auf Kosten der Radiumzusatzdosis kann man die Belastung der Haut und damit der Blase herabsetzen, was als Gewinn zu betrachten ist.

Es gibt aber auch Indikationen, die die ausschließliche Röntgenbehandlung als zweckmäßiger und ungefährlicher erfordern. So ist z. B. beim Vorhandensein einer Eiterung im Cavum oder bei einer Pyometra eine ungünstige Wirkung der sekretstauenden Radiumeinlage immer wieder festzustellen.

Auch bei submukösen Myomen ist die Radiumeinlage eine Gefahr, denn durch die Überdosierung in den nächstliegenden Schichten wird das Myom zum Teil nekrotisch, lang dauernde septische Prozesse sind im Anschluß an die Radiumeinlage in solchen Fällen keine Seltenheit.

Wird alles dies genügend beachtet und wird die für die Adenocarcinome notwendige höhere Dosis von 125% der HED auch tatsächlich zur Wirkung gebracht, so lassen sich mit der Strahlentherapie beim Corpuscarcinom sehr gute Erfolge erzielen.

d) Nebenerscheinungen der Strahlentherapie, sowie Vor- und Nachbehandlung.

Die Nebenwirkungen der Röntgenbehandlung beim Corpuscarcinom sind die gleichen, wie wir sie früher bei der Besprechung des Collumcarcinoms beschrieben haben. Bei der hohen Dosierung, die fast an die Toleranzgrenze der Darmschleimhaut und der Blasenschleimhaut heranreicht, ist natürlich die Gefahr einer Blasen- oder Mastdarmschädigung beim Corpuscarcinom viel größer. Doch lassen sich diese bei exakter Bestrahlungstechnik wohl vermeiden.

Die Radiumschädigungen der Blasen- und Mastdarmschleimhaut sind bei den Corpuscarcinomen anscheinend geringer als bei den Collumcarcinomen; wohl deshalb, weil die Uteruswand dicker ist und Blasen- und Mastdarmschleimhaut von dem Radiumpräparat weiter entfernt liegen. Sie werden daher nicht von so hohen Dosen erreicht wie beim Collumcarcinom. Im übrigen sei zu den möglichen Blasen- und Mastdarmschädigungen durch Radium auf unsere diesbezüglichen Ausführungen beim Collumcarcinom verwiesen. Ebenso, was die Gefahr der Sepsis oder Peritonitis bei der intrauterinen Radiumbehandlung anbelangt.

Selbstverständlich gelten beim Corpuscarcinom für die Vor- und Nachbehandlung die gleichen Bedingungen wie bei den Collumcarcinomen. Im Hinblick darauf, daß es sich bei den Corpuscarcinomen meistens um ältere Frauen handelt, die von der immerhin anstrengenden Strahlenbehandlung stärker angegriffen werden können, sind alle früher beschriebenen Maßnahmen besonders peinlichst durchzuführen.

Bei der Nachbehandlung der bestrahlten Patienten ist zu bedenken, daß bei stärkeren Radiumbestrahlungen eine Stenose bzw. ein vollständiger Verschluß des Gebärmutterhalskanals auftreten kann. Geht dieser ohne gleichzeitige Atresie des Cavum uteri einher, so bildet sich dann eine Hydro- oder Pyometra aus, die zu einer ballonartigen Auftreibung des Uterus führt. Subjektiv äußert sich dieses Ereignis in Schmerzen, objektiv fühlt man einen prall-elastischen vergrößerten Uterus. In solchen Fällen muß der Cervicalkanal wieder frei gemacht werden. Gelingt das nicht durch vorsichtige Dilatation, dann muß er künstlich, am besten mit der chirurgischen Diathermie, wieder hergestellt und für dauernden Abfluß gesorgt werden.

Bei der hohen zur Wirkung gebrachten Dosis muß sich die Nachbehandlung vor allem auch auf eine peinliche Pflege des durchstrahlten Darmes erstrecken, weil es hier noch nachträglich leicht zu Störungen kommen kann.

Die Anämie wird beim Corpuscarcinom gewöhnlich nicht so stark, wie es beim Collumcarcinom möglich ist. Besondere Maßnahmen zum Ausgleich der gesetzten Blutschädigung sind daher meistens nicht erforderlich. Sonst müßten die üblichen Maßnahmen angewandt werden. Im übrigen verweisen wir hierzu wie zu allen anderen Fragen auf unser Sonderkapitel über die Vor- und Nachbehandlung (s. S. 260).

e) Die Leistungen der Strahlentherapie nach der Literatur.

Die ersten Berichte über bestrahlte Corpuscarcinome stammen von Menge[1] (1913), Bumm-Schäfer (1917 und 1919), Baisch (1918), Heyman (1918), Kehrer (1918) und Adler (1919). Diese Autoren hatten die Bestrahlung mit Radium durchgeführt[2].

In der folgenden Zeit haben noch eine ganze Reihe anderer Autoren ihre Erfahrungen über die Strahlenbehandlung beim Corpuscarcinom veröffentlicht. Neben Radium hatten sie vielfach auch Röntgenstrahlen verwandt. Von diesen Autoren sind zu nennen: Benthin, Berger, van Büben, Bowing und Fricke, C. F. Burnam, Dietel, A. Döderlein, Eymer, Forssell, Gál, Haupt, Healy, Heyman, den Hoed, Kehrer, Kupferberg, Lacassagne, v. Lehoczky-Semmelweis[2], Norris und Vogt, Pankow, Philipp und Gornick, H. R. Schmidt, Schreiner und Simpson, Schulte, Seisser und Mau, Spinelli und Voltz.

---

[1] Zit. nach Kehrer (1920).   [2] Lit. siehe auch unter „Statistik".

Vielfach haben diese Autoren aber nur über kurzfristige Beobachtungen berichtet. Manche Mitteilungen sind auch nicht klar genug gehalten, um eine sichere statistische Auswertung zu gestatten.

In der nachfolgenden Tabelle 26 haben wir Statistiken mit sicheren 5jährigen Heilungen zusammengestellt. Wenn aus einer Klinik mehrere Teilstatistiken vorliegen, so haben wir jeweils nur die neuesten Mitteilungen verwendet, wenn in diesen rückläufig über das gesamte behandelte Material berichtet wird.

Tabelle 26. Zusammenstellung über die Leistungen der Strahlentherapie beim Corpuscarcinom nach der Literatur.

Autor und Jahr	Zahl der Fälle	Operabilität %	Relative Heilungsziffer %	Absolute Heilungsziffer %	Bemerkungen
Kehrer (1920) . . .	7			5 : 7 = 71,4	
Spinelli (1926). . .	13			4 : 13 = 30	
Philipp - Gornick (1926) (Bumm). .	40	34 : 40 = 85	operierte Fälle 18 : 34 = 53 inoperable Fälle 0 : 6 = 0	18 : 40 = 45	
den Hoed (1928) .	6			2 : 6 = 33,3	
Gál (1928)	20			8 : 20 = 40	Operierte Fälle nicht angegeben
Seißer und Mau (1928)	40	32 : 40 = 80	operierte Fälle 8 : 13 = 61,5 inoperable Fälle 1 : 6 = 16,7	für alle Fälle 9 : 40 = 22,5 nur für die Bestrahlten 9 : 19 = 47,3	19 Fälle wurden operiert, 2 blieben unbehandelt
Krönig - Opitz - Pankow (1930). .	128	74 : 128 = 57,8	Gruppe I und II 39 : 74 = 52,7	46 : 128 = 35,9	
Feldweg - Baisch (1930)	135 einschl. operierter, 77 nur bestrahlte			57 : 135 = 42,2 24 : 77 = 31,2	
von Büben (1931) .	26		inoperable Fälle 4 : 26 = 15,3		
Heyman (1932) . .	80			42,5	Bei 5 wurde nach vergeblicher Bestrahlung nachträglich noch der Uterus mit Erfolg exstirpiert. Das ergibt 48 % absolute Heilung
Voltz - Döderlein (1932)	107	41 : 107 = 38,3	operable Fälle 41 : 65 = 63 inoperable Fälle 4 : 42 = 9,5	45 : 107 = 42	

Tabelle 26 (Fortsetzung).

Autor und Jahr	Zahl der Fälle	Operabilität %	Relative Heilungsziffer %	Absolute Heilungsziffer %	Bemerkungen
Dietel-Heidelberg (1932)[1]	96	87 : 96 = 90,6	operable Fälle 28 : 83 = 33,7 inoperable Fälle 0 : 9 = 0	für die Bestrahlten 28 : 92 = 30,4 für alle Fälle 28 : 96 = 28,1	4 Fälle wurden operiert
Y. Ikeda, K. Ikeda (1933)	21			13 : 21 = 62	
Lacassagne (1929) .	30			5 : 30 = 16	
Healy (1934) . . .	18			18 : 18 = 100	Nur bestrahlt (5—15 Jahre geheilt)
	29			22 : 29 = 76	bestrahlt und operiert
	47			40 : 47 = 85	Gesamtfälle

Aus dieser Zusammenstellung geht deutlich hervor, wie unberechtigt die Ansicht ist, daß die Corpuscarcinome strahlenrefraktär seien. Es wurden allein durch Strahlen zum Teil recht gute Erfolge erzielt.

Ganz aus dem Rahmen der sonstigen Ergebnisse mit der Strahlenbehandlung des Corpuscarcinoms fallen die Mitteilungen von Lacassagne, der nur über eine Heilung von 16% verfügt. Allerdings ist die Behandlung seiner Fälle auch keineswegs einheitlich, es wurden Radium oder Röntgenstrahlen oder auch beide Strahlenarten kombiniert gegeben. Unter den behandelten 30 Fällen sind nur 13 Fälle, bei denen das Carcinom sicher von den Corpusdrüsen ausgeht, bei 17 Fällen ging es scheinbar von den Cervixdrüsen aus. Einige der gut beeinflußten Fälle sind auch noch nicht 5 Jahre beobachtet.

---

[1] Letzthin hat Eymer eine neue Statistik über die in der Heidelberger Klinik bestrahlten Corpuscarcinome veröffentlicht. In dieser sind die Erfolge der Jahre 1925—1927 den in den Jahren 1913—1924 gegenüber gestellt. Wir geben diese Statistik nachstehend wieder:

Tabelle 26a. Bestrahlte Corpuscarcinome: 115 (Klinik Heidelberg).

	1913—1924 92		1925—1927 23	
	operabel	inoperabel	operabel	inoperabel
Bestrahlt.	83	9	20	3
Geheilt	28	0	7	0
Absolute Leistung	28 : 92 = 30,4%		7 : 23 = 30,4%	
Relative Leistung, operabel . . .	28 : 83 = 33,7%		7 : 20 = 35,0%	
Relative Leistung, inoperabel . .	0 : 9 = 0,0%		0 : 3 = 0,0%	
Mortalität	2 : 92 = 2,3%		1 : 23 = 4,35%	
Operabilität	83 : 92 = 90,2%		20 : 23 = 86,9%	

Auch die Franzosen Solomon und Gibert konnten mit ihrer Methode der Röntgentherapie (fraktionierte und verdünnte Dosis) keinen Fall von histologisch nachgewiesenem Adenocarcinom heilen (insgesamt 35 sichere Carcinome).

Über Spitzenleistungen dagegen, wenn auch an kleinem Material, aus dem Memorial Hospital in New York berichtet Healy (1934). Alle 18 nur der Röntgen-Radiumbehandlung unterzogenen Fälle wurden geheilt; die Beobachtungsdauer beträgt 5—15 Jahre. Von einer zweiten Gruppe von 29 Fällen, die vor der Totalexstirpation bestrahlt wurden (Röntgen und Radium), starben 7. Healy hält die Strahlenbehandlung für einen wesentlichen und wichtigen Teil der Behandlung; denn die amerikanische Statistik hätte erwiesen, daß die reinen Adenocarcinome des Corpus uteri nur in 15—20% der Fälle durch die Operation heilbar seien. Von den 47 Fällen wurden also 40 Fälle geheilt = 85%.

Bei einem Vergleich mit der Tabelle über die Erfolge der Operation muß allerdings zugegeben werden, daß die dort angeführten Zahlen vielfach noch bessere sind. Nun darf aber nicht vergessen werden, daß die operative Behandlung, die ja beim Corpuscarcinom in der einfachen und nicht zu gefährlichen Totalexstirpation besteht, zur Zeit als die Strahlentherapie der Carcinome erst begann, technisch schon vollkommen durchgebildet war. Daher kann es auch weiter nicht überraschen, daß unter den Operationsstatistiken solche mit höheren Erfolgszahlen vorkommen. Im übrigen steht fest, daß die Operation häufig mit der Bestrahlung kombiniert wurde, die Annahme also berechtigt ist, daß, wenn auch nicht in allen Fällen, so doch in manchen, die Strahlentherapie zu dem Dauererfolg gleichfalls beigetragen hat.

Wichtiger als alles dies erscheint uns aber die Tatsache, daß die oben angeführten Zahlen der Bestrahlungsstatistiken nur einen Durchschnittswert für das gesamte bis zur Zeit der Veröffentlichung behandelte Material geben und noch mit den unvermeidlichen Fehlschlägen einer in der Entwicklung begriffenen Behandlungsmethode belastet sind. Auch konnte durch eine Heraushebung der mit fortentwickelter Technik bestrahlten Corpuscarcinome deutlich gezeigt werden, daß sich allein mit Strahlen bessere Ergebnisse erzielen lassen, als dies oben bei der Zusammenfassung aller bisher behandelten Fälle zum Ausdruck kommt.

Hier ist zunächst Voltz[1] zu nennen. Er gibt eine Übersicht über die fortschreitende Verbesserung der Bestrahlungserfolge beim Corpuscarcinom in der Klinik Döderlein.

Die absolute Heilungsziffer betrug für die in den Jahren 1913 bis Ende 1923 bestrahlten Corpuscarcinome

$$36:88 = 40,9\%.$$

Bei Hinzunahme der in den folgenden 3 Jahren behandelten Fällen, also für die Jahre 1913—1926 einschließlich, ergab sich eine absolute Heilungsziffer von

$$49:107 = 45,8\%\,[2].$$

Werden nur die Fälle aus den Jahren 1921—1926 der Berechnung zugrunde gelegt, so ergibt sich die hohe absolute Heilungsziffer von

$$24:39 = 62\%.$$

---

[1] Strahlenther. 44, 250 (1932).

[2] 1934 teilt Voltz für die Jahre 1913 bis Ende 1928 eine absolute Heilungsziffer für das Corpuscarcinom von 40,6% (56 : 138) mit (Strahlenther. 50, 578).

Mit Recht hebt Voltz hervor, daß die Erhöhung der absoluten Heilungsziffer um rund 20% nicht allein durch die kleinen Zahlen und die dadurch möglichen Fehlerquellen bedingt sein kann, sondern der inzwischen verbesserten Bestrahlungsmethode zuzuschreiben ist. Seit dem Jahre 1921 wurden nämlich die Corpuscarcinome in der Döderleinschen Klinik nicht mehr nur mit Radium, sondern kombiniert mit radioaktiven Substanzen und Röntgenstrahlen behandelt. Daß die Kombination beider Bestrahlungsmethoden die Erfolge verbesserte, beweist nachfolgende Zusammenstellung:

1. Nur mit radioaktiven Substanzen:

behandelt 43 Fälle, geheilt 12 Fälle.
Absolute Heilungsziffer 27,9%.

2. Kombiniert mit radioaktiven Substanzen und Röntgenstrahlen:

behandelt 61 Fälle, geheilt 36 Fälle.
Absolute Heilungsziffer 59,0%.

Diese Zusammenstellung zeigt deutlich, daß das Problem bei der Strahlenbehandlung der Corpuscarcinome in erster Linie ein bestrahlungstechnisches ist. Das hat an anderer Stelle auch A. Döderlein betont. Weiter geht dies aus den Ausführungen von Eymer hervor. Dieser hat letzthin darauf hingewiesen, daß durch die Mitverwendung der Röntgenstrahlen und die verbesserte Anordnung der Radiumpräparate in der Gebärmutterhöhle die Erfolge der Strahlenbehandlung bei den Corpuscarcinomen in der Heidelberger Klinik sich in den letzten Jahren nachweisbar gebessert hätten.

Wie mit der Entwicklung der Bestrahlungstechnik die Erfolge der Strahlenbehandlung beim Corpuscarcinom gestiegen sind, zeigen auch die Mitteilungen von Pankow. In den Jahren 1913—1928 wurde in der Freiburger Klinik eine absolute Heilungsziffer von 28% und eine relative Heilungsziffer von 40,7% erzielt. Bei den unter Opitz in den Jahren 1919—1924 bestrahlten Corpuscarcinomen war die absolute Heilungsziffer auf 43,3% und die relative Heilungsziffer um nahezu 20% auf 59,5% gestiegen.

Wenn man die bisher in der Literatur niedergelegten Beobachtungen über die Strahlenbehandlung beim Corpuscarcinom unter diesen Gesichtspunkten betrachtet, erscheint die ablehnende Haltung gegen die Strahlentherapie unverständlich. Die veröffentlichten Erfahrungen müßten vielmehr dazu anregen, alles daran zu setzen, um die Bestrahlungsmethoden weiter auszubauen, weil die Erfolge führender Strahlentherapeuten doch bewiesen haben, daß eine sachgemäß durchgeführte Strahlentherapie der operativen Behandlung auch beim Corpuscarcinom überlegen ist.

Auf alle Fälle liegt die von der Klinik Döderlein erzielte absolute Heilungsziffer von 62% weit über dem Durchschnitt der absoluten Heilungsziffer für die Operation und hält selbst bisher erzielten operativen Spitzenleistungen stand. Im Hinblick darauf, daß sie aber auf ungefährlichere Weise erreicht worden ist, ist sie den bei der operativen Behandlung des Korpuscarcinoms gewonnenen absoluten Heilungsziffern noch überlegen.

f) Eigene Ergebnisse mit der Strahlenbehandlung.

Zu den soeben angeführten guten Erfolgen der Klinik Döderlein ist noch zu bemerken, daß sie vorwiegend mit Radium gewonnen wurden. Demgegenüber bevorzugen wir auch bei der Behandlung des Corpuscarcinoms die Röntgenstrahlen. Wir haben früher gezeigt, daß dieses Vorgehen, ganz abgesehen von den Vorteilen, welche die Röntgentherapie an sich bereits bietet, viel zweckmäßiger ist. Auch stehen unsere Erfolge denen des anderen Verfahrens keineswegs nach.

Über die Bestrahlungsergebnisse der Erlanger Klinik bei den Corpuscarcinomen hat Wintz im Laufe der Jahre schon mehrfach berichtet. Durch steten Ausbau der Behandlungsmethode gelang es, die Erfolge ständig zu verbessern. Die nun folgende Statistik — nach den Normen von Winter aufgestellt — umfaßt zwei Jahresgruppen:

1. Von 1915—1922.

2. Von 1923 bis Ende Dezember 1929.

Die Gegenüberstellung dieser beiden Jahresgruppen zeigt deutlich, daß mit der Verbesserung der Technik und dem Ausbau der Vor- und Nachbehandlung auch die Ergebnisse besser wurden.

a) operable Fälle:

Jahresgruppe 1916—1922 . . . . . 39 Patientinnen = 64% Dauerheilungen,

Jahresgruppe 1923—1929 . . . . . 60 Patientinnen = 71,6% Dauerheilungen:

b) inoperable Fälle:

Jahresgruppe 1915—1922 . . . . . 46 Patientinnen = 4,3% Dauerheilungen,

Jahresgruppe 1923—1929 . . . . . 36 Patientinnen = 16,6% Dauerheilungen.

Diese Zahlen zeigen:

1. daß die Vervollkommnung des Behandlungsverfahrens eine erhebliche Steigerung der Erfolgsziffern gebracht hat, vor allem bei den operablen Fällen;

2. daß die einzeitige Bestrahlungsmethode im Vergleich zu anderen Behandlungsmethoden sogar sehr gute Resultate liefert. Der Vollständigkeit halber geben wir noch eine Übersicht über die absolute Heilungsziffer. Unser Material haben wir dabei wieder nach den gleichen Jahresgruppen gegliedert.

Absolute Heilungsziffer

(5 Jahre nach Abschluß der Behandlung).

Jahresgruppe 1915—1922 . . . . 29% (92 Patientinnen).

Jahresgruppe 1923—1929 . . . . 50,5% (97 Patientinnen).

Diese Aufstellung gibt ein weiteres Bild von der Leistungsfähigkeit unserer einzeitigen Bestrahlungsmethode.

Doch noch eindrucksvoller als die Zahlen einer Statistik ist immer der einzelne Fall. Daher seien im folgenden Krankengeschichten[1] angeführt.

Von den Fällen unserer Statistik haben 22 Frauen die Behandlung mehr als 10 Jahre überlebt.

Davon leben im November 1934 noch 16 Frauen relativ gesund und ihrem Alter entsprechend leistungsfähig, jedenfalls frei von Carcinom, während 6 — darunter 2 an

---

[1] Aus Strahlenther. **52**, 37 (1935).

„Rezidiven" — im Zeitraum zwischen dem 11. und 13. Jahre nach Abschluß der Behandlung verstorben sind.

Für die heute Lebenden beträgt die Zeitdauer, die seit der Behandlung verstrichen ist, bei

2 Frauen	17 Jahre	2 Frauen	12 Jahre
1 Frau	16 Jahre	3 Frauen	11 Jahre
3 Frauen	15 Jahre	2 Frauen	10 Jahre
3 Frauen	14 Jahre		

Es folgen nun die 16 kurzen Krankengeschichten. Die Fälle 1—8 sind gemeinsam mit Seitz (Frankfurt) in der Zeit seines Direktorats in Erlangen behandelt.

1. M. L., Behandlungsjahr 1917. Bei Beginn der Behandlung 66 Jahre alt. Anamnese: 26. 7. 17. Seit 10 Jahren in der Menopause, vor etwa 4 Monaten Auftreten von geringen Blutungen. Seit 10 Wochen nahezu ununterbrochene Blutungen und zeitweise stark. Befund: Uterus etwas über mannsfaustgroß, derb, beweglich. Mikroskopische Diagnose des Abrasionspräparates: Adenocarcinom. Behandlung: Röntgen und Radium. Letzte Röntgenstrahlenbehandlung: 6. 12. 17. 1925: Pat. ist geheilt, sie arbeitet noch auf dem Feld trotz ihres hohen Alters und ist von früh bis nachts unermüdlich tätig. November 1934: Frau L. ist gesund, hatte auch in den letzten Jahren keine Erkrankung mehr gehabt, ist jetzt 83 Jahre alt.

2. M. R., Behandlungsjahr 1917. Bei Beginn der Behandlung 53 Jahre alt. Anamnese: 6. 9. 17. Pat. ist seit 6 Jahren in der Menopause. Beobachtet seit einem halben Jahr leichte Blutabgänge, wurde erst durch starke Blutungen in der letzten Zeit beunruhigt. Befund: Muttermund glatt, ohne Besonderheiten, Corpus uteri etwas über hühnereigroß, retroflektiert. Uterus ist nicht beweglich, im linken Parametrium eine geringe Infiltration. Mikroskopische Diagnose des Abrasionspräparates: Adenocarcinom. Behandlung: Röntgen und Radium. Letzte Behandlung: 5. 5. 18. 1925: Im Jahre 1920 kleines Ulcus in der Blase (Strahlenschädigung). Das Ulcus ist bald abgeheilt, die Bestrahlungsfelder sind etwas induriert. November 1934: Frau M. R., jetzt 70 Jahre alt, lebt in leidlichem Allgemeinbefinden, ist zu Hause etwas tätig und auch sonst ihrem Alter entsprechend leistungsfähig.

3. M. Lr., Behandlungsjahr 1918. Bei Beginn der Behandlung 64 Jahre alt. Anamnese: 17.4.18. Seit 9 Jahren in der Menopause. Hat vor 3 Monaten zum erstenmal gering geblutet, jetzt vor allem bei Anstrengungen, vor allem Bücken, geringe Blutungen. Befund: Portio unverändert, mit starken seitlichen Einrissen. Uterus etwas vergrößert, ziemlich gut beweglich. Parametrien scheinen beiderseits frei zu sein. Mikroskopische Diagnose des Abrasionspräparates: Adenocarcinom. Behandlung: Röntgenbestrahlung und Radium. Letzte Röntgenbestrahlung: 19. 6. 18. November 1934: Frau Lr., jetzt 80 Jahre alt, befindet sich in gutem Allgemeinzustand. Beschäftigt sich etwas im Haus, geht auch noch längere Strecken aus. Kein Anhaltspunkt für ein Carcinom.

4. A. B., Behandlungsjahr 1919. Bei Beginn der Behandlung 40 Jahre alt. Anamnese: 29. 8. 19. In den letzten 5 Jahren starke Regelblutungen, seit $^1/_2$ Jahr vereinzelte Blutungen außerhalb der Regel, seit 3 Monaten blutig-wäßriger Ausfluß, Pat. hat in den letzten 6 Wochen 12 Pfund abgenommen. Befund: Portio virginell, glatt. Uterus deutlich vergrößert, retroflektiert, Lüftung gut möglich. Vielleicht geringe Infiltrationen in beiden Parametrien. Mikroskopische Diagnose des Abrasionspräparates: Adenocarcinom (Pathol. Institut Köln). Behandlung: Röntgenstrahlen mit geringer Radiumzusatzdosis. Letzte Behandlung (Röntgen): 8. 12. 19. 30. 3. 24: Nach dem Bericht des behandelnden Arztes objektiv keinerlei Krankheitserscheinungen. Das Carcinom ist offenbar geheilt, die Regel ist nicht mehr eingetreten. Erhebliche Adipositas, hier und da Ausfallserscheinungen (Wallungen), Aussehen vorzüglich. Juli 1927: Frau A. B. hat vor $^1/_2$ Jahr geheiratet, sehr gesundes Aussehen, klagt über Rückenschmerzen, kann schwere Arbeit nicht verrichten. November 1934: Laut Mitteilung des behandelnden Arztes ist Pat. gesund und arbeitsfähig.

5. B. K., Behandlungsjahr 1919. Bei Beginn der Behandlung 46 Jahre alt. Anamnese: 16. 1. 19. Seit Sommer 1918 unregelmäßige Blutungen. Vom Hausarzt wird auf Grund des klinischen Befundes die Diagnose „Corpuscarcinom" gestellt, da aber der gynäkologische Untersuchungsbefund unklar ist, dem Krankenhaus in W. überwiesen. Die geplante Totalexstirpation des Uterus und der Adnexe war jedoch infolge der starken Verwachsungen der Därme mit Uterus und Ovarien unmöglich (Pat. hatte im Alter von 25 Jahren eine Bauchfelltuberkulose gehabt, die abgeheilt war). Pat. wird nun zur Bestrahlung

nach Erlangen überwiesen. Befund: Verheilte Operationsnarbe vom Nabel bis zur Symphyse reichend. Uterus tiefstehend, anteflektiert, etwas nach links verlagert und vergrößert. Rechts neben dem Uterus sind fingerdicke Schwarten zu tasten, links breite schwartige Verdickungen. Auch vom Douglas her fühlt man Verdickungen. Die Lüftung des Uterus ist unmöglich. Mikroskopische Diagnose des Abrasionspräparates: Adenocarcinom. Behandlung: Alleinige Röntgenstrahlenbehandlung ohne Radiumzusatzdosis. Letzte Röntgenbestrahlung: 16. 1. 19. November 1934: Frau B. K. ist gesund, ohne jede körperliche Beschwerden, jetzt 61 Jahre alt, verrichtet in einem großen ländlichen Haushalt fast sämtliche Hausarbeiten.

6. A. Sch., Behandlungsjahr 1919. Bei Beginn der Behandlung 41 Jahre alt. Anamnese: 20.12. 19. Blutung bis vor 2 Monaten regelmäßig, blutet nun ununterbrochen seit 4 Wochen. Befund: Portio klein, Muttermund Grübchen, Uterus anteflektiert, nicht vergrößert, rechte Seite frei, linke Adnexe fehlen (1903 wegen Adnexerkrankung entfernt). Mikroskopische Diagnose des Abrasionspräparates: Adenocarcinom. Behandlung: Alleinige Röntgenstrahlenbehandlung ohne Radiumzusatzdosis. Letzte Bestrahlung: 9. 4. 20. November 1934: Gynäkologische Untersuchung: Uterus klein, atrophisch, anteflektiert, gut beweglich. Frau Sch. fühlt sich im allgemeinen wohl, hat aber schwere arthritische Veränderungen im Kniegelenk, muß deshalb im Fahrstuhl gefahren werden.

7. A. Br., Behandlungsjahr 1920. Bei Beginn der Behandlung 47 Jahre alt. Anamnese: 19. 3. 20. Menstruation regelmäßig, leicht blutiger Ausfluß. Befund: An der Portio Ulcus, Uterus vergrößert, weich. Mikroskopische Diagnose des Abrasionspräparates: Adenocarcinom. Behandlung: Röntgenbestrahlung und Radium. Letzte Röntgenbestrahlung: 30. 6. 20. November 1934: Pat. lebt bei völligem Wohlbefinden im Ausland. Nach dem Bericht des Arztes ist die Portio ganz glatt, der Uterus klein, in der Gegend der Blase besteht eine Induration, die Parametrien sind frei.

8. K. N., Behandlungsjahr 1920. Bei Beginn der Behandlung 51 Jahre alt. Anamnese: 12. 2. 20. Seit 3 Jahren unregelmäßige Periode. Im Juli 1919 starke Blutung, dann Pause bis vor Weihnachten. Letzte Blutung vom 24. 1. bis 9. 2. 1920. Stinkender Ausfluß, Brennen beim Wasserlassen. Befund: Portio glatt, Muttermund für Fingerkuppe eben einlegbar. Uterus vergrößert, weich, retroflektiert, hinten fixiert. Lüftung nur minimal möglich, Parametrien frei. Mikroskopische Diagnose des Abrasionspräparates: Adenocarcinom. Behandlung: Nur Röntgenbestrahlung, keine Radiumzusatzdosis. Letzte Röntgenbestrahlung: 17. 5. 20. 1927: Frau K. N. war in den letzten Jahren wegen eines Nierenleidens in Behandlung eines auswärtigen Krankenhauses. Von dem früheren Unterleibsleiden treten keine Symptome mehr auf. November 1934: Seit 1931 fühlt sich Pat. sehr wohl. Frau K. N. befindet sich in gutem Allgemeinzustand, hat keinerlei Beschwerden, verrichtet in ihrem ländlichen Haushalt alle vorkommenden Arbeiten.

9. M. S., Behandlungsjahr 1920. Bei Beginn der Behandlung 48 Jahre alt. Anamnese: 25. 8. 20. Seit 1 Jahr starke Blutungen, in letzter Zeit unregelmäßig. Befund: Portio zapfenförmig, glatt. Uterus anteflektiert, gut beweglich, normal groß, Adnexe beiderseits frei. Mikroskopische Diagnose des Abrasionspräparates: Stark proliferierende Epithelwucherungen der Drüsen, in einzelnen Partien einwandfreies Adenocarcinom. Behandlung: Röntgenbestrahlung ohne Radiumzusatzdosis. Letzte Röntgenbestrahlung: 25. 7. 1920. November 1934: Frau M. S. geht es sehr gut, sie verrichtet in ihrem kleinen ländlichen Haushalt alle Arbeiten.

10. Ch. G., Behandlungsjahr 1922. Bei Beginn der Behandlung 40 Jahre alt. Anamnese: 3. 11. 22. 1908 Gallenblasenoperation, 1912 Kaiserschnitt, 1922 Bauchbruchoperation. Seit 2 Jahren unregelmäßige Blutungen, in letzter Zeit Ausfluß. Wird von auswärts mit der Diagnose „Corpuscarcinom" zur Bestrahlung überwiesen. Befund: Kleine, glatte Portio, Uterus leicht vergrößert, anteflektiert. Mikroskopische Diagnose des Abrasionspräparates (Pathologisches Institut Jena): Adenocarcinom. Behandlung: Röntgenbestrahlung ohne Radiumzusatzdosis. Letzte Röntgenbestrahlung: 20. 12. 22. November 1934: Frau Ch. G. steht in Fürsorge der NSV. in D. Gynäkologische Untersuchung ohne jeden Anhaltspunkt für ein Carcinom. Keinerlei Beschwerden von seiten des Unterleibes.

11. M. K., Behandlungsjahr 1922. Bei Beginn der Behandlung 52 Jahre alt. Anamnese: 25. 1. 22. Menopause seit 5 Jahren, blutig-wäßriger Ausfluß. Befund: Portio tiefstehend, glatt, Muttermund quergespalten. Uterus kaum vergrößert, derbe Infiltrationen in beiden Parametrien, besonders links. Mikroskopische Diagnose des Abrasionspräparates: Carcinoma adenomatosum mit entzündlicher Beteiligung. Behandlung: Röntgenbestrahlung ohne Radiumzusatzdosis. Letzte Röntgenbestrahlung: 25. 1. 22. November 1934: Pat. lebt bei gutem Allgemeinbefinden.

12. K. F., Behandlungsjahr 1923. Bei Beginn der Behandlung 58 Jahre alt. Anamnese: 10.12.23. Menopause seit dem 53. Lebensjahr, hat im Sommer 1923 wenig geblutet, in den letzten Wochen immer

wieder vereinzelte Blutungen. Befund: Vagina sehr eng, Portio glatt, Uterus retroponiert, anteflektiert, etwa von normaler Größe. Eine Verdickung in den Parametrien besteht nicht. Mikroskopische Diagnose des Abrasionspräparates (Pathologisches Institut Prag): Adenocarcinom. Behandlung: Röntgenbestrahlung nach vorheriger Verkupferung ohne Radiumzusatzdosis. Letzte Röntgenbestrahlung: 10.12.23. 1926: Etwas blutiger Ausfluß, der aber bald wieder verschwand. Seither keinerlei Beschwerden, manchmal beim Husten etwas Harnträufeln. Pat. arbeitet in leichtem Hausdienst, fühlt sich im allgemeinen wohl. November 1934: Jetzt 69 Jahre alt, ohne jede Beschwerden seitens der Unterleibsorgane, arbeitet im Haushalt.

13. S. B., Behandlungsjahr 1923. Bei Beginn der Behandlung 45 Jahre alt. Anamnese: 21. 3. 23. 1921 Abrasio wegen starker Blutung. Dann etwas unregelmäßige Menstruationen, nicht zu stark. Mitte Januar 1923 besonders starke Blutung; Pat. mußte vom Arzt tamponiert werden. Im Laufe des Februar 1923 häufigere Blutungen, blutig-wäßriger Ausfluß. Befund: Portio plump, für Fingerkuppe einlegbar. Umgebung in geringer Ausdehnung arrodiert. Uterus etwas vergrößert, von glatter Oberfläche, in Streckstellung, sinistroponiert. Im ganzen gering beweglich, rechtes Parametrium frei, linkes infiltriert. Bei Druck auf den Uterus geringe Blutung. Mikroskopische Diagnose des Abrasionspräparates: Adenocarcinom mit papillärer Anordnung. Mitosen nicht übermäßig reichlich vorhanden. Behandlung: Röntgenbestrahlung nach vorausgehender Verkupferung ohne Radiumzusatzdosis. Letzte Bestrahlung: 31. 3. 23. November 1934: Nach Mitteilung des Arztes geht es der Pat. gut, kein Anhaltspunkt für ein Carcinom, dem Alter (56 Jahre) entsprechend leistungsfähig. Im Haushalt ständig tätig.

14. D. M., Behandlungsjahr 1923. Bei Beginn der Behandlung 55 Jahre alt. Anamnese: 5. 4. 23. Seit $1^1/_2$ Jahren leicht intermittierende Blutungen, die seit 2 Monaten stärker und anhaltender geworden sind. Schmerzen im Rücken, etwas Ausfluß. Befund: Vagina eng, Portio kugelig, vordere und hintere Muttermundslippe glatt. Uterus auffallend weich, nicht vergrößert, anteflektiert. Sondenlänge 7 cm. Uterus beschränkt beweglich. In den Parametrien ist eine Verdickung nicht nachzuweisen, dagegen ist die linke Seite druckempfindlich. Mikroskopische Diagnose des Abrasionspräparates: Adenocarcinom. Behandlung: Alleinige Röntgenbestrahlung ohne Radiumzusatzdosis. Letzte Bestrahlung: 8. 6. 23. November 1934: Pat., jetzt 66 Jahre alt, fühlt sich wohl, keinerlei Anhaltspunkte für ein Carcinom.

15. A. Th., Behandlungsjahr 1924. Bei Beginn der Behandlung 50 Jahre alt. Anamnese: 18.3.24. Seit 3 Jahren unregelmäßige Blutungen; in den letzten Monaten Blutung ganz unregelmäßig, fast dauernd, zeitweise sehr gering. Befund: Portio glatt. Ausgesprochen langes Collum. Muttermund quer, in der linken Seite großer Einriß. Corpus uteri vergrößert, von derber Konsistenz, sinistroponiert, Streckstellung, beweglich. Mikroskopische Diagnose des Abrasionspräparates: Adenocarcinom. Behandlung: Röntgenbestrahlung. Letzte Bestrahlung: 15.5.24. November 1934: Pat., nunmehr 60 Jahre alt, lebt in leidlich gutem Allgemeinbefinden, kein Anhaltspunkt für ein Carcinom.

16. M. H., Behandlungsjahr 1924. Bei Beginn der Behandlung 55 Jahre alt. Anamnese: 10.5.24. Menopause seit $1^1/_2$ Jahren, blutet jetzt seit 5 Wochen ununterbrochen. Befund: Portio glatt, Uterus weich, nicht vergrößert, schlecht beweglich, beide Parametrien etwas infiltriert. Mikroskopische Diagnose des Abrasionspräparates: Adenocarcinom. Behandlung: Röntgenbestrahlung und Radiumzusatzdosis. Letzte Bestrahlung: 8. 7. 24. November 1934: Bestrahlungsfelder geringe Teleangiektasien, Vagina eng, lang, Portio flach, Muttermund quer geschlossen. Uterus sehr klein. Kein Anhaltspunkt für ein Carcinom. Pat. sieht gut aus, ist nunmehr 65 Jahre alt und arbeitet als Landwirtsfrau sowohl im Haushalt als auch auf dem Feld.

Aus unseren guten Bestrahlungsergebnissen und aus den vorhin angeführten der Klinik Döderlein geht deutlich hervor, daß es berechtigt ist, die Strahlenbehandlung auch beim Corpuscarcinom als Methode der Wahl zu bezeichnen.

g) Die Bestrahlungsmethode der Erlanger Klinik.

Die Bestrahlungsmethode der Erlanger Klinik beim Corpuscarcinom lehnt sich eng an das Vorgehen beim Collumcarcinom an. Auch beim Corpuscarcinom kommt die typische einzeitige Konzentrationsbestrahlungsmethode Seitz-Wintz

zur Anwendung, nur daß beim Corpuscarcinom die höhere Dosis von 125%
der HED zur Wirkung gebracht wird.

Mit den modernen leistungsfähigen Apparaturen läßt sich diese Dosis normalerweise
ohne weiteres nur mit Röntgenstrahlen erreichen. Bei dicken Bauchdecken, bei Retro-
flexio oder Descensus uteri kann sich die exakte Applikation von 125% der HED am
Primärherd nur mit Röntgenstrahlen allerdings schwieriger gestalten. In solchen Fällen
ist es zweckmäßiger, die Röntgentherapie mit der Radiumbehandlung zu kombinieren,
um die Dosis, die unbedingt appliziert werden muß, wenn die Bestrahlung Erfolg haben
soll, auch sicher zu erreichen.

Wenn wir beim Corpuscarcinom neben Röntgenstrahlen noch Radium verwenden,
stellen wir die Dosierung bei der Aufstellung des Bestrahlungsplanes so ein, daß wir mit
der Röntgenbestrahlung 100—110% der HED erreichen. Die fehlende Strahlenmenge,
also 25—15% der HED, wird dann durch die Radiumbestrahlung ergänzt. Dieses Vorgehen
bietet den Vorteil, daß die notwendige Dosis selbst unter den schwierigsten Bestrahlungsbedingungen sicher erreicht wird.

Für die statistische Auswertung unserer Bestrahlungsergebnisse sind die geringen
Radiumdosen ohne Belang. Es wird wohl niemand ernsthaft behaupten wollen, daß derartig
niedrige Radiumstrahlenmengen ein Corpuscarcinom beseitigen können. Wenn dieser
Erfolg eintritt, so haben wir das in erster Linie den Röntgenstrahlen zu verdanken. Das
Radium hat deren Wirkung nur unterstützt. Deshalb halten wir uns auch für berechtigt,
die mit unserer Bestrahlungsmethode erzielten guten Resultate beim Corpuscarcinom als
Röntgenstrahlenerfolge zu bezeichnen.

Ebenso wie nun beim Collumcarcinom die Röntgenbestrahlung derart geteilt wird,
daß erst der Primärtumor und 8 Wochen später das Ausbreitungsgebiet bestrahlt wird,
wird auch beim Corpuscarcinom verfahren. Daher ergibt sich für die von uns
beim Krebs des Gebärmutterkörpers geübte Bestrahlungsmethode folgendes
Behandlungsschema:

1. Bestrahlung des Primärtumors (Primärbestrahlung).

2. Bestrahlung des Ausbreitungsgebietes (parametrane Bestrahlung).

Die Röntgenbehandlung wird stets unter folgenden elektrischen Vorbedingungen
durchgeführt. Apparatur: Symmetrieinduktorium oder Stabilivolt; sekundäre Spannung
200 kV; Röhrenstrom 4—6 mA; Filterung: 0,5 mm Zn oder 0,5 mm Cu + 3 mm Al;
prozentuale Tiefendosis 20—22%.

1. Primärbestrahlung.

Die Primärbestrahlung wird in der gleichen Weise wie beim Collumcarcinom vorgenommen.

Es kommen also zur Anwendung:

1 Vulvafernfeld,

2 suprasymphysäre Felder,

1 Coccygealfeld,

2 parasacrale Felder.

Im allgemeinen beträgt die Feldgröße beim Vulvafernfeld 9 × 12 cm und bei den
übrigen Feldern, die als Tubusfelder appliziert werden, 6 × 8 cm.

Der Fokus-Hautabstand ist beim Vulvafernfeld in der Regel 50 cm und bei den Tubusfeldern 30 cm. Abweichungen von diesen Zahlen ergeben sich durch die verschiedene Dicke der Patientinnen. Aufschluß hierüber gibt der Bestrahlungsplan.

Bei der Mitverwendung von Radium in der oben bezeichneten Weise wird die Radiumzusatzbestrahlung nach der früher beschriebenen Methode vorgenommen (s. S. 115).

2. Parametrane Bestrahlung.

8 Wochen nach der Primärbestrahlung wird die Röntgenbehandlung des Ausbreitungsgebietes angeschlossen. Auch hier ist das Vorgehen das gleiche wie beim Collumcarcinom.

Es kommen also zur Anwendung:

4 Abdominalfelder,

4 Dorsalfelder,

2 Seitenfelder (falls nötig).

Die Feldgrößen sind normalerweise 6×8 cm, bei starken Frauen größer.

Die Fokus-Hautabstände ergeben sich aus dem Bestrahlungsplan und werden so gewählt, daß die notwendige Dosis von diesen Feldern auch im Ausbreitungsgebiet zur Wirkung gebracht werden kann.

Eine genaue Darstellung der hier in kurzen Zügen geschilderten Konzentrationsbestrahlungsmethode Seitz-Wintz findet sich im Kapitel über das Collumcarcinom auf S. 343, worauf hiermit verwiesen wird.

h) Die Behandlungsverfahren anderer Autoren.

Nachstehend geben wir eine Übersicht über die Behandlungsverfahren anderer Autoren beim Corpuscarcinom, soweit wir auf unsere Rundfrage Antwort erhielten oder Angaben in der Literatur fanden.

Bei operablen Fällen wird im allgemeinen die Operation bevorzugt und die Strahlentherapie höchstens zur Nachbestrahlung herangezogen[1]. Ausschließlich mit Strahlen werden fast nur die inoperablen Fälle behandelt. Dabei wird meistens der Hauptwert auf die Radiumbestrahlung gelegt.

Eine Kritik der einzelnen Methoden ist nicht mehr nötig, da sie sich aus unseren früheren Ausführungen ergibt.

Universitäts-Frauenklinik München (Döderlein)[2].

I. Historische Entwicklung der Methoden.

Ebenso wie bei den Collumcarcinomen geht die ausschließliche Strahlenbehandlung bei den Corpuscarcinomen auf das Jahr 1912 zurück. Auch hier wurde zunächst ausschließlich mit Radium und Mesothorium behandelt. Vom Jahre 1917/18 ab kombinierte Behandlung mit Radium und Röntgenstrahlen. Die Röntgenstrahlenbehandlung wurde auch hier nach der Erlanger Bestrahlungstechnik ausgeführt. Aus den gleichen Überlegungen heraus, die für das Collumcarcinom angestellt wurden, gingen wir auch beim

---

[1] Nur Healy (1934) gibt zuerst eine Röntgen- und Radiumbehandlung und führt dann erst die Totalexstirpation aus.

[2] Nach Bericht von Voltz.

Corpuscarcinom vom Jahre 1922 ab zur Großfeldbestrahlung über. Seit dem Jahre 1924 erhalten sämtliche Frauen mit Corpuscarcinom auch eine Hypophysenvorbestrahlung.

II. Die heutigen Methoden.

1. Grundsätzliches. Gerade die Resultate bei Corpuscarcinomen zeigen, daß die Kombination Radiumbehandlung und Röntgenstrahlenbehandlung für das Uteruscarcinom die zweckmäßigste Methode ist.

Auch bei dem Corpuscarcinom werden im allgemeinen 2 Behandlungsserien im zeitlichen Abstand von 8 Wochen verabfolgt. Ist eine weitere dritte oder vierte Behandlungsserie notwendig, so tritt eine Vergrößerung des Zwischenraumes der Behandlung auf 10 bis 12 Wochen ein.

Da bei dem Corpuscarcinom prinzipiell stets zur Sicherung der Diagnose eine Abrasio vorgenommen wird, ändert sich der Behandlungsplan gegenüber dem Collumcarcinom.

2. Der Behandlungsplan. Der Behandlungsplan gestaltet sich damit für die erste Behandlung wie folgt:

1. Aufnahme in die Klinik, Anamnese, klinische Untersuchung.
2. Abrasio zur Feststellung der histologischen Diagnose.
3. Radiumbehandlung.
4. Hypophysenbestrahlung.
5. Röntgenstrahlenbehandlung.
6. Entlassung der Patienten.

Nach Abschluß der Behandlung wird die Patientin wieder dem einweisenden Arzt überwiesen. Eventuell von diesem unterstützende Behandlung zur Hebung des Allgemeinzustandes. Für die zweite Behandlung ergibt sich im allgemeinen folgendes Schema:

1. Wiederaufnahme der Patientin in die Klinik, klinische Nachuntersuchung.
2. Wiederholung der Radiumbehandlung.
3. Wiederholung der Röntgenstrahlenbehandlung.
4. Entlassung der Patientin aus der Klinik.

Genau wie beim Collumcarcinom wird auch beim Corpuscarcinom die Hypophysenbestrahlung nur einmal ausgeführt, nämlich bei der ersten Behandlung.

Sollte eine dritte oder vierte Behandlung notwendig werden, so wird diese auch hier entsprechend dem Schema der zweiten Behandlung durchgeführt.

3. Technik der Behandlung. a) Radiumbehandlung. Die Radiumbehandlung besteht in der intrauterinen Radiumeinlage.

Unter Verwendung unserer Einheitsröhrchen, die primär mit 0,2 mm Platin gefiltert sind und die durchgängig 10 mg Ra-El enthalten, wird der intrauterine Radiumträger hergestellt. Das Dominici-Röhrchen von 1,5 mm Messing Wandstärke wird dabei so ausgewählt, daß es sich der ganzen Länge des Uteruscarcinoms anpaßt. Infolgedessen werden je nach der Länge dieses Röhrchens dann 5—8 Einheitsröhrchen zu 10 mg Ra-El in dem Dominici-Röhrchen eingebettet sein, so daß der intrauterine Radiumträger 50—80 mg Radiumelement enthält.

Nach Dilatieren Einlage des Trägers, so daß das ganze Uteruscavum ausgestrahlt wird. Über das Dominici-Röhrchen kommt bei der intrauterinen Verwendung noch eine Hülse aus Paragummi.

Auch diese Einlage bleibt durchschnittlich 24 Stunden liegen, so daß im Durchschnitt sich eine Dosis von 1200 bis 1920 mgeh ergibt, je nach dem Radiumgehalt des Trägers.

b) **Hypophysenbestrahlung.** Die Hypophysenbestrahlung erfolgt nach dem gleichen Schema wie beim Collumcarcinom.

c) **Die Röntgenstrahlenbehandlung.** Im allgemeinen ebenso wie beim Collumcarcinom, je ein abdominales und dorsales Großfeld 10×15 cm $= 150$ qcm, Abstand 50 cm, Filter 1 mm Cu. Röhrenspannung 180 kV, Röhrenstromstärke 2,5 mA, auf jedes Feld 500 r.

Bei dicken Frauen zwei Abdominal- und zwei Dorsalfelder, je 10×15 cm $= 150$ qcm, mit leichtem Zentrieren auf den Uterus, so daß also die Gesamtfeldgröße abdominal und dorsal 15×20 cm $= 300$ qcm ist. Auf jedes Feld 400 r. Abstand 50 cm. Filter 1 mm Kupfer, Röhrenspannung 180 kV, Röhrenstromstärke 2,5 mA. Bei weit fortgeschrittenen Carcinomen und einer eventuell notwendig werdenden dritten und vierten Behandlung mit der gleichen Großfeldtechnik fraktionierte Behandlung nach dem Prinzip der Aufsättigung. Steigerung der Dosis pro Feld bis 1000 R.

d) **Abänderung des Behandlungsplanes.** Seit einem Jahre haben wir auch bei den Corpuscarcinomen den allgemeinen Behandlungsplan für bestimmte Fälle, vor allem für weiter fortgeschrittene Corpuscarcinome versuchsweise dahin abgeändert, daß wir zwischen den beiden Behandlungsserien eine weitere ausschließliche Radiumbehandlung einfügen.

Diese erfolgt ebenso wie bei Collumcarcinomen 14 Tage nach Abschluß der ersten Behandlungsserie. Sie besteht in gleicher Weise in einer intrauterinen Einlage. Ebenfalls wieder 50—60 mg Ra-El. 24 Stunden lang.

Damit erhöht sich also gegenüber dem normalen Behandlungsplan die gesamte Radiumdosis:

intrauterin von 2400 bzw. bis zu 3840 mg Ra-El.-Stunden

oder von 3600 bzw. bis zu 5760 mg Ra-El.-Stunden,

je nach dem 50—80 mg Ra-El. für den Radiumträger verwandt werden. Auch hier bemerke ich ausdrücklich, daß es sich hier zunächst um Versuche handelt. Irgendein Urteil über den Wert dieser Radiumzwischenbehandlung für eine erhoffte Leistungssteigerung läßt sich heute natürlich noch nicht abgeben.

Universitäts-Frauenklinik Heidelberg (Eymer)[1].

Die Bestrahlung der Corpuscarcinome wird in der Heidelberger Klinik kombiniert mit Radium- und Röntgenstrahlen durchgeführt.

Für die Radiumbestrahlung werden besondere Radiumapplikatoren verwandt, die auf die Anregung von Menge und Dietel hin konstruiert wurden. Diese Applikatoren wurden bereits im Bd. VI, 2, S. 675 genau beschrieben, ebenso ihre Anwendungsweise[2]. Sie sind jetzt seit 1929 regelmäßig in Gebrauch.

Diese Radiumapplikatoren werden als „Radiumbouquet" und „Triangel" bezeichnet. Das „Radiumbouquet" ist für kleine Corpushöhlen gedacht, die „Triangel" für geräumige.

---

[1] Nach Bericht von Dietel.

[2] Wenn dort als Konstrukteur Diehl (S. 675 unten) angegeben ist, so beruht das auf einem Druckfehler. Der Konstrukteur heißt Dietel.

Das „Bouquet" besteht aus drei Teilen (s. l. c.): aus zwei 2 cm langen Filterröhrchen aus 0,6 mm Silber, die mit dem Radium versehen, auf Nikelinstäbchen aufgeschraubt und so in den Uterus eingeführt werden und aus einem 4 cm langen Filter gleicher Wandstärke, das auf einen Schieber aufgeschraubt und zwischen die beiden anderen Filter in die Gebärmutterhöhle eingeschoben wird. Wenn das Carcinom weiter herunterreicht, wird an diesem Schieber zunächst ein kurzes konzentriertes und daran nach oben das beschriebene längere Präparat angebracht. Gegebenenfalls wird noch eine Platte vor die Portio appliziert, um eine besonders gute Kreuzfeuerbestrahlung zu erzielen.

Die „Triangel" besteht aus drei Filterröhrchen von 0,6 mm Silber, die gleichfalls mit Hilfe von Nikelinstäbchen in die Corpushöhle eingeschoben werden. Fertig montiert liegt im Fundus der Corpushöhle ein 1,3 cm langes Filterröhrchen, links und rechts je ein 4 cm langes Filter. Wenn das Carcinom weiter herunterreicht, wird auf dem Nikelinstäbchen als Gleitschiene noch ein kurzes Präparat für den untersten Teil des Uterus eingeführt.

Die Lage des „Bouquets" und der „Triangel" im Uterus geht aus den Abb. 99—101 in Bd. VI, 2, S. 678 u. 679 hervor.

Grundsätzlich wird die Radiumbestrahlung mit der Röntgenbestrahlung kombiniert. Dabei wird nicht nur das Beckenbindegewebe, sondern auch der Uterus in das Bestrahlungsfeld miteinbezogen. Im allgemeinen nimmt die Strahlenbehandlung folgenden Verlauf:

1. Erste Radiumbehandlung mit den vorhin geschilderten Applikatoren, Dosis 3000 mgeh intrauterin.

2. Röntgenbestrahlung: 8 Tage nach der Radiumapplikation wird das ganze Becken einschließlich des Uterus mit 110% der HED belegt.

3. Zweite Radiumbestrahlung: 8—14 Tage nach der Röntgenbehandlung werden in der gleichen Weise wie bei der ersten Radiumbehandlung 3000 mgeh verabfolgt.

Bei eintretendem Fieber werden die Radiumkapseln sofort entfernt und die für die Behandlung vorgesehene Dosis von 6000 mgeh in fraktionierten Gaben, je nach dem Verhalten der Temperatur nach und nach verabfolgt.

Universitäts-Frauenklinik Würzburg (Gauß)[1].

Die Corpuscarcinome werden folgendermaßen behandelt:

1. Operable Fälle. Hier wird der Tumor wie beim Collumcarcinom I⁰ weitgehend mit Radium erfaßt. Da der Fundus uteri aber durch die üblichen Radiumpräparate (Röhrchen) nicht immer genügend bestrahlt werden kann, so ist auch hier eine Röntgenzusatzdosis erforderlich. Die Bestrahlungsweise ist die gleiche wie beim operablen Collumcarcinom.

2. Grenzfälle und inoperable Fälle. Es gelten hier ähnliche Überlegungen wie bei den Grenzfällen und inoperablen Fällen beim Collumcarcinom, so daß die Bestrahlung zweckmäßig die gleiche ist wie dort. Die beiden dort angeführten Methoden kommen ebenfalls nebeneinander zur Anwendung.

---

[1] Nach Bericht von Neeff.

Universitäts-Frauenklinik Bonn (v. Franqué)[1].

Corpuscarcinome werden meist operiert. Dann folgt am 18. Tage Ausstrahlen des kleinen Beckens in der gleichen Weise wie beim Halskrebs mit 500 r. Entsprechende Wiederholung nur in rezidivverdächtigen Fällen.

Bei alleiniger Bestrahlung Radiumeinlagen mittels eines langen Filterröhrchens in den Uterus, vom äußeren Muttermund bis zum Fundus reichend. Verabfolgung von 6000 mgeh möglichst innerhalb 3 Wochen in drei Sitzungen zu je 2000 mgeh. Im übrigen dieselben Bedingungen wie beim Halskrebs. Ebenso die Röntgenbestrahlung (s. S. 382).

Universitäts-Frauenklinik Freiburg i. B. (Pankow)[2].

Operable Corpuscarcinome werden operiert; es wird die abdominelle oder vaginale Totalexstirpation vorgenommen. Die Operation wird aber stets mit der Nachbestrahlung verbunden. Zunächst wird Radium in den Vaginalstumpf appliziert und eine Dosis von 1200 mgeh verabfolgt. Danach folgt eine Röntgen-Großfelderbestrahlung, wobei das ganze kleine Becken 100% der HED erhält.

Inoperable Fälle werden kombiniert mit Radium und Röntgen behandelt. Es werden 6000 mgeh intrauterin und 1000 mgeh vaginal verabfolgt. Bei der Röntgenbestrahlung (Parametrienbestrahlung nach Seitz und Wintz) wird der Primärtumor überstrahlt. 6 Wochen bis 3 Monate nach Abschluß der Behandlung wird, wenn noch Symptome, Ausfluß oder Blutungen bestehen, eine Nachabrasio ausgeführt, und falls die histologische Untersuchung carcinomatöses Gewebe ergibt, nochmals Radium intrauterin verabfolgt.

Universitäts-Frauenklinik Berlin (Stoeckel)[3].

Corpuscarcinome werden operiert und dann mit Röntgen nachbestrahlt. Die Strahlenbehandlung allein wird nur vorgenommen, wenn Operationskontraindikationen bestehen. Die Bestrahlung wird mit Radium und Röntgen durchgeführt. Zunächst wird Radium angewandt, dann Röntgenstrahlen.

Für die Behandlung der Corpuscarcinome ergibt sich damit folgendes Übersichtsbild:

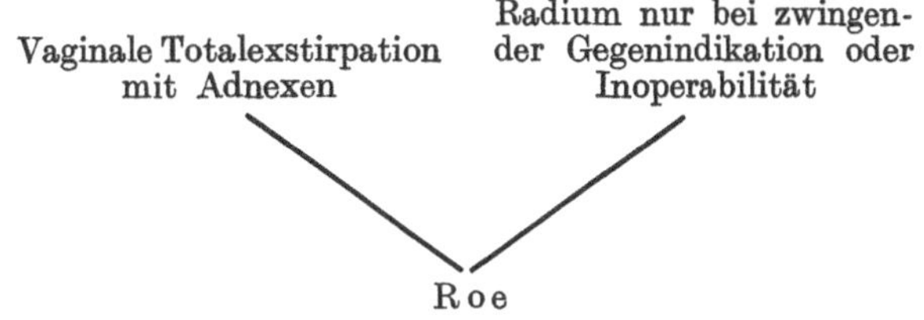

I. Radiumbestrahlung.

1. Bestrahlung 76 mg für 36 Stunden = 2736 mgeh.

2. Bestrahlung nach 6 Wochen 52 mg für 24 Stunden = 1248 mgeh.

Filter 0,8 mm Gold.

Es sind Versuche im Gange, die Dosierung nach dem histologischen Bild des Carcinoms zu modifizieren.

---

[1] Nach Bericht von Haupt. [2] Nach eigenem Bericht.
[3] Nach Bericht von G. F. K. Schultze.

II. Röntgenbestrahlung.

Technik und Dosierung wie beim Collumcarcinom, nur werden alle Felder etwas höher angesetzt.

Zweite Serie nach den gleichen Gesichtspunkten wie beim Collumcarcinom.

Universitäts-Frauenklinik der Charité Berlin (Wagner)[1].

Das Corpuscarcinom wird grundsätzlich vaginal operiert. Nur wo Allgemeinkrankheiten dies unmöglich machen oder bei lokaler Inoperabilität tritt die Strahlenbehandlung in ihre Rechte. Die Radiumbehandlung besteht in der Beschickung der ganzen Corpushöhle nach vorheriger Sondierung mit möglichst langen Präparaten, wieder in zwei Sitzungen zu je 2500 mgeh, zusammen also gewöhnlich 5000 mgeh. Einige Wochen danach Röntgenbestrahlung von 4 Feldern, wie oben beschrieben, nur etwas höher eingestellt. Nach 3 Monaten zweite ebensolche Serie, dann fortlaufende Beobachtung.

Staatliche Frauenklinik Dresden (Warnekros)[2].

Die Strahlenbehandlung der Corpuscarcinome wird kombiniert mit Röntgen und Radium durchgeführt.

Die Röntgenbestrahlung nimmt im allgemeinen denselben Verlauf wie beim Collumcarcinom (s. S. 392).

Bei der Radiumbehandlung werden 3—4000 mgeh intrauterin in Stiftform gegeben.

Universitäts-Frauenklinik Göttingen (Martius)[2].

Die Behandlung der Corpuscarcinome richtet sich nach dem Befund.

Alle inoperablen Corpuscarcinome werden der Strahlenbehandlung zugeführt, und zwar wird zunächst eine Radiumbestrahlung mit 6000 mgeh intrauterin vorgenommen. Dann folgt eine Röntgenbestrahlung wie bei den inoperablen Portiocarcinomen (s. S. 302).

Operable Corpuscarcinome werden operiert. Falls sie nicht operiert werden können, werden sie wie die operablen Portiocarcinome bestrahlt.

Universitäts-Frauenklinik Kiel (Schröder)[3].

Die Corpuscarcinome werden in genau der gleichen Weise behandelt, wie es ausführlich auf S. 395 für die Collumcarcinome beschrieben wurde.

Universitäts-Frauenklinik Breslau (L. Fraenkel)[2].

Das Behandlungsverfahren bei den Corpuscarcinomen ist folgendes:

a) Operable Carcinome werden zunächst operiert. Vor der Entlassung wird eine Röntgennachbestrahlung in der gleichen Weise wie beim Collumcarcinom vorgenommen (s. S. 398). Nach 4 Wochen folgt die zweite Röntgennachbestrahlung. Auch diese wird wie die zweite Serie beim Collumcarcinom durchgeführt.

b) Inoperable Fälle werden kombiniert mit Röntgen und Radium behandelt. Die Röntgenbestrahlung wird zweimal in vierwöchentlichen Abständen wie bei den inoperablen

---

[1] Nach Bericht von v. Schubert. [2] Nach eigenem Bericht.
[3] Nach Bericht von Kirchhoff.

Collumcarcinomen (Gruppe III—IV) vorgenommen (s. S. 398). Dazu wird intrakorporal zweimal in vierwöchigem Abstand Radium gegeben, und zwar jeweils 1000—1500 mgeh; im ganzen mindestens etwa 2500 mgeh intrakorporal.

Universitäts-Frauenklinik Gießen (v. Jaschke)[1].

Die Corpuscarcinome werden operiert. Weit vorgeschrittene Corpuscarcinome werden mittels der Großfernfeldermethode nachbestrahlt. Filterung 0,5 mm Zn und 3 mm Al.

Inoperable Corpuscarcinome werden mittels der Großfernfeldermethode unter gleichzeitigen intrauterinen Einlagen von Radium (etwa 3000 mgeh) behandelt.

Universitäts-Frauenklinik Greifswald (Runge)[2].

Die Corpuscarcinome werden soweit als möglich operiert. Eine Nachbestrahlung wird nicht vorgenommen. Die inoperablen Fälle werden mit Radium behandelt. Röntgenstrahlen werden nicht verwandt.

Universitäts-Frauenklinik Königsberg (v. Mikulicz-Radecki)[2].

Die Corpuscarcinome werden in der überwiegenden Mehrheit operiert. Die operablen Fälle erhalten nach Abschluß der Rekonvalescenz eine Röntgenbestrahlung mit derselben Technik wie die Collumcarcinome, jedoch liegen die Röntgenfelder etwas höher (kranialwärts).

Inoperable Corpuscarcinome sowie die mit vitaler Kontraindikation erhalten in ähnlicher Weise wie die Collumcarcinome eine kombinierte Radium- und Röntgenbestrahlung. Abstände und Reihenfolge der Bestrahlungen sind die gleichen; die Technik der Radiumbestrahlung ist insofern anders, als lediglich ein viel längerer Radiumträger in die Uterushöhle eingeführt wird, entsprechend der vorher gemessenen Länge der Uterushöhle. Bei Corpuscarcinom Goldfilter 0,8 mm, intrauterine Einlage von 50 mg. Ra-El. I. Gesamtdosis 2000 mgeh. II. Gesamtdosis wiederum 2000 mgeh, alles intrauterin.

Im übrigen paßt sich die Behandlungstechnik der in der Klinik Stoeckel geübten vollkommen an.

Allgemeine Städtische Krankenanstalten Düsseldorf (H. R. Schmidt)[2].

Corpuscarcinome:

a) werden im allgemeinen stets operiert (abdominelle Totalexstirpation des Uterus und beider Adnexe),

b) die Bestrahlung erfolgt:

1. mit Radium: 2 × 2000 mgeh intrauterin,
   2 × 1000 mgeh vor die Portio;

zwischen die beiden Radiumbestrahlungen wird ein Abstand von 3—4 Wochen eingeschaltet, in welchem die gleiche Röntgentiefenbestrahlung wie beim Collumcarcinom durchgeführt wird.

---

[1] Nach Bericht von Schumacher.   [2] Nach eigenem Bericht.

Universitäts-Frauenklinik Münster (Esch)[1].

Nach Stellung der Diagnose wird bei den Corpuscarcinomen 100 mg Ra-El. in einem Dominici-Röhrchen für 22 Stunden eingelegt: Dosis 2200 mgeh. Nach einer Pause von 3—4 Tagen folgt eine Röntgenbestrahlung: es werden wie beim Collumcarcinom 110% der HED im Tumor zur Wirkung gebracht (s. S. 402).

Nach einer weiteren Pause von 4—5 Tagen wird eine zweite Radiumbestrahlung vorgenommen. Es werden wieder wie vorhin intrauterin 2200 mgeh verabfolgt.

Nach 6 Wochen wird die Patientin zur dritten Radiumbestrahlung aufgenommen. Wieder kommen 2200 mgeh intrauterin zur Anwendung.

4 Monate nach der ersten Röntgenbestrahlung folgt die zweite; nach weiteren 6 Monaten die dritte Röntgenbestrahlung. Jedesmal werden 60% der HED im Tumor zur Wirkung gebracht.

Landesfrauenklinik Karlsruhe (Linzenmeier)[2].

Die Corpuscarcinome werden in der gleichen Weise bestrahlt wie die Collumcarcinome (S. 403).

I. Universitäts-Frauenklinik Wien (Peham)[3].

Die Bestrahlungsmethode der I. Wiener Frauenklinik hat Simon letzthin näher beschrieben.

Der Primärtumor wird mit Radium bestrahlt. Bei nicht vergrößertem Uterus, bei einer Sondenlänge von 6—7 cm und geringer Tumorausbreitung, wird hierzu ein Gerät genommen, welches eine leichte Krümmung aufweist und zur Vermeidung einer Sekretretention gefenstert ist. In den kranialen Teil des gefensterten Rohres wird ein Radiumpräparat von 3,8 cm Länge gelegt und durch ein Verschlußstück festgehalten. Die Fixierung des Gerätes wird durch Gazetamponade der Scheide vorgenommen. Die Filterung des Gerätes entspricht 3 mm Messing.

Bei gestrecktem Uterus und in allen Fällen mit weitem Cavum wird ein anderes Gerät benutzt; dieses kann mehrere Radiumröhrchen aufnehmen und besitzt als Besonderheit eine Aspirationsvorrichtung. Letztere erlaubt es, das angesammelte Sekret während der Einlage abzusaugen und dadurch der Retention entgegenzuwirken.

Zur Dosierung teilt Simon mit, daß das Radiumpräparat in dem erstgenannten Gerät 50 mge entspricht. Insgesamt wird dieses, verteilt auf 2—3 Sitzungen mit mehrtägigen Zwischenräumen, auf 50—60 Stunden eingelegt. In das zweite Gerät (Aspirationsgerät) kommen in der Regel 2 Röhrchen, kranial ein 50 mge starkes und caudal eines von 25 mge. Die Liegezeit dieses Gerätes beträgt je nach dem Befund 60—70 Stunden.

Die Radiumbestrahlung wird stets mit einer Röntgenbehandlung der lumbalen Drüsen kombiniert. Die Bestrahlungsmethode ist die gleiche wie sie früher auf S. 418 für das Collumcarcinom geschildert wurde.

Wiederholungen der Radiumbestrahlung werden selten vorgenommen, es sei denn, daß ein lokales Rezidiv vorliegt und die Dehnung des Cervicalkanales gelingt.

---

[1] Nach Bericht von Adler. [2] Nach Bericht von Welsch.
[3] Nach St. Simon, Radiologische Praktika Bd. 20.

An diese Radiumbestrahlung wird eine Nachbehandlung mit Röntgenstrahlen angeschlossen. In Abständen von 3—4 Monaten wird das Bestrahlungsgebiet hierbei mit Einschluß der Drüsen ungefähr mit 100% der HED belegt oder es wird eine größere Herddosis fraktioniert verabreicht. Bei gründlicher Nachbestrahlung im ersten Jahr werden ähnliche Serien noch 2—3mal jährlich in den nächsten 2 Jahren verabfolgt.

In der gleichen Weise erfolgt die Nachbestrahlung nach Radikaloperation.

I. Universitäts-Frauenklinik Budapest (v. Frigyesi[1]).

Operable Corpuscarcinome werden operiert, die inoperablen werden kombiniert mit Radium und Röntgen behandelt.

Zur Radiumbestrahlung werden in der Regel 50—75 mg Radium in Silber-Messingtuben verwendet, welche einem Platinfilter von 1 mm entsprechen. Bei der intrauterinen Behandlung werden die Radiumpräparate in Kautschukbehältern eingeführt. Dabei werden möglichst auf einmal 2400—3600 mgeh verabreicht. Zur Ergänzung der intrauterinen Radiumbehandlung werden von der Vagina aus weitere 2000—2400 mgeh verabfolgt.

Die Röntgenbehandlung wird in drei Serien zu je 2—6 Feldern durchgeführt. Feldweise werden $^3/_4$ HED = 470 r (in Luft gemessen) verabreicht. Die Betriebsbedingungen sind: Radiotransverter, Coolidge-Rohr, 183 kV, 5 mA, $1^1/_2$ mm Zn + $^1/_2$ mm Al-Filter, 30 cm Fokus-Hautabstand.

Tubencarcinom.

Tubencarcinome sind selten; in größeren Kliniken kommen im Durchschnitt im Laufe von 4 Jahren 1—2 Fälle zur Beobachtung. Doch soll die Möglichkeit offen gelassen werden, daß in der Praxis das Tubencarcinom etwas häufiger vorkommt, aber nicht erkannt wird. Tatsächlich ist die Diagnose im Frühstadium durch die einfache Untersuchung nicht zu stellen, denn was wir fühlen, ist lediglich eine Verdickung der Tube; Symptome, die die Patientin zum Arzt führen, treten erst in späteren Stadien auf. Die wenigen Tubencarcinome, die wir in Erlangen im Laufe von 20 Jahren gesehen haben, sind alle erst in späteren Stadien zur Untersuchung gekommen.

Wollte man aus den eigenen und den in der Literatur niedergelegten Fällen subjektive Frühsymptome der Patienten aufstellen, so müßte man die metastatischen Knötchen in der Scheide und am Scheideneingang nennen, obwohl dies streng genommen keine Frühsymptome mehr sind. Aber in den meisten von uns beobachteten Fällen waren diese Knötchen, die mikroskopisch bei der Exstirpation Adenocarcinome waren, für die Patientin die Veranlassung zum Arzt zu gehen. Bei Frauen in der Menopause werden auch nicht selten Blutungen aus dem Uterus beobachtet. Die mikroskopische Untersuchung des Abrasionsmaterials ergibt kein Carcinom. Es sind eben Reizblutungen, wie sie durch krankhafte Prozesse in der Tube und am Ovar oft ausgelöst werden. Ist doch auch beim beginnenden primären Ovarialcarcinom häufig eine solche Reizblutung vorhanden, die als bescheidener Hinweis auf die Möglichkeit eines Ovarialcarcinoms gelten kann.

Die diagnostischen Schwierigkeiten bei der Erkennung des Tubencarcinoms machen es unmöglich, von der Röntgenbehandlung des Tubencarcinoms zu sprechen. Da die Diagnose letzten Endes immer durch die Operation gestellt wird, so kann es eine alleinige

---

[1] v. Büben, Strahlenther. **42**, 769 (1931).

Röntgenbehandlung des Tubencarcinoms nur dann geben, wenn durch die Laparotomie ein ausgedehnter carcinomatöser Prozeß festgestellt wurde. Im Falle, daß das Carcinom auf die Tube beschränkt ist oder die kolbenförmige Verdickung der Tube einen Verdacht auf Carcinom rechtfertigt, wird man die Totalexstirpation vornehmen, um dann die Bestrahlung folgen zu lassen. Es wäre ebenso töricht beim beginnenden Tubencarcinom nur eine Probelaparotomie zu machen, wie es falsch wäre, bei einem fortgeschrittenen Tubencarcinom eine große Operation mit ausgedehnten, nicht zu schließenden Wunden im Beckenperitoneum auszuführen. Gerade die Tatsache, daß uns heute eine wirkungsvolle Röntgentherapie zur Verfügung steht, erlaubt uns, den Eingriff so schonend wie möglich vorzunehmen. Die Exstirpation von Uterus und Adnexen kann so vorsichtig gemacht werden, daß die Disseminationsgefahr auf ein Minimum herabgesetzt wird. Bezüglich der Behandlung der infiltrierten Drüsen kann man sich ruhig auf die Röntgenstrahlen verlassen.

In der Literatur sind mehrere Fälle von Tubencarcinom beschrieben, die nach der Operation mit Röntgenstrahlen behandelt wurden. Es sind dies die Beobachtungen von Luck (1915), Bretschneider (1921), H. Küstner (1922), Amreich (1922), Thaler (1922), Schlaak (1925) und Heil (1926)[1]. Im Fall Gerstenberg-Heymann wurde ein 5 Jahre nach der Operation aufgetretenes Rezidiv mit Röntgenstrahlen behandelt.

Über Heilerfolge wurde entweder gar nicht oder nur kurze Zeit über die Operation oder Nachbestrahlung hinaus berichtet. Am längsten nachbeobachtet ist der Fall von Heil. Doch ist die Patientin nach $1^{1}/_{2}$ Jahren gestorben.

Hierzu ist zu bemerken, daß Tubencarcinome an sich eine sehr schlechte Prognose haben. Nach Haupt konnten von 321 in der Literatur veröffentlichten Fällen nur 6 über 5 Jahre geheilt werden.

Wie aus den Berichten der angeführten Autoren hervorgeht, wurden in allen Fällen die erkrankten Adnexe zum Teil zusammen mit dem Uterus und den anderen Adnexen entfernt.

Für die Röntgentherapie ist von Wichtigkeit, daß Tubencarcinome auch die Wand des Eileiters durchbrechen und zu Implantationsmetastasen im Bauchraum führen können. Damit ergeben sich bezüglich der Ausbreitung ähnliche Verhältnisse wie bei den Ovarialcarcinomen.

Dementsprechend muß auch die Röntgenbestrahlung beim Tubencarcinom in der gleichen Weise wie bei den Ovarialcarcinomen vorgenommen werden.

1. War das Carcinom noch lokalisiert und nicht in die Bauchhöhle durchgebrochen, so genügt es, den Unterbauch unter Einbeziehung der infiltrierten Lymphdrüsen mit der Carcinomdosis zu durchstrahlen.

2. War das Carcinom bereits in die Bauchhöhle durchgebrochen und sind schon Implantationsmetastasen vorhanden, so muß der gesamte Bauchraum durchstrahlt werden.

Nähere Angaben über die Bestrahlungstechnik finden sich im nächsten Kapitel. In diesem haben wir auch zur Frage Stellung genommen, ob in jedem Fall, auch wenn die Operation radikal durchgeführt werden konnte, nachbestrahlt werden soll. Die dortigen Ausführungen gelten auch für das Tubencarcinom.

---

[1] Wanner und Teutschlaender (1913) sowie Thaler (1920) haben in je einem Fall von primärem Tubencarcinom die postoperative Bestrahlung mit Radium durchgeführt.

Ovarialcarcinom.

Unter dem Begriff „Ovarialcarcinom" fassen wir alle im Ovar sich entwickelnden Carcinome zusammen. Nun sind aber bekanntlich 20—30% der Ovarialcarcinome sekundär. Diese müssen natürlich in bezug auf Behandlungsmöglichkeit und damit auch auf Heilungsaussicht gänzlich anders bewertet werden als die primären Ovarialcarcinome.

Aber auch unter den primären Ovarialcarcinomen gibt es wieder sehr große Unterschiede. Es kann ein kleiner, vielleicht faustgroßer Tumor sein, der in seiner Gesamtheit aus Carcinomzellen zusammengesetzt ist. Röntgentherapeutisch wäre er dann nicht anders zu bewerten als etwa ein faustgroßes Blumenkohlcarcinom der Portio. Zu den primären Ovarialcarcinomen gehören aber auch jene großen Tumoren, die zuerst gutartige Ovarialcystome waren, die dann aber in ihrer Gesamtheit oder teilweise maligne degeneriert sind.

Diese würden uns bei der Röntgenbestrahlung vor eine ganz andere Aufgabe stellen. Wir müßten den gesamten Tumor mit der carcinomzerstörenden Dosis belegen, eine Forderung, die wegen der großen Ausdehnung häufig unerfüllbar ist.

Schon daraus geht einwandfrei hervor, daß unser therapeutisches Handeln nicht gleichsinnig, wie etwa bei der Strahlentherapie des Portiocarcinoms, ausgeübt werden kann.

Weiterhin ist die Sonderstellung des Ovarialcarcinoms bei Anwendung der Strahlentherapie in der Schwierigkeit der Diagnose begründet. Nur 10% aller Ovarialtumoren sind Carcinome. Weitaus am häufigsten handelt es sich beim Ovarialtumor also um eine gutartige Geschwulst. Diese läßt sich aber durch Röntgenstrahlen nicht beeinflussen. Von Ovarialcarcinomen sind diese gutartigen Tumoren durch unsere üblichen klinischen Untersuchungsmethoden mit hinreichender Sicherheit nicht zu trennen. Die Diagnose ist nur durch die mikroskopische Untersuchung möglich. Also besteht die Behandlung des Ovarialcarcinoms in der Kombination von Operation und Bestrahlung.

Da die Technik jeder dieser Maßnahmen durch die pathologisch-anatomischen und klinischen Verhältnisse bestimmt wird und diese auch sonst für die Behandlung von Wichtigkeit sind, soll hierüber zunächst ein kurzer Überblick gegeben werden.

a) Pathologisch-anatomische und klinische Vorbemerkungen.

Ovarialcarcinome treten wie alle anderen Carcinome hauptsächlich in vorgeschrittenem Alter auf. A. Döderlein fand bei 147 Fällen das Maximum der Erkrankung in der zweiten Hälfte des fünften Jahrzehnts. Stübler und Brandess kamen bei ihren Untersuchungen zu dem gleichen Ergebnis. Doch können Ovarialcarcinome auch schon sehr frühzeitig auftreten. So beschreibt Bennecke 28 Fälle von Ovarialcarcinom bei Kindern. Sternberg fand ein cystisches Ovarialcarcinom vom Bau des glandulären Cystoms bei einem neunjährigen Mädchen.

Die Angaben über die Häufigkeit der Ovarialcarcinome unter den Ovarialtumoren gehen außerordentlich auseinander. Sie schwanken zwischen 10—28%. Das ist darauf zurückzuführen, daß auch die Deutung des histologischen Bildes oft noch sehr schwer ist und daher sicher in vielen Fällen zu einer falschen Diagnose Anlaß gegeben hat. Nach A. Döderlein, der unter einem Material von 800 Ovarialtumoren nur in 10,3% der Fälle maligne Degeneration finden konnte, müssen überhaupt alle Angaben über das Ovarialcarcinom, insbesondere auch über seine Häufigkeit, mit äußerster Vorsicht aufgenommen werden.

Über die Art der einzelnen Ovarialcarcinome (primär und sekundär) ergibt sich aus der Statistik der Tübinger Frauenklinik folgendes:

Carcinoma adenomatosum 32,2%
Carcinoma solidum 20,0%
Krukenberg-Tumoren 6,6%
maligne entartetes Cystadenoma serosum 29,2%
maligne entartetes Cystadenoma pseudomucinosum . . 8,4%
maligne entartete Dermoide 3,6%

Wenn auch die Statistik einer einzelnen Klinik keinen unbedingten Rückschluß auf die Verteilung der einzelnen Carcinomarten ergibt, so läßt sie doch eine allgemeine Vorstellung zu. Mit Sicherheit darf ihr aber entnommen werden, daß vor allem das adenomatöse Carcinom einen großen Anteil der Ovarialcarcinome stellt.

Diese Tatsache ist für die Strahlentherapie von Wichtigkeit, weil unter den verschiedenen Krebsformen die Adenocarcinome die geringste Strahlensensibilität haben und daher zur Zerstörung eine höhere Dosis erfordern.

Klinisch wichtig ist weiter die Tatsache, daß Ovarialcarcinome häufig doppelseitig auftreten. Im allgemeinen spricht Doppelseitigkeit für ein sekundäres Carcinom. Doch kommt nach den Angaben in der Literatur auch das primäre Ovarialcarcinom oft doppelseitig vor. Es werden Zahlenwerte zwischen 37—55% genannt.

Unter den primären Ovarialcystomen zeigen nach Stübler und Brandess die einzelnen Arten gleichfalls ein verschiedenes Verhalten: von den soliden Carcinomen waren 51,6% doppelseitig, von den serösen Cystadenomen 52,1% und von den Pseudomucincystomen nur 21,4%.

Die Ovarialcarcinome gelten im allgemeinen für die Behandlung als wenig aussichtsreich. Die schlechte Prognose ist darauf zurückzuführen, daß sie zu einer Carcinomgruppe mit besonders schnellem Wachstum und der Tendenz bald zu metastasieren gehören.

Dies hat seinen Grund in den für die Metastasierung besonders günstigen Vorbedingungen. Das Ovarialcarcinom kann sich hemmungslos ausbreiten. Dem schnellen Wachstum setzt kein Gewebsdruck eine Schranke. Wenn die äußere Hülle des Tumors durchwachsen ist, greift das Carcinom auf die umliegenden Organe über; es bilden sich Konglomerattumoren und Peritonealmetastasen. Durch die Bewegung des Zwerchfells und die Darmperistaltik werden losgerissene Teile im großen Gebiet des Abdominalraums verschleppt. So ist also, bevor die eigentliche, bei anderen Carcinomen für das Schicksal der Kranken entscheidende Dissemination der Carcinomzellen durch Lymph- und Blutbahnen erfolgt ist, schon eine derartig weit ausgedehnte Verbreitung vorhanden, daß allein dadurch die Prognose ungünstig geworden ist.

Von gleicher Wichtigkeit ist die Ausbreitung in den Lymphbahnen. Schottlaender fand bei 95 Ovarialcarcinomen in 31,4% carcinomatöse Lymphknoten. Die Metastasierung auf den Blutwegen tritt wohl gegenüber der Lymphbahnmetastasierung in den Hintergrund, ist aber für die Schnelligkeit der Ausbreitung im übrigen Körper bestimmend.

Eine Unterscheidung, wie die einzelnen Metastasen entstanden sind, ist bei den zur Operation kommenden Fällen sehr schwer. Von praktischer Bedeutung aber ist, daß für die Ausbreitung die drei Möglichkeiten, Peritonealaussaat, Lymphbahnmetastasen, Verbreitung auf dem Blutwege, zur Verfügung stehen, so daß es also wohl berechtigt ist, beim Ovarialcarcinom eine besonders schnelle Metastasierung vorauszusetzen.

Bezüglich der Symptome wäre darauf hinzuweisen, daß sich die Ovarialcarcinome klinisch kaum von den gutartigen Cystomen unterscheiden, worauf eben die Schwierigkeit der klinischen Diagnose beruht.

Die für eine maligne Erkrankung typischen Zeichen, Abmagerung, Ödeme der Beine, Erweiterung der Bauchvenen, Ascites usw. sind erst im vorgeschrittenen Stadium eines Ovarialcarcinoms vorhanden und kommen außerdem auch bei gutartigen Ovarialtumoren vor.

Doppelseitige Tumoren sind dagegen stets verdächtig auf eine carcinomatöse Erkrankung der Ovarien. Darauf weisen auch gleichzeitig vorhandene Knötchen im hinteren Douglas hin. Sie stellen die Peritonealmetastasen der palpierten Ovarialgeschwülste dar. Doch lassen diese Knötchen nicht erkennen, ob ein primäres oder sekundäres Ovarialcarcinom vorliegt. Auch sind sie insofern kein zuverlässiger Beweis, als sich solche auch bei Peritonealtuberkulose im hinteren Douglas zusammen mit größeren tuberkulösen Adnextumoren und Ascites finden können.

Aus dem Gesagten geht hervor, daß die Diagnose solange unklar bleibt, bis die Operation, vor allem die histologische Diagnose den Charakter der Geschwulst enthüllt hat.

b) Die Ergebnisse der Operation.

Die Mitteilungen über die Leistungen der Operation beim Ovarialcarcinom gehen sehr auseinander.

Schon über die primäre Operationsmortalität finden wir in der Literatur verschiedene Angaben. Dies ist nicht zu verwundern, zumal doch große Verschiedenheiten der einzelnen zur Operation kommenden Tumoren vorhanden sind.

Döderlein berichtete über eine Mortalität von 16%, Schäfer aus der Bummschen Klinik von 17,1%, Mayer-Tübingen von 11,4%.

Bei dem Vorhandensein von Ascites ist die Operationsmortalität eine noch größere. A. Mayer hatte bei Probelaparotomie mit Ascites eine primäre Mortalität von 25% gegenüber 11,4% seiner allgemeinen Statistik.

Bei der außerordentlich raschen Verbreitungsmöglichkeit des Ovarialcarcinoms ist es nicht verwunderlich, wenn ein großer Teil der zur Operation kommenden Tumoren sich als gänzlich inoperabel erweist.

Döderlein fand unter 82 Fällen 18 = 22% inoperable; in 46 Fällen konnte die Operation nicht mehr radikal durchgeführt werden und nur 18 Fälle waren operabel. Linzenmeier hatte bei 136 Fällen eine Inoperabilität von 53,6%, A. Mayer eine solche von 42,6%.

Wiederum können diese Zahlen nicht als allgemeine Werte genommen werden. Sie bestätigen aber, daß der Prozentsatz der Inoperabilität ein sehr großer ist. Dies hat vor allem seinen Grund darin, daß die meisten Ovarialcarcinome anfänglich, ja bis zur Ausbreitung im Abdominalraum kaum Beschwerden machen. Bis eine Vorwölbung des Leibes einsetzt oder Druckerscheinungen auftreten, muß der Ovarialtumor schon eine ziemliche

Größe erreicht haben. Auch die Beeinflussung des Allgemeinkörpers, Gewichtsabnahme, kachektisches Aussehen, Intoxikationen sind im Frühstadium nicht vorhanden, da solche Erscheinungen bei anderen Carcinomen gewöhnlich die Folge des Einbruchs in die Lymph- oder Blutbahnen sind. Beim Ovarialcarcinom braucht eine solche Dissemination noch nicht vorhanden zu sein, trotzdem aber kann der noch lokalisierte Tumor eine solche Ausbreitung im Bauchraum haben, daß die Operation nur unvollständig vorgenommen werden kann.

Wenn man nun weiter bedenkt, daß vor allem durch die wirtschaftlichen Verhältnisse die Patienten in den letzten Jahren immer mehr geneigt sind, das Aufsuchen von Arzt und Klinik so lange wie möglich hinauszuschieben, dann geht man wohl nicht fehl, wenn man den Prozentsatz der Operabilität heute als sehr schlecht annimmt.

Da die Kenntnisse der Resultate der Operation die Grundlage für die Beurteilung unseres strahlentherapeutischen Handelns sind, sollen zunächst einmal die Operationsstatistiken, die über größere Patientenzahlen aufgestellt wurden, wiedergegeben werden.

Am wertvollsten sind natürlich auch beim Ovarialcarcinom solche Statistiken, denen eine Beobachtungszeit von 5 Jahren zugrunde liegt. Angesichts dieser Zusammenstellungen darf aber nicht vergessen werden, daß das Ovarialcarcinom gegenüber dem Uteruscarcinom und gegenüber dem Mammacarcinom ein seltener Tumor ist. Daher überschreiten auch kaum die größten Institute die Zahl von 100 Fällen in ihren Statistiken. Dieser Umstand bringt es aber mit sich, daß der Zustand des einzelnen Falles eine beachtenswerte Rolle spielt. Sollte man, wie es vom statistischen Gesichtspunkt eigentlich zu fordern wäre, eine genauere Klassifizierung der Qualität der einzelnen Ovarialcarcinome vornehmen, dann würde dies praktisch auf die Kasuistik vieler kleinster Gruppen hinausgehen.

So ist es zu erklären, warum die Ergebnisse der einzelnen Kliniken stark differieren.

Aus der Klinik Zweifel berichtete Glockner (1906) von 86 Fällen, unter denen 29% nach 5 Jahren geheilt waren.

Aus der Stoeckelschen Klinik stellte Linzenmeier (1924) die Ergebnisse zusammen: von 38 Fällen waren 8, also 21% nach 5 Jahren noch gesund.

Schäfer (Klinik Bumm, 1922) berichtete über 70 operierte Frauen, davon sind nach 5—10 Jahren 17,14% geheilt.

Aus der Döderleinschen Klinik veröffentlichte Zweifel für die Radikaloperierten eine Dauerheilung von 30%, während Peham und Amreich eine Heilungsziffer von 21%, berechnen.

Nach dreijähriger Beobachtung der wirklich Radikaloperierten konnte A. Mayer einen Prozentsatz von 42,8% angeben, und zwar bei einseitiger Erkrankung 55,3% vorläufiger Heilungen und bei doppelseitiger 17,4%.

Aus diesen und kleineren Statistiken der Literatur kann man einen Mittelwert errechnen, dessen Bedeutung allerdings von den weiter oben aufgeführten Einschränkungen abhängt.

Es gilt, daß beim primären Ovarialcarcinom, das augenscheinlich radikaloperiert werden kann, bei rund 25% der Fälle Aussicht auf Dauerheilung besteht.

Das Bild ändert sich aber, wenn man versucht, die absolute Heilungsziffer festzustellen, wenn man also das Dauerresultat aller den einzelnen Kliniken zugegangenen Fälle von Ovarialcarcinomen aufstellen will.

Thaler gab für die Klinik Schauta 5% an, Hirsch (1920) für die Klinik Döderein 9%, Schäfer (1922) für die Klinik Bumm bei 99 Fällen 13,13%; in dieser Zahl sind auch einige nachbestrahlte Fälle enthalten.

Peham und Amreich (1930) berichteten bei 115 Fällen über eine Dauerheilung von 9,52%.

Die immerhin großen Unterschiede zwischen der relativen und der absoluten Heilung müssen vorhanden sein, weil den einzelnen Kliniken qualitativ sehr verschiedenartige Fälle zugehen. Die Ergebnisse haben nichts mit dem Können der einzelnen Operateure zu tun, sondern sie hängen von dem Zustand ab, in dem die Patienten die Klinik aufsuchen.

Will man nun für die Heilungsaussichten, die für die primären Ovarialcarcinome auf Grund der alleinigen Operation bestehen, eine Durchschnittszahl im Sinne der absoluten Heilung aufstellen, so kommt man auf rund 10%.

Der Versuch, dieses unbefriedigende Heilungsresultat durch die Anwendung der Röntgenstrahlen zu verbessern, war zweifellos berechtigt.

c) Die Leistungen der Strahlentherapie nach den Berichten in der Literatur.

1. Kasuistik.

Von der Wirksamkeit der Strahlentherapie zeugen eine größere Anzahl der in der Literatur niedergelegten Fälle, bei denen die Röntgentherapie durchgeführt wurde, nachdem bei der Operation der Tumor nur teilweise entfernt werden konnte und größere sicher carcinomatöse Tumormassen zurückgelassen werd n mußten. Es kann wohl kein Zweifel sein, daß diese Frauen ohne die Röntgenbehandlung zugrunde gegangen wären, zumal doch einwandfrei bewiesene Selbstheilungen noch nicht beobachtet wurden (s. S. 175).

Derartige kasuistische Mitteilungen über klinische Heilungen und Dauerheilungen bei inoperablen und unvollkommen operierten Ovarialcarcinomen, die einer Röntgenbehandlung unterzogen wurden, liegen von folgenden Autoren vor: Adler, Aubert, Braun, Bretschneider, Dreuschuch und Lovas, Dworzak, Flatau, Fleischmann, Frankl, v. Franqué, Gruß, Holzknecht, Hornung, v. Jaschke, Jacobs, G. Klein, Linzenmeier, Martius, Naujoks, Orbaan, Pfahler, Phillips, Pribram, Rieck, Simon, Skutsch, Thaler, Vogt, Walthard, Weibel, R. Werner, Winter und E. Zweifel.

Aus der größeren Anzahl dieser Einzelmitteilungen sind vor allem zwei Veröffentlichungen besonders bemerkenswert, weil die angewandten Strahlenmengen nach unseren sonstigen Erfahrungen über die zur Zerstörung des Carcinoms notwendigen Dosen auffallend niedrig waren. Es sind dies die Fälle von v. Franqué und Walthard.

Der Fall von v. Franqué betraf ein 16jähriges Mädchen. v. Franqué hat darüber auf dem Gynäkologenkongreß in Halle (1913) referiert.

Angesichts der Tatsache, daß die Abtragung des Tumors innerhalb der Geschwulstmassen erfolgte und daß ferner reichliche Metastasenbildung vorhanden war, hielt man die 16jährige Patientin für verloren um so mehr als Ribbert ein besonders bösartiges Carcinom diagnostiziert hatte. Ohne große Hoffnung ließ v. Franqué die Patientin bestrahlen, und zwar wurde 3 Wochen nach der Operation in 2 Sitzungen eine ED verabreicht; bei der Entlassung am 25. Mai 1912 war die Metastase in der rechten Seite taubeneigroß. Die Patientin wog 99 Pfund. Es wurden nun in 3wöchigen Pausen noch 4 Erythemdosen, im ganzen also 5 Erythemdosen, verabreicht, mit dem Erfolg, daß die Patientin sich ausgezeichnet erholte und die Metastase allmählich vollständig verschwand; am 5. März 1913 kam die Patientin wieder mit 111 Pfund Körpergewicht und vollständigem Wohlbefinden; es war weder bei äußerer noch bei innerer Untersuchung irgendwelcher Tumor nachzuweisen. Es wurden dann noch einmal 8 Erythemdosen jederseits auf 4 Felder gegeben. Die Patientin war noch 11 Jahre später gesund.

Die Veröffentlichung von Walthard (1920) umfaßt 2 Fälle von Ovarialcarcinomen, die eine außergewöhnlich gesteigerte Strahlenempfindlichkeit aufwiesen. Die Präparate waren von dem Frankfurter Pathologen B. Fischer begutachtet. Es handelte sich um echte Carcinome, nicht um Sarkome.

Im ersten Fall bestand ein mächtiger postoperativer Rezidivtumor eines primären Plattenepithelcarcinoms des linken Ovariums. Das Plattenepithelcarcinom ging von der Haut einer Embryonalanlage im linken Ovarium aus. Neben den übrigen Hautgebilden, wie Haare, Talg- und Schweißdrüsen, konnte durch Serienuntersuchung weiter nachgewiesen werden Schilddrüse, Schleimdrüse und geschichtetes Flimmerepithel. Der Fall wurde mit Radium behandelt und Walthard nimmt an, daß der Rezidivtumor höchstens bis in einen Abstand von 5 cm vom Bestrahlungskörper eine Hauterythemdosis erhielt. Das Tumorgewebe, welches über diesen Abstand hinaus lag, erhielt wesentlich weniger. Trotzdem war die Patientin im Mai 1920 nach $6^{1}/_{2}$ Jahren noch vollkommen geheilt.

Ein zweiter Fall, der mit Röntgenstrahlen behandelt wurde, lag knapp 2 Jahre zurück. Es handelte sich um ein 23jähriges Mädchen mit mächtigem abdominalem Tumor, der das kleine Becken und die Bauchhöhle weit über den Nabel ausfüllte und in der Medianlinie die Mitte der Symphyse um 17 cm überragte. Dabei erhielt die Patientin in der Mitte des Tumors höchstens zweidrittel der ED, an vielen Stellen wesentlich weniger. Trotzdem war der Tumor 9 Wochen nach der Bestrahlung schon auf Kleinfaustgröße zurückgegangen. Der Rest des Tumors wurde zum Zweck der histologischen Untersuchung entfernt. Masse 9 : 8 : 4. Die Patientin war im Mai 1920 noch rezidivfrei.

Die histologische Untersuchung der Serienschnitte dieses Tumors ergab folgendes:

Neben dem Carcinomgewebe, in dessen epithelialen Elementen keine Kernteilungsfiguren zu sehen sind, finden sich Bilder echten embryonalen Schleimgewebes, ferner vielfache epitheliale Kanäle, ausgekleidet mit einer doppelten bis dreifachen Lage von Zylinderepithelien. Diese Bilder erinnern an epitheliale Anordnungen, wie sie im embryonalen Nervensystem häufig vorkommen. Daneben findet sich Knorpel.

B. Fischer bezeichnete den Tumor als ein aus einer embryonalen Anlage entstandenes Carcinom. Seine Struktur weist auf das embryonale Ektoderm (mit Wahrscheinlichkeit auf die Anlage des Zentralnervensystems) hin.

Walthard schloß aus diesen Befunden, daß Carcinome aus Embryonalanlagen eine außergewöhnlich hohe biologische Empfindlichkeit für Radium wie für Röntgenstrahlen besitzen.

Eine auffallend hohe Radiosensibilität zeigte auch ein von Seitz bestrahltes Ovarialcarcinom. Im Hinblick darauf, daß die Patientin erst 15 Jahre alt war, wurden im Tumorgebiet nur 40% der HED zur Wirkung gebracht. Trotzdem bildete sich der Tumor nahezu vollständig zurück. Später ist die Patientin dann allerdings doch noch an einer allgemeinen Carcinose zugrunde gegangen.

Im einzelnen hat Seitz folgende nähere Beschreibung dieses interessanten Falles gegeben:

M. B., 15 Jahre alt, Aufnahme am 19. Januar 1926 wegen Rezidiv nach Ovarialcarcinomoperation. Menarche mit 14 Jahren, regelmäßig alle 4 Wochen. Stammt aus gesunder Familie. Oktober 1924 mannsfaustgroßer, rechtsseitiger, polycystischer Ovarialtumor entfernt (Dr. Stähler-Siegen), der sich bei der mikroskopischen Untersuchung (pathologisches Institut Marburg) als Carcinom erweist. Nach der Operation längere Zeit Wohlbefinden. In letzter Zeit Beschwerden, Abnahme des Körpergewichts, Schwellung des Leibes.

Befund: Blasses, schwächlich aussehendes Mädchen. Noch kindlicher Habitus. Andeutung von Schamhaaren und Brüsten. Der ganze Leib bis zur Mitte von Nabel und Schwertfortsatz von einem unregelmäßigen Tumor eingenommen, der den Beckenwänden ziemlich fest aufsitzt und bis in den Douglas hinein sich erstreckt. Größter Leibesumfang 78 cm, Entfernung des obersten Pols der Geschwulst von der Symphyse in der Mittellinie 15,5, rechts 16, links 17 cm.

Es wird zuerst ein Großfeld von vorne gegeben, das auf 2 Tage verteilt wird (19. und 20. Jänner 1926). Danach starke Reaktion, Temperatur 40,3°. 3 Tage Pause, sodann ein Großfeld vom Rücken aus, in zwei Hälften verabreicht (23. und 25. Jänner 1926). Es wurde innerhalb 7 Tagen auf 4 Tage verteilt eine Gesamtdosis gegeben, die in Anbetracht der Jugendlichkeit der Patientin nur 40% der HED betrug.

Tumor 8 Tage nach Beginn der Bestrahlung sehr wesentlich kleiner, in seinen Umrissen schärfer abgegrenzt, namentlich von der Beckenwand. Leibesumfang 75 cm (gegen 78 cm), in der Mitte 12 cm (gegen 15,5), links 7 cm (gegen 9), rechts 12 cm (gegen 16).

6 Wochen später (26. März 1926) ist der Tumor weiter kleiner geworden. Patientin hat an Gewicht zugenommen. Bei der Bestrahlung zwei Großfelder auf 5 Tage verteilt; geringe Reaktionserscheinungen.

3 Monate später (1. Juni 1926) sieht Patientin glänzend aus, ist gewachsen, die sekundären Geschlechtsmerkmale voll entwickelt. Periode bisher völlig unbeeinflußt, Resistenz noch bis 3 Querfinger oberhalb der Symphyse ragend, rechte Beckenseite völlig frei, links noch bis an die Beckenwand ragend. Dritte Bestrahlung in 6 Tagen zwei Großfelder. Ziemlich starke Katererscheinungen. Sechswöchige Kur in Kreuznach, die vorzüglich bekommt.

13. Oktober 1926 sehr gutes Aussehen, Resistenz noch frauenfaustgroß, rechte Seite ganz frei, links noch eine zweifingerdicke Resistenz. Die Ligamenta sacro-uterina, die vorher verdickt waren, von normaler Beschaffenheit. Vierte Bestrahlung, zwei Großfelder, 15% Tiefendosis. Keine Reaktionserscheinungen. Weiterhin Wohlbefinden bisher.

Weiterhin Wohlbefinden, im ganzen $2^1/_2$ Jahre nach dem Rezidiv, dann aber plötzliche Verschlechterung, allgemeine Carcinose und Tod.

Diese Fälle sind vor allem für die Carcinomforschung von ganz besonderem Interesse. Sie zeigen, daß es zweifellos unter den Ovarialcarcinomen besonders bestimmte Arten gibt, die hochsensibel gegen Röntgenstrahlen sind. Für die praktische Behandlung des Carcinoms aber dürfen solche Fälle nicht als richtunggebend angesehen werden, denn ihre Radiosensibilität ist eine Ausnahme; wir müssen unsere Therapie auf die normalerweise vorkommende Carcinomart einstellen mit einem Werte, wie er für das Uteruscarcinom bekannt und erprobt ist.

2. Statistik.

Die Wirksamkeit der Strahlentherapie wird durch eine ganze Reihe von Statistiken bewiesen. Der Prozentsatz der Heilungen konnte durch die postoperative Bestrahlung wesentlich erhöht werden.

Die erste Statistik stammt von Seitz und Wintz (1920). Sie umfaßt 42 Ovarialcarcinome aus den Jahren 1916—1919. 9 Fälle wurden ausschließlich operiert, 10 Fälle ausschließlich bestrahlt, 23 Fälle operiert und bestrahlt. Von den 9 ausschließlich operierten Fällen sind sämtliche gestorben. Die 10 ausschließlich röntgenbestrahlten Fälle wurden nicht operiert, zum Teil weil die Diagnose schon auf Grund des klinischen Befundes sicher zu stehen schien, zum Teil weil auch die Operation von vornherein ganz aussichtslos war. Es sind weiterhin unter den 10 Fällen 4, die nur solaminis causa bestrahlt wurden. Bis auf eine Patientin sind von den 6 übrigen Fällen nach vorübergehender Besserung alle gestorben. Diese hatte nach $1^3/_4$ Jahren ein Rezidiv.

Operiert und bestrahlt wurden 23 Fälle. Fast in allen diesen Fällen waren beträchtliche Tumormassen zurückgeblieben, nur bei ganz wenigen war es möglich gewesen, die Neubildungen bis auf kleine Reste im Douglas oder an anderen Organen zu entfernen. Bei 2 der 23 Fälle war der Zustand so trostlos, daß nur eine Bestrahlung solaminis causa vorgenommen wurde. Für die Beurteilung der Röntgenstrahlenwirkung können diese Fälle daher ausscheiden.

Von den verbleibenden 21 Fällen waren zur Zeit der Berichterstattung im Jahre 1920 noch 4 am Leben. Bei einem 5. Fall hatte die Sektion ergeben, daß kein Carcinom mehr vorhanden war.

Im nächsten Jahr stellte auch Straßmann (1921) bereits an einem etwas größeren Material fest, daß die Behandlungsergebnisse bei den Ovarialcarcinomen sich durch Röntgennachbestrahlung bessern lassen. Seine erste Serie von Fällen enthält nur operierte Frauen, die nicht nachbestrahlt wurden; es handelte sich um 32 Fälle. 10 lebten nicht länger als 1 Monat, 5 lebten 6 Monate, 6 Fälle lebten 10 Monate, 2 lebten noch nach 14 Monaten, das Schicksal von 9 blieb unbekannt.

Von 20 nachbestrahlten konnten 17 nachgeprüft werden. Es lebten bis zu 2 Monaten 2, bis zu 5 Monaten 3, bis 1 Jahr 2, bis zu 2 Jahren 6, bis zu $2\frac{1}{2}$ Jahren 2, 2 lebten bereits 6 Jahre nach Abschluß der Behandlung. Die eine Kranke hatte im Laufe der 6 Jahre 16 Röntgenserien bekommen. Sie kam von selbst, wenn sie Druck verspürte. Eine Kranke, bei der nur das Netz entfernt wurde, hat nach 2 Jahren geheiratet und kam nach 5 Jahren erst wieder, weil sich Blutungen zeigten.

Schäfer berichtete auf dem Gynäkologenkongreß in Innsbruck (1922) über die Erfahrungen der Bummschen Klinik bei 41 Fällen. Bei inoperablen Fällen, die nur bestrahlt wurden, konnten wesentliche Besserungen und eine Lebensverlängerung bis zu 3 Jahren beobachtet werden. Dauerheilungen wurden aber nie erzielt, auch nicht bei unvollständig operierten Fällen.

Bei nach der Operation aufgetretenen Rezidiven am Beckenknochen, am Netz und an der Blase wurde nie eine Heilung gesehen.

Die besten Resultate hatte die prophylaktische Bestrahlung nach Radikaloperation ergeben. Die Röntgenbestrahlung wurde 6 Wochen nach der Operation ausgeführt; war die Patientin noch sehr elend, so wurde eine Bluttransfusion von einem Angehörigen gemacht, um die immerhin angreifende Nachbestrahlung zu erleichtern.

Im ganzen wurden 20 radikal operierte Ovarialcarcinome prophylaktisch mit Röntgenbestrahlungen behandelt: 7 einseitige, 11 doppelseitige und 2 metastatische, bei denen der Primärtumor sich im Corpus uteri fand.

50% waren noch rezidivfrei, und zwar von den

7 einseitigen 4 . . . . = 57,1%
von den 11 doppelseitigen 4 . . . . . = 36,3%

Die beiden metastastischen waren beide geheilt. Die Heilungen lagen 3—$8\frac{1}{2}$ Jahre zurück.

Schäfer hob damals besonders hervor, daß diese Resultate den reinen Operationsergebnissen gegenüber einen großen Fortschritt bedeuten. Denn bei den einseitigen Ovarialcarcinomen, die radikal operiert wurden ohne Nachbestrahlung, wurde in nur 44% der Fälle 5jährige Heilungen erzielt, bei den doppelseitigen sogar nur in 2,2% der Fälle.

Heyman-Stockholm berichtete 1923 über 68 primäre Ovarialcarcinome, die im Radiumhemmet von 1911—1922 der Operation und Strahlenbehandlung unterzogen wurden. Von 51 Fällen, die 2—12 Jahre in Beobachtung standen, waren 39,2% geheilt, von 29 Fällen, die 5—12 Jahre in Beobachtung standen, 27,6%.

Bei der Gruppe der inoperablen Fälle lebten nur 2 von 13 Fällen symptomfrei etwas über 1 Jahr.

Bei der Gruppe der Rezidive lebten von 14 Fällen, die 2 Jahre oder länger beobachtet waren, 28,6%.

Von 15 unvollständig operierten Fällen lebten 2—12 Jahre nach Beginn der Behandlung 6 = 40%; von 7 Fällen, die 5 Jahre oder länger beobachtet wurden, lebten 3 (42,9%).

Die Gruppe der prophylaktisch Nachbestrahlten weist auch bei Heyman die besseren Resultate auf. 2 Jahre nach der Behandlung lebten noch 8 von 12 Fällen = 66,7% und nach 5 Jahren noch 4 von 5 Fällen = 80%.

Die Strahlenbehandlung wurde in manchen Fällen nur mit Radium, in anderen mit Röntgenstrahlen durchgeführt[1].

Der Wert der verschiedenen Behandlungsmethoden wurde an 44 Fällen in den Gruppen der inoperablen Rezidive und der unvollständig Operierten untersucht.

Die prophylaktisch Nachbestrahlten wurden meist mit Röntgenstrahlen behandelt.

Eine Röntgenbehandlung wurde in 24 Fällen vorgenommen; symptomfrei waren 29% (Dauer der Symptomfreiheit nicht angegeben).

Mit Radium wurden 20 Fälle behandelt; symptomfrei waren 35%. Von 12 intrauterin behandelten Fällen waren 41,7% symptomfrei, von den 8 vaginal behandelten 25%.

Stübler und Brandess haben 1923 über die Ovarialcarcinome der Tübinger Klinik berichtet. Sie haben die Fälle in vollständig operierte und unvollständig operierte getrennt, ferner bestrahlte und nichtbestrahlte verglichen. Das Ergebnis ist folgendes:

Vollständig operiert und bestrahlt: 21 Fälle, rezidivfrei 47,6%
     ,,   ,,   nicht ,, 40 ,,   ,,   47,5%
Unvollständig ,,   und   ,, 22 ,,   ,,   4,5%
     ,,   ,,   nicht ,, 25 ,,   ,,   0 %

Die Ergebnisse der beiden vollständig operierten Gruppen bleiben sich gleich; einerlei ob eine Bestrahlung vorgenommen wurde oder nicht. Bei den unvollständig Operierten wurde durch die Nachbestrahlung in einem Fall Heilung erzielt. Der Heilungsprozéntsatz erhöht sich in dieser Gruppe auf 6,6%, wenn ein Fall, bei dem nur eine Probelaparotomie gemacht werden konnte, abgezogen wird.

Aus einer Übersicht über die mit Strahlen behandelten Genitalcarcinome der Münchner Klinik geht hervor, daß Döderlein (1926) unter 18 Ovarialcarcinomen in 2 Fällen eine Dauerheilung erreichen konnte.

Keene, Pancoast und Pendergrass berichteten 1927 über 24 Fälle von Ovarialcarcinom, die an der Pennsylvania-Universität behandelt wurden. Die Kranken wurden zuerst operiert und dann bestrahlt. Fast in allen Fällen waren bei der Operation bereits peritoneale Metastasen vorhanden gewesen. Die Bestrahlung wurde in 20 Fällen 1 bis 3 Monate nach der Operation vorgenommen.

Bei Gruppe I wurden durch Probelaparotomie ausgedehnte peritoneale Metastasen festgestellt, alle Fälle gingen verloren. 5 davon innerhalb von 8 Monaten.

Bei Gruppe II wurde der Primärtumor entweder vollständig oder wenigstens teilweise exstirpiert. Von diesen 18 Fällen lebten zur Zeit der Berichterstattung noch 7 4 Monate bis zu 4 Jahren 9 Monaten nach der Behandlung.

---

[1] Einzelheiten über Dosierung s. S. 501.

Nach der Mitteilung von Adler (1928) konnte an der Pehamschen Klinik die Dauerheilungsziffer der operierten Ovarialcarcinome durch die Nachbestrahlung von 9% auf 21% erhöht werden.

Kamniker[1] hat später (1931) über 12 radikal operierte primäre Ovarialcarcinome berichtet, die in den Jahren 1921—1925 in der Klinik Peham nach der Operation noch prophylaktisch nachbestrahlt worden waren. Die Heilungsziffer betrug bei diesen Frauen 11:12 = 91,6%. Bei 15 in dem gleichen Zeitraum radikal operierten und nicht nachbestrahlten Frauen war die Dauerheilungsziffer nur 10:15 = 66,7%.

Seitz unterschied 1929 streng zwischen primären und sekundären Ovarialcarcinomen und stellte zwei Gruppen von je 3 Fällen einander gegenüber. Von 3 primären Fällen wurden 2 geheilt, und zwar betrug die Beobachtungsdauer zur Zeit der Veröffentlichung $2^1/_2$ und $5^1/_2$ Jahre. Der 3. Fall starb im dritten Jahr an einem Rezidiv, war aber bis dahin gesund und arbeitsfähig. Die 3 metastatischen Fälle starben alle im Laufe des ersten Jahres.

Weiter berichtete Seitz, daß in seinem Beobachtungsmaterial von 12 wahrscheinlich primären Ovarialcarcinomen, die meist unvollständig operiert und nachbestrahlt wurden, 6 gesund und rezidivfrei sind, und zwar einer 5 Jahre, zwei 3 Jahre und drei je 2 Jahre.

Von 15 metastatischen Fällen waren die meisten schon innerhalb des ersten Jahres an dem fortschreitenden primären inoperablen Carcinom zugrunde gegangen.

Ford (Mayo-Clinic) berichtete gleichfalls 1929 über 59 nachbestrahlte Fälle von Ovarialcarcinom aus den Jahren 1920—1924. 4 Fälle hatten sich der weiteren Beobachtung entzogen. 18 Fälle lebten noch 4—7 Jahre nach der Behandlung. Zur Zeit der Veröffentlichung lebten noch 17 Fälle. Von 30 einseitigen Ovarialcarcinomen lebten 50%.

1929 stellte auch Vogt an dem Material der Tübinger Frauenklinik (41 Fälle) oft überraschende Erfolge der Röntgennachbestrahlung bei Ovarialcarcinomen fest. Also hatte sich im Laufe der Jahre auch in der Tübinger Klinik die Wirksamkeit der Röntgennachbestrahlung gezeigt (vgl. Stübler und Brandess). Vogt gibt aber nur drei ausführliche Krankengeschichten und zieht daraus seine Schlußfolgerungen.

Meigs-Boston vertrat 1930 die Ansicht, bei Ovarialcarcinomen die Operation wenigstens zu versuchen, soviel Tumorgewebe wie möglich zu entfernen und dann eine intensive Röntgenbestrahlung anzuschließen. Auch bei nicht vollständiger Operation sind 27% der operierten und intensiv nachbestrahlten Fälle 3—10 Jahre geheilt geblieben.

Gruss-Prag (1930) berichtete über 36 Fälle, die nach teils totaler, teils partiellei Operation nachbestrahlt wurden. 14 Kranke sind gestorben, 16 verschollen, 6 konnten nachkontrolliert werden. Bei einer Patientin hatte es sich um einen doppelseitigen Ovarialtumor mit Dissemination über das Peritoneum und Ascites gehandelt. $4^1/_2$ Jahre nach der Operation war die Patientin gesund und arbeitsfähig. Bei einem anderen Fall, einem Seminom, war es durch eine Metastase, die den Harnleiter komprimierte, zu Hydronephrose gekommen. Die Metastase ging nach der Bestrahlung zurück. 8 Jahre nach der Behandlung war die Patientin noch arbeitsfähig. Die übrigen 4 Fälle waren noch zu kurz beobachtet.

Heyman-Stockholm berichtete 1930, daß von 32 radikal operierten Ovarialcarcinomen, die postoperativ bestrahlt wurden, nach 5 Jahren noch 65,6% geheilt waren. Bei 27 einseitigen Tumoren betrug die Prozentzahl 76. Von 5 Patientinnen mit doppel-

---

[1] Kraul berichtet 1934 aus der Pehamschen Klinik über 2 Fälle von inoperablem Ovarialcarcinom, die durch über längere Zeit fortgesetzte Radium-Röntgenbestrahlungen operabel wurden. Er führt die ausführlichen Krankengeschichten an (Zbl. Gynäk. **1934**, 513).

seitigen Tumoren waren noch 2 am Leben. Heyman teilte ferner mit, daß bei einer Serie von 30 Fällen, die nur unvollständig operiert werden konnten, eine ganze Reihe von Patientinnen mehrere Jahre symptomfrei und arbeitsfähig gehalten wurden. 7 Fälle waren 5 Jahre oder länger in Beobachtung. Die Fälle wären klinisch aber zu verschieden. Die pathologisch-anatomische Klassifizierung wäre zu unvollständig und das Material zu klein gewesen, um eine statistische Bewertung der Resultate zu erlauben. Bei vollständig inoperablen Fällen könne die Bestrahlung trotz der großen Schwierigkeit, die ihre Durchführung zu überwinden habe, bei korrekter Ausführung eine beträchtliche Reduzierung des Tumors und eine bemerkenswerte zeitweise Besserung des Allgemeinzustandes erzielen. In manchen Fällen könne die Patientin 1—2 Jahre beschwerdefrei gehalten werden; zweimal erlebte Heyman Fünfjahresheilungen. Beide Male war die Diagnose aber nicht mikroskopisch verifiziert. Eine der Frauen lebte 9 Jahre und starb dann an einem Rezidiv, die andere lebte zur Zeit der Berichterstattung und war in den letzten 7 Jahren frei von Symptomen. Heyman hat neuerdings bei einigen Fällen, wenn die Tumoren geschrumpft und mobil geworden waren, Relaparotomie ausgeführt. In 3 von 5 derartigen Fällen ließ sich die Operation leicht vornehmen. Eine von diesen Frauen lebte zur Zeit der Berichterstattung rezidivfrei seit 2 Jahren, eine andere 9 Monate.

Bei einem Vortrag in der Berliner Medizinischen Gesellschaft am 3. Februar 1932 hat Heyman eine neue Statistik über die Erfahrungen des Radiumhemmets mit der Bestrahlung der Ovarialcarcinome veröffentlicht. Sie umfaßt 134 Fälle aus der Zeit von 1914—1926, diese verteilen sich auf 4 Gruppen:

I. Inoperable Fälle (vorgeschrittene Fälle mit meistens doppelseitigen Tumoren, Metastasen und schweren Verwachsungen): Von 24 Fällen haben 2 die Fünfjahresgrenze überlebt, die eine war seit 9 Jahren gesund, die zweite knapp 5 Jahre, im ersten Fall fehlte aber die histologische Diagnose.

II. Unvollständig operierte Fälle: Von 36 Fällen waren 8 fünf Jahre oder länger geheilt gewesen, d. h. rund 20%.

III. Rezidive: Von 28 Operationsrezidiven waren 7 = 25% geheilt.

IV. Prophylaktisch Nachbehandelte: Von 46 Fällen waren 25, d. h. rund 54% geheilt.

In der Würzburger Klinik wurde nach dem Bericht von C. Schroeder[1] bei 56 histologisch sicheren primären Ovarialcarcinomen in der Zeit von 1923 bis 1929 eine absolute Heilungsziffer von 32,1% erreicht. Nach Behandlungsgruppen geordnet, beträgt die Heilungsziffer der Probelaparotomierten und Nachbestrahlten 9%, die der unvollständig Operierten und Nachbestrahlten 25%, die der vollständig Operierten und prophylaktisch Nachbestrahlten 60%. Bei 44 nur klinisch festgestellten Ovarialcarcinomen (metastatische und sehr fortgeschrittene Fälle) wurde eine absolute Heilungsziffer von 13,6% erzielt. Von 6 histologisch nachgewiesenen sekundären Ovarialcarcinomen sind 5 vor Ablauf der Fünfjahresgrenze gestorben; eine Patientin war verschollen.

3. Kritische Betrachtung der Literaturberichte.

In der vorstehenden Zusammenstellung sind besonders die Ergebnisse der Bummschen und Pehamschen Klinik interessant, weil sie die Wirksamkeit der Strahlentherapie am besten zeigen.

---

[1] Strahlenther. 51, 465 (1934).

Während in der Klinik Bumm bei einseitigen Ovarialcarcinomen, die nur radikal operiert wurden, in 44% der Fälle 5jährige Heilungen erzielt wurden, stieg diese Heilungsziffer bei den Nachbestrahlten auf 57,1% an. Beweisender sind noch die nächsten Zahlen, die sich auf doppelseitige Ovarialcarcinome beziehen. Ihre Prognose ist infolge der größeren Ausdehnung von vornherein ungünstiger. Das zeigen auch die Erfolge der Operation. Durch die Radikaloperation wurden bei Doppelseitigkeit des Carcinoms 5jährige Heilungen nur bei 2,2% der Fälle erzielt. Durch die Nachbestrahlung stieg die Heilungsziffer auf 36,3% an.

Die Wirksamkeit der Strahlentherapie zeigen auch die Zahlen aus der Klinik Peham. Nach Einführen der Nachbestrahlung stieg die Zahl der Dauerheilungen operierter Ovarialcarcinome von 9% auf 21%.

Weiter sei die Statistik von Heyman angeführt: Von 46 prophylaktisch Nachbestrahlten sind 25, d. h. rund 54% geheilt. Diese Zahl darf allerdings nicht überwertet werden, weil unter den nachbestrahlten Patienten sicher solche sind, bei denen durch die Operation alles Carcinom entfernt wurde; der Ausdruck „prophylaktisch nachbestrahlt“ berechtigt zu dieser Annahme[1]. Anders ist es aber, wenn Tumorreste zurückblieben; denn diese Frauen wären ohne Röntgenbehandlung zugrunde gegangen. Wenn in diesen Fällen die Heilungsziffer ansteigt, dann haben wir es nur der Strahlenwirkung zu verdanken. Heyman gibt zwar keine Gegenüberstellung, doch ist die Zahl der Dauerheilungen bei unvollständig operierten und nachbestrahlten Fällen mit 20% sehr hoch, wenn man bedenkt, daß die Leistungen der Operation beim Ovarialcarcinom bei Einschluß aller Fälle nur 10% beträgt.

Selbst wenn diese Zahlen nicht überzeugen, so dürften die Erfolge Heymans bei Rezidiven keinen Zweifel an der Wirksamkeit der Strahlentherapie zulassen: Von 28 Rezidiven nach Operation wurden 7 = 25% geheilt.

Eine größere Statistik von Operierten und Nachbestrahlten stammt noch von Ford. Bei 30 einseitigen Ovarialcarcinomen erzielte er eine Dauerheilung in 50% der Fälle.

Die anderen Autoren berichten bei teils kleinerem Material, teils kürzerer Nachbeobachtungszeit gleichfalls über günstige Erfahrungen mit der Nachbestrahlung, insbesondere bei unvollständig operierten Fällen.

Jedenfalls ergibt sich aus allem die Zweckmäßigkeit der Röntgenstrahlenanwendung auch beim Ovarialcarcinom. Die Behandlung des Ovarialcarcinoms besteht daher heute auch durchwegs in der Kombination von Operation und Bestrahlung. Auch A. Mayer, der den Wert der Nachbestrahlung bei radikaloperierten Ovarialcarcinomen auf Grund der in seiner Klinik gemachten Beobachtungen, die keinen Unterschied zwischen nur Operierten und Operierten und Nachbestrahlten ergaben[2], nicht sehr hoch einschätzt, wendet die prophylaktische Nachbestrahlung jedesmal an „schon um nichts zu versäumen“. Er empfiehlt, sie sogar bald, möglichst noch vor der Entlassung aus der Klinik vorzunehmen, weil „die baldige Bestrahlung vielleicht von besonderem Wert ist für den Fall, daß zurückgebliebene Carcinomreste durch die Operation zur Propagation angeregt wurden.“

---

[1] Nach dem Bericht von Kamniker hat die Pehamsche Klinik allerdings auch bei den Radikaloperierten und Nachbestrahlten eine wesentlich bessere Heilungsziffer als bei den Radikaloperierten ohne Nachbestrahlung gehabt. Denn bei ersteren betrug die Heilungsziffer 91,6%, bei letzteren nur 66,7%.

[2] Nach den Mitteilungen von Vogt scheint die Röntgennachbestrahlung aber auch in der Tübinger Frauenklinik durchaus nicht so wirkungslos gewesen zu sein.

Für die Nachbestrahlung beim Ovarialcarcinom sind in der Literatur neben den früher bereits zitierten Autoren noch A. Döderlein, Stoeckel, v. Franqué, v. Jaschke und die Klinik Gauß (Schroeder) eingetreten.

d) Eigene Ergebnisse bei der Strahlentherapie der Ovarialcarcinome.

In der Erlanger Frauenklinik kamen von 1916—1928 insgesamt 122 Fälle von Ovarialcarcinom zur Behandlung.

In allen Fällen, in denen der Zustand der Patientin noch nicht so desolat war, daß eine Operation nicht mehr gewagt werden konnte, wurde zunächst die Operation ausgeführt und der Versuch gemacht, den Tumor zu entfernen. Bei einer Anzahl von Patienten war der Allgemeinzustand aber schon ein so schlechter, daß eine Probelaparotomie zur Sicherung der Diagnose nicht mehr vorgenommen werden konnte. Diese Patienten, die überdies auch eine ausgedehnte Metastasierung aufwiesen, wurden teils bestrahlt, teils aber nur symptomatisch behandelt.

Das gesamte Material ist in nachfolgenden zwei Tabellen geordnet.

Die erste Tabelle ist noch unterteilt:

1. Die erste Unterabteilung umfaßt die ganz desolaten Fälle, bei denen die Natur des Ovarialtumors, ob primär oder sekundär, nicht festgestellt werden konnte, und denen man auch eine Bestrahlung mit ihrer Allgemeinschädigung nicht mehr zumuten konnte.

2. Der zweiten Abteilung gehören fortgeschrittenere Fälle mit verschiedenen Metastasen an, deren Zustand nicht ganz so desolat war wie bei den Patienten in der ersten Unterabteilung. Da die Operation mit nachfolgender Bestrahlung von ihnen auch kaum ertragen worden wäre, wurden sie nur bestrahlt. Der Ausgangsort des Carcinoms ist also auch in diesen Fällen nicht geklärt.

3. Die dritte Gruppe umfaßt nur metastatische Ovarialcarcinome. Viermal war der Uterus und zweimal die Mamma der Primärherd. In allen anderen Fällen saß die Muttergeschwulst im Magen- oder Darmkanal. Die Patienten wurden unvollständig operiert und dann bestrahlt.

4. Zur vierten Gruppe gehören nur die primären Ovarialcarcinome. Sie wurden operiert und dann bestrahlt.

Diese Fälle sind noch einmal in einer Sondertabelle zusammengestellt, um die Art des Eingriffs und die Dauer der erzielten Heilung zu zeigen.

Tabelle 27. Ovarialcarcinome 1916—1929. Fünfjährige Beobachtung. Gesamtzahl 131.

	Zahl der Fälle	Geheilt	In %
Ovarialcarcinome in aussichtslosem Zustand, ob primär oder sekundär klinisch nicht festzustellen	24	0	0
Nur bestrahlt, sehr fortgeschritten, mit verschiedenen Metastasen . . .	21	0	0
Nachweisbar metastatische Ovarialcarcinome (unvollständig operiert und bestrahlt)	23	3	13
Sicher primäre Ovarialcarcinome (operiert und bestrahlt), s. eigene Tabelle	63	18	28,5
	131	21	16

Tabelle 27a. Statistik der sicher primären Ovarialcarcinome.

	Zahl der Fälle	Geheilt	In %
5 Jahre nach Abschluß der Behandlung:			
Probelaparotomie, dann bestrahlt	5	1	20
Unvollständig operiert, dann bestrahlt	49	10	20,4
Vollständig operiert, dann bestrahlt	9	7	77,7
	63	18	28,5
10 Jahre nach Abschluß der Behandlung[1]			
Probelaparotomie, dann bestrahlt	3	1	33,3
Unvollständig operiert, dann bestrahlt	43	9	20,9
Vollständig operiert, dann bestrahlt	3	2	66,6
	49	12	24,5

e) Begründung für die Kombinationsbehandlung beim Ovarialcarcinom.

Abgesehen von den wenigen Fällen, in denen die Röntgentherapie nur „solaminis causa" vorgenommen wurde, wird die ausschließliche Strahlenbehandlung der Ovarialcarcinome von niemandem empfohlen, weil nur die Kombination mit der Operation berechtigt ist. Die statistischen Berichte haben gezeigt, daß dadurch die Heilungsresultate dieser prognostisch sehr ungünstigen Erkrankung wesentlich verbessert werden konnten. Es gibt daher heute keine größere Klinik, die sich beim Ovarialcarcinom nur mit der Operation begnügen würde. Die Notwendigkeit, stets nach der Operation zu bestrahlen, ist von Döderlein, Stoeckel, A. Mayer und Warnekros neben den schon früher zitierten Autoren besonders betont worden.

Auch aus unserer Statistik geht hervor, daß wir der Bestrahlung so weit als möglich stets die Operation vorausgeschickt haben. Nur bei ganz desolatem Zustand der Patientin wurde von diesem Eingriff abgesehen. Da wir sonst alle Uteruscarcinome nur der Strahlenbehandlung unterziehen oder, wie z. B. beim Mammacarcinom, im Hinblick auf die Gefahr eines operativen Eingriffs an nicht vorbestrahlten malignen Tumoren erst nach erfolgter Vorbestrahlung die Operation ausführen, könnte es auffallend erscheinen, daß wir beim Ovarialcarcinom von unseren Richtlinien abweichen und erst die Operation vornehmen.

Die Gründe zu diesem Vorgehen liegen aber nach unseren Ausführungen über das pathologisch-anatomische und klinische Verhalten der Ovarialcarcinome klar zutage. Denn diese bedingen für die Röntgentherapie des Ovarialcarcinoms im Gegensatz zur Bestrahlung des Uteruscarcinoms und auch des Mammacarcinoms eine Reihe besonderer Schwierigkeiten.

Diese betreffen zunächst die Diagnose. Es wird sich wohl niemand getrauen, die Diagnose auf Ovarialcarcinom allein aus dem klinischen Untersuchungsbefund zu stellen, wie das beim Uteruscarcinom und beim Mammacarcinom in einem hohen Prozentsatz

---

[1] Je ein Fall der Jahre 1918, 1919 und 1920 wurde bei der im Lehrbuch der Röntgenkunde (Rieder-Rosenthal) Bd. III veröffentlichten Übersicht als gestorben gezählt, weil auf Anfrage keine Antwort kam. Erneute Nachforschungen bei den Bürgermeisterämtern und daraufhin durchgeführte Nachuntersuchungen haben aber ergeben, daß diese drei Frauen heute noch gesund und arbeitsfähig sind.

der Fälle möglich ist. Beim Ovarialcarcinom kann die Diagnose einzig und allein nur durch die mikroskopische Untersuchung geklärt werden, d. h. es muß die Bauchhöhle geöffnet und Tumormaterial entnommen werden.

Man könnte nun vorschlagen, doch wenigstens bei stark begründetem Verdacht zunächst die Bestrahlung auszuführen, um die Gefahr eines operativen Eingriffs — Dissemination von Geschwulstzellen und Propagation des Tumorwachstums — herabzusetzen, also ähnlich vorzugehen, wie es beim Mammacarcinom für uns die Regel ist. Dieser Weg ist beim Ovarialcarcinom im allgemeinen aber leider nicht gangbar.

Die Bestrahlung des Mammacarcinoms stellt bei exakter Dosierung und einwandfreier Bestrahlungstechnik eine unschädliche Maßnahme dar, deren Folgen die Patientin leicht überwindet. Ganz anders ist es aber beim Ovarialcarcinom. Ovarialcarcinome haben, seltene Fälle ausgenommen, eine wesentlich größere Ausdehnung, bedingen also die Einverleibung einer viel größeren Volumdosis, als dies bei einem zweifelhaften Mammatumor der Fall ist.

Will man einen Ovarialtumor im Sinne eines Ovarialcarcinoms korrekt bestrahlen, so ergibt sich aber eine Volumdosis, die unbedingt eine stärkere Schädigung des Blutbildes nach sich ziehen muß. Die Belastung des Organismus durch die Maßnahme ist also eine sehr erhebliche. Wird dann nach der Bestrahlung die Laparotomie vorgenommen, um den Tumor anzugehen, so ist wiederum die Gesamtschädigung, die durch die Operation gesetzt wird, viel größer zu bewerten als die Tumorexstirpation bei einem Mammacarcinom.

Der Mammatumor kann in leichter Narkose binnen weniger Minuten entfernt werden. Der Ovarialtumor erfordert zu seiner Entfernung die Eröffnung der Bauchhöhle. Es handelt sich also im Gegensatz zu dem Eingriff beim Mammatumor stets um eine größere Operation. Ihre Gefahr ist durch die eingreifende Vorbestrahlung größer geworden, weil der Organismus die Strahlenschädigung noch nicht ausgeglichen hat. Die Patientin ist daher bei der Operation stärker gefährdet.

Schon aus diesen Überlegungen geht hervor, daß man einen Ovarialtumor nur auf den Verdacht hin, daß es sich um ein Carcinom handeln sollte, vor der Operation nicht bestrahlen darf.

Nun könnte man aber der Ansicht sein, daß man wenigstens bei kleinen Ovarialcarcinomen die Bestrahlung ausführen könnte. Es kommt immer wieder einmal vor, daß man einen vielleicht etwa faustgroßen Ovarialtumor zur Behandlung bekommt, der als Carcinom sehr verdächtig erscheint. Faustgroße Tumoren an der Portio lassen sich ohne weiteres, ohne die Gefahr einer allzu großen Allgemeinschädigung, bestrahlen.

Es erscheint daher gerechtfertigt, auch einen faustgroßen Ovarialtumor zunächst zu bestrahlen und dann erst operativ anzugehen. Da wir aber bei einem faustgroßen Ovarialtumor erst recht nicht feststellen können, ob es sich tatsächlich um ein Carcinom handelt oder nicht, so ist auch hier die erste Maßnahme nur die Operation.

Bei dieser Forderung kommt auch noch in Betracht, daß wir bei Applikation der Carcinomdosis im kleinen Becken die Kastration herbeiführen, also bei jugendlichen Frauen eine nicht wieder gutzumachende Schädigung setzen. Aus diesem Grunde führen wir auch bei jüngeren Frauen beim klinisch nicht sicher erwiesenen Collumcarcinom, in Abweichung von unseren Richtlinien über den Zeitpunkt der Probeexcision, diese ausnahmsweise vor der Bestrahlung aus, um keinen irreparablen Schaden anzurichten. Bei der Mammacarcinombestrahlung sind derartige Überlegungen nicht erforderlich. Daher wird bei dieser Krebslokalisation die Bestrahlung in allen Fällen stets als erste therapeutische Maßnahme ausgeführt.

Nur in einem Fall kann man beim Ovarialcarcinom die Vorbestrahlung vornehmen. Ergibt die mikroskopische Untersuchung eines Abrasionsmaterials ein Corpuscarcinom und findet sich weiter ein einseitiger oder doppelseitiger Ovarialtumor, so ist anzunehmen, daß es sich um ein sekundäres Ovarialcarcinom handelt. In diesem Falle ist die Bestrahlung ohne vorangegangene Operation berechtigt. Dieses Zusammentreffen ist aber äußerst selten.

In der Erlanger Klinik haben wir in den letzten Jahren 3 solcher Fälle beobachtet, die ziemlich gleichmäßig verlaufen sind. Mit Rücksicht auf den Ovarialtumor wurde das gesamte kleine Becken mit der Dosis von 110% der HED belegt, in 2 Fällen wurde noch eine Zusatzdosis von 20% für den Uterus mit Radium appliziert. Letztere Maßnahme war erforderlich, weil es sich beim Corpuscarcinom um ein Adenocarcinom handelt, dessen Strahlensensibilität um 20—25% geringer ist als die eines Plattenepithelcarcinoms.

Bei allen 3 Patientinnen vergrößerte sich der Ovarialtumor nach der Bestrahlung infolge Verflüssigung zusehends. Als der Tumor fast Kindskopfgröße erreicht hatte, wurde laparotomiert und der Tumor exstirpiert.

Das sind aber Ausnahmefälle. Es muß daran festgehalten werden, daß jedesmal, wenn ein Ovarialtumor festgestellt wurde, zunächst laparotomiert wird. Zeigt sich dabei, daß der Tumor entfernt werden kann, dann muß er natürlich entfernt werden, auch wenn es sich schon nach der makroskopischen Beschaffenheit um einen malignen Tumor handelt. Nichts wäre unrichtiger als aus der gleichen Einstellung heraus, wie wir sie beim Uteruscarcinom haben, nach Wegnahme eines kleinen Stückchens, etwa einer Peritonealmetastase, die Operation zu beenden, um so die Therapie lediglich mit Röntgenstrahlen durchzuführen.

Daß man einen beweglichen, mit seiner Umgebung kaum verklebten Ovarialtumor herausnimmt, braucht nicht weiter begründet zu werden, wohl aber der Rat, auch dann den Tumor anzugehen, wenn seine radikale Entfernung Schwierigkeiten macht oder von vornherein schon anzunehmen ist, daß sie nicht durchgeführt werden kann. Ein derartiger Vorschlag widerspricht zunächst unseren Richtlinien, die wir vor allem gegenüber der Probeexcision aufgestellt haben, weil die Erfahrung zeigte, daß das anoperierte Carcinom zu wildem Wachstum angeregt wird.

Wenn wir nun trotzdem beim Ovarialcarcinom raten, von den Tumormassen wegzunehmen, was nur möglich ist, ohne den Eingriff allzuschwer zu gestalten, so hat dies seinen Grund in der Beobachtung, daß der Organismus mit der Elimination der Zerfallsprodukte um so leichter fertig wird, je kleiner der Tumor ist. Aus diesem Grunde tragen wir bei großen Blumenkohltumoren der Portio neuerdings einige Tage nach der Bestrahlung, wenn die Carcinomzellen durch die Röntgenstrahlen kastriert sind, die Tumormassen mit der Diathermieschlinge ab und erzielen so bei geringerer Belastung der Patientin eine schnellere Abheilung. Beim Mammacarcinom hat sich ähnliches ergeben. Auch hier hat sich gezeigt, daß nach Wegnahme größerer Tumoren der Heilungsvorgang und das Endresultat günstiger ist, weil offenbar der Organismus nicht mehr durch die bei der Rückbildung des Tumors entstehenden Zerfallsprodukte beschwert ist.

Es bleibt nun noch die Frage zu erörtern, ob man nicht bei besonders ernst gelagerten Fällen auch ohne sichere Diagnose die Operation vermeiden kann etwa dadurch, daß man nach der Bestrahlung beobachtet, ob der Tumor sich verkleinert. Für das Uterussarkom bedienen wir uns bekanntlich einer solchen röntgenologischen Differentialdiagnose. Ein derartiges Vorgehen kommt aber beim Ovarialcarcinom schon deswegen nicht in Frage, weil häufig eine Vergrößerung des Tumors durch Verflüssigung des carcinomatösen Anteils beobachtet wird und die Operation wegen der Raumbeengung im Abdomen dann später doch noch erforderlich wird. Aber selbst dann, wenn bei genügend großer Dosis ein Tumor einmal mit einer Verkleinerung reagieren sollte, ist dies immer bei der Unsicherheit der Diagnose — auch ausgiebige Entleerung der Därme kann eine Verkleinerung vortäuschen — ein unbefriedigendes Vorgehen, zumal dann, wenn der Entscheid über die Ausführung einer zweiten Bestrahlung, ohne die eine wirksame Röntgenbehandlung eines Ovarialcarcinoms nicht durchgeführt werden kann, getroffen werden muß.

Aus allen diesen Gründen muß die Behandlung des Ovarialcarcinoms mit der Operation, wenigstens aber mit der Probelaparotomie angefangen werden. Bestehen gegen die Operation wegen des desolaten Zustandes der Patientin ernste Bedenken, dann ist auch eine mit Aussicht auf Wirkung durchgeführte Bestrahlung zwecklos, weil der Organismus die mit einer solchen Bestrahlung verbundene Schädigung nicht erträgt. Nur damit Röntgenstrahlen appliziert werden, sollte man keine Bestrahlung vornehmen.

f) Soll beim Ovarialcarcinom stets nachbestrahlt werden?

Von besonderer Wichtigkeit erscheint uns im Hinblick auf unsere Ausführungen über die postoperative Bestrahlung (s. S. 94) die Stellungnahme zu der Frage, ob man die Bestrahlung auch dann vornehmen soll, wenn ein glatter Ovarialtumor exstirpiert werden konnte, der nur an einzelnen Stellen eine carcinomatöse Degeneration aufwies.

Überblickt man zu dieser Frage die Literatur, so findet man zweifellos bei solchen Fällen, bei denen im wahrsten Sinne des Wortes radikal operiert werden konnte und die dann nachbestrahlt wurden, auffallend günstige Resultate der Dauerheilung.

Auch in unserer Statistik finden sich 9 Fälle, die total operiert und nachbestrahlt wurden, von denen nach 5 Jahren 7 vollkommen gesund und arbeitsfähig waren.

Weiterhin wurden von 3 Fällen, die nunmehr 10 und mehr Jahre zurückliegen, 2 Frauen bei der neuerlichen Nachuntersuchung gesund und arbeitsfähig befunden.

Das würde also für die radikal operierten und nachbestrahlten Fälle einen Heilungsprozentsatz von rund 75% bedeuten. Danach müßte eigentlich die Frage, ob man prinzipiell solche einwandfrei außerhalb des Carcinoms operierten Fälle nachbestrahlen soll, bejaht werden.

Wir glauben aber, daß man sowohl unsere Ergebnisse als auch die günstigen anderer Autoren vorsichtiger und mit schärferer Kritik bewerten sollte.

Jede Klinik kann unter den nur operierten Ovarialcarcinomen geheilte Fälle aufweisen und immer sind es solche, bei denen ein glatter Tumor exstirpiert wurde. Heute wird fast überall nachbestrahlt, so daß eine exakte Vergleichsstatistik schwer ist. Statistische Aufzeichnungen aus der Zeit vor der Röntgentherapie können nicht so sicher herangezogen werden, weil in den letzten 10 Jahren allenthalben die operativen Resultate besser geworden sind, dank der Verbesserung unserer Hilfsmittel (Narkose, Catgut).

Daher scheuen wir uns nicht zu behaupten, daß die günstigen Heilungsresultate beim glatt exstirpierten Ovarialcarcinom der Operation mehr als der Nachbestrahlung zu danken sind. Man geht sicher nicht fehl, wenn man annimmt, daß mancher Fall auch ohne die Nachbestrahlung dauernd geheilt geblieben wäre.

Aus diesem Grunde können wir einem Gynäkologen nicht unrecht geben, der nach der glatten Operation eines in sich vollkommen geschlossenen Ovarialcarcinoms die Bestrahlung nicht vornehmen läßt, weil er glaubt, nach der radikalen Operation der Patientin die Belastung durch die Röntgenbestrahlung nicht zumuten zu dürfen.

Die Schädigung durch die Bestrahlung etwa dadurch verringern zu wollen, daß man eine sog. prophylaktische Nachbestrahlung mit kleinen Dosen macht, halten wir für zwecklos. Bis jetzt konnten wir uns nicht davon überzeugen, daß man bei irgendwelchen Carcinomen durch Nachbestrahlung mit kleinen Dosen ein Rezidiv verhindern kann. Daher ist es auch unsere Meinung, daß die so prophylaktisch nachbestrahlten, wirklich radikal operierten Ovarialcarcinome nicht infolge, sondern trotz der prophylaktischen Nachbestrahlung rezidivfrei geblieben sind.

Es wäre aber falsch, wollte man die soeben dargelegte Meinung dahin auslegen, daß in jedem Fall die Nachbestrahlung beim glatt operierten, geschlossenen Ovarialcarcinom abzulehnen wäre. Es gibt zweifellos Fälle, bei denen auch die Nachbestrahlung als aussichtsreich und als notwendig vertreten werden kann.

Bei den bisherigen Ausführungen waren jene Ovarialcarcinome gemeint, die klinisch und makroskopisch noch bei der Operation als harmlose Ovarialcystome imponierten. Nun gibt es aber solche Tumoren, bei denen nicht nur eine teilweise carcinomatöse Degeneration vorhanden ist, sondern welche als papilläre Ovarialcystome vollständig adenocarcinomatös degeneriert sind. Es gibt auch solche Ovarialtumoren, bei denen der carcinomatöse Teil in der Nähe der Ansatzstelle sitzt. Diese sind biologisch und in bezug auf die Diagnose sicherlich ungünstiger zu bewerten als die mit dem kleinen Anteil einer carcinomatösen Degeneration fern vom Stiel. Es ist also auch beim glatt exstirpierten carcinomatösen Ovarialcystom eine Individualisierung gegenüber der Frage der Nachbestrahlung notwendig.

Leider sind die Ovarialcarcinome, bei denen man sich überlegen muß, ob eine Nachbestrahlung zweckmäßig ist, ganz selten. Die weitaus größere Anzahl der zur Behandlung kommenden Ovarialcarcinome sind die fortgeschrittenen Fälle. Darunter sind sicher solche, bei denen vom makroskopischen Gesichtspunkt aus eine Radikaloperation sich noch durchführen ließ. Um Mißverständnisse auszuschalten, möchten wir aber betonen, daß die Fälle nicht unter der vorhin diskutierten Gruppe gemeint sind. Wenn ein Ovarialcarcinom seine Hülle durchbrochen hat, wenn auch noch so kleine und vereinzelte Metastasen auf dem Bauchfell vorhanden sind, dann kann man sicher sein, daß eine solche Operation nicht mehr im wahren Sinne des Wortes radikal durchgeführt werden kann. Solche Fälle müssen in systematischer Weise nachbestrahlt werden.

Die größte Gruppe der Ovarialcarcinome setzt sich aber aus jenen Fällen zusammen, bei denen nur eine Teiloperation gemacht werden kann oder die so ausgedehnt sind, daß schließlich nur die Probelaparotomie mit der Entnahme eines kleinen Stückchens in Frage kommt.

Bei diesen bisher für den Operateur trostlosen Fällen leistet uns die Röntgentherapie die größte Hilfe, denn von diesen Fällen sagt unsere Statistik, daß

3 Jahre nach Abschluß der Behandlung 30—40% gesund und arbeitsfähig waren, ferner, daß

5 Jahre nach Abschluß der Behandlung 20% gesund und arbeitsfähig waren.

Alle die nun geheilten Frauen wären ohne die Röntgenbehandlung zugrunde gegangen; denn wir halten die in der Literatur manchmal aufgestellte Behauptung von der spontanen Rückbildung zurückgelassener Teile eines Ovarialcarcinoms für irrig (s. S. 175).

Die Ergebnisse der Statistiken anderer Autoren sprechen im gleichen Sinne günstig für die Strahlentherapie. Heyman vom Radiumhemmet in Stockholm kommt bei unvollständig operierten und nachbestrahlten Fällen zu rund 40% Heilung bei 2—12jähriger Beobachtung, ein Ergebnis, das sich mit unseren Zahlen ungefähr deckt.

Die unbefriedigenden Ergebnisse der Operation sind durch die Röntgentherapie unzweifelhaft weitgehend verbessert worden. Wenn man nun berücksichtigt, daß die Strahlenbehandlung noch ausbaufähig ist, so dürfen wir auf eine weitere Besserung der Resultate in Zukunft hoffen.

g) Zur Operationstechnik beim Ovarialcarcinom
(unter Voraussetzung der Nachbestrahlung).

Die Operationsmethoden können hier nicht besprochen werden. Diese dürfen wohl als bekannt vorausgesetzt werden. Auf einige grundsätzliche Punkte muß aber eingegangen werden.

Es wäre wünschenswert, auch beim Ovarialcarcinom die Operation ebenso wie beim Mammacarcinom erst nach der Bestrahlung vorzunehmen, weil dann die Gefahr des operativen Eingriffs auf das Mindestmaß beschränkt würde. Aus welchem Grund dieser Weg aber nicht gangbar ist, das wurde schon des öfteren hervorgehoben. Wir brauchen daher hier nicht mehr darauf einzugehen.

Da wir nun also aus diagnostischen Gründen und zur Schaffung günstigerer Verhältnisse für die Bestrahlung vor der Bestrahlung operieren, müssen wir uns der Gefahren, die das operative Angehen einer nicht vorbestrahlten malignen Geschwulst in sich birgt, bewußt sein. Diese sind besonders groß, wenn es nicht möglich ist, außerhalb der Tumormasse zu operieren. Da hierbei Blut- und Lymphgefäße innerhalb der Geschwulst eröffnet werden, so droht stets die Gefahr der Dissemination von Tumorzellen. Diese Gefahr wächst, wenn stärkere Blutungen auftreten. Die Blutstillung ist in den brüchigen Tumormassen sehr erschwert. Häufiges energisches Komprimieren der blutenden Flächen ist erforderlich. Gerade diese Maßnahmen bergen die große Gefahr in sich, da es dabei direkt zu einem Hineinmassieren von Geschwulstzellen in die Gefäßbahnen kommen kann, die Metastasierung also weitgehendst begünstigt wird.

Aus diesem Grunde ist es zweckmäßig, auch beim Ovarialcarcinom für die Operation ein Verfahren anzuwenden, das ein möglichst schonendes Operieren gestattet. Dieses ist in der Diathermieoperation gegeben.

Die Vorteile sind ohne weiteres verständlich. Die Verkleinerung des carcinomatösen Tumors läßt sich mit der Messerelektrode schonend, ohne jede mechanische Beeinflussung vornehmen. Es hat sich gezeigt, daß die messerförmige Elektrode spielend leicht das Tumorgewebe durchtrennt.

Der Hauptvorteil besteht aber darin, daß bei der Diathermieoperation die durchtrennten kleineren Gefäße durch Koagulation sofort verschlossen werden und größere durch einfaches Umschalten des Stromes durch Verschorfung ebenfalls verschlossen werden können. Die Blutstillung ist also im Gegensatz zur Operation mit dem Skalpel wesentlich vereinfacht.

Es lassen sich so mit der Schlingenelektrode ganz schonend große Tumormassen abtragen, so daß der Tumor auf diese Weise verhältnismäßig einfach weitgehend verkleinert werden kann.

Der Vorteil dieses Vorgehens ist nun nicht allein darin zu suchen, daß die störenden und gefährlichen parenchymatösen Blutungen ausbleiben oder schnellstens gestillt werden können und die Gefahr der Dissemination von Tumorzellen durch weitgehenden sofortigen Verschluß der durchtrennten Gefäße hintangehalten wird, sondern besteht auch darin, daß der elektrische Strom alle auf der Schnittfläche liegenden Carcinomzellen abtötet. Die Gefahr der Metastasenentstehung wird durch diesen Vorgang weiter herabgesetzt.

Gegenüber der Operation mit dem Messer stellt daher die Operation mit der schneidenden Diathermie einen so großen Vorteil dar, daß sie unbedingt als die Methode der Wahl auch bei der Operation der Ovarialcarcinome bezeichnet werden muß.

Eine schonendere und ungefährlichere Verkleinerung eines carcinomatösen Tumors läßt sich mit keiner anderen Methode erreichen.

Da man nun nie weiß, wie weit die Lymphbahnen schon infiziert sind, ist sie auch für die Fälle zu empfehlen, in denen der Tumor noch gut operabel ist und das Carcinom nur auf das Ovar begrenzt zu sein scheint.

Neben diesen Ausführungen, die sich auf die technische Durchführung der Operation beziehen, erhebt sich nun noch die Frage, wieweit soll die Operation ausgedehnt werden, wenn nach dem makroskopischen Befund mit einem Übergreifen des Carcinoms auf die Umgebung noch nicht gerechnet zu werden braucht. Kann man sich in solchem Fall mit der Exstirpation des Tumors begnügen oder muß die Operation radikaler gestaltet werden?

Diese Frage ist in der Literatur schon mehrfach diskutiert worden. Die Beobachtung, daß das bei der Operation makroskopisch gesund erscheinende andere Ovar bei einer 22jährigen Patientin 4 Monate nach dem Eingriff gleichfalls an Carcinom erkrankte und daß sich bei einem anderen Fall in einem mit herausgenommenen, gesund aussehenden Ovar mikroskopisch Carcinommetastasen befanden, veranlaßte v. Franqué, den Rat zu geben, in jedem Fall von Eierstockscarcinom auch das zweite Ovar und den Uterus zu exstirpieren. Der Uterus soll mitentfernt werden, weil über ihn die Lymphverbindungen zum anderen Ovar führen.

Den Rat zur Radikaloperation gibt auch A. Döderlein. Wegen der Gefahr der metastatischen Erkrankung des Uterus und des anderen Ovars sollten stets Uterus, Tuben und beide Ovarien entfernt werden. Zur Begründung seiner Forderung verweist er auf die Erfahrungen von Zweifel in Leipzig, der nach dem Bericht von Glockner bei seinen rezidivfreien Fällen in 61,6% den Uterus partiell oder total mitentfernt hatte, während bei den rezidiv gewordenen dieses nur in 36,3% der Fall gewesen war.

In der gleichen radikalen Weise wurde auch in der Klinik Bumm bei einseitigem Ovarialcarcinom vorgegangen, weil es sich gezeigt hatte, daß mit dem Zurücklassen die Gefahr eines Rezidivs steigt. Ebenso verlangt Stoeckel, wenn während der Operation die Diagnose auf Malignität gestellt wurde, nie die einseitige Operation auszuführen, sondern Uterus und andere Adnexe mit zu entfernen. Aus dem gleichen Grunde fordert auch Steffek bei einseitiger Erkrankung die doppelseitige Ovariotomie.

Es mag vielleicht zunächst überraschen, wenn wir hervorheben, daß auch die Erlanger Klinik in allen Fällen, in denen die technische Möglichkeit besteht und der größere Eingriff keine allzu große Belastung für die Patientin bedeutet, den Uterus supravaginal amputiert und zusammen mit den anderen Adnexen entfernt. Diese Ausdehnung des Eingriffs könnte überflüssig erscheinen, wenn anschließend eine intensive Röntgenbestrahlung zur Zerstörung etwa noch zurückgebliebener Carcinomnester vorgenommen wird.

Das radikale Vorgehen bei der Operation könnte vielleicht sogar den Verdacht erregen, daß das eigene Vertrauen in die Wirksamkeit der angeschlossenen Bestrahlung nicht sehr groß sei. Das trifft natürlich nicht zu; die Gründe für die Ausdehnung des Eingriffs liegen auf ganz anderem Gebiet.

Mit Röntgenstrahlen können wir Uterus und Adnexe jederzeit mit einer zur Zerstörung etwa vorhandener Carcinomzellen ausreichenden Röntgenstrahlenmenge belegen. Das macht keine Schwierigkeiten.

Die Entfernung des anderen Ovars ist aus einem anderen Grunde wünschenswert. Bei dem häufig beobachteten Befallensein beider Ovarien, auch beim primären Ovarialcarcinom, braucht es sich bei dem später auftretenden Ovarialcarcinom der anderen Seite nicht immer um eine Metastase aus dem entfernten Ovar zu handeln. Es liegt vielmehr die Annahme nahe, daß in einer großen Zahl der Fälle die Entwicklung des Carcinoms unabhängig vom anderen Ovar erfolgte.

Insbesondere glauben wir, wenn einige Jahre nach der Operation im zurückgelassenen Ovar ein Carcinom beobachtet wurde, daß dieses als Metastase des vor Jahren exstirpierten nur in wenigen Fällen anzusprechen war. Es wird sich vielfach sicher um ein zweites primäres Ovarialcarcinom gehandelt haben.

Diese Annahme hat umsomehr für sich, als es eine bekannte Tatsache ist, daß paarige Organe häufig unabhängig voneinander carcinomatös erkranken können. Es sind gleichzeitig oder nacheinander auftretende doppelseitige Mammacarcinome, Nebennierencarcinome u. ä. beschrieben, bei denen ein Zusammenhang zwischen beiden Tumoren nicht festzustellen war. Man erklärt diese auffällige Erscheinung damit, daß bei den Kranken eine sog. Tumordisposition vorhanden war, die dazu führte, daß die paarigen Organe unabhängig voneinander erkrankten.

Es kann daher das bei der Operation noch gesund erscheinende Ovar schon den Keim oder die Vorstufe des Carcinoms in sich bergen.

Nun hat Wintz in früheren Veröffentlichungen schon wiederholt darauf hingewiesen, daß es wohl gelingt, Carcinomzellen mit therapeutischen Dosen zu zerstören, nicht aber deren Vorstufen, mag man diese „latent schlummernde Krebskeime" oder nach Wintz „zum Carcinom präformierte Epithelzellen" nennen, weil diese eine viel zu geringe Radiosensibilität besitzen und die zu ihrer Zerstörung notwendige Dosis praktisch nicht anwendbar ist. Daher kann eine Röntgenbestrahlung diese Vorstufen des Krebses an ihrer endgültigen Umwandlung zum Carcinom nicht hindern. Folglich besteht immer die Gefahr, daß sich im zweiten Eierstock trotz der Nachbestrahlung später doch noch ein Carcinom entwickelt. Um dieses unmöglich zu machen, entfernen wir auch den zweiten Eierstock, wenn es technisch möglich ist.

Ein Schaden wird dadurch nicht angerichtet. Selbst wenn man das Ovar zurückläßt, bleibt dessen Funktion nicht erhalten, weil die hohe zur Anwendung kommende Röntgenstrahlendosis unweigerlich die Kastration nach sich zieht.

Dieser Effekt ist nun aber sogar erwünscht. Denn die Erfahrung hat gelehrt, daß die monatlich mit der Regelblutung einsetzende Umstimmung des Stoffwechselgleichgewichts die Rückbildung stört und das Auftreten von Rezidiven begünstigt.

Daß man bei doppelseitigen Tumoren, solange sie gut operabel sind, beide Tumoren mit dem Uterus entfernt, braucht nicht begründet zu werden.

Das gleiche Vorgehen ist natürlich auch angezeigt, wenn es sich um doppelseitige metastatische Tumoren handelt. Falls sie noch operabel sind, werden sie entfernt, auch wenn die Prognose an sich schon infaust ist.

Daß in allen Fällen schon bei Verdacht auf maligne Degeneration eines vorgefundenen Ovarialtumors die Bauchhöhle soweit als möglich inspiziert wird, ist notwendig:

1. um schon bei der Operation Sicherheit zu haben, daß es sich um ein primäres Ovarialcarcinom handelt;

2. um sich über die Ausdehnung der Metastasierung zu orientieren, weil diese für die später vorzunehmende Bestrahlung von Wichtigkeit ist, da bei Ausdehnung der Dissemination bis in den Oberbauch dieser auf jeden Fall mitbestrahlt werden muß.

Sonst geht es so, wie in dem von Schäfer veröffentlichten Fall: im Unterbauch ist das Carcinom restlos zerstört und im Oberbauch hat es sich weiter entwickelt.

h) Allgemeine Grundlagen für die Strahlenbehandlung des Ovarialcarcinoms.

Nach der Darlegung des zweckmäßigsten Vorgehens bei der Operation erhebt sich die Frage nach dem geeignetsten Vorgehen für die nachfolgende Bestrahlung.

Vorbedingung für die wirksame Strahlenbehandlung eines Carcinoms ist die Kenntnis der für den vorliegenden Fall notwendigen Dosis. Sache des Strahlentherapeuten ist es dann, diese in zweckmäßiger Weise, ohne eine irreparable Schädigung zu setzen, im Tumorgebiet zur Wirkung zu bringen.

Aus den Erfahrungen am Uteruscarcinom wissen wir, daß die zur sicheren Rückbildung eines Carcinoms notwendige Dosis von der Zugehörigkeit zu einer bestimmten Carcinomgruppe abhängig ist.

Die primären Ovarialcarcinome gehören mit über der Hälfte der Fälle zu den Adenocarcinomen. Aus diesem Grunde erscheint es wohl berechtigt, eine typische Methodik für die Bestrahlung des Ovarialcarcinoms auf der für das Adenocarcinom in Frage kommenden Dosis aufzubauen.

Es besteht auch zunächst kein Grund dafür anzunehmen, daß die Adenocarcinome am Ovarium eine andere Radiosensibilität besitzen. Beim Cervixcarcinom finden wir eine um 20—25% verringerte Radiosensibilität gegenüber dem Plattenepithelcarcinom. An der Mamma besteht zwischen dem Carcinoma solidum und dem Adenocarcinom der gleiche Sensibilitätsunterschied. Daher dürfte er auch am Ovarium in ähnlicher Weise vorhanden sein.

Wir haben schon darauf hingewiesen, daß in der Literatur einzelne Fälle publiziert sind, bei denen die Heilung mit auffallend kleinen Strahlenmengen erreicht wurde. Wenn man im allgemeinen auch die Dosen, die mit früheren Bestrahlungsmethoden, dünnem Filter, verzettelter Applikation, durchgeführt wurden, nicht unterschätzen darf, so ist soviel sicher, daß die durch v. Franqué, Walthard und Seitz publizierten Fälle eine wesentlich geringere Dosis erhalten haben, als es unseren Forderungen der Carcinomdosis entspricht.

Weil nun die so behandelten Fälle geheilt wurden, besteht der Schluß zu Recht, daß es unter den Ovarialcarcinomen eine besondere Gruppe geben muß, die eine ungewöhnlich hohe Radiosensibilität besitzt.

In den bekannt gewordenen Fällen handelt es sich um carcinomatöse Mischtumoren embryonaler Abstammung.

Da wir nun immer Kenntnis von der Art der Zugehörigkeit des Ovarialcarcinoms haben, so sind wir an sich in der Lage, unsere Dosierung darauf einzustellen. Um für eine bestimmte Lokalisation wie etwa das Ovarialcarcinom, eine Bestrahlungstechnik aufzustellen, ist es aber zweckmäßig, die schwierigsten Bedingungen zugrunde zu legen. Wir werden also vom Adenocarcinom ausgehen; die Modifikation für andere Carcinomarten mit höherer Radiosensibilität ist dann einfach.

Die erste Forderung, die bei der Bestrahlung eines Carcinoms zu erfüllen ist, lautet: Im gesamten Ausbreitungsgebiet muß die notwendige Dosis — für das Adenocarcinom 125% der HED — verabfolgt werden. Für das Ovarialcarcinom bedeutet dies also das gesamte kleine Becken mit Einschluß der unteren Partien des Bauchraumes so zu bestrahlen, daß die obere Grenze der zu durchstrahlenden Gewebspartie noch über Nabelhöhe liegt.

Eine solch große Volumdosis ist sicher nicht harmlos. Dies zeigt deutlich die Beobachtung des Blutbildes; denn wenn der gesamte untere Bauchraum so durchstrahlt wurde, daß im näheren Ausbreitungsgebiet des Ovarialcarcinoms 125% der HED als kleinste Dosis appliziert wurde, dann beobachteten wir in jedem Fall ein scharfes Absinken der Leukocyten durchschnittlich auf 2500—3000; aber auch Erythrocyten werden geschädigt; denn bereits am Tage nach der Applikation der Gesamtdosis sinkt die Erythrocytenzahl meist etwa um 1 Million. Im Urin kann Eisen nachgewiesen werden.

Diese Blutschädigung ist aber reparabel; denn die laufenden Untersuchungen haben gezeigt, daß etwa nach 6—8 Wochen der Blutstatus wieder normal geworden ist.

Auch wenn eine zweite gleich hoch dosierte Bestrahlung vorgenommen wird, gleicht sich die Schädigung im Blutbild wieder aus.

In der Haut dagegen und vor allem in dem lockeren prävesiculären Gewebe entsteht die Bereitschaft zur Induration. Eine solche tritt mit Sicherheit ein, wenn nach Ablauf von weiteren 8—10 Wochen eine dritte Bestrahlung vorgenommen wird oder wenn sich eine weitere selbst harmlose Noxe hinzugesellt, etwa starkes Überwärmen mit der Leibflasche oder heiße Bäder. Die, wenn auch latente, Blutgefäßschädigung der Haut wird später durch die Entstehung von Teleangiektasien manifest.

Mit einer einzigen Bestrahlung ist keiner unserer Fälle mit adenomatösem Carcinom geheilt worden. Dies besagt also, daß die applizierte Dosis nicht ausgereicht hat, um tatsächlich alle Carcinomzellen zum Absterben zu bringen. Dies stimmt mit den Erfahrungen bei anderen Adenocarcinomen überein. Beim Mammacarcinom konnte Wintz vielfach beobachten, daß durch die Applikation einer Dosis von 105% der HED, wie es die typische Verfärbung der Haut bewies, nicht verhindert werden konnte, daß in den Bestrahlungsgebieten neue Carcinomknötchen gewachsen sind. Aus dieser Feststellung hat Wintz in früheren Publikationen den Schluß gezogen, daß es offenbar Stadien der Carcinomzelle geben müsse, die gegen 100—105% der HED resistent sind. Die zum Carcinom präformierten Epithelzellen haben eine geringere Radiosensibilität als die ausgebildeten Carcinomzellen; die Strahlenempfindlichkeit ist etwa die gleiche wie die der normalen Epithelzelle. Diese wird mit 105% der HED nicht zerstört; ihre weitere Existenz zwingt zu der Annahme, daß sie in der Lage ist, die erlittenen Schädigungen wieder auszugleichen. Die gleiche Fähigkeit muß auch in den präcancerösen Stadien vorhanden sein.

Die Messungen, die in exakter Weise beim Adenocarcinom der Cervix und des Corpus angestellt werden konnten, haben bewiesen, daß 115% der HED die untere Grenze der tödlichen Dosis darstellen.

Also muß die Forderung lauten, daß 115% der HED bei der Bestrahlung im unteren Teil des Bauchraumes zur Anwendung kommen müssen. Nun hat aber die Erfahrung gezeigt, daß das früher als radioresistent bezeichnete Adenocarcinom der Cervix mit Erfolg angegangen werden kann, wenn man die Dosis höher nimmt als unsere frühere Carcinomdosis. Wenn nur durch Steigerung der Dosis die unbefriedigenden Ergebnisse bis zu 47% Heilungen erhöht werden konnten, warum sollte das beim adenomatösen Ovarialcarcinom nicht auch in gleicher Weise möglich sein?

Dieser Schluß ist aber leider unrichtig. Man kann die Erfahrungen beim Adenocarcinom der Cervix schon deshalb nicht ohne weiteres auf das Ovarialcarcinom übertragen, weil in dem beschränkten Gebiet des Cervixcarcinoms 125% der HED ohne allzu großes Schädigungsrisiko erreicht werden können. Für das Ovarialcarcinom mit seiner großen Ausdehnung ist eine so große Dosis schon technisch nicht leicht möglich.

Beim Adenocarcinom der Cervix ist die Volumdosis mit ihrer Schädigung für den Allgemeinkörper nicht allzu groß, so daß sie in Kauf genommen werden kann. Auch wenn eine Reizung der Mastdarmschleimhaut einsetzt, geht diese in einem verhältnismäßig kleinen Bezirk vor sich.

Zweidrittel des Abdominalraumes aber mit 125% der HED zu belegen, ist gefährlich. Die Größe der Blutschädigung steigt mit zunehmender Volumdosis sehr rasch an. Wintz konnte feststellen, daß bei einer so großen Volumdosis, wie sie 100% der HED auf die Mitte des Abdominalraumes mit großem Feld appliziert, darstellen, die Blutschädigung mit jeder weiteren Erhöhung um 10% so stark zunimmt, daß der Ausgleich des Schadens längere Zeit dauert.

Patienten, bei denen die Blutbildungsstätten schon geschädigt sind, deren Organismus den freiwerdenden Toxinen gegenüber wenig Widerstand mehr bieten kann, erleiden eine irreparable Schädigung.

Aus all diesen Gründen kommt eine Erhöhung der Dosis bei der Bestrahlung des Ovarialcarcinoms über 110—115% überhaupt nicht in Betracht.

Die endgültige Zerstörung des Carcinoms verlangt daher eine zweite Bestrahlung. Diese Technik ist erprobt; die Schädigung, die sie setzt, ist reparabel. Der Organismus verträgt erfahrungsgemäß eine Wiederholung der Bestrahlung nach 8—9 Wochen.

Für die präcancerösen Stadien der Carcinomzellen mit ihrer herabgesetzten Radiosensibilität hätte auch die Erhöhung auf 125% der HED keinen Zweck; dies hat die Beobachtung beim Mammacarcinom einwandfrei gezeigt.

Ob etwa 12 Wochen nach der zweiten Bestrahlung eine dritte angesetzt werden soll, kann nicht generell entschieden werden. Hier muß eine genaue Beobachtung des lokalen Befundes und der allgemeinen Körperverfassung, vor allem mehrfache Aufnahme des Blutstatus zum Entscheid herangezogen werden.

Nach unserer Statistik ist seit 1920 keine geheilte Patientin mehr dreimal bestrahlt worden. Es besteht sicher zu Recht, daß, wenn zwei richtig dosierte Bestrahlungen die Grundlage zur Heilung nicht gelegt haben, auch die dritte Bestrahlung die Patientin nicht zu retten vermag.

i) Die Erlanger Bestrahlungstechnik beim Ovarialcarcinom.

Unsere Bestrahlungstechnik beim Ovarialcarcinom ist gekennzeichnet

1. durch die Anwendung großer Fernfelder und

2. durch die möglichst kurzfristige Applikation der für den betreffenden Fall als notwendig erkannten Dosis, weil dadurch für die Bestrahlung das günstigste Radiosensibilitätsverhältnis zwischen dem Carcinomgewebe und den gesunden Zellen vorhanden ist.

Diese kurzzeitige Bestrahlung hat aber ihre Begrenzung nach unten in der Tatsache, daß man eine große Volumdosis nicht in beliebig kurzer Zeit verabfolgen darf, wenn die Schädigungen nicht untragbar groß werden sollen.

Mit den modernen Apparaten könnte man die Bestrahlung in sehr kurzer Zeit applizieren, weil man einerseits eine hohe Strahlenausbeute zur Verfügung hat, andererseits die Doppelbestrahlung gleichzeitig durch eine Übertischröhre und eine Untertischröhre durchführen könnte.

Ein solches Vorgehen wäre aber nicht nur überflüssig, sondern im Hinblick auf die großen Volumdosen sogar schädlich.

Bei unseren Patienten verteilen wir die Bestrahlung auf 2—3 Tage. Nur in einzelnen Fällen auf mehr als 3 Tage. Die Verteilung ist abhängig von der Zahl der Einfallsfelder; deren Zahl und Größe wird wieder von verschiedenen Faktoren bestimmt.

Handelte es sich vor der Exstirpation um ein abgeschlossenes Carcinom, das noch nicht in die Bauchhöhle durchgebrochen war, so begnügen wir uns damit, das kleine Becken und den unteren Teil des Bauchraumes mit der Carcinomdosis zu durchstrahlen. War aber das Carcinom nicht mehr lokalisiert, sondern waren schon Implantationsmetastasen auf dem Peritoneum vorhanden, so werden diese bei der Bestrahlung natürlich miterfaßt. Um ein klares Bild über den Grad der Dissemination in der Bauchhöhle zu bekommen, wird bei der Operation eine genaue Inspektion der Bauchhöhle vorgenommen. Wurden Implantationsmetastasen im Oberbauch festgestellt, so wird die obere Grenze des Abdominal- und Dorsalfeldes entsprechend gewählt. Es bedarf wohl keines besonderen Hinweises, daß bei der Ausdehnung des Einfallsfeldes bis zum Zweichfell auf der einen Seite die technischen Schwierigkeiten für eine gleichmäßige Durchstrahlung des gesamten Bauchraumes sehr groß, auf der anderen Seite die Aussichten, einen so ausgedehnten Krebs zur Heilung zu bringen, sehr gering sind.

Neben diesen Faktoren spielen für die Größe und Zahl der Einfallsfelder der Leibesumfang und der Fettansatz, also die figürliche Gestaltung des Beckens, eine weitere Rolle. Das Vorgehen schwankt daher von Fall zu Fall. Eine adipöse Patientin mit disseminiertem Carcinom wird anders bestrahlt als eine mit abgeschlossenem Carcinom, das ganz entfernt werden konnte.

Es werden also jedesmal eingehende Berechnungen vorgenommen, nach denen ein genauer Bestrahlungsplan aufgestellt wird. Was letzteren anbelangt, so verweisen wir auf S. 239 im praktischen Teil. Dort haben wir als Beispiel für die Großfernfelderbestrahlung einen Bestrahlungsplan für das Ovarialcarcinom angeführt.

Hier soll deshalb nur in großen Zügen ein Überblick über die Lage und die Zahl der einzelnen Einfallsfelder gegeben werden.

Angenommen, die Bestrahlung soll sich nur auf den Unterbauch erstrecken und bei einer Patientin mit normalem Fettansatz durchgeführt werden; der Durchmesser in der Mitte zwischen Nabel und Symphyse zur Mitte des Kreuzbeins betrage 20 cm. Dann werden zur homogenen Durchstrahlung des bezeichneten Bauchraumes mit 115% der HED folgende Felder appliziert:

Zunächst ein größeres vorderes Einfallsfeld, das von Darmbeinschaufel zu Darmbeinschaufel reicht, dessen untere Begrenzung unterhalb der Symphyse und dessen obere Begrenzung etwas über Nabelhöhe verläuft. Dieses Einfallsfeld entspricht ungefähr 30×30 cm $= 900$ qcm.

Danach wird korrespondierend ein entsprechend großes Feld auf dem Rücken angesetzt.

Um den seitlichen Dosisabfall aufzuheben und die Carcinomdosis zu erreichen, wird außerdem noch je ein seitliches Einfallsfeld appliziert. Dessen obere und untere Grenzen entsprechen denen des Abdominal- und des Dorsalfeldes. Die an diese Felder anstoßenden seitlichen Grenzen werden in einem Abstand von 3 cm angesetzt, damit eine zu frühe Überkreuzung mit den vorher auf das Abdominal- und Dorsalfeld applizierten Strahlen nicht stattfinden kann.

Die näheren Bestrahlungsbedingungen, die Fokus-Hautabstände und die Feldbelastungen, ergeben sich aus dem bereits zitierten Bestrahlungsplan. Im allgemeinen wird es nötig sein, das vordere und das hintere Einfallsfeld mit 100% der HED zu belasten, während man bei den seitlichen Feldern mit einer geringeren Dosis auskommt. Mit den Fokus-Hautabständen läßt sich die Tiefendosis den Verhältnissen entsprechend variieren. Jedenfalls gelingt es auf diese Weise, den unteren Bauchraum ziemlich gleichmäßig mit 115% der HED zu durchstrahlen.

Bei Patienten mit sehr starker Fettauflage und kräftiger Muskulatur, also bei Frauen mit einem Durchmesser von 30 cm, reichen auch die 4 Einfallsfelder nicht aus, um 115% der HED gleichmäßig im Abdomen zur Wirkung zu bringen. In solchen Fällen wird der Versuch gemacht, durch Anwendung eines breiten Kompressionsgurtes den Durchmesser zu verringern. Ist das nicht möglich, dann werden auch die vorderen und hinteren Einfallsfelder geteilt. Hierbei entsteht allerdings eine gewisse Schwierigkeit, weil bei den vorderen Einfallsfeldern die Feldgrenzen ziemlich nahe zusammen stoßen müssen, wodurch es zu einer Überkreuzung der Strahlenkegel in der Tiefe kommt. Die über die Medianlinie des Abdomens freibleibende Schicht ist im allgemeinen 2—3 cm breit. Die Breite richtet sich jeweils nach der Dicke der Bauchdecken, die von der Operation her bekannt ist, und nach der Richtung des Einfallskegels. Wenn man bei den beiden Abdominalfeldern die Strahlen in einem kleinen Winkel nach außen richtet, dann findet die Überkreuzung der beiden Felder in einer tieferen Schicht statt, als wenn der Zentralstrahl des seitlichen Feldes mehr nach der Mitte zu gerichtet wird.

Individuelle Verhältnisse sind also bei dieser Art der Bestrahlung besonders zu berücksichtigen.

Aus den 6 Einfallsfeldern kann die Dosis von 110—115% der HED im unteren Teil des Bauchraumes mit Sicherheit erreicht werden.

Ein in besonderen Fällen günstiges Einfallsfeld ist das Vulvafeld, bei dem die Patientin in gynäkologischer Untersuchungslage bestrahlt wird. Ob dieses zur Anwendung kommen soll, hängt wiederum von der Gestaltung des Beckens und der Fettauflage ab. Durch dieses Einfallsfeld kann besonders günstig die Dosis im vorderen und hinteren Douglas erreicht werden. Die Feldgröße beträgt im allgemeinen 9 × 12 cm. Die Applikation dieses Vulvafeldes geschieht in der gleichen Weise, wie wir es beim Collumcarcinom beschrieben haben (s. S. 347).

Selbstverständlich müssen bei der Mitverwendung des Vulvafeldes die unteren Grenzen des Abdominalfeldes und des Dorsalfeldes höher angesetzt werden. Die untere Grenze des Abdominalfeldes ist dann im allgemeinen an den oberen Rand des Schambeins zu verlegen, die des Dorsalfeldes etwa 3 Querfinger oberhalb des Anus. Die korrespondierenden Grenzen des Vulvafeldes verlaufen durch die Klitoris und den oberen Rand des Anus.

Alle diese Ausführungen zeigen, daß wir beim Ovarialcarcinom kein starres Bestrahlungsschema für alle Fälle geben können, sondern daß die Einstellung individuell und nach vorheriger genauer Messung und Berechnung vorgenommen wird.

Wie bereits betont, wird die Bestrahlung beim Ovarialcarcinom nach 8 Wochen wiederholt. Diese wird in der gleichen Weise wie bei der ersten Röntgenbehandlung durchgeführt.

Der Vollständigkeit halber sei noch darauf hingewiesen, daß wir die Bestrahlung am Symmetrieinduktorium oder am Stabilivolt bei einer sekundären Spannung von 200 kV, einer Stromstärke von 4—6 mA und einer Filterung von 0,5 mm Zn und 3 mm Al oder 0,5 mm Cu und 1 mm Al durchführen. Die Tiefendosis beträgt 20—23%.

Zusammenfassend läßt sich über die Bestrahlungstechnik der Erlanger Klinik beim Ovarialcarcinom folgendes sagen: Die Bestrahlung wird unter den in der Röntgentiefentherapie üblichen Bestrahlungsbedingungen vorgenommen.

Die Bestrahlungstechnik selbst ist gekennzeichnet durch die Anwendung großer Fernfelder und die möglichst kurzfristige Applikation der für den betreffenden Fall als notwendig erkannten Dosis.

Die Zahl und Größe der Einfallsfelder sowie die Einstellung wird individuell und nach vorheriger genauer Messung und Berechnung vorgenommen.

k) Die Bestrahlungsmethoden anderer Kliniken.

Die Bestrahlungsmethoden anderer Kliniken weichen durchwegs von der von uns angegebenen ab, zum Teil sogar recht erheblich. Für die einzelnen Methoden läßt sich das jeweils aus einem Vergleich mit unseren vorstehenden Ausführungen erkennen, aus dem sich auch stets unsere Stellungnahme ergibt. Es ist daher nicht mehr nötig, die einzelnen Methoden in allen ihren Einzelheiten nochmals zu kritisieren.

Unsere Kritik braucht sich hier nur mit der häufig geübten Radiumbestrahlung zu befassen. Bei der kurzen Wirkungsweite der Radiumstrahlen halten wir die Mitverwendung des Radiums bei der Ovarial-Carcinombestrahlung erst recht für praktisch ohne großen Wert. Natürlich kann man durch eine Radiumeinlage in den Uterus oder in den Scheidenstumpf die Dosis im kleinen Becken erhöhen. Viel besser und viel homogener läßt sich dies aber durch das von uns beschriebene Vulvafeld erreichen. Daher lehnen wir das Radium bei der Bestrahlung der Ovarialcarcinome vollkommen ab und verwenden nur Röntgenstrahlen, wie das auch bei der Darstellung unserer Bestrahlungsmethode zum Ausdruck kommt.

Die nachstehende Übersicht über die in anderen Kliniken beim Ovarialcarcinom geübten Bestrahlungsmethoden stützt sich auf Antworten, die wir auf unsere Rundfrage erhalten haben, weiter auf Angaben in der Literatur. Aus letzterer wurden aber nur die neueren Veröffentlichungen verwertet, da die alten Bestrahlungsangaben heute keinen praktischen Wert mehr haben.

Universitäts-Frauenklinik Heidelberg (Eymer)[1].

Die Behandlung der Ovarialcarcinome hat mit fortschreitender Entwicklung und Leistungsfähigkeit der Röntgenapparate im Laufe der Zeit eine wesentliche Veränderung erfahren. Von vornherein muß allerdings betont werden, daß auch Eymer eine möglichst weitgehende operative Entfernung des Primärtumors, auch wenn sie nicht radikal durchgeführt werden kann, für erforderlich hält, damit nicht nur dem Körper die Verarbeitung und Ausscheidung der durch die Nachbestrahlung zerfallenden Tumoren in wechselndem Umfange abgenommen wird, sondern auch um die nicht entfernbaren Carcinommassen den später einwirkenden Strahlen besser zugänglich zu machen. Der Uterus wird prinzipiell nicht exstirpiert, da er als ideales Filter für die gleichfalls anzuwendende Radiumnachbestrahlung betrachtet wird. Mit Rücksicht auf die großen zu durchstrahlenden Körperabschnitte wird jedoch der Hauptwert der Nachbehandlung bei dieser Form der Carcinome auf die Anwendung von Röntgenstrahlen gelegt.

Sobald es der Zustand der Patientin nach der Operation erlaubt, wird zunächst die Radiumnachbestrahlung durchgeführt. Nach Möglichkeit wird die in dem Abschnitt „Corpuscarcinome" beschriebene „Triangel" aus 1 mm starkem Messing benutzt; ist deren Einführung nicht möglich, das „Bouquet" und nur, wenn die Corpushöhle zu kurz oder zu eng ist, daß auch dieses nicht verwendbar ist, wird auf einfache hintereinander geschaltete Längspräparate zurückgegriffen. Die Bestrahlungsdauer schwankt mit der Menge radioaktiver Substanz, welche sich applizieren ließ, die verabreichten mgeh, in gewisser Anlehnung daran, zwischen 2000 und 3000.

---

[1] Nach Bericht von Dietel.

Unmittelbar nach Beendigung der Radiumbestrahlung wird eine Röntgenzusatz-behandlung angeschlossen. Zur Anwendung kommen ausschließlich Großfernfelder. Wurde bei der Operation festgestellt, daß der Tumor noch nicht über die Nabelhorizontale hinaus metastasiert hat, so wird nur ein von der Symphyse bis zum Nabel reichendes Feld von vorn und ein entsprechendes hinteres benutzt, bei weiterer Ausdehnung der carcinomatösen Veränderungen nach oben werden bis zur Xiphoidspitze sich erstreckende Oberbauchfelder vorne und hinten hinzugefügt, deren unterer Rand fingerbreit von dem oberen des Nabel-Symphysenfeldes entfernt ist. Die Größe der Felder schwankt mit der der Patientin, eine seitliche Abdeckung erfolgt nicht, der Zentralstrahl wird während der gleich zu beschreibenden unterteilten Bestrahlung abwechselnd etwas mehr rechts und links von der Mittellinie (Grenze zwischen mittlerem und äußerem Drittel des ganzen Feldes) zentriert.

Betriebsbedingungen: 170 kV, 4 mA, Filter 1 mm Kupfer, Abstand 50 cm.

1. Tag: unten vorne und hinten je 150 r.

2. Tag: oben vorn und hinten je 150 r.

3. Tag: Pause.

Dieser Turnus wird 6—7mal wiederholt, bis jedes Feld 900—1000 r erhalten hat. Nach 6 Wochen werden wiederum in der gleichen Weise 1000 r auf jedes Feld gegeben, diesmal unter Hinzufügung eines Vulvafeldes aus 50 cm Abstand, Größe 6 × 8 cm, Gesamt-dosis 600 r, geteilt, in zwei Portionen zu je 300 r.

Bei dieser Form der Bestrahlung wurde bisher noch nie die geringste Schädigung der Haut gesehen, auch nicht in nächster Nähe des Operationsgebietes, hingegen häufig recht gute Rückbildung der carcinomatösen Veränderungen. Ein evtl. sich immer wieder ein-stellender Ascites wird zwischen den einzelnen Bestrahlungen häufig abgelassen, zur Des-infektion des Punktionsgebietes wird Acetonalkohol verwandt. Schwere Katererscheinungen sind selten zu beobachten. Treten solche in bedenklicher Form auf oder sind die Kranken sehr alt oder kachektisch, so wird die Bestrahlung mehr in Anlehnung an die von Coutard empfohlene Methode durchgeführt, unter Anwendung der oben angegebenen Felderzahl und -größe. Diese Form der Bestrahlung wird bei komplett inoperablen Carcinomen bevorzugt.

Betriebsbedingungen: 180 kV, 4 mA. Filter 2,5 mm Kupfer, Halbwertschichtfilter 2,2 mm Cu, Abstand 50—56 cm, 3 r pro Minute, Bestrahlungsdauer täglich 1 Stunde = 180 r.

1. Tag: Unteres vorderes Feld.

2. Tag: Unteres hinteres Feld.

3. Tag: Oberes vorderes Feld.

4. Tag: Oberes hinteres Feld usw., ohne Pause, bis jedes Feld mit je 1800 r belastet ist. Diese Bestrahlungen werden immer auffallend gut vertragen und lassen sich in jedem Falle durchführen.

Zu einer statistischen Auswertung der nach den geschilderten Methoden behandelten Fälle ist es noch zu früh. Doch glaubt Eymer schon jetzt nach einem bloßen Eindruck, die Forderung erheben zu können, daß man auch das ausgedehnteste Ovarialcarcinom zum mindesten intensiv strahlentherapeutisch angehen soll, vor allem auch dann, wenn der Allgemeinzustand der Patientin und die Ausbreitung des malignen Prozesses eine Probelaparotomie verbieten und man nicht sicher weiß, ob ein primäres oder sekundäres, vom Magen-Darmtractus aus metastasiertes Ovarialcarcinom vorliegt.

Universitäts-Frauenklinik Würzburg (Gauß)[1].

Das Ovarialcarcinom wird, wie jeder Ovarialtumor, prinzipiell soweit irgendmöglich operiert.

Bezüglich der Bestrahlungsmethoden sind 3 Gruppen zu unterscheiden:

1. Das vollständig operierte Ovarialcarcinom. Hier handelt es sich um Fälle, bei denen sich das Carcinom bei der Laparotomie makroskopisch sicher hat entfernen lassen. Für die Nachbestrahlung wird eine Methode angewandt nach dem Vorgang von Holfelder, modifiziert von Neeff.

Ausführung der Nachbestrahlung: Es werden innerhalb von 14 Tagen 3 Röntgenserien verabreicht, jede Serie mit 4 Sitzungen; nach jeder Serie 1 Tag Pause. Am 1. Tag erhält ein etwas verschmälertes Unterbauchgroßfeld 480 Or, am 2. Tag ein Seitenfeld von 12×16 qcm die gleiche Dosis, am 3. Tag das Kreuzbeinfeld, am 4. Tag das zweite Seitenfeld je 480 Or. Am 6.—9. und am 11.—14. Tag werden die gleichen Serien wiederholt. Die bei dieser Methode erreichte Gesamttiefendosis beträgt 1600—1800 Tr, je nach Dicke der Patientin.

Die Bedingungen bei allen Bestrahlungen des Ovarialcarcinoms sind: 50 cm Fokus-Hautabstand und etwa 1 mm Cu Halbwertschicht.

Bestrahlungsschema I.

1. Tag UB 480 Or	6.—10. Tag	11.—14. Tag
2. Tag linke Seite 480 Or	desgl.	desgl.
3. Tag KrB 480 Or	„	„
4. Tag rechte Seite 480 Or	„	„
5. Tag Pause	„	„

Hauttoleranzdosis = 2000 WOr in 11 Tagen,

Einzelhautdosis = 480 Or in etwa 28 Minuten bei UB und KrB in etwa 31 Minuten bei Seitenfeld.

Gesamthautdosis = jedes Feld 1600 WOr = 80% HTD in 11 Tagen.

Darmtoleranzdosis = 2500 Tr in 14 Tagen,

Einzeltiefendosis = UB und KrB je 200 Tr = 8% DTD,

Gesamttiefendosis = 1800 Tr = 70% DTD in 14 Tagen.

2. Das unvollständig operierte Ovarialcarcinom. Bei diesen Fällen wurde makroskopisch sicher nicht radikal operiert. Zur möglichst baldigen Erfassung der Carcinomreste ist eine sofortige, relativ hohe Strahlendosis notwendig, der einige Bestrahlungen mit geringeren Dosen als Aufsättigung folgen. Hierzu dient eine Aufsättigungsmethode (nach Angaben von Pfahler, modifiziert von Neeff).

Ausführung der Bestrahlung: Die Gesamtröntgendosis wird in 6 Sitzungen verabreicht. Am 1. Tag auf ein Unterbauchgroßfeld 720 Or, am 3. Tag die gleiche Dosis auf ein Kreuzbeingroßfeld. Hierauf werden am 5., 9. und 11. Tag auf Unterbauch- und Kreuzbeinfeld, gleichzeitig im Doppelröhrenbetrieb, je 100 Or pro Feld gegeben. Die Gesamttiefendosis beträgt 900—1000 Tr in 11 Tagen.

---

[1] Nach Bericht von Neeff. Vergl. S. 375 zum Verständnis der Dosen.

Bestrahlungsschema II.

1. Tag UB 720 Or	7. Tag 100 Or UB und KrB 100 Or im DRB
2. Tag Pause	8. Tag Pause
3. Tag KrB 720 Or	9. Tag UB 100 Or und KrB 100 Or im DRB
4. Tag Pause	10. Tag Pause
5. Tag UB 100 Or und KrB 100 Or im DRB	11. Tag UB 100 Or und KrB 100 Or im DRB
6. Tag Pause	

Hauttoleranzdosis = 1260 Or in 11 Tagen

Hautdosis der 2 ersten Sitzungen je 720 Or = 90% HED = 60% HTD

Hautdosis der Sätt. Sitzung = je 113 WOr = 14,0% HED = 9,5% HTD in etwa 6,5 Minuten

Gesamthautdosis = 1260 WOr = 100% HTD in 6 Sitzungen in 11 Tagen

Darmtoleranzdosis = 1400 Tr

Tiefendosis der 2 ersten Sitzungen 2mal 310 Tr = 44% DTD

Tiefendosis der Sätt. Sitzungen = je 2mal 43 Tr = 7% DTD

Gesamttiefendosis = 900 Tr = 80% DTD in 6 Sitzungen in 11 Tagen.

3. Das nicht operierte Ovarialcarcinom. Es handelt sich hier um schwerste Krankheitszustände, bei denen ein operativer Eingriff nicht mehr in Frage kommt. Bei dem Behandlungsplan werden zu dieser Gruppe auch diejenigen Fälle gerechnet, bei denen lediglich eine Probelaparotomie ausgeführt werden konnte. Die Bestrahlungsmethode ist die gleiche wie beim vollständig operierten Ovarialcarcinom (vgl. Bestrahlungsschema I).

Universitäts-Frauenklinik Bonn (v. Franqué)[1].

Nach der Totalexstirpation oder nur teilweiser Entfernung des Ovarialtumors wird am 18. Tage eine Röntgenbestrahlung, entsprechend der Ausdehnung des Carcinoms mit großen oder kleinen Feldern, auch über den Nabel reichend, vorgenommen. Meist werden Zusätze von Seitenfeldern, wenn notwendig, dann auch von einem Vaginalfeld aus gegeben. Bei Totalexstirpation wird außerdem im unmittelbaren Anschluß an die Operation 200 bis 400 mg Radium von der Scheide aus wie beim Collumcarcinom verabfolgt. Bei Vorhandensein des Uterus (unvollständige Operation) wird die Umgebung des Uterus von der Cervixhöhle aus mit 6000 bis zu 6500 mgeh Radium, bei gleicher Filterung, gleichen Einzeldosen und Abständen wie beim Collum- und Corpuscarcinom bestrahlt.

Universitäts-Frauenklinik Freiburg i. B. (Pankow)[2].

Ovarialcarcinome werden operiert und kombiniert mit Radium und Röntgen nachbestrahlt.

Wurde bei der Operation der Uterus entfernt, so wird das Radiumpräparat in den Vaginalstumpf gebracht und 1200 mgeh verabfolgt. Ist der Uterus zurückgeblieben, so werden außerdem noch 3000 mgeh intrauterin appliziert.

Bei der nachfolgenden Röntgenbestrahlung werden innerhalb von 4 Tagen 120% der HED auf ein abdominales und sacrales Großfeld bei 50 cm Fokus-Hautabstand (pro Feld einmal 70% und einmal 50% der HED) zur Wirkung gebracht.

Universitäts-Frauenklinik Berlin (Stoeckel)[3].

Die Behandlung der Ovarialcarcinome wechselt:

I. Völlig operable Fälle mit lokal begrenzten Tumoren: abdominale Totalexstirpation mit Adnexen.

---

[1] Nach Bericht von Haupt.   [2] Nach eigenem Bericht.   [3] Nach Bericht von G. F. K. Schultze.

Röntgennachbestrahlung: gleichmäßige Durchstrahlung des ganzen kleinen Beckens wie beim Uteruscarcinom.

II. Unvollständig operierte Fälle oder Fälle mit ausgedehnten noch operablen Metastasen: Operation. Röntgennachbestrahlung.

Großfernfelder 80 cm Fokus-Hautabstand, abdominal vom Nabel bis zum unteren Symphysenrand, Rücken vom oberen Rand der Darmbeinschaufel bis zum Steißbein.

Bedingungen: Müller-Metalix-Rohr, Constantos, 200 kV, 1,5 mm Cu bis 0,5 mm Al, 5 mA.

Dosierung: Jedes Feld erhält 1000 R primär innerhalb von 14—20 Tagen, so daß jeden Tag etwa 1 Stunde bestrahlt wird.

Zweite Serie: von Fall zu Fall verschieden fraktionierte Dosen.

III. inoperable Tumoren. Probelaparatomie. Ablassen von Ascites. Röntgen wie bei II.

Bei günstiger Beeinflussung nach 6 Wochen evtl. noch einmal Operationsversuch.

Universitäts-Frauenklinik der Charité Berlin (Wagner)[1].

Die Ovarialcarcinome werden grundsätzlich operiert; auch die inoperablen Fälle werden zur Sicherstellung der Diagnose, zum Ablassen des Ascites, zum etwaigen Anlegen eines Anus praeternaturalis und zur Herausnahme der erreichbaren Tumorteile operiert und nachbestrahlt. Da bei der meist gewaltigen Ausdehnung der Tumorsaat auf Darm, Netz und Bauchfell eine Belegung der ganzen Bauchhöhle mit der Carcinomdosis nicht möglich ist, weil die Patientinnen diese Allgemeinschädigung nicht überstehen würden, wird nur die Bestrahlung eines Großfernfeldes von 20:20 cm auf der Vorderseite und eines zweiten auf der Rückseite vorgenommen, wobei die in der Tiefe erreichte Dosis 80% der HED nicht überschreiten dürfte. Trotzdem wurde bei einer Reihe von sicher unvollständig operierten Ovarialcarcinomen hiervon eine günstige Einwirkung bezüglich der Schmerzen, des Ascites und der Lebensverlängerung gesehen.

Staatliche Frauenklinik Dresden (Warnekros)[2].

Bei den Ovarialcarcinomen wird auf jeden Fall zunächst eine Probelaparotomie vorgenommen. Die nachfolgende Strahlenbehandlung wird nur mit Röntgenstrahlen durchgeführt. Radium kommt nicht zur Anwendung.

Bei der Röntgenbehandlung wird zunächst eine Serie wie beim Portiocarcinom gegeben. Gegebenenfalls kommen noch Zusatzfelder vom Bauch her je nach Ausdehnung der Tumorbildungen zur Anwendung.

Universitäts-Frauenklinik Kiel (Schröder)[3].

Im großen und ganzen werden die Ovarialcarcinome in der gleichen Weise behandelt, wie es früher für die Collumcarcinome beschrieben wurde (s. S. 395). Nur wird die Technik dahin abgeändert, daß die Feldgröße und Feldanordnung je nach Ausdehnung und Sitz des Tumors zunimmt bzw. wechselt.

---

[1] Nach Bericht von v. Schubert.　　[2] Nach eigenem Bericht.
[3] Nach Bericht von Kirchhoff.

Universitäts-Frauenklinik Breslau (L. Fraenkel)[1].

Die Behandlung der Ovarialcarcinome wird folgendermaßen durchgeführt:

a) Operable Fälle werden operiert. Gegebenenfalls wird intraabdominal sofort Radium eingelegt und vor der Entlassung eine Röntgennachbestrahlung vorgenommen. Dabei werden appliziert: 3—4 Hautfelder mit je $^2/_3$ der HED abdominal und ein Großfeld 15×20 cm vom Rücken her.

b) Inoperable Fälle werden nach Möglichkeit nach der Kleinfeldermethode bestrahlt: Tubus 6×8 cm, 4—6 Felder Abdomen, erste Serie $^2/_3$ der HED und ein Großfeld 15×20 vom Rücken her, ebenfalls $^2/_3$ der HED. 4 Wochen später zweite Röntgenserie mit $^1/_3$ der HED und denselben Feldern.

Universitäts-Frauenklinik Halle (Nürnberger)[1].

Die Bestrahlung wird beim Ovarialcarcinom verschieden durchgeführt.

a) Bei operierten Patientinnen, bei denen der Tumor entfernt werden konnte, wird die Bestrahlung im Sinne einer prophylaktischen Nachbestrahlung mit wiederholten kleinen Dosen vorgenommen. Hierbei werden 10 Felder von 10×15 cm Kantenlänge im Abstand von 40 cm auf Bauch, Rücken und Seite appliziert, und zwar werden gegeben: 2 Bauchfelder, 2 Rückenfelder, 2 linke und 2 rechte Seitenfelder, 1˙quergesetztes oberes Bauchfeld und 1 quergesetztes oberes Rückenfeld. Jedes Feld erhält 33,3% der HED = 183,8 R. Nach 4 Wochen wird die Bestrahlung in genau der gleichen Weise wiederholt. Danach wieder 4 Wochen Pause und abermalige Wiederholung der Bestrahlung. Zusammen werden 100% der HED = 550 R auf jedes Feld gegeben.

b) Bei inoperablen Fällen wird die Bestrahlung je nach Ausbreitung des Carcinoms mit auf Bauch und Rücken angesetzten Großfernfeldern durchgeführt. Der Fokus-Hautabstand beträgt 80 cm, die Oberflächenbelastung der Felder 100% der HED = 550 R.

Universitäts-Frauenklinik Gießen (v. Jaschke)[2].

Die Ovarialcarcinome werden zunächst operiert. Erweist sich der Fall als operabel, so wird das Abdomen später in einzeitiger Sitzung mittels Großfernfeldern durchstrahlt. Die Filtrierung beträgt 0,5 mm Zn + 3 mm Al.

Inoperable Ovarialcarcinome, die bereits zu allgemeiner Metastasierung geführt haben, werden neuerdings nach Coutard bei einer Filtrierung von 1,5 mm Cu + 1 mm Al bzw. 2 mm Cu + 1 mm Al bestrahlt.

Universitäts-Frauenklinik Greifswald (Runge)[1].

Alle Ovarialcarcinome werden so weit als möglich operiert und dann mit 120% der HED als Herddosis mit Röntgen nachbestrahlt. Inoperable Fälle oder nur unvollständig operierte Fälle werden nach der bei den Collumcarcinomen beschriebenen protrahiert-fraktionierten Langzeitbestrahlung behandelt (s. S. 400).

Universitäts-Frauenklinik Königsberg (v. Mikulicz-Radecki)[1].

Ovarialcarcinome werden, wenn irgendmöglich, operiert, danach stets Röntgennachbestrahlung und zwar mit 6 Feldern, davon 3 Felder rechts, 3 Felder links (2 vorn, 2 hinten,

---

[1] Nach eigenem Bericht.   [2] Nach Bericht von Schumacher.

2 seitlich), wobei der unterste Rand des Tubus dem oberen Rand der Symphyse entspricht. Jedes Feld erhält $^2/_3$ HED.

Bei ausgebreitetem oder inoperablem Ovarialcarcinom wird dasselbe Verfahren aber in fraktionierten Dosen zu je 200 r angewandt, unter evtl. Hinzufügung von Zusatzdosen von noch anderen Feldern aus. Täglich 1 Feld an fortlaufend aufeinanderfolgenden Tagen (je nach Reaktion auch mit eintägigen Zwischenpausen oder 2 Feldern an 1 Tag).

Allgemeine Städtische Krankenanstalten Düsseldorf (H. R. Schmidt)[1].

Ovarialcarcinome werden stets operativ angegangen und soweit entfernt, als es möglich ist (im günstigsten Falle Totalexstirpation des Uterus und beider Adnexe).

Anschließend Röntgentiefenbestrahlung des gesamten Beckens in mehrmaliger Wiederholung.

Landesfrauenklinik Karlsruhe (Linzenmeier)[2].

Die Ovarialcarcinome werden operiert, soweit sie noch operabel sind, im übrigen werden sie bestrahlt.

Radiumhemmet in Stockholm (Forssell-Heyman)[3].

Im Radiumhemmet in Stockholm hat die Behandlung des Ovarialcarcinoms im Laufe der Jahre mehrfache Wandlungen erfahren.

Ursprünglich wurde nach dem Bericht von Heyman (1923) die Behandlung entweder mit Radium oder mit Röntgenstrahlen durchgeführt oder Radium und Röntgenstrahlen zusammen angewandt. Fälle, die nur mit Radium behandelt wurden, erhielten ungefähr $^2/_3$ der bei Cervixcarcinomen üblichen Radiumdosis. Auch bei der Röntgentherapie wurden die großen Dosen vermieden. Bestrahlung mit je einer HED von 3 oder 4 Feldern aus wurde allerdings versucht, aber bald aufgegeben. Man glaubte einen ungünstigen Einfluß, vor allem auf den Allgemeinzustand der Patientin feststellen zu können. Im Radiumhemmet wurden deswegen ausschließlich wiederholt kleinere Dosen gegeben (3mal $^1/_3$ oder 2mal $^1/_2$ HED). Die Behandlung erstreckte sich über eine längere Zeitperiode. Die Bestrahlungen wurden jeden Tag oder jeden zweiten Tag vorgenommen.

Später ist das Radiumhemmet dann zu folgender einheitlichen Behandlungsform übergegangen:

Es wird eine Radiumbehandlung (womöglich intrauterin) mit 1000—1600 mgeh, im Mittel mit ungefähr 1200 mgeh vorgenommen. In unmittelbarem Anschluß daran folgt eine Röntgenbehandlung. Bei dieser werden 1 oder 2 Bauchfelder, gewöhnlich auch 1 Rückenfeld (Feldgröße nicht angegeben) appliziert. Auf jedes Feld werden zweimal $^1/_2$ oder dreimal $^1/_3$ HED verabfolgt. Der Fokus-Hautabstand beträgt 23 cm oder 30 cm, das Filter 0,5 mm Cu.

In dem Bericht über die Bestrahlungsmethoden, die während des 2. Internationalen Röntgenkongresses (1928) im Radiumhemmet demonstriert wurden, finden sich für das Ovarialcarcinom folgende Angaben: Vor der Operation Röntgenbestrahlung, dann Operation, so radikal wie möglich. Nachbestrahlung mit kleinen Dosen von $^1/_{10}$—$^1/_8$ HED.

---

[1] Nach Bericht von Siegert.　　[2] Nach Bericht von Welsch.
[3] Voltz, 13. Sonderband der Strahlentherapie (1931) S. 135.

In seinem Vortrag vor der Berliner Medizinischen Gesellschaft im Februar 1932 sagt Heyman, daß es eine schematische Behandlung bei den Ovarialcarcinomen im allgemeinen nicht gibt; nur bei den prophylaktisch Nachbestrahlten könne davon die Rede sein. In diesen Fällen werden prinzipiell Radium und Röntgenstrahlen kombiniert. Heyman rät, den Uterus bei der Operation nicht zu entfernen, sondern ihn zu schonen, damit er zur Radiumapplikation benutzt werden kann. In den Gruppen der Inoperablen, der Rezidive und der unvollständig Operierten wird die Behandlung individualisiert. Bei größeren oder ausgedehnteren Tumoren wird mit Röntgenstrahlen behandelt. Bei von Anfang an auf die Beckenhöhle begrenzten oder nach der Bestrahlung klein gewordenen Tumoren wird auch mit Radium bestrahlt. Für die Radiumdistanzbehandlung beim Ovarialcarcinom steht im Radiumhemmet noch nicht genug Radium zur Verfügung.

Mayo-Clinic Rochester/Minn. (Amerika).

Die Fälle der Mayo-Clinic, über die Ford berichtet hat, sind teilweise mit kombinierten Radium-Röntgenstrahlen behandelt worden. Es wurde sowohl bei 135 kV wie auch in weiteren Fällen bei 200 kV bestrahlt. Und zwar wurden je 4 vordere und 4 hintere Felder appliziert. Bei einigen Fällen wurde nur Radium verwendet und zwar kamen 7—1200 mgeh in die Vagina. Bei kachektischen Frauen lagen die Ergebnisse besser, wenn die Bestrahlungen vorsichtig abgemessen und wiederholt wurden.

Pennsylvania-Universität Philadelphia (Amerika).

Keene, Pancoast und Pendergrass gaben für die früher angeführten Fälle folgende Daten über die von ihnen geübte Röntgenbestrahlungsmethode: 200 kV, 50 cm Fokus-Hautabstand, 0,5 mm Cu + 2 mm Al, 4 mA, 75—100 Minuten, Feldgröße 14:17 oder 17:17 cm.

Bei vorgeschrittenen Fällen mit Ascites wurde die Bestrahlung fraktioniert. Auch die Pfahlersche Sättigungsmethode könnte beim Ovarialcarcinom angewandt werden; doch sei besondere Vorsicht geboten.

l) Nebenwirkungen der Röntgentherapie bei den Ovarialcarcinomen.
1. Auf den Allgemeinorganismus.

Die Bestrahlung eines Ovarialcarcinoms bedeutet zweifellos eine sehr große Belastung des Allgemeinorganismus, zumal eine sehr große Körperpartie bestrahlt werden muß.

Die Schädigung, die eine so große Volumdosis mit sich bringt, besteht nicht bloß in der Wirkung auf das Blutbild; auch die im Bestrahlungsbereich liegenden nicht carcinomatösen Körperzellen absorbieren eine so große Strahlenmenge, daß sie zwar nicht zum Absterben gebracht, aber doch in ihrem Stoffwechsel in weitgehendem Maße beeinflußt werden. Daher ist es verständlich, daß die äußeren Symptome der Allgemeinschädigung gerade bei der Bestrahlung des Ovarialcarcinoms — wie immer bei der Applikation großer Einfallsfelder — relativ schwer sind. Fast bei allen Patientinnen tritt ein ziemlich starker Röntgenkater auf. Bei einzelnen sensiblen Frauen kann dieser so stark sein, daß man gezwungen ist, die Bestrahlung am nächsten Tage auszusetzen. Für eine auf exakte Dosierung aufgebaute Bestrahlungstechnik, wie die unsrige, ist das immerhin eine unangenehme Komplikation, weil durch die Verteilung der Bestrahlung sich gewisse Dosierungsschwierigkeiten ergeben. Im einzelnen sind wir hierauf an anderer Stelle eingegangen (s. S. 57).

2. Auf die Haut.

Da hohe Dosen ins Abdomen eingestrahlt werden müssen, ist es stets notwendig, die Haut bis zur Grenze ihrer Belastungsfähigkeit mit Strahlen zu belegen. 100% der HED als Oberflächendosis werden nie zu umgehen sein. Diese Dosis ist aber bekanntlich auch für die Haut einer vorher operierten Patientin durchaus tragbar. Wurden 100% der HED appliziert, so tritt wie üblich in den ersten 24 Stunden ein leichtes Früherythem auf und nach 4—6 Wochen stellt sich eine deutliche Bräunung ein. Wurde die Haut in der Zwischenzeit vorschriftsmäßig gepflegt, so kann nach Ablauf von 8 Wochen ohne Bedenken eine gleich hoch dosierte Bestrahlung vorgenommen werden.

Auch diese zweite Bestrahlung wird von der Haut ohne weiteres vertragen. Sie läßt aber im lockeren prävesiculären Gewebe eine leichte, die Blut- und Lymphgefäße treffende Schädigung zurück, die latent bestehen bleibt. Es ist dann die Bereitschaft zum indurierenden Ödem vorhanden. Dieser Zustand tritt mit Sicherheit ein, wenn nach Ablauf von weiteren 8—10 Wochen eine dritte Bestrahlung vorgenommen wird oder wenn sich eine weitere an sich harmlose Noxe hinzugesellt, z. B. starkes Überwärmen der Haut oder heiße Bäder.

Die, wenn auch latente, Blutgefäßschädigung der Haut wird später durch die Entstehung von Teleangiektasien manifest.

3. Auf das Blutbild.

Wie wir bereits hervorgehoben haben, ist die hohe beim Ovarialcarcinom zur Anwendung kommende Volumdosis für das Blut nicht harmlos. Dies zeigt deutlich die Beobachtung des Blutbildes. Wir sahen stets ein stärkeres Absinken der Leukocyten und Erythrocyten. Im Urin konnte Eisen nachgewiesen werden.

Diese Blutschädigung ist aber reparabel. Denn unsere laufenden Untersuchungen haben gezeigt, daß etwa nach 6—8 Wochen der Blutstatus wieder normal geworden ist.

Auch wenn noch eine zweite ebenso hoch dosierte Bestrahlung vorgenommen wird, gleicht sich die Schädigung im Blutbild, wenn auch langsamer als nach der ersten, wieder aus.

Keinesfalls darf eine dritte Bestrahlung vorgenommen werden, ehe das Blutbild nicht wieder annähernd auf den Ausgangswert zurückgegangen ist.

Daß eine Röntgenbestrahlung mit Aussicht auf Wirkung nicht durchgeführt werden kann, wenn der Hämoglobingehalt unter 30% gesunken ist, haben wir schon mehrfach hervorgehoben.

4. Auf die Blase.

Eine Schädigung der Blase ist nicht zu befürchten. Selbst wenn zu den abdominalen und dorsalen Feldern noch ein Vulvafeld gegeben wird, um die Dosis im kleinen Becken auf mindestens 120% zu erhöhen, tritt eine Blasenschädigung nicht ein. Denn von der Bestrahlung des Cervixcarcinoms her wissen wir, daß auch die Dosis von 125% der HED von der Blasenschleimhaut ohne weiteres vertragen wird.

Es kommt höchstens dann zu einer kleinen Reizung, wenn schon vor der Bestrahlung eine Cystitis bestanden hat. Wir haben an anderer Stelle bereits darauf hingewiesen, daß diese keinesfalls aktiv durch Spülungen mit Kollargol, Argentum nitricum oder anderen Adstringentien behandelt werden darf, weil dadurch die latente Schädigung der Blasenschleimhaut manifest werden könnte. Bettruhe und reichliche Flüssigkeitszufuhr sowie perorale Desinfektion mit Neotropin sind die einfachsten und besten Behandlungsmaßnahmen.

5. Auf den Darm.

Da die Dosis im kleinen Becken höchstens 120% erreicht und im übrigen Bauchraum 105--110% der HED keinesfalls überschritten werden, so ist eine Darmschädigung nicht zu befürchten. Ähnlich wie bei der Blase kommt es höchstens dann zu einer leichten Reizung des Mastdarms, wenn schon vorher eine Entzündung bestanden hat.

Die Mastdarmreizung macht sich durch Tenesmen und bisweilen durch Schleimabgang bemerkbar. Solche Patienten müssen gut überwacht und die Darmpflege muß mit Öl- und Salbeninstillationen gut durchgeführt werden. Dann geht die Reizung schnell wieder vorüber. Auf keinen Fall dürfen solche Patienten sich selbst überlassen werden. Andernfalls könnte ein größerer Schaden entstehen.

6. Auf die Ovarien.

Da bei der Strahlentherapie des Ovarialcarcinoms 120% der HED im kleinen Becken zur Wirkung gebracht werden, kommt es zur Ausschaltung der Ovarialfunktion, wenn überhaupt Ovarialgewebe zurückgelassen wurde. Wir haben ja schon hervorgehoben, daß man in allen Fällen, in denen das andere Ovar ohne Schwierigkeiten zu entfernen ist, dieses gleichfalls exstirpieren soll, um einem Rezidiv vorzubeugen.

Die Ausschaltung der Funktion des etwa zurückgelassenen anderen Ovars ist nun keine unangenehme Nebenerscheinung der Strahlentherapie, sondern sie ist sogar erwünscht. Die Erfahrung hat nämlich gezeigt, daß die Rückbildungsvorgänge eines bestrahlten Carcinoms durch die mit der Periode einhergehende Umstellung im Stoffwechselgleichgewicht ungünstig beeinflußt werden können. Außerdem kommt es während der Menses, sicher aus den gleichen Gründen, häufig zum Auftreten von Rezidiven. Deshalb ist die der Bestrahlung folgende Ausschaltung der Ovarialfunktion nur ein Vorteil.

7. Auf die Leber.

Wird das Einfallsfeld bis zum Rippenbogen ausgedehnt, so wird auch die Leber zum Teil von Röntgenstrahlen getroffen.

Die Gefahr einer Leberschädigung besteht aber nicht, denn die Leber ist ein wenig radiosensibles Organ. Nachteilig kann sich die Mitbestrahlung der Leber nur insofern auswirken, als sie reichliche Blutmengen enthält und dadurch die Blutschädigung größer wird.

8. Auf den Magen.

Eine Schädigung der Magenschleimhaut mit der bei der Röntgentherapie des Ovarialcarcinoms zur Anwendung kommenden Dosis ist nicht zu fürchten.

9. Auf die Nieren.

Von der Niere wurde behauptet, daß man ihre Funktion durch Röntgenbestrahlung ausschalten könne. Besonders Klein wollte auf diese Weise Ureterfisteln zur Heilung gebracht haben. Es hat sich aber erwiesen, daß es sich hier um einen Irrtum des

Beobachters handelte, was auch Stoeckel und v. Spindler feststellen konnten. Die von ihnen vorgenommene Nierenbestrahlung hat niemals zur Funktionsausschaltung geführt.

Während Klein angab, daß 90% der HED ausreichen um die Harnabsonderung zum Stillstand zu bringen, waren bei Spindler Dosen von 90—100%, bei Stoeckel von sogar 120% der HED wirkungslos geblieben. In einem von den 5 Fällen v. Spindlers und in dem von Stoeckel bestrahlten Fall wurde die Fistel wohl trocken, aber nicht deshalb, weil die Harnabsonderung aufgehört hatte, sondern weil die Fistel sich spontan geschlossen hatte. Die Nierenfunktion blieb unbeeinflußt.

Eine ähnlich einfache Erklärung finden die Beobachtungen von Navratil. Bei 2 von 5 Fällen mit Ureterfisteln, bei denen 5 Monate nach der Nierenbestrahlung das Nässen aufhörte, stellte sich heraus, daß in diesen Fällen eine geschlossene Pyonephrose entstanden war und die damit verbundene Vernichtung des Nierenparenchyms als Ursache des „Strahlenerfolges" in Frage kam.

Aus all dem geht hervor, daß bei der Röntgenbestrahlung der Ovarialcarcinome eine Schädigung der Nieren, falls diese von Röntgenstrahlen getroffen werden, nicht zu befürchten ist.

Falls weitere Möglichkeiten einer Schädigung von Bauchorganen bei der Strahlenbehandlung der Ovarialcarcinome in Erwägung zu ziehen wären, verweisen wir auf unsere Ausführungen über die „Radiosensibilität der verschiedenen Körpergewebe" und über die „Röntgenschäden".

m) Vor- und Nachbehandlung.

1. Vorbehandlung.

Hier wäre an erster Stelle die Frage zu erörtern: Wann darf die Bestrahlung vorgenommen werden?

Im allgemeinen sollte die Bestrahlung möglichst schnell an die Operation angeschlossen werden, insbesondere in solchen Fällen, in denen die Operation nur unvollständig durchgeführt werden konnte. Bei der Probeexcision haben wir darauf hingewiesen, daß die Gefahr eines operativen Eingriffs bei bösartigen Geschwülsten sich weitgehend herabsetzen läßt, wenn man die Bestrahlung möglichst bald nach dem Eingriff vornimmt. Die mikroskopische Diagnose sollte daher schnellstens geklärt werden, damit die Bestrahlung spätestens nach 24 Stunden angeschlossen werden kann.

Ein gleicher Weg ist beim Ovarialcarcinom aber nicht möglich. Selbst wenn nur eine Probelaparotomie vorgenommen wurde, kann im Hinblick auf die größere Belastung des Organismus durch die Operation die Bestrahlung nicht sofort angeschlossen werden. Denn diese stellt weiterhin eine so große Anforderung an den Organismus, daß der Patient erst die Folgen der Operation überwunden haben muß, ehe man ihm die neue angreifende Behandlung zumuten kann. Im allgemeinen ist erst nach 10—12 Tagen ein Ausgleich der Operationsschäden so weit erfolgt, daß die Bestrahlung möglich ist.

Die Vorbereitungen zur Bestrahlung umfassen die gleichen Maßnahmen, wie wir sie schon im praktischen Teil ausführlich beschrieben haben. Eine besondere Vorbehandlung oder Vorbereitung ist beim Ovarialcarcinom insofern nicht notwendig, als wir auch durch die der Operation vorangeschickte Allgemein-untersuchung über das Blutbild, über den Urin sowie über den Zustand von Herz und Lunge hinreichend informiert sind.

Wichtig ist auch bei der Röntgenbehandlung eines Ovarialcarcinoms die Entleerung von Darm und Blase vor der Bestrahlung. Selbstverständlich muß die Patientin nüchtern zur Bestrahlung kommen, weil sonst sehr leicht ein stärkerer Röntgenkater auftritt. Wir geben höchstens eine Tasse Tee und ein weiches Ei als Frühstück vor der Bestrahlung.

Finden sich auf dem Bestrahlungsfeld Leukoplaststreifen, so müssen diese ent-fernt werden. Das in der Heftpflastermasse befindliche Zink gibt zu einer Fluorescenz-strahlung Anlaß. Bei der hohen Belastung könnte dadurch eine oberflächliche Reizung der Haut hervorgerufen werden.

2. Nachbehandlung.

Die Nachbehandlung ist beim Ovarialcarcinom von besonderer Wich-tigkeit, kommt es doch darauf an, zwei Schäden, die Folgen der Operation und die Folgen der Bestrahlung, auszugleichen.

Wir haben schon mehrfach darauf hingewiesen, daß von der sachgemäß durch-geführten Nachbehandlung ein großer Teil des Bestrahlungserfolges abhängt. Die Röntgen-strahlen haben die Carcinomzellen nur zerstört, die Eliminierung der Zerfallsprodukte und die Vernarbung der entstandenen Defekte muß der Organismus leisten. Konnte das Ovarialcarcinom nicht vollkommen exstirpiert werden und sind große Carcinommassen zurückgeblieben, so kommt es anschließend an die Röntgenbestrahlung zu einer starken Überschwemmung des Körpers mit Zerfallsprodukten der zerstörten Carcinomzellen. Je größer die zurückgebliebenen Carcinommassen, um so stärker ist die nachfolgende Belastung des Organismus.

Nach der Bestrahlung unvollständig operierter Ovarialcarcinome ist daher das All-gemeinbefinden meistens stärker gestört. Die Patienten klagen über Abgeschlagenheit, Glieder- und Kopfschmerzen, ähnlich wie bei einer Grippe. Mitunter, besonders bei schneller Rückbildung des Tumors, also bei den radiosensibleren Formen des Ovarialcarcinoms, kommt es durch die plötzliche Überschwemmung des Organismus mit Tumortoxinen gelegentlich zu Temperatursteigerungen. Diese klingen aber meistens schnell wieder ab.

In den Tagen nach der Bestrahlung ist für gute Darmentleerung und für eine gute Durchspülung des Körpers durch reichliche Flüssigkeitszufuhr zu sorgen, damit die durch den Darm und durch die Niere zur Ausscheidung kommenden Stoffwechselprodukte schnellstens entfernt werden.

Der Darm wird hierzu von uns auch täglich durch Einlauf entleert, seine Tätigkeit außerdem durch ein im praktischen Teil näher beschriebenes Mischpulver angeregt.

Die Zufuhr von Schwefel in der Zeit der Nachbehandlung nach der Röntgenbestrahlung des Carcinoms hat sich als besonders zweckmäßig erwiesen. Wir injizieren Schwefel-Diasporal-Klopfer jeden zweiten Tag 2 ccm intravenös; unter Umständen auch täglich. Im ganzen sollen 30 Injektionen verabfolgt werden. Schwefel hat eine stoffwechselsteigernde Wirkung, außerdem begünstigt der in reichlichem Maße vorhandene Schwefel die Elimi-nation der Zerfallsprodukte. Die entgiftende Wirkung des Schwefels ist auch sonst hin-reichend bewährt.

Neben ihrer Seltenheit zeichnen sich Vulvacarcinome dadurch aus, daß sie, wie aus den übereinstimmenden Berichten aller Autoren hervorgeht, meistens erst in vorgeschrittenem Alter auftreten. Bevorzugt ist das 6.—7. Lebensjahrzehnt (Kehrer). Labhardt gibt das Durchschnittsalter beim Auftreten der ersten Symptome mit 57,7 Jahren an und bezeichnet es als höchstes Durchschnittsalter sämtlicher Genitalcarcinome. .Indessen treten Vulvacarcinome auch bei Jugendlichen auf. Kehrer hat eine ganze Reihe von Mitteilungen über Vulvacarcinome bei 14—20jährigen Mädchen aus der Literatur zusammengestellt. Sogar bei einem 4jährigen Mädchen wurde ein derartiger Krebs beobachtet (Krysiewicz).

Für die Ätiologie ist die Tatsache von Bedeutung, daß ein gewisser Zusammenhang zwischen Leukoplakie und Craurosis einerseits und Carcinom andererseits besteht. Denn auf dem Boden der erstgenannten Veränderungen der äußeren Geschlechtsorgane wurde die Entwicklung eines Vulvacarcinoms häufiger beobachtet. Sonst ist die Ätiologie der Vulvacarcinome ebenso in Dunkel gehüllt wie die der Carcinome anderer Lokalisationen.

Ihren Sitz können Vulvacarcinome an allen Teilen der äußeren Geschlechtsorgane haben. Am häufigsten sind die großen und kleinen Labien befallen, nicht selten auch die Klitoris. Weiter können sich Vulvacarcinome auch in der Urethralgegend[1], dem Mons veneris, dem Frenulum und dem Damm entwickeln.

Makroskopisch treten die Vulvacarcinome in verschiedener Form auf. Am häufigsten sind die ulcerösen, also die wegen der begleitenden Infektion für die Strahlentherapie ungünstigeren Formen. Bei diesen handelt es sich entweder um einen ulcerierten Tumor oder ein primär entstandenes Ulcus mit dicken, derben, aufgeworfenen Rändern, das zu Blutungen und zum Abbröckeln von Geschwulstmassen neigt. Auch papilläre oder blumenkohlartige Formen kommen vor. Seltener sind Tumoren oder Infiltrationen in der Vulva bei intakter Oberfläche. Sie sollen besonders bösartig sein (Kehrer).

Histologisch handelt es sich bei den Vulvacarcinomen vorwiegend um Plattenepithelcarcinome, meistens mit Neigung zur Verhornung (Cancroid). Die seltenere Form ist der Krompechersche Basalzellenkrebs. Neben den Plattenepithelcarcinomen kommen, wenn auch nicht sehr häufig, auch die weniger radiosensiblen Adenocarcinome vor. Diese nehmen in den Bartholinischen Drüsen, den Schleim- oder Schweißdrüsen der Vulva ihren Ursprung.

Über die regionären Ausbreitungswege der Vulvacarcinome gibt die von Labhardt in Anlehnung an Kehrer vorgenommene Zusammenstellung eine gute Übersicht:

A. Ausbreitung in der Kontinuität.
    1. Auf die benachbarte Haut und Schleimhaut (Kontakt- und Abklatschcarcinom).
    2. Auf die benachbarten Hohlorgane: Scheide, Rectum, Urethra, Blase.
    3. Auf das Bindegewebe, die Fossa ischio-rectalis, das Septum recto-vaginale und urethro-vaginale, dann auch auf das paravaginale Bindegewebe.
    4. Auf die Beckenknochen, soweit sie an der Bildung des Arcus pubis beteiligt sind.
B. Ausbreitung auf dem Lymphwege.
    1. Etappe: Lymphoglandulae inguinales superficiales.
    2. Etappe: Lymphoglandulae inguinales profundae.
    3. Etappe: Lymphoglandulae iliacae externae, hypogastricae, obturatoriae.

---

[1] Auf die von der Urethra ausgehenden Urethra- oder Urethralcarcinome gehen wir später gesondert ein.

Zu diesen Lymphdrüsen kommen noch die Lymphoglandulae pubicae vor der Symphyse, die nach Rupprecht besonders beim Klitoriscarcinom befallen sein sollen.

Bei der überaus reichen Lymphverzweigung in den äußeren Genitalorganen und bei dem dort befindlichen lockeren Gewebe geht die Ausbreitung eines Vulvacarcinoms im allgemeinen sehr rasch vor sich. Deshalb werden auch bei einseitigem Sitz des Carcinoms die Drüsen der gegenüberliegenden Seite meistens schon frühzeitig befallen.

Fernmetastasen werden nach Kehrer im allgemeinen erst spät und nicht konstant beobachtet. Am häufigsten treten solche in Leber und Lunge auf.

Die Symptome sind zu Beginn der Erkrankung meistens nur gering. Deshalb kommt die Mehrzahl der Patienten gewöhnlich erst sehr spät zum Arzt. Im allgemeinen treten zunächst Jucken und Schmerzen, später Jauchung und Blutung auf.

Hieraus und aus unseren früheren Ausführungen über das makroskopische Aussehen der Vulvacarcinome ergeben sich die Anhaltspunkte für die Diagnose. Gesichert wird diese durch die Probeexcision. Bei der ungünstigen Lokalisation und der guten Lymphgefäßversorgung ist diese beim Vulvacarcinom aber besonders gefährlich. Probeexcisionen dürfen daher nur unter den von uns früher angeführten Vorsichtsmaßregeln, am besten erst nach der Bestrahlung vorgenommen werden.

Im Hinblick auf die schnelle Ausbreitungsweise, dem späten Bemerken der Erkrankung und dem meist hohen Alter der Patientin ist die Prognose beim Vulvacarcinom im allgemeinen als ungünstig zu bezeichnen. Sie wird weiter verschlechtert durch die große Neigung dieser Krebsform zur Rezidivierung. Sehr häufig treten die Rezidive bald nach der Behandlung auf, sei es Operation oder Bestrahlung. Außerdem sind die Vulvacarcinome dafür bekannt, oft auch noch sehr spät zu rezidivieren. Nach der Zusammenstellung von Kehrer sind Rezidive nach 8—10 und mehr Jahren gar nicht so selten. Deshalb fordert Kehrer auch, daß man bei den Vulvacarcinomen „den Begriff für Dauerheilung nicht wie beim Uteruscarcinom auf eine 5jährige, sondern auf eine mindestens 6—7jährige Rezidivfreiheit" aufbauen solle.

b) Die Bedeutung des pathologisch-anatomischen Verhaltens für die Therapie.

Trotz ihrer Kürze lassen unsere vorstehenden Ausführungen über das pathologisch-anatomische und klinische Verhalten der Vulvacarcinome die Gründe für die unbefriedigenden Resultate jeglicher Behandlungsmethode bei dieser Krebsform, insbesondere für die der Röntgentherapie klar erkennen.

Zwei Umstände sind hier von Bedeutung; zunächst die Möglichkeit für das Carcinom, sich in dem lockeren mit viel Lymphbahnen durchsetzten Gewebe schnell ausbreiten zu können, weiter die Tatsache, daß Vulvacarcinome von ihren Trägerinnen meist sehr spät bemerkt werden. Daraus erklärt es sich, daß Frauen mit Vulvacarcinomen in der Regel erst in einem vorgeschrittenen Stadium zum Arzt kommen.

Wenn man nun bedenkt, daß zum regionären Metastasengebiet, welches jede Behandlung in seiner ganzen Ausdehnung miterfassen muß, auch die für alle therapeutischen Verfahren ungünstig liegenden Drüsen im Beckeninnern gehören, so werden die unbefriedigenden Erfolge weiter verständlich.

Eine gewisse Rolle spielt hier auch noch das Alter. Dieses ist für den Ausgang jeder Behandlung insofern von Bedeutung, als meistens alte Frauen von Vulvacarcinomen befallen werden. Frauen zwischen 60 und 70 Jahren dürften aber im allgemeinen an sich bereits ihre normale Lebensgrenze erreicht haben, was sich natürlich ungünstig auf die Dauerheilungsziffer jeder Behandlungsmethode auswirken muß.

Die Strahlenbehandlung hat nun bei den Vulvacarcinomen noch mit besonderen Schwierigkeiten zu kämpfen. Sie beruhen vor allem darauf, daß der Primärtumor der Körperoberfläche angehört. Wir haben früher schon auseinandergesetzt, wie schwer es ist, oberflächlich gelegene Carcinome kunstgerecht mit der vollen Carcinomdosis zu durchstrahlen. Nun handelt es sich aber beim Vulvacarcinom, nicht nur beim Primärtumor, sondern auch bei den Leistendrüsen, die immer mitbestrahlt werden müssen, um oberflächlich gelegene Tumoren. Die Schwierigkeiten für die Bestrahlung sind daher bei den Vulvacarcinomen besonders groß. Da nun nach unseren vorstehenden Ausführungen auch die Beckendrüsen in den Strahlenbereich miteinbezogen und gleichfalls mit der Carcinomdosis belegt werden müssen, ergeben sich neue Komplikationen, die nur der Erfahrene überwinden kann.

Die beim geschwürig zerfallenen Carcinom bestehende Entzündung trägt weiter dazu bei, die Schwierigkeiten für die Bestrahlung zu erhöhen, ist doch ein entzündetes Carcinom wesentlich unempfindlicher gegen die Bestrahlung. Besonders ungünstig wirkt sich dieses beim adenomatösen Vulvacarcinom aus, zu dessen Zerstörung an sich schon eine um 15% höhere Dosis nötig ist als bei den Plattenepithelcarcinomen.

Das sind Gründe genug, um die unbefriedigenden Erfolge der Strahlenbehandlung bei den Vulvacarcinomen verständlich zu machen. Schließlich ist aber auch noch der Umstand von Bedeutung, daß bei der Seltenheit der Vulvacarcinome und bei dem jungen Alter der Röntgentherapie fest ausgebildete Bestrahlungsmethoden, wie beispielsweise für die häufigeren Uteruscarcinome oder Mammacarcinome, bisher noch nicht vorhanden waren. Jeder versuchte für sich eine zweckmäßige Bestrahlungsmethode zu entwickeln. Daß dieses Vorgehen bei den besonders schwierigen Verhältnissen beim Vulvacarcinom keine günstigen Erfolge zeitigen konnte, kann nicht überraschen. Denn jeder mußte erst Erfahrungen sammeln. Nach den vorliegenden Mitteilungen sind die Bestrahlungen im Hinblick auf die erwähnten Schwierigkeiten fast durchwegs auch in vollkommen ungenügender Weise durchgeführt worden, so daß die häufig beobachteten Mißerfolge hinreichend erklärt sind.

Für die operative Behandlung der Vulvacarcinome liegen die Verhältnisse in dieser Hinsicht wesentlich anders. Der Röntgentherapie gegenüber ist die operative Behandlung schon durch ihr höheres Alter im Vorteil. Dementsprechend gibt es schon seit längerer Zeit zweckmäßige Operationsmethoden. Trotzdem sind einigermaßen befriedigende Operationserfolge bisher aber nur von wenigen Operateuren erzielt worden, ein weiterer Beweis, wie schwierig die Verhältnisse für jede Behandlung beim Vulvacarcinom liegen.

Inzwischen ist es uns aber gelungen, durch systematischen Ausbau des Behandlungsvorganges ein Verfahren zu entwickeln, das auch bei Verwendung der Strahlentherapie bessere Erfolge als bisher zu liefern verspricht. Das Verfahren ist noch zu jung, als daß es in unserer Statistik deutlich zum Ausdruck kommen könnte. Immerhin haben sich die primären Behandlungsresultate gegenüber früher wesentlich gebessert. Nach allem steht zu erwarten, daß dies nicht ohne Einfluß auf die Dauererfolge ist.

c) Die Stadieneinteilung beim Vulvacarcinom.

Eine besondere Stadieneinteilung, wie sie zur Bewertung der Behandlungsergebnisse bei anderen Carcinomlokalisationen eingeführt wurde, gibt es beim Vulvacarcinom nicht, höchstens, daß zwischen operablen und inoperablen Carcinomen unterschieden wird. Hierzu ist nun aber zu bemerken, daß es beim Vulvacarcinom sehr schwer ist, diese Grenze zu finden. Das bringt auch Kehrer zum Ausdruck, der bei der Erörterung der Frage nach der Operabilität und Inoperabilität der Vulvacarcinome seine Antwort folgendermaßen formuliert:

„Das Vulvacarcinom ist im allgemeinen viel länger operabel als der Gebärmutterkrebs. Die Beurteilung wird davon abhängen, was sich der Operateur zutrauen zu können glaubt."

Eine besondere Gruppeneinteilung wird von Simon-Wien vorgeschlagen. Es werden, ähnlich wie beim Collumcarcinom, auch beim Vulvacarcinom 4 Gruppen unterschieden und mit ihren häufigsten, klinischen Erscheinungsformen zusammengefaßt. Die einzelnen Gruppen hat Simon folgendermaßen näher beschrieben:

In die I. Gruppe gehören die Knoten und nicht exulcerierten Infiltrationen der Labien oder der Klitoris, kurz eines einzelnen Vulvaabschnittes, die sich gut von der Unterlage abheben und leicht bewegen lassen. Der Durchmesser dieser Knoten, die ja meist beginnenden Carcinomen entsprechen, beträgt nie mehr als 2 cm. Drüsen werden bei dieser Form und zu dieser Zeit fast nicht gefunden.

Der II. Gruppe wären die größeren Knoten und die Geschwüre zuzuordnen, die an einem Abschnitt der Vulva sitzen, dabei aber auf die Umgebung nicht übergreifen, also auf ein Labium, die Commissur oder die Klitoris beschränkt bleiben.

Die Gruppe III umfaßt alle auf die Nachbarteile der Vulva übergreifenden Tumoren oder Geschwüre, die auf eine Seite beschränkt sind, oder, wenn sie median sitzen, die Ausdehnung einer Vulvahälfte nicht überschreiten; hierzu zählen auch verhältnismäßig kleine Geschwüre, wenn sie bereits zu Implantationsmetastasen der Gegenseite geführt haben. Bei Gruppe II und III findet man fast immer vergrößerte Drüsen, die walnußgroß werden können.

Zur Gruppe IV werden alle ausgedehnten Tumoren hinzugerechnet, die auf die andere Seite übergreifen und an Größe die Vulvahälfte übertreffen. Hier findet man immer Drüsentumoren von Walnuß- bis Eigröße. In diese Gruppe gehören weiter die Rezidive nach Bestrahlungen oder nach einer Operation, ferner Reste nach nicht radikal-therapeutischen Eingriffen und die sekundären Metastasen bei entferntem Primärtumor.

Neben dieser Gruppeneinteilung hält Simon zu einer einheitlichen Verarbeitung des Materials und zum Vergleich der Behandlungserfolge noch eine Präzisierung der Bestrahlungsformen für notwendig und macht hierzu folgende Vorschläge:

Wenn die Bestrahlung die restlose Entfernung des Tumors oder seiner Reste anstrebt, so ist sie eine Radikalbestrahlung; sie erfolgt aus absoluter Indikation, wenn die Gewähr besteht, daß diese Absicht auch erreicht wird. Man wird also nur bei der Gruppe I und II, selten bei der Gruppe III und IV von einer absolut indizierten Radikalbestrahlung sprechen können. Die Radikalbestrahlung ist relativ indiziert überall dort, wo zwar die restlose Tumorvernichtung angestrebt wird, wo aber die Ausdehnung oder andere Momente (Allgemeinbefinden, Dauer u. a.) den Erfolg fraglich erscheinen lassen. Dies wird meist bei der Gruppe III und häufig bei der Gruppe IV der Fall sein. Relativ indiziert ist schließlich die Radikalbestrahlung auch bei wahrscheinlich nicht radikal operierten Herden oder nach der in letzterer Zeit häufiger geübten Elektrokoagulation.

Als seltenere Bestrahlungsform gilt die palliative Bestrahlung, die überall dort zur Anwendung kommt, wo eine symptomatische Besserung erwünscht wird; die Besserung kann der Verkleinerung überwuchernder Tumoren oder der Linderung verschiedener Beschwerden dienen.

Zur dritten Form zählt die Präventivbestrahlung, die nach einer radikalen Entfernung eines Tumors auf den Tumorboden derart wirken soll, daß ein neuerliches Geschwulstwachstum unterdrückt werde.

Stoeckel lehnt nun wieder jede Gruppierung ab, er möchte sowohl eine Einteilung in operable und inoperable Fälle, sowie die Begriffe der relativen und absoluten Heilungsziffer ausgemerzt wissen. Stoeckel geht dabei von dem Gedanken aus, daß es heute nicht mehr darauf ankommen sollte, die eine Methode gegen die andere auszuspielen, sondern daß stets alle therapeutischen Hilfsmittel für den Einzelfall herangezogen, also eine Kombinationstherapie betrieben werden sollte, um die Kranke zu heilen. Bei diesem Vorgehen sollte man dann ganz objektiv feststellen, was sich nicht bewährt habe und weshalb es sich nicht bewährt habe.

In bezug auf die Behandlungsvorschläge ist der Stoeckelschen Forderung durchaus zuzustimmen. Von Kliniken, die eine wohl überlegte Strahlentherapie üben, wird sie aber schon seit langem erfüllt, und zwar nicht nur beim Vulvacarcinom. Für jeden medizinisch denkenden Strahlentherapeuten ist die Bestrahlung eines Tumors stets nur eine Teilmaßnahme im Rahmen einer größeren Gesamtbehandlung. Die Strahlenbehandlung ist daher immer eine Kombinationstherapie. Welche Maßnahmen im einzelnen Fall neben der Bestrahlung noch angewandt werden, hängt von den besonderen Verhältnissen ab. Beispielsweise hat sich beim Mammacarcinom, vor allem aber bei den Ovarialcarcinomen eine Kombination der Bestrahlung mit der Operation schon seit langem als zweckmäßig erwiesen.

In anderer Hinsicht können wir Stoeckel aber nicht so ohne weiteres zustimmen. Die Begriffe „absolute" und „relative" Heilungsziffer wird man vorläufig auch beim Vulvacarcinom noch beibehalten müssen, solange jedenfalls, bis auch von allen Operateuren die Gesamtzahl der ihnen zugegangenen Fälle statistisch verwertet wird und nicht nur die chirurgisch angegangenen. Andernfalls würde man stets eine falsches Bild von der Leistungsfähigkeit der Strahlentherapie bekommen, weil mit Röntgenstrahlen auch noch die hoffnungslosesten Fälle behandelt werden, um ihnen wenigstens die palliative Wirkung der Bestrahlung zugute kommen zu lassen. Derartige Fälle müssen dann aber auch in der Bestrahlungsstatistik mitgeführt werden.

Was nun die Einteilung in operable und inoperable Fälle anbelangt, so wurde diese von den Operateuren, nicht von den Strahlentherapeuten geschaffen. Sie wurde von diesen nur übernommen, um Bestrahlungsstatistiken mit Operationsstatistiken vergleichen zu können. Sobald von Operateuren eine derartige Einteilung fallen gelassen wird, besteht auch für die Strahlentherapeuten kein zwingender Grund, sie noch aufrecht zu erhalten. Dann wäre auch der Einwand von Stoeckel hinfällig, daß von den operativ weniger geübten Strahlentherapeuten eine vom chirurgischen Standpunkt aus zu ungünstige Bewertung der Operabilität des bestrahlten Materials vorgenommen wird. Im übrigen geht aus den früher zitierten Ausführungen von Kehrer hervor, daß selbst von den Operateuren die Operabilität eines Falles verschieden beurteilt werden dürfte.

Jedenfalls dürfte es gegenwärtig auch beim Vulvacarcinom noch berechtigt sein, soweit es wenigstens eine höhere Anzahl von Fällen notwendig macht, eine gewisse Gruppierung vorzunehmen. Die von Simon angegebene Gruppierung erscheint uns nur für große Sammelstatistiken brauchbar. Bei der Seltenheit der Vulvacarcinome ist der Einzelne gar nicht in der Lage seine wenigen Fälle derartig einzugliedern. Dagegen erscheint es vertretbar, beim Vulvacarcinom eine Unterteilung in operable und inoperable Fälle vorzunehmen. Eine Notwendigkeit besteht hierfür natürlich nicht. Wohl wird man aber zweckmäßigerweise Bestrahlungen bei Rezidiven gesondert führen müssen, da diese prognostisch stets anders zu bewerten sind als Primärbestrahlungen.

d) Die Leistungen der Operation.

Da bei der Seltenheit der Vulvacarcinome der Einzelne nicht über ein genügend großes Material verfügt, wurden früher vielfach zur Prüfung der Leistungsfähigkeit der Operation die in der Literatur veröffentlichten Mitteilungen zusammengestellt. Eine derartige Sammelstatistik wurde 1902 von Goldschmidt gegeben. Sie umfaßt 214 Fälle. Die Dauerheilung betrug 10%. Rothschild stellte 1912 225 Fälle aus der Literatur zusammen. Von 195 verwertbaren Fällen waren nach mehr als 5 Jahren nur 4,87% rezidivfrei. Eine 1912 von Kehrer veröffentlichte Sammelstatistik ergab ein ähnliches Resultat. Nur 7% der Fälle wiesen eine 5jährige Rezidivfreiheit auf.

Im gleichen Jahr und später wurden dann von einigen anderen Autoren noch Teilstatistiken veröffentlicht. Hier nennen wir zunächst die von Winkelmann, der aus der Klinik Döderlein über 13 Fälle berichtete. Zwei blieben verschollen, bei den übrigen 11 Fällen wurde Dauerheilung nicht erzielt. Schoenemann aus der Klinik Henkel fand bei 28 Fällen nur 1 Dauerheilung. Nach Müller aus der Klinik Küstner ging es 3—7 Jahre nach der Operation von 46 Fällen nur noch 5 Patienten gut[1].

Nach dieser Übersicht sind die Ergebnisse der operativen Behandlung beim Vulvacarcinom nicht gerade sehr ermutigend. Bessere Erfolge wurden nur von Rupprecht, Kehrer und Stoeckel erzielt, die sich auch um die technische Durchbildung der Operation sehr verdient gemacht haben. Im Gegensatz zur sonstigen Gepflogenheit traten sie für ein radikaleres Vorgehen ein. Stets sollten die Leistendrüsen mitentfernt werden. Kehrer und Stoeckel empfahlen außerdem, gleichzeitig auch die Beckendrüsen auszuräumen. Kehrer schlug hierzu den extraperitonealen, Stoeckel den intraperitonealen Weg vor.

Von diesen Autoren berichtete Rupprecht 1912 über 25 operierte Fälle. Er hat aber auch bei der Berechnung seiner Heilerfolge 8 ausgeschaltet[2]. Von den restlichen 17 Fällen blieben 9 über 5 Jahre geheilt. Die relative Heilungsziffer beträgt also 53%.

---

[1] Eine kleine Operationsstatistik wurde auch von Tausch aus der Tübinger Klinik veröffentlicht. Sie umfaßt 19 Fälle. Leider läßt sie nicht mit genügender Sicherheit erkennen, ob bei 5 Fällen oder nur bei einem Dauerheilung erreicht wurde.

[2] Bei diesen 8 ausgeschalteten Fällen handelt es sich:
  1. um den Fall Nr. 22, bei dem in Wirklichkeit ein Darmkrebs, nicht ein Vulvakrebs vorlag.
  2. um die 3 Fälle Nr. 23, 24, 25, die nicht von ihm, sondern von anderen (Geh.-Rat Winckel und Hofrat Münchmeyer) operiert worden sind.
  3. um die beiden Fälle 20 und 21, die infolge seiner Operation an Sepsis gestorben sind.
  4. um die beiden Nr. 18 und 19, die nicht an Krebsrezidiven, sondern an Altersschwäche und an Pneumonie vor Ablauf von 3 Jahren nach der Operation starben.

Wenn man alle von ihm behandelten Fälle der Berechnung zugrunde legt, erhält man eine absolute Heilungsziffer von 43%.

Kehrer hat 7 Fälle operiert. Wieviel von diesen geheilt sind, ist nicht genau ersichtlich, ein Mangel, den Stoeckel bereits kritisiert hat. Auf Grund der in der Literatur verstreuten Angaben zieht Stoeckel von diesen 7 Fällen 2 ab: 1 primären Todesfall und 1 Todesfall an bald auftretendem Rezidiv. Somit wären von diesen 7 Fällen 5 länger als 5 Jahre geheilt gewesen. Das macht bei dem kleinen Material eine Dauerheilungsziffer von 71% aus.

Stoeckel hat in Kiel von 1910—1915 10 Fälle operiert. 5 blieben über 5 Jahre geheilt. Das ist eine Heilungsziffer von 50%. Bei dieser Zahl handelt es sich aber um relative Heilung. Denn im gleichen Zeitraum wurden im ganzen 16 Fälle behandelt. Die absolute Heilung beträgt also 31,2%. Bei Einbeziehung der früher von Werth, Pfannenstiel und Franz in Kiel behandelten Fälle wurden ähnliche Zahlen gefunden, nämlich eine relative Heilung von 40% und eine absolute von 31,2%.

Aus diesen zuletzt genannten Heilungsziffern gewinnt man den Eindruck, daß sich in der Hand des geübten Operateurs auch beim Vulvacarcinom sehr günstige Erfolge erzielen lassen. Dieser Eindruck ist aber nicht ganz richtig. Nur das Zusammentreffen besonders günstiger Umstände kann diese guten Heilungsziffern ermöglicht haben. Andernfalls ist es unverständlich, wie die Operation in der Hand eines so geübten Operateurs wie Stoeckel bei einem späteren Material um soviel schlechtere Erfolge zeitigte. Stoeckel hat nämlich in Berlin von 1926—1929 13 Fälle mit Vulvacarcinom radikal operiert und nachbestrahlt. Nach seinen Mitteilungen muß die Operation in genau der gleichen Weise durchgeführt worden sein wie bei den Fällen der vorhin genannten Statistik, so daß in dieser Hinsicht kein Unterschied in beiden Behandlungsgruppen besteht. Bei der letzteren wurde nach der Operation nur noch eine Bestrahlung angeschlossen. Die Bestrahlung kann die Erfolge der Operation aber kaum verschlechtert haben. So muß es denn überraschen, daß von diesen 13 Patienten zur Zeit der im Jahre 1930 erfolgten Veröffentlichung nur noch 3 Fälle geheilt waren (2 Jahre 4 Monate, 2 Jahre 2 Monate, 4 Monate). Selbst wenn man den überaus günstigen Fall setzt, daß diese Fälle auch nach 5 Jahren noch gesund sind, so ergibt sich gegenüber der früheren Statistik für dieses um 3 Fälle größere Material nur eine Heilungsziffer von 23%. Sollte noch einer von den Fällen vor Ablauf der Fünfjahresfrist rezidiv werden oder sterben, was bei der kurzen Beobachtungszeit gar nicht ausgeschlossen ist, so würde die Heilungsziffer sogar auf 15% absinken. Sie läge damit etwa in der Nähe der Grenzen der von uns früher angeführten Sammelstatistiken. Wenn aber selbst in der Hand des Geübtesten ein Absinken der Operationserfolge bis auf 23% und vielleicht noch tiefer möglich ist, dürfte einwandfrei erwiesen sein, daß man vorläufig noch nicht dazu berechtigt ist, wie Stoeckel das Resultat der Dauerheilungen bei Verwendung der Radikaloperation zwischen 30 und 50% anzusetzen.

Jedenfalls erscheinen unter diesen Gesichtspunkten die höheren Heilungsziffern bei der operativen Behandlung des Vulvacarcinoms in einem ganz anderen Licht. Auch wird man bei der Bewertung der operativen Heilresultate nicht außer acht lassen dürfen, daß die von Kehrer und Stoeckel geübten Radikalmethoden doch immerhin sehr eingreifende Maßnahmen darstellen, und — wie aus den Berichten beider Autoren hervorgeht — bereits mit einer nicht zu vernachlässigenden primären Mortalität belastet sind.

e) Die Leistungen der kombinierten Behandlung: Operation und Bestrahlung.

Wie bei anderen Carcinomlokalisationen wird auch beim Vulvacarcinom die Operation in der verschiedensten Weise mit der Bestrahlung kombiniert.

Am häufigsten wurde sie zur Sicherung des Operationserfolges in Form der Nachbestrahlung angewandt. Auch über diese Kombinationsbehandlung liegen bereits einige Erfahrungen vor. Teils sind sie ganz schlecht, teils zufriedenstellend.

Über schlechte Erfahrungen berichten Benthin und Winter. Eine Verbesserung der schlechten Operationsresultate konnte durch die Nachbestrahlung nicht erzielt werden. Kupferberg hat 6 Patienten operiert und nachbestrahlt. Kein Fall wurde geheilt. Nach Reisach verlor die Klinik Engelmann nach Tumorexcision und Radium-Röntgennachbestrahlung alle 12 behandelten Fälle. Einen allerdings erst nach $5^1/_4$ Jahren.

Demgegenüber berichtet Blaß über Verbesserungen der Resultate durch Nachbestrahlung. Doch umfaßt sein Material nur 7 Fälle, von denen obendrein nur einige nachbestrahlt worden waren. Im Anschluß an diese Mitteilung von Blaß gab Kamniker eine Statistik über die Vulvacarcinome an der I. Wiener Frauenklinik aus den Jahren 1921—1931. Von 47 Fällen, die mit Radikaloperation und Bestrahlung behandelt wurden, waren 12% geheilt. Ähnliche Erfolge erzielte bei einem größeren Material auch die Mayo-Clinic. Von 95 nachbestrahlten Fällen lebten nach den Mitteilungen von Bowing nach 5 Jahren noch 12 Fälle, was einer Heilungsziffer von 13% entspricht.

Gute Erfolge wurden mit der kombinierten Behandlung von H. Meyer und O. Schmidt (Bremen) erzielt. Nach den Berichten von Kirchhoff und Eirund waren von 5 derartig behandelten Fällen noch 3 nach 5 und 7 Jahren gesund und rezidivfrei. Die beiden anderen sind bald gestorben. Nach Tausch waren 2 von 7 in der Tübinger Klinik nachbestrahlten Frauen nach 5 Jahren noch gesund. Ikeda erzielte in einem Fall von Klitoriscarcinom mit der postoperativen Radiumbestrahlung eine Rezidivfreiheit von $7^1/_2$ Jahren. Ein anderer Fall mit Carcinom der Bartholinischen Drüsen war nach Totalexstirpation und Radiumnachbestrahlung nach 3 Jahren noch rezidivfrei. Schneider aus der Klinik Halban berichtete über einen gleichen Fall, der nach Operation und Röntgennachbestrahlung noch 4 Jahre gesund war. Hierher gehört auch der von H. R. Schmidt aus der Bonner Frauenklinik veröffentlichte Fall. Bei diesem handelte es sich um eine Carcinomentwicklung auf leukoplakischer Grundlage. Nach Operation und wiederholten Seriennachbestrahlungen mit Röntgenstrahlen blieb die Patientin 6 Jahre gesund. Ein danach auftretendes Rezidiv wurde operativ entfernt. Die Patientin ist dann an Grippe gestorben.

Auch Stoeckel hat später die Operation mit der Bestrahlung kombiniert. In Leipzig hat er in der letzten Zeit von 1922—1926 2 Fälle auf diese Weise behandelt. Über den Erfolg kann er aber nichts aussagen, da beide Fälle nicht weiter beobachtet wurden. In Berlin hat er bis zum Jahre 1929 13 Fälle radikal operiert und mit Röntgenstrahlen (2 Fälle mit Radium) nachbehandelt[1]. Zur Zeit der Veröffentlichung (1930) war die Heilungsdauer noch zu kurz, um die Leistungsfähigkeit dieses Vorgehens abschätzen zu können. Jedenfalls

---

[1] In einem weiteren Fall wurden die Drüsen exstirpiert und der Primärtumor wurde mit Radium behandelt. Die Patientin starb nach 6 Monaten.

waren bis dahin von den 13 Patientinnen nur noch 3 Fälle rezidivfrei; der erste Fall 2 Jahre 4 Monate, der zweite 2 Jahre 2 Monate, der dritte 4 Monate. Nehmen wir an, daß alle 3 Fälle die Fünfjahresgrenze überleben, so würde in dieser kleinen Statistik die Heilungsziffer 23% ausmachen. Wir haben bereits darauf hingewiesen, daß trotz dieser günstigen Annahme diese Heilungsziffer in einem auffallenden Gegensatz zu Stoeckels früheren Mitteilungen über die Erfolge der rein operativen Behandlung steht.

Denn bei diesem Vorgehen hatte er bei 10 Kranken 5 geheilt und dementsprechend eine relative Heilungsziffer der operativen Behandlungsmethode von 50% angegeben. Weshalb die Statistik der kombiniert behandelten Fälle so sehr viel schlechter ausfällt, ist nicht recht ersichtlich. Nach seinen Berichten dürften die Fälle aus beiden Statistiken in genau der gleichen Weise radikal operiert worden sein. Die Nachbestrahlung kann die Ergebnisse auch nicht verschlechtert haben. Im übrigen verweisen wir auf unsere diesbezüglichen Ausführungen im vorangehenden Kapitel.

Ohne nähere statistische Angaben werden von Gauß und Seisser Operation und Bestrahlung wegen ihrer günstigeren Heilungsaussichten zur Behandlung der Vulvacarcinome empfohlen.

Zum Schluß dieser Berichte über die Erfolge von Operation und Bestrahlung verweisen wir noch auf den von Heimann veröffentlichten Fall aus der Universitäts-Frauenklinik Breslau. Dieser zeichnet sich dadurch aus, daß das operativ entfernte Vulvacarcinom mehrmals rezidivierte und deshalb immer wieder operativ angegangen wurde. Erst als noch Röntgenbestrahlungen herangezogen wurden, blieben die Rezidive fort. Diese Patientin hat dann später noch zwei gesunde Kinder geboren.

Im einzelnen macht Heimann über diesen interessanten Fall folgende nähere Angaben:

„Im Jahre 1912 wurde in der Universitäts-Frauenklinik die Patientin, die damals 27 Jahre alt war, wegen Vulvakrebs aufgenommen. Da der Fall operabel, machten wir die Radikaloperation mit Entfernung der oberflächlichen und tiefen Inguinaldrüsen. Der Verlauf war entsprechend. Als Patientin entlassen werden sollte, bemerkte der Assistent einen Knoten in der Narbe, der sich nach der Excision histologisch als carcinomatös erwies. Wiederum wurde operativ vorgegangen. Dieser Vorgang spielte sich noch dreimal ab. Immer zeigten sich nach einer gewissen Zeit kleine Rezidive, die entfernt werden mußten. Die letzte Rezidivoperation war auf Wunsch unseres Chefs, Geh.-Rat Küstner, sehr radikal. Periostteile des Os pubis wurden mitentfernt. Sofort im Anschluß an diese Operation wurde Patientin, da ich zu jener Zeit die ersten Carcinombestrahlungen an der Klinik machte, röntgenbestrahlt, und zwar wurde nach nebenstehendem Schema bestrahlt. Als Filter fungierten Rehleder oder dünne Aluminiumplatten, wie es eben damals üblich war, die Dosis war für die damalige Zeit recht hoch[1].

Tabelle 28.

Datum	Röhre	FH	X	Wehnelt	mA	Minuten	Filter
17. 5. 12	I	33	$7^1/_2$	10	4	$9^1/_2$	
10. 6. 12	I	33	$7^1/_2$	10	4	$9^1/_2$	
10. 7. 12	II	28	$7^1/_2$	10	4	9	
10. 8. 12	II	28	$7^1/_2$	10	4	9	
10. 9. 12	III	28	$7^1/_2$	10	4	13	
10. 10. 12	II	28	$7^1/_2$	10	4	15	0,5 Alu-
18. 11. 12	I	28	$7^1/_2$	10	4	25	minium
17. 12. 12	IV	28	$7^1/_2$	7	$1^1/_2$	30	oder Reh-
18. 1. 13	IV	28	$7^1/_2$	7	$1^1/_2$	30	leder
18. 2. 13	IV	28	$7^1/_2$	7	5	12	
19. 3. 13	IV	28	$7^1/_2$	7	2	20	
21. 4. 13	IV	28	$7^1/_2$	7	5	12	
23. 5. 13	IV	28	$7^1/_2$	7	5	12	

wurde Patientin, da ich zu jener Zeit die ersten Carcinombestrahlungen an der Klinik machte, röntgenbestrahlt, und zwar wurde nach nebenstehendem Schema bestrahlt. Als Filter fungierten Rehleder oder dünne Aluminiumplatten, wie es eben damals üblich war, die Dosis war für die damalige Zeit recht hoch[1].

---

[1] Heimann: Heilung eines Vulvacarcinoms durch Operation und Bestrahlung mit nachfolgender Schwangerschaft. Zbl. Gynäk. 1931, Nr 39, 2870.

Patientin ging es dann nach ihrem Bericht — zu einer Nachuntersuchung ist sie nicht mehr erschienen — sehr gut. 3 Jahre blieb die Menstruation weg, dann erschien sie in regelmäßigen Intervallen wieder. In den Jahren 1918 und 1919 wurden von der Patientin nach einwandfreier Schwangerschaft sogar noch 2 lebende Knaben geboren. Die Jungen sind heute 12 und 13 Jahre alt, gut gewachsen, intelligent und in der Schule gute Schüler.

Vor wenigen Wochen sah ich die Patientin wieder. Die Untersuchung ergab einen Totalprolaps. Der Befund quoad Carcinom war einwandfrei, die Narbe tadellos, eigentlich kaum mehr zu sehen, eine gewisse Verziehung der Vulva deutete noch auf die frühere Operation hin, sonst war das Gewebe absolut einwandfrei. Ich machte bei dem Alter der Patientin die Interposition nach Schauta-Wertheim, die quoad Heilung ausgezeichnet verlief, von einer früheren Bestrahlung war nichts zu merken. Patientin verließ am 13. Tage post op. geheilt die Klinik."

Über eine ähnliche Beobachtung hatte früher schon Baisch berichtet. Nur kann dieser Fall nicht unter die Dauerheilungen gerechnet werden, weil er zur Zeit der Veröffentlichung noch nicht genügend lange nachbeobachtet worden war. Aber auch hier handelte es sich um eine Frau mit rezidivierendem Vulvacarcinom, das wiederholt mit Operation sowie Röntgen- und Radiumbestrahlungen behandelt worden war, und von der später ein durchaus gesundes und kräftiges Kind geboren wurde.

Bei allen bisher zitierten Fällen wurde die Strahlenbehandlung als Nachbestrahlung mit der Operation kombiniert. Beide Methoden wurden aber auch in anderer Weise miteinander verbunden. Delporte und Cahen haben ein präoperatives Bestrahlungsverfahren, teils mit Radium-, teils mit Röntgenstrahlen, angewandt und später Drüsen oder Vulva exstirpiert. Eine Beurteilung der Dauerleistungen lassen ihre Veröffentlichungen aber nicht zu (s. S. 519).

f) Die Leistungen der Strahlentherapie nach der Literatur.

Die Mitteilungen über die mit der ausschließlichen Strahlentherapie beim Vulvacarcinom erzielten Erfolge lauten im allgemeinen nicht sehr günstig. Zum Teil sind sie noch schlechter als die der operativen Behandlung. Die Gründe für die unbefriedigenden Erfolge bei der Strahlentherapie haben wir bereits ausführlich dargelegt. Wir beschränken uns daher hier darauf, nur eine Übersicht über die veröffentlichten Erfahrungen zu geben.

Die Bestrahlungen wurden bei den Vulvacarcinomen in der verschiedensten Weise, teils mit Radium, teils mit Röntgenstrahlen, durchgeführt. Bisweilen wurden auch beide Methoden kombiniert, wobei meistens der Primärtumor mit Radium, die Leistendrüsen aber mit Röntgenstrahlen behandelt wurden.

Das älteste Verfahren ist die Röntgenbehandlung. Später ist dann allerdings die Radiumbestrahlung mehr in den Vordergrund getreten.

Als erste haben Reymond und Chanoz ein Vulvacarcinom bestrahlt. Beide Autoren teilten 1905 mit, daß sie ein längere Zeit vergeblich mit Arsenikätzpaste, Messer und Chinin behandeltes Epitheliom der Vulva mit wiederholten Röntgenbestrahlungen günstig beeinflußt hätten.

Es handelte sich um eine 54 Jahre alte Patientin. Diese litt seit 12 Jahren an Pruritus und seit 4 Jahren an Epitheliom des mittleren Teiles der linken großen Labie. Bis zum Sommer 1903 wurde sie nacheinander mit Arsenikätzpaste, mit dem Messer und Chinin behandelt. Die örtliche Affektion und die Beschwerden nahmen zusehends zu, der Kräftezustand zusehends ab. Die Induration hatte fast die ganze Vulva umgriffen. Die Entleerungen waren durch die Induration schwierig und schmerzhaft geworden.

Nach 30 Bestrahlungen (2mal wöchentlich) stieß sich die Neubildung in der Schamlippe größtenteils ab. Die Leistendrüsen gingen erheblich zurück. Die Vulva begann sich im ganzen wieder der normalen

Konsistenz und Beschaffenheit zu nähern. Nur Harnröhre und Anusöffnung machten immer noch gewisse Schwierigkeiten; besonders die Analgegend, die bis dahin bei den Bestrahlungen nicht recht mitgetroffen wurde. Gewicht und Allgemeinbefinden hatten sich unvergleichlich gehoben.

Dieser Versuch, ein Vulvacarcinom mit Strahlen zu beeinflussen, scheint lange Zeit vereinzelt geblieben zu sein. Erst im Jahre 1913[1] folgten neue Mitteilungen über bestrahlte Vulvacarcinome. Das war in dem Jahr, in dem die Strahlentherapie durch Bumm, Döderlein und Krönig einen neuen Impuls erhielt. Die Fälle dieser Zeit wurden vorwiegend mit Radium oder Mesothorium behandelt. Eine große Anzahl wurde günstig beeinflußt. Doch waren alle diese Fälle bei ihrer Veröffentlichung erst kurze Zeit beobachtet. Berichte über derartige Fälle stammen von Forssell, Krönig, Gauß, Krömer, Jung, Latzko, Jacobs, Zweifel, Winkler, Küstner und Heimann[2].

Kroemer, der trotz guter Rückbildung des Tumors nach der Bestrahlung wegen unerträglicher, durch eine gleichzeitig bestehende Craurosis hervorgerufener Schmerzen noch operativ vorgehen mußte, konnte die Wirksamkeit der vorangegangenen Bestrahlung einwandfrei nachweisen. Denn „in dem entfernten Tumor konnten lebenskräftige Krebsnester so gut wie gar nicht mehr festgestellt werden. Die Krebszellen waren zerstört." Bei den anderen Autoren war der Erfolg nicht immer so durchgreifend.

In den nächsten Jahren folgten dann mehrere Mitteilungen von Bumm und Schäfer über längere Zeit nachbeobachtete Fälle, die mit Radium geheilt worden waren[3]. Außerdem berichtete 1917 Warnekros aus der Klinik Bumm über 4 Drüsenrezidive nach Operation wegen Vulvacarcinoms und über ein Leistendrüsenrezidiv nach bestrahltem Urethralcarcinom. Durch energische Behandlung mit Röntgen- und Radiumstrahlen konnten alle Rezidivtumoren beseitigt werden. Zur Zeit der Veröffentlichung betrug die Heilung in 2 Fällen 1 Jahr, in 2 weiteren Fällen $2^1/_2$ Jahre, im letzten Falle 3 Jahre. 1919 veröffentlichten Bumm und Schäfer bereits 4 Dauerheilungen bei Fällen mit primärem Vulvacarcinom. Bezogen auf ihr Gesamtmaterial von 13 Fällen machten diese 4 Heilungen 30,8% aus. Von diesen 4 Fällen müssen aber bald darauf 2 gestorben sein. Denn 1921 berichtete Schäfer, daß von den 13 bestrahlten Fällen aus den Jahren 1913—1915 nur noch 2 gesund wären. Das wären nur 15,4% Heilungen. Insgesamt umfaßte Schäfers Material 20 Vulvacarcinome. Davon waren 4 geheilt. Es wurden also immerhin damals in der Klinik Bumm ganz beachtenswerte Erfolge mit der Strahlentherapie beim Vulvacarcinom erzielt[4].

---

[1] 1907 hat Eltze noch einen Fall erwähnt. Doch handelt es sich bei diesem um eine postoperative Bestrahlung.

[2] Über einen primär guten Erfolg der Strahlenbehandlung bei einem mannsfaustgroßen jauchig zerfallenen Vulvacarcinom berichtete später Schloß (1931). Der Tumor war mit Radiumnadeln gespickt, die Drüsen dagegen mit Röntgenstrahlen behandelt worden.

[3] Schäfer: Mschr. Geburtsh. 44, 1 (1916). — Bumm u. Schäfer: Arch. Gynäk. 106, 84 (1917). — Bumm: Zbl. Gynäk. 43, 1 (1919). — Schäfer: Arch. Gynäk. 110, 374 (1919).

[4] Über die Bestrahlungstechnik ist nichts Näheres angegeben. Aus den verschiedentlichen Mitteilungen kann man nur entnehmen, daß die Behandlung dieser Fälle in der Hauptsache mit Radium oder Mesothorium durchgeführt wurde. In einigen Fällen kamen wohl aber auch Röntgenstrahlen zur Verwendung. Jedenfalls berichtete Warnekros auf dem Gynäkologenkongreß 1920 über 11 Vulvacarcinome (7 primäre und 4 Rezidive) aus den Jahren 1911—1916, die kombiniert bestrahlt worden waren. Bei den 4 Rezidiven handelte es sich um die 4 vorhin genannten Fälle. Von diesen 11 Vulvacarcinomen waren damals 3 gesund und rezidivfrei.

1923 veröffentlichten Sippel und Jaeckel aus der Klinik Bumm eine Statistik über maligne Tumoren, die nur mit Röntgenstrahlen behandelt worden waren. Diese enthält auch 4 Vulvacarcinome. Geheilt wurde kein Fall.

Demgegenüber waren die Erfolge in anderen Kliniken wieder sehr schlechte. So versagte nach Gál in der Klinik Tóth bei 4 bis 1920 mit Radium und Röntgen bestrahlten Vulvacarcinomen die Behandlung in allen Fällen. Auch in seiner 1928 veröffentlichten Statistik berichtet Gál von 4 vergeblich bestrahlten Vulvacarcinomen. Nur in einem Fall wäre es gelungen, den Prozeß auf 3 Jahre zum Schwinden zu bringen.

Benthin berichtete 1921 aus der Königsberger Klinik gleichfalls über schlechte Erfahrungen. 4 Fälle mit Vulvacarcinomen waren behandelt worden; 2 waren operabel gewesen. Sie wurden zunächst operativ angegangen und dann bestrahlt. Die eine Frau entzog sich der Nachbeobachtung, die andere starb. Von den beiden inoperablen Fällen wurde die eine nur mit Radium, die andere mit Radium und Röntgen behandelt. Die erste Frau entzog sich gleichfalls der Nachbeobachtung, die andere starb nach $1^1/_2$ Jahren.

Ähnliche Mißerfolge hatte nach der Mitteilung von Bolaffio auch die Frauenklinik in Rom. Von 4 mit Röntgenstrahlen und Radiumpunktion behandelten Fällen rezidivierten alle und waren nach 2 Jahren tot.

Hier müssen auch die Erfahrungen der Jenaer Frauenklinik angeführt werden. Nach den Mitteilungen von Schulz (1932) wurden in den Jahren 1920—1926 20 Frauen mit Vulvacarcinomen in den verschiedensten Weisen behandelt. Bei 8 wurde nur der Tumor bestrahlt und zwar in 7 Fällen nur mit Röntgenstrahlen. In 1 Fall mit Radium und Röntgenstrahlen. In 2 weiteren Fällen wurde der Tumor mit Radium und die Leistendrüsen mit Röntgenstrahlen behandelt. Die restlichen 10 Fälle kommen hier nicht in Betracht. Sie wurden operiert. 3 wurden noch nachbestrahlt. Heilung wurde bei keinem der bestrahlten Fälle erzielt. Alle sind bald, meist noch vor Ablauf des ersten Jahres, gestorben. Schulz fügt erklärend hinzu, daß es sich durchwegs um weit fortgeschrittene Fälle gehandelt habe, bei denen die Operation nicht mehr hätte durchgeführt werden können und so die Prognose von vornherein eine sehr schlechte war. Trotzdem hätten sich vielleicht doch noch länger dauernde Besserungen erreichen lassen, wenn man sich nicht darauf beschränkt hätte, nur den Primärtumor zu bestrahlen. Nur in 2 Fällen wurden die Leistendrüsen mitbehandelt. Das hätte bei allen Fällen geschehen müssen.

Nicht viel besser sind die Erfahrungen von Kehrer. Er hat mehrfach über seine Erfolge mit der Strahlentherapie der Vulvacarcinome berichtet (1918—1920). Von 3 inoperablen Vulvacarcinomen hat er eins nur mit Radium, 2 andere mit Radium- und Röntgenstrahlen behandelt. Sie starben alle. Außerdem hat er noch 2 weitere operable Vulvacarcinome bestrahlt. Der eine Fall wurde mit Radium behandelt. Ein Erfolg wurde nicht erzielt. Bei dem anderen wurden neben dem Primärtumor auch noch die Leistendrüsen mit Radium bestrahlt. Diese Patientin befand sich nach mehr als 2 Jahren noch „in blühendem Zustand". 1921 hat dann Kehrer noch den Verlauf einer Radiumbestrahlung bei einem Operationsrezidiv beschrieben. Es wurde nur ein teilweiser Erfolg erzielt.

Auch die Städtische Frauenklinik in Stuttgart erzielte keine besseren Erfolge. Wohl berichtete Baisch 1918 über 3 Fälle aus den Jahren 1914—1917, von denen anscheinend 2 Fälle geheilt waren, doch werden diese in einem späteren Bericht seines Assistenten Schulte (1924) als gestorben geführt. Von weiteren 5 in den Jahren 1918—1920 bestrahlten Fällen wurde nur 1 Fall vorläufig geheilt. 3 von diesen 5 Fällen waren zuerst operativ angegangen worden. In 2 Fällen waren neben der Excision des Carcinoms auch die Drüsen ausgeräumt worden.

Nicht viel günstiger lauten die Angaben von Seitz (1929). Unter 7 zum Teil sehr weit fortgeschrittenen Vulvacarcinomen waren nur noch 3 nach 2—3 Jahren am Leben.

Ähnliche schlechte Erfahrungen hatte schon früher Kupferberg gemacht. Diese hat er 1922 veröffentlicht. Er verfügte damals über 19 Fälle. 2 operable Vulvacarcinome waren erst vorbestrahlt und dann operiert worden. 1 Fall überlebte die Fünfjahresgrenze. 6 operable Fälle waren erst operiert und dann nachbestrahlt worden. Alle starben im Verlauf der ersten 4 Jahre. Ein operabler Fall, der nur bestrahlt wurde, war 4 Jahre geheilt. 10 inoperable nur Bestrahlte starben innerhalb der ersten 3 Jahre.

Adler hatte 1919 über 10 nur mit Radium behandelte Vulvacarcinome berichtet. 5 blieben nach seinen Mitteilungen 1—3 Jahre geheilt[1]. Dieses Material ist später von Simon (1932) einer Nachuntersuchung unterzogen worden, dabei zeigte sich, daß für eine kritische Verwertung nur 7 Fälle geeignet sind. Denn bei einem Fall wurde die Bestrahlung nicht zu Ende geführt, ein anderer entzog sich der Behandlung. Nach Simon erzielte Adler auch nicht 5 Heilungen, sondern nur 3, weil eine Frau an den Bestrahlungsfolgen ad exitum kam und die zweite nicht mehr erschienen war. Von diesen 3 Fällen muß nun noch einer ausgeschlossen werden, weil es sich um eine postoperative Bestrahlung gehandelt hatte. Wie lange die beiden noch verbleibenden Fälle geheilt waren, gibt Simon leider nicht an. Man kann aber annehmen, daß es sich um Dauerheilungen handelt, denn 1928 hat Amreich in einem größeren Übersichtsreferat 9 von Adler in den Jahren 1913—1919 behandelte Fälle von Vulvacarcinom angeführt und über 2 Dauerheilungen berichtet[2].

In Fortsetzung der Statistik von Adler aus dem Jahre 1919 hat Kraul 1923 10 weitere Fälle von Vulvacarcinom veröffentlicht, die in den Jahren 1919—1922 in der I. Wiener Frauenklinik zur Aufnahme gekommen waren[3]. 8 waren bestrahlt worden. Geheilt wurde aber nur einer aus dem Jahre 1921. Dieser Fall war somit 3 Jahre gesund.

Diesen letzten Angaben entsprechen etwa die Erfahrungen der Kieler Klinik aus dem Jahre 1921. Damals teilte Giesecke mit, daß von 7 der Röntgen- und Radiumtherapie zugeführten Fällen 4 trotz der Strahlenbehandlung dem fortschreitenden Carcinom erlegen wären. Nur 2 wären damals $1^1/_2$ Jahre rezidivfrei gewesen. Ebenso 1 Fall von beginnendem Carcinom, das nach einfacher Excision mit Radium nachbestrahlt worden war.

1921 berichteten noch Bailey und Bagg über 10 Fälle von Vulvacarcinom, die sie durch Strahlenbehandlung glaubten günstig beeinflußt zu haben. Doch handelt es sich nur um Primärerfolge, die eine Beurteilung der Leistungsfähigkeit der angewandten Methode nicht zulassen. Die Bestrahlung wurde mit Radiumemenation durchgeführt.

Nicht viel anders zu bewerten sind die Mitteilungen von Delporte und Cahen aus dem Brüsseler Radiuminstitut im Jahre 1926. Sie berichteten damals über 11 Vulva-

---

[1] 3 Fälle hatte Adler schon 1915 in seinem Bericht „Über Radiumbehandlung bei Gebärmutterkrebs" erwähnt. Von den oben angeführten 10 Fällen wurde einer einzeitig, die anderen 9 intermittierend mit Radium bestrahlt. Nur bei letzteren wurden Heilungen beobachtet. In der Literatur werden gewöhnlich nur diese letzten 9 Fälle zitiert.

[2] Das würde auch mit einer statistischen Mitteilung von Adler aus dem Jahre 1921 (Strahlentherapie 12, 110) übereinstimmen. Dort wurden 13 Vulvacarcinome aus dem Jahre 1913—1920 angegeben. Von diesen werden 2 als 7—5 Jahre geheilt geführt.

[3] Über ein im Jahre 1920 bestrahltes Vulvacarcinom hatte 1921 schon Amreich berichtet. Diese Patientin ist aber gestorben.

carcinome, die in der verschiedensten Weise teils mit Radium (Radiumpunktur des Primärtumors), teils mit Röntgenstrahlen (Drüsengebiet) behandelt worden waren. Bei 4 operablen
Fällen war später die Vulvektomie vorgenommen worden. Diese 4 Fälle werden vielfach
besonders hervorgehoben, weil von ihnen 3 geheilt wurden. Die Rezidivfreiheit betrug
bei diesen aber erst $2^1/_2$, $2^1/_4$ und $1^1/_4$ Jahre. Im Hinblick auf die schlechte Prognose
der Vulvacarcinome sind dies immerhin beachtenswerte Erfolge, doch können sie nicht als
Dauererfolge gelten.

Eine sehr ausführliche Beschreibung der in den letzten Jahren in der I. Wiener
Frauenklinik behandelten Vulvacarcinome brachte Simon in seiner 1932 veröffentlichten
Statistik. Auch in seinem kleinen Lehrbuch über „Die Curie-Röntgentherapie bösartiger
Frauenleiden" führt er diese Fälle wieder an. Es handelt sich im ganzen um 24 Patientinnen
der Jahre 1926—1930. 22 wurden kombiniert mit Radium und Röntgen behandelt. Von
diesen 22 Fällen schließt Simon einen aus der Beurteilung aus, weil die Frau unmittelbar
nach beendeter Bestrahlung durch einen fremden Arzt operiert worden war. Diese Frau
starb an einer Pneumonie. Von den verbleibenden 21 Fällen waren 14 radikal, 4 präventiv
und 3 palliativ bestrahlt worden (s. S. 510). Von den radikal Bestrahlten waren noch 5
gesund und zwar 2 durch 3 Jahre, 1 durch 2 Jahre, 2 durch 1 Jahr.

Im Interesse einer vollständigen Berichterstattung führen wir noch 2 Fälle an, die
Stoeckel in Berlin (1926—1929) behandelt hat. Es wurde nur der Primärtumor mit
Radium bestrahlt. Die Drüsen blieben unbehandelt. Davon ist 1 Fall nach $1^1/_2$ Jahren
rezidiv geworden. Durch erneute Radiumbehandlung wurde er wieder geheilt und war
zur Zeit der Veröffentlichung bereits 1 Jahr 8 Monate rezidivfrei. Der zweite Fall, ein sehr
weit vorgeschrittenes Carcinom, hatte Radium nur solaminis causa erhalten; er war nach
$1/_2$ Jahr, allerdings in ganz schlechtem Zustand, noch am Leben.

Neben diesen Mitteilungen über nur kurzfristige Erfolge und nicht
genügend lange Zeit nachbeobachtete Fälle liegen in der Literatur außer
den früher erwähnten aber auch noch einige andere Berichte über
Dauerheilungen vor. So von B. F. Schreiner. Dieser hat mehrfach über seine Erfahrungen mit der Strahlenbehandlung der Vulvacarcinome Mitteilung gemacht. Das
letztemal 1929. Er führte damals 29 Fälle an. Bei 5 war die Clitoris der Ausgangspunkt
des Carcinoms. Die Behandlung hatte in der Implantation von Radiumnadeln und Koagulation bestanden. Ein Fall von Clitoriscarcinom war mit Operation und Röntgennachbestrahlung behandelt worden. Ein in diesem Fall $9^1/_2$ Jahre später auftretendes Rezidiv
konnte erfolgreich mit Elektrokoagulation beseitigt werden. Zur Zeit der Veröffentlichung
war diese Patientin bereits wieder 3 Jahre gesund. Von den anderen 28 Fällen überlebten
3 die Fünfjahresgrenze. Doch starb einer nach 7, der andere nach 6 Jahren; bei dem
dritten Fall trat $6^1/_2$ Jahre nach der Behandlung ein Rezidiv auf. Dieses konnte aber durch
Koagulation und Röntgenbestrahlung wieder beseitigt werden.

Über ein ähnliches Material berichtete 1929 von Büben. Nach seinen Mitteilungen
wurden in der I. Budapester Frauenklinik zwischen 1918 und 1928 31 Vulvacarcinome
behandelt. Der Primärtumor wurde mit Radium belegt und erhielt durchschnittlich
1200—2400 mgh Ra-El. Gegebenenfalls wurde die Bestrahlung nach 6—8 Wochen noch
einmal wiederholt. Die Leistendrüsen wurden mit Röntgenstrahlen behandelt. Dabei
wurde in einem Zeitabstand von 6 Wochen 3mal die „Pigmentationsstrahlendosis (400 R)

in Luft gemessen verabfolgt". Von 31 derartig behandelten Fällen waren 2 nach 6 Jahren rezidivfrei. Statistisch lassen sich diese beiden Fälle aber nicht verwerten. Bei den letzten 4 Jahrgängen war die Nachbeobachtungszeit zu kurz. Eine Gliederung der 31 Fälle nach Jahrgängen wurde nicht gegeben. Man weiß daher nicht, auf wieviel Fälle man die beiden Dauerheilungen beziehen kann.

Wertvoller ist in dieser Hinsicht das gleichfalls 31 Fälle umfassende Material der Klinik Döderlein. Voltz hat 1930 darüber berichtet. Es zerfällt in 15 operable und 16 inoperable Vulvacarcinome. Die Fälle stammen aus den Jahren 1913—1923 und waren teils mit Radium, teils mit Radium und Röntgenstrahlen behandelt worden. Bei diesen 31 Patienten wurden in 4 Fällen = 12,9% Dauerheilungen erzielt[1].

Nach Tausch (1931) hat die Tübinger Frauenklinik 13 Patienten mit Vulvacarcinom bestrahlt, und zwar 7 mit Röntgen, 5 mit Röntgen und Radium, 1 nur mit Radium. Eine Dauerheilung wurde nur bei einem der ausschließlich mit Röntgenstrahlen behandelten Fälle erzielt. Alle anderen wurden rezidiv oder starben vor Ablauf der Fünfjahresfrist. Neben diesen Fällen berichtete Tausch noch über 4 Frauen mit sekundärem Vulvacarcinom. Der vorausgegangene Primärkrebs war dreimal ein Korpus- und einmal ein Vaginalcarcinom gewesen. Die Behandlung dieser Fälle bestand ausschließlich in kombinierter Röntgen-Radiumbestrahlung. Eine Frau blieb verschollen, die beiden anderen haben die Fünfjahresgrenze überlebt. Bei der einen trat dann nach 10 Jahren wieder ein Rezidiv auf, die andere ist nach 8 Jahren laut Mitteilung des zuständigen Standesamtes an Blasenlähmung gestorben. Tausch läßt es aber dahingestellt sein, ob es sich nicht auch in diesem Fall um ein Spätrezidiv gehandelt hat.

Eine sehr interessante Mitteilung über die Erfahrung des Radiumhemmets beim Vulvacarcinom machte Heyman[2]. Er berichtete 1932 über das Gesamtmaterial der von 1910—1926 bestrahlten Fälle. Es sind im ganzen 87. Dauerresultate wurden in den ersten Jahren überhaupt nicht erzielt. Deshalb wurden in den folgenden Jahren verschiedene Behandlungsverfahren geprüft. Berven gelang es schließlich 1922, eine zweckmäßige Methode zu entwickeln. Bei dieser wird zunächst der Tumor elektrokoaguliert. Dann werden sofort die Radiumpräparate auf die gereinigte Geschwürsfläche appliziert. Die regionären Lymphdrüsen werden mit Röntgenstrahlen nachbehandelt. Unter 49 in den Jahren 1922—1926 derartig behandelten Fällen wurde bei 26% eine 5jährige Heilung erzielt.

g) Kritische Betrachtung der Literaturmitteilungen.

Aus diesen in der Literatur niedergelegten Mitteilungen über die mit Strahlenbehandlungen beim Vulvacarcinom gemachten Erfahrungen ist es schwer, ein klares Bild über die Leistungsfähigkeit dieser Methode zu gewinnen. Mit den Angaben der einzelnen Autoren

---

[1] Über einen Teil dieses Materials aus den Jahren 1912—1918 hatte 1923 A. Döderlein bereits berichtet. Damals handelte es sich um 17 Fälle, die mit Radium bestrahlt worden waren, nur einer war geheilt. Nach dem Bericht von Scholten und Voltz aus dem Jahr 1925 waren 1918 und 1919 weitere Fälle bestrahlt worden. Von diesen wurde kein Fall geheilt. (Vgl. auch E. Zweifel: Strahlenther. 15, 241, A. Döderlein, G. Döderlein u. Voltz: Acta radiol. (Stockh.) 6, 335 u. A. Döderlein: Strahlenther. 33, 89.)

[2] Frühere Mitteilungen aus dem Radiumhemmet stammen von Berven 1920 und 1931 und Heyman 1926.

kann man nicht viel anfangen. Sie enthalten zu wenig Fälle. Ihre Zusammenfassung
zur Aufstellung einer Sammelstatistik und zur Berechnung der Heilungsziffer ist aber
auch sehr schwierig. Denn teils sind die veröffentlichten Fälle nicht lange genug nachbeobachtet, teils sind die Fälle, welche die Fünfjahresgrenze überschritten haben oder die
eine statistische Verwertung ermöglichen würden, mit Fällen kürzerer Nachbeobachtungszeit vermengt und lassen sich nicht von diesen trennen. Deshalb können diese Mitteilungen zur Berechnung der Heilungsziffer gleichfalls nicht verwertet werden. Die wenigen uns dann noch zur Verfügung stehenden Fälle sind wieder so verschieden behandelt worden, daß man sie eigentlich nicht zusammenfassen kann. Wenn wir es trotzdem versuchen, so geschieht es nur, um wenigstens ein ungefähres

Tabelle 29. Übersicht über die Dauererfolge der
Strahlentherapie beim Vulvacarcinom.

Autor	Zahl der Fälle	5jährige Heilungen	Behandlungsmethode
Bumm	13	4	Radium
Gál	5	0	Radium und Röntgen
Benthin[1] . . .	2	0	Radium, Röntgen und Radium
Bolaffio . . .	4	0	Röntgen- und Radiumpoints
Schulz[2] . . .	10	0	Teils Röntgen, teils Radium und Röntgen
Kehrer	4	0	Radium und Röntgen
Baisch	3	0	Radium
Kupferberg[3] . .	11	0	Radium und Röntgen
Adler	10	2	Radium
Schreiner[4] . .	28	3	Radiumpoints und Koagulation
Voltz	31	4	Radium und Röntgen
Tausch	13	1	Teils Röntgen, teils Radium und Röntgen, teils Radium
Heyman . . .	49	13	Elektrokoagulation, Radium und Röntgen
Insgesamt	183	27	= 14,75 %

Bild über die bisher beim Vulvacarcinom mit strahlentherapeutischen Methoden erzielten
Erfolge zu bekommen.

So ergeben sich insgesamt 183 Fälle. Von diesen wurden 27 über 5 Jahre geheilt,
d. h. mit strahlentherapeutischen Methoden wurden beim Vulvacarcinom,
etwa 15% Heilungen erzielt.

Stoeckel[5] hat die absolute Heilungsziffer der operativen Methoden zwischen 30
und 50% angegeben. Demnach wäre die Überlegenheit der operativen Behandlung offensichtlich. Das wäre aber ein Trugschluß. Gewiß wurden mit der Operation gute Erfolge
erzielt. Doch sind diese keineswegs die Regel. Das geht aus der einschlägigen Literatur
ohne weiteres hervor. Wir verweisen hierzu auf unsere früheren Ausführungen. Dort
haben wir auch gezeigt, daß es heute noch nicht möglich ist, die absolute Heilungsziffer
der Operation ganz allgemein mit 30—50% anzusetzen. Denn selbst bei einem technisch

[1] 2 Fälle, die operiert und bestrahlt wurden, fallen fort.

[2] Die 10 anderen mit Operation oder Operation und Bestrahlung behandelten Fälle kommen hier
nicht in Betracht.

[3] 8 kombiniert mit Operation und Bestrahlung behandelte Fälle sind hier fortgelassen.

[4] Der Fall, der operiert und mit Röntgenstrahlen nachbehandelt wurde, ist abgezogen worden.

[5] Der Vergleich mit diesem Material erscheint berechtigt, auch wenn in diesen Fällen die Radikaloperation mit der Nachbestrahlung kombiniert wurde. Denn dadurch, daß in diesen Fällen die Radikaloperation ausgeführt und Röntgenstrahlen nur zur Sicherung des Heilerfolges herangezogen wurden, war
die Behandlung in erster Linie eine operative. Dementsprechend ist es berechtigt, die Erfolge dem chirurgischen Eingriff zuzuschreiben.

so vollendeten Operateur wie Stoeckel verspricht die 5jährige Heilungsziffer für die bis 1929 in Berlin behandelten Vulvacarcinome günstigstenfalls 23% zu erreichen. Wenn nun aber noch 1 Fall stirbt oder rezidiv wird, was bei der ungünstigen Prognose der Vulvacarcinome sehr nahe liegt, dann sinkt die Heilungsziffer auf 15% ab (s. S. 513). Das würde aber bedeuten, daß die Erfolge auch technisch vollendeter Operationen, soweit sich bei dem kleinen Material statistische Vergleiche überhaupt durchführen lassen, nicht besser und nicht schlechter sind, als wir sie heute auch mit strahlentherapeutischen Methoden erreichen können. Wenn man unter diesen Gesichtspunkten die beiden Behandlungsverfahren vergleicht, dürften die 15% durch Strahlen erzielten Dauerheilungen, die sich auf einem viel einfacheren und ungefährlicheren Weg gewinnen lassen, doch gar nicht so ungünstig erscheinen.

h) Eigene Ergebnisse bei der Strahlenbehandlung der Vulvacarcinome.

Daß man Vulvacarcinome sehr wohl mit Strahlen heilen kann, zeigen auch unsere Beobachtungen.

In der Erlanger Klinik kamen von 1915 bis Ende 1931 im ganzen 79 Frauen mit Vulvacarcinomen zur Behandlung.

Im einzelnen setzen sie sich wie folgt zusammen:

58 inoperable Fälle,

10 Rezidive nach Operation und weitere

11 Fälle, die scheinbar operabel waren und von denen 1915/16 3 auch mit Thermokauter behandelt wurden.

Bei diesen kleinen Gruppen verzichten wir auf statistische Berechnungen und geben die von uns erzielten Erfolge als einfache Zahlen an.

Von den inoperablen Fällen wiesen einige Besserungen bzw. klinische Heilung bis zu 2 Jahren auf. Die meisten starben nach etwa 1 Jahr.

Von den 10 Rezidiven nach Operation wurden vier 3—10 Jahre geheilt. 1 von diesen lebt noch heute, 2 andere sind im 4. Jahre, nachdem es ihnen bis dahin gut gegangen war, an einem rasch verlaufenden Rezidiv gestorben, ein dritter Fall im 6. Jahr.

Von den 11 operablen Fällen lebten drei 3—10 Jahre. Ein Fall ist heute noch geheilt, der zweite starb an Rezidiv, aber erst im 6. Jahr, der dritte starb, lokal geheilt, an Lungenentzündung und Herzschwäche 5 Jahre nach der Behandlung.

Wenn man bei den operablen Fällen berücksichtigt, daß 3 Fälle bereits in den Jahren 1915/16 bestrahlt wurden, als die Bestrahlungsmethode bei den Vulvacarcinomen erst in der Entwicklung begriffen war, so bleiben noch 8 Fälle mit 3 Heilungen.

Das sind gewiß keine großen Erfolge. Immerhin zeigen sie deutlich und einwandfrei, daß es möglich ist, Vulvacarcinome durch Strahlen zu heilen. Überdies haben wir in der letzten Zeit nach weiterer Verbesserung unserer Methode wesentlich günstigere Primärheilungen erzielt. Es steht zu hoffen, daß diese anhalten und damit auch die Dauerheilungsziffer sich verbessern wird. Nach allem sehen wir uns jedenfalls berechtigt, auch in Zukunft an der Strahlenbehandlung der Vulvacarcinome festzuhalten.

i) Nebenwirkungen der Strahlenbehandlung.

Bei der Bestrahlung eines Vulvacarcinoms erhebt sich wie bei jeder Carcinombestrahlung die Frage nach den Nebenwirkungen, kommt doch eine hohe Strahlendosis und bei jeder sachgemäß durchgeführten Behandlung, bei der neben dem Primärtumor auch das regionäre Drüsengebiet mit der Carcinomdosis belegt wird, auch eine hohe Volumdosis zur Anwendung. Nebenwirkungen können daher nicht ausbleiben. Diese betreffen bei den gynäkologischen Bestrahlungen immer dieselben Gewebe und Organe: Haut, Blut, Blase und Mastdarm sowie die Ovarien.

Bezüglich der Nebenwirkungen auf die Haut ist zu sagen, daß, solange die Bestrahlung exakt dosiert und die Toleranzgrenze der Haut nicht überschritten wurde, stärkere Erscheinungen nicht auftreten. Es kommt lediglich zu dem bekannten biologischen Reaktionsablauf, der in einer Pigmentation und späteren Teleangiektasien sein Ende findet. Im übrigen verweisen wir auf unsere früheren eingehenden Ausführungen.

Es wäre hier lediglich noch hervorzuheben, daß für den Fall, daß auch Hautgebiete der Vulva von Carcinom durchsetzt sind, diese ebenso wie die in der Schleimhaut befindlichen Tumormassen nach der Bestrahlung zerfallen und ein sichtbarer Defekt entsteht. Da es sich bei diesem nicht um eine Verbrennung handelt, sondern nur um den unter der Wirkung der Strahlen vor sich gehenden natürlichen carcinomatösen Einschmelzungsprozeß, so heilt der Defekt bei entsprechendem Verhalten bald wieder ab. Es kommt zur Vernarbung und danach zur endgültigen Heilung.

Beim Vulvacarcinom kommt stets eine hohe Volumdosis zur Anwendung. Eine stärkere Blutschädigung ist daher die Folge. Doch ist diese im allgemeinen reparabel. Schwierigkeiten können nur entstehen, wenn der Hämoglobingehalt des Blutes vor der Bestrahlung unter 30% abgesunken war. Auf die qualitative und quantitative Veränderung des Blutbildes nach den verschiedensten Bestrahlungen sowie auf die prognostische Bedeutung dieser Veränderungen wird an anderer Stelle genauer eingegangen werden.

Blase und Mastdarm, die bei der Bestrahlung im kleinen Becken gelegener Organe immer im Gefahrenbereich sind, werden bei den Vulvacarcinomen nicht von so hohen Strahlenmengen getroffen, daß Störungen auftreten können.

Anders liegen die Verhältnisse bei den Ovarien. Wurde eine noch geschlechtsreife Frau bestrahlt — Vulvacarcinome im geschlechtsreifen Alter sind allerdings sehr selten —, so wird die Ovarfunktion durch die Bestrahlung ausgeschaltet und die Frau vollkommen kastriert. Das ist aber kein Schaden, im Gegenteil nur ein Vorteil. Denn durch die Ausschaltung der Ovarfunktion wird das Genitale ruhig gestellt. Damit fällt auch die allmonatlich wiederkehrende vermehrte Blutfülle der Genitalorgane und damit auch der Vulva fort, so daß das Carcinom ungestört abheilen kann.

k) Kontraindikationen gegen die Bestrahlung.

Bei der Röntgenbehandlung eines Vulvacarcinoms handelt es sich immer um einen therapeutischen Eingriff, der an den Organismus der Patientin ziemlich hohe Anforderungen stellt. Es erscheint daher berechtigt, die Frage aufzuwerfen, ob er nicht in manchen Fällen kontraindiziert sein kann.

Hierzu läßt sich sagen, daß es eine absolute Kontraindikation gegen die Röntgenbehandlung eigentlich nicht gibt. Eine moribunde Frau wird man natürlich nicht mehr bestrahlen, sonst sollte man aber gerade beim Vulvacarcinom, das meistens für die Patientin sehr quälend ist, auch in noch so hoffnungslosen Fällen einen Bestrahlungsversuch machen. Heilen kann man natürlich solche Patientinnen nicht mehr. Man kann dadurch aber wenigstens die Beschwerden lindern, reagieren doch Schmerzen auf Röntgenstrahlen oft in geradezu überraschender Weise. Wieweit man die Bestrahlung in einem solchen Fall durchführen soll, kann man natürlich nur bei Würdigung aller Umstände beurteilen. Die Entscheidung muß daher von Fall zu Fall getroffen werden.

Ungünstig kann die Bestrahlung verlaufen, wenn das Blutbild schlecht ist, vor allem, wenn der Hämoglobingehalt unter 30% gesunken ist. Solche Patienten können die durch die Bestrahlung gesetzte Blutschädigung meistens nicht überwinden. Deshalb wäre es gerechtfertigt, die Bestrahlung bei einer derartigen Patientin abzulehnen. Wenn man nun aber bedenkt, daß eine solche Patientin ohne Behandlung auch verloren ist, erscheint es berechtigt, auch noch in einem solchen Fall eine Bestrahlung vorzunehmen. Selbstverständlich muß man durch geeignete Maßnahmen (medikamentöse Behandlung und Knochenmarksreizbestrahlung) Einfluß auf die Blutbildung zu erlangen versuchen.

l) Vor- und Nachbehandlung sowie unterstützende Maßnahmen.

Jede Bestrahlung eines Vulvacarcinoms muß mit einer entsprechenden Vor- und Nachbehandlung verbunden werden. Nur so läßt sich ein voller Bestrahlungserfolg erhoffen. Die in Frage kommenden Maßnahmen haben wir früher genau beschrieben (s. S. 260).

In das Gebiet der Vorbehandlung gehört eine sehr wichtige, die Wirkung der Strahlentherapie unterstützende Maßnahme, die Desinfektion des entzündeten Tumors. Denn bekanntlich ist eine Infektion für die Bestrahlung insofern ungünstig, als die Tumorzellen weniger strahlenempfindlich, die mitentzündeten Zellen der gesunden Umgebung aber radiosensibler sind. Es besteht daher die Aufgabe, diese ungünstige Verschiebung der Strahlenempfindlichkeit möglichst wieder auszugleichen. Hierzu sind natürlich energische desinfektorische Maßnahmen notwendig.

Am geeignetsten ist die von Wintz eingeführte Verkupferung. Sie hat eine starke Tiefenwirkung und läßt sich schnell durchführen. Ihr Wesen und ihre Technik haben wir früher genau beschrieben (s. S. 264).

Von weiteren unterstützenden Maßnahmen käme gegebenenfalls noch nach der Bestrahlung zur Beschleunigung der Heilung und Entlastung des Organismus, der sonst einen Teil der Zerfallsprodukte resorbieren müßte, eine vorsichtige Diathermieabtragung eines stark jauchenden blumenkohlartigen Tumors in Frage.

m) Die Bestrahlungsmethode der Erlanger Klinik.

Die Bestrahlungsmethode der Erlanger Frauenklinik ist charakterisiert durch die einzeitige Bestrahlung des Primärtumors und des regionären Drüsengebietes.

Primärtumor und regionäre Drüsen werden hierbei von entsprechend großen Fernfeldern aus bei voller Hautbelastung bestrahlt.

Ulcerierte und blumenkohlartige Carcinome werden aus den früher angeführten Gründen stets vorher verkupfert.

Verlauf der Röntgenbehandlung. Im einzelnen nimmt die Röntgenbehandlung eines Vulvacarcinoms in der Erlanger Frauenklinik folgenden Verlauf:

1. Vorbehandlung.
2. Verkupferung.
3. Röntgenbestrahlung.
4. Nachbehandlung.

Zur Vorbehandlung gehören Untersuchungen und Maßnahmen, wie wir sie im praktischen Teil ausführlichst beschrieben haben.

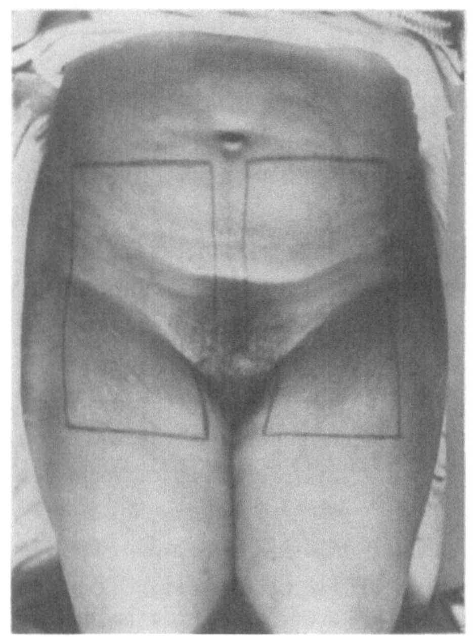

Abb. 122. Feldbegrenzung des Vulvafeldes und der beiden Inguinalfelder bei der Vulvacarcinom-bestrahlung.

Bei jugendlichen Frauen wird im Hinblick darauf, daß die Röntgenbestrahlung die Kastration nach sich zieht, die Diagnose durch Probeexcision gesichert. Um deren Gefahren auf das Mindestmaß herabzusetzen, wird sie in der früher erwähnten Weise mit der Diathermieschlinge vorgenommen und die Diagnose im Schnellverfahren geklärt.

Die Verkupferung wird mit einer der Tumorgröße entsprechenden Schwammelektrode durchgeführt. Es werden 200—250 mA-Stunden verabfolgt.

Die Röntgenbestrahlung umfaßt den Primärtumor und das gesamte Drüsengebiet. Um an allen diesen Orten die Carcinomdosis zur Wirkung zu bringen, wird

1. ein Vulvafeld,
2. je ein Inguinalfeld,
3. ein Dorsalfeld

appliziert.

Die Feldbegrenzung des Vulvafeldes und der beiden Inguinalfelder zeigt Abb. 122.

Die Grenzen des Vulvafeldes sind oben der untere Rand des Schambeinastes, unten der obere Rand des Anus, seitlich die Schenkelbeugen. Ein weiteres Herausrücken der oberen und unteren Grenze ist nicht statthaft, weil andernfalls Schwierigkeiten beim Ansetzen der beiden Inguinalfelder und des Dorsalfeldes entstehen.

Die Lage der Inguinalfelder ist am besten aus den Abbildungen ersichtlich. Sie setzen sich stets auf die Oberschenkel fort, um die Leistengegend in die Feldmitte zu bringen. Aus diesem Grunde, und weil von diesen beiden Feldern aus auch die Beckendrüsen mitbestrahlt werden sollen, ist die obere und die untere Feldgrenze festgelegt. Die obere verläuft etwa in Nabelhöhe, die untere in entsprechendem Abstand von der Leistenbeuge. Die äußere Feldgrenze geht über die Darmbeinstacheln. Die innere Grenze ist die wichtigste. Auf dem Abdomen reicht sie bei jedem Feld bis etwa 1 cm an die Linea alba heran. Somit bleibt auf dem Abdomen ein etwa 2 cm breiter Streifen frei. Die Aussparung dieses Raumes ist notwendig. Von jedem Inguinalfeld gelangen Streustrahlen in die Umgebung. Würden die Felder unmittelbar aneinander stoßen, dann würden aus dem einen Feld Streustrahlen in das andere gelangen. Dadurch würde die eingestrahlte Dosis erhöht werden und, da diese bereits 100% der HED beträgt, die Gefahr einer streifenförmigen Verbrennung entstehen. Aus dem gleichen Grund muß ein entsprechender Abstand auch beiderseits zum Vulvafeld gewahrt werden. Die innere Grenze der Inguinalfelder zeigt daher in Höhe der Schenkelbeuge eine Stufe.

Das Dorsalfeld wird so angesetzt, daß man von ihm aus das Becken durchstrahlen kann. Seine Lage demonstriert Abb. 54b im praktischen Teil. Es ist etwa 20×25 cm groß. Bei diesem Feld ist darauf zu achten, daß die untere Grenze mindestens zwei Querfinger oberhalb des Anus angesetzt wird, um eine Schädigung der Dammpartie und des Darmes, die bei der Applikation des Vulvafeldes bestrahlt werden, zu vermeiden.

Vulvafeld und Inguinalfelder werden stets mit 100% der HED belastet. Der Fokus-Hautabstand beträgt bei allen diesen Feldern mindestens 100 cm. Diese große Entfernung ist nötig, weil es sich beim Vulvacarcinom sowohl beim Primärtumor wie bei den Leistendrüsen um oberflächlich gelegene Carcinomtumoren handelt. Zur wirksamen Bestrahlung oberflächlich liegender Carcinome ist aber, wie wir an anderer Stelle ausgeführt haben, stets ein großer Fokus-Hautabstand erforderlich. Bei einem kürzeren fällt die Strahlenintensität bereits in den obersten Gewebsschichten stark ab, so daß nur eine ungenügende Dosis am Tumor zur Wirkung kommen würde.

Beim Dorsalfeld liegen die Verhältnisse etwas anders. Dieses dient zur Bestrahlung der Beckendrüsen. Letztere werden nun bereits bei der Bestrahlung des Vulvafeldes und der beiden Inguinalfelder von einer bestimmten Strahlenmenge getroffen. Die von den einzelnen Feldern an der Beckenwand zur Wirkung kommende Dosis hängt jeweils von der figürlichen Gestaltung der Patientin, von deren Fettauflage ab. Diese Dosen können mit Hilfe der von uns früher angegebenen Rechnungen und Tabellen zur Bestimmung der Tiefendosis leicht ermittelt werden. Je nach der Größe der aufgefundenen Gesamtdosis werden die Bestrahlungsbedingungen für das Dorsalfeld festgelegt, d. h. Fokus-Hautabstand und Belastung gewählt. Um dieses alles in richtiger Weise vornehmen zu können, muß daher bei jedem Vulvacarcinom ein genauer Bestrahlungsplan aufgestellt werden.

Für die Applikation der einzelnen Felder wäre noch zu bemerken, daß jedes mit senkrechtem Strahleneinfall bestrahlt werden muß. Vor allem ist darauf zu achten, daß der Strahlenkegel bei den beiden Inguinalfeldern senkrecht auftrifft, weil andernfalls die Gefahr bestünde, daß sich die Strahlen im Vulvadammgebiet überkreuzen, wodurch dort eine Verbrennung entstehen könnte, weil diese Hautpartie bereits bei der Bestrahlung des Vulvafeldes mit 100% der HED belastet wird.

Zur praktischen Durchführung der Bestrahlung wäre noch darauf hinzuweisen, daß für die exakte Applikation des Vulvafeldes eine besondere Lagerung der Patientin notwendig ist. Wir lagern die Patientin hierzu stets auf einen eigens für Vulvabestrahlungen konstruierten Bestrahlungsstuhl und führen die Bestrahlung an einem zu diesem Zweck senkrecht aufgestellten Bestrahlungsgerät durch. Bestrahlungsstuhl und Bestrahlungsgerät demonstrieren Abb. 68 u. 69 auf S. 348 u. 349.

Bei der Lagerung der Patientin ist für eine genügende Unterpolsterung des Gesäßes, des Rückens und der Beine Sorge zu tragen, um ihr eine bequeme Lage während der Bestrahlung zu ermöglichen. Bei dem von uns benutzten Bestrahlungsstuhl sind die Beinhalter mit Schwammgummi ausgekleidet. Kniekehlen und Fersen werden von uns aber noch besonders mit kleinen Spreusäcken unterpolstert. Um beide Beine gegen Strahlen zu schützen, werden sie bis zur Schenkelbeuge mit Bleigummiplatten umwickelt. Das Vulvafeld selbst wird durch kleine Bleiplatten abgedeckt. Eine zur Bestrahlung fertig vorbereitete Patientin zeigt Abb. 71 b S. 350.

Nach Beendigung der Feldabdeckung wird die Patientin in der entsprechenden Entfernung und Höhe vor das senkrecht stehende Bestrahlungsgerät gebracht. Die Einstellung des Feldes erfolgt in der üblichen Weise mit Hilfe des Zentrierstabes. Zu Beginn der Bestrahlung wird mit dem Ableuchtrohr die Größe des Strahlenkegels kontrolliert. Dieser soll die Feldbegrenzung nur um 2—3 cm überragen. Gegebenenfalls wird durch einen entsprechend kleineren Tubus der Strahlenkegel eingeengt.

Die Bestrahlung der beiden Inguinalfelder und des Dorsalfeldes wird in der für die Fernfeldbestrahlung üblichen Weise durchgeführt. Auch hier ist für eine bequeme Lagerung der Patientin Sorge zu tragen. Das Feld wird durch kleine Bleiplatten abgegrenzt. Um den Austritt von Streustrahlen zu verhindern, die sich ungünstig auf das überwachende Personal auswirken würden, wird die Abdeckung durch Hinzufügung größerer Bleigummiplatten ergänzt. Einstellung und Kontrolle des Strahlenkegels wird in der vorher beschriebenen Weise vorgenommen.

Ebenso wird auch das Dorsalfeld appliziert. Die Lage auf dem Leib erfordert eine besonders sorgsame Unterpolsterung.

Auf alle mit der praktischen Durchführung der Bestrahlung in Zusammenhang stehenden Fragen sind wir bereits früher im praktischen Teil näher eingegangen. Wir verweisen auf die entsprechenden Kapitel.

Da die Bestrahlungstechnik der Erlanger Frauenklinik auf der einzeitigen Bestrahlungsmethode aufgebaut ist, muß bei der Röntgenbehandlung des Vulvacarcinoms jedes Feld in einer Sitzung bestrahlt werden. Da nun im Hinblick auf die oberflächliche Lage des Primärtumors und der Leistendrüsen bei jeder Bestrahlung die volle Dosis auch im Tumor zur Wirkung kommt, könnte man geneigt sein, die Röntgenbehandlung durch Zwischenschaltung bestrahlungsfreier Tage schonender zu gestalten. Dieses Vorgehen ist aber nicht statthaft. Würde mit der Applikation des Vulvafeldes und der beiden Inguinalfelder jeweils nur der Primärtumor bzw. die Leistendrüsen bestrahlt werden, so wäre dieses ohne weiteres möglich. Da nun aber von diesen Feldern aus gleichzeitig auch die Beckendrüsen bestrahlt werden und in ihnen die Carcinomdosis nur durch Addition der von den verschiedensten Seiten auftreffenden Strahlendosen zur Wirkung gebracht werden kann, müssen die Bestrahlungen so schnell wie möglich aufeinander folgen, um den durch die biologische Erholungsfähigkeit der Zellen bedingten Dosenverlust an den Beckendrüsen möglichst niedrig zu halten. Andernfalls bestünde die Gefahr, daß selbst bei den günstigsten Bestrahlungsbedingungen — großes Feld, großer Fokus-Hautabstand, volle Oberflächenbelastung — die durch das Dorsalfeld eingestrahlte Dosis nicht ausreicht, um die Carcinomdosis in den Beckendrüsen zur Wirkung zu bringen. Bei den uns gegenwärtig zur Verfügung stehenden Apparaturen nimmt die Bestrahlung der einzelnen Felder selbst bei einem Fokus-Hautabstand von 100 cm auch nicht so lange Zeit in Anspruch, daß die gesamte Bestrahlung nicht binnen 2—3 Tagen ohne besondere Anstrengung der Patientin durchgeführt werden kann.

Nun kann es auch beim Vulvacarcinom zweckmäßig sein, insbesondere bei stark entwickelten Labien und tieferliegenden Knoten, zur sicheren Erreichung der zerstörenden

Dosis eine Radiumzusatzbestrahlung vorzunehmen. Wir führen diese nach der früher beschriebenen Methode aus. Zum Distanzieren des Radiumpräparates benützen wir meistens gleichfalls unsere ineinander schiebbaren Glasröhrchen. Je nach Lage des Falles werden diese direkt in der Vagina oder vor der Vulva fixiert.

Die Radiumzusatzbestrahlung kann heute auch durch eine Bestrahlung mit der Körperhöhlenröntgenröhre von Schaefer-Witte ersetzt werden.

Zur Sicherung des Bestrahlungserfolges und zum Ausgleich der gesetzten Bestrahlungsschäden ist nach Abschluß der Bestrahlung eine zweckentsprechende Nachbehandlung notwendig. Diese erstreckt sich auf die Pflege der bestrahlten Hautpartien und des durchstrahlten Rectums, auf die Regelung der Stuhltätigkeit zur schnellen Beseitigung der in den Darm ausgeschiedenen Toxine, gegebenenfalls auf die Anregung der Blutregeneration. Bei ulcerierten Tumoren wird durch tägliche Spülungen für eine Fortschaffung der beim Zerfall entstehenden Sekrete Sorge getragen. Zu allen diesen mit der Nachbehandlung in Zusammenhang stehenden Fragen verweisen wir auf das betreffende Kapitel über die Nachbehandlung nach Röntgenbestrahlungen im praktischen Teil.

Hier sei noch betont, daß in den Fällen, in denen die Bestrahlung lediglich auf Grund der klinischen Diagnose durchgeführt wurde, zur Sicherung der Diagnose und zum Entscheid der Frage, ob eine Wiederholung der Bestrahlung nötig ist, eine Probeexcision vorgenommen werden muß.

Nach 8 Wochen, wenn die Haut sich von der ersten Strahleneinwirkung wieder erholt hat, wird bei sicherem Carcinom die Bestrahlung in genau der gleichen Weise wiederholt.

Zusammenfassung. Fassen wir das von uns bei der Röntgenbestrahlung der Vulvacarcinome geübte Vorgehen noch einmal zusammen, so ergibt sich folgendes Übersichtsbild:
1. Vorbehandlung.
2. Verkupferung.
3. Röntgenbestrahlung.
 a) Ein Vulvafernfeld, Fokus-Hautabstand 1 m, 100% der HED;
 b) je ein Inguinalfernfeld, Fokus-Hautabstand 1 m, 100% der HED;
 c) ein Dorsalfeld, Fokus-Hautabstand und Belastung wechselnd.
4. Gegebenenfalls Radiumzusatzbestrahlung.
5. Nachbehandlung.
6. Wiederholung der Bestrahlung nach 8 Wochen.

n) Die Behandlungsmethoden anderer Kliniken.

Im nachfolgenden geben wir einen Überblick über die Bestrahlungsmethoden anderer Kliniken beim Vulvacarcinom.

Da die in der Literatur niedergelegten Mitteilungen zum Teil veraltet sind, haben wir nur die neueren Darstellungen benutzt. Diese ergänzen wir durch persönliche Mitteilungen, die wir von führenden Kliniken auf persönliche Anfrage nach ihrem jetzigen Vorgehen bei Vulvacarcinomen erhalten haben. Dadurch sind wir imstande, ein Übersichtsbild über den heutigen Stand der Vulvacarcinombehandlung zu geben. Selbstverständlich stimmen wir in vielem nicht mit den nachfolgend zitierten Methoden überein. Unsere Stellungnahme ergibt sich aus unseren früheren Ausführungen.

So ist es jedem möglich ein unbeeinflußtes Bild über die Möglichkeiten des Vorgehens beim Vulvacarcinom zu erhalten. Das Studium unserer früheren Ausführungen gestattet weiter, die einzelnen Verfahren kritisch zu bewerten.

Wir führen nachstehend zunächst den Namen der Klinik an, in der das betreffende Verfahren geübt wird. Da dieses jeweils mit der Leitung wechselt, fügen wir noch den Namen des Direktors hinzu. Soweit die Mitteilungen der Literatur entnommen wurden, geben wir auch den Autor an.

Universitäts-Frauenklinik München (Döderlein)[1].

I. Historische Entwicklung der Methode.

Auch die ausschließliche Strahlenbehandlung des Vulvacarcinoms wurde mit Ende 1912 aufgenommen. Auch hier wurde anfangs ausschließlich mit radioaktiven Substanzen bestrahlt und erst mit dem Jahre 1918 zu einer Kombination mit der Röntgenstrahlenbehandlung übergegangen. Seit einigen Jahren gesellt sich zur Strahlenbehandlung noch die Elektrokoagulation als vorbereitende Maßnahme.

II. Technik der Behandlung.

Keine feste Behandlungstechnik. Anpassung der Behandlung an den klinischen Befund. Moulagen und Röntgenbehandlung.

Universitäts-Frauenklinik Heidelberg (Eymer)[2].

Vulvacarcinome werden soweit als möglich radikal operiert und mitsamt den umgebenden Drüsenregionen mit Röntgenlicht nachbestrahlt. Ist aus besonderen Gründen eine Operation nicht durchführbar, dann wird eine Röntgenbestrahlung mit Anwendung mehrerer Felder vorgenommen.

Universitäts-Frauenklinik Würzburg (Gauß)[3].

Es wird zunächst die in den meisten Fällen günstig zu applizierende Radiumbestrahlung ausgeführt; darauf erhalten die regionären Drüsen und die Vulva selbst noch eine ausgiebige Röntgendosis in mehreren Einzelbestrahlungen.

Ausführung der Bestrahlung: Die Radiumdosis wird am 1. Tag in einer Sitzung oder auch in 2—3 Teilen verabreicht. Am 3. und 5. Tag erfolgt dann noch eine Röntgenzusatzdosis auf die Vulva von je 300 Or. Es werden also etwa 55 % der Hauttoleranzdosis in Röntgen verabreicht, der Rest in Radium. Die beiderseitigen Inguinaldrüsen werden außerdem je 3mal mit 330 Or bestrahlt und zwar am 2., 4. und 6. Tag. Der Fokus-Hautabstand beträgt wieder 50 cm, Halbwertschicht etwa 1 mm Cu. In den dafür geeigneten Fällen wird der Tumor elektrokaustisch abgetragen; Krankheitsherd und Drüsen werden dann nur mit Röntgenstrahlen behandelt.

---

[1] Nach Bericht von Voltz.   [2] Nach Bericht von Dietel.
[3] Nach Bericht von Neeff. Vgl. S. 375 zum Verständnis der Dosen.

Bestrahlungsschema.

1. Tag Radium Vulva 40% DTD für Haut bzw. Darm einmalig,
                    60% DTD „   „   „   „   in 2—3 Teilen.
2. Tag Drüsen 330 Or.
3. Tag Vulva 300 Or.
4. Tag Drüsen 330 Or.
5. Tag Vulva 300 Or.
6. Tag Drüsen 330 Or.

Hauttoleranzdosis = 1100 Or in 5 Tagen.
Einzelhautdosis   = Drüsen 330 Or in etwa 20 Minuten.
Gesamthautdosis   = Drüsen 990 Or = 90% HTD.
                  = Vulva Roe 600 Or = 55% HTD.
Darmtoleranzdosis = 1400 Tr in 6 Tagen.
Einzeltiefendosis = Drüsen (10 cm Tiefe 43% Td) = 140 Tr = 10% DTD
                     Vulva (5 cm Tiefe 65% Td) = 195 Tr = 13% DTD.
Gesamttiefendosis = Drüsen 3mal 140 Tr = 420 Tr in 5 Tagen,
                  = Vulva 2mal 195 Tr = 390 Tr in 3 Tagen,
                    zusammen 810 Tr = 60% DTD.

Universitäts-Frauenklinik Bonn (v. Franqué)[1].

Operable Vulvacarcinome werden zunächst operiert. Nach der Operation folgt eine Röntgenbestrahlung der Vulva und der beiden Leistenbeugen mit je 500 r in Luft gemessen. Zentriert wird auf die Mitte des kleinen Beckens. Die Röntgenbehandlung wird nach 4 und weiteren 9 Monaten wiederholt.

Bei Inoperabilität oder Rezidiv gibt es einen Zusatz mit Radium von 500—1000 mgeh mit 14tägigen Abständen mehrmals, je nach der Ausdehnung des Carcinoms in flachen oder langen Filtern. Die Radiumpräparate werden mit Knetmasse oder dicken Gazeschichten und Röntgenpflaster befestigt.

Universitäts-Frauenklinik Freiburg i. B. (Pankow)[2].

Bei Vulvacarcinomen wird zunächst der Primärtumor nach Berven elektrokoaguliert. Dann folgt eine Radium- oder Röntgenfernbestrahlung der Inguinaldrüsen. Die Radiumbestrahlung der Inguinaldrüsen wird mit einer Radiumkanone in einem Abstand von 5 cm vorgenommen. Falls 6 Wochen nach der Bestrahlung noch Drüsen vorhanden sind, werden diese operativ ausgeräumt.

Universitäts-Frauenklinik Berlin (Stoeckel)[3].

Für das in der Universitäts-Frauenklinik Berlin bei den Vulvacarcinomen geübte Behandlungsverfahren erhielten wir folgendes Übersichtsbild:

Vulvacarcinome.

Radikaloperation, lokal Radium evtl. intratumoral   Exstirpation des Tumors mit Vulva
Drüsenausräumung   Radiumspickung der Drüsen

je nach Lage des Falles
anschließend
Roe:
a) Vulvabestrahlung
b) Drüsenbestrahlung.

---

[1] Nach Bericht von Haupt.   [2] Nach eigenem Bericht.
[3] Nach Bericht von G. F. K. Schultze.

a) Fernfeld 1 m.

Bedingungen wie beim Collumcarcinom: 550—600 R primär verabfolgt an 3 Tagen.

b) Leistengegend beiderseits 10 × 15, 60 cm FH.-Fernfeld

550 R primär   ⎰ innerhalb 2 Tagen.

Gesäßfeld beiderseits 10 × 15, 40 cm Tubus 550 R primär ⎰

Die Radiumdosierung ist individuell verschieden. Je nach Lage des Falles werden 600—2000 mgeh durch Vorlagern und Spickung angewandt.

Universitäts-Frauenklinik der Charité Berlin (Wagner)[1].

Das Vulvacarcinom wird grundsätzlich radikal mit Drüsenausräumung operiert; nur bei elendem Allgemeinbefinden, lokaler Inoperabilität oder Rezidiven wird bestrahlt. Von der Spickung mit Radiumnadeln wird wegen der dabei auftretenden Reizerscheinungen und Nekrosebildungen nur vorsichtig Gebrauch gemacht. Besser ist es, das Radium auf Stenzmoulagen zu befestigen und unter Innehaltung eines Abstandes von 1—2 cm wirken zu lassen. Die Dosierung richtet sich nach der Ausbreitung und Lokalisation. Um auch die Drüsen auf diese Art mit Radiumdistanzbestrahlungen behandeln zu können, wie es die Franzosen vorschlagen, besitzt die Klinik nicht genug Radium, da hierbei etwa 200 mg für eine Woche festgelegt werden. Die Drüsen werden daher mit Röntgenstrahlen behandelt, ohne daß man bei wirklich carcinomatöser Erkrankung derselben sich davon große Hoffnungen machen darf. Häufig sind die beim Vulvacarcinom geschwollenen Drüsen aber nur entzündlich und reagieren dann gut auf die Bestrahlung.

Staatliche Frauenklinik Dresden (Warnekros)[2].

Die Strahlenbehandlung der Vulvacarcinome wird kombiniert mit Radium und Röntgen durchgeführt. Bei der Röntgenbehandlung wird ein Vulvafeld von 8 × 10 cm und je ein Inguinalfeld von 10 × 15 cm appliziert. Die Oberflächendosis beträgt 586 r. Die Radiumbehandlung erfolgt durch Auflegen von Platten. Die Dosis ist individuell verschieden.

Universitäts-Frauenklinik Kiel (Schröder)[3].

Operable Vulvacarcinome werden operiert — unter großzügiger Berücksichtigung jeglicher Kontraindikationen —, inoperable und inkurable werden kombiniert mit Radium und Röntgen behandelt. Besonders ausgearbeitete Methoden bestehen für diese Carcinomlokalisation nicht. Die Bestrahlung wird dem jeweiligem Befund angepaßt und richtet sich in großen Zügen nach dem für das Collum- und Corpuscarcinom gegebenen Schema (s. S. 395).

Universitäts-Frauenklinik Breslau (L. Fraenkel[2]).

Operable Vulvacarcinome werden operiert und mit Röntgen nachbestrahlt. Bestrahlungsmethode: 1 Vulvafeld und 2 Inguinalfelder, Tubus 10 × 15, $^2/_3$ der HED als Oberflächendosis. Nach 4 Wochen zweite Röntgenserie mit je $^1/_3$ der HED (Oberflächendosis).

Bei inoperablen Vulvacarcinomen wird folgendermaßen vorgegangen: Es wird zunächst eine Röntgenbestrahlung mit 3 Hautfeldern in der gleichen Weise und mit der gleichen Dosierung wie bei den operablen Vulvacarcinomen vorgenommen. An die Röntgenbehand-

---

[1] Nach Bericht von v. Schubert.   [2] Nach eigenem Bericht.

[3] Nach Bericht von Kirchhoff.

lung wird eine Radiumbehandlung angeschlossen. Die Radiumdosis beträgt bei primärer und sekundärer Filterung etwa 800—1000 mgeh. Nach 4 Wochen wird die Behandlung wiederholt. Bei der Röntgenbestrahlung werden die vorhin beschriebenen Einfallsfelder nur mit $^1/_3$ der HED belastet. Gegebenenfalls wird nochmals Radium in $^1/_2$ bis ganzer Dosis wie zuvor appliziert.

Universitäts-Frauenklinik Halle (Nürnberger)[1].

Das Carcinom wird zunächst mittels Kaltkaustik entfernt, nach Möglichkeit — bei Radikaloperationen — mit Ausräumung der Leistendrüsen. Dann Röntgenbestrahlung, und zwar: 80% der HED = 440 R auf die Vulva mit einem Tubus von 10×15 und einem Fokus-Hautabstand von 40 cm. Die Inguinalgegenden erhalten links und rechts je 2 Felder mit 50—60% der HED = 330 R bei einem Tubus von 6×8 cm und einem Fokus-Hautabstand von 40 cm. Gegebenenfalls folgt nach 8 Wochen eine zweite Sitzung.

Universitäts-Frauenklinik Gießen (v. Jaschke)[2].

Die Vulvacarcinome werden zunächst mit dem Diathermieverfahren weit im Gesunden exstirpiert. Nach Heilung der Wunde werden sie in folgender Weise nachbestrahlt: 1 Vulvafeld aus 60—80 cm Entfernung, 2 Drüsenfelder aus 40—50 cm Entfernung. Die Filtrierung beträgt stets 0,5 mm Zn + 3 mm Al.

Inoperable Vulvacarcinome wurden früher in der gleichen Weise bestrahlt. Wegen der schlechten Resultate werden derartige Fälle neuerdings nach der Coutardschen Methode bestrahlt. Die Filtrierung beträgt 1,5 bzw. 2 mm Cu und 1 mm Al.

Universitäts-Frauenklinik Greifswald (Runge)[2].

Vulvacarcinome werden operiert. Die Leistendrüsen werden mit 120% Herddosis nachbestrahlt.

Universitäts-Frauenklinik Königsberg (v. Mikulicz-Radecki)[2].

Es werden prinzipiell die Inguinaldrüsen im Zusammenhang mit dem Tumor exstirpiert. Dann wird eine Röntgennachbestrahlung angeschlossen. Dabei werden die beiden Leistengegenden von je einem Bestrahlungsfeld aus mit der vollen HED belegt.

Allgemeine städtische Krankenanstalten Düsseldorf (H. R. Schmidt)[3].

Vulva- und Clitoriscarcinome werden, sofern das Carcinom operabel ist, operiert, und zwar in letzter Zeit mit Kaltkaustik. Rezidive und inoperable Carcinome werden lokal mit Radium bestrahlt, und zwar je nach Lage des Falles mit 1—2000 mgeh. Sowohl die operierten wie die mit Radium bestrahlten Fälle erhalten außerdem eine Röntgenbestrahlung von 100% der HED auf die Vulva und auf beide Leistendrüsen.

Universitäts-Frauenklinik Münster (Esch)[4].

Die Bestrahlung der Vulvacarcinome wird kombiniert mit Röntgen und Radium durchgeführt. Die Anordnung des Radiums sowie die Art der Filterung ist je nach Eigenart des Falles verschieden. Die Röntgenbestrahlung besteht in der einmaligen Verabfolgung

---

[1] Nach eigenem Bericht.　　[2] Nach Bericht von Schumacher.
[3] Nach Bericht von Siegert.　　[4] Nach Bericht von Adler.

von 110% der HED auf den Tumor und in einer zweimaligen Nachbestrahlung von je 60% der HED nach 4 bzw. 6 Monaten.

Krankenanstalt Bremen (H. Meyer und O. Schmidt)[1].

Die in der Krankenanstalt Bremen gebräuchliche Behandlungsweise beim Vulvacarcinom ist nach Kirchhoff und Eirund folgende:

Der Tumor und seine Umgebung wird operativ entfernt. Die Ausdehnung der Operation richtet sich nach dem Befund, gegebenenfalls werden auch die Leistendrüsen ausgeräumt. Nach der Operation wird eine intensive Röntgenbestrahlung vorgenommen. Diese beginnt, sobald die Narben verheilt sind. Die Bestrahlung wird in Serien an 6 aufeinander folgenden Tagen vorgenommen.

1. Tag: Vulvafeld 10:15 cm, 50% der HED, gemessen mit dem Küstnerschen Eichstandgerät unter ständiger vaginaler Kontrolle mit dem Hammer-Dosimeter.

2. Tag: Wiederholung.

3. Tag: Rechte Inguinalgegend, Feldgröße 10:15 cm, 50—60% HED.

4. Tag: Wiederholung.

5. Tag: Linke Inguinalgegend, Feldgröße 10:15 cm, 50—60% HED.

6. Tag: Wiederholung.

Eine der vielen möglichen Variationen, die je nach dem gynäkologischen Befunde oder nach dem Zustande der Patientin vorgenommen werden, ist z. B. die Applikation der Volldosis auf das Vulvafeld ohne Unterteilung. Bei Fällen, bei denen der Krebs auf die Vagina übergegriffen hat oder schon Resistenzen in den Parametrien vorhanden sind, wird die sonst beim Uteruscarcinom angewandte Methode durchgeführt (Bauchfeld, Feldgröße 20:20 cm, zwei Sitzungen zu je 50—60% HED an zwei aufeinander folgenden Tagen; Rückenfeld, Feldgröße 20:20 cm, ebenfalls zwei Sitzungen an zwei aufeinanderfolgenden Tagen, je 50—60%; dann Vulvafelder wie oben). Nach 6—8 Wochen eine zweite Serie, nach 8—12 Wochen eine dritte Serie. Gegebenenfalls Wiederholung der Vulvafelder.

I. Universitäts-Frauenklinik Wien (Peham)[2].

Nach Simon wird die Bestrahlung der Vulvacarcinome in der I. Universitäts-Frauenklinik Wien nach folgenden Richtlinien vorgenommen:

A. Der Tumor nimmt die Klitoris- oder die vulvo-urethrale Gegend ein: Radiumbestrahlung mit geeigneten mehrstelligen Distanzierungsgeräten. Die Dosis beträgt bei den Tumoren der Gruppe I oder II[3] etwa 1—1$\frac{1}{2}$ ED vulvär und etwa 2 ED vaginal in mehreren Sitzungen, innerhalb von 6 Wochen. Immer wird diese Hauptbestrahlung mit einer Röntgenbestrahlung der Vulva verbunden. Die Ausdehnung des Vulvafeldes beträgt mindestens 10:12 cm und umfaßt den Großteil des Mons veneris, sowie das ganze entfaltete äußere Genitale. Die Einfallsdosis richtet sich nach der Radiumgesamtdosis, beträgt aber nie mehr als 50% der HED, demnach erreicht die Wirkungsdosis etwa 35—40% der HED.

Erstreckt sich der Tumor in die Urethra, dann kommt mitunter eine zusätzliche urethrale Einführung des Radiums in Betracht. Die urethrale Dosis darf $\frac{1}{2}$ ED nicht

---

[1] Kirchhoff und Eirund, Strahlentherapie 44, 335 (1932).

[2] Nach St. Simon, Radiologische Praktika Bd. 20.

[3] Siehe Simon, S. 51.

überschreiten. Bei Carcinomen der Gruppe III und IV sind die Dosen entsprechend der Ausdehnung höher, aber auch die Dauer der Behandlung verlängert sich, um durch zeitliche Verteilung der Strahlenmengen die Verträglichkeit des Gewebes zu schonen. Im Laufe von 6—8 Wochen haben sich 2—3 ED vulvär und ebenso viel vaginal ohne größeren Nachteil erwiesen. Als Röntgenzusatzdosis erhält die Vulva 50% der Gebrauchserythemdosis in einer Sitzung.

B. Labialregion. Die Dosis richtet sich nach der Tumorausdehnung und gleicht den oben für die vulväre Bestrahlung gemachten Angaben. Für Tumoren, die auf beide Seiten übergreifen oder in die Vagina hineinreichen, eignen sich Geräte für mehrstellige Bestrahlung. Der vulväre Abstand beträgt etwa 1,5 cm, der vaginale ist geringer, bis 0,6 cm. Die Gesamtdosis trägt der Tumorausdehnung und der verwendeten Präparatstärke Rechnung.

Neben dem Primärtumor werden die Inguinaldrüsen bestrahlt. Hierzu wird entweder Radium oder Röntgen verwandt. Zur Zerstörung haselnußgroßer Drüsen werden ungefähr 25 mg El. auf mehrere Wochen verteilt und eine Hautentfernung von 3,5—5 cm angebracht. Die bei diesen Entfernungen verwandten Mengen bewegen sich zwischen 6000 und 11000 mgeh. Doch wird die ED niemals in einer Sitzung erreicht, sondern auf mindestens 3 Wochen verteilt. Bei der Verwendung von Röntgenstrahlen wird die Inguinalgegend nach Art der bekannten Tangentialbestrahlungsmethoden bestrahlt. Als Inguinalfeld wird ein 10:15 cm messendes Areal gewählt, welches die ganze Drüsengegend bedeckt, und außerdem eine Strecke weit in die Fossa iliaca hinausreicht; in mediolateraler Richtung erstreckt sich das Feld vom Tuberculum pubicum bis fast zur Spina. Bei oberflächlichen Herden wird das Feld durch eine über dem Leistenbande verlaufende Linie zweigeteilt und jedes Feld bei einer Strahlenneigung von 50° und Tubuskompression bestrahlt. Bei größeren Tumoren oder bei stärkerem Fettpolster kommt man mit einer geringeren Einwinkelung und mit geringeren Abständen aus, nötigenfalls wird das Inguinalfeld dreigeteilt.

Urethralcarcinom.

Zu den Vulvacarcinomen werden vielfach auch die Urethralcarcinome gerechnet. Das liegt in der Hauptsache in der Schwierigkeit der Diagnose begründet. In vorgeschrittenerem Stadium ist es nämlich oft sehr schwer, die Urethra als Ausgangspunkt des Carcinoms zu erkennen. Doch müssen diese beiden Krebsformen voneinander getrennt werden; denn die Urethralcarcinome verhalten sich in jeder Weise anders als die Vulvacarcinome. Auch vom bestrahlungstechnischen Standpunkt sind sie ganz anders zu bewerten als die Vulvacarcinome. Wir werden das später zeigen.

a) Pathologisch-anatomische und klinische Vorbemerkungen.

Über Urethralcarcinome wurde in der Literatur nur selten berichtet. Nach Fletcher Shaw sind bis 1923 nur 160 Fälle publiziert worden. v. Mikulicz-Radecki glaubt, daß für die seltenen Berichte über behandelte Urethralcarcinome neben diagnostischen Schwierigkeiten vielleicht auch die Tatsache eine Rolle spielt, daß das Urethralcarcinom für unheilbar gehalten und daher diese Gruppe von den veröffentlichten Erfolgsstatistiken ausgeschlossen wird.

Bei den Urethralcarcinomen muß man ebenso wie bei allen anderen Krebslokalisationen zwischen der primären und sekundären Form unterscheiden.

Bei den sekundären Urethralcarcinomen handelt es sich primär um eine Carcinomentwicklung in der Nachbarschaft der Harnröhre — periurethrales Carcinom nach Stoeckel — oder um eine Metastase, meistens eines Uteruscarcinoms.

Die primären Urethralcarcinome nehmen ihren Ursprung entweder von der Urethralschleimhaut oder deren Drüsen — echte Urethralcarcinome nach Kehrer und Stoeckel — oder von der äußeren Umrandung der Harnröhrenmündung — vulvo-urethrale Carcinome nach Ehrendorfer. Dieses ist die häufigere Form.

Die Urethralcarcinome treten meistens erst in höherem Alter auf, kommen gelegentlich aber auch bei jüngeren Frauen vor.

Die echten vulvo-urethralen Carcinome sind nach Kehrer immer Plattenepithelcarcinome.

Mit Venot und Parcelier unterscheidet Kehrer bei den vulvo-urethralen Carcinomen drei Formen:

1. Die papillären oder papillomatösen Carcinome, die oft als „Carunkel" bzw. Gefäßcarunkel" oder „kleiner Polyp" der Harnröhrenmündung beginnen.

2. Das carcinomatöse Ulcus mit Neigung zur Kraterbildung.

3. Das infiltrierend wachsende Carcinom. Beim periurethralen Weiterwuchern können gleichzeitig Harnröhre und Vaginalwand durchwachsen werden, so daß sich eine Urethra-Vaginalfistel bildet.

Auch die selteneren Carcinome der Harnröhrenschleimhaut treten nach Kehrer in verschiedener Form auf:

1. Sie entstehen primär irgendwo auf der normalen Schleimhaut oder Gewebswand und dringen dann nach innen in die Blase vor. Dort bilden sie die bekannten flottierenden oder schwammigen Zotten- oder Papillarcarcinome.

2. Sie zerstören die Harnröhrenwand und wachsen periurethral weiter.

3. Es bilden sich polypöse, die Harnröhrenschleimhaut ausziehende Tumoren, die mit dem Urinstrahl aus dem Ostium urethrae externum herausgeschwemmt werden.

4. Das Carcinom nimmt nahe der Urethramündung von der leicht blutenden Urethralschleimhaut oder einem sog. Harnröhrencarunkel seinen Ursprung. Diese Form des Harnröhrenkrebses, die vor allem bei alten Frauen vorkommt, ist in nichts von den vulvo-urethralen Carcinomen zu unterscheiden.

Die Symptome der Urethralcarcinome bestehen in Schmerzen, Blutungen und Miktionsbeschwerden. Bei vorgeschritteneren Fällen kann es zur Blaseninkontinenz oder auch zur Harnverhaltung kommen.

Die Diagnose wird durch die Inspektion und Palpation gestellt; nötigenfalls durch die Probeexcision gesichert. Bei vorgeschritteneren Fällen kann aber — wie bereits betont wurde — die Entscheidung sehr schwer werden, ob die Urethra oder das periurethrale Gewebe Ausgangspunkt des Carcinoms ist.

Die Prognose der Urethralcarcinome wird im allgemeinen als sehr schlecht bezeichnet.

b) Behandlung und Behandlungserfolge.

Die Behandlung der Urethralcarcinome ist ähnlich wie die der Vulvacarcinome in der verschiedensten Weise durchgeführt worden. Operation, Radium und Röntgenstrahlen wurden teils allein, teils in den verschiedensten Kombinationen angewandt.

Für die operative Behandlung gibt es nach v. Mikulicz-Radecki vier Methoden:

1. Die partielle Resektion des vom Krebs ergriffenen Harnröhrenteils.

2. Die Totalexstirpation der Harnröhre.

3. Die erweiterte Totalexstirpation. Bei dieser wird entweder das knöcherne Becken aufgeklappt oder Harnröhre, Blase und Scheide im Zusammenhang entfernt, bei gleichzeitiger Implantation der Ureteren in den Darm.

4. Alle diese Verfahren können mit der Exstirpation der Leistendrüsen kombiniert werden.

v. Mikulicz-Radecki führt hierzu aus, daß die alleinige partielle Resektion der Harnröhre als ungenügendes Verfahren abgelehnt werden müsse. Aber auch die Totalexstirpation der Harnröhre allein sei nicht ausreichend. Stets müßten auch die Leistendrüsen angegangen werden.

Bei der operativen Behandlung müssen also ziemlich eingreifende Operationen vorgenommen werden. Hierzu kommt, daß die Totalexstirpation der Harnröhre, bei der der Blasenverschluß geopfert werden muß, mit unangenehmen Folgeerscheinungen verbunden ist.

Die sog. Totalexstirpation der Harnröhre ist bisher nur in 3 Fällen ausgeführt worden. 1 Fall starb an der Operation (Lériche). Die beiden anderen sind nur kurze Zeit nachbeobachtet: 1 Fall $2^1/_2$ Monate (P. Zweifel), der andere 7 Monate (P. Graf).

Die anderen Operationen wurden häufiger ausgeführt. Venot und Parcelier haben die in der Literatur darüber niedergelegten Veröffentlichungen gesammelt. Die Resultate sind sehr schlecht. Unter 60 verwertbaren Fällen finden sich nur 3—5% Dauerheilungen. Das erste Jahr nach der Operation haben überhaupt nur 12 Patienten = 20% überlebt.

Gleichzeitig mit den Vulvacarcinomen begann man auch die Urethralcarcinome der Strahlentherapie zuzuführen und teils mit Radium, teils mit Röntgenstrahlen zu behandeln. Über die Ergebnisse dieses Vorgehens ist mehrfach berichtet worden.

Eine größere Zahl kasuistischer Mitteilungen hat v. Mikulicz-Radecki zusammengestellt. Wir fügen zu diesen noch einige weitere. Allerdings handelt es sich bei allen diesen Fällen nicht um Dauererfolge; immerhin hatten die Heilungen aber einige Jahre angehalten. So haben über 2—3jährige Heilungen berichtet: L. Adler (3 Fälle), Baisch (1 Fall), Fletcher Shaw (1 Fall), Legueu und Chéron (1 Fall), v. Lehoczky-Semmelweis (1 Fall). Über einjährige Heilungen berichteten: Baisch (1 Fall)[1], Pomeroy und Milward (1 Fall), Condamin (1 Fall). Blumberg konnte 1 Fall mit Mesothorium gut beeinflussen. Zu einer endgültigen Beurteilung ist er aber nicht lange genug nachbeobachtet. In einem Fall erzielte auch Latzko einen guten Primärerfolg mit der Radiumbestrahlung, ebenso Schloß durch Spickung mit Radiumpoints. Leider ging die Patientin von Latzko an einer Pyelonephritis zugrunde.

---

[1] Schulte aus der Klinik Baisch hat 1924 über einen weiteren Fall von bestrahltem Urethralcarcinom berichtet. Ein Erfolg wurde nicht erzielt.

Die Klinik Tóth in Budapest hat nach der Mitteilung von Gál aus dem Jahre 1928 gleichsfalls zwei Urethralcarcinome behandelt. Über den Erfolg wird nichts gesagt. Es ist aber anzunehmen, daß dieser schlecht gewesen ist; denn Gál spricht in diesem Zusammenhang von der ungünstigen Prognose der Urethralcarcinome.

Demgegenüber hat Bumm bei den Urethralcarcinomen ähnlich wie bei den früher beschriebenen Vulvacarcinomen mit der Strahlenbehandlung ganz günstige Erfolge erzielt. 1919[1] hatten von 5 behandelten Fällen 3 die Fünfjahresgrenze bereits erreicht. Die beiden zugrunde gegangenen Fälle waren weit vorgeschritten und mit Carcinom des Blasenhalses kompliziert gewesen. Doch müssen dann später von den 3 geheilten noch 2 gestorben sein; denn 1920 berichtete Schäfer von 7 bis dahin bestrahlten Urethralcarcinomen mit nur einer Heilung von 6 Jahren[2].

Im Radiumhemmet kamen nach dem Bericht von Heyman bis 1926 6 Harnröhrenkrebse zur Behandlung. 1 Fall wurde mit Röntgenstrahlen behandelt. 2 weitere nur mit Radium. In allen 3 Fällen konnte nur eine kurzdauernde subjektive Besserung erzielt werden. Die Behandlung schien eine erhöhte Tendenz zu rascher Nekrotisierung herbeigeführt zu haben. 2 weitere Fälle wurden nur mit radiumemanationshaltigen Glascapillaren gespickt. In dem einen Fall, in dem vor der Radiumbehandlung noch eine suprapubische Fistel angelegt worden war, war das Resultat bis zur Zeit der Veröffentlichung sehr günstig[3]. Heyman glaubt mit Recht, diesen besseren Erfolg mit der Ausschaltung der Harnröhre in Zusammenhang bringen zu können. Über den sechsten Fall ist nichts mitgeteilt.

Über ein entsprechendes Material hatte 1923 bereits Döderlein berichtet. Seine Mitteilung lautete aber sehr ungünstig. Von 7 mit Radium bestrahlten Urethralcarcinomen wurde keines geheilt[4].

Eine größere Statistik hat v. Mikulicz-Radecki veröffentlicht. Sie umfaßt 14 Fälle von Urethralcarcinomen, die in der Zeit von 1913—1931 in der Berliner Universitäts-Frauenklinik behandelt wurden. 8 Fälle fallen noch unter das Direktorat von Bumm[5], die restlichen 6 in die Zeit des Direktorats von Stoeckel. Der Ursprungsort

---

[1] Schon 1913 auf dem Gynäkologenkongreß in Halle verfügte Bumm über 2 bestrahlte Urethralcarcinome. Ein Fall war geheilt, der andere noch in Behandlung, aber schon weitgehend gebessert. Weitere Urethralcarcinome sind in der auf S. 517 angeführten Statistik von Bumm und Schäfer enthalten.

[2] Diese Mitteilung machte Schäfer auf dem 1920 in Berlin stattgefundenen Gynäkologenkongreß. Vor ihm hatte Warnekros in seinem großen Referat über die „biologische Strahlenwirkung und Bestrahlungstechnik des Uteruscarcinoms" gleichfalls Angaben über bestrahlte Urethralcarcinome gemacht. Warnekros führt nun aber wieder nur 6 bestrahlte Urethralcarcinome an und spricht dann von einer 7jährigen Heilung. Die Zahlen sind also gerade umgekehrt. Vielleicht verfügte Schäfer noch über einen Fall, der nur mit Radium bestrahlt worden war. Warnekros berichtete nämlich von Fällen, die kombiniert mit Radium und Röntgenstrahlen behandelt worden waren.

In der früher erwähnten Statistik von Sippel und Jaeckel (1923) über ausschließlich bis zum Jahre 1918 mit Röntgenstrahlen behandelte Tumoren finden sich auch 2 Urethralcarcinome. Ein Fall war geheilt.

[3] Wie lange die Heilung zur Zeit der Veröffentlichung bereits bestanden hat, ist aus den Angaben aber nicht ersichtlich.

[4] Vgl. auch A. Döderlein, G. Döderlein und F. Voltz: Acta radiol. (Stockh.) 6, 335 (1926).

[5] Auffälligerweise bringt v. Mikulicz-Radecki aus dem Jahre 1913 und 1914 nur 3 Fälle, während Bumm und Schäfer aus den gleichen Jahren 5 Fälle anführen (P. Schäfer: Mschr. Geburtsh. 44, 1 (1916), Bumm u. Schäfer: Arch. Gynäk. 106, 84 (1917); Bumm: Zbl. Gynäk. 43, 1 (1919); Schäfer: Arch. Gynäk. 110, 374 (1919). Anscheinend hat v. Mikulicz-Radecki die beiden inoperablen Fälle aus dem Jahre 1914 die mit Carcinom des Blasenhalses kompliziert waren, fortgelassen.

des Carcinoms wechselte. In 5 Fällen war die Harnröhrenschleimhaut der Ausgangspunkt (echter Harnröhrenkrebs), in 5 Fällen die Harnröhrenmündung (vulvo-urethrales Carcinom), in 3 Fällen ging das Carcinom anscheinend von dem der Harnröhre benachbarten Vulvagebiet aus (periurethrales Carcinom). In 1 Fall handelte es sich um das Rezidiv eines operierten Vulvacarcinoms. Die schlechtesten Resultate wurden bei den echten Urethralcarcinomen erzielt.

Die Behandlung wurde verschieden durchgeführt. Stets wurde der Primärtumor mit Radium belegt, nur in 1 Fall von Bumm wurde dieser mit Röntgenstrahlen behandelt. Neben dem Primärtumor wurden stets auch die Leistendrüsen angegangen. Bumm bevorzugte hierzu die Röntgenstrahlen, Stoeckel die Operation. Diese wurde in derselben Weise durchgeführt, wie wir sie für die Ausräumung der Drüsen beim Vulvacarcinom beschrieben haben. Die Radiumdosis, die Bumm zur Behandlung des Primärtumors verwandte, betrug insgesamt 1500—10000 mgh Ra-El. Diese Dosis wurde über mehrere Sitzungen verteilt gegeben. Nach den Beobachtungen der Stoeckelschen Klinik ist aber bei nicht zu ausgebreiteten Urethralcarcinomen eine Radiumdosis von 600—2000 mgh Ra-El. bereits ausreichend. Diese wird deshalb auch zur Behandlung empfohlen.

Für die Heilungsresultate bei den 14 so behandelten Fällen ergibt sich folgendes Übersichtsbild:

8 Fälle aus der Zeit des Direktorats Bumm liegen länger als 5 Jahre zurück. Davon sind 4 innerhalb des ersten Jahres und einer nach 15 Monaten gestorben. Eine Patientin lebte mindestens $3^1/_2$ Jahre, eine 5 Jahre und eine 9 Jahre.

Von 4 Fällen aus der Zeit des Direktorats Stoeckel, die mindestens 1 Jahr lang nachbeobachtet sind, lebten zur Zeit der Veröffentlichung 3 bestimmt rezidivfrei. Im einzelnen betrug die Nachbeobachtungszeit 3 Jahre, $1^3/_4$ Jahre und $1^1/_2$ Jahre. Auch die vierte Patientin lebte noch nach $1^1/_2$ Jahren, doch war ihr Zustand nicht genau bekannt.

Von den 8 unter Bumm behandelten Fällen haben also 2 die Fünfjahresgrenze überlebt. Bei den anderen 4 Fällen handelte es sich zwar nicht um Dauerresultate, doch stellen sie im Hinblick darauf, daß sie bis zu der erwähnten Zeit noch völlig rezidivfrei lebten, immerhin beachtenswerte vorläufige Erfolge dar. Auf Grund dieser Beobachtungen glaubt die Stoeckelsche Klinik als zweckmäßige Therapie der Urethralcarcinome die vorsichtige Radiumbestrahlung des Primärtumors und die Radikalexstirpation der regionären Drüsen befürworten zu können.

Nach den Mitteilungen von Kirchhoff und Eirund lassen sich aber auch auf anderem Wege sehr gute Resultate erzielen. Diese Autoren haben das Schicksal von 4 Patienten mit anscheinend echtem Urethralcarcinom beschrieben. Die Behandlung bestand in der Operation und der Röntgennachbestrahlung. Bis auf 1 Fall beschränkte sich der operative Eingriff stets auf die Harnröhrenresektion. Nur in 1 Fall wurden noch die Leistendrüsen mit entfernt. Alle 4 so behandelten Patienten waren über 5 Jahre rezidivfrei und befanden sich wohl. Zur Zeit der Veröffentlichung betrug die Rezidivfreiheit bei zweien bereits 7 Jahre, bei den anderen zwei 6 und 5 Jahre.

Wintz verfügt über 5 Urethralcarcinome, von denen 1 Fall über 10 Jahre geheilt war, dann aber einem langsam wachsenden Rezidiv erlag. Ein weiterer Fall war klinisch frei von Carcinom, starb aber nach ungefähr $1^1/_2$ Jahren infolge hohen Alters.

c) Urethralcarcinome und Röntgentherapie.

Wenn man die vorstehenden Ausführungen überblickt, so sieht man, wie verschieden die Behandlung der Urethralcarcinome durchgeführt wurde. Neben der Operation wurde vorwiegend Radium verwandt. Röntgenstrahlen wurden nur sehr selten zur Behandlung herangezogen. Systematisch wurde von ihnen nur in den von Kirchhoff und Eirund veröffentlichten Fällen zur Nachbestrahlung Gebrauch gemacht.

Für die alleinige Röntgentherapie liegen die Verhältnisse bei den Urethralcarcinomen auch sehr ungünstig. Hierzu sind einige Ausführungen nötig.

Die Urethralcarcinome liegen verborgen in Vulvatiefe. Am weitesten sind die echten Harnröhrenkrebse von der Oberfläche entfernt. Die Tiefenlage eines derartigen Carcinoms wird immer einige Zentimeter ausmachen, denn die Harnröhre ist bereits 2,5—4 cm lang (Rauber-Kopsch).

Da nun bei der Bestrahlung die Toleranzgrenze der Haut nicht überschritten werden darf, und selbst bei einem großen Fokus-Hautabstand ein Dosisabfall mindestens vom dritten Zentimeter ab eintritt, ergibt sich, daß tiefergelegene Urethralcarcinome kaum die Carcinommindestdosis erhalten können. Welche Dosis im Einzelfall zur Wirkung kommt, hängt stets von der Entwicklung des Genitales ab. Je stärker die Labien und je fettreicher die Partien um die äußeren Genitalorgane sind, um so größer wird der Abstand Oberfläche-Tumor sein. Bei stark geschrumpften Labien und geringer Fettentwicklung wird der Abstand weniger ins Gewicht fallen und der Tumor eine höhere Dosis erhalten. Aber selbst dann wird die Strahlenmenge am Tumor im Hinblick darauf, daß die Haut nicht über die Toleranzgrenze belastet werden darf, niemals die volle Carcinomdosis erreichen. Es muß daher stets noch eine Zusatzdosis gegeben werden. Dieser Zusatz ist erst recht erforderlich, wenn es sich um ein von den Urethraldrüsen ausgehendes Adenocarcinom handelt.

Nun besteht aber keine Möglichkeit diese Zusatzdosis mit Röntgenstrahlen zu applizieren. Zur Bestrahlung des Primärtumors steht nämlich nur das Vulvafeld zur Verfügung. Eine Zusatzbestrahlung etwa vom Mons veneris aus würde zu einer ungünstigen Strahlenüberkreuzung führen und stets mit der Gefahr der Verbrennung verbunden sein. Für eine derartige Konzentrationsbestrahlung liegen die Urethralcarcinome zu ungünstig. Es bleibt daher nichts anderes übrig, als die Zusatzdosis mit Radium zu applizieren.

Unter diesen Umständen könnte die Ansicht aufkommen, daß es überhaupt am besten wäre, die Bestrahlung des Primärtumors nur mit Radium durchzuführen. Dieses Vorgehen ist vielfach auch geübt und letzthin wieder von der Stoeckelschen Schule empfohlen worden. Es ist aber sicher nicht zweckmäßig. Selbst bei einer noch so günstigen Verteilung des Radiums in der Harnröhre und im Tumor durch Zuhilfenahme verschiedener Radiumträger bringt dieses Vorgehen doch manche Nachteile mit sich. Bereits für die Patientin ist es mit großen Unbequemlichkeiten verbunden. Nach v. Mikulicz-Radecki ist eine Radiumdosis von 600—2000 mg Stunden zur Zerstörung des Tumors notwendig. Bumm hat aber noch höhere Dosen gegeben. Bei der Anwendung einer Radiummenge von insgesamt 50 mg müßte bei 600 mgh das Radium mindestens 12 Stunden lang liegen bleiben, bei einer höheren Dosierung noch länger. Im einzelnen läßt sich das alles leicht ausrechnen.

Eine derartige lange Behandlung stellt aber zweifellos an die Patientin sehr hohe Anforderungen. Die Radiumbestrahlung kann nur dann wirksam sein, wenn die Präparate die ganze Zeit hindurch unverrückt liegen bleiben. Die Patientin muß deshalb unbedingte Ruhe einhalten. Ein in der Harnröhre befindliches Radiumpräparat macht natürlich auch jede Blasenentleerung unmöglich. Bei einer stundenlangen Bestrahlung fällt das weiter erschwerend ins Gewicht.

Neben diesen Unannehmlichkeiten drohen bei der ausschließlichen Radiumbehandlung aber auch noch andere Komplikationen. Sie sind uns von der Curie-Therapie bei hämorrhagischen Metropathien, Myomen und Uteruscarcinomen her bekannt. Dort wurden als Folge der Radiumeinlage in den Cervicalkanal lokale Schädigungen mit nachfolgender Schrumpfung bis zum vollständigen Verschluß des Gebärmutterhalskanals beobachtet. Bei der Radiumbehandlung der Urethralcarcinome wird man mindestens die Möglichkeit lokaler Schädigungen mit nachfolgender Schrumpfung der Harnröhre in Betracht ziehen müssen. Eine derartige Komplikation muß sich natürlich in der Harnröhre viel ungünstiger auswirken als im Cervicalkanal.

Bei der kombinierten Röntgen-Radiumbehandlung, wie wir sie vorgeschlagen haben, sind derartige Gefahren nicht zu befürchten. Durch die Röntgenstrahlen werden lokale Schädigungen der Harnröhre, die zu Narbenstrikturen führen können, nicht gesetzt. Desgleichen nicht durch das nur zur Zusatzbestrahlung benutzte Radium. Dazu ist die verwandte Radiumdosis zu gering. Aus all diesen Gründen ist die Strahlenbehandlung zweckmäßigerweise in erster Linie mit Röntgenstrahlen durchzuführen und Radium nur zur Zusatzbestrahlung zu verwenden.

Selbstverständlich muß neben dem Primärtumor auch noch das regionäre Drüsengebiet bestrahlt werden. Es ist das gleiche wie beim Vulvacarcinom. Die Bestrahlung des regionären Drüsengebietes wird daher auch in derselben Weise wie beim Vulvacarcinom vorgenommen. Daß die Röntgenbestrahlung ausreicht und eine Radikalexstirpation der regionären Drüsen, wie sie die Stoeckelsche Klinik vorschlägt[1], nicht notwendig ist, beweisen die Erfolge der Röntgentherapie bei den Vulvacarcinomen. Für die Urethralcarcinome insbesondere ist dies durch die sehr schönen Resultate von H. Meyer in den von Kirchhoff und Eirund veröffentlichten Fällen, bei denen die Drüsen nur mit Röntgenstrahlen behandelt worden sind, sichergestellt.

Fassen wir noch einmal unsere Ausführungen zusammen, so erscheint bei der Strahlenbehandlung der Urethralcarcinome folgende Bestrahlungstechnik am zweckmäßigsten:

1. Es wird zunächst ein Vulvafernfeld mit 100 % der HED belegt. Zur Erreichung der Carcinomdosis am Tumor wird die jeweils nötige Zusatzdosis mit Radium verabfolgt. Die Radiumeinlage wird im Glasrohr vorgenommen, es wird die größte Reichweite gewählt, die der Scheideneingang zuläßt. Durch den einzuschiebenden Glasrohrsatz wird das zylindrische Radiumpräparat in der Mitte gehalten; so wird ein relativ großer Abstand erreicht, der einen günstigen Dosenquotienten und eine gleichmäßige Verteilung der Radiumzusatzdosis gewährleistet.

---

[1] Von Mikulicz-Radecki teilte uns mit, daß auch er bei Urethralcarcinomen prinzipiell die Leistendrüsen exstirpiert. Der Primärtumor wird nur abgetragen und verschorft und im übrigen mit Radium bis zu 2000 mgeh behandelt.

2. Die regionären Drüsen werden in genau der gleichen Weise wie beim Vulvacarcinom bestrahlt.

Für die praktische Durchführung der Bestrahlung gelten die gleichen Bestimmungen wie für das Vulvacarcinom. Ulcerierte Tumoren müssen zur Desinfektion entsprechend vorbehandelt werden. Als zweckmäßigstes Verfahren steht auch hier die Verkupferung an erster Stelle. Sie wird in genau der gleichen Weise wie beim Vulvacarcinom vorgenommen. Bezüglich der Bestrahlungstechnik und Dosisberechnung verweisen wir auf unsere früheren Ausführungen, ebenso bezüglich der übrigen mit der Nachbehandlung in Zusammenhang stehenden Fragen.

Vaginalcarcinom.

Noch bösartiger als die Vulvacarcinome sind die Scheidencarcinome. Mit der Operation vermochte man bisher trotz radikalstem Vorgehen keine nennenswerten Erfolge zu erzielen. Deshalb werden Vaginalcarcinome selbst von chirurgisch eingestellten Krebstherapeuten nicht gerne operativ angegangen, sondern lieber der Strahlentherapie überwiesen. Allerdings können auch die bisher veröffentlichten Leistungen der Strahlenbehandlung nicht sehr befriedigen. Die Ursache für die mangelhaften Erfolge jeder Therapie liegt auch bei diesen Carcinomen wieder in der Hauptsache in ihrem pathologisch-anatomischen und klinischen Verhalten begründet.

a) Pathologisch-anatomische und klinische Vorbemerkungen.

Bei den Scheidencarcinomen muß man streng zwischen primärem und sekundärem Carcinom unterscheiden.

Sekundäre Scheidencarcinome finden sich relativ häufig. Ausgangspunkt der Krebswucherung ist gewöhnlich ein Collumcarcinom. Das Übergreifen auf die Scheide erfolgt im allgemeinen durch Wachstum per continuitatem. Gelegentlich wurden auch Implantationsmetastasen nach operativen Eingriffen beobachtet. Fernmetastasen in der Scheide kommen auch vor, sind aber selten. Die Strahlenbehandlung der sekundären Scheidencarcinome hat sich in erster Linie auf die Bestrahlung des Primärtumors zu erstrecken, kommt also für unsere weiteren Ausführungen nicht in Betracht.

Im Gegensatz zu den sekundären Scheidencarcinomen sind die primären Carcinome der Vagina sehr selten. Die Häufigkeit ihres Vorkommens wird verschieden angegeben. Durchschnittlich mögen sie etwa 2% aller Genitalcarcinome ausmachen.

Die primären Scheidencarcinome treten in jedem Alter auf. Bevorzugt sind allerdings die älteren Lebensdezennien. Nach der Zusammenstellung von Nürnberger betraf der jüngste bisher beobachtete Fall ein 8 Monate altes Kind (Aschheim), der älteste eine 85jährige Frau (Mattmüller).

Der Sitz des primären Scheidencarcinoms ist gewöhnlich der obere Abschnitt der hinteren Scheidenwand. Im unteren Teil der Scheide kommt ein Vaginalcarcinom viel seltener zur Entwicklung.

Ätiologisch spielt ähnlich wie beim Vulvacarcinom die Leukoplakie eine gewisse Rolle. Auch auf dem Boden eines durch Pessardruck oder beim Prolaps entstandenen

Dekubitalgeschwürs kann sich ein Scheidencarcinom entwickeln. Im übrigen ist die Entstehungsursache der Vaginalcarcinome ebenso unbekannt wie die aller anderen Krebslokalisationen.

Makroskopisch kann ein Scheidencarcinom in drei verschiedenen Formen auftreten:

1. als papillärer, polypöser, blumenkohlartiger Tumor;
2. als unregelmäßiges, höckeriges, kraterförmiges Geschwür;
3. als flächenhafte Infiltration.

Bei der letztgenannten Form bleibt die Scheidenschleimhaut intakt, das Carcinom breitet sich nur unter der Oberfläche und in die Tiefe aus. Auf diese Weise kann die ganze Scheide zu einem engen starren Rohr umgewandelt werden. Diese Carcinomform soll besonders bösartig sein.

Histologisch handelt es sich bei den primären Scheidencarcinomen fast immer um Plattenepithelcarcinome. Doch muß der Strahlentherapeut wissen, daß gelegentlich auch die strahlenresistenteren Adenocarcinome vorkommen.

Als Ausgangspunkt eines primären Adenocarcinoms der Scheide führt Nürnberger an:

1. Das Epithel der Scheidenschleimhaut. Durch die Beobachtung von R. Meyer, Sitzenfrey und R. Schröder sei an der Möglichkeit, daß Adenocarcinome gelegentlich auch von dem Plattenepithel der Scheide ausgehen können, nicht zu zweifeln.

2. Epitheliale Elemente in der Scheidenwand. Hier kommen in Betracht:

    a) Reste der Müllerschen Gänge.

    b) Reste des Urnierenganges (Wolffscher Gang, Gartnerscher Gang).

    c) Prostatadrüsen.

    d) Epithel des Vestibulums (Sinus urogenitalis).

    e) Drüsige Einstülpungen der Rectumschleimhaut.

    f) Schleimdrüsen der Scheide.

Die Ausbreitung[1] der Scheidencarcinome erfolgt per continuitatem und lymphogen. Blutbahnmetastasen scheinen selten zu sein. Bei der Ausbreitung per continuitatem werden

[1] St. Simon hat unter Berücksichtigung der jeweils vorgefundenen Ausdehnung für die Scheidencarcinome mehrere Gruppen aufgestellt:

Gruppe I. Schleimhautinfiltrat oder Knoten bis zu einem Durchmesser von $2^1/_2$ cm, die Wand der Vagina für den Tastsinn nicht überschreitend.

Gruppe II. Das Infiltrat oder der Knoten nimmt einen größeren Wandabschnitt ein, überschreitet aber nicht ein Drittel der Scheidenlänge oder zwei Drittel des Scheidenumfanges. Das paravaginale Gewebe ist nicht mehr frei, läßt aber noch eine deutliche Infiltration vermissen. Weiter zählen zu dieser Gruppe kleinere Geschwüre.

Gruppe III. Die Wand der Scheide ist fast zirkulär oder der Länge nach zur Hälfte ergriffen, exulceriert oder von Wucherungen eingenommen. Das paravaginale Gewebe oder das Parametrium ist einseitig strängig oder unregelmäßig infiltriert. Diese Infiltration kann bis zur Beckenwand (Schambogen) reichen. Daselbst oder inguinal werden deutliche Drüsen tastbar. Rezidive, die einer radikalen Strahlenbehandlung leicht zugänglich sind, zählen gleichfalls zu dieser Gruppe.

Gruppe IV. Der Primärtumor nimmt fast die ganze Scheidenlänge oder den ganzen Umfang ein. Übergreifen auf Blase, Mastdarm. Das paravaginale Gewebe ist diffus oder knotig beiderseits bis an die Beckenwand infiltriert, das Infiltrat nicht beweglich. Ausgesprochene Drüsenmetastasen, auch bei kleinem Primärtumor.

Dieser Gruppe können ferner die schwer zugänglichen Rezidive (postoperativ oder nach Bestrahlungen), und die sekundären Metastasen bei ortsfremdem Primärtumor zugeordnet werden.

die Nachbarabschnitte der Scheide, ebenso das umliegende paravaginale und parametrane Bindegewebe, sowie die umgebenden Organe, Collum uteri, Blase, Ureteren
und Rectum ergriffen. Bei dem bevorzugten Sitz des primären Scheidencarcinoms an der
hinteren Scheidenwand wird das Rectum besonders oft befallen. Deshalb tritt beim
Scheidencarcinom auch so häufig eine Rectum-Scheidenfistel auf.

Über die Lymphgefäße gelangt das Carcinom in die regionären Lymphdrüsen.
Zu diesen gehören beim Scheidencarcinom:

1. die parametranen Lymphdrüsen,
2. die hypogastrischen Lymphdrüsen.
3. die iliacalen Lymphdrüsen;
4. die sacralen Lymphdrüsen;
5. die Leistendrüsen.

Die Leistendrüsen werden aber im allgemeinen nur bei dem selteneren Sitz des
Carcinoms im vorderen Scheidenabschnitt befallen.

Die Ausbreitung eines primären Vaginalcarcinoms geht gewöhnlich sehr schnell
vor sich. Begünstigt wird die schnelle Ausbreitung durch das überaus reichliche Lymphgefäßnetz der Scheide, weiter durch die Tatsache, daß die Scheidencarcinome beim Wachstum in die Tiefe unmittelbar in das lockere paravaginale und parametrane Bindegewebe
gelangen, welches dem Wachstum keine Schranken entgegensetzt. Die schnelle Ausbrei-
tungsmöglichkeit macht die Scheidencarcinome zu sehr bösartigen Geschwülsten.

Dementsprechend ist ihre Prognose auch sehr ungünstig.

Neben der schnellen Ausbreitung ist für die ungünstige Prognose aber auch die Tatsache von Bedeutung, daß die Scheidencarcinome anfangs nur geringe Symptome machen
und daher erst sehr spät bemerkt werden. Deshalb sind die Scheidencarcinome meistens
schon weiter fortgeschritten, wenn die Patientinnen zur Behandlung kommen.

Die Symptome sind die gleichen wie beim Collumcarcinom. Also anfänglich jauchig-
eitriger oder blutig-wäßriger Ausfluß, Blutungen spontan oder nach mechanischen Einwirkungen (Coitus, Defäkation, Spülungen), später Schmerzen. Letztere treten aber erst
auf, wenn die Beckennerven umwachsen sind, das Carcinom also sehr weit vorgeschritten
ist. In diesem Stadium können auch Blasen- und Mastdarmbeschwerden auftreten.

Die Diagnose stützt sich auf die genannten Symptome und auf den makroskopischen
Befund. Sichergestellt wird sie durch die Probeexcision. Nach unseren früheren Ausführungen ist letztere aber im Hinblick auf die reiche Lymphgefäßversorgung und der
damit unzweifelhaft größeren Gefahren am besten erst nach der Bestrahlung, andernfalls
nur unter Einhaltung der von uns angeführten Vorsichtsmaßregeln vorzunehmen.

b) Die operative Behandlung der Scheidencarcinome.

Um die Leistungen der Strahlentherapie bei den Scheidencarcinomen richtig bewerten
zu können, ist es notwendig, kurz auf die operative Behandlung und ihre Resultate einzugehen.

Nach unseren vorangegangenen Ausführungen über die schnelle Ausbreitungstendenz
der Scheidencarcinome ist es verständlich, daß die kunstgerechte operative Behandlung ein radikales Vorgehen erfordert.

Eine Übersicht über die verschiedenen Wege, die hierbei bisher eingeschlagen wurden, hat Nürnberger in Bd. V/2 dieses Handbuches gegeben. Er kommt dabei zu dem Schluß, daß nach dem heutigen Stand der Technik für die operative Entfernung der Scheiden-carcinome folgende zwei Operationsmethoden in Betracht kämen:

1. Die erweiterte abdominale Totalexstirpation nach Wertheim.
2. Die erweiterte vaginale Totalexstirpation nach Schauta, Stoeckel, Amreich.

Selbstverständlich müßten beide Methoden dahin ausgedehnt werden, daß die ganze Scheide mitentfernt wird. Hinzugefügt sei noch, daß selbst diese weitere Ausdehnung des Eingriffs vielfach nicht genügt und je nach Lage des Falles auch die umliegenden Organe in die Operation miteinbezogen werden müssen. Beim Sitz des Carcinoms an der Hinterwand hält Nürnberger die Mitentfernung des Rectums in den meisten Fällen für nötig. Praktisch wurde es bereits häufig mitexstirpiert. Auf der anderen Seite wurden auch bereits Resektionen der Blase und der Ureteren vorgenommen. Näheres hierüber siehe bei Nürnberger.

Es bedarf keines besonderen Hinweises, daß bei derartig schweren Eingriffen die primäre Mortalität sehr hoch ist. Bei der Seltenheit der Scheidencarcinome und der dadurch beschränkten Zahl der Fälle, die der einzelne zur Behandlung bekommt, liegen genaue statistische Angaben über die primäre Mortalität dieser Carcinomoperation, etwa wie beim Collumcarcinom, allerdings noch nicht vor. Das spielt aber keine Rolle. Zur Abschätzung der Mortalitätsquote genügt die Tatsache, daß eine sachgemäße chirurgische Behandlung in der Anwendung der gleichen operativen Methoden wie bei den Collumcarcinomen besteht. Da die Eingriffe bei den Scheidencarcinomen aber noch viel radikaler gestaltet werden müssen, kann man sich von der primären Mortalität bei der operativen Behandlung der Collumcarcinome ein hinreichend zuverlässiges Bild machen.

Was nun die Resultate der operativen Behandlung anbelangt, so sind sie sehr schlecht. Selbst bei den operablen Scheidencarcinomen bezeichnet Labhardt (1924) die Erfolge der Operation als nicht glänzend. „Die Heilungen sind so selten, daß sie gewöhnlich der Publikation wert erachtet werden; so ziehen sich einzelne geheilte Fälle durch sämtliche Publikationen hindurch. Es ist nicht möglich, genaue statistische Angaben zu machen, da die einzelnen Fälle viel zu verschieden untereinander sind und auch viele ‚Heilungsfälle‘ zu kurz beobachtet wurden. Die Zahl der Rezidive nach den alten einfachen Operationsmethoden hat Seyffert (1901) mit 94,4% berechnet. Schlund (1913) stellte 45 Fälle zusammen, die von verschiedenen Operateuren auf sehr verschiedene Weise operiert wurden; davon wurden 29 innerhalb eines Monats bis $3^{1}/_{2}$ Jahren rezidiv; 16 wurden $^{3}/_{4}$—10 Jahre (1 Fall) beobachtet und blieben rezidivfrei; bei den meisten ist die Beobachtungszeit viel zu kurz, betrug sie doch im Durchschnitt nur knapp 3 Jahre.“

Ein Jahr später hat dann Franz (1925) über sein Material berichtet. Er hatte 7 Fälle mit Scheidencarcinom operiert; davon 5 Fälle abdominal; 2 vaginal, den einen mit Wegnahme des Rectums. 2 Fälle, die abdominal operiert worden waren, sind an Infektion gestorben. Der eine Fall von vaginaler Exstirpation der Scheide mit dem Rectum ist 2 Jahre später einem Rezidiv erlegen. 2 weitere Fälle blieben verschollen. 1 Fall, der abdominal operiert worden war, war nach 7 Jahren noch rezidivfrei.

Nach dem Bericht von Philipp (1932) hat Bumm in der Universitäts-Frauenklinik in der Zeit seines Direktorats von 1913—1925 5 Scheidencarcinome nach Wertheim operiert. 4 waren operabel und 1 inoperabel gewesen. Geheilt wurde nur 1 operabler Fall.

Selbst wenn noch eine Reihe weiterer Dauerheilungen erzielt wurden[1], können diese keineswegs für die operative Behandlung beim Scheidencarcinom sprechen. Die Nachteile der Operation sind zu große. Auch ist die Grenze des anatomisch-chirurgisch Möglichen bereits erreicht. Deshalb warnten auch schon anerkannte Operateure wie O. Küstner vor einem zu weit gehenden Optimismus bei der chirurgischen Behandlung. „Denn selbst wenn man dem Rectum und der Blase gegenüber mit äußerster Rücksichtslosigkeit, mit äußerstem Radikalismus vorgeht, so ist wieder ein gleicher Radikalismus dem paravaginalem Gewebe gegenüber nicht möglich, wie gegenüber dem Parametrium bei der Exstirpation des carcinomatösen Uterus. Hier können wir tatsächlich beträchtliche Gewebsmassen mitnehmen und uns so im voraussichtlich Gesunden halten. Das verbietet sich aber bei dem viel kürzeren von der Scheide aus breit in das Becken ausstrahlenden Parakolpium. Waren wir dem Rectum, den retrorectalen Drüsen und der Blase gegenüber noch so radikal, und wurde der Eingriff vertragen, hier im paravaginalem Gewebe lauert dann doch noch das Rezidiv. Das ist in Rechnung zu ziehen. Das muß unserem künftigen therapeutischen Verhalten Richtung geben und uns die Frage vorlegen, ob wir überhaupt noch die Scheiden- carcinome operieren oder sie nicht lieber prinzipiell der Strahlentherapie anheim geben wollen.“

O. Küstner begründet diese Stellungnahme mit eigenen Erfahrungen. Anscheinend wurden von ihm eine Reihe von Scheidencarcinomen mit äußerst günstigem Erfolg bestrahlt. Jedenfalls kann man dies nach seinen Ausführungen, mit denen er die Überlegenheit der Strahlentherapie begründet, vermuten. Denn er führt aus: „Wenn, um nur ein Beispiel heranzuziehen, eine Kranke, welche ein Carcinom des Vaginalgewölbes aufwies, welches zwar nicht umfänglich, so doch eine Induration darstellte, die in beachtenswerter Weise das paravaginale Gewebe ergriffen hatte und bei welcher von anderer Seite die Operation als nicht mehr erfolgversprechend abgelehnt war, auch von uns nicht operiert, sondern bestrahlt wurde, nach 5 Jahren einen Befund darbot, der, mit dem primären verglichen, nicht nur eine beträchtliche Umfangsreduktion bis zu einem kleinen narbenartigen Gebilde erkennen ließ, sondern vielleicht sogar radikale Heilung bedeutete, wenn diese Kranke, zudem bei Zunahme des Körpergewichtes, sich äußersten Wohlbefindens erfreute, so steht diesem Erfolge die hohe Wahrscheinlichkeit gegenüber, daß sie, operiert, dem Rezidiv längst erlegen wäre.“

Mit dieser Stellungnahme eines angesehenen operativ eingestellten Fachvertreters ist die Frage nach der Behandlungsart bei Scheidencarcinom eindeutig beantwortet und der Wert des chirurgischen Vorgehens am besten gekennzeichnet.

c) Die Strahlenbehandlung der Scheidencarcinome und ihre Erfolge nach der Literatur.

Die Strahlenbehandlung der Scheidencarcinome wurde in sehr verschiedener Weise durchgeführt. Teils wurde nur Radium, teils Radium- und Röntgenstrahlen verwandt. Im allgemeinen wurde dem Radium, bzw. den radioaktiven Substanzen der Vorzug gegeben. Röntgenstrahlen allein wurden anscheinend nur von Stark und Jacoby benützt. Die

---

[1] Nürnberger führt noch einen Fall von Paunz an. Dieser ist insofern bemerkenswert, als er der schwierigste von 6 Fällen war und bei ihm als einzigem eine Dauerheilung erreicht wurde. Die Patientin war noch 10 Jahre nach der Operation rezidivfrei.

ausschließliche Röntgenbestrahlung ist, wie wir später noch näher zeigen werden, beim Scheidencarcinom vielfach auch gar nicht zweckmäßig. Es liegt häufig zu ungünstig, als daß man den Tumor nur mit Röntgenstrahlen zerstören könnte.

Die Angaben über die Bestrahlungstechnik und Dosierung sind in früheren Veröffentlichungen vielfach sehr unvollkommen. Auch sind Bestrahlungstechnik und Dosierung von ein und derselben Klinik auf der Suche nach dem zweckmäßigsten Vorgehen vielfach geändert worden. Wir werden daher die Bestrahlungsangaben bei unseren folgenden Ausführungen nur kurz streifen und dafür später genau auf die heutigen Behandlungsmethoden führender Kliniken eingehen.

Die Veröffentlichungen über bestrahlte Scheidencarcinome reichen zurück bis in das Jahr 1913. Damals gab Bumm auf dem Gynäkologenkongreß in Halle (1913) die ersten Resultate bekannt. Bald danach folgten Mitteilungen von Adler (1915), Baisch (1918) und Kehrer (1920). Zu diesen sind in den nächsten Jahren eine Reihe weiterer getreten. Häufig wurde aus ein und derselben Klinik im Laufe der Zeit mehrfach berichtet.

Bei der Seltenheit der Scheidencarcinome und der ungünstigen Prognose bei der operativen Behandlung wurden auch einzelne durch Bestrahlung geheilte Fälle der Veröffentlichung für wert gehalten, auch wenn sie noch keine Dauerheilung betrafen. Es finden sich daher eine ganze Reihe kasuistischer Mitteilungen durch Bestrahlung mehr oder weniger lang geheilter Scheidencarcinome in der Literatur. Die veröffentlichten Statistiken enthalten selbstverständlich bei der Seltenheit der Scheidencarcinome, gemessen an anderen Carcinomlokalisationen, gleichfalls nur wenige Fälle. Auch sie führen nicht immer Dauerheilungen im Sinne von Winter.

1. Kasuistische Mitteilungen.

Kasuistische Mitteilungen über Scheidencarcinome, die durch Bestrahlung geheilt wurden, stammen von Weibel [1921 und 1926 (je 1 Fall)], Martius [1923 (2 Fälle)], Chilaiditi [1923 (1 Fall)], Garipuy [1924 (1 Fall)], O. Küstner [1927 (1 Fall)] Singer [1928 (1 Fall)], Bianka Bienenfeld [1928 (1 Fall)], Waldstein [1931 (1 Fall)], B. Ottow [1932 (2 Fälle)], Jacoby [1932 (2 Fälle)].

Nur bei den Fällen von Weibel, O. Küstner und Singer handelt es sich um Dauerheilungen. Die anderen Fälle waren alle noch nicht 5 Jahre nachbeobachtet.

Der erste Fall von Weibel betraf eine junge Frau mit inoperablem Scheidencarcinom. Die Patientin wurde mit Radium und mehrere Jahre hindurch mit Röntgenstrahlen (Apexapparat) behandelt. Zur Zeit der Mitteilung (1921) war sie fast 5 Jahre geheilt. Im zweiten Fall handelte es sich um eine alte Frau mit einem inoperablen, isolierten, kleinhandtellergroßen Carcinom der hinteren Vaginalwand ganz nahe dem Introitus. Das Ulcus wurde mit etwa 3000 mgh Ra-El. behandelt. Das Carcinom verschwand darauf vollständig, doch entstand eine große Rectum-Scheidenfistel. Gewarnt durch die schlechten Erfolge einer zu frühen Operation bei durch Radiumbehandlung entstandenen Vesico- und Rectovaginalfisteln wartete Weibel mit der Schließung der Fistel 4 Jahre lang, bis alles Infiltrat um sie herum verschwunden war und die Ränder weich und frei beweglich geworden waren. Die Plastik hatte einen sehr guten Erfolg, auch der Bestrahlungserfolg war von Bestand. Ein Jahr nach der Operation war die Patientin noch gesund.

Der von Singer veröffentlichte Fall ist in verschiedener Hinsicht interessant. Er betrifft einen Scheidenkrebs, der bei der Veröffentlichung bereits 13 Jahre geheilt war. Vor Beginn der Behandlung (1913) hatte man in der Scheide eine dieselbe hochgradig verengende, dreieckige, auf das rechte und untere Scheidendrittel reichende, schmerzhafte, höckerige, nicht exulcerierte Infiltration gefunden. Die Basis des Dreiecks begann kurz hinter dem Scheideneingang, die Spitze desselben befand sich 5 cm höher. Der rechte Schenkel erstreckte sich bis zur Mitte der vorderen Scheidenwand. Die Infiltration war mit ihrer Basis mäßig verwachsen. Die Probeexcision hatte ein verhornendes Plattenepithelcarcinom ergeben. Die Patientin hatte innerhalb von 2 Monaten nach der damals üblichen Methode insgesamt 9700 mgh Ra-El. in 4 Sitzungen von je 24 Stunden Dauer erhalten. Parallel mit der Radiumbehandlung waren mit den damaligen primitiven Apparaten und Methoden 8 Röntgenbestrahlungen vorgenommen worden. Der sichtbare Erfolg der Behandlung war, daß die Verhärtung bis auf die Hälfte zurückging, die Fixierung schwand und die Schleimhaut über der Geschwulst wieder normales Aussehen erlangte. Allerdings bildete sich in der Mitte eine bohnengroße Fistel.

Das Wichtigste an diesem Fall ist, daß die Frau 2 Jahre nach der Behandlung ein völlig normal entwickeltes Kind spontan zur Welt brachte. 1920 wurde dann noch wegen Senkungsbeschwerden eine Collumamputation und Plastik vorgenommen. 1926 etwa 13 Jahre nach der Behandlung kam die Patientin wegen Urinbeschwerden wieder in ärztliche Behandlung. Die Miktionsbeschwerden standen aber nicht mit einer Rezidivierung, sondern mit einer im früheren Tumorgebiet eingetretenen Narbenschrumpfung in Zusammenhang. In diese Schrumpfung waren Scheide, Rectum und Harnröhre einbezogen. Die Harnröhrenstriktur war so hochgradig, daß nur eine kleine Wundsonde eingeführt werden konnte. Durch geeignete Behandlung konnte die Harnröhre wieder erweitert werden. Die Kranke wurde wieder vollkommen gesund und erwerbsfähig.

Bei der Mitteilung von O. Küstner handelt es sich um den Fall, über den wir früher bereits berichtet haben, und der mit der Anlaß dazu war, daß Küstner der Strahlenbehandlung beim Scheidencarcinom den Vorzug vor der Operation gab.

Von den kasuistischen Mitteilungen über kürzere Zeit geheiltere Fälle seien zuerst die beiden Fälle von Martius genannt. Bei ihnen handelt es sich jedesmal um ein sehr ausgedehntes inoperables Scheidencarcinom. Beide Patientinnen wurden durch die kombinierte Röntgen-Radiumtherapie klinisch geheilt. Zur Zeit der Veröffentlichung hielt der Heilerfolg bereits $2^1/_2$ und $3^1/_2$ Jahre an.

Einen sehr ausführlichen Bericht über ihren Fall hat Bianka Bienenfeld gegeben. Er betraf eine 32jährige Patientin mit inoperablem Scheidencarcinom, das vor allem das rechte Parametrium ergriffen hatte. Das Carcinom wurde einer intermittierenden kombinierten Radium-Röntgenbestrahlung unterzogen. Die Radiumbehandlung wurde mit einem 50 mg Ra-El. enthaltenden Dominici-Röhrchen durchgeführt. Im Verlauf von 4 Monaten wurden 8 Sitzungen verabfolgt. Die primäre Filterung betrug 0,2 mm Platin und 1 mm Messing. Die sekundäre 2 mm Paragummi. Die Patientin bekam so insgesamt 2092 mgh Ra-El. Die Röntgenbehandlung wurde nach der Konzentrationsbestrahlungsmethode Seitz-Wintz vorgenommen, erstreckte sich aber über eine Zeit von 23 Wochen. Der Erfolg der Bestrahlung machte sich noch während der Behandlung bemerkbar. Schließlich war das Carcinom ganz verschwunden. Rectal fühlte man nur noch eine strangartige

Verdickung im rechten Parametrium. $1^1/_4$ Jahre nach Abschluß der Behandlung war die Patientin noch rezidivfrei.

Waldstein hat einen primären Scheidenkrebs durch Radiumspickung zum Schwinden gebracht. 9 Monate nach Beginn der Behandlung war die Patientin noch objektiv und subjektiv gesund.

Bei den beiden Fällen von Ottow handelt es sich um primäre Narbencarcinome der Scheide nach Totalexstirpation wegen Myoms und Descensus. Der eine Fall war zur Zeit der Veröffentlichung bereits fast 4 Jahre geheilt.

Jacoby berichtete über zwei ältere Frauen mit inoperablen Scheidencarcinomen. Der erste Fall war kombiniert mit Röntgen und Radium behandelt worden. Die Radiumbehandlung hatte in der Applikation von 2100 mgh Ra-El. bestanden. Bei der Röntgenbestrahlung waren im gesamten kleinen Becken 80% der HED zur Wirkung gebracht worden. Eine 8 Wochen nach der Behandlung vorgenommene Probeexcision ergab im Gegensatz zu früheren keinen Tumor mehr. Die andere Frau wurde wegen des bereits sehr weit in die Umgebung fortgeschrittenen Carcinoms mit Röntgenstrahlen nach der Coutardschen Methode behandelt. Im Verlauf von etwa 4 Wochen wurde der Primärtumor und die rechte Leistenbeuge mit 6 HED, die linke Leistenbeuge mit $4^1/_4$ HED belegt. 4 Wochen nach der Behandlung hätte die Patientin als klinisch geheilt bezeichnet werden können.

Wir schließen diese Aufzählungen kasuistischer Mitteilungen mit dem sehr interessanten Fall von Garipuy. Dieser betraf eine Frau im fünften Schwangerschaftsmonat mit nußgroßem Vaginalcarcinom. Der Tumor wurde 72 Stunden lang mit 100 mg Ra-El. bestrahlt. Die Frau wurde am normalen Schwangerschaftsende von einem gesunden Kind entbunden. 10 Monate nach Abschluß der Behandlung war sie noch gesund.

2. Statistische Mitteilungen.

Die statistischen Mitteilungen enthalten, wie bereits betont, im allgemeinen nur eine relativ geringe Anzahl von Fällen. Eine Wiedergabe der Bestrahlungserfolge in Prozenten hat daher nur bedingten Wert und ist deshalb meistens auch nicht vorgenommen worden.

Die Statistiken lauten sehr verschieden. Einige enthalten im Hinblick auf die ungünstige Prognose bei der operativen Behandlung immerhin beachtenswerte Erfolge, andere sind weniger günstig. Manche bringen auch keine Dauerheilungen nach Winter, sondern nur kürzere Zeit beobachtete Fälle.

Im großen und ganzen ist daher der Wert der in der Literatur niedergelegten statistischen Mitteilungen nur ein beschränkter.

Das liegt alles an der Seltenheit der Scheidencarcinome. Dadurch war es noch nicht möglich, größere Erfahrungen zu sammeln.

Über kürzere Zeit nachbeobachtete Fälle wurde mehrfach aus der I. Universitäts-Frauenklinik in Wien Mitteilung gemacht. Bereits 1915 konnte Adler in seiner Statistik über die in dieser Klinik bis dahin bestrahlten Genitalkrebse auch einige Scheidencarcinome aufführen. 1919 hat er über diese Fälle in seiner Veröffentlichung über „die Radiumbehandlung maligner Tumoren" noch einmal berichtet. Er verfügte damals über insgesamt

16 mit Radium bestrahlte Scheidencarcinome[1]. Bei 2 hatte die Behandlung in einer Dauerbestrahlung, bei den restlichen 14 in einer intermittierenden Radiumbestrahlung bestanden. Die in der letztgenannten Weise behandelten Fälle waren alle inoperabel gewesen. 2 wurden geheilt. Die eine Patientin starb aber 2 Jahre später an Lungentuberkulose, anscheinend noch rezidivfrei; denn in dem Bericht steht: „Vagina und Portio ganz glatt, keine Genitalbeschwerden." Die andere Patientin wurde nur 1 Jahr nachbeobachtet[2].

1921 hat Amreich aus der gleichen Klinik über die seit Ende 1919 und 1920 mit der Radium-Röntgentherapie bei malignen Tumoren erzielten Erfolge berichtet. Unter dem veröffentlichten Material befinden sich 5 Scheidencarcinome. Bei dem einen handelte es sich um einen operablen Fall, bei den anderen um inoperable oder ganz desolate. Letztere sind verstorben. Ersterer wurde geheilt. Doch handelte es sich bei der kurzen Nachbehandlung gleichfalls um keine Dauerheilung.

Kraul hat dann 2 Jahre später, 1923, einen weiteren Bericht aus dieser Klinik gegeben. Er umfaßte die in den letzten 4 Jahren behandelten Scheidencarcinome. Es waren 17 Fälle[3]. Geheilt waren 4. Kein Fall kann aber als Dauerheilung angesprochen werden; denn einer war erst seit 4 Jahren, einer seit 2 Jahren, zwei seit 1 Jahr geheilt.

Kürzlich hat Simon (1933) über 31 weitere Fälle berichtet, die in den Jahren 1926 bis 1930 in Behandlung standen. Die Bestrahlung wurde mit Radium und Röntgen durchgeführt. Von 30 so bestrahlten Patientinnen waren 6 Patientinnen 1—5 Jahre nach Abschluß der Behandlung noch gesund. Im Jahre 1926 wurden insgesamt 8 Vaginalcarcinome bestrahlt. Zwei Heilungen überschritten die Fünfjahresgrenze.

Auch aus der Stuttgarter Frauenklinik stammen mehrere Statistiken. Die erste hat 1918 Baisch veröffentlicht. Sie enthielt neben anderen 13 mit Radium bestrahlte Scheidencarcinome. 5 waren geheilt. Doch war der am längsten geheilte Fall erst 2 Jahre nachbeobachtet worden. 1924 hat Schulte aus der Klinik Baisch über die gleichen Fälle noch einmal berichtet. Er beschreibt bei diesen eine Dauerheilung. In den Jahren 1918—1920 waren noch 9 weitere Scheidencarcinome zur Behandlung gekommen. Diese waren kombiniert mit Radium- und Röntgenstrahlen behandelt worden. Heilungen wurden bei diesen Fällen nicht erzielt.

Bei seinem im Jahre 1920 auf der Tagung der Deutschen Gesellschaft für Gynäkologie gehaltenen grundlegenden Referat über „die Radiumbestrahlung bösartiger Neubildungen" befaßte sich Kehrer auch näher mit den Bestrahlungserfolgen beim Vaginalcarcinom. Von ihm selbst waren bis zum 1. Januar 1920 4 Scheidencarcinome bestrahlt worden. Zwei waren noch innerhalb der ersten 6 Monate nach der klinischen Entlassung gestorben. Die beiden anderen waren noch nach $2^{1}/_{2}$ Jahren am Leben; jedoch hatte die eine Kranke eine Rectovaginalfistel. Im ersten Quartal 1920 waren noch 3 weitere Vaginalcarcinome mit verbesserter Technik bestrahlt worden. Kehrer bezeichnete die Erfolge bei diesen Fällen als überraschend. Die großen Tumoren waren nach 2—3 Sitzungen vollkommen verschwunden. Auf Grund dieser Erfolge und der bereits vorliegenden Veröffentlichungen

---

[1] In einer statistischen Mitteilung vom Jahre 1921 (Strahlenther. 12, 110) gibt Adler allerdings nur 15 Fälle an. Unter diesen wird eine Dauerheilung genannt.

[2] Aus der kurzen Bemerkung von Amreich, in seiner 1928 in der Wien. med. Wschr. gegebenen Übersicht, ist zu entnehmen, daß auch die andere Patientin die 5 Jahresgrenze nicht erreicht hat.

[3] Zur Aufnahme waren 19 Fälle gekommen.

glaubte Kehrer damals sagen zu dürfen, daß die bisher mit Radium bei den Scheidencarcinomen erzielten Heilungen zu großen Hoffnungen berechtigten. Im Hinblick auf die schlechten operativen Erfolge und die Schwierigkeit, gerade in diesem Organ die Röntgenstrahlen genügend wirken zu lassen, sei dies von besonderer Wichtigkeit. Die bis dahin häufig beobachtete Fistelbildung nach der Radiumbestrahlung müsse sich in Zukunft umgehen lassen, wenn eine große Dosis im Bereich der vorderen Rectumwand vermieden und mit Paraffinmantel bestrahlt würde.

Zu dieser günstigen Bewertung der Radiumbehandlung hielt sich Kehrer damals vornehmlich auf Grund der relativ guten Resultate Bumms[1] berechtigt. Dieser hatte 1919 bereits berichten können, daß von 22 bestrahlten Scheidencarcinomen noch 5 = 22% 3—6 Jahre nach Abschluß der Behandlung geheilt wären, Bumm nannte das „ein Resultat, das bei operativer Behandlung wohl auch nicht besser geworden wäre".

Über das Material der Bummschen Klinik wurde später noch mehrfach berichtet. Im Anschluß an das erwähnte Referat von Kehrer gab Schäfer eine Übersicht über die in der Universitäts-Frauenklinik Berlin in den Jahren 1913—1918 bei den Genitalcarcinomen mit der Bestrahlung erzielten Erfolge[2]. Unter den behandelten Fällen befanden sich 48 Vaginalcarcinome. Davon waren 8 = 16,33% geheilt. Eine Bewertung als Dauerheilung im Sinne von Winter lassen aber nur 22 Fälle zu. Von diesen waren noch 3 gesund, was einer Dauerheilungsziffer von 13,6% entsprach.

Diese Heilungsziffer konnte von der Bummschen Klinik auch bei einem größeren Material gehalten werden; denn aus dem 1926 von Philipp und Gornick veröffentlichten Bericht, der noch einmal alle von 1915—1919 behandelten Scheidencarcinome umfaßt, geht hervor, daß unter 53 Fällen bei 7 = 13,2% Dauerheilungen zu verzeichnen waren. Im einzelnen wurden nach dieser Statistik von 10 operablen Fällen 3, von 3 Grenzfällen einer, von 40 inoperablen Fällen gleichfalls 3 geheilt. Bei manchen Fällen scheinen neben Radium auch Röntgenstrahlen verwandt worden zu sein. Die Radiumbestrahlung wurde so vorgenommen, daß in 2—3maliger Sitzung durch Messing gefilterte Präparate vor das Carcinom gebracht wurden. Im ganzen wurden 5000—6000 mgeh verabfolgt.

In Ergänzung dieser Statistik hat Philipp 1932 über die Bestrahlungserfolge der in den Jahren 1920—1922 und 1923—1925 behandelten Scheidencarcinome berichtet. Der ersten Jahresgruppe gehörten 13 bestrahlte Fälle an. Davon waren 2 operable rezidivfrei (beide hatten nur Radium bekommen). Gleichzeitig wurden 2 operable Fälle operiert. Eine Frau wurde durch die Operation geheilt, die andere starb im dritten Jahre post op. Die zweite Jahresgruppe umfaßte gleichfalls 15 Vaginalcarcinome. 12 dieser Fälle waren mit Radium bestrahlt worden: 1 operabler, 1 Grenzfall und 10 inoperable. Von diesen Fällen waren zur Zeit der Veröffentlichung rezidivfrei drei: 1 operabler, 1 Grenzfall und 1 inoperabler. Eine der rezidivfreien Frauen war auch mit Röntgenstrahlen behandelt worden. Die Radiumdosen bei den geheilten Patienten hatten in einem Fall 66 mg für 48 Stunden betragen. In den beiden anderen Fällen waren geringere Dosen zur

---

[1] Über Heilungen von Scheidencarcinomen nach Strahlenbehandlung hatte Bumm schon 1913 berichtet. Damals verfügte er über 2 Fälle. In den Statistiken von Bumm und Schäfer aus den Jahren 1916 und 1917 werden dann weitere Fälle aufgeführt. (Siehe auch Schäfer 1919.)

[2] Warnekros berichtete gleichzeitig über 16 Fälle mit inoperablem Scheidencarcinom, die in den Jahren 1912—1916 kombiniert mit Radium und Röntgenstrahlen behandelt worden waren. Von diesen waren 2 geheilt. Anscheinend sind diese Fälle in dem Material von Schäfer enthalten.

Anwendung gekommen. Die restlichen 3 Fälle waren operiert worden. 2 waren operabel, und 1 inoperabel. Alle 3 sind gestorben.

Mit dem letzten Bericht war das Material der Scheidencarcinome aus der Zeit des Direktorats von Bumm in der Universitäts-Frauenklinik aufgearbeitet. Philipp gab daher noch einmal eine Gesamtübersicht über alle unter der Leitung von Bumm behandelten Vaginalcarcinome. Hierfür ergab sich folgendes Übersichtsbild:

Von 1913—1925 wurden 78 Vaginalcarcinome bestrahlt. Von diesen waren rezidivfrei 12 (6 operable, 2 Grenzfälle, 4 inoperable). Tot waren 66: davon 8 operable, 2 Grenzfälle und 56 inoperable.

Damit beträgt die Heilungsziffer bei den bestrahlten 78:12 = 15,4%.

In dieser Zeit wurden außerdem noch 5 Fälle nach Wertheim operiert: 4 Fälle waren operabel, 1 inoperabel. Von diesen Fällen war 1 operabler Fall zur Zeit der Veröffentlichung noch rezidivfrei.

Ähnlich fortlaufende Berichte wurden von der Klinik Döderlein veröffentlicht. Sie beginnen 1923 mit der Mitteilung von A. Döderlein über 65 bis 1918 an der Münchener Frauenklinik mit radioaktiven Substanzen bestrahlte Scheidencarcinome. Über Dauerheilungen konnte Döderlein damals nicht berichten[1]. Später wurde dann nach der Beschreibung von Scholten und Voltz (1925) die Radiumbehandlung mit der Röntgenbestrahlung stets kombiniert, und zwar in der Weise, daß die Röntgenbestrahlung als ergänzende Behandlung zur Radiumbehandlung hinzugezogen wurde. Bei 15 aus den Jahren 1918 und 1919 so behandelten Scheidencarcinomen wurde 1 Dauerheilung erzielt[2].

Einen weiteren Rechenschaftsbericht aus der Döderleinschen Klinik hat dann 1930 Voltz gegeben. Er umfaßt 89 Vaginalcarcinome aus den Jahren 1913 bis Ende 1923[3]. Von diesen 89 waren nach 5 Jahren noch 4 Fälle = 4,5% gesund. Im einzelnen handelt es sich bei diesen 89 Fällen um 25 operable und 64 inoperable. Die 4 geheilten Fälle stammen aus der Reihe der 25 operablen Fälle. Voltz stellte daher für das Vaginalcarcinom folgende Leistungsproportionen auf:

a) operable   = 4:25,
b) sicher inoperable Fälle = 0:64.

Bei der Bewertung dieses Materials sei aber außerdem noch zu beachten, daß von den 89 Fällen 10 unbehandelt die Klinik verließen, weil der desolate Zustand jede Behandlung ausgeschlossen hätte. Außerdem hätten sich von den 25 operablen Fällen 13 nach der ersten Behandlung dem festgelegten Behandlungsplan entzogen. Keiner von diesen unvollständig behandelten Fällen sei geheilt worden, so daß sich als wirkliche Heilungsproportion der Strahlenbehandlung für das operable Vaginalcarcinom 4:12 ergäbe. Dies würde bei der kleinen Zahl einer Leistungsziffer von 33,9% entsprechen.

---

[1] 1920 hatte Schulmann in einer Dissertation bereits über diese 65 Fälle berichtet. Übrigens führt E. Zweifel aus der Klinik Döderlein 1923 in einer Arbeit „Zur Frage der Carcinombestrahlung" (Strahlenther. 15, 249) nur 20 Fälle von primärem Vaginalcarcinom aus dem Jahre 1913—1919 an. Nach seinen Beschreibungen war sogar eine Patientin aus dem Jahre 1915, also über 5 Jahre, geheilt.

[2] Über das Gesamtmaterial von 80 Fällen mit einer Heilung haben A. Döderlein, G. Döderlein und Voltz auch im Festband der Acta radiol. (Stockh.) für Forssell Mitteilung gemacht.

[3] 1929 wurden diese 89 Fälle von A. Döderlein bereits in einer kurzen statistischen Übersicht angeführt.

Über Erfahrungen der II. Budapester Frauenklinik hat Gál zweimal berichtet. Soweit aus seinen Angaben ersichtlich, wurden ganz beachtliche Erfolge erzielt. Denn 1920 berichtete er, daß von 10 bestrahlten Fällen 3 geheilt wären. Bei zweien lag die Behandlung bereits 6 Jahre zurück, beim dritten allerdings erst $1^1/_4$ Jahre. 4 weitere Fälle wurden durch die Bestrahlung wenigstens gebessert. Die Bestrahlung scheint in der Hauptsache mit Radium, daneben aber auch mit Röntgenstrahlen durchgeführt worden zu sein.

Unter den geheilten Fällen war bei einem der Bestrahlungserfolg sehr auffällig. Der Krebs hat vor der Bestrahlung bereits die oberen $^2/_3$ der hinteren Scheidenwand überwuchert, das Parakolpium und die Basis des Parametriums war bis zur Beckenwand infiltriert, gegen rückwärts bis zur Mastdarmwand. Nach 3 Behandlungen war der Tumor nicht mehr aufzufinden, die Kranke nahm 12 kg zu.

1928 berichtete Gál über insgesamt 29 Fälle. Bei diesen konnte durch die Bestrahlung der Prozeß bei 46% eine Zeitlang vollständig beseitigt werden. Anscheinend wurde bei 5 Fällen eine Dauerheilung erzielt. 1 Fall war damals bereits 13 Jahre geheilt und blieb wohl auch noch länger gesund. Denn in seinem 1932 herausgegebenen kleinen Lehrbuch über die „Physikalische Therapie der Frauenkrankheiten" spricht er von einem Fall, der bereits seit 17 Jahren rezidivfrei ist.

Auch die I. Universitäts-Frauenklinik in Budapest hat Scheidencarcinome mit Strahlen behandelt, doch sind ihre Erfolge weniger gut als die der II. Budapester Klinik; denn v. Lehoczky-Semmelweis berichtete 1926, daß von 19 mit Radium oder mit Radium- und Röntgenstrahlen behandelten Scheidencarcinomen, nach 5 Jahren nur noch 2 rezidivfrei waren; 5 waren verschollen.

Aus der gleichen Klinik gab 1930 v. Büben eine weitere Statistik. Sie enthielt 29 primäre Scheidenkrebsfälle, die zwischen 1919—1929 in Behandlung gestanden hatten. 28 davon waren bestrahlt worden. Eine Patientin war operiert worden, diese Frau starb 3 Monate nach der Operation an einem Rezidiv. Von den 28 bestrahlten Fällen waren zur Zeit der Veröffentlichung noch 9 am Leben: 1 nach 9, 1 nach 6, 1 nach 4, 1 nach 2 und 5 nach weniger als 2 Jahren. Die Strahlenbehandlung wurde mit Radium und Röntgen durchgeführt. Der Primärtumor erhielt durchschnittlich 1200—2500 mgeh. Je nach Lage des Falles wurde die Bestrahlung nach 6—8 Wochen wiederholt. Die Drüsen wurden mit Röntgenstrahlen behandelt.

1926 berichteten Westman und Heyman über die im Radiumhemmet bestrahlten Scheidencarcinome. Westman machte Mitteilungen über die in der Zeit von 1912—1924 behandelten Fälle. Es waren im ganzen 21: 3 operable, 3 Grenzfälle und 15 inoperable. Länger als 5 Jahre waren von 12 noch 2 Kranke geheilt. Bei diesen handelte es sich in einem Fall um ein operables, bei dem anderen um ein inoperables Scheidencarcinom. Die Behandlungstechnik war nicht einheitlich gewesen. 12 Kranke wurden nur mit Radium, die übrigen mit Radium und Röntgen behandelt. Die Radiumdosis betrug zwischen 1500—2500 mgh Ra-El. Unter Umständen wurde die Radiumbehandlung mehrmals wiederholt. Hinsichtlich der Röntgenbestrahlung wird nur erwähnt, daß dieselbe in Serien erfolgte, wobei Primärtumorgebiet und regionäre Drüsenbezirke bestrahlt wurden. Auf jedes Einfallsfeld wurde dabei insgesamt je eine HED gegeben.

Der von Heyman gegebene Bericht umfaßt nur die Fälle von 1911—1922. Dementsprechend enthält seine Mitteilung auch nur ein kleineres Material. Es bezieht sich auf

16 inoperable Scheidencarcinome. Von diesen 16 Fällen war eine Patientin noch 3 Jahre symptomfrei am Leben, eine andere seit 4 Jahren und 2 Fälle seit länger als 5 Jahren. Bei den letztgenannten Fällen hätten die lokalen Tumoren die Größe eines Hühnereies gehabt. Nähere Angaben über die Bestrahlungstechnik sind nicht vermerkt.

In seiner 1930 veröffentlichten Statistik berichtet Heyman wieder über die Fälle aus den Jahren 1914—1923. In dieser Zeit wurden im Radiumhemmet 14 Scheidencarcinome behandelt, von denen die meisten im vorgeschrittenen Stadium waren. Von diesen 14 Patientinnen lebte je eine noch nach 11 und 6 Jahren nach Abschluß der Behandlung. Eine dritte Patientin war gleichfalls noch 11 Jahre nach der Behandlung gesund. Sie ist an einem Ileus zugrunde gegangen. Die Todesursache ist durch die Autopsie gesichert.

B. F. Schreiner hat mehrfach über die im „State Institute for the Study of Malignant Disease, Buffalo N. Y." bestrahlten Scheidencarcinome berichtet. In seiner letzten Mitteilung im Jahre 1929 führt er 19 Fälle an. Bei 17 hatte es sich um Plattenepithelcarcinome, bei den restlichen 2 um Adenocarcinome gehandelt. 5 Fälle waren operabel, 14 inoperabel gewesen. Zu letzteren gehören auch die beiden Adenocarcinome. Von den operablen Fällen lebte einer 4 Jahre 4 Monate, einer 2 Jahre, einer 1 Jahr und 7 Monate und einer 4 Monate. Diese 4 Patientinnen waren an ihrem Carcinom oder an einem Rezidiv nach anfänglicher Heilung gestorben. Die fünfte Patientin war 2 Monate geheilt, als sie an einem Herzleiden zugrunde ging. Von den 12 inoperablen Plattenepithelcarcinomen war eine Patientin bereits über 6 Jahre geheilt, die anderen 11 waren alle gestorben. Die beiden Frauen mit Adenocarcinom wurden nur vorübergehend geheilt. Zur Behandlung teilt Schreiner mit, daß sie in der Hauptsache in der Radiumbestrahlung, gelegentlich auch in der kombinierten Röntgen-Radiumbehandlung bestanden hätte.

Nicht möglich ist es, aus den Angaben von Giesecke ein klares Bild zu gewinnen. Er berichtete 1920 und 1922 über die in der Kieler Frauenklinik operativ behandelten und bestrahlten Scheidencarcinome. In seiner ersten Mitteilung spricht er von 22 Fällen, von denen 4 bis dahin geheilt werden konnten. Und zwar einer durch Operation und 3 durch Bestrahlung (darunter 1 inoperabler Fall). Hiervon hätte aber nur 1 Fall volle 5 Jahre zurückgelegen. Um welchen es sich dabei handelte, geht aber aus den Angaben nicht hervor. In seiner im Jahre 1922 veröffentlichten Statistik findet sich nur die Mitteilung, daß 3 Fälle, die bereits in desolatem Zustande in die Klinik gekommen wären, wenige Wochen nach ausschließlich symptomatischen Maßnahmen oder auch nach versuchter Röntgen- und Radiumbehandlung an Kachexie starben.

Neben diesen kleinen Statistiken finden sich noch einige weitere, zum Teil noch kleinere in der Literatur. So berichtete Polubinsky 1925 nur über 4 mit Radium behandelte Scheidencarcinome. Ein Fall konnte als Dauerheilung bezeichnet werden.

Über sehr gute Erfolge konnte v. Franqué 1926 bei dem kleinen Material von 7 kombiniert mit Radium- und Röntgenstrahlen behandelten Fällen Mitteilung machen. Seine guten Ergebnisse veranlaßten ihn damals, diese Behandlung für alle Fälle von Scheidencarcinom zu empfehlen. Von diesen 7 Fällen, die er alle näher beschrieben hat, wurden 5 günstig beeinflußt. Sie waren alle inoperabel gewesen. Trotz des ungünstigen Lokalbefundes schwanden die Ulcerationen und Tumoren unter Hinterlassung fast normaler Scheidenschleimhaut und wenig umfangreicher derber Narben innerhalb von 2—6 Monaten. Viermal war es allerdings zu heftigen Reizerscheinungen, zu Durchfällen, Schleimabgängen.

Schmerzen und Tenesmen des Rectums gekommen. Doch klangen alle diese Beschwerden nach Kamilleneinläufen, weichen Salben, Suppositorien allmählich ab und hinterließen keinerlei Schädigungen. Die Rezidivfreiheit bestand in je einem Fall fast 6, 5 und 4 Jahre. Die beiden anderen Fälle waren noch kein halbes Jahr in Beobachtung, der eine jedoch primär geheilt, der andere, bei welchem zur Zeit der Veröffentlichung die letzte Bestrahlung erst 14 Tage zurücklag, war bereits auffallend gebessert und befand sich auf dem Wege der Heilung.

Über die 3 Fälle mit 4—6jähriger Rezidivfreiheit gab v. Franqué folgende nähere Bestrahlungsdaten:

I. R. M., 50 Jahre. 6 Jahre rezidivfrei. 2940 mgeh in 2 Sitzungen zu 45 mg Ra-El. mal 48 und 45mal 24 Stunden innerhalb 10 Tagen, dazwischen eine volle Röntgenserie, nach je 6 Wochen eine Röntgenbestrahlung der Vagina, des rechten und linken Parametriums.

II. R. D., 39 Jahre. 5 Jahre rezidivfrei, 3920 mgeh. in 2 Sitzungen zu je 45 mg Ra-El. mal 48 Stunden innerhalb 10 Tagen, dazwischen eine Röntgenserie.

III. D., 50 Jahre. 4 Jahre rezidivfrei. 2430 mgeh in einer Sitzung, danach eine Röntgenserie.

Ikeda (1927) hat 9 Scheidencarcinome mit Radium behandelt. 3 davon wurden geheilt.

Über wenig günstige Ergebnisse hat Benthin (1921) berichtet. Die Frauenklinik in Königsberg verfügte damals über 11 bestrahlte inoperable Scheidencarcinome. Die Mehrzahl der Fälle verschlechterte sich schon nach kurzer Zeit. Nur bei einer Patientin, bei der sich aber eine Blasenscheidenfistel einstellte, war nach 1 Jahr von Krebs nichts mehr nachweisbar. Das weitere Schicksal dieser Frau ist aber unbekannt. 2 operable Fälle, die operiert und nachbestrahlt worden waren, starben noch innerhalb des ersten Jahres p. op.

Franz (1925) hatte an Stelle der sonst geübten chirurgischen Behandlung bei 9 inoperablen Scheidencarcinomen die Radiumbestrahlung durchgeführt. Bei allen konnte nur eine vorübergehende Besserung erzielt werden. Dauerheilungen waren nicht zu verzeichnen. 2 Fälle sind 2 Jahre später an Carcinom verstorben, die übrigen 7 hatten sich der Nachbehandlung entzogen.

Ähnliche Erfahrungen machte Seitz (1929). Von 13 inoperablen Fällen gelang es nur bei 5 das Leben um 1—2$^1/_2$ Jahre zu verlängern. Dauerheilungen wurden nicht erzielt.

Zum Schluß führen wir noch zwei Statistiken an, die nur Fälle mit kürzerer Nachbeobachtung enthalten[1].

Baily und Bagg teilten 1921 mit, daß sie unter 18 mit Radiumemanation behandelten Vaginalcarcinomen noch 4 nach 2 Jahren ohne Symptome gesehen hätten.

Stacy berichtete 1922 über 21 Patientinnen, die in der Mayo-Clinic vom Juli 1915 bis Januar 1921 mit Radium bestrahlt worden waren. Von 14 dieser Patienten war es gelungen, Nachricht zu bekommen. 7 von diesen Patienten waren noch am Leben. Die längste Heilung betrug 3 Jahre und 9 Monate.

3. Zusammenfassende Betrachtung.

Es ist natürlich sehr schwer, die angeführten Mitteilungen auszuwerten. Um ein Bild über die Leistungsfähigkeit der Strahlentherapie bei den Scheidencarcinomen zu bekommen,

---

[1] Der Vollständigkeit halber führen wir noch die Behandlungsergebnisse der Städtischen Frauenklinik zu Dortmund an: Reisach berichtete 1930 über 9 Vaginalcarcinome die mit Excision des Tumors und anschließender Radium-Röntgenbestrahlung behandelt worden waren. 2 waren rezidivfrei, 1 schon seit 9 Jahren.

ist es notwendig, die Berichte über Dauerheilungen zusammenzustellen. Nun lassen sich aber in manchen Statistiken Dauerheilungen und Fälle mit kürzerer Beobachtungszeit nicht trennen. Derartige Mitteilungen können zur Berechnung der Heilerfolge natürlich nicht verwandt werden. Bei den übrigbleibenden besteht wieder die Schwierigkeit, daß die in ihnen angeführten Fälle sehr unterschiedlich bestrahlt worden sind. Streng genommen, kann man solche Statistiken daher auch nicht so ohne weiteres zusammenfassen. Nun wird es bei der Seltenheit der Scheidencarcinome aber noch längere Zeit dauern, bis man ein abgeschlossenes Bild über die Leistungsfähigkeit irgendeiner bestimmten Bestrahlungsmethode erhalten kann. Es erscheint daher berechtigt, die bis jetzt vorliegenden Erfahrungen wenigstens dazu zu benützen, um zum mindesten einen ungefähren Überblick über die Leistungsfähigkeit der Strahlentherapie im allgemeinen zu bekommen. Unter diesem Gesichtspunkt lassen sich auch eine ganze Reihe von Fällen zusammenstellen, wie nebenstehende Tabelle zeigt.

Wenn man die in dieser Tabelle zusammengestellten Fälle zusammenzieht, ergeben sich über 13% Dauerheilungen. Diese Zahl entspricht ungefähr der Erfolgsziffer, die bei einem kleineren Material auch in der Klinik Bumm bei der Strahlentherapie der Scheidencarcinome erreicht wurde. Durch diese Übereinstimmung hat die von uns errechnete Zahl eine gewisse Zuverlässigkeit.

Tabelle 29a. Überblick über die Erfolge der Strahlentherapie beim Scheidencarcinom.

Autor	Zahl der Fälle	Dauerheilungen	Bestrahlungsmethode
Voltz (bisheriges Gesamtmaterial von Döderlein)	89	4	Radium und Röntgen
Philipp (Gesamtmaterial von Bumm) . .	78	12	Radium (und Röntgen 1mal)
Weibel	2	2	Fall 1 Radium und Röntgen, Fall 2 Radium
Singer	1	1	Radium und Röntgen
O. Küstner	1	1	?
Schulte.	13	1	Radium
Gál	29	5	Radium (und Röntgen?)
v. Lehoczky-Semmelweiß	19	2	Radium (und Röntgen?)
Heyman	14	3	Radium und Röntgen
B. F. Schreiner . . .	19	1	Radium gel. Radium und Röntgen
Polubinsky	4	1	Radium
Ikeda.	9	3	Radium
v. Franqué	5	2	Radium und Röntgen
Simon	8	2	Radium und Röntgen
Franz	9	0	Radium
Seitz	13	0	Radium und Röntgen
Benthin	11	0	Radium und Röntgen
Wintz (1932)	38	8	Röntgen und Radiumzusatz
insgesamt	362	48	= 13,2%

13% Heilungen sind nun nicht viel. Im Hinblick darauf jedoch, daß sie bei den bösartigen Scheidencarcinomen erzielt wurden, ist die Heilungsziffer aber immerhin beachtenswert. Auch darf nicht vergessen werden, daß die vorliegenden Statistiken noch viele Fälle enthalten, die nach dem heutigen Stand unseres Wissens in höchst ungeeigneter oder unzulänglicher Weise bestrahlt worden sind. Es ist daher damit zu rechnen, daß die Erfolge bei den in den letzten Jahren mit verbesserter Methodik bestrahlten Fällen noch steigen werden.

Noch ist die Strahlenbehandlung der Scheidencarcinome in den meisten Kliniken in der Entwicklung begriffen. Die chirugische Behandlung hat dagegen die Grenze des Möglichen bereits erreicht. Trotzdem scheint sie noch nicht einmal eine ähnliche Heilungsziffer aufweisen zu können.

d) Eigene Erfahrungen mit der Strahlentherapie beim Scheidencarcinom.

Auch die Erlanger Klinik hat im Laufe der Jahre eine Reihe von Scheidencarcinomen bestrahlt. Einige Fälle wurden bereits früher von Wintz veröffentlicht.

Wir schicken voraus, daß die Behandlung in erster Linie in der Röntgenbestrahlung bestand. Radium wurde nur benutzt, wenn es nicht möglich war, allein mit Röntgenstrahlen die Carcinomdosis am Tumor sicher zu erreichen.

Unsere Bestrahlungsweise unterscheidet sich daher wesentlich von denen der anderen Autoren. Denn diese haben vielfach nur mit Radium bestrahlt. Wenn sie neben Radium auch Röntgenstrahlen verwandten, so geschah das im allgemeinen in der Weise, daß sie die Wirkung der Radiumbestrahlung durch die Röntgenbehandlung unterstützen wollten, d. h. die Röntgenbestrahlung war eine Zusatzbehandlung. Bei uns war es gerade umgekehrt. Hier war die Röntgenbestrahlung die Hauptmaßnahme und die Radiumbestrahlung nur Zusatzbehandlung. Auf unser Bestrahlungsverfahren werden wir später genau eingehen.

Insgesamt wurden bis Ende 1929 51 Fälle behandelt. Dem Befund nach haben wir sie alle als inoperabel angesprochen.

Von diesen 51 Fällen waren nach 5 Jahren noch 10 geheilt. Das sind 19,6%.

Bedenkt man, daß die Gesamtzahl auch prognostisch schlechte Fälle enthält, so ist der Beweis erbracht, daß die Strahlentherapie auch bei dieser so ungünstigen Carcinomlokalisation, bei der selbst anerkannte, chirurgisch eingestellte Gynäkologen von der operativen Behandlung abgeraten haben, Heilung herbeizuführen vermag.

e) Die Grundlagen für die Strahlenbehandlung der Vaginalcarcinome.

Der oberste Grundsatz bei der Strahlenbehandlung aller Carcinome und damit auch bei den Vaginalcarcinomen lautet: es muß die zerstörende Dosis im ganzen Tumor und in seinem gesamten Ausbreitungsgebiet zur Wirkung gebracht werden.

Beim Vaginalcarcinom handelt es sich im allgemeinen um ein Plattenepithelcarcinom. Die zur Zerstörung der Tumorzellen notwendige Dosis beträgt daher 110% der HED.

Bei den gelegentlich auch bei den Scheidenkrebsen vorkommenden Adenocarcinomen muß die höhere Dosis von 125% der HED zur Wirkung gebracht werden, wenn die Bestrahlung Erfolg haben soll.

Das Ausbreitungsgebiet der Vaginalcarcinome haben wir früher bereits beschrieben. Zu ihm gehören in erster Linie die Parametrien, die Lymphdrüsen des kleinen Beckens und das Drüsengebiet der Leistengegend. Beim Sitz des Carcinoms im vordersten Scheidenabschnitt werden meistens auch die Leistendrüsen befallen. Dieser Tatsache ist bei der Bestrahlung eines im vordersten Scheidenabschnitte lokalisierten Carcinoms Rechnung zu tragen.

Aus unseren früheren Mitteilungen ging nun hervor, daß die Strahlenbehandlung sehr verschieden durchgeführt worden ist.

Manche Autoren haben nur Radium angewandt und dieses nur vor dem Tumor appliziert. Es bedarf wohl keiner besonderen Auseinandersetzungen, daß ein derartiges Vorgehen keinen Anspruch darauf erheben kann, als kunstgerechte Strahlenbehandlung eines Scheidencarcinoms zu gelten. Mit einer derartigen Radiumbestrahlung läßt sich wohl der Primärtumor in der Scheidenwand zerstören, gegebenenfalls werden auch noch die in der Umgebung befindlichen Carcinomzellen vernichtet, aber niemals die tief in den Parametrien oder den regionären Lymphdrüsen sitzenden Krebszellen. Soweit kann ein in der Vagina befindliches Radiumpräparat nicht wirken. Im gesamten Ausbreitungsgebiet eines Scheidencarcinoms kann man die Carcinomdosis nur durch Röntgenstrahlen erreichen. Die Radiumbestrahlung bietet daher nur dann Aussicht auf Erfolg, wenn sie mit der Röntgenbestrahlung der Parametrien und der regionären Lymphdrüsen verbunden wird. Eine derartig kombinierte Radium-Röntgenbestrahlung wurde auch von einer ganzen Reihe von Autoren angewandt.

Bei diesem Vorgehen ruht nun das Hauptgewicht auf der Radiumbehandlung; denn die zerstörende Dosis wird am Primärtumor nur durch Radium zur Wirkung gebracht. Demgegenüber kann man aber auch bei den Scheidencarcinomen, auch bei der Behandlung des Primärtumors, den Hauptwert auf die Röntgenbestrahlung legen und Radium höchstens zur Zusatzbestrahlung benützen, um die Dosis am Tumor auch sicher zu erreichen. Eine derartige Behandlung wird vor allem von der Erlanger Schule geübt. Wir werden darauf später noch genauer zurückkommen.

Die Bevorzugung der Röntgenstrahlen ist sicher in mancher Hinsicht von Vorteil. Zunächst wird dadurch die Behandlungszeit wesentlich abgekürzt, was besonders für den Patienten eine große Erleichterung bedeutet. Doch ist das nicht das Wichtigste.

Wir wissen, daß Vaginalcarcinome in weitaus der Mehrzahl der Fälle infiziert sind. Mag die Infektion in vielen Fällen auch nur gering oder noch nicht in die Tiefe gedrungen sein, die lokalen Manipulationen bei der Radiumeinlage sind immer mit der Gefahr verbunden, daß sie die Infektion propagieren. Als besonders ungünstig ist in dieser Hinsicht der Umstand zu betrachten, daß zur Fixierung des Radiumpräparates die Scheide fest austamponiert werden muß. Dadurch kommt es zu einer Sekretstauung, die sich besonders deshalb ungünstig auswirken kann, als zur Erreichung der zerstörenden Dosis eine sehr lange Applikation des Radiumpräparates notwendig ist. Gerade diese lange, sekretstauende Einlage birgt die Gefahr in sich, die Infektion zu propagieren. Schwere Komplikationen können die Folge sein.

Um diesen Gefahren vorzubeugen, hat man auch bei der Radiumbehandlung der Vaginalcarcinome die sog. intermittierende Bestrahlung angewandt, bei der die Bestrahlung also nicht in einem Zuge, sondern mit verschiedenen langen Pausen durchgeführt wird. Die Gefahr der Infektion wird dadurch sicherlich herabgesetzt, doch ist eine verzettelte Bestrahlung immer von Nachteil, weil durch die biologische Erholungsfähigkeit der Zellen die Dosierung ungenau wird.

Viel zweckmäßiger und einfacher ist es, die Bestrahlung in erster Linie mit Röntgenstrahlen durchzuführen und die Radiumbehandlung auf das unumgänglich notwendige Maß zu beschränken, d. h. sie nur als Zusatzbehandlung zu benutzen. Bei diesem Vorgehen werden die vorhin geschilderten Gefahren auf ein Mindestmaß herabgesetzt. Durch zweckentsprechende Vorbehandlung kann man sie noch weiter einschränken. Man muß hierzu nur den Tumor vor der Behandlung desinfizieren. Dadurch werden überhaupt günstigere Verhältnisse für die Bestrahlung geschaffen, da gleichzeitig eine bereits vorhandene Entzündung beeinflußt wird. Diese ist bekanntlich an sich bereits für die Strahlenbehandlung ungünstig, da infiziertes Tumorgewebe strahlenresistenter ist, während die Radiosensibilität des mitentzündeten gesunden Gewebes erhöht ist.

Als schnell durchzuführende Maßnahme von großer Tiefenwirkung ist auch hier beim Scheidencarcinom die Verkupferung zu empfehlen. Wesen und praktische Durchführung der Verkupferung haben wir bereits früher ausführlich beschrieben.

Neben dieser Maßnahme muß eine sachgemäße Strahlenbehandlung eines Vaginalcarcinoms natürlich auch eine entsprechende Vor- und Nachbehandlung umfassen. Nur dann läßt sich ein günstiger Bestrahlungserfolg erhoffen.

f) Nebenwirkungen der Strahlenbehandlung.

Bei der Strahlenbehandlung eines Scheidencarcinoms sind Nebenwirkungen auf die Haut und das Blutbild sowie auf Blase und Mastdarm unvermeidlich.

Die in diesen Geweben und Organen sich nach der Bestrahlung abspielenden Reaktionen überschreiten aber nicht das Maß der üblichen Erscheinungen, wie wir sie früher beschrieben haben. Es ist daher nicht nötig, hier im einzelnen noch einmal genau darauf einzugehen.

Es sei hier nur noch betont, daß als Folge der Beckendurchstrahlung mit der Carcinomdosis etwa noch funktionierende Ovarien außer Tätigkeit gesetzt werden. Das ist aber nur von Vorteil, weil durch den Wegfall des ungünstigen monatlichen Blutabflusses das Carcinom ungestört abheilen kann. Die mit der Schrumpfung des Genitalapparates einhergehende schlechtere Blutversorgung des Carcinomgewebes ist gleichfalls für die Abheilung des Tumors nur günstig.

Ein besonderer Punkt muß an dieser Stelle aber noch hervorgehoben werden: Wenn die carcinomatöse Infiltration die Blasenscheidenwand oder Rectumscheidenwand vollkommen durchsetzt und die Blasen- oder Rectumschleimhaut bereits erreicht hat, droht bei der Strahlenbehandlung stets eine Blasen- oder Rectumscheidenfistel als notwendige Folge des eintretenden Carcinomzerfalls. Die Entstehung einer Fistel ist deshalb in derartigen Fällen nicht auf einen Bestrahlungsfehler zurückzuführen, sondern nur ein Beweis für die Richtigkeit der Dosierung.

Anders steht es natürlich, wenn eine völlige carcinomatöse Durchsetzung der Blasenscheidenwand oder Rectumscheidenwand noch nicht vorhanden war. Wenn in solchen Fällen eine Fistel auftritt, wurde ein Fehler bei der Bestrahlung gemacht.

Fistelbildung bei Bestrahlung von Scheidencarcinomen wurde in der Anfangszeit der Strahlentherapie besonders bei Anwendung radioaktiver Substanzen häufiger beobachtet. Man hielt sie daher früher für eine notwendige Folge der Strahlenbehandlung, die man eben in Kauf nehmen müsse. Bei dem heutigen Stand unserer Bestrahlungstechnik dürfen sie aber nicht mehr vorkommen. Nur unter den vorhin genannten Umständen sind sie nicht zu vermeiden.

g) Kontraindikationen gegen die Strahlentherapie.

Schließlich wäre noch die Frage zu klären, ob die Strahlenbehandlung eines Scheidencarcinoms kontraindiziert sein kann. Es gibt Fälle, die bei der großen Ausdehnung des Prozesses und dem Marasmus der Patientin jede Bestrahlung aussichtslos erscheinen lassen. Allerdings läßt sich mit der Röntgenbehandlung wenigstens noch ein palliativer Erfolg erzielen, etwa vorhandene Schmerzen können eingedämmt, wenn nicht sogar ganz beseitigt werden. Deshalb sollte man auch bei einem sog. verlorenen Fall noch einen Versuch mit der Röntgenbestrahlung machen. Eine absolute Kontraindikation gegen die Bestrahlung kann die Ausdehnung des Prozesses wie auch die Schwäche der Patientin jedenfalls niemals sein.

Daß bei einer carcinomatösen Durchwachsung der gesamten Blasenscheidenwand oder Rectumscheidenwand nach einer richtig dosierten Bestrahlung eine Blasenscheidenfistel oder Rectumscheidenfistel auftreten wird, haben wir bereits betont.

Dies bedeutet an sich eine üble Komplikation, die aber nicht allzu hoch eingeschätzt werden darf; denn ein ins Septum recto-vaginale hineingewachsenes Scheidencarcinom kann immer noch lokalisiert sein und damit Heilungsaussicht bieten. Wir haben unter unseren ältesten Patienten einen so gelagerten Fall. Bei dieser Frau ist es auch tatsächlich zu einer Rectumscheidenfistel gekommen, die fast 3 Jahre bestand, dann aber operativ nach einem mißglückten Versuch bei einer zweiten Operation dauernd geschlossen werden konnte.

Kleinere Fisteln schließen sich auch spontan. Es ist aber notwendig, die Patientin, vor allem deren Angehörige, auf die Möglichkeit einer Fistelbildung hinzuweisen, um späteren Vorwürfen vorzubeugen. Als Kontraindikation kann jedenfalls auch diese Gefahr nicht gelten.

Bedenken gegen die Bestrahlung bestehen, wenn das Blutbild sehr schlecht ist, wenn etwa der Hämoglobingehalt unter 30% abgesunken ist; dann besteht meist schon eine solche Kachexie, das Carcinom ist auch schon so weit fortgeschritten, daß der ganze Aufwand der Bestrahlung nicht einmal solaminis causa berechtigt ist. Beste Pflege und Narkotica sind dann eher am Platze.

Irgendwelche andere Gründe kommen ernsthaft als Kontraindikation nicht in Betracht. Eine etwa vorhandene starke Infektion erschwert zwar die Röntgenbehandlung, kann sie aber niemals unmöglich machen. Überdies kann man die Infektion durch die Verkupferung bekämpfen.

h) Vor- und Nachbehandlung sowie unterstützende Maßnahmen.

Auch die Strahlenbehandlung eines Vaginalcarcinoms braucht eine zweckentsprechende Vor- und Nachbehandlung. Diese ist bei den Patienten mit Scheidencarcinom um so wichtiger, als die Strahlenbehandlung meistens bei älteren, also nicht mehr so widerstandsfähigen Frauen und obendrein noch meistens bei vorgeschritteneren Erkrankungen vorgenommen werden muß. Die Verhältnisse liegen daher beim Vaginalcarcinom doppelt ungünstig. Durch geeignete Vor- und Nachbehandlung gilt es, diese Nachteile soweit als möglich wieder auszugleichen. Die hierfür in Frage kommenden Maßnahmen haben wir bereits früher ausführlich dargestellt.

Als vorbereitende Maßnahme gilt, bei der Untersuchung festzustellen, ob das Carcinom von der vorderen oder hinteren Scheidenwand ausgeht, ferner müssen die Blasen- und Rectumschleimhaut genau inspiziert werden. Dies geschieht einmal im Hinblick auf die Dosierung, vor allem auch bezüglich der Radiumzusatzdosis, ferner um einen Einbruch des Carcinoms in die Blase oder das Rectum rechtzeitig zu erkennen und damit die Fistelentstehung voraussagen zu können.

Von lokalen unterstützenden Maßnahmen kommt in erster Linie die Desinfektion der infizierten Tumoren in Frage. Spülungen und Einlagen desinfizierender Tabletten sind vorteilhaft, aber von zu geringer Tiefenwirkung. Deshalb tritt auch hier beim Scheidencarcinom die Verkupferung in ihre Rechte. Sie wird in genau der gleichen Weise durchgeführt, wie wir es früher beschrieben haben. Man verwendet aber an Stelle des gießkannenförmigen Ansatzes am Kupferrohr eine seitlich durchlöcherte Kupferröhre, die mit Zellstoff oder entfetteter Watte umwickelt wird. Diese Anode soll der Scheidenwand anliegen, ohne allzu sehr eingepreßt zu sein. Es werden 200—250 mA-Stunden zur Anwendung gebracht. Da der normale Durchgang etwa 30—40 mA-Stunden beträgt, so würde die ganze Maßnahme etwa $6^1/_2$—$7^1/_2$ Stunden dauern.

Handelt es sich um einen großen jauchigen Blumenkohltumor, so kann man diesen nach der Röntgenbestrahlung zur Beschleunigung der Heilung vorsichtig mit der Diathermieschlinge abtragen. Dies wird immer notwendig sein, wenn noch eine Radiumzusatzdosis gegeben werden muß, weil das Radiumpräparat in der Glasröhre mit möglichst großem Abstand angebracht werden muß.

i) Die Erlanger Bestrahlungsweise beim Vaginalcarcinom.

Die Erlanger Klinik verwendet bei der Strahlenbehandlung der Scheidencarcinome in erster Linie Röntgenstrahlen. Radium wird als Zusatzdosis benutzt.

Die Bestrahlung wird verschieden durchgeführt, je nachdem, ob der Tumor im hinteren oder vorderen Scheidenabschnitt lokalisiert ist. Im ersteren Fall wird die Bestrahlung wie beim Portiocarcinom mit der Konzentrationsmethode Seitz-Wintz vorgenommen, im letzteren wird ähnlich wie beim Vulvacarcinom bestrahlt.

Die Notwendigkeit, ein im vorderen Scheidenabschnitt sitzendes Carcinom anders zu bestrahlen als ein im hinteren Scheidengewölbe lokalisiertes, ergibt sich aus der Tatsache, daß es nicht möglich ist, bei den suprasymphysären Feldern der Konzentrationsbestrahlungsmethode die Richtung des Zentralstrahles selbst bei nur mäßig beleibten Patientinnen nach der Dammitte zu einzustellen. Man würde daher an einem im vorderen Scheidenabschnitt sitzenden Carcinom immer vorbeistrahlen oder dieses höchstens mit den Randstrahlen erreichen. Demgegenüber läßt sich bei der Bestrahlung im Sinne eines Vulvacarcinoms vom Vulvafeld aus, wenn auch nicht die volle Carcinomdosis, so doch eine ziemlich hohe, leicht berechenbare Dosis im Tumor zur Wirkung bringen. Durch eine entsprechende Radiumzusatzdosis kann man dann bequem die Carcinomdosis erreichen.

1. Methode I: Der Tumor sitzt im vorderen Scheidenabschnitt.

Ein derartig lokalisiertes Carcinom wird in der gleichen Weise wie ein Vulvacarcinom bestrahlt. Einzelheiten über die technische Durchführung der Bestrahlung sind daher im diesbezüglichen Kapitel nachzulesen. Wir geben hier nur eine Übersicht.

Handb. d. Gynäk. 3. Aufl. IV. 2/2.   36

Bei der Bestrahlung nach der Methode I werden appliziert:

1. ein Vulvafeld,
2. zwei Inguinalfelder,
3. ein Dorsalfeld.

Das wichtigste Feld ist hierbei das Vulvafeld. Von diesem Feld aus muß eine möglichst hohe Dosis am Tumor zur Wirkung gebracht werden. Hierzu muß ebenso wie beim Vulvacarcinom ein großer Fokus-Hautabstand gewählt und die Oberfläche voll belastet werden. Die Größe des Vulvafeldes richtet sich nach den jeweiligen Verhältnissen, im allgemeinen wird sie 9×12 cm betragen.

Wir applizieren das Vulvafeld mit einem Fokus-Hautabstand von 1 m und einer Oberflächenbelastung von 100% der HED. Größe etwa 9×12 cm.

Die beiden Inguinalfelder dienen zur Bestrahlung der Leistendrüsen und des Ausbreitungsgebietes im kleinen Becken. In Form und Lage entsprechen sie den gleichen Feldern wie beim Vulvacarcinom. Wir haben diese dort genau beschrieben und auf Bildern dargestellt. Bei der Festlegung der Strahlenrichtung für diese Felder ist darauf zu achten, daß die Vulvadammgegend nicht noch einmal bestrahlt wird. Denn diese ist bereits mit 100% der HED belastet worden. Das Auftreffen neuer Strahlenmengen könnte daher schwere Schädigungen nach sich ziehen. Um eine nochmalige Durchstrahlung der Vulvadammgegend zu vermeiden, müssen die Strahlenkegel senkrecht einfallen.

Um nun von diesen Inguinalfeldern aus in den Leistendrüsen die Carcinomdosis zu erreichen, ist es im Hinblick auf unsere früheren Ausführungen über die Bestrahlung oberflächlich gelegener Carcinome notwendig, einen großen Fokus-Hautabstand zu wählen, wobei natürlich auch die Oberfläche mit 100% der HED belastet werden muß.

Wir bestrahlen daher die beiden Inguinalfelder mit einem Fokus-Hautabstand von 100 cm und einer Oberflächenbelastung von 100% der HED.

Von diesen beiden Feldern sowie vom Vulvafeld aus gelangt eine bestimmte Strahlenmenge an die Parametrien und die Beckendrüsen. Die Dosis hängt jeweils von der figürlichen Gestaltung der Patientin ab. Um nun auch in diesen Teilen des carcinomatösen Gebietes die zerstörende Dosis zu erreichen, wird noch ein Dorsalfeld appliziert. Dessen Größe und Lage haben wir beim Vulvacarcinom gleichfalls beschrieben. Die Bestrahlungsbedingungen sind so abzustimmen, daß von diesem Feld aus die Carcinomdosis im gesamten Ausbreitungsgebiet erreicht wird. Die Aufstellung eines genauen Bestrahlungsplanes ist daher unerläßlich. Im übrigen verweisen wir auch hier, wie zu allen anderen Fragen, auf unsere früheren Ausführungen über die Bestrahlungstechnik beim Vulvacarcinom.

Nach Beendigung der Röntgenbehandlung wird die Radiumzusatzdosis appliziert. Ihre Höhe ergibt sich aus dem Bestrahlungsplan. Sie wird auf die mit den Röntgenstrahlen erreichte Dosis abgestimmt. Die Radiumbestrahlung wird in der von uns früher beschriebenen Weise vorgenommen. Dort sind wir auch auf die Radiumdosierung eingegangen.

Mit der Radiumzusatzdosis hat die Bestrahlung ihren Abschluß gefunden.

8 Wochen später wird sie in der gleichen Weise wiederholt.

2. Methode II: Der Tumor sitzt im hinteren Scheidenabschnitt.

Ein im hinteren Scheidenabschnitt lokalisiertes Carcinom bestrahlen wir ebenso wie ein Portiocarcinom nach der Konzentrationsmethode Seitz-Wintz. Die Bestrahlung gestaltet sich um so typischer, je weiter das Carcinom in der Scheide sitzt. Bei einem in Portiohöhe lokalisierten Carcinom wird die Bestrahlung in genau der gleichen Weise wie bei einem Collumcarcinom vorgenommen.

Die Technik der Konzentrationsbestrahlung ist in einem früheren Kapitel genau beschrieben. Wir begnügen uns hier mit dem Hinweis, daß bei dieser Methode ein Vulvafernfeld, zwei suprasymphysäre, ein Coccygealfeld und zwei parasacrale Felder appliziert werden. Die Bedingungen sind für die einzelnen Felder im allgemeinen folgende:

a) Vulvafeld, Fokus-Hautabstand 50 cm, Feldgröße 9×12 cm, 100% HED;

b) zwei suprasymphysäre Felder, Fokus-Hautabstand jeweils 30 cm, Feldgröße 6×8 cm, 90% HED.

c) Coccygealfeld, Fokus-Hautabstand 30 cm, Feldgröße 6×8 cm, 80% HED;

d) zwei parasacrale Felder, Fokus-Hautabstand jeweils 30 cm, Feldgröße 6×8 cm, 90% HED.

Bei Patienten mit stärkerer Fettauflage, bei denen der Tumor sowohl in bezug auf die Vulvaoberfläche wie zu den Bauchdecken in größerer Tiefe liegt, muß man zur sicheren Erreichung der Carcinomdosis durch Vergrößern des Fokus-Hautabstandes oder der Einfallsfelder die Tiefendosis erhöhen. Keinesfalls dürfen hierzu die Tubusfelder höher als 90% HED belastet werden. Denn bei der Konzentrationsbestrahlung gelangen stets auch von den Feldern der Gegenseite gewisse Strahlenmengen auf die bereits bestrahlten Hautflächen. Schädigungen können daher leicht entstehen. Im einzelnen sind die Verhältnisse aus einem Bestrahlungsplan schnell zu ermitteln.

Unter Umständen kann es in solchen Fällen zweckmäßiger sein, die Bestrahlung in der üblichen Weise durchzuführen und die fehlende Dosis mit Radium zu applizieren. Gerade beim Vaginalcarcinom ist eine Radiumzusatzdosis fast immer angezeigt, ihre genaue Berechnung aber im Hinblick auf mögliche Darmschädigungen unerläßlich.

Mit zunehmender Entfernung des Carcinoms von der Portio wird die Bestrahlung immer schwieriger. Um den Tumor mit der Mitte des Strahlenkegels erfassen zu können, müssen die suprasymphysären Felder stark fußwärts gekippt werden. Wieweit das im einzelnen Fall möglich ist, hängt von der Stärke der Fettauflage der Patientin ab. Selbst bei mäßig beleibten Frauen kann man bei einer gewissen Entfernung des Carcinoms von der Portio den Tumor nicht mehr mit der Strahlenkegelmitte, sondern nur noch mit den Randpartien erreichen. Die Folge ist, daß eine viel geringere Dosis zur Wirkung kommt, als beabsichtigt ist, weil wir doch immer gewöhnt sind, die Dosis im Zentralstrahl zu berechnen. Durch Vergrößerung des Fokus-Hautabstandes könnte man diesen Nachteil wohl ausgleichen. Es ließe sich auch so in dem der Portio ferneren Tumor noch die Carcinomdosis erreichen; doch muß dann stets im Schnittpunkt des Strahlenkegels eine Überdosierung in Kauf genommen werden. Dies wäre aber unter Umständen nicht ungefährlich, weil wir mit der Dosierung beim Carcinom fast die Toleranzgrenze der Blasen- und Rectumschleimhaut erreichen. Eher wäre es schon ratsam, durch Vergrößerung des Fokus-Hautabstandes beim Vulvafeld die Dosis am Scheidentumor zu erhöhen. Doch ist es viel einfacher und sicherer, wenn man zur Erreichung der Carcinomdosis auch in solchen Fällen Radium zu Hilfe nimmt. Deshalb wird von uns zunächst der Tumor in typischer Weise nach der Konzentrationsmethode Seitz-Wintz bestrahlt und dann die nach dem Bestrahlungsplan fehlende Dosis mit Radium appliziert.

36*

Bei dieser Bestrahlungsweise ist die volle Carcinomdosis aber nur im Tumor und in seiner näheren Umgebung zur Wirkung gebracht worden. In den entfernteren Teilen der Parametrien und in den Beckendrüsen ist nur eine geringere Dosis zur Wirkung gekommen. Sie reicht zwar aus, um die dort befindlichen Krebszellen zu lähmen, nicht aber um sie zu vernichten. Deshalb muß später eine zweite Bestrahlung vorgenommen werden. Diese vollzieht sich im Sinne einer parametranen Bestrahlung, wie wir sie früher beim Uteruscarcinom ausführlich beschrieben haben. Bezüglich ihrer Durchführung können wir daher auf das betreffende Kapitel verweisen.

Wir deuten hier nur an, daß bei einer parametranen Bestrahlung 10 Tubusfelder mit der Strahlenrichtung auf die Parametrien appliziert werden, nämlich:

1. je 2 untere und obere Abdominalfelder,
2. je 2 untere und obere Dorsalfelder,
3. je 1 linkes und rechtes Seitenfeld (bei stärkeren Frauen).

Es ist hier aber nötig hervorzuheben, daß wir beim Scheidencarcinom von der typischen parametranen Bestrahlung etwas abweichen, um auch die Inguinaldrüsen mit der zerstörenden Dosis belegen zu können. Eine Infizierung der Inguinaldrüsen soll zwar beim Sitz des Carcinoms im hinteren Scheidengewölbe nicht vorkommen, doch wird man diese Möglichkeit bei der reichen Verzweigung der Scheidenlymphgefäße niemals von der Hand weisen können. Eine beginnende Erkrankung der Leistendrüsen wird schließlich auch nicht immer sofort palpatorisch feststellbar sein. Deshalb ist es sicherer, auch die Leistendrüsen mit der zerstörenden Dosis zu belegen.

Die Bestrahlung der Leistendrüsen muß natürlich im Sinne eines oberflächlich gelegenen Carcinoms, also mit großem Fokus-Hautabstand vorgenommen werden. Die beiden unteren Felder werden daher in Abweichung von der typischen parametranen Bestrahlung als Fernfelder auf die Leistendrüsen appliziert. Der Fokus-Hautabstand beträgt 80—100 cm, die Feldgröße durchschnittlich 10 × 15 cm. Die Strahlenrichtung wird leicht kopfwärts geneigt.

Die übrigen 8 parametranen Felder werden in genau der gleichen Weise wie bei einer typischen parametranen Bestrahlung mit Kompressionstubus durchgeführt. Da bei dem größeren Fokus-Hautabstand und der größeren Einfallsfeldgröße der unteren Felder aber eine größere Dosis an die Parametrien gelangt, muß die Oberflächenbelastung der Tubusfelder nötigenfalls niedriger gewählt werden, als bei einer typischen parametranen Bestrahlung. Auch für diese Frage gibt der jeweils aufzustellende Bestrahlungsplan Auskunft.

Diese Ausführungen beschäftigten sich nur mit dem Bestrahlungsverfahren. Es wäre nun noch zu erwähnen, daß wir jedes ulcerierte oder blumenkohlartige Carcinom vor der Bestrahlung prinzipiell in der früher von uns beschriebenen Weise verkupfern.

Selbstverständlich wird auch bei der Strahlentherapie eines Vaginalcarcinoms eine zweckentsprechende Nachbehandlung vorgenommen.

Zusammengefaßt ergibt sich für das Erlanger Bestrahlungsverfahren beim Scheidencarcinom folgendes: Die Bestrahlung wird je nachdem, ob das Carcinom im vorderen oder hinteren Scheidenabschnitt sitzt, verschieden durchgeführt. Es kommen zwei Methoden zur Anwendung.

1. Methode I: der Tumor sitzt im vorderen Scheidenabschnitt.

Die Bestrahlung wird wie beim Vulvacarcinom aber mit einer Radiumzusatzdosis durchgeführt.

2. Methode II: der Tumor sitzt im hinteren Scheidengewölbe.

Es wird zunächst eine Bestrahlung des Primärtumors im Sinne der Konzentrationsbestrahlung Seitz-Wintz vorgenommen. Nötigenfalls wird zur Erreichung der Dosis eine Radiumzusatzdosis appliziert. 8 Wochen nach der ersten Strahlenbehandlung wird das Ausbreitungsgebiet mit einer Modifikation der parametranen Bestrahlungsmethode Seitz-Wintz bestrahlt.

k) Die Behandlungsmethoden anderer Autoren.

Nachstehend geben wir eine kurze Übersicht über die Behandlungsmethoden anderer Autoren, soweit wir Angaben darüber bei unserer Rundfrage erhalten haben. Die Zusammenstellung ist unter den gleichen Gesichtspunkten vorgenommen worden wie bei den anderen Carcinomlokalisationen.

Universitäts-Frauenklinik München (Döderlein)[1].

I. Historische Entwicklung der Methoden.

In Anbetracht der an und für sich schlechten Operationsresultate wurde mit der ausschließlichen Strahlenbehandlung der Vaginalcarcinome ebenfalls Ende 1912 begonnen und an der Methode gleichfalls festgehalten. Auch hier wurde anfangs ausschließlich mit radioaktiven Substanzen behandelt und erst seit etwa 1918 zur kombinierten Behandlungsmethode übergegangen.

II. Die heutigen Methoden.

1. Grundsätzliches. Auch beim Vaginalcarcinom läßt es sich durch das bisher angesammelte Material klar zeigen, daß mit der kombinierten Radium- und Röntgenstrahlenbehandlung eine Leistungssteigerung zu erzielen ist.

Die Zahl der Behandlungsserien ist ebenfalls die gleiche wie bei den Uteruscarcinomen, nämlich zwei in einem zeitlichen Abstand von 8 Wochen. Sollte eine dritte anderweitige Behandlungsserie sich als notwendig erweisen, so wird der zeitliche Abstand auf 10 und 12 Wochen erhöht.

2. Der Behandlungsplan. Der Behandlungsplan gestaltet sich damit heute für die erste Behandlung beim Vaginalcarcinom wie folgt:

1. Aufnahme in die Klinik, Anamnese, klinische Untersuchung.

2. Hypophysenvorbestrahlung.

3. Röntgenstrahlenbehandlung.

4. Excision zur Festlegung der histologischen Diagnose. Die Excision wird auch bei den Vaginalcarcinomen in allen Fällen vorgenommen, da auf die histologische Differenzierung gerade im Hinblick auf die Entwicklung der Behandlungsmethode der allergrößte Wert gelegt wird.

5. Radiumbehandlung.

6. Entlassung der Patientin.

---

[1] Nach Bericht von Voltz.

Nach Abschluß der Behandlung wird die Patientin wieder dem einweisenden Arzt überwiesen. Eventuell von diesem unterstützende Behandlung zur Hebung des Allgemeinzustandes.

Für die zweite Behandlung ergibt sich dann im allgemeinen folgendes Schema:
1. Wiederaufnahme der Patientin in die Klinik.
2. Wiederholung der Röntgenbestrahlung.
3. Wiederholung der Radiumbehandlung.
4. Entlassung der Patientin aus der Klinik.

Wir sehen bei einem Vergleich der beiden Behandlungspläne, daß auch hier beim Vaginalcarcinom die Hypophysenbestrahlung nur bei der ersten Behandlung angeführt wird.

Sollte eine dritte und vierte Behandlung notwendig werden, so wird diese entsprechend dem Schema der zweiten Behandlung durchgeführt.

3. Technik der Behandlung. a) Die Hypophysenbestrahlung. Die Hypophysenbestrahlung erfolgt nach dem gleichen Schema wie beim Collumcarcinom.

b) Die Röntgenbestrahlung. Im allgemeinen je ein sehr tief eingestelltes Abdominal- und Dorsalgroßfeld 10×15 cm = 150 qcm, Abstand 50 cm, Filter 1 mm Cu. Röhrenspannung 180 kV, Röhrenstromstärke 2,5 mA. Auf jedes Feld 500 r.

Bei dicken Frauen 2 tiefeingestellte Abdominal- und zwei Dorsalfelder je 10×15 cm = 150 qcm, mit leichter Zentrierung auf die Portio, so daß also die Gesamtfeldgröße abdominal und dorsal $15 \times 20 = 300$ qcm ist. Auf jedes Feld 400 r, Abstand 50 cm, Filter 1 mm Cu, Röhrenspannung 180 kV, Röhrenstromstärke 2,5 mA.

Bei weit fortgeschrittenen Carcinomen oder bei einer eventuellen dritten und vierten Behandlung mit der gleichen Großfeldtechnik fraktionierte Bestrahlung nach dem Prinzip der Aufsättigung. Steigerung der Dosis pro Feld bis 1000 R.

c) Die Radiumbehandlung. Die Radiumbehandlung besteht aus intravaginalen Einlagen, deren Form, Größe und Radiumgehalt sich ausschließlich nach der Ausbreitung des Carcinoms richtet.

Als Radiumträger werden Korke so zurechtgeschnitten, daß sie die Radiumpräparate entweder in Form von flächenhaften Strahlern oder in Form eines die ganze Achse des Korkes ausfüllenden Stiftes, oder in Form eines Stiftes und einer vor die Portio zu liegenkommenden Platte aufnehmen können. Zur Herstellung dieser Radiumträger verwenden wir ebenfalls wieder innere Einheitsröhrchen, durch die es gerade hier möglich ist, alle notwendigen Formen von Radiumträgern darzustellen.

Im allgemeinen verwenden wir beim Vaginalcarcinom Träger, die mindestens 100 mg Ra-El. enthalten, so daß als Minimaldosis, nachdem auch beim Vaginalcarcinom der Träger 24 Stunden liegen bleibt, sich 2400 mgeh ergibt.

d) Abänderung des Behandlungsplanes. Gerade im Hinblick auf die im allgemeinen nicht sehr günstigen Resultate beim Vaginalcarcinom haben wir auch hier seit etwa 2 Jahren, seitdem wir über größere Radiummengen verfügen, den Behandlungsplan in der Weise abgeändert, daß wir zwischen die beiden normalen Behandlungsserien 14 Tage nach Abschluß der ersten Behandlungsserie eine weitere ausschließliche Radiumbehandlung einfügen.

Damit erhöht sich also gegenüber dem normalen Behandlungsplan die Gesamtdosis von 4800 mgeh auf 7200 mgeh, eventuell sogar mehr, wenn der vaginale Träger primär bereits eine größere Radiummenge als 100 mg Ra-El. enthält.

Auch hier handelt es sich zunächst um Versuche, von denen sich noch nicht sagen läßt, ob sie in dieser Form weitergeführt werden können oder ob nicht unter Umständen die Methodik hier eine Änderung erfordert.

Universitäts-Frauenklinik Heidelberg (Eymer)[1].

Die Strahlenbehandlung der Vaginalcarcinome wird ausschließlich mit Radium vorgenommen. Die Behandlung wird in einer Sitzung durchgeführt. Dabei wird das Prinzip des Kreuzfeuers, wenn nur irgendmöglich, zur Durchführung gebracht. Hierzu wird vor Portio und Vulva je ein flächenförmiges Präparat gelegt. Beide sind durch Längspräparate miteinander verbunden. Die Distanzierung erfolgt bei den Plattenpräparaten durch Stenzmasse. Die röhrenförmigen Präparate werden in dickwandige Hartgummizylinder gesteckt. Sekundärfilterung: 1 mm Messing. Bestimmte Kombinationen lassen sich nicht angeben; je nach Lage des Falles und der einzubringenden Menge radioaktiver Substanz, nicht zuletzt auch der Distanzierungsmöglichkeit gegen Rectum und Harnröhre muß, auch hinsichtlich der Bestrahlungsdauer, variiert werden. Dies gilt ganz besonders für Vaginalcarcinome, welche auf Portio und Parametrien übergegriffen haben. Da sich bei solchen Fällen häufig nicht sagen läßt, ob Collum oder Vagina als primärer Entstehungsort anzusehen ist, wird gegebenenfalls die Bestrahlung dann so durchgeführt, als ob ein primäres Collumcarcinom mit Übergriff auf die Scheide vorläge. Reichen die carcinomatösen Veränderungen weit an den Introitus herunter, so wird unter Umständen ein starkes Plattenpräparat vor die Vulva gelegt, welches, durch Stenzmasse distanziert, früher als die anderen entfernt werden kann. Infolge der starken Ausziehung der Substanz vom Fundus bis zum Introitus braucht aber die Liegedauer der vaginalen und intrauterinen Präparate nicht allzu sehr gegenüber der bei Collumcarcinomen angewandten reduziert zu werden. Das vor der Vulva liegende Plattenpräparat von 50 mg Ra-El. ist bei einer Distanzierung von 1 cm gegen die Haut nach 12 Stunden zu entfernen. Bringt man es weiter von der äußeren Haut ab, so kann es entsprechend länger liegen bleiben.

Universitäts-Frauenklink Würzburg (Gauß)[2].

Bei den Vaginalcarcinomen werden wie bei der Vulvabestrahlung Primärtumor und Drüsen bestrahlt; der Primärtumor selbst erhält nur Radium. Ein grundsätzlicher Unterschied gegenüber der Vulvabestrahlung liegt darin, daß der Sitz des Primärtumors bei der Röntgenbestrahlung der Inguinaldrüsen hier nicht abgedeckt ist, was bei den Vulvacarcinomen geschieht. Da beim Vaginalcarcinom also von der Inguinaldrüsenbestrahlung noch eine gewisse Tiefendosis in der Gegend des primären Tumors wirksam ist (etwa 30 bis 40% DTD), so genügt dessen einmalige Radiumbestrahlung (60—70% DTD).

Ausführung der Bestrahlung: Am ersten Tag Radiumbestrahlung des Primärtumors, etwa 60% DTD vaginal; am zweiten, vierten und sechsten Tag je eine Röntgenbestrahlung auf beide Inguinalgegenden mit je 360 Or, am dritten und fünften Tag Pause, wie beim Vulvacarcinom.

---

[1] Nach Bericht von Dietel. [2] Nach Bericht von Neeff. Vgl. S. 375 zum Verständnis der Dosen.

Bestrahlungsschema.

1. Tag Radium 60% DTD vaginal (max. 1200 mgeh für 2 cm-Präparat bei Kontaktbestrahlung).
2. Tag Drüsen 360 Or.
3. Tag Pause
4. Tag Drüsen 360 Or.
5. Tag Pause.
6. Tag Drüsen 360 Or.

Hauttoleranzdosis = 1100 Or in 5 Tagen.
Einzelhautdosis   = Drüsen 360 Or = 33% in etwa 21 Minuten.
Gesamtdosis   = Drüsen 1080 Or = 98% HTD in 5 Tagen.
Darmtoleranzdosis = 1400 Tr in 6 Tagen.
Einzeltiefendosis   =   154 Tr = 11% DTD.
Gesamttiefendosis =   460 Tr = 33% DTD.

Universitäts-Frauenklinik Bonn (v. Franqué)[1].

Die Strahlenbehandlung der Scheidencarcinome wird mit Radium und Röntgen durchgeführt.

Die Radiumdosis beträgt insgesamt 4500 mgeh. Das Filter ist 1,2 mm Messing, der Länge der Scheide entsprechend. Der Abstand nach allen Seiten beträgt 10—12 mm (Mull, darüber Gummifingerling). Die einzelnen Sitzungen werden in Zeiträumen von 10 bis 14 Tagen vorgenommen.

Unmittelbar vor oder unmittelbar nach der ersten Radiumeinlage wird auch mit Röntgen bestrahlt. Die Röntgenbestrahlung wird wie beim Collumcarcinom meist mit 5 Feldern durchgeführt. In der Scheide werden 500 r zur Wirkung gebracht. Die Zentrierung geht auf die Mitte der Scheide.

Universitäts-Frauenklinik Freiburg i. B. (Pankow)[2].

Vaginalcarcinome erhalten je nach Lage und Ausdehnung des Tumors 3000 bis 4000 mgeh Radium in die Vagina. Danach wird eine Röntgenparametrien- bzw. parakolpiumbestrahlung nach Seitz-Wintz durchgeführt.

Universitäts-Frauenklinik der Charité Berlin (Wagner)[3].

Das Scheidencarcinom wird ebenso wie das Collumcarcinom behandelt. Nur daß die Radiumträger nicht in den Cervicalkanal, sondern unter Verwendung von Prothesen aus Stenzmasse usw. in das Scheidenlumen gelegt werden. Durch die Reizung der Blase und des Darmes sind der Dosierung Grenzen gezogen, welche streng beachtet werden müssen, wenn man sich vor Fisteln und schweren Darmveränderungen schützen will. Als Beruhigungsmittel für den Darm haben sich Percainzäpfchen von 0,01 g sehr bewährt.

Staatliche Frauenklinik Dresden (Warnekros)[2].

Die Vaginalcarcinome werden kombiniert mit Röntgen und Radium bestrahlt.

Die Röntgenbehandlung wird wie beim Portiocarcinom vorgenommen, jedoch tiefer eingestellt.

Die Radiumbestrahlung erfolgt durch Auflegen von Platten, die Dosis schwankt zwischen 2000—3000 mgeh.

---

[1] Nach Bericht von Haupt.   [2] Nach eigenem Bericht.   [3] Nach Bericht von v. Schubert.

Universitäts-Frauenklinik Kiel (Schröder)[1].

Für die Behandlung der Scheidencarcinome gilt das gleiche wie für die Vulvacarcinome. Operable Vaginalcarcinome werden unter großzügiger Berücksichtigung jeglicher Kontraindikation operiert. Inoperable und inkurable Scheidencarcinome werden kombiniert mit Radium und Röntgen behandelt. Auch die Strahlenbehandlung der Scheidencarcinome wird dem jeweiligen Befund angepaßt und entspricht im großen und ganzen dem für das Collum- und Corpuscarcinom gegebenen Schema.

Universitäts-Frauenklinik Breslau (L. Fraenkel)[2].

Operable Vaginalcarcinome werden operiert.

Inoperable Vaginalcarcinome werden bei höherem Sitz in der Scheide wie die Portiocollumcarcinome bestrahlt. Tiefer sitzende inoperable Scheidencarcinome werden ähnlich wie die Vulvacarcinome bestrahlt.

Universitäts-Frauenklinik Gießen (v. Jaschke)[3].

Die Vaginalcarcinome werden nicht operiert, sondern nach der Seitz-Wintzschen Konzentrationsfeldermethode bestrahlt. Die Filterung beträgt 0,5 mm Zn und 3 mm Al.

Universitäts-Frauenklinik Greifswald (Runge)[2].

Die Vaginalcarcinome werden zunächst mit Radium bestrahlt. Es werden 2—3mal 2000 mgeh im Abstand von 8 Tagen bzw. 4 Wochen appliziert. 6—8 Wochen später wird eine Röntgennachbestrahlung angeschlossen. Die Herddosis im kleinen Becken beträgt 120% der HED. Diese Dosis wird von 2 Bauchfeldern, 2 Rückenfeldern und, wenn nötig, noch unter Hinzuziehung von 2 Seitenfeldern aus zur Wirkung gebracht.

Universitäts-Frauenklinik Königsberg (v. Mikulicz-Radecki)[2].

Die Vaginalcarcinome werden, wenn irgendmöglich, operiert. Anschließend wird eine Röntgennachbestrahlung in ähnlicher Weise wie beim Collumcarcinom vorgenommen.

Falls eine Operation nicht möglich ist, wird eine Radiumbestrahlung in zwei Sitzungen durchgeführt, wobei die Dosis dem einzelnen Fall angepaßt wird.

Allgemeine Städtische Krankenanstalten Düsseldorf (H. R. Schmidt)[4].

Die Scheidencarcinome werden mit Radium behandelt. Die Dosis beträgt je nach Sitz und Umfang 1000—2000 mgeh. Gegebenenfalls wird die Bestrahlung später wiederholt.

Universitäts-Frauenklinik Münster (Esch)[5].

Die Bestrahlung der Vaginalcarcinome wird kombiniert mit Röntgen und Radium durchgeführt. Die Anordnung des Radiums sowie die Art der Filterung ist je nach Eigenart des Falles verschieden. Die Röntgenbestrahlung besteht in der einmaligen Verabfolgung von 110% der HED auf den Tumor und in einer zweimaligen Nachbestrahlung von je 60% der HED nach 4 bzw. 6 Monaten.

---

[1] Nach Bericht von Kirchhoff. [2] Nach eigenem Bericht. [3] Nach Bericht von Schumacher.
[4] Nach Bericht von Siegert. [5] Nach Bericht von Adler.

I. Universitäts-Frauenklinik Wien (Peham[1]).

Die in der I. Universitäts-Frauenklinik in Wien bei den Vaginalcarcinomen geübte Bestrahlungsweise wurde von Simon näher beschrieben.

Die Bestrahlung wird mit Radium und Röntgen durchgeführt. Zunächst wird die Radiumbehandlung vorgenommen. Die Applikationsart richtet sich nach dem Geschwulstsitz und den räumlichen Verhältnissen der Scheide. Bei genügend freiem Raum wird eine Kreuzfeuerbestrahlung vorgenommen. Verschiedene Geräte stehen hierfür zur Verfügung. Für die häufig notwendige exzentrische Applikation eines Trägers werden exzentrisch gebohrte Zylinder aus Hartgummi benützt. Zur Vermeidung übermäßiger Gewebsreaktionen wird die Bestrahlung intermittierend durchgeführt und nimmt im ganzen 2 bis 3 Wochen in Anspruch.

Der Radiumbestrahlung folgt die Röntgenbestrahlung. Da diese nicht allein den vaginalen Herd, sondern auch die regionären Lymphdrüsen erreichen soll, wird eine dem Wesen der Dessauer-Warnekrosschen Methode nahekommende Bestrahlungsanordnung angewandt. Die Feldbelastung überschreitet nie 80% der HED, die Herddosis in 10 cm Tiefe ist mit 80—95% berechnet.

Nach der intensiven Hauptbestrahlung wird eine Pause von 8—10 Wochen eingeschoben. Wenn dann der beabsichtigte Erfolg noch nicht eingetreten ist, wird eine Nachbestrahlung vorgenommen. Die alten Applikationsstellen dienen auch bei Nachbestrahlungen als Liegestätte der Präparate. Falls notwendig, werden diese aber auch an anderen Stellen appliziert. Gegebenenfalls wird mit besonders konstruierten Apparaten auch vom Rectum her bestrahlt. Die Röntgennachbestrahlung kann, wenn einmal die Primärheilung erkenntlich wird, in Abständen von 2—3 Monaten erfolgen. Als Herd im engeren Sinn wird bei diesen Bestrahlungen nur das Vaginalrohr mit der nächsten Umgebung aufgefaßt, weshalb bei der Felderwahl auch kleinere Feldgrößen genügen. Die Herddosis bewegt sich zwischen 80 und 95% der HED, je nach der kürzeren oder längeren Dauer des Intervalls.

---

[1] Nach St. Simon, Radiologische Praktika Bd. 20.

Das Mammacarcinom.

Das Mammacarcinom ist nach dem Uteruscarcinom die häufigste Krebserkrankung der Frau[1]. Im Gegensatz zum Uteruscarcinom, bei dem die Zahl der Therapeuten, die auf die Operation verzichten und sich der Strahlentherapie zuwenden, von Jahr zu Jahr zunimmt, ist die Behandlung des Mammacarcinoms heute aber noch vorwiegend chirurgisch. Der Grund ist darin zu suchen, daß das Carcinom der Mamma eine dem operativen Eingriff gut zugängliche Geschwulst darstellt und die Mortalität der Radikaloperation mit 2—3% sehr niedrig ist. Dazu kommen die günstigen Aussichten, die Operation im Gesunden ausführen zu können, was bei dem langsam wachsenden Mammacarcinom weit eher möglich ist als beim Uteruscarcinom, vor allem beim Cervixcarcinom mit seinen günstigen ausgedehnten Lymphverbindungen.

Ist somit die Prognose für die Operation beim Brustkrebs von vornherein besser, so kommt noch hinzu, daß die Schwierigkeiten einer aussichtsreichen Bestrahlung beim Mammacarcinom größer sind als beim Gebärmutterkrebs. In die Umgebung eines Uteruscarcinoms die carcinomzerstörende Dosis zu bringen, diese Dosis auch im näheren Ausbreitungsgebiet im kleinen Becken zur Wirkung kommen zu lassen, ist viel leichter als im Ausbreitungsgebiet des Mammacarcinoms; denn hier besteht doch die Forderung, neben dem Primärtumor in der Mamma das Gebiet vom Rippenbogen bis zum Ohr und vom Brustbein bis zum Latissimus dorsi mit der wirksamen Dosis zu belegen.

In diesem ausgedehnten Gebiet die notwendige Dosis überall gleichmäßig zur Wirkung zu bringen, ist die größte Schwierigkeit bei der Mammacarcinombestrahlung. Doch läßt sie sich bei zweckentsprechendem Vorgehen wohl überwinden. Damit können dann auch noch Fälle mit nicht mehr lokalisiertem Mammacarcinom, mit regionären Drüsenmetastasen, bei denen die Operation bekanntlich nur unbefriedigende Resultate zu liefern vermag, noch einer wirksamen Behandlung zugeführt werden.

a) Pathologisch-anatomische und klinische Vorbemerkungen.

Ehe wir auf die Strahlenbehandlung der Mammacarcinome eingehen, soll ein kurzer Überblick über das pathologisch-anatomische und klinische Verhalten dieser Carcinome vorausgeschickt werden, weil dieses wie für jede andere Behandlungsmethode, so auch für die Strahlentherapie von Bedeutung ist.

In diesem Zusammenhang wollen wir im Hinblick auf das große Interesse, das von jeher der Frage nach der Ätiologie des Brustkrebses entgegengebracht worden ist, uns zunächst mit dieser beschäftigen, und zwar eingehender, als es vielleicht nötig erscheint. Es liegen aber gerade hierüber eine ganze Reihe von Erfahrungstatsachen vor, die auch für den Gynäkologen wichtig sind, selbst wenn die Behandlung der Mammacarcinome meistens nicht in seinen Händen liegt.

---

[1] Nach Lynham hat sie in England und Wales von 1919—1929 um 37,9% zugenommen.

Für die Entstehung des Brustkrebses werden eine Reihe prädisponierender Faktoren verantwortlich gemacht. Hierzu gehören akute und chronische Traumen, entzündliche Prozesse und funktionelle Störungen der Brustdrüse. Auch der Erblichkeit wird eine gewisse Rolle zugeschrieben. Doch gehen die Beobachtungen und Ansichten über die Bedeutung der einzelnen Faktoren auseinander.

Ein einmaliges Trauma, das von den Frauen sehr oft für die Entstehung des Brustkrebses verantwortlich gemacht wird, ist als ätiologischer Faktor nur mit Vorsicht zu bewerten. Ein Stoß allein, der zu keiner größeren Verletzung geführt hat, dürfte nur in ganz seltenen Fällen eine Ursache für die Krebsentstehung abgeben. Wenn tatsächlich einmal nach einem einzigen akuten Trauma eine bösartige Geschwulst in der Brust gefunden wird, so dürfte sie in den meisten Fällen schon vor der Gewalteinwirkung bestanden haben, nach dieser aber erst zufällig entdeckt worden sein.

Anders wird es erst, wenn sich an das Trauma eine Eiterung mit verzögerter Heilung angeschlossen hat. Der dabei vorhandene chronisch-entzündliche Reiz kann als ätiologischer Faktor für die Krebsentstehung schon eher in Frage kommen. Es würden dann die gleichen Verhältnisse wie bei einer Mastitis vorliegen, die als Ursache für die Krebsentstehung eine gewisse Rolle zu spielen scheint und auf die später deshalb noch genauer eingegangen werden muß.

Es ist also weniger das akut einsetzende Trauma, sondern eher der chronische Reizzustand, der den Boden bildet, auf dem das Carcinom sich entwickeln kann. Chronische Reizzustände in der Brust können nun durch dauernde mechanische Einwirkung von außen entstehen. So kann der Druck eines enganliegenden schlecht sitzenden Korsetts durch die ständige Irritation zu entzündlichen Veränderungen im Mammagewebe führen, ebenso die Gewohnheit mancher Frauen, bei der Arbeit einen Stützpunkt an der Brust zu suchen.

Die Frage über den Zusammenhang zwischen Trauma und Krebs ist schon mehrfach statistisch untersucht worden. Nach der Zusammenstellung des Völkerbundes aus der Weltliteratur wurde ein Trauma als ätiologischen Faktor beim Mammacarcinom in 37 bis 43% der Fälle gefunden. Bei einer Gruppe eigener Fälle wurde in 34% ein Trauma in der Vorgeschichte festgestellt.

Margarete Schad fand in 23,89% ein einmaliges Trauma als Ursache des Brustkrebses und in der Badischen Landesstatistik wird in 11,8% der Brustkrebse ein einmaliges Trauma angegeben. Coley berechnet neuerdings 33% (205 Fälle).

Vorhin wurde schon darauf hingewiesen, daß Beziehungen zwischen Mastitis und Mammacarcinom gefunden wurden. Neben der puerperalen Mastitis, die nach einer kürzere oder längere Zeit dauernden Eiterung mit einer Narbe abheilt und somit eine Veränderung im Mammagewebe schafft, erwiesen sich vor allem die chronischen nicht puerperalen Mastitiden von Bedeutung. Es ist eine feststehende Tatsache, daß sich aus der Mastitis chronica cystica, dem sog. Cystadenom, ein Carcinom entwickeln kann. Weniger häufig ist dies beim Fibroadenom der Fall.

Die Beziehungen zwischen Brustkrebs und überstandener Mastitis sind gleichfalls statistisch untersucht worden. Nach der Zusammenstellung des Völkerbundes aus der Weltliteratur ging einem Mammacarcinom in 25—28% der Fälle eine Mastitis voraus. Bei einer Gruppe von eigenen Fällen fanden wir, daß in 22% früher eine Mastitis bestanden hatte.

Bei der Tatsache, daß die überstandene Mastitis in einem gewissen Zusammenhang mit dem Mammacarcinom steht, ist die Vermutung begründet, daß schon das Stillgeschäft allein von ätiologischer Bedeutung für die Entstehung des Brustkrebses ist. Das ist nun aber nicht der Fall, vielmehr das Gegenteil; denn nach dem Bericht des Völkerbundes und anderer Autoren schafft die normale Lactation keine Prädisposition für das Mammacarcinom.

So fanden Jitta und Deelmann bei ihren dahingehenden Untersuchungen die Zahl der Mammacarcinome bei Frauen, die ihre Kinder überhaupt nicht gestillt hatten, zweimal größer als unter den Kontrollfällen. Unter diesen ist die Anzahl der Frauen, die ihre Kinder 1—2 Jahre gestillt haben, zweimal so groß wie unter den Krebsfällen. In Übereinstimmung mit diesem Befund teilt auch Lane-Claypon mit, daß eine Stillperiode von 6 Monaten bis zu 2 Jahren ohne Einfluß auf eine spätere Krebsentwicklung ist. Auch Goebel ist der Ansicht, daß zwischen Lactation und Mammacarcinom keine Zusammenhänge bestehen; denn er sah bei Fellachen in Ägypten, die ihre Kinder 3—4 Jahre stillen, kein Mammacarcinom. Ähnliche Beobachtungen machte Roffo, der in einer normalen Lactationsperiode keine Prädisposition für das Mammacarcinom sieht.

Mit diesen Berichten ist die sonst übliche Anschauung widerlegt, daß zwischen dem Stillen und dem Auftreten des Mammacarcinoms ein Kausalzusammenhang bestünde. Wenn die Lactation einen normalen Verlauf genommen hat, kommt sie als ätiologischer Faktor anscheinend nicht in Frage.

Die neueren Statistiken und Untersuchungen widersprechen auch der Ansicht, nach der das Mammacarcinom häufiger bei Verheirateten als bei Nichtverheirateten auftritt. Nach dem Bericht von Jitta und Deelmann aus der Zusammenstellung des Völkerbundes findet sich der Brustkrebs in Holland bei Ledigen häufiger als bei Verheirateten und Witwen. Lane-Claypon, die die gleichen Beobachtungen machte, teilt außerdem weiter mit, daß die Fertilität der Krebspatientinnen deutlich geringer ist als bei Kontrollfällen. Zu dem gleichen Ergebnis kam Roffo. Er fand die größte Anzahl der Fälle von Brustkrebs unter den sterilen Frauen und umgekehrt eine Abnahme der Brustkrebserkrankungen mit zunehmender Kinderzahl. Am häufigsten war der Brustkrebs bei unverheirateten Frauen.

Die gleichen Beobachtungen wie Roffo in Argentinien machte eine Kommission des Völkerbundes in Italien. Von den über 45 Jahre alten Frauen erkrankten die ledigen 2—3mal häufiger als die verheirateten Frauen, Witwen und Geschiedenen desselben Alters. In England sterben gleichfalls von den Ledigen mehr als von den Verheirateten der gleichen Altersgruppe an Mammacarcinom, nur ist der Unterschied nicht so groß. Nach den Untersuchungen von Peller sterben in Wien beinahe doppelt soviel ledige Frauen an Brustkrebs als Verheiratete.

Von weiteren Autoren, welche die gleiche Feststellung machten, daß die ledigen Frauen häufiger an Brustkrebs erkrankten als die verheirateten, wären noch Kalima und Pikkarainen zu nennen. Nach diesen übereinstimmenden Befunden müßte also angenommen werden, daß gerade die Inaktivität der Brustdrüse einen ätiologischen Faktor für das Auftreten von Mammacarcinomen darstellt. Das ist um so auffallender, als man bisher immer fand, daß vor allem Organe, die besonders stark beansprucht werden, von Krebs befallen werden, z. B. der Uterus und der Magen.

Pikkarainen führt das häufige Auftreten des Brustkrebses bei ledigen und sterilen Frauen auf endokrine Störungen zurück, die vom Eierstock ausgehen. Er verweist dazu auf Moszkowicz und Dieckmann, die cyclische, von der Ovarialfunktion abhängige, makroskopisch und mikroskopisch in Erscheinung tretende Veränderungen der Brustdrüse gefunden haben. Auf die im Prämenstruum eintretende Hyperämie und Schwellung der Brustdrüse folgten im Intermenstruum deutlich sichtbare Rückbildungsvorgänge. Moskowicz und Dieckmann sahen nun weiter, daß bei Störungen der Ovarialfunktion die natürlichen Rückbildungsvorgänge in der Brustdrüse im Intermenstruum gelegentlich gehemmt wurden und es zum Auftreten einer anormalen Sekretion, Stauung und Hypertrophie der Brustdrüse kam. Hierdurch soll nach Pikkarainen die Entstehung des Brustkrebses begünstigt werden. Er glaubt hierin möglicherweise auch eine Erklärung für die von ihm gemachten Beobachtungen zu sehen, nach welchen die verheirateten Brustkrebskranken beinahe doppelt so oft kinderlos sind als andere Ehefrauen. Er meint, daß konstitutionsbedingte Hypoplasie und funktionelle Störungen der Ovarien, die zu den oben erwähnten Rückbildungshemmungen in der Brustdrüse führen können, auch wichtige Ursachen der Sterilität ausmachen.

Die Möglichkeit, daß derartigen Zusammenhängen eine gewisse Bedeutung für die Krebsentstehung zukommt, mag zugegeben werden, allein kommt sie dafür aber nicht in Frage, da der Brustkrebs auch bei Genitalgesunden, normal menstruierten Frauen und nach der Menopause auftritt, in der Wechselbeziehungen zwischen Ovar und Brustdrüse nicht mehr bestehen.

Schließlich sei noch kurz zur Heredität Stellung genommen. Besonders englische und französische Autoren schreiben ihr große Bedeutung zu. Broca berichtet von einer Familie, in der in drei Generationen 16 an Krebs und von diesen 10 an Brustkrebs starben. Das sind wohl aber Ausnahmefälle. Im allgemeinen ist das Mammacarcinom bei den hereditär belasteten Patientinnen nicht häufiger als bei dem Durchschnitt der Frauen überhaupt. So ergaben auch die vergleichenden Untersuchungen des Völkerbundes über das Vorkommen von Brustkrebs in England, Wales und in den Niederlanden keinen Unterschied in der Erblichkeit zwischen den Krebspatienten und den Kontrollserien.

Was nun die Häufigkeit des Mammacarcinoms anbelangt, so kommt der Brustkrebs gleich hinter dem Uteruscarcinom. Er befällt im allgemeinen Frauen zwischen dem 40. und 60. Lebensjahr. Oberhalb und unterhalb dieser Grenzen nehmen die Zahlen für die Häufigkeit seines Auftretens sehr rasch ab. Statistische Erhebungen haben weiter gezeigt, daß es sich bei einer Geschwulst in der weiblichen Brust in 80—85% der Fälle um ein Carcinom handelt.

Der Lokalisation nach sitzt das Mammacarcinom am häufigsten im äußeren oberen Quadranten der Brust, dann folgt der innere untere, weiter der äußere untere und schließlich der obere innere. Eine zahlenmäßige Aufstellung über die Häufigkeit des Auftretens in den einzelnen Brustquadranten gibt nachstehende Zeichnung (Abb. 123).

In der Regel ist das Mammacarcinom einseitig. Doch können unter Umständen auch beide Brüste erkrankt sein. Nach Kleinschmidt kommt doppelseitiges Auftreten in 1,5—7% der Fälle vor. Fast immer handelt es sich dann wohl um metastatische Tumoren in der anderen Brust. Kilgori fand bei 1100 Fällen von Mammacarcinom bei 37 = 3,3% beide Brüste von Krebs befallen. Aber nur in 13 Fällen machte das klinische

Bild den Eindruck, daß es sich in der anderen Brust um eine selbständige Neubildung handelte.

Das erste Symptom des Brustkrebses ist der fühlbare Knoten. Gewöhnlich wird er nur zufällig bemerkt. Bisweilen bestehen im Anfangsstadium auch Schmerzen. Diese gleichen den lanzinierenden Schmerzen bei der Tabes und können bis in den Oberarm ausstrahlen. Bei fortgeschrittenerer Erkrankung sind durch Beteiligung der Nerven Schmerzen fast immer vorhanden. Vereinzelt kommt es zur Entleerung eines bräunlichen und rötlichen Sekrets aus der Brustwarze. Eine derartige Erscheinung findet sich aber auch bei gutartigen Geschwülsten und der Mastitis chronica.

Bei beginnendem Carcinom ist der Tumor oft noch verschieblich und von der Umgebung nur schwer abzugrenzen. Doch kommt es in den meisten Fällen schon sehr früh zur Verwachsung mit der Haut oder mit der Unterlage, der Fascie und der Muskulatur. Die Fixation der Haut braucht nicht immer sehr ausgesprochen zu sein. Mangelhafte Verschieblichkeit über einem in der Mamma fühlbaren Knoten ist schon ein sicheres klinisches Zeichen für Carcinom. Ist der Tumor fest mit der Haut verwachsen, so kommt es zu sichtbaren Einziehungen. Bisweilen machen sich diese nur durch punktförmige Vertiefungen bemerkbar. Die betroffene Hautstelle hat dann das Aussehen

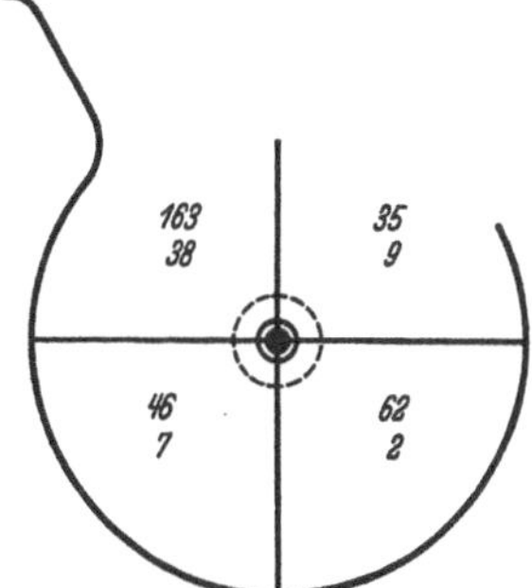

Abb. 123. Die oberen Zahlen entsprechen der Statistik von Guleke, die unteren der von Wiesmann. (Nach Kleinschmidt, Zweifel-Payr, Bd. 3, S. 38.)

einer Orangenschale. Ihre Ursache hat diese Erscheinung nach Dietrich und Frangenheim in einer Lymphstase, nach Kreuter in einer Verkürzung der sog. Retinacula cutis. Bei ausgedehnteren Verwachsungen und stärkeren Schrumpfungen kommt es zu tieferen Einziehungen der Haut. Es entsteht ein Krebsnabel. Die mit dem Tumor fest verwachsene Haut ist meist verdünnt und gerötet. Diesen Veränderungen folgt ein geschwüriger Zerfall. Auf diese Weise kommt es zum Auftreten eines carcinomatösen Ulcus.

Die Neigung der Mammacarcinome zur Schrumpfung, die besonders beim Scirrhus stark in Erscheinung tritt, ist die Ursache für die Formveränderung der befallenen Brust. Gewöhnlich steht die Brustwarze auf der erkrankten Seite höher. Verläuft der durch die Schrumpfungserscheinungen bedingte Zug in der Richtung der Brustwarze, so wird sie eingezogen. Auf diese Weise kann an Stelle der Warze eine nabelähnliche Vertiefung entstehen. Beim Scirrhus mammae können diese Schrumpfungserscheinungen soweit gehen, daß die ganze Brust in eine kleine harte Scheibe umgewandelt wird.

Erstreckt sich das Wachstum in die Tiefe, so tritt eine Verlötung des Tumors mit der Fascie, der Muskulatur und gegebenenfalls auch mit der Thoraxwand ein. Um die Verschieblichkeit der Carcinomgeschwulst auf der Unterlage zu prüfen, ist es notwendig, den Pectoralis durch Abduktion des erhobenen Armes zu spannen. Nur so kann man ein klares Bild über die Beweglichkeit oder Fixation des Tumors gewinnen. Bei fortschreitendem Tiefenwachstum kann das Carcinom die Brustwand durchbrechen und sich auf den Pleuren ausbreiten. Es kommt dann zu einer Pleuritis exsudativa. Das Exsudat ist meist blutigserös.

Neben den lokalen Veränderungen in der Mamma ist das klinische Symptomenbild durch das Anschwellen der regionären Lymphdrüsen charakterisiert. Zuerst erkranken

gewöhnlich die Glandulae thorac. ant. am lateralen Pectoralisrand und die Achseldrüsen. Letztere werden am besten bei erschlafftem Pectoralis und adduziertem Arm bei
vorsichtigem Palpieren gefühlt. Statistische Erhebungen haben gezeigt, daß die Lymphdrüsenschwellungen etwa 12—18 Monate nach dem Auftreten des Brustknotens beobachtet
werden. In fortgeschrittenen Stadien machen sich weitere Drüsenschwellungen in der
Fossa infraclavicularis und später in der Fossa supraclavicularis bemerkbar. Zum regionären
Drüsengebiet gehören auch die hinter und längs des Brustbeines um die Vena mammaria
interna angeordneten Glandulae sternales s. intercostales. Stets ist auch auf die Lymphdrüsen der anderen Seite zu achten, weil diese bei den vielen Kommunikationen der Lymphgefäße untereinander miterkranken können. Diese Kommunikation der Lymphgefäße kann
sogar dazu führen, daß die Lymphdrüsen der erkrankten Seite verschont bleiben, während
die der anderen Seite ergriffen werden. Nach den Beobachtungen Königs trat dies
zumeist in Fällen ein, bei denen das Carcinom im medialen und sternalen Abschnitt der
Drüse saß und besonders dann, wenn der Tumor sich gegen die Oberfläche ausgebreitet
und die Haut mitergriffen hatte.

Fernmetastasen treten vorwiegend bei fortgeschrittenen Erkrankungen auf. Sie
entstehen hauptsächlich auf dem Blutwege. Bevorzugt sind die Lungen, die Leber und
die Knochen. Von letzteren sind am häufigsten die kurzen, dicken und platten Knochen
befallen. Es finden sich daher häufig Knochenmetastasen in den Wirbelkörpern, in den
Becken- und Schädelknochen. Unter den Röhrenknochen werden am meisten die großen
Extremitätenknochen von Metastasen befallen.

Bei den Knochenmetastasen unterscheidet man eine osteoklastische und eine osteoplastische Form. Beide Formen finden sich aber oft vergesellschaftet. Bei der ersten kommt
es zur Zerstörung von Knochensubstanz. Schon geringfügige Traumen können dann zu
einer Fraktur Anlaß geben. Bei stärkerer Zerstörung des Knochens treten häufig Spontanfrakturen auf. Bei der osteoplastischen Form findet man in der Umgebung der Metastase
Neubildungsprozesse von Knochengewebe. Dadurch kommt es zu einer Verdickung des
Knochens. Das Auftreten dieser Ossifikationsprozesse wird als Abwehrmaßnahme des
Knochens zur Verhütung einer Fraktur gedeutet.

Histologisch kommt das Mammacarcinom in wechselnden Formen vor. Die Einteilung wird unter verschiedenen Gesichtspunkten vorgenommen. Kleinschmidt unterscheidet: das Carcinoma simplex, das Carcinoma solidum, das Carcinoma adenomatosum
und das Cystadenocarcinoma (papilliferum). Diese am häufigsten vorkommenden Formen
treten bald mehr medullär, bald mehr scirrhös auf. Zwischen den einzelnen Formen gibt
es fließende Übergänge. Seltenere Formen des Brustkrebses sind das Carcinoma gelati-
nosum, der Paget-Krebs und das psammöse Carcinom.

Was den Krankheitsverlauf beim Mammacarcinom anbelangt, so wechselt dieser
sehr. Neben dem Alter der Patientin spielt der anatomische Charakter des Carcinoms
eine gewisse Rolle. Je jünger die Patientin beim Auftreten der ersten Erscheinungen ist,
um so ungünstiger ist die Prognose. Sehr unheilvoll ist der Verlauf der Mammacarcinome
in der Schwangerschaft, vor allem aber in der Lactationsperiode. Die Mastitis carcinomatosa (von Volkmann) führt in wenigen Monaten zum Tode. Bei älteren Frauen, besonders
beim Vorliegen der scirrhösen Form, ist die Erkrankung nicht so bösartig. Es sind Fälle
beschrieben, bei denen das Leiden länger als 10 Jahre dauerte und der Tod aus einer anderen

Ursache erfolgte. Lee beobachtete ein Mammacarcinom bei einer älteren Frau, das sogar 22 Jahre ohne Behandlung bestand. Doch das sind Ausnahmefälle. Die Regel ist, daß das unbehandelte Mammacarcinom zum Tode führt. Gewöhnlich tritt dieser 2 Jahre nach dem Auftreten der ersten Erscheinungen ein. Ungünstig ist es vor allem, wenn das Carcinom nach außen durchgebrochen ist. Die Resorption der bei der Jauchung entstehenden Giftstoffe führt bald zur Kachexie.

Beim Fortschreiten der Erkrankung werden sehr bald die regionären Lymphdrüsen befallen. Es entstehen große Drüsenpakete, besonders in der Achselhöhle, kleinere in der Infra- und Supraclaviculargrube. Sind die Achseldrüsen stark vergrößert, so können sie das in der Achselhöhle verlaufende Gefäßnervenbündel komprimieren. Dadurch kommt es zur Stauung und Bewegungsbehinderung des befallenen Armes. In diesem entstehen elephantiastische Schwellungen und heftige neuralgische Schmerzen. Letztere erstrecken sich auch über die Schulter.

Bei einer anderen Form der Carcinomausbreitung kommt es hauptsächlich zum Auftreten zahlreicher kleiner Knötchen in der Brust- und Rückenhaut. Durch Verschmelzung der einzelnen Knoten bildet sich ein starrer den Thorax umgebender Hautpanzer, der zu einer starken Atembehinderung führt. Man nennt diese Erkrankung „Cancer en cuirasse".

Auf dem Wege über die Lymphbahnen gelangt der Krebs durch die Brustwand auch zur Pleura. Dadurch kommt es zu Reizhusten, Temperaturen und pleuritischen Ergüssen mit Atembeschwerden.

Die Mammacarcinome zeichnen sich, wie schon hervorgehoben wurde, durch das Auftreten von bestimmten Fernmetastasen aus; sie können schon frühzeitig bei noch kleinen Tumoren entstehen. Bevorzugt sind Lunge und Leber, sehr häufig auch das Skeletsystem.

Lungenmetastasen sind oft schon vorhanden, ohne daß die Patientin Beschwerden davon hat. Sie treten gewöhnlich erst sehr spät in Erscheinung und bestehen in Husten, der oft nur den Charakter eines leichten Reizhustens trägt. Zu Auswurf kommt es meistens erst in späteren Stadien. Haben die Carcinomzellen die Bronchien durchbrochen, so wird der Auswurf blutig. In seltenen Fällen kann man dann in ihm auch Tumorzellen nachweisen. Aus der Tatsache, daß Lungenmetastasen lange Zeit unbemerkt bestehen können, ergibt sich die Forderung, jede Patientin mit Mammacarcinom einer genauen Lungenuntersuchung zu unterziehen. Auf dem Röntgenbild, ebenso bei der Durchleuchtung, lassen sich Lungenmetastasen oft frühzeitig erkennen.

Die Metastasen der Leber können bei nicht allzu dicken Patientinnen und oberflächlichem Sitz deutlich als Knoten palpiert werden. Mitunter weist auch ein Ikterus auf Lebermetastasen hin.

Die Knochenmetastasen machen sich gewöhnlich durch Schmerzen bemerkbar. Die Zerstörung von Knochensubstanz führt zum Auftreten von Spontanfrakturen. Wirbelkörper können so zusammenbrechen und zur Entstehung eines Gibbus mit Lähmungserscheinungen und Sensibilitätsstörungen Anlaß geben. Sitzt die Metastase in einem Röhrenknochen, so vermag die Patientin gewöhnlich das betroffene Glied infolge der Schmerzen nur schlecht zu bewegen.

b) Die Schwierigkeiten bei der Bestrahlung des Mammacarcinoms.

Es wurde schon eingangs darauf hingewiesen, daß für die erfolgreiche Behandlung des Mammacarcinoms mit Röntgenstrahlen besonders große Schwierigkeiten bestehen. Diese Behauptung mag zunächst auffallend erscheinen, wo es sich doch beim Mammacarcinom um einen meistens ganz oberflächlich liegenden Tumor handelt, der von den Röntgenstrahlen gut erreicht werden kann, so daß eine wirksame Bestrahlung leicht möglich erscheint. Das ist aber, wie schon mehrfach angedeutet, ganz und gar nicht der Fall.

Um die Schwierigkeiten bei der Mammacarcinombestrahlung verständlich zu machen, sei zunächst betont, daß beim Mammacarcinom wie bei allen Krebsen, die „notwendige Dosis" zur Wirkung gebracht werden muß, um eine Zerstörung des Tumors zu erreichen. Nun handelt es sich beim Mammacarcinom aber vielfach um ein Adenocarcinom. Bekanntlich beträgt bei dieser Carcinomform die notwendige Dosis 125% der HED. Diese Strahlenmenge liegt jedoch weit über der Toleranzgrenze der Haut. Die anderen Carcinomformen sind im allgemeinen aber auch nur um 15% empfindlicher als das Adenocarcinom. Wohl gibt es entsprechend der Carcinomdosis von 90—110% der HED auch Mammacarcinome, die bereits auf eine Bestrahlung mit der HED mit Rückbildung reagieren, wie wir auch unter unseren Fällen welche haben, die nur durch eine derartige Bestrahlung geheilt wurden. Doch kommen diese Fälle sehr selten vor, so daß praktisch die notwendige Dosis für jeden Brustkrebs in der Höhe der Toleranzgrenze der Haut liegt.

Daraus ergibt sich bereits eine Schwierigkeit der Mammacarcinombestrahlung. Es ist gewöhnlich unmöglich, die für den einzelnen Fall notwendige Dosis durch eine Bestrahlung im Tumor zur Wirkung zu bringen, weil uns die Haut daran hindert, deren Toleranzgrenze niemals überschritten werden darf.

Beim Uteruscarcinom kann man auch noch eine Dosis von 125% der HED durch die Summation der Einzeldosen bei der Konzentrationsbestrahlung leicht erreichen. Eine derartige Konzentrationsbestrahlung ist natürlich bei der oberflächlichen Lage des Tumors beim Mammacarcinom nicht möglich, oder wenn sie einmal bei voluminöser Mamma und zentral gelegenem Knoten möglich wäre, würden doch immer Hautpartien von dieser hohen Dosis mitgetroffen und somit schwer geschädigt werden. Deshalb bleibt auch nichts anderes übrig als einen anderen Weg beim Mammacarcinom zu wählen.

Bekanntlich tritt von einer bestimmten Dosis ab, wenn auch keine Zerstörung des Tumors, so doch wenigstens ein Stillstand in der Carcinomentwicklung oder sogar eine vorübergehende Rückbildung ein. Das liegt daran, daß die im Teilungsstadium befindlichen, nachweislich radiosensibleren Carcinomzellen schon durch niedrigere Dosen zerstört und die weniger radiosensiblen, im Ruhestadium befindlichen durch eine entsprechende Dosis wenigstens soweit geschädigt werden, daß ein Stillstand in ihrer Weiterentwicklung eintritt. Die tödliche Dosis für die Zelle im Stadium der Teilung beträgt etwa 70% der HED. Die Weiterentwicklung der ruhenden Carcinomzelle wird gehemmt, wenn sie von 100% der HED getroffen wird. Die Erfahrung hat weiter gezeigt, daß diese Dosis, nach 8 Wochen wiederholt, ausreicht, um auch die nunmehr bereits geschädigte Carcinomzelle zu zerstören.

Die angeführte Schwierigkeit der Mammacarcinombestrahlung läßt sich also dadurch umgehen, daß man zweimal im Abstand von 8 Wochen 100% der HED im Carcinom zur Wirkung bringt. Diese Dosis kann bekanntlich ohne Gefahr für die Haut nach einer achtwöchigen Pause wiederholt werden.

Nun muß aber nach dem Grundsatz der Röntgentherapie die zerstörende Dosis im gesamten Ausbreitungsgebiet des Carcinoms appliziert werden. Das besagt also, daß 100% der HED in der Ausdehnung vom Ohr bis zum Rippenbogen einschließlich der Achselhöhle zur Wirkung gebracht werden müssen, daß aber auch die tiefergelegenen Lymphbahnen, die bis unter den Pectoralis und bis zu den Rippen gehen, von dieser Strahlenmenge getroffen werden müssen.

Man braucht nicht Röntgenologe zu sein, um sich vorstellen zu können, wie schwer diese Forderung zu erfüllen ist. Wenn tatsächlich 100% der HED verabfolgt werden müssen, dann bedarf es ganz spezieller Maßnahmen, um diese Dosis in der ganzen Gewebsschicht von der Haut bis zu den Rippen zur Anwendung bringen zu können. Denn die Röntgenstrahlen unterliegen dem Gesetz der Intensitätsabnahme mit dem Quadrat der Entfernung. Die Schwierigkeiten werden am besten verständlich, wenn man sich vorstellt, daß bei einer Bestrahlung aus 50 cm Entfernung, wenn 100% der HED auf die Haut appliziert werden, in 4 cm Tiefe nurmehr 65% vorhanden sind. Damit wird aber die aufgestellte Forderung nicht erfüllt. Es müssen Mittel und Wege gefunden werden, die Tiefendosis so weit zu verbessern, daß in einer Tiefe von 4—5 cm eine Dosis von mindestens 95% der HED erreicht werden kann. Diese Durchdringungsfähigkeit für 4—5 cm wird deswegen gefordert, weil diese Dicke ungefähr der einer flachen Mamma und des darunter liegenden Muskels entspricht.

Die Forderung, die „Carcinomdosis" bis in 4—5 cm Tiefe zu bringen, ist aber erst das Ergebnis der Erfahrung vieler Carcinombestrahlungen. Schon bevor diese Erkenntnis bestand, wurden von verschiedenen Seiten Mammacarcinome bestrahlt, vor allem die fortgeschritteneren Carcinome. Ein jeder von uns hat bestrahlt, so gut es eben ging. Nachdem man in früherer Zeit die Bestrahlung an Uterus und Ovarium nur mit kleinen Feldern durchführte, war es naheliegend, auch im Bereich des Mammacarcinoms ein Feld neben das andere zu setzen. Für das große Ausbreitungsgebiet eines fortgeschrittenen Mammacarcinoms mußten also die Felder teils willkürlich nebeneinandergesetzt, teils so angeordnet werden, daß die größeren Drüsentumoren in die Mitte eines Bestrahlungsfeldes kamen. Es war nun technisch unmöglich und ist es auch heute noch, diese Felder so hart nebeneinanderzulegen, daß tatsächlich eine zusammenhängende Bestrahlungsfläche vorhanden ist. Es entstanden entweder kleine Zwischenräume oder Überkreuzungen der einzelnen Felder, und damit mußte die Gefahr wenn auch kleiner Verbrennungszonen mit in Kauf genommen werden. Die Einfallsfelder waren so groß, wie sie eben durch die Öffnung am Schutzkasten der Röhre entstanden; es handelte sich also um eine Bestrahlungsart, wie sie in den Anfängen der Röntgentherapie zur Anwendung kam. Später wurden dann besondere Bestrahlungsmethoden entwickelt, um die angeführten Schwierigkeiten bei der Mammacarcinombestrahlung zu umgehen.

c) Eigene Bestrahlungsmethoden beim Mammacarcinom.
(Fernfeldmethode Seitz-Wintz).

Unter den modernen Bestrahlungsmethoden beim Mammacarcinom soll in erster Linie die bei uns gebräuchliche geschildert werden. Sie wurde 1917 von Seitz und Wintz eingeführt und ist charakterisiert durch die Anwendung großer Fernfelder, da sich auf Grund exakter physikalischer Versuche von Wintz gezeigt hatte, daß sich nur durch die Verwendung von sehr großen Fokus-Hautabständen die notwendige Dosis bis in 4—5 cm Tiefe bringen läßt. — Wir haben die physikalischen Grundlagen für die Bestrahlung oberflächlich gelegener Tumoren früher genau beschrieben und können daher darauf verweisen (s. S. 232). — Durch entsprechendes Vorgehen wird bei der Fernfeldmethode Seitz-Wintz auch die Forderung nach einer homogenen Durchstrahlung des Ausbreitungsgebietes erfüllt. Neben der Verwendung eines besonderen Hilfsmittels (Ausgleichsblende) wurde dies durch eine günstige Aufteilung des Bestrahlungsgebietes erreicht.

Denn daß es technisch unmöglich ist, ein Gebiet vom Rippenbogen bis zum Ohr und vom Brustbein bis zum Latissimus dorsi gleichmäßig zu durchstrahlen, bedarf wohl keiner besonderen Ausführungen. Es mußte daher eine Unterteilung dieses großen Gebietes vorgenommen werden. Nur durften hierbei keine Zwischenräume entstehen, da ja sonst einzelne Krebsnester zwischen den abgeteilten Feldern am Leben bleiben würden, ist es doch durch die Erfahrungen von Jüngling, Walter, Wintz u. a. längst bewiesen, daß, wenn man in einer mit Carcinomknoten durchsetzen Mamma ein Feld scharf abgrenzt, die außerhalb des Feldes liegenden, nicht bestrahlten Partien ein weiteres Wachstum des Carcinoms zeigen.

Aus diesen Schwierigkeiten bei der Unterteilung des großen Feldes hat die Natur selbst einen Ausweg gewiesen.

In der Clavicula ist eine natürliche Grenze gegeben, die eine Bestrahlung des vorhin bezeichneten Gebietes mit der vollen Dosis ohne Zwischenraum gestattet. Man kann dort 2 Felder auf der Haut bis auf wenige Millimeter zusammenstoßen lassen und durch Neigung des Einfallswinkels beim supraclavicularen Feld erreichen, daß ein Teil der Strahlen unter die Clavicula hinuntergestreut und so durch Vereinigung mit dem die Mammagegend treffenden Feld eine Überkreuzung und dadurch mit Sicherheit eine Dosis von 100% der HED erzielt wird.

Für das Einfallsfeld auf der Mamma kommt eine Teilung nicht in Frage, da selbst bei Frauen mit sehr großem Thorax eine Feldgröße von 40 × 30 cm nicht überschritten wird. In dieses Feld wird auch die Achselhöhle miteinbezogen; durch geschickte Lagerung der Patientin ist es möglich, eine ziemlich gleichmäßige Oberfläche herzustellen, wozu unter Umständen allerdings ein breiter Kompressionsgurt über die Mamma gelegt werden muß.

Um die Achselhöhle in das Mammafeld miteinzubeziehen, ist es notwendig, daß die Patientin ihren Arm so frei zu bewegen vermag, daß er seitlich am Kopf hochgeschlagen werden kann. Nun gibt es aber Fälle, bei denen die freie Bewegungsmöglichkeit des Armes nicht mehr vorhanden ist, entweder durch eine arthritische Erkrankung des Schultergelenks oder durch eine Narbenschrumpfung nach vorausgegangener Operation; dann ist die Einbeziehung der Achselhöhle in das Bestrahlungsfeld der Mamma nicht möglich. Deshalb muß in solchen Fällen ein anderes Vorgehen angewandt werden.

Bei der Mammacarcinombestrahlung nach Seitz-Wintz muß man daher prinzipiell zwei Bestrahlungsmethoden unterscheiden:

Methode I bei freier Beweglichkeit des Armes.

Methode II bei Bewegungsbehinderung des Armes.

Für diese beiden Einstellungsarten gibt es gewisse Schemen, wenn auch natürlich kleine Modifikationen bei jeder Patientin notwendig sind.

Die Röntgenbehandlung wird bei uns stets unter folgenden elektrischen Vorbedingungen durchgeführt: Apparatur: Symmetrieinduktorium oder Stabilivolt; sekundäre Spannung 200 kV; Röhrenstrom 4—6 mA; Filterung 0,5 mm Zn oder 0,5 mm Cu + 3 mm Al; prozentuale Tiefendosis 20—22%.

Entsprechend unseren früheren Ausführungen beträgt der **Fokus-Hautabstand** zur Erzielung der nötigen Tiefenwirkung bei der Mammabestrahlung nach der Methode I 90—110 cm, bei der Methode II, wenn die Mamma amputiert ist und damit keine so große Tiefenwirkung verlangt wird, 70 cm; sonst wird in der gleichen Entfernung wie bei der Methode I bestrahlt. Da die Drüsen im Supraclaviculargebiet dicht unter der Haut liegen, genügt bei beiden Methoden stets ein Fokus-Hautabstand von 70 cm.

Die einzelnen **Feldgrößen** richten sich jeweils nach den anatomischen Verhältnissen.

1. Methode I.

Bei der Bestrahlung nach der Methode I wird nach Lagerung der Patientin zunächst das Mammaaxillarfeld aufgezeichnet, wie dies Abb. 124 demonstriert. Der Arm ist dabei hochgeschlagen, das Gesicht leicht zur Seite gewandt und die Patientin auf ihrer Unterlage ebenfalls mit dem Körper in geringem Maße medianwärts gedreht. Der Arm muß dabei genügend unterpolstert und mit Binden fixiert werden, damit während der

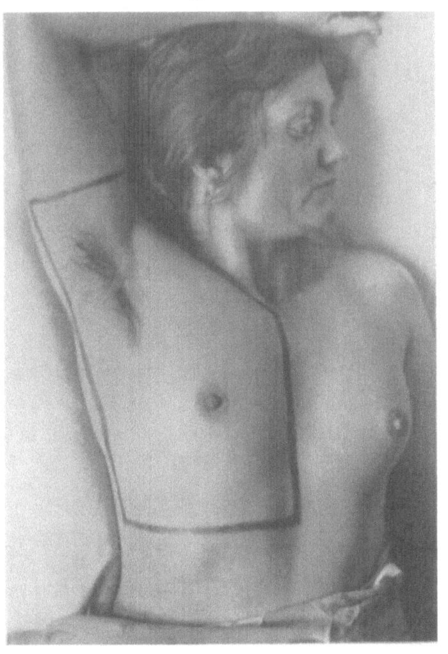

Abb. 124. Das aufgezeichnete Mammafeld. Methode I.

mehrere Stunden dauernden Bestrahlung keine Beschwerden durch die etwas gezwungene Lagerung entstehen.

Wie Abb. 124 zeigt, reicht die untere Grenze dieses Feldes bis zum Rippenbogen, die mittlere Grenze bis zum Sternum, die äußere verläuft etwas hinter der Achselhöhle und bezieht noch einen Teil des Latissimus dorsi in das Bestrahlungsfeld ein. Die obere Grenze ist die Clavicula. Wenn aber der Arm hochgeschlagen ist, legt sich der Pectoralis über die Clavicula, so daß bei herabgeschlagenem Arm die Grenzlinie unterhalb der Clavicula zu liegen kommt. Es entsteht dadurch das sog. infraclaviculäre Zwischenfeld. Auf Abb. 125 ist dieses Zwischenfeld schraffiert gezeichnet.

Wenn man nun die Bestrahlung des auf Abb. 124 aufgezeichneten Thoraxfeldes vornimmt, dann gehen die Strahlen durch den über der Clavicula liegenden Pectoraliswulst hindurch. Je nach der Dicke der Überschicht wird das infraclaviculäre Feld dabei von 40—50% der HED getroffen. Bei der nachfolgenden Bestrahlung des Supraclavicularfeldes muß daher auf das infraclaviculäre Zwischenfeld noch eine Zusatzdosis gegeben werden, um auch hier 100% der HED zu erhalten.

Die Abdeckung des aufgezeichneten Brustfeldes wird in der auf Abb. 126 dargestellten Weise vorgenommen. An die laterale Brustwand werden dabei Spreusäckchen

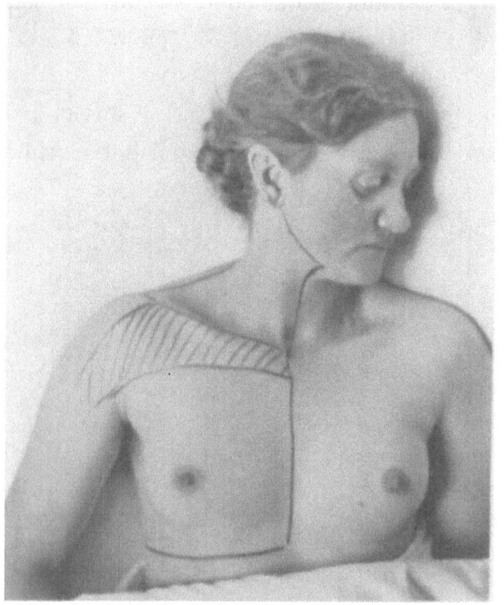

Abb. 125. Das infraclaviculare Zwischenfeld in seiner Lage zum supraclavicularen Feld und Mammafeld.

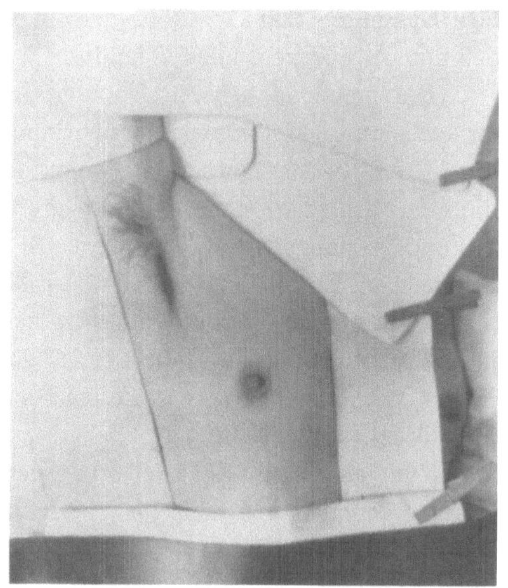

Abb. 126. Das Mammaaxillarfeld abgedeckt.

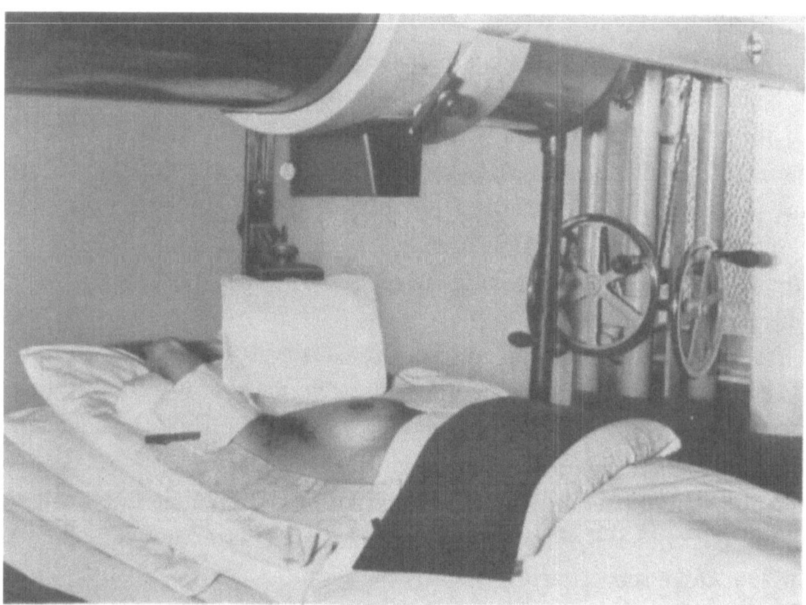

Abb. 127. Die Bestrahlung des Mammaaxillarfeldes bei senkrechtem Strahleneinfall (der Fokus-Hautabstand wurde zur besseren Darstellung verkürzt).

gelegt, um den nötigen Streuzusatz für diese Feldpartie zu erhalten. Diese Spreusäckchen tragen auch die Bleiplatten für die äußere Begrenzung. Besondere Sorgfalt muß auf die Abdeckung der oberen, auf der Clavicula verlaufenden Grenze gelegt werden. Diese muß scharf gehalten werden. Würde zu weit nach der Mamma zu abgedeckt, so bliebe ein schmaler Hautstreifen unbestrahlt. Würde die Bleiplatte zu hoch angesetzt, so bestünde die Gefahr einer streifenförmigen Verbrennung, weil dieses Gebiet noch einmal bei der Bestrahlung des Supraclavicularfeldes von Strahlen getroffen wird.

Die Einfallsrichtung des Strahlenkegels ist beim Mammaaxillarfeld eine senkrechte, kann aber je nach dem Sitz des Tumors auch etwas variiert werden (Abb. 127).

Nach der Bestrahlung des Mammaaxillarfeldes wird das Supraclaviculargebiet bestrahlt. Nun nimmt aber die Applikation des Thoraxfeldes gewöhnlich solange Zeit in Anspruch, daß es nicht möglich ist, das Supraclavicularfeld sofort anzuschließen. Auch ist es im Hinblick auf die große eingestrahlte Volumdosis besser, eine Pause einzuschieben. Die Bestrahlung des Supraclavicularfeldes wird daher gewöhnlich erst am folgenden Tage vorgenommen.

Zur Bestrahlung des Supraclavicularfeldes wird die Patientin mit angelegtem Arm in gerade Rückenlage gebracht. Der Kopf wird ziemlich extrem zur Seite gedreht, und zwar soweit, daß die supraclaviculare Gegend mit der infraclavicularen eine Ebene bildet. Die Abgrenzung dieses Feldes zeigt Abb. 125, die Abdeckung Abb. 128.

Die untere Feldgrenze dieses Einfallsfeldes fällt mit der oberen Grenze des Mammaaxillarfeldes am Rand des Pectoralis major zusammen; sie kommt jetzt durch Herabnahme

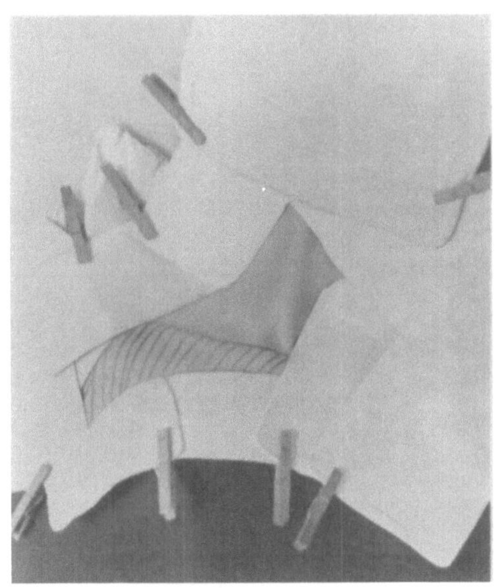

Abb. 128. Das supraclaviculare und infraclaviculare Feld abgedeckt.

des Armes etwa handbreit unterhalb der Clavicula zu liegen. Das auf Abb. 128 durch Schraffierung eingezeichnete Dreieck entspricht diesem infraclaviculären Zwischenfeld, das infolge der Durchstrahlung des Pectoralis bereits 40—50% der HED erhalten hat. Die weitere Begrenzung des supraclaviculären Feldes ist nach oben die Mandibula, nach außen der obere Rand des Trapezius, medial der Kehlkopfrand. Der Kehlkopf selbst wird durch eine einspringende Bleiplatte besonders geschützt. Es sei noch bemerkt, daß dieses Feld nur dann richtig eingestellt werden kann, wenn der Kopf sehr stark zur Seite gedreht wird, wodurch Haut und Muskulatur der supraclavicularen Gegend stark angespannt werden.

Zur Einstellung der Röhre wird der Fokus etwa senkrecht über den Kopf der Patientin gestellt, damit der Strahlengang schräg von oben und etwas von außen einfällt. Die Supraclaviculargrube wird zum Mittelpunkt des ganzen Einstellfeldes. Da die weiter oben gelegenen Partien der supraclavicularen Gegend näher der Röhre liegen, so wird dadurch die durch die Neigung der Röhre entstandene Verringerung wieder ausgeglichen (Abb. 129).

Die Bestrahlung findet nun so statt, daß, nachdem etwa 50% der HED appliziert wurden, die auf Abb. 128 schraffierte Partie abgedeckt wird. Dann werden weitere 50%

der HED verabfolgt, um auch im Supraclaviculargebiet die volle Dosis zu erhalten. Bei dieser restlichen Bestrahlung bildet dann die Clavicula die untere Grenze dieses Einfallsfeldes (Abb. 130).

Im allgemeinen genügen diese beiden Einfallsfelder, das Mammaaxillarfeld und das supraclavicular-infraclaviculare Feld, für die Bestrahlung eines Mammacarcinoms. Nur in ganz vereinzelten Fällen, wenn reichliche Drüsen am hinteren Rand der Achselhöhle nach dem Rücken zu vorhanden sind, kann man genötigt sein, noch ein rückwärtiges

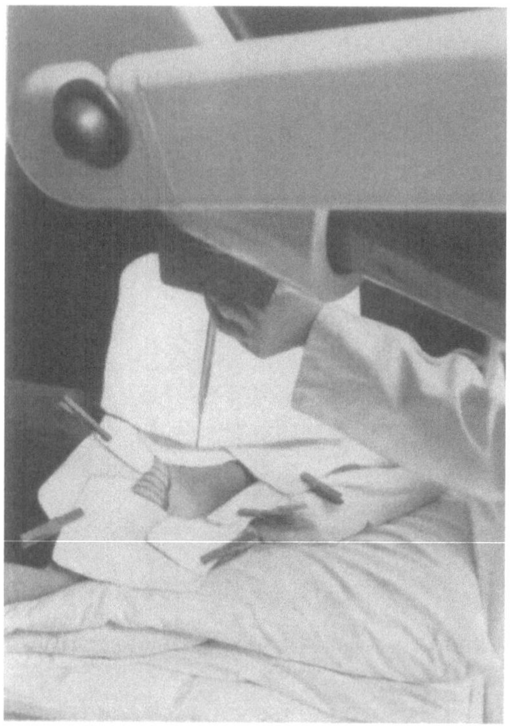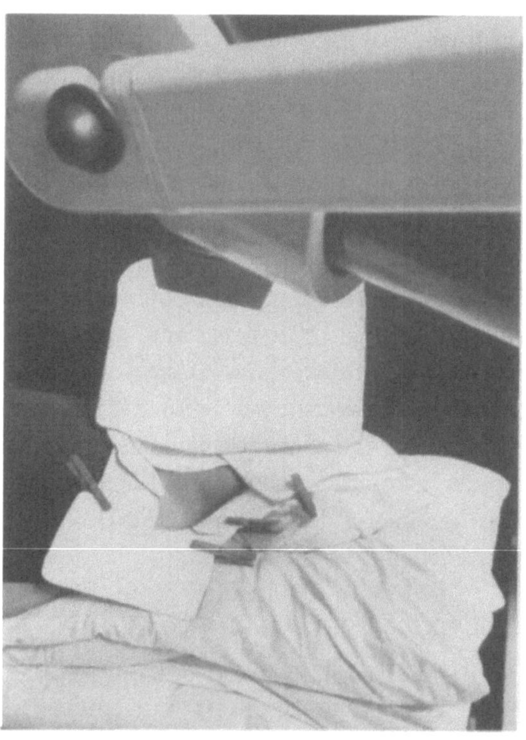

Abb. 129. Zentrieren mit dem Zentrierstab zur Bestrahlung des supra- und infraclavicularen Feldes.

Abb. 130. Supraclavicularfeld nach Abdeckung des Infraclavicularfeldes.

Einfallsfeld anzuwenden; dann erhalten die tieferen Partien der Achselhöhle, bei denen die Streuverhältnisse etwas ungünstiger sind als in der Mamma, noch mit Sicherheit die geforderten 100% der HED. Die Applikation dieses Zusatzfeldes wird in der gleichen Weise vorgenommen, wie es auf Abb. 133 für die Methode II dargestellt ist.

In manchen Fällen kann es nun auch zweckmäßig sein, die Bestrahlung des infraclaviculären Feldes für sich vorzunehmen, besonders dann, wenn das große Mammafeld geteilt appliziert wurde. Das käme aber nur in solchen Fällen in Frage, bei denen die Berechnung der den Muskelwulst durchsetzenden Strahlenmenge erschwert ist und der Faktor für die Erholungsfähigkeit der Zelle in diesem Zwischenfeld nicht richtig abgeschätzt werden kann.

Ebenso sollte auch das infraclaviculäre Feld für sich allein bestrahlt werden, wenn bei Frauen mit kurzem Hals ein gleiches Niveau des supraclaviculären und infraclaviculären Feldes nicht hergestellt werden kann.

2. Methode II.

Diese zweite Methode kommt dann für die Bestrahlung in Betracht, wenn der Arm nicht ganz frei beweglich ist, wenn er vor allem nicht vollständig neben dem Kopfe hochgeschlagen werden kann. Bei dieser Bewegungsbeschränkung des Armes ist es dann nicht möglich, die Axilla mit der Brust auf eine gleiche Ebene zu bringen; dann kann auch nicht für das ganze Feld eine gleichmäßige Dosis verabfolgt werden. Dies ist aber ebenfalls nicht möglich, wenn man bei einer Patientin, die den Arm nicht frei nach oben schlagen kann, diesen nur gerade nach der Seite herausstreckt; auch dann wird zwischen Brust- und Achselhöhle ein so großer Höhenunterschied eintreten, daß die Achselhöhle von einer Einfallsrichtung aus nicht voll mitgetroffen werden kann. Daher wird bei dieser Methode noch ein Zusatz auf die Achselhöhle von einem rückwärtigen Feld aus gegeben. Auch bei der Bestrahlung des Supraclaviculargebietes ergeben sich insofern Abweichungen, als das infraclaviculare Feld fortfällt.

Am häufigsten kommt die Methode II für die Nachbestrahlung nach der Operation in Frage; sie kann aber auch dann zweckmäßig sein, trotz freier Beweglichkeit des Armes, wenn das Neoplasma bei einer hochgewölbten Brust in der Hauptsache dem inneren Quadranten der Mamma angehört, also sich von vornherein ziemlich weit nach dem Sternum zu erstreckt.

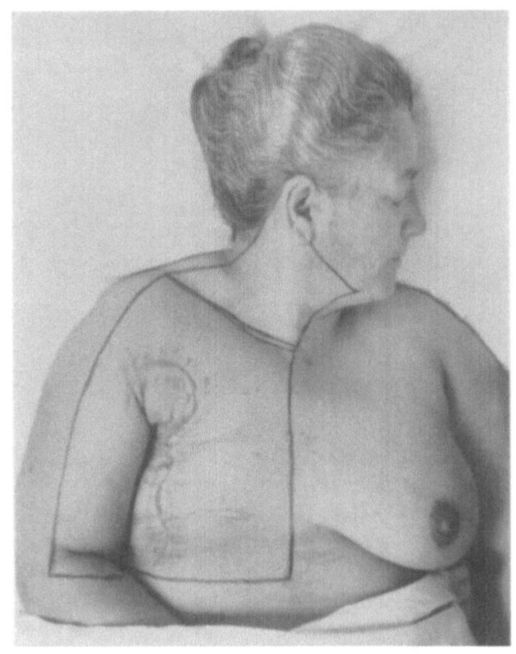

Abb. 131. Das aufgezeichnete Mammafeld und Supraclavicularfeld bei der Methode II.

Wenn nach Methode II bestrahlt wird, werden bei der Applikation des Mammafeldes die Feldgrenzen so aufgezeichnet, wie es Abb. 131 zeigt.

Die mediale Grenze ist das Sternum, die untere Grenze etwa der Rippenbogen. Die äußere Grenze verläuft auf der Höhe des Oberarms, die obere Grenze bildet die Clavicula. Der Arm wird fest an den Körper angelegt, damit die Achselhöhle und der nach der Achselhöhle zu ziehende Drüsenstrang die aus der Muskelmasse des Armes kommende Streustrahlung erhält. Die Abdeckung wird in der typischen Weise mit in Leinen eingenähten Bleiplatten vorgenommen.

Die Dosierung muß für dieses Feld sehr genau sein; denn die Dosis von mindestens 100% der HED muß in der Achselhöhle durch Summation der von vorne und von hinten auftreffenden Strahlung erreicht werden. Aus diesem Grunde muß man die Lagerung der Patientin exakt durchführen. Der Arm wird auch bei der nachher zu besprechenden Bestrahlung von hinten in genau gleicher Weise wieder an den Körper angelegt. Es ist vor allem darauf zu achten, daß der Oberarm nicht rotiert wird; denn unserer Forderung gemäß, muß die zu erreichende Dosis in der Achselhöhle 100% der HED betragen. Infolge-

dessen ist das Einfallsfeld von vorne mit etwa 105% der HED zu belasten; man kommt
also sehr an die Grenze der Verbrennungsgefahr.

Um die Dosierung so genau wie möglich vornehmen zu können, muß das Einfallsfeld möglichst eben sein. Diese Forderung ist im allgemeinen nicht schwer zu erfüllen,
weil die Methode II der Einstelltechnik meist bei allen Fällen mit amputierter Mamma
vorgenommen wird. Kommt aber diese Einstelltechnik doch einmal bei vorhandener
Mamma zur Anwendung, dann wird ein Kompressionsgurt mit eingesetzter durchsichtiger

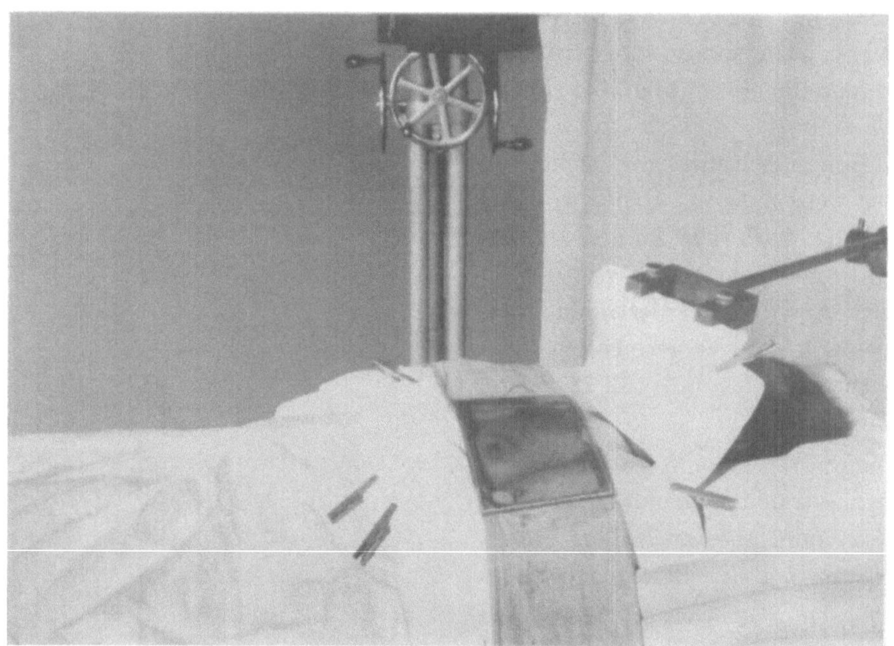

Abb. 132. Mammabestrahlung mit Kompressionsgurt bei Methode II.

Zellonscheibe über die Mamma gespannt, um so durch Druck die Höhenunterschiede auszugleichen (Abb. 132).

Zur Durchführung der Bestrahlung wird die Röntgenröhre senkrecht über das abge-
deckte Feld gestellt. Richtig war die Bestrahlung dann, wenn auch in der Achselhöhle
und an der Innenseite des Armes eine zarte, gleichmäßige Bräunung entsteht, die aber
geringer ist als die Bräunung auf der Vorderseite des Thorax.

Da die Bestrahlung des Mammafeldes ebenso wie die Bestrahlung des Mammaaxillarfeldes bei der Methode I mehrere Stunden in Anspruch nimmt, muß die Applikation des
rückwärtigen Einfallsfeldes und die des Supraclavicularfeldes im allgemeinen auf den
folgenden Tag verschoben werden.

Das rückwärtige Einfallsfeld zeigt Abb. 133. Hier ist besonders darauf zu achten,
daß die Grenzlinie am Arm so verläuft, daß nicht etwa eine streifenförmige Verbrennung
an der Außenseite des Armes eintreten kann, denn wenn die Grenzlinie zu sehr nach außen
gerückt wird, dann wird die schmale Oberarmmuskulatur mehr Röntgenstrahlen absorbieren und es erfolgt durch Summation der von vorne und von hinten einfallenden Strahlung
eine streifenförmige Verbrennung der Außenseite des Oberarms. Das gleiche gilt für die

Abschlußlinie des Feldes auf der Schulterhöhe. Auch hier muß man überlegen, welche Strahlenmenge von vorn bereits die Schultermuskulatur durchsetzt hat. Es wird im allgemeinen vom ersten Einfallsfeld aus, dem Mammafeld, nur wenig Strahlung auf die Rückseite der Schulter treffen, weil dort sowohl der Feldrand als auch eine ziemliche Entfernung die Strahlung schwächt. Aber man muß auch an das dritte Feld denken, das supraclaviculare Feld; auch die auf dieses Feld gerichtete Strahlung durchsetzt die Schultermuskulatur; die dann auf der Rückseite vorhandene Dosis hängt von der Dicke der Muskelfettschicht und von der Einfallsrichtung der Strahlung ab. Durchschnittlich sind in der Coracoidregion etwa 25—30% der HED anzunehmen. Vor Einstellung des Rückenfeldes ist Messung und Berechnung der vorhandenen Dosis notwendig. Je nach der Lage des Falles kann es zweckmäßig sein, die Grenze des Rückenfeldes nicht zu weit nach oben zu legen.

Auch die mediale Feldbegrenzung muß individuell variiert werden. Die auf Abb. 133 dargestellte Linie geht schon reichlich weit nach der Körpermitte. Es genügt im allgemeinen, das Feld handbreit medial von der Axilla zu begrenzen. Da es ja in der Hauptsache darauf ankommt, zum vorderen Feld eine Zusatzdosis von der Rückseite zu verabfolgen, so genügt es, wenn man auf die Achselhöhle und auf die laterale Körperseite einstellt. Das Feld darf nur nicht zu klein gewählt werden, damit auch die nötige

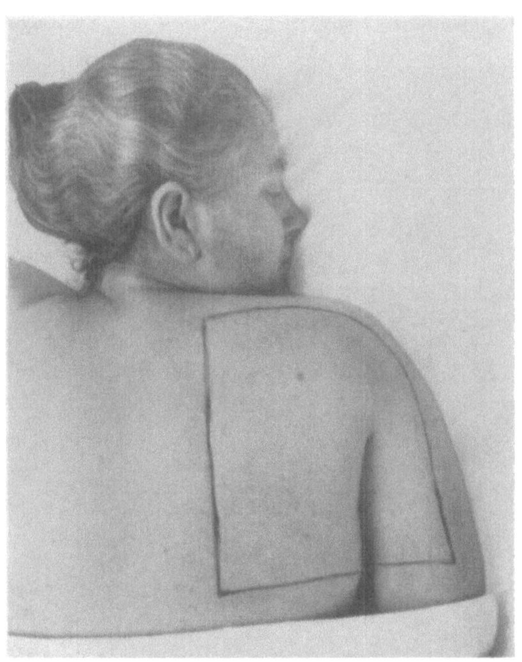

Abb. 133. Das Zusatzfeld auf die Achselhöhle vom Rücken aus.

Streustrahlung vorhanden ist; es darf die Lunge nur dann mit einbeziehen, wenn das Mediastinum von der Strahlung getroffen werden soll. Auf keinen Fall dürfen bei der Miterkrankung des Mediastinums 2 Felder vom Rücken angesetzt werden, weil dann durch die Überkreuzung der beiden Felder die Gefahr der Lungenschädigung eine sehr große wäre.

Von der Dicke der Patientin und von der Form der Achselhöhle hängt es ab, welche Dosis von rückwärts noch notwendig ist. Sie schwankt im allgemeinen zwischen 40—85% der HED bei einem aus der Berechnung sich ergebenden Fokushautabstand.

Das für die Methode II notwendige isolierte Supraclavicularfeld ist auf Abb. 131 dargestellt. Die Feldgrenze ist genau auf der Höhe der Clavicula einzuzeichnen, der Kopf wird stark nach der Mitte zu gedreht, so daß die supraclavicularen Muskeln angespannt werden. Die Feldgrenzen liegen nach hinten zu vom Ohrläppchen aus am Rande des Trapezius. Das Feld wird begrenzt nach oben vom Unterkiefer, nach vorne zu wird der Kehlkopf ganz oder zum größten Teil abgedeckt.

Die Röhre wird so gerichtet, daß sie etwa über dem Hinterkopf der Patientin steht und nach der Mitte und unten zu die Strahlenrichtung konvergiert.

Da es darauf ankommt, daß zwischen dem Supraclavicularfeld und dem Mammafeld kein Zwischenraum vorhanden ist, so wird es in einzelnen Fällen zweckmäßig sein auf der Höhe der Clavicula einen Verbrennungsstrich mit in Kauf zu nehmen.

Abb. 134 zeigt eine Patientin, bei der die Feldabgrenzung auf der Clavicula so gewählt wurde, daß eine mehrere Millimeter breite Zone zweimal von der HED getroffen wurde. Es entstand ein scharfer Verbrennungsstrich, der aber sehr bald abheilte.

Nach dieser Darstellung der beiden Bestrahlungsmethoden beim Fernfeldverfahren muß noch auf eine bestrahlungstechnisch-dosimetrische Maßnahme, die Ausgleichsblende, hingewiesen werden, weil sie es erst ermöglicht, das große Mammaaxillarfeld homogen zu bestrahlen. Denn bekanntlich nimmt die Dosis nach den Feldrändern zu ab. Die Intensitätsabnahme kann je nach Lage des Falles bis zu 25% ausmachen. Mit Hilfe der Ausgleichsblende ist es möglich, diesen Intensitätsabfall auszugleichen und auch noch an den Randpartien die notwendige Dosis zu erreichen. Hierzu wird die Ausgleichsblende eingeschaltet, wenn in der Mitte des Bestrahlungsfeldes die volle Dosis erreicht ist. Dieser Teil wird dann abgeschattet, während die Randpartien weiter von Strahlen getroffen werden.

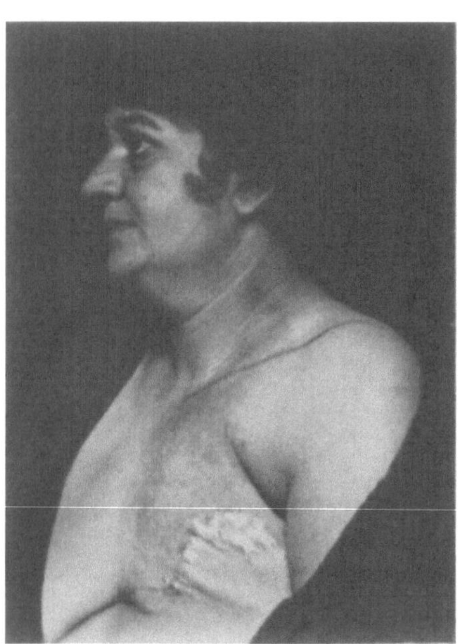

Abb. 134. Verbrennungsstrich auf der Clavicula bei Methode II.

Die Ausgleichsblende ist auf Abb. 45 dargestellt. Sie besteht aus einem dünnen Aluminiumblech in Filtergröße, in dessen Mitte ein Metallstab angebracht ist, an dem sich parallel zur Ebene des Filters eine 5 mm dicke Kupferplatte befindet. Die Kupferplatte wird von der Mitte nach dem Rande zu dünner. Durch entsprechend gewählte Einstellung der Kupferplatte läßt sich der Mittelbezirk abschatten und die Dosis in den Randpartien ergänzen. Die praktische Anwendung der Ausgleichsblende haben wir schon früher genau geschildert (s. S. 235), wir können daher darauf verweisen. Dort ist auch ihr Prinzip näher beschrieben.

Die Ausgleichsblende kommt beim Mammacarcinom immer bei sehr großen Feldern (über 300 qcm) in Betracht, ferner bei solchen Fällen, bei denen starke Niveauunterschiede nach der Mitte zu vorhanden sind. Letzteres ist dann der Fall, wenn eine große Mamma hervorragt. Dann muß unter Berücksichtigung der verringerten Distanz die Ausgleichsblende schon frühzeitig eingeschaltet werden.

Da die einmalige Bestrahlung in einer der vorbezeichneten Weisen nach dem früher Gesagten zur vollständigen Zerstörung eines Mammacarcinoms höchstens bei den selteneren sensibleren Formen ausreicht, wird die Bestrahlung, gleichgültig, welche Methode auch zur Anwendung kam, meistens nach 8 Wochen in genau der gleichen Weise wiederholt.

d) Unsere unterstützenden Maßnahmen bei der Röntgentherapie des Mammacarcinoms.

Die Bestrahlung ist die wichtigste Maßnahme bei der Behandlung des Mammacarcinoms, weil sie den Tumor und seine etwa vorhandenen Metastasen zerstört und damit die Grundlage zur Heilung legt. Die Erfahrung hat nun gelehrt, daß die Wirksamkeit der Bestrahlung erhöht und die Heilung beschleunigt werden kann, wenn noch weitere Maßnahmen zur Unterstützung herangezogen werden. Soweit sie in den Rahmen der allgemeinen Vorbehandlung bei der Strahlentherapie des Mammacarcinoms gehören, werden sie dort besprochen. Hier seien im folgenden nur die Maßnahmen gesondert aufgeführt, die speziell beim Mammacarcinom zur Unterstützung der Strahlenwirkung zur Anwendung kommen. Zu diesen gehört die nachträgliche Entfernung des Primärtumors bei Fällen der Gruppe Steinthal I und II[1] mittels Diathermieoperation und die Ausschaltung der Ovarialfunktion bei noch geschlechtsreifen Frauen in allen Stadien der Erkrankung.

1. Die Entfernung des Primärtumors.

Zu der Schilderung unserer Behandlungsmethoden wäre noch hinzuzufügen, daß wir die Bestrahlung eines verdächtigen Mammatumors vornehmen, ohne vorher die Diagnose histologisch gesichert zu haben, weil wir die Probeexcision für gefährlich halten, da sie zur Infektion, Propagation des Geschwulstwachstums und Dissemination von Carcinomzellen Anlaß geben kann[2]. Zu letzterem verweisen wir auf die Beobachtungen von Wintz. Er fand, daß beim unberührten Mammacarcinom die Metastasierung zu 35% auf dem Blutweg und zu 65% auf dem Lymphweg vor sich geht. Eine Zusammenstellung von Fällen aber, bei denen Probeexcisionen vorgenommen waren, ergab eine wesentliche Zunahme der Metastasierung auf dem Blutweg. Sie war von 35% auf 68% gestiegen.

Neben der Dissemination von Tumorzellen wurden nach Probeexcision beim Mammacarcinom aber auch tödliche Infektion und Propagation des Geschwulstwachstums beobachtet. Deshalb raten auch Chirurgen von einer Probeexcision beim Mammacarcinom ab. Von solchen wird vielmehr jeder verdächtige Tumor in der Brust sofort mehr oder weniger radikal im Gesunden exstirpiert.

Dieses von chirurgischer Seite geübte Verfahren rechtfertigt unser Vorgehen. Wir führen nämlich in allen Fällen, in denen sich in der Brust eine krebsverdächtige Geschwulst befindet, zunächst eine typische Mammacarcinombestrahlung durch. Eine Schädigung ist bei exakter Dosierung nicht zu befürchten. Nach der Bestrahlung muß nun aber die Diagnose unbedingt gesichert werden. Ist der verdächtige Tumor wirklich ein Carcinom, dann muß die Bestrahlung in den nächsten 8—10 Wochen wiederholt werden. Eine zweite Bestrahlung ist jedoch im Gegensatz zur ersten keine so unschädliche Maßnahme mehr.

Bei dieser ist es immerhin möglich, daß sie von vorübergehenden Schädigungen (Lungeninduration) gefolgt sein kann. Diese müßte man natürlich in Kauf nehmen, wenn es sich bei der Geschwulst in der Brust wirklich um einen Krebs handeln sollte; überdies heilt sie bei zweckmäßigem Verhalten bald wieder ab. Doch wird man seine Patienten

---

[1] Die Stadieneinteilung beim Mammacarcinom ist auf S. 632 u. 633 näher beschrieben.

[2] Die Gefahren der Probeexcision wurden in einem besonderen Kapitel (s. S. 125) genauer geschildert und eine Übersicht über die Stellung der Literatur zu diesen Fragen gegeben.

selbst einer vorübergehenden Schädigung nicht aussetzen wollen, wenn die Diagnose Carcinom nicht ganz sicher ist.

Daher muß nach der ersten Bestrahlung unbedingt festgestellt werden, ob es sich bei dem verdächtigen Tumor wirklich um ein Carcinom handelt.

Man hätte wohl die Möglichkeit, die Diagnose auch aus dem Verhalten des bestrahlten Tumors zu stellen. Würde nämlich der Tumor in der Brust nach der Bestrahlung schrumpfen, so wäre daraus zu schließen, daß es sich um ein Carcinom handelt; denn kein anderer Tumor in der Mamma schrumpft im Anschluß an eine Röntgenbestrahlung. Die Verkleinerung kann innerhalb von 14 Tagen oder 3 Wochen mehr als die Hälfte bis zu Zweidrittel des ursprünglichen Volumens betragen. Auch Lee hat auf diese Tatsache aufmerksam gemacht und darauf hingewiesen, daß eine Verkleinerung der Brustgeschwulst nach der Bestrahlung auch ohne mikroskopischen Befund für Carcinom spricht.

Diese Erscheinungen genügen wohl, um klinisch die Diagnose auf Carcinom zu stellen. Für eine exakte Beweisführung und zur Aufstellung einer wissenschaftlich begründeten Statistik genügen sie aber nicht. Hierzu ist die histologische Diagnosestellung unbedingt erforderlich; daher ist die Gewinnung von Tumormaterial nötig. Dies läßt sich nach der Bestrahlung ohne Gefahr erreichen; denn dann gelten die Carcinomzellen als sterilisiert oder kastriert, so daß die Gefahr, daß sie bei einer etwa erfolgenden Dissemination zur Metastase angehen, kaum besteht.

Wir führen nun nach der Bestrahlung keine Probeexcision aus, sondern nehmen gleich den ganzen Mammatumor fort. Bei der oberflächlichen Lage des Mammatumors wird dadurch der Eingriff nicht wesentlich größer, dafür aber ein gewisser Vorteil erzielt. Denn durch die Entfernung des bestrahlten Tumors wird dem kranken Organismus die Resorption der durch die Strahlen zerstörten Geschwulst erspart und die Überschwemmung des Körpers mit Abbauprodukten wesentlich eingeschränkt. Der Organismus hat somit seine ganze Kraft zur Resorption etwa vorhandener anderer Geschwulstmassen sowie zum Ausgleich der nach der Bestrahlung entstandenen Blutschädigung zur Verfügung.

Auf die Fortnahme der Drüsenmetastasen wird verzichtet, weil eine Ausdehnung der Operation bis in die Achselhöhle zu späteren Narbenkontraktionen Anlaß geben könnte. Abgesehen von der dadurch entstehenden Unannehmlichkeit für die Patientin, ist es dann unmöglich geworden, die zweite Bestrahlung mit hochgeschlagenem Arm vorzunehmen. Es ist aber für die Nachbestrahlung im Hinblick auf die Schonung der Lunge vorteilhafter, wenn die Patientin imstande ist, den Arm vollständig emporzuheben, damit man die Methode I wieder anwenden kann. Eine Entfernung der erkrankten Drüsen ist aber auch gar nicht erforderlich, weil sich diese durch Röntgenstrahlen gut beeinflussen lassen.

Es kann nun natürlich vorkommen, daß es sich bei dem bestrahlten auf Carcinom verdächtigen Tumor um eine harmlose Geschwulst handelt. Dann war die Bestrahlung überflüssig. Da aber die einmalige Bestrahlung bei exakter Dosierung zu keiner Schädigung führt, ist eine überflüssige Bestrahlung einer Probeexcision, die sich deletär auswirken kann, immer vorzuziehen. Die Patienten sind mit unserem Vorgehen auch einverstanden, wenn man ihnen überzeugend auseinandersetzt, daß eine einmalige Bestrahlung keinen Schaden bringt, sondern nur nützlich sein kann.

Die Exstirpation des Tumors wird etwa 6—8 Tage nach der Bestrahlung durchgeführt. Der Eingriff wird mit der chirurgischen Diathermie vorgenommen. Diese Operationsmethode bietet auch beim Mammacarcinom gegenüber der Operation mit dem Messer große Vorzüge. Auf diese haben auch Haendly und Jüngling hingewiesen [1].

Die Blutung ist sehr gering, denn die durchtrennten kleineren Gefäße werden durch Koagulation sofort zum Verschluß gebracht. Größere spritzende Gefäße werden abgeklemmt und durch Berühren der Klemme mit der Elektrode gleichfalls durch Koagulation geschlossen. Unterbindungen sind nur in seltenen Fällen notwendig. Auf die gleiche Weise wie die Blutgefäße werden auch die Lymphbahnen geschlossen. Die Wundsekretion ist daher sehr gering. Eine Drainage braucht also nicht vorgenommen zu werden. Die Wunde kann daher sofort durch Naht vollkommen vereinigt werden.

Die Wundheilung wird nicht beeinträchtigt. Nachblutungen oder Fistelungen kommen bei uns nie zur Beobachtung. Die Narbe unterscheidet sich durch nichts von einer Narbe nach einer Skalpelloperation. Der Eingriff, der sehr schnell durchgeführt werden kann, wird von den Patienten immer gut vertragen.

Beim inoperablen Carcinom, wenn der Tumor fest mit der Unterlage verwachsen ist und große Drüsenmetastasen vorhanden sind, also bei solchen Fällen, wo der klinische Befund die Diagnosestellung mit absoluter Sicherheit stellen läßt, wird von einem chirurgischen Eingriff abgesehen und auf die mikroskopische Untersuchung verzichtet. Sonst wird in allen Fällen so verfahren, wie wir es soeben geschildert haben.

2. Die Ausschaltung der Ovarialfunktion.

Eine weitere unterstützende Maßnahme bei der Röntgentherapie des Mammacarcinoms ist die Strahlensterilisation. Sie wird von uns bei allen Frauen mit Mammacarcinom vorgenommen, die noch im geschlechtsreifen Alter stehen. Diese Maßnahme wurde 1918 von Wintz eingeführt. Wir haben den Eindruck gewonnen, daß sie auf die Heilung einen günstigen Einfluß ausübt.

Der Anlaß zur Einführung der Röntgenkastration als Ergänzungsbehandlung bei der Mammacarcinombestrahlung war für Wintz die Beobachtung, daß bei der geschlechtsreifen Frau periodisch mit der Ovarialfunktion in Zusammenhang stehende Veränderungen in der Brustdrüse auftreten, von denen anzunehmen ist, daß sie als Reiz wirken und damit die Rückbildung des Tumors ungünstig beeinflussen können.

Der Einfluß des Ovariums auf die Brustdrüse macht sich besonders im Prämenstruum bemerkbar. Die in dieser Zeit produzierten Hormone des Ovars wirken reizend auf die Brustdrüse. Dadurch kommt es zu einer stärkeren Durchblutung der gesamten Brust und auch zu einer Vergrößerung der einzelnen Drüsenlappen, die nach den Berichten von Dieckmann, Rosenburg, Polano, Berberich und Loeschke auch im histologischen Bild in Erscheinung treten. Subjektiv werden diese Veränderungen von vielen Frauen als ein Schwererwerden der Brüste empfunden. Bei manchen kommt es auch zu leicht ziehenden Sensationen in der Richtung von der Brust zur Achselhöhle. Diese Veränderungen gehen während der Menses zurück, verschwinden dann ganz, um im nächsten Prämenstruum von neuem zu beginnen.

Die Wechselbeziehungen zwischen Brustdrüse und Ovar können soweit gehen, daß Störungen in der Ovarialfunktion zu stärkeren Beschwerden der oben geschilderten Art

---

[1] Die Erfahrungen der Königsberger Klinik zeigen nach Läwen, daß bei Operationen des Mammacarcinoms mit dem Diathermiemesser die Zahl der örtlichen Hautrezidive auf die Hälfte herabgegangen ist.

in der Brustdrüse Anlaß geben können. Wintz hat es oft beobachtet, daß Frauen mit innersekretorischen Störungen im Ovar — Polymenorrhöe, Corpus leutum-Cysten, Dysmenorrhöe
auf innersekretorischer Basis — mehr oder weniger ausgeprägte Beschwerden in der Brust
angeben. Auch haben umgekehrt alle Fälle von Adenom in der Mamma, die in der Klinik
zur Beobachtung kamen, irgendeine menstruelle Störung aufgewiesen. Das gleiche stellte
Moskowicz fest, der Adenome, Fibroadenome, Cystadenome mit pathologischen Zuständen
am Ovar, wie überstürzte Follikelreifung, ausbleibenden Follikelsprung und Luteincysten,
vergesellschaftet fand.

Der hormonale Reiz des Ovars auf die Brustdrüse kann so stark werden, daß es zu
spontaner Sekretentleerung kommt. Diese ist auch von Moskowicz und Cutler beobachtet
worden. Sekretion der Brustdrüse hat Wintz nicht nur bei Frauen, die schon geboren
haben, sondern auch bei Virgines feststellen können.

Eine statistische Untersuchung dieser Beobachtung ergab, daß 38% aller Frauen,
die aus irgendeinem Grunde die Klinik aufsuchten, ein deutliches Anschwellen der Brustdrüsen kurz vor der Menstruation angeben konnten. In 6% der Fälle konnte eine Sekretion
der Brustdrüse vor oder während der Regel beobachtet werden. Bei Frauen, die noch nicht
geboren hatten, und Virgines wurde diese Erscheinung nur in 1,5% der Fälle festgestellt.

Nun konnte Wintz weiter durch Nachbeobachtung der in der Klinik röntgensterili-
sierten Fälle feststellen, daß mit Aufhören der Menstruation sowohl das Anschwellen der
Brüste als auch die Sekretion vollständig verschwand. Das beruhte darauf, daß der drüsige
Anteil der Brust fast immer sehr stark zurückgegangen war. Die Verabfolgung der Kastrationsdosis von 34% der HED hatte durch Unterbindung der Ovulation auch die Stoffe in
Fortfall gebracht, die sonst die oben beschriebenen Veränderungen in den Brustdrüsen
hervorriefen.

Alle diese soeben angeführten Erscheinungen sind der einwandfreie Beweis dafür, daß
vom Ovarium ein regelmäßiger hormonaler Reiz auf die Brustdrüse ausgeübt wird. Nun
wissen wir aber von der Röntgenbehandlung anderer Carcinome, daß gerade ein Reiz zur
Zeit der Rückbildung die Rezidivbildung ganz besonders begünstigt. Daher muß der vom
Ovar ausgehende hormonale Reiz auch für die Rückbildung und Ausheilung des bestrahlten
Mammacarcinoms von Schaden sein. Einen Beweis für diese Annahme liefert auch die Beobachtung von Webster, nach der Rezidive, die sich unter dem Einfluß der Strahlenbehandlung zurückbildeten, zu Beginn der Menses plötzlich wieder aufflammten.

Neben dieser Tatsache ist es noch ein anderer Grund, der die Ausschaltung der
Ovarialtätigkeit bei Frauen mit Mammacarcinom wünschenswert erscheinen läßt. Solange
die Genitalfunktion erhalten ist, besteht die Möglichkeit, daß Gravidität eintritt.
Diese bildet aber für die Kranke eine große Gefahr; denn fast immer kommt es in der
Schwangerschaft zu einer Dissemination des Carcinoms. Uns sind eine Reihe von Fällen
bekannt — bestrahlte und operierte Mammacarcinome — und es sind solche in der Literatur
oft beschrieben, die sich in einem günstigen lokalen und allgemeinen Zustand befunden
haben, so daß man sie als klinisch geheilt bezeichnen konnte. Durch das Eintreten einer
Schwangerschaft wurde der schöne Erfolg mit einem Schlage zunichte gemacht. Es kam
zu einem rapiden Wachstum des Carcinoms mit schneller Dissemination und vor allem
auch mit Metastasenbildung auf dem Blutweg. Die Fälle kamen innerhalb kurzer Zeit
zum Exitus.

Dieser deletäre Einfluß der Schwangerschaft macht sich nicht nur beim Mammacarcinom bemerkbar, Wintz konnte ihn auch bei anders lokalisierten Carcinomen und Sarkomen beobachten. Stets wurde durch die Schwangerschaft der in Rückbildung begriffene Tumor zu neuem Wachstum und zur Metastasierung angeregt. Selbst nach längerer klinischer Heilung kann eine Schwangerschaft das Schicksal der Patienten besiegeln. Wintz sah nämlich bei einem kleinen bestrahlten Melanosarkom der Brust nach 2jähriger klinischer Heilung eine explosionsähnliche Ausbreitung der Geschwulst über den ganzen Körper. Der Zusammenhang zwischen Schwangerschaft und Dissemination stand außer Zweifel. Der gleiche verheerende Einfluß der Schwangerschaft auf den Tumor war bei den neuerdings von G. Döderlein und Wachsmuth veröffentlichten Fällen zu beobachten.

Aus diesen Ausführungen geht hervor, daß stets die Dauersterilisation vorgenommen werden muß. Bei jeder Patientin, die einmal wegen eines Mammacarcinoms in Behandlung gestanden hat, muß jede weitere Schwangerschaft verhütet werden, wenn man den erzielten Heilerfolg nicht aufs Spiel setzen will.

Von den Frauen wird gegen den Vorschlag, die Dauersterilisation herbeizuführen, nur selten Einspruch erhoben. Meist ist es deshalb nicht schwer, die Einwilligung zur Vornahme der Röntgenkastration zu erhalten, weil die Tumorträgerinnen, soweit sie noch nicht in der Menopause sind, nahe dem Klimakterium stehen. Bei letzteren bedeutet die Ausschaltung der Ovarialfunktion neben der Beseitigung des hormonalen Reizes auf die Brustdrüse noch eine Unterbindung der schwächenden Blutungen, was gerade für Carcinompatientinnen von allergrößter Bedeutung ist.

Ob diese Ausschaltung der Ovarien nun wirklich so wertvoll ist, wie wir annehmen, könnte nur an Hand von großen Statistiken bewiesen werden. Über eine solche verfügt aber noch niemand. Auch uns ist es nicht möglich, einen einwandfreien Beweis für den Anteil der Kastrationsbestrahlung am Heilungsresultat zu erbringen. Indessen haben wir, obgleich noch andere Faktoren für die wirkliche Heilung des Carcinoms als die Ovarialbestrahlung allein in Betracht kommen, bei der Behandlung unserer Kranken aber doch den Eindruck gewonnen, daß die Kastrationsbestrahlung für die rasche Besserung bei fortgeschrittener Erkrankung von Bedeutung gewesen sein muß. Das zeigen auch die Erfahrungen, die Wintz bei der Behandlung schlechter Fälle vor Einführung der Kastrationsbestrahlung als Zusatzbehandlung beim Mammacarcinom machen konnte. Wenngleich diese Patientinnen unter ähnlicher Technik wie heute bestrahlt wurden, war die Rückbildung doch nicht die gleiche.

Die Ausschaltung der Ovarialfunktion beim Mammacarcinom ist nun an sich gar nichts Neues; denn schon die Chirurgen haben Ende vorigen Jahrhunderts in der Kenntnis der Tatsache, daß Wechselbeziehungen zwischen Brustdrüse und Ovar bestehen, die Ovariotomie vorgenommen, um eine Besserung der Operationsresultate zu erzielen.

Schinzinger (1889) war der erste, der vorschlug, die doppelseitige Ovariotomie als Unterstützungsmaßnahme bei der Brustkrebsbehandlung vorzunehmen. Veranlaßt wurde er zu dieser Forderung durch die Beobachtung, daß der Brustkrebs bei jungen Frauen einen schnelleren Verlauf nimmt, als bei Frauen im vorgeschrittenen Alter. Beatson (1896), der das Mammacarcinom auf eine Dysfunktion der Ovarien zurückführte, verlangte gleichfalls deren Entfernung, um so auf einfachem Wege die Ursache der Erkrankung zu beseitigen. Im Jahre 1902 konnte er über seine Beobachtungen, die er bei diesem Vorgehen gemacht hatte, weiter berichten. Der Erfolg der Ovariotomie bestand in einer Schrumpfung des Tumors, Linderung der Schmerzen und Hebung des Allgemeinbefindens. Auch bei Drüsen- und Hautmetastasen konnte er Schrumpfungen feststellen. Beatson forderte weiter, die Amputation der Brust vorzunehmen, wenn der Tumor nach der Kastration geschrumpft und beweglich geworden ist. Die operative Kastration wurde von ihm bei allen noch menstruierenden Frauen über 40 Jahre bis auf Fälle mit Metastasen in anderen Organen und im Skeletsystem verlangt.

Die Forderung von Schinzinger und Beatson wurde besonders in England befolgt. Daher stammen von dort auch die ersten Statistiken.

Boyd (1900) fand unter 46 verwertbaren Fällen der Literatur bei 17 eine günstige Wirkung. Thomson (1902) berichtet über 80 Fälle, bei denen in 29 die Ovariotomie vorgenommen worden war und gute Erfolge gezeitigt hatte. Eine spätere Statistik stammt von Lett (1911). Dieser Autor fand bei 99 Fällen von Mammacarcinom, bei denen die operative Kastration ausgeführt worden war, eine sehr bedeutende Besserung in 23,3% und eine deutliche in 13,1% der Fälle. Wurden aus dieser Statistik Frauen über 50 Jahre ausgeschlossen, so betrug der Prozentsatz für die Besserung durch Kastration 41,3%. Die Besserung bestand auch hier wieder in Linderung der Schmerzen, Hebung des Allgemeinbefindens, Verkleinerung bis Schwinden der Geschwulst. In einem Falle war es durch diese Maßnahme allein zur Radikalheilung gekommen. Die Besserung hielt in 15 Fällen mehr als 15 Monate an. 5 Patientinnen erfreuten sich $4^1/_2$ Jahre besten Wohlbefindens. Der Erfolg ist um so auffallender, als es sich um inoperable Carcinome handelte.

Über Einzelbeobachtungen berichteten weiter Annandale, Donalt, Furnival, Herman, Michels, Reynes, Smith und Waterhouse. In diesen Fällen handelte es sich stets um weit vorgeschrittene Erkrankungen oder Rezidive. Die Operation in Verbindung mit der Ovariotomie vermochte stets einen guten Erfolg zu zeitigen.

In diesem Zusammenhang muß noch darauf hingewiesen werden, daß Beatson und Herman vorschlugen, die günstige Wirkung der Kastration durch lange Zeit hindurch fortgesetzte Gaben von Schilddrüsenextrakt zu erhöhen. Diese Maßnahme wurde besonders von Beatson empfohlen unter dem Hinweis, daß Thyreoidea und Ovar eine entgegengesetzte hormonale Wirkung auf die Brustdrüse ausüben. Michels konnte aber keinen deutlich wahrnehmbaren Einfluß auf den Verlauf des Mammacarcinoms nach Schilddrüsenextraktverabfolgung feststellen. Letztere wird nach den Mitteilungen von Ellis Berven jetzt aber wiederum im Radiumhemmet zusammen mit der Röntgensterilisation beim inoperablen Mammacarcinom mit gutem Erfolg angewandt.

In neuerer Zeit berichtete Reynes (1921) über 2 inoperable Fälle von Mammacarcinom, die nach operativer Entfernung der Ovarien eine überraschende Besserung erfahren hatten. Er deutete diese Beobachtung dahin, daß die Entstehung des Mammacarcinoms durch eine Sekretionsstörung der Ovarien bedingt sei.

Die röntgenologische Ausschaltung der Ovarien als unterstützende therapeutische Maßnahme beim Mammacarcinom wurde zuerst von Foveau de Courmelles (1905) vorgenommen. Dieser Autor ging übrigens auch das Mammacarcinom lokal mit Röntgenstrahlen an. Mit der Röntgensterilisation konnte er seine Erfolge wesentlich verbessern. Foveau de Courmelles hob hervor, daß durch die Ausschaltung der Ovarien durch Röntgenstrahlen der gleiche Effekt erzielt würde wie durch die Ovariotomie.

Die Wichtigkeit der Röntgenkastration bei noch nicht klimakterischen Frauen betonte auch La Peyère (1921). Schon die Röntgenkastration allein genügte, um Mammatumoren zum Schrumpfen zu bringen. Auch J. Solomon (1926) hat einen Fall beobachtet, bei dem er der Ovarbestrahlung einen guten Einfluß auf den Verlauf der Heilung nach der Röntgenbehandlung zuschreibt. Sluys (1929), ebenso Murdoch und Simon und neuerdings auch Quick (1933) empfehlen die Röntgentherapie des Mammacarcinoms stets mit der röntgenologischen Sterilisation zu verbinden, denn diese habe eine hochgradige Wirkung auf die Rückbildung des Brustdrüsenkrebses und seiner Metastasen. Ahlbom (1930) aus dem Radiumhemmet aus Stockholm hat zwar kastrierte und nichtkastrierte Gruppen für die Mammacarcinome aufgestellt, aber da es sich um Frauen über 45 Jahre handelt, so ist seine Beweisführung unzulänglich. Bei der kastrierten Gruppe hat er etwas bessere Resultate als bei den nichtkastrierten Kontrollfällen.

In Deutschland sind vor allem H. Meyer und Kahen für die Ausschaltung der Ovarialfunktion mit Röntgenstrahlen beim Mammacarcinom eingetreten. Außer Frangenheim haben auch Himmelmann und Lehmann empfohlen, nach Mammaamputation wegen Carcinom die Röntgenkastration anzuschließen. Ebenso fordert Schnitzler, nach der Radikaloperation die Röntgenkastration vorzunehmen, weil sich ihm dieses Verfahren als sehr zweckmäßig erwiesen hat.

Natürlich fehlt es auch nicht an Stimmen, die sich gegen die Ausschaltung der Ovarialfunktion als unterstützende therapeutische Maßnahme bei der Mammacarcinombehandlung wenden. So hob Morison hervor, daß die Ausschaltung der Ovarialfunktion für das Mammacarcinom ohne Bedeutung wäre. Ein Heileffekt komme dieser Maßnahme nicht zu. Die Tatsache, daß das Mammacarcinom sich so oft erst nach dem Klimakterium zeigt, sei der beste Beweis dafür, daß die Kastration kein therapeutisches Mittel bei dieser Krankheit wäre. Morison berichtet hierzu zusammen mit Sitzenfrey auch über Fälle, bei denen sich das Mammacarcinom bei Frauen entwickelt hat, welchen früher im geschlechtsreifen Alter beide Ovarien entfernt worden waren. Das ist natürlich kein Gegenbeweis, da ja ein direkter Zusammenhang zwischen Ovarialfunktion und Mammacarcinom niemals behauptet wurde. Außerdem sei darauf hingewiesen, daß auch einige tierexperimentelle Untersuchungen vorliegen, die als eine weitere Stütze für die Zweckmäßigkeit der Ovarialausschaltung beim Mammacarcinom dienen können und die gerade im Hinblick auf die von Morison und Sitzenfrey beschriebenen Fälle von Bedeutung sind.

Maud Slye, Loeb, Lathrop, Cori und Murray haben bei jungen Mäusen aus carcinomatösen Stämmen die Kastration in früher Jugend oder noch so rechtzeitig vorgenommen, ehe es zum Auftreten eines Brustkrebses gekommen war. Dabei wurde regelmäßig gefunden, daß die sterilisierten Weibchen in geringerem Maße an Brustkrebs erkrankten als die nichtsterilisierten der gleichen Rasse. Nach Cori ist der Einfluß des Ovariums auf die Entwicklung des Brustdrüsenkrebses ein spezifischer, da die Ovariotomie das Auftreten anderer Spontantumoren nicht verhindern konnte. In diesem Zusammenhange sei noch erwähnt, daß Johanniwicz bei seinen Versuchen feststellte, daß das Wachstum von Impfcarcinomen um $^1/_5$ zurückblieb, wenn die Tiere kastriert wurden.

Wenn sich die Ergebnisse dieser Tierversuche auch nicht so ohne weiteres auf den Menschen übertragen lassen, so verdienen sie im Zusammenhang mit unseren früheren Ausführungen über die Wechselbeziehungen zwischen Ovarium und Brustdrüse und im

Hinblick auf die vielen guten Erfahrungen, die man mit der Kastration beim Mammacarcinom gesammelt hat, doch immerhin besondere Beachtung.

Was nun die Ausschaltung der Ovarialfunktion nach einer Mammacarcinom-Bestrahlung anbelangt, so wird diese von uns in der üblichen Weise nach der Kastrationsmethode

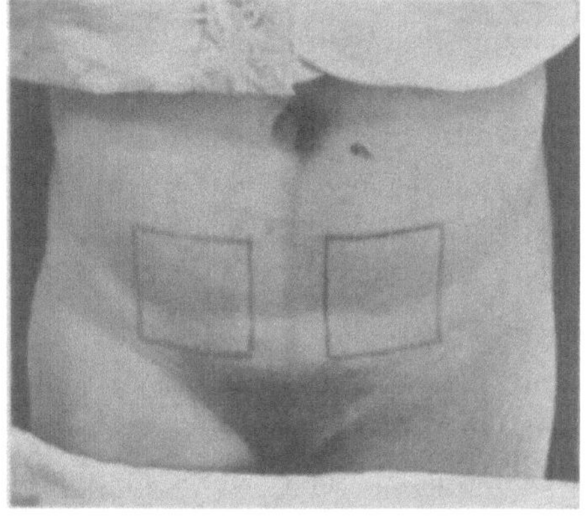

Abb. 135. Lage der Abdomenfelder bei der Kastrationsbestrahlung. (Nach Seitz-Wintz.)

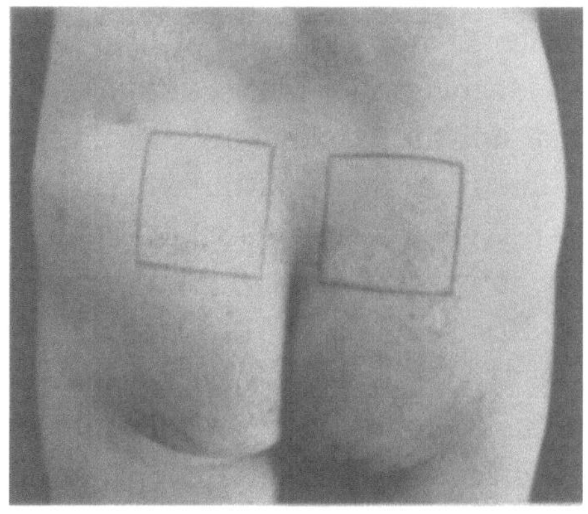

Abb. 136. Lage der Sacralfelder bei der Kastrationsbestrahlung. (Nach Seitz-Wintz.)

Seitz-Witz mit kleinen Tubusfeldern vorgenommen. Vor der Durchführung der Kastrationsbestrahlung mit Großfeldern muß dringend abgeraten werden, weil schon vorher bei der Mammacarcinombestrahlung große Volumendosen eingestrahlt wurden.

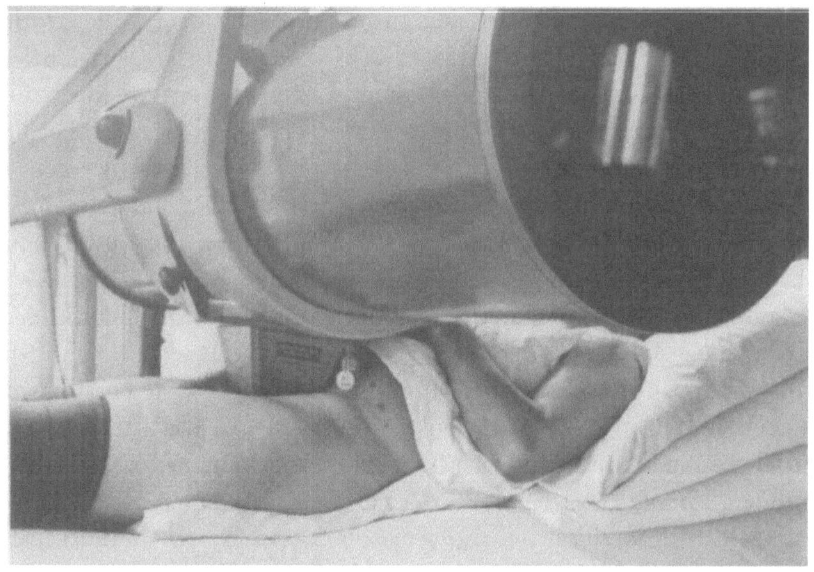

Abb. 137. Einstellung des linken Abdomenfeldes (von der Seite gesehen). Tubus ein wenig fußwärts geneigt.

Die Technik der Kastrationsbestrahlungsmethode Seitz-Wintz sei hier nur ganz kurz beschrieben. Ausführlichst wurde sie im Band IV/2, 1. Teil dieses Handbuches dargestellt.

Jedes Ovar wird nach vorangegangener genauer Lokalisation durch gynäkologische Untersuchung einzeln mit einem Tubus von einem vorderen und einem hinteren Feld aus bestrahlt. Bei normaler Fettauflage beträgt das Einfallsfeld 8 : 8 cm, bei stärkeren Abweichungen je nach Lage des Falles 6 : 8 cm oder 10 : 10 cm. Die Lage der vorderen und hinteren Einfallsfelder bei einem gewöhnlichen dorsoventralen Durchmesser von 20 cm

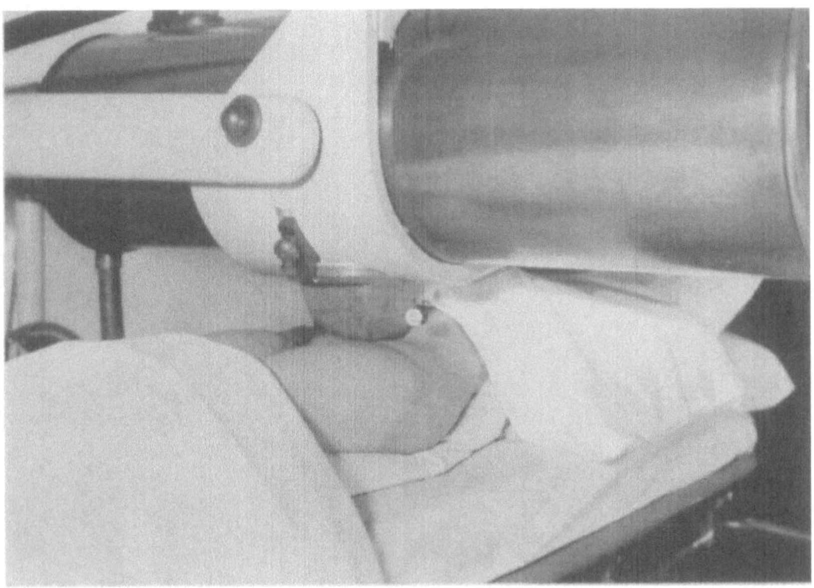

Abb. 138. Einstellung des linken Abdomenfeldes mit senkrechtem Strahleneinfall bei elevierter Lage der Ovarien.

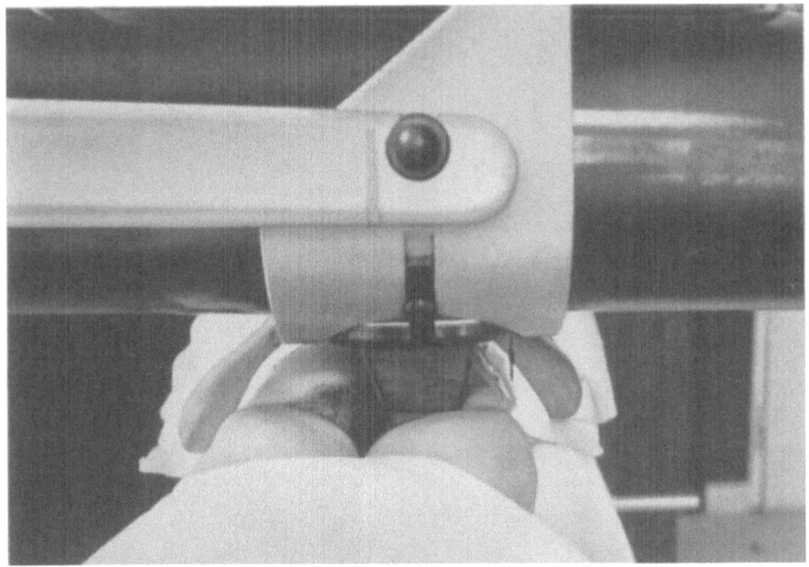

Abb. 139. Einstellung des linken Abdomenfeldes (von den Füßen gesehen). Röhre steht vollkommen waagerecht.

und normalem Genitalbefund zeigen Abb. 135 und 136. Die einzelnen Einstellpositionen sind aus den Abb. 137, 138, 139, 140, 141, 142, 143 ersichtlich. Um einer vorzeitigen Strahlenüberkreuzung vorzubeugen, muß, wie auf unseren Abbildungen, die Röhre stets waagrecht stehen. Bei starker Adipositas werden die Abdomenfelder etwas tiefer angesetzt; der Strahlengang wird dann aber, entgegen der Darstellung auf Abb. 137 kopfwärts gerichtet.

Gegebenenfalls wird zur sicheren Erreichung der Dosis in solchen Fällen noch ein Seitenfeld verabfolgt. Dieses wird in der früher auf S. 363 dargestellten Weise appliziert.

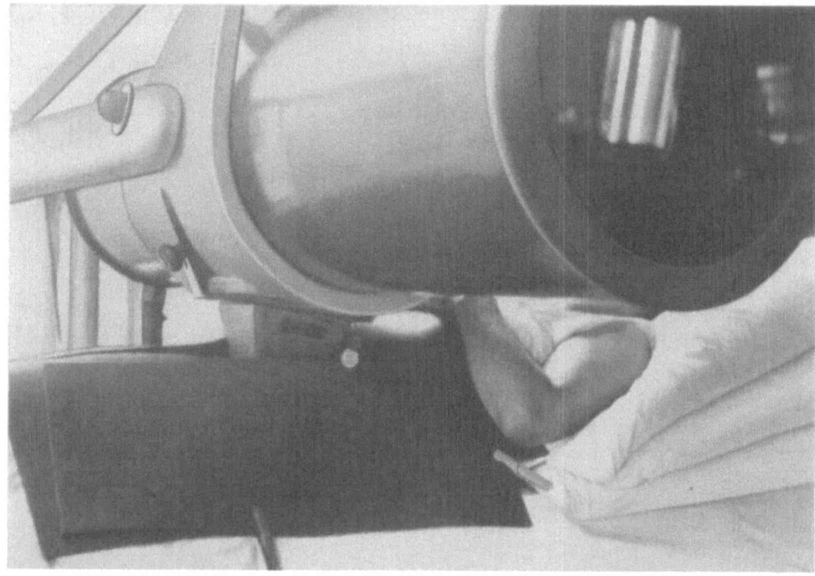

Abb. 140. Abdeckung mit Bleignmmiplatten, um einen Austritt von Streustrahlen aus dem Körper zu verhindern.

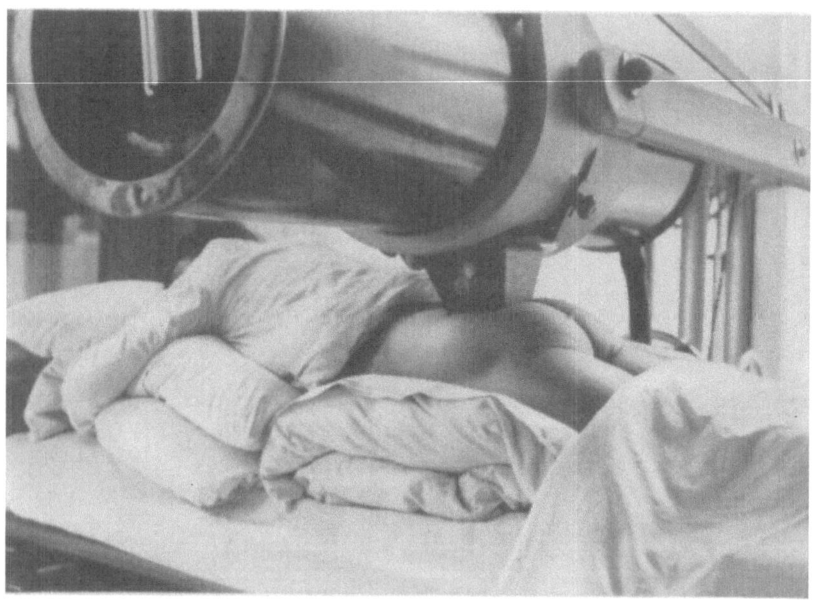

Abb. 141. Einstellung des linken Sacralfeldes (von der Seite gesehen).

Der Fokus-Hautabstand beträgt gewöhnlich jeweils 30 cm. Die Oberfläche wird niemals über 90% der HED belastet. Wenn nach dem Bestrahlungsplan unter diesen Bedingungen und mit den vorhin angegebenen Feldgrößen 34% der HED, die Dosis zur Erzielung der Daueramenorrhöe, nicht erreicht werden, müssen die Fokus-Hautabstände entsprechend vergrößert werden.

Die Röntgenkastration wird gewöhnlich einige Tage nach Beendigung der Carcinombestrahlung vorgenommen und meistens in einer Sitzung durchgeführt. Trotz der vorangegangenen größeren Bestrahlung wird sie in der Regel ohne Beschwerden vertragen.

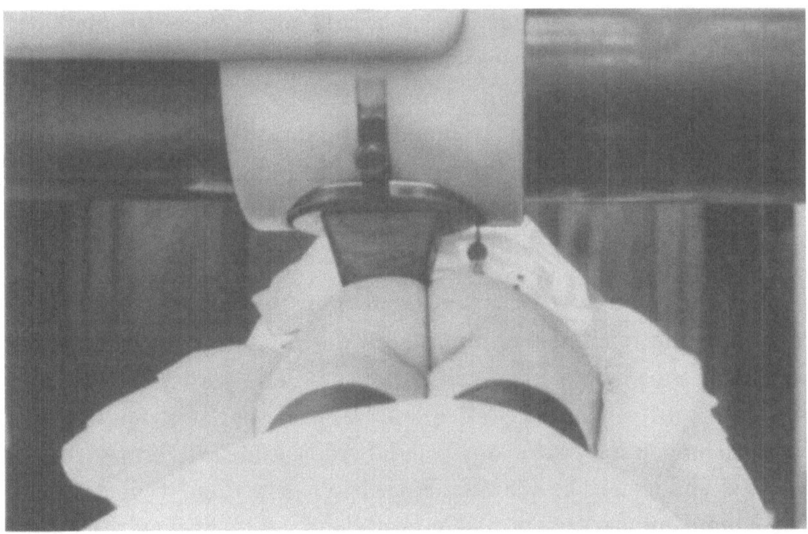

Abb. 142. Einstellung des linken Sacralfeldes (von den Füßen her gesehen). Röhre steht waagerecht.

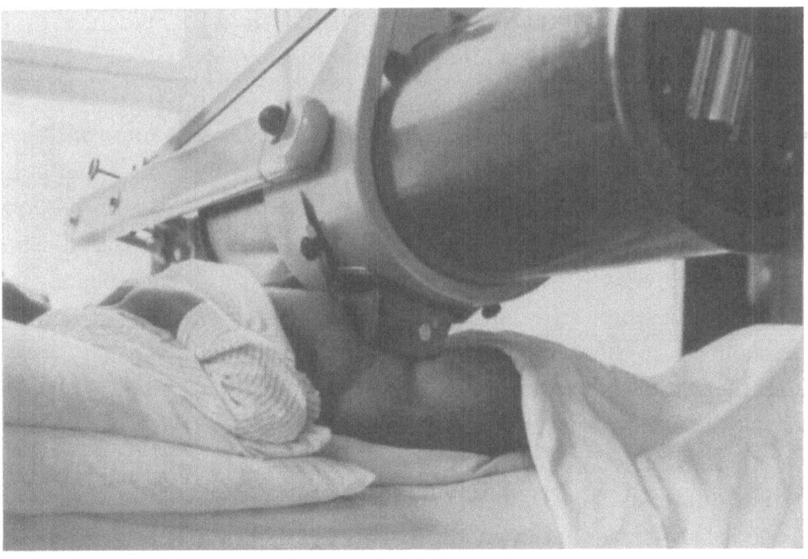

Abb. 143. Abdomenfeld bei starker Adipositas des Leibes. Der Tubus ist tiefer angesetzt als sonst, der Zentralstrahl dafür kopfwärts gerichtet. Gute Kompression.

Zusammenfassend sei noch einmal betont, daß sich uns die röntgenologische Ausschaltung der Ovarialfunktion als ein wichtiges Unterstützungsmittel bei der Strahlentherapie des Mammacarcinoms erwiesen hat. Im Hinblick auf die auch von anderer Seite gemachten günstigen Erfahrungen empfehlen wir sie auch demjenigen, der Mammacarcinome nur operativ angeht.

e) Nebenerscheinungen bei der Röntgentherapie des Mammacarcinoms.

Ehe wir auf die Bestrahlungsmethoden anderer Autoren eingehen, erscheint es zweckmäßig, an Hand der Fernfeldmethode Seitz-Wintz die Nebenerscheinungen und Gefahren der Röntgentherapie beim Mammacarcinom zu besprechen, weil von anderen Methoden vielfach behauptet wird, daß sie mit geringeren Gefahren verbunden wären.

Gefährdet ist bei der Mammacarcinombestrahlung vor allem die Lunge. Wir müssen uns daher mit den Folgen der Bestrahlung auf die Lungen eingehend auseinandersetzen. Doch sollen gleichzeitig auch die anderen Nebenwirkungen der Röntgentherapie abgehandelt werden.

1. Die Wirkung der Röntgenbehandlung auf die Haut.

Bei der Mammacarcinombestrahlung muß die Haut mit 100—105% der HED belegt werden, wenn man einen Erfolg erzielen will. Die Haut wird somit bis zur Grenze ihrer Toleranz mit Röntgenstrahlen belastet. Diese Tatsache verlangt, daß bei der Bestrahlung äußerste Vorsicht angewandt wird, um jede Überdosierung zu vermeiden. Letztere würde sich besonders deshalb deletär für die Patientin auswirken, weil die zu bestrahlenden Hautpartien beim Mammacarcinom sehr groß sind, wird doch ein Gebiet vom Rippenbogen bis zum Ohr mit Strahlen belegt.

Wurde die Dosierung exakt durchgeführt und die Haut nicht höher als mit 105% der HED belastet, so besteht keine besondere Gefahr. Es kommt nur zu dem bekannten biologischen Reaktionsablauf auf der Haut, der nach 6—8 Wochen in eine deutliche Bräunung übergeht. Damit haben die Veränderungen der Haut ihr Ende gefunden. Es darf nun aber nicht vergessen werden, daß eine Haut, die mit 100—105% der HED belastet wurde, sich im Zustand einer latenten Schädigung befindet. Es müssen daher alle weiteren Reize abgehalten werden; anderenfalls können schwere irreparable Schädigungen auftreten. Zur Zeit des Erythems genügt schon ein Kratzen an der Haut, um größere Ulcerationen auftreten zu lassen. Aber auch später im Stadium der Pigmentation ist die bestrahlte Hautfläche vor jeder weiteren Schädigung zu bewahren, weil sie einen Locus minoris resistentiae darstellt. Stumpfe Gewalteinwirkungen, selbst ohne Kontinuitätstrennung der Oberfläche, können zu schwer heilenden Geschwüren Anlaß geben.

Bekanntlich können schwere Schädigungen an vollbelasteten Hautstellen aber auch schon nach harmlosen Einwirkungen auftreten. Es genügen heiße Auflagen in Form von heißen Kompressen oder Wärmekissen, andererseits aber auch Eisbeutelauflagen — also alles, was die Hautgefäße und Hautnerven irritiert — um eine Induration der Haut hervorzurufen. Wie schon früher hervorgehoben, beruht diese auf einem Ödem des Unterhautzellgewebes, das durch Schädigung der Blut- und Lymphgefäße entstanden ist. Die Haut erhält dabei ein schweinslederartiges, starres Aussehen und fühlt sich dementsprechend auch hart und lederartig an.

Solche Indurationen können auch durch schlecht sitzende Kleidungsstücke hervorgerufen werden, z. B. wenn das Korsett drückt oder der Büstenhalter scheuert. Bei der Nachbehandlung bestrahlter Brustkrebskranker ist dieser Tatsache Rechnung zu tragen. Die Patientinnen müssen auf die Folgen aufmerksam gemacht werden, welche solche schlechtsitzenden Kleidungsstücke nach sich ziehen können.

Die Gefahr für das Auftreten einer Induration wächst, wenn die Haut innerhalb von 8—10 Wochen 2mal mit 100—105% der HED belastet wird. Der Pflege der Haut ist dann noch größere Sorgfalt zu widmen, weil sie gegen Schädigungen aller Art noch empfindlicher geworden ist.

Sollte es trotz aller Vorsichtsmaßregeln zum Auftreten einer Induration gekommen sein, so ist das an sich kein gefährlicher Zustand, wenn keine weitere Schädigung hinzukommt. Die Induration heilt im Verlauf von 1—2 Jahren aus. Erst dann, wenn weitere Einwirkungen die indurierte Haut treffen — beispielsweise heiße Auflagen, Eisbeutel, Diathermie, Höhensonne usw. — können schwere irreparable Schädigungen entstehen. Diese können sich besonders deshalb deletär auswirken, weil sie nicht zur Heilung kommen und die indurierte Haut gegen Infektionen wenig widerstandsfähig ist.

Schließlich wäre für die praktische Durchführung der Bestrahlung noch zu erwähnen, daß auch beim Vorhandensein von Sekundärstrahlern auf der Haut, trotz exaktester Dosierung, Schädigungen leichteren Grades auftreten können. Solche Sekundärstrahler sind Heftpflasterstreifen, die sich nach operativen Eingriffen zur Fixation des Verbandes oft noch auf der Brust befinden, wenn die Kranken zur Bestrahlung kommen. Durch die Fluoreszenzstrahlung des Zinkes in der Heftpflastermasse wird eine oberflächliche Reizung der Haut hervorgerufen. Auch wenn es sich nur um eine leichtere Schädigung handelt, ist es doch gut ihr vorzubeugen, da beim Zusammentreffen mit einem weiteren Reiz eine schwerere resultieren könnte. Es müssen daher vor jeder Mammacarcinombestrahlung alle Heftpflasterstreifen und deren Reste von der Haut sorgfältig entfernt werden.

2. Die Wirkung der Röntgenbestrahlung auf den Kehlkopf und die Speicheldrüsen.

Die Speicheldrüsen und der Kehlkopf werden bei der Bestrahlung des Supraclavicularfeldes gleichfalls von Röntgenstrahlen getroffen.

Da eine stärkere Durchstrahlung des Kehlkopfes leicht zu einer Schwellung seiner Schleimhaut führen kann — dies tritt besonders dann ein, wenn entzündliche Veränderungen bestehen — wird der Larynx von uns immer durch Bleiplatten vor den Strahlen geschützt. Doch ist dieses Vorgehen nur eine Vorsichtsmaßregel, da eine Schädigung der Kehlkopfschleimhaut normalerweise erst bei einer Dosis von 125—130% der HED zu befürchten ist und bei der Bestrahlung des Supraclavicularfeldes nur 100% der HED angewandt werden.

Ein anderes Verhalten zeigen die Speicheldrüsen. Schmerzhafte Schwellungen der Speicheldrüsen, vor allem Parotisschwellungen werden häufiger nach der Applikation des Supraclavicularfeldes beobachtet. Die Schwellung dauert aber höchstens einige Tage und klingt dann wieder ab.

Werden die Speicheldrüsen von einer Dosis über 70% der HED getroffen, so stellen sie vorübergehend ihre Tätigkeit ein. Da 100% der HED beim Supraclavicularfeld appliziert werden und die Speicheldrüsen oberflächlich liegen, so können sie immerhin noch fast die volle Oberflächendosis erhalten. Die Funktionseinstellung ist aber nur vorübergehend. Nach einigen Wochen beginnt der Speichelfluß wieder. Nur in seltenen Fällen, besonders dann, wenn die Speicheldrüsen 2mal von einer größeren Strahlenmenge getroffen wurden, stellen sie ihre Funktion für immer ein. Beschwerden treten aber nie auf, weil die Sekretion der Drüsen auf der anderen Seite weitergeht.

3. Die Blutschädigung.

Bei der Mammacarcinombestrahlung ist dem Verhalten des Blutbildes besondere Beachtung zu schenken. Bei den großen Einfallsfeldern wird eine hohe Volumdosis eingestrahlt. Diese hat eine stärkere Blutschädigung wie etwa bei der Uteruscarcinombestrahlung zur Folge, bei der eine kleinere Volumdosis zur Anwendung kommt.

Die Zusammenhänge zwischen Volumdosis und Blutschädigung haben wir in einem gesonderten Kapitel ausführlich auseinandergesetzt, so daß wir auf dieses verweisen können. Dort haben wir auch ausgeführt, daß der Grad der Blutschädigung nicht allein durch die Höhe der Volumdosis bestimmt ist, sondern daß es auch darauf ankommt, ob blutbereitende Organe und solche, die größere Blutmengen führen, in ihrem gesamten Ausmaß längere Zeit mitbestrahlt werden.

Aus letzterem Grunde kann man es beim Mammacarcinom häufig beobachten, daß die Bestrahlung der linken Seite zu stärkeren Veränderungen im Blutbild führt, als eine Bestrahlung der rechten Seite. Die Erklärung für diese auffällige Erscheinung ist durch die Tatsache gegeben, daß auf der linken Seite das Herz mit seinen großen Blutmengen im Bestrahlungsbezirk liegt und auch die Milz von einer beachtlichen Streustrahlenmenge getroffen wird.

Aber selbst in diesen Fällen ist die Blutschädigung nie so stark, daß sie eine ernsthafte Komplikation der Behandlung darstellen würde. Wir heben dies ausdrücklich hervor, weil von anderer Seite die stärkere Blutschädigung als ein Nachteil unserer Behandlungsmethode bezeichnet wird. Bei unseren Patienten ist es aber noch nie zu einer Kachexie oder einer perniziösen Anämie gekommen. Die Kranken haben sich immer schnell erholt, ohne daß eine besondere Behandlung vorgenommen zu werden brauchte. Wäre das nicht der Fall, so könnten wir es unmöglich wagen, nach der Mammabestrahlung noch die Kastrationsbestrahlung vorzunehmen und dieses Vorgehen zu empfehlen, weil die Röntgenkastration natürlich gleichfalls mit einer Schädigung des Blutbildes verbunden ist.

4. Die Lungeninduration.

Bei der Bestrahlung des Mammacarcinoms wird die Lunge von verhältnismäßig großen Strahlenmengen getroffen, damit ist auch die Möglichkeit einer Schädigung gegeben.

Es erscheint auch ohne weiteres verständlich, daß das Lungengewebe, genau wie jedes andere Gewebe im menschlichen Körper, bei der Überschreitung der Toleranzgrenze schwer geschädigt wird. Die Schädigung ist um so größer, je höher die verabfolgte Dosis war. Auf diese, als primäre Verbrennung der Lunge zu bezeichnenden Schädigungen, soll im nachfolgenden nicht näher eingegangen werden; denn diese haben in einer fehlerhaften Technik ihre Ursache und sind durch exakte Dosierung und genaue Einstelltechnik ebenso gut zu vermeiden wie die Verbrennungen der Haut.

Bei der Haut haben wir nun neben der akuten Verbrennung noch eine andere Form der Schädigung kennengelernt, nämlich die Induration. Bei dieser handelt es sich um ein Ödem des Bindegewebes durch Schädigung der Blut- und Lymphgefäße. Indurationen können, wie wir bei der Uteruscarcinombestrahlung beschrieben haben, auch im Beckenbindegewebe auftreten und den Eindruck einer parametranen Infiltration erwecken. Auch in diesem Falle handelt es sich um eine Schädigung der Gefäße und Lymphbahnen, die zu einer ödematösen Durchtränkung des umliegenden Gewebes geführt hat. Ähnliche Veränderungen können nun die Röntgenstrahlen auch im Lungengewebe hervorrufen.

Wintz hat auf diese Veränderungen auf dem Röntgenkongreß in Berlin im Jahre 1922 aufmerksam gemacht und ihnen den Namen Lungeninduration gegeben.

Bei der Lungeninduration handelt es sich um eine Schädigung der Lunge, die subjektiv und objektiv in Erscheinung treten kann, und die ein bestimmtes pathologisch-anatomisches Verhalten zeigt.

a) Das pathologisch-anatomische Bild. Als erster hat Wohlauer (1909) den Einfluß der Röntgenstrahlen auf das Lungengewebe studiert. Er fand bei Lungen von Meerschweinchen, die er mit mittelweicher Röhre ohne Filter mit Dosen von 8—75X bestrahlt hatte, Hyperämie, Blutungen und Erweiterung der perivasculären und bronchialen Lymphräume.

In den vergangenen Jahren ist dieser Frage besondere Aufmerksamkeit geschenkt worden und es haben zahlreiche Autoren über Veränderungen der Lunge nach Röntgenbestrahlung berichtet. Finzi sah schwerere Veränderungen und konnte keine Ausheilung der Lungenschäden beobachten. Weitere Berichte stammen von Kaestle, Mühlmann, Holfelder, Desjardins, Case, Groover, Christie und Merritt, Tyler, Cathcart, Evans und Leucutia, Landau und Fike.

Hines fand bei der Autopsie zweier Fälle eine starke schwielige Veränderung der Lunge, so daß die kleinen Bronchien zusammengedrückt waren. In einem Fall handelte es sich anscheinend um eine Kombinationsschädigung aus Röntgeninduration und Pneumonie. Orndorff sah im Tierversuch als Folge der Röntgenbestrahlung eine generalisierte Fibrosis. Den gleichen Befund konnten Evans und Leucutia erheben. Im histologischen Bild erinnerte nur noch das Vorhandensein von Kohleteilchen daran, daß man es mit einem vollständig zerstörten Lungengewebe zu tun hatte.

Genauere Beschreibungen über das pathologisch-anatomische Bild der Lungeninduration stammen von den Amerikanern: Davis, Groover, Christie und Merritt, Stevens und Jarre, Evans und Leucutia und Coe. Nach deren Berichten zeichnet sich die indurierte Lunge makroskopisch durch ihren geringen Luftgehalt, durch die rotbraune Färbung und durch die Gefäßstauung aus. Mikroskopisch findet man die Alveolen mit zellreichem Exsudat gefüllt, die Alveolarwand stark durchblutet und verdickt, ähnlich wie bei der Lungenanschoppung. In späteren Stadien ist das Bindegewebe vermehrt, die Lunge bildet das Bild einer Fibrosis.

Dieses Bild deckt sich mit dem von Wintz erhobenen pathologisch-anatomischen Befund der Lungeninduration. Neben diesen in der Lunge lokalisierten Veränderungen fand Wintz noch eine Verwachsung der beiden Pleurablätter. Diese waren außerdem an der Vorderseite noch schwielig verdickt.

Lüdin und Werthemann untersuchten den Einfluß der Röntgenstrahlen auf die Kaninchenlunge. Ihre Beobachtungen lassen sich aber nicht so ohne weiteres auf den Menschen übertragen, da sie im Tierversuch unter Bedingungen gewonnen wurden, wie sie beim Menschen unmöglich zur Anwendung kommen können. Lüdin und Werthemann bestrahlten nämlich die Tiere solange, bis sie zugrunde gingen. Bei einer Tierserie wurden bei einer Feldgröße von 5 : 5 cm, Fokus-Hautabstand 23 cm, 8 mm Aluminium, 2,3 mA, 160 kV, 0,55 mm Cu Halbwertschicht bis zu 22 Rücken- und 21 Brustfelder zu je 500 r gegeben. Die Tiere der 2. Serie erhielten unter den gleichen Bedingungen aber bei einer Feldgröße von 12 : 12 cm, die den Streustrahlenzusatz erhöhte, bis zu 7 Rücken- und 8 Brustfelder zu je 500 r, ehe der Tod eintrat.

Im mikroskopischen Bilde zeigten sich bei den spontan ad exitum gekommenen Fällen Übergänge von nur umschriebenen bis zu konfluierenden Bronchopneumonien mit schwerster eitriger Bronchitis. Die Alveolarepithelien waren zugrunde gegangen, nachdem sie verschiedene Stadien des degenerativen Zerfalls durchlaufen hatten, vor allem Quellung, wabige oder vacuoläre Degeneration des Protoplasmas und Kernschwund. In der Umgebung der bronchopneumonischen Herde fand sich ein starkes Lungenödem mit Desquamativkatarrh.

Neuerdings hat nun Engelstad-Oslo die Lungenveränderungen nach Röntgenbestrahlung an Kaninchen studiert unter genauer Berücksichtigung der verabreichten Dosen und in gewissen Zeitabständen bis zu 3 Monaten nach der Bestrahlung. Er kommt zu folgenden Feststellungen:

Man findet ausgesprochene Veränderungen in den Lungen bereits 4—5 Stunden nach einer Röntgendosis, die im Vergleich zur Hauttoleranzdosis eines Kaninchens sehr klein ist. Diese Veränderungen bestehen in Hyperämie, kleinen Hämorrhagien und Ödem, beträchtlichen degenerativen Veränderungen in den Lymphocyten der normalen Lymphfollikel und manchmal auch in Veränderungen der Bronchialepithelien. In einigen Fällen zeigt sich dann auch schon eine beginnende Leukocyteninfiltration.

Während der ersten 24 Stunden kann man auch schon eine beträchtliche Lungeninfiltration beobachten, ohne irgendwelche Bakterien mit der Gramschen Färbemethode feststellen zu können.

Die Versuche zeigen weiter, daß diese Veränderungen, die nach solch relativ kleinen Dosen auftreten, nach 2 Monaten nicht vollständig verschwunden sind, da zu dieser Zeit noch eine mäßige Sklerose der Lunge vorhanden ist. Die Lymphocytenregeneration findet bei diesen Dosen im Laufe von 2 bis 3 Wochen statt.

Die Veränderungen sind beträchtlich bei Dosen, die eine Röntgenepidermitis von 6 Wochen Dauer hervorrufen. Häufig entwickelt sich eine sehr heftige Bronchopneumonie, besonders vom 10. Tage an und in einigen Fällen führt sie zum Tode des Tieres. Zu den gewöhnlichen entzündlichen Zellen gesellen sich dann ziemlich große Mengen Makrophagen zwischen dem 20. und 30. Tage und auch noch später. Die Lymphocytenregeneration findet bei diesen Dosen im Laufe von 3—4 Wochen statt. 3 Monate nach der Bestrahlung findet man beträchtliche Lungenveränderungen in Form von Sklerose, entzündlicher Infiltration, Anhäufung von Makrophagen und Veränderungen in den Bronchialepithelien (Monstrositäten nach Anordnung und Aussehen des Plattenepithels).

Größere Dosen von 9000 r oder mehr rufen eine schwere Bronchopneumonie hervor und eine eitrige Bronchitis, die in vielen Fällen zum Tod führt. Die entzündlichen Prozesse scheinen bei dieser Gruppe zwischen dem 10. und 20. Tag stark einzusetzen.

Die Untersuchung 3 Monate nach der Bestrahlung ergibt eine starke Vermehrung des Bindegewebes und beträchtliche perivasculäre, peribronchiale und bronchopneumonische Infiltration. Enorme Mengen von Makrophagen und zahlreiche Riesenzellen füllen große Teile des Lungengewebes aus. Das Bronchialepithel proliferiert, zeigt ausgesprochene Monstrositäten und sieht an vielen Stellen aus wie vielschichtiges Plattenepithel. Epitheliale Riesenzellen und Verhornung sind auch vorhanden. Die Gefäßveränderungen sind sehr gering. Auch konnten keine bestimmten Schädigungen der elastischen Fasern gefunden werden.

Eine exsudative oder adhäsive Pleurareizung wurde bei Dosen unter 7000 r nur zweimal unter 35 Tieren gefunden, bei größeren Dosen bei 6 von 12 Tieren.

Zusammengefaßt ergibt sich bei der Lungeninduration folgendes pathologischanatomisches Bild: Makroskopisch zeigt der befallene Teil verminderten Luftgehalt. Die Gefäße sind gestaut, die Farbe des Lungengewebes ist rotbraun. Je nach dem Grad der Induration ist dieses mehr oder weniger fibrös. Die Pleurablätter sind vielfach verwachsen und schwielig verdickt. Die mikroskopischen Veränderungen sind sehr mannigfaltig. Die Alveolarwände sind verdickt, die Alveolen angefüllt mit zerstörten Epithelien und Fibrinkoageln. Die Zwischenwände zeigen eine hochgradige leukocytäre Infiltration. An anderen Stellen, an denen der Prozeß weiter fortgeschritten ist, ist die leukocytäre Infiltration durch eine bindegewebliche, fibroplastische Proliferation ersetzt. Es besteht eine stärkere Hyperplasie des perivasculären Bindegewebes. Schließlich finden sich Stellen (offenbar das Maximum der Schädigung), bei denen das Lungengewebe in dichtes Bindegewebe mit vollständiger Zerstörung der Alveolen verwandelt. ist.

b) Das klinische Bild. Das klinische Bild wechselt sehr. Es ist abhängig von dem Grad der Veränderungen, von individuellen Momenten und von dem Hinzutreten weiterer Schädigungen. Die Lungeninduration läßt sich am besten in 3 Stadien einteilen. Diese stellen aber keine fest umschriebenen Krankheitsbilder dar, vielmehr gibt es zwischen ihnen fließende Übergänge.

Stadium I. Bei der leichten Induration ist eine besondere Störung des Allgemeinbefindens nicht vorhanden. Die Patienten klagen höchstens über einen leichten trockenen Reizhusten. Die Perkussion läßt krankhafte Veränderungen meistens nicht erkennen, eher die Auskultation. Man hört über den bestrahlten Lungenpartien in mehr oder weniger umschriebenen Bezirken ein verstärktes, leicht pfeifendes Atemgeräusch.

Auf dem Röntgenbild sieht man nur dann Veränderungen, wenn sehr weiche, inhomogene Strahlen angewandt wurden. Die Lungenzeichnung der bestrahlten Seite ist dann etwas deutlicher als die der anderen Seite. Der im Bestrahlungsbereich gelegene Anteil der Lunge zeigt eine leichte diffuse Verschattung.

Stadium II. Hier ist der Hustenreiz heftiger. Es besteht geringe Atemnot, Seitenstechen, Temperaturerhöhung, geringe Schallverkürzung und deutliches Knisterrasseln. Ist die Pleura in den Prozeß mit einbezogen, was auch sehr häufig vorkommt, so hört man noch leise Reibegeräusche wie bei einer beginnenden Pleuritis. Desjardins hat für dieses Bild den Namen Röntgenpleuropneumonitis geprägt.

In Übereinstimmung mit dem größeren klinischen Befund sind auch auf dem Röntgenbild stärkere Veränderungen zu sehen. Dieses zeigt eine deutliche, mehr oder minder starke Verschattung entweder eines Teils oder der ganzen Lunge, je nach der Ausdehnung, in der die Lunge von Strahlen getroffen wurde.

Stadium III. Während es sich beim Stadium I und II um vorübergehende Schädigungen handelt, sind die jetzt angeführten irreparabel. Wir haben sie nach anderweitig vorgenommenen wiederholten Bestrahlungen auftreten sehen. Durch schwielige Veränderung und Schrumpfung hat die Lunge ihre Elastizität verloren. Deshalb erreicht auch die Dyspnöe stärkere Grade. Gleichzeitig besteht quälender Husten.

Das Röntgenbild zeigt intensive, diffuse Verschattung, Verziehung des Mediastinums und des Herzens nach der geschrumpften Seite. Außerdem fehlt die respiratorische Verschieblichkeit des Zwerchfells.

Bei starker Verkleinerung der Lungenfläche besteht hochgradige Atemnot. Die Leistungsfähigkeit ist dann sehr beeinträchtigt (Abb. 144, 145, 146, 147).

c) Prognose. Im allgemeinen ist die Prognose der Lungeninduration nicht ungünstig. Die leichteren Grade heilen bei zweckmäßigem Verhalten immer ab. Wir haben Patienten gesehen, die unter den Veränderungen wenig zu leiden hatten und die ihre ganze Hausarbeit verrichteten, obgleich Zweidrittel der befallenen Seite bei der Röntgendurchleuchtung eine vollständige Verdunkelung aufwiesen. Aber auch diese stärkeren Veränderungen heilen meist glatt ab, wenn keine neue Schädigungen hinzutreten.

Der Rückbildungsprozeß nimmt gewöhnlich einige Jahre in Anspruch. Oft beginnt die Aufhellung der verschatteten Partien erst nach 1—2 Jahren. Bis zum gänzlichen Verschwinden aller Erscheinungen können weitere 2 Jahre vergehen.

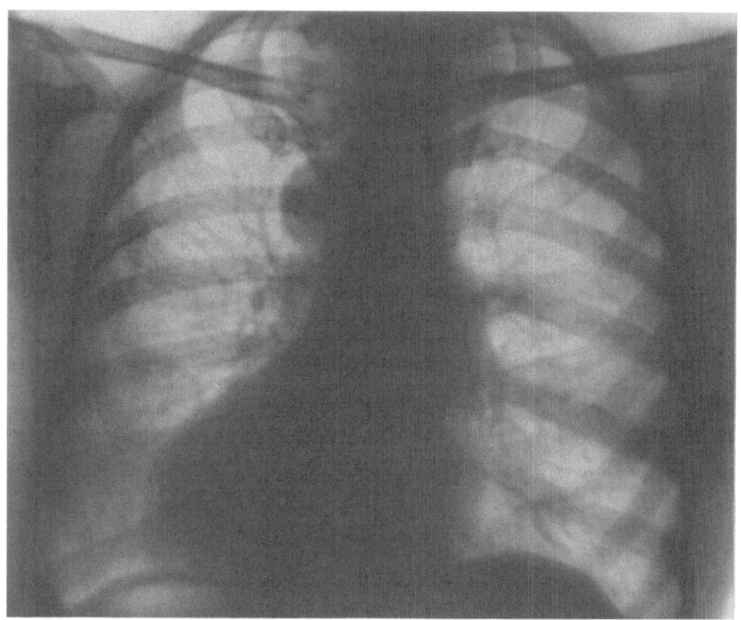

Abb. 144. Frischere Lungeninduration nach Bestrahlung eines linksseitigen Mammacarcinoms.

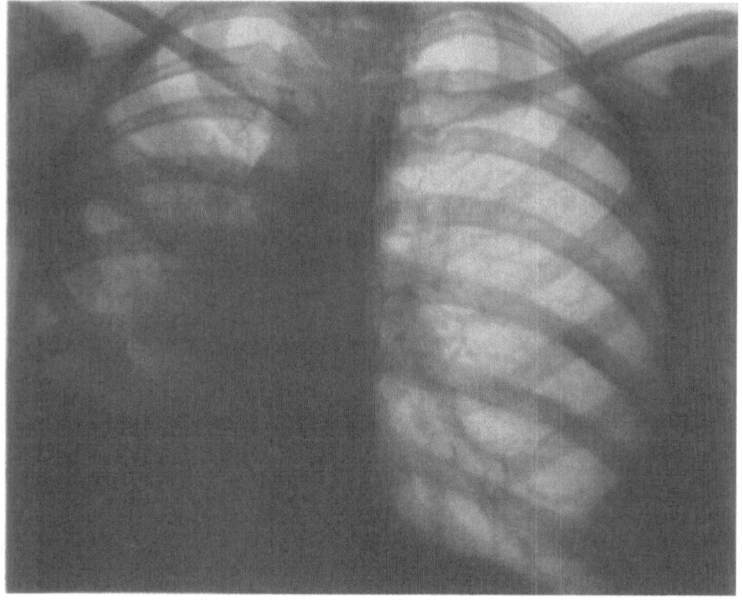

Abb. 145. Ausgedehnte linksseitige Lungeninduration, bereits im Zurückgehen begriffen.

Handelt es sich um eine schwerere Form der Lungeninduration, so tritt keine vollständige Restitutio ad integrum ein. Die indurierten Teile der Lunge werden stets in festes

narbiges Bindegewebe verwandelt. Da dieses zu starker Schrumpfung neigt, kann es zu
weitgehenden Verziehungen im Thorax kommen. Es resultiert dann ein Zustand, den man

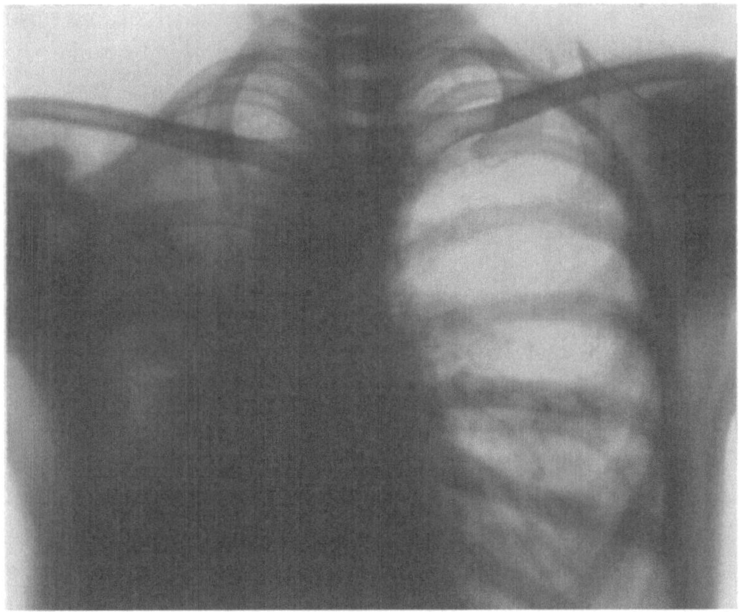

Abb. 146. Fall von schwerer ausgedehnter Lungeninduration, entstanden durch intensive Bestrahlung und
Pneumonie, Schrumpfungsstadium, im 4. Jahr nach dem Entstehen.

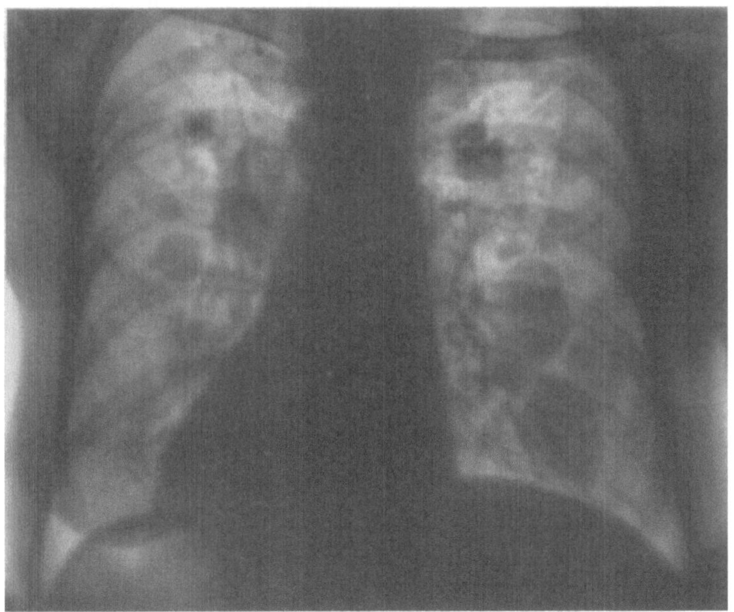

Abb. 147. Carcinom der Lunge. Metastasen (zum Vergleich mit den Bildern der Lungeninduration).

mit Lungenfibrosis bezeichnet und der bei den klinischen Bildern als Stadium III beschrieben wurde.

d) Die Behandlung der Induration. Die Behandlung richtet sich nach dem Befund. Leichtere Grade der Induration erfordern keine besonderen Maßnahmen. Die Patientin muß sich nur vor Erkältung schützen. Eine Bronchitis, vor allem eine Pneumonie, kann die latente Schädigung manifest werden lassen und sich unheilvoll auswirken.

Bei stärkeren Graden der Induration und deutlichen Beschwerden, bei Krankheitsbildern, die dem Stadium II gleich sind, ist Bettruhe notwendig. Vor Wärmeanwendung jeder Art, auch vor feuchten Wickeln und vor Diathermiebehandlung muß gewarnt werden, da sie nur zu einer Verschlechterung führen. Von Medikamenten wirken Transpulmin und Campher — täglich 1—2 ccm wechselnd für längere Zeit — und Cadechol günstig. Expectorantien werden schlecht vertragen, sie verstärken die Beschwerden. Hustenreiz muß mit Codein bekämpft werden.

Bei schweren Formen kommt es darauf an, das Herz zu stützen. Besondere Beachtung verdienen Stauungen im kleinen Kreislauf. Hier bringt ein Aderlaß schnelle Besserung.

Nach Verschwinden der akuten Erscheinungen sind Liegekuren in trockener warmer Luft sehr zweckmäßig. Sie tragen zur beschleunigten Ausheilung wesentlich bei.

e) Komplikationen bei der Lungeninduration. Wenngleich die Prognose der Lungeninduration nicht schlecht ist, so darf doch andererseits nicht vergessen werden, daß das Vorhandensein eines indurativen Prozesses immer einen Locus minoris resistentiae darstellt. Eine neu hinzukommende Lungenerkrankung stößt auf ein wenig widerstandsfähiges Gewebe und muß daher einen entsprechend schwereren Verlauf nehmen.

Patienten mit Lungeninduration, die sonst keinen krankhaften Befund über der Lunge zeigten, bieten bei Hinzutreten einer neuen Lungenerkrankung plötzlich das Bild eines schweren Lungenprozesses. Man findet deutlich eine ausgesprochene Dämpfung, deren Sitz ähnlich wie bei der zentralen Pneumonie in der Mitte der Lunge liegen kann. An der Stelle der stärksten Dämpfung ist das Atemgeräusch ganz aufgehoben. Röntgenologisch zeigt sich eine mehr oder weniger große Verschattung, die sich nicht an die anatomischen Grenzen der Lungenlappen hält. Dieses Bild läßt die zentrale Pneumonie ausschließen. In schwereren Fällen kann die Erkrankung die ganze Lunge einnehmen.

Die Prognose ist in solchen Fällen sehr ernst.

Die Behandlung ist die gleiche, wie wir sie früher bei der einfachen Lungeninduration beschrieben haben. Von allen feuchtwarmen Wickeln und von jeder Art der Wärmebehandlung muß auch hier Abstand genommen werden.

f) Lungeninduration und Bestrahlungsmethode Seitz-Wintz. Zur Vermeidung von Lungenschädigungen ist es notwendig, die Strahlendosis zu kennen, die zu den oben beschriebenen Veränderungen führt. Zur Prüfung dieser Frage ist es vor allem wichtig, die Strahlenmenge zu finden, die von der Lunge noch gerade vertragen wird, ohne daß sie mit einer Verbrennung reagiert. Man nennt diese Dosis die Toleranzdosis. Nach den Beobachtungen von Wintz liegt die Verbrennungsdosis der Lunge bei 180—200% der HED. Genau beweisen läßt sich das aber nicht. Bei der Festsetzung dieser Grenzen stützt sich Wintz darauf, daß er bei den von ihm angewandten Strahlendosen, die lokal bis 170% der HED betragen haben, eine Lungenschädigung im Sinne einer Ulceration oder Nekrosenbildung nie hat auftreten sehen.

Es kann aber auch schon vor Erreichung der Toleranzdosis zum Auftreten von Gewebsschädigungen kommen. Wir wissen von unseren Untersuchungen an anderen Geweben, daß schon nach der Anwendung einer Röntgenstrahlenmenge, die die Hälfte der Toleranzdosis beträgt, ein Locus minoris resistentiae zurückbleibt.

Wenn 180—200% der HED die Verbrennungsgrenze darstellen, so müssen etwa 100% der HED einen Locus minoris resistentiae schaffen. Diese Annahme stimmt gut mit unseren Erfahrungen überein. Wurde die Lunge von einer Strahlenmenge getroffen, die tiefer lag, so wurden niemals Schädigungen gefunden. Nur in jenen Fällen, in denen die Röntgenstrahlenmenge mehr als 100% der HED betrug, wurden Veränderungen und Beschwerden im Sinne der früher beschriebenen Lungeninduration beobachtet.

Es galt nun die Frage genauer zu prüfen, von welchen Röntgenstrahlenmengen die Lunge bei der Mammacarcinombestrahlung getroffen wird. Wintz und Rump sind hierzu zunächst den Verhältnissen bei der Fernfeldmethode Seitz-Wintz nachgegangen.

Die Untersuchungen gestalteten sich sehr schwierig, weil Messungen im Wasser- oder Wachsphantom nicht genügten, da die Streustrahlenverhältnisse im Lungengewebe gänzlich andere sind. Um diese möglichst natürlich zu gestalten, wurden aufgeblähte Menschen- und Tierlungen sowie Phantome aus Gummischwämmen und Wachs zu den Messungen benutzt und die Verhältnisse wie beim Mammacarcinom durch Überschichten mit Wachs möglichst imitiert.

Diese Untersuchungen zeigten, was zu erwarten war, daß die Belastung des Lungengewebes bei der Bestrahlung nach der Methode II der Technik Seitz-Wintz eine höhere ist. Aber auch bei der Bestrahlung nach der Methode I erhält eine kleine Lungenpartie eine hohe Strahlenmenge. Im einzelnen sind die Verhältnisse folgende:

Kommt die Methode I zur Anwendung, so erhält die oberste Lungenschicht eine Dosis von rund 90% der HED. In 5 cm Tiefe hat sich die Dosis auf 75—85% verringert und in 10 cm Tiefe sind nur noch 65—70% der HED vorhanden. Auf der Hinterseite der Lunge beträgt die Dosis 60—45% der HED. Daraus geht hervor, daß bei der Bestrahlung des Mammacarcinoms nach der Methode I ungefähr Zweidrittel des Lungengewebes von einer Röntgenstrahlenmenge getroffen werden, die etwa bei 60—70% der HED liegt. Nach den vorstehenden Ausführungen über die Toleranzgrenze des Lungengewebes kann diese Dosis also keine Lungenschädigung hervorrufen. Es besteht somit für die Lunge keine Gefahr.

Nur eine kleine Lungenpartie erhält bei der Bestrahlung nach der Methode I fast regelmäßig eine höhere Strahlenmenge als die eben angeführte. Es ist dies der unter der Clavicula gelegene Teil des Lungenoberlappens. Dieser wird nämlich einmal vom Mammafeld aus und ein anderes Mal vom Supraclavicularfeld her bestrahlt. Es kommt so zu einer Überkreuzung der Strahlen und damit zu einer Summation der auftreffenden Dosis. Diese Überkreuzung ist im allgemeinen nicht sehr erheblich. Sie hängt vor allem von der Richtung der Strahlenkegel ab. Wird die Bestrahlung des Mammafeldes in der Weise vorgenommen, daß die Strahlenrichtung schräg nach oben zum Hals geht, so wird eine größere Lungenpartie unter der Clavicula getroffen, als wenn der Strahleneinfall senkrecht auf die Brust gerichtet ist. Andererseits durchsetzt die vom Supraclavicularfeld einfallende Strahlenmenge je nach der Strahlenrichtung verschieden große Lungenpartien. Besonders wenn eine Kranke den Hals nicht genügend zur Seite drehen kann, verläuft die Richtung der Strahlen stärker nach dem Thorax zu. Theoretisch könnte man sich nun vorstellen, daß gelegentlich bei einer und derselben Patientin die Strahlen sowohl beim Mammafeld wie beim Supraclavicularfeld den oben beschriebenen Verlauf nehmen, dann würde ein ungefähr 3—4 cm breiter Lungenstreifen im Oberlappen eine Dosis von 140—160% der HED erhalten.

Dieses Zusammentreffen läßt sich jedoch auch vermeiden. Sollten wirklich einmal die oben erwähnten Schwierigkeiten bestehen, so hat man es immer noch in der Hand, die Strahlenrichtung beim Supraclavicularfeld nach dem Mediastinum hinzulenken, wodurch die oben erwähnte Gefahr vermieden würde.

Anders liegen die Verhältnisse bei Anwendung der Methode II. Bei dieser wird neben dem Mammafeld noch ein Rückenfeld gegeben. Es muß also eine Strahlensummation in einem umschriebenen Teil der Lunge eintreten. Nun erhält aber das Lungengewebe schon vom vorderen Feld eine viel höhere Dosis als bei Methode I. Die Methode II wird angewandt, wenn der Arm nicht emporgehoben werden kann. Das ist aber fast ausschließlich nur der Fall, wenn es sich um Kranke mit einem Rezidiv nach Operation handelt.

Bei diesen Frauen wurde nun neben der Mamma auch meistens der Pectoralis fortgenommen. Die Gewebsschicht, die zwischen Haut und Lunge liegt, ist daher wesentlich dünner als bei der Methode I. Da sich die Lunge in diesem Fall dicht unter der Oberfläche befindet, wird sie von einer höheren Dosis getroffen. Die obersten Schichten erhalten unbedingt 90—105% der HED. Dementsprechend ist auch die Dosis, die auf die Rückseite der Lunge gelangt, größer als bei Methode I. Sie erhält noch 70—65% der HED. Nun muß bei der Methode II vom Rücken aus noch eine Zusatzbestrahlung gegeben werden, um in der Achselhöhle die Carcinomdosis zu erreichen. Von der Größe des hierzu nötigen Einfallsfeldes wird es abhängen, wie groß die Lungenpartie ist, die nochmals von den Strahlen getroffen wird. Auf jeden Fall erhält der laterale Teil der Lunge eine Strahlendosis von 130—150% der HED.

Nun ist noch weiter zu bedenken, daß auch bei der Methode II eine Überkreuzung der Strahlen unter der Clavicula stattfinden kann. In diesem Teil der Lunge kann daher eine Dosis von 170% der HED erreicht werden. Es ist dies eine Dosis, die dicht unter der Verbrennungsgrenze der Lunge liegt. Wie bei der Methode I läßt sich diese Überkreuzung aber dadurch vermeiden, daß man die Strahlen beim Supraclavicularfeld auf das Mediastinum lenkt.

Diese Ausführungen zeigen, daß die Lunge bei der Bestrahlung nach Methode II von einer sehr viel größeren Strahlenmenge als bei der Methode I getroffen wird. Daraus ergibt sich unter Hinweis auf die oben beschriebenen Möglichkeiten die Forderung, die Methode II nur in solchen Fällen anzuwenden, in denen eine Bestrahlung nach der Methode I infolge Bewegungseinschränkung des Armes nicht möglich ist. Diese Forderung ist um so mehr begründet, als die vermehrte Durchstrahlung der stark bluthaltigen Lungen auch zwangsläufig zu einer größeren Blutschädigung führen muß.

Ist die Methode II aber nicht zu umgehen, dann kommt es darauf an, durch geschicktes Einstellen die doppelte Durchstrahlung eines größeren Lungenbezirkes zu vermeiden. Das läßt sich sehr gut erreichen. Das Zusatzfeld vom Rücken soll ja nur die laterale Seite des Brustkorbes und die Axilla treffen. Durch leichte Schräglagerung der Patientin und Neigung der Röhre kann die Strahlenrichtung auf die Achsel so eingestellt werden, daß nur das äußere Drittel der Lunge nochmals von Röntgenstrahlen durchsetzt wird. Nur selten, wenn infizierte Lymphstränge und Knötchen am Rücken bestehen, läßt sich diese Forderung meistens nicht ganz erfüllen, so daß doch ein größerer Teil der Lunge durchstrahlt wird. In solchen Fällen soll man es sich aber immer überlegen, ob es nicht vorzuziehen ist, die Strahlenrichtung schräg auf die Achselhöhle zu lenken und etwa vorhandene Hautknötchen — viel dürfen es natürlich nicht sein — durch Radium zu zerstören.

Genügt eine Bestrahlung mit der Methode I, so ist diese ohne Einfluß auf die Lunge. Indurationen können erst dann auftreten, wenn schon vor Ablauf der nächsten 8 Wochen die gleichen Röntgenstrahlenmengen noch einmal auf die Lunge verabfolgt werden. Doch handelt es sich selbst bei den dann auftretenden Indurationen um ganz leichte Formen, die abgesehen von der Schaffung eines Locus minoris resistentiae die Prognose nicht trüben.

Früher traten bei Anwendung der Methode II schon nach einer Bestrahlung in 18% der Fälle typische Veränderungen im Sinne einer Induration auf. Wurde diese Bestrahlung vor Ablauf von 10 Wochen wiederholt, so wurde in 80% aller Fälle eine Induration beobachtet. Seitdem wir aber unter Kenntnis der Gefahr dazu übergegangen sind, bei Anwendung der Methode II in der soeben bezeichneten Weise mit nur kleinem Rückenfeld zu bestrahlen, haben sich stärkere Indurationen vermeiden lassen.

g) Lungeninduration und Bestrahlungsmethoden anderer Autoren. Es hat sich nun weiter gezeigt, daß bei den als schonender bezeichneten Bestrahlungsmethoden anderer Autoren die Lunge von gar nicht so niedrigen Dosen getroffen wird. Vor allem kommen bei der fraktionierten Kleinfelderbestrahlungstechnik von Rahm viel höhere Dosen in der Lunge zur Wirkung als bei der Fernfeldmethode Seitz-Wintz. Denn die kleinen Felder führen notgedrungen zu ständigen Strahlenüberkreuzungen. Mit dem Holfelderschen Felderwähler läßt sich dieses leicht beweisen.

Der Einwand, daß zwischen den einzelnen Applikationen größere Pausen liegen und die Lunge somit Zeit zur Erholung hat, ist nicht stichhaltig. Die Erholungsfähigkeit der Lunge ist nämlich sehr gering. Selbst wenn nicht mehr bestrahlt wird, geht die Schädigung erst im Laufe von Jahren wieder zurück. Das haben wir vorhin näher ausgeführt. Daher reicht die zwischen den einzelnen Bestrahlungspausen liegende Zeit für eine Erholung des Lungengewebes nicht aus. Es kommt dadurch zu einer Summation der Strahlenmengen und die Lunge erhält in den betreffenden Partien sehr viel höhere Dosen als bei beiden Methoden der Fernfeldtechnik Seitz-Wintz.

Frauen, die anderweitig mit der Kleinfeldermethode bestrahlt worden waren und die später in unsere Klinik zur Behandlung kamen, wiesen tiefdunkle Verschattungen in den Lungen auf, wie solche nach den Bestrahlungsmethoden Seitz-Wintz niemals zur Beobachtung kamen. Indurationen, die bei unseren Methoden entstehen, heilen nach 3 Jahren aus. Indurationen aber, die wir nach der Kleinfeldermethode haben auftreten sehen, waren noch nach 4 Jahren unverändert vorhanden.

Diese Ausführungen gelten auch für solche Methoden, die wohl mit großen Feldern arbeiten, bei denen die Dosen aber protrahiert-fraktioniert verabfolgt werden. Zwar fand Zwerg im Tierversuch keine nennenswerten Veränderungen in der Lunge nach protrahiertfraktionierten Bestrahlungen und auch Schinz, Kahlstorf und Zuppinger beschrieben nur eine leichte Induration nach derartigen Bestrahlungen. Solomon sowie Belot betonten sogar, bei ihrer Methode der Mammacarcinombestrahlung mit verteilten Dosen niemals eine Lungenschädigung beobachtet zu haben. Wir haben aber in den letzten Jahren gerade nach sog. Coutard-Bestrahlungen wegen Mammacarcinoms ganz erhebliche Lungenindurationen gesehen und zur Behandlung eingewiesen bekommen. Die Gefahr der Lungeninduration ist daher bei den protrahiert-fraktionierten Bestrahlungsmethoden sehr groß, was bei der langsamen Erholungsfähigkeit der Lunge leicht erklärlich ist.

Den Nachteil der Lungendurchstrahlung versuchten nun andere Strahlentherapeuten dadurch zu umgehen, daß sie die Röntgenstrahlen flach über den Thorax gleiten lassen. Derartige Bestrahlungsmethoden stammen von Finzi (skimming method = Streiflichtmethode), Holfelder (Flankierungstechnik) und Hintze (Tangentialbestrahlungsmethode). In allen diesen Methoden können wir aber keine Verbesserung sehen. Abgesehen davon, daß sich auch bei diesen Techniken die Mitbestrahlung eines Teiles der Lunge mit erheblichen Dosen nicht vermeiden läßt, ist es sehr schwer, die zur Carcinomzerstörung nötige Dosis sicher an den Tumor zu bringen.

Im einzelnen sind die Verhältnisse bei den genannten Methoden folgende:

Bei der Streiflichtmethode von Finzi wird die Brust aus schräg angesetzten Strahlenkegeln bestrahlt. Um den fehlenden Streustrahlenzusatz zu erhalten wird der Brusttumor mit einem Wachsblock umgeben. Als Wintz und Rump die Dosen, die bei diesem Vorgehen die Lungen treffen, nachrechneten, fanden sie, daß das oberste Drittel der Lunge, weil noch ein Zusatzfeld vom Rücken gegeben werden muß, über 130% der HED erhält. Eine Schädigung eines Teiles der Lunge ist daher auch bei dieser Methode unvermeidlich. Finzi schreibt selbst, „daß der Lungenscheitel etwas geschädigt wird".

Auch bei der Flankierungstechnik nach Holfelder wird die Lunge von Strahlen getroffen. Die Bestrahlung wird bei dieser Technik von drei Fernfeldern aus vorgenommen: Das erste wird auf die Axilla aufgesetzt. Der Zentralstrahl ist etwa auf den Luftraum über die Clavicula gerichtet. Beim zweiten liegt der Tubus auf der gesunden Brust. Das dritte Feld wird auf die Mitte der Mamma gerichtet.

Diese theoretisch sehr gut durchdachte Methode leidet nur an dem Mangel, daß die Verhältnisse an der Lebenden vielfach anders sind und das korrekte Einhalten der beschriebenen Strahlenrichtung nicht gestatten. Ist die Brust flach, so liegen die der Thoraxwand nahen Partien der Lunge schon beim ersten Feld mit im Strahlenkegel. Weiter muß das zweite Feld sehr stark gewinkelt werden, wenn die Strahlen die Brustwand treffen sollen, so daß auch die Lunge hierbei mitbelastet wird.

Bei starker Mamma wird die Dosierung beim ersten Feld unsicher. Auch muß das zweite Feld wegen der Stärke der Mamma sehr stark gewinkelt werden, so daß auch hier wieder die Lunge von Strahlen mitgetroffen wird. Wenn Unterdosierungen nach dieser Methode vermieden werden sollen, so müssen Strahlenmengen verabreicht werden, die nach unseren Berechnungen am Phantom in den oberflächlichen Lungenpartien an der Thoraxwand 130—140% der HED betragen.

Auch die neuerdings von Hintze empfohlene Tangentialbestrahlungsmethode stellt keinen Fortschritt dar. Abgesehen davon, daß auch bei dieser Methode die oberflächlichen Lungenpartien mitbestrahlt werden, hat dieses Vorgehen den Nachteil, daß zwischen dem Achselfeld und dem Brustfeld zur Vermeidung der lokalen Überdosierung ein schmaler Hautstreifen unbestrahlt bleiben muß. Die Folge ist, daß es zum Auftreten von Rezidivknoten an diesen Stellen kommen kann. Nach den Angaben von Hintze werden diese Knoten von ihm mit Radium zerstört.

Aus dieser kurzen Übersicht geht hervor, daß die eben genannten Methoden gegen die Fernfeldmethode Seitz-Wintz keinen Fortschritt bedeuten. Es hat sich gezeigt, daß auch bei diesen Techniken Teile der Lunge mit einer hohen Strahlenmenge belastet werden, so daß auch bei diesen die Möglichkeit für das Auftreten von Indurationen vorhanden ist. Der große Nachteil dieser Methoden besteht vor allem darin, daß man bei ihnen nicht imstande ist, so genau und so sicher zu dosieren wie bei der Technik Seitz-Wintz. Das ist von umso größerem Nachteil, als bei der Bestrahlung des Mammacarcinoms die Dosierung sehr exakt sein muß. Die Lungeninduration ist keine allzu schlimme Beigabe, wenn es gelingt, das Carcinom sicher zu zerstören. Bei Beobachtung einiger Vorsichtsmaßregeln handelt es sich bei einer etwa auftretenden Lungeninduration ja nur um eine vorübergehende Schädigung des Lungengewebes. Keinesfalls darf man aus Furcht vor dieser Möglichkeit Methoden anwenden, die keine Sicherheit für eine zuverlässige Dosierung geben.

h) Die Prophylaxe der Lungeninduration. Die vorstehende Übersicht zeigt, daß eine mehr oder minder hohe Belastung von Lungenpartien sich bei keiner Bestrahlungsmethode vermeiden läßt, wenn man einen Erfolg erzielen will. Die Möglichkeit für das Auftreten einer Lungeninduration ist also bei jeder Bestrahlungstechnik gegeben.

Wir haben nun schon ausgeführt, daß eine einmalige höhere Belastung nichts schadet, wenn weitere Bestrahlungen erst dann wieder vorgenommen werden, wenn das Lungengewebe sich erholt hat. Bei unseren Methoden ist dies nach 8 Wochen der Fall. Weiter haben wir ausgeführt, daß Lungenindurationen oft erst dann manifest werden, wenn die durchstrahlte Lunge von neuen Schädigungen getroffen wird.

Aus diesen Erfahrungen heraus läßt sich eine gewisse Prophylaxe treiben. Diese besteht darin, daß man jeden weiteren Reiz nach der Bestrahlung fernhält und eine Wiederholung der Bestrahlung nicht zu früh vornimmt.

Zur Beurteilung dieser letzten Forderung ist es unbedingt erforderlich, daß man schon vor der ersten Behandlung des Mammacarcinoms mit Röntgenstrahlen einen genauen Lungenbefund aufgenommen und ein gutes Röntgenbild angefertigt hat, damit für später eine Vergleichsmöglichkeit besteht. Vor jeder weiteren Bestrahlung ist eine neuerliche Lungenuntersuchung und ein Vergleich mit dem Lungenbefund vor der ersten Behandlung notwendig. Sobald sich auf dem Röntgenbild Veränderungen zeigen, die auf eine Induration hinweisen, ist von jeder weiteren Bestrahlung, die mehr prophylaktischen Charakter trägt und durch das Vorhandensein von Carcinommassen nicht streng indiziert ist, unbedingt abzusehen.

Überhaupt ist die Kenntnis der Lungeninduration und ihre Erscheinungsform auf dem Röntgenbild für den Strahlentherapeuten von größter Bedeutung. Oft gibt die Induration das gleiche Bild wie ein carcinomatöser Prozeß in den Lungen. Die Differentialdiagnose kann sehr schwer sein und eine falsche Beurteilung deletäre Folgen haben. Man kann sich vorstellen, daß bei einer Patientin eine Induration als Lungentumor angesprochen und als solcher intensiv bestrahlt wird. Diese Bestrahlung wird dann die Schädigung vermehren und kann unter Umständen den Exitus herbeiführen, während die Patientin bei richtiger Kenntnis der Lungeninduration gesund geblieben wäre.

Daß man zur Vermeidung der Lungeninduration bei unseren Methoden durch geschicktes Einstellen wesentlich beitragen kann, haben wir schon früher genau auseinandergesetzt. Hier sei nur noch einmal hervorgehoben, daß man durch geeignete Schräglagerung der Patientin große Partien der Lungen vor Strahlen schützen kann. Bei der Methode II kann man das Zusatzfeld vom Rücken auf die Achselhöhle so klein wählen, daß höchstens ein Drittel der Lunge noch ein zweites Mal von Strahlen getroffen wird.

Bei der Beschreibung des Entstehungsmodus der Lungeninduration wurde bisher darauf hingewiesen, daß die Lungeninduration durch das Auftreten entzündlicher Erkrankungen nach der Bestrahlung besonders begünstigt wird. Nun kann es aber auch auf umgekehrtem Wege zur Lungeninduration kommen, wenn nämlich eine Lunge bestrahlt wird, die bereits durch eine schwere Bronchitis oder durch einen postpneumonischen Prozeß verändert ist. Derartige Möglichkeiten bestehen besonders bei Bestrahlungen nach Operationen. Doch darf auf postoperative Lungenerkrankungen keine Rücksicht genommen und es muß sofort mit der Bestrahlung begonnen werden, wenn nicht alle Carcinommassen entfernt werden konnten; es muß in diesem Fall nur die Nachbehandlung besonders sorgfältig durchgeführt und der Patient längere Zeit als sonst in klinischer Beobachtung behalten werden. Dagegen wäre es unter den oben erwähnten Umständen abzulehnen, eine sog. prophylaktische Bestrahlung vorzunehmen.

Vor prophylaktischen Bestrahlungen bei einem entzündlichen Prozeß irgendwelcher Art warnt auch Solomon, weil der Prozeß durch die Bestrahlung zur Entwicklung gebracht und beschleunigt werde. Belot rät nachdrücklich davon ab, bei tuberkulösen Lungen im Zustand der Kongestion ohne Grund zu bestrahlen. Pleuritische Prozesse seien dagegen keine Kontraindikation gegen die Mammacarcinombestrahlung.

Aus all dem geht hervor, daß die Gefahr einer Lungeninduration bei der Strahlenbehandlung des Mammacarcinoms in Kauf genommen werden muß, daß sich aber doch manches tun läßt, um sie zu vermeiden oder nicht stärker in Erscheinung treten zu lassen.

5. Die Induration des Herzmuskels.

Bei der Röntgentherapie des Mammacarcinoms wird auch das Herz jedesmal von großen Strahlenmengen getroffen; besonders beim Sitz des Tumors in der linken Mamma. Da wiederholte hochdosierte Bestrahlungen in jeder Gewebspartie geringe oder stärkere Veränderungen hervorrufen, ist es leicht zu verstehen, daß auch der Herzmuskel durch Röntgenstrahlen in Mitleidenschaft gezogen werden kann, wenn er eine zu hohe Dosis erhält.

Über die Wirkung der Röntgenstrahlen auf den Herzmuskel liegen bisher nur wenige Mitteilungen vor. Erst in den letzten Jahren ist die Aufmerksamkeit auf die Möglichkeit der Herzschädigung durch Röntgenstrahlen gelenkt und diese Frage auch im Tierversuch nachgeprüft worden.

Über Herzschädigungen beim Menschen durch Röntgenstrahlen berichtete als erster Schweizer (1924). Bei einer 30jährigen Patientin, deren Thorax wegen eines Mediastinaltumors längere Zeit intensiv bestrahlt worden war, konnte er später das Herz histologisch untersuchen. Über die Bestrahlung und die verabfolgte Dosis teilt er folgendes mit: Vom 29. Dezember 1922 bis Januar 1924 wurden 5 Bestrahlungsserien gegeben. Die Bestrahlung wurde mit 8 Feldern vorgenommen, jedes Feld erhielt 2 Sabourauds, bei 8 mm Aluminiumfilter, Fokus-Hautabstand 22 cm, Tubus 12, gleiche Röhre, Härte 220—230, Zeit 22 bis 26 Minuten. Bei jeder Serie wurden 4 Felder der Brust, 4 Felder des Rückens und je 1 Feld in der Achselhöhle bestrahlt. Die Gesamtstrahlenmenge einer Bestrahlungsserie betrug demnach 10×2 Sabourauds.

Es handelte sich also um eine mittelstarke Strahlung, die bei der Entfernung von 22 cm Fokus-Hautabstand in 4 cm Tiefe einer Dosis von ungefähr 40—50% der HED entsprochen haben dürfte. Die 5mal wiederholten Bestrahlungen mußten nach unseren heutigen Kenntnissen Schädigungen im Sinne der Induration sowohl am Herzen als auch an der Pleura und in der Lunge selbst hervorrufen. Die Patientin ging unter dem Bilde der Erstickung zugrunde, nachdem vorher ein rechtsseitiges Pleuraexsudat aufgetreten war.

Die Sektion ergab makroskopisch zunächst keinen ungewöhnlichen Befund. Das Herz war an der Oberfläche mit Fibrinfasern belegt, der Klappenapparat zeigte keinerlei Veränderung. Der Herzmuskel war mäßig fest, braun, makroskopisch ohne deutliche Schwielen. Das Epikard war im Anfangsteil der Aorta und der Vena cava superior bis zur Umschlagstelle schwielig verdickt.

Mikroskopisch fanden sich zunächst unspezifische Veränderungen, bestehend in einfacher Atrophie der Muskelfasern, die lang und schmal waren und reichliche Pigmentablagerungen aufwiesen. Daneben schwache fettige, feinkörnige Degeneration. Stellenweise war der Zusammenhang der Muskelzellen durch Fragmentation unterbrochen. Die Kerne zeigten keine besondere Vermehrung und keine Formveränderung.

Neben diesen verhältnismäßig geringfügigen Veränderungen der Herzmuskelfasern wurden aber Entartungserscheinungen festgestellt, die nach unserem heutigen Wissen als spezifisch für die Strahlenschädigung des Herzmuskels angesprochen werden können, nämlich

a) Zerfall des Myoplasmas innerhalb der aufgetriebenen Muskelfasern;

b) Aufwerfen der myoplastischen Schöllchen(Plasmoptyse) und der Untergang der Sarkolemmschläuche.

Diese Schädigungen sind in ihrem höchsten Grad irreparabel, auch können derartig geschädigte Muskelfibrillen die Kontraktionsarbeit nicht mehr leisten. Die geringeren Schädigungen, die an anderen Stellen der Herzmuskulatur von Schweizer gefunden wurden, kann man wohl als reparable Veränderungen betrachten, wenn ihnen eine weitere Belastung nicht mehr zugemutet wird.

Ein weiterer Bericht über histologische Untersuchung von Strahlen getroffener menschlicher Herzen stammt von Thibaudeau und Mattich. Sie fanden bei 10 Fällen, die wegen Tumoren der Präkordialgegend intensiv mit Radium und Röntgen bestrahlt worden waren, zum Teil recht erhebliche Dauerschäden. Von leichtester interstitieller Fibrose bis zur schwersten hyalinen und fettigen Degeneration der Muskelfasern beobachteten sie alle Übergänge. Spezifische Herzmuskelveränderung wie sie Schweizer festgestellt hatte, beschreiben sie aber nicht.

Faust fand bei der Sektion eines jugendlichen Patienten, der wegen eines mannsfaustgroßen cystischen Tumors im rechten Mediastinum mehrfach bestrahlt worden war, eine ausgedehnte Pericarditis fibrinosa. Perikard und Epikard waren zottig von dicken Fibrinmassen überdeckt. Der Herzbeutel war stark erweitert, zeigte Dreieckform und enthielt 200 ccm trübe gelbe Flüssigkeit. Bakterien waren nicht nachzuweisen. Der Herzmuskel erschien im Schnitt etwas braun.

Orndorff konnte das Herz eines Patienten untersuchen, bei welchem wegen eines Lungenkrebses eine intensive Röntgenbestrahlung des Thorax vorgenommen war. Er fand im mikroskopischen Bild eine Vermehrung des interstitiellen Bindegewebes. Muskel und Endokard zeigten keinerlei Veränderungen, die als Bestrahlungsfolge anzusehen waren.

Im Gegensatz zu diesen Mitteilungen konnten andere Autoren keine Schädigungen des Herzmuskels nach Röntgenbestrahlungen beobachten. So fanden Arrillaga sowie Emery und Gordon bei der Autopsie ihrer Fälle, die mit hohen Röntgendosen bestrahlt worden waren, weder makroskopische noch mikroskopische Veränderungen am Herzmuskel. Das gleiche teilt Roß Golden mit. Ein Patient, dem bei einer Sättigungsbestrahlung im Verlauf von 5 Wochen $2^1/_2$ Erythemdosen auf das Mediastinum verabfolgt worden waren, verstarb 3 Wochen nach der Bestrahlung. Am Herzen fanden sich keine Anzeichen für eine Röntgenschädigung.

Von Delherm und Beau wurden die Röntgenstrahlen in zwei Fällen sogar zur Behandlung von Erkrankungen der Coronargefäße herangezogen.

Die Bestrahlungen wurden folgendermaßen durchgeführt:

Erster Fall: Bestrahlungsbeginn 1928. Präkordialfeld. Im Verlauf von 4 Wochen werden in 4 Sitzungen je 400 R also insgesamt 1600 R eingestrahlt. Vom 23. April bis 11. Juni 1928 erfolgt eine neue Bestrahlungsserie auf das gleiche Feld und 1600 R auf ein Hals-Rückenfeld. Ende September 1928 werden wiederum 1600 R auf das Präkordialfeld und 1600 R von einem Rückenfeld eingestrahlt, das dem erstgenannten gerade gegenüberliegt. Vom 13. November 1928 bis 12. Februar 1929 wurden auf die beiden letztgenannten Felder nochmals je 2800 R gegeben.

Zweiter Fall: Bei diesem wurde die Röntgentherapie in folgender Weise durchgeführt: 2 Felder auf die Herzgegend zentriert, ein vorderes und ein hinteres. 2 Sitzungen wöchentlich. Vom 10.—28. Dezember 1928 wird durch jedes Feld 1200 R in dreimaliger Sitzung zu je 400 R eingestrahlt. Vom 28. Januar bis 8. Februar 1929 wird eine neue Serie mit 800 R pro Feld gegeben.

Obgleich besonders im ersten Fall hohe Strahlenmengen zur Anwendung kamen, haben die Autoren klinisch nie irgendwelche Herzschädigungen feststellen können.

Auch Roffo, der Kulturen von Herzzellen in vitro bestrahlte, fand, daß Herzmuskelfasern gegen Röntgenstrahlen sehr resistent sind.

Der Einfluß der Röntgenstrahlen auf den Herzmuskel ist auch im Tierversuch nachgeprüft worden. Davis fand nach Intensivbestrahlungen der linken Thoraxseite von Hunden Veränderungen in der Wand der Auricula cordis. Diese war induriert, sah rauh und blaß aus und war von zellreichen, kleinfleckigen Hämorrhagien durchsetzt.

Warthin und Pohle haben die Herzgegend von Ratten und Kaninchen bestrahlt. Die einmalige Bestrahlung entsprach der sog. mittleren Erythemdosis (500—600 r Luftwert oder 700—900 r Hautwert). Während die einmalige Dosis, auf das Rattenherz gegeben, keine dauernde Myokardschädigung herbeiführte, verursachten wiederholte Bestrahlungen bei der Mehrzahl der Tiere ausgesprochene Herzschädigungen in Form von Nekrosen und Fettinfiltration in den Muskelzellen sowie interstitielle Prozesse, selbst wenn die Gesamtdosis nicht höher war als die Dosis, die nach der Sättigungsmethode in der menschlichen Therapie zur Anwendung kommt.

In weiteren Versuchen stellten die Autoren die Toleranzdosis für das Rattenherz fest. Hierbei gingen sie folgendermaßen vor: Das Präcordium von 104 Ratten wurde mit 2 verschiedenen Wellenlängen bestrahlt. Die Bestrahlungsbedingungen waren folgende: Wellenlänge (Duane) 0,19 Å, 140 kV, 0,25 mm Cu + 1 mm Aluminium, 0,34 Å, 100 kV, 2,0 mm Al bei einem Glühventilapparat mit Kondensator. Die Dosis betrug 500—1000 r mit einer Ionisationskammer in Luft gemessen. 26 Ratten dienten als Kontrollen. Die bestrahlten Tiere wurden einige Wochen oder 1 Monat nach der Bestrahlung getötet.

Nach diesen Bestrahlungen traten niemals klinische Erscheinungen für eine Herzschädigung auf. Die einzige gröbere pathologische Veränderung bestand in einer Dilatation des rechten Ventrikels. Mikroskopisch fand man Zenkersche Nekrosen in verschiedenen Graden. Pyknose der Kerne und Vermehrung der Stromakerne mit kleinen Lymphocytenherden. Unter Berücksichtigung dieses histologischen Befundes als Beweis für eine Röntgenschädigung fanden die Autoren die Toleranzdosis für das Myokard erwachsener Ratten bei einer Herddosis von 500 r.

Weiter berichtete Werthemann über Versuche mit Röntgenstrahlen, die er an 11 Kaninchenherzen vorgenommen hat, und die er in 2 Versuchsreihen einteilt. Die Bestrahlungen wurden in folgender Weise vorgenommen: Der Thorax von 5 ausgewachsenen, gleichgroßen Kaninchen der ersten Versuchsreihe wurde von vorne und von hinten bestrahlt. Die Bestrahlungsbedingungen waren: Feldgröße 5 × 5 cm, Fokus-Hautabstand 23 cm, Filter 8 mm Al, 2,3 mA, 160 kV, 0,55 mm Cu Halbwertschicht.

Die Tiere erhielten in jeder Sitzung 500 r und wurden wöchentlich einmal abwechselnd von vorne und von hinten auf den Thorax bestrahlt, bis sie spontan eingingen. Sie gingen zwischen der 17. und 43. Sitzung zugrunde, die Lebensdauer schwankte zwischen 131 und und 343 Tagen.

Bei den 6 Kaninchen der 2. Versuchsreihe wurde dieselbe Bestrahlungsmethode angewandt bei einer Feldgröße von 12 × 12 cm für Rücken- und Brustbestrahlung an Stelle der von 5 × 5 cm der 1. Versuchsreihe. Durch die Feldvergrößerung und die damit verbundene Erhöhung der Streustrahlung wurde die Wirkung der Tiefendosis vergrößert; die Tiere gingen bereits nach 10—15 Sitzungen zugrunde. Die Lebensdauer betrug im Durchschnitt 97,5 Tage.

Werthemann faßt an Hand seiner Beobachtungen die Herzschädigungen durch Röntgenbestrahlung folgendermaßen zusammen:

a) Parenchymschädigung:
1. Einfache trübe Schwellung mit Verlust der Querstreifung.
2. Feinkörnige bis grobschollige, bisweilen wachsartige Degeneration mit teilweise erhaltener und teilweise aufgelöster Fibrillenstreifung.
3. Atrophie von Muskelfasern bis zum gänzlichen Schwund, wobei starke Schlängelung auch eintritt und letzlich nur noch leere Sarkolemmschläuche übrig bleiben.
4. Einfacher Kernschwund mit starker Kernverarmung in den degenerierten Partien.

b) Veränderungen des interstitiellen Bindegewebes:
1. Perivasculäre und ausgedehnte diffuse entzündliche Infiltration.
2. Miliare bis zur deutlichen Sklerose führende Schwielenbildung.

Aus diesen Beobachtungen geht hervor, daß die Herzmuskulatur durch Röntgenstrahlen stark geschädigt werden kann. Auf den Menschen lassen sich diese Befunde aber nicht übertragen, weil Strahlenmengen, wie sie von Werthemann gebraucht wurden, beim Menschen nie zur Anwendung kommen.

Auch von Hartmann, Bolliger, Doub und Smith wurde die Frage der Herzmuskelschädigung am Tier nachgeprüft. Diese Autoren bestrahlten 13 Hunde und 5 Schafe, einmalig oder verteilt mit sehr großen Dosen, dem Vielfachen der HED, auf die Herzgegend. Je nach der Dosis starben die Tiere teilweise, nach 4 Wochen oder später. Die anatomischen

Veränderungen bestanden in Hydroperikard, Hämorrhagien im rechten Vorhof, teilweise fand sich auch eine Perikardverdickung und ausgedehnte Ventrikelwandveränderungen. Die histologische Untersuchung ergab zellige Infiltrationen, Zerstörung der Muskelfasern bis zum Verschwinden der Querstreifung und hyaline Degeneration besonders des rechten Vorhofs und Ventrikels. Die Gefäßwand war teilweise bis zur Obliteration verdickt. Auch das Reizleitungssystem war geschädigt. Patienten, die wegen Mediastinaltumoren bestrahlt worden waren, wiesen ähnliche Veränderungen auf.

Schließlich sei in diesem Zusammenhang noch darauf hingewiesen, daß Zwerg Kaninchenherzen protrahiert-fraktioniert bestrahlt hat. Ein direkter schädigender Einfluß konnte nicht beobachtet werden.

Trotz der von manchen Autoren erhobenen negativen Befunde, zeigt diese Übersicht, daß Röntgenstrahlen unter Umständen das Herz weitgehend in Mitleidenschaft ziehen können. Auch Wintz hat einige Fälle beobachtet, bei denen während der Bestrahlung eines Mediastinaltumors der Herzmuskel mit einer ziemlich hohen Dosis belastet werden mußte. Und zwar war bei diesen Patienten die Kleinfeldermethode angewandt worden, wobei sich die Strahlenkegel in verhältnismäßig geringer Tiefe überkreuzten. In der Folgezeit stellten sich Symptome einer Herzschädigung ein. Die Pulsfrequenz dieser Patienten schwankte sehr häufig und wurde schon durch ganz geringe Anstrengungen stark beschleunigt. Eine dieser Patientinnen war zur Erholung im Hochgebirge. Es stellten sich plötzlich schwere Dyspnöen ein, der Blutdruck sank, die Hände wurden blau, unter Kollapsen verschlechterte sich der Zustand von Tag zu Tag. Auf der Heimreise trat dann unter schwerer Atemnot der Exitus ein.

Desjardins hat eingehend alle Veröffentlichungen, die sich mit der Strahlenwirkung auf das Herz befassen, studiert und in einer großen Arbeit gesammelt. Er kommt zu folgenden Schlußfolgerungen:

Die Tierexperimente zeigen, daß die Radiosensibilität des Herzens verhältnismäßig gering ist, viel geringer als die anderer Gewebe und daß das Herz große Röntgenstrahlenmengen, die weit über den Dosen liegen, die für die Behandlung am Menschen verwendet werden, vertragen kann. Wie andere Organe auch, ist aber das Herz nicht ganz unempfindlich gegenüber der Strahlenbehandlung und kann sehr wohl geschädigt werden durch Dosen von entsprechender Höhe, wie das aus den Versuchen von Hartmann, Bollinger, Doub und Smith hervorzugehen scheint. Der Beweis für eine solche Schädigung findet sich in den degenerativen und proliferativen Veränderungen der Blutgefäße. Einige der abnormen Erscheinungen am Herzen, die man bei den Versuchen beobachtet hat, scheinen sekundär nach akuten entzündlichen Veränderungen, die durch die Lungenbestrahlung hervorgerufen wurden, aufzutreten; die Lunge ist empfindlicher gegen eine Strahlenschädigung als das Herz. Die bei den meisten Versuchen beobachteten degenerativen Veränderungen am Herzen, sind wahrscheinlich die Folge toxischer Zellzerfallsprodukte, die in anderen Geweben, die empfindlicher gegen Strahlen sind, entstanden, ferner von Ernährungsstörungen. Die Blutdrucksenkung, der systolische Herzblock und die Kontraktion der Bronchialmuskeln, die tonische Kontraktion des Uterus und des Darmes sind scheinbar keine Bestrahlungsfolgen, sondern zweifellos, wie Stephens und Florey zeigen, elektrische Wirkungen, die unabhängig von der Röntgenstrahlenwirkung sind. Der hemmende Einfluß auf die Entwicklung rasch wachsender Embryonenherzen scheint mehr eine Folge der allgemeinen Entwicklungshemmung des Organismus zu sein als eine spezielle Strahlenwirkung auf das Herz selbst. Trotz der Wachstumshemmung scheint die Bestrahlung wenig Einfluß auf die Kontraktilität des embryonalen Herzmuskels zu haben, was die außerordentlich große Toleranz des Herzens gegenüber Strahlen beweist.

Unter den üblichen therapeutischen Bedingungen haben die Röntgenstrahlen keinen direkten Einfluß auf die Herzfunktion. Bei den wenigen Fällen, die als Beispiele für den schädigenden Einfluß auf das Herz angeführt wurden, waren die funktionellen Störungen wahrscheinlich die Folge der Magen-Darmreaktion auf die Bestrahlung oder der toxischen Stoffwechselstörungen.

Kleine Dosen von Radiumlösung, die dem Körper injiziert wurden, verursachen degenerative Veränderungen im Myokardium, die auch nach Bestrahlung entfernter Organe auftreten. Diese Wirkungen treten dann auch in degenerativen und hämorrhagischen Veränderungen von Darm und Nieren in Erscheinung, durch die die injizierte radioaktive Substanz größtenteils ausgeschieden wird.

Die Dosis, bei welcher der Herzmuskel ernsthaften Schaden erleidet, dürfte nach den Beobachtungen von Wintz mit der Toleranzdosis der quergestreiften Muskulatur zusammenfallen. Diese liegt bei 180% der HED. Die von Warthin und Pohle gefundene Dosis von 500 r kann höchstens für das Rattenherz zutreffen. Das menschliche Herz verträgt größere Strahlenmengen; denn von einer Dosis von 500 r wird das Herz oft getroffen, ohne daß wir jemals Störungen haben eintreten sehen.

Solche machen sich erst bemerkbar, wenn der Herzmuskel wiederholt bestrahlt oder noch von einer weiteren Schädigung getroffen wird. Als solche käme eine Infektionskrankheit in Betracht, die bei einem mehrfach mit hohen Dosen bestrahlten Herzen immer eine Komplikation darstellt. Weiter kann unzweckmäßiges Verhalten der Patientin bald nach der Bestrahlung, sportliche Betätigung und Überanstrengungen, die an die Leistungsfähigkeit des Herzens hohe Anforderungen stellen, eine latente Schädigung manifest werden lassen.

Bei genauer Beachtung unserer Technik ist die Gefahr einer Herzmuskelschädigung schon im Hinblick auf die hohe Toleranzdosis aber sehr gering. Sie kann eigentlich nur vorkommen, wenn die Bestrahlungen beim Auftreten von Rezidiven mehrfach wiederholt werden müssen. Sie ist besonders dann in unmittelbare Nähe gerückt, wenn nach einer Ablatio mammae das Herz gleich dicht unter der Brustwand liegt und bei wiederholten Bestrahlungen in seinen wandständigen Partien mehrfach von der vollen Einfallsdosis getroffen wird. Aber selbst bei diesen ungünstigen anatomischen Verhältnissen lassen sich schwere Herzschädigungen immer dadurch vermeiden, daß man eine schwächere Filterung anwendet und damit die Tiefenwirkung der Röntgenstrahlen herabsetzt.

Da Radiumstrahlen die gleichen Schädigungen setzen wie Röntgenstrahlen und von Renfer bereits 2 Fälle von Radiumnekrosen des Myokards beschrieben sind, so muß man an die Möglichkeit einer Herzschädigung auch denken, wenn man kleine lokale Hautrezidive mehrfach mit Radium belegt. Auch bei diesem Vorgehen kann durch Summation der nacheinander auftreffenden Strahlendosen und durch Überkreuzung der Strahlenkegel eine lokale Veränderung im Herzmuskel gesetzt werden.

Aus letzterem Grunde bildet auch die früher übliche Kleinfeldermethode eine Gefahr für das Herz, da es bei ihr zu einer Überkreuzung der Strahlen kommt und das Herz zonenweise von größeren Strahlenmengen getroffen wird, so daß partielle schwielige Veränderungen im Herzmuskel auftreten können.

Die klinischen Zeichen einer nach Röntgenbestrahlungen auftretenden Herzschädigung wurden schon mehrfach erwähnt. Die Patienten leiden an Dyspnöe, der Blutdruck sinkt, die Pulsfrequenz schwankt und wird auch durch ganz geringe Anstrengungen bereits stark beeinträchtigt.

Aber auch in allen anderen Fällen, in denen sich keine derartigen Erscheinungen bemerkbar machen, müssen sich die Patienten nach einer Mammacarcinombestrahlung in der ersten Zeit vor allem schützen, was zu einer erhöhten Beanspruchung des Herzmuskels führen kann. Allen wegen Carcinom bestrahlten Patienten raten wir, wenn möglich, zur

Nachkur einen Hochgebirgsaufenthalt in mindestens 1800 m zu nehmen, weil dieser die Stoffwechseltätigkeit anregt und dadurch die Zerfallsprodukte schneller ausgeschieden werden. Bei Patienten mit Uteruscarcinom hat dieser Hochgebirgsaufenthalt immer einen günstigen Einfluß auf die schnelle Erholung und Heilung gehabt. Anders dagegen bei Patienten nach Mammacarcinombestrahlung. Diese können den Hochgebirgsaufenthalt gewöhnlich schlecht vertragen und bekommen leicht Herzbeschwerden, die sich sofort steigern, wenn die gebotene Ruhe nicht eingehalten wird. So hatte Wintz 2 Patientinnen in Behandlung, die sich im Hochgebirge sehr wohl fühlten und die infolgedessen große Touren unternahmen. Als Folge davon bekamen sie schwere Herzzustände, die von den Spezialisten als ganz eigenartige Bilder bezeichnet wurden und sich erst nach langer Behandlung wieder beheben ließen. Nach diesen Erfahrungen empfehlen wir unseren Patienten mit Mammacarcinom als Nachkur einen Aufenthalt im Mittelgebirge. In dieser Höhe kam es nie zu Erscheinungen, wie wir sie soeben beschrieben haben, selbst wenn die Patienten unsere strengen Anweisungen, Liegekuren zu machen und sich zu schonen, nicht ganz eingehalten haben.

f) Die Vor- und Nachbehandlung bei der Mammacarcinombestrahlung.

Nach dieser Darstellung der Nebenwirkungen und Schädigungsmöglichkeiten bei der Mammacarcinombestrahlung soll sogleich auch auf die Vor- und Nachbehandlung eingegangen werden.

Die Vorbehandlung erstreckt sich im wesentlichen auf die gleichen Maßnahmen wie bei der Strahlenbehandlung im Genitalbereich. Neben der Aufstellung eines eingehenden Körperstatus muß auch der Zustand des Blutbildes und der zu bestrahlenden Hautstellen genau untersucht werden. Besondere Beachtung ist vor allem dem Gesundheitszustand der Lunge zu schenken. Zu den übrigen Maßnahmen verweisen wir auf das Sonderkapitel über die Vorbehandlung (s. S. 260).

Die Untersuchung der Lungen ist deshalb so wichtig, weil, wie wir im vorstehenden Kapitel schon näher ausgeführt haben, als Folge der Bestrahlung eine Lungeninduration auftreten kann. Deren Diagnose wird wesentlich erleichtert, wenn man zum Vergleich eine Röntgenaufnahme aus der Zeit vor der Bestrahlung hat. Außerdem ist die genaue Untersuchung der Lunge und das Herstellen eines guten Röntgenbildes aber auch deshalb erforderlich, weil die Lunge beim Mammacarcinom häufig der Sitz von Metastasen ist. Diese verschlechtern die Prognose, erschweren die Behandlung und erfordern gewöhnlich ein Abweichen von der üblichen Bestrahlungstechnik.

Liegt bei der Patientin ein ulcerierter Tumor vor, so wird dieser von uns am Tage vor der Bestrahlung, ähnlich wie ein Portiocarcinom, verkupfert. Die Technik der Verkupferung ist in einem besonderen Kapitel ausführlich beschrieben worden (s. S. 264).

Bei der Bestrahlung ist darauf zu achten, daß die Kranke bequem liegt. Bei der Verwendung der Methode Seitz-Wintz ist der Fokus-Hautabstand sehr groß. Aus diesem Grunde dauert die Bestrahlung ziemlich lange. Während dieser Zeit darf die Patientin aber ihre Lage nicht verändern, um die Dosierung nicht zu gefährden. Es ist daher dafür Sorge zu tragen, daß alle Druckstellen in genügender Weise entsprechend unterpolstert werden. Vor allem muß bei der Fernfeldtechnik Seitz-Wintz die Unterpolsterung des hochgeschlagenen Armes mit großem Bedacht vorgenommen werden. Da es vielen Frauen nicht möglich ist, den erhobenen Arm lange Zeit ruhig zu halten, empfiehlt es sich, ihnen einen am Tisch befestigten Bindenzügel in die Hand zu geben. So hat dann der hochgeschlagene Arm einen doppelten Halt und bleibt besser fixiert.

Mit großer Sorgfalt muß auch die Abdeckung der Feldgrenzen vorgenommen werden. Wenn die Bleiplatten ungünstig abgebogen sind, können sie bei fortgesetztem Druck allmählich störend wirken und die Patienten zu Bewegungen veranlassen, was ein Verschieben sämtlicher Feldgrenzen zur Folge haben könnte. Besondere Vorsicht ist in dieser Beziehung bei der Abdeckung des Supraclavicularfeldes geboten. Bei mageren Patientinnen fehlt das Fettpolster am Hals. Zum genauen Einhalten der Feldgrenzen müssen daher die Platten oft mehrfach abgebogen werden. Am Kehlkopf, am Unterkieferrand und am Ohr können bei schlechtem Abdecken sehr leicht Druckstellen entstehen. Diese treten besonders dann auf, wenn zu wenig Bleiplatten benutzt werden. Es ist sehr schwer, eine steilgestellte Bleiplatte nach den Konturen des Halses zu biegen. Daher empfiehlt es sich immer mehrere zu nehmen und diese durch Holzklammern zu fixieren. Auf diese Weise lassen sich alle Schwierigkeiten, welche durch die Unebenheiten des Bestrahlungsfeldes gegeben sind, leicht beseitigen, ohne zu einer Belästigung der Patientin zu führen. Durch diese Vorsichtsmaßregeln können wir selbst bei sehr sensiblen Patienten länger dauernde Bestrahlungen ohne Schwierigkeiten durchführen. Narkotica werden im allgemeinen nicht verwendet. Nur in seltenen Fällen, wenn das Ausharren in der gleichen Position den Kranken zu große Beschwerden macht, geben wir etwas Narcophin oder Eukodal.

Die Röntgenbehandlung des Mammacarcinoms soll wie jede andere eingreifende Röntgenbestrahlung nur in klinischer Behandlung durchgeführt werden. Die Bestrahlung nimmt bei der von uns geübten Methode Seitz-Wintz je nach Lage des Falles 2—3 Tage in Anspruch. Während dieser Zeit lassen wir die Patientin im Bett. Die Länge des weiteren Klinikaufenthaltes nach Abschluß der Bestrahlung richtet sich nach dem Befinden der Patientin und den nötigenfalls weiter erforderlich werdenden Maßnahmen, wie Kastrationsbestrahlung und Excision des Primärtumors.

Die Nachbehandlung wird in der gleichen Weise durchgeführt, wie wir es früher in einem Sonderkapitel beschrieben haben (s. S. 269). Sie erstreckt sich auf eine zweckentsprechende Pflege der Haut und allgemeine Maßnahmen zum Ausgleich der gesetzten Allgemeinschädigung. Dabei muß besonders auf das Verhalten des Blutbildes geachtet werden. Denn die Blutschädigung ist infolge der höheren Volumdosis stärker als beim Uteruscarcinom. Doch ist gewöhnlich auch nach der Mammacarcinombehandlung eine besondere Behandlung der gesetzten Blutschädigung nicht erforderlich, weil der Organismus imstande ist, sie wieder auszugleichen. Andernfalls kommen die früher angeführten Maßnahmen zur Anwendung.

Da als Folge der Röntgenbestrahlung eine Lungeninduration entstehen kann, besonders beim Hinzutreten weiterer Schädlichkeiten, wird die Patientin darauf aufmerksam gemacht, daß sie sich vor Erkältungen hüten muß. Es ist ihr einzuschärfen, daß sie schon bei leichtem Husten den Arzt aufsuchen muß.

Mußte bei der Patientin, weil sie noch im geschlechtsreifen Alter war, eine Kastrationsbestrahlung vorgenommen werden, so wird die Wichtigkeit der Darmpflege besonders betont.

Es ist hierzu neben der Sorge für geregelte Stuhltätigkeit auch die Pflege des Rectums durch tägliche Ölinstillationen genau so wie bei einer gewöhnlichen Kastrationsbestrahlung nötig.

Gestatten es die Vermögensverhältnisse der Patienten, so empfehlen wir zur Nachkur stets, wie nach jeder Carcinombestrahlung im Anschluß an die Behandlung, einen Gebirgsaufenthalt. Doch darf der Ort, wie bereits betont, nach einer Mammacarcinombestrahlung nur in mittlerer Höhe liegen. Der Gebirgsaufenthalt führt zu Stoffwechselsteigerung und trägt somit zur schnelleren Elimination der Zerfallsprodukte bei. Außerdem sorgen Freiluftliegekuren und gute Ernährung für einen baldigen Ausgleich der Blutschädigung.

Das Verhalten der Patienten nach der Entlassung ist überhaupt von größter Wichtigkeit. Wintz und später Voltz haben beim Uteruscarcinom gezeigt, daß eine sorgfältig durchgeführte Nachbehandlung und eine schonende Lebensweise die Dauerresultate der Bestrahlung fast verdoppeln können. Beim Mammacarcinom ist eine größere Statistik für gleichartige Fälle, die teils unter günstigen Nachbehandlungsbedingungen standen, teils nach der Bestrahlung sofort wieder in Not und Arbeit zurückkehren mußten, nicht aufzustellen. Was aber bisher darüber vorliegt, ergibt das gleiche Bild wie beim Uteruscarcinom.

Jedenfalls ist die Nachbehandlung bei der Mammacarcinombestrahlung genau so wichtig wie bei allen anderen Carcinombestrahlungen. Deshalb pflegen wir auch unsere Patienten nach der Bestrahlung nicht sich selbst zu überlassen, sondern überweisen sie einem Arzt, der die Nachbehandlung übernimmt und die Durchführung der mitgegebenen Verordnungen überwacht. Dem praktischen Arzt fällt daher bei der Mammacarcinombestrahlung ebenso wie bei der Strahlenbehandlung der Genitalcarcinome eine sehr wichtige Aufgabe zu. In unserer engen Zusammenarbeit mit dem praktischen Arzt sehen wir neben anderen früher schon angeführten Gründen ebenso wie bei den Genitalcarcinomen eine weitere Ursache für unsere guten Erfolge auch bei der Mammacarcinombestrahlung.

g) Die Bestrahlungsmethoden anderer Autoren.

Als Seitz und Wintz den Vorschlag machten, das Mammacarcinom mit einem Feld aus 100 cm Entfernung zu bestrahlen, war die Strahlenausbeute der Apparate noch sehr gering. Die Bestrahlungszeit für ein derartiges Fernfeld war demgemäß sehr lang. Sie dauerte in der ersten Zeit zwischen 12—14 Stunden. Das forderte natürlich sofort Widerspruch heraus und deshalb wurde auch von Groedel vorgeschlagen, an Stelle des Fernfeldes eine stärkere Homogenisierung der Strahlen durch Überbau mit einem Wachsblock zu erreichen.

Da die Methode des Überbaues und Umbaues einer zu bestrahlenden Körperregion später vielfach angewandt wurde, so erscheint es notwendig, auf den ersten von Groedel gemachten Vorschlag etwas näher einzugehen. Groedel stützte sich bei seinem Vorgehen auf folgende Überlegungen: Der Röntgenstrahlenkegel, der 8—10 cm menschliches Gewebe durchsetzt hat, ist soweit homogenisiert, daß er bei weiterem Vordringen durch Körpergewebe kaum merklich in seiner Homogenität geändert wird. Wenn man also zu der in üblicher Weise mit einem Filter versehenen Röntgenröhre auf die Haut einen 10 cm dicken Block einer dem Gewebe äquivalenten Masse einschaltet, so wird die Körperoberfläche zur Körpertiefe. Es wird zwar die Bestrahlungszeit bis zur Erreichung der Hauteinheitsdosis beträchtlich verlängert, aber in der Tiefe wird fast die gleiche Intensität erzielt wie an der Oberfläche; rein rechnerisch wurde in 1—5 cm Tiefe 99% ermittelt, fallend bis zu 80%. Da seither der Fokus-Hautabstand 23 cm beträgt, und die Härtungsfilter (Zink, Kupfer, Aluminium) allgemein dicht an die Röhre zu liegen kommen, also zwischen Härtungsfilter und Haut sich etwa 10 cm freier Raum befindet, so kann der Gewebsblock oder ein äquivalenter Stoff gegebenenfalls auch diesen freien Raum einnehmen. Groedel führte dann weiter aus, daß gewöhnlich in 10 cm Tiefe ein Fünftel der HED erreicht wird. Wenn man also einen Gewebsblock überbaut, dann wird zunächst die gewöhnliche Entfernung von 23 auf 33 cm vergrößert und wenn man das fünffache der gewöhnlichen Zeit bestrahlt, erhält das oberflächlich liegende Carcinom etwa 99 bis 80% der HED.

Groedel meinte auf diese Weise die Methode der Fernbestrahlung ersetzen zu können, ohne ebensolange Bestrahlungszeiten wie bei dieser verwenden zu müssen. Diese Überlegungen enthielten, abgesehen davon, daß die errechneten Zahlen nicht stimmen können, verschiedene Unrichtigkeiten. Auch ein homogenes Strahlenbündel nimmt nach der Tiefe des durchstrahlten Körpers zu an Intensität ab, einerlei ob die Homogenisierung durch ein Metallfilter oder eine Gewebsschicht erfolgt, doch ist in dieser Hinsicht das Metallfilter dem Gewebsfilter weit überlegen, weil es weniger streut. Die Größe des Abfalls der Intensität nach der Tiefe zu ist nur von der Härte der Strahlung abhängig und um so geringer, je härter die Strahlung ist, der Abfall verläuft nach dem Exponentialgesetz, sobald eine genügende Homogenität erreicht ist. Dies ist erfahrungsgemäß bei der üblichen Filterung mit 0,5 mm Zink oder Kupfer der Fall, man erhält dann eine prozentuale Tiefendosis von etwa 20%; wenn die Filterstärke verdoppelt wird, steigt die prozentuale Tiefendosis nur um wenige Prozente an, dabei wird aber die Zeitdauer der Bestrahlung ungefähr verdoppelt. Die Zwischenschaltung eines Gewebsblockes, wie dies Groedel vorschlug, wirkt in bezug auf die Homogenisierung der Strahlung nicht anders als die Verstärkung des Filters. Da aber erwiesen ist, daß durch weitere Filterung, die über die sog. praktische Homogenität hinausgeht, keine wesentlich größere Durchdringungsfähigkeit der Strahlung erzielt werden kann, so ist von diesem Standpunkt aus die Voraussetzung für die Einschaltung des Gewebsblockes unrichtig.

Groedels Annahme, daß beim Fernfeld die Tiefendosis deswegen größer ist, weil die Strahlung beim Durchgang durch 1 m Luftschicht homogenisiert wird, war irrig. Die Erhöhung der Tiefendosis beim Fernfeld ist vielmehr, wie früher näher erläutert wurde (S. 232), lediglich eine Folge des Ausbreitungsgesetzes. Je größer der Gesamtabstand wird, desto geringer wird der Einfluß der Dicke der durchstrahlten Gewebsschicht in bezug auf die Abnahme der Intensität mit dem Quadrat des Abstandes. Dazu kommt noch der Vorteil, daß bei großen Feldern durch die Streuzusatzstrahlung die Abnahme der Intensität nach der Tiefe zu in den ersten Zentimetern ausgeglichen wird (vgl. S. 232).

Als einziger Vorteil der Groedelschen Methode wäre in Betracht gekommen, daß die Streustrahlung am Erfolgsort vermehrt wird. Falls man der Streustrahlung eine besondere Rolle bei der Wirksamkeit der Röntgenbestrahlung zuschreiben wollte, würde man diesen Vorteil sicherer erreichen, wenn man nur eine dünne Überschicht, etwa 2 cm Wachs, anwendet, da dann das absolute Maximum der Streustrahlung in die Oberflächenschicht verlegt wird. Das wäre also nur bei ganz oberflächlich liegenden Erkrankungen vorteilhaft.

Die Möglichkeit, die in einer an der Körperoberfläche aufgelegten Masse entstandenen Streustrahlen auszunutzen, hatte besonders Jüngling studiert. Er hat vor allem für die Bestrahlung tuberkulöser Gelenke eine systematische Methode geschaffen, die eine wirklich homogene Durchstrahlung der erkrankten Gelenke erlaubt. Für die Bestrahlung des Mammacarcinoms hat er offenbar — wenigstens soweit aus der Beschreibung seiner Technik zu ersehen ist — sein Radioplastin weniger angewendet und sich nur darauf beschränkt, „leichter übersehbare Raumverhältnisse dadurch zu schaffen, daß er die Unebenheit zwischen Arm und Thorax sowie im Bereich der oberen Schlüsselbeingrube mit Hilfe des Umbaues auszugleichen suchte". J. und V. Garcia Donato haben gleichfalls Umbauten vorgenommen und hierzu Reis verwendet. Die Patientin wurde auf eine 60 × 60 cm große Holzplatte gelegt und mit Hilfe von Pappkartons um die Oberkörperkontur der Patientin ein Kasten angefertigt. Durch Ausfüllen mit Reis wurde so ein viereckiger Block hergestellt. Xarpell (Barcelona) verwandte ebenfalls Umbauten, nahm hierzu aber Paraffin.

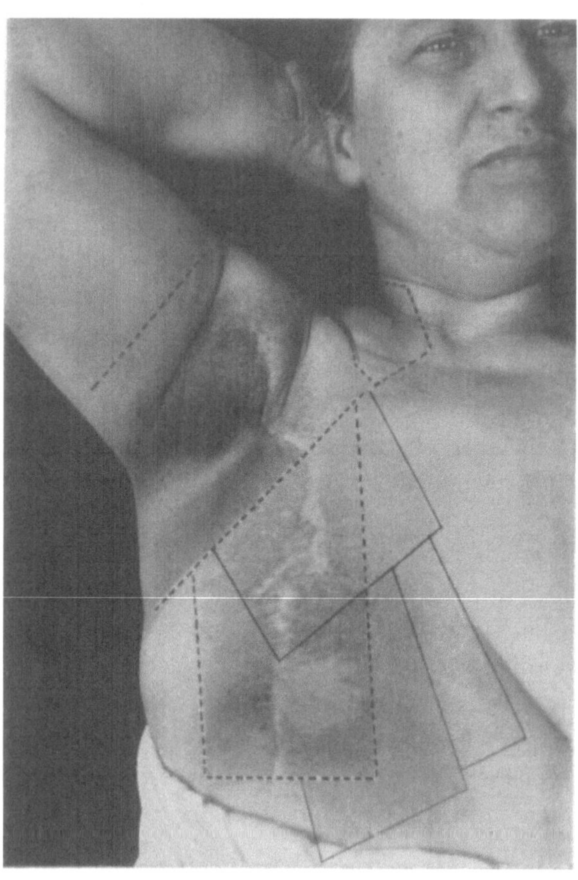

Abb. 148. Postoperative prophylaktische Bestrahlung nach Amputatio mammae. Dreifeldermethode. Jedes Feld (Supraclavicular-, Achsel- und Brustfeld) kommt etwa nach 18—24 Wochen erneut zur Bestrahlung, wobei die Feldgrenzen immer etwas verschoben werden. (Nach Rahm, Die Röntgentherapie des Chirurgen. Neue Deutsche Chirurgie, Bd. 37).

Was nun die Bestrahlungstechnik im speziellen anbelangt, so empfahl Jüngling gleichfalls große Fernfelder, nur daß er sich mit dem geringeren Fokus - Hautabstand von 50 cm begnügte. Die früher allgemein geübte Technik der Kleinfeldermethode lehnte er mit Recht ab, weil sie ganz unsicher sei. Auch wenn mit dieser Technik langjährige Heilungen erzielt worden wären, so bestünde immer die Gefahr, daß nur die Hauptlokalisation gründlich bestrahlt würde und daß die dazwischen liegenden unbestrahlten Zonen immer wieder der Ausgangspunkt für Rezidive sein könnten.

Dieses Urteil besteht für jede Modifikation der alten Vielfeldertechnik zurecht, auch dann, wenn man wie Rahm versucht, die Feldgrenzen in den einzelnen Bestrahlungsserien gegeneinander zu verschieben. Die aus dem Buch von Rahm reproduzierte Abb. 148 zeigt, wie die einzelnen Felder übereinander greifen, sie demonstriert aber auch besser als jede weitere Ausführung, daß eine gleichmäßige Bestrahlung des gesamten Ausbreitungsgebietes mit dieser Technik unmöglich ist. Deshalb brauchen wir auch auf diese wie auf andere ähnliche Methoden nicht näher einzugehen. Im übrigen wurden die Vielfelderbestrahlungen im allgemeinen in Kombination mit der Operation angewandt und, wenn sie dann zu einer größeren Reihe guter Erfolge führten, so ist es wohl berechtigt, die Heilung der Operation und bei zunehmenden Erfolgen der allmählich verbesserten Operationstechnik und nicht der bestrahlungstechnisch mangelhaften Nachbestrahlung zuzuschreiben. Außerdem haben wir im Hinblick darauf, daß die Röntgenbehandlung vorwiegend zur Unterstützung der Operation gebraucht wurde und häufigem Wechsel unterlag, bei der Wiedergabe der mit Operation und Nachbestrahlung erzielten Erfolge gleichzeitig auch die Technik der einzelnen Autoren näher angegeben und verweisen auf das entsprechende Kapitel (s. S. 634). Hier sei noch betont, daß gerade jetzt beim Mammacarcinom, vor allem beim inoperablen, die in den letzten Jahren in Mode gekommenen protrahiertfraktionierten Bestrahlungsmethoden vielfach angewandt werden. Auch auf die von Pfahler inaugurierte Sättigungsmethode sei verwiesen, mit der Pfahler in Kombination mit der Operation ganz beachtliche Resultate erzielt hat. Die Methode selbst wurde früher schon näher beschrieben (s. S. 58). Aus der großen Zahl der beim Mammacarcinom geübten Bestrahlungsmethoden sollen an dieser Stelle nur noch diejenigen angeführt werden, die den Vorteil bieten sollen, die Lunge möglichst wenig mit Strahlen zu belasten.

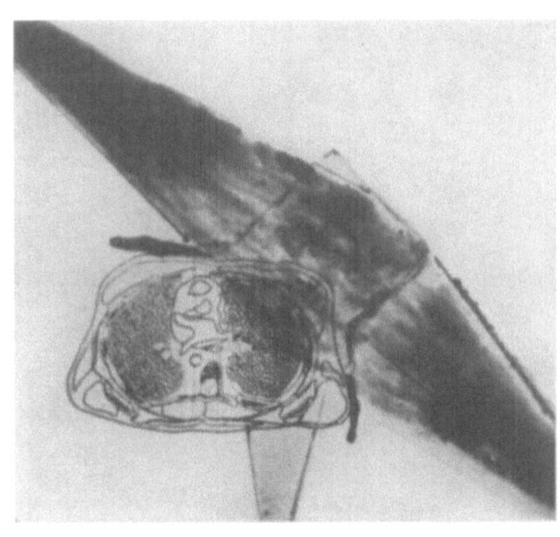

(Abb. 149. Streiflichtmethode nach Finzi.
(Brit. Journ. of Radiology 21 [1925].)

Hier sei in erster Linie die „skimming method" (Streiflichtmethode) von Finzi genannt. Diese besteht darin, daß der Röntgenstrahlenkegel nicht senkrecht zur Brust, sondern in einem schrägen Winkel auftrifft. Finzi hält diese Methode zunächst deshalb für begründet, weil durch das Bestrahlungsfeld im rechten Winkel zur Haut nicht mehr als 80% der HED in 3 cm Tumortiefe erreicht werden könnten, während die Haut selbst die HED erhält. Wie aus unseren Ausführungen über die Strahlenintensität in den oberflächlichsten Schichten bei der Fernfeldbestrahlung des Mammacarcinoms hervorgeht, ist diese Annahme von Finzi ein Irrtum; denn er hat diese Dosis von 80% der HED nicht gemessen, sondern entsprechend den vorhandenen Tabellen errechnet. Wir haben nun gezeigt, daß die Umrechnung der in größerer Tiefe gemessenen Dosen für die oberflächlichsten Schichten unrichtig ist. Die Messung ergibt, daß wir tatsächlich etwa 100% bis zu 3 cm Tiefe erreichen können.

Die von Finzi angewandte Technik wird am besten durch das Originalbild seiner Publikation (Abb. 149) erklärt. Man sieht 2 von der Seite auf den Thorax gerichtete Strahlenkegel, die in der Hauptsache in den äußeren Partien zur Wirkung kommen. Um diesen Mangel auszugleichen, setzt Finzi noch einen Wachsblock auf die Haut; dann erhält er Streustrahlen aus dem Wachs auf den Tumor, bei stärkeren Patienten muß außerdem noch ein Zusatzfeld vom Rücken aus gegeben werden. Die Bestrahlungen werden in einem Abstand von 50 cm vorgenommen.

Wir vermuten, daß Finzi selbst die Schwierigkeit einer genauen Dosierung bei seiner
Methode empfunden hat; denn er schreibt, daß die Lunge nicht wie das Wachs streut.
In dieser Tatsache erblicken wir den größten Nachteil der Methode; denn gerade weil die
rückläufige Streustrahlung eine unsichere Komponente darstellt, wird die homogene Durchstrahlung des Tumors nicht in allen Fällen möglich sein. Da sich auf der Zeichnung die
räumliche Ausbreitung der Strahlenkegel nicht wiedergeben läßt, so ist auch nicht auf den
ersten Blick zu erkennen, wie schwierig es ist, diese räumliche Homogenität zu erzielen.
Ferner haben wir bereits darauf hingewiesen, daß auch bei dieser Technik nicht unerheb-
liche Röntgendosen in der Lunge zur Wirkung kommen, wie denn Finzi auch schreibt,
daß der Lungenscheitel etwas geschädigt wird. Finzi sieht einen Nachteil seiner Streiflichtmethode darin, daß das Mediastinum keine Strahlen bekomme. Wenn die Methode

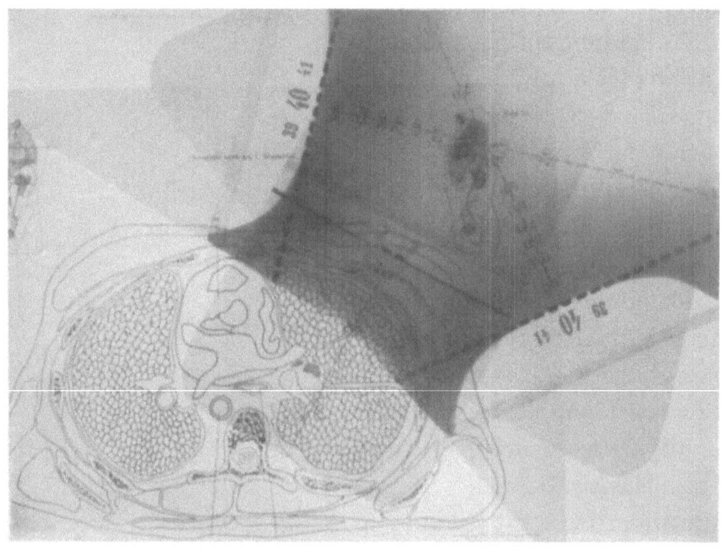

Abb. 150. Bestrahlungstechnik des Brustkrebses nach Holfelder. Die zwei „Flankierungsfelder“ und das
„Ergänzungsfeld“. (Aus H. Holfelder, Lehrbuch der Strahlentherapie Bd. IV/2.)

sonst mehr leisten würde als eine andere, wäre dies kein allzu großer Nachteil, da die Infektion
des Mediastinums verhältnismäßig wenig vorkommt. Bis heute ist der Beweis aber noch
nicht erbracht, daß die Streiflichtmethode mehr leistet als unsere.

Vom gleichen Gesichtspunkt wie Finzi ist Holfelder ausgegangen. Auch er will
mit seiner „Flankierungstechnik“ die Lungendurchstrahlung umgehen. Nach seinen
Angaben werden bei seiner Methode lediglich der carcinomgefährdete Teil der Brustwand
und die äußersten Schichten der Lunge, welche ja auch carcinomgefährdet sind, von
den Röntgenstrahlen durchdrungen.

Die Bestrahlung erfolgt in der Weise, daß 2 große Strahlenkegel von der Seite her
derart gegen die Brust gerichtet werden, daß nur die Randstrahlen noch die Thoraxwand
streifen. Abb. 150 zeigt, wie ein Mammacarcinom durch 2 gegeneinandergerichtete Strahlenkegel angegriffen werden kann. Die Lunge wird nur wenig durchstrahlt, wenn man auch
nicht vergessen darf, daß die Abgrenzung des Feldes nicht so scharf ist, wie sie durch die
Zeichnung dargestellt wird. Außerdem haben wir auch zu dieser Technik früher ausgeführt,
daß es in gewissen Fällen nicht zu umgehen ist, daß auch die Lunge von hohen Strahlen-

mengen getroffen wird, so daß der Sicherheitsgewinn nur ein scheinbarer ist. Hinzukommt, daß ähnlich wie bei der Streiflichtmethode von Finzi auch hier die Dosierung sehr schwierig ist und die einfache Tangentialbestrahlung der Brust nicht ausreicht, um die notwendige Dosis in der Brustwand zur Wirkung zu bringen. Um diese möglichst sicherzustellen, wird ähnlich wie bei Finzi die Brust bei der Tangentialbestrahlung mit Streustrahlen auslösenden Medien überbaut. Holfelder nimmt hierzu mit gewöhnlichem Reis gefüllte Säcke oder auch Säcke, welche eine Mischung von Talcum und Bolus alba zu gleichen Teilen enthalten.

Nun ist es aber trotz dieser Umbauten nicht möglich, allein von diesen beiden seitlichen Feldern aus die Brustwand homogen zu durchstrahlen. In der Mitte, wo sich die

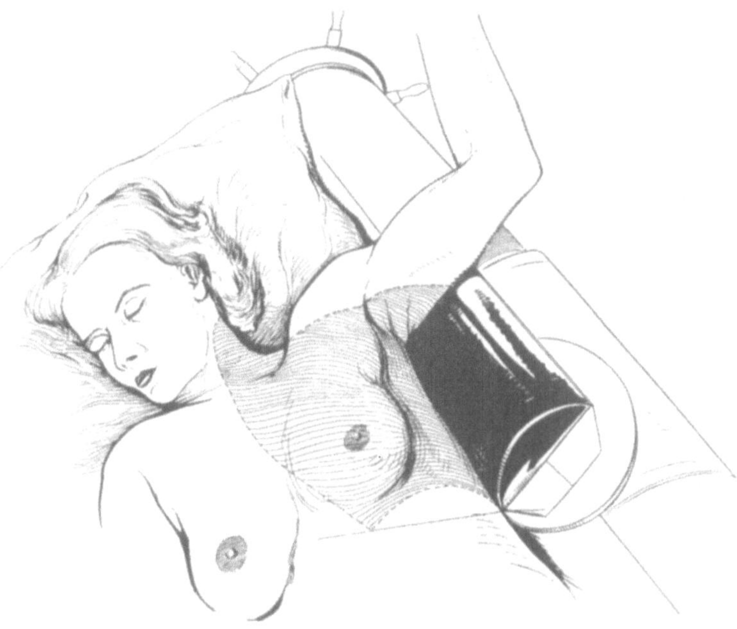

Abb. 151. Bestrahlungstechnik des Brustkrebses nach Holfelder. Einstellung des lateralen Flankierungsfeldes von oben gesehen. Das bestrahlte Hautfeld ist schraffiert gezeichnet, der Verlauf des Randstrahles des Strahlenkegels ist angedeutet. (Aus H. Holfelder, Die Nachbestrahlung des operierten Brustkrebses. Lehrbuch der Strahlentherapie; herausgeg. von H. Meyer, Bd. IV/2. Berlin und Wien: Urban & Schwarzenberg 1929.)

beiden Strahlenkegel treffen, ist ein Ergänzungsfeld notwendig. Dieses wird als Frontalfeld auf die Brust gegeben und zur Erreichung einer entsprechenden Abnahme der Röntgenintensität nach den höher belasteten Seiten eine keilförmige Blende zwischengeschaltet. Einen Überblick über die von Holfelder geübte Flankierungstechnik geben Abb. 151, 152, 153.

Ergänzend müssen noch die Angaben Holfelders über die von ihm geübte Dosierung hinzugefügt werden. Für die prophylaktische Nachbestrahlung des Regelfalles gibt er folgendes Schema:

10—14 Tage nach der Operation:

1. Bestrahlung, Wirkungsdosis 80% der HED, Pause 6 Wochen;
2. Bestrahlung, Wirkungsdosis 70% der HED, Pause 8 Wochen;
3. Bestrahlung, Wirkungsdosis 60% der HED, Pause 10 Wochen;
4. Bestrahlung, Wirkungsdosis 50% der HED, Pause 3 Monate;
5. Bestrahlung, Wirkungsdosis 50% der HED, Pause 3 Monate;
6. Bestrahlung, Wirkungsdosis 50% der HED, Pause 4 Monate;
7. Bestrahlung, Wirkungsdosis 50% der HED, Pause 5 Monate;
8. Bestrahlung, Wirkungsdosis 50% der HED, Schluß des Bestrahlungszyklus.

40*

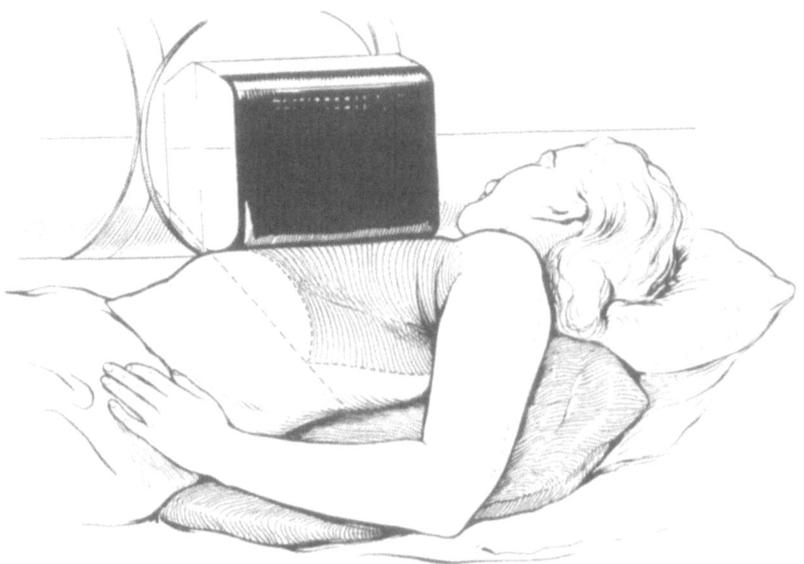

Abb. 152. Bestrahlungstechnik des Brustkrebses nach Holfelder. Einstellung des medialen Flankierungsfeldes. Der Körper liegt mit der linken Schulterlinie auf einem ziemlich dicken Sandsack, um die hintere Axillarlinie weitgehend nach vorn zu drücken und sie so dem Strahlenkegel zu nähern. Das bestrahlte Hautfeld ist schraffiert, der Verlauf des Randstrahles ist angedeutet. (Aus H. Holfelder, Lehrbuch der Strahlentherapie Bd. IV/2.)

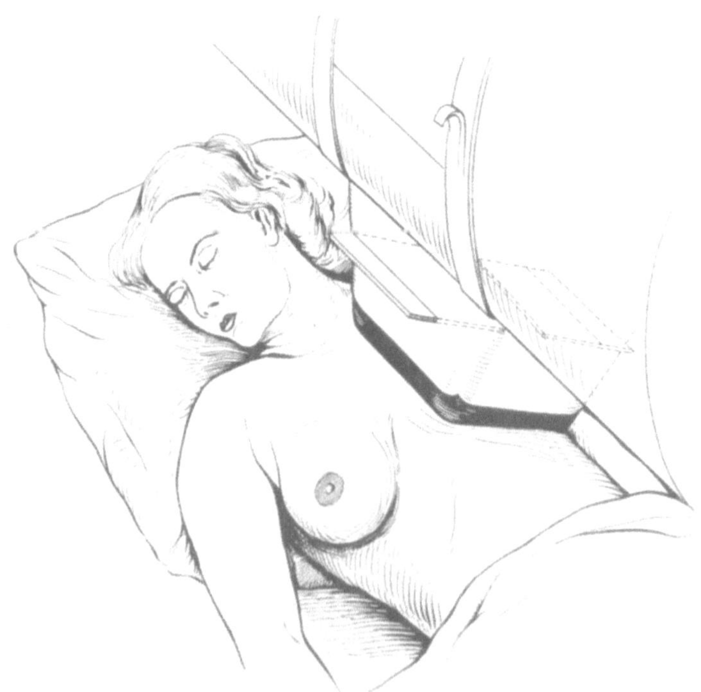

Abb. 153. Bestrahlungstechnik des Brustkrebses nach Holfelder. Verabfolgung des Ergänzungsfeldes. Die Lage der Keilblenden innerhalb des Bestrahlungstubus ist in der Zeichnung angedeutet. (Aus H. Holfelder, Lehrbuch der Strahlentherapie Bd. IV/2.)

Hat man es dagegen mit der Nachbestrahlung eines sehr weit fortgeschrittenen oder besonders bösartigen Carcinoms zu tun, so hält er folgendes Schema für zweckmäßig:

10—14 Tage nach der Operation:
1. Bestrahlung, Wirkungsdosis 110—120% der HED, Pause 8—10 Wochen;
2. Bestrahlung, Wirkungsdosis 80% der HED, Pause 6—7 Wochen;
3. Bestrahlung, Wirkungsdosis 70% der HED, Pause 8—9 Wochen;
4. Bestrahlung, Wirkungsdosis 60% der HED, Pause 10—12 Wochen;
5. Bestrahlung, Wirkungsdosis 50% der HED, Pause 3—4 Wochen;
6. Bestrahlung, Wirkungsdosis 50% der HED, Pause 4—5 Monate;
7. Bestrahlung, Wirkungsdosis 50% der HED, Schluß des Turnus.

Schließlich gibt Holfelder noch für diejenigen Fälle, die nicht nur postoperativ, sondern auch präoperativ bestrahlt werden sollen, eine Abänderung des zuletzt gegebenen Schemas an. Darnach soll man in die Pause zwischen erster und zweiter Bestrahlung, also zwischen 110 und 80% der HED, die Operation einschieben, und zwar diese etwa 4 Wochen nach der ersten Bestrahlung zur Durchführung bringen.

Einen ähnlichen Weg wie Holfelder hat Hintze bei der postoperativen Bestrahlung der Mammacarcinome eingeschlagen. Er nennt seine Technik „Tangentialbestrahlungsmethode". Die Bestrahlung wird in der Weise durchgeführt, daß an der betreffenden Brustwand 2 Felder von je 10 × 15 cm Feldgröße im Abstand von etwa 22 cm einander gegenübergestellt werden. Die einander entgegengerichteten Zentralstrahlen sollen dabei annähernd eine Tangente an der betreffenden Thoraxseite bilden. Die Achselhöhle und die Supraclviculargrube wird gleichfalls mit Tangentialfeldern bestrahlt. Diese haben eine Größe von 9 × 12 cm. Die in der Mitte zwischen den einander entgegengerichteten Tangentialfeldern erreichte Dosis liest Hintze auf einer für die verschiedenen Distanzen und Feldgrößen von ihm aufgestellten Distanz-Tiefenwirkungstabelle ab [1]. Bei der Dosierung geht Hintze darauf aus, auf die mittlere Zone zwischen 2 Tangentialfeldern mindestens 100% der HED zu 500 R bei harter Filtrierung zu verabreichen. Die Bestrahlungsserie wird auf 2 oder 3 aufeinanderfolgende Tage derart verteilt, daß stets 2 zueinander gehörende Tangentialfelder am gleichen Tage verabreicht werden; jedes Gebiet erhält also die volle Dosis in einer Sitzung. In der Regel wird nach 6 Wochen eine zweite Bestrahlungsserie und nach weiteren 6—8 Wochen eine dritte Bestrahlungsserie durchgeführt.

Ein Umbau mit einem künstlichen Streustrahler wird nicht vorgenommen, weil Hintze in einem derartigen Umbau nur einen Nachteil sieht, da er wertvollere Teile der direkten Strahlung absorbiert und nur „im Bestrahlungseffekt minderwertigere Streustrahlung" produziert wird. Ähnlich wie Holfelder muß aber auch Hintze ein Zusatzfeld auf die Mitte der beiden Tangentialfelder der Brust geben, weil diese keine genügenden Strahlenmengen erhält. Ebenso ist es in manchen Fällen nötig, bei den supraclavicularen Tangentialfeldern mindestens bei einer Bestrahlungsserie ein Schrägfeld von vorne oben außen mit einem 8 × 8 cm Tubus zu verabreichen. Nach seinen Beschreibungen muß zwischen Achselfeld und Brustfeld ein Hautstreifen überhaupt ganz unbestrahlt bleiben. Das ist notwendig, um eine lokale Überdosierung zu vermeiden. Etwa von dieser Hautstelle ausgehende Narben- oder Hautrezidive geht Hintze mit Radium an. Der Vorteil der geringeren Lungenbelastung wird also auch in diesem Fall durch die ungleichmäßige

---

[1] Vgl. Hintze, Die Technik der Tiefenbestrahlung, Beih. Med. Klin. 1927 I, 150.

Durchstrahlung des carcinomgefährdeten Gebietes wieder aufgehoben. Im übrigen gibt Hintze selber zu, daß auch bei seiner Methode „natürlich schmale Oberflächenbezirke der Lunge "mitgetroffen werden, was ja auch gar nicht zu umgehen ist, wenn nach Ablatio mammae der Zentralstrahl eines flach auf die Brustwand aufgesetzten 10 × 15 cm Tubus die Tangente an der Brustwand bilden soll. Wenn daher die von Hintze geforderten 100 % der HED in der bestrahlten Thoraxwand auch tatsächlich zur Wirkung gebracht werden und derartige Dosen in Abständen von 6 Wochen noch zweimal zur Wirkung kommen, dann ist nach dem früher Gesagten auch bei der Tangentialbestrahlung die Möglichkeit einer Lungeninduration vorhanden, auch wenn Hintze angibt, eine solche noch niemals in irgendeinem seiner Fälle beobachtet zu haben. Damit ist unsere Stellungnahme auch zu dieser Methode gegeben.

Zum Schlusse seien noch einige ausländische Behandlungsmethoden angeführt, vor allem diejenigen des Radiumhemmets als eines der führenden ausländischen Radiologischen Institute. Nach den Mitteilungen von Berven wird im Radiumhemmet die Mamma carcinombestrahlung auf verschiedene Weise vorgenommen und hängt jeweils von dem Grade der Erkrankung ab.

Bei operablen Fällen werden in Form der Tangentialbestrahlung zwei Einfallsfelder an die Brust angesetzt. Jedes Feld erhält 4—6 Behandlungen, und zwar jedesmal ein Drittel bis ein Viertel der HED, so daß jedes Feld insgesamt mit 1—1$^1/_2$ HED belastet wird. Als Filter wird 0,5 mm Cu und 1 mm Al benutzt. Der Fokus-Hautabstand beträgt 40 cm. Wenn in der Achselhöhle Metastasen zu tasten sind, so werden auch diese mit 2 Einfallsfeldern bestrahlt. Eines wird von vorne und eines wird von hinten gegeben. Jedes Feld erhält die volle HED bei 40 cm Fokus-Hautabstand und 0,5 mm Cu-Filter.

3—4 Wochen nach Schluß der Behandlung wird die klassische Mammaamputation durchgeführt. Wenn aus irgendwelchem Grunde die Operation nicht innerhalb von 4 Wochen nach der Bestrahlung ausgeführt werden konnte, wird eine 2. Serie mit etwas kleineren Dosen gegeben und dann 3—4 Wochen später operiert. In einigen Fällen erhielten die Patienten vor der Operation 2—3 Bestrahlungsserien.

Die postoperative Bestrahlung beginnt 2—4 Wochen nach der Operation. Das Operationsgebiet wird mit 2—3 Einfallsfeldern bestrahlt. Auf ein großes vorderes Feld, das den Thorax, die Axilla und die Supraclaviculargrube einschließt, werden in 6 Serien je ein Viertel bis ein Sechstel der HED gegeben, und zwar mit 4 mm Aluminiumfilter bei einer Entfernung von 50 cm. Dabei wird das Blutbild genau kontrolliert. Die Bestrahlungen werden je nach dem Befinden des Patienten jeden Tag oder jeden 2. Tag vorgenommen. In manchen Fällen wird das große vordere Feld so geteilt, daß ein Feld die Supraclaviculargegend einnimmt und das andere den Thorax unterhalb der Clavicula. Eine Behandlungsserie wird auch von hinten gegeben, und zwar auf die Axilla und die Fossa supraspinata. Hier werden in 4 Sitzungen je ein Viertel der HED mit 0,5 mm Cu-Filter und bei einem Fokus-Hautabstand von 40 cm appliziert. Die Behandlung dauert ungefähr 14 Tage. Nach 3 Monaten wird eine zweite Serie mit der gleichen Technik gegeben, der nach 3 bis 4 Monaten eine 3. Serie folgt.

Bei inoperablen Fällen wird die Behandlung nach den gleichen Grundsätzen mit der gleichen Technik wie bei der präoperativen Behandlung durchgeführt. Der Tumor.

die Achselgegend und die Supraclaviculargrube werden getrennt behandelt. Die Behandlung wird in Pausen von 3—4 Monaten wiederholt. Wenn der Tumor operabel geworden ist und durch weitere Bestrahlung keine Rückbildung mehr erfolgt, wird er mit dem darunterliegenden Muskel mittels des Elektroendothermieverfahrens exstirpiert. Die Wunde wird dabei verschieden tief koaguliert und dann offen gelassen.

Eine Kritik dieser Behandlungsmethoden ist nach den früheren Ausführungen nicht notwendig. Soweit wiederholte kleine Dosen angewandt werden, halten wir die Technik wegen der Gewöhnung der Carcinomzelle und der Dosensummation in der Lunge nicht für unbedenklich. Die Dauererfolge der Mammacarcinombehandlung im Radiumhemmet darf man wohl in erster Linie der Operation zuschreiben, spielt diese doch nach den Angaben von Berven die Hauptrolle bei der Behandlung.

Solomon und Gibert verwenden folgende Technik: 200 kV, 0,5—1 mm Cu plus 1 mm Al oder 10 mm Holz. Insgesamt werden Dosen von 3500—4000 R verabreicht: die tägliche Dosis beträgt 500 R. In gewissen Fällen werden dreimal wöchentlich 800 bis 1000 R gegeben. Zwischen der ersten und zweiten Serie werden Pausen von wenigstens 2 Monaten eingehalten: die folgenden Serien werden mit Pausen von mindestens 3 Monaten verabfolgt. Die Autoren geben an, daß sie auf diese Weise bis zu 20000 R auf jedes Feld applizieren konnten ohne andere Schädigung als Teleangiektasien und angeblich auch ohne Lungeninduration.

Leddy wie auch Desjardins von der Mayo-Clinic verwenden bei inoperablen Mammacarcinomen folgende Methode: 135 kV, 5 mA, 40 cm Fokus-Hautabstand, 4 mm Al, Felder von 8×8 cm oder 15×15 cm je nach der Größe des Tumors. Die Dosis wird in einem Zeitraum von 4—6 Tagen gegeben und nach 3—4 Wochen wiederholt. Meist 3 Serien, in manchen Fällen aber auch 5 Serien. Auch Leddy hat angeblich keine Lungenindurationen bei Verwendung dieser Methode gesehen.

Webster gibt für die Primärbestrahlung folgende Technik an: 180—200 kV, Symmetrieapparat, 0,5 mm Zink plus 1 mm Aluminium, Abstand 30 cm. Tangentialbestrahlung, große Felder, Kreuzfeuermethode an der Brust, zwei- oder dreimalige Wiederholung der Serie mit sechs- bis achtwöchentlichen Pausen, wobei jede Serie in 3 oder 4 Sitzungen mit 48stündigen Intervallen — oder bei häufigeren Sitzungen — mit 24stündigen Intervallen zerfällt.

Zur postoperativen Bestrahlung verwendet Webster 120—140 kV, 3 mm Al-Filter, 23 cm Fokus-Hautabstand. Bei tangential verlaufender Strahlenrichtung wird ein großes Feld gegeben vom Epigastrium zum Supraclaviculardreieck der befallenen Seite. Ferner wird die Achselhöhle, die seitliche Brustwand und die Achselhöhle der entgegengesetzten Seite bestrahlt. Insgesamt werden 5 Felder mit je Zweidrittel einer leichten Erythemdosis belegt. Die Behandlung wird nach einem, dann nach 2 und 3 Monaten durchgeführt und schließlich wird 2 Jahre lang alle 3 Monate die Dosis wiederholt. Webster weist darauf hin, daß bei diesen suberythematösen Dosen diese langandauernde Behandlung notwendig ist, denn alle Patientiennen, die nur 3 oder 4 Monate in Behandlung waren, wiesen bald lokale Rezidive auf. Die Röntgenbehandlung wird 3—4 Wochen nach der Operation begonnen.

h) Die verschiedene Stadieneinteilung des Mammacarcinoms zur Beurteilung der Heilungserfolge.

Ähnlich wie die Uteruscarcinome wurden auch die Mammacarcinome, um eine statistische Auswertung der Behandlungsergebnisse zu ermöglichen, in verschiedene Stadien eingeteilt.

Eine derartige Einteilung hat Steinthal angegeben. Die Mammacarcinome zerfallen dabei je nach der Ausdehnung der Erkrankung in 3 Stadien. Seine Einteilung wird vielfach gebraucht.

Stadium I. Der Tumor ist auf die Brust beschränkt, ist noch beweglich und zeigt keine Verwachsungen mit der Haut und der Unterlage sowie keine tastbaren axillaren und supraclavicularen Drüsen.

Stadium II. Der Tumor hat mit deutlichem Wachstum einen größeren Teil der Brust eingenommen; die Haut wird adhärent, die Drüsen in der Achselhöhle sind deutlich nachzuweisen [1].

Stadium III. Die Mamma ist zum größten Teil vom Neoplasma ergriffen, der Tumor ist mit der Haut und der Unterlage verwachsen; supraclaviculare Drüsen sind häufig feststellbar.

Als 4. Gruppe werden diejenigen Fälle zusammengefaßt, bei denen Fernmetastasen vorhanden sind, die also als vollkommen inoperable Fälle zu bezeichnen wären. In den die Operation betreffenden Statistiken sind solche Fälle von vornherein weggelassen; es ist also nicht möglich, bei diesen eine „absolute Heilungsziffer" im Sinne von Winter aufzustellen.

Jüngling hat 1926 ein auf mikroskopischer Diagnose beruhendes Einteilungsschema angegeben. Er unterscheidet 4 Stadien, weil er Steinthals Stadium II noch in 2 Gruppen trennt, und zwar in ein Stadium mit klinisch vergrößerten Achseldrüsen und in ein Stadium mit krebsig durchwachsenen Achseldrüsen. Es ergibt sich somit folgendes Einteilungsschema:

Stadium I. Tumor auf die Brustdrüse beschränkt, keine Verwachsungen mit der Haut und dem Pectoralis; gegebenenfalls palpable Drüsen, die aber histologisch frei von Carcinom sind.

Stadium II. Tumor gegen Haut bzw. Pectoralis oder gegen beide nicht mehr frei verschieblich; Achseldrüsen palpabel, histologisch aber nicht krebsig durchwachsen.

Stadium III. Tumor in seinen Beziehungen zur Umgebung wie bei Stadium II, Achseldrüsen histologisch aber ganz krebsig durchwachsen oder coriumdurchwachsen (evtl. ulceriert) oder Pectoralis vom Tumor infiltriert, starr oder beides bei freien oder krebsig durchwachsenen Drüsen.

---

[1] Anschütz hat das Stadium II wieder in IIa, IIb, IIc unterteilt: IIa klinisch nicht verwachsene Tumoren mit palpablen Drüsen, die histologisch meistenteils (aber nicht immer!) sich als metastatisch infiltriert erweisen. IIb Tumor durch Verwachsungen — nicht Infiltrationen — mit der Haut oder Pectoralisfascie verbunden; die palpablen Drüsen weisen histologisch Carcinom auf. IIc enthält die Tumoren mit festen Pectoralisverwachsungen, Hautinfiltrationen oder Ulcerationen und palpablen metastatisch veränderten Drüsen.

Stadium IV. Außer einem der Befunde von III krebsige Durchwachsung der Infraclaviculardrüsen bzw. Verhärtung und Vergrößerung der Supraclaviculardrüsen oder Hautmetastasen.

Von diesen beiden Stadieneinteilungen dürfte für den Vergleich zwischen Operation und Röntgentherapie die auf der klinischen Untersuchung beruhende Einteilung von Steinthal vorzuziehen sein.

Schinz gibt neuerdings ein neues Einteilungsschema an: Es basiert auf der Trennung des Primärtumorstadiums von dem der regionären Metastasen und faßt das Ergebnis in einer Formel zusammen. An Hand dieser Formel kann man ohne weiteres bei einem notwendigen Vergleich mit anderen Statistiken das Steinthal-Stadium ableiten. Mit römischen Ziffern erfolgt die Stadiumbezeichnung des Primärtumors, mit arabischen Buchstaben das Drüsenstadium.

Stadium I. Kleiner kirschen- bis pflaumengroßer Primärtumor, der ganz in der Drüse liegt und weder mit der Haut noch mit der Unterlage verwachsen ist. Der Primärtumor ist sehr gut operabel.

Stadium II. Der Primärtumor ist hühnereigroß oder größer. Die Beweglichkeit gegenüber der Subcutis oder gegenüber dem Pectoralis ist nicht mehr ganz frei. Der Primärtumor ist operabel.

Stadium III. Der Primärtumor ist entweder gegen die Haut, gegen den Pectoralis oder gegen beide fixiert und kann in geringem Umfang ulceriert sein. Der Primärtumor ist prognostisch inoperabel.

Stadium IV. Der Primärtumor ist mit der Brustwand verbacken, unverschieblich oder breit ulceriert. Der Primärtumor ist technisch inoperabel.

a) Keine klinisch nachweisbaren vergrößerten Drüsen.

b) Die axillären Drüsen sind deutlich vergrößert, sie sind aber gut verschieblich. Es sind höchstens 2—3 Drüsen nachweisbar. Die Drüsen sind operabel.

c) Die axillären Drüsen sind gegen die Umgebung fixiert oder wenn diese Fixationserscheinungen fehlen, so ist doch die Axilla mit Metastasen ausgefüllt. Die Drüsen sind prognostisch inoperabel.

Was nun die Beobachtungen für die Heilungsdauer anbelangt, so sind die vorliegenden Statistiken vielfach auf die Zeitdauer von 3 Jahren nach Abschluß der Behandlung bezogen. Die Grundsätze Winters für die Statistik des Uteruscarcinoms verlangen bekanntlich 5 Jahre und es wäre auch zweifellos für das sehr langsam wachsende Mammacarcinom eine Zeitdauer von 5 Jahren zweckmäßiger. Aber mit Rücksicht auf den Vergleich mit der operativen Therapie möge ein Zeitraum von 3 Jahren nach Abschluß der Behandlung als vorläufige Heilungsdauer anerkannt sein. Dieser Zeitraum hat außerdem noch seine Berechtigung in der Tatsache, daß auf der Grundlage großer Statistiken die durchschnittliche Lebensdauer der operierten Mammacarcinompatienten zwischen 11 und 22 Monaten nach der Operation liegt; außerdem tritt weitaus die größte Anzahl der Rezidive im ersten Jahre auf, so daß also eine statistische Erfassung 3 Jahre nach Abschluß der Behandlung, vor allem wenn die Patienten als arbeitsfähig und ohne nachweisbares Rezidiv befunden werden, schon einen gewissen Wert hat.

i) Die Erfolge der operativen Behandlung.

Als Maßstab für die Beurteilung der Bestrahlungserfolge nehmen wir auch beim Mammacarcinom die Leistungen der Operation.

Da nur ein ganz großes Material eine Beurteilung der Leistungsfähigkeit einer Methode zuläßt, hat das britische Gesundheitsministerium durch Lane Claypon die Resultate, die mit der Operation des Brustkrebses erzielt wurden und die in der Weltliteratur zerstreut sind, zusammenstellen lassen. Es wurden rund 20000 Fälle verarbeitet und folgende durchschnittliche Dreijahresheilungen errechnet:

Stadium I . . . . 80% Heilung
Stadium II . . . . 30% Heilung
Stadium III . . . . 8—9% Heilung.

Unter Berücksichtigung der neuesten Statistiken kommen wir bei etwa 25000 Fällen zu folgenden Resultaten:

Steinthal ante op. I 75%
Steinthal ante op. II 28%
Steinthal ante op. III . . . . 7%.

Wie die am Schluß dieses Kapitels angefügten Tabellen 31 und 32 (s. S. 670) über eine Reihe von Statistiken der Weltliteratur zeigen, schwanken die Werte der einzelnen Autoren und Kliniken um ein beträchtliches; doch dürften die aus den gesammelten Statistiken der Weltliteratur zusammengezogenen Standardzahlen wohl ungefähr das richtige Maß treffen.

Diese Zahl müßte also die Röntgentherapie des Mammacarcinoms zum mindesten erreichen, wenn sie ihre Existenzfähigkeit beweisen wollte.

k) Die Erfolge der Strahlentherapie beim Mammacarcinom nach den Berichten in der Literatur.

1. Beim operablen Mammacarcinom.

Die Frage, ob operable Mammacarcinome mit Röntgenstrahlen angegangen werden dürfen, ist sehr umstritten. Daher erscheint es uns sehr wichtig, zunächst einmal die Literatur daraufhin durchzusehen, mit welchem Erfolg operable Mammacarcinome mit Röntgenstrahlen behandelt wurden.

Über die alleinige Röntgenbehandlung von Mammacarcinomen, die dem Stadium I und II nach Steinthal angehören, sind in der Literatur schon eine größere Anzahl Berichte vorhanden. Es liegt aber in der Natur der Sache, daß jeder Autor nur ganz vereinzelte Fälle behandelt hat und daß infolgedessen die Aufstellung einer beweiskräftigen Statistik unmöglich ist. Nachdem aber die ganze Frage, ob ein Mammacarcinom im operablen Stadium mit Röntgenstrahlen angegangen werden darf, doch gerade sehr akut ist, so erscheint es uns sehr wichtig, die gesamte Literatur zunächst einmal nach der Richtung zu durchforschen, mit welchem Erfolg die operablen Mammacarcinome mit Röntgenstrahlen behandelt wurden.

Nun dürfte es auch für denjenigen, der der Röntgentherapie vollkommen fremd gegenüber steht, verständlich sein, daß man unmöglich von der Röntgenbehandlung des Mammacarcinoms reden kann; denn jeder der einzelnen Forscher hat erst einmal versuchen müssen, eine Technik zu finden, mit der er die großen Schwierigkeiten, die bei der Behandlung des Mammacarcinoms nun einmal vorliegen, überwinden kann. Schon durch diese Tatsache allein werden die aus der Weltliteratur zusammenzustellenden Ergebnisse stark beeinflußt werden; dazu kommt weiterhin noch, daß die meisten der im Anfangsstadium befindlichen Mammacarcinome nur deswegen mit Röntgenstrahlen behandelt wurden, weil gegen die Operation ernste Bedenken wegen des Allgemeinzustandes der Patienten vorlagen; andererseits finden sich unter den sog. „operablen" Fällen, die bestrahlt wurden, viele, die bereits Drüsen in den Supraclaviculargruben hatten und deren Prognose infolgedessen von vornherein schlecht war. Wenn also Fälle schlecht ausgingen, dann liegt dies nicht allein in der Tatsache, daß sie mit Röntgenstrahlen behandelt wurden; der Körper konnte die nötige Widerstandskraft zum Ausgleich der durch das Carcinom und die Röntgenbehandlung gesetzten Schäden in vielen Fällen nicht aufbringen.

Mit diesen Auseinandersetzungen wollen wir keineswegs ungünstige Literaturberichte vorbeugend entschuldigen. Nur die Objektivität zwingt uns darauf hinzuweisen, unter welchen ungünstigen Umständen die Röntgentherapie des Mammacarcinoms steht.

In der Zeit vor 1916 sind im wesentlichen nur vereinzelte Zufallstreffer bekannt geworden. Als erster hat Gocht 1897 in der Kümmellschen Klinik in Hamburg 2 Mammacarcinome mit Röntgenstrahlen behandelt. Ihm folgten Clark, Lyster, Beck, Hahn, Shattock, von Mikulicz und Fittig, Kronfeld, Newcomet, Robinson, Meek, Marquardt, Lyie (1901—1903), Perthes, Lassar, Guilleminot, Bergonié, Peters, Pugh (1904), ferner in den folgenden Jahren Freund, Gottschalk, Johnston, Jones, von Kutscha, Lenglet, H. E. Schmidt, Sheild und Jones, Taylor, Unger, Williams, Wohlgemut, Zimmern u. a. Zwischen 1910 und 1916 liegen Berichte, teilweise bereits über größeres Material, vor von Haret, Heßmann, Klein, Krause, Loose, Pfahler, Piga und Ferran, Sommer, Steiner, Werner und Caan, Wetterer u. a.

Systematisch wurde die Bestrahlung des Mammacarcinoms aber zuerst von Krönig und Gauß aufgenommen. Krönig ging auf Grund seiner Primärresultate sogar so weit, zu fordern, daß für die Brustkrebse grundsätzlich die Strahlenbehandlung der operativen Therapie vorzuziehen sei. Nach seinem Tode stellte Opitz (1920) die Krönigschen Fälle, die bis 1916 bestrahlt worden waren, zusammen, und zwar derart, daß er bei der Berechnung der Heilungsziffer die interkurrent Verstorbenen und Verschollenen abzog. Nach Opitz' Tabellen handelt es sich um 62 Fälle (3+3)[1], von denen 11 rezidivfrei waren = 19,64% Heilung. Von 17 Fällen des ersten Stadiums (2+1) waren nach mindestens 3 Jahren 2 rezidivfrei = 14,28% Heilung. 3 weitere Fälle lebten mit einem Rezidiv; 1 Fall ist an unbekannter Todesursache verstorben (nicht an Carcinom), 1 Fall lebte, der Kontrolle entzogen, 1 dritter Fall war verschollen; 9 Fälle waren an Carcinom gestorben. Von Gruppe 2 32 Fälle (1+2) waren 9 rezidivfrei = 31%. Es lebten 2 weitere Fälle mit Rezidiv, 2 waren an Altersschwäche bzw. Pneumonie gestorben, 1 Fall hatte sich der Kontrolle entzogen; an ihrem Carcinom waren 18 gestorben. Von Gruppe 3 (13 Fälle) lebte 1 Fall mit Rezidiv.

Hierzu muß bemerkt werden, daß Krönig der Strahlenbehandlung in allen Fällen eine Probeexcision vorausschickte. Wer aber den deletären Einfluß von Probeexcisionen bereits beobachtet hat, wird zugeben müssen, daß das Resultat der Strahlenbehandlung dadurch wesentlich beeinflußt werden kann. Ferner muß man, wenn man Krönigs Zahlen mit den Ergebnissen der Operation vergleichen will, bedenken, daß die Röntgentherapie damals noch in den Kinderschuhen steckte, während die Operationsmethoden bereits gut

---

[1] Die in Klammern gesetzten Zahlen bedeuten die bei der Berechnung abgezogenen Patienten.

entwickelt waren. Will man die durch Strahlenbehandlung gewonnenen Krönigschen Resultate mit den Ergebnissen der Operation vergleichen, so muß man zurückgreifen auf die Ergebnisse aus den ersten Zeiten der Brustkrebsoperationen. Dietrich und Frangenheim geben für die Periode von 1865—1875 eine 3jährige Rezidivfreiheit in 9,4% der Fälle an und für die Zeit von 1875—1885 in 10%. Das Verdienst Krönigs besteht darin, daß er die Heilungsmöglichkeit operabler Brustkrebse durch Röntgenstrahlen bewiesen hat, wenn auch seine Resultate als Anfangsergebnisse einer neuen Therapie wenigstens bei der Gruppe 1 damals noch nicht mit den chirurgischen Ergebnissen der besten Operateure konkurrieren konnten.

Seitz und Wintz beschrieben 1918 die physikalischen und technischen Grundlagen ihrer neuen Methode der Fernfeldbestrahlung, die sich zur Behandlung des Mammacarcinoms erfolgreich erwiesen hatte; mit ihr waren bereits eine größere Anzahl von Mammacarcinomen bestrahlt worden. Die Primärerfolge ermutigten zu weiteren Verbesserungen.

Krecke berichtete 1918 über 3 Fälle, die er nur mit Röntgenlicht bestrahlt hatte. Es handelte sich um alte Frauen, bei denen eine Operation kontraindiziert erschien. Der erste Fall verstarb an einer interkurrenten Erkrankung; das Carcinom hatte sich zurückgebildet. Der zweite Fall zeigte eine merkliche Verkleinerung des Tumors, doch entwickelte sich in der Achselhöhle eine Drüse, die die Prognose verschlechterte; der dritte Fall, eine 80jährige Frau, wurde vollkommen geheilt. Trotz dieser nicht allzu glänzenden Erfolge erwog der Chirurg Krecke ernstlich die Frage, ob nicht in manchen Fällen, besonders bei jüngeren Frauen, die verstümmelnde Radikaloperation zugunsten einer mehr konservativen Behandlung (Exstirpation des Tumors und Bestrahlung der regionären Drüsengebiete) verlassen werden könnte.

Zur gleichen Zeit ungefähr hatte Loose etwas vorschnell den „Sieg der Röntgenstrahlen über den Brustkrebs" verkündet; leider hielt das Material, das er zum Beweis für seine Behauptung vorlegte, einer kritischen Würdigung nicht stand.

Stark-Weiden (1921) wußte auch über günstige Erfahrungen mit der primären Röntgenbestrahlung zu berichten. Es handelte sich bei seinen Fällen um 3 schon ziemlich weit fortgeschrittene Mammacarcinome. Bei allen 3 Fällen war der Primärerfolg ein sehr guter, am besten bei dem sehr harten Scirrhus einer 67jährigen Taglöhnerin, der seit 5 Jahren bestand, recht groß geworden und schließlich ulceriert war. Der Tumor bildete sich zurück und die Frau wurde wieder arbeitsfähig.

Ferner teilten C. H. Kok (1920), Nordentoft (1922), Perussia (1922) und Gunsett (1923) einzelne Beobachtungen über erfolgreich bestrahlte operable Fälle mit.

Walther-Zürich (1923) brachte auch einen kleinen Beitrag zu dieser Frage. Er hatte 2 operable Brustkrebse bestrahlt, und zwar handelte es sich um 2 Fälle mit schweren Erkrankungen des Zirkulationsapparates; die eine der beiden Kranken, die an einer dekompensierten Mitralstenose litt, lebte 2 Jahre. Die Krebsknoten, von denen einer zur histologischen Verifikation entfernt wurde, waren vollständig verschwunden. Die zweite Patientin war 1 Jahr nach der Bestrahlung bei sehr günstigem lokalen Befund einem urämischen Anfall erlegen. Schließlich hatte Walther noch 4 Kranke, die aus Angst vor dem Messer den Eingriff verweigerten, bestrahlt. 2 davon sind nachträglich noch operiert worden, alle 4 waren zur Zeit der Veröffentlichung noch am Leben.

Besonders interessiert der von Perthes (1923) mitgeteilte Biersche Fall[1]. Bei einer sehr mageren 64jährigen Frau, die jede Operation ablehnte, verschwand ein walnußgroßer Scirrhus mammae nach dreimaliger Röntgenbehandlung und trat bis zu dem 6 Jahre später durch Schlaganfall erfolgten Tod nicht wieder auf.

Aus der Döderleinschen Klinik berichtete v. Seuffert (1923) über 3 operable Fälle von Brustkrebs, die bestrahlt wurden und mehr als 5 Jahre später noch frei von Rezidiv waren.

Morton und Lee (1923) bestrahlten 2 operable Mammacarcinome, und zwar bei einer 70jährigen Patientin und bei einer 47jährigen. Die Tumoren verschwanden, das Allgemeinbefinden war 8 Monate nach der Bestrahlung ein gutes.

Auch Gaylord (1923) hatte 30—40 Frühfälle ausschließlich mit Radium und Röntgen kombiniert behandelt. Nur kleine Indurationen waren zurückgeblieben, ein ausgesprochenes Zeichen für das Vorhandensein von Carcinom fehlte. Auf Wunsch von Dr. Finney sollte an diesen Fällen der Wert der alleinigen Strahlentherapie geprüft werden.

Jüngling (1924) hatte 5 operable Fälle der Röntgenbestrahlung unterzogen. Nach über 3 Jahren lebten 2, je einer ist nach $2^{1}/_{2}$ bzw. 4 Jahren gestorben. Einer lebte, mehrfach rezidiviert, wieder mit Rezidiv, schon $5^{1}/_{2}$ Jahre seit der Bestrahlung.

Auch J. Th. Stevens (1924) unterzog aus verschiedenen Gründen 27 Fälle nur der Strahlenbehandlung.

Inzwischen hatte Wintz die Erlanger Methode weitgehend verbessert und auch die röntgenologische Ausschaltung der Ovarien als unterstützende Maßnahme angefügt. Der erste Internationale Radiologenkongreß in London (1925) gab ihm Veranlassung, die erste größere Statistik über systematisch bestrahlte Mammacarcinome zu veröffentlichen.

Wintz hatte bei 3jähriger Beobachtung folgende Resultate erzielt: Es lebten frei von klinischen Erscheinungen Steinthal I (21 : 20) = 95,2%, Steinthal II (41 : 28) = 68,2%. Steinthal III (44 : 8) = 18,1%. Bei 5jähriger Beobachtung: Steinthal I und II (35 : 17) = 48,5%, Steinthal III (11 : 2) = 18,2%.

Auf dem gleichen Kongreß berichtete Burton J. Lee über 8 Fälle, die er im Jahre 1920 primär bestrahlt hatte. Nach fast 5 Jahren waren 6 klinisch geheilt. Es handelte sich um alte Frauen von 70 und mehr Jahren. Lee sah die Aufgabe des Memorial Hospital darin, Fragen wie die ausschließliche Bestrahlung des Brustkrebses klären zu helfen.

Auch Webster, Thierens und Nicholas teilten in London ihre Erfahrungen mit 15 bestrahlten operablen Fällen mit, bei denen aus irgendwelchen Gründen die Operation nicht indiziert erschien. Die Fälle sind einzeln in der Tabelle aufgeführt. Von den 15 Fällen waren 6 mindestens 3 Jahre klinisch geheilt (4, 9, 11, 12, 13, 14), 2 davon hatten inzwischen Rezidive (9 und 12), wurden noch einmal bestrahlt, waren aber bei Abschluß der Arbeit frei von Carcinom. 4 Fälle (2, 5, 7, 8) waren erst 2—3 Jahre klinisch geheilt, 1 Fall (3) hatte damals, 7 Jahre nach der ersten, 3 Jahre nach der zweiten Behandlung, ein Pleuraexsudat, 4 Fälle starben: Fall 1, 82jährige Frau, $^{1}/_{2}$ Jahr nach Beginn der Behandlung bei gutem Lokalbefund an einer interkurrenten Erkrankung; Fall 6, 71jährige

---

[1] Bier teilte 1931 in der Berliner Gesellschaft für Chirurgie einen weiteren Fall mit: „Die Mutter eines meiner Assistenten hatte ein Mammacarcinom. Sie verweigerte die Amputatio mammae. Ich habe sie damals bestrahlen lassen und der Mammatumor ist vollständig vergangen. Sie hat noch 8 Jahre gelebt und ist dann an einer akuten Pneumonie zugrundegegangen."

Frau, $2^1/_2$ Jahre nach Beginn der Behandlung an Carcinom (unvollständig durchgeführte Bestrahlung); Fall 10 und 15 (48- bzw. 75jährig) starben nach $2^1/_2$ Jahren an Metastasen bei gutem Lokalbefund. Die Autoren waren der Ansicht, daß in ihren Fällen die Diagnose Carcinom als gesichert gelten darf, trotzdem kein mikroskopischer Befund vorliegt, weil es sich nicht um Frühfälle handelte, sondern um weiter fortgeschrittene, die neben den charakteristischen Merkmalen am Primärtumor entweder vergrößerte Achsel- oder Supraclaviculardrüsen oder auch Carcinomknötchen in der Haut zu der einen oder anderen Zeit aufwiesen. Webster kam zu dem Schluß, daß man auf Grund des vorliegenden Materials in gewissen Fällen berechtigt wäre, die Strahlenbehandlung häufiger vorzuschlagen, als dies damals geschah. Wenigstens sollte man den Patienten nicht erzählen, daß es keine andere Wahl gäbe, als sich operieren zu lassen.

Später hat Webster seine damalige Schlußfolgerung an größerem Material (41 Fälle) bestätigt. Von den 15 ersten Fällen lebten nach über 5 Jahren noch 66%.

Auch die französischen Radiologen beschäftigten sich auf dem Kongreß in Grenoble (1925) mit der Bestrahlung des Brustkrebses. Belot berichtet von primärbestrahlten Mammacarcinomen, die seit mehr als 2 Jahren geheilt waren; Solomon und Delherm empfahlen, Frauen über 60 Jahre mit einem Scirrhus besser zu bestrahlen als zu operieren, weil die Gefahr bestünde, daß sich nach der Operation das Carcinom über den ganzen Thorax ausbreite.

Aus der französischen Literatur liegt ferner ein Bericht von Chambacher und Rieder vor. Diese Autoren haben 2 Fälle von Scirrhus klinisch geheilt; 1 Fall war 2, der andere 3 Jahre beobachtet. Von weiteren 14 Brustkrebsen waren 6 seit mehr als 3 Jahren klinisch geheilt, 2 Fälle waren über 4 Jahre beobachtet. 4 Fälle waren gestorben, davon 2 an interkurrenten Erkrankungen, 2 an Metastasen, bei allen 4 Fällen war der lokale Tumor zur Rückbildung gekommen und wies keine Krankheitserscheinungen mehr auf. 2 Fälle standen 2 Jahre in Beobachtung, 2 weitere seit etwa 1 Jahr. Bei 6 Fällen wurde die Diagnose durch Probeexcision bzw. Metastasen bestätigt. Bei den anderen Fällen war die Diagnose Carcinom klinisch gestellt.

Auch Coliez (1926) berichtete bei einigen operablen, direkt bestrahlten Fällen über besonders schöne Dauerresultate.

1933 veröffentlichten Solomon und Gibert ihre Erfahrungen an 50 Fällen von Scirrhus mammae. Wenn auch keine Dauerheilung in den meist fortgeschrittenen Fällen erzielt wurde, so sind die Verfasser doch mit der palliativen Wirkung sehr zufrieden und empfehlen die Röntgenbestrahlung beim Scirrhus als Methode der Wahl.

Portmann (1925) hatte 3 operable Fälle mit gutem Erfolg nur bestrahlt. Nach diesem Autor hat Holmes bessere Resultate gesehen bei alleiniger Bestrahlung eines fortgeschrittenen Brustkrebses mit Drüsen in der Achselhöhle und in der Supraclaviculargrube als mit Operation und nachfolgender Bestrahlung.

Ferner berichtete Soiland (1925), der über eine mehr als 25jährige Erfahrung mit der Röntgentherapie verfügte, über 64 primär bestrahlte Fälle von Brustkrebs. Von 26 beweglichen Knoten verschwanden 22, davon waren 4 Fälle 2—3 Jahre, 8 Fälle 3—4 Jahre klinisch geheilt. In 4 Fällen verschwanden die Knoten nicht; bei der später vorgenommenen Operation erwies sich 1 Fall als maligne, 3 als gutartig. Soiland meinte hierzu, die „Möglichkeit, daß ein primär bösartiger Prozeß zum Stillstand kam, sollte nicht übersehen werden." Von 36 Fällen mit adhärenten Knoten starben 10; die Bestrahlung war erfolglos. Bei 26 Fällen kam es zu einer klinischen Heilung, die in 8 Fällen 1—2 Jahre in 10 Fällen 2—3 Jahre, in 2 Fällen 3—4 Jahre, in 6 Fällen 4—5 Jahre andauerte. 2 Fälle waren verschollen.

Des weiteren legten Pfahler und Widmann (1925) in einer großen statistischen Arbeit Rechenschaft ab über ihre Behandlungsresultate bei 801 Fällen von Brusttumoren. Diese Autoren verfügten auch über eine Gruppe operabler Fälle, die ausschließlich der Strahlenbehandlung unterzogen wurden. Von 29 Fällen lebten nach 3 Jahren 83%, nach 5 Jahren 65%. Pfahler führte noch eine kleine Gruppe von 8 Fällen an, bei denen die Carcinomdiagnose nicht einwandfrei feststand, die aber auf jeden Fall hätten operiert werden müssen. Nach 3 Jahren lebten alle 8 Fälle, nach 5 Jahren lebten noch 6 Fälle.

Ferner haben Chilaiditi (1925), der über sehr gute Dauerresultate bei inoperablen Fällen Mitteilung machte und Hayes in Dublin (1927) je einen operablen Fall von Brustkrebs mit gutem Erfolg bestrahlt. Die Patientin von Hayes war $2^1/_2$ Jahre ganz gesund und erlag dann einem Herzleiden.

Nach Conte (1926) ist die ausschließliche Strahlenbehandlung bei operablem Brustkrebs immer möglich; ihre Ergebnisse stehen denen der modernen chirurgischen Methoden nicht nach.

Lammers (1926) hat seine Fälle entsprechend der wechselnden Technik in 4 Gruppen eingeteilt. Gruppe 1 umfaßt 3 Fälle, von denen einer nach 10 Jahren noch lebte. Es handelte sich um ein frühzeitig erkanntes, ganz kleines Carcinom. Besonders interessant ist der zweite Fall dieser Gruppe, bei welchem nachträglich die Brustamputation vorgenommen wurde. Bei der mikroskopischen Untersuchung waren keine Carcinomzellen mehr festzustellen. Die 2. Gruppe (6 Fälle) ist 6 Jahre beobachtet; es lebte noch 1 Fall, die anderen starben oder entzogen sich der Beobachtung. Die 3. Gruppe enthält 3 Fälle, von denen 1 Fall nach 4—5 Jahren noch lebte. Die 4. Gruppe kam für die Beurteilung der Strahlenbehandlung noch nicht in Frage, da sie zu kurze Zeit zurücklag. Diese 8 Fälle wurden alle klinisch geheilt, und zwar durch Radiumbehandlung.

Richards (1926) hatte von 4 Fällen 3 klinisch heilen können; 1 Fall war wesentlich gebessert. Die Beobachtungsdauer betrug 4 Jahre.

Schreiner-Buffalo hat 1927 über sein ganzes Material berichtet. Er verfügte damals über 563 Fälle von Brustkrebs; uns interessieren hier aber nur die ausschließlich der Strahlentherapie unterzogenen Fälle. Schreiner hat seine Fälle in 4 Gruppen eingeteilt. Gruppe I: Beweglicher, weder mit der Unterlage noch mit der Haut verwachsener Tumor. Gruppe II: Tumor mit Haut oder Unterlage verwachsen. Gruppe III: Drüsen in der Achselhöhle. Gruppe IV: Drüsen in der Supraclaviculargegend oder im Mediastinum oder Fernmetastasen. Von den 8 Fällen der Gruppe I, die er nur mit Röntgenstrahlen behandelt hat, waren 5 am Leben, 3 waren gestorben, darunter 1 Fall an Apoplexie. Von den 5 lebenden Fällen war einer verschollen und einer rezidiviert; sie waren beide am Anfang günstig beeinflußt und je 1 Jahr beobachtet. 3 Fälle waren klinisch geheilt, und zwar je 1 Fall 1, 4 und 5 Jahre. In Gruppe II wurden 32 Fälle nur der Strahlenbehandlung unterzogen, davon lebten 15. 13 Fälle starben 1—5 Jahre nach der Behandlung, 4 waren verschollen. Von den 15 lebenden Fällen wurden 11 günstig beeinflußt (Beobachtungszeit 1—5 Jahre), bei den übrigen Fällen war klinische Heilung zu verzeichnen, und zwar je für 2, 3, 4, 6 Jahre. In Gruppe III wurden 51 Fälle ausschließlich mit Röntgenstrahlen behandelt. 27 Fälle starben nach einer Beobachtungszeit bis zu 3 Jahren. 6 waren verschollen, nachdem sie bis zu 3 Jahren beobachtet waren. 18 Fälle waren am Leben, davon sind klinisch geheilt 7 Fälle, und zwar 1 Fall seit 1 Jahr, 3 Fälle seit 2 Jahren, 2 Fälle seit 3 Jahren, 1 Fall seit 4 Jahren. Die übrigen 11 Fälle waren günstig beeinflußt bei einer Beobachtungsdauer von 1—5 Jahren. Eine Prozentberechnung aus dem Material Schreiners ist nicht möglich, seine Zahlen sind noch zu klein, um einen gültigen Schluß zu erlauben.

Das Hauptinteresse nahm in den letzten Jahren die postoperative Bestrahlung durch die Art ihrer Durchführung in Anspruch. Doch finden sich auch in der neuesten Literatur Berichte über ausschließlich mit der Strahlentherapie behandelte Fälle von Brustkrebs.

So konnte Wintz (1929) auf dem Röntgenkongreß in Wien die Fortsetzung seiner Statistik bringen. Für die Gruppe Steinthal I und II hatte er folgende Ergebnisse erzielt: Symptomfrei und arbeitsfähig waren 3—4 Jahre nach der Behandlung von 72 Fällen 79 %; 5—6 Jahre nach der Behandlung von 66 Fällen 53 %. (Für Gruppe Steinthal III: nach 3—4 Jahren von 65 Fällen 20 %, nach 5—6 Jahren von 50 Fällen 12 %.)

Auch im Istituto Português do Cancro in Lissabon wurde die ausschließliche Strahlenbehandlung des Mammacarcinoms durchgeführt, worüber Bénard Guedès berichtete. Es handelte sich um 33 operable Fälle, bei denen mit Rücksicht auf das rasche Wachstum der Geschwulst und den Allgemeinzustand von einer Operation abgesehen wurde. 4 Fälle erlagen inneren Metastasen, 29 Fälle wiesen weder Tumorreste, noch Lymphdrüsenschwellungen, noch Rezidive auf. Bei 4 Fällen hatte sich der gute Zustand seit 4 Jahren unverändert erhalten, die übrigen Fälle waren noch nicht lange genug beobachtet, um von Heilung zu sprechen.

In einer neueren statistischen Arbeit führten Pfahler und Widmann (1929) eine Gruppe von 18 primär bestrahlten operablen Fällen an, von denen nach 3 Jahren noch 83,3 %, nach 5 Jahren 50 % lebten. 1932 veröffentlichte Pfahler zusammen mit Parry neuere Resultate an größerem Material (s. Tabelle), die die ersten Erfahrungen nicht nur bestätigten, sondern auch noch übertrafen.

Evans and Leucutia (1930) berichteten über eine kleine Anzahl von Fällen aller Stadien, die sie nur primär ohne nachfolgende Operation bestrahlt hatten. Nach 3 Jahren lebten von 18 Fällen 5, nach 5 Jahren lebten noch 4.

Adair (1932) hat auch eine Serie von 37 operablen Fällen nur der Strahlenbehandlung (kombinierte Radium-Röntgenbehandlung) unterzogen. 4 der Fälle starben an interkurrenten Krankheiten; nach 5 Jahren lebten noch 36,3 %.

In England brach sich die Strahlenbehandlung des Mammacarcinoms, auch der operablen Fälle, langsam Bahn. Von besonderem Interesse ist, daß Lord Berkeley Moynihan, einer der prominentesten Chirurgen Englands, in einem Vortrag im Memorial Hospital in New York mitteilte, daß er, unzufrieden mit den Resultaten der Operation beim Mammacarcinom, dazu übergegangen sei, alle Fälle von Brustkrebs ausschließlich der Strahlenbehandlung zu unterziehen.

In diesem Zusammenhang sei darauf hingewiesen, daß auch Keynes (Bartholomews Hospital in London) erklärte, die Strahlenbehandlung des primären Carcinoms — auch operabler Fälle — sei der Operation vorzuziehen. Keynes geht den Krebs mit Radium an. Seine Ergebnisse sind so befriedigend, daß er, besonders unter den Amerikanern, Schule gemacht hat.

Auch Herendeen (1932) will beim primär operablen Carcinom die Röntgenbestrahlung in wiederholten Serien mit oder ohne Zuhilfenahme der Chirurgie in den Vordergrund stellen. Die Bestrebungen, den Primärtumor mit Radium zu zerstören, hält er für einen ziemlich einseitigen Weg.

Ferner schließt sich Hedfeld neuerdings der Auffassung von Keynes an und tritt für die primäre Bestrahlung des Mammacarcinoms ein unter Ablehnung der Ablatio mammae mit Drüsenausräumung.

Unter den Italienern setzt sich Ponzio für die reine Bestrahlung bei Fällen im allerersten Anfangsstadium ein.

Das Radiumhemmet in Stockholm wollte die Frage, ob eine ausschließliche Röntgenbehandlung des operablen Mammacarcinoms gerechtfertigt ist, nach den Erfahrungen entscheiden, die bei inoperablen Fällen und mit solchen operablen Fällen gemacht werden, bei denen eine Gegenindikation für die Operation besteht. Die mikroskopischen Befunde, die nach Berven an exstirpierten Mammae gefunden wurden, zeigten bisher eine vollständige Zerstörung des Carcinoms. Die Diagnose des Tumors konnte häufig nur aus den in Auflösung begriffenen Zellresten gestellt werden.

Regaud zieht die chirurgische Operation der Strahlenbehandlung aus ästhetischen Gründen vor; eine Narbe an Stelle der fehlenden Brust störe weniger als die Pigmentation nach der Bestrahlung. Kleine Achseldrüsen, die noch nicht länger bestehen, würden besser operativ entfernt, während bei länger vorhandenen Knoten in der Axilla, die die Tendenz haben, nach der Operation weiterzuwuchern, die Kreuzfeuerbestrahlung mit Radium oder Röntgenstrahlen mehr zu empfehlen sei.

Das hier aufgeführte Material ist keineswegs einheitlich. Es umfaßt Frühfälle, aber auch solche Fälle, die bereits Drüsen in den Supraclaviculargruben hatten und die trotzdem noch als operabel betrachtet wurden. Ein Vergleich der einzelnen Statistiken untereinander ist infolgedessen kaum möglich und auch mit chirurgischen Statistiken lassen sich kaum Vergleiche ziehen, weil der Strahlenbehandlung im wesentlichen nur solche Fälle zugeführt wurden, die aus irgendwelchem Grund für die Operation nicht geeignet erschienen. Dadurch ist wohl bei den meisten hier aufgeführten Berichten die Strahlenbehandlung von vornherein im Nachteil.

Auf der nachfolgenden Tabelle 33 (S. 671) werden die hier besprochenen Fälle übersichtlich zusammengestellt. Außer den Primärresultaten sind die späteren Beobachtungen und klinische Heilungen, die über 3 Jahre andauerten, angeführt. Es ist unmöglich, aus diesem Material Prozentzahlen zu berechnen; die neuen Statistiken von Soiland, Pfahler und Widmann, Lee, Webster, Chambacher und Rieder und die 3 Statistiken von Wintz zeigen aber bereits an größeren Serien von Fällen, was die Strahlentherapie, systematisch angewendet, auch beim operablen Mammacarcinom zu leisten vermag; sie beweisen, daß ihre Resultate nicht hinter denjenigen der ausschließlichen operativen Therapie zurückstehen, ganz besonders nicht in den Fällen der Gruppen Steinthal II und III, bei denen die Operation keine besonderen Resultate mehr zu erzielen vermag.

2. Beim inoperablen Mammacarcinom.

Eine ganz andere Stellung nimmt die Bestrahlung des fortgeschrittenen Mammacarcinoms ein, denn die Dauerresultate sind in diesen Fällen unbefriedigend; es besteht auch keine Aussicht, daß durch irgendeine Verbesserung der Operationstechnik eine Verringerung der Sterblichkeitsziffer erreicht werden könnte. Radikaler kann die Operation nicht mehr ausgeführt werden; die meisten Chirurgen haben bereits die systematische Wegnahme der supraclavicularen Drüsen aufgegeben; die Ausräumung des Mediastinums hat sich gegenüber ihrem positiven Wert als viel zu gefährlich erwiesen und ist deswegen wohl allgemein wieder verlassen worden. So kommt es, daß eine Behandlungsmethode, die einigermaßen Aussicht auf bessere Erfolge als die Operation hat, nicht nur berechtigt ist, sondern daß wir zu ihrem Ausbau auch verpflichtet sind.

Obwohl die Bestrahlung des für die Operation ungeeigneten Mammacarcinoms in viel größerem Umfang vorgenommen wird als die Bestrahlung der Gruppen Steinthal I und II, so ist es trotzdem unmöglich, aus der Weltliteratur etwa große überzeugende Statistiken aufzustellen, mit denen man heute schon die wirklichen Leistungen der Röntgentherapie beim inoperablen Carcinom darlegen könnte. Wie wir weiter oben schon auseinandergesetzt haben, wechseln die im Ausbau begriffenen Methoden allzu sehr. Die zur Behandlung kommenden Stadien sind noch viel verschiedener, als dies bei der Behandlung des operablen Mammacarcinoms der Fall ist. Trotzdem sei aber versucht, einen Überblick über die in der Literatur veröffentlichten Ergebnisse zu vermitteln.

Den ersten Bericht hat Gocht 1897 aus der chirurgischen Abteilung des Eppendorfer Krankenhauses (Kümmell) gegeben. Es handelte sich um 2 Fälle. Bei diesen wurde allerdings nur ein palliativer Erfolg erzielt. Die Schmerzen gingen zurück, so daß das Morphium überflüssig wurde. Man war sich aber damals noch nicht darüber klar, daß es sich hierbei um eine Strahlenwirkung handelte, sondern nahm in erster Linie eine suggestive Wirkung der Bestrahlung an. In den folgenden Jahren wurde gerade das inoperable Mammacarcinom auch von anderen Forschern zu Bestrahlungsversuchen herangezogen. Aber nur in den seltensten Fällen konnte ein vorübergehender Erfolg erzielt werden. Berichte liegen unter anderem vor von Bergonié, Pfahler, C. Beck-New York und Hahn. Beck und Hahn konnten ein Kleinerwerden des Tumors beobachten, Beck auch Abnahme des Ödems. Histologisch fand Beck eine kolloidale Degeneration der Tumorzellen und auch Riesenzellen, die er als gutes Symptom deutete.

Auf dem Naturforscherkongreß in Kassel (1903) konnte Kronfeld-Wien über einen klinisch geheilten Fall von Brustkrebs berichten. Es war ein ausgedehntes inoperables Carcinom mit lentikulären Hautmetastasen. Auch von diesem Fall liegen histologische Befunde vor.

Mikulicz und Fittig berichteten 1903 nach eingehender Besprechung der vorliegenden Literatur über einen eigenen Fall, den sie durch Röntgenbehandlung zur klinischen Heilung gebracht hatten. Es handelte sich um ein durch Trauma entstandenes inoperables Mammacarcinom bei einem Manne mit Metastasen in beiden Achselhöhlen. Auf der linken Brust befand sich ein ovales quergestelltes Ulcus (4 : 7 cm), der Grund war eitrig belegt, der Rand wallartig aufgeworfen, knorpelhaft. Der Geschwürsgrund war unverschieblich mit der Muskulatur verwachsen.

Von der Randzone der Ulceration wurde eine Probeexcision gemacht, die Achselhöhlen wurden beiderseits ausgeräumt. Der Primärtumor wurde nur bestrahlt. Es wurde eine weiche Röhre von 4 cm Funkenlänge verwendet. Der Fokus-Hautabstand betrug 12—15 cm, die Stromintensität 7 Ampere, die Anzahl der Unterbrechungen 2—3 in der Sekunde, die Expositionsdauer 5 Minuten bei der 1. Behandlung, bei der 2., 3. und 4. 10 Minuten, bei der 5. 25 Minuten. Diese ersten Sitzungen wurden an aufeinanderfolgenden Tagen vorgenommen, die 6. nach 3 Wochen wieder mit 25 Minuten Dauer. Die erste Probeexcision hatte ein Carcinoma simplex ergeben, eine zweite ließ in den Schnitten nirgends mehr Carcinomzellen erkennen. Außer einer geringen Rundzelleninfiltration des subcutanen Gewebes und einer Anzahl von Riesenzellen, die frei im Bindegewebe lagen, waren in den Schnitten keine besonderen Veränderungen zu beobachten. Bei einer Nachuntersuchung nach 3 Monaten war die ganze Geschwürsfläche zart überhäutet, auch in der Umgebung war keinerlei Verhärtung zu fühlen. Das Allgemeinbefinden war sehr gut. Das überraschende Ergebnis dieses Falles veranlaßte Mikulicz und Fittig, die mit der Strahlenheilung in Zusammenhang stehenden Fragen näher zu erörtern. Um die Absorptionsverhältnisse für die tieferen Schichten zu verbessern, empfahlen sie nach dem Vorschlag von Beck inoperable Tumoren zuerst so ausgiebig wie möglich mit Messer und Löffel zu entfernen und dann erst die Röntgenbestrahlung vorzunehmen.

Auf dem 3. Röntgenkongreß 1907 berichtete Gottschalk, daß er bei inoperablen Fällen nach der Röntgenbehandlung manchen Rezidivknoten habe schwinden sehen und den Eindruck und die Überzeugung gewonnen habe, daß er durch die Röntgentherapie manche Schmerzen gelindert und vielleicht auch das Leben der armen Kranken, wenn auch nur um Monate, verlängert habe.

H. E. Schmidt verfügte 1908 bereits über 36 Fälle von bestrahlten Mammacarcinomen und faßt seine Erfahrungen folgendermaßen zusammen: „Beim Mammacarcinom beobachtet man fast immer ein Nachlassen der Schmerzen nach Röntgenbestrahlungen. Flache Ulcerationen, wie sie als Rezidive nach Mammaamputation auftreten, kommen bisweilen zur vollständigen oder fast vollständigen Vernarbung, freiliegende Tumoren und lentikuläre Hautmetastasen können sich sehr abflachen, mitunter auch vollkommen verschwinden. Massige Tumoren, die von intakter Haut bedeckt oder nur stellenweise ulceriert sind, reagieren in der Regel gar nicht auf Röntgenbestrahlung. Eine wirkliche Heilung ist — wenigstens bei den in Frage kommenden inoperablen Fällen — anscheinend nicht möglich. Das Auftreten von Hautmetastasen in der Umgebung des bestrahlten Krankheitsherdes beobachtet man häufiger im Laufe der Behandlung, ohne daß bestimmte Anhaltspunkte dafür vorhanden sind, daß diese Verschlimmerung durch die Bestrahlung bedingt ist. Das gleiche gilt für die in manchen Fällen unter der Behandlung eintretende carcinöse Pleuritis und die zunehmende Kachexie. Regionäre Drüsenschwellung wird nur sehr selten durch die Röntgenstrahlen beeinflußt."

Heßmann berichtete 1910 über einen Fall von Carcinoma mammae inoperabile, den er durch wiederholte Röntgenbestrahlung operabel machte. Sogar die Drüsenmetastasen gingen zurück. Heßmann steigerte die Dosis jedesmal um 10 X. Der angeführte Fall erhielt 40 X. Als vorläufige Grenze der Dosierung bezeichnete Heßmann die Dosis von 60 X.

Werner und Caan konnten 1910 über 71 inoperable Fälle von Brustkrebs berichten, die der Röntgenbestrahlung am Samariterhaus in Heidelberg unterzogen worden waren.

Die Resultate waren sehr ungleich, doch betonten die Autoren den großen Vorteil, den die Schmerzlinderung und die Hebung des Allgemeinbefindens für die schwerkranken Patienten hatte. Als gemeinsames Charakteristicum der günstig beeinflußten Fälle wurden Schrumpfung, Induration und Epidermisierung der Ulcerationen ohne tiefergehende Nekrosen bezeichnet. Besonderes Interesse bieten die Mitteilungen von Werner und Caan, weil hier über die Erfahrungen mit Cholininjektionen, Chininum bisulfuricum per os und Fluorescin in Form von direkter Infiltration berichtet wurde. Doch wurde die Sensibilisierung der Tumoren durch diese Mittel wieder aufgegeben, weil durch die Verflüssigung oder Nekrotisierung, die statt einfacher Schrumpfung eintrat, nur Komplikationen geschaffen wurden.

Wetterer berichtete auf dem Naturforscherkongreß in Karlsruhe (1911) unter 17 inoperablen Mammacarcinomen bereits über 3 Fälle, die 4—6 Jahre rezidivfrei waren.

Ferner sei Krecke erwähnt, der 1918 mitteilte, daß große Tumoren bis auf kleine Reste verschwinden können; ein gut kindskopfgroßer weit ulcerierter Tumor war bis auf einen unbedeutenden narbigen Rest vollkommen zurückgegangen.

Auch Krönig (1920, zitiert nach Opitz), hatte an 13 Fällen eine günstige Beeinflussung inoperabler Tumoren beobachten können.

Telemann (1920) konnte bei 6 von 10 inoperablen Mammacarcinomen einen günstigen Verlauf feststellen. Es handelte sich um große Tumoren, die mit der knöchernen Brustwand verwachsen waren und um mehr oder weniger große Metastasen in den regionären Drüsen oder an anderen Stellen. Die Tumoren waren bis auf kleine harte Resistenzen geschrumpft. 1 Fall war seit 2 Jahren „latent", ein weiterer Fall wurde trotz mehrfacher Rezidivierung seit 3 Jahren bereits latent erhalten.

Childe (1921) hatte bei einer sehr jungen Frau, die ein sehr ausgedehntes Mammacarcinom hatte, doch noch eine Bestrahlung gewagt mit dem Erfolg, daß die Patientin seit 10 Jahren geheilt war. Hervorgehoben sei hierzu, daß Childe gleichzeitig die Ovarien entfernte.

Quick (1921) bestrahlte 78 inoperable Fälle kombiniert mit Radium-Röntgenstrahlen. Es handelte sich um 57 Rezidive und 21 primär inoperable Fälle. 7 davon zeigten völlige Rückbildung der Tumoren und waren 3 Monate bis über 2 Jahre in Beobachtung; bei 21 Fällen kam es zu teilweiser Rückbildung; klinisch waren diese Fälle noch nicht frei von Carcinom, aber sie zeigten fortschreitende Besserung. 24 wurden lokal gebessert, doch traten Fernmetastasen auf; bei 10 Fällen ließ sich keine Besserung nachweisen, indessen waren das sehr weit fortgeschrittene Fälle mit Fernmetastasen.

Lorenz (1922) berichtete über 2 klinisch geheilte inoperable Mammacarcinome bei einer 63jährigen und einer 68 jährigen Patientin. Bis zur Veröffentlichung waren die Patientinnen schon seit 13 Monaten geheilt.

Lee und Herendeen (1924) führten 54 inoperable Fälle an; davon lebten nach 3 Jahren 10 = 18,5 %. Sittenfield (1924) gab für fortgeschrittene Fälle etwa 20 % und weniger Heilung an. Baensch verfügte 1924 über 3 Fälle von weit fortgeschrittenen Brustkrebsen mit regionärer Metastasierung, die zur Zeit der Berichterstattung 4 Jahre lang geheilt waren, und über 8 inoperable mittelschwere Fälle, die über 2 Jahre geheilt waren.

Jüngling hatte damals in seiner Statistik 85 Fälle, die zwischen 1918 und 1923 bestrahlt wurden und sich in der Mehrzahl aus Rezidiven und Metastasen früher operierter

Fälle zusammensetzten; es befanden sich aber auch eine größere Anzahl inoperabler Fälle darunter. An einzelnen Krankengeschichten zeigte er, wie die inoperablen Fälle auf die Bestrahlung ansprachen. Bei 50 Fällen lag die Röntgenbehandlung länger als 3 Jahre zurück, hiervon waren nach 3 Jahren noch 11 am Leben = 22%. 19 Fälle verdienten die Bezeichnung primär inoperabel, 3 wurden durch die Bestrahlung operabel und operiert. Von diesen war eine Patientin nach 3 Jahren noch gesund. Im ganzen lebten von diesen 19 Fällen über 3 Jahre 4 Fälle; 2 von diesen hatten Rezidive, die 3jährige Heilung betrug demnach etwa 10%.

Aus den von Jüngling beobachteten Fällen läßt sich also aufstellen, daß für inoperable Fälle eine 3jährige Heilungsdauer von etwa 10% durch die Strahlentherapie, wie sie Jüngling durchgeführt hat, erreicht werden kann, während inoperable Fälle bei anderen Behandlungsmethoden eine 3jährige Heilung überhaupt nicht mehr aufweisen. Hierzu sei darauf hingewiesen, daß Holfelder (1923) gelegentlich mitteilte, daß in 90% der inoperablen Fälle eine vorübergehende Besserung einsetzte, die in fast der Hälfte der Fälle den Patienten ihre Arbeitsfähigkeit über einen Zeitraum von mehr als 12 Monaten wiedergab. Auf dem internationalen Röntgenkongreß in London (1925) stellte Holfelder in der Diskussion zum Vortrag Wintz auf, daß er bei inoperablen Fällen eine 3jährige Heilung von 15% erreicht hätte.

Wintz konnte auf diesem Kongreß über 44 Fälle bei 3jähriger Beobachtung berichten und über 11 Fälle mit 5jähriger Beobachtung. Von der ersten Gruppe leben 8 = 18,1%, von der zweiten Gruppe 2, was auch 18% entspricht.

Guarini (1926) teilte auf dem 7. Kongreß der italienischen Röntgengesellschaft seine Erfahrungen mit der Bestrahlung des inoperablen Mammacarcinoms im Laufe der letzten 5 Jahre mit und betonte, daß seine Resultate sich denen von Wintz nähern.

Von besonderem Interesse ist ein Fall, über den Schoute und Orbaan (1927) berichteten. Es handelte sich um ein weit fortgeschrittenes Mammacarcinom, einen anscheinend hoffnungslosen Fall, der bereits Ascites im Abdomen aufwies. Die mikroskopische Untersuchung ergab Carcinomgewebe; die Patientin war $1^1/_2$ Jahre nach der Bestrahlung vollkommen gesund.

Über vorläufige klinische Heilungen berichten weiter in der neueren Literatur Chambacher und Rieder, Hayes und Fricke, Heuser, Pilger, R. Morton, Rahm, Roffo und Moner, Sandberg u. a. Vereinzelte Fälle, die über 3 und 5 Jahre klinisch geheilt und am Leben blieben, wurden von Bordier, Meyer (Göttingen), Meyer (New York), Schmitz, Siedamgrotzky, Wakeley und Wetterer mitgeteilt.

Statistiken liegen vor von Pfahler und Widmann (1925), Soiland (1925), Schreiner (Buffalo) (1927). Pfahler und Widmann hatten von 126 Fällen 52 über 3 Jahre und 26 Fälle über 5 Jahre beobachtet. Auch Soiland hatte eine eingehende Statistik über 110 Fälle mit Metastasen mitgeteilt, von denen, vollständig gesund, 6 Fälle lebten, und zwar standen 4 Fälle davon zwischen 3 und 6 Jahren in Beobachtung. Ferner lebten 24 Fälle mit pathologischem Befund, davon vier 3—5 Jahre. Gestorben sind 32 mit einer durchschnittlichen Lebensdauer von 14 Monaten. Nicht gebessert 12, verschollen 36. In 6 Fällen waren bereits Lungenmetastasen vorhanden. Schreiner hat in Gruppe 4 80 Fälle der ausschließlichen Strahlenbehandlung unterzogen. 9 Fälle waren verschollen innerhalb des ersten Jahres nach der Behandlung, 50 Fälle starben innerhalb von 2 Jahren während 4 Fälle 3—5 Jahre lebten. 17 Patienten lebten 1—4 Jahre, 3 davon schienen lokal geheilt zu sein, doch ließ das Röntgenbild auf Metastasen im Mediastinum schließen.

Beck (Kiel, 1925) berichtete über 15 sehr weit fortgeschrittene Mammacarcinome, die er in den letzten 5 Jahren bestrahlt hatte. Von diesen als für jede andere Therapie aussichtslos zu bezeichnenden Fällen waren 4 am Leben, voll leistungsfähig und frei von klinischen Erscheinungen. Die Heilungsdauer betrug je 5, 3 und 2 Jahre.

Chilaiditi (1925—1926) verfügte damals über 8 inoperable bestrahlte Fälle, von denen fünf $3^1/_2$—9 Jahre in Beobachtung standen und klinisch geheilt waren; 1 Fall war seit 2 Jahren klinisch geheilt, ein weiterer war nach $3^1/_2$ Jahren an Lungenmetastasen gestorben, der 8. nach 2 Jahren klinischer Heilung an Schlaganfall.

Über ein größeres Material berichtete 1928 Webster. Er hatte unter 86 Fällen von Brustkrebs nur in ungefähr 10% befriedigende Resultate bei 1jähriger Beobachtungszeit. Doch konnte er auch über einen Fall berichten, der zur Zeit der Veröffentlichung bereits 9 Jahre geheilt war. Es handelte sich um eine Patientin, die Handley wegen zu starker Knotenbildung in der Achselhöhle nicht hatte operieren wollen. Durch Bestrahlung wurde im Jahre 1919 klinische Heilung herbeigeführt. 1922 trat aber ein Rezidiv mit Metastasenbildung in beiden Achselhöhlen und in der rechten Supraclaviculargrube auf. Es wurde nochmals bestrahlt und Dauerheilung erzielt.

Die Erfahrungen von Pfahler und Widmann mit der ausschließlichen Strahlenbehandlung bei inoperablen Fällen erstreckten sich 1929 auf 64 Patienten. Von diesen waren nach 3 Jahren 47% und nach 5 Jahren 23,4% geheilt. Pfahler hat zusammen mit Parry 1930 weitere statistische Resultate veröffentlicht, und zwar hatte er in dem Zeitraum zwischen 1902—1922 bei 119 Fällen 42% 3jährige und 30% 5jährige Heilung erreicht; mit der Sättigungsmethode erzielte er bei 48 Fällen 48% 3jährige und 32% 5jährige Heilung.

1932 betrug die von Pfahler und Parry mitgeteilte Zahl der nur der Strahlenbehandlung unterzogenen inoperablen Fälle 178. Bei 3jähriger Beobachtung lebten 42%, bei 5jähriger 30%, bei 10jähriger 21% und bei 15jähriger 10%.

Wintz veröffentlichte auf dem Röntgenkongreß in Wien 1929 die Fortsetzung seiner Statistik und konnte an einem Material von 65 Fällen bei 3jähriger Beobachtungszeit 20% Heilung feststellen. Bei 5jähriger Beobachtungszeit betrug die Heilung bei 50 Fällen 12%. Die Weiterführung der Statistik ergab 1931 3—4 Jahre nach Abschluß der Behandlung, daß von 81 Patienten der Gruppe Steinthal III noch 17 Patienten symptomfrei und arbeitsfähig waren, was einem Prozentsatz von 21 entspricht. Bei 5—6jähriger Beobachtung lebten von 69 Patienten noch 7 = 10%. Unter diesen Fällen befanden sich aber auch Fälle mit Fernmetastasen, bei denen zunächst Heilung ausgeschlossen erschien.

Hintze (1932) findet an dem Material der Bierschen Klinik nach 5 und mehr Jahren noch 6,1% der inoperablen Fälle am Leben (65 Fälle).

Wenn es sich im Vergleich zu der Gesamtzahl der inoperablen Fälle, die an ihrem Carcinom zugrunde gehen, auch nur um eine kleine Anzahl handelt, die über 3 und mehr Jahre klinisch geheilt werden konnten, so darf man nie vergessen, daß ein derartiges Resultat mit keiner anderen Behandlung erzielt werden kann.

In bezug auf das inoperable Mammacarcinom können wir also auf Grund der in der Weltliteratur vorliegenden Erfahrungen die Forderung aufstellen, die Patientin der Röntgentiefentherapie zuzuführen; wenn es auch in den seltensten Fällen gelingen dürfte, die Patientin dauernd von ihrem Carcinom zu befreien, so kann doch fast in allen Fällen eine zeitweilige Besserung durch Stillstand des Carcinomwachstums herbeigeführt werden. In seltenen Fällen gelingt es auch trotz mehrfacher Rezidivierung, die Patienten über 5 Jahre hinaus arbeitsfähig zu erhalten.

Tabelle 34 gibt eine Übersicht, über die seit 1916 veröffentlichten primär inoperablen Fälle, die der Strahlenbehandlung unterzogen wurden. Es werden Primärresultate, spätere Beobachtungen und länger dauernde Heilungen übersichtlich angegeben.

3. Bei den postoperativen Rezidiven.

Die Erfahrungen mit der Bestrahlung der Rezidive sind in der Literatur sehr unterschiedlich. Das hat seinen Grund zunächst darin, daß unter dem großen Sammelbegriff „Rezidive" die verschiedensten Zustände zusammengefaßt sind. Ist es doch prognostisch ganz anders zu bewerten, ob unter „Rezidiv" kleine Hautknötchen verstanden werden, die nach der Operation eines Tumors der Gruppe Steinthal I wieder aufgetreten sind, oder ob es sich um eine ausgedehnte Verbreitung bis in die fern gelegenen Drüsen handelt. Da außerdem eine sehr große klinische und auch allgemein körperliche Verschiedenheit unter den einzelnen Patienten besteht, so ist ein Vergleich der veröffentlichten Statistiken kaum möglich.

Die Strahlenbehandlung wurde beim Rezidiv sehr frühzeitig versucht, vor allem wenn jeder operative Eingriff aussichtslos erschien. Die Bestrahlungsergebnisse waren in den ersten Zeiten sehr unsicher. Doch wurden wenigstens vorübergehende palliative Wirkungen erzielt. Ans Wunderbare grenzende klinische Heilungen veröffentlichten als erste Wetterer (1911), Klein (1913), Kotzenberg (1914), Telemann (1920). Besonders eindrucksvoll wirkten die Fälle von postoperativem Rezidiv, die Warnekros (1921) auf dem Chirurgenkongreß vorstellen konnte, denn hier handelte es sich um Dauerheilungen. Über größere Beobachtungsreihen verfügten Nordentoft (1922), Burton Lee (1922), Holfelder (1923), Jüngling (1924), Schmitz (1924), Wassink und Wassink van Raamsdonk (1924), Portmann (1925), Pfahler und Widmann (1925 und 1929), Amundsen (1927), Gunsett (1927), Schmidt-Luhmann (1927), Thiemann (1928), Webster (1928), Wintz (1929 und 1931).

Große Statistiken liegen vor von Burton Lee (Memorial Hospital), Pfahler und Widmann, ferner von Wintz. Lee berichtet über ein Gesamtmaterial von 363 Fällen, von denen nach 3 Jahren noch 9% leben. Nach Abzug der ganz ausgedehnten Carcinome mit infauster Prognose errechnete Lee an 205 Fällen 17% Heilung nach 3 Jahren.

Pfahler und Widmann (1925) brachten eine Statistik über 239 Fälle von postoperativem Rezidiv. Von ihren Fällen lebten nach 3 Jahren noch 38%, nach 5 Jahren 12%. In einer neueren Statistik (1929) führen diese Autoren eine Gruppe von 146 Rezidivfällen auf, von denen nach 3 Jahren noch 43% und nach 5 Jahren noch 16% am Leben sind.

Auch Wintz verfügt über eigene Erfahrungen mit der Rezidivbestrahlung. Unser auf dem Röntgenkongreß in Wien (1929) publiziertes Material umfaßte 165 Fälle. Von diesen waren nach 3 Jahren symptomfrei und dem Alter entsprechend arbeitsfähig 34%, nach 5 Jahren 19%, nach 8 Jahren 10%.

Im Jahre 1931 lagen insgesamt 211 Rezidive mit mindestens 3jähriger Beobachtung vor. Es waren symptomfrei und arbeitsfähig nach 3 Jahren 32,2%, nach 5—6 Jahren 18,4%, nach 8—9 Jahren 11,7%, nach 10—11 Jahren 6,8% (s. Statistik von 1935, S. 650).

Tabelle 39 gibt einen Überblick über die in der Literatur veröffentlichten Heilungsziffern. Die Zahlen sind nicht hoch und enttäuschen wohl im ersten Augenblick. Berücksichtigt man aber, was jede einzelne Zahl bedeutet, nämlich, daß dem Tode verfallene Menschen durch die Röntgenstrahlen über eine Reihe von Jahren symptomfrei und arbeitsfähig erhalten, in seltenen Fällen auch tatsächlich geheilt werden konnten, so ist das Ergebnis doch sicher beachtenswert; denn mit keiner anderen Behandlungsmethode wäre ein solches Resultat zu erzielen gewesen. Gerade die Strahlenbehandlung der Rezidive berechtigt zu der Hoffnung, daß durch weitere bessere Ausgestaltung nicht nur der Bestrahlungsmethoden, sondern auch der Behandlung des Gesamtkörpers künftig noch bessere Resultate zu erzielen sind.

l) Eigene Ergebnisse bei der Röntgentherapie des Mammacarcinoms.

Nach dieser Übersicht über die Entwicklung der Mammacarcinombestrahlung und die erzielten Ergebnisse kommen wir nunmehr zur Mitteilung unserer neuesten Resultate. Die systematische Röntgenbehandlung des Mammacarcinoms wurde an unserer Klinik vor 20 Jahren begonnen. Seit 17 Jahren ist die Technik und die applizierte Dosis konstant. Die nachfolgende Statistik haben wir im Frühjahr 1935 abgeschlossen.

In unserer Statistik sind die gesamten Carcinompatienten erfaßt, die jemals in die Klinik kamen, einschließlich der deletären und aussichtslosen Fälle. Diese befinden sich in der Gruppe Steinthal III, wodurch diese zweifellos im ungünstigen Sinne belastet wird; denn in den chirurgischen Statistiken sind in der Gruppe Steinthal III die deletären Fälle nicht enthalten.

Bei der Gruppierung der Fälle haben wir auch die Gruppen Steinthal I und II zusammengefaßt. Die Berechtigung zu diesem Vorgehen sehen wir darin, daß es rein klinisch in vielen Fällen nicht möglich ist, den Nachweis für die wirkliche Lokalisation des Carcinoms zu führen. Erst die mikroskopische Untersuchung der später amputierten Mamma gibt mit Sicherheit Aufschluß über die weitere Ausbreitung. Dazu kommt, daß die Methode der Röntgentherapie in jedem Fall ihre höchstmöglichste Leistungsfähigkeit entfalten muß. Man wird also auch beim klinisch als lokalisiert anzusprechenden Carcinom stets das gesamte Ausbreitungsgebiet bestrahlen.

Um die Statistik weiter so einfach und übersichtlich wie möglich zu machen, verzichten wir auch auf jede Unterteilung, weil dadurch nur die gesamte Patientenzahl zu stark verkleinert wird und die prozentualen Berechnungen unsicher werden. Deshalb ist unser Material nur in zwei große Gruppen eingeteilt:

1. In gesunde Fälle, d. h. solche, die symptomfrei und ihrem Alter entsprechend arbeitsfähig sind; irgendein Anhaltspunkt für ein Weiterbestehen des Carcinoms, für ein Rezidiv oder eine Metastase ist nicht vorhanden.

2. In verlorene Fälle. Zu diesen werden alle Toten gezählt, gleichgültig ob sie an einem Carcinom oder an einer interkurrenten Krankheit verstorben sind. Ferner auch solche Fälle, die bei der Zusammenstellung der Statistik bereits wieder Rezidive oder ein Fortschreiten des Carcinoms aufwiesen.

Unsere Statistik ist entsprechend den früheren Ausführungen für einen Zeitraum von 5 Jahren und mehr aufgestellt. Wenn daneben die Ergebnisse für 3 Jahre nach

Abschluß der Behandlung genannt sind, so geschieht dies aus zwei Gründen; einmal im Hinblick auf die chirurgischen Statistiken, dann aber als „Leistungsstatistik". Gerade bei einer Therapie, deren Ausführung in der Entwicklung steht, sind solche Leistungsstatistiken für die Kritik unserer eigenen Maßnahmen notwendig und zweckmäßig. Im übrigen halten wir es im Grunde wirklich nicht für gerechtfertigt, beim Carcinom vor dem 5. Jahr von einer Heilung zu sprechen. Beim Mammacarcinom muß man sogar in Betracht ziehen, daß auch dieser Zeitabschnitt relativ kurz ist, weil bei gewissen Arten spätere Rezidive nicht so selten sind wie beim Uteruscarcinom.

1. Das operable Mammacarcinom.

Die allgemein übliche Einteilung nach Steinthal haben wir insofern geändert, als wir die Gruppen Steinthal I und Steinthal II zusammennehmen, weil bei der klinischen Beurteilung der Fälle die Ausbreitung im Drüsengebiet nicht immer sicher festgestellt werden kann.

Die Ergebnisse sind für das operable Mammacarcinom folgende:

Carcinoma mammae operabile, Steinthal I und II.

136 Patientinnen, 3—4 Jahre nach der Behandlung symptomfrei und arbeitsfähig 93 Patientinnen = 68,3%.

124 Patientinnen, 5—6 Jahre nach der Behandlung symptomfrei und arbeitsfähig 60 Patientinnen = 48,3%.

88 Patientinnen, 8—9 Jahre nach der Behandlung symptomfrei und arbeitsfähig 35 Patientinnen = 39,7%.

77 Patientinnen, 10—11 Jahre nach der Behandlung symptomfrei und arbeitsfähig 25 Patientinnen = 32,4%.

In unserer Statistik sind keine Abzüge vorgenommen worden, die Zahlen enthalten auch die interkurrent Verstorbenen. Die Leistungsfähigkeit der Strahlentherapie des Mammacarcinoms ist also in Wirklichkeit noch besser. Es erscheint uns daher zur richtigen Bewertung der Endzahlen nötig, das Absterben von behandelten Mammacarcinompatienten an anderen interkurrenten Erkrankungen nicht außer acht zu lassen. Hintze hat eine allgemeine Absterbekurve von Frauen im 55. Lebensjahre aufgestellt, also von einem Alter, das die meisten Brustkrebskranken haben. Wir führen diese Absterbekurve nachstehend auf.

Absterbekurve nach Hintze:

Von 100 Frauen sind noch am Leben:

<pre>
nach 3 Jahren 95
nach 5 Jahren 91
nach 8 Jahren . . . . 79—80.
</pre>

2. Das inoperable Mammacarcinom.

Die Gruppe Steinthal III unserer Einteilung umfaßt sämtliche inoperablen Mammacarcinome nicht nur diejenigen, welche streng genommen der Gruppe Steinthal III angehören. Es befinden sich daher unter diesen Fällen auch solche mit Fernmetastasen, die von vornherein für die Therapie denkbar ungünstig sind.

Carcinoma mammae inoperabile, Steinthal III.

110 Patientinnen, 3—4 Jahre nach der Behandlung symptomfrei und arbeitsfähig 26 Patientinnen = 23.6%.

89 Patientinnen, 5—6 Jahre nach der Behandlung symptomfrei und arbeitsfähig 11 Patientinnen = 12,3%.

77 Patientinnen, 8—9 Jahre nach der Behandlung symptomfrei und arbeitsfähig 5 Patientinnen = 6,5%.

3. Rezidive nach Operation.

Der Wert unserer Methode tritt noch deutlicher in Erscheinung, wenn wir die Ergebnisse der Bestrahlung bei jenen Fällen nennen, die auf andere Weise nicht mehr geheilt werden können, also bei Rezidiven, die nach Operationen aufgetreten sind. Wir müssen unsere Ausführungen allerdings insofern einschränken, als es auch hier qualitative Unterschiede gibt und auch ein lokales Rezidiv durch 2- oder 3malige Operation noch geheilt werden kann. Derartige Fälle spielen aber in unserer Statistik keine große Rolle. Wir brauchen wohl nicht besonders hervorzuheben, daß uns von den Operateuren nur solche Fälle zur Weiterbehandlung durch Bestrahlung überwiesen wurden, bei denen eine Operation keine Aussicht auf Heilerfolg mehr bot.

Carcinoma mammae. Rezidive nach Operation. Gesamtmaterial.

288 Patientinnen, 3—4 Jahre nach der Behandlung symptomfrei und arbeitsfähig 89 Patientinnen = 30,9%.

264 Patientinnen, 5—6 Jahre nach der Behandlung symptomfrei und arbeitsfähig 51 Patientinnen = 19,3%.

194 Patientinnen, 8—9 Jahre nach der Behandlung symptomfrei und arbeitsfähig 24 Patientinnen = 12,4%.

165 Patientinnen, 10—11 Jahre nach der Behandlung symptomfrei und arbeitsfähig 10 Patientinnen = 6%.

Diese Statistik ist durch eine große Zahl vollkommen aussichtsloser Fälle belastet. Dazu gehören vor allem jene Patientinnen, die bereits Knochen- oder andere Fernmetastasen hatten. Für die Leistungsfähigkeit der Bestrahlung entsteht somit ein unrichtiges Bild, weil eben mehr vorausgesetzt ist, als die Röntgentherapie überhaupt zu leisten vermag.

Zusammenfassung.

Die Berechtigung zur Vornahme der Strahlentherapie ist vor allem durch die Resultate der Gruppen Steinthal II und III erwiesen. Für die Gruppe Steinthal I kann die Röntgentherapie nicht mehr leisten als die Operation, nur sind bekanntlich die Fälle, bei denen das Carcinom wirklich im Gesunden operiert werden kann, relativ selten.

m) Die kombinierte Behandlung beim Mammacarcinom. Operation und Bestrahlung.

Wie bereits mehrfach betont, hat die ausschließliche Strahlentherapie beim Mammacarcinom nur wenig Anhänger. Meistens wird heute die Bestrahlung mit der Operation kombiniert. Dabei wird verschieden vorgegangen und die Röntgenbehandlung entweder als präoperative oder postoperative Bestrahlung mit der Operation kombiniert. Am häufigsten wird die postoperative Bestrahlung angewandt, die präoperative Bestrahlung wird viel weniger geübt. Über beide Methoden liegen bereits entsprechend zahlreiche Erfahrungen vor.

1. Die präoperative Bestrahlung.

Als erste haben Holzknecht und Wetterer zur Vorbestrahlung geraten, weil sie beobachtet hatten, daß Mammatumoren nach der Bestrahlung schrumpften und dadurch besser operabel wurden. Auf dem Chirurgenkongreß von 1921 wurde die Vorbestrahlung dann wieder von Schmieden empfohlen, weil sie durch Inaktivierung der Carcinomzellen die Gefahren der Operation — Dissemination von lebenden Tumorzellen — herabsetze. An diesem Standpunkt hat die Schmiedensche Klinik auch später noch festgehalten und in Gemeinschaft mit Holfelder die präoperative Bestrahlung geübt. Damals auf dem Chirurgenkongreß konnte die Vorbestrahlung keine Anhänger gewinnen. In den nachfolgenden Jahren haben sich aber eine Reihe deutscher Autoren zu diesem Vorgehen bekannt. Hier sind Levy-Dorn, Lazarus, Nahmmacher, Jüngling und Simons zu nennen. In diesem Zusammenhang sei auch Teschendorf angeführt, der beim beginnenden Mammacarcinom nur eine Teiloperation vornimmt und das ganze Ausbreitungsgebiet einer Vor- und Nachbestrahlung, in manchen Fällen auch nur einer Nachbestrahlung unterzieht.

Im Ausland sind die Hauptvertreter der präoperativen Bestrahlung die Amerikaner. Trout und Peterson (1930) konnten bei einer Rundfrage feststellen, daß von den amerikanischen Chirurgen die präoperative Bestrahlung von 36 systematisch angewendet wird, von 8 in gewissen Fällen. Andere Autoren wieder wie Pfahler, Bloodgood und Haller nehmen die Vorbestrahlung nur bei weit vorgeschrittenen Fällen bzw. bei Grenzfällen vor.

Doch schlägt Bloodgood neuerdings (1933 und 1934) vor, die präoperative Bestrahlung auch bei den operablen Fällen von Brusttumoren durchzuführen, und zwar eine richtige Carcinombestrahlung wie bei inoperablen Fällen. Falls dann die Probeexcision ein Adenocarcinom ergibt, wird nur der Tumor entfernt — nicht die Mamma amputiert — und sofort nachbestrahlt. Handelt es sich um einen zweifelhaften Tumor, so wird auf jeden Fall eine Carcinombestrahlung durchgeführt, während die mikroskopischen Schnitte von verschiedenen Pathologen untersucht werden. Bei festgestellter Malignität werden die meisten Chirurgen die Radikaloperation anschließen. Bloodgood dagegen tritt dafür ein, erst die erste Bestrahlungsserie abzuschließen und dann noch 2—3 Wochen zu warten, um die Strahlenwirkung abklingen zu lassen.

Der Chirurg Bloodgood sammelt ferner Material, um beweisen zu können, daß nichts verloren ist, sondern im Gegenteil ein Gewinn für die Patientin entsteht, wenn bei histologisch erwiesenem Carcinom nur der Tumor entfernt und dann eine richtige Carcinombestrahlung durchgeführt wird. Bei malignen Fällen tritt Bloodgood für die sofortige Bestrahlung nach der Operation ein, wenn sich dadurch auch die Wundheilung verzögern sollte.

Auch Quick (1933) mißt der präoperativen Bestrahlung größeren Wert bei als der postoperativen Bestrahlung.

Von anderen ausländischen Autoren, welche die Vorbestrahlung mehr oder weniger systematisch üben, seien zunächst Forssell (Ahlbom), Solomon, Coliez, Pettit,

Daland, Morlet und Roffo angeführt. Weitere Autoren werden im Zusammenhang mit den späteren Ausführungen noch genannt.

Das Vorgehen der einzelnen Autoren kann man nach 3 Gruppen ordnen:

1. Es wird das ganze Ausbreitungsgebiet des Carcinoms bestrahlt mit Dosen, die zur Abtötung der Carcinomzellen hinreichen, dann wird die Radikaloperation mit Ausräumung der Achselhöhle und mit Wegnahme des Muskels vorgenommen; also eine Kombination der beiden vollständigen Methoden.

2. Ebenfalls Totalbestrahlung des gesamten Gebietes, dann nur Exstirpation des Tumors, manchmal mit Ausräumung der Achselhöhlendrüsen, manchmal ohne diese.

3. Bestrahlung mit kleinen Dosen, die höchstens zur Schädigung des Carcinomgewebes führen, denen aber immunisatorische und allgemein leistungssteigernde Wirkung zugesprochen wird; dann Radikaloperation.

Die Zeit, nach welcher die Operation nach der Bestrahlung vorgenommen werden soll, wird von den einzelnen Autoren verschieden angegeben. Sie hängt auch von dem Zweck ab, der mit der Bestrahlung verfolgt wird. Soll nur eine Sterilisierung erzielt werden, so kann bald nach der Bestrahlung operiert werden. Soll aber ein inoperabler Tumor operabel werden, so muß längere Zeit zugewartet werden.

Im Memorial Hospital findet nach Lee die Operation 3—4 Wochen nach der Bestrahlung statt. Auch im Radiumhemmet beobachtet man diese Zeitspanne und legt Wert darauf, daß der Tumor noch unter dem vollen Strahleneinfluß steht. Wenn aus irgendeinem Grunde die Operation nicht innerhalb von 4 Wochen ausgeführt werden kann, so gibt man im Radiumhemmet lieber noch eine zweite Serie Röntgenstrahlen mit kleineren Dosen (bei der ersten Serie werden 1—1$^1/_2$ HED auf jedes Feld gegeben) und operiert 3—4 Wochen später (Berven).

Schmitz, der die Vorbestrahlung systematisch bei allen Fällen der Gruppen I und II übt, nimmt die Operation am Tage nach der Röntgenbehandlung oder 3—4 Tage später vor. H. R. Stevens und Jarre operieren nach 2—4 Wochen. Groover, Christie und Merritt warten 6—8 Wochen, ehe sie nach der Bestrahlung die Operation vornehmen können. Nach ihren Erfahrungen wird dadurch eine beträchtliche Anzahl von Grenzfällen operabel, Disseminationsgefahr und lokale Rezidive verringern sich. Neumann, Sluys und Coryn bestrahlen 10 Tage lang mit hoher Spannung, dann folgt die Operation, 2 Monate später wird ein weiterer vollständiger Bestrahlungszyklus durchgeführt. Nahmmacher beobachtet ein Intervall von 14 Tagen und operiert dann radikal. Bei besonderen Indikationen wird 6—8 Tage später mit Radium nachbestrahlt.

Statistische Ergebnisse über größere Serien liegen nur von einigen Autoren vor. Vielfach ist die Vorbestrahlung aber mit der prophylaktischen Nachbestrahlung kombiniert worden. Schmitz berichtete über 15 Fälle des ersten und zweiten Stadiums, die er der Vorbestrahlung unterzogen hatte; nach 3 Jahren leben 8 = 53,2%. Jenkinson (Chicago) hat 50 Fälle vorbestrahlt. Davon waren 20 Fälle 2 Jahre beobachtet. Bei keinem dieser 50 Fälle war ein Lokalrezidiv aufgetreten.

Besonderes Interesse verdient die Zusammenstellung von Lee und Herendeen, die 92 Fälle umfaßt. Es wurden möglichst gleichartige, jedoch aus verschiedenen amerikanischen Krankenhäusern stammende Kranke ausgewählt und in 3 Gruppen gegliedert.

1. operierte und nicht nachbestrahlte Fälle; 2. operierte und nachbestrahlte Fälle; 3. Vorbestrahlte, operierte und nachbestrahlte Fälle. Das Resultat nach 3 Jahren war: 1. Gruppe: 21% Heilung; 2. Gruppe: 33%; 3. Gruppe: 52% Heilung.

Pfahler und Widmann haben bei einer kleinen Gruppe von 23 vorbestrahlten Fällen, die teilweise bereits Drüsenmetastasen hatten, nach 3 Jahren 74% und nach 5 Jahren 39% Heilung. Ähnlich berichtet Adair über 39,5% 5jährige Heilung nach der Vorbestrahlung aus dem Memorial Hospital.

1932 berichteten Pfahler und Parry über 95 vorbestrahlte Fälle. Über 3 Jahre lebten 62%, über 5 Jahre 50%, über 10 Jahre 23%, über 15 Jahre 22%.

Auch Roffo hat mit der Vorbestrahlung (Technik Seitz-Wintz) wesentlich bessere Resultate erzielt als mit der prophylaktischen Nachbestrahlung. Roffo gibt 66,8% Todesfälle an bei Patienten, die nur der Nachbestrahlung unterzogen wurden, während er bei den vorbestrahlten im gleichen Zeitraum nur 22,22% Todesfälle zu verzeichnen hatte.

Im Radiumhemmet wurden nach der Statistik von Westermark folgende Resultate erzielt: Bei dem Gesamtmaterial von 45 Fällen ergeben sich bei 5jähriger Beobachtung 40% Heilung. Von Gruppe I leben von 8 Fällen 6 rezidivfrei, von Gruppe II von 31 Fällen 11; 3 weitere Fälle leben mit Rezidiv; von 6 Fällen der Gruppe III leben 2 mit Rezidiv, 1 Fall ist rezidivfrei. Bei einer 2. Gruppe von Fällen wurde die Operation mittels Elektroendothermie vorgenommen; hier handelt es sich meist um inoperable Fälle. Von 42 Patienten leben nach 5 Jahren noch 28,6% (Gruppe I: 2 : 2; Gruppe II: 14 : 6 = 42,8%; Gruppe III: 26 : 4 = 15%). Ahlbom berichtete auf dem 19. Kongreß der Nordischen Chirurgenvereinigung in Stockholm im Juni 1933 bereits über insgesamt 125 Fälle von Mammacarcinom, die im Radiumhemmet präoperativ und postoperativ bestrahlt wurden. Nach 5 Jahren waren 42,5% symptomfrei, nach 10 Jahren lebten noch 39%.

Adair gibt eine Heilungsziffer von 40,6% für eine 5jährige Beobachtungsdauer an.

Webster hat sich mit den Einwürfen auseinandergesetzt, die manche Autoren gegen die präoperative Bestrahlung erheben. Er stellt fest, daß die Heilung der Operationswunde durch die Vorbestrahlung nicht verzögert wird. Einige seiner Fälle des Stadiums I und II sind durch Vorbestrahlung und Operation über 3 Jahre geheilt worden. Einige weitere Fälle des Stadiums 3 wurden durch die präoperative Bestrahlung operabel und entwickelten keine lokalen Rezidive, obwohl die Patientinnen an Metastasen starben.

Im Gegensatz zu Webster hat Schinz mit der protrahiert-fraktionierten Vorbestrahlung weniger gute Erfahrungen gemacht. Nur wenn keine Infektion hinzukommt, ist die Operation gefahrlos. Leider sei dies aber nicht immer der Fall, weil viele Mammacarcinome infiziert sind. Durch eine nicht zu vermeidende Hautschädigung kann unter Umständen ein Summationsschaden entstehen, der eine primäre postoperative Heilung verhindert. Schinz empfiehlt daher folgendes Vorgehen bei allen jenen Mammacarcinomen, bei denen eine primäre Radikaloperation wegen des Tumorstadiums nicht möglich ist:

1. Entweder wird das Mammacarcinom bis zur exsudativen Hautreaktion vorbestrahlt und anschließend daran innerhalb 2 Monaten konservativ operiert, d. h. der Resttumor abgetragen. Die Supraclaviculargrube ist systematisch nachzubestrahlen oder

2. man bestrahlt mit einer niedrigeren Dosis bis zur trockenen Hautreaktion (bei einer Tangentialbestrahlung bis zu einer Totaldosis von etwa 1800 r) und schließt dann

innerhalb von 2 Monaten die Radikaloperation an. Komplikationen, die durch eine Vorbestrahlung bedingt wären, treten dann nicht auf. Je nach dem Operationsbefund kann in diesen Fällen unbedenklich nachbestrahlt werden. Auch hier ist bei positivem Axillarbefund die Supraclaviculargrube systematisch nachzubestrahlen.

Kuhle dagegen konnte keine nennenswerte Verzögerung der Wundheilung durch die Röntgenlangzeitvorbestrahlung feststellen. Die durchschnittliche Heilungsdauer betrug 27 Tage. Das subcutane Ödem als Vorläufer des Ulcus wurde in keinem Falle beobachtet, ebenso keine vermehrte Pigmentierung in der Bestrahlungszone. Insgesamt erhielten die 17 Fälle, die dieser Untersuchung zugrunde liegen, 2250—2800 r, anfangs sogar 3300 r Oberflächenwirkungsdosis auf Brust, Achselhöhle und Schlüsselbeingruben, und zwar in einem Feld verabreicht. Täglich wurden 250—300 r während 8—12 Tagen gegeben; Dauer der Applikation je 50—55 Minuten. Es soll kein Unterschied in dem Heilungsablauf bestanden haben, ob nun die Radikaloperation unmittelbar nach der letzten Bestrahlung oder innerhalb von 30 Tagen vorgenommen wurde. Nachbestrahlt wird nur, wenn Drüsen tastbar werden oder kleine Rezidivknötchen auftreten sollten. Ein Lokalrezidiv in Form der Lymphangitis carcinomatosa sei auch mit dieser Methode nicht zu vermeiden gewesen.

De Backer hat die präoperative Bestrahlung wieder aufgegeben, denn er fürchtet eine erhöhte Gefahr der Metastasenbildung. Wenn die Bestrahlung richtig durchgeführt wird, so daß sie das ganze Ausbreitungsgebiet einschließlich der Lymphwege sterilisiert, dann ist nach de Backer die Operation überflüssig. Zielt die präoperative Bestrahlung aber nicht auf die vollständige Sterilisierung des Ausbreitungsgebietes ab, dann ist sie eine gefährliche Technik. De Backer hatte Gelegenheit, bei mehreren vorbestrahlten Fällen von Brustkrebs, die operiert worden waren, zu beobachten, daß außer dem Vorhandensein von großen verflüssigten Neoplasmamassen auch die Lymphbahnen mit Geschwulstmassen so vollständig vollgestopft waren, daß man den Eindruck hatte, daß wohl eine Vernichtung der gegen die Bestrahlung empfindlichsten Neoplasmaelemente stattgefunden hatte, zu gleicher Zeit aber auch eine Mobilisierung der strahlenresistenteren Geschwulstkomponenten.

Murdoch und Simon halten es für nebensächlich, ob vor und nach der Operation oder nur nach der Operation bestrahlt wird.

Wenngleich diese Literaturberichte nicht einheitlich sind, so lassen sie doch den Wert der Vorbestrahlung deutlich erkennen. Wir haben die hier angeführten Zahlen mit denen weiterer Autoren auf Tabelle 38 (s. S. 685) noch einmal übersichtlich zusammengestellt. Erwähnt sei in diesem Zusammenhang, daß auch ein Teil der von uns behandelten Fälle in das Gebiet der Vorbestrahlung gehört. Wir haben unser Vorgehen früher ausführlich beschrieben. Wenn wir den Primärtumor exstirpieren, so wird hierzu die chirurgische Diathermie verwandt, ein Operationsverfahren, das auch von Lazarus und Jüngling sowie von den Amerikanern für die nachfolgende Operation empfohlen wird. Von Jüngling wird noch besonders betont, daß die Vorbestrahlung die Operation nicht erschwere und die Wundheilung nicht beeinträchtige, wie wir bereits an anderer Stelle hervorgehoben haben.

2. Die postoperative Bestrahlung.

Da Operation und Nachbestrahlung die gebräuchlichste Art der Brustkrebsbehandlung darstellen, liegen über diese Methode die meisten Veröffentlichungen vor. Aber auch hier sind die Ergebnisse keineswegs einheitlich. Wiederum ist die Ursache für die vielfach sich widersprechenden Resultate und Anschauungen in der Tatsache zu suchen, daß die Strahlentherapie noch eine in der Entwicklung stehende Wissenschaft ist und daß der einzelne Autor in tastenden Versuchen seine Technik häufig geändert hat.

Das Problem der operativen Nachbestrahlung ist aber selbst auch kein einheitliches. Es sei zunächst einmal versucht, die 3 Gruppen der postoperativen Nachbestrahlung näher zu umreißen:

1. Die prophylaktische Bestrahlung. Hierunter ist nur diejenige Strahlenbehandlung zu verstehen, die nach einer vollständig ausgeführten Totaloperation des Mammacarcinoms vorgenommen wird und deren Ziel es ist, das Auftreten von Rezidiven hintanzuhalten.

2. Die therapeutische Nachbestrahlung mit dem Ziel, nach unvollständiger Operation zurückgelassene Krebsnester zu zerstören. Es handelt sich hier also um eine unterstützende Maßnahme zur Operation.

3. Die Rezidivbestrahlung. Diese wird also erst begonnen, wenn nach einer vollständigen oder scheinbar vollständigen Operation längere oder kürzere Zeit später ein Rezidiv auftritt.

Der Unterschied zwischen den 3 Gruppen liegt in den dem Strahlentherapeuten gestellten Aufgaben.

Bei der 2. Gruppe ist die Aufgabe identisch mit der Behandlung des inoperablen Carcinoms; denn auch hier muß das gesamte Ausbreitungsgebiet bestrahlt werden, weil die vollständige Operation an der großen Ausbreitung des Carcinoms scheiterte.

Bei der 3. Gruppe kann die Aufgabe insofern verschieden sein, als das Rezidiv einen ganz lokalen Tumor darstellen kann, bei dem eine lokale Maßnahme, die Röntgenbehandlung oder die Radiumbehandlung, zweckmäßig sein kann. Mit dieser Gruppe haben wir uns schon an anderer Stelle befaßt.

Was nun die 1. Gruppe anbelangt, so unterscheidet sie sich in ihrer Aufgabe von allen bisher besprochenen. Denn hier handelt es sich im Grunde genommen nicht darum, Carcinomzellen zu zerstören, sondern solche Zellen, die als „schlummernde" Carcinomzellen oder als „zum Carcinom präformierte Epithelzellen" bezeichnet werden. Es erscheint schon theoretisch wahrscheinlich, daß die Sensibilität solcher Zellen eine andersartige sein muß als die Sensibilität der Carcinomzellen. Wir können uns hierbei auf experimentelle Untersuchungen stützen. Guilleminot und später Jüngling haben gezeigt, daß Samen in trockenem Zustande zur Auslösung einer Röntgenschädigung eine mehrfach höhere Dosis benötigen, als im Zustand der Keimung. Es konnte weiter bewiesen werden, daß diese Dosis eine gleiche Wirkung zeigt, gleichgültig, ob sie fraktioniert über Monate verteilt wird oder ob die gleiche Röntgenstrahlenmenge in einer kontinuierlich durchgeführten Bestrahlung zur Anwendung kommt. Für die in voller Lebensäußerung stehenden Zellen — Haut, Carcinom, Ovarium — ist bekanntlich das Gegenteil festgestellt, nämlich daß die verteilte Dosis eine herabgesetzte biologische Wirkung gegenüber der in einer einzigen

Bestrahlung applizierten gleichen Dosis hat, die der Summe der Teildosen entspricht. Über derartige biologische Untersuchungen wurde mehrfach von Wintz berichtet. Speziell für die Haut hat das in jüngster Zeit Reisner aus dem Holfelderschen Institut gezeigt. Die lebenden Zellen vermögen also die durch kleine Dosen gesetzten Schädigungen wenigstens zum Teil wieder auszugleichen. Eine Erklärung der beiden sich unterscheidenden Vorgänge kann durch den Stoffwechsel gegeben werden. Die ruhende Zelle oder das trockene Samenkorn haben einen so niedrigen Stoffwechselumsatz, daß die Elimination des „Röntgengiftes" erschwert oder überhaupt unmöglich ist, während die Zellen mit lebhaftem Stoffwechsel eine gewisse Eliminationsmöglichkeit besitzen.

Überträgt man die erwähnten Resultate — und auch die von Zuppinger beim Ascarisei — auf das Problem der prophylaktischen Bestrahlung, so könnte man aufstellen: Die „schlummernden Carcinomzellen" — verglichen den Samenzellen — vermögen auch kleinere Röntgenstrahlenmengen aufzuspeichern, während die voll entwickelten Carcinomzellen und auch die normalen Gewebszellen kleineren Röntgenstrahlenmengen gegenüber gewisse Abwehrkräfte besitzen. Jüngling und mit ihm eine ganze Reihe Autoren haben daher die Konsequenz gezogen und aufgestellt, daß man zur prophylaktischen Bestrahlung kleinere Dosen verwenden müsse, die aber in verhältnismäßig kurzen Zeiträumen mehrfach zur Wirkung zu bringen sind. Die „schlummernde Carcinomzelle" speichert die Schädigung, die gesunde Körperzelle gleicht sie in der Zeit der Pause zwischen den einzelnen Bestrahlungen aus. Diese Hypothese wird anerkannt, zumal doch im Laufe der Jahre auch sehr beachtenswerte Resultate von den verschiedensten Autoren mit häufig wiederholten, als klein bezeichneten Strahlenmengen erzielt wurden.

Hier müssen wir nun Bedenken einwerfen. Es ist nicht bewiesen, daß die sog. „schlummernde Carcinomzelle" dem getrockneten Samen parallel gesetzt werden kann, auch nicht etwa einer Ascarideneizelle, die bei kühler Temperatur oder unter Sauerstoffabwesenheit gehalten wurde. Das würde zur Voraussetzung haben, daß die Carcinomzelle ein Vorstadium hätte, das vollständig verschieden von der normalen Epithelzelle ist. Es besteht aber noch eine andere Hypothese, die besagt, daß ursprünglich normale Epithelzellen eine Änderung ihres biologischen Verhaltens erfahren und damit zur Carcinomzelle werden. Diese somit in Umwandlung begriffenen Zellen können aber unmöglich mit Samenkörnern auf eine Stufe gestellt werden, man müßte sie wenigstens in bezug auf die Empfindlichkeit gegen Röntgenstrahlen der normalen Epithelzelle gleichsetzen. Wer sich zur zweiten Hypothese bekennt, kann aber niemals in der häufigen Bestrahlung mit kleinen Dosen die ideale Form der prophylaktischen Nachbestrahlung sehen. Hier kommt noch eine weitere Überlegung in Betracht. Die Summierung der Strahlen im Samenkorn oder im Ei in der Anoxybiose kann fast mit der Sicherheit eines Experiments nachgewiesen werden. Die Ergebnisse der prophylaktischen Nachbestrahlung sind aber keinesfalls überzeugend. Nun sind wir uns natürlich bewußt, daß ein klarer statistischer Beweis für eine prophylaktische Nachbestrahlung außerordentlich schwierig ist. Im strengen Sinne des Wortes kommen nur die Fälle der Gruppe Steinthal I in Betracht, bei denen also der Tumor auf die Mamma beschränkt war und restlos entfernt werden konnte. Solche Fälle, bei denen etwa Ausläufer des Tumors zurückgelassen wurden oder carcinominfiltrierte Drüsen, kann man nicht mehr prophylaktisch nachbestrahlen, diese müssen vielmehr im Sinne der Carcinomzerstörung, also im Sinne der von uns aufgestellten Gruppe 2 behandelt werden.

Operationen, die wirklich im Gesunden durchgeführt wurden, sind ohnehin schon selten, außerdem ist es unmöglich, dies exakt zu beweisen. Wenn daher mit der prophylaktischen Nachbestrahlung im Sinne der Summierung kleiner Dosen bisher keine 100% Heilung erreicht worden sind, so kann man immer einwenden, daß das Resultat durch unerkannt fortgeschrittene Fälle getrübt wurde.

Es läßt sich aber ein noch viel schwerer wiegender Einwurf machen. Was man in der Literatur in bezug auf die vielfach gebräuchliche Bestrahlungstechnik von Meyer, Lehmann, Anschütz findet, zeigt unserer Anschauung nach, daß gar keine kleinen Dosen, sondern daß sogar sehr große Strahlenmengen verwandt wurden. Denn bei derartigen Bestrahlungen wurde die Mammagegend zwei Jahre lang 10—12mal mit Einhaltung von Pausen von 1 bis 2 bis 3 Monaten bestrahlt, und zwar im 1. Jahr mit kurzen Pausen, im 2. Jahr mit längeren Pausen. Die jeweilige Dosis betrug nach H. Meyer 66% der HED, nach Anschütz vielleicht 50% der HED, und nach Lehmann sogar 70—80% der HED. Holfelder, der immer genaue Messungen anstellt, bestrahlt 8mal mit 80—50% der HED 2 Jahre hindurch (s. S. 627).

Nach dem früher Gesagten ist es nun nicht zulässig, diese Zahlen einfach durch Multiplikationen zusammenzuziehen und etwa für Holfelder 500% der HED als Gesamtdosis auszurechnen. Denn durch die Erholungsfähigkeit der Zellen wird doch ein Teil der Schädigungen wieder ausgeglichen, wenigstens durch die gesunden Zellen und durch die Carcinomzellen. Die hypothetischen „schlummernden Carcinomzellen" würden die 500% der HED dagegen wirklich summieren. Angesichts einer solchen Nutzdosis muß man sich aber fragen, warum denn diese Zellen dann nicht immer zugrunde gehen, vielmehr noch Lokalrezidive entstehen. Was die Dosenverhältnisse anbelangt, so sei noch kurz folgendes angeführt: Appliziert man 50% der HED, dann wird im normalen Gewebe nach 4 Wochen noch eine biologische Wirkung vorhanden sein, die ungefähr einem Drittel des Wertes entspricht. Hierbei stützen wir uns auf die Erfahrungen von Wintz. Nach der Sättigungskurve von Pfahler wäre nach 30 Tagen etwa 25% der Sättigung nach einer vollen Erythemdosis vorhanden, also im vorliegenden Fall noch etwa 12% der HED. Werden also nach 4 Wochen wiederum 50% der HED appliziert, so beträgt jetzt die Gesamtdosis etwa 66%, nach weiteren 4 Wochen nach nochmaliger Anwendung von 50% der HED steht das biologische Gewebe unter einer Gesamtwirkung von 72% der HED. Bei Dosen von 70—80% der HED, wie sie Lehmann empfahl, werden also tatsächlich sehr bald 100% der HED erreicht. Daraus geht somit hervor, daß bei derartigen Bestrahlungen gar nicht mit kleinen Dosen gearbeitet wird.

Holfelder weist nun hierzu darauf hin, daß kleine Strahlenmengen eine ausgebildete Carcinomzelle nicht zerstören können. Mit deren Vorhandensein müsse aber fast bei jeder prophylaktischen Nachbestrahlung gerechnet werden. Darum appliziert er zuerst 80—110% der HED — also die Carcinomdosis, wenn er auch das ominöse Wort vermeidet — und nimmt dann später Nachbestrahlungen mit geringeren Dosen von etwa 50% der HED vor. Da nach den Beobachtungen von Wintz 65—70% der HED Carcinomzellen in der Mitose zum Absterben bringen, so hat die Methode von Holfelder immerhin die Wahrscheinlichkeit eines Erfolges für sich. Wir stehen nun auf dem Standpunkt, der auch durch die Statistik gestützt wird, daß man durch höchstens zwei Bestrahlungen mit 100% der HED, vielfach aber auch schon mit einer derartig dosierten Bestrahlung das

Mammacarcinomrezidiv oder die bei der Operation zurückgelassenen Carcinomnester für dauernd beseitigen kann. Diese Dosen sind aber um ein Vielfaches kleiner als die Dosis derjenigen Autoren, die für sich den Anspruch „kleiner Dosen" erheben. Es haben übrigens auch eine große Anzahl anderer Autoren mit der Carcinomdosis — wenn sie diese auch nicht so nennen — ähnliche Resultate wie wir erzielt. Man muß sich also angesichts dieser Tatsache fragen, ob die häufige Nachbestrahlung nicht überflüssig ist. Für so ungefährlich, wie in der Literatur die 10—12malige Applikation von 50—70% der HED hingestellt wird, halten wir sie nicht, zumal bei der prophylaktischen Bestrahlung infolge der fehlenden Mamma sehr hohe Strahlendosen in der Lunge zur Wirkung kommen.

Wintz hat nun vor langer Zeit schon darauf hingewiesen, daß die prophylaktische Nachbestrahlung des totaloperierten Mammacarcinoms mit 105% der HED wertlos ist, weil im bestrahlten Gebiet später trotzdem Hautmetastasen aufgetreten sind. Auch die häufigere Bestrahlung im Sinne des Vorschlages von H. Meyer hat uns die gleichen Enttäuschungen gebracht. Wir waren objektiv genug, in solchen Fällen, in denen nach richtiger Operation und entsprechender Bestrahlung keine Metastasen aufgetreten sind, das Verdienst der Operation und nicht der Bestrahlung zuzuschreiben. Die gesamten in der Literatur niedergelegten Ergebnisse schließen auch bei anderen Autoren eine Selbsttäuschung nicht aus. Daher stehen wir auch heute noch auf dem Standpunkt, den Wintz schon 1922 eingenommen hat: Die prophylaktische Nachbestrahlung nach vollständig ausgeführter Operation ist mit allen bisher verwandten Methoden zwecklos. Zum mindesten ist der einwandfreie Beweis für ihren positiven Wert bisher noch nicht erbracht.

Die gleiche Auffassung wird neuerdings auch von Regaud vertreten.

Eine Bestrahlung nach einer radikal durchgeführten Operation hält Regaud nicht für nützlich, denn eine zweite Bestrahlung bei inzwischen auftretendem Rezidiv wäre noch weniger wirksam als die erste wegen der vorhandenen Strahlenimmunisation des Carcinoms und der erhöhten Strahlenempfindlichkeit der gesunden Gewebe. Regaud fordert enge Zusammenarbeit zwischen den Chirurgen und den Strahlentherapeuten, damit die Stellen, an denen nach der Operation noch Carcinomgewebe zurückgeblieben ist, auch wirklich erfaßt werden. Im Pariser Radiuminstitut wird eine Strahlenbehandlung nach der Operation also nur durchgeführt, wenn klinisch oder auch histologisch noch Krebs nachzuweisen ist. Wenn eine Patientin nach vorgenommener Operation zur Bestrahlung überwiesen wird, so bleibt sie in Beobachtung und wird erst bestrahlt, wenn ein Rezidiv auftritt. Die Bestrahlung wird mit Röntgenstrahlen durchgeführt, nur für die Behandlung einzelner Hautknoten wird Radium bevorzugt.

Etwas ganz anderes ist es um die postoperative Bestrahlung im Sinne der Gruppen II und III, nämlich der die Operation unterstützenden therapeutischen Bestrahlung und der Bestrahlung des Rezidivs. Hier liegen doch in der Literatur nicht zu verkennende Resultate vor. Eine genaue Beweisführung würde aber verlangen, daß bei einer Auswertung der hierüber veröffentlichten Mitteilungen zwischen den Erfolgen bei der sog. prophylaktischen Bestrahlung bei total entferntem Tumor und der Nachbestrahlung bei unvollständig entferntem Tumor auch wirklich unterschieden wird. Das ist jedoch nicht möglich, da eine derartig strenge Trennung des Materials nur von wenigen Autoren vorgenommen wurde. Wenn wir im Nachfolgenden über die Ergebnisse der postoperativen Bestrahlung berichten, so finden sich vielfach prophylaktisch und therapeutisch nachbestrahlte Fälle durcheinander gemischt.

Zur Geschichte der postoperativen Bestrahlung beim Mammacarcinom ist zu bemerken, daß sie in größerem Ausmaße erst begonnen wurde, nachdem Anschütz

1921 auf dem 21. Kongreß der Deutschen Röntgengesellschaft über die mit diesem Vorgehen erzielten Erfolge berichtet hatte. Bis dahin lagen Mitteilungen über diese Art der kombinierten Behandlung des Mammacarcinoms von Perthes, Tichy, Tietze und Payr vor. Diese Autoren hatten aber gefunden, daß die postoperative Bestrahlung die früheren Heilerfolge verschlechtert hatte. Geringe Besserung oder gute Erfolge hatten dagegen Hoffmann, Halberstaedter und Kohler erzielt. Trotz der vielen bisher vorliegenden günstigen Erfahrungen ist der damals aufgeworfene Streit über den Wert der postoperativen Bestrahlung beim Mammacarcinom aber bis heute noch nicht ganz beigelegt. Es gibt immer noch Autoren, die keine Verbesserung der Heilerfolge, ja sogar Verschlechterung bei Anwendung der postoperativen Nachbestrahlung sahen (Wynen, Schloffer, Himmelmann und Lehmann, Greenough, Harrington).

Über den Zeitpunkt, zu welchem die Bestrahlung vorgenommen werden soll, herrscht ähnlich wie für die Durchführung der Operation bei der präoperativen Bestrahlung keine Einigkeit. Perussia und Spinelli führen die Röntgenbestrahlung noch bei offener Wunde aus. Sittenfield nimmt dagegen die Nachbestrahlung erst bis zu 6 Monaten nach der Operation vor. Conte legt sich auf keinen bestimmten Zeitpunkt fest, sondern verlangt, daß die postoperative Bestrahlung nicht unmittelbar nach dem chirurgischen Eingriff vorgenommen wird, sondern erst dann, wenn die Blutversorgungsverhältnisse im Operationsgebiet wieder so weit als möglich normal geworden sind. Im allgemeinen wird aber mit der Bestrahlung 10—14 Tage nach der Operation begonnen.

Zur Nachbestrahlung wurden verschiedene Methoden angewandt, auch der einzelne Autor hat seine Technik im Laufe der Zeit oft geändert. Die Bestrahlungen werden, wie bereits betont, meistens mit sog. kleinen oder mittleren Dosen, die mehrfach wiederholt werden, durchgeführt. In den letzten Jahren ist Hintze zur einzeitigen Tangentialbestrahlung übergegangen.

Teschendorf hat für die Röntgenbehandlung der Mamacarcinome ein neues Verfahren ausgearbeitet. Dieses besteht in einer Kombination der Flankierungsmethode nach Holfelder mit einer besonderen Feldereinteilung und Fraktionierung. Bei flachem Thorax und amputierter Mamma, auch bei Recidiven verwendet er dagegen häufiger die Bestrahlungstechnik nach Miescher. Das Supraclavikularfeld wird stets gesondert bestrahlt.

Die Erfolge dieser kombinierten Behandlungsmethode beim Mammacarcinom sind in Tabelle 36 auf S. 681 dargestellt. Auszugsweise geben wir aus neueren Veröffentlichungen zunächst eine genaue Übersicht über die verwandten Bestrahlungsmethoden und die erzielten Resultate.

Als erster sei Soiland genannt. Er berichtete 1925 über ein Material von 550 Fällen. Von diesen waren 158 nach der Operation noch mit Röntgenstrahlen nachbehandelt worden. 10 Fälle waren verschollen. Von den übrigbleibenden 148 Frauen waren ohne Rezidiv nach 1—2 Jahren 19 Fälle, nach 2—3 Jahren 27, nach 3—4 Jahren 20, nach 4—5 Jahren 37, nach 5—6 Jahren 30, nach 6—7 Jahren 11 und nach 7—9 Jahren noch 4 Fälle.

Auf dem im Jahre 1926 stattgefundenen Kongreß der Deutschen Röntgengesellschaft teilte Sgalitzer die Ergebnisse seiner kombinierten Behandlungsmethode beim Mammacarcinom mit. Nach vorangegangener Rotterscher Operation wurde 2—3 Wochen später mit der Röntgenbestrahlung begonnen. Bei dieser wurden aus 30 cm Entfernung durch 5 mm Al 70% der HED an der Oberfläche zur Wirkung gebracht. Die Bestrahlung wurde in 7wöchentlichen Intervallen vorgenommen, so daß im 1. Jahr 8 Bestrahlungen durchgeführt wurden. Im 2. Jahr wurde alle 3 Monate bestrahlt. Bei einzelnen Patienten wurde auch noch im 3. Jahr 2—3mal bestrahlt. Da die Allgemeinerscheinungen bei dieser Art der Bestrahlung oft recht stürmisch waren, wurden bei einem Teil der Patienten 70% der HED nicht auf einmal verabfolgt, sondern 75% in 3 oder 4 Sitzungen, die innerhalb einer Woche stattfanden, appliziert. Nach der ersten Behandlungsmethode wurden 48 Patienten bestrahlt und operiert. Nach 3 Jahren waren 56,2% rezidivfrei, nach 5 Jahren noch 48,1%. Mit den vorhin beschriebenen Teildosen wurden nur 15 Fälle nachbestrahlt, von diesen waren nach 3 Jahren noch 73,3% und nach 5 Jahren noch 60% rezidivfrei.

Damals veröffentlichte auch Borak eine Statistik. Bei postoperativer Nachbestrahlung waren von 63 Kranken nach 5—6$\frac{1}{2}$jähriger Beobachtungszeit noch 26 = 42% rezidiv- und metastasenfrei am Leben. Die Bestrahlungstechnik bestand in der Applikation von 3 Feldern (Operationsnarbe, Axilla und Supraclaviculargrube) mit einer Dosis von je 8 H bei 4 mm Al-Filter. Die 3 Bestrahlungen wurden an aufeinanderfolgenden Tagen ausgeführt. Die ganze Bestrahlungsserie wurde erst 3mal in dreiwöchentlichen, dann in immer größeren Intervallen manchmal 2 Jahre lang wiederholt.

Meyer-Luhmann aus Göttingen konnten gleichzeitig über 79 Fälle berichten. Von diesen, die nach der Operation mit der vollen Carcinomdosis bestrahlt worden waren, befanden sich nach 3 Jahren noch 34 = 45,3% und nach 5 Jahren noch 17 = 31,4% rezidivfrei am Leben. Über die Bestrahlungstechnik wurde folgendes bekannt gegeben: Verabreichung zweier Fernfelder auf Brust und Rücken in 50 cm Fokus-Hautabstand, unter Kupfer, Aluminium bzw. $\frac{1}{2}$ mm Zn, sowie eines oder zweier Tubusfelder auf die Oberschlüsselbeingrube und Achselhöhle je nach Lage des Falles und des Operationsbefundes.

Gunsett verfügte 1927 über 10jährige Erfahrung mit der postoperativen Nachbestrahlung. Von 201 Fällen ließen sich jedoch nur 124 verwerten. Diese teilte er in folgende Gruppen ein. 1. Intensiv Bestrahlte; von diesen waren nach 3 Jahren noch 13% am Leben. 2. Mittelstark Bestrahlte; von diesen lebten nach 3 Jahren noch 39,6%. Die letzte Gruppe unterteilte er nach der applizierten Gesamtdosis. Von den Fällen, die weniger als 20 H bekommen hatten, waren noch 23% nach 3 Jahren am Leben. Von Patienten, die mehr als 20 H erhalten hatten, lebten nach 3 Jahren noch 42%. Für die beiden letzteren Gruppen betrug die prozentuale Heilung nach 5jähriger Beobachtungszeit 11,7% und 28%. Bei Anwendung sehr harter Strahlen konnte Gunsett bei einer Dosis zwischen 20 und 50 H 37% der Patienten 3 Jahre und 25% 5 Jahre heilen. Bei Anwendung einer Dosis von über 50 H betrug die 3jährige Heilungsziffer 53% und die 5jährige 35%.

White fand damals von 157 nachbestrahlten Fällen noch 60—65% nach 5 Jahren am Leben, aber nur 36 = 22,9% waren noch gesund. Aus jenem Jahr stammt noch ein Bericht von Schoute und Orbaan. Von 28 postoperativ bestrahlten Patienten waren nach 3jähriger Beobachtungszeit noch 16 = 57% rezidivfrei. Über eine 5jährige Beobachtungszeit verfügten sie nur bei 18 Patienten. Von diesen waren noch 8 = 44,4% gesund. Die Bestrahlungen wurden folgendermaßen durchgeführt: Das Operationsgebiet wurde in 4 Felder eingeteilt. Mit der Bestrahlung wurde 10 Tage nach der Operation begonnen. Jedes Feld erhielt 2mal 8 H bei 150000 V, Schwerfilter und 20—23 cm Fokus-Hautabstand.

Die Röntgenbestrahlung wurde, wenn möglich, in 2 Serien durchgeführt. Zwischen beiden lag eine Pause von 1 Monat. War noch eine 3. Bestrahlung notwendig, so wurde diese erst nach 2—3 Monaten vorgenommen.

Wie Guedès mitteilte, hatte er seit 1912 alle operierten Brustkrebse nachbestrahlt. Die Bestrahlung wurde mit fraktionierten Dosen und mittelharter Strahlung durchgeführt. Es wurden 15 H auf 3—4 Felder, Supraclaviculargrube, Achselhöhle und Narbenregion, mit Zwischenräumen von 1 Monat gegeben. Bei einer Dosis von 7 H pro Feld erhielt die Haut in 2 Jahren eine Maximaldosis von 80 H. Mit dieser Technik kam Guedès zu folgenden Resultaten: Nach 3 Jahren waren von 83 Patienten noch 61 = 73,4% rezidivfrei. Von 50 über 5 Jahre nachbeobachteten Fällen waren noch 27 = 54% rezidivfrei. Etwas schlechter waren die Erfolge von Per Amundsen, doch kann hier der Fehler der kleinen Zahl eine Rolle spielen. Er erreichte bei 18 Fällen eine 3jährige Heilungsziffer von 56,6% und eine 5jährige von 44,4%. Die Bestrahlung bestand in der Verabfolgung von 50% der HED, 3—4mal mit Pausen von 6 Wochen.

Guyot berichtete 1927, daß er nach der Wundheilung sofort mit der Bestrahlung bei folgenden Bedingungen beginne: Dosen von 3—5 H pro Feld unter Filterung von 3—5 mm Al, 25 cm Fokus-Hautabstand, 25 cm Funkenstrecke, im 1. Monat einmal wöchentlich, im 2. Monat alle 2 Wochen, dann im Rest des Jahres einmal monatlich, weiterhin in 3monatlichen Intervallen. Unter 39 so behandelten Fällen hatte er eine 5jährige Heilungsziffer von 57,15% und eine 3jährige von 65,39%.

Buchholz gewann 1928 den Eindruck, daß für die postoperative Nachbestrahlung beim Mammacarcinom häufiger angewandte mittlere Dosen erfolgreicher sind als die Intensivbestrahlung. Bei 237 Fällen fand er bei 3jähriger Beobachtung noch 128 = 54% gesund. Nach 5 Jahren waren es nur noch 103 = 45,2%.

Aus der Chirurgischen Klinik in Basel berichtete im gleichen Jahr Iselin über eine Verbesserung der Operationsergebnisse beim Mammacarcinom seit Einführung der postoperativen Bestrahlung. Die Statistik der unbestrahlten Fälle aus der Zeit von 1906—1913 ergab eine Heilungsziffer für 3 Jahre von 18% und für 5 Jahre von 12%. Nach Einführung der postoperativen Bestrahlungen ergab sich eine 3jährige Heilungsziffer von 39% und eine 5jährige von 30%. Die Bestrahlung wurde in der Weise durchgeführt, daß zuerst die obere und untere Schlüsselbeingrube und die Axilla von vorne und hinten bestrahlt wurden. Der Fokus-Hautabstand betrug bei den vorderen Feldern 24 cm, und die Filterung 2 bis 3 mm Al. Von rückwärts wurde in je 50 cm Fokus-Hautabstand und mit 3—5 mm Al bestrahlt. Die Bestrahlung des eigentlichen Operationsfeldes wurde mit 1 mm Al-Filter und in 24 cm Abstand vorgenommen. In gleicher Weise wurde der größere Abschnitt der Flanke und der ganze Rücken bestrahlt. Pro Sitzung wurde ein Sabouraud verabfolgt. Nachdem die kranke Brustseite so vollkommen durchbestrahlt war, wurde nach Einhaltung einer Pause von mindestens 2 Wochen eine Wiederholung der Bestrahlung in der gleichen Weise vorgenommen. Darauf erfolgte die Bestrahlung der gesunden Brustseite. Bei mageren Kranken kam ein 2 mm Al-Filter zur Anwendung. Starke Brüste wurden von verschiedenen Seiten und bei einem Abstand bis zu 50 cm bestrahlt. Das Filter wurde in diesen Fällen gleichfalls verstärkt und betrug bis zu 5 mm Al. Das Epigastrium wurde mit 1—2 Sabouraud, das Brustbein mit 2mal 1 Sabouraud unter 5 mm Al-Filter bestrahlt. Die Dauer der Bestrahlung richtete sich nach dem Befinden.

Damals gab auch Thiemann aus der Jenaer Klinik eine Statistik. Sie bezog sich auf 51 Fälle von Mammacarcinom, bei denen im Anschluß an die Operation mit Röntgenstrahlen nachbehandelt worden war. Die Bestrahlung wurde in der Weise durchgeführt, daß bei Anwendung einer 3 Feldermethode (in Anlehnung an Rostock und Kiel) jedes Feld mit $^1/_2$ und $^3/_4$ der HED unter 3 mm Al belegt wurde. Die Bestrahlungen wurden mehrfach in 4wöchentlichen Intervallen wiederholt. Bei dieser Behandlungsweise konnten folgende Resultate erzielt werden: Von 45 dem 2. Stadium angehörigen Patienten waren bis zu einer Beobachtungszeit von 5 und mehr Jahren 11 Fälle geheilt. Von 6 Patienten des 3. Stadiums war nur noch eine nach 9 Jahren geheilt.

Wie Webster mitteilte, hatte er zu jener Zeit unter seinem Material 26 Fälle, die unvollständig operiert und dann nachbestrahlt worden waren. Davon waren 8 nach 2jähriger Beobachtungszeit noch geheilt. Obgleich bei der Operation Tumorgewebe an der Achselvene oder in der Supraclaviculargrube zurückblieben oder nach ein paar Wochen nachzuweisen war, lebten einige der Patientinnen über 5 Jahre.

Pettit hatte bei 86 Fällen von Mammacarcinom eine 3jährige Heilungsziffer von 60%, Portman mit mittleren verteilten Dosen an einer Serie von 92 Patienten aller Steinthalschen Gruppen eine 5jährige Heilungsziffer von 35,8%.

Van Smith und Bartlett betonten 1929, daß sich ihre Resultate der chirurgischen Mammacarcinombestrahlung nach Einführung der postoperativen Röntgenbehandlung gebessert hätten. Bei einem Material von 234 Fällen errechneten sie eine Heilungsziffer von 53% bei 3jähriger Beobachtung und von 36,9% bei 5jähriger Beobachtung. Damals verfügte Schmitz über eine Erfahrung an 107 postoperativ bestrahlten Mammacarcinomen. Von diesem Material hatten sich 23 Patientinnen der Nachbeobachtung entzogen. Nach 5 Jahren waren noch 29 Kranke oder 27,1% geheilt. Das Material wurde in 4 Gruppen entsprechend dem Steinthalschen Schema eingeteilt. Gruppe I umfaßte 13 Fälle. Von diesen waren noch 9 = 69,23% nach 5 Jahren geheilt. Zur Gruppe II gehörten 29 Fälle. Nach 5 Jahren waren noch 15 = 51,72% geheilt. Gruppe III umfaßte 34 Fälle. Nach 5 Jahren waren noch 4 — 11,77% gesund. Bei der Gruppe IV, der 31 Fälle angehörten, betrug die 5jährige Heilungsziffer 3,23%.

Wetterstrand berichtete 1929 gleichfalls über eine Verbesserung der Operationsresultate durch die Nachbestrahlung. Bei den Fällen aus der Gruppe Steinthal I hatten 89% die 3-Jahresgrenze überlebt. Bei der Gruppe Steinthal II waren es allerdings nur 42%; doch hatten von 38 Fällen 10 die 5 Jahresgrenze überschritten. In allen Fällen war eine mäßige Dosis angewandt worden.

Evans und Leucutia veröffentlichten 1930 an einem kleinen postoperativ bestrahlten Mammacarcinommaterial folgende 5jährige Heilungsziffern: Gruppe I: 17 Fälle = 70,5%; Gruppe II: 45 Fälle = 46,6%; Gruppe III: 6 Fälle = 16,6%; Gruppe IV: 10 Fälle = 10%. Diese Gruppeneinteilung entspricht dem Steinthalschen Schema. In Gruppe IV befanden sich die Fälle mit allgemeinen Metastasen. Ein Vergleich mit den Operationserfolgen ergab eine Verdoppelung der Heilung bei der kombinierten Behandlung, wenn die Achseldrüsen ergriffen waren; waren dagegen keine Drüsenmetastasen vorhanden, so waren die Resultate nach einfacher Operation die gleichen wie nach kombinierter Behandlung.

Im gleichen Jahr verglich Bruttin die neueren Resultate der chirurgischen Klinik und des Zentralröntgeninstituts der Universität Lausanne mit denen, welche Maltzoff aus dem gleichen Institut 1907 veröffentlicht hatte. Seine Statistik umfaßte 73 Fälle. Die kombinierte Behandlung brachte eine Verdoppelung des Erfolges nach 6jähriger Beobachtung: nämlich 38,5% zu 18,6%; waren Drüsenmetastasen vorhanden, so waren die Heilungsziffern 27% zu 11% und bei Fällen ohne Drüsenmetastasen 59% zu 39%.

Westermark gab 1930 eine Zusammenstellung der in den Jahren 1921—1923 im Radiumhemmet behandelten Fälle von Mammacarcinom. 75 Patienten waren nach der Operation bestrahlt worden. Die postoperative Bestrahlung wurde mit relativ kleinen Dosen ($^1/_4$—$^1/_6$ der HED) in mehreren Serien vorgenommen. Bei Einteilung der 75 Fälle nach dem Schema von Steinthal ergab sich bei 10 der Gruppe I angehörigen Fällen eine 5jährige Heilungsziffer von 60%, bei 55 Fällen der Gruppe II von 29%. Von den 10 Patienten, welche der Gruppe III angehörten, starben alle bald an Krebs.

Pfahler und Parry überblickten 1930 ein Material von 977 Fällen mit Mammacarcinom, die auf die verschiedenste Weise behandelt worden waren. Von 192 Kranken, die in den Jahren 1902—1922 mit niederer Spannung und verschiedener Bestrahlungstechnik nachbestrahlt worden waren, waren nach 3 Jahren noch 59% und nach 5 Jahren noch 49% geheilt. Die 3- und 5jährigen Heilungsziffern für 59 Fälle, die in den Jahren 1922—1927 mit der Sättigungsmethode nachbestrahlt worden waren, betrugen 73% und 75%.

Aus dem Jahre 1931 seien zunächst die 12jährigen Erfahrungen von de Backer angeführt. Bei 51 Patienten war die Nachbestrahlung kombiniert mit Radium- und Röntgenstrahlen durchgeführt worden. Nach 6 Jahren waren noch 20% der Fälle in gutem Gesundheitszustand. Von 13 ausschließlich mit Röntgenstrahlen nachbehandelten Patientinnen waren nach 6 Jahren noch 46,5% am Leben. Die Röntgenbestrahlung wurde durch mehrere Einfallspforten vorgenommen. Jedes Einfallsfeld erhielt die Erythemdosis, welche über 6—7 Tage verteilt wurde.

Hummel hatte 1931 115 Fälle von operiertem Brustkrebs, die im Frankfurter Universitäts-Röntgeninstitut von 1920—1927 prophylaktisch nachbestrahlt wurden, nachuntersucht. Die Prozentzahl der über 5 Jahre Lebenden betrug 68,96%. Bestrahlt wurde nach der Flankierungsmethode von Holfelder. Die Dosierung entsprach im allgemeinen den von Holfelder angegebenen Grundsätzen. Im gleichen Jahr berichtete Schreiner über 283 Fälle von Mammacarcinom. Von 52 Kranken, die der Gruppe Steinthal I angehörten und postoperativ nachbestrahlt wurden, waren nach 5 Jahren noch 30 Patientinnen = 58% geheilt. 53 Frauen der Gruppe Steinthal II wurden gleichfalls postoperativ nachbestrahlt. Von ihnen waren nach 5 Jahren nur noch 10 = 19% klinisch gesund. Wassink hob damals hervor, daß durch die postoperative Bestrahlung das Auftreten von subcutanen Rezidiven verhindert werde. In seinen Fällen wurde die Bestrahlung 14 Tage nach der Operation vorgenommen und in 3 Serien mit fallenden Dosen gegeben (600 R 2 Wochen p. o., 400 r 8 Wochen p. o., 400 R 10—14 Wochen p. o.). Von 137 so bestrahlten Patienten waren nach 3—7 Jahren noch 47 = 34,3% am Leben.

Billich veröffentlichte 1931 das erweiterte Material der radikal operierten und nachbestrahlten Fälle von Brutskrebs der Rostocker Chirurgischen Universitätsklinik, das mit 202 Fällen die Jahre 1914—1927 umfaßt. 3,2% des Gesamtmaterials konnten nicht mehr ermittelt werden. Es wurde grundsätzlich die ganze Mamma entfernt unter exakter Ausräumung der ganzen Achseldrüsen und gegebenenfalls auch die Supra- und Infraclaviculardrüsen mitgenommen. Ebenso wurden der Pectoralis major und minor entfernt. Spätrezidive wurden nach 8 Jahren nicht mehr nachgewiesen bei einer Beobachtungszeit bis zu 17 Jahren. Die Stadieneinteilung erfolgte seit 1926 nach dem Jünglingschen Schema. Rezidivfreiheit wurde in der folgenden Anzahl von Fällen erzielt:

		3 Jahre		5 Jahre		10 Jahre
Stadium I	von 40 Fällen	88,5%	von 36 Fällen	78,7%	von 17 Fällen	53,0%
Stadium II	„ 71 „	73,0%	„ 57 „	45,6%	„ 31 „	19,3%
Stadium III	„ 61 „	39,3%	„ 45 „	17,7%	„ 28 „	17,8%
Stadium IV	„ 30 „	10,0%	„ 24 „	0%	„ 14 „	0%

Die Nachbestrahlung wurde folgendermaßen durchgeführt: 60—70% der mit 500 R berechneten HED (180 kV, 4 mA, Filter 0,5 Cu + 1 mm Al, Halbwertschicht 0,7 mm Cu), zunächst 2—3 Wochen nach der Operation, mit Brust-, Achsel- und Supraclavicularfeld; weitere Serien in Abständen von 4—6 Wochen, wobei nach je 3 Serien eine Pause von 3 bis 4 Monaten eintrat und innerhalb von etwa 2 Jahren 8—10 Bestrahlungen pro Feld verabreicht wurden. Bei ausgedehnten Rezidiven und Hautmetastasierungen kamen Großfernfelder mit guter Wirkung zur Anwendung, nur in den Jahren 1920—1924 „intensivere Applikationsart" nach der Erlanger Schule, die aber wegen erheblicher Verschlechterung der Erfolge wieder verlassen wurde. Seit Jahresfrist war die Rostocker Klinik zur Tangentialbestrahlung übergegangen.

Von den mehrfach von Hintze aus der chirurgischen Universitätsklinik Berlin veröffentlichten Statistiken sei hier nur die aus dem Jahre 1932 erwähnt. Sie zeigt eine deutliche Zunahme bei den nachbestrahlten Patientinnen. Während bei den Primäroperierten die 5jährige Heilungsziffer nur 34,9% betrug, machte sie bei den Nachbestrahlten 53% aus. Die Bestrahlungstechnik wechselte. In den letzten Jahren ist Hintze zu einer sog. Tangentialbestrahlungsmethode übergegangen. Wir haben seine Technik bereits an anderer Stelle genau beschrieben.

Zum Schlusse führen wir die 1933 von Anschütz und Siemens veröffentlichte Sammelstatistik der Kieler chirurgischen Klinik an. Sie umfaßt das gesamte von 1908 bis 1929 behandelte Mammacarcinommaterial. Da sie die neueste Statistik einer auf dem Gebiet der Mammacarcinombehandlung führenden chirurgischen Klinik darstellt, geben wir sie genau wieder, um einen Vergleich mit unseren Zahlen zu ermöglichen. Auch die Bestrahlungsmethode soll näher beschrieben werden. Sie ist aus der von H. Meyer inaugurierten Bestrahlungstechnik hervorgegangen, ist im Laufe der Jahre aber etwas abgeändert worden.

Nach den Mitteilungen von Anschütz wurde seit 1923 mit einem Intensiv-Reformapparat folgendermaßen bestrahlt: Nach Heilung der Operationswunde wurden 4 wöchentlich etwa 5—7 Bestrahlungen hintereinander in 3 Feldern (Brust, Axilla, Suprainfraclaviculargrube) ausgeführt. Nach einer Pause von 2—3 Monaten, bis auf 4—6 Monate steigend, wurden bis zu Ende des 2. Jahres post operationem etwa 10—11 Bestrahlungen verabreicht. Beim Auftreten eines Rezidivs wurde eine neue Bestrahlungsserie begonnen. Je nach der Hautreaktion (Pigmentierung oder Schilferung) wurde ohne Schematisierung die Bestrahlungsserie unterbrochen oder fortgesetzt. Pro Feld wurden 250—300 R bei 30 cm Entfernung, 4 Milliampere und Normalfilterung verabreicht.

Über die Erfolge gaben Anschütz und Siemens folgende Statistik:

Tabelle 30. Mammacarcinom von 1908—1929 (1. 4. 29).

508 radikaloperierte Fälle   9 ohne Nachricht = 1,7%   15 † post. op. = 2,9 %
A. 175 nicht bestrahlt   484 verwertet   B. 309 bestrahlt

Jahre	Fälle	Leb. = %	Gruppe I Tumor +, Drüsen Ø		Gruppe IIa + IIb Tumor +, Drüsen ±, Hautverwachsungen +, Fascienverwachsungen ±		Gruppe IIc Tumor +, Drüsen +, Haut und Muskelverwachsungen		Gruppe III wie IIc + Supraclaviculardrüsen	
			Fälle	Leb. = %	Fälle	Leb. = %	Fälle	Leb. = %	Fälle	Leb. = %
A. 3	175	74 = 42,2	11	11 = 100	111	53 = 47,7	38	8 = 21	15	2 = 13,3
B. 3	309	187 = 60,5	16	16 = 100	205	142 = 69,2	61	22 = 35,2	27	7 = 26
A. 5	163	49 = 30,6	8	8 = 100	104	35 = 33,6	38	5 = 13,1	13	1 = 7,7
B. 5	284	123 = 43,3	13	13 = 100	188	100 = 53,2	56	8 = 14,3	27	2 = 7,4
B. 10	215	62 = 28,8	8	8 = 100	138	47 = 34	47	5 = 10,6	22	2 = 9,1

Die Erfolge dieser kombinierten Behandlungsmethode sind zweifellos sehr gute. Sie wurden aber durch Radikaloperation und 10—11malige sich bis über 2 Jahre erstreckende postoperative Bestrahlungen gewonnen. Vergleicht man hierzu unsere Erfolgsziffern, die denen von Anschütz durchaus entsprechen, so kann von einer Überlegenheit dieser eingreifenden Behandlungsmethode keine Rede sein; denn sie wurden mit einer viel einfacheren und weniger Zeit in Anspruch nehmenden Behandlungsmethode gewonnen. Wir halten uns daher für berechtigt, an unserer früher beschriebenen Methode der Mammacarcinombehandlung festzuhalten und sie als Methode der Wahl zu bezeichnen.

Diesen guten Erfahrungen mit der postoperativen Bestrahlung stehen aber auch heute noch negative gegenüber. So haben Himmelmann und Lehmann in der Bonner Chirurgischen Klinik schlechtere Resultate gesehen mit der von ihnen geübten Methode der kombinierten Behandlung als bei der Radikaloperation ohne Nachbestrahlung. Ihr Bericht bezieht sich auf 272 in den Jahren 1908—1928 behandelte Fälle. Bei Radikaloperation ohne Nachbestrahlung war die Heilungsziffer bei 3jähriger Beobachtung 42,5%, bei 5jähriger 34,6%. Wenn nach der Radikaloperation eine Intensivbestrahlung der Brust, der Achselhöhle und der Supra- und Infraclaviculargruben in mehreren Sitzungen angeschlossen wurde, so waren die Heilungsziffern nach 3 Jahren 32,4%, nach 5 Jahren 16,7%.

Greenough, der schon vor 10 Jahren den Wert der postoperativen Bestrahlung in Zweifel gezogen hatte, kann auch heute noch keinen wesentlichen Unterschied zwischen den nachbestrahlten Fällen und den nur operierten finden. Von 254 radikaloperierten und bestrahlten Fällen leben nach 5 Jahren 35,4%; von 120 nichtbestrahlten Fällen dagegen sind nach 5 Jahren noch 35,8% geheilt. Demnach erscheint nach Greenough die Schlußfolgerung gerechtfertigt, daß die frühzeitige und radikale Operation die wirksamste Behandlung der operablen Mammacarcinome ist.

Auch Clopton und Moore sind der Meinung, daß die von ihnen angewandte Röntgenbehandlung weder das Leben verlängert, noch das Auftreten von Rezidiven verhütet habe. Allerdings könne man auch nicht sagen, daß die Röntgenbestrahlung geschadet habe.

Ferner sei hier auf die auffällige Mitteilung von Borak hingewiesen, daß die Adenocarcinome der Mamma strahlentherapeutisch unheilbar seien. Selbst bei Anwendung größter Strahlenmengen, die gerade eben noch keine Bindegewebsnekrose herbeiführten, habe stets nur partieller, niemals aber vollständiger Rückgang erreicht werden können. Wie weit diese ungünstigen Erfahrungen durch die Art der Strahlenbehandlung bedingt sind, sei dahingestellt. Sie wurde anscheinend protrahiert-fraktioniert durchgeführt. Mit der von uns geübten Methode können auch Adenocarcinome der Mamma geheilt werden.

n) Die Knochenmetastasen beim Mammacarcinom und ihre Behandlung.

Zum Schluß wäre noch auf eine Besonderheit beim Mammacarcinom hinzuweisen. Bekanntlich finden sich bei dieser Carcinomlokalisation häufiger Knochenmetastasen. Früher gab es keine Möglichkeit, diese wirksam zu beeinflussen. Beim Auftreten einer Knochenmetastase war daher das Schicksal der Patientin besiegelt. Inzwischen hat man aber gelernt, daß Knochenmetastasen durch Röntgenstrahlen geheilt werden können, so daß auch in solchen Fällen noch Hilfe gebracht werden kann.

Für die Häufigkeit der Knochenmetastasen beim Mammacarcinom sind verschiedene Zahlen genannt worden. Ginsburg gibt an, sie in 75% der Fälle beobachtet zu haben. Diese Zahl erscheint recht hoch. Die von Handley errechnete Zahl von 22% dürfte den wirklichen Verhältnissen eher entsprechen.

Was nun die Lokalisation anbelangt, so stimmen die Untersuchungen verschiedener Autoren im allgemeinen darin überein, daß die Wirbelsäule am häufigsten befallen ist. Dann folgen das Becken, die Extremitäten, die Rippen und zum Schluß der Schädel (Mueller, Schlesinger, Kaufmann, Lee und Herendeen, Tannenbaum, Buday und Hintze).

Als Besonderheit sei erwähnt, daß die von einer Knochenmetastase ausgehenden Schmerzen unter Umständen erst die Aufmerksamkeit auf einen bis dahin unbemerkt gebliebenen Mammatumor lenken können. Uns ist ein Fall bekannt, der wegen Kreuzschmerzen und Gehstörungen zunächst bei den Internisten unter dem Verdacht einer neurologischen Erkrankung behandelt wurde. Die Röntgenaufnahme ergab dann aber einen destruktiven Prozeß im Sacroiliacalgelenk. Bei der daraufhin vorgenommenen genaueren Untersuchung fand man eine kleine verschiebliche Geschwulst in der Brust. Die Patientin wurde von uns in typischer Weise bestrahlt und der Primärtumor nachträglich entfernt. Die histologische Diagnose ergab ein Adenocarcinom. Durch die gleichzeitig vorgenommene Röntgenbehandlung der Metastase im Sacroiliacalgelenk wurde die bis dahin ständig an starken Schmerzen leidende und bettlägerige Patientin vollkommen beschwerdefrei und wieder gehfähig. Ein Dauererfolg wurde leider nicht erzielt, da die Metastasenbildung auf dem Blutweg bereits weiter vorgeschritten war und sich auch bald Lebermetastasen zeigten.

Wie wir ausgeführt haben, handelte es sich in unserem Fall bei dem Primärtumor in der Mamma nur um eine kleine Geschwulst. Der Knoten war nicht einmal der Patientin aufgefallen. In diesem Zusammenhang ist es von Interesse darauf hinzuweisen, daß gerade bei kleinen Primärtumoren Knochenmetastasen häufiger festgestellt wurden als bei größeren. Auch zwischen histologischer Struktur und Knochenmetastasen wurden Beziehungen aufgedeckt. Bei uns handelte es sich um ein Adenocarcinom. Am häufigsten finden sie sich beim Scirrhus (Helly, Risley, Matthews, Ritchie, Stewart, Belot und Lepennetier).

Bei den Knochenmetastasen unterscheidet man nun 2 Typen. Sie kommen aber nur selten allein in reiner Form vor. Gewöhnlich finden sich beide vergesellschaftet. Es ist dies die osteoklastische und die osteoplastische Form der Knochenmetastase. Bei der ersteren wird die Tela ossea resorbiert und die Cortex weitgehend zerstört, so daß der Knochen schon bei dem geringsten Trauma frakturieren kann. Bei der osteoplastischen Form bildet der Tumor neue Knochensubstanz. Daher wird der Knochen breiter und schwerer. Die Gefahr einer Fraktur ist damit weniger groß.

Zu dieser Neubildung von Knochensubstanz ist nun darauf hinzuweisen, daß sie nicht vom Carcinom erzeugt wird; denn das Carcinom ist epithelialen Ursprungs, während der Knochen vom Bindegewebe abstammt. Es muß also erst Bindegewebe geschaffen werden, damit es zur Knochenneubildung kommen kann. Das Bindegewebe entsteht als Folge einer reaktiven Wucherung des Knochenmarks in der Umgebung des Krebses. In dem auf diese Weise entstandenen fibrösen Gewebe spielen sich dann die Ossifikationsprozesse ab. Über die näheren Vorgänge herrscht aber noch keine Einigkeit (Axhausen, Recklinghausen, Lang, Kaintz und Siccard). Das Auftreten von Ossifikationsprozessen wird von Borak als eine Abwehrmaßnahme des Knochens zur Verhütung von Frakturen gedeutet.

Die ersten Symptome der Knochenmetastasen sind Schmerzen. Es gibt aber auch Fälle, in denen sie erst sehr spät auftreten. Auf Druck und bei Bewegungen, ebenso bei Stauchungen werden die Schmerzen stärker. Beim Sitz der Metastase in der Lendenwirbelsäule, im Becken oder im Femur können die Erscheinungen die gleichen wie bei Lumbago oder Ischias sein. Beim Sitz der Metastase in der Wirbelsäule finden sich sehr oft auch ausstrahlende Schmerzen. Befindet sich die Metastase z. B. in einem Hals- oder Brustwirbel, so können Schmerzen im Schultergürtel oder in den Armen empfunden werden. Sind die Lendenwirbel erkrankt, so finden sich oft lanzinierende Schmerzen in den Beinen. Diese Schmerzen können so sehr im Vordergrund stehen, daß man die Metastase im Oberschenkel oder sogar im Unterschenkel vermutet, während sie in Wirklichkeit in der Lendenwirbelsäule sitzt. Diese Schmerzen entstehen nun seltener dadurch, daß der Nerv bereits vom Carcinom erfaßt wird; meistens ist es nur ein Ödem, das als Folge eines subperiostal gelegenen Knochenherdes entstanden ist und durch Kompression des Nerven zu den Schmerzen führt. Schwere Kompressionserscheinungen finden sich beim Zusammenbruch eines Wirbelkörpers. Bei Quetschung des Rückenmarks kommt es zu Lähmungserscheinungen sowie Blasen- und Mastdarmschädigungen.

Die Diagnose Knochenmetastase läßt sich aus den beschriebenen Symptomen leicht stellen. Wenn bei einer Patientin, die einmal wegen eines Mammacarcinoms behandelt wurde, Schmerzen an einer Stelle des Skeletsystems auftreten, ist stets an eine Knochenmetastase zu denken. Zur Sicherung der Diagnose muß dann eine Röntgenaufnahme gemacht werden. Gute Aufnahmetechnik vorausgesetzt, werden sich die Knochenveränderungen im Röntgenbild stets darstellen lassen. Bei Beginn sind sie allerdings oft nur gering. Man macht dann am zweckmäßigsten eine stereoskopische Aufnahme, weil diese schon geringe Strukturstörungen am besten erkennen läßt.

Die Röntgenbehandlung der carcinomatösen Knochenmetastasen wurde zum ersten Male von Freund (1907) vorgenommen. Der Erfolg war gut. Weitere Berichte stammen dann erst wieder aus einer sehr viel späteren Zeit. Hier sind zunächst zu nennen: Kaestle (1922), Jüngling (1924), Belot und Lepennetier (1925), Palumbo (1926), Carter (1926), Rahm (1927). Alle diese Autoren konnten aber keine besonderen Erfolge erzielen. Dem widersprechen die günstigen Beobachtungen von Borak, Pfahler, Jenkinson, Jacobs, Holfelder, Schlesinger, Lee und Herendeen, Pancoast, Grier, Ginsburg, Beck, Cahn, Lenz und Freid, Gortan, Berven, Joly, Siccard, Leddy, Murdoch und Simon, Adair, Neill jr., Stenstrom und Ericksen[1], Meldolesi, Ramirez, Caldéron und Stewart. Leddy gibt neben der Besprechung eigener Fälle auch noch ein Übersichtsreferat über die Erfahrungen bei der Röntgenbehandlung von Knochenmetastasen. Aus der jüngsten Zeit seien noch G. Döderlein. Borchard, Dyes und Fried genannt. Von diesen werden gleichfalls die guten Wirkungen der Röntgenbehandlung bei der carcinomatösen Knochenmetastase betont; als solche werden hervorgehoben: schnell einsetzende Schmerzbefreiung und Recalcifikation des Knochens.

Die Schmerzstillung setzt regelmäßig innerhalb einiger Tage, oft schon am 2. Tage, nach der Bestrahlung ein und macht dann schnelle Fortschritte. In fast allen Fällen gelingt es, die Schmerzen ganz zum Schwinden zu bringen. Mit ihrem Nachlassen bessert sich gewöhnlich auch die Beweglichkeit. Wir haben Patienten mit Knochenmetastasen in Behandlung gehabt, die vor der Bestrahlung sich vor Schmerzen kaum bewegen konnten und die nachher wieder völlig schmerzfrei waren und ihrer Arbeit nachgehen konnten. Auf dem Röntgenbild läßt sich in gut reagierenden Fällen die Wiederherstellung der Knochenstruktur deutlich verfolgen.

Was nun die Bestrahlungstechnik anbelangt, so lassen sich hierfür keine bestimmten Vorschriften machen. Das Vorgehen hängt vor allem von der Lokalisation der Metastase ab. In allen Fällen kommt es natürlich darauf an, die notwendige Dosis im Krankheitsherd zur Wirkung zu bringen. Die Strahlenempfindlichkeit carcinomatösen Gewebes ist relativ groß. Wir haben in unseren Fällen 90% der HED stets in einzeitiger Bestrahlung appliziert und damit Erfolge erzielt. Auch Borak fand eine Dosis von 90% der HED als ausreichend. Stenstrom und Ericksen geben eine Dosis von 80—120% der HED, die nach ungefähr 2 Monaten in einer 2. Serie wiederholt wird. Von anderen Autoren werden, teils verzettelt, ähnliche Dosen zur Wirkung gebracht.

Zusammenfassend läßt sich sagen: Die Erfolge der Röntgenbehandlung bei carcinomatösen Knochenmetastasen sind so gut, daß selbst bei multiplen Metastasen stets noch der Versuch gemacht werden sollte, die einzelnen Lokalisationen zu bestrahlen. Auch in vorgeschritteneren Fällen wird es dadurch gelingen, die Patienten wenigstens für längere Zeit wieder schmerzfrei zu machen. Patienten mit Solitärmetastasen sind nach derartigen Bestrahlungen sogar wieder für Jahre arbeitsfähig geworden.

---

[1] Stenstrom und Ericksen fanden bei 156 Fällen von Mammacarcinom 49mal Knochenmetastasen.

Tabelle 31. Ergebnisse der Operation[1].
Gesamtmaterial.

Verfasser	Zahl der Fälle	3jährige Beobachtung %	5jährige Beobachtung %	Bemerkungen
Perthes		42,3	30,5	
Lehmann-Rostock		32,7		
Anschütz		48,8	36,4	
Schloffer		44,3		
Walther-Zürich	9000	31,9		Sammelstatistik
Brattstroem		31,8		1905—1915
		29,2		1898—1915
Portman-Cleveland	1000	26,5		1891—1900
	5000	32,8		1900—1910
		34,9		1910—1921
Portman	3000	38,6	28,8	Tabelle 2
Halsted		48		Zit. nach Dietrich und Frangenheim[2]
	210	25,6		Zit. nach Willis (alle operierbaren Stadien)
Handley		46		
Depage		48		
Cabot		54,8		
Ochsner		53,1		
Judd	514	44,7	39,8	
Greenough	320	20,9		
Greenough 1928	134		16	
Buchanan	153	38	23,5	
Warren	100	26		
Deelmann	245		30,6	
Brosstrom	256	29,2	23	
Gassmayer	93	37,7	20,3	
Franken		26,5		
Meyer, W.	68	32,3		
Dahl-Stavanger		35	29,5	
Roux-Berger		30		
Feist und Bauer		44,3	39,7	
Lee, B. G.			15	
Crile		28,1	23,1	Vor 1924
		24		Nach 1924
Ducuing 1928	106	23,6	8,08	Es leben nach 3 Jahren 43,8% Es leben nach 5 Jahren 17,9%
Kalima 1928	177	23,5	20,8	Wenn radikal operiert, nach 3 J. 28%, nach 5 J. 24,3% Das allgemeine Klientel gibt 28% „am Leben und gesund", Privatpatienten 41%
Pikkarainen 1930	326	20,7	17,6	Auch Pikkarainen stellt bei den Privatpatienten um 6 bis 10% bessere Ergebnisse fest
Kogan 1929	146		26,7	
Hintze (Klinik Bier) 1929	587	51,3	35	Nach 10 Jahren 20,8%, nach 14 Jahren 15,3%

[1] Die nicht im Literaturverzeichnis aufgeführten Autoren sind nach Frangenheim, Rosenburg und Willis zitiert. [2] Endresultat der vollständigen Operation nach Methode Halstedt (3jährige Beobachtung) für Amerika und England.

Tabelle 31. Ergebnisse der Operation. (Fortsetzung.)

Verfasser	Zahl der Fälle	3jährige Beobachtung %	5jährige Beobachtung %	Bemerkungen
Hintze 1931	764		30,1	
Himmelmann u. Lehmann (Chir. Klinik Bonn) 1930		42,5	34,6	Gesamtzahl der Fälle 1908 bis 1928 272, darunter sind auch die Nachbestrahlten
Hintze 1932	656		34,9	
Schwedische Chirurgen			16,8—25,5	Zit. nach Westermark
Danis 1932		59	51	39% an Metastasen gestorben; nur 10% hatten lokales Rezidiv
Neumann u. Coryn 1932	58	68,9	55,2 (38 Fälle)	
Anschütz-Siemens 1933		42,2	30,6	
Greenough 1934	120		35,8	
Mathews 1934	108 (1913—1923)			10—20 Jahre: 25% Heilung
Harrington u. Judd (Mayo-Clinic) 1934	2566		42	10 Jahre 27% Heilung; 15 Jahre 20% Heilung.

Tabelle 32. Ergebnisse der Operation mit Stadieneinteilung[1].

Verfasser	Gesamt- zahl der Fälle	Stadium I		Stadium II		Stadium III	
		Zahl der Fälle	nach 3 Jahren am Leben %	Zahl der Fälle	nach 3 Jahren am Leben %	Zahl der Fälle	nach 3 Jahren am Leben %
Perthes	118	10	100	87	39	21	28,5
Lehmann	183	35	68	134	19	14	—
Anschütz	116	7	100	101	42,5	8	25
Steinthal a)	—	—	78,5	—	29,4	—	—
„ b)	—	—	87,7	—	32,2	—	—
Wiesmann	105	—	62,5	—	38,5	—	7,1
Mills	169	—	62,9	—	—	—	18,3
Hoffmann	388	—	60	—	16,7	—	4,9
Greenough und Simmons	103	—	71	—	26	—	5
Forques	—	—	70	—	28	—	—
Moffat (Sammelstatistik)	—	829	63,9	2131	20	589	8,1
Halstead	—	—	79,68	—	21,4	—	9,09
Salomon	—	—	75	—	35,2	—	9
Lane-Claypon (Sammelst.)	20 000	—	80	—	30	—	8—9
Dahl-Stavanger	—	—	70,8	—	20,3	—	—
Feist und Bauer	—	—	72,7	—	33	—	—
Kogan	146	81	60	—	—	—	—
Pikkarainen	326	—	36,7	—	17,3	—	3
Dahl-Iversen 1931	—	—	80	—	45	—	—
Neuman und Coryn 1932	—	24	75	21	76	3	—
Mathews 1933	—	23	78	153	37,8	nach 10 Jahren	

[1] Die nicht im Literaturverzeichnis aufgeführten Autoren sind nach Frangenheim, Rosenburg und Willis zitiert.

Tabelle 32. Ergebnisse der Operation mit Stadieneinteilung. (Fortsetzung.)

Verfasser	Gesamtzahl der Fälle	Stadium I		Stadium II		Stadium III	
		Zahl der Fälle	nach 5 Jahren am Leben %	Zahl der Fälle	nach 5 Jahren am Leben %	Zahl der Fälle	nach 5 Jahren am Leben %
Anschütz-Siemens 1933 .	—	—	—	—	33,6	—	—
Harrington und Judd[1] (Mayo-Clinic) 1934 . . .	—	—	71	—	26	—	—

Tabelle 33. Bestrahlte operable Fälle.

Autor	Zahl der Fälle	Primärresultate	Spätere Beobachtungen	3 Jahre und mehr nach der Behandlung beobachtet
Krönig (nach Opitz) 1920	62[2]	Klinische Heilung	Nach mindestens 3 Jahren leben rezidivfrei 11 = 17,7% [3]	11 Fälle leben rezidivfrei
Probeexcision 1913—1917 I	17	„ „	Nach mindestens 3 Jahren leben rezidivfrei 2 = 11,7%	2 Fälle leben rezidivfrei
Probeexcision 1913—1917 II	32	„ „	Nach mindestens 3 Jahren leben rezidivfrei 9 = 28,1%	9 Fälle leben rezidivfrei
Krecke 1918	3	Günstige Beeinflussung (alte Frauen!!)	1. Fall interkurrent gestorben, 2. Fall Tumor sehr verkleinert, aber Drüse in der Achselhöhle, 3. Fall vollkommen geheilt (80j. Frau), Zeit nicht angegeben: „im Verlauf der letzten Jahre"	
Loose 1918 Brusttumoren!	53	Klinische Heilung	Nur vereinzelte Rezidive bekannt geworden! Zeit?	
C. H. Kok 1920	7	„ „	3jährige Beobachtung; es leben 7	7 Fälle klinisch geheilt
Stark-Weiden (1921)	3	Günstige Wirkung	Fall 1: Nach 2 Jahren vom Tumor nichts mehr zu fühlen. (Großer, ulcerierter Scirrhus), auch keine Achseldrüsen, 67jähr. Pat. Fall 2: Behandlg. vorzeitig unterbrochen. Wird weiter behandelt. Fall 3: 5mal anderweitig bestrahlt. Röntgenulcus. Starb an Metastasen	
Nordentoft 1922 (ev. einfache Excision)	4	Klinische Heilung	Nach 3 Jahren leben 3, ein Fall an Gehirnmetastase gestorben	3 Fälle klinisch geheilt
Gunsett 1923	1	Tumor kam vollständig zur Rückbildung	1 Jahr beobachtet	
Walther 1923 (bestrahlt ab 1917)	2	Sehr zufriedenstellendes Resultat. Krebsknoten vollständig verschwunden	1 Pat. lebt 2 Jahre bei Veröffentlichung der Arbeit, 1 Pat. an urämischem Anfall gestorben, bei günstigem lokalen Befund	
	4	Günstig beeinflußt	2 wurden nachträglich operiert, alle vier leben. Zeit?	

[1] Nach 10 Jahren 55% (I); nach 10 Jahren 13% (II); nach 15 Jahren 40% (I); nach 15 Jahren 9% (II). [2] Gruppe III, S. 676. [3] Vgl. Text, hier ohne Abzüge berechnet.

Tabelle 33. Bestrahlte operable Fälle. (Fortsetzung.)

Autor	Zahl der Fälle	Primärresultate	Spätere Beobachtungen	3 Jahre und mehr nach der Behandlung beobachtet
Bier (nach Perthes) 1923	1	Klinisch geheilt	Nach 6 Jahren an Schlaganfall gestorben; Tumor nicht wieder aufgetreten	1 Fall klinisch geheilt
v. Seuffert 1923	4	Klinisch geheilt	3 Fälle mehr als 5 Jahre frei von Rezidiv. 1 Fall mehrere Jahre frei von Carcinom, hat sich der Behandlung entzogen	3 Fälle klinisch geheilt
Gaylord 1923	30—40	Carcinom nicht mehr nachzuweisen, nur Indurationen vorhanden. Röntgen und Radium	Diese Fälle sollten beobachtet werden, um den Wert der Bestrahlung zu erweisen. Keine weitere Veröffentlichung	
Perussia 1922	?	Hat einzelne operable Fälle zur Ausheilung gebracht (Radium und Röntgen)	Dauer der Beobachtung nicht angegeben	
Morton und Lee 1923	2	Tumoren verschwunden, Allgemeinbefund gut	Bei Berichterstattung etwa 8 Monate beobachtet	
Jüngling 1924	5	Tumoren verschwunden, auch Drüsen, 2mal Rezidive bestrahlt	Fall 1. St. II, 74 Jahre, stirbt nach $2^1/_2$ Jahren. Todesursache unbekannt	
			Fall 2. St. II, 54 Jahre, nach 4 J. gestorben. Offenbar an inneren Metastasen	Fall 2 nach 4 Jahr. lokal geheilt, an inneren Metastasen gestorben
			Fall 3. St. II, 70 Jahre, lebt nach 3 Jahren, gesund	Fall 3 nach 3 Jahr. gesund
			Fall 4. St. I, 58 Jahre, nach 3 J. gesund	Fall 4 nach 3 Jahr. gesund
			Fall 5. 75jähr. Frau mit Scirrhus, lebt, mehrfach rezidiviert, $5^1/_2$ J. nach der Bestrahlung, wieder mit Rezidiv	Fall 5 mehrfach rezidiviert, lebt nach $5^1/_2$ Jahren
J. Th. Stevens-Montclair 1924	27	Radium und Röntgen. Tumoren verschwunden	Nur 1 Fall mikroskopisch festgestellt (St. III) starb nach wenigen Monaten. Die anderen will Verf. nicht verwerten, weil keine mikroskopische Diagnose vorhanden ist. Keine genaue Zeit angegeben	
Wintz 1925 I	21	Tumoren verschwunden	Nach 3 Jahren 95,2% Heilung (20)	3jähr. Beobachtung Gruppe I: 20 Fälle leben symptomfrei u. arbeitsfähig
II	41	Tumoren verschwunden	Nach 3 Jahren 68,2% Heilung (28)	Gruppe II: 28 Fälle leben symptomfrei und arbeitsfähig
I und II	35	Tumoren verschwunden	Nach 5 Jahren 48,5% Heilung (17)	5jähr. Beobachtung Gruppe I und II: 17 Fälle leben symptomfrei und arbeitsfähig

Tabelle 33. Bestrahlte operable Fälle. (Fortsetzung.)

Autor	Zahl der Fälle	Primärresultate	Spätere Beobachtungen	3 Jahre und mehr nach der Behandlung beobachtet
B. J. Lee 1925	8	Tumor. verschwunden Radium und Röntgen	Nach fast 5 Jahren leben 6 ohne Anzeichen der Erkrankung	6 Fälle ohne Anzeichen der Erkrankung
Belot 1925	?	Klinische Heilung	Seit mehr als 2 Jahren	
Portman 1925	3	„ „	1 Fall mehr als 3 Jahre 1 Fall 2 Jahre 1 Fall 1$^{1}/_{2}$ Jahre	1 Fall klinisch geheilt
Soiland 1925	22	Bewegliche Knoten, die verschwanden	Beobachtungszeit: 1—2 Jahre, 10 Fälle 2—3 „ , 4 „ 3—4 „ , 8 „	8 Fälle klin. geheilt
	10	Adhärente Knoten, kein Erfolg nach Bestrahlung	Gestorben	
Soiland 1925	26	Adhärente Knoten. Klinische Heilung	Beobachtungszeit: 1—2 Jahre, 8 Fälle 2—3 „ , 10 „ 3—4 „ , 2 „ 4—5 „ , 6 „	2 Fälle klin. geheilt 6 Fälle klin. geheilt
	4	Beweglicher Knoten. Nicht gebessert	Bei der später vorgenommenen Operation erwies sich 1 Fall als maligne, 3 als benigne. Die Möglichkeit, daß ein primär bösartiger Prozeß zum Stillstand kam, sollte nicht übersehen werden	
	2	Verschollen		
Pfahler und Widmann 1925	37	Klinische Heilung	Nach 3 Jahren leben 86% „ 5 „ „ 68%	
davon	⎰ 29	„ „	„ 3 „ „ 24=83%	24 Fälle nach 3 J.
	⎱ 8	„ „	„ 5 „ „ 19=65%	19 Fälle nach 5 J. klinisch geheilt
		(Ca fraglich, Operation wäre erforderlich gewesen)	„ 3 „ „ 8 „ 5 „ „ 6	
Evans und Leucutia 1925		Bestrahlen das erste und zweite Stadium bei Ablehnung der Operation oder bei Gegenindikation		
Coliez 1925—1926	?	Hat bei operablen, direkt bestrahlten Fällen besonders schöne Dauerresultate gesehen, wahrscheinlich weil das Messer keine Unordnung in die Lymphbahnen gebracht hatte		
Chilaiditi 1925—1926	1	Klinische Heilung	Keine weiteren Angaben	
Hayes 1927	1	Nach 3 Mon. war der Tumor fibrös u. kaum palpabel	2$^{1}/_{2}$ Jahre gesund (Herzleiden)	

Tabelle 33. Bestrahlte operable Fälle. (Fortsetzung.)

Autor	Zahl der Fälle	Primärresultate	Spätere Beobachtungen	3 Jahre und mehr nach der Behandlung beobachtet
Conte 1926	?	Die ausschließliche Strahlenbehandlung ist bei operablem Brustkrebs immer möglich; die Ergebnisse stehen denen der modernen chirurgischen Methoden nicht nach		
Lammers 1926 1915—1916 $(1—1^1/_2$ mm Messing)	3	Günstige Beeinflussung	Nach 10 Jahren lebt eine Pat. (Frühzeitig erkanntes ganz kleines Carcinom.) Fall 2 nachträglich amputiert. Bei der mikroskopischen Untersuchung waren keine Krebszellen mehr festzustellen	1 Fall lebt nach 10 Jahren, klinisch geheilt
1917—1920 (Vorbestrahlung)	6	Eventuell nachfolgende Operation	Es lebt 1 Fall; die anderen starben oder entzogen sich der Behandlung (mindestens 6 Jahre beobachtet)	1 Fall lebt nach 6 Jahren klinisch geheilt
1921—1922 (Homogenbestrahlung)	3	Günstige Beeinflussung	1 Fall lebt, bei den anderen beiden konnte aber das Leben wesentlich verlängert werden. Beobachtungszeit 4—5 Jahre	1 Fall lebt nach 4 J., klinisch geheilt
1923—1925 (Radium)	8	Beobachtungszeit zu kurz. Klin. Heilung		
Richards 1926	4	Günstige Beeinflussung	3 nach 4 Jahren tumorfrei, 1 wesentlich gebessert	3 Fälle leben nach 4 J., klinisch geheilt
Chambacher und Rieder 1925	2	Scirrhus Klinische Heilung	2 bzw. 3 Jahre beobachtet, geheilt	1 Fall klin. geheilt
	14	„ „	Beobachtungszeit 1—4 Jahre 6 Fälle durch Probeexcision bzw. Metastasen mikroskopisch bestätigt. Bei den anderen Fällen wurde die Diagnose Carcinom klinisch gestellt 4 Fälle gestorben, davon 2 interkurrent, 2 an Metastasen, alle 4 Fälle lokal geheilt, 2 seit mehr als 2 Jahren klinisch geheilt, 2 seit etwa 1 Jahr klinisch geheilt	6 Fälle klin. geheilt
Webster, Thierens, Nicholas (Röntgen)	8	Tumor verschwunden	Fall 1: 82 Jahre, interkurrent gestorben, $^1/_2$ Jahr nach Beginn der Behandlung Fall 2: 55 Jahre (supraclaviculare Drüsen), 2jährige Beobachtung, klinisch geheilt Fall 3: 75 Jahre, 1919 1mal bestrahlt, 1924 Rezidiv, bestrahlt. 7 Jahre nach der Behandlung linksseitiges Pleuraexsudat Fall 4: 77 Jahre, 3 Jahre beobachtet. Wohlbefinden. Residium im Stadium der Ruhe Fall 5: 78 Jahre, klinisch geheilt, fast 3jährige Beobachtung	Fall 3: Fast 5 Jahre frei von Carcinom Fall 4: Klin. geheilt

Tabelle 33. Bestrahlte operable Fälle. (Fortsetzung.)

Autor	Zahl der Fälle	Primärresultate	Spätere Beobachtungen	3 Jahre und mehr nach der Behandlung beobachtet
Radium-implantation plus Röntgen	2	(Praktisch inoperabel)	Fall 6: 71 Jahre, $2^1/_2$ Jahre nach unvollständig durchgeführter Bestrahlung an Carcinom gestorben Fall 7: 77 Jahre, 2 Jahre beobachtet, klinisch geheilt Fall 8: 71 Jahre, 2 Jahre beobachtet, klinisch geheilt Fall 9: 64 Jahre, 1921 behandelt. Rezidiv 1925. Bildet sich auf Behandlung zurück. 1924 klinisch geheilt Fall 10: 48 Jahre, an Metastasen gestorben nach $2^1/_2$ Jahren	Fall 9: 6 Jahre beobachtet, nach 4 J. Rezidiv, jetzt klinisch frei von Ca
Radiumdistanz-bestrahlung mit Röntgenzusatz	5		Fall 11: 45 Jahre, $3^1/_2$ Jahre beobachtet, klinisch geheilt Fall 12: 65 Jahre, fast 6 Jahre beobachtet, wiederholt Rezidive bestrahlt, Resultat gut Fall 13: 66 Jahre, 3 Jahre beobachtet, klinisch geheilt Fall 14: 48 Jahre, 3 Jahre beobachtet, klinisch geheilt Fall 15: 73 Jahre, Lokalbefund gut. Metastasen im Abdomen. Gestorben	Fall 11: $3^1/_2$ Jahre beobachtet, klinisch geheilt Fall 12: Fast 6 J. beobachtet, wiederholte Rezidivbestrahlung, Resultat gut Fall 13: 3 Jahre beobachtet, klinisch geheilt Fall 14: 3 Jahre beobachtet, klinisch geheilt
Schreiner (Buffalo) 1927 I	8	Klinische Heilung	3 gestorben, davon 1 an Apoplexie, 1 Fall verschollen, 1 Fall rezidiviert, 3 Fälle klinisch geheilt	1 Fall seit 4 Jahren 1 Fall seit 5 Jahren
II	32	Günstige Beeinflussung und klinische Heilung	13 Fälle gestorben nach 1—5 J., 4 Fälle verschollen, 15 Fälle leben, davon 11 Fälle günstig beeinflußt 1—5 Jahre, 4 klinisch geheilt	1 Fall seit 6 Jahren 1 Fall seit 4 Jahren 1 Fall seit 3 Jahren
Material 1914—1925 III	51	Günstige Beeinflussung, klinische Heilung	27 Fälle gestorben, 1—3 Jahre beobachtet, 6 Fälle verschollen (bis zu 3 Jahren kontrolliert), 18 leben, davon 7 klinisch geheilt, 11 gebessert 1—5 Jahre	2 Fälle seit 3 Jahren 1 Fall seit 4 Jahren
Guedès (1929)	33		29 rezidivfrei 4 Fälle an Metastasen gestorben	4 Fälle seit 3 Jahren rezidivfrei

Tabelle 34. Primärbestrahlung operabler Fälle. Statistiken seit 1929.

Autor	Zahl der Fälle	Symptomfrei und arbeitsfähig		Bemerkungen
		nach 3 Jahren	nach 5 Jahren	
Pfahler und Widmann 1929	18	83,3%	50%	Amer. J. Roentgen. 21, 551, Tab. 8
Pfahler und Parry 1930	35	85%	82%	Alte Methode 1902—1922
	17	94%	83%	Sättigungsmethode
Pfahler und Parry 1932	53	88%	82%	Über 10 Jahre leben 84% (32:27) Über 15 Jahre 62% (24:15)
Evans u. Leucutia 1930	18	28%	22%	Fälle aller Stadien
Schreiner (Buffalo) 1930	Gr. I 19		21%	
	Gr. II 79		1,2%	
Wintz 1929	72	79%	53% (66 Fälle)	Steinthal I und II
Wintz 1931	97	77,3%	55,4%	} Mehr Steinthal-II-Fälle als
Wintz 1934	124	69,3%	51,5%	früher
Webster 1932	15	75%	66%	
Adair 1932	37		36,3%	4 Fälle interkurrent gestorben, kombinierte Radium-Röntgen-behandlung

Tabelle 35. Bestrahlte inoperable Fälle.

Autor	Zahl der Fälle	Primärresultate	Spätere Beobachtungen	3 Jahre und mehr in Beobachtung
Krecke 1918		Daß große Tumoren bis auf kleine Reste verschwinden können, zeigt ein Fall meiner Beobachtung, bei dem der gut kinderkopfgroße, weit ulcerierte Tumor bis auf einen unbedeutenden narbigen Rest vollkommen zurückgegangen ist (Bild 1 und 2 Strahlenther. 8)		
Krönig (nach Opitz) 1920 (Probeexcision) 1913—1917	13	Günstig beeinflußt	Rezidivfrei niemand, 1 lebt	
Telemann 1920	10	6 Fälle günstig verlaufen. Tumoren bis auf kleine, harte Resistenz geschrumpft. (Tumormassen latent!) Bei einem Fall seit über 2 Jahren	1 Fall seit 2 Jahren latent	
		Bei einem weiteren Fall (Rezidiv) Beeinflussung des Tumors (mehrfache Rezidivierung) seit 3 Jahren (Große Tumoren mit der knöchernen Beckenwand verwachsen, mehr oder weniger große Metastasen in den regionalen Drüsen oder an anderen Stellen)	1 Fall seit 3 Jahren	1 Fall
	7	Alle günstig beeinflußt. Leben nach 1—3 Jahren (Mehr oder weniger große lokale Rezidive in Operationsnarben, mit und ohne Drüsenschwellung)	7 Fälle 1—3 Jahre	

Tabelle 35. Bestrahlte inoperable Fälle. (Fortsetzung.)

Autor	Zahl der Fälle	Primärresultate	Spätere Beobachtungen	3 Jahre und mehr in Beobachtung
Childe 1921	1	Sehr ausgedehnter Fall von Mammacarcinom bei einer sehr jungen Frau. Ovarien gleichzeitig entfernt	Seit über 10 Jahren gesund	1 Fall seit über 10 Jahren
Lorenz 1922	2	Klinische Heilung (sehr ausgedehnte Carcinome)	Seit 13 bzw. 9 Mon.	
Quick 1922 (Radium und Röntgen)	78	Darunter 57 Rezidive, 21 primär inoperable.		
	7	Zeigten völlige Rückbildung der Tumoren. Klinisch geheilt	3 Monate bis über 2 Jahre beobachtet	
	21	Teilweise Rückbildung, noch nicht klinisch frei, aber Besserung fortschreitend		
	24	Lokal gebessert, aber Fernmetastasen		
	10	Keine Besserung (sehr weit fortgeschrittene Fälle mit Fernmetastasen)		
	25	Nicht angeführt		
Fraenkel und Sabludowski (Moskau) 1922	21	Es starben 7. Ungebessert 12. Gebessert 2. (Bei einem Fall verschwand außer allen palpablen Knotenbildungen auch ein Pleuraexsudat		
Heuser 1922	2	Gut beeinflußt		
Kupferberg 1923 (Röntgen und Radium)	1	Klinisch geheilt seit 2 Jahren		
R. Morton 1923	2	Inoperable Fälle. 1 gestorben an Lebermetastase; der 2. Fall klinisch geheilt; 9 Monate beobacht.	9 Monate und $1^{1}/_{2}$ Jahre klinisch geheilt, zur Zeit der Veröffentlich.	
	2	Rezidive nach Operation		
Holfelder 1923 und 1925	?	In 90% der inoperablen Fälle tritt wenigstens vorübergehende Besserung ein, die in fast der Hälfte der Fälle den Patienten ihre Arbeitsfähigkeit über einen Zeitraum von mehr als 12 Monaten wiedergibt	15% nach 3 Jahren	15% (Fälle?)
Lee und Herendeen 1924	54	Günstige Beeinflussung	Mindestens 3 Jahre leben 10 Fälle = 18,5%	10 Fälle mindestens 3 Jahre
Event. Radium und Röntgen		(Primär inoperable Fälle, aber nicht zu weit fortgeschritten!)	Durchschnittl. Lebensdauer 4 Jahre nach Feststellung der Geschwulst	
		In 9 Fällen nach der Bestrahlung palliative Operation, 6 davon leb.		
Baensch 1924	3	Ganz schwere Fälle mit regionärer Metastasierung		3 Fälle (seit 4 J.)
	8	Mittelschwere Fälle (inoperabel)	Bisher 2 Jahre geheilt	

Tabelle 35. Bestrahlte inoperable Fälle. (Fortsetzung.)

Autor	Zahl der Fälle	Primärresultate	Spätere Beobachtungen	3 Jahre und mehr in Beobachtung
Jüngling 1924	19	3 davon wurden operabel und operiert; im ganzen lebten von diesen 19 Fällen über 3 Jahre 4 Fälle, davon hatten 2 ein Rezidiv. Die 3jährige Heilung beträgt also 10%	1 Pat. nach 3 Jahren gesund (nachträglich operiert)	2 Pat. rezidivfrei, 2 weitere leben
	25	Rezidive und Metastasen	Nach 3—7 Jahren lebten 3 gesund. 12% Heilung	3 Fälle gesund nach 3—7 Jahren
Meyer (Göttingen) 1924	1	Geheilt	Seit $2^1/_2$ Jahren	
Roffo und Moner 1924	1	Klinisch geheilt		
Bordier 1924	2	Klinisch geheilt, dann Metastasen in der Ovar- bzw. Lebergegend	2 bzw. 3 Jahre klinisch geheilt	1 Fall 3 Jahre
H. Schmitz 1924	7	Gruppe III (inoperabel)	$7:1 = 14{,}3\%$ 5jährige Heilung	1 Fall seit 5 Jahren
Rahm 1924	1	Wurde durch Bestrahlung vor 1 Jahr von seinem inoperablen, anscheinend von der linken Brustdrüse ausgehenden, nichtverhornenden Plattenepithel-Ca der linken Brustwand befreit	Seit 1 Jahr beobachtet	
W. Meyer (New York) 1925	1	Rezidiv 13 Jahre nach Radikaloperation	4 Jahre nach Behandlung gesund	1 Fall seit 4 Jahren
Siedamgrotzki 1925	100	Geheilt 6 Fälle	6% geheilt nach 5 J.	6 Fälle seit 5 Jahren
Wintz 1925 II	44	Klinische Heilung	$44:8 = 18{,}1\%$ klinischer Heilung nach 3 Jahren	8 Fälle seit 3 Jahren
II	11	Klinische Heilung	$11:2 = 18{,}2\%$ klinischer Heilung nach 5 Jahren	2 Fälle seit 5 Jahren
Beck (Kiel) 1925	15	Aussichtslose Fälle. 9 Fälle vorübergehend gebessert, 2 Fälle nicht beeinflußt	4 leben frei von klinischen Erscheinungen und voll leistungsfähig, je einer nach 5, 3, $1^3/_4$ und $1^1/_2$ Jahren seit Beginn d. Behandlung	1 Fall seit 5 Jahren 1 Fall seit 3 Jahren
Pfahler und Widmann 1925	126	Klinisch geheilt	3 Jahre u. mehr: 52 Fälle $= 41\%$, 5 Jahre und mehr:	52 Fälle seit 3 Jahren und mehr
		73 dieser Fälle wiesen bereits Metastasen in der Brust und den Knochen auf	26 Fälle $= 20\%$. Durchschnittliche Lebensdauer von Beginn der Behandlung ab 3 Jahre und 4 Monate, seit Beginn der Erkrankung 5 J. und 1 Mon.	26 Fälle seit 5 Jahren und mehr

Tabelle 35. Bestrahlte inoperable Fälle. (Fortsetzung.)

Autor	Zahl der Fälle	Primärresultate	Spätere Beobachtungen	3 Jahre und mehr in Beobachtung
Soiland 1925	110	Spätfälle mit Metastasen 1. Gestorben: 32 (durchschnittl. Lebensdauer 14 Monate) 2. Lebend, aber mit pathologischem Befund 24 1—2 Jahre, 12 Fälle 2—3 „ , 8 „ 3—4 „ , 2 „ 4—5 „ , 2 „ (durchschnittliche Lebensdauer 16 Monate) 3. Vollständig gesund 6 1—2 Jahre, 2 Fälle 2—3 „ , 2 „ 4—6 „ , 2 „ 4. Nicht gebessert 12 5. Verschollen 36 (in 6 Fällen waren bereits Lungenmetastasen vorhanden)	Gesund 1—2 Jahre, 2 Fälle 2—3 „ , 2 „ 4—6 „ , 2 „	2 Fälle seit 4—6 J.
Chilaiditi 1925—1926	8	Klinische Heilung Fall 1: Klinisch geheilt. An Lungenmetastasen gestorben nach $3^1/_2$ Jahren Fall 2: Klinisch geheilt, nach 2 J. an Schlaganfall gestorben Fall 3: Klinisch geheilt. Zeit? Fall 4: Nach 4 Jahren lokales Rezidiv. Wird bestrahlt Fall 5: Seit 9 J. klinisch geheilt Fall 6: Seit 8 J. klinisch geheilt Fall 7: Seit 6 J. klinisch geheilt Fall 8: Seit 4 J. klinisch geheilt		1 Fall nach $3^1/_2$ J. lokal geheilt, an Lungenmetastasen gestorben 1 Fall nach 4 Jahr. lokales Rezidiv, wird behandelt 1 Fall seit 9 Jahren klinisch geheilt 1 Fall seit 8 Jahren klinisch geheilt 1 Fall seit 6 Jahren klinisch geheilt 1 Fall seit 4 Jahren klinisch geheilt
Chambacher und Rieder 1925	2	Fälle von Scirrhus, weit fortgeschritten. Klinisch geheilt	Seit 8 Mon. beobachtet	
Schreiner (Buffalo) 1927	80	Günstige Beeinflussung, lokal geheilt	9 verschollen, 50 Fälle gestorben innerhalb 2 J., 4 Fälle lebten 3 bis 5 J., 17 Fälle lebten seit 1—4 J., darunter 3 Fälle lokal geheilt, wahrscheinlich Metastasen im Mediastinum	
Pilger 1925	16	Inoperable und Rezidive, 2 gestorben	Klinische Heilung Seit 2 Jahren 1 Fall Seit 1 Jahr 5 Fälle Seit $3/_4$ Jahr 3 Fälle Seit einig. Mon. 5 Fälle	

Tabelle 35. Bestrahlte inoperable Fälle. (Fortsetzung.)

Autor	Zahl der Fälle	Primärresultate	Spätere Beobachtungen	3 Jahre und mehr in Beobachtung
Guarini 1926		Gute Beeinflussung. Seine Resultate nähern sich denen von Wintz		
Sandberg 1926	109	Besserung in 40 Fällen (38,4%). Erfolglose Behandlung in 56 Fällen (49,1%). Heilung in 13 Fällen (12,5%)	13 Fälle geheilt (Zeit?)	
Hayes 1927	6	2 Fälle von Scirrhus klinisch geheilt, 3 weit fortgeschrittene Fälle gestorben, 1, kürzlich behandelt, gut beeinflußt	Zeit?	
Schoute und Orbaan 1927	1	Anscheinend hoffnungsloser Fall mit Ascites im Abdomen (5 l). Probeexcision aus der Brust, Drüse aus der Axilla, ein Knötchen aus dem Abdomen wurde mikroskopisch untersucht: Carcinomgewebe	Geheilt seit 1½ Jahren	
Fricke 1927 (Radium und Röntgen)	2	1. Fall: Großer ulcerierter Tumor (91×4 cm) klinisch geheilt. 2. Fall: Kleiner Tumor mit diffuser fleckiger Infiltration beider Lungen. Gestorben nach anfänglicher geringer lokaler Besserung	1 Fall seit 1 Jahr beobachtet	
W. A. Wakeley 1927	26	Erleichterung der Beschwerden 20 Fälle	Seit 3 Jahren 6 Fälle ohne Krankheitszeich.	6 Fälle seit 3 Jahren
Webster 1928	86			Bei einjähr. Beobachtung 10% befriedigende Resultate. 1 Fall 9 J. geheilt

Autor	Zahl der Fälle	nach 3 Jahren	nach 5 Jahren	Bemerkungen
Pfahler und Widmann 1929	64	47%	23,4%	Amer. J. Roentg. 27, 531, Tabelle 8
Pfahler und Parry 1930	119	42%	30%	Alte Methode 1902 bis 1922
	48	48%	32%	Sättigungsmethode
Pfahler und Parry 1932	178	42%	30%	nach 10 J. 21% nach 15 J. 10%
Wintz 1929	65	20%	12% (50 Fälle)	Die Gruppe Steinthal III enthält auch Fälle mit Fernmetastasen
Wintz 1931	81	21%	10% (69 Fälle)	
Wintz 1934	100	21%	11% (81 Fälle)	
Hintze 1932	65		6,1%	

Tabelle 36. Postoperative Bestrahlung (Operationsresultate in Klammern).
Gesamtmaterial der nachbestrahlten Fälle.

Verfasser	Zahl der Fälle	3jährige Beobachtung %	5jährige Beobachtung %	Bemerkungen
Neher (Perthes) 1920	144	30,5 (38,5)	20,3 (27,7)	Teilweise ungenügende Dosierung
Tichy 1920	61	37,7 (38,7)	31,8 (20,9)	Teilweise ungenügende Dosierung
Anschütz und Hellmann 1921	—	60 (48,8)	55,5 (36,4)	Verteilte Dosen
Lysholm (Forssell) 1924	76	60	—	Kleine Dosen, 4 mm Aluminiumfilter
	33	—	—	Tiefentherapie, große Einzeldosen nach 1 Jahr nur 16 Fälle rezidivfrei
W. F. Wassink und C. Ph. Wassink	78	19,3 (57 Fälle)	13,1 (38 Fälle)	Radikal operiert
van Raamsdonk 1924	57	25,5 (47 Fälle)	17,9 (28 Fälle)	Geschwulstgewebe zurückgeblieben; mäßige verteilte Dosen
Schmitz 1924.	47	27,8	—	Operation, Radium, Röntgen
Pfahler 1925	144	60,4	43	Bestrahlung wie bei primären Fällen; verschiedene Methoden
Anschütz 1926	215	60,9	44,4 (180 Fälle)	30—40% der HED 10—15mal
Sgalitzer 1926	48	56,2	48,1	70% der HED auf der Oberfläche 8mal im 1. Jahr, 4mal im 2., 2—3mal im 3. Jahr
„	15	73,3	60	Bestrahlt in Teildosen
Lehmann 1926 1913—1918	78	47,5	39	70—80% der HED 6mal appliziert
1920—1922	20	40	—	
Borak 1926.	63	—	42 (26 Fälle)	8 H: 4 mm Al, zuerst 3mal in 3 wöchentlichen Abständen, dann mit längeren Pausen während 2 Jahren wiederholt
Hintze 1926 . . . . . 1913—1924	103	am Leben 73,3 rezidivfrei 40	am Leben 40,3 rezidivfrei 37,3	Volldosen, einige Male wiederholt
Meyer-Luhmann 1926	79	43	31,5 (54 Fälle)	Dosis in einer Sitzung, nur bei Rezidiven oder Metastasen wiederholt
Greenough 1926 . . .	63	50 (54)	18 (23)	
Gunsett 1927	124	34	29	Verschiedene Methoden
White, W. C. 1927. . .	157	—	22,9 65	Rezidivfrei Am Leben
Schoute und Orbaan 1927	28	57	44,4 (18 Fälle)	150 000 Volt, Schwerfilter, 20 bis 23 cm Fokus-Hautabstand; 8 H 2mal appliziert. 3 Serien
Guedès 1927	83	73,4	54 (50 Fälle)	Fraktionierte Bestrahlung mit mittelharter Strahlung
Amundsen 1927 . . .	18	55,6	44,4	50% der HED 3—4mal mit Pausen von 6 Wochen

Tabelle 36. Postoperative Bestrahlung (Operationsresultate in Klammern.) (Fortsetzung.)

Verfasser	Zahl der Fälle	3jährige Beobachtung %	5jährige Beobachtung %	Bemerkungen
Guyot 1927	39	65,39	57,15	Bestrahlung gleich nach Operation, 3—5 H pro Feld, 3 bis 5 mm Al, 25 cm Funkenstrekke, 25 cm Fokusdistanz; im 1. Monat 1mal wöchentlich, im 2. Monat alle 2 Wochen, dann 1mal monatlich, weiter in 3monatlichen Intervallen
Wynen 1927	59	25	14	Intensive maxillare Bestrahlung nach Radikaloperation, wenn Geschwulstgewebe unvollkommen entfernt
Buchholz 1928	237	54	45,2 (228 Fälle)	Wechselnde Methoden. Hält häufige mittlere Dosen für erfolgreicher
Soiland 1925	158	Verschollen 10 Fälle Ohne Rezidive 148 Fälle 1—2 Jahre 19 F. 5—6 Jahre 30 F. 2—3 Jahre 27 F. 6—7 Jahre 11 F. 3—4 Jahre 20 F. 7—8 Jahre 3 F. 4—5 Jahre 37 F. 8—9 Jahre 1 F.		
Thiemann 1928	51	II. Stad. 45 F., darunter 2 Männer III. Stad. 6 F., 1 geheilt seit 9 Jahr. Von d. 45 F. d. II. Stad. geheilt: unter 3 Jahren . 3 3 Jahre . . . . . 3 5 Jahre und mehr 5 } 15,6 11 Fälle		
Iselin 1928	—	39 (18)	30 (12)	
Portman 1928	02		35,8 (23,1)	
Webster-London 1928	26	—	—	Unvollständig operiert.
Pettit 1928	86	62	—	Nach 2 Jahren 8 klinisch geheilt = 30,7%
Hintze-Berlin 1929	247	69,3	55,9 (35)	Nach 10 Jahren 33%; nach 14 Jahren 29,2% (15,3%). Volldosen und Tangentialbestrahlung
Harrington-Rochester, Minn. 1929	1092	—	38	Lebend (zit. nach Hintze)
van Smith und Bartlett 1929	234	53	36,9	
Schmitz-Chicago 1929	107	—	27,1 Gruppe I (13 Fälle) 69,23 Gruppe II (29 Fälle) 51,72 Gruppe III (34 Fälle) 11,77 Gruppe IV (31 Fälle) 3,23	23 Fälle nicht ermittelt!

Tabelle 36. Postoperative Bestrahlung (Operationsresultate in Klammern). (Fortsetzung.)

Verfasser	Zahl der Fälle	3jährige Beobachtung %	5jährige Beobachtung %	Bemerkungen
Pfahler und Widmann-Philadelphia 1929 . .	51	76,5	41	Tabelle 8: Amer. J. Roentgenol. **21**, 551
Wetterstrand-Helsingfors 1929	55	Gruppe I 89 Gruppe II 42	— Gruppe II 26,3	
Evans und Leucutia, Detroit, Mich. 1930 .	78	17:13 = 76,4 45:28 = 62,2 6:2 = 33,3 10:1 = 10,0	17:12 = 70,5 45:21 = 46,6 6:1 = 16,6 10:1 = 10,0	Die Gruppe IV enthält die Fälle mit allgemeinen Metastasen
Bruttin-Lausanne 1930	73	—	38,5 (18,6)	Beobachtungsdauer 6 Jahre. Mit Drüsenmetastasen 27% (46 Fälle), ohne Drüsenmetastasen 59%
Westermark-Stockholm 1930	75	—	29,3 Gruppe I (10 Fälle) 60 Gruppe II (55 Fälle) 29 Gruppe III (10 Fälle) —	4 Fälle leben noch mit Rezidiv
Himmelmann und Lehmann-Bonn 1930 .	—	32,4	16,7	Die Ausgangszahl von 272 Fällen (1908—1928) bezieht sich auf die Gesamtzahl der Fälle, auch auf die ausschließl. operierten. EinmaligeIntensivbestrahlung in mehreren Sitzungen
Schreiner-Buffalo 1930	89	— —	I (46 Fälle) 65 II (43 Fälle) 23	Absolute Heilungsziffer
Pfahler und Parry-Philadelphia 1930 . . .	977 192 59	50 59 73 (59 : 43 Fälle)	36 49 75 (36 : 27 Fälle)	Gesamtmaterial 1902—1922 Sättigungsmethode
Hintze-Berlin 1931 . .	137	—	55	Lebend (ohne Abzug)
„ 1932 . . (Chirurg. Kongr.)	183	—	53 Hat von 1921 bis 1925 60,7	Nach 10 Jahren leben von 84 Fällen 34,5% (3,6% Verschollene) nach 10 Jahren 30,3%
Hummel-Frankfurt (Klinik Schmieden) 1931	115	—	68,96	1920—1927
Wassink-Amsterdam 1931	137	—	—	Nach 3—7 Jahren 34,3%
de Backer-Gent 1931 .	51 13	— —	— —	Radium und Röntgen, nach 7 bis 10 Jahren 19,6% Nur Röntgen, nach 7 Jahren 30%
Billich 1931 . . . . . (Chir. Klin. Rostock)	202	56,9	37,2 (162 Fälle)	1914—1927, 10 Jahre beobachtet sind 92 Fälle; davon rezidivfrei 24,7% (s. Text)

Tabelle 36. Postoperative Bestrahlung (Operationsresultate in Klammern). (Fortsetzung.)

Verfasser	Zahl der Fälle	3jährige Beobachtung %	5jährige Beobachtung %	Bemerkungen
Magens (Anschar-Krankenhaus Kiel)	133	—	46,6	1908—1925
Cooper-Leeds 1931 .	?	70	65	Zitiert nach Lynham
Lemaître-Lille 1931 . .	18	44	—	—
Webster 1931	358	47	42 (182 Fälle)	—
Portmann 1932 . . .	103	—	42,7	Rezidivfrei; es leben 50,5%
Neuman und Coryn 1932	62	53 (68,9)	44 (54 Fälle) (55,2)	50% der Fälle auch vorbestrahlt
Anschütz-Siemens 1933	309	60,5 (42,2)	43,3 (30,6)	Nach 10 Jahren 28,8%, Einzelheiten siehe Text

Tabelle 37. Ergebnisse der postoperativen Röntgenbestrahlung.
Gruppe Steinthal II.

Verfasser	Zahl der Fälle	3jährige Beobachtung %	5jährige Beobachtung %	Bemerkungen
Lysholm-Forssell 1924	35	68	—	—
Schmitz 1924.	12	50	—	—
Anschütz 1926	184	63	46 (154 Fälle)	—
Sgalitzer 1926	34	55,9	50 (18 Fälle)	—
	13	69,2	55,5 (9 Fälle)	In Teildosen bestrahlt
Lehmann 1926 1913—1918.	—	41	34,7	—
Lehmann 1920—1922 .	—	42,8	—	—
Meyer-Luhmann 1926	66	36,3	19,5 (46 Fälle)	—
Pfahler und Widmann 1926	81	68	46 (38 Fälle)	—
Borak 1926.	42	—	35	—
Guedès 1927	63	65,1	42,5 (40 Fälle)	—
Buchholz 1928	82	81,3	72,7	—
Schmitz 1929.	29	—	51,72	—
Wetterstrand 1929 .	—	42	26,3	—
Evans and Leucutia 1930	45	62,2	46,6	—
Westermark 1930 . .	55	—	29	—
Schreiner 1930	43	—	23	—
Portman 1932	—	—	56,3	Rezidivfrei; es leben 61%
Neuman und Coryn 1932	27	48,7	39,1 (23 Fälle)	—
Anschütz-Siemens 1933	—	II a u. b 69,2 (205 Fälle) II c 35,2 (61 Fälle)	II a u. b 53,2 (188 Fälle) II c 14,3 (56 Fälle)	nach 10 Jahren: II a u. b 34% (138 Fälle) II c 10,6% (47 Fälle)

Tabelle 38. Prä- und evtl. postoperative Bestrahlung.

Verfasser	Zahl der Fälle	3jährige Beobachtung %	5jährige Beobachtung %	Bemerkungen
Schmitz 1924	15	53,2	—	Stadien I und II
Jenkinson 1924 . . .	50	—	—	20 dieser Fälle sind 2 Jahre beobachtet. Kein Lokalrezidiv
J. Th. Stevens 1924 .	96	72	—	—
Lee und Herendeen 1925	92	52	—	Nur operiert 21%; operiert und nachbestrahlt 33%
Lee 1928	13	—	77	—
Adair 1929	—	—	39,5	—
Roffo 1929	—	—	—	Bei Vorbestrahlung nur 22,22% Mortalität gegenüber 66,8% bei Nachbestrahlung
Pfahler und Widmann 1929	23	74	39	Meist Fälle mit Drüsenmetastasen Tabelle 8 S. 551, Amer. J. Roentgenol. 21
Pfahler und Parry 1930	49	55	47	1902—1922
	39	64	54	Sättigungsmethode
„ „ 1932	95	62	50	10 Jahre 23%, 15 Jahre 22%
Westermark (Radiumhemmet Stockholm 1930)	45	—	40	Gesamtmaterial. Gruppe I 75%, Gruppe II 35%, Gruppe III 16,2%
	42	— Elektroendothermieoperation	28,6	Gesamtmaterial. Gruppe I 2 : 2, Gruppe II 14 : 6 = 42,8%, Gruppe III 26 : 4 = 15%. Von der II. Gruppe leben außerdem 2 Fälle mit Rezidiv
Ahlbom (Radiumhemmet Stockholm 1933)	125	—	45	Am Leben
			42,5	Symptomfrei; nach 10 Jahren 39% am Leben
Adair 1932	137	—	40,6	—
Greenough 1934 . . .	254	—	35,4	Nur operiert 35,8%!

Tabelle 39. Röntgenbestrahlung von Rezidiven.

Verfasser	Zahl der Fälle	3jährige Beobachtung %	5jährige Beobachtung %	Bemerkungen
Warnekros-Bumm 1920	21	—	28,5	4—6jährige Beobachtung
Sippel (Klinik Bumm) 1922	30	—	33	—
Nordentoft 1922 . . .	23	8,6	—	4jährige Beobachtung
B. T. Lee 1922 (Memorial Hospital)	363	9	—	Gesamtmaterial
	205	17	—	Ohne Fernmetastasen
Holfelder 1923	––	16	—	$2^{1}/_{2}$jährige Beobachtung

Tabelle 39. Röntgenbestrahlung von Rezidiven. (Fortsetzung.)

Verfasser	Zahl der Fälle	3jährige Beobachtung %	5jährige Beobachtung %	Bemerkungen
Jüngling 1924	25	12	—	3—7 Jahre
Schmitz-Chicago 1924	82	17,1	8,7 (23 Fälle)	—
W. F. Wassink und C. Ph. Wassink van Raamsdonk 1924 .	71	5,6	4,4 (45 Fälle)	
Portman 1925	14	7,1	—	Weniger als 3 Jahre leben 50 Pat.
Pfahler und Widmann 1925	239	38	12	—
Amundsen-Oslo 1927 .	92	15,2	—	—
Gunsett-Straßburg 1927	—	5,5	—	—
Schmidt-Luhmann 1928	5	40	40	Rezidive
	36	8,3	6,2 (32 Fälle)	Metastasen
Thiemann-Jena 1928 .	52	9,6	—	3—9 Jahre
Webster-London 1928	165	22	—	—
Pfahler und Widmann 1929	146	43,1	16	1920—1925, Tabelle 8, Amer. J. Roentgenol. 21, 551
Wintz 1929	165	34	19 (136 Fälle)	8—9 Jahre 10% (71 Fälle)
Schmitz-Chicago 1929	143	—	16,85	22 Nichtermittelte! Gruppe I (22 Fälle) 45,91% Gruppe II (15 Fälle) 33,33% Gruppe III (45 Fälle) 8,89% Gruppe IV (61 Fälle) 8,19%
Westermark (Radiumhemmet) 1930 . . .	71	—	9,8	Gesamtmaterial an Rezidiven und Metastasen. Lokale Rezidive 22% (18 Fälle), Rezidive und Metastasen 0% (22 Fälle), Fernmetastasen 9,7% (31 F.)
Evans und Leucutia (Detroit, Michigan) 1930	28	35,7	32,1	Gruppe I—III zusammengenommen, lokalisierte Fälle
,, ...	48	12,5	4,1	Fernmetastasen vorhanden
Pfahler und Parry 1930	331	39	19	1902—1922
	88	40	28,5	Sättigungsmethode
Wintz 1931	211	32,2	18,5 (177 Fälle)	8—9 Jahre 11,7% (136 Fälle) 10—11 Jahre 6,8% (103 Fälle)
Hintze 1932	289	—	25,9	(darunter 15 Fälle mit Fernmetastasen)
Pfahler und Parry 1932	433	37	17	10 Jahre 10%; 15 Jahre 10%
Wintz 1934	264	32,5	20	8 Jahre 11% (165 Fälle) 10 Jahre 6% (136 Fälle).

Die Strahlentherapie der Sarkome.

Geschichte der Sarkombestrahlung.

Die Geschichte der Sarkombestrahlung ist mit der Geschichte der Carcinombestrahlung aufs engste verknüpft (s. S. 284).

Die ersten Anregungen zur Röntgenbehandlung der Sarkome gingen von den Amerikanern aus. Hier sind zu nennen: C. Beck (1899), Ricketts (1899), Pusey und Coley (1902), Morris (1903), Williams, Turnure, Marsh (1903). In den nächsten Jahren folgten eine ganze Reihe von Berichten über günstige Erfolge mit der Röntgenbestrahlung bei extragenitalen Sarkomen verschiedenster Lokalisation. Es sind viele uns von der Geschichte der Carcinomtherapie her bekannte Namen, die wir hier wieder antreffen, nämlich Sjögren (1903), Krogius (1903), Kienböck (1904), Mertens (1904), Großmann (1904), Béclère (1904), Belot (1904), Bissérié (1904), Bizard und Weil (1904), Rovsing (1904), Maragliano und Trevisanelli (1904), Bergonié (1904), Albers-Schönberg (1905), Holzwarth (1905), v. Elischer und Engel (1906), Judd (1906), Bardachzi (1907), Pfahler (1908) u. a.[1]

Aus dieser großen Zahl von Autoren sei Kienböck, der bekannte Pionier der Röntgentherapie, besonders herausgegriffen. Ihm gebührt das große Verdienst, schon 1905 in einer grundlegenden Abhandlung über die Röntgentherapie der Sarkome darauf hingewiesen zu haben, „daß es eine vollkommene Heilung der Sarkome durch Röntgenstrahlen gibt". Die Richtigkeit dieser Behauptung ist inzwischen an hunderten von Fällen bewiesen worden.

Genannt sei ferner aus diesen Jahren Chrysospathes-Athen (1903), dessen Bericht für den Gynäkologen insofern interessant ist, als er sich auf ein gynäkologisches Sarkom bezieht. Es handelte sich um ein inoperables Rundzellensarkom des Ovariums. Nach der Probelaparotomie verschlechterte sich der Zustand rapid. Der Tumor wuchs weiter. In der Operationsnarbe traten Hautmetastasen auf. Daraufhin wurde die Röntgenbehandlung versucht. Diese wirkte sehr günstig. Zunächst schwanden die Schmerzen. Dann gingen die Metastasen in der Narbe zurück. Nach 2monatiger Behandlung begann auch der Primärtumor sich zu verkleinern, erst langsam, dann immer schneller. Nach 8 Monaten war er ganz verschwunden. Weder von der Scheide noch von den Bauchdecken aus konnten Tumorreste wahrgenommen werden.

Die in diesem einzelnen Fall sich zeigende Wirkung der Röntgentherapie beim gynäkologischen Sarkom konnten Seitz und Wintz 1918 bereits an einer größeren Reihe von Uterussarkomen sowie Ovarial- und Bauchhöhlensarkomen bestätigen. Inzwischen hatten sie, ähnlich wie für die Zerstörung der Carcinome, so auch für die Sarkome eine entsprechende Dosis gefunden.

Seitz und Wintz hatten diese Dosis Sarkomdosis genannt und mit 60—70% der HED festgesetzt. Diese Dosis hatten sie bei der Röntgenbestrahlung der Uterussarkome gefunden. Wohl hat sich inzwischen gezeigt, daß Lymphosarkome schon auf geringere Dosen reagieren, wie andererseits Extremitätensarkome höherer Dosen bedürfen; trotzdem hat die Sarkomdosis ihre Berechtigung als praktische Ausgangsdosierung bewiesen, wie auch die Sarkome an sich ein sehr wichtiges Anwendungsgebiet der Röntgenstrahlen geworden sind.

---

[1] Literatur bei Gocht, Röntgenliteratur Bd. 1 (1911). Siehe auch Geschichte der Carcinombestrahlung.

Vulvasarkom.

Vom Standpunkt der praktischen Bedeutung für die Röntgentherapie aus betrachtet, müßte das Vulvasarkom an letzter Stelle unter den Genitalsarkomen besprochen werden; denn es ist eine überaus seltene Geschwulst. Darauf ist es auch zurückzuführen, daß über die Röntgentherapie der Vulvasarkome so gut wie gar keine Erfahrungen vorliegen.

Pathologisch-anatomisch und klinisch handelt es sich bei den Vulvasarkomen um sehr bösartige Geschwülste. Die Prognose ist daher eine sehr schlechte. Das gilt vor allem für die Melanosarkome.

Hier ist die Diagnose meist makroskopisch schon leicht zu stellen. Anders ist es dagegen bei den übrigen Vulvasarkomen. Bei diesen wird der Charakter des vorgefundenen Tumors gewöhnlich erst durch die mikroskopische Untersuchung geklärt. Doch muß vor jeder Probeexcision am vorher nichtbestrahlten Tumor gewarnt werden. Gerade beim Sarkom sind die von uns früher beschriebenen Gefahren der Probeexcision besonders groß. Aus dieser Erkenntnis heraus hält Stoeckel es für besser, den fraglichen Tumor lieber im ganzen zu exstirpieren „als Probeexcisionen zu machen, die zu einem explosiven Wachstum mit rascher Metastasierung führen können".

Die Behandlung der Vulvasarkome bestand bisher ausschließlich in der Operation. Die Operationserfolge waren aber im allgemeinen sehr schlechte. Die Seltenheit einer mehrjährigen Rezidivfreiheit veranlaßte J. Veit zu der Erklärung, daß „das Sarkom der Vulva kaum jemals bisher zu einer dauernden Heilung hat gebracht werden können". Unter den von Kehrer gesammelten 77 Fällen befindet sich nur eine Dauerheilung. Die Patientin war noch 5 Jahre 11 Monate nach der Operation rezidivfrei. In einem anderen Fall war es 5 Jahre post operationem noch zum Auftreten eines Rezidivs gekommen. Die übrigen operativen Erfolge waren sehr bescheiden. Sie betreffen eine Rezidivfreiheit von 8 Monaten, $1^{1}/_{2}$, 2 und 3 Jahren in je 1 Fall.

Bei den Melanosarkomen sind die Erfolge der Operation gleich schlechte. Nach Kehrer wurden unter den 82 Fällen der Literatur nur bei $2 = 2,7\%$ Dauerheilungen im Sinne Winters erzielt.

Über Röntgenbestrahlung bei Vulvasarkomen finden sich bisher nur zwei Berichte in der Literatur. Sie beziehen sich auf die von Rothschild (1912) und Netzer (1925) beschriebenen Fälle. Doch war die Röntgenbestrahlung in beiden Fällen nur Zusatzbehandlung zur Operation. In keinem dieser beiden Fälle wurde eine Heilung erzielt. Vielleicht wäre der Erfolg besser gewesen, wenn die Tumoren nur bestrahlt worden wären. Jedenfalls müssen wir immer wieder darauf hinweisen, daß jeder operative Eingriff an einer nicht vorbestrahlten bösartigen Geschwulst, besonders aber beim Sarkom, große Gefahren — Dissemination von Geschwulstzellen, Propagation des Tumorwachstums und Infektion — in sich birgt und den Heilerfolg der Röntgenbestrahlung vereiteln kann. Auf alle Fälle hält auch Stoeckel die Röntgentherapie der Vulvasarkome für aussichtsvoll. Nur die Pigmentsarkome möchte er ausgenommen wissen, weil deren Prognose überhaupt sehr schlecht ist. Kehrer meint, daß bei letzteren „entsprechend der Auffassung der Tumoren als Melanocarcinome oder Melanocarcinosarkome die Röntgencarcinomdosis und nicht die — Sarkomdosis verabreicht werden müßte". Im Hinblick darauf, daß die Diagnose sich bei den übrigen Sarkomen erst durch die histologische Untersuchung mit Sicherheit stellen läßt, die Probeexcision nach unseren Ausführungen aber erst nach der Bestrahlung vorgenommen werden darf, wäre auch bei diesen die Bestrahlung stets mit der Carcinomdosis durchzuführen, wenngleich damit natürlich bei der höheren Radiosensibilität der Sarkome eine zu hohe Dosis zur Anwendung käme. Doch würde das keinen Schaden bedeuten; wohl aber wäre dies der Fall, wenn die nachträglich vorgenommene Untersuchung ein Carcinom ergeben würde und die Bestrahlung vorher nur mit der Sarkomdosis durchgeführt worden wäre. Durch die Bestrahlung mit der unterwertigen Dosis hätten sich die Carcinomzellen an die Bestrahlung gewöhnt gehabt und hätten sich nunmehr viel schwieriger durch die nachfolgende Zusatzbestrahlung zerstören lassen, ganz abgesehen davon, daß durch die biologische Erholungsfähigkeit der Zellen die Dosierung sehr erschwert wäre.

Ausschlaggebend für den Erfolg einer Strahlenbehandlung ist natürlich beim Vulvasarkom, wie bei allen bösartigen Geschwülsten, neben der richtigen Dosis auch die Bestrahlungstechnik. Wenn man sich nicht nur darauf beschränkt, den Primärtumor zu bestrahlen, sondern die notwendige Dosis auch im Ausbreitungsgebiet zur Wirkung bringt, besteht berechtigter Grund anzunehmen, daß auch die Röntgenbehandlung der Vulvasarkome zu Heilerfolgen führt.

Da das Ausbreitungsgebiet des Vulvasarkoms dem des Vulvacarcinoms entspricht und nach unseren Ausführungen bei der Unsicherheit der Diagnose sowie der geringeren Radiosensibilität der Melanosarkome auch die Dosis stets die gleiche ist, gelten für die Strahlenbehandlung eines Vulvasarkoms dieselben Bestrahlungsbedingungen wie für die Vulvacarcinome. Wir können deshalb auf die diesbezüglichen Ausführungen im Kapitel „Vulvacarcinom" verweisen (s. S. 506).

Vaginalsarkom.

Ähnlich wie beim Vulvasarkom liegen die Verhältnisse für die Röntgentherapie beim Vaginalsarkom. Nur wenige Fälle sind in der Literatur beschrieben, bei denen zur Behandlung auch Röntgenstrahlen angewandt wurden. Die Ursache hierfür ist gleichfalls das überaus seltene Auftreten dieser Sarkome.

a) Pathologisch-anatomische und klinische Vorbemerkungen.

Bezüglich des pathologisch-anatomischen und klinischen Verhaltens stimmen die Vaginalsarkome mit den Vulvasarkomen neben dem seltenen Vorkommen des weiteren noch darin überein, daß sie ebenso wie diese eine sehr schlechte Prognose haben.

Sie unterscheiden sich von den Vulvasarkomen aber insofern, als Vaginalsarkome sehr häufig schon bei kleinen Kindern, und zwar unter 5 Jahren auftreten.

1. Das Vaginalsarkom des Kindes.

Makroskopisch tritt das Scheidensarkom des Kindes als polypös-traubenförmiger, die ganze Scheide ausfüllender Tumor in Erscheinung.

Histologisch finden wir alle Sarkomformen, von Tumoren niederer Gewebsreife, wie Spindelzellen- und Rundzellensarkome, bis zu Tumoren höherer Gewebsreife, z. B. Fibromyome usw. Gelegentlich enthalten diese Scheidensarkome der Kinder Knorpel, quergestreifte und glatte Muskelfasern, über deren Herkunft die Meinungen noch auseinandergehen. Nach Wilms und R. Meyer handelt es sich wahrscheinlich um eine Keimverschleppung noch undifferenzierter mesodermaler Zellen.

Die Ausbreitung des Scheidensarkoms beschränkt sich bei den Kindern meistens auf die nähere Umgebung. Besonders oft greift es auf die Blase über. Auch die Lymphdrüsen werden häufiger befallen. Metastasen in anderen Organen sind bisher nur in einem Fall beobachtet worden (Nürnberger).

Klinisch macht sich das Scheidensarkom vor allem durch Ausfluß und Blutung bemerkbar. Bisweilen tritt beim Schreien und Pressen die Geschwulst vor die Vulva. Neben Ausfluß und Blutungen stehen im Vordergrund des klinischen Bildes Störungen der Harnentleerung, die durch die Kompression von Harnröhre und Blase durch die wachsende Geschwulst bedingt sind.

Die Diagnose ergibt sich aus den vorstehenden Ausführungen. Ausfluß und Blutungen sind immer verdächtig. Die gefüllte Blase im Leib eines kleinen Kindes kann als Tumor imponieren. Störungen der Harnentleerung, plötzliche Harnverhaltung und Ischuria paradoxa müssen daher gleichfalls den Verdacht auf ein Scheidensarkom lenken, auch wenn sonst keine anderen Beschwerden vorhanden sind.

2. Das Scheidensarkom der Erwachsenen.

Bei Erwachsenen tritt das primäre Scheidensarkom makroskopisch in zwei verschiedenen Formen auf:

1. als umschriebener, derber oder weicher, mehr oder minder großer Knoten,

2. als flächenhafte starre Infiltration der Scheidenwand.

Von diesen beiden Formen ist die erstgenannte die häufigere. Beide können geschwürig zerfallen. Bei der knotigen Form entstehen dann bröckelige Geschwulstmassen, bei der infiltrierenden Ulcerationen. Der Durchbruch führt zu Blutung und Jauchung.

Histologisch handelt es sich beim Scheidensarkom Erwachsener hauptsächlich um unreife Formen: rundzellige, spindelzellige, polymorphzellige Sarkome. Höher entwickelte Sarkome sind verhältnismäßig selten.

Beim Fortschreiten der Erkrankung breitet sich das Sarkom meistens zunächst weiter in der Scheide aus, befällt dann das Beckenbindegewebe und unter Umständen auch den Uterus. Die sarkomatöse Infiltration des Beckenbindegewebes kann so stark sein, daß das ganze Becken mit Geschwulstmassen ausgemauert erscheint und Blasen- und Darmstörungen auftreten. Im Gegensatz zum Scheidensarkom des Kindes greift das des Erwachsenen kaum auf die Blase und die Urethra über.

Metastasen treten am häufigsten in den Inguinaldrüsen auf. Daneben werden auch die iliacalen und lumbalen Lymphdrüsen befallen. Metastasen wurden auch in anderen Organen beobachtet. In erster Linie natürlich wie bei allen Sarkomen in der Lunge.

Klinisch macht sich das Scheidensarkom wie beim Kinde durch Ausfluß, Blutungen, Blasen- und Stuhlbeschwerden bemerkbar.

Die Diagnose läßt sich makroskopisch niemals mit Sicherheit stellen. Verwechslungen mit anderen Scheidentumoren — Carcinom, Chorionepitheliom, Angiom — sind möglich. Daher ist stets eine histologische Untersuchung des Tumors erforderlich. Doch

soll diese auch beim Vaginalsarkom nur unter den früher beschriebenen Vorsichtsmaßregeln vorgenommen werden (s. S. 125).

b) Die Leistungen der Operation.

Grundlage für die Beurteilung der Leistungsfähigkeit der Röntgentherapie bösartiger
Geschwülste sind stets die Leistungen der Operation. Nun gibt es noch keine Statistik
über die Leistungen der Operation bei den Vaginalsarkomen, da diese sehr selten sind.
In der Literatur finden sich daher nur kasuistische Mitteilungen über operative Heilerfolge.

Zunächst geht aus den Veröffentlichungen hervor, daß die Operation sehr schwierig
ist und nur dann Aussicht auf Erfolg bietet, wenn die Geschwulst noch örtlich begrenzt
ist. Ist erst einmal die Umgebung mitbefallen, dann sind die Aussichten für die Operation
sehr schlecht.

Beim Kinde wurden bisher nach der Literatur nur 2 Scheidensarkome (Schuchardt-
Frick, McFarland) durch Operation geheilt.

Bei den Erwachsenen wurden Heilungen von 2—10jähriger Dauer von Rubeska,
Handfield-Jones, Spiegelberg, Jellet, Morris, Edebohls und Tourneux erzielt[1].

c) Die Leistungen der Strahlentherapie.

Bei der Seltenheit des Tumors verfügt auch die Strahlentherapie nur über wenige
meistens kurzfristige Einzelbeobachtungen.

Der erste Versuch, ein Scheidensarkom durch Strahlen zu beeinflussen, wurde von
Tracy (1912) unternommen. Ein Erfolg wurde nicht erzielt.

Ähnlich schlechte Beobachtungen machten von Franqué (1915), Martius (1923)
und Esch (1927). In den von ihnen behandelten Fällen handelte es sich um Traubensarkome
bei Kindern, bei denen nach der operativen Entfernung der Tumormassen eine Radiumbehandlung angeschlossen worden war. In allen 4 Fällen — Martius verfügt über 2 Beobachtungen — rezidivierten die Tumoren aber bald.

Bessere Erfahrungen mit der Strahlentherapie machten Dietrich (1919), Kehrer
(1920), Szamek (1923), Dellepiane (1924), v. Szathmáry (1925), Basset und Guerin
(1928), Seitz (1929) und G. Döderlein (1930).

Dietrich heilte ein Spindelzellensarkom der Scheide bei einer 24jährigen Patientin
mit Radium- und Röntgenbestrahlung. 3 Monate nach Beginn der Behandlung war an
Stelle der Tumormassen normales Narbengewebe getreten. Eine 5 Monate später vorgenommene Nachuntersuchung ergab den gleich guten Untersuchungsbefund.

Kehrer heilte 1 Fall von Rundzellensarkom der Vagina nur mit Radium. Die Beobachtungszeit betrug 2 Jahre.

Im Fall Szamek ging das Sarkom vom Septum rectovaginale aus. Nach kombinierter Radiumröntgenbehandlung bildete sich der Tumor zurück. $1^1/_4$ Jahr nach der
Behandlung war die Patientin noch voll arbeitsfähig.

Im Fall von Szathmáry wurde bei einer 60jährigen Patientin ein Scheidensarkom
gefunden, das durch kombinierte Röntgenradiumbehandlung (2 Röntgenbehandlungen
mit einem Symmetrieapparat zu je 5 Feldern und 2 Radiumbestrahlungen von je 5700 mg
Ra-El.) geheilt wurde.

---

[1] Zit. nach Nürnberger, Bd. 5/2, S. 548.

Basset und Guérin haben ein Sarkom der hinteren Scheidenwand mit Operation und Radiumbestrahlung behandelt. 9 Monate später bestand noch völlige Heilung.

Seitz konnte bei einem kleinen Mädchen nach der Röntgenbestrahlung eine erhebliche Rückbildung der Tumormassen sehen; doch ging die Patientin $^3/_4$ Jahr später an einem Rezidiv zugrunde.

Im Fall Döderlein handelte es sich gleichfalls um ein Scheidensarkom bei einem Kind. Dieses war erst $1^1/_2$ Jahre alt. Der Tumor wurde abgetragen und mehrfach Radium eingelegt. 2 Jahre nach der Behandlung war das Kind noch gesund.

Über die Beobachtungen von Dietrich, Szamek und Döderlein liegen folgende genauere Krankengeschichten vor:

1. Fall Dietrich:

Schlankes Mädchen in leidlichem Ernährungszustand, blasse Hautfarbe, innere Organe ohne Besonderheiten. Vom Abdomen aus nichts Abnormes festzustellen.

Befund. Von der linken Scheidenwand in halber Höhe ausgehender derber Tumor, von höckeriger, zerfallender, blutender Oberfläche, weit in die Scheide hineinragend. Von Tumormassen verborgen, nach rechts hinten oben verdrängt, findet sich die virginelle Portio. Das Corpus uteri ist aus den Tumormassen, die das linke Parametrium bis zur Beckenwand und bis in die Höhe der Spina iliaca anterior superior ausfüllen, nur undeutlich herauszutasten, das rechte Parametrium ist frei.

Die Probeexcision ergab mikroskopisch: Spindelzellensarkom (Fibrosarkom).

Es wird die Radiumröntgentherapie eingeleitet:

9. 9. 18. In den zerfallenen Vaginaltumor Einlage von 50 mg wasserhaltigem Radiumbromid ($= 26$ mg Radiumelement), Messingfilter 1,5 mm, Gummiüberzug für 12 Stunden.

11. 9. 18. Nach 14 Stunden Pause desgleichen, 12 Stunden.

14. 9. 18. Nach Laminariadilatation Einlage von 25 mg Ra-El. in die Cervix für 20 Stunden. Summa 1144 mgeh (Milligrammelement — Impulsstunden).

17., 18. und 19. 9. 18. Röntgenbestrahlung je 6 Felder (4 Abdomen, 2 Rücken, unter besonderer Berücksichtigung der linken Beckenhälfte) à 8 Minuten. Apex-Instrumentarium, 3 mm Aluminiumfilter, 16 cm Fokus-Hautabstand, Müller-Siederöhre.

7. 8. und 11. 9. 18. Desgleichen.

3. und 4. 1. 19. Desgleichen: 6 Felder, 1. Tag à 8 Minuten, 2. Tag à 16 Minuten.

Der Erfolg war ein ganz ausgezeichneter; nach Abschluß der Behandlung (Januar 1919) vaginal: Links neben der Portio ist eine narbige Einziehung, die bis zum unteren Drittel der Vagina sich hinzieht. Auch das rechte Scheidengewölbe ist etwas narbig. Im übrigen sind Uterus und Adnexe völlig frei. Uterus retroflektiert. Rektal fühlt man noch eine bleistiftdicke strangförmige Verdickung, von der Portio zum Becken hinziehend, entsprechend dem Verlauf des Lig. sacrouterinum.

Eine Nachuntersuchung am 28. 5. 19 ergibt den gleichen guten Untersuchungsbefund.

2. Fall Szamek.

50 Jahre alte Patientin. Seit 4 Jahren besteht Menopause. Die Kranke klagt nur über Harnbeschwerden.

Status praesens: Kachektisch aussehende Patientin. Das Abdomen ist durch einen prall elastischen Tumor vorgewölbt, der median gelegen bis zur Nabelhöhe reicht. Beim Katheterismus entleert sich eine außerordentlich große Menge klaren Urins, wobei der Tumor langsam verschwindet; er entsprach der ad maximum gefüllten Blase.

Aus der Scheide weder Blutung noch Ausfluß. Beim Eingehen in den Introitus stößt der Finger knapp hinter demselben auf eine scheinbar von der hinteren Vaginalwand ausgehende Resistenz, welche das ganze hintere Scheidengewölbe nach Art eines großen Douglasabszesses mächtig vorwölbt und sich seitlich mit ziemlich scharfem Rande absetzt. Diese Vorwölbung reicht so nahe gegen die Symphyse und verengt das Vaginalrohr derart, daß der Finger die Verengerung nicht passieren, die Portio nicht erreichen kann. Der Tumor ist an den lateralen Partien, also gegen die Vaginalkanten zu, außerordentlich derb, im Bereiche seines mehr medialen prominenteren Anteils von wechselnder Konsistenz. Man tastet da derbere und weichere Partien; insbesondere an der prominentesten Stelle scheint eine, wenn auch nicht ausgeprägte Fluktuation zu bestehen. Der Uterus und die Adnexe sind nicht deutlich abtastbar.

Die ergänzende rectale Untersuchung ergibt eine leichte Verengerung des Rectums in Zeigefinger-höhe; die Schleimhaut ist jedoch überall glatt und verschieblich.

Da die Untersuchung schmerzhaft und durch Bauchdeckenspannung erschwert ist, wird eine Narkose-untersuchung angeschlossen. Beim Eingehen mit dem Finger fängt Patientin ziemlich heftig zu bluten an; auf der Höhe der Prominenz erscheint dieselbe eingebrochen, wobei es scheinbar aus der Lücke heraus-blutet. Unversehens dringt der Finger in den Oberflächendefekt ein. Die Blutung wird heftiger und mit dem Blute gehen gleichzeitig bröckelige, graubraune Massen ab. Im Hinblick auf die starke Blutung wird die Untersuchung abgebrochen und die Scheide fest tamponiert. Einige Stunden später tritt trotz der Tamponade neuerlich eine heftige Blutung auf. Die Tamponade wird in Narkose entfernt; der Tumor erweist sich wesentlich kleiner als vor der Blutung. Beiläufig in Zeigefingerhöhe sieht man jetzt die oben erwähnte Lücke mit zerklüfteten Rändern, aus der sich Blut und die beschriebenen bröckeligen Massen entleeren. Eine verläßliche Blutstillung erscheint nur durch Austamponieren der Tumorhöhle möglich. Der nun energisch in die Lücke eingehende Finger tastet eine mächtige, von weichen Massen ausgefüllte Höhle, die nach oben zu bis in die Gegend des Promontoriums zu reichen scheint und seitlich von festen, wallartigen Wänden begrenzt ist. Die Höhle wird sorgfältig austamponiert, worauf die Blutung steht.

Die mikroskopische Untersuchung der entleerten Gewebspartikeln ergibt Sarkom mit ausgebreiteten Nekrosen.

Da am nächsten Tage eine Nachblutung nicht erfolgt war, wurde die Tamponade entfernt. Der Tumor war nun wesentlich flacher. Es blutete zwar nicht mehr aus der Höhle, jedoch entleerten sich noch immer die bereits beschriebenen Gewebsbröckel. Es wurde nun eine mit einem Seidenfaden armierte Radiumkapsel (50 mg) in die Höhle eingeführt und 24 Stunden liegen gelassen.

Im Anschluß an die Radiumapplikation wurde eine Röntgenbestrahlung durchgeführt (Doz. G. Schwarz) (17. 12. 21 2 vordere, 19. 12. 21 2 hintere Felder, 30 × 30 cm, 16 H, 5 mm Aluminiumfilter).

Ein ziemlich heftiger Röntgenkater flaute nach 24 Stunden ab. Patientin konnte sofort nach Ent-fernung der Tamponade spontan urinieren und wurde nach 6 Tagen beschwerdefrei entlassen. Nach 9 Wochen stellte sich die Patientin wieder vor. Sie fühlte sich subjektiv vollständig wohl, die Blasenfunktion war ungestört.

Die Untersuchung ergibt an der hinteren Vaginalwand eine derbe, flach erhabene Platte, die bis in das hintere Scheidengewölbe hinaufreicht. Neuerliche Bestrahlung (24. 2. 22 zwei vordere, 25. 2. 22 zwei hintere Felder, 30 × 30 cm, 8 H, 5 mm Aluminiumfilter).

Leider war es nicht möglich, die Patientin zu einer neuerlichen Kontrolluntersuchung zu bewegen. Sie lebt auf dem Lande, verrichtet ihre Arbeit, ist laut brieflichem Bescheid vollkommen beschwerdefrei und sieht daher keinen Grund, unserer Einladung Folge zu leisten.

Seit der 1. Behandlung bis heute (Ende März 1923) sind $1^1/_4$ Jahre verflossen.

3. Fall G. Döderlein.

Es handelte sich um ein $1^1/_2$jähriges Kind, bei dem beim Husten Wucherungen aus der Scheide heraustraten.

Am 24. 2. 1930 wurde soviel vom Tumor abgetragen, als sich in der kleinen Vagina einstellen ließ. Körpergewicht des Kindes 10,17 kg.

1. 2. Erste Radiumeinlage von 40 mg Ra-El. in 1,5 mm Messing + Holzfilter für 20 Stunden in die Vagina. Das Holzfilter stellt eine längsovale Kapsel von 2 cm Gesamtdurchmesser dar, die sich ohne Mühe in die kindliche Vagina einführen ließ und durch den Schluß der Vulva und mit Hilfe eines T-Verbandes gut liegen blieb. Der Abstand des Radiums von der Vaginalwand ringsum betrug somit etwa 0,5—1 cm.

Die Radiumeinlage wurde ohne jede Reaktion vertragen. Nach einer interkurrenten Erkältungs-erkrankung vom 13.—20. 2. erfolgte am 25. 2. die zweite Radiumeinlage von 40 mg Ra-El. in genau gleicher Weise wie am 1. 2.

Am 1. 3. Entlassung in gutem Allgemeinzustand. Körpergewicht 10 kg. Lokal: geringer Fluor, leichte Rötung der Vulva. An der linken Vaginalwand eine kleine Rauhigkeit. Sonst nichts von Neoplasma. Normale Harn- und Darmfunktion.

28. 3. Nachuntersuchung: Sehr guter Allgemeinzustand. Körpergewicht 11,5 kg. Geringer Fluor, leicht gerötete Vulva. Völlig glatte Vaginalschleimhaut. Normale Harn- und Darmfunktion.

6. 5. Nachuntersuchung: Körpergewicht 11,3 kg. Mit Kinderspeculum in der Vagina nichts zu sehen.

Am 23. 5. wurde das Kind in bester Verfassung wieder aufgenommen. In der Vagina ist auch jetzt von neuem Tumorwachstum nicht das geringste zu sehen oder zu fühlen. Es wurde aber zur Sicherheit noch eine dritte Radiumeinlage von 40 mg Ra-El. vorgenommen.

Bei einer 2 Jahre nach der Behandlung vorgenommenen Nachuntersuchung zeigte sich, daß das Kind völlig rezidivfrei war. Es hatte in der Zwischenzeit zugenommen und erfreute sich eines ausgezeichneten Zustandes.

d) Die Strahlenbehandlung der Vaginalsarkome.

Wie aus den vorstehenden Berichten hervorgeht, wurde die Strahlenbehandlung vorwiegend mit Radium durchgeführt.

Bei der Behandlung von Scheidensarkomen bei Kindern ist dieses Vorgehen zweifellos der beste Weg. Zunächst bleibt der Tumor bei Kindern meist auf die nähere Umgebung beschränkt. Weiter sind die räumlichen Verhältnisse bei einem Kinde überhaupt viel geringere als bei einem Erwachsenen. Nimmt man noch die höhere Radiosensibilität der Sarkome hinzu, so ergibt sich, daß die Radiumstrahlen trotz ihrer geringeren Reichweite bei der Behandlung eines Scheidensarkoms beim Kinde wohl genügen werden.

Die Anwendung des Radiums bietet hier vor der Röntgenbestrahlung überdies den Vorzug, die Bestrahlung viel exakter durchführen zu können. Bei der Radiumbestrahlung wird das Präparat direkt an den Krankheitsherd gebracht und dort fixiert. Die Röntgenbestrahlung kann nur auf percutanem Weg vorgenommen werden. Um auf der einen Seite die nötige Dosis exakt in das Tumorgebiet zu bringen und auf der anderen Seite Nebenschädigungen zu vermeiden, muß der Patient während der ganzen Bestrahlung stets unverrückt ruhig liegen. Es bedarf keines besonderen Hinweises, daß hieran schon die Röntgenbehandlung bei einem Kind scheitern würde, gefährdet doch schon ein unruhiger Erwachsener die Bestrahlung und zwingt dazu, diese abzubrechen.

Natürlich läßt sich die Applikation des Radiumpräparates nicht ohne Durchtrennung des Hymens in die Scheide einlegen. Ebenso ist es notwendig, den Tumor weitgehend aus der Scheide zu entfernen, um das Radiumpräparat kunstgerecht fixieren zu können. Damit die Gefahren dieser vorbereitenden Maßnahmen möglichst niedrig gehalten werden, empfiehlt sich für diese, wie für alle lokalen Eingriffe an bösartigen Tumoren, die Verwendung der Diathermieschlinge.

Mit Diathermieabtragung des Tumors und Radiumeinlagen haben auch wir ein 2jähriges Mädchen mit Traubensarkom der Scheide behandelt. Leider war die Erkrankung bei Eintritt in die Klinik schon soweit vorgeschritten, daß wir keinen Erfolg mehr erzielen konnten. Nach vorübergehender Besserung ist die kleine Patientin schließlich doch gestorben.

Bei den Scheidensarkomen Erwachsener liegen die Verhältnisse wesentlich anders. Bereits rein räumlich sind viel größere Gebiete zu durchstrahlen. Hinzu kommt die viel schnellere Metastasierungstendenz der Scheidensarkome in die regionären Lymphdrüsen, in die inguinalen, iliacalen- und lumbalen Lymphdrüsen. Diese müssen daher stets mitbestrahlt werden. Schon deshalb kann die Bestrahlung niemals allein mit Radium durchgeführt werden. Es mag höchstens wie beim Scheidencarcinom zur lokalen Zusatzbestrahlung Verwendung finden. Doch ist letztere bei der höheren Radiosensibilität der Sarkome nicht erforderlich.

Nach feststehender Diagnose wird die Bestrahlung mit der Sarkomdosis durchgeführt. Bei ungenügender Rückbildung muß die Bestrahlung nach 6 Wochen mit der gleichen oder einer höheren Dosis wiederholt werden.

Ist die Diagnose noch nicht gesichert und wird zuerst die Bestrahlung vorgenommen, so muß im Hinblick darauf, daß es sich bei dem vorliegenden Tumor auch um ein Carcinom handeln kann, die Carcinomdosis angewandt werden.

In Anbetracht des Umstandes, daß Lokalisation und Ausbreitungsgebiet des Scheidensarkoms die gleichen wie beim Vaginalcarcinom sind, ergibt sich, daß die Röntgenbehandlung nach der von uns beim Krebs der Scheide angegebenen Technik durchgeführt werden muß (s. S. 542).

Uterussarkom.

Unter den gynäkologischen Sarkomen spielen die Uterussarkome die Hauptrolle, auch für die Röntgentherapie. Denn Uterussarkome lassen sich durch Strahlen gut beeinflussen. Die schnelle Rückbildung eines verdächtigen Uterustumors nach der Röntgenbehandlung kann man geradezu differentialdiagnostisch verwerten. Bei einem Myom setzt die Rückbildung erst nach Aufhören der Ovarialtätigkeit ein.

Natürlich geht auch bei den Uterussarkomen die Schrumpfung verschieden schnell vor sich. Neben sehr rasch sich verkleinernden Formen gibt es auch langsam schrumpfende. Dies hängt mit der Radiosensibilität und der Masse des bindegeweblichen Stützgewebes der Uterussarkome zusammen. So zeigen diese röntgenologisch ein sehr verschiedenes Verhalten.

Daneben zeichnen sich die Uterussarkome aber auch durch ihr wechselvolles pathologisch-anatomisches und klinisches Verhalten aus. Hierauf soll kurz eingegangen werden, weil das auch für den Strahlentherapeuten in verschiedener Hinsicht von Wichtigkeit ist.

a) Pathologisch-anatomische und klinische Vorbemerkungen.

Uterussarkome können in jedem Lebensalter auftreten. Doch scheint es, daß sie häufiger in vorgerücktem Alter als bei Jugendlichen vorkommen. Bei Kindern kommen hie und da Uterussarkome vor.

Uterussarkome sind an sich sehr seltene Geschwülste. Nach den statistischen Berechnungen von Albrecht macht das Uterussarkom unter der Gesamtheit der Uterustumoren noch nicht 1% aus. Bezogen auf das Carcinom des Uterus verhält sich die Häufigkeit des Vorkommens nach der Zusammenstellung von Esch wie 1 : 28.

Bei der Einteilung der Uterussarkome kann man sich nach ihrer Lokalisation oder nach ihrem histologischen Verhalten richten. Letzteres ist bei der Verschiedenheit der Radiosensibilität der einzelnen Zellformen für die Strahlentherapie von größerer Bedeutung. Doch hängen die klinischen Erscheinungen und die Prognose in hohem Maße von dem Sitz des Tumors ab, so daß auch eine Einteilung der Uterussarkome nach ihrer Lokalisation für die Strahlenbehandlung berechtigt ist.

Genau wie beim Uteruscarcinom beobachtet man auch beim Uterussarkom Collumsarkome und Corpussarkome. Letztere stellen aber im Gegensatz zum Uteruscarcinom die weitaus häufigere Form dar. Portio- und Cervixsarkome sind sehr selten.

Bei den Uterussarkomen unterscheidet man je nach dem Ursprung aus dem Bindegewebe der Schleimhaut oder aus der Uteruswand die Schleimhautsarkome und die **Wandsarkome.** Zu letzteren gehören auch die im Myom sich entwickelnden Sarkome.

Die Wandsarkome sind am häufigsten, Schleimhautsarkome sind sehr selten (R. Meyer).

Über die Häufigkeit der Sarkomentwicklung im Myom finden sich in der Literatur verschiedene Angaben. R. Meyer fand bei der genauen histologischen Untersuchung exstirpierter Myome in 2—3% der Fälle eine sarkomatöse Entartung. Bei der Zusammenstellung der Mitteilungen aus der Literatur über operierte und mikroskopisch untersuchte Myome errechnete Albrecht gleichfalls eine sarkomatöse Entartung in 3% der Fälle. Doch hebt er hervor, daß es nicht angängig ist, aus dieser Feststellung den Schluß zu ziehen, daß die Häufigkeit der Sarkomentwicklung im Myom 3% betrage. Diese Verhältniszahl bezieht sich nur auf die zur Biopsie gekommenen Myome, die nur einen Bruchteil der klinisch feststellbaren Myome ausmachen. Nimmt man zu den operativ entfernten Myomen noch die konservativ behandelten hinzu, so beträgt die Häufigkeit der Sarkomentwicklung im Myom nur 1%. Die Gefahr der Sarkomentstehung im Myom ist demnach sehr gering.

Bei den **Schleimhautsarkomen** unterscheidet man eine diffuse und eine polypöse Form. In letzterem Fall kommt es häufig zum Abgang walnußgroßer weicher Knoten unter wehenartigen Schmerzen. Diese polypöse Form findet sich besonders bei Sarkomen der Cervicalschleimhaut. Sie hängen auch oft tief in die Vagina hinein. Schleimhautsarkome an der Portio haben eine gewisse Ähnlichkeit mit zerfallenden Portiocarcinomen. Sie sind aber äußerst selten.

Wie bereits betont, entwickeln sich die **Wandsarkome** primär in der Uteruswand oder entstehen durch sarkomatöse Entartung eines vorhandenen Myoms, meistens eines intramuralen Myoms. Die Entwicklung eines Sarkoms in einem subserösen Myom ist überaus selten (R. Meyer). Bei starker Wucherungstendenz können die Wandsarkome zur Uterushöhle wachsen und dort zu polypösen Bildungen führen. Auch die Schleimhaut kann durchbrochen werden. Andererseits kann das Wachstum auch gegen die Serosa zu erfolgen und das Sarkom in die Bauchhöhle durchbrechen.

Bei einer anderen Art der Einteilung der Uterussarkome richtet man sich nach ihrem histologischen Verhalten. Dieses ist außerordentlich wechselvoll. Reine Formen des Uterussarkoms finden sich jedoch sehr selten. Nach dem Überwiegen der einen oder anderen Zellform und dem Grade der Zelldifferenzierung kann man die Sarkome in 2 große Gruppen trennen.

Die 1. Gruppe umfaßt die unreifen Zellformen. Zu diesen gehören die Rund-, Spindel-, Riesenzellensarkome und die polymorphzelligen Sarkome.

Zur 2. Gruppe gehören die hochdifferenzierten Sarkome des Uterus. Diese kommen hauptsächlich als muskelzellige Sarkome vor. Andere Formen der hochdifferenzierten Sarkome, z. B. die fibroblastischen Sarkome, sind im Uterus nur selten anzutreffen.

Zu den Sarkomen der 1. Gruppe ist zu bemerken, daß sich die beschriebenen Zellformen mehr oder weniger in jedem Tumor finden. Nach der den größten Anteil bildenden Zellart wird der Tumor benannt. Bei dem Rund- und Spindelzellensarkom wird noch zwischen einer klein- und großzelligen Form unterschieden.

Aber auch die hochdifferenzierten Formen des Uterussarkoms kommen nicht immer rein vor. Oft finden sich in ihnen Teile mit niederer Reife.

Zu den selteneren Formen des Uterussarkoms gehören die Lymphosarkome und die Melanosarkome. Lymphosarkome können nur aus den adenoiden Geweben der Schleimhaut hervorgehen. Sie bilden große, weiche Tumoren und zeichnen sich durch frühzeitige Metastasenbildung aus. Die beschriebenen primären Melanosarkome sind nach R. Meyer zum Teil sicher sekundär.

Ähnlich wie der histologische Aufbau zeigt auch das klinische Verhalten ein wechselvolles Bild. Die klinischen Erscheinungen sind in hohem Maße von der Lokalisation des Tumors abhängig, ebenso von seiner Wachstumsrichtung und seiner Wachstumstendenz.

Die selteneren Schleimhautsarkome machen sich meist frühzeitig durch sanguinolenten Ausfluß oder durch Blutungen bemerkbar. Diese Symptome kommen aber auch bei submukösen Wandsarkomen vor. Alle diese Formen neigen zum nekrotischen Zerfall. Daher kommt es in vorgeschrittenen Fällen zu übelriechendem Ausfluß und fieberhaftem Allgemeinzustand mit sekundärer Anämie, bedingt durch die anhaltenden Blutungen und die Resorption der bei der Nekrose entstehenden Toxine.

Die abgeschlossenen Wandsarkome und die Myomsarkome werden gewöhnlich erst sehr spät erkannt. Solange diese Formen abgeschlossen sind und sich nur in sich vergrößern, gleichen sie in ihrer Erscheinungsform vollkommen gutartigen Myomen. Man findet daher bei ihnen Menorrhagien und bei größeren Tumoren gegebenenfalls noch Druck- und Verdrängungserscheinungen.

Doch unterscheiden sich die Wandsarkome und Myomsarkome in einer Hinsicht deutlich von den Myomen. Im Gegensatz zu den Myomen, die sich nur langsam vergrößern, zeichnen sich die eben beschriebenen Sarkomformen durch ihr schnelleres Wachstum aus. Dringend verdächtig auf Sarkom ist besonders jeder Uterustumor, der im Klimakterium oder in der Menopause zu wachsen beginnt. Am schnellsten wachsen die Sarkome von niederer Reife. Muskelzellige Sarkome und Myomsarkome vergrößern sich dagegen relativ langsam.

Durch das schnelle Wachstum des Tumors kommt es zur Spannung der Uteruswand und dadurch zum Auftreten von Spannungsschmerzen. Beim Vordringen des Tumors gegen das Bauchfell können peritonitische Reizung und Ascites auftreten. Rupturiert bei weiterem Fortschreiten die Uteruswand, so haben wir das Bild einer Perforationsperitonitis und einer intraabdominalen Blutung.

Diese zuletzt beschriebenen Erscheinungen finden sich aber nur selten. Im allgemeinen machen die Wandsarkome und Myomsarkome, wenn sie abgeschlossen bleiben, nur die vorhin beschriebenen Spannungserscheinungen. Bei der Entwicklung zur Uterushöhle hin können sie sich außerdem noch durch Blutungen bemerkbar machen.

Unter den Allgemeinsymptomen kommt der Abnahme des Körpergewichtes wie bei allen bösartigen Geschwülsten große Bedeutung zu. Dieser Zustand kann sich bei fortgeschrittenen Fällen bis zur Kachexie steigern.

Zunehmende Abmagerung und sekundäre Anämie wurden beim Uterussarkom aber auch ohne besondere lokale Beschwerden beobachtet (Veit). Sie sind bedingt durch eine vom Sarkom ausgehende Toxinwirkung.

Der Krankheitsverlauf ist beim Uterussarkom gleichfalls sehr wechselvoll. Er richtet sich nach der Malignität des Tumors. Über diese lassen sich aber keine
bestimmten Regeln aufstellen.

Die Malignität hängt ab von dem Reifegrad, von der Lokalisation und von der
Wachstumsrichtung des Tumors.

Was den Reifegrad anbelangt, so stellen Sarkome mit Zellen niederer Differenzierung
die bösartigeren Formen dar. Die größte Malignität besitzen unter ihnen die rund- und
polymorphzelligen Sarkome.

Neben dem Reifegrad der Zellen spielt aber auch die Lokalisation und die Wachstumsrichtung eine große Rolle. So gefährden submuköse Sarkome, vor allem aber die Schleimhautsarkome und unter diesen wieder die polypösen Formen, die Trägerin durch profuse
Blutungen und den frühzeitig auftretenden gangränösen Zerfall. Durch die großen Blutverluste und durch die Resorption der beim gangränösen Zerfall entstehenden Toxine
kann es zu schweren Formen sekundärer Anämie kommen. Meist ist in solchen fortgeschrittenen Fällen mit nekrotischen Prozessen auch Fieber vorhanden, so daß ein schweres
Krankheitsbild besteht.

Wandsarkome können auch gegen die Bauchhöhle wuchern. Wird die Serosa durchbrochen, so treten Erscheinungen auf wie bei einer Peritonealcarcinose: seröser und hämorrhagischer Ascites, Magendarmstörungen und Kachexie.

Die im Myom entstehenden Sarkome haben im allgemeinen die geringste Malignität;
denn sie beginnen erst sehr spät destruierend zu wachsen.

Metastasen treten beim Uterussarkom im allgemeinen sehr spät auf, besonders
bei den muskelzelligen Sarkomen. Die Metastasierung geht stets von unreifen Partien
des Tumors aus (R. Meyer) und erfolgt hauptsächlich auf dem Blutweg. Sie kann aber
auch auf dem Lymphwege vor sich gehen. Diese Art der Metastasierung spielt vor allem
bei der regionären Ausbreitung eine große Rolle. Bei dieser werden die Parametrien,
gelegentlich auch Tube und Ovar befallen. Ein Übergreifen auf Blase und Mastdarm ist
sehr selten.

Die Krankheitsdauer beträgt von den ersten klinischen Erscheinungen an gerechnet bis zum Tod nach den Schätzungen von Veit 2—3 Jahre. Von dieser Schätzung
kommen aber auch Ausnahmen vor. Es kann die Krankheit auch länger dauern. Das
ist besonders beim wandständigen Myomsarkom der Fall, das nur langsam wächst. Doch
ist daran festzuhalten, daß jedes Uterussarkom unbehandelt zum Tode führt. Einwandfreie Spontanheilungen wurden bisher nicht beobachtet.

Der Tod erfolgt hauptsächlich an Kachexie und Metastasenbildung, weniger oft
infolge septischer Erkrankungen.

Die Diagnose eines Uterussarkoms ist meistens sehr schwer.

Relativ einfach ist die Diagnose bei den selteneren Schleimhautsarkomen. Durch eine
Probeabrasio oder Probeexcision kann bei bestehenden Blutungen oder blutig-jauchigem
Ausfluß der Verdacht histologisch gesichert werden. Doch muß gerade bei den Uterussarkomen vor derartigen Eingriffen am vorher nicht bestrahlten Tumor
gewarnt werden (s. S. 125). In vielen Fällen von Schleimhautsarkomen kann man aber
schon aus den aus dem Muttermund herausbeförderten weichen Schleimhautpolypen die

bösartige Erkrankung erkennen. Besonders leicht ist die Diagnose beim traubenförmigen Sarkom der Cervix.

Bei jungen Mädchen sind auch die Wandsarkome leicht zu erkennen. Eine Verwechslung mit Myomen ist bei jugendlichem Alter der Tumorträgerin kaum möglich. Das rasche Wachstum und die Weichheit des Tumors, das schlechte Aussehen der Kranken sowie die unregelmäßigen Blutabgänge weisen auf die Diagnose hin.

Im vorgeschrittenen Alter ist die Erkennung der Wandsarkome sehr schwierig. Histologisch sichern kann man die Diagnose nur in den Fällen, in denen die Wandsarkome beim Wachstum gegen die Uterushöhle die Schleimhaut durchbrochen haben oder polypös in die Uterushöhle hineinragen.

Sehr schwierig ist dagegen die Diagnose bei den abgeschlossenen Wandsarkomen und den Myomsarkomen. Nach den klinischen Symptomen kann man meist nur eine Vermutungsdiagnose stellen. Sicher feststellen lassen sich diese Sarkome erst durch die histologische Untersuchung, d. h. nach der Operation.

Nur bei Frauen, die bereits im Klimakterium sind, besonders aber bei solchen, die schon in der Menopause stehen und bei denen ein schnell wachsender Uterustumor auftritt, kann mit an Sicherheit grenzender Wahrscheinlichkeit ein Sarkom angenommen werden. Ebenso ist ein Myom, das in der Menopause schnell zu wachsen beginnt, auf sarkomatöse Entartung höchst verdächtig. Eine Sicherheit bietet diese klinische Erscheinung aber nicht, weil auch durch starke ödematöse Durchtränkung des Gewebes oder durch ausgedehnte Nekrosen und Einschmelzungsvorgänge ein starkes Wachstum und eine auffallende Erweichung eines Myoms eintreten kann.

Weitere Symptome, die bei vorhandenem Uterustumor den Verdacht auf das Vorliegen einer bösartigen Erkrankung lenken müssen, sind Kachexie und sekundäre Anämie, wenn sie keinen anderen Grund haben. Beim Vordringen des Wandsarkoms gegen die Bauchhöhle kann es zum Auftreten der schon beschriebenen peritonitischen Erscheinungen sowie von Ascites kommen, wodurch die Diagnose gleichfalls ziemlich sicher wird.

Alles dies sind aber nur Richtlinien und Anhaltspunkte, welche die Diagnose wohl sehr wahrscheinlich machen, aber niemals absolute Sicherheit geben. Bei den meisten Wand- und Myomsarkomen bleibt daher die Diagnose bis zu dem Augenblick zweifelhaft, wo der Uterus operativ entfernt und mikroskopisch untersucht wurde.

Mit weitgehender Sicherheit kann auch ohne mikroskopische Untersuchung die Diagnose „Uterussarkom" aus dem Verhalten des Tumors nach der Strahlenbehandlung gestellt werden. Im Gegensatz zu den Myomen bilden sich Sarkome nach Röntgenbestrahlung sehr schnell zurück. Auf diese Erscheinung, die in differentialdiagnostischer Hinsicht von großer Bedeutung ist, wird später noch genauer eingegangen werden.

b) Zur Probeexcision beim Uterussarkom.

Zu der vorhin angeschnittenen Frage nach der Gefahr der Probeexcision beim Uterussarkom sei auf das ausführliche Kapitel im allgemeinen Teil verwiesen (s. S. 125). An dieser Stelle soll nun noch einmal hervorgehoben werden, daß die Gefährlichkeit der Probeexcision beim Sarkom nicht hoch genug eingeschätzt werden kann; denn die Gefahr der Metastasierung durch Probeentnahme ist beim Sarkom noch größer als beim Carcinom.

Schon 1918 haben Seitz und Wintz darauf hingewiesen. Chilaiditi hat dies bei seinen statistischen Untersuchungen an einem großen Material bestätigt gefunden, ebenso Holfelder bei den von ihm beobachteten Sarkomen.

Daraus ergibt sich die Forderung, auch beim Uterussarkom mit chirurgischen Eingriffen, die nur den Zweck haben, die Diagnose zu sichern, äußerst zurückhaltend zu sein. Bei der Anwendung der für die Uterussarkome notwendigen Dosis von 60—70% der HED, die als einmalige Bestrahlung sicher ungefährlich und vollkommen schadlos ist, besteht durchaus die Berechtigung, die Vorbestrahlung zu machen und die Diagnose später histologisch zu klären. Das gilt vor allem bei Verdacht auf Schleimhautsarkom.

Aber auch bei allen größeren submukösen Myomen, ob sie verdächtig auf Sarkom sind oder nicht, ist die Entfernung mit dem scharfen Löffel oder der Curette wegen der Verbreitung der Infektion ein gefährlicher Eingriff. Deswegen sollten auch solche Fälle prinzipiell zunächst bestrahlt werden. Wir halten es für ein falsches Vorgehen, sarkomatöse Polypen oder submuköse Myome, die unter Umständen schon zerfallen sind, auszuräumen und dann erst die Bestrahlung vorzunehmen. In allen diesen Fällen muß zuerst bestrahlt werden; denn die Bestrahlung ist auch für solche Fälle wertvoll, die keine Sarkome sind. Durch die Ausschaltung des Ovars setzt mit der Schrumpfung des Uterus auch eine Atrophie der Lymphbahnen ein; damit wird die Gefahr der Verschleppung und der Infektion weitgehend herabgesetzt.

Bei jungen Frauen, bei denen man die Röntgenbestrahlung ohne sichere histologische Diagnose nur auf den Verdacht hin nicht vornehmen will, weil sie die Kastration zur Folge hätte, wird man die Gefahren des chirurgischen Eingriffs in Kauf nehmen müssen. Wir haben heute aber die Möglichkeit, diese auf das Mindestmaß zu beschränken. Mit der Diathermieschlinge lassen sich auch Polypen schonend abtragen; die Dissemination von Geschwulstzellen ist dabei weniger zu fürchten. Auf diese Vorzüge der Diathermieoperation bei Eingriffen an bösartigen Tumoren wurde schon an anderer Stelle ausführlich eingegangen. Durch Anwendung einer starken Schorfdiathermie gelingt es außerdem, durch tiefgreifende Verschorfung des zurückbleibenden Stieles eine schnelle und sichere Blutstillung zu erreichen.

Wurde eine Probeabrasio, eine Probeexcision oder eine Polypabtragung bei Sarkomverdacht vorgenommen, so muß natürlich die histologische Diagnose möglichst schnell gestellt werden, damit die Bestrahlung bald angeschlossen werden kann. Im Prinzip ist aber bei allen Fällen an der Vorbestrahlung festzuhalten. Die Berechtigung dieser Forderung ist um so größer, als die Uterussarkome, wie schon früher hervorgehoben wurde, eine Erkrankung des vorgeschrittenen Alters sind und die Frauen sich daher meistens schon in der Nähe des Klimakteriums oder bereits in der Menopause befinden.

c) Die Leistungen der operativen Behandlung.

Die Grundlage zur Beurteilung der Bestrahlungserfolge bei den Uterussarkomen bilden, wie bei allen anderen Krankheiten, die Leistungen der Operation.

Die Erfolge der operativen Behandlung sind nun beim Uterussarkom sehr unbefriedigend. Trotzdem wird von vielen Autoren der Operation vor der Strahlenbehandlung immer noch der Vorzug gegeben.

Die Leistungsfähigkeit der Operation bei den Uterussarkomen wird aber bereits beeinträchtigt durch die hohe primäre Operationsmortalität und durch das frühzeitige Auftreten von Rezidiven.

Nach Seitz beträgt die primäre Operationsmortalität 10—20%. Gál gibt 23% an. Miller fand bei 74 Wandsarkomen sogar eine Gesamtmortalität von 47,3% und bei 40 Schleimhautsarkomen von 42,5%.

Diese hohe operative Mortalität hängt damit zusammen, daß die Frauen meistens erst spät zur Behandlung kommen und dann bei der vorhandenen Anämie, Entkräftung und septischen Allgemeininfektion gegen ausgedehntere operative Eingriffe nicht mehr genügend Widerstandskraft besitzen.

Zum Auftreten von Rezidiven kommt es beim Uterussarkom frühzeitiger als beim Uteruscarcinom. Die meisten Operierten sterben schon im 1. Jahr nach der Operation an einem Rezidiv. Steinhardt berichtet über 15 Rezidive nach Operation. Von diesen starben 8 im 1. Jahr nach der Operation, das ist über 50%. Von den anderen Fällen rezidivierten 4 im 3., 2 im 4. und 1 im 6. Jahr nach der Operation.

Die Neigung zur Rezidivierung ist abhängig von der Genese des Tumors. Bei den primären Sarkomen ist die Rezidivgefahr viel größer als bei den im Myom entstehenden Sarkomen.

Bei einem Material von 20 Uterussarkomen fand Gál 50% frühzeitige Rezidive bei primären Sarkomen und nur 7,6% bei Myomsarkomen. Steinhardt fand bei 8 dauernd geheilten Fällen nur 1 primäres Sarkom.

Statistische Mitteilungen über die Erfolge der Operation sind in der Literatur sehr selten. Auch entsprechen sie nur in wenigen Fällen den Anforderungen, die wir im Sinne Winters an eine Operationsstatistik stellen müssen. Zuverlässige Angaben über eine operative Heilung von mehr als 5 Jahren finden sich in den von H. R. Schmidt, Steinhardt und Gál veröffentlichten Statistiken. Ihr Material zusammengenommen umfaßt 60 Fälle. Nach 5 Jahren waren nur noch 11 = 18,4% am Leben.

Über kürzere Dauerheilungen berichtet Vogt. Von 24 operierten Uterussarkomen waren nach 3 Jahren noch 13,5% der Fälle am Leben.

J. R. Miller stellt in der Literatur verstreute Berichte über operierte Uterussarkome zusammen und kommt zu dem Schluß, daß bei der Radikaloperation der Uterussarkome nur eine sichere Heilung von höchstens 25% angenommen werden dürfe.

Nach Stoeckel bleiben von den Fällen, die sich durch die histologische Untersuchung als sarkomatös herausstellen, nur etwa 15—20% dauernd gesund. Diese Zahlen würden aber nur durch die geringere Rezidivierung der gut abgekapselten Wandsarkome erreicht. Hierzu beruft sich Stoeckel auf R. Schröder.

Aus dieser Übersicht geht hervor, daß die Erfolge der Operation bei der Behandlung des Uterussarkoms sehr unbefriedigend sind. Heilungen können nur dann erwartet werden, wenn die Erkrankung noch nicht sehr weit vorgeschritten ist und noch keine stärkere Beeinträchtigung des Allgemeinbefindens besteht. In diesem frühen Stadium kommen aber nur wenige Kranke zur Behandlung. Die Symptome führen sie meistens erst zum Arzt, wenn die Krankheit schon weiter um sich gegriffen hat. Selbst wenn die Operation gut überstanden wurde, sind nach den angeführten Zahlen die Aussichten auf Dauerheilung nicht sehr groß, weil die Uterussarkome zur frühzeitigen Rezidivierung neigen.

d) Die Leistungen der Röntgentherapie nach der Literatur.

Was nun die Leistungen der Röntgentherapie anbetrifft, so findet sich bei der Seltenheit der Uterussarkome und der allgemeinen Einstellung, diese Tumoren soweit als möglich operativ anzugehen, in der Literatur noch keine größere Zusammenstellung über solche Fälle, die nur bestrahlt wurden. Es liegen meist kasuistische Mitteilungen vor, höchstens daß sich diese auf mehrere Fälle beziehen. Die Bestrahlungen wurden bei operablen und inoperablen Uterussarkomen, nach Operation und bei Rezidiven ausgeführt. Es wurden zum Teil günstige Wirkungen erzielt, zum Teil blieb die Behandlung aber auch zwecklos. Bisweilen berichtete ein und derselbe Autor neben Heilerfolgen auch über ungünstige Resultate.

1. Günstige Erfahrungen.

Über erfolgreiche Bestrahlungen berichten Albrecht, Amreich, Batisweiler, Eisler, Gál, Gornick, Martius, Rosza, H. R. Schmidt, Schreiner-Buffalo, Seitz, Vineberg, Warnekros, Weber, Wintz.

Unter den angeführten Autoren sei Gál zunächst genannt. Seine eingehenden Berichte beziehen sich auf die Erfahrungen der Klinik Tóth in Budapest. Diese vertritt den Standpunkt, jedes operable Sarkom zunächst zu operieren, dann aber prophylaktisch nachzubestrahlen. Die Röntgenbehandlung allein soll bei inoperablen Sarkomen, bei Rezidiven oder bei Patientinnen, bei denen die Operation aus irgendeinem Grunde kontraindiziert erscheint, zur Anwendung kommen. Bei der prophylaktischen Nachbestrahlung wird 2—3mal die volle Carcinomdosis gegeben. Gál meint, dieses Vorgehen habe dazu beigetragen, daß die Resultate der Klinik Tóth im Vergleich zu den Ergebnissen anderer Autoren besser geworden sind. Andererseits betont er aber, daß sich auch ohne nachfolgende Bestrahlung länger andauernde Resultate erzielen ließen. Dadurch stellt er also den Wert der prophylaktischen Nachbestrahlung wieder in Frage.

Hierzu ist zu sagen, daß auch wir, wenn wirklich im Gesunden operiert wurde und alle Tumormassen entfernt werden konnten, eine Nachbestrahlung im allgemeinen nicht für nötig halten. Jedenfalls schreiben wir einen Dauererfolg dann der Operation und nicht der Strahlenbehandlung zu.

Unter diesen Gesichtspunkten bewerten wir auch die Heilungen, welche die Bonner Klinik nach der Mitteilung von H. R. Schmidt mit der Operation und Nachbestrahlung bei 7 operablen Uterussarkomen erzielt hat. Neben 1 Todesfall nach der Operation und 2 Verschollenen wird über 4 geheilte Patientinnen berichtet. Davon betrug in 1 Fall die Beobachtungszeit 6 Jahre. Die übrigen Patienten standen $4^1/_2$ Jahre in Nachbeobachtung. Das gleiche gilt für die beobachtete Heilung von Schreiner-Buffalo, über die Stein berichtet hat. Hier war das Uterussarkom 1 Monat nach der Operation noch mit Radium- und Röntgenstrahlen behandelt worden.

Ganz anders liegen die Verhältnisse aber, wenn die Operation nicht vollständig durchgeführt werden konnte oder überhaupt nur in einer Probeexcision oder Probelaparotomie bestand. Wenn solche gleichzeitig noch bestrahlten Fälle für längere Zeit geheilt oder wenigstens gebessert werden konnten, so kann kein Zweifel darüber bestehen, daß dieser Erfolg einzig und allein der Bestrahlung zuzuschreiben ist. Solche Fälle zeigen nicht nur einwandfrei die Wirksamkeit der Röntgentherapie bei den Uterussarkomen, sondern sie weisen auch daraufhin, daß sich mit der Bestrahlung noch mehr erzielen lassen muß als mit der Operation.

Hierzu liefert gerade Gál einen sehr schönen Beweis. In einem Fall, bei dem eine Radikaloperation wegen des schlechten Allgemeinzustandes nicht möglich war, wurde die Gebärmutter auf vaginalem Wege von ihren Tumormassen befreit und dann eine Röntgenbestrahlung vorgenommen. Obgleich es bei der ganzen Art des Vorgehens fraglich erscheinen muß, daß hier alle Tumormassen entfernt wurden, war dieser Fall noch nach 7 Jahren vollkommen gesund [1]. Gál hat ihn näher beschrieben.

Es handelte sich um eine 49jährige abgemagerte, anämische Nullipara. Die Patientin, die wegen großer Schwäche gar nicht gehen konnte, wurde am 1. 9. 24 aufgenommen. Patientin gibt an, daß der Bauch vor 3 Jahren zu wachsen begann, vor 1 Jahr trat Schüttelfrost, sodann Fieber auf, durch die Scheide hindurch entleerte sich fötider Eiter, worauf der Bauch kleiner wurde; danach setzte die Menstruation 9 Monate lang aus und der Bauch begann von neuem zu wachsen. Nun bestehen schon seit Monaten starke Unterleibs- und Kreuzschmerzen sowie Atmungsbeschwerden; rapide Gewichtsabnahme.

Der Bauch wölbt sich stark hervor; sein Umfang beträgt 98 cm. Er wird vollständig durch eine sich bis unter den Processus xiphoideus erstreckende, derbe, nicht schmerzhafte, kaum bewegliche Geschwulst ausgefüllt; darüber gedämpfter, anderwärts tympanitischer Perkussionsschall. Die Portio, die sich hoch tasten läßt, geht in den Tumor über; aus dem Muttermund entleert sich dunkelbraunes Bröckel enthaltendes Sekret.

Die sich entleerenden Gewebstrümmer zeigen unter dem Mikroskop eine bündelartige Struktur; interfasciculäre Substanz ist jedoch kaum anzutreffen. Der Tumor besteht aus länglichen Stäbchen- und Spindelzellen, die Polymorphismus zeigen. Durch den hochgradigen Zellenreichtum und den Mangel des interfasciculären Bindegewebes wird die Diagnose Sarkom sichergestellt.

Da die Blutung ständig anhält, ja noch zunimmt und an eine Radikaloperation wegen des schlechten Zustands der Patientin gar nicht zu denken ist, wird die hintere Cervixwand gespalten und die Gebärmutterhöhle durch die so entstandene Öffnung hindurch mit Volkmannlöffel und Polypzange ausgeräumt. Es werden etliche Handvoll Gewebstrümmer entfernt, worauf die Blutung aufhört.

Patientin wird nun in jeder Weise roboriert; es besteht keine Blutung mehr, bloß reichlicher, fötider Ausfluß. Am 18. Tage nach der Ausräumung wird eine Röntgenbehandlung vorgenommen. Mit Symmetrieapparat erfolgt eine Bestrahlung aus 6 Feldern, welche Quantität einer Carcinomdosis entspricht. Bei der Entlassung der Kranken ist die Geschwulst verkleinert; sie reicht bis zum Nabel. Patientin erhält in einem Zeitabstand von je 5 Wochen noch 3 Röntgenbestrahlungen. Bereits nach einigen Monaten ist sie vollständig beschwerdefrei und nimmt an Gewicht zu; auch der Ausfluß hört auf. Im Juni 1925 ist die Gebärmutter mannsfaustgroß. Patientin — die sich zeitweise an der Klinik meldet — hat seitdem mindestens um 15 kg zugenommen, ist arbeitsfähig, der Uterus ist zur Zeit kleinfaustgroß, beweglich, die Umgebung frei, Patientin fühlt sich vollkommen wohl.

Über einen ähnlichen Fall, bei dem sich die operative Behandlung nur auf die schonende Ausräumung der Tumormassen beschränkte und die Weiterbehandlung durch Bestrahlung erfolgte, hat auch Albrecht berichtet. Auch hier wurde ein guter Erfolg erzielt. Der Uterus bildete sich vollkommen zurück. 2 Jahre hindurch blieb die Patientin völlig gesund. Leider ist sie dann an einer plötzlich auftretenden generalisierten Sarkomatose zugrunde gegangen.

Es handelt sich um eine 23jährige Patientin, die seit 3 Wochen an schweren Blutungen, zunehmender Entkräftung, Anämie und seit 4 Tagen an hohen Temperaturen litt. Der behandelnde Arzt vermutete eine Gravidität im 4. Monat und wünschte wegen der septischen Erscheinungen aktive Behandlung. Es ergab sich folgender Befund: hochgradig anämische, hochfiebernde Patientin, septischer Allgemeinzustand. Mäßig starke Blutung von üblem Geruch. Uterus doppelfaustgroß. Cervix erhalten. Wahrscheinlichkeitsdiagnose: Infizierte Fehlgeburt. Sectio vaginalis; nach Eröffnung des Muttermundes quellen zerfallende Tumormengen, die sich bei mikroskopischer Untersuchung als Spindelzellensarkom erwiesen, hervor.

---

[1] Strahlenther. **31**, 88 (1929) und „Physikalische Therapie der Frauenkrankheiten" von Gál S. 133, 1932.

Ausräumung mit Fingern; bimanuell ist festzustellen, daß der Uterus bis auf eine ganz dünne Hülle ausgeweitet und von Tumormassen erfüllt ist, lockere Tamponade. Die septischen Erscheinungen gehen nach einigen Tagen zurück und die Patientin erholt sich binnen 4 Wochen so weit, daß kombinierte Radium- und Röntgenbestrahlung des nunmehr faustgroßen und beweglichen Uterus vorgenommen werden kann. $^1/_4$ Jahr später war der Uterus vollkommen atrophisch und die Patientin in ausgezeichnetem Allgemeinzustand. Sie blieb 2 Jahre lang völlig gesund, dann traten Schmerzen im rechten Arm auf und bald wurde die Ursache in einer vielknolligen Metastase rechts neben der Halswirbelsäule gefunden. 8 Wochen später Exitus an Kachexie. Der Tumor am Hals war faustgroß, außerdem fanden sich reichlich Metastasen in inneren Organen.

Auch die Bonner Klinik unter v. Franqué konnte nach dem Bericht von Martius bei einem unvollständig operierten Uterussarkom mit der Strahlenbehandlung einen guten Erfolg erzielen. Ob die Heilung von Dauer war, ist leider nicht bekannt, da die Patientin nur $1^1/_2$ Jahre nachbeobachtet wurde.

Martius hat über diesen Fall folgende näheren Angaben gemacht:

Ein 23 Jahre altes Mädchen wurde auswärts am 17. 2. 21 wegen eines Uterussarkoms operiert, und zwar wurde wegen starker Blutung aus dem aufgebrochenen Tumor nur die supravaginale Amputation des Uterus durchgeführt. Metastasen auf dem Peritoneum blieben zurück. Am 12. 8. 21 kam die Patientin zu Martius in Behandlung. Es fand sich ein kindskopfgroßer, derber, höckeriger Tumor, der fast das ganze kleine Becken ausfüllte, bis 3 Querfinger unterhalb des Nabels reichte und unbeweglich war. Es wurde am 12. und 13. 8. bestrahlt:

        1 großes Leibfeld . . . . . . 30 cm Fokus-Hautabstand 80 Minuten
        1 großes Rückenfeld . . . . 35 „   „   109 „
        1 Vulvafeld . . . . 23 „   „   47 „

und zwar mit harten Strahlen. In die Mitte des Tumors gelangten dabei von vorne etwa 28%, von hinten etwa 35%, von unten etwa 39%, also zusammen 102% der Erythemdosis.

Schon am 30. 8. 21 war von den Bauchdecken aus kein Tumor mehr zu fühlen. Bimanuell fühlte man, daß die Geschwulst nur noch hühnereigroß war und von ihr aus nach beiden Seiten ein derber Strang zur Beckenwand hinzog. Die vorher bestehenden Stuhlbeschwerden waren verschwunden.

Die Nachuntersuchung am 15. 10. 22 ergab: Portio spitz, an sie anschließend der Cervixstumpf. retrovertiert und beweglich, beide Parametrien vollständig frei. Auf der Hinterwand des Stumpfes fühlte man eine narbenähnliche Auflagerung von dem Umfang eines Daumengliedes. Tumorgewebe war nicht zu fühlen. Völliges Wohlbefinden, guter Appetit, geregelte Darmtätigkeit und 6 Pfund Gewichtszunahme in den letzten 6 Wochen.

Nach einer schriftlichen Mitteilung der Patientin vom 8. 11. 22, also $1^1/_2$ Jahre nach der Bestrahlung, befand sich die Patientin bei vollem Wohlbefinden und konnte ihrer Beschäftigung ungehindert nachgehen.

Auch bei Rezidivtumoren nach Operation wurden mit der Strahlentherapie gute Erfolge erzielt. Hierzu liefern Eisler, Seitz, Vineberg, Warnekros und Amreich Beiträge.

Der Fall von Eisler ist auch noch in anderer Hinsicht interessant. Denn das Rezidiv trat erst 12 Jahre nach der wegen eines subserösen stielgedrehten Myosarkoms vorgenommenen supravaginalen Uterusamputation auf. Bei der Relaparotomie zeigten sich so ausgedehnte Sarkomherde in der Bauchhöhle, daß letztere sofort wieder geschlossen wurde. Die Bestrahlung zeitigte einen überraschenden Erfolg. 2 Jahre später ergaben sich völlig normale Verhältnisse.

Wir geben nachstehend eine genaue Beschreibung dieses Falles: K. E., 40jährige Frau, die am 18. 10. 14 zum 1. Male in Spitalbeobachtung kam. Aus der Anamnese ist nur eine Bauchfell- und Gebärmutterentzündung vor 8 Jahren zu erwähnen. Vor 15 Jahren Lues. In der rechten Bauchhälfte ein bis nahe an den Rippenbogen reichender Tumor palpabel, Uterus nicht differenzierbar, rechtes Scheidengewölbe stark vorgedrängt. Die Operation (Abteilung Prof. Halban) ergibt ein subseröses stielgedrehtes, teilweise nekrotisch zerfallendes Myom des Uterus, Pyosalpinx beiderseits. Supravaginale Amputation mit allen Adnexen. Histologischer Befund: Kleinzelliges Spindelzellensarkom, nekrotisierend, mit starker Blutung. 5. 9. 14 geheilt entlassen.

Am 25. 5. 26 neuerliche Spitalaufnahme wegen Schmerzen im linken Unterleib.

Gynäkologischer Befund: Vaginal kurzer Cervixstumpf, dessen unmittelbare Umgebung frei ist. Links über dem Stumpf ist ein walnußgroßer, druckempfindlicher, beweglicher, derbelastischer Tumor tastbar. Rechts neben dem Nabel ein doppelfaustgroßer, unregelmäßig höckeriger, beweglicher Tumor. Bei der Laparotomie alles besät von teils kleineren, teils größeren metastatischen Tumoren. Das große Netz und das kleine Becken von Metastasen ausgefüllt. Schließung des Bauches.

Röntgenbehandlung 24. 7. 26. Bauch in 4 Feldern. 0,5 mm Zn + 2 mm Al. 21. 8. 26. Gynäkologischer Befund: Der im rechten Oberbauch tastbare Tumor ist bedeutend kleiner, auch sonst keine Knoten im Netz oder Peritoneum tastbar. 4. 10. neuerliche Bestrahlung. 30. 11. Gynäkologischer Untersuchungsbefund: Vaginal nichts Pathologisches, vom Abdomen aus multiple Tumoren zu tasten. Von Januar 1927 bis August 1928 werden noch einige Bestrahlungen vorgenommen. Der gynäkologische Befund vom 3. 8. 28 ergibt normale Verhältnisse.

Auch in dem bereits angedeuteten Fall von Seitz handelte es sich um ein Spätrezidiv, allerdings um kein so ausgesprochenes wie im Fall Eisler. Es war immerhin erst 6 Jahre nach der Operation aufgetreten. Auf Radium- und Röntgenbestrahlungen trat „glänzende Zurückbildung" ein, es waren „die Tumoren bis auf kleine Infiltrationen verschwunden". Ein wiederum 6 Jahre später aufgetretenes faustgroßes Rezidiv wurde durch eine neue Röntgenbehandlung gleichfalls wieder zur Rückbildung gebracht.

Seitz macht über seinen Fall folgende Angaben: 46 Jahre alte Patientin. 1911 unregelmäßige Blutungen. Ausschabung erbsengroßer Partikel, mikroskopisch zellreiches Myom. 3 Monate später Abtragung eines gleichen Gebildes: mikroskopisch Spindelzellensarkom. Darauf vaginale Totalexstirpation.

1917 Rezidiv, multiple Knoten in der Scheide, Resistenzen im Parametrium. Probeexcision und mikroskopische Untersuchung: Sarkom. Radiumanwendung per vaginam; Röntgenbestrahlung vom Abdomen aus. Glänzende Zurückbildung. Tumoren bis auf kleine Infiltration verschwunden.

1923 faustgroßes Rezidiv, 20. 3. Röntgenbestrahlung von 2 Großfeldern, Zurückgehen des Tumors. In der letzten Zeit zeigt die schwartige Resistenz wieder Neigung zum Wachsen.

Über einen ähnlichen Fall berichtete Vineberg. 2mal nach der Operation trat ein Rezidiv auf; zuerst innerhalb 1 Jahres nach der supravaginalen Amputation, dann 6 bis 9 Monate nach der Entfernung des Rezidivs. Erst nach der Radiumröntgenbestrahlung trat vollständige Heilung ein. Die Nachbeobachtungsdauer ist aber nicht angegeben.

Weiterhin konnten von Warnekros Uterussarkomrezidive mit Röntgenstrahlen gut beeinflußt werden. In dem 1 Fall handelte es sich auch um ein Spätrezidiv. Bei der Probelaparotomie hatte es sich als inoperabel erwiesen. Neben den beiden Parametrien, war bereits das Septum vesico-vaginale infiltriert. Es bestand auch schon ein bullöses Ödem der Blase mit Harninkontinenz. Die Bestrahlung führte zu einer vollkommenen Heilung. Infiltrationen und Blasenveränderungen schwanden, die Patientin wurde wieder kontinent. Die Nachbeobachtungszeit betrug 4 Jahre. Auch im zweiten Fall von postoperativem Uterussarkomrezidiv wurde ein guter Erfolg erzielt. Diese Patientin war zur Zeit der Veröffentlichung aber erst $^1/_2$ Jahr nachbeobachtet worden.

Über diese beiden Fälle finden sich folgende nähere Angaben:

1. Fr. A., 52 Jahre. 1905 Totalexstirpation des Uterus wegen Myosarkom. 1911 Probelaparotomie wegen Rezidiv. Diffuse Infiltration des Beckenbindegewebes, die auf die Blase übergreift; als inoperabel zur Bestrahlung eingewiesen. Breite Infiltration beider Parametrien; Scheidenrohr unverschieblich, starres Rohr; derbe Infiltration des Septum vesico-vaginale. Bullöses Ödem der Blase. Patientin sieht sehr elend aus, klagt über sehr heftige Rücken- und ausstrahlende Schmerzen in die Oberschenkel. Kann den Urin nicht halten.

Röntgen- und Radiumbestrahlung vom 30. 7. 13 bis 15. 12. 14 in mehreren Serien vaginal und abdominal. Sehr starke entzündliche Reaktion der abdominalen Hautfelder, besonders des Mittelfeldes oberhalb der Symphyse, das wegen der Blasenveränderungen besonders intensiv bestrahlt wurde.

Nachuntersuchung 21. 2. 17. Befinden und Aussehen sehr gut. Keinerlei Beschwerden. Weder vaginal noch rectal Infiltrationen nachweisbar. Rezidivfrei, Urinieren vollkommen normal. Cystoskopischer Befund normal.

2. Fr. W., 41 Jahre. Operation 10. 7. 15. Totalexstirpation des Uterus wegen Myosarkom. Januar 1916 Aufnahme wegen Rezidiv. Oberhalb der Scheidennarbe apfelgroßer harter Tumor, von ihm ausgehend nach rechts und links diffuse Infiltration bis an den Beckenknochen. Der Tumor buckelt die vordere Rectumwand vor. Darmlumen gerade für einen Finger durchgängig. Röntgenbestrahlung vom 14. 12. 15 bis 21. 10. 16 in mehreren Serien mit 4—6wöchigen Pausen.

Nachuntersuchung 1. 4. 17. Patientin sieht blühend aus. Starke Gewichtszunahme. Weder vaginal noch rectal eine Infiltration nachweisbar.

Amreich berichtete über 1 Fall, bei dem 1918 eine supravaginale Uterusamputation vorgenommen worden war. Im Jahre 1921 wurde wegen neuerlichen Tumorknotens der Cervixstumpf abdominal mit einigen Tumoren entfernt. Die histologische Untersuchung ergab Sarkom. 1922 und 1923 mußten neue Tumorknoten exstirpiert werden. Weil aber das Sarkom rasch wieder nachwuchs, wurden jetzt Röntgen- und Radiumbestrahlungen vorgenommen. Die Tumorknoten schwanden daraufhin vollkommen. Die Patientin war noch im August 1926, also nach $3^1/_3$jähriger Nachbeobachtungszeit, vollkommen beschwerdefrei, auch war kein Sarkom mehr nachweisbar.

Neben diesen Mitteilungen über Bestrahlungserfolge bei unvollständig Operierten oder inoperablen Uterussarkomen sowie postoperativen Rezidiven wird in der Literatur auch über einige Uterussarkome berichtet, die nur durch Bestrahlung geheilt wurden.

So war nach Rozsa ein von Mühlmann bestrahltes Uterussarkom während der 5jährigen Beobachtungszeit voll arbeitsfähig. 1 Jahr später ist die Patientin dann gestorben. Die Todesursache konnte nicht ermittelt werden.

Weber gibt an, bei 3 Fällen von Uterussarkom mit der Röntgenbestrahlung Erfolge erzielt zu haben. Die Bestrahlungen wurden mit ziemlich hohen Strahlendosen durchgeführt (70—100% der HED). 1mal wurde auch ein sog. Röntgen-Wertheim vorgenommen.

Über die einzelnen Fälle machte Weber folgende Angaben.

1. Fall 1 (Fernfeld 60 cm, $^1/_2$ mm Zn) von einer Ausdehnung bis zur Nabelhorizontalen ist (nach Mitteilung des behandelnden Frauenarztes) so weit zurückgebildet, daß der Uterus nur noch oberhalb der Symphyse fühlbar ist, kein erneutes Wachstum, keine Metastasen nach Jahresfrist.

2. Fall 2 (6 HED, je 3 Felder von vorn und hinten, 0,5 Zn) objektiv unbeeinflußt, kein Weiterwachsen, subjektives Wohlbefinden.

3. Fall 3 (Röntgen-Wertheim-Methode). Der Tumor füllte vor der Bestrahlung den ganzen Douglas aus. Deutliche Rückbildung nach 2 Monaten. Uterus vom Rectum aus gut umgreifbar. Nach der 2. Wertheimserie erschien die Patientin nicht mehr.

Die Diagnose Sarkom ist in den vorliegenden Fällen histologisch nicht gesichert worden. Doch kann man aus dem Verhalten der Tumoren im Fall 1 und 3, die sich nach der Strahlenbehandlung zurückbildeten, schließen, daß es sich um Sarkome gehandelt hat (röntgenologische Differentialdiagnose nach Seitz-Wintz). Der 2. Fall läßt diese Diagnose jedoch nicht zu; denn der Tumor bildete sich nicht zurück.

Sichere Strahlenerfolge wurden bei einer Reihe von Collumsarkomen erzielt. Hier sei zunächst der von Martius beschriebene Fall angeführt, bei dem es sich um ein gut faustgroßes verjauchtes spindelzelliges Cervixsarkom handelte. Die Bestrahlung wurde mit Radium- und Röntgenstrahlen durchgeführt. Der Tumor begann daraufhin zu schwinden und war schließlich nicht mehr nachweisbar. 8 Wochen nach der 1. Bestrahlung wurde die Patientin operiert. Wohl fand sich eine Sarkommetastase im rechten Ovarium, doch war in der Cervix, dem Sitz des Primärtumors, auch bei der mikroskopischen Untersuchung kein Sarkomgewebe mehr zu finden. In einem anderen Fall wurde ein guter primärer Erfolg erzielt. Es handelte sich um eine 66 Jahre alte Patientin mit einem faustgroßen, von der Portio ausgehenden Sarkom. Die Patientin wurde mit 6000 mgeh Radium und mit Röntgenstrahlen behandelt. Innerhalb von 6 Wochen war der Tumor für das Tastgefühl völlig geschwunden. Doch erkrankte die Patientin nach 1 Jahr an einem offenbar vom Beckenbindegewebe ausgehenden Rezidiv, das zur Zeit der Veröffentlichung (1931) noch bestand und auch auf hohe Röntgendosen bis dahin nicht reagierte.

Über ein durch Strahlen günstig beeinflußtes Portiosarkom hat auch Batisweiler berichtet. Hier war es ein histologisch gesichertes zellreiches Lymphosarkom. Der Fall ist noch insofern interessant, als das Portiosarkom 15 Jahre nach einer Kastrationsbestrahlung wegen Uterusmyom aufgetreten war. Durch eine Radium-Röntgenbehandlung konnte das Portiosarkom geheilt werden.

Hier wäre zum Schluß noch auf die Beobachtung von Gornick hinzuweisen, wenngleich die Möglichkeit besteht, daß durch die in diesem Fall von polypösem Cervixsarkom vorgenommene Abtragung des Tumors das Sarkom ganz beseitigt wurde. Es handelte sich um eine 47jährige Frau, bei der ein kleinfaustgroßer blumenkohlartiger Tumor aus dem Cervixkanal herausragte. Dieser wurde abgetragen und histologisch untersucht. Die mikroskopische Untersuchung ergab ein schnell wachsendes, überwiegend spindelzelliges Cervixsarkom. Die Patientin wurde der Strahlentherapie zugeführt und mit annähernd 4000 mgeh Radium und mit einer Röntgendosis von 50—60% der HED behandelt. Bis zu der $^1/_2$ Jahr später stattgefundenen Nachuntersuchung hatte die Patientin bereits 15 Pfund an Gewicht zugenommen. $^3/_4$ Jahr nach der Behandlung konnte kein pathologischer Befund mehr am Uterus erhoben werden.

2. Ungünstige Erfahrungen.

Neben diesen günstigen Erfahrungen mit der Strahlentherapie der Uterussarkome finden sich auch eine Reihe von Mitteilungen in der Literatur, in denen über Mißerfolge berichtet wird. Ausführliche Beschreibungen liegen von Gál, Gornick, v. Mikulicz-Radecki, H. R. Schmidt, Herzog und Béclère vor.

B. Steinhardt teilte nur mit, daß in der Klinik Kermauner, in welcher die Behandlung der Uterussarkome in der Operation bestanden hatte, 4 inoperable Fälle vergeblich bestrahlt worden waren. Anscheinend hatte es sich aber auch schon um ziemlich weit vorgeschrittene Fälle gehandelt. Denn es hatte in dem 1 Fall bereits eine Kehlkopfmetastase bestanden. A. Mayer hat einmal nach Radikaloperation trotz der prophylaktischen Nachbestrahlung ein rasch tödlich endendes Rezidiv auftreten sehen, Meigs in 3 Fällen nach supravaginaler Uterusamputation und Röntgennachbestrahlung. Masson (Mayo-Clinic) vermißte einen Erfolg bei 20—24% seiner Fälle, trat sonst aber bei Rezidiven und vorgeschrittener Erkrankung für die Nachbestrahlung ein. Naujoks berichtete, bei letzterer niemals Erfolge gesehen zu haben. Siredey erwähnte 1 Fall von Uterussarkom, Corscaden und Stout 3 Fälle, die nach der Bestrahlung an Metastasen zugrunde gegangen sind. Vigi sah keinen Bestrahlungserfolg bei einem 26 Monate alten Kind mit Uterussarkom.

Nach Reichenmiller blieb in der Tübinger Frauenklinik ein Fall, der wegen vorgeschrittenen Alters nur mit Röntgenstrahlen behandelt wurde, unbeeinflußt. Die Strahlentherapie wird daher nur als postoperative Zusatzbehandlung empfohlen.

Von 7 Frauen mit Uterussarkom, die in der Freiburger Frauenklinik mit Operation und Nachbestrahlung behandelt wurden, waren nach Keller nur 2 aus dem Jahre 1932 rezidivfrei; die eine Patientin seit 1 Jahr, die zweite seit 9 Monaten.

Neben seinen erfolgreich mit Röntgenstrahlen behandelten Uterussarkomen beschreibt Gál auch einige Fälle, bei denen er mit der Bestrahlung keinen Erfolg erzielen konnte. 2 Rezidive, die 3 Wochen und 3 Monate nach der Operation eingetreten waren, gingen auf die Bestrahlung nicht zurück und starben einige Monate später. 2 andere scheinen aber günstig beeinflußt worden zu sein. Ein weiterer Mißerfolg betraf eine 67jährige Frau, bei der wegen des schlechten Allgemeinzustandes von einer Operation abgesehen wurde. Die Gebärmutter war kleinfaustgroß. Es wurden 2 intrauterine Radium- und 4 intensive Röntgenbestrahlungen vorgenommen. Zunächst besserte sich das Allgemeinbefinden. Nach 1 Jahr begann die Gebärmutter aber wieder zu wachsen. Trotz neuerlicher Bestrahlungen traten auch in den Parametrien ausgebreitete Infiltrationen auf. Wohl lebte die Kranke noch nach 2 Jahren, doch war ihr Zustand hoffnungslos.

Nach H. R. Schmidt versagte die Röntgenbehandlung in der Bonner Frauenklinik in 2 inoperablen Fällen, bei denen die Operation wegen ausgedehnter Metastasenbildung abgebrochen worden war. 1 Fall starb $^3/_4$ Jahr nach der Operation. Bei dem 2., der faustgroße retroperitoneale Metastasen längs der Wirbelsäule hatte, trat nach lokalem Erfolg 1 Jahr nach der Operation plötzlich der Tod ein. Eine Sektion wurde leider nicht ausgeführt.

Von Mühlmann wurden, wie Rozsa berichtete, in den Jahren 1920—1930 5 Uterussarkome bestrahlt. Nur der vorhin schon beschriebene Fall wurde geheilt. Die 4 anderen haben auf die Bestrahlung nicht angesprochen.

Mikulicz-Radecki führte 1 Fall von sarkomverdächtigem Myom an, der mit der Sarkomdosis bestrahlt wurde, trotzdem aber weiter wuchs und schließlich operiert werden mußte. Doch dürfte in diesem Fall die Bestrahlung nicht richtig durchgeführt worden sein; denn, obgleich die Patientin 56 Jahre alt war und sich seit 10 Jahren in der Menopause befand, war zunächst nur eine Ovarbestrahlung mit 40% der HED durchgeführt worden. Erst als diese nicht half und der Uterustumor weiterwuchs, wurde mit der Sarkomdosis bestrahlt. Es ist nicht ausgeschlossen, daß die erste unterwertige Bestrahlung zu einer Strahlengewöhnung der Sarkomzellen geführt hat. Die nachträglich eingestrahlte Sarkomdosis war dann zu schwach, um die strahlenresistenter gewordenen Sarkomzellen zu zerstören. Es hätte eine höher dosierte Bestrahlung vorgenommen werden müssen.

Es handelte sich in diesem Fall um eine 56jährige Frau, bei der die Periode seit 10 Jahren erloschen war, im November 1922 setzte eine starke Genitalblutung ein, die nach 14 Tagen aufhörte. Nach ständigem Ausfluß traten Anfang 1923 erneut Blutungen ein. Der behandelnde Arzt führte eine Curettage aus und entfernte dabei eine große Menge „fettig zerfallener solider Gewebsstücke." Mit der Diagnose zerfallenes Myom oder Sarkom wurde die Patientin der Universitäts-Frauenklinik in Leipzig überwiesen. Der Aufnahmebefund war folgender: Faustgroßer, ziemlich derber Uterus. Äußerer Muttermund für 2 Finger durchgängig, innerer Muttermund geschlossen. Am touchierenden Finger blieben bröckelige, gelbe Massen hängen. Die mikroskopische Untersuchung dieser Bröckel ergab nekrotische Massen, stellenweise leidlich erhaltene Muskulatur, Fibrinnetze, die von Zellen entzündlicher Natur durchsetzt sind und Blut. Nach diesem Befund wurde die Diagnose auf zerfallendes Myom gestellt. Da die Patientin mit hohem Fieber

(39,6°) eingeliefert wurde und sich in ihrem Ausfluß Streptokokken fanden, wurde von einer Operation Abstand genommen und zunächst lediglich der Ausfluß mit Lysol und Kochsalzspülungen behandelt. Die Temperatur fiel am 3. Tag ab, der Ausfluß und der Abgang von Bröckeln verschwand im Verlauf von 3 Wochen fast vollkommen. Nunmehr wurde die Röntgenkastration durch Bestrahlung der Ovarien mit je 40% der HED durchgeführt und die Patientin beschwerdefrei entlassen. Nach 3 Monaten war der Uterus etwas größer geworden, nunmehr fast kindskopfgroß, etwas weich und beweglich. Irgendwelche Beschwerden, Blutung oder Ausfluß bestanden nicht. Der Allgemeinzustand war gut. Da der Uterus größer geworden war und da außerdem eine deutlich wahrnehmbare Beschleunigung der Blutkörperchensenkungsgeschwindigkeit vorhanden war, wurde wegen Verdacht auf Malignität eine erneute Bestrahlung vorgenommen, und zwar wurde diesmal die Sarkomdosis=70% der HED direkt auf den Uterus appliziert. 2 Monate später fing die Patientin erneut an zu bluten. Die Untersuchung ergab ein weiteres Wachstum des Uterus, der jetzt bis 12 cm oberhalb der Symphyse reichte. Seine Konsistenz war ausgesprochen weich. Die Blutkörperchensenkungsgeschwindigkeit hatte weiter zugenommen. Da ein Zweifel an einem malignen Tumor nicht mehr bestand und die Röntgenbestrahlung versagt hatte, wurde die Operation vorgenommen. Diese bestand in der Totalexstirpation des Uterus und der Adnexe.

Bei der Biopsie des Uterus fand sich in der linken Seite des Cavum uteri ein Tumor, der gegen die Cervix zu zerfetzt und uneben wurde. Die mikroskopische Untersuchung des Tumors ergab ein polymorphzelliges Sarkom.

Der von Herzog veröffentlichte Fall nahm insofern einen auffälligen Verlauf, als das Uterussarkom durch wiederholte Röntgenbestrahlungen 3 Jahre lang günstig beeinflußt werden konnte, dann aber wieder ein Umschlag eintrat. Als erneut Blutungen einsetzten und der Uterus wieder anfing zu wachsen, wurde die Totalexstirpation vorgenommen. Zur Zeit der Veröffentlichung, 3 Jahre nach der Operation, war die Patientin noch gesund. In seiner Mitteilung finden sich folgende Einzelheiten:

51jährige Patientin, seit 1 Jahr in der Menopause, klagt jetzt wieder über Blutungen. Bei der vorgenommenen Abrasio werden gelblich bröckelige Massen entfernt. Histologischer Befund: polymorphzelliges Sarkom. Röntgenbestrahlung im Februar 1926. 4 Felder à 10 H (auf die Haut), aus 30 cm Abstand, gefiltert durch 0,5 Zn + 1 Al. Blutung sistiert. Im Mai 1926 Wiederholung der Röntgenbestrahlung auf gleiche Weise. Patientin erscheint nicht zu den Kontrolluntersuchungen und zur weiteren Röntgenbehandlung, kommt erst am 18. 3. 27 wegen neuerlicher Blutung. Gynäkologischer Befund: Uterus doppelfaustgroß, linkes Parametrium infiltriert. Röntgenbestrahlung im März 1927: 4 Felder à 12 H, 30 cm FHD, Filter 0,5 Zink + 1 Al. Patientin kommt erst wieder am 5. 1. 28, gibt an, daß die Blutungen nach der letzten Bestrahlung anfangs sistierten, jetzt aber wieder aufgetreten sind und ersucht um Operation, die wegen Inoperabilität abgelehnt wird. Gynäkologischer Befund: Uterus überdoppelfaustgroß, Parametrien beiderseits stark infiltriert. Röntgenbestrahlung im Januar 1928: 5 Felder à 12 H durch 0,5 Zn + 1 Al, 30 cm FHD. Patientin kommt regelmäßig zur Kontrolle. Der Tumor verkleinert sich, die Blutung sistiert. Gynäkologischer Befund vom 1. 3. 28: Uterus, Adnexe normal. Dieser Befund blieb bis im Oktober 1928. Dann traten wieder Blutungen auf, eine nennenswerte Vergrößerung des Uterus konnte nicht festgestellt werden. Röntgenbestrahlung Ende Oktober 1928: 5 Felder à 12 H durch 0,5 Zn + 1 Al aus 30 cm auf die Haut, 1 Feld 8 H durch 0,5 Zn + 1 Al aus 30 cm vaginal, mittels Bleiglastubus, direkt auf die Portio. Die letzte Röntgenbestrahlung blieb erfolglos. Die Blutungen wurden stärker, der Uterus nahm an Größe zu. 3 Wochen nach der Bestrahlung war der Uterus fast doppelfaustgroß, die Parametrien schienen frei zu sein. Patientin wurde nun in Lumbalanästhesie radikal operiert (C. Gütig). Histologische Untersuchung: Polymorphzelliges Sarkom. Patientin war 3 Jahre nach Abschluß der Behandlung noch rezidivfrei.

Bei dem Uterussarkom, bei dem Béclère mit Röntgenstrahlen keinen Erfolg erzielen konnte, handelte es sich um eine Patientin, die 59 Jahre alt und seit 10 Jahren in der Menopause war. Sie wies einen großen höckerigen Tumor auf, der vom Uterus ausging und die Bauchdecken deutlich vorwölbte. Nach oben erhob er sich 20 cm oberhalb der Pubes. Da der Tumor sich in den letzten 4 Monaten sehr schnell vergrößert hatte, wurde er als Sarkom angesprochen und mit Röntgenstrahlen behandelt, weil ein chirurgischer Eingriff abgelehnt wurde.

Die Bestrahlungstechnik war folgende: Coolidgeröhre, 3 mA, 100000 Volt Maximumspannung, 23 cm Fokus-Hautabstand. Das divergente Strahlenbündel, welches durch 7 mm Al gefiltert wurde, wurde durch einen aus Bleiglas bestehenden Lokalisator konvergent gemacht. Die Bauchwand wurde mittels einer dünnen Ebonitscheibe herunter gedrückt und geebnet. Die kreisförmige Einfallspforte hatte einen Durchmesser von 10 cm. Der Tumor wurde durch 3 Einfallspforten von der vorderen Bauchwand und durch 2 von hinten bestrahlt. Durch 3 Einfallspforten wurde die Patientin je 10 Minuten lang an folgenden Daten bestrahlt: Am 18. 1., 21. 1., 25. 1., 31. 1. und 4. 2. Innerhalb dieser 5 Sitzungen wurden auf die Haut 6150 Einheiten R appliziert.

Die Rückbildung des Tumors ging sehr schnell vor sich. 21 Tage nach der 1. Bestrahlung war der enorme Abdominaltumor samt der das Becken ausfüllenden Geschwulstmasse vollkommen verschwunden; bei der kombinierten Untersuchung fühlte man den oberen Uteruspol etwa 1 cm oberhalb des Schambeins. Als Vorsichtsmaßregel wurden noch 4 weitere Bestrahlungen von je 20 Minuten Dauer gemacht und damit eine Zusatzdosis von 3280 „R" gegeben.

Dieser Erfolg war aber nicht von langer Dauer. Nach 5 Monaten stellten sich gastrische Beschwerden und Intercostalneuralgien ein. Außerdem traten Schmerzen bei Körperbewegungen und beim Gehen auf. Die Beschwerden steigerten sich so, daß eine Wirbelmetastase diagnostiziert wurde. Den Vorschlag Béclères, zur Bestrahlung zu kommen, lehnte die Patientin ab. Sie ist dann im Dezember, also 11 Monate nach Beginn der Bestrahlung gestorben.

In der Literatur werden außerdem auch die Fälle von Sippel, Calmann, Reifferscheid, Hinterstoisser, Imhäuser, Klee, Lacaille und Jacquin als Mißerfolge der Röntgentherapie bei Uterussarkomen geführt. Im Fall von Reifferscheid handelt es sich um ein angioblastisches Sarkom, bei dem Fall von Klee um ein Carcinosarkom.

Bei näherer Prüfung hat sich aber gezeigt, daß keiner dieser Fälle als Versager der Strahlentherapie angesehen werden kann.

Der Fall Hinterstoisser wurde wegen sehr heftiger Unterleibsschmerzen" operiert, nachdem 3 Wochen zuvor in einer Pester Klinik eine Bestrahlung vorgenommen worden war. Von einem Bestrahlungsmißerfolg kann hier schon deshalb nicht gesprochen werden, weil die Strahlenwirkung nicht einmal abgewartet wurde. Hinzukommt, daß über die Bestrahlungsdaten nichts zu erfahren war und die Patientin nach der Bestrahlung wegen der damals herrschenden kommunistischen Unruhen flüchten mußte. Dieser Fall lag also besonders kompliziert. Denn schon bei den mit der Flucht verbundenen Aufregungen und körperlichen Anstrengungen wäre ein schlechter Ausgang der Bestrahlung nicht verwunderlich, ist doch Schonung und zweckentsprechende Nachbehandlung ein sehr wichtiger Faktor für den Bestrahlungserfolg bei bösartigen Geschwülsten. Aus allen diesen Gründen kann dieser Fall nicht gegen die Wirksamkeit der Röntgentherapie beim Uterussarkom angeführt werden.

Das gleiche gilt für die anderen Fälle. Bei den Patientinnen von Calmann, Sippel, Reifferscheid, Klee, Imhäuser[1], Lacaille und Jacquin war gar keine Sarkom-, sondern nur eine Kastrationsbestrahlung vorgenommen worden. Da der festgestellte

---

[1] Bei Imhäuser handelt es sich um 2 Fälle. Bei dem ersten wurde wegen eines Tumors die Röntgenkastration vorgenommen. Da der Tumor weiter wuchs, erfolgte die Operation. Die histologische Untersuchung ergab dann ein Myosarkom. Im 2. Fall ergab die mikroskopische Prüfung des nachträglich wegen merklicher Größenzunahme exstirpierten Tumors keine sicheren Anhaltspunkte für ein Sarkom; er wurde jedoch auch nicht als gutartig angesprochen.

Uterustumor sich nicht zurückbildete, sondern weiter wuchs, oder nach mehrjähriger Strahlenmenopause wieder Blutungen auftraten, wurde in allen diesen Fällen zur Laparotomie geschritten. Dabei wurde dann an Stelle des früher diagnostizierten Myoms ein Sarkom gefunden. Bei diesem Sachverhalt sprechen natürlich auch diese Fälle nicht gegen die Zweckmäßigkeit der Röntgentherapie beim Uterussarkom.

Die soeben angeführten Befunde waren nun auch der Anlaß zu der Annahme, daß durch Kastrationsbestrahlungen ein Uterussarkom erzeugt werden könne. Kritische Untersuchungen der veröffentlichten Beobachtungen haben aber gezeigt, daß die gelegentlich festgestellte sarkomatöse Umwandlung von Myomen nach Ovarbestrahlung mit der Röntgenbehandlung in keinem ursächlichen Zusammenhang steht. In Band IV/2, I. Teil dieses Handbuches sind wir an Hand der in der Literatur niedergelegten Fälle auf diese Frage näher eingegangen. Wir vermehren hiermit die dort beschriebenen Beobachtungen um die Fälle von Klee, Lacaille und Jacquin. Auch bei diesen ist ein ursächlicher Zusammenhang zwischen Kastrationsbestrahlung und Sarkomentwicklung nicht vorhanden.

3. Kritische Betrachtung der Literaturberichte.

Mit dieser Zusammenstellung haben wir einen eingehenden Überblick über die von anderen Autoren mit der Strahlenbehandlung der Sarkome gemachten Erfahrungen gegeben. Bei dem ungleichen Material und der geringen Zahl der Fälle, ist eine statistische Auswertung nicht möglich. Aus unserer Zusammenstellung geht jedoch die Wirksamkeit der Strahlentherapie deutlich hervor, trotz der beschriebenen Mißerfolge. Dafür zeugen vor allem die Heilungen bei inoperablen Fällen und postoperativen Rezidiven. Gerade aus diesen Beobachtungen ergibt sich die Berechtigung, alle Uterussarkome systematisch nur mit Strahlen anzugehen.

Es wäre bloß noch die Frage zu erörtern, welche Strahlenquelle angewandt werden soll. Die von uns zitierten Mitteilungen zeigen, daß die Strahlenbehandlung mit Röntgenlicht oder kombiniert mit Röntgenstrahlen und Radium durchgeführt wurde, letzteres vor allem bei Collumsarkomen. Es sind nun noch Fälle beschrieben, in denen die Bestrahlung nur mit Radium vorgenommen wurde. Derartige Berichte stammen von Kehrer, Adler, Reusch, Wickham und v. Seuffert. Während diese Autoren neben Mißerfolgen kürzere oder längere Heilungen beobachteten, berichten Sippel und Jaeckel sowie Regaud und Lacassagne über sehr ungünstige Erfahrungen. Erstere beschreiben beim Collumsarkom gangränösen Zerfall und schnelle Metastasierung nach der Radiumbehandlung, letztere sahen von 4 Fällen, die mit vaginalen Radiumeinlagen behandelt worden waren, 3 sehr ungünstig verlaufen. Es trat Fieber, gangränöser Zerfall und schließlich der Tod ein.

Die von Sippel und Jaeckel sowie von Regaud und Lacassagne beobachteten Komplikationen können nicht überraschen. Sie drohen durch die mit der Radiumeinlage verbundenen Insulte bei allen der Schleimhaut angehörenden oder dicht unter der Schleimhaut liegenden Uterussarkomen. Auf der anderen Seite ist es sicher, daß große Wandsarkome, vor allem große sarkomatöse Myome durch eine Radiumeinlage nicht in ausreichender Weise mit der für das Sarkom notwendigen Dosis durchstrahlt werden können. Deshalb verbietet sich die Radiumanwendung bei allen Uterussarkomen. In den erstgenannten Fällen wegen der unvermeidlichen Gefahr, den Krankheitszustand zu verschlechtern, bei den letztgenannten aus bestrahlungstechnischen Gründen.

Alle die soeben geschilderten Gefahren sind bei der ohne lokale Manipulationen einhergehenden Röntgenbestrahlung, die überdies in jedem Fall eine homogene Durchstrahlung des Tumors mit der notwendigen Dosis gestattet, nicht zu befürchten. Die von Regaud und Lacassagne zitierten gegenteiligen Beobachtungen sprechen nicht gegen diese Behauptung. Ein Fall, der nur mit Röntgenstrahlen behandelt wurde, betraf ein bereits gangränösierendes Rezidiv in der Scheidenwand nach Totalexstirpation des Uterus mit Infiltration des Beckenbindegewebes und der Beckenlymphdrüsen. Wenn hier ein weiterer Zerfall der ulcerierten Scheidenwand eintrat, so kann das nicht überraschen. Das gleiche gilt für eine weitere Beobachtung, einem Sarkom des Collum uteri. Dieses war schon sehr weit vorgeschritten. Die Parametrien waren beiderseits bis zur Beckenwand infiltriert. Außerdem wucherte der Tumor schon in die Blase ein. Wenn es im Verlauf der Röntgen- und der Radiumdistanzbestrahlung zur Gangränösierung und zur drohenden Perforation kam, so liegt das an der Ungunst des Falles, aber nicht an der Röntgentherapie. Mit einer anderen Methode hätte man diese beiden Kranken überhaupt nicht mehr behandeln können.

Jedenfalls besteht die Behauptung zu Recht, daß die Röntgenbestrahlung unter allen Behandlungsmethoden auch beim Uterussarkom die ungefährlichste ist. Bei zweckentsprechendem Vorgehen konnten wir, gemessen an den Resultaten anderer Autoren, durchaus befriedigende Erfolge erzielen.

e) Eigene Ergebnisse bei der Röntgenbehandlung der Uterussarkome.

Über die Erfolge der Erlanger Klinik bei den Uterussarkomen hat Wintz schon mehrfach berichtet. Hier seien die neuesten Ergebnisse angeführt.

Der Zeitraum unserer neuen Statistik umfaßt die Jahre 1915—1929. Sie enthält also nur Fälle mit 5jähriger Nachbeobachtungszeit. Insgesamt umfaßt die Statistik:

48 histologisch gesicherte Uterussarkome.

Davon sind 25 geheilt, also 52%.

Es liegt nun in der Schwierigkeit der Diagnose begründet, daß diese 48 Sarkome nur einen Teil der in der Klinik zur Aufnahme und Behandlung gekommenen Sarkome darstellen können; denn für die durch das mikroskopische Präparat belegte Diagnose kommen zunächst solche Fälle in Betracht, bei denen der sarkomatöse Tumor vaginal zugänglich war; weiterhin konnten diese Sarkome durch die bei der Probelaparotomie gewonnenen Gewebsstückchen verifiziert werden. Bei 4 unter den 48 Uterussarkomen handelt es sich um Rezidive, 12 Fälle waren echte Schleimhautsarkome.

Wie bereits betont, bezieht sich diese Statistik nur auf die histologisch gesicherten Uterussarkome. Daneben haben wir aber noch eine große Zahl von Uterustumoren bestrahlt, die wir auf Grund der klinischen Beobachtung als Sarkome angesprochen haben. Über diese werden wir später berichten.

f) Die notwendige Dosis bei der Röntgenbehandlung.

Nachdem wir gezeigt haben, daß die Röntgentherapie der Uterussarkome im Vergleich zur Operation durchaus befriedigende Resultate zu liefern vermag, müssen wir auf die Frage nach der notwendigen Dosis eingehen, weil deren Kenntnis die Grundlage für jeden Bestrahlungserfolg bildet.

Für die Röntgentherapie der Uterussarkome haben nun Seitz und Wintz 1918 den Satz aufgestellt, daß 60—70% der HED als kleinste Dosis an allen Teilen des Tumors notwendig sind, um diesen zur Rückbildung zu bringen. Diese Dosis haben sie als „Sarkomdosis" bezeichnet.

Die Sarkomdosis ist ebenso wie die Carcinomdosis schwer angegriffen worden. Wie aus den von uns zitierten Berichten hervorgeht, wurde sie auch nur vereinzelt gebraucht, soweit die Mitteilungen über die verabfolgte Dosis überhaupt etwas aussagen. Im allgemeinen lagen die applizierten Strahlenmengen über der Sarkomdosis. Dagegen wurde wohl im Fall von Eisler eine niedrigere Dosis verabfolgt.

Nun kann es auch gar keinem Zweifel unterliegen, daß die Uterussarkome große Schwankungen in der Radiosensibilität zeigen; wir haben schon früher bei der Besprechung der Sarkomdosis darauf hingewiesen.

Neben Uterussarkomen, die sich erst nach 80—90% der HED zurückbildeten, hatte Wintz auch solche gefunden, die bereits auf eine Dosis von 30—40% der HED schwanden. Dies geschah in der Regel bei jugendlichen Patientinnen mit polymorphzelligen und rundzelligen Sarkomen. Deshalb empfiehlt auch Seitz, bei derartigen Patientinnen nur eine Dosis von 30—40% der HED zu verabfolgen.

Damit ist bereits angedeutet, daß die unverhältnismäßig große Differenz der Radiosensibilität der einzelnen Uterussarkome auf das verschiedene histologische Verhalten dieser Tumoren zurückzuführen ist. Nun liegt es nahe, entsprechend dem Rat von Seitz, die Dosierung von der mikroskopischen Diagnose abhängig zu machen. Dem steht jedoch praktisch große Schwierigkeiten entgegen. Sehen wir davon ab, daß bei Wandsarkomen eine Probeexcision ohne Laparotomie vielfach überhaupt unmöglich ist, wenn es sich nicht um ein polypöses oder sehr oberflächlich liegendes Sarkom handelt, und davon, daß Probeexcisionen am vorher nicht bestrahlten Sarkom wegen der großen Gefahr dieses Eingriffs kontraindiziert sind, so bleibt doch die Tatsache bestehen, daß auch die einzelnen Tumoren meist einen wenig einheitlichen Aufbau haben. Selbst wenn daher ein mikroskopisches Präparat aus einem herausgenommenen Stückchen oder aus einem etwa abgedrehten Polyp vorliegt, ist damit noch nicht ein sicherer Schluß auf die wirkliche Radiosensibilität möglich, so daß die Empfehlung von Seitz mehr theoretischen Charakter hat.

Unter diesen Gesichtspunkten liegt es nun nahe, die Dosierung in jedem Fall auf die aus der Erfahrung für Uterussarkome bekannte niederste Radiosensibilität einzustellen, wie wir das schon an anderer Stelle ausgeführt haben. Das wären 90% der HED.

Wenn dies auch eine an sich kaum Schaden bringende Dosis darstellt, so bestehen doch hiergegen insofern Bedenken, als es sich beim Uterussarkom meist um größere Tumoren handelt, deren Bestrahlung eine relativ sehr große Volumdosis erfordert.

Die so dem Körper einverleibte Strahlenmenge ist aber in vielen Fällen unnötig, weil die Tumoren von niederer Radiosensibilität selten sind. In den weitaus meisten

Fällen genügen 60—70% der HED. Die dabei eingebrachte Volumdosis ist aber ohne weiteres auch für sehr geschwächte Patienten tragbar. Sie wird zwar den an sich sehr seltenen Tumor niederer Radiosensibilität nicht zur völligen Rückbildung bringen, aber ihn weitgehendst schrumpfen lassen, so daß durch Wiederholung der Dosis nach 6—8 Wochen der Erfolg durch die Addition der zwei Bestrahlungen erreicht wird. Die Erholungsfähigkeit und die Strahlengewöhnung der Zellen spielen bei dem großen Unterschied der Radiosensibilität zwischen dem gesunden Gewebe und dem Tumor keine wesentliche Rolle.

Der Versuch, das Uterussarkom mit kleinen Dosen anzugehen, weil der Tumor auch einmal hochradiosensibel sein kann, ist nach unserer Erfahrung nicht berechtigt. Diese Tumoren kommen zunächst viel zu selten vor, als daß man darauf eine Dosierung einstellen dürfte. Die kleine Dosis ist weiter wegen der Strahlengewöhnung nicht unbedenklich. Die an sich sichere, wenn auch vielleicht nicht unbedingt notwendige Dosis von 60—70% der HED ist dagegen ungefährlich. Als praktische Ausgangsdosierung wurde diese Strahlenmenge für die Uterussarkome auch von Albrecht und Martius anerkannt.

Aus allen diesen Gründen kann unter Hinweis auf die vorstehenden Ausführungen daran festgehalten werden, daß 60—70% der HED die notwendige Dosis für die Röntgenbehandlung der Uterussarkome darstellt. Diese Dosis muß aber an allen Teilen des Tumors zur Wirkung gebracht werden.

g) Die Bestrahlungsmethodik.
1. Nach der Literatur.

Die Strahlenbehandlung der Uterussarkome, bei denen es sich unter Umständen um recht große Tumoren handeln kann, wird heute wohl im allgemeinen mit der Großfernfeldmethode durchgeführt. Früher wurde mit der alten Kleinfeldermethode bestrahlt. Dieses Vorgehen ist verlassen worden, weil heute bei der leistungsfähigeren Apparatur eine Durchstrahlung auch großer Tumoren mit der Sarkomdosis mit Hilfe der Großfernfeldermethode sich viel einfacher und exakter erreichen läßt.

Seitz, der gleichfalls diese Methode bei der Bestrahlung der Uterussarkome verwendet, und in der Regel ein Großfernfeld von vorn und ein ebenso großes von rückwärts appliziert, empfiehlt allerdings bei geeigneten Fällen die Kleinfeldermethode zu gebrauchen, weil er „manchmal den Eindruck gehabt hat, als ob durch dieses Verfahren die Einwirkung eher besser ist als bei der Großfelderbestrahlung".

Albrecht empfiehlt zwei Großfelder, 1 abdominales und 1 dorsales, bei 50 cm Fokus-Hautabstand.

Martius tritt für die prophylaktische Nachbestrahlung operierter Uterussarkome ein und verteilt die Behandlung auf 4 Sitzungen, die im Laufe 1 Jahres zur Ausführung gelangen, und zwar gibt er je ein großes Bauch- und Rückenfeld, von denen aus das ganze kleine Becken durchstrahlt wird. Jedes Feld erhält bei jeder Sitzung 250 R einfallender Strahlung, die eine Halbwertschicht von 0,71 mm Cu hat.

2. Eigene Bestrahlungsmethodik.

Die Erlanger Bestrahlungsmethode ist durch die Anwendung großer Fernfelder gekennzeichnet. Von diesen aus wird der Tumor mit 60—70% der HED durchstrahlt, und zwar kommen zur Anwendung ein großes Abdomenfeld und ein großes Dorsalfeld.

Um die Sarkomdosis auch im kleinen Becken zu garantieren, kann auch ein Vulvafeld zweckmäßig sein.

Die Größe des Abdominal- und Dorsalfeldes richtet sich jeweils nach der Ausdehnung des Tumors. Auch über die Fokus-Hautabstände können keine festen Angaben gemacht werden, da diese gleichfalls je nach den individuellen Verhältnissen schwanken. Zur Erreichung einer größeren Tiefendosis müssen sie bei Patienten mit größerem dorsoventralem Durchmesser erhöht werden, bei dünneren Patienten können sie dagegen herabgesetzt werden. Der Fokus-Hautabstand kann zwischen 70—100 cm schwanken. Im einzelnen ergibt sich das alles aus dem Bestrahlungsplan, der auch vor jeder Uterussarkombestrahlung aufgestellt werden muß.

Die Applikation des Vulvafeldes wird in der gleichen Weise vorgenommen, wie wir es früher beim Collumcarcinom beschrieben haben. Hier sei lediglich hervorgehoben, daß bei der Mitverwendung des Vulvafeldes die unteren Grenzen des Abdominal- und Dorsalfeldes so gewählt werden müssen, daß keine zu frühe Strahlenüberkreuzung stattfindet. Wir haben darauf bereits bei der Schilderung unserer Bestrahlungsmethode beim Ovarialcarcinom hingewiesen.

Da sich überhaupt die Bedingungen beim Ovarialcarcinom und Uterussarkom, bei dem es sich meistens auch um einen größeren Tumor handelt, ähneln, wird im großen und ganzen bis auf die geringere Dosierung beim Uterussarkom die Bestrahlung in beiden Fällen gleichsinnig durchgeführt. Der Unterschied besteht in der Nutzdosis; daher ist beim Uterussarkom meist die Hautbelastung geringer als beim Ovarialcarcinom.

h) Lokale Unterstützungsmaßnahmen bei der Röntgenbehandlung.

Bei der Röntgenbehandlung der Collumcarcinome empfahlen wir als unterstützende Maßnahmen die vorausgeschickte Verkupferung des Tumors und die nachträgliche Abtragung eines großen jauchenden Blumenkohlcarcinoms.

Als lokale Unterstützungsbehandlung zur Röntgenbestrahlung kommt beim Uterussarkom höchstens die nachträgliche Abtragung eines sarkomatösen Polypen in Frage, der bereits in die Cervix oder Scheide geboren ist oder die nachträgliche Abtragung eines polypösen Collumsarkoms. Da alle diese Fälle aber sehr selten sind, so geht daraus hervor, daß die lokale Beeinflussung eines Uterussarkoms mit der Bestrahlung im allgemeinen ihr Ende gefunden hat. Selbstverständlich sind noch weitere Maßnahmen zur Unterstützung der Strahlenwirkung und zum Ausgleich der Strahlenschäden nötig. Diese gehören aber in das Gebiet der Nachbehandlung, auf die wir später noch zu sprechen kommen.

Vor der Bestrahlung ist die Polypabtragung, wie wir hier nochmals kurz betonen wollen, nicht angezeigt. Gerade beim Sarkom ist die Gefahr der Dissemination von Geschwulstzellen durch einen chirurgischen Eingriff sehr groß. Es bestünde dann immer die Gefahr der Metastasenbildung. Nach der Bestrahlung ist dies anders, da dann bei der Polypabtragung losgelöste Sarkomzellen als sterilisiert gelten und unter diesen Umständen am Ansiedlungsort bald zugrunde gehen.

Die Abtragung vor der Bestrahlung empfiehlt sich nur bei jungen Frauen, bei denen man ohne sichere mikroskopische Diagnose die Bestrahlung, die zur Vollkastration führen würde, nicht verantworten könnte. Bei Frauen in der Nähe des Klimakteriums oder im

Klimakterium sowie in der Menopause wäre es im Hinblick auf die damit verbundenen Gefahren aber falsch, die Abtragung des Polypen vor der Bestrahlung vorzunehmen. Die Abtragung eines verdächtigen Polypen wird daher in solchen Fällen von uns grundsätzlich erst nach der Bestrahlung ausgeführt.

i) Vor- und Nachbehandlung.

Die Vorbereitungen zur Röntgenbehandlung eines Uterussarkoms umfassen die im praktischen Teil beschriebenen Maßnahmen (s. S. 260).

Zur Nachbehandlung können wir gleichfalls auf die betreffenden Ausführungen im praktischen Teil verweisen (s. S. 269).

Lediglich zur Dauer des Klinikaufenthaltes wäre noch Stellung zu nehmen. Dieser richtet sich nach dem Befinden der Patientin. Im allgemeinen müssen die Kranken nach Sarkombestrahlung länger in stationärer Behandlung bleiben als nach einer Collumcarcinombestrahlung, weil die Belastung des Organismus bei der Sarkombestrahlung eine größere ist. Zunächst wird eine größere Volumdosis eingestrahlt, so daß schon hierdurch ein stärkere Allgemeinreaktion hervorgerufen wird. Außerdem ist auch bei der schnelleren Rückbildung der Sarkome die Überschwemmung des Körpers mit Tumorzerfallstoxinen eine größere. Häufen sich diese im Körper an, weil der kranke Organismus sie nicht schnell genug auszuscheiden vermag, so können Intoxikationserscheinungen auftreten. In solchen Fällen, die aber nicht so häufig sind, beobachtet man bisweilen eine leichte Somnolenz. Häufiger sind mehrtägige Temperatursteigerungen [1].

Die Behandlung dieser Erscheinungen besteht in der Sorge für gute Darmentleerung und in einer kräftigen Durchspülung des Körpers durch reichliche Flüssigkeitszufuhr, was alles in dem angegebenen Kapitel im praktischen Teil genauer beschrieben ist.

k) Nebenwirkungen der Röntgenbestrahlung.

Als Nebenerscheinung der Röntgenbestrahlung kommt es beim Uterussarkom, wie bereits angedeutet, durch die meistens höhere Volumdosis und die schnellere Rückbildung des sarkomatösen Tumors zu einer stärkeren Beeinträchtigung des Allgemeinbefindens. Doch läßt sich diese durch zweckentsprechende Maßnahmen und geeignetes Verhalten schnell überwinden.

Weitere Nebenerscheinungen sind die Ausschaltung der Ovarialfunktion und die Verschlechterung des Blutbildes.

Die Ausschaltung der Ovarialfunktion ist nun kein Nachteil, im Gegenteil, sie ist erwünscht. Die periodisch wiederkehrenden menstruellen Veränderungen stellen einen Reiz dar, der ebenso wie beim Carcinom die Rückbildung des bestrahlten Tumors ungünstig beeinflussen würde. Durch Erzielung des Kastrationseffektes kommt es zur Ruhigstellung und Schrumpfung des Uterus, so daß für die Abheilung nur günstige Verhältnisse geschaffen werden.

Mit einer Schädigung des Blutbildes muß bei der Röntgenbehandlung des Uterussarkoms in jedem Falle gerechnet werden. Der Grad der zu erwartenden Blut-

---

[1] Beim großen extragenitalen Lymphosarkom sahen wir öfter, bedingt durch den sehr schnellen Rückgang, schwerere Intoxikationszustände, Erbrechen, mehrtägige Somnolenz.

schädigung läßt sich jedoch nie im voraus bestimmen. Es ist wohl im allgemeinen anzunehmen, daß bei größeren Tumoren, bei denen zwangsläufig eine höhere Volumdosis zur Anwendung kommt, eine stärkere Blutschädigung auftreten wird. Doch läßt sich das nicht allgemein behaupten. Denn neben der Röntgenstrahlenwirkung spielen noch individuelle Momente im Sinne der Abwehr eine bedeutsame Rolle, nämlich die Regenerationskraft der blutbildenden Organe, die von Fall zu Fall verschieden ist. Es lassen sich daher für die nach Uterussarkombestrahlung zu erwartenden Blutveränderungen keine Anhaltspunkte geben.

Immerhin können wir auf Grund unserer Erfahrungen sagen, daß auch beim Uterussarkom jede im Anschluß an die Bestrahlung auftretende Blutschädigung reparabel ist, wenn die Zusammensetzung des Blutes nicht schon vor der Bestrahlung eine allzu schlechte war. Bei der Carcinomkranken hat sich eine Bestrahlung selbst bei gut lokalisiertem Tumor als wenig aussichtsreich erwiesen, wenn der Hämoglobingehalt unter 30% gesunken war. Die gleichen Beobachtungen konnten wir beim Uterussarkom machen.

Man müßte daher die Strahlenbehandlung an Uterussarkom erkrankter Frauen ablehnen, wenn bei ihnen ein Hämoglobingehalt unter 30% gefunden wird. Da aber solche Patienten auch auf andere Weise nicht mehr behandelt werden können, dürfte ein vorsichtiger Versuch mit der Röntgenbestrahlung, die immerhin die Möglichkeit einer vorübergehenden Besserung in sich birgt, ohne daß sie mit einer primären Mortalität belastet ist, trotz allem gerechtfertigt sein.

Ein Hämoglobingehalt unter 30% kommt auch selten vor, weil beim Uterussarkom die Anämie meistens nie so starke Grade annimmt, da erschöpfende Blutungen im Gegensatz zum Collumcarcinom bei den Uterussarkomen nicht sehr häufig sind. Stärkere Blutungen finden sich höchstens bei den seltenen Schleimhautsarkomen und bei den gleichfalls nicht sehr häufigen submukös entwickelten Formen der Wandsarkome. Frauen mit Uterussarkom sind daher im allgemeinen immer imstande, die durch die Bestrahlung hervorgerufene Blutschädigung wieder auszugleichen.

Schädigungen der Blase und des Mastdarmes, wie wir sie bei der Strahlenbehandlung der Uteruscarcinome beschrieben haben, sind bei der Röntgentherapie der Uterussarkome nicht zu befürchten, da eine so starke Strahlenkonzentration im kleinen Becken wie bei der Konzentrationsbestrahlung der Uteruscarcinome nicht stattfindet.

Bezüglich der möglichen Schädigungen anderer Körpergewebe und Organe verweisen wir auf unsere diesbezüglichen Ausführungen im Kapitel „Ovarialcarcinom", weil diese bei der gleichsinnigen Bestrahlungstechnik auch für die Uterussarkome Geltung haben.

l) Die Röntgenbehandlung als differentialdiagnostisches Hilfsmittel.

Zum Schluß wäre noch auf die sog. röntgenologische Differentialdiagnose bei den Uterussarkomen einzugehen, auf die wir schon mehrfach hingewiesen haben. Hier handelt es sich um den Vorschlag, den Seitz und Wintz 1920 gemacht haben, die rasche Rückbildung des in richtiger Weise mit Röntgenstrahlen behandelten Uterustumors als für das Sarkom beweiskräftig zu betrachten.

Dieser Vorschlag ist vielfach angegriffen worden, sogar von Selbsttäuschung gesprochen und versucht worden, unsere bisher nicht erreichte günstige Heilungsziffer des Uterussarkoms damit zu erklären. Nur Lenk und Borak haben bisher unsere Anschauung auf Grund ihrer sehr großen Erfahrung am reichlichen Sarkommaterial des „Wiener Zentral-Röntgeninstitutes" bestätigt. Speziell für das Lymphosarkom hat Baumann-Schenker[1] aus dem Röntgeninstitut von Schinz der Röntgentherapie inzwischen gleichfalls differentialdiagnostische Bedeutung zugesprochen. Er geht sogar soweit zu behaupten, einen Tumor, der histologisch einem Lymphosarkom ähnlich sieht und nicht strahlenempfindlich ist, nicht in die Gruppe der echten Lymphosarkome einreihen zu können.

Seit der Veröffentlichung der von Seitz und Wintz aufgestellten These sind inzwischen weitere 15 Jahre vergangen. Die exakte klinische Beobachtung hat uns von der Richtigkeit der damaligen Behauptung nur überzeugt.

Wir haben festgestellt, daß das Myom sich nicht im Laufe der ersten 4 Wochen in nennenswerter Weise verkleinern kann, da die Rückbildung von der Einstellung der Ovarialtätigkeit abhängt. Wenn nun ein Uterustumor im Laufe der ersten 3 Wochen — unter Umständen schon 8—10 Tage nach einer Applikation von mindestens 60—70% der HED an jeder Stelle des Tumors — sich über die Hälfte verkleinert hat, so kann es sich um gar nichts anderes gehandelt haben als um ein Sarkom.

Wir kennen bis heute keine einzige Ausnahme von der damals aufgestellten These.

Wohl liest man in der Literatur (Béclère, Jaugeas, Spinelli), daß sich auch das Myom manchmal rasch verkleinere; das trifft aber nicht zu. War die Verkleinerung so einwandfrei und so rasch, wie wir dies für ein Sarkom verlangen, dann war dies eben ein Sarkom, eine Anschauung, die neben Lenk und Borak auch Kaznelson, Stone und Craver vertreten.

Von ödematösen Myomen wird behauptet — was Wintz schon früher beschrieben hat —, daß bereits in den ersten Tagen nach der Bestrahlung eine Verkleinerung eintrete. Niemals ist diese Verkleinerung aber so stark, daß im Laufe der ersten 3 Wochen der Tumor bis auf die Hälfte der ursprünglichen Größe zurückgegangen ist. Meist fanden wir sogar, daß sich objektiv eine Verkleinerung nicht nachweisen ließ, sondern die Patientin subjektiv eine wesentliche Erleichterung angab. Solche bestimmte Angaben und die Beobachtung, daß tatsächlich vorher bestandene Beschwerden, wie Druckschmerz und Harnverhaltung, gebessert sind, verleiten den Untersucher, den Tumor kleiner als vor der Bestrahlung zu fühlen. Ist doch eine wirklich objektive Feststellung von Größenunterschieden durch die Palpation, wenn zwischen den einzelnen Untersuchungen mehrere Tage verstrichen sind, ungeheuer schwer. Seitz und Wintz haben schon in ihrem Buch die Bestrahlung eingeklemmter Myome vorgeschlagen, weil sie bei solchen subjektive und objektive Besserung gesehen haben. Sie verzichten selbst bei diesen Myomen in gewissen Fällen auf eine Operation im Gegensatz zu anderen Autoren, die in dem eingeklemmten Myom eine Indikation zur sofortigen Operation erblicken.

Wie diese subjektive Erleichterung und die auch offensichtliche Druckverminderung (Aufhebung der Harnverhaltung) im einzelnen Fall zu erklären ist, ist nicht sicher. Man muß zunächst die schmerzlindernde Wirkung der Röntgenstrahlen heranziehen, dann

---

[1] Strahlenther. **51**, 201 (1934).

aber auch die besondere Wirkung der Strahlen auf die Entzündung, wie dies nach Fried und Heidenhain eine große Anzahl von Autoren bestätigen konnten. Bei den Schmerzen durch eingeklemmte Myome spielen peritoneale Entzündungsvorgänge häufig eine Rolle. Schließlich kommen noch direkte Wirkungen der Strahlen auf die Lymphgefäßstauungen in Betracht.

Für die Linderung der Verdrängungserscheinungen sind meist so geringfügige Volumveränderungen des Tumors ausreichend, daß die angeführten Möglichkeiten voll und ganz genügen; gleiche Beobachtungen sind auch bei anderen malignen Tumoren (Beckendrüsen und Nervendruck) schon häufig gemacht worden.

Weiter wird gegen unsere These eingewendet, daß auch eine direkte Wirkung der Röntgenstrahlen auf die Myomzelle möglich sei; damit wäre die Behauptung von einer spezifischen Eigenschaft der Sarkomzelle hinfällig. Dieser Einwand hat keine Berechtigung; denn eine Zerstörung der Myomzelle mit 60—70% der HED ist unmöglich. Man kann durch alleinige Bestrahlung des Myoms niemals eine Verkleinerung erzielen. Das haben uns Versuche bei größeren Myomen bewiesen, bei denen wir scharf abgeblendete Strahlen in die Mitte des Myoms geschickt haben. Wenn diese Strahlenmenge nicht so groß war, daß durch die im Myomtumor ausgelösten Streustrahlen die Ovarien außer Tätigkeit gesetzt wurden, dann konnte auch nicht einmal eine vorübergehende Verkleinerung beobachtet werden. Auf alle diese Fragen sind wir im Band IV/2, I. Teil dieses Handbuches bei der Myombestrahlung genauer eingegangen.

Bei kleinen sarkomatösen Tumoren, die in Uterusmyomen eingelagert sind, muß natürlich die biologische Diagnose des Uterussarkoms aus dem Effekt einer richtig durchgeführten Röntgentherapie versagen. In solchen Fällen kann eine nennenswerte Volumverkleinerung des Tumors nicht eintreten. Weiterhin gibt es auch Fälle, bei denen auch größere sarkomatöse Partien — vor allem, wenn es sich um ein Spindelzellensarkom handelt — nicht sofort resorbiert werden; die abgetöteten Zellen verflüssigen sich, der erweichte Herd bleibt abgekapselt. Dann tritt in den ersten 3 Wochen keine wesentliche Verkleinerung des Uterustumors ein.

Diese Ausnahmen setzen den Wert unserer Beobachtung für die Diagnose des Uterussarkoms nur in geringem Grade herab. Zwar entgehen dadurch einige Sarkome der Diagnose, aber niemals kann ein Myom als Sarkom angesprochen werden.

Unsere Statistik[1] gibt nun folgende Aufschlüsse:

    a) Auf Grund der klinischen Beobachtung auf Sarkom verdächtige Uterustumoren . . . . 84 Fälle

    b) Davon haben sich im Laufe der ersten 3 Wochen nach der Bestrahlung zum mindestens auf die Hälfte verkleinert . . . . . 61 „

    Es besteht also eine Differenz von . . . . 23 Fällen,

die nicht den für Sarkome typischen Bestrahlungseffekt zeigte, obwohl klinisch die Wahrscheinlichkeit, daß es sich um ein Sarkom handele, bestand.

Bei einem Teil dieser Patientinnen wurde die sichere Diagnose auf Sarkom aus dem infausten Verlauf (Metastasierung) oder auf Grund der mikroskopischen Untersuchung des Operationspräparates doch noch gestellt.

Eine weitere Gruppe schied als gutartige Tumoren aus.

---

[1] Ergebnisse der Röntgenbehandlung des Uterussarkoms. Festschrift für Busi. Riv. Radiol. 5, 523 (1931).

Die 3. Gruppe muß als ungeklärt bezeichnet werden, da eine 2. oder 3. Bestrahlung vorgenommen wurde und der Tumor schließlich schrumpfte. Diese Patientinnen sind zwar geheilt, sie werden aber nicht in der Sarkomstatistik geführt.

c) Ohne Bestrahlungseffekt des Sarkoms . . . . 23 Fälle
davon: 1. sichere Sarkome . . . . 4 „
            2. gutartige Tumoren . . . . 14 „
            3. ungeklärt . . . . 5 „

Diese Aufstellung zeigt, daß wir zwar in einem sehr hohen Anteil durch die biologische Diagnose aus dem Bestrahlungseffekt die Uterussarkome wohl festgestellt, daß aber tatsächlich auch echte Sarkome auf die Bestrahlung nicht mit der geforderten starken Verkleinerung der Tumoren geantwortet haben.

Nun muß man noch die Frage aufwerfen, ob denn tatsächlich alle die Tumoren, welche die augenscheinliche Verkleinerung bis zur Hälfte ihrer ursprünglichen Größe gezeigt haben, auch mit absoluter Sicherheit Sarkome waren.

Dazu läßt sich noch folgendes sagen: Wenn ein Fall geheilt ist, wenn der vorher fast kindskopfgroße Tumor bis auf einen kleinen Rest fast vollkommen verschwunden ist, dann läßt sich freilich ein mikroskopischer Beweis nicht erbringen, wohl aber kann man mit der Sicherheit, die es überhaupt für ein biologisches Geschehen gibt, behaupten, daß sich kein Uterustumor findet, der sich innerhalb von 3 Wochen bis zur Hälfte zurückbilden kann. Es würde eine durch nichts begründete Überwertung der mikroskopischen Diagnose darstellen, wenn man behaupten wollte, daß nur sie allein das einzig zuverlässige Kriterium sei. Gerade beim Sarkom versagt die mikroskopische Diagnose in einer nicht unbeachtlichen Zahl von Fällen und manchmal muß der pathologische Anatom auf Grund seiner Erfahrung vielmehr im Sinne einer subjektiven Meinung entscheiden, als durch den genauen objektiven Beweis. Auf die Schwierigkeiten der mikroskopischen Sarkomdiagnose aus dem Abrasiomaterial wird auch von Kaufmann und Imhäuser hingewiesen. Weiter gibt es in der Literatur eine Reihe von Veröffentlichungen, aus denen hervorgeht, daß erst der klinische Verlauf eines Falles seine Malignität erwiesen hat, während die vorangegangene mikroskopische Untersuchung den Fall als gutartiges Myom bezeichnete (Albrecht, Frankl, Gál, Steinhardt, Vogt, v. Mikulicz-Radecki, Jacquin).

Über die durch die klinischen Beobachtungen und auf Grund der raschen Rückbildung als Sarkome angesprochenen Uterustumoren können wir folgende Statistik aufstellen:

Bestrahlt im Zeitraum von 1916—1929 . . . . 75 Fälle
davon geheilt 5 Jahre nach Abschluß der Behandlung . . . . . 59 „ = 78,6%.

Dieser Prozentsatz ist höher als bei den mikroskopisch verifizierten Sarkomen. Wer unsere Anschauung nicht teilt, wird zunächst daran denken, daß der diagnostische Irrtum und die größere Anzahl gutartiger Tumoren die hohe Heilungsziffer begründet.

Das ist sicherlich nicht der Fall. Wir erblicken den Grund für die hohe Heilungsziffer in der Unberührtheit der Fälle. Gerade beim Sarkom kann die Gefährlichkeit der Probeexcision nicht hoch genug eingeschätzt werden. Darauf haben wir schon mehrfach hingewiesen.

Wir haben eine Parallele beim Portiocarcinom, dessen klinische Diagnose, wenn es sich um größere Blumenkohltumoren handelt, nahezu einwandfrei sicher ist. Schon vor Jahren haben wir einmal eine Vergleichsgruppe solcher Portiocarcinome aufgestellt, an denen Probeexcisionen vorgenommen wurden und solcher, die unberührt nur mit Röntgenstrahlen behandelt wurden. Auch bei letzteren Fällen konnten wir ein wesentlich günstigeres Heilungsergebnis erzielen.

Die Irrtümer, Fälle, die nach dem Ausbleiben der Rückbildung als Sarkome nicht mehr angesprochen werden konnten und demgemäß nicht weiter behandelt wurden, zeigen, daß wir bei der Stellung der Diagnose aus dem Effekt der Bestrahlung mit der nötigen Kritik vorgegangen sind.

In diesem Zusammenhang interessiert noch die Frage, ob auch unter den sonstigen in der Erlanger Frauenklinik bestrahlten Myomfällen unerkannte Sarkome vorhanden waren, denen etwa durch eine unterwertige Bestrahlung Schaden zugefügt wurde.

Diese Möglichkeit kommt bei uns praktisch nicht in Betracht; denn bei der typischen Ovarbestrahlungsmethode Seitz-Wintz werden 4 Einfallsfelder angesetzt, so daß sich in der Mitte, in der Gegend des Uterustumors, die Strahlenkegel überkreuzen. Es wird daher, wenn auch nicht im Gebiet des gesamten Tumors, so doch in seinem größten Teil, 60—70% der HED erreicht, also eine Dosis verabfolgt, die bei den meisten Sarkomen zur Auslösung der Schrumpfung genügt.

Daher wurden auch im Laufe der Jahre einzelne Fälle beobachtet, die ursprünglich als Myom bestrahlt wurden und die sich dann durch rasche Schrumpfung als Sarkome erwiesen; sie wurden als Sarkome weiter behandelt. Da wir alle bestrahlten Myome zur Nachuntersuchung wieder bestellen, so besteht im allgemeinen keine Gefahr, daß das nicht diagnostizierte Sarkom unerkannt bleibt.

Trotzdem sind uns aus der großen Zahl der von uns bestrahlten Uterustumoren bis jetzt 2 Fälle bekannt, die im Laufe des 1. Jahres starben, und zwar weil es sich mit größter Wahrscheinlichkeit um ein Sarkom und nicht um ein Myom gehandelt hatte. Beiden Patientinnen ging es anfänglich gut, deshalb entzogen sie sich der Nachuntersuchung.

Wenn man allerdings die Ovarbestrahlung nicht mit der Vierfeldermethode vornimmt, sondern aus einem Großfeld 34% der HED appliziert, dann besteht viel eher die Gefahr, einen sarkomatösen Tumor zu übersehen, denn auf diese Dosis reagieren nur ganz selten Uterussarkome mit einer deutlichen Verkleinerung.

Die vorhergehenden Ausführungen fassen wir noch einmal dahin zusammen, daß die Rückbildung eines Uterustumors etwa innerhalb von 3 Wochen auf die Hälfte seines Volumens nach einer Durchstrahlung mit 60—70% der HED die Diagnose Sarkom zuläßt.

Ovarial- und Bauchhöhlensarkome.

Bei der Behandlung der Ovarialsarkome erwachsen der Strahlentherapie die gleichen Schwierigkeiten wie beim Ovarialcarcinom: Unsichere Diagnose auf der einen Seite, oft große Tumormassen auf der anderen Seite.

Die Behandlung beginnt daher beim Ovarialsarkom ebenso wie beim Ovarialcarcinom zunächst mit der Laparotomie, um Übersicht über den Tumor zu gewinnen und die Diagnose zum mindesten durch eine Probeentnahme zu sichern; denn ohne mikroskopische Untersuchung ist die Diagnose stets nur eine Vermutungsdiagnose und es bleibt fraglich, ob es sich bei dem festgestellten Ovarialtumor nicht um ein Ovarialcarcinom oder womöglich nur um einen gutartigen Ovarialtumor handelt. Im ersteren Fall müßte die Bestrahlung mit der Carcinomdosis und nicht mit der niedrigeren Sarkomdosis durchgeführt werden, im letzteren Fall wäre jede Bestrahlung — und würde die therapeutisch höchstzulässige Dosis angewandt werden — erfolglos.

Hat der Tumor eine größere Ausdehnung angenommen und ist er mit der Umgebung verwachsen oder hat er auf die Nachbarorgane übergegriffen, dann ist es auch bei der Laparotomie meistens unmöglich, den Ausgangspunkt der Geschwulst mit Sicherheit festzustellen. Selbst wenn der Haupttumor an der Stelle des Ovars liegt, läßt sich nicht mit Bestimmtheit sagen, ob das histologisch festgestellte Sarkom primär im Ovar entstanden ist.

In dieser differentialdiagnostischen Schwierigkeit sehen wir die Berechtigung, in dieses Kapitel auch die außerhalb des Ovars entstandenen Sarkome miteinzubeziehen, soweit sie sich in die Bauchhöhle hinein entwickeln.

a) Pathologisch-anatomische und klinische Vorbemerkungen zu den Ovarialsarkomen.

Unter den Ovarialsarkomen gibt es ebenso wie beim Ovarialcarcinom primäre und sekundäre. Letztere sind aber sehr selten.

Die primären Sarkome gehen vom Stroma des Eierstocks aus, gelegentlich können auch gutartige Geschwülste der Bindegewebsreihe sarkomatös entarten. Als solche kommen Fibrome und Fibromyome in Frage.

Was die Häufigkeit der primären Sarkome unter den Ovarialtumoren anbelangt, so finden sich hierüber große Unterschiede in den Literaturangaben. Bei der Schwierigkeit, die oft auch noch das mikroskopische Bild der Diagnosestellung macht, ist das leicht verständlich. Die Zahlenangaben schwanken zwischen 1,6% (Schröder) und 7,5% (Velits). Stoeckel gibt sie mit 3—5% aller Ovarialtumoren an.

Ovarialsarkome kommen ebenso wie die Ovarialcarcinome in jedem Lebensalter vor. Im Gegensatz zum Carcinom treten sie aber hauptsächlich bei Jugendlichen auf. Diese Tatsache läßt sich differentialdiagnostisch verwerten. Ovarialtumoren bei Jugendlichen sind meistens Sarkome. Nach A. Döderlein fallen die häufigsten Erkrankungen an Ovarialsarkom in das 2. Lebensjahrzehnt. Hubert hat aus der Literatur 200 Fälle von Sarkomen bei Kindern gesammelt; darunter befinden sich neben 10 Neugeborenen sogar 6 Feten.

Doppelseitigkeit findet sich nicht so oft wie bei den Ovarialcarcinomen. Die Angaben wechseln aber auch hier sehr. Sie schwanken zwischen 28% und 43%.

Makroskopisch zeigen die Ovarialsarkome hinsichtlich ihrer Größe und Beschaffenheit ein wechselndes Verhalten. Die Tumoren können über mannskopfgroß werden. In diesem Fall handelt es sich meistens um cystische Sarkome. Solide Sarkome werden selten so groß. Neben harten, glatten Tumoren mit fester äußerer Bindegewebskapsel finden sich weiche von breiiger Konsistenz, die bei der Berührung sofort einbrechen und daher „Markschwamm" genannt werden. Diese Form findet sich besonders bei den bösartigen Rundzellensarkomen.

Histologisch handelt es sich meistens um Spindelzellensarkome, seltener um Rundzellensarkome; letztere sind die bösartigere Form, sie finden sich meistens bei Jugendlichen. Neben Spindel- und Rundzellensarkomen finden sich gemischtzellige mit viel Riesenzellen, auch solche mit heterologer Gewebsdifferenzierung: Myomsarkome, Chondroosteosarkome, Myxosarkome, Hämangiosarkome, Lymphangiosarkome.

Relativ häufig sind von letzteren die von den Blut- und Lymphgefäßen ausgehenden Sarkome. Diese nehmen entweder vom Endothel (Endotheliome) oder von der Adventitia (Peritheliome) ihren Ausgang, weshalb sie Borst auch als Haemangioma-Endothelioma intra- und perivasculare und als Lymphangioma-Endothelioma intra- und perivasculare bezeichnet. Auch diese Tumoren finden sich häufig in jugendlichem Alter.

Andere Sarkome sind kombiniert mit Carcinomen, Adenocarcinomen oder mit Adenomen, am häufigsten mit Kystadenomen, Kystadenoma sarcomatosum. Bei diesen Tumoren ist das Zwischengewebe sarkomatös.

Die Metastasierung erfolgt beim Ovarialsarkom im Gegensatz zum Ovarialcarcinom hauptsächlich auf dem Blut- und Lymphweg. Peritonealmetastasen spielen nur eine untergeordnete Rolle. Bevorzugt befallen wird der Uterus, dann die Tuben, Magen, Leber, Darm, Lunge, Zwerchfell, Niere, Nabel, Wirbelsäule und Unterhautzellgewebe (Pfannenstiel). In dieser Reihe fehlen die retroperitonealen Lymphdrüsen, die meistens schon sehr frühzeitig befallen sind.

Die sekundären Ovarialsarkome sind nicht sehr häufig. Als Primärgeschwulst spielt der Magen nicht die Rolle wie beim Ovarialcarcinom. Als Muttergeschwülste sind in der Literatur von Kaufmann, Theilhaber, Borrmann und Barth Sarkome des Mediastinums, des Uterus und der Haut beschrieben worden.

Klinisch ist die Diagnose Ovarialsarkom niemals mit Sicherheit zu stellen. Stets bleibt sie nur eine Vermutungsdiagnose. Immerhin ist ein großer Ovarialtumor bei jugendlichem Alter, besonders wenn er sehr schnell wächst, höchst verdächtig auf Sarkom. So sah Chrobak ein Rundzellensarkom sich innerhalb von 23 Tagen vom Nabel bis zum Rippenbogen vergrößern.

Durch Verwachsungen mit der Umgebung kommt es oft zur Bildung eines großen Konglomerattumors. Ascites kann vorhanden sein. Sehr häufig fehlt er aber. Überdies ist er nicht beweisend für Sarkom, weil er auch beim Ovarialcarcinom und bei gutartigen Ovarialtumoren vorkommt. Aus dem klinischen Befund kann also stets nur eine Vermutungsdiagnose gestellt werden. Sicherheit gibt erst die Laparotomie und die nachfolgende mikroskopische Untersuchung.

b) Die Leistungen der Operation.

Aus der Seltenheit der Ovarialsarkome erklärt sich die Tatsache, daß sich nur wenige statistische Angaben in der Literatur über die Erfolge der Operation bei dieser Geschwulst finden.

Immerhin geht es aus diesen Veröffentlichungen hervor, daß die operative Behandlung mit sehr großen Gefahren verbunden ist. A. Mayer hatte bei 22 Fällen eine primäre Mortalität von 27,2%, Apelt bei 34 Fällen sogar eine solche von 42%, wenn man die bald nach der Operation an Rezidiven Verstorbenen mitrechnet (A. Döderlein).

Die wenigen kleinen Statistiken über Dauerheilung nach Operation stammen von Pfannenstiel, Werder, Glockner-Zweifel, Kratzenstein und A. Mayer.

Kratzenstein hat wohl 15 Dauerheilungen bei 20 Operierten erzielt, doch befanden sich darunter 11 verhältnismäßig gutartige Fibrosarkome. Die Mitteilungen der anderen Autoren lauten alle wesentlich ungünstiger. So berichtete Pfannenstiel, daß von 14 „Überlebenden" 8 später gestorben sind, und zwar 5 innerhalb des ersten Jahres. 6 blieben gesund, aber nur 4 über 5 Jahre. Ähnlich haben Glockner-Zweifel unter 15 Fällen nur 4 Dauerheilungen gehabt. Desgleichen berichtete Werder nur über 4 Dauerheilungen bei 15 Fällen. A. Mayer hatte bei einseitigen Ovarialsarkomen eine Heilungsziffer von 53,9%, bei doppelseitigen aber nur von 11,2%. Zusammen mit der hohen Mortalitätsziffer sind das alles sehr schlechte Operationsergebnisse.

Auch bei diesen Tumoren war also zweifellos der Versuch berechtigt, die unbefriedigenden Heilungsresultate der Operation durch die Anwendung der Röntgenstrahlen zu verbessern.

c) Die Leistungen der Strahlentherapie nach der Literatur.

Ovarialsarkome und Bauchhöhlensarkome kommen zu selten vor und die Strahlentherapie ist noch zu jung, als daß sich ihre Leistungen bei der Behandlung dieser Tumoren schon heute statistisch erfassen ließen. Von der Wirksamkeit der Strahlentherapie zeugen aber eine ganze Reihe von Mitteilungen. Patienten, die nur unvollständig operiert werden konnten, wurden nachbestrahlt und noch eine ganze Reihe von Jahren arbeitsfähig am Leben erhalten. In einer Reihe von Fällen wurden sogar Dauerheilungen erreicht. Beweisend für die Wirksamkeit der Röntgentherapie sind weiter ihre Erfolge bei postoperativen Rezidiven, die operativ nicht mehr anzugehen waren. Alle diese Patienten wären ohne Bestrahlung verloren gewesen, zumal Spontanheilungen, wenn sie überhaupt vorkommen, so selten sind, daß sie praktisch keine Bedeutung haben.

Der erste Versuch, ein Ovarialsarkom mit Röntgenstrahlen zu beeinflussen, wurde schon vor nunmehr 30 Jahren unternommen und wie der Bericht von Chrysospathes-Athen (1903) zeigt, war die Röntgenbestrahlung von Erfolg. Eine Patientin mit großem Ovarialsarkom, bei der ein vergeblicher Operationsversuch gemacht worden war und deren Zustand sich nach der Operation infolge Tumorwachstums zusehends verschlimmerte, wurde mehrfach bestrahlt. Der Tumor wurde dadurch ganz zum Rückgang gebracht. Es fanden sich nur noch Verwachsungen der Operationsnarbe mit den unter ihr liegenden Teilen. Einen gleich guten Erfolg mit der Röntgenbestrahlung erzielte damals auch schon Judd (1903) bei einem kindskopfgroßen inoperablen Bauchhöhlensarkom. Allerdings rezidivierte der Tumor zweimal. Nach der zweiten Bestrahlung blieb die Patientin bis zur Zeit der Veröffentlichung (21 Monate) rezidivfrei. Über einen gut mit Röntgenstrahlen beeinflußten Fall aus den Anfängen der Röntgenstrahlentherapie berichtete auch Fischer (1906). Ein polymorphzelliges Sarkom in der rechten Bauchhälfte, das sich wegen seiner „Übergröße" als unexstirpierbar erwies, wurde vollkommen zum Schwinden gebracht.

Über diese geschichtlich interessanten Fälle geben wir folgende nähere Angaben aus den Literaturberichten:

1. Fall Chrysospathes-Athen (1903).

Diagnose: Tumor der rechten Unterbauchseite.

Histologischer Befund: Kleinzelliges Rundzellensarkom, wahrscheinlich vom rechten Ovar ausgehend.

Tumor der rechten Unterbauchseite, rechts und hinten vom Uterus, Parametrien frei. Zuerst symptomatische Therapie. August 1902 Probelaparatomie: Radikaloperation unmöglich. Probeexcision. Einige Tage nach der Operation Bildung einer Dünndarmfistel.

Beginn der Röntgentherapie Ende November 1902, da sich der Befund inzwischen weiter verschlechtert hatte (Fisteln bestanden noch, sarkomatöse Geschwüre der Operationsnarbe nahmen an Größe zu). Bestrahlungstechnik: Anfangs jeden 2. oder 3. Tag 2—3 Minuten mit mittelweicher Röhre, Entfernung 30 cm, $2^1/_2$ Ampères, 5—10 Minuten, Abstand 20—15 cm. Zuletzt nur noch 2, dann 1 Sitzung pro Woche. Erfolg: Nach der ersten Sitzung völliges Verschwinden der bisher ununterbrochenen Schmerzen. Im weiteren Verlauf Erweichung der Verdickungen um die Operationsnarbe, spontanes Aufbrechen und Entleeren von blutig seröser Flüssigkeit. Dann Überhäuten der Geschwülste in 3—4 Tagen. Weiterhin Vernarben der sarkomatösen Hautgeschwüre, Schließen der Fistel, Besserung des Allgemeinbefindens. Tumor selbst blieb anfänglich gleich groß.

Nachuntersuchung Mitte Juli 1903: Nur Verwachsung der Operationsnarbe mit den unter ihr liegenden Teilen, keine Spur eines Tumors, keine Druckempfindlichkeit.

Anfang Dezember 1903 Befund derselbe. Patientin wird in Intervallen von 2—3 Wochen noch weiter bestrahlt.

2. Fall Judd (zitiert nach Pfahler).

Diagnose: Linksseitiger Abdominaltumor von Kindskopfgröße.

Histologischer Befund: Spindelzellensarkom.

Januar 1903 Probelaparotomie. Entfernung des Tumors unmöglich, daher nur Probeexcision.

Der Tumor schwand durch Röntgenbestrahlungen. Rezidiv Dezember 1904, in 5 Monaten wieder zum Schwinden gebracht. September 1905 abermals Rezidiv von Citronengröße, das nach Röntgenbestrahlung im Laufe von 3 Monaten verschwand. Patientin ist 21 Monate nach der Röntgenbehandlung rezidivfrei.

3. Fall Fischer (1906).

Diagnose: Polymorphes Sarkom in der rechten Bauchhälfte.

21jährige Patientin. Bei der Probelaparotomie erwies sich der „übergroße" Tumor als völlig unexstirpierbar.

Röntgenbehandlung während $4^1/_2$ Monaten: 39 Sitzungen von zusammen 419 Stunden Dauer.

Völlige Heilung. Schwund der vorhanden gewesenen hyperplastischen Drüsen. Seit 2 Jahren rezidivfrei.

Zu diesen 3 günstigen Berichten über die Wirkung der Röntgentherapie beim Ovarialsarkom haben sich im Laufe der Jahre weitere gesellt. Eymer, Schockaert, P. Werner und Kupferberg erzielten allerdings keinen Erfolg. Ebenso versagte die Bestrahlung bei H. R. Schmidt und Hüssy in einem Fall. Andere Autoren haben aber Günstiges von der Röntgentherapie bei Ovarialsarkomen gesehen, wenn auch nicht immer über Dauererfolge berichtet wird.

Im Fall Eymer kam es nach vorübergehendem Rückgang des Tumors zu erneutem Wachstum, so daß man sich schließlich zur Operation entschloß; dieser ist die Patientin erlegen. Bei dem Mißerfolg von Schockaert waren schon ausgedehnte Peritonealmetastasen vorhanden, so daß es sich also um eine fortgeschrittenere Erkrankung gehandelt hat und der Fall von vornherein prognostisch sehr ungünstig zu beurteilen war. Bei den Ovarialsarkomen von P. Werner und Kupferberg bestand gleichzeitig ein Diabetes. Vogt vermutet, daß diese Stoffwechselstörung für das Versagen der Röntgenbestrahlung von gewisser Bedeutung gewesen wäre, zumal Calmann bei der Röntgentherapie eines Uterussarkoms bei einer Diabetikerin gleichfalls einen Mißerfolg zu verzeichnen hatte. Bei den Fällen von Hüssy und H. R. Schmidt handelte es sich um inoperable Sarkome, die bald nach der Bestrahlung starben.

Über die Fälle von Eymer und Schockaert liegen nähere Mitteilungen vor:

1. Fall Eymer (Klinik Menge-Heidelberg, 1913).

1 Fall von Ovarialsarkom. Histologisch: primäres gemischtzelliges Ovarialsarkom.

Die Patientin war primär bestrahlt worden, und zwar wurden im ganzen 40 X (1910) verabreicht. Der Tumor von über Mannskopfgröße wurde „sicher kleiner", die Patientin erholte sich sichtlich.

16. 2. 11. Tumor faustgroß.

Oktober 1911 geringe Blutung aus der vorderen Lippe. Hinter dem Uterus teils cystischer, teils derber, weit über mannskopfgroßer, fast das ganze Becken ausfüllender Tumor. Geringe Ascitesmenge.

Laparotomie: Auslösung eines enorm gefäßreichen rechtsseitigen Ovarialtumors, der zum Teil erweicht ist und dessen Auslösung wegen mancherlei Verwachsungen Schwierigkeiten macht. Uterus und linke Adnexe mitentfernt. Excitus an Peritonitis am 4. Tage.

2. Fall Schoeckaert-Brüssel 1924.

Diagnose: Sarkom beider Ovarien. Histologisch: Spindelzellensarkom.

5 Monate nach einem Partus wurden die bei der Geburt entdeckten, inzwischen stark angewachsenen Tumoren totalexstirpiert. Ascites und Peritonealmetastasen. Einige Wochen nach der Röntgennachbestrahlung Exitus.

Aus dem Verlauf des Falles wird geschlossen, daß die maligne Entartung zur Zeit der Konzeption bereits erfolgt war und daß ein Ei aus einem noch intakten Teil des Ovarialgewebes befruchtet wurde.

Keine Angaben über die Röntgennachbestrahlung.

Dagegen wurden in einer ganzen Reihe weiterer Fälle mit der Röntgentherapie beachtenswerte primäre Erfolge erzielt.

Hüssy hat bei 2 operablen Ovarialsarkomen mit der Nachbestrahlung günstige Erfahrungen gemacht. Zwei so behandelte Patientinnen lebten zur Zeit der Veröffentlichung je $^1/_2$ und $2^1/_2$ Jahre in gutem Wohlbefinden. Ebenso berichtete Pribram über gute Erfolge bei radikal operierten und dann nachbestrahlten Ovarialsarkomen. Von 6 auf diese Weise behandelten Fälle wurden 4 geheilt. 2 waren zur Zeit der Berichterstattung schon über 5 Jahre arbeitsfähig und rezidivfrei.

Beweisender für die Wirkung der Röntgentherapie als diese Beobachtungen — die erzielten Heilungen brauchen keine Folge der Bestrahlung zu sein, sondern können darauf beruhen, daß wirklich im Gesunden operiert wurde und keine Tumormassen zurückblieben — sind die Erfolge bei den unvollständig operierten und inoperablen Fällen.

Nach H. R. Schmidt bestrahlte die Bonner Klinik 2 inoperable Sarkome des Beckenbindegewebes. 1 Fall, es wurde darüber schon berichtet, starb nach einem Vierteljahr an Lungenmetastasen. Die andere Patientin reagierte sehr gut auf eine „energische Röntgenbestrahlung". 1 Jahr nach der Behandlung war sie wohl und arbeitsfähig. Die Tumoren hatten sich verkleinert. Patientin ist dann verzogen, ihr Aufenthaltsort war nicht mehr zu ermitteln.

Spinelli, der ein Ovarialsarkom nur unvollständig entfernen konnte, brachte die zurückgelassenen Tumormassen durch Röntgenstrahlen vollständig zum Schwinden. Nach 16monatiger Beobachtungszeit war noch kein Rezidiv vorhanden.

Straßmann bestrahlte 8 inoperable Ovarialsarkome. Eine Patientin starb bald nach der Behandlung, eine 2. lebte 1 Monat, eine 3. (71jährige) 8 Monate, eine 4. noch nach 1 Jahr, eine 5. noch nach 2 Jahren. Ein Rezidiv nach Operation lebte $2^1/_2$ Jahre nach der Bestrahlung (s. unter Rezidive S. 730).

Über günstige Erfahrungen mit der Strahlentherapie bei inoperablen Ovarialsarkomen berichtet auch Gál aus der Klinik Tóth. Bei der Bestrahlung wurde im allgemeinen sehr vorsichtig mit kleinen Strahlenmengen vorgegangen, diese aber so oft wiederholt, bis die Carcinomdosis erreicht wurde. In einem sehr desolaten Fall von inoperablem Ovarialsarkom mit ausgedehnten Peritonealmetastasen war nach 2 Jahren die Geschwulst vollständig geschwunden, bei einer anderen Patientin wurde nach der Bestrahlung eine schnelle Verkleinerung festgestellt. Über den Grad der Rückbildung ist nichts bekannt, da sich die Patientin der weiteren Nachbeobachtung entzog. Doch berichtete sie 3 Jahre nach Abschluß der Behandlung, daß sie 15 kg zugenommen habe und sich wohl fühle. Im 3. Fall konnte eine Patientin völlig schmerzfrei gemacht werden. Doppelseitige kindskopfgroße Geschwülste hatten sich im Laufe von $1^1/_2$ Jahren bis auf Apfelgröße verkleinert. Der Patientin ging es ihrem Alter entsprechend gut.

In einem inoperablen Fall von Ovarialsarkom erzielte auch O. A. Boije mit der Röntgentherapie einen guten Erfolg und wies im Anschluß an diese Beobachtung und andere gut mit Röntgenstrahlen beeinflußte Fälle auf den Wert der Röntgentherapie hin, die noch mit Aussicht auf Wirkung angewandt werden könne, wenn die chirurgische Behandlung versagt.

Ebenso berichtet Weber über 1 Fall von inoperablem Sarkom der Beckenorgane, doch läßt er die Frage offen, ob nicht ein diagnostischer Irrtum vorgelegen und es sich anstatt eines Sarkoms nicht nur um eine entzündliche Infiltration der Beckenorgane gehandelt hat.

Die Patientin war ihm von einem Gynäkologen als inoperables Sarkom der Beckenorgane zur Bestrahlung überwiesen worden. Touchierbefund: Retroflektierter Uterus in Geschwulstmassen eingemauert, nicht empfindlich. 6 Wochen nach der 1. Röntgen-Wertheim-Sitzung (7 HED 0,5 mm Zn) normaler Touchierbefund (Uterus frei beweglich, Adnexe, Parametrien, Douglas frei! Wohlbefinden).

Über die interessanten Fälle von Spinelli und Gál geben wir folgende nähere Berichte.

1. Fall Spinelli.

Diagnose: Ovarialsarkom. Histologisch: Rundzellensarkom.

Mehrfach mit Netz und Därmen verwachsenes 17 pfündiges Rundzellensarkom des linken Ovariums wurde am 8. 6. 22 entfernt. Reichlicher Ascites. Zahlreiche Metastasen auf dem Beckenbauchfell, der Darmserosa und in den Netzadhäsionen, die zum Teil mitexstirpiert wurden. Faustgroßer, von Dünndarmschlingen umfaßter Geschwulstknoten blieb zurück.

Röntgenbehandlung vom 19.—28. 6. 22: 4 Felder (Bauch-, Rücken-, Seitenfelder), 180 Minuten für jedes Feld, im ganzen 12 Stunden. Bestrahlungsdauer. Fokus-Hautabstand 40 cm, Filter 0,5 mm Cu + 3 mm Al, 180 kV, 2 mA.

Nachuntersuchung am 11. 12. 22. Normaler Tastbefund, Gewichtszunahme.

Juni 1923. Befriedigender Zustand dauert an.

1924 nach 16monatiger Nachbeobachtungszeit kein Rezidiv.

2. Fall Gál 1.

33jährige anämische, herabgekommene Kranke, bei der wegen einer faustgroßen, neben und hinter der Gebärmutter sitzenden und mit der Umgebung zusammengewachsenen Geschwulst eine Probelaparotomie vorgenommen werden mußte. Es stellte sich dabei heraus, daß die Geschwulst vom rechten Eierstock ausging und mit den Därmen und mit der Beckenwand verwachsen war. Auf dem Peritoneum fanden sich zahlreiche Knoten von Nuß- bis Haselnußgröße. Gänzliche Exstirpation erschien unmöglich, daher wurde die Röntgenbestrahlung vorgenommen. Nachdem die erste Behandlung von der Patientin gut vertragen wurde, erhielt sie in 5—6wöchentlichen Intervallen die volle Carcinomdosis, worauf die Geschwulst sich zurückbildete. 2 Jahre nach Abschluß der Behandlung war die Geschwulst vollständig geschwunden. Die Patientin war kräftig, schmerzfrei und arbeitsfähig.

3. Fall Gál 2.

48jährige Frau in schlechtem Ernährungs- und Kräftezustand. Faustgroße, harte, hinter der Gebärmutter sitzende, mit der Beckenwand verwachsene Geschwulst. Starke Blutungen. Patientin ist beständig fieberhaft oder subfebril. Wegen der Verwachsung der Geschwulst und wegen des Allgemeinbefindens wird von der Operation abgesehen und eine Röntgenbehandlung durchgeführt. In 3 verschiedenen Sitzungen wird die Carcinomdosis auf die Geschwulst appliziert. Bei der 3. Bestrahlung war die Geschwulst schon wesentlich zurückgegangen und nach 3 Jahren berichtete die Patientin, daß sie sich wohl fühle und 15 kg zugenommen habe.

4. Fall Gál 3.

71jährige, stark abgemagerte, seit 26 Jahren amenorrhoische Frau, der eine den Eierstöcken entsprechende faust- bzw. säuglingskopfgroße mit der Umgebung verwachsene Geschwulst große Schmerzen verursacht und die nicht gehen kann. Sie bekommt 3 Strahlenbehandlungen. Nach $1^1/_3$ Jahren bewegt sich die Patientin ihrem Alter angemessen gut, ist schmerzfrei, die Geschwülste haben Apfelgröße.

Die bisher angeführten Fälle sind bis auf die 2 Fälle von Pribram alle zu kurze Zeit nachbeobachtet, um als Dauerheilungen angesprochen werden zu können. Indessen geht aus ihnen die Wirksamkeit der Strahlentherapie schon einwandfrei hervor, gelang es doch, sich bei der Operation als hoffnungslos erweisende Fälle nicht nur beschwerdefrei, sondern wieder arbeitsfähig zu machen.

Daß aber selbst bei inoperablen, hoffnungslosen Fällen sich mit der Röntgenbestrahlung auch noch Dauerheilungen erzielen lassen, beweisen die Beobachtungen von Dietrich (1919) und L. Seitz (1929). Dietrich konnte ein inoperables Ovarialsarkom, das sich retroperitoneal bis zur linken Niere erstreckte und bei dem die retroperitonealen Lymphdrüsen schon bis zum Zwerchfell infiltriert waren, mit Röntgenstrahlen schnell zum Schwinden bringen. Dieser Fall hat noch insofern besondere Bedeutung, als er mit so kleinen Röntgenstrahlenmengen geheilt wurde, daß dadurch nicht einmal die Ovarialfunktion beeinflußt wurde. Die Patientin war noch 5 Jahre nach der Behandlung völlig gesund. Die Menses waren regelmäßig und sind niemals ausgeblieben.

Dietrich machte zu diesem Fall folgende näheren Angaben: 16jähriges Dienstmädchen L. Th., am 13. 3. 14 in die Klinik aufgenommen. Patientin war mit 15 Jahren zum 1. Male menstruiert, seitdem regelmäßig alle 4 Wochen, 2 Tage lang, ohne Beschwerden. Seit Weihnachten 1913 blieben die Menses aus, es traten Schmerzen im Unterleib auf, die sich besonders beim Gehen äußerten. Sie bemerkte ein allmähliches Dickerwerden des Leibes, weshalb sie zum Arzt ging, der sie der Klinik überwies.

Während die übrigen Organe gesund waren, auch eine Kachexie nicht vorhanden war, ergab die Untersuchung des Abdomen folgenden Befund:

Abdomen kugelig vorgewölbt, besonders im unteren Teil, durch einen bis zum Nabel reichenden, grobhöckerigen derben Tumor, der im kleinen Becken verschwindet. Er zeigt sich zusammengesetzt aus einzelnen Tumoren, von denen einer weit nach links hinten oben bis zum Rippenbogen reicht. Ascites nicht nachweisbar. Vaginal: Nach dem Scheideneingang stehende kurze, zapfenförmige, schlanke Portio. Das ganze Becken ausgefüllt von derben Tumormassen, Uterus und Adnexe aus ihnen nicht herauszutasten.

Die Probelaparotomie ergab: Der Tumor verschwindet im kleinen Becken, dasselbe völlig ausfüllend, und geht anscheinend vom Ovarium aus. Er erstreckt sich retroperitoneal (Drüsenmetastasen) weiter nach oben bis zum Zwerchfell, links bis zur linken Niere, dort einen faustgroßen Tumor bildend. An eine operative Entfernung ist nicht zu denken. Nach einer Probeexcision Schluß der Bauchhöhle.

Die mikroskopische Untersuchung (Pathologisches Institut Geh. Rat Kaufmann) bestätigt die Diagnose Sarcoma inoperabile ovarii (Rundzellensarkom).

Nach primärer Heilung der Operationswunde Röntgentherapie.

1. Serie 31. 3. bis 2. 4. 14 Apex-Instrumentarium. Wasserkühlröhre Müller. Fokus-Hautabstand 16 cm. Filter 3 mm Al. Abdomen 8 Felder (6 : 6 cm) à 2 Minuten an 3 aufeinanderfolgenden Tagen.

2. Serie 20. 4. bis 22. 4. 14 in gleicher Weise.

3. Serie. 8. 5. bis 10. 5. 14 in gleicher Weise.

Schon nach der 1. Bestrahlung war eine auffallende Verkleinerung des Tumors von außen zu fühlen, nach der 2., reichte der Tumor noch bis 3 Querfinger unterhalb des Nabels, im übrigen Abdomen waren keine Tumoren mehr zu fühlen, Nierengegend frei. 10 Tage nach der 3. Bestrahlung war äußerlich überhaupt kein Tumor mehr zu fühlen. Vaginal war eine knapp hühnereigroße Resistenz von der Form des Uterus zu fühlen, Portio und Cervix gehen in den Tumor über, Adnexe nicht zu tasten.

Die Patientin wurde in der Poliklinik weiter kontrolliert. 6 Wochen nach der Entlassung fand sich: Uterus klein in Streckstellung, links ist das Ovarium als etwa walnußgroßer Tumor zu tasten, dem Uterus dicht aufsitzend.

Eine am 27. 5. 19 vorgenommene Nachuntersuchung ergab: Blühendes junges Mädchen ohne irgendwelche Beschwerden. Menses nach Operation und Bestrahlung nicht ausgeblieben, regelmäßig alle 4 Wochen, geringer Blutverlust.

Vaginal: Kleiner anteflektierter Uterus, beweglich. Rechte Adnexe frei. Links dem Uterus aufsitzende haselnußgroße Resistenz (Ovariumrest), kein Tumor.

Einen überraschenden Erfolg erzielte Seitz bei einem bis zum Schwertfortsatz reichenden retroperitonealen Sarkom, dessen Diagnose histologisch gesichert war. Nach 3maliger Bestrahlung mit der Sarkomdosis setzte eine so schnelle Rückbildung des Tumors ein, daß nach 8 Wochen nur noch schwartige Verdickungen festzustellen waren. Noch nach 8 Jahren war die Patientin völlig gesund und arbeitsfähig.

Zu diesem Fall gibt Seitz folgenden näheren Bericht:

T., 39 Jahre, 4mal geboren. Bemerkte in der letzten Zeit ein Größerwerden des Leibes. Vor einem Vierteljahr von chirurgischer Seite probelaparotomiert. Die Geschwulst konnte nicht entfernt werden. Befund: Leib von einem weichen prallelastischen Tumor eingenommen, der von der Symphyse bis nahe an den Schwertfortsatz reicht. Da der Tumor eine gewisse Beweglichkeit aufwies, glaubte Seitz noch den Versuch einer Exstirpation machen zu müssen, laparotomierte und stellte einen das ganze Abdomen einnehmenden Tumor fest, der mit der hinteren Bauchwand fest verwachsen war, und dessen Ausgangspunkt nicht ganz sicher festgestellt werden konnte. Es wurde ein Stück zur mikroskopischen Untersuchung entnommen. Ergebnis: Polymorphzelliges Sarkom. 3malige Bestrahlung in Zwischenräumen von 6 und 8 Wochen, jedesmal mit 60—70% der HED. Rasche Rückbildung des Tumors in den ersten 9 Wochen bis auf schwartige Verdickungen. Patientin litt anfänglich stärker unter Ausfallserscheinungen, nimmt stark an Gewicht zu, befindet sich sonst aber wohl und ist jetzt bereits im 8. Jahre völlig gesund und arbeitsfähig.

Neben diesen letztgenannten guten Erfolgen der Röntgentherapie bei inoperablen Ovarial- und Bauchhöhlensarkomen wird die Wirkung der Röntgenbestrahlung weiter durch eine Reihe gut beeinflußter postoperativer Rezidive erwiesen.

Bei dem Fall Seeligmann handelte es sich um einen Rezidivtumor, der das ganze Abdomen bis zur Zwerchfellkuppe ausfüllte und bei dem es schon zu einer Wirbelsäulenmetastase mit Spontanfraktur und Gibbusbildung gekommen war. 8 Wochen nach der Behandlung war von dem großen Tumor nichts mehr zu tasten, die Patientin fühlte sich wohl und konnte sich wieder frei bewegen.

Zu dem Fall Seeligmann geben wir folgende nähere Krankengeschichte:

24jähriges Mädchen mit hartem Tumor, der das ganze Abdomen ausfüllt. Laparotomie ergibt 10pfündigen intraligamentär entwickelten, soliden Ovarialtumor, der sich bei der mikroskopischen Untersuchung als Spindelzellensarkom des rechten Ovariums erwies. Tumor wurde exstirpiert.

9 Monate später Rezidiv auf der gleichen Seite, anscheinend von den Lymphdrüsen des Geschwulstbettes ausgehend.

Weitere 6 Monate später Abdomen wieder ad maximum ausgedehnt von einem Tumor, der bis zur Zwerchfellkuppe reicht. Gleichzeitig Wirbelsäule metastatisch ergriffen, Gibbus in der Höhe des 12. Brust- und 1. Lendenwirbels.

Relaparotomie. Da Tumor, noch größer als der primäre 10pfündige, sich gänzlich retroperitoneal entwickelt hatte und nicht operabel war, Bauchdeckenschluß.

Anschließend 2 Röntgenbestrahlungsserien: 1. Serie vom 10. 12. bis 31. 12. 12: Gesamtdosis 55 X. 2. Serie vom 15. 1. bis 28. 1. 13: Gesamtdosis 66 X, zusammen 121 X. Die Bestrahlungen wurden in jeder Serie von 10 verschiedenen Hautstellen aus gemacht. Dazu wurden je nach der Stelle ein Blendensatz von $8^1/_2 : 13$ cm oder Kastenblende von $9 : 17$ cm Öffnung benutzt. Röhrenhärte etwa 7 Walther. Filter 1—2 mm Al.

Dazu intravenöse Arsazetininjektionen.

Erfolg der kombinierten Behandlung geradezu frappant. Der Tumor wird immer kleiner. Nach 5 Wochen ist Patientin außer Bett. Die Röntgenaufnahme zeigt auch Besserung des metastatischen Prozesses in der Wirbelsäule.

8 Wochen nach begonnener Behandlung völliges Wohlbefinden; von dem großen Tumor ist nichts mehr zu fühlen. Der Gang ist aufrecht und durch keinerlei Beschwerden in der Wirbelsäule irgendwie beeinträchtigt.

Über einen überraschenden Erfolg berichteten auch H. R. Schmidt und Martius. Es handelte sich um ein 19jähriges Mädchen mit einem Sarkomrezidiv, das 1 Jahr nach einer auswärts vorgenommenen Exstirpation des linksseitigen Eierstocks wegen Ovarialsarkoms aufgetreten war. Der Rezidivtumor lag retroperitoneal und war, wie sich bei der Probelaparotomie zeigte, nicht zu entfernen. Die Patientin wurde 3mal bestrahlt. Bei der Bestrahlung wurde das rechte Ovar möglichst abgedeckt, um es funktionstüchtig zu erhalten, was auch gelang, denn die Menstruation blieb erhalten. Schon während der Bestrahlung ging der Tumor zurück. 2 Jahre nach der Bestrahlung heiratete die Patientin und gebar im folgenden Jahr ein gesundes, normal entwickeltes Kind. Eine Nachuntersuchung zeigte, daß sie völlig gesund war. Dieser Fall ist besonders insofern sehr interessant, als es geglückt war, trotz wirksamer Bestrahlung des retroperitoneal liegenden Rezidivtumors die Ovarialfunktion zu erhalten, so daß die Patientin später noch ein gesundes Kind zur Welt brachte.

Über diesen Fall liegt folgende Krankengeschichte vor:

Einem 19jährigen Mädchen wurde im Jahre 1918 auswärts sein linksseitiges Ovarialsarkom durch die Operation entfernt. Am 12. 2. 19 wurde sie wegen eines Rezidivs in die Klinik aufgenommen, und zwar fand sich bei der sonst gesunden etwas blassen, aber gut ernährten Patientin in der linken Leibseite ein derber Tumor, der vom linken Rippenbogen bis in die Lendengegend reichte und unverschieblich war. Ascites war nicht festzustellen. Unter der Diagnose: Retroperitoneale Metastasen eines Ovarialsarkoms wurde die Relaparotomie ausgeführt, von der Entfernung des Tumors aber abgesehen, da die Operation technisch unmöglich schien. Der Tumor lag retroperitoneal der linken Seite der Wirbelsäule, den Wirbelquerfortsätzen und der Lendenmuskulatur unverschieblich auf. Nach der Heilung der Operationswunde wurde vom 4. 3. 19 bis 7. 8. 19 in 3 Serien eine Röntgenbestrahlung ausgeführt von einzelnen Rücken-, Bauch- und Seitenfeldern aus. Dabei wurde das rechte Ovarium möglichst abgedeckt, und zwar bekam die Patientin mit der SHS.-Röhre bei 23 cm Fokus-Hautabstand 150 kV, 0,5 mm Zn + 1 mm Al-Filter und 2 mA am

4. 3. 19 . . . . . 10 Felder 6 × 8 cm
vom 3.—9. 5. . . 6 Felder 6 × 8 cm
vom 4.—7. 8. . . 8 Felder 6 × 8 cm.

Jedes Feld wurde 30 Minuten bestrahlt.

Schon während der Bestrahlung ging die Geschwulst zurück.

Im Sommer 1921 heiratete die Patientin, kam in die Hoffnung, machte eine normale Schwangerschaft durch und wurde am 23. 4. 22 von einem gesunden Kind entbunden. Das Wochenbett verlief ohne Störung. Die letzte Nachuntersuchung am 27. 12. 22 ergab, daß die Patientin vollständig gesund ist. Das Kind entwickelt sich sehr gut und wog mit 8 Monaten 8470 g. Die Menstruation war einige Monate nach der Bestrahlung wieder eingetreten und seitdem vollständig normal.

Auch Straßmann (1922) berichtet über einen klinisch geheilten Fall von Rezidiv 6 Jahre nach der Operation wegen Ovarialsarkoms. Die Patientin war zur Zeit der Berichterstattung $2^1/_2$ Jahre beobachtet.

Neben seinen guten Erfahrungen bei inoperablen Ovarialsarkomen berichtet Gál auch über 2 Erfahrungen mit der Röntgentherapie bei Rezidiven nach Operation. In dem 1 Fall handelte es sich um ein Rezidiv, das 6 Monate nach der Entfernung eines Fibrosarkoms des Eierstocks aufgetreten war. Der Tumor füllte das ganze Becken aus. 2 Jahre nach der Behandlung war rechts neben der Gebärmutter nur noch eine unbestimmte Resistenz tastbar. Im übrigen war das Becken frei.

Im anderen Fall war der Erfolg weniger gut. Es handelte sich um eine 49jährige Kranke, bei der eine sarkomatöse Eierstockscyste entfernt worden war. Nachdem in 4jährigem Abstand eine kindskopfgroße Netzmetastase und eine retroperitoneale Metastase mit Erfolg exstirpiert werden konnte, kam es 4 Jahre nach dem letzten Eingriff zu einer kindskopfgroßen Geschwulst unter dem linken Rippenbogen. Diese bildete sich nach Röntgenbestrahlungen bis auf Faustgröße zurück, nahm dann aber wieder zu und führte zum Exitus.

Über diese beiden Fälle liegen genauere Angaben vor:

Im 1. Fall handelte es sich um eine Patientin, die 6 Monate zuvor wegen eines Eierstocksarkoms operiert worden war. Die histologische Untersuchung des Tumors hatte ergeben, daß ein Fibrosarkom vorlag. Wegen eines das Becken ausfüllenden säuglingskopfgroßen Rezidivs wurde die Strahlenbehandlung vorgenommen und 3 Intensivbestrahlungen ausgeführt. Nach 2 Jahren stellte sich die Patientin wieder vor; sie sah vorzüglich aus und konnte ihrer Arbeit wieder nachgehen. Die Gebärmutter war gut tastbar; rechts daneben war eine Resistenz von unbestimmtem Umriß vorhanden. Im übrigen war das Becken frei.

Der andere Fall betraf eine 49jährige Kranke, bei der 1910 eine sarkomatöse Eierstockscyste entfernt worden war. 1914 erfolgte die Entfernung einer kindskopfgroßen Netzmetastase. 1918 neuerlich Entfernung einer retroperitonealen Metastase. Die Metastasen waren aus ihren Verwachsungen gut herausschälbar. 1921 ist die Kranke beschwerdefrei und von blühendem Aussehen. 1922 erscheint sie neuerlich mit einer kindskopfgroßen Geschwulst unter dem linken Rippenbogen, welche mit der Umgebung stark adhärent ist. Die Kranke ist stark herabgekommen, weshalb von der Operation abgesehen und Röntgenbestrahlungen vorgenommen wurden. Nach $^1/_2$ Jahr hat sich die Geschwulst wesentlich zurückentwickelt, sie ist kaum faustgroß und die Kranke ist beschwerdefrei. Ende 1923 wächst die Geschwulst plötzlich an, Ascites tritt in großer Menge auf und die Kranke stirbt.

Diese in der Literatur niedergelegten Berichte lassen trotz der gelegentlichen Mißerfolge bereits deutlich erkennen, daß auch die Ovarialsarkome durch Röntgenstrahlen wirksam beeinflußt werden können und daß durch die Röntgenbestrahlung die Heilungsaussichten wesentlich gebessert werden.

d) Eigene Erfahrungen mit der Röntgentherapie bei Ovarial- und Bauchhöhlensarkomen.

Zu den Mitteilungen in der Literatur über die Wirkungen der Strahlentherapie bei Ovarial- und Bauchhöhlensarkomen können wir 11 eigene Beobachtungen[1] hinzufügen.

Über 5 von diesen Fällen haben Seitz und Wintz schon 1920 berichtet. Die längste Beobachtung lag damals $3^1/_2$ Jahre, eine andere 3 Jahre zurück. Von diesen 5 Fällen war einer nach vorübergehender günstiger Beeinflussung an allgemeiner Sarkomatose zugrunde gegangen, von den anderen Patientinnen hat eine noch 7 Jahre über die damalige Berichterstattung hinaus gelebt; nach 10jähriger Heilung ist sie dann laut Mitteilung an „Wucherungen in der Speiseröhre" gestorben.

Zu diesen 5 Fällen sind im Laufe der Jahre 6 weitere getreten, so daß wir nun im ganzen über ein Material von 11 Fällen verfügen.

---

[1] S. Fußnote S. 736. Insgesamt also 20 Fälle.

3 von diesen Fällen wurden nach vollständiger operativer Entfernung des Tumors bestrahlt, bei 5 Patienten konnte der Tumor nicht entfernt werden, bei 3 handelte es sich um Rezidive nach Operation.

Die 3 vollständig operierten und dann nachbestrahlten Patienten leben noch heute. Die eine Patientin ist schon 15 Jahre geheilt. Diese Patientin, die zur Zeit der Operation schon 65 Jahre alt war, hat also jetzt ein Alter von 80 Jahren und erfreut sich völligen Wohlbefindens. Es handelte sich damals bei ihr um ein myxomatös erweichtes, fibroblastisches Ovarialsarkom. Die 2. Patientin ist jetzt 8 Jahre nach der Bestrahlung noch vollkommen gesund und rezidivfrei. Es handelte sich um ein Fibrosarkom des Ovars. Die 3. Patientin ist jetzt schon 10 Jahre gesund und rezidivfrei. Bei der Patientin war 1925 ein kindskopfgroßes Ovarialsarkom, das sich histologisch als Spindelzellensarkom erwies, exstirpiert worden. Obgleich die Operation durch ausgedehnte Verwachsungen mit den umgebenden Därmen und dem Pelveoperitoneum sehr erschwert war und es zunächst erschien, als ob es nicht möglich wäre, den Tumor im ganzen zu entfernen, rechnen wir diesen Fall zu den vollständig operierten, da, soweit es sich bei der Operation übersehen ließ, Tumorreste nicht zurückblieben.

Wir geben nachstehend die genauen Krankengeschichten.

1. M. B., 65 Jahre, Aufnahme am 25. 8. 20.

Diagnose: Ovarialsarkom.

Mikroskopisch: Myxomatös erweichtes, fibroblastisches Sarkom (Prof. Rößle-Jena).

Patientin wurde vor 17 Tagen wegen eines Ovarialtumors auswärts operiert, wobei ein 7pfündiger Ovarialtumor entfernt wurde. Die histologische Untersuchung ergab ein myxomatös erweichtes, fibroblastisches Sarkom. Patientin wurde der Klinik zur Nachbestrahlung überwiesen. In der Linea alba befand sich eine bis zum Nabel reichende frische Operationsnarbe. Der gynäkologische Befund war ohne Besonderheiten, Resistenzen waren nirgends zu tasten.

Bestrahlung vom 27. 8. bis 28. 8. 20 mit der Sarkomdosis. 2 Fernfelder.

Am 28. 10. 20 Wiederholung der Bestrahlung.

Die Patientin war mehrfach zur Nachuntersuchung in der Klinik; sie fühlte sich stets wohl und gab an, keine Beschwerden zu haben. Rezidive konnten nie festgestellt werden. Der gynäkologische Befund war immer ohne Besonderheiten.

Noch jetzt ist die Patientin gesund und arbeitsfähig, trotz ihres hohen Alters.

2. A. A., 51 Jahre. Aufnahme 24. 11. 26.

Am 26. 11. 26 Operation. Faustgroßer vom linken Ovar ausgehender Tumor, dessen laterale Partie cystisch ist, sonst von derber Konsistenz. Um 360° stielgedreht. Da der Tumor auf der Schnittfläche suspekt erscheint, Totalexstirpation des Uterus und beider Adnexe.

Mikroskopische Diagnose: Fibrom des Ovars, teils zellarm und hyalinisiert, teils sehr zellreich, nur stellenweise Übergänge zu Sarkom; Spindelzellensarkom (Path. Inst. Prof. Hauser).

Vom 26.—27. 11. 26 Röntgenbestrahlung: 2 Abdominal-, 2 Dorsalfelder und 1 Vulvafeld.

24. 2. 35. Patientin ist noch vollkommen gesund.

Gynäkologischer Befund o. B. Rezidivfrei.

8 Jahre geheilt.

3. M. S., 55 Jahre. Aufnahme 18. 3. 25.

Diagnose: Ovarialsarkom.

Mikroskopisch Spindelzellensarkom.

20. 3. 25. Operation: Kindskopfgroßer Ovarialtumor. Reichliche Verklebung mit den Därmen und dem Pelveoperitoneum. Exstirpation wird dadurch erschwert.

Vom 23.—26. 3. 25 Bestrahlung des Operationsgebietes mit der Sarkomdosis durch 2 Abdominal-, 2 Dorsalfelder und 1 Vulvafeld.

Mai 1930 Nachuntersuchung. Gynäkologischer Befund ohne Besonderheiten.

23. 4. 35. Patientin ist gesund. Rezidivfrei. 10 Jahre geheilt.

Wir haben schon mehrfach darauf hingewiesen, daß wir Dauerheilungen nach Radikaloperation und Nachbestrahlung nur mit gewissen Einschränkungen als Erfolge der Strahlentherapie betrachten. Als sicheren Beweis für die Leistungen der Strahlentherapie lassen wir nur die Fälle gelten, bei denen die Operation nur unvollständig oder gar nicht durchgeführt werden konnte und die Tumoren erst durch die Bestrahlung zum Rückgang gebracht wurden. Wenn solche Erfolge erzielt wurden und die Patientin wieder arbeitsfähig eine Reihe von Jahren noch lebte, so haben wir das einzig und allein nur der Röntgenbestrahlung zuzuschreiben; denn Probeexcision oder unvollständige Operation hätte niemals den Tumor zur Rückbildung bringen und die Patientin wieder arbeitsfähig machen können, vor allem wenn die Tumoren bis zum Nabel oder gar bis zum Rippenbogen reichen. Für die Wirkung der Strahlentherapie sprechen auch unsereErfolge bei den postoperativenRezidiven.

Von den 5 unvollständig operierten Patienten ist zunächst 1 Fall sehr interessant, bei dem es sich um ein sekundäres Melanosarkom des Ovars handelte. Der Primärtumor saß im Darm. Metastasen befanden sich noch in den Bauchdecken. Durch Röntgenbestrahlung wurden die Tumoren zum Rückgang gebracht. Der übermannsfaustgroße Tumor des Ovars schrumpfte bis auf ein Viertel seiner ursprünglichen Größe. Die Patientin wurde noch 4 Jahre voll arbeitsfähig am Leben erhalten. Wie gut es ihr ging, geht daraus hervor, daß sie sich 2 Jahre nach der Behandlung noch verheiratet hat.

Eine andere Patientin mit inoperablen, doppelseitigen, rechts bis zum Nabel reichenden, links etwa kindskopfgroßen Tumoren, die sich histologisch als polymorphzelliges Sarkom erwiesen, wurde durch die Röntgenbehandlung 10 Jahre am Leben erhalten. Die Tumoren begannen sich schon während der Bestrahlung zurückzubilden und waren schließlich ganz verschwunden.

Bei 3 weiteren Fällen kann von einer Wirkung der Röntgentherapie nur noch in 1 Fall und auch da nur in sehr einschränkendem Sinne gesprochen werden. Doch ist hierbei in Betracht zu ziehen, daß es sich in dem ersten dieser Fälle schon um einen sehr weit fortgeschrittenen Prozeß mit einem großen bis zum Nabel reichenden Tumor und Fernmetastasen im Knochensystem handelte. Wenn man aber bedenkt, daß diese Patientin noch 1 Jahr lebte, so wird man der Strahlentherapie immerhin noch einen gewissen Erfolg zugestehen müssen; denn schließlich war die Prognose so ungünstig, daß mit einem anderen Ausgang gar nicht gerechnet werden konnte. Der andere Fall wurde schon erwähnt. Es handelte sich um ein Bauchhöhlensarkom, das nach vorübergehender günstiger Beeinflussung an allgemeiner Sarkomatose zugrunde ging. Der letzte Fall betraf eine Patientin mit einem großen bis zum Nabel reichenden Ovarialsarkom. Trotz 2maliger Bestrahlung des Tumors mit der Sarkomdosis ging die Patientin noch im ersten Vierteljahr zugrunde.

Wir geben nachstehend die genauen Krankengeschichten:

1. E. R., 57 Jahre. Aufnahme 10. 8. 16.

Primäres Melanosarkom des Dünndarms mit Metastasen im Ovar und in den Bauchdecken.

Probelaparotomie 15. 8. 16. Links vom Uterus mannsfaustgroßer Tumor des Ovars, mit Rectum verwachsen. Tumor in Nabelgegend erweist sich als eine den ganzen Blinddarm umschließende Neubildung; faustgroße präperitoneal sitzende Metastasen weiter oben nach links zu. Teilweise Exstirpation.

Mikroskopische Untersuchung: Melanosarkom.

Röntgenbehandlung: Sarkomdosis 28. 8. 16, 3. 10. 16, 7.—9. 11. 16.

7. 11. 16. Die Tumoren sind um mindestens die Hälfte zurückgegangen.

Patientin kommt 1918 wieder. Es sind noch Resistenzen vorhanden, aber nur etwa ein Viertel so groß, auffallend derb und schwartig. Patientin ist dabei beschwerdefrei. Sie fühlt sich in der Zwischenzeit so wohl, daß sie eine neue Ehe eingeht.

Ende 1918 treten wiederum Beschwerden ein. Befund: Becken ist von einem kleinkindskopfgroßen Tumor eingenommen, der schwer beweglich ist. Offenbar ein Rezidiv des Sarkoms. Es wird erneut zweimal bestrahlt, der Tumor bildet sich wiederum zurück. Unter dem 12. 12. 19 berichtet der Arzt, daß ihr Befinden zufriedenstellend, daß sie voll arbeitsfähig ist und sich nur hie und da Störungen bei der Urinentleerung zeigen.

Die Patientin erlag dann einem rasch verlaufenden neuen Rezidiv im Juli 1920.

2. M. P., 40 Jahre alt. Aufnahme 2. 7. 17.

Diagnose: Ovarialsarkom.

Rechts ein großer bis zum Nabel reichender Tumor, links ein zweiter kindskopfgroßer. Uterus über der Symphyse isoliert, hinter ihm das ganze Becken ausfüllend eine derbe unregelmäßige Resistenz von Kindskopfgröße, die links an der Beckenwand verwachsen zu sein scheint.

14. 7. Laparotomie. Nach Eröffnung der Bauchhöhle stößt man sofort auf einen derben eigentümlich lappigen Tumor, der stark mit dem Peritoneum parietale verklebt ist, so daß eine genaue Austastung der Bauchhöhle nicht möglich ist. Da Exstirpation unmöglich, Probeexcision; dann Bauchdeckenschluß.

Mikroskopische Untersuchung: Polymorphzelliges Sarkom.

Röntgenbestrahlung mit Sarkomdosis: 2. 7. 17, 22. 8. 17, 8. 10. 17, 17. 1. 18, 18. 3. 18.

9. 10. 17. Im Leib noch Tumoren, welche aber beweglich sind. Im Douglas noch großer Tumor.

1919. Laut Bericht ist Patientin gesund.

Patientin fühlte sich in den nächsten Jahren immer wohl und wurde mehrfach nachuntersucht. Bei der im August 1925 stattfindenden Untersuchung waren keine sicheren Anhaltspunkte mehr für das Bestehen der Tumoren zu finden.

Wegen ihres guten Befindens kam die Patientin nicht mehr zur Nachuntersuchung.

Im März 1927 wurde der Klinik mitgeteilt, daß die Patientin an „Wucherungen in der Speiseröhre" gestorben sei.

3. E. G., 50 Jahre. Aufnahme am 14. 12. 21.

Diagnose: Ovarialsarkom.

Mikroskopisch: Diffus wachsendes, polymorphzelliges Sarkom.

Bei der Patientin war vor 3 Wochen auswärts wegen eines großen Abdominaltumors mit Infiltration der Leistendrüsen eine Probeexcision vorgenommen worden. Die histologische Untersuchung hatte ein polymorphzelliges Sarkom ergeben. Bei der Untersuchung zeigte sich eine deutliche Vorwölbung des Bauches, die durch einen bis zum Nabel sich erstreckenden Tumor bedingt war. Der Tumor kam aus dem kleinen Becken. Bei der gynäkologischen Untersuchung fühlte man eine kleine zapfenförmige Portio und einen kleinen dicht hinter der Symphyse stehenden Uterus. Der hintere Douglas war ausgefüllt durch einen harten knolligen Tumor, der sich in der oben beschriebenen Weise bis zum Nabel hin erstreckte und unbeweglich war. Die Inguinaldrüsen waren beiderseits infiltriert. Der große, fest im Becken eingekeilte Tumor hatte schon zu einer Kompression des Gefäßnervenbündels geführt, so daß es zu einer Anschwellung beider Beine und neuralgischen Beschwerden gekommen war. Außerdem bestand eine Auftreibung im linken Unterkiefer, die sich auf dem Röntgenbild als eine Metastase im Knochen erwies.

Patientin wurde vom 14.—15. 12. 21 mit der Sarkomdosis bestrahlt (Abdomen und Kiefer).

Vom 23.—24. 3. 22. Wiederholung der Bestrahlung.

Die Tumoren hatten sich auf die erste Bestrahlung hin schon zurückgebildet.

Laut Bericht des Arztes ist die Patientin dann Ende 1922 an einer allgemeinen Sarkomatose zugrunde gegangen. Kurze Zeit vor ihrem Tode hatten sich noch Metastasen in beiden Brüsten gebildet, die vom Arzt operativ angegangen worden waren.

4. W. B., 20 Jahre, Aufnahme 14. 8. 25.

Diagnose: Eierstocksarkom.

Vom Arzt nach Probelaparotomie wegen Eierstocksarkoms eingewiesen. Der Bauch wird von einem Tumor vorgewölbt, der aus dem kleinen Becken heraussteigt und die Größe eines graviden Uterus im 6. Monat hat. Längsnarbe zwischen Nabel und Symphyse. Beiderseits Inguinaldrüsen. Linkes Parametrium breit infiltriert.

Röntgenbestrahlung 15.—19. 8. 25. Je ein Abdominal-, Dorsal- und Vulvafeld. Vom 6.—7. 10. 25 Röntgenbestrahlung. Dezember 1925 Exitus.

5. A. K., 33 Jahre alt. Aufnahme 5. 4. 18.

Diagnose: Bauchdeckensarkom.

Im oberen Teil des Leibes unter der Haut ein wenig verschieblicher, fast kindskopfgroßer Tumor, der nach der Innenseite zu eine mannsfaustgroße Ausladung zeigt und der kaum etwas anderes als ein Bauchdeckensarkom sein kann. Vom behandelnden Arzt wurde die Operation abgelehnt.

1. Bestrahlung am 5. 4. 18, 2. Bestrahlung am 15. 4. 18. Es wurde jeweils die Sarkomdosis gegeben. Tumor hat bis auf Faustgröße abgenommen. Patientin hat an Gewicht zugenommen. Das Befinden ist sehr gut. Am 9. 7. 18 vorsichtshalber nochmalige Bestrahlung. Patientin wird durch die letzte Bestrahlung sehr angegriffen. Die Geschwulst fing wieder zu wachsen an und entleerte 10 Tage vor dem Tode, der am 23. 9. 18 erfolgte, sehr viel stinkenden Eiter. Todesursache wurde nicht genauer festgestellt; vermutlich allgemeine Sarkomatosis mit Zerfall des Haupttumors.

Auch Rezidive nach Operation konnten von uns durch Röntgenstrahlen günstig beeinflußt werden. Seitz und Wintz hatten schon früher über 2 solcher Fälle berichtet.

Bei dem 1. Fall handelte es sich um eine 13jährige Patientin, bei der vor 1 Jahr auswärts ein Ovarialteratom mit sarkomatöser Entartung operiert worden war und bei der $^3/_4$ Jahr nach der Operation sich ein über kindskopfgroßes Rezidiv retroperitoneal unter dem linken Rippenbogen entwickelt hatte. Der Tumor wurde bestrahlt und reagierte sofort mit einer Verkleinerung. Als er wieder zunahm, wurde er erneut bestrahlt mit dem Erfolg, daß er ganz verschwand. Die Patientin ist dann aber 2 Jahre später einer Lungenmetastase erlegen.

Der zweite Fall betraf eine 41 Jahre alte Patientin, bei der nach Exstirpation eines Sarkoms in der linken Bauchseite 8 Wochen später eine mannskopfgroße Metastase auf der rechten Seite auftrat. Dieser Tumor bildete sich nach einer einmaligen Bestrahlung mit der Sarkomdosis prompt zurück. Nach $2^1/_2$jährigem Wohlbefinden ist die Patientin dann gleichfalls an einer Lungenmetastase gestorben.

Zu diesen beiden von Seitz und Wintz schon veröffentlichten Fällen ist später noch ein dritter gekommen. Es handelte sich um eine 53jährige Patientin, bei der vor 4 Jahren auswärts ein großes Sarkom des Eierstocks exstirpiert worden war. Als die Patientin zur Aufnahme kam, befand sich im Abdomen ein großer Tumor, der bis zum Nabel reichte. Der Tumor wurde mit der Sarkomdosis bestrahlt und reagierte sofort mit Rückbildung. Die Patientin ist dann 2 Jahre später gestorben, die Todesursache konnte nicht ermittelt werden.

Nachstehend finden sich die genauen Krankengeschichten:

1. F. M., 13 Jahre alt. Aufnahme 10. 9. 18.

Diagnose: Ovarialsarkom.

Oktober 1917 war auswärts ein rechtsseitiges Ovarialteratom (Diagnose Prof. Rößle-Jena) entfernt worden.

Aufnahmebefund: Über kindskopfgroßer Tumor unter dem linken Rippenbogen. Es handelte sich um eine Metastase des sarkomatösen Tumors, der, wie eine erneute Laparotomie zeigte, retroperitoneal entwickelt ist und nicht exstirpiert werden kann.

Bestrahlung mit Sarkomdosis 10. 9. 18, 4. 11. 18, 7. 1. 19, 10. 4. 19, 11. 6. 19.

Der Tumor ist nach der ersten Bestrahlung wesentlich kleiner geworden. Gegen Ende 1918 nimmt der Tumor wieder zu, deshalb erneute Bestrahlung. Patientin wurde dann noch zweimal bestrahlt, der Tumor ging dadurch weiter zurück. Im Oktober 1919 fühlte sich die Patientin wohl und konnte leichte Arbeit verrichten. Kein Tumor mehr festzustellen.

Am 1. 9. 20 Exitus, laut Mitteilung an einer Lungenmetastase.

2. F. H., 41 Jahre alt. Aufnahme 26. 8. 19.

Diagnose: Bauchhöhlensarkom.

Seit Anfang November 1917 bemerkte Patientin eine Geschwulst in der linken Bauchgegend. Operative Entfernung im Oktober 1918 in Koburg. Seit 8 Wochen bemerkt Patientin auf der rechten Seite eine ähnliche Geschwulst. Zwischen Nabel und Spinae iliacae fühlt man eine gut mannskopfgroße derbe Geschwulst. In der Umgebung, besonders oben vereinzelte Knoten.

Am 28. 8. 19 Bestrahlung (Sarkomdosis).

Am 1. 12. 19 Wohlbefinden laut Bericht.

$2^1/_2$ Jahre nach der Behandlung Exitus an Metastase der Lunge.

3. M. S., 53 Jahre alt. Aufnahme am 17. 7. 23.

Diagnose: Rezidiv nach operiertem Ovarialsarkom.

Vor 4 Jahren wurde die Patientin auswärts wegen eines Ovarialtumors operiert. Dieser erwies sich als ein vom linken Ovarium ausgehendes Sarkom. Trotz großer Schwierigkeiten konnte damals der Tumor entfernt werden. Nach 3jährigem Wohlbefinden begann sich ein neuer Tumor im Abdomen zu entwickeln. Die auswärts vorgenommenen Röntgenbestrahlungen führten zu keinem Erfolg, deswegen wurde die Patientin der Klinik überwiesen. Bei der Aufnahme ergab sich folgender Befund:

Reaktionslose Operationsnarbe in der Linea alba. Im Abdomen fühlt man einen Tumor, der auf der linken Seite bis zur Nabelhöhe und in der rechten ungefähr bis 3 Querfinger breit unter den Nabel reicht. Die bimanuelle Untersuchung zeigt, daß der Tumor aus dem kleinen Becken kommt. Der Uterus läßt sich nicht heraustasten; die Portio geht gleich in den oben beschriebenen Tumor über.

Vom 19.—21. 7. 23 Röntgenbestrahlung mit der Sarkomdosis mit 3 Feldern (Abdominal-, Dorsal- und Vulvafeld).

Der Tumor bildete sich nach der Bestrahlung sofort zurück, das Befinden besserte sich zusehends.

Bei einer $1/_2$ Jahr später stattgefundenen Nachuntersuchung war der Tumor weitgehend geschwunden; er hatte etwa Faustgröße und war nur noch auf den hinteren Douglas beschränkt.

Im September 1925, also 2 Jahre nach der Behandlung ist die Patientin laut Bericht gestorben. Todesursache konnte nicht ermittelt werden.

Wenn man unsere eigenen Beobachtungen überblickt, so geht aus ihnen gleichfalls hervor, daß die Röntgenstrahlen auch bei den Ovarialsarkomen ein wirksames therapeutisches Hilfsmittel sind und durch ihre Mitverwendung die Heilungsaussichten wesentlich verbessert werden[1].

e) Die Gründe für die Behandlung der Ovarial- und Bauchhöhlensarkome durch Operation und Bestrahlung.

Wie aus den vorstehenden Mitteilungen hervorgeht, wurde das Ovarialsarkom fast ausnahmslos zunächst operativ angegangen. Die Röntgentherapie wurde zur prophylaktischen Nachbestrahlung, zur Behandlung der sich als inoperabel erweisenden Tumoren oder der zurückgelassenen Tumorreste verwandt. Die Therapie der Ovarialsarkome wird also gleichsinnig wie bei den früher beschriebenen Ovarialcarcinomen durchgeführt.

Der Grund zu diesem Vorgehen liegt auch bei den Ovarialsarkomen in erster Linie in dem Unvermögen, allein aus den klinischen Symptomen die Diagnose Ovarialsarkom mit Sicherheit stellen zu können. Daher muß man ebenso wie bei den Ovarialcarcinomen zunächst die Laparotomie vornehmen, um Material zur mikroskopischen Untersuchung zu gewinnen. Nur diese kann uns sicheren Aufschluß über den Charakter der Geschwulst geben, dessen Kenntnis für die Durchführung der Strahlenbehandlung von Wichtigkeit ist.

Zeigt sich nun bei geöffneter Bauchhöhle, daß der Tumor beweglich und gut operabel ist, so wird er ebenso, wie wir es beim Ovarialcarcinom beschrieben haben, entfernt. Das bedarf keiner besonderen Begründung. Lassen Verwachsungen mit der Umgebung seine glatte Exstirpation nicht zu, so soll man im Gegensatz zum Ovarialcarcinom nicht versuchen, Teile des Tumors zu entfernen, sondern soll auf weitere Eingriffe verzichten.

---

[1] Seit 1929 bis Ende 1931 gingen der Klinik weitere Ovarialsarkome zu, bei denen nun eine 3—5jährige Nachbeobachtungszeit zu überblicken ist. Es handelt sich um 9 Fälle, und zwar um 4 Rezidive nach Operation und 5 mehr oder weniger radikal operierte und nachbestrahlte Fälle. Von den 4 Rezidiven starben 3 nach kurzer Zeit, während 1 Frau 1935 gesund und arbeitsfähig ist (bestrahlt 1931). Von den 5 operierten und nachbestrahlten Fällen leben 1935 4 Frauen gesund und arbeitsfähig, 2 davon wurden 1930, die beiden anderen 1931 behandelt.

Die Zahlen sind zu klein, um eine Prozentberechnung zu gestatten, doch ist es immerhin bemerkenswert, daß von den insgesamt 8 mehr oder weniger vollständig operierten Fällen 7 geheilt wurden.

Dieser Standpunkt mag zunächst verblüffen und als unchirurgisch von manchen abgelehnt werden. Er ist aber wohlbegründet. Gegenüber den Carcinomen hat das Sarkom eine so hohe Strahlensensibilität, daß eine gleichmäßige Durchstrahlung auch eines sehr großen Tumors mit der notwendigen Dosis möglich ist. Darin besteht ein erheblicher Unterschied zu den Ovarialcarcinomen, bei denen die geringe Strahlensensibilität es oft unmöglich macht, sehr große Tumormassen mit der hohen Dosis gleichmäßig zu belegen.

Die wesentlich geringere Gesamtdosis beim Ovarialsarkom ist relativ harmlos und trotzdem wirksam.

Daß es gelingt, selbst sehr große, vom kleinen Becken bis zum Rippenbogen reichende Tumoren nur durch Röntgenstrahlen vollständig zum Verschwinden zu bringen, zeigen eine Anzahl in der Literatur niedergelegter Fälle. Schon daraus kann man schließen, daß es nicht notwendig ist, größere Tumoren zu verkleinern, um einen Erfolg zu erzielen.

Die Entfernung größerer Stücke aus dem Tumor ist aber nicht bloß überflüssig, sondern auch gefährlich. Es kann, wie wir schon an anderen Stellen mehrfach dargelegt haben, als erwiesen gelten, daß die Teiloperation beim Sarkom noch leichter die Grundlage für die Dissemination des Tumors schafft als beim Carcinom. Wird in dem Ovarialsarkom herumgearbeitet und, wie das oft leider gar nicht anders zu machen ist, durch Ausschälen mit der Hand Stücke von dem markigen Gewebe entfernt, so werden nicht bloß die Blutbahnen eröffnet, sondern auch mit Gewalt Sarkomzellen in die Blutbahn hineingepreßt.

Es ist also berechtigt, beim Ovarialsarkom zu verlangen, daß man die Operation nur dann vornimmt, wenn die Exstirpation einfach und ohne besonderen Druck am Tumor durchzuführen ist.

Die geforderte Vorsicht darf natürlich nicht nach der Richtung ausgelegt werden, daß man den Tumor überhaupt unberührt lassen soll. Wir brauchen Gewebsmaterial zur mikroskopischen Untersuchung, denn anders läßt sich die Natur des Tumors nicht mit absoluter Sicherheit als Sarkom ansprechen. Wenn wir also nicht eine einfach zu entfernende Metastase zur Verfügung haben, bleibt eben doch nichts anderes übrig als vom Tumor selber ein Stück zu entfernen. Für eine solche Operation ist aber das Diathermiemesser von ganz besonderem Wert.

Man könnte noch daran denken, die Diagnose aus dem Bestrahlungserfolg stellen zu wollen, ähnlich, wie wir das für das Uterussarkom vorgeschlagen haben. Im allgemeinen tritt auch beim Ovarialsarkom eine prompte Verkleinerung nach der Bestrahlung auf. Aber bei abgeschlossenen Tumoren kann es auch zu einer Verflüssigung des Inhalts kommen, der Tumor wird also nicht kleiner, sondern größer.

Beim Ovarialsarkom ist also der Bestrahlungserfolg nicht zur Differentialdiagnose geeignet.

f) Die Röntgentherapie bei den Ovarial- und Bauchhöhlensarkomen.

Ebenso wie die Operation muß auch die Röntgenbehandlung bei den Ovarialsarkomen gleichsinnig wie bei den Ovarialcarcinomen vorgenommen werden. Zur Technik der Röntgenbestrahlung verweisen wir daher auf das betreffende Kapitel beim Ovarialcarcinom (s. S. 491).

Nur in der Dosierung besteht ein Unterschied. Die zur Zerstörung des sarkomatösen Tumors notwendige Dosis ist geringer als beim Ovarialcarcinom. Auf die Bestrahlungstechnik selbst aber hat das keinen Einfluß. Nur die Bestrahlungsbedingungen — Oberflächenbelastung und Fokus-Hautabstände — können andere sein. Das ergibt sich im einzelnen aus dem für die exakte Bestrahlung auch beim Ovarialsarkom benötigten Bestrahlungsplan.

Mit der Frage nach der notwendigen Dosis beim Ovarialsarkom müssen wir uns nun etwas näher befassen. Hier gilt das Gleiche wie bei den Uterussarkomen. Neben hochradiosensiblen Tumoren, die sich schon auf eine kleine Strahlendosis zurückbilden, gibt es strahlenresistentere Formen, die erst auf eine Dosis reagieren, welche annähernd der Carcinomdosis entspricht.

Die höchste Radiosensibilität besitzen die unreifen Formen, vor allem die Lymphosarkome. Die geringste Strahlenempfindlichkeit haben die höher differenzierten Formen. Ein sicherer Verlaß ist das histologische Bild aber nicht. Wir konnten beobachten, daß trotz gleichen histologischen Aufbaus die Tumoren Röntgenstrahlen gegenüber ein ganz verschiedenes biologisches Verhalten zeigen. Zum Teil liegt das daran, daß der Aufbau eines Sarkoms ein sehr bunter ist und eine Probeentnahme immer nur ein Teilbild liefert.

Auf die unterschiedliche Radiosensibilität der Ovarialsarkome ist es mit zurückzuführen, daß die Angaben in der Literatur über die angewandten Dosen große Gegensätze zeigen. Dietrich erzielte schon einen vollen Erfolg mit einer Dosis, die nach den klinischen Beobachtungen unter der Kastrationsdosis gelegen haben muß; denn die Menstruationen haben nach der Bestrahlung niemals ausgesetzt. Gál berichtet, bei 2 Patientinnen die Carcinomdosis angewandt zu haben, in 1 Fall sogar 3mal. Zwischen diesen beiden in ihrer Höhe gegensätzlichen Dosierungen liegen die von anderen Autoren angewandten Strahlenmengen.

Bei dieser verschiedenen Dosierung ist es schwer, ein Bild darüber zu gewinnen, welche Dosis im einzelnen Fall am besten anzuwenden ist. Es dürfte wohl kein Zweifel darüber bestehen, daß praktischen Wert nur die Dosierung haben kann, die auf den beim Ovarialsarkom am häufigsten vorkommenden Grad der Radiosensibilität eingestellt ist.

Die Erfahrung hat nun gezeigt, daß die Tumoren von hoher Radiosensibilität ebenso wie die von geringer Radiosensibilität die selteneren Formen des Ovarialsarkoms darstellen. Es ist daher nicht nötig, die von Gál angegebene hohe Dosierung zu gebrauchen.

In Wirklichkeit hat Gál seine Erfolge wohl auch gar nicht mit der Carcinomdosis, sondern mit einer viel geringeren erzielt. Denn er berichtet wenigstens in dem 1 Fall, daß die Carcinomdosis in 5—6wöchentlichen Intervallen verabfolgt wurde. Bei herabgekommenen Kranken mit großer ausgedehnter Geschwulst rät er überhaupt, immer mit kleinen Dosen anzufangen, um den Organismus der Patientin nicht zu sehr zu belasten. Erst wenn die Kranke sich erholt hat und der Befund sich bessert, soll „die Behandlung nach den für die Krebsbehandlung geltenden Prinzipien" fortgesetzt werden.

Zu dieser Dosierung ist nun zu sagen, daß eine in mehrwöchentlichen Intervallen applizierte Carcinomdosis im Hinblick auf die Erholungsfähigkeit der Zellen einer einzeitig applizierten Carcinomdosis niemals gleichgesetzt werden kann. Wir verweisen hierzu auf unsere früheren Ausführungen, in denen auf die verminderte biologische

Wirkung der verzettelten Bestrahlung, welche durch die Erholungsfähigkeit der Zellen bedingt ist, genau eingegangen wurde.

Wird die Dosis nicht in einer Sitzung eingestrahlt, so wird die biologische Wirksamkeit der Bestrahlung herabgesetzt. Die Verminderung des biologischen Effektes ist um so größer, je unterwertiger die einzelne Teildosis ist und je länger die Zeit ist, die zwischen den einzelnen Bestrahlungen liegt. Die Gesamtdosis muß daher entsprechend erhöht werden, wenn bei der verzettelten Bestrahlung die gleiche biologische Wirkung erzielt werden soll wie bei der einzeitigen, nämlich die Zerstörung des Carcinoms, auf die sich die Bezeichnung „Carcinomdosis" bezieht.

Aus den Angaben von Gál geht nicht hervor, daß diesem Umstand Rechnung getragen wurde, weil stets nur von „Carcinomdosis" oder „voller Carcinomdosis" gesprochen wird. Somit besteht die Annahme zu Recht, daß in den Fällen von Gál durch die Verzettelung gar keine Carcinomdosis, sondern eine mit biologisch geringerer Wirkung zur Anwendung kam. Daher läßt sich aus seinen Beobachtungen auch nicht die Forderung ableiten, daß beim Ovarialsarkom zur Erzielung eines Erfolges die Carcinomdosis angewandt werden muß.

Etwas anderes ist es mit dem Fall von Dietrich. In diesem wurde ein bis zum Nabel reichendes Sarkom mit einer durch 3 mm Aluminium gefilterten Strahlung eines Apexapparates, also mit relativ geringen Strahlenmengen, rasch zum Schwinden gebracht und eine Dauerheilung erzielt. Daß die zur Anwendung gekommene Dosis wirklich nicht sehr hoch gewesen sein kann, geht schon daraus hervor, daß die Menstruation bei der Kranken niemals ausgesetzt hat.

Ovarialsarkome mit einer so hohen Strahlensensibilität sind aber Ausnahmefälle, auf die man gleichfalls keine Dosierung für den praktischen Gebrauch aufbauen kann.

Uns hat sich die bei anderen Sarkomformen bewährte Sarkomdosis von 60—70% der HED auch beim Ovarialsarkom als sehr zweckmäßig erwiesen.

Jedenfalls kann man an der Sarkomdosis als Ausgangsdosierung auch beim Ovarialsarkom festhalten. Handelte es sich um ein Sarkom von geringerer Strahlenempfindlichkeit, so wird es durch diese Dosis zwar nicht zum Rückgang gebracht, doch wird wenigstens das weitere Wachstum des Tumors eingedämmt, so daß durch Wiederholung der Bestrahlung nach 8 Wochen der Erfolg durch Addition der Strahlenwirkung erreicht wird. Die Dosierung von vornherein auf diese strahlenresistenteren Sarkome einzustellen, ist unnötig, weil diese Tumoren sehr selten sind und die dabei zur Anwendung kommende höhere Volumdosis eine unnötige Belastung des kranken Organismus darstellen würde. Handelte es sich um ein radiosensibleres Sarkom, so haben wir mit der Applikation der Sarkomdosis keinen Schaden angerichtet. Bei den vielen bei uns zur Bestrahlung kommenden Genital- und Extragenitalsarkomen haben wir noch niemals gesehen, daß die Patientin durch die etwa sehr schnell einsetzende Rückbildung gesundheitlichen Schaden erlitten oder die Bestrahlung eine Metastasierung ausgelöst hätte, wie es behauptet wird. Ovarialsarkome mit hoher Radiosensibilität sind viel zu selten, als daß man darauf die Dosierung einstellen dürfte; denn die kleinen Dosen sind wegen der Strahlengewöhnung nicht ungefährlich.

Aus allen diesen Gründen ist auch beim Ovarialsarkom daran festzuhalten, daß 60—70% der HED die notwendige Dosis darstellen. Voraussetzung dafür, daß mit dieser Dosis ein Erfolg bei der Bestrahlung der Ovarialsarkome erzielt wird, ist die Erfüllung der Grundbedingung der Strahlentherapie, nämlich, daß diese Dosis auch wirklich in allen Teilen des Tumors zur Wirkung gebracht wird.

Bezüglich der Nachbehandlung und der Nebenerscheinungen nach der Röntgenbestrahlung ergibt sich das gleiche wie beim Ovarialcarcinom. Wir verweisen daher auf dieses Kapitel.

Chorionepithelioma malignum.

Berichte über die Anwendung der Strahlentherapie beim Chorionepitheliom sind in der Literatur nur vereinzelt zu finden. Das liegt zunächst daran, daß diese Erkrankung verhältnismäßig selten auftritt, so daß der einzelne nur wenige Fälle zu behandeln in der Lage ist. Dazu kommt, daß der Strahlentherapie des Chorionepithelioms heute noch wenig Vertrauen entgegen gebracht wird. In den Veröffentlichungen der letzten Jahre wird daher noch allgemein der Operation das Wort geredet; einige Autoren wollen die Strahlentherapie nur dann gelten lassen, wenn es sich um einen für die Operation gänzlich aussichtslosen Fall handelt oder wenn die Operation nur unvollständig ausgeführt werden konnte. Demgegenüber hat sich aber gezeigt, daß sich auch Chorionepitheliome durch Strahlen zur Rückbildung bringen lassen und die alleinige Röntgentherapie des Chorionepithelioms durchaus berechtigt ist. Sie ist der operativen Behandlung sogar in mancher Hinsicht überlegen. Um dies zu beweisen, müssen wir zunächst auf das pathologisch-anatomische und klinische Verhalten der Chorionepitheliome eingehen.

a) Pathologisch-anatomisches und klinisches Verhalten.

Chorionepitheliome entstehen, abgesehen von den sehr seltenen teratoiden Chorionepitheliomen, nur im Anschluß an eine Gravidität und befallen daher immer Frauen im gebärfähigen Alter.

Sie kommen nach Blasenmole, Abort und reifem Partus vor. Nach Hitschmann entstehen 48% der Chorionepitheliome nach Molenschwangerschaft, 26% nach Fehlgeburt und 25% nach regelmäßiger Geburt. Zu ähnlichen Zahlen kommt von Szathmáry. Er fand bei einer aus 500 Chorionepitheliomen zusammengesetzten Statistik, daß in 47% der Fälle eine Blasenmole, in 26% eine Fehlgeburt, in 19,8% eine regelmäßige Geburt und in 6,6% eine Extrauteringravidität vorangegangen war.

Die Latenzzeit, die zwischen der Schwangerschaft und dem Auftreten eines Chorionepithelioms liegt, ist großen Schwankungen unterworfen. Im allgemeinen kommt es bald zur Wucherung der Chorionepithelien. Polano fand aber bei 35 Fällen eine Latenzzeit von 2—13 Jahren. Es sind aber auch Fälle bekannt, bei denen schon während bestehender Schwangerschaft die Entartung zum Chorionepitheliom einsetzte, sogar am Ende einer normalen Gravidität. Ein gesundes Kind wurde spontan geboren, die Plazenta zeigte an einem Lappen maligne Degeneration (Vogt).

Von besonderem Interesse für die Röntgentherapie ist der histologische Aufbau der Chorionepitheliome; denn gegenüber dem aus körpereigenen Zellen hervorgehenden Carcinomen und Sarkomen stellt das Chorionepitheliom einen durch Wucherung von Chorionzotten entstandenen und somit fetalen Tumor dar. Dieser baut sich aus dem Syncytium und Langhans-Epithel auf. Beide Zellgattungen können in gleichem Maße an den Wucherungsvorgängen teilnehmen. Oft überwiegt die eine oder die andere[1]. Das Zottenstroma ist immer unbeteiligt.

Charakteristisch für das Chorionepitheliom ist die Metastasenbildung. Sie erfolgt fast ausschließlich auf dem Blutweg. Bei der cytolytischen Eigenschaft der Chorionzellen brechen die Geschwulstmassen nicht nur in die Venen, sondern auch in die Arterien ein. Die Metastasen können daher in jedem inneren Organ auftreten. Sie gleichen in ihrem Bau und Verhalten den Primärgeschwülsten.

Dem Einbruch in die Arterien verdanken auch die Scheidenmetastasen ihre Entstehung. Da der Primärtumor im Uterus sitzt, so scheinen sie, klinisch betrachtet, im Hinblick auf ihre Position retrograd aufzutreten. Oft bildet der am Scheideneingang sitzende blaurote Tumor das erste Anzeichen der im Uterus eingetretenen malignen Degeneration. Den Lungenmetastasen stehen diese Scheidenmetastasen in bezug auf Häufigkeit kaum nach.

Sitz des Primärtumors ist der Uterus. Er kann sich aber auch nach einer Extrauteringravidität in den Tuben entwickeln. Im Ovar kann sich noch eine besondere Form des Chorionepithelioms bilden, nämlich das teratoide Chorionepitheliom. Dieses entsteht aus versprengten fetalen Keimen, die plötzlich zu wuchern anfangen. Auf die gleiche Ursache sind auch die beim Mann gelegentlich zur Beobachtung kommenden teratoiden Chorionepitheliome zurückzuführen (Hinselmann, Hitschmann).

Entsteht ein Chorionepitheliom nach Verschleppung von Zottenresten fernab von der Nidationsstelle des Eies, die selbst vom Tumor frei bleibt, so sprechen wir mit Dunger von einem primären, ektopischen Chorionepitheliom. Dieses hat seinen Sitz am häufigsten in der Vagina.

Die Größe und Gestalt der Chorionepitheliome wechselt sehr. Zwischen Kirschen- und Faustgröße gibt es alle Zwischenformen. Die Tumoren sitzen mehr oder minder breitbasig an der Uteruswand und ragen, ihrer Größe entsprechend, verschieden weit in das Uteruscavum hinein. Andererseits kann sich ein Chorionepitheliom auch intramural entwickeln. In solchen Fällen fehlt die typische Blutung nach außen. Bei fortschreitendem destruktivem Wachstum können diese Tumoren das Peritoneum durchbrechen und zu einer inneren Blutung führen. Von der Größe und dem Sitz des Chorionepithelioms hängt der Umfang und die Gestalt des Uterus ab. Seine Wände sind meist verdickt und aufgelockert wie bei einer Gravidität.

Da der Tumor in der Hauptsache aus Blut besteht, ist er von weicher schwammiger Konsistenz. Seine Farbe ist rot, blaurot oder, besonders wenn das Blut geronnen ist, schwarzrot.

Die Chorionepitheliome besitzen keine eigenen Gefäße. Sie sind daher in ihrer Ernährung auf das vorbeiströmende mütterliche Blut angewiesen. Da dieses in den meisten Fällen nur durch eine schmale Basis in den Tumor treten kann, kommt es sehr leicht zu partiellen Zirkulationsstörungen und Thrombosen. Diese führen durch Aufhebung der Ernährung zur Nekrose des abgeriegelten Tumorgewebes. In den nekrotischen Partien siedeln sich dann Fäulnisbakterien an. So entsteht der beim Chorionepitheliom fast regel-

---

[1] Marchand nannte die Form des malignen Chorionepithelioms, bei der die Neubildung deutlich aus dem Syncytium und der Langhansschen Zellschicht zusammengesetzt ist, die typische und unterschied davon die atypische. Bei dieser fehlen anscheinend die Langhansschen Zellen und das Syncytium dringt nur in Form isolierter Wanderzellen infiltrierend in das mütterliche Gewebe ein (Hitschmann).

mäßig vorhandene jauchige Ausfluß, zu dem sich bei fortschreitender Infektion noch Fieber gesellt.

Klinisch machen sich Chorionepitheliome hauptsächlich durch Blutungen bemerkbar. Dadurch kommt es zur Anämie. Doch zeigt diese meist stärkere Grade, als es dem Blutverlust entspricht. Das erklärt sich daraus, daß neben dem Blutverlust auch die beim nekrotischen Zerfall des Tumors entstehenden Toxine eine Blutschädigung verursachen. Weitere Erscheinungen sind Ausfluß, selten Fieber, bedingt durch Infektion des nekrotisch zerfallenden Tumors, Albuminurie, Kachexie und Metastasenbildung.

Die anhaltenden Blutungen stellen ein Frühsymptom dar. Die Blutstillung ist durch die herabgesetzte Blutgerinnung erschwert. Die unaufhörlichen Blutungen veranlassen die Frauen zum Arzt zu gehen. Oft nehmen sie aber hauptsächlich wegen ihres anämischen Aussehens ärztlichen Rat in Anspruch oder weil ein Knoten am Scheideneingang vorhanden ist. Bei diesem handelt es sich meistens um eine Metastase, seltener um ein ektopisches Chorionepitheliom. Beide machen für gewöhnlich keine Blutungen.

Was den Krankheitsverlauf anbelangt, so ist das Chorionepitheliom eine sehr bösartige Geschwulst. Unbehandelt gehen die Kranken durch zunehmende Kachexie, verursacht durch Infektion und Blutverlust, vor allem aber durch Metastasenbildung zugrunde. Die mittlere Lebensdauer wird bei unbeeinflußtem Krankheitsverlauf mit 6 bis 9 Monaten angeben; in einzelnen Fällen hat sie bis zu $1^1/_2$ Jahren betragen. Das Auftreten von Lungenmetastasen ist stets das Zeichen des nahen Endes. Lungenmetastasen machen sich durch Atemnot, Husten mit blutigem Auswurf und Knisterrasseln bemerkbar. Wohl wurden bei Chorionepitheliom gelegentlich Spontanheilungen beobachtet, doch geht die allgemeine Ansicht dahin, daß diese seltenen Fälle das therapeutische Handeln nicht beeinflussen dürfen. Sie haben daher auch für die Röntgentherapie keine praktische .Bedeutung.

b) Die Leistungen der Operation.

Einen Maßstab für die Beurteilung der Bestrahlungserfolge bilden auch beim Chorionepitheliom die Leistungen der Operation. Hierzu ist zunächst zu sagen, daß die operative Behandlung beim Chorionepitheliom in der abdominalen oder vaginalen Totalexstirpation und beim Sitz des Chorionepithelioms außerhalb des Uterus in der Excision des Tumors besteht.

Nun hat die Erfahrung gelehrt, daß die Operation ein großes Gefahrmoment in sich birgt. Gerade im Anschluß an einen operativen Eingriff kann es zu einer explosionsartigen Metastasierung kommen, wie sie bei unbehandelten Fällen niemals beobachtet wird. Durch die mechanischen Insulte bei der Operation werden in die Blutbahn eingebrochene Tumorzellen von ihrem Mutterboden gelöst und vom Blutstrom fortgeführt. Die Folge ist das gehäufte Auftreten von Fernmetastasen.

Auf diese Tatsache ist schon mehrfach hingewiesen worden. Zuerst waren es Hitschmann und Christofoletti (1911); sie haben daher, um der Metastasierungsgefahr zu begegnen, eine besondere Operationsmethode angegeben. Dann war es Döderlein (1914), der aus dem gleichen Grunde für die Strahlenbehandlung des Chorionepithelioms eintrat. Vor kurzem hat von Szathmáry (1930), gestützt auf eigene Beobachtungen, erneut darauf aufmerksam gemacht, daß die Operation die Metastasierung begünstige und gleichfalls die Bestrahlung empfohlen.

Neben der artifiziellen Aussaat von Geschwulstzellen hat die Operation aber noch einige andere Nachteile. Bei der großen Neigung der Chorionepitheliome zum nekrotischen Zerfall sind viele Tumoren stark mit hochvirulenten Bakterien besiedelt. Die lokale Infektion kann daher durch die Operation weiter verbreitet werden und zu einer Peritonitis oder Allgemeininfektion führen, an der die Patientin zugrunde gehen kann, selbst wenn tödliche Metastasen ausbleiben. Schließlich darf auch nicht vergessen werden, daß viele Patienten erst in einem so vorgeschrittenen Stadium zur Behandlung kommen, daß eine Operation überhaupt nicht mehr möglich ist.

So ist die operative Behandlung des Chorionepithelioms bereits primär mit vielen Nachteilen und Gefahren verbunden bzw. bei einer großen Anzahl von Fällen überhaupt nicht mehr anwendbar. Darauf ist es auch zurückzuführen, daß die Leistungsfähigkeit der Operation beim Chorionepitheliom sehr unbefriedigend ist.

Obgleich nun nach den allgemeinen Anschauungen beim Chorionepitheliom bereits eine 2jährige Rezidivfreiheit genügt, um als Dauerheilung zu gelten, liegen bei der Seltenheit dieser Tumoren größere Operationsstatistiken allerdings noch nicht vor. Verwertbar sind auch eigentlich nur die Statistiken von Sunde (1920) und R. Meyer (1927). Aber auch diese enthalten nur eine geringe Zahl von Fällen.

Sunde hat 38 Fälle zusammengestellt. Von diesen waren nach 8 Jahren noch 12 gesund, was eine Dauerheilungsziffer von 32% ergibt. 20 Fälle dieses Materials waren nach Sunde nicht mehr operabel. Werden diese abgerechnet, dann verbleiben noch 18 operierte Fälle mit 12 Dauerheilungen; für diese ergibt sich eine Heilungsziffer von 66%.

R. Meyer berichtete über 21 operierte Chorionepitheliome. Diese hat er in 3 Gruppen eingeteilt: Gruppe A, Chorionepitheliom mit Blasenmolenresten, 6 Fälle; Gruppe B, Chorionepitheliom nach vorausgegangener Blasenmole, 7 Fälle; Gruppe C, Chorionepitheliom ohne Blasenmole, 8 Fälle. Von diesen Fällen war in Gruppe A einer nicht sicher bösartig. Im ganzen waren in dieser Gruppe 4 Fälle dauernd geheilt. 2 Fälle waren noch nicht lange genug nachbeobachtet. In Gruppe B war 1 Fall dauernd geheilt, gleichfalls in Gruppe C. Faßt man diese Fälle zusammen, so hat man 8 Heilungen auf 20 sichere Chorionepitheliome, was eine Heilungsziffer von 40% ergibt.

Diese Heilungsziffer hat aber nur bedingten Wert, da 2 Fälle in der Gruppe A noch nicht lange Zeit genug nachbeobachtet worden sind. Wenn diese ausgeschlossen werden, ergibt sich eine Heilungsziffer von 6:16 = 37,5%.

Nun weist R. Meyer selbst daraufhin, daß die Fälle der Gruppe A für die Operation besonders günstig gelegen haben. Er hat deshalb auch noch einmal die Fälle der Gruppen B und C gesondert zusammengefaßt. Aus diesen errechnet sich eine Heilungsziffer (2 : 15) von nur 13,3%. R. Meyer betont mit Recht, daß ohne die günstigen Fälle der Gruppe A diese operativen Heilungsergebnisse „erschreckend gering" sind.

Wenngleich diese Zahlen von R. Meyer nur bedingten Wert haben, da sie an einem kleinen Material gewonnen worden sind, so zeigen sie doch im Verein mit der von Sunde aus allen Fällen seiner Statistik errechneten Heilungsziffer, daß die Leistungen der operativen Behandlung beim Chorionepitheliom sehr unbefriedigend sind und durchaus die Berechtigung bestand, einen anderen Behandlungsweg zu versuchen.

c) Die Leistungen der Strahlentherapie nach der Literatur.

Ehe wir mit unseren eigenen Bestrahlungserfolgen die Leistungsfähigkeit der Röntgentherapie beim Chorionepitheliom nachweisen, soll ein Überblick über die in der Literatur niedergelegten Ansichten und Erfahrungen über die Strahlenbehandlung des Chorionepithelioms gegeben werden.

1. Allgemeine Stellungnahme zur Strahlentherapie.

Wie wir bereits darauf hingewiesen haben, hat die Strahlentherapie des Chorionepithelioms bisher nur wenige Anhänger gefunden.

Sunde sowie Erck und Outerbridge haben sie völlig abgelehnt.

Martius erklärte 1923, daß nur bei inoperablen Fällen ein Versuch mit der Strahlentherapie gerechtfertigt sei, bei operablen Fällen wäre sie nur zur Nachbehandlung nach der Operation zu verwenden. In gleichem Sinne wurde die Strahlenbehandlung inzwischen von einer Reihe weiterer Autoren empfohlen oder auch angewandt (Albrecht, Frankl, Hitschmann, Pankow, Schmidt, v. Mikulicz-Radecki, Georgi, Czyzak).

Für die ausschließliche Strahlenbehandlung traten als erste Döderlein (1914) sowie Krönig und Gauß (1914) ein. Döderlein begründete seine Stellungnahme für die Strahlentherapie des Chorionepithelioms mit dem Hinweis auf die nach Hitschmann und Christofoletti vorhandene große Metastasierungsgefahr bei der Operation. Krönig und Gauß prophezeiten damals, daß die Strahlentherapie berufen sein würde, beim Chorionepitheliom die Methode der Wahl zu werden. Diese Auffassung hat sich Gál (1931) inzwischen zu eigen gemacht. Er betont, daß bei der Behandlung des Chorionepithelioms die Strahlentherapie den unbedingten Vorzug vor der Operation verdiene. Auch Eymer (1932) hält die Strahlentherapie bei der Behandlung des Chorionepithelioms neben der Operation für berechtigt und erklärte, daß sie genau wie beim Uteruscarcinom als ein großer Fortschritt aufzufassen ist.

2. Die Behandlung mit radioaktiven Substanzen.

Die Strahlenbehandlung der Chorionepitheliome wurde verschieden durchgeführt. Die älteste Methode ist die Bestrahlung mit radioaktiven Substanzen.

Hier seien an erster Stelle Döderlein-Hörrmann, Krönig-Gauß und Schauta-Adler genannt. Stets hatten diese Autoren lokal einen guten Erfolg. Die bestrahlten Tumoren bildeten sich zurück. Leider gingen die Kranken später an Fernmetastasen zugrunde. Gleich gute Beobachtungen hinsichtlich des lokalen Erfolges machte auch Turolt.

Im Fall Döderlein-Hörrmann (1914) handelte es sich um eine 44jährige 6 para, bei der 14 Tage nach vaginaler Totalexstirpation des Uterus und Excision zweier äußerer Geschwulstknoten im linken Labium neue Rezidive aufgetreten waren, welche eine große Neigung zum nekrotischen Zerfall aufwiesen und dann wieder starke Blutungen zur Folge hatten. Es wurden deshalb in mehreren Sitzungen diese neuen Eruptionen mit dem Messer entfernt. Da sich aber die Geschwulstmassen mehr und mehr um die Urethra herum ausdehnten, so war für die operative Entfernung eine gewisse Grenze gesetzt und es wurde versucht, durch Röntgenstrahlen die Geschwülste zum Verschwinden zu bringen. Diese hatten aber auf das Wachstum derselben gar keinen Einfluß, sondern bewirkten nur eine vermehrte Blutung aus den nekrotischen Knoten. Es wurde deshalb die Behandlung mit Mesothorium eingeleitet (Prof. G. Klein). — 1. Serie 3mal 50 mg Me 1 Stunde $\beta + \gamma +$ Sek. auf die Metastase am kleinen Labium. — 2. Serie 3mal 50 mg Me 6 Stunden, $\beta + \gamma +$ Sek. auf die Metastase am kleinen Labium. — Am 28. 1. wurde, um die im Parametrium und Paracolpium sinistrum liegenden Massen für die Bestrahlung besser zugänglich zu machen, eine Incision ins linke Vaginalgewölbe ausgeführt. Die Einlage der M.-T.-Kapsel erfolgte direkt in die geschaffene Wunde. — 3. Serie: 4mal 50 Me, 7, 6, 4, 3 Stunden $\beta + \gamma +$ Sek. — 4. Serie: 3mal 50 Me 3 Stunden $\beta + \gamma$.

Da nach der ganzen Lage der im Parametrium liegenden Metastase der Ureter entweder von dieser eingeschlossen wurde oder doch zum mindesten sehr nahe an diese heranreichte, so konnten nur geringe Dosen stark gefilterter Strahlen immer nur in kurzdauernden Sitzungen zur Anwendung kommen. Trotzdem erholte sich die Patientin zusehends, sie konnte mehrere Stunden des Tages außer Bett zubringen. Das Erbrechen, welches von Anfang an auf eine Lebermetastase bezogen wurde, konnte durch Verabreichung innerer Mittel wesentlich eingeschränkt werden, der Appetit wurde zusehends besser. Die im linken kleinen Labium am Orte der Metastase vorhandenen Tumoren waren vollständig verschwunden. Als Endeffekt der Bestrahlungsbehandlung war eine pfenniggroße, etwas gerötete Stelle mit glattem Epithelüberzug zurückgeblieben. Auch die Infiltration im linken Parametrium war bedeutend zurückgegangen und sehr hart geworden.

Die Sektion (Prof. Oberndorfer) ergab multiple Chorionepitheliommetastasen in den Lungen und im Gehirn mit ausgedehnten frischen Blutungen in ihrer Umgebung, besonders im rechten Hinterhauptslappen des Großhirns. Rezidivierender Tumor in der Umgebung der linken Uretermündung mit leichter Kompression des Ureters. Leichte Hydronephrose links. Hochgradige Abmagerung (auf den Sektionsbericht kommen wir später noch eingehender zurück).

Im Fall Krönig-Gauß (1914) handelte es sich um eine 34jährige Patientin mit Chorionepithelioma malignum, bei der bereits eine Scheidenmetastase und Lungenmetastasen vorhanden waren. Erstere saß an der vorderen Scheidenwand und hatte die Größe eines Hühnereies. Die Diagnose war durch Probeabrasio und Probeexcision gesichert worden. Die Behandlung bestand in einer intrauterinen und vaginalen Applikation von Mesothorium. Außerdem wurde eine Röntgenbestrahlung der Lungenmetastasen mit insgesamt 350 X unter dem Filter gemessen, vorgenommen. Die $1/4$ Jahr nach der Behandlung vorgenommene Nachuntersuchung zeigte, daß der vaginale Tumor vollständig verschwunden war, eine normale intakte Schleimhaut überdeckte die Stelle. Der Uterus war von normaler Größe und hart. Die früher abundante Blutung aus dem Uterus war vollständig zum Stillstand gekommen. Die Patientin erholte sich zusehends, leider ist sie 4 Wochen später gestorben.

Der Fall Turolt (1924) betraf eine 29jährige Nullipara, bei der es 3 Jahre nach Ausräumung einer Blasenmole zum Auftreten eines Chorionepithelioms mit Metastasen in der Vagina und in beiden Lungen gekommen war. Letztere waren apfelsinengroß. Der Vaginalbefund war folgender: In der Hinterwand der Vagina, hintereinanderliegend, mehrere haselnuß- bis walnußgroße, die Scheidenwand bis zur Portio einnehmende Knoten. Ein ähnlicher langgestreckter Knoten knapp hinter dem Introitus oberhalb des früher beschriebenen. Portio normal, hinter dem Tumor kaum erreichbar. Uterus etwas vergrößert, weich, rechte Adnexe frei, links eine schmerzhafte undeutliche Resistenz. Die Schleimhaut über dem Knoten ist normal, nur an dem Knoten der hinteren Vaginalwand fehlt die Schleimhaut, statt dessen findet sich dort eine schwarze brüchige schmierig belegte Masse. Radiumbestrahlung der Vaginalmetastasen mit 30 mg Ra-El. durch 15 Stunden, Filterung durch 2 mm Messing, Gummi, Gaze, Hartgummi. Nach 1 Monat starb die Patientin an Kachexie. Bei der Obduktion zeigte sich, daß die Metastasen in der Vagina vollkommen geschwunden waren. Metastasen fanden sich aber in beiden Lungen, in der Leber und im rechten Schilddrüsenlappen.

Im Gegensatz zu diesen Fällen, bei denen wohl das Chorionepitheliom lokal zerstört, die Metastasenbildung aber nicht verhindert werden konnte, erzielten eine Reihe anderer Autoren nicht nur lokal einen guten Erfolg, sondern die Patientinnen blieben auch später gesund, so daß die Bestrahlung zu einer völligen Heilung führte. Hier sind Jung, Sellers, von Szathmáry zu nennen. Der am längsten nachbeobachtete Fall stammt von v. Szathmáry. Die Patientin befand sich bereits 11 Jahre nach der Behandlung gesund. Der Fall von Sellers wurde nach der Bestrahlung operiert. In dem gewonnenen Operationspräparat fand sich an Stelle des früher bestrahlten Chorionepithelioms nur normales Narbengewebe ohne Tumorzellen.

Von Lehoczky-Semmelweis (1926) berichtete über eine primäre Heilung von 3 Monaten, ohne nähere Einzelheiten anzugeben. Dagegen liegen von den anderen Beobachtungen zum Teil ausführlichere Krankengeschichten vor, die wir im Auszug nachstehend wiedergeben.

Bei Jung-St. Gallen handelte es sich um einen faustgroßen und mehrere walnußgroße Chorion-epitheliomknoten in der Scheide. Diese wurden mit kleinen Mesothoriumdosen (940 mgeh) bestrahlt. Die Tumoren sind daraufhin vollkommen geschwunden. Die Kranke war noch 6 Jahre nach der Behandlung geheilt.

Im Fall Sellers (1925) wurde bei einer 22jährigen Erstgebärenden bei einer Molenausräumung neben der Mole im histologischen Präparat ein Chorionepitheliom gefunden. Weil wegen des stark aus-gebluteten Zustandes eine Operation nicht möglich war, wurde eine Radiumeinlage in die Gebärmutter vorgenommen und 90 mg 25$^{1}/_{2}$ Stunden liegen gelassen. $^{1}/_{4}$ Jahr später, nachdem die Patientin sich wieder erholt hatte, wurde die Totalexstirpation vorgenommen. Die histologische Untersuchung des Uterus ergab: beträchtliche Fibrosis des Uterus, keine Anzeichen für Chorionepitheliom.

v. Szathmáry (1930) beschrieb 2 Fälle von inoperablem Chorionepitheliom, die durch Radium-bestrahlung geheilt wurden.

1. Fall: 38jährige 7 para. 4 Monate p. abort. kam die Patientin in die Klinik, weil die Blutungen nicht aufhörten. Bei der Aufnahme (20. 5. 14) konnte man bei der stark ausgebluteten Patientin folgenden gynäkologischen Befund erheben: mittelmäßig weite Scheide; unmittelbar hinter der Urethralmündung an der rechten Seite der Vagina sitzt eine mandelgroße, weiche, bläulichrote, leicht blutende Neubildung mit höckeriger Oberfläche, welche über dem Schambein noch ein wenig beweglich ist. An der Scheiden-wand und auf der geschwollenen mit Epithel bedeckten Portio finden wir keine ähnlichen Veränderungen. Die Gebärmutter ist klein, retroponiert, die Umgebung frei. — Da wegen des stark ausgebluteten und sehr geschwächten febrilen Zustandes ein größerer Eingriff nicht möglich war, wurde am 20. 5. der Tumor, der weit in das paravaginale Bindegewebe hineinreichte, mittels eines scharfen Löffels entfernt und die Blutung durch Umstechung und Verschorfung gestillt. Die mikroskopische Untersuchung des entfernten Gewebes ergab die atypische Form des Chorionepithelioms. 6 Tage nach der Operation kam es zum Auf-treten eines Rezidivknotens an der Operationsstelle. Daraufhin Radiumbehandlung mit 2600 mgeh. 8 Tage nach der Bestrahlung war an Stelle des vorher etwa 2 markstückgroßen Tumors nur noch eine linsengroße epithellose Stelle sichtbar. Das nach 14 Tagen gewonnene Geschabsel ergab mikroskopisch nur zerfallene, keinerlei Färbung aufweisende Gewebsfetzen. Am 12. 6. wurde eine 2. Radiumbestrahlung mit 2400 mgeh auf den Scheidenknoten vorgenommen. Nach 5 Tagen war dieser vollkommen epithelisiert. Am 26. 6. erfolgte eine 3. Radiumbehandlung: 50 mg in die Vagina, 50 mg intrauterin; insgesamt 2400 mgeh. Am 7. 7. 4. Bestrahlung mit 2400 mgeh. Am 16. 7. 5. Bestrahlung mit 1200 mgeh. Die Patientin erhielt so im Laufe von ungefähr 6 Wochen eine Radiumdosis von 11 000 mgeh. Sie wurde dadurch vollständig geheilt. Noch nach 11 Jahren teilte sie auf briefliche Anfrage mit, daß sie weiter an Körpergewicht zugenommen habe und vollkommen beschwerdefrei sei.

2. Fall: 4 Wochen nach Spontanabgang einer Molenschwangerschaft kam es bei einer 43jährigen 8 para zum Auftreten eines Chorionepithelioms. Die Gebärmutter war faustgroß, kaum beweglich. Im unteren Drittel der vorderen Scheidenwand befand sich eine walnußgroße, bläulichschwarze, mit der Um-gebung fest verwachsene Geschwulst. Die Patientin war vollkommen ausgeblutet, hatte Fieber und sah sehr schlecht aus. Im Hinblick auf den desolaten Zustand, weil bei der Ausdehnung des Prozesses eine Operation aussichtslos erschien, wurde solaminis causa eine Radiumbehandlung vorgenommen. Das erste Mal wurden 3 Radiumträger zu je 28 mg in die Gebärmutterhöhle gebracht. 98 mg Radium wurden vor den Scheidentumor appliziert, insgesamt wurden so 3950 mgeh verabfolgt. In den nächsten Tagen Fieberanstieg bis 40°. Bei der am 10. Tage nach der Behandlung vorgenommenen Untersuchung wird festgestellt, daß die Scheidengeschwulst verschwunden ist. Auch die Gebärmutter war kleiner und beweglicher, die Parametrien waren frei. Im Verlauf der folgenden 9 Monate wurden noch 5 Radium-einlagen vorgenommen, so daß insgesamt 15 900 mgeh verabfolgt wurden. Schon vor der 3. Radium-bestrahlung hatte die Patientin keinerlei Beschwerden mehr. An Stelle des Scheidenknotens befand sich normales Narbengewebe. 8 Jahre nach Abschluß der Behandlung war die Patientin noch völlig gesund.

Schließlich wären hier noch die Fälle von Schauta-Adler sowie Aschheim und Meidner zu nennen. Diese Autoren kamen auf Grund ihrer Beobachtung zu einer Ab-lehnung der Strahlentherapie des Chorionepithelioms. Hierzu hat Adler aus der Klinik Schauta über 2 ungünstige Erfahrungen berichtet. Beide Fälle gingen trotz vollkommen lokaler Rückbildung des Tumors nach der Radiumbehandlung an Metastasen zugrunde. In Zusammenhang mit diesen Beobachtungen warf Adler die Frage auf, ,,ob nicht die an und für sich bestimmte Tendenz der Chorionepitheliome zur diffusen Metastasierung durch die initialen geringen Radiumdosen noch gesteigert würde und ob es aus diesem Grunde nicht angezeigt wäre, trotz der für die Strahlenbehandlung günstigen morphologischen Eigenschaften die Chorionepitheliome von der Strahlenbehandlung auszuschließen."

Aschheim und Meidner behaupteten, daß in ihrem Fall von Chorionepitheliomrezidiv eine Radiumbehandlung von 6000 mgeh spurlos vorübergegangen sei. Es handelte sich um eine 30jährige Patientin nach vorangegangener Totalexstirpation. Der Genitalbefund war folgender: Ödem des rechten äußeren Genitales. 2—3 cm oberhalb des Introitus stößt man in der Scheide auf einen weichen, hühnereigroßen Tumor der rechten Wand; darüber ein gleicher, bis an die Beckenwand reichender Tumor von knapp Gänseeigröße. Ebensolche kleinere Tumoren finden sich gegen die Urethra und nach hinten zu. Es besteht Genitalblutung und Bluthusten; die Temperaturen schwanken zwischen 38^{0} und 39^{0}. Am Tage nach der Aufnahme wurde mit der Bestrahlung begonnen. Es wurden 50 mg Mesothor in Bleibüchse von 2 mm Wandstärke auf $4^{1}/_{2}$ Stunden in die Vagina eingelegt = 225 mgeh. In den nächsten 3 Tagen wurde die Bestrahlung in derselben Weise mit 141 mg radioaktiver Substanz auf 41 Stunden = 5781 mgeh wiederholt. Die Blutung ließ etwas nach. Im Befinden und objektiven Befund änderte sich aber nichts. 5 Tage nach Abschluß der Bestrahlung trat eine außerordentlich heftige Genitalblutung auf. Die Patientin verfiel. Über ihr weiteres Schicksal ist nichts bekannt, da sie 2 Tage später nach Hause genommen wurde. Auf diesen Fall werden wir noch in Zusammenhang mit den anderen Beobachtungen zurückkommen.

3. Die kombinierte Bestrahlung mit Radium- und Röntgenstrahlen.

Bei den soeben angeführten Fällen wurde die Bestrahlung ausschließlich mit Radium oder Mesothorium durchgeführt. Andere Autoren haben neben Radium noch Röntgenstrahlen verwandt. Die Erfolge waren vielfach sehr gute. So berichtete Pankow über einen unveröffentlichten Fall von Opitz, der auf diese Weise geheilt wurde. Gál, Kehrer, Schimmel, Schmitz und Siredey konnten gleichfalls Heilungen erzielen.

Von diesen Autoren hat der Amerikaner Schmitz seine Patientin am längsten nachbeobachtet. Eine mit Radium- und Röntgenstrahlen behandelte Kranke war noch 12 Jahre nach Abschluß der Behandlung gesund. Siredey hat seine Patientin noch 3 Jahre später rezidivfrei gefunden.

Schimmel hat in seinem Fall nach vorangegangener erfolgreicher Radium-Röntgenbehandlung eines Chorionepithelioms an der vorderen Muttermundslippe den Uterus wegen eines Rezidivs an der hinteren Muttermundslippe excidiert. Dabei fand sich, daß an Stelle des früher mit Radium- und Röntgenstrahlen behandelten Chorionepithelioms nur normales Narbengewebe ohne Tumorzellen vorhanden war.

H. R. Schmidt, Kruglikowa und Magid sowie Eymer berichteten jeweils neben einem erfolgreich bestrahlten Fall auch über einen Mißerfolg. Einen sehr schlechten Ausgang beobachtete Vogt bei einem kombiniert mit Röntgenstrahlen und Radium behandelten Fall von primärem ektopischem Chorionepitheliom.

Nachstehend geben wir die genaueren Krankengeschichten.

1. Bei Kehrer handelte es sich um 1 Fall, bei dem es 10 Monate nach Abortus mit Blasenmole zum Auftreten eines Chorionepithelioms gekommen war. Der Uterus war kindskopfgroß und weich. An der linken kleinen Labie und der angrenzenden Scheidenwand befand sich ein walnußgroßer Tumor, ein haselnußgroßer saß rechts am Harnröhrenwulst. Es wurde eine 2malige Röntgenbestrahlung von 4 Feldern

aus vorgenommen und in 2 Tagen eine Dosis von 110% der HED eingestrahlt. Am 5. Tage nach der Röntgenbestrahlung wurde für 12 Stunden 68 mg Ra-El. in die Uterushöhle gebracht. Gleichzeitig wurden 12 mg
Ra-El. auf den rechten Scheidentumor und 54 mg auf die linke Scheidenmetastase für 12 Stunden aufgelegt. Diese Radiumapplikationen wurden 4 Tage später wiederholt. 14 Tage nach der 1. Röntgenbestrahlung
und 9 Tage nach der Radiumbestrahlung ergab die Untersuchung, daß von den beiden Scheidenmetastasen
nichts mehr nachzuweisen war. Der Uterus war klein und hart. Ein im linken Ovarium auftretender
pflaumengroßer Tumor, der als Metastase gedeutet wurde, bildete sich im Laufe der nächsten 14 Tage
zurück. Die Patientin wurde geheilt entlassen. Über den weiteren Verlauf ist nichts bekannt.

Über den Fall Opitz (1925) hat Pankow berichtet. Bei einer 24jährigen 2 para wurde etwa $^1/_2$ Jahr
nach einem Partus ein Chorionepitheliom an der vorderen Scheidenwand festgestellt. Der Uterus und die
Adnexe waren frei. Es wurde zunächst eine Röntgenbestrahlung vorgenommen. Am 1. 8. 25: Feldgröße
22×22, 1 mm Cu, Fokus-Hautabstand 50 cm. Vaginal gemessen, abdominal und sacral je 25 e bzw. 20 e,
am Tumor 45 e $= {}^1/_3$ HED.

Am Bestrahlungstage wurde die Geschwulst noch excidiert und eine Abrasio vorgenommen. Die
histologische Untersuchung (Aschoff) ergab Chorionepitheliom. In dem gleichzeitig durch Abrasio gewonnenen Schleimhautmaterial fanden sich dagegen keine Anhaltspunkte für Chorionepitheliom. 5 Tage
nach dem operativen Eingriff trat ein neuer Tumor hinter der Wunde auf. Letztere war außerdem aus-
einandergewichen. Am 6. 8. 25 2. Radiumbestrahlung: 2 Präparate, 60 mg in mittlerem Messingfilter
vaginal. 3 Stunden gleich 180 mgeh = 135 e in 0,5 cm Gewebstiefe. (Am 10. 8. 25 Lungenaufnahme: In
beiden Mittelfeldern finden sich kleine hirsekerngroße Knötchen, welche wie die miliare Aussaat eines
Chorionepithelioms aussehen. Im Hilus rechts zwei scharf umschriebene Kalkherde.) Röntgenbestrahlung:
Feldgröße 24×30 cm, Fokus-Hautabstand 55 cm, 1 mm Cu. Auf der Haut gemessen: Abdomen 55 e,
sacral, 70 e. In der Tiefe etwa 60—65 e = 35% der HED. Das Rezidiv wurde dadurch beseitigt. Bei einer
am 30. 11. 25 stattgefundenen Nachuntersuchung wurde folgender Befund erhoben: Uterus anteflektiert,
klein, Portio wohl erhalten, Adnexe frei. Desgleichen Parametrien zart. An Stelle der Geschwulst in der
Scheide derbe Narbe.

Schimmel (1925) sah bei einer 25jährigen 3 para 9 Wochen nach einer Frühgeburt ein Chorionepitheliom auftreten. Bei der Untersuchung zeigte sich neben der normal großen aber weichen Gebärmutter
ein blutender, zerfallender Tumor an der vorderen Muttermundslippe. Die Untersuchung des durch Probeexcision gewonnenen Gewebsstückes ergab Chorionepitheliom. Darauf wurde der Tumor mit Radium
bestrahlt und erhielt 3970 mgeh. Später wurde dann noch eine Röntgenbehandlung angeschlossen, in
deren Verlauf vom Bauch und vom Kreuzbein 60 e (im Scheidengewölbe gemessen) verabfolgt wurden.
2 Wochen nach der Behandlung waren keine krankhaften Veränderungen mehr zu finden. An Stelle der
Geschwulst befand sich eine weißliche Narbe. Ein Vierteljahr nach Abschluß der Behandlung kam es
zum Auftreten eines Rezidivs an der hinteren Muttermundslippe. Diesmal wurde die Gebärmutter exstirpiert. In der bestrahlten vorderen Lippe konnten in den vernarbten Geweben keine Tumorzellen mehr
gefunden werden.

Siredey, Brocq, Monod und Richard (1926) beschreiben 1 Fall, bei dem es bei einer 26jährigen
Patientin nach einer wegen Chorionepitheliom vorgenommenen supravaginalen Uterusamputation zum
Auftreten von Metastasen in der Scheide und in der Cervix mit Infiltration des linken Parametriums kam.
Deshalb wurde eine Röntgenbestrahlung (Felder von vorne und hinten) vorgenommen und anschließend
Radium (3 Röhrchen vor die Portio und in die seitlichen Scheidengewölbe) angewandt. Die Patientin wurde
dadurch geheilt. 3 Jahre nach der Bestrahlung war sie noch vollkommen gesund.

Im Fall Gál (1931) handelt es sich um eine 37jährige 8 para, bei der etwa 3 Wochen nach einer Fehlgeburt durch Curettage eine Blasenmole festgestellt wurde. Bei der kurz nachher erfolgten Klinikaufnahme
wurden an der vorderen und hinteren Scheidenwand 2 typische Chorionepitheliome festgestellt. Außerdem
bestand intermittierendes Fieber zwischen 38,5 und 40°. Es wurden zunächst 1440 mgeh Radium intravaginal verabfolgt. Einige Tage später wurde eine Röntgenbestrahlung vorgenommen und durch 2 abdominale und 3 sacrale Einfallsfelder zusammen 80% der HED gegeben. Nach 12 Tagen waren die Geschwülste
bis auf ein seichtes Ulcus geschwunden. Die jetzt vorgenommene Probeexcision bestätigte die Diagnose
Chorionepitheliom. Einige Tage später konnte die Patientin geheilt entlassen werden.

Schmitz (1931) berichtete über 2 Chorionepitheliomkranke.

Fall 1. 32jährige 5 para im 6. Schwangerschaftsmonat. Sie hatte vor der Aufnahme 3 Monate
hindurch Blutungen aus der rechten Niere gehabt. Das Pyelogramm ergab malignen Tumor der rechten
Niere. Mit Rücksicht auf die Schwangerschaft wurde eine Röntgenbestrahlung vorgenommen. Diese
brachte die Blutung zum Stehen. 2 Tage später wurde ein Fetus mit intakten Membranen spontan ausgestoßen. Die mikroskopische Untersuchung ergab ein typisches malignes Chorionepitheliom. Der Nieren-

tumor wurde daraufhin für eine Metastase angesehen. Es wurde jetzt eine Bestrahlung vorgenommen. Zunächst 2040 mgeh Ra-El. mit einer Filterung von 2 mm Messing intrauterin; dann eine Röntgenbestrahlung mit 150% der HED auf das Zentrum des Beckens durch suprapubische und sacrale Felder. Die Patientin ist bis jetzt — 13 Jahre nach Abschluß der Behandlung — noch gesund.

Fall 2. 20jährige 1 para mit typischem malignem Chorionepitheliom mit ausgedehnten Metastasen in der Vagina nach Blasenmole. Die Diagnose wurde mikroskopisch gesichert. Die Behandlung bestand in einer intrauterinen Radiumeinlage (2400 mgeh mit 2 mm Messingfilter) und einer Röntgenbestrahlung mit 800 r für je 1 suprapubisches und sacrales Feld. Die Patientin wurde klinisch geheilt und war noch 4 Jahre nach der Behandlung gesund.

Bei den Fällen Schmidt (1921) handelte es sich bei dem einen Mißerfolg um eine 38jährige Frau mit einem Chorionepitheliom des Uterus und der Scheide. Die Geschwulst hatte sich im Anschluß an eine Blasenmole gebildet. Bald nach der Radium- und Röntgenbehandlung, die vorgenommen wurde, weil der Tumor inoperabel war, traten Lungenmetastasen auf. Diesen ist die Patientin erlegen. Bei der Sektion zeigte sich auch im kleinen Becken keine besondere Strahlenwirkung. Im anderen Fall von Schmidt, der zur Zeit der Berichterstattung noch gesund war, war wegen einer kirschgroßen Scheidenmetastase die Totalexstirpation des Uterus vorgenommen und dann eine intensive Bestrahlung mit Röntgen und Radium nachgeschickt worden.

In den beiden Fällen Kruglikowa und Magid (1932) handelte es sich um postoperative Rezidive.

Der 1. Fall betraf eine 36jährige Frau, bei der im Anschluß an eine Traubenmole ein Chorionepitheliom aufgetreten war. Am 18. 11. 29 wurde deshalb die Totalexstirpation des Uterus und seiner Adnexe vorgenommen. Am 22. 12. 29 kam es zu einer heftigen vaginalen Blutung. Die vorgenommene Untersuchung ergab einen stark blutenden, etwa bohnengroßen blutroten Tumor an der vorderen Scheidenwand. Nach weiteren Blutungen und wegen der starken Anämie wurde am 2. 1. 30 auf den blutenden Tumor 30 mg Ra-El., 1 cm, auf γ-Strahlen filtriert, für 24 Stunden aufgelegt = 720 mgeh. Nach 4 Tagen beim Tamponwechsel Tumor in Zerfall, Oberfläche mit Belag bedeckt, fast nicht blutend. — 14. 1. 30: In die Scheide für 10 Stunden 30 mg Ra-El./1 cm = 300 mgeh. Anschließend keine Blutungen mehr, an Stelle des Tumors granulierende Fläche. Aus der Fistel der Bauchwandung etwas eitriger Ausfluß. Das entzündliche Infiltrat der Bauchwand will sich nicht resorbieren lassen. — 24. 2. 30: An Stelle des Tumors eingezogene Narbe, Bauchfistel unverändert. Lungenbefund normal. Prophylaktische Bestrahlung des kleinen Beckens. Zwei parametrane und zwei sacrale Felder mit Stabilivolt, 175 kV, Coolidgeröhre, Filter 0,5 Cu + 1,0 Al, Fokus-Hautdistanz 30 cm, 4 mA, 30% der HED. Untersuchungsbefund vom 27. 6. 32: Befund in der Scheide unverändert gut, an Stelle des Tumors kaum sichtbare Narbe. $2^1/_2$ Jahre nach Beginn der Behandlung war die Patientin noch rezidivfrei.

Im 2. Fall war im Anschluß an einen Abortus ein Chorionepitheliom aufgetreten. Die Aufnahme erfolgte am 24. 4. 31 wegen starker Blutung und Schüttelfrösten. In der Scheide links, im Gebiet der kleinen Lippe fand sich ein pflaumengroßer, gestielter, blauroter, auf der Oberfläche ulcerierter Knoten, der Stiel war mit normalem Scheidenepithel bedeckt. Der Uterus war etwas vergrößert, der Cervicalkanal für die Fingerkuppe durchgängig. Am 28. 4. 31 Ausschälung des Scheidenknotens; da die histologische Untersuchung Chorionepitheliom ergibt, wird am 4. 5. 31 der Uterus mit den Adnexen exstirpiert. Nach 1 Monat traten erneut Blutungen auf. Die gynäkologische Untersuchung ergab 3 miteinander fest verbundene Tumorknoten in der Scheide. Am 4. 6. 31 wurden 80 mg Ra-El./1 cm für 20 Stunden, filtriert auf γ-Strahlen, unmittelbar auf den Tumor appliziert = 1600 mgeh. Durch die Behandlung zerfielen die vaginalen Knoten, Schmerzen und Blutungen gingen zurück. Am 19. 6. 31 60 mg Ra-El./1 cm für 10 Stunden = 600 mgeh in die Scheide eingelegt. Am 24. 6. 31 Röntgenbestrahlung 50% der HED auf die Vulva. 175 kV, Stabilivolt, Coolidgeröhre, Fokus-Hautabstand 30 cm, 0,5 mm Cu + 3 mm Al-Filter, 4 mA. 19. 7. 31 gynäkologische Untersuchung: An der linken seitlichen Scheidenwand 2mal 3 cm großer schmerzempfindlicher bräunlicher Tumor. 20. 7. 31 in die Scheide 60 mg Ra-El./1 cm für 18 Stunden = 1080 mgeh. 22. 7. 31 50% der HED auf die Vulva. 25. 7. 31 Tumor zerfallen, Allgemeinzustand aber sehr schlecht, stärkste Anämie (10% Hämoglobin, 1 670 000 Erythrocyten, 4300 Leukocyten). 26. 7. 31: 40 mg Ra-El./1 cm für 8 Stunden = 320 mgeh auf den Tumor. Am 29. 7. 31 Röntgenbehandlung im Gebiet des rechten unteren Lungenlappens liegender Lungenmetastasen: 3 Felder mit je 60% der HED. 30. 7. 31 trichterförmige Vertiefung mit glatter Oberfläche an Stelle des Scheidentumors; harte nicht schmerzhafte Narbe. Die Patientin starb nach einem Monat zuhause unter den Erscheinungen zunehmender Asphyxie, wahrscheinlich an Lungenmetastasen.

Im ersten Fall von Eymer (1932) handelte es sich um eine 23jährige Patientin mit Chorionepitheliommetastase nach supravaginaler Uterusamputation. Rectovaginal fühlte man, daß der Tumor sich noch weit nach dem Rectum zu erstreckt. Er war höckerig, uneben und ging auch nach rechts in das Parakolpium hinein. Links neben dem Portiostumpf über dem linken Scheidengewölbe ein mandarinengroßer, etwas

verschieblicher Tumor, der der linken Adnexgegend angehört. Vielleicht Neoplasma, vielleicht Lutein-
cyste des linken Ovarialrestes. Sicher Chorionepitheliommetastase in der Scheide. Die Lungenaufnahme
ergab keinen pathologischen Befund. Am 24. 9. 31 sehr heftige Blutung aus dem Scheidentumor, so daß
mehrfach tamponiert werden mußte. Am 26. 9. 31 Beginn mit Röntgenbestrahlungen. Es wurden vom
26.—29. 9. 31 bei liegender Tamponade von einem vorderen und hinteren Großfernfeld 15 × 20 cm, Abstand
50 cm, einem Vulvafeld 8 × 10 cm, Abstand 30 cm und einem seitlichen Feld 10 × 12 cm, Abstand 50 cm,
täglich je 600 r verabreicht. Jeden Tag bekam eines der Felder die volle Hautdosis. Am 3. 10. 31 wurden
30 mg Mesothor, gefiltert mit 1 mm Messing und durch Stenzmasse distanziert, in den Scheidengrund eingelegt. Bestrahlungsdauer 40 Stunden = 1200 mgeh. Am 13. 10. 31 war eine Zurückbildung der Tumormassen in der Scheide einwandfrei feststellbar. Man sah ein fast reines kraterartiges Geschwür, während
rectovaginal, vorwiegend sich nach rechts erstreckend, ein über pflaumengroßer Tumor festzustellen war.
Konzentrationsbestrahlung vom 13.—15. 10. 31: Zwei vordere, 2 hintere Felder und 1 Vulvafeld. Größe
8 × 10 cm, Abstand 30 cm; auf jedes Feld 300 r. Herddosis etwa 80—90% = 480—540 r. Haut leicht gerötet.
Am 24. 10. 31 wurde festgestellt, daß sich der Tumor nach dem Rectum zu wieder vergrößert hat und daß
er vor allem rechts an der Scheidenwand herunter sich weiter ausbreitet und die Vaginalschleimhaut
stark vorwölbt. Vom 25.—30. 10. 31 Coutard-Bestrahlung von einem vorderen und hinteren Großfernfeld, 15 × 15 cm, Abstand 50 cm, täglich je 180 r, abwechselnd vorne und hinten auf jedes Feld, somit
je 90% = 540 r, Herddosis etwa 70% = 420 r. Am 30. 10. 31 ist weitere Progression feststellbar. Deshalb
Thorium-X-Spickung; durch 18 Stäbchen werden 22 Millicurie appliziert. Seit 12. 11. 31 war dann fortschreitende Rückbildung feststellbar. Am 17. 11. 31 waren die einzelnen Stäbchen noch gut fühlbar. Para-
rectal konnte das Tumorgewebe noch in der Größe von einem halben Hühnerei gefühlt werden. Der Tumor
bildete sich dann weiter zurück. Die letzte Untersuchung am 24. 2. 32 ergab: Vagina überall weich, nur
rechts im Parametrium eine kleine Narbe.

Bei dem 2. ungünstig verlaufenden Fall handelte es sich um eine 22jährige Patientin, bei der im
Anschluß an eine Blasenmole ein Chorionepitheliom aufgetreten war. Die Aufnahme fand am 14. 6. 14
statt, der Befund war folgender: die Portio vaginalis ist verkürzt, der Uterus vergrößert, auffallend weich,
anteflektiert. An der vorderen Lippe rechts median von der Commissur, cervicalhöhlenwärts findet
sich eine erbsengroße Prominenz mit einer zentralen Vertiefung. Das ganze Gebilde sieht bläulich aus.
Offenbar eine chorionepitheliomatöse Stelle. Die Abrasio bestätigt den Verdacht. Zunächst vom 29. 6. 14
ab vaginal und intrauterin und von der Portio aus mit Radium bestrahlt, im ganzen etwa 3300 mgeh,
durch 1 mm Messing. Weiter in 10 Sitzungen vom 1.—11. 7. 14 durch 6 vordere und 2 hintere Felder
Röntgenlicht; 3 mm Al, 3—4 mA, jedesmal etwa 100 X pro Feld. Außerordentliche Verschlechterung
des Allgemeinbefindens. Eine lokale Untersuchung am 10. 9. 14 ergab: Konglutinierte Vaginalgewölbe
wie bei seniler Atrophie. Die Vagina war sehr eng, das früher beschriebene Knötchen ist nicht festzustellen.
Patientin wurde in recht schlechtem Zustand mit einer Röntgencombustio 2. Grades der Bauchdecken
entlassen. Am 20. 5. 15 Exitus.

Über seinen ungünstig verlaufenen Fall gab Vogt (1928) folgende Krankengeschichte: 49jährige
9. Gebärende. Juli 1927 Blasenmole. Abrasio. Prophylaktische Röntgenkastration. Wohlbefinden bis
Anfang November 1927. Hierauf zunehmender körperlicher Verfall, Erbrechen. 2. 1. 28 plötzlich sehr
starke Blutung aus einem Scheidentumor. Einlegen von Radium, Tamponade, Röntgencarcinomdosis,
Blutung steht. Am 10. 1. 28 lebensbedrohliche Blutung. Verschorfung, Tamponade, Bluttransfusion
erfolglos. Bei der Obduktion ist der Uterus selbst frei. Es findet sich nur ein faustgroßes, sehr blutreiches
Chorionepitheliom der Scheide.

4. Die Behandlung mit Röntgenstrahlen.

Neben den bisher angeführten Fällen sind in der Literatur noch einige beschrieben,
die nur mit Röntgenstrahlen behandelt wurden. Der erste dahingehende Bericht stammt
von Mackenrodt (1917). Es wurde ein guter Erfolg erzielt. Spätere günstige Mitteilungen
stammen von Naujoks, Klein, Simons und Pankow. Letzterer berichtete auch über
einen unveröffentlichten Fall von Opitz.

Bei der Beobachtung von Simons handelt es sich um einen Mann, bei dem es nach
operativer Entfernung eines teratoiden Chorionepithelioms des Hodens zum Auftreten
von Rezidiven im Abdomen und am Hals kam. Durch Röntgenbestrahlung konnten alle
beseitigt werden. Der Patient wurde 3$^{1}/_{2}$ Jahre nachbeobachtet und war bis dahin gesund.

Von besonderem Interesse ist die Tatsache, daß auch beim Chorionepitheliom die jetzt in Mode gekommene Coutard-Bestrahlung versucht wurde. So hat sie Eymer in einem der bereits erwähnten Fälle, in denen er auch gleichzeitig mit Radium bestrahlt hatte, durchgeführt. Zu einem Erfolg hat sie aber nicht geführt. Heilung trat erst ein, als Tumor mit Thorium-X-Stäbchen gespickt wurde. Nach dem Bericht von Schröder der und Jakobi hat sich die Coutard-Bestrahlung in der Kieler Klinik dagegen recht wirksam erwiesen. Dort wurden 4 Fälle von Chorionepitheliom mit der Coutard-Methode bestrahlt. Nur 1 Fall, der aber durch starke Lungenmetastasen und stark progredientes Stadium inkurabel war, konnte nicht beeinflußt werden. In den 3 anderen Fällen wurden aber einwandfrei nachgewiesene Chorionepitheliome der Scheide und des Uterus durch Dosen von 2mal 8000 r und einmal 3000 r auf der Oberfläche und 2mal 3200 und 1mal 1200 r als Herddosis endgültig beseitigt.

Über die Beobachtungen der erstgenannten Autoren liegen genauere Mitteilungen vor. Wir geben diese auszugsweise nachstehend wieder.

Bei dem von Mackenrodt (1917) behandelten Fall handelte es sich um Rezidive, die nach vaginaler Totalexstirpation im Douglas, Peritoneum und in der Scheide aufgetreten waren. Sie wurden mit Röntgenstrahlen behandelt, worauf die Rezidivknoten schnell verschwanden. Die Patientin wurde 1 Jahr beobachtet und war bis dahin gesund. Dann stellte sie sich nicht mehr vor. (Die verwandte Röntgenstrahlenmenge ist nicht angegeben.)

Fall Opitz (1921) zitiert nach Pankow: Bei einer 45jährigen Patientin kam es im Anschluß an eine Blasenmolengeburt zum Auftreten eines Chorionepithelioms an der vorderen Scheidenwand. Der Uterus war frei. Die Diagnose war histologisch gesichert (Aschoff). Das Chorionepitheliom war von einem Praktiker ausgequetscht worden. Die Patientin wurde mit starker Anämie (Hämoglobin 33%, Erythrocyten 1,5 Mill.) und Fieber in die Klinik gebracht. Vom Chorionepitheliom war nichts mehr zu sehen. Auch eine Abrasio ergab keinen krankhaften Befund. $2^1/_2$ Wochen nach der Aufnahme machten sich Lungenerscheinungen bemerkbar, die auf Metastasenbildung hindeuteten. Deshalb wurde eine Röntgenbestrahlung der Lungen vorgenommen. Feldgröße 27×17, 1 mm Cu, Fokus-Hautabstand 50 cm, Dosis 132 e. Blutbild 3 Tage später: Hämoglobin 17,3%, Erythrocyten 1,6 Millionen. Einige Tage später werden an der Beckenwand entsprechend dem Ansatz der Levatoren leistenartige Verdickungen festgestellt. Röntgenbestrahlung dieser Gegend: Feldgröße 16×16, abdominal und sacral, 1 mm Cu, 50 cm Fokus-Hautabstand, Dosis: 81,2 e. 3 Tage später hat sich die Patientin etwas erholt. Hämoglobin 20%, Erythrocyten 2,9 Millionen. 2 Jahre später wurde wegen erneut auftretender Blutungen eine intrauterine Radiumbestrahlung vorgenommen und 1060 mgeh verabfolgt. In den 2 Jahren, die zwischen der 1. und 2. Behandlung lagen, war eine Metastasierung nicht erfolgt und die Patientin hatte sich auch von der Anämie wieder gut erholt. Über ihr weiteres Schicksal ist nichts bekannt.

Im Fall Naujoks (1922) handelte es sich um eine 38jährige 3 para, bei der im Anschluß an eine Blasenmole ein Chorionepitheliom in der linken Tubenecke mit Metastasen in der Vagina und in den Lungen aufgetreten war. Die Patientin wurde in hoffnungslosem Zustand in die Klinik eingewiesen. Eine Operation konnte bei der schlechten Verfassung der Patientin und im Hinblick auf die große Ausdehnung des Prozesses nicht vorgenommen werden. Der Befund war folgender: Vorn an der Scheide 1 cm unterhalb des Urethralringes findet sich eine fünfpfennigstückgroße, blaurote, auf der Unterlage nicht verschiebliche Geschwulst. Uterus etwa faustgroß, weist auf der linken Seite eine eigentümliche Unebenheit auf. Rechtes und linkes Parametrium leicht infiltriert, wodurch der Uterus ziemlich unbeweglich ist. Die Röntgenuntersuchung der Lunge ergab in Übereinstimmung mit dem klinischen Befund das Bestehen zahlreicher kleiner Lungenmetastasen. Das Genitale wurde einer Röntgenbestrahlung unterzogen und von Bauch, Rücken und Vulva aus wurde die Sarkomdosis appliziert. Die Lungen wurden nur solaminis causa bestrahlt. Die verwandte Dosis ist nicht angegeben. Die sehr kachektische Patientin erholte sich dann wider Erwarten sehr schnell und zeigte nach 5 Monaten ein blühendes Aussehen. Das Genitale war wieder vollkommen normal. Auch in den Lungen fanden sich keine Metastasen mehr. Die Diagnose Chorionepitheliom war histologisch sichergestellt.

Klein (1927) berichtete von einer 24jährigen Nullipara mit Chorionepitheliom der Tube nach Tubargravidität mit Scheidenmetastase. Unter der Urethralmündung fand sich ein olivengroßer schwärzlicher Tumor, der bei der Berührung sofort abbrach und sich bei der Untersuchung als Chorionepitheliom erwies.

Die rechte Tube war in einen apfelgroßen Tumor verwandelt. Diese wurde exstirpiert. 5 Tage post operationem zeigte sich an der vorderen Vaginalwand ein etwa haselnußgroßer, brüchiger Knoten. Dieser wurde kauterisiert. Ein 9 Tage später an der gleichen Stelle auftretender walnußgroßer Tumor wurde excidiert. Patientin war durch die vorangegangenen Blutungen so anämisch, daß eine Bluttransfusion vorgenommen werden mußte. 2 Tage nach dieser Bluttransfusion wurde eine Röntgenbestrahlung des Genitales begonnen. Zunächst wurde ein vaginales Fernfeld gegeben. 50 cm Fokus-Hautabstand, Feldgröße 12 × 16 cm, Zinkfilterung, 180 kV, härteste Strahlung. Es wird eine volle HED als prophylaktische Bestrahlung appliziert. Einige Tage später wurden im Röntgenbild multiple Metastasen in der linken Lunge festgestellt. Deshalb Röntgenbestrahlung. 60 cm Fokus-Hautabstand, Feldgröße 20 × 20 cm auf beide Lungenflügel, Hilus, unteres Sternum bis unter die Mamillen; härteste Strahlung unter Zinkfilterung. Vier Wochen nach der 1. Bestrahlung hatte sich die Patientin schon wesentlich erholt. Der Genitalbefund war folgender: Tuberculum urethrale ganz weich, auch sonst findet sich in der Vagina kein pathologischer Befund mehr. Der Uterus ist klein, nach links verzogen, die Umgebung o. B. An diesem Tage erhielt die Patientin ein prophylaktisches Feld auf das Abdomen. Da bei neuerlichen Röntgenaufnahmen der Lunge Metastasen immer noch nachweisbar waren, wurde nochmals eine Lungenbestrahlung vorgenommen. Ein Fernfeld von rückwärts, in 60 cm Entfernung, ein Fernfeld von vorn aus 30 cm Entfernung. (Die Dosis ist nicht angegeben.) Einige Tage später wurde die Patientin entlassen. Nach 8 Wochen kam sie zur Nachuntersuchung wieder. Obgleich der Genitalbefund normal war, erhielt die Patientin nochmals prophylaktisch ein Vulvafernfeld in 40 cm Fokus-Hautabstand und ein abdominales Fernfeld über den ganzen Unterbauch. Bei der 8 Monate später vorgenommenen Nachuntersuchung fand sich in der vorderen Vaginalwand unter der Urethra nur eine glatte Narbe. Der Uterus, die Adnexe und die Parametrien zeigten keinen abnormen Tastbefund. Im Abdomen war kein Tumor festzustellen. Auch die Lungen erwiesen sich auf einer neuen Röntgenaufnahme völlig frei. Die Behandlung hatte also zu einem vollen Erfolg geführt.

Im Fall Pankow (1931) handelte es sich um eine 38jährige 8 para, bei der nach einer Schwangerschaftsunterbrechung im 3. Monat ein Chorionepitheliom aufgetreten war. Die Diagnose wurde histologisch gesichert. 3 Wochen nach der Totalexstirpation, als die Patientin entlassen werden sollte, wurden in beiden Parametrien faustgroße feste Geschwülste, rechts mit einem bohnengroßen Ursprung am unteren Pol gefunden. Die Tumoren waren gegen die Vagina verschieblich. Sie wurden als Metastasierung angesprochen und mit Röntgenstrahlen behandelt. Es wurden appliziert: Abdominal und sacral je ein Feld 21 × 28 cm, $^1/_2$ cm Cu, Fokus-Hautabstand 60 cm, je 96% der HED auf die Haut. Tiefenquotient in 10 cm 60%. 2 Monate später waren die Tumormassen vollständig geschwunden. Bei einer 2 Jahre nach Abschluß der Behandlung wiederholten Nachuntersuchung wurde bis zur Veröffentlichung die Patientin rezidivfrei gefunden.

Schließlich sei noch der Fall von Simons (1926) beschrieben. Dieser behandelte einen 42jährigen Mann, dem 5 Jahre vorher der rechte Hoden wegen eines histologisch gesicherten Chorionepithelioms operativ entfernt worden war. Einige Monate später kam es zum Auftreten von Metastasen, die das ganze Abdomen ausfüllten. Gleichzeitig bestand hochgradige Kachexie, Cyanose, Ascites, Hydrothorax und Ödeme der Beine. Schon 1 Monat nach Beginn der Röntgenbehandlung waren keine Tumoren mehr nachweisbar. Bald konnte der Kranke seinem Beruf als Fabrikarbeiter wieder nachgehen. Eine später auftretende gänseeigroße Metastase an der linken Halsseite und eine solche von Apfelgröße im Mediastinum wurde durch Röntgenbestrahlung prompt beseitigt. $3^1/_2$ Jahre lang war er dann noch rezidivfrei in Beobachtung.

Diesen günstigen Beobachtungen bei der Röntgentherapie des Chorionepithelioms stehen die schlechten Erfahrungen von Sunde und Martius gegenüber. Ersterer berichtete über eine 46jährige Patientin mit Chorionepitheliom p. ab., die er mit Röntgenstrahlen behandelt hatte. Da kein Erfolg eintrat, nahm er später die supravaginale Totalexstirpation vor. Dabei ging ihm aber die Patientin an Peritonitis zugrunde. Nach Martius (1923) verlor die Bonner Frauenklinik einen operablen und einen inoperablen Fall bald nach der Bestrahlung an Lungen- und Gehirnmetastasen. 1 Fall mit einer Scheidenmetastase wurde totalexstirpiert und nachbestrahlt. Er blieb bis zur Veröffentlichung, das waren 3 Jahre, gesund. Martius kam damals zu dem bereits angeführten Schluß, daß Operation und Nachbestrahlung bei operablen Fällen und ein Versuch mit der Strahlentherapie bei inoperablen Fällen auch beim Chorionepitheliom der richtige Standpunkt sein dürfte.

5. Kritischer Rückblick.

Hiermit haben wir eine umfassende Übersicht über die in der Literatur niedergelegten Meinungen und Beobachtungen über die Strahlentherapie des Chorionepithelioms gegeben. Im Hinblick auf das allgemeine Mißtrauen, das der Wirksamkeit der Strahlentherapie noch entgegen gebracht wird und das auch in der Stellungnahme von Martius zum Ausdruck kommt, haben wir die angeführten Beobachtungen eingehend beschrieben.

Nun geht doch wohl aus den veröffentlichten Fällen einwandfrei hervor, daß auch Chorionepitheliome durch Strahlen wirksam beeinflußt werden können. Hierfür sprechen die Heilungen von Jung, Sellers, v. Szathmáry, Kehrer, Opitz, Mackenrodt, Naujoks, Klein, Pankow, Eymer, Schröder, Gál, Simons, v. Lehoczky, Siredey, Schmitz, Kruglikowa, Magid und Wintz.

Die Wirksamkeit der Strahlentherapie wird weiter durch das mikroskopische Bild bewiesen. Hier sind vor allem die Beobachtungen von Döderlein-Hörrmann und Krönig-Gauß zu nennen. Selbst wenn die Patienten später an Fernmetastasen zugrunde gegangen sind, so hat doch die Autopsie einwandfrei ergeben, daß der Primärtumor durch die Strahlenbehandlung zerstört worden war. An Stelle des behandelten Geschwulstknotens fand sich normales Narbengewebe, zum mindesten keine lebensfähigen Geschwulstzellen mehr. In diesem Zusammenhang sei auch an die Mitteilungen von Sellers und Schimmel erinnert. Beide Autoren konnten im nachträglich exstirpierten Uterus an den bestrahlten Stellen kein Chorionepitheliom mehr finden.

Im Fall Döderlein-Hörrmann wurde die Sektion von Oberndorfer vorgenommen. Aus dem Sektionsprotokoll entnehmen wir nachfolgende für uns wichtige Einzelheiten: „Die Vagina endet oben blind. Links oben findet sich in der Vagina ein kleiner flacher Einschnitt in der Schleimhaut. Ober- und außerhalb dieses Einschnittes sieht man, den Ureter umgebend, eine ungefähr zweifingergliedgroße rote Geschwulsteinlagerung, die gelbe Nekrosen aufzuweisen scheint, und die von einem sehr derben schwartigen Bindegewebe von $^1/_2$ cm Dicke umgeben ist.

Von größter Bedeutung für das Verständnis der Strahlenwirkung ist nun der mikroskopische Befund in dieser bestrahlten Metastase, da sie uns einen Einblick gewähren läßt in die tiefgreifenden, verheerenden Wirkungen, welche hier ganz in der Nähe der fast völlig zum Verschwinden gebrachten, in starres Bindegewebe umgewandelten Geschwulstmassen sich abgespielt haben. Es ist ganz zweifellos, daß bei längerer Einwirkung der Bestrahlung auch hier ein voller Erfolg zu verzeichnen gewesen wäre, genau wie in den äußeren Teilen.

Die neben dem Ureter liegende Chorionepitheliommetastase ergab folgende interessante Bilder: Einzelne kleine Stellen auf dem Schnitt von Halbpfennigstückgröße, zeigen das gewöhnliche Bild des typischen Chorionepithelioms: Langhanssche Zellen, die von syncytialen Massen umgeben sind, große Blutmassen einschließen, geringgradige Nekrose kleiner Teile innerhalb der Geschwulstknoten. Diese besser erhaltenen Geschwulstteile sind durch ein derberes Bindegewebe, das äußerst stark rundzellig infiltriert ist, abgegrenzt. In diesem Bindegewebe, das auch stark vascularisiert ist und vielfach in Zellen abgelagert ist, bräunliches Pigment einschließt, trifft man nun auf kleinere Herde nekrotischen Tumorgewebes, das noch die ursprüngliche Struktur des Chorionepithelioms erkennen läßt; doch sind die hauptsächlich den Syncytien entsprechenden Gebilde in dunkle, schollige Massen umgewandelt, die bei der Hämatoxylinfärbung ziemlich homogenes Aussehen haben, nur am Rande stark konturiert sind und, wie die Kalkreaktion ergibt, vollständig verkalkte, nekrotische Zellen darstellen. An anderen Stellen finden sich nur gröbere Kalkschollen, ohne Ähnlichkeit mit ursprünglichen Zellen. Im ganzen sind die verkalkten Geschwulstteile sehr klein, von sehr derbem Bindegewebe umgeben, das auch zwischen sie selbst hineindringt und sie zu zerteilen scheint. Diese entzündeten Bindegewebsmassen, die verkalkte Geschwulstteile einschließen, liegen direkt der Stelle an, in der das Mesothorium appliziert wurde, während die oben beschriebenen gut erhaltenen Chorionepitheliomherde dem Bestrahlungsgebiet entfernter liegenden Teilen entsprechen. Nach dem ganzen Aussehen der verkalkten Geschwulstzellen scheinen die Syncytien hauptsächlich verkalkt zu sein, während die Langhansschen Zellmassen verschwunden zu sein scheinen.“

Einen noch besseren Beweis für die Wirksamkeit der Strahlentherapie beim Chorionepitheliom gibt der Sektionsbericht des von Krönig und Gauß veröffentlichten Falles. Diesen geben wir auszugsweise wieder.

„Ganz besonderes Interesse bot die Untersuchung der Vagina. Hier hatte sich während der klinischen Beobachtung ein Tumor entwickelt, an dem eine Probeexcision vor Einleitung der Strahlenbehandlung gemacht worden war. Damals wurde typisches Chorionepitheliom festgestellt, mit seinem charakteristischen Bau aus dichten Haufen Langhansscher Zellen, zwischen denen Züge von syncytialen Zellelementen bandartig wuchern.

Makroskopisch wurde von einem Tumorgewebe nichts mehr gefunden, nur an einer Stelle in der Nähe der Urethramündung eine kleine derbe Erhebung.

Die mikroskopische Untersuchung dieser Stelle ergibt nun, daß sich in dem lockeren, subepithelial gelagerten Bindegewebe nekrotisches Zellmaterial befindet. Nur undeutlich lassen sich hier die Konturen größerer Zellen erkennen, alles erscheint hier verschwommen und zusammen gesintert zu sein. Es läßt sich nur vermuten, daß es sich hier um einstmalige Tumorelemente handelte. Von allen Seiten dringen in diese zerfallenen Massen spindelige Fibroblasten ein, die gleich den Lungenmetastasen eine Substitution von totem durch lebendiges Gewebe herbeizuführen erscheinen. — Weitere Untersuchungen der Vaginalschleimhaut lassen weder frisches noch im Zerfall befindliches Tumorgewebe erkennen."

Ein ähnliches histologisches Bild boten die mit Röntgenstrahlen behandelten Lungenmetastasen. „Von frischen lebensfähigen Tumorelementen kann auch nach sorgfältiger Durchmusterung nichts mehr gefunden werden. Die zentralen Partien, die makroskopisch schon eine Nekrose und Erweichung zeigten, bestehen mikroskopisch teils aus nekrotischen Massen, in denen von irgendwelchen Zellstrukturen nichts mehr zu sehen ist. Nur hin und wieder deuten in den nekrotischen Partien schattenartig sich eben färbende Gebilde daraufhin, daß es sich hier um Kerne handeln könnte, die einem ursprünglichen Tumorgewebe angehört haben werden. Die größte Masse besteht aus thrombotischem Material, zwischen dem massenhaft ausgelaugte rote Blutkörperchen zu sehen sind. Erst in den äußersten Randschichten tritt eine gute Kernfärbung wieder zutage, ohne daß damit lebensfähige Tumorelemente nachgewiesen werden könnten. Vor allem liegen hier spindelige Zellen in großer Zahl, die sich in mehreren Schichten ringförmig um die nekrotischen zentralen Massen gelagerten haben und die man nicht fehl geht, als Fibroblasten zu deuten. Dies um so mehr, als man an einigen Stellen ein Einwuchern dieser Zellelemente in die nekrotischen Partien konstatieren kann und man nur den Eindruck gewinnt, als ob es sich um eine Art organisatorischen Prozeß handelt und als ob gleichzeitig eine Abkapselung des Tumors von dem umgebenden Lungengewebe angestrebt werden soll; in diesem selbst fällt eine hochgradige Hyperämie auf, einmal in den größeren Gefäßen, dann auch besonders in den Alveolargefäßen. Der Inhalt der dem Tumor unmittelbar benachbarten Alveolen, die zum Teil hochgradig kollabiert erscheinen, besteht aus einer serösen Masse, in der zahlreiche degenerierte Alveolarepithelien sich finden."

Aus diesen eingehend beschriebenen histologischen Befunden, sowie den früher angeführten klinischen Heilungen, geht deutlich hervor, daß auch beim Chorionepitheliom Radiumstrahlen sowohl wie Röntgenstrahlen wirksam sind. Speziell für die Röntgenstrahlen wird das durch das mikroskopische Bild der von Krönig und Gauß behandelten Lungenmetastasen bewiesen.

Mit dieser Feststellung erhebt sich nun die Frage, welcher Strahlenart man bei der Chorionepitheliombehandlung den Vorzug geben soll. Durchforscht man daraufhin die veröffentlichten Fälle, so könnte man leicht zu der Ansicht kommen, daß das Radium die beste Strahlenquelle sei, wurde es doch am meisten angewandt. Selbst in Kombination mit dem Röntgenlicht wurde die Behandlung in erster Linie mit Radium durchgeführt.

Trotz dieser offensichtlichen Bevorzugung des Radiums und seiner zweifelsfreien Wirksamkeit halten wir es auch für die Chorionepitheliombehandlung im allgemeinen nicht für geeignet. Denn auch hier gilt der Satz, daß ein Erfolg nur dann erzielt werden kann, wenn die notwendige Dosis an allen Tumorzellen zur Wirkung gebracht wird.

Nun handelt es sich aber beim Chorionepitheliom, abgesehen von den kleineren Solitärmetastasen in der Schneide und der Vulva, meist um größere Tumormassen, so daß es bei der geringen Reichweite des Radiums in solchen Fällen schwer möglich sein dürfte.

die Grundregel bei der Strahlenbehandlung bösartiger Geschwülste zu erfüllen. Wenn aber die zur Zerstörung der Tumorzellen notwendige Dosis nicht bis in die feinsten Ausläufer der Geschwulst herangetragen wird, dann kann höchstens ein vorübergehender Erfolg erwartet werden. Daß es sich hier um keine theoretischen Überlegungen handelt, beweisen am besten die Ausführungen von Oberndorfer, der bei der Autopsie in der Nähe des Mesothoriumpräparates starke Zerstörungen beschreibt, während in den dem Bestrahlungsgebiet entfernter liegenden Teilen noch gut erhaltene Chorionepitheliomherde vorhanden waren.

Zu diesem hiermit einwandfrei bewiesenen Nachteil der Radiumbehandlung kommt noch ein weiterer. Hitschmann und Christofoletti haben auf die große Metastasierungstendenz der Chorionepitheliome aufmerksam gemacht und darauf hingewiesen, daß gerade von dieser Seite aus der Operation große Gefahren erwachsen. Letztere sind aber in ähnlicher Weise bei der Radiumbehandlung vorhanden. Auch diese läßt sich ohne mechanische Beeinflussung des Tumors niemals durchführen. Damit läuft man dann aber auch bei der Radiumbehandlung Gefahr, eine Dissemination von Geschwulstzellen auszulösen und die Metastasenbildung durch die Behandlung einzuleiten. Trotz guter lokaler Wirkung können derartige Fälle dann an Fernmetastasen zugrunde gehen.

Es ist in dieser Hinsicht sicher kein Zufall, daß die ungünstigsten Erfahrungen über die Strahlentherapie des Chorionepithelioms, über die Schauta-Adler, Martius und Schmidt[1] berichtet haben und die sie zur Ansicht führten, daß die Bestrahlung die Metastasenbildung begünstige, an Fällen gewonnen wurden, die nur mit Radium oder mit Röntgen in Kombination mit Radium behandelt wurden. Auch scheint es uns in dieser Hinsicht von besonderer Bedeutung, daß in den Fällen von Döderlein-Hörrmann, Krönig-Gauß und Turolt, die trotz guter lokaler Wirkung an Fernmetastasen zugrunde gingen, die Behandlung mit Radium durchgeführt wurde. Ebenso war in einem ungünstig verlaufenden Fall von Kruglikowa und Magid, der anscheinend an Lungenmetastasen zugrunde gegangen ist, vorwiegend Radium verwandt worden.

Das dürfte alles mehr als ein zufälliges Zusammentreffen sein. Jedenfalls erscheint es zweckmäßiger im Hinblick auf die soeben beschriebenen Fälle und die Feststellungen von Hitschmann und Christofoletti bei der Strahlenbehandlung des Chorionepithelioms der ohne lokale Manipulationen im Tumorgebiet arbeitenden Röntgentherapie, die daher mit den angedeuteten Gefahren nicht verbunden ist, den Vorzug zu geben. Die Berechtigung zur ausschließlichen Anwendung der Röntgenstrahlen beim Chorionepitheliom ist durch das histologische Bild und durch die beobachteten klinischen Heilungen voll und ganz gegeben.

Mit den vorstehenden Ausführungen haben wir zum Teil bereits Stellung genommen zu den beschriebenen ungünstig verlaufenden Fällen. Nicht erwähnt wurden in diesem Zusammenhang die Mißerfolge von Aschheim und Meidner, Vogt, Eymer, Sunde, sowie Schröder und Jakobi.

Zum Fall Aschheim-Meidner braucht man nur die angeführte Krankengeschichte durchzusehen, dann kann der unglückliche Ausgang nicht überraschen. Zunächst war schon der lokale Prozeß sehr ausgedehnt. Es bestand ein hühnereigroßer und ein gänseeigroßer

---

[1] Bei einem Vergleich der von H. R. Schmidt und Martius zitierten Fälle kommt man zu dem Schluß, daß es dieselben Fälle der Bonner Klinik sein müssen.

sowie mehrere kleinere Tumoren. Daneben deuteten der physikalische Befund sowie der Bluthusten bereits das Vorhandensein von Lungenmetastasen an. Sehen wir davon ab, daß die Patientin unter diesen Umständen an sich so gut wie verloren war, so dürfte doch andererseits bei den zahlreichen großen Tumoren auch nicht einmal die lokale Radiumbehandlung ausgereicht haben. Daher ist es auch zu verstehen, daß im Befund keine Änderung festzustellen war. Ob die Behandlung aber ganz „spurlos vorübergegangen" ist, wie Aschheim und Meidner es behaupten, erscheint uns nach den früher angeführten histologischen Berichten fraglich. Die Behandlung war in diesem Falle wohl nur nicht ausreichend, da die Tumoren für eine wirksame Strahlenbehandlung mit Radium eben zu groß gewesen waren. Jedenfalls fehlt für die Behauptung von Aschheim und Meidner jeder Beweis; denn eine Sektion wurde nicht vorgenommen.

Das gleiche gilt für den Mißerfolg von Vogt. Auch hier erfahren wir nichts über einen Sektionsbefund. Es wird nur darüber berichtet, daß eine Patientin mit faustgroßem Chorionepitheliom trotz Radium und Röntgenbestrahlung mit der Carcinomdosis 8 Tage später einer starken Blutung erlag. Auch über den Fall Eymer fehlt der Sektionsbericht und der histologische Befund des bestrahlten Tumors. Überdies wurde auch dieser Fall vorwiegend mit Radium behandelt.

Sunde, der seine Patientin nur mit Röntgenlicht bestrahlte und dann, weil er damit keinen Erfolg erzielen konnte, die Operation vornahm, gibt nicht an, wie hoch die verabfolgten Strahlenmengen waren und welches histologische Bild der operativ entfernte Uterus bot. Schröder und Jakobi beschrieben selbst, daß es sich bei dem erfolglos behandelten Fall um ein bereits inkurables Chorionepitheliom gehandelt hat.

Es können also alle diese Fälle die Wirksamkeit der Strahlentherapie des Chorionepithelioms nicht in Frage stellen. Der günstige Verlauf der anderen Beobachtungen sowie die histologischen Beweise geben die Berechtigung, sie in allen Fällen anzuwenden, wobei die Röntgenstrahlen nach dem Gesagten unbedingt den Vorzug verdienen. Auch zeitigt die Röntgentherapie des Chorionepithelioms bei richtigem Vorgehen durchaus befriedigende Erfolge.

d) Eigene Erfolge mit der Röntgentherapie beim Chorionepitheliom.

Den Beweis für die soeben aufgestellte Behauptung von der Wirksamkeit der ausschließlichen Röntgentherapie beim Chorionepitheliom können wir durch eine kleine Reihe eigener Beobachtungen erbringen. Wintz hat über diese bereits früher einmal berichtet. Es handelt sich um insgesamt 11 Fälle von Chorionepitheliom. 2 Fälle haben geringe Radiumzusatzdosen erhalten. Die Hauptbehandlung bestand also auch hier in der Röntgenbestrahlung.

Wir geben nachstehend die kurzen Krankengeschichten dieser Fälle:

1. 1917, Frau W. 33 Jahre alt. 1909 Abort, 1910 Spontangeburt, 1913 Abort, 1915 Spontangeburt, 29. 11. 16 Abort. Im Dezember Blutungen, Ende Dezember keine Blutung mehr. 18. 1. 17 Blutung. 15. 2. 17 Aufnahme in die Klinik. Uterus faustgroß, weich, hinten und rechts ganz fest in das Becken fixiert, rechts vom Uterus eine gut gänseeigroße Resistenz. Unter dem Harnröhrenwulst blauer Tumor, haselnußgroß. 19. 2. Vorsichtiger Curettenstrich. Herausgeholtes Fetzchen aus dem Uterus ergibt Chorionepitheliom. Röntgenbestrahlung: 20. 2., 23. 2., 12. 3., 15. 3. 100% der HED in der Gegend des Uterus, dem Introitus und der Umgebung. 27. 2. 17 225 mg Radiumbromid (50%), auf Gammastrahlung gefiltert mit Glasrohr (Abstand) in Uterushöhle 14 Stunden. 21., 22. und 23. 5. 17 80% der HED auf Uterus und

Parametrien, 25. bis 28. 7. 80% der HED auf Uterus und Parametrien. 24. 7. 18 keine Blutung mehr aufgetreten. Uterus klein, geschrumpft. Parametrien infiltriert, schwartig. Oktober 1926 kleiner atrophischer Uterus, Parametrien narbig. Keine Blutung mehr aufgetreten. Röntgenfelder zum Teil weißliche Narben, zum Teil Teleangiektasien. September 1930 gesund.

2. 1918, Frau H. 46 Jahre alt, 6 gesunde Kinder. November 1917 Blasenmole, dann 8 Wochen keine Blutung. Erstes Vierteljahr 1918: Unregelmäßige Blutungen, sehr stark. 1. 5. 18 Scheideneingang rechts vorne haselnußgroßer, blauer, weicher Knoten. Uterus anteflektiert, über faustgroß, links mit ihm zusammenhängend gut gänseeigroßer Tumor, auffallend derb, an der Beckenwand fixiert, im Douglasschen Raum Resistenz, beide Parametrien infiltriert. 2. 5. 18 Abrasio: Chorionepitheliom. 100 mg Ra-El. auf Gammastrahlung gefiltert, im Glasrohr, Abstandsfilter, 24 Stunden. 7. und 8. 5. 18 Röntgenbestrahlung aus 6 Einfallsfeldern auf Uterus und Umgebung 105% der HED, vaginales Fernfeld , 26. und 27. 6. 18 parametrane Bestrahlung im Bereich des kleinen Beckens auf Uterus und Parametrien 100% der HED. 25. 9. 18 keine Blutung mehr, fühlt sich wohl, sieht etwas blaß aus. Uterus geschrumpft, kleinschwartige Verdickung nach links, Tumor ist nicht mehr zu tasten. August 1923 fühlt sich nach Bericht wohl. Keine Blutung mehr aufgetreten. Nach Mitteilung des Bürgermeisteramtes am 26. 5. 27 an Grippe und Lungenentzündung gestorben.

3. Frau M. 29 Jahre alt. 11. 12. 20 Ausräumung eines inkompletten Aborts. 30. 1. 21 wegen Blutung Abrasio: Chorionepitheliom. Bestrahlt: 2. 2. 21 und 19. 4. 21; 22. 10. 21 Darmoperation wegen Darmverschluß (Bestrahlungsfolge?), Kranke tot. Bei der Sektion kein Anhaltspunkt für Chorionepitheliom. Keine Metastasen.

4. Frau P. 27 Jahre alt. Juli 1920 Blasenmole. November 1920 Uterus wegen Chorionepitheliom exstirpiert. Januar 1921 hinter dem Scheidenstumpf großer weicher Tumor. Incision: Chorionepitheliom. 19. 1. 21 bestrahlt. Dezember 1927 gesund. September 1930 nach brieflicher Mitteilung gesund.

5. Frau M. 43 Jahre alt. November 1921 Abort. Juni 1922 vaginale Uterusexstirpation wegen Chorionepitheliom. 12. 11. 22 Blutabgang. Am Ende des Scheidenstumpfes apfelsinengroßer Tumor, weich, blutend. Chorionepitheliom. 17. 11. 22 bestrahlt. Dosis 90% der HED. 1927 seit der Bestrahlung keine Blutung mehr. Juli 1935 beschwerdefrei.

6. Frau M. 35 Jahre alt. August 1923 Abort, ein Vierteljahr dauernde Blutungen. Januar 1924 Ödem der Unterschenkel, Becken ausgemauert von großem Tumor, zerfallende Tumormassen in der Scheide. In der rechten Schulter faustgroßer weicher, beweglicher Tumor, mikroskopisch Chorionepitheliom. 2. 2. 24 und 4. 4. 24 bestrahlt im Becken (Konzentration, Tubusfelder) und an der Schulter (Fernfeld). Dosis 90% der HED. Gestorben am 21. 10. 24 an Lungenmetastasen.

7. Frau G. 33 Jahre alt. Mai 1925 Abort. 20. 7. 27 Blutungen; im Introitus haselnußgroßer, beweglicher, derber Knoten, in der Nähe kirschkerngroßer Knoten. Excidiert: Chorionepitheliom. 20. 7. 27 bestrahlt mit 85% der HED. Oktober 1927 gesund. Seit der Bestrahlung keine Blutung mehr. Juli 1935 gesund.

8. Frau M. H. 47 Jahre alt. Am 28. 12. 25 Blasenmole. 5. 2. 26 Muttermund klafft, für Finger durchgängig. Uterus kindskopfgroß, weich, linkes Parametrium derb, sonst nichts zu tasten. Kleine Fetzchen aus dem Uterus: Chorionepitheliom. Bestrahlung 5. 2. 26 115% der HED im Bereich des ganzen kleinen Beckens, 15. 11. 26 Uterus klein, geschrumpft. Hat nach der Bestrahlung noch 2 Monate wenig geblutet, dann nicht mehr. Uterus klein, geschrumpft, Umgebung weich. Juli 1935 gesund.

9. Frau K. 39 Jahre alt. 5. 8. 26 Abort. 4. 9. 26 Abrasio: Chorionepitheliom. 5. 9. 26 Bestrahlung 85% der HED. 4. 11. 26 Bestrahlung 90% der HED. Oktober 1927 gesund. Seit der Bestrahlung keine Blutung mehr. Juli 1935 gesund.

10. Frau P. 42 Jahre alt. 12. 9. 26 eingeliefert wegen Blutungen, nachdem Ende Juli 1926 ein Abort vor sich gegangen war. Uterus über faustgroß, mittelweich. Ausräumung: Abortreste, ein Teil einwandfrei als Chorionepitheliom entartet. Bestrahlung 15. 9. und 16. 9. 26. Dosis 85% der HED. Juli 1935 bestes Allgemeinbefinden. Kleiner seniler Uterus.

11. Frau F. 47 Jahre alt. Am 18. 8. 28 Abgang. Frucht im 3. Monat sei vollständig abgegangen, seitdem dauernd geringe Blutungen. 27. 9. 28 Uterus kindskopfgroß, weich, vorsichtige Abrasio: Blasenmole mit eigenartiger Proliferation des Zottenepithels, stellenweise typisches Chorionepitheliom. Röntgenbestrahlung 27. und 28. 9. 28. Juni 1929 keine Blutung mehr, Uterus klein, September 1933 gesund.

Die Zusammenstellung ergibt, daß unter 11 Frauen 8 die 5 jährige Heilung überlebten. Unter den Verstorbenen ist ein Fall sicher an Chorionepitheliom zugrunde gegangen. Der 2. Fall ist am Ende des 1. Behandlungsjahres bei der Operation wegen

Darmverschlusses verstorben. Bei der Sektion konnte kein Anhaltspunkt für ein Chorionepitheliom nachgewiesen werden. Da jedoch die Sektion auswärts unter ungünstigen Verhältnissen gemacht wurde, so möchten wir diesem Bescheid nicht allzuviel Bedeutung beimessen. Der 3. Fall aber ist 9 Jahre nach Abschluß der Behandlung an einer interkurrenten Erkrankung gestorben, war also sicher vom Chorionepitheliom geheilt, so daß unter 11 der Klinik nacheinander zugegangenen Fällen bei 9 ein absolut günstiges Resultat mit der Strahlentherapie erreicht wurde.

Diese Erfolge zeigen, daß es richtig war, immer die Röntgentherapie anzuwenden. Sie berechtigen uns, auch weiterhin an dieser Behandlungsmethode festzuhalten. Wir sind in der Lage, mit Röntgenstrahlen die Zellen des Chorionepithelioms zum Absterben zu bringen und die Kranke so der Heilung zuzuführen. Der Operation und Radiumbehandlung ist die Röntgenbestrahlung, um es noch einmal zu wiederholen, zunächst dadurch überlegen, daß sie das schonendste Verfahren darstellt, weiter aber auch noch dadurch, daß sich mit den Röntgenstrahlen zweifellos ein viel größeres Gebiet erfassen läßt als mit dem Messer und den Radiumstrahlen.

Aus allen diesen Gründen können wir die Röntgentherapie des Chorionepithelioms als Methode der Wahl empfehlen.

e) Zur Frage der Spontanheilung beim Chorionepitheliom.

Bei der Bewertung der Bestrahlungserfolge beim Chorionepitheliom darf man nicht an der Tatsache vorübergehen, daß Chorionepitheliome große Neigung zur Spontanheilung besitzen. Es findet sich in der Literatur auch eine relativ große Anzahl von Veröffentlichungen, in denen über Spontanheilungen von Chorionepitheliomen berichtet wird. Es muß daher jeder, der eine Erfolgsstatistik über ein oder zwei Dutzend Fälle gibt, sich ernsthaft mit der Frage beschäftigen, bis zu welchem Grade die beim Chorionepitheliom beobachtete Tendenz zur Spontanheilung seine Ergebnisse beeinflußt haben kann.

Hierzu soll zunächst auf die kritischen Betrachtungen von Hitschmann (1928) und R. Meyer (1930) zurückgegriffen werden. Auch die Arbeit von Naujoks (1922) ist von Wichtigkeit, da in dieser untersucht wird, wieweit in einem selbst beobachteten Bestrahlungserfolg die Spontanheilung eine Rolle gespielt haben kann, also der gleichen Frage nachgeforscht wird, wie wir sie jetzt wieder aufgeworfen haben.

Nun haben schon Hitschmann und Naujoks darauf hingewiesen, daß man bei den veröffentlichten Fällen im allgemeinen von einer Spontanheilung im eigentlichen Sinne nicht sprechen könne, weil stets Eingriffe, wie Excisionen, Abrasionen, digitale Ausschälung des Tumors oder Operationsversuche vorgenommen worden wären, wodurch die Rückbildung künstlich eingeleitet wurde, also nicht spontan erfolgte.

Operationsversuche wurden in den Fällen von Hitschmann-Christofoletti, Hörrmann, Polosson, Bastianelli, Teiloperationen in den Fällen von Albert, Marchand-Everke, Butz, Fleischmann, Schmorl, Bürger, Noble, Goldberg, Kaufmann, Kolomenkin, von Franqué und Sandberg vorgenommen. Die nach derartigen Eingriffen aufgetretene Rückbildung des Tumors führt Hitschmann darauf zurück, daß Thrombosen entstanden, wodurch die Chorionepitheliome, die keine eigenen Gefäße besitzen, von der ernährenden Blutzufuhr abgeschnitten wurden. Dadurch wäre der vollkommen vom Blutkreislauf abgeschlossene Tumor der Nekrose verfallen, wäre resorbiert worden und so verschwunden. Bei den Fällen von Kolomenkin, von Franqué und Sandberg sollen aber nach Alfieri gar keine Tumormassen mehr zurückgeblieben sein, sondern die nach der Operation noch festgestellten Geschwulstreste nur aus tumorfreiem entzündlich geschwollenem Gewebe bestanden haben.

Zu den Teiloperationen wären schließlich auch noch die Fälle zu rechnen, bei denen eine Abrasio vorgenommen wurde. Allerdings liegen die Verhältnisse hier insofern anders, als dieser Eingriff zu einer vollständigen Entfernung des Chorionepithelioms geführt haben kann, beispielsweise, wenn das Chorionepitheliom die Gestalt eines oberflächlich sitzenden Polypen hatte. Doch kann wohl selbst auch ein ausgebreitetes bereits tiefergreifendes Chorionepitheliom durch eine Abrasio noch geheilt werden, ist doch bekannt, daß auch Adenocarcinome des Corpus uteri durch eine einzige ausgiebige Abrasio geheilt worden sind (Geßner, v. Franqué, Heß und Hansemann). Mit derselben Möglichkeit kann man beim Chorionepitheliom um so mehr rechnen, als man in den früheren Veröffentlichungen immer wieder liest, daß zur Beseitigung der festgestellten Geschwulst eine „energische" Ausschabung vorgenommen wurde. Als Spontanheilung nach Abrasio gelten die Fälle: von Blumreich, Littauer, Graefe, Meyer-Ruege, Schmorl, Schmitt, von Franqué, Menge, Lovrich, Kaufmann, Thaler, Foges, Sunde.

Nun muß aber auch noch hervorgehoben werden, daß es sich nach Hitschmann in den Fällen von sog. Spontanheilung nach Abrasio gar nicht immer um ein Chorionepitheliom gehandelt haben wird. Die bekannten Fälle von Blumreich und von v. Franqué seien bestimmt keine Chorionepitheliome gewesen. Auch bei den anderen als Chorionepitheliom beschriebenen Fällen sei es schwer, jetzt nachträglich die histologische Diagnose zu prüfen, weil die Beschreibungen allein nicht genügen. Aus dem gleichen Grunde hält es auch R. Meyer für unmöglich, den einzelnen Mitteilungen über spontane Rückbildung „ohne eigene Kenntnis der Präparate gerecht zu werden."

Ebenso wie bei den Primärtumoren wurden nun auch Spontanheilungen bei Lungenund Scheidenmetastasen beschrieben. Bei den Lungenmetastasen handelt es sich aber fast ausschließlich um klinische Beobachtungen, die daher nicht beweiskräftig sind. Schon Hitschmann weist mit Recht darauf hin, daß Bluthusten, Knisterrasseln nicht immer durch Metastasen bedingt gewesen sein müssen, da diese Erscheinungen auch bei Infarkten auftreten. Letztere können die Folge einer tumorzellfreien Embolie gewesen sein, die durch die Verschleppung eines Thrombus aus der weiteren Umgebung des Chorionepithelioms veranlaßt wurde.

Den exakten histologischen Beweis für die Spontanrückbildung von Lungenmetastasen brachte Riesel. Er fand an verschiedenen Stellen der Lunge kleine bindegewebige, reichliches Blutpigment enthaltende Herde, die offenbar aus der Organisation älterer Geschwulstknoten hervorgegangen waren. Weiter fand K. Klein bei der Sektion einer an Chorionepitheliom verstorbenen Frau Rückbildungserscheinungen von Lungenmetastasen.

Bei den Scheidenmetastasen handelt es sich in den Fällen von Langhans und Dunger um sichere Spontanheilungen.

Im Fall Langhans war nach einer normalen Geburt eine walnußgroße Geschwulst in der Scheide entstanden. Der Geschwulstknoten wurde ausgekratzt und geätzt. Nach 3 Wochen war er wieder rezidiviert. Dieses Rezidiv brach spontan auf und entleerte eine grünliche Masse. Ihre mikroskopische Untersuchung ergab ein Chorionepitheliom. 8 Tage später waren die letzten Reste der Geschwulst verschwunden.

Wegen später auftretender Blutungen aus dem Uterus wurde eine Abrasio vorgenommen. Die mikroskopische Untersuchung des gewonnenen Materials ergab gleichfalls Chorionepitheliom. Auch dieser intrauterine Tumor heilte spontan ab.

Dunger hat bei einem Chorionepitheliom des Uterus, das im Anschluß an einen Abort aufgetreten war, die Totalexstirpation ausgeführt. Zwei Monate später trat eine Metastase in der Scheide auf. Ein Eingriff konnte nicht vorgenommen werden, da ihn die Patientin hartnäckig verweigerte. $4^1/_2$ Monate später war die Frau vollkommen gesund. An der Stelle der Metastase fühlte man eine halbkirschgroße, annähernd kugelige, nicht besonders feste Resistenz unter einer normalen Schleimhaut.

Wenngleich hiermit bewiesen ist, daß Spontanheilungen beim Chorionepitheliom möglich sind, so betreffen die vorliegenden Fälle doch zunächst einmal Metastasen. Letztere stehen aber an sich schon unter ganz anderen Bedingungen als der Primärtumor. Spontanheilungen bei Primärtumoren scheinen nun, soweit es sich übersehen läßt, aber nur nach irgendwelchen, wenn auch ungenügenden operativen Maßnahmen beobachtet worden zu sein und sind nach Hitschmann darauf zurückzuführen, daß der Tumor ausschließlich vom mütterlichen Blut ernährt wird und daß jede Zirkulationsstörung ihn seiner Ernährung beraubt und der Nekrose zuführt.

Obgleich man nun eigentlich bei den beobachteten Rückbildungen nach unvollkommenen Operationen nur in beschränktem Sinne von Spontanheilungen sprechen kann, so wäre doch noch zu der Erklärung von Hitschmann kurz Stellung zu nehmen; denn auf der einen Seite kann man sich nur schwer vorstellen, daß die Thrombosierung so allgemein erfolgt, daß tatsächlich der ganze Tumor von der Blutzufuhr abgeschnitten wird und somit der Nekrose und Resorption verfällt. Auf der anderen Seite widerspricht diese Erklärung unseren Erfahrungen über Teiloperationen bei Carcinomen und Sarkomen. Bei diesen malignen Tumoren werden im allgemeinen Excisionen oder andere Teiloperationen vermieden, weil dann in vielen Fällen erst recht ein wildes Wachstum des Tumors beobachtet wurde.

Wenn die Ansicht von Hitschmann zu Recht besteht, dann müssen beim Chorionepitheliom ganz andere Verhältnisse vorliegen als bei Carcinomen oder Sarkomen. Jedenfalls widerstrebt es, die Erklärung von Hitschmann, die auch der Stellungnahme von Naujoks entspricht, ohne weiteres widerspruchslos hinzunehmen.

Allerdings darf man bei diesen Betrachtungen nicht außer acht lassen, daß gerade im Hinblick auf die Möglichkeit einer Spontanheilung das Chorionepitheliom ganz anders zu bewerten ist als Carcinome oder Sarkome. Bei dieser letzteren Art von malignen Tumoren haben wir es mit der Wucherung körpereigener Zellen zu tun, während es sich beim Chorionepitheliom um ein bis zu einem gewissen Grad artfremdes Gewebe handelt. Man könnte sich daher vorstellen, daß der Körper viel wirksamere Abwehrkräfte gegen diese artfremden Zellen zu mobilisieren vermag als gegen die arteigenen Zellen.

Da es Spontanheilungen beim Chorionepitheliom gibt, so deutet dieser Umstand daraufhin, daß das wilde Wachstum beim Chorionepitheliom nicht nur eine Eigenschaft der Chorionzellen im Sinne der Entartung ist, sondern auch ein Versagen der Abwehrkräfte des Organismus. Darüber ist zwar noch nichts Sicheres bekannt. Doch wissen wir aus zahlreichen Sektionen von Frauen, die während oder nach der Geburt verstorben sind, daß nicht nur einzelne Chorionzellen, sondern auch ganze Konglomerate, auch kleine Zotten, verschleppt in anderen Organen des Körpers, vorwiegend in der Lunge, gefunden wurden (Marchand, Schmorl, Veit, Lubarsch). Diese gehen bei der Lebenden offenbar nicht nur deshalb zugrunde, weil sie vom ursprünglichen Mutterboden losgerissen sind, sondern weil sie durch die Abwehrkräfte des Körpers vernichtet werden. Somit hat also der mütterliche Organismus die Kraft, normale fetale Zellen zerstören zu können. Zur Vernichtung fetaler degenerierter Zellen reicht diese Kraft wohl aber nicht aus oder nur dann, wenn durch irgendeinen Anreiz die Abwehrkräfte des Organismus so gestärkt werden, daß sie die wilde Wachstumskraft des Chorionepithelioms überwiegen.

Demnach wäre es also sehr wohl denkbar, daß das destruierende Wachstum des Chorionepithelioms als ein Kampf der Kräfte zu betrachten ist, wobei sich die Proliferationskraft des Chorionepithelioms auf der einen Seite und die Abwehrkräfte des Körpers auf der anderen Seite gegenüber stünden. So ist auch nach R. Meyer die Destruktionskraft der Tumorzellen beim Chorionepitheliom nichts Absolutes. Sie schwankt nicht nur von Fall zu Fall, sondern ist bei ein und derselben Kranken auch von der Zeit und der allgemeinen und lokalen Beschaffenheit der Geschwulstträgerin abhängig. O. Frankl weist darauf hin, daß dem mütterlichen Organismus, besonders dem Blut, normalerweise die Kraft innewohne, in den mütterlichen Körper eingedrungene fetale Zellen zu zerstören, was durch die früher beschriebenen Sektionsbefunde bewiesen ist. Ein Chorionepitheliom könne nur dann entstehen, wenn diese Kraft nachgelassen habe. Aber wie sie verschwindet, so könne sie auch wieder auftreten und die Tumorzellen dann vernichten.

Wie die Verhältnisse auch liegen mögen, mag die Abwehrkraft des mütterlichen Organismus mit einer Allgemeinreaktion, mit einer örtlichen Reaktion oder mit einer Reaktion des Blutes in Zusammenhang stehen, immer scheint der Heilungsvorgang erst dann zu beginnen, wenn durch irgendeinen Anlaß das Verhältnis zwischen der Destruktionskraft der Tumorzellen und den Abwehrkräften des Körpers zugunsten der letzteren verschoben wird, so daß diese über die Wachstumskraft der Chorionepitheliomzellen das Übergewicht gewinnen, wobei es dann gleichgültig wäre, ob die Destruktionskraft der Tumorzellen herabgesetzt oder die Abwehrkräfte des Organismus erhöht werden. Das Wesentliche bei der Einleitung der Rückbildungsprozesse im Primärtumor beim Chorionepitheliom ist die Tatsache, daß die soeben angeführten Verschiebungen im Kräfteverhältnis nach den in der Literatur niedergelegten Beobachtungen in der Regel erst nach äußeren Einwirkungen aufzutreten scheinen.

Wirkliche Spontanheilungen, d. h. Rückbildung ohne jedes ärztliche Zutun, dürfte nach allem auch beim Chorionepitheliom so selten sein, daß sie von keiner praktischen Bedeutung sind. Wir halten daher die von uns erzielten Heilungen für reine Bestrahlungserfolge, zumal sie Primärtumoren betreffen.

f) Die Röntgenbehandlung.
1. Dosierung.

Über die zur Strahlenbehandlung des Chorionepithelioms notwendige Dosis liegen in der Literatur verschiedene Angaben vor. Wie aus den von uns wiedergegebenen Krankengeschichten hervorgeht, wurden verschieden hohe Strahlenmengen verabfolgt.

Bei der Radiumbehandlung berichtet Jung schon über einen Erfolg bei einer Dosis von 940 mgeh, Turolt beschreibt, daß die von ihm bestrahlte Scheidenmetastase bereits durch 450 mgeh beseitigt wurde. Im allgemeinen kamen aber höhere Dosen zur

Anwendung und wurden mehrmals appliziert, so daß die Dosierung bei der Radiumbehandlung im großen und ganzen den Verhältnissen bei der Carcinombehandlung entsprach. v. Szathmáry erreichte so in einem Fall im Verlauf von 6 Wochen eine Dosis von 1100 mgeh und in einem anderen Fall im Verlauf von 9 Monaten 15900 mgeh. Im einzelnen ergeben sich die Verhältnisse für die angewandte Radiumdosierung aus den angeführten Krankengeschichten.

Das gleiche gilt für die Dosierung bei der Kombination der Röntgentherapie mit der Radiumbehandlung. Auch hier wurden im großen und ganzen Dosen angewandt, wie sie bei dieser kombinierten Behandlung für die Carcinombehandlung üblich sind.

Bei ausschließlicher Röntgenbehandlung verabfolgte Naujoks die Sarkomdosis, Pankow 60% der HED. Gál gab 80% der HED mit einer Radiumdosis von 1440 mgeh. v. Mikulicz-Radecki führte die Nachbestrahlung mit 75% der HED durch. Kruglikowa und Magid bestrahlten eine Lungenmetastase mit 60% der HED.

Nach unseren Erfahrungen liegt die notwendige Dosis etwa in der Höhe der von Gál verabfolgten Röntgenstrahlenmenge. In unserem Fall 1 und 2 wurde neben der Röntgenbestrahlung noch eine Radiumzusatzdosis verabfolgt. Dies ist aber nicht nur überflüssig, sondern erscheint uns im Hinblick auf unsere früheren Ausführungen über die Nachteile der Radiumbehandlung sogar gefährlich. Auch war die Röntgenstrahlendosis in diesen Fällen mit 100% der HED unnötig hoch. Die späteren Fälle wurden nur mit einer Röntgenstrahlendosis von 80—90% der HED bestrahlt. Da sich diese Dosen nach unseren Beobachtungen als ausreichend erwiesen haben, erachten wir 80—90% der HED als notwendige Dosis für das Chorionepitheliom.

2. Bestrahlungstechnik.

Die Bestrahlungstechnik wird nach den Literaturberichten verschieden ausgeübt. Gál scheint in seinem Fall eine Tubusfeldbestrahlung angewandt zu haben, die etwa der Konzentrationsmethode Seitz-Wintz für das Collumcarcinom entsprach, nur daß das Vulvafeld fortgelassen wurde. Die anderen Autoren haben vorwiegend Großfernfelder vom Abdomen und vom Rücken aus appliziert und gegebenenfalls noch ein Vulvafeld verwandt. Einzelheiten sind auch hier aus den angeführten Krankengeschichten ersichtlich. Hervorgehoben sei nur noch einmal, daß Eymer in seinem Fall 1 nach Coutard bestrahlt hat. Schröder und Jakobi haben diese Methode in allen ihren 4 Fällen angewandt.

Wir halten auch beim Chorionepitheliom an der Einzeitbestrahlung fest. Die Bestrahlungstechnik wurde naturgemäß im Laufe der Zeit verschiedentlich etwas geändert. Die Grundlage unseres Vorgehens war stets die Forderung, die notwendige Dosis in das gesamte Ausbreitungsgebiet im Becken zur Wirkung zu bringen. Bei Fall 1, 2 und 3 wurde im großen und ganzen die Technik angewandt, wie sie für die Uteruscarcinombestrahlung erprobt war. Doch war auch schon in diesen Fällen bei der Bestrahlung die Trennung in Uterustumor und Parametrien nicht streng durchgeführt. Auch in der ersten Behandlungsserie wurden die Parametrien mitbestrahlt. Die Konzentrationsbestrahlung in Fall 3 kann möglicherweise zu einem Dünndarmulcus geführt haben.

Von den restlichen Fällen ist nur Fall 9 mit der Konzentrationsbestrahlung gleich der Uteruscarcinombestrahlung behandelt worden, allerdings mit größeren Einfallsfeldern, so daß sowohl bei der 1., als auch bei der 2. Bestrahlung 85 bzw. 90% der HED im Ausbreitungs-

gebiet verteilt waren. Die übrigen Fälle sind alle mit einer Kombination von Konzentrationsbestrahlung und Fernfeldbestrahlung behandelt, und zwar Fall 4, 5, 7, 10 und 11 mit
nur einer Bestrahlung.

Die Änderung der Bestrahlungstechnik im Laufe der Jahre war durch die Verbesserung
der Apparate bedingt, ebenso auch durch die Erkenntnis, daß eine Dosis von 90% der
HED zur Abtötung der malignen Zellen genügt. Da man diese Dosis im gesamten Ausbreitungsgebiet mit den modernen Röntgenmaschinen leicht erreichen kann, so dürfte
wohl die Fernfeldbestrahlung mit großen Einfallsfeldern die nunmehr anzuwendende Methode sein.

Die für den einzelnen Fall notwendigen Bestrahlungsbedingungen ergeben sich auch
hier aus dem Bestrahlungsplan, der ebenso wie bei jeder anderen Röntgenbehandlung
bösartiger Tumoren aufgestellt werden muß.

g) Nebenwirkungen der Röntgenbehandlung.

Die Röntgenstrahlen treffen bei der Behandlung des Chorionepithelioms die gleichen
Gewebe und Organe wie bei den bisher angeführten Carcinom- und Sarkombestrahlungen.
Wir können daher auf die früheren Kapitel verweisen. An dieser Stelle brauchen wir uns
lediglich mit den Nebenwirkungen der Röntgenbehandlung auf das Blutbild und die Ovarien
auseinanderzusetzen, weil in dieser Beziehung die Verhältnisse beim Chorionepitheliom
etwas anders liegen.

1. Auf das Blutbild.

Von der Behandlung des Uteruscarcinoms her wissen wir, daß für die Erfolgsaussichten der Bestrahlung die Blutbeschaffenheit eine große Rolle spielt. Im Verlaufe der
Bestrahlung muß nämlich eine sehr große Volumendosis einverleibt werden. Eine Blutschädigung ist daher stets die Folge. Diese ist aber nur dann reparabel, wenn der Blutstatus keine allzu große Verschlechterung erfahren hat. Carcinombestrahlungen bei
Patienten mit einem Hämoglobingehalt unter 30% haben sich selbst bei gut lokalisierten
Tumoren wenig aussichtsreich erwiesen.

Die meisten an Chorionepitheliom erkrankten Frauen haben nun aber infolge der
vorangegangenen Blutverluste, aber auch durch die beim Chorionepitheliom besonders
stark hämolytisch wirkenden Tumortoxine einen noch niedrigeren Hämoglobingehalt.
Mehrere der von uns behandelten Kranken hatten unter 30% Hämoglobin. Fleischel
sah den Hämoglobingehalt sogar auf 15—20% sinken.

Es erhebt sich daher die Frage, ob es überhaupt statthaft ist, solche Patienten noch
zu bestrahlen. Die von uns behandelten Fälle mit niedrigem Hämoglobingehalt haben
die Behandlung anstandslos vertragen. Auch in dem Fall von Opitz betrug der Hämoglobingehalt nur 33%. Trotzdem erholte sich die Patientin sehr schnell; es wurde ein
Dauererfolg erreicht.

Es muß daher angenommen werden, daß beim Chorionepitheliom die Verhältnisse
hinsichtlich einer Blutschädigung durch Röntgenstrahlen anders liegen als beim Carcinom.
Zunächst haben wir nicht nur eine geringere Nutzdosis, sondern auch eine geringere Volumdosis zu verabfolgen. Man darf auch offenbar den niedrigen Hämoglobingehalt beim
Chorionepitheliom nicht so schwerwiegend einschätzen wie beim Carcinom, denn nach

unseren Beobachtungen ist die Schädigung des Knochenmarks beim Chorionepitheliom keine so weitgehende als bei kachektischen Carcinompatienten. Wahrscheinlich werden auch die Zerfallsprodukte, die sich im Anschluß an die Bestrahlung ergeben, leichter eliminiert als beim Carcinom.

Die Tumorzellen des Chorionepithelioms sind eben doch, weil chorialer Herkunft, bis zu einem gewissen Grade artfremd. Daher vermag gegen sie der Organismus leichter Abwehrstoffe zu bilden. So erklärt sich auch die Möglichkeit der Spontanheilung. Eine schlechte Blutbeschaffenheit ist also kein Grund, die Strahlenbehandlung nicht vorzunehmen. Wir würden selbst in einem Hämoglobingehalt von 15—20% keine Kontraindikation sehen. Der niedrige Hämoglobingehalt zwingt uns vielmehr zu raschem Handeln, was sich auf dem Wege einer Röntgenbestrahlung am schonendsten erreichen läßt.

2. Auf das Ovar.

Wenn 90% der HED im kleinen Becken zur Wirkung gebracht werden, kommt es zwangsläufig zur Ausschaltung der Ovarialtätigkeit. Es erhebt sich nun die Frage, ob diese Stillegung der Ovarialfunktion für die Dauerheilung von Wert ist. Etwas Genaues läßt sich vorläufig hierüber noch nicht sagen. Die bei vielen Chorionepitheliomen beobachteten luteinösen Wucherungen des Ovars lassen jedenfalls auf einen Zusammenhang zwischen dem Auftreten des Chorionepithelioms und diesen Luteincysten schließen, wenngleich bis heute keine Einigung darüber erzielt werden konnte, welches von beiden das Primäre ist. Nach R. Meyer entsteht das Chorionepitheliom unabhängig von besonderen pathologischen Einflüssen des Ovariums. Vom Uteruscarcinom her wissen wir aber, daß die röntgenologische Ausschaltung des Ovariums die Rückbildung beschleunigt. Bei der Bestrahlung des Chorionepithelioms geht es um das Leben der Patientin. Aus diesem Grunde darf die Weiterfunktion der Ovarien nicht überschätzt werden; wir nehmen ja auch keine Rücksicht darauf, wenn es sich um ein Uteruscarcinom handelt.

Die cystische Veränderung des Ovariums geht übrigens sehr schnell zurück. Wir haben in 1 Fall überfaustgroße doppelseitige Cysten schnell verschwinden sehen. Das beweist, daß die Luteincysten beim Chorionepitheliom anders zu bewerten sind als die sonstigen Cysten des Ovariums, die sich niemals nach Röntgenbestrahlung verkleinern.

h) Vor- und Nachbehandlung.

Die Vorbehandlung erfordert die gleichen Maßnahmen wie bei jeder anderen Röntgenbestrahlung im Genitalbereich. Es sei daher auf das betreffende Kapitel im „Allgemeinen Teil" verwiesen (s. S. 260).

Hier sei nur hinzugefügt, daß bei der genauen Körperuntersuchung vor allem der Zustand der Lungen zu beachten und ein gutes Röntgenbild anzufertigen ist, da bei der großen Disseminationstendenz des Chorionepithelioms auf dem Blutweg immer mit dem Vorhandensein von Lungenmetastasen gerechnet werden muß. Werden solche gefunden, so müssen sie mitbestrahlt werden. Sie sprechen auf Röntgenstrahlen immer gut an.

Auch der Probeexcision sei hier noch einmal gesondert gedacht. Das Ideal wäre, die Chorionepitheliome ohne jede Manipulation anzugehen. Das ist aber leider nur äußerst selten möglich. Gerade die beginnenden Fälle müssen in ihrer Diagnose gesichert werden; ein vorsichtig vorgenommener Curettenstrich darf daher nicht unterlassen werden, ebenso nicht die Exstirpation einer Scheidenmetastase. Wir dürfen Frauen im geschlechtsreifen Alter nicht auf die bloße Vermutungsdiagnose hin einer Bestrahlung unterziehen, die zur Ausschaltung des Ovariums führt. Die Scheidenmetastase kann mit der Diathermieschlinge, ohne zu ziehen oder zu drücken und ohne eine Nachblutung zu setzen, entfernt werden.

Auch bezüglich der Nachbehandlung können wir auf das betreffende Kapitel im „Allgemeinen Teil" verweisen (s. S. 269). An dieser Stelle sei lediglich auf die Nachbeobachtung eingegangen, die natürlich auch beim Chorionepitheliom nötig ist. Im Gegensatz zum Carcinom, bei dem man erst nach 5jähriger Rezidivfreiheit von einer Dauerheilung sprechen kann, genügt es aber, wenn Chorionepitheliomkranke 2—3 Jahre nach Abschluß der Behandlung in laufender klinischer Kontrolle behalten werden, da nach dieser Zeit beim Chorionepitheliom Rezidive kaum noch vorkommen.

Bei den Nachuntersuchungen muß auch stets die Lunge kontrolliert werden, um etwa auftretende Spätmetastasen rechtzeitig erkennen und behandeln zu können. Nach unseren früheren Ausführungen verspricht die Bestrahlung der Lungenmetastasen guten Erfolg.

Genital- und Peritonealtuberkulose.

Als ein sehr wirksames therapeutisches Hilfsmittel haben sich die Röntgenstrahlen auch bei der die Adnexe betreffenden Genitaltuberkulose und bei der Peritonealtuberkulose sowie der häufigen Kombination beider Krankheiten erwiesen. Seit ihrer Einführung in die Therapie haben sich die vielfach unbefriedigenden Heilungsresultate dieser tuberkulösen Leiden ganz bedeutend gebessert. Vor allem haben die Röntgenstrahlen die früher bei ihnen geübte chirurgische Behandlung weitgehend überflüssig gemacht. Operative Eingriffe sind heute höchstens zur Klärung der Diagnose oder zu gewissen palliativen Zwecken berechtigt, können also sehr beschränkt werden und stellen somit keine großen chirurgischen Maßnahmen dar.

Weiter wurde die Strahlentherapie auch bei tuberkulösen Erkrankungen anderer Genitalabschnitte mit gutem Erfolg angewandt. Größere Erfahrungen liegen hierüber aber noch nicht vor, da diese Erkrankungen nur sehr selten vorkommen.

a) Klinische Vorbemerkungen.

Für die Behandlung der Genital- und Peritonealtuberkulose ist die Tatsache von Bedeutung, daß beide Leiden ausgesprochen sekundäre Erkrankungen sind. Falls wirklich eine primäre Genitaltuberkulose vorkommt, spielt sie nur eine untergeordnete Rolle. Unter diesen Umständen ist der Behandlungserfolg bei beiden Erkrankungen in hohem Maße vom Sitz und dem Zustand des Primärherdes abhängig. Wenn dieser zur Ruhe gekommen ist, gelingt es viel leichter, eine Genital- oder Peritonealtuberkulose zu heilen.

Bei der Genitaltuberkulose sind am häufigsten die Eileiter erkrankt. Die Tubentuberkulose macht etwa 90% aller Genitaltuberkulosen aus. Unter den restlichen 10% ist am häufigsten der Uterus befallen. Dann folgen die Ovarien. Vagina und Vulva sind nur selten der Sitz eines tuberkulösen Prozesses.

Die Tubentuberkulose ist in etwa 50% der Fälle mit einer Tuberkulose des Endometriums verbunden. Wesentlich seltener ist auffälligerweise die kombinierte

Erkrankung von Tuben und Ovarien. Heynemann schätzt dieses Zusammentreffen nach den Literaturberichten auf 25—30%. Alle anderen Kombinationen tuberkulöser Prozesse im Bereich der Genitalorgane sind selten. Dagegen ist sehr häufig mit den Tuben auch das Peritoneum befallen. Eine circumscripte Miterkrankung des Peritoneums fand O. Kafka bei 85% seiner untersuchten Adnextuberkulosen. Nach Heynemann ist das benachbarte Peritoneum bei der Adnextuberkulose etwa in 70—80% der Fälle mitergriffen. Eine diffuse Peritonealtuberkulose beschreibt er bei 25—40% der Fälle von Adnex- und Uterustuberkulose. Auf diese häufige Kombination der Genital- und Peritonealtuberkulose ist es zurückzuführen, daß beide Erkrankungen vielfach zusammen abgehandelt werden.

Selbstverständlich können bei einem Zusammentreffen von Adnex- und Peritonealtuberkulose die Adnexe sekundär ergriffen sein. Doch sollen beide Erkrankungen auch unabhängig voneinander auf hämatogenem Wege entstehen können. Im allgemeinen wird es sich aber um ein Übergreifen des tuberkulösen Prozesses von dem einen Organ auf das andere handeln.

Hiermit sind bereits zwei Wege genannt, auf denen die weibliche Genitaltuberkulose entstehen kann: Die Infektion vom Peritoneum aus und der Blutweg. Als dritter wird die lymphogene Metastasierung von tuberkulösen Prozessen des Darmes aus genannt.

Was die Häufigkeit der Genitaltuberkulose anbelangt, so wurde diese bei 2—3% aller weiblichen Leichen gefunden. Für die lebende Bevölkerung wurde sie von R. Schröder auf etwa 1% geschätzt. Bei Frauen mit Tuberkulose anderer Organe glaubt Heynemann in Deutschland etwa 20% gleichzeitig bestehende Genitaltuberkulose annehmen zu können.

Häufiger als die Genitaltuberkulose ist die Peritonealtuberkulose. Nach der Lungen- und Darmtuberkulose ist sie die häufigste tuberkulöse Erkrankung. Nach Heynemann wird ihre Häufigkeit auf 3—15% aller Tuberkulosen geschätzt. Bei ihr unterscheidet man 3 Formen, zwischen denen es natürlich fließende Übergänge gibt: 1. die exsudative Bauchfelltuberkulose mit Ascites, 2. die trockene oder fibros-adhäsive Bauchfelltuberkulose mit fibrinösen Verklebungen, Verwachsungen und Schwartenbildungen, 3. die eitrig-ulceröse oder käsige Bauchfelltuberkulose mit Abszeßbildung und Neigung zur Perforation. Die exsudative Form ist die häufigste. Sie macht etwa $^2/_3$ aller Fälle aus. Die eitrig-ulceröse Form kommt nur vereinzelt vor, so daß die trockene Peritonealtuberkulose etwa $^1/_3$ der Fälle umfaßt.

Das häufige kombinierte Vorkommen der Peritoneal- und der Genitaltuberkulose wurde bereits erwähnt. Auch bei diesem Zusammentreffen kann die Tuberkulose des Bauchfells in den 3 angeführten Formen auftreten. Handelt es sich um einen adhäsiv-plastischen Prozeß des Peritoneums, so sind natürlich meistens auch die Genitalorgane in die Verwachsungen mit einbezogen. Bei der exsudativen Form und gleichzeitiger Adhäsionsbildung kommt es bisweilen zur Einkapselung des Ascites. Fehldiagnosen sind dann leicht möglich. Der abgeschlossene Ascites kann schwer oder gar nicht von einer Ovarialcyste zu unterscheiden sein.

Überhaupt ist die Diagnose sowohl bei der Genital- wie bei der Peritonealtuberkulose ziemlich schwierig. Am leichtesten ist sie noch bei der exsudativen

Peritonealtuberkulose, vor allem, wenn es sich um jugendliche Patientinnen handelt und eine andere Ursache für den Ascites nicht erkennbar ist. Wird dann noch eine Tuberkulose anderer Organe gefunden, so ist die Diagnose sicher. Sonst muß man durch Untersuchung des Punktates die Diagnose weiter zu klären versuchen. Einen gewissen Anhaltspunkt für die Bauchfelltuberkulose geben auch Knötchenbildungen im hinteren Douglas. Sie entstehen durch sedimentierendes Absinken von Tuberkulosematerial. Bei der Palpation kann man sie deutlich tasten. Doch kommen sie auch bei Carcinomen der Bauchhöhle vor. Sehr viel schwieriger ist die Diagnose bei der trockenen Form. Bei ausgedehnter Verwachsung bilden sich häufig Konglomerattumoren. Differentialdiagnostisch ist es von Bedeutung, daß diese „Pseudotumoren" nicht so scharf abgegrenzt sind wie echte Tumoren. Ebenso wie bei der adhäsiven Darmtuberkulose ist bei der trockenen Form eine etwa vorhandene tuberkulöse Erkrankung anderer Organe sowie der Allgemeinzustand für die Diagnose von Bedeutung. Tuberkulininjektionen sind bei der Bauchfelltuberkulose ohne jeden diagnostischen Wert. Vielfach wird zur Sicherung der Diagnose eine Probelaparotomie vorgenommen. Sie ist aber keineswegs ungefährlich. Besonders trifft dies wegen der Gefahr der Nebenverletzung für die adhäsive Form zu.

Noch schwieriger als bei der Peritonealtuberkulose ist die Diagnose im allgemeinen bei der Adnextuberkulose. Der Palpationsbefund gibt keinen Aufschluß. Er ist der gleiche wie bei anderen entzündlichen Adnextumoren. Entsprechend finden sich bei beiden Erkrankungen auch die gleichen Symptome. Der Verdacht auf das Vorliegen einer tuberkulösen Infektion soll erregt werden, wenn die bei sonstigen Adnexentzündungen gutwirkenden Resorptionsmethoden zu keinem Erfolg führen (Stoeckel). Tuberkulininjektionen sind auch bei der Genitaltuberkulose ohne diagnostischen Wert. Gewisse Anhaltspunkte geben dagegen gleichzeitig bestehende tuberkulöse Erkrankungen anderer Organe, ebenso das Auftreten kleiner Knötchen im hinteren Douglas. Diese weisen auf eine Miterkrankung des Peritoneums hin. Absolute Beweiskraft besitzen sie aber nicht, da sie auch Metastasen eines Ovarialcarcinoms sein können. Ein wichtiger Weg zur Klärung der Diagnose ist die Probeausschabung des Uterus, ist doch die Schleimhaut der Gebärmutter bei 50% der Adnextuberkulosen mitbefallen[1]. Wenn auch diese ein negatives Ergebnis zeitigt, kann unter Umständen nur die Probelaparotomie Aufschluß bringen. Doch ist sie auch bei der Genitaltuberkulose nicht ungefährlich, besonders wenn diese mit einer Peritonealtuberkulose kombiniert ist und Verwachsungen bestehen.

Die Diagnose der selteneren Uterus-, Scheiden- und Vulvatuberkulose ist sehr viel einfacher. Im ersteren Fall läßt sie sich nötigenfalls durch die Probeausschabung, in den letzteren durch die Probeexcision sichern.

Zur Prognose aller dieser tuberkulösen Erkrankungen ist zu bemerken, daß es sich praktisch in allen Fällen um eine sekundäre Erkrankung handelt. Daher hängt diese in hohem Maße von dem Verhalten des Primärherdes ab. Das wurde bereits betont. Wenn dieser zur Ruhe gekommen ist, sind die Heilungsaussichten günstig. Besonders bei der exsudativen Peritonealtuberkulose ist die Prognose nicht schlecht. Denn diese Form besitzt große Heilungstendenz. Darauf ist es auch zurückzuführen, daß schon eine

---

[1] Zur Probeausschabung ist aber zu bemerken, daß sie keinesfalls ungefährlich ist, weil sie zu einer Weiterverbreitung der Infektion, ja sogar zur Miliartuberkulose führen kann. Sie wird daher fast allgemein abgelehnt.

einfache Probelaparotomie, ja auch Schmierseifeneinreibungen von Erfolg sein können. Man nimmt an, daß die bei beiden Maßnahmen nachfolgende Hyperämie des Bauchfells die Heilung bewirkt. Bei der adhäsiven Peritonealtuberkulose ist die Prognose viel schlechter. Noch ungünstiger ist sie bei der eitrig-ulcerösen Form.

Auch bei der Genitaltuberkulose ist die Prognose verschieden. Am günstigsten ist sie natürlich bei der Vulva- und Vaginaltuberkulose. Aber auch eine Tuberkulose des Uterus und der Adnexe ist nicht so schlecht zu bewerten, wenigstens was die Prognose quoad vitam anbelangt. Denn die weiblichen Genitalien sind keine lebenswichtigen Organe. Anders ist es natürlich bezüglich der Funktion. Wenn beide Tuben erkrankt waren, ist eine Konzeption nicht mehr möglich. Ist neben den Adnexen auch das Bauchfell befallen, dann hängt die Prognose weitgehend von der Miterkrankung des Peritoneums ab. Aber auch sonst wird vor einer Geringschätzung der Adnextuberkulose gewarnt. Heynemann weist noch darauf hin, daß die außerordentlich günstige Beurteilung der Adnextuberkulose von B. Krönig durch fast alle anderen Autoren abgelehnt wird.

Für die Beurteilung der Behandlungserfolge darf aber nicht verschwiegen werden, daß sowohl bei der Peritonealtuberkulose wie bei der Genitaltuberkulose Spontanheilungen vorkommen können. Doch sind diese sehr selten. Weibel fordert deshalb auch für jede Genitaltuberkulose eine entsprechende Behandlung. Das gleiche gilt für die Bauchfelltuberkulose.

Bei der Peritonealtuberkulose war die Probelaparotomie mit Ablassung eines etwa vorhandenen Ascites seit der auf diese Weise von Spencer Wells 1862 zufällig erzielten überraschenden Heilung lange Zeit die Methode der Wahl. Später hat diese operative Behandlung aber sehr enttäuscht. Es hat sich nämlich herausgestellt, daß die Probelaparotomie bei der Peritonealtuberkulose gar nicht so ungefährlich ist. Nach der Zusammenstellung von Heynemann schwankt ihre Mortalität zwischen 3 und 10%. Besondere Gefahr besteht bei der trockenen Form, weil hier schon bei der Eröffnung der Bauchhöhle Verletzungen etwa angewachsener Darmteile entstehen können. Eine weitere Komplikation bilden bei dieser Form die Kotfisteln. Bei der adhäsiven Peritonealtuberkulose wurden bis zu 36% postoperative Kotfisteln beobachtet. Aber auch bei der serösen Bauchfelltuberkulose können Kotfisteln auftreten. Wunderlich fand solche unter 176 Fällen von seröser Peritonealtuberkulose bei 6,7%. Andere Autoren nennen geringere Zahlen. Die Gefahr der postoperativen Kotfistelbildung ist aber auch bei der serösen Form zweifellos vorhanden. Das Heimtückische daran ist, daß Kotfisteln auch ohne nachweisliche Verletzungen des Darmes auftreten, sich bisweilen auch erst sehr spät ausbilden.

Die Mitteilungen über die erzielten Heilerfolge schwanken. Es werden Zahlen zwischen 25 und 60% genannt. Am besten sind die Dauererfolge[1] bei der exsudativen Bauchfelltuberkulose. Bei der trockenen Form sind sie im allgemeinen sehr viel schlechter. Hier dürften sie 25% kaum überschreiten.

Ähnlich liegen die Verhältnisse bei der Adnextuberkulose. Früher wurde bei dieser Krankheit operativ vorgegangen und der Uterus mit beiden Adnexen höchstens

---

[1] Von Dauererfolg spricht man bei der Peritonealtuberkulose und der Genitaltuberkulose im allgemeinen, wenn die Patientin mindestens 3 Jahre klinisch geheilt war. Das ist natürlich nur ein relativer Begriff, da Rückfälle auch in späteren Jahren noch beobachtet wurden.

unter Zurücklassung eines Ovars entfernt. Diese Behandlungsmethode wurde 1866 von Hegar eingeführt. Der Nachteil dieses Verfahrens ergibt sich bereits daraus, daß die Genitaltuberkulose meistens bei jugendlichen Frauen vorkommt. 1911 trat dann auch Krönig für die konservative Behandlung dieses Leidens ein. Ihm schlossen sich damals A. Döderlein, Bumm und Schauta an, während Menge, v. Franqué, Zweifel, Fehling, Wertheim und Opitz sich weiter für eine möglichst radikale Operation einsetzten. Inzwischen haben sich aber die Stimmen gemehrt, welche die operative Behandlung der Adnextuberkulose ablehnen. Zumindest wird heute möglichst konservativ operiert. Aber selbst bei der Beschränkung des Eingriffs ist die Operation nicht ohne Gefahr. Denn Bauchfelltuberkulosen und Miliartuberkulosen wurden schon nach kleinen Operationen beobachtet.

Allerdings handelt es sich hier um verhältnismäßig seltene Ereignisse. Dafür werden aber auch bei der operativen Behandlung der Adnextuberkulose Darmverletzungen und Darmfisteln beschrieben. Früher bei dem radikaleren Vorgehen waren sie häufiger. Krönig nannte noch bis 28% Kotfisteln. Weibel schätzte ihre Häufigkeit 1926 noch auf 5—10%. Vor allem ist die primäre Mortalität der Operation bei der Genitaltuberkulose sehr hoch. Nach den Literaturberichten schwankt sie je nach der Größe des Eingriffs zwischen 2% (Pestalozza) und 44% (Kümmell). Durchschnittlich wird sie mit 10—15% angenommen.

Die Heilungsziffern lauten relativ günstig. Es werden Zahlen von 64—90% genannt. Doch handelt es sich hierbei um keine Dauerheilungen. Diese sind wesentlich schlechter. Nach Krönig und Vogt beträgt die 3jährige Heilungsziffer bei der operativen Behandlung der Genitaltuberkulose nur etwa 30%.

Damit sind neben einer kurzen Übersicht über das klinische Bild der Genital- und Bauchfelltuberkulose auch die Grundlagen für die Beurteilung der Bestrahlungserfolge gegeben. Die Tuberkulose des Uterus, der Vagina und der Vulva hat bei der Seltenheit ihres Vorkommens keine besondere praktische Bedeutung. Da die Uterustuberkulose vielfach mit einer Adnextuberkulose vergesellschaftet ist, wurde sie früher wie letztere meistens operativ behandelt. Die noch seltenere Tuberkulose der Vagina und der Vulva wurde gleichfalls chirurgisch angegangen; doch handelte es sich hier nur um sehr beschränkte Eingriffe. Alle diese Tuberkuloselokalisationen werden heute ebenfalls der Röntgentherapie zugeführt.

b) Allgemeine Stellungnahme zur Röntgentherapie.

Wenn auch die große therapeutische Wirksamkeit der Röntgenstrahlen bei der Peritoneal- und Genitaltuberkulose[1] allgemein anerkannt wird, so ist doch die Stellungnahme der einzelnen Autoren zur Röntgentherapie dieser Erkrankungen keineswegs einheitlich. Vor allem glaubt man vielfach, auch bei der Verwendung von Röntgenstrahlen ohne chirurgische Maßnahmen nicht auskommen zu können.

Selbst Bircher, der als erster auf die gute Wirkung der Röntgenstrahlen bei der Bauchfelltuberkulose hinwies, hat bei der Behandlung dieser Krankheit niemals ganz

---

[1] Wenn im nachfolgenden von Genitaltuberkulose gesprochen wird, ist dem allgemeinen Gebrauch gemäß stets die Adnextuberkulose gemeint. Die anderen Tuberkuloselokalisationen des Genitales werden gesondert abgehandelt.

auf die Operation verzichtet, sondern diese bei gewissen Fällen mit der Röntgentherapie kombiniert. Im einzelnen stellte er für die Anwendung der Röntgenstrahlen bei der Bauchfelltuberkulose folgende Indikationen auf.

1. Primär sollten mit Röntgenstrahlen nur die wenigen Fälle behandelt werden, die
    a) an einer adhäsiv-plastischen Bauchfelltuberkulose leiden,
    b) nicht operiert werden können (kachektische Fälle) oder die Operation verweigern.

2. Primär könnten bestrahlt werden die Fälle leichter exsudativer Peritonealtuberkulose, bei denen therapeutisch und klinisch die Indikation zur operativen Behandlung noch nicht besteht.

3. Sekundär nach der Operation wird die Bestrahlung bei solchen Fällen empfohlen,
    a) bei denen das nach der Operation auftretende Exsudat nicht bald schwindet,
    b) bei denen ein Rezidiv aufgetreten ist.

Die ausschließliche Röntgenbehandlung führt Bircher also nur bei der adhäsiv-plastischen Bauchfelltuberkulose durch. Bei der exsudativen Form kombiniert er sie mit der Operation.

Bezüglich der adhäsiv-plastischen Form der Bauchfelltuberkulose stimmen ihm fast alle Autoren zu. Diese Krankheit wird heute fast ausschließlich nur noch mit Röntgenstrahlen behandelt. Über das Vorgehen bei der exsudativen Bauchfelltuberkulose gehen die Ansichten wieder in stärkerem Maße auseinander.

Jüngling, der die Röntgenbehandlung der Peritonealtuberkulose sehr befürwortet, auch wenn er mit seinem Urteil sehr vorsichtig ist, will die Indikation zur Laparotomie zugunsten der Punktion eingeschränkt wissen, weil dadurch den Patienten die nicht selten auftretenden postoperativen Bauchwandfisteln erspart werden könnten. Erst wenn die Punktion nicht gelingt, soll laparotomiert werden. Die Entleerung soll aber nur bei größerem Exsudat vorgenommen werden. Kleinere Exsudate würden nicht stören, sondern im Gegenteil homogenisierend wirken. Ähnlich hielt es Stepp für ausreichend, wenn größere Flüssigkeitsmengen vor der Bestrahlung nur durch Punktion entleert würden. Demgegenüber glaubt Rahm wieder, daß die Punktion nicht genüge und verlangt für alle Fälle mit umfangreichem Ascites die Laparotomie vor der Bestrahlung. Er meint, daß die immerhin vorhandenen Gefahren dieses Eingriffs durch den Vorteil der besseren Orientierung wieder aufgehoben würden. Weibel stellt es anheim, einen vorhandenen Ascites durch Punktion oder Laparotomie abzulassen.

Klewitz fand, daß sowohl die trockene wie die exsudative Bauchfelltuberkulose auch ohne vorhergehenden operativen Eingriff ausgeheilt werden kann. Gestützt auf eigene Beobachtungen sowie auf die Angaben der Literatur glaubt er, der „unblutigen und gänzlich ungefährlichen Strahlenbehandlung den Vorzug geben zu müssen". Erst wenn ein Erfolg ausbleibt, soll die Laparotomie vorgenommen werden. Auch nach Wetterer soll in allen Fällen zunächst ein Versuch mit der Röntgentherapie gemacht werden. Selbst ein beträchtlicher Ascites könne nach einer einzigen Bestrahlung innerhalb kurzer Zeit aufgesaugt werden. Verzögert sich seine Resorption, so käme eine Punktion nach einigen Tagen bis einer Woche noch früh genug. Eine Laparotomie hält er nur in seltenen Fällen für notwendig.

Eine ähnliche Einstellung wurde schon immer von Bacmeister vertreten. Nach seinen Ausführungen soll stets zunächst ein Versuch mit der unblutigen und ungefährlichen

Strahlenbehandlung gemacht werden. Erst bei einem Mißerfolg soll zur Laparotomie geschritten werden. Dieser soll dann wieder in jedem Fall noch eine Nachbestrahlung nachgeschickt werden. Bei erheblichem Ascites rät er, vor Beginn der Strahlenbehandlung zu punktieren.

Diese Übersicht zeigt, daß man bei der Röntgenbehandlung der Bauchfelltuberkulose auch bei der exsudativen Form auf die Laparotomie verzichten kann, und im allgemeinen höchstens eine Punktion vorzunehmen braucht. Die Röntgentherapie kann daher für alle Arten der Peritonealtuberkulose als Methode der Wahl bezeichnet werden. Die Richtigkeit dieser Ansicht werden wir später an Hand statistischer Zusammenstellungen beweisen.

Ebenso haben sich noch eine Reihe von Autoren mit der Rolle der Röntgentherapie bei der Behandlung der Genital- Peritonealtuberkulose beschäftigt. Die Verhältnisse liegen hier insofern komplizierter, als die Diagnose bei der Genitaltuberkulose im allgemeinen viel schwieriger ist als bei der Peritonealtuberkulose. Es ist daher verständlich, daß eine ganze Reihe von Autoren schon aus diagnostischen Gründen zunächst die Operation fordert. Über die Ausdehnung des chirurgischen Eingriffs gehen die Ansichten dann aber wieder auseinander.

So erklärt G. Döderlein, daß bei der Unsicherheit der Diagnose bei der Genitaltuberkulose die Operation wohl nie ganz entbehrlich werden wird, doch könne man sich bei positivem Befund im Hinblick auf die gute Strahlenwirkung mit einer einfachen Probelaparotomie oder wenigstens mit einem möglichst kleinen Eingriff begnügen.

Die Greifswalder Klinik hat unter dem Direktorat von Hoehne die Röntgenbehandlung weitgehend mit der Operation kombiniert. Ihr Vorgehen hat als Therapie der mittleren Linie in der Literatur gewisse Bedeutung erlangt. Neben Stephan und Redlich wurde es zuletzt von Gragert beschrieben. Nur bei der trockenen Peritonealtuberkulose wird sofort die Röntgenbehandlung durchgeführt. Handelt es sich dagegen um einen nachweisbaren Ascites, so wird mit einem ganz kleinen Längsschnitt laparotomiert, um den Ascites abzulassen. Zur Sicherung der Diagnose wird gleichzeitig eine Probeexcision vorgenommen. Daraufhin wird der Genitalapparat inspiziert. Handelt es sich um eine Serosatuberkulose, so wird von weiteren Manipulationen abgesehen. Aber auch bei den Fällen von sehr wahrscheinlich reiner Genitaltuberkulose bzw. solchen, die nur mit einer Pelveoperitonitis adhaesiva geringeren Grades kombiniert sind, wird laparotomiert. Bei festeren Verwachsungen wird allerdings das Abdomen sofort wieder geschlossen. Nach Möglichkeit aber wird eine genaue Klarstellung der Genitalveränderung erstrebt. Gegebenenfalls wird die schwerer erkrankte Seite in toto und allenfalls von der anderen Seite die Tube entfernt. Wenn an der schwerer erkrankten Seite gefährliche Adhäsionen zum Darm vorliegen, so bleibt diese Seite unberührt und von der leichter erkrankten Seite wird nur soviel entfernt, daß ein sicher funktionstüchtiges Ovarium zurückbleibt. Bei isolierter Tuberkulose der Tuben werden diese unter Zurücklassung der Ovarien abgetragen unter gleichzeitiger supravaginaler Amputation des Uterus oder zum mindesten unter kräftiger keilförmiger Fundusresektion. Nachher wird bestrahlt. Bei den ganz schweren tuberkulösen Eiterherden im Bereich des kleinen Beckens wird allerdings auf die klärende Laparotomie verzichtet, dagegen von der Scheide aus punktiert, incidiert und drainiert. Später schließt sich dann eine energische Bestrahlung an.

Eine ähnliche kombinierte Behandlung führt auch die Frankfurter Klinik durch. Nach Guthmann werden alle operablen exsudativen Formen der Genital- und Bauchfelltuberkulose zunächst laparotomiert. Isoliert erkrankte Teile, d. h. solche ohne größere Adhäsionen, werden dabei mitentfernt. Die Exstirpation des Uterus wird aber nur ganz ausnahmsweise vorgenommen, da dessen tuberkulöse Erkrankung durch Röntgenstrahlen gut beeinflußt werde. Verkäste Massen und Abscesse im Douglas werden, wenn möglich, per vaginam entleert. Bei der produktiven Form der Genital- und Peritonealtuberkulose wird nur die Probelaparotomie bzw. Probeexcision ausgeführt.

Demgegenüber treten Martius, Uter, Eymer, Gauß und G. A. Wagner in erster Linie für die Strahlenbehandlung ein. Wohl meint auch Martius, daß in manchen Fällen die Operation zur Klärung der Diagnose nicht zu umgehen sein dürfte. Doch hält er die vorliegenden Erfahrungen für ausreichend, um der primären Bestrahlung gegenüber der Operation grundsätzlich den Vorzug zu geben. Wenn die Genitaltuberkulose durch eine exsudative Peritonealtuberkulose kompliziert ist, empfiehlt er, den Ascites durch Laparotomie abzulassen. Das kranke Genitale soll dabei aber nicht angerührt werden. Sonst hält er eine Operation nur dann für notwendig, wenn die Bestrahlung nicht zur Beschwerdefreiheit und nicht zum Rückgang der Adnexgeschwulst führt.

Diese Ansicht deckt sich im großen und ganzen mit der von Eymer. Er hat eine ganze Reihe von Patienten, bei denen er lediglich nach der Anamnese und dem Palpationsbefund die Diagnose Adnextuberkulose stellte, nur mit Röntgenstrahlen behandelt. Eine Indikation zur Operation sieht er nur in einer sehr reichlichen Ansammlung von Flüssigkeit, die große Beschwerden oder sogar bedrohliche Erscheinungen macht. Ebenso sollten große Eitermengen im Peritoneum, wenn sie mit hohem Fieber einhergehen, besser abgelassen werden, weil ihre Resorption lange dauere und die Kräfte der Patientin zu sehr in Anspruch nehme. Außerdem sollten nach seiner Ansicht große Pyosalpinxsäcke nach vorausgegangener Bestrahlung operativ entfernt werden, weil sie den Erfolg der Strahlentherapie zu stark verzögern oder ganz hintanhalten.

Gauß bezeichnete die Strahlentherapie bei der Genital- und Peritonealtuberkulose als Methode der Wahl. Nur wenn eine Narkoseuntersuchung keine ausreichende Klärung gibt, soll die Diagnose vorher durch eine kleine Probelaparotomie sicher gestellt werden.

Sehr interessant im Hinblick auf das Vorgehen der Kliniken Hoehne und Seitz ist die Stellungnahme von G. A. Wagner, weil er ein Vertreter der operativen Richtung in der Gynäkologie ist. Er lehnt mit Rücksicht auf die guten Resultate der Strahlentherapie bei der Genital- und Peritonealtuberkulose die operative Behandlung dieser Erkrankungen in allen Fällen ab. Er geht dabei sogar soweit, daß er eine begonnene Operation abbricht, wenn die tuberkulöse Natur des Adnextumors bei offenem Abdomen klar zutage tritt und führt die Patientin der Strahlentherapie zu.

Wir werden später zeigen, daß diese Einstellung berechtigt ist. Denn wie schon aus den Mitteilungen in der Literatur hervorgeht, sind die Erfolge der ausschließlichen Strahlentherapie bei der Genital- und Peritonealtuberkulose weit besser als die der kombinierten Behandlung. Die Röntgentherapie stellt also auch bei der Genitaltuberkulose und ihren Komplikationen die Methode der Wahl dar.

Immerhin kann es aber sinnvoll sein, wenn man schon einmal den Leib unter einer falschen Diagnose eröffnet hat, bei einer einseitigen Adnextuberkulose ohne Adhäsionsbildungen die Adnexe zu entfernen. Auch der Anhänger der Strahlentherapie wird natürlich ebenso wie bei der Behandlung der Carcinome versuchen, die Wirkung der Röntgenstrahlen in jeder Weise zu unterstützen, soweit sich dies mit Maßnahmen durchführen läßt, die ohne Gefahr für die Patientin sind. So wird man vor allem einen stärkeren Ascites entleeren. Am ungefährlichsten und auf einfachste Art und Weise geschieht dies durch die Punktion, die gegebenenfalls mehrfach wiederholt werden kann. Daß verkäste Massen und durch Mischinfektionen hervorgerufene Abscesse im Douglas in der üblichen Weise zu eröffnen sind, versteht sich von selbst. Die Bedeutung der Röntgentherapie wird dadurch keineswegs herabgesetzt. Sie bleibt stets die Hauptbehandlungsmethode.

Mehr noch als bei der Carcinomtherapie stellt die Röntgenbestrahlung bei der Genital- und Peritonealtuberkulose nur eine Teilmaßnahme im Rahmen einer größeren Gesamtbehandlung dar. Daher sind sich auch alle Autoren darüber einig, daß stets mit der Röntgentherapie und neben den von uns angeführten unterstützenden Maßnahmen noch roborierende und gegebenenfalls auch klimatische Kuren durchgeführt werden müssen. Im einzelnen hängt das jeweils von der Ausdehnung des Prozesses, dem Zustand des Primärherdes und der Gesamtkonstitution der Kranken ab.

In diesem Zusammenhang ist noch darauf hinzuweisen, daß manche Autoren die lokale Strahlenbehandlung der Genital- und Peritonealtuberkulose für kontraindiziert halten, wenn noch andere floride Prozesse bestehen. So nimmt Eymer die Röntgenbehandlung nur dann vor, wenn keine manifesten oder aktiven tuberkulösen Erkrankungen der Lunge, des Darmes oder der Harnwege bestehen. Stepp und Hilpert betonen demgegenüber, daß eine gleichzeitig vorhandene fortschreitende Lungentuberkulose an und für sich keine Kontraindikation gegen die Bestrahlung bildet, wenn mit dieser eine entsprechende Allgemeinbehandlung durchgeführt werden kann. Dagegen bezeichnet auch Hilpert das Vorhandensein tuberkulöser Darmgeschwüre für eine Gegenanzeige gegen die Bestrahlung. Zumindest müsse diese dann sehr vorsichtig durchgeführt werden, damit keine zu schnelle Einschmelzung erfolge. Klewitz beschreibt einen Fall, bei dem es bei gleichzeitig bestehender Darmtuberkulose nach der Bestrahlung zu einem schnellen Verfall kam und rät deshalb gleichfalls zu einer vorsichtigen Dosierung. Da aber diese Patientin schon vor der Bestrahlung sehr elend war und die Darmtuberkulose sich bei der Obduktion überraschend weit vorgeschritten erwies, fragt es sich, ob es sich bei diesem unglücklichen Ausgang nicht mehr um ein zeitliches als ursächliches Zusammentreffen handelt. Jedenfalls betont Klewitz ausdrücklich, daß dies die einzige Beobachtung dieser Art gewesen ist. In einer gleichzeitig vorhandenen Lungentuberkulose sieht er ebenso wie Stepp und Hilpert keine Kontraindikation gegen die Bestrahlung, wenn der Prozeß nicht zuweit vorgeschritten ist. Nur fordert er, hoffnungslose Fälle nicht zu bestrahlen. Das versteht sich von selbst. Doch weist er hierzu selbst wieder einschränkend daraufhin, daß auch sehr elende Patienten mit Bauchfelltuberkulose durch Röntgenstrahlen noch geheilt wurden. Das gleiche wurde auch bei Patienten mit schwerer Genitaltuberkulose beobachtet. Daraus geht dann aber im Zusammenhang mit den anderen Ausführungen hervor, daß es eigentlich keine strenge Kontraindikation gegen die Röntgenbehandlung der Bauchfelltuberkulose und der Genitaltuberkulose gibt. Bei jedem schweren Fall läßt sich die Entscheidung, ob eine Röntgenbehandlung durchgeführt werden soll, stets nur bei Berücksichtigung aller Nebenumstände fällen und muß daher jeweils dem ärztlichen Ermessen anheim gestellt werden.

c) Klinische Wirkung der Röntgenbestrahlung und Heilverlauf.

Die Röntgenbehandlung führt bei der Genital- und Bauchfelltuberkulose zu mannigfaltigen klinischen Wirkungen. Sie beeinflußt nicht nur die lokale Erkrankung, sondern auch weitgehend das meist herabgesetzte Allgemeinbefinden. Nähere Mitteilungen hierüber machten Bircher, Rapp, Stepp, Iselin, Lang, Wetterer, Späth, Uter, Jüngling, Wagner, Werner, Hilpert, Eymer, Schumacher, Seitz und Wintz. Übereinstimmend wurde die gute Wirkung auf das Allgemeinbefinden hervorgehoben.

Die Besserung des Allgemeinbefindens zeigt sich in einem Schwinden etwa vorhandenen Fiebers, einer Hebung des Appetits und einer damit einhergehenden bisweilen sehr erheblichen Gewichtszunahme. Diese Besserung des Gesamtzustandes eilt der Abheilung der lokalen Erkrankung meistens weit voraus. Man kann daher diese Wirkung der Röntgenbestrahlung bei entsprechenden Fällen geradezu als ein günstiges prognostisches Zeichen für den weiteren Krankheitsverlauf ansehen und dementsprechend benützen.

Als besonders wertvoll hat sich in dieser Hinsicht das Verhalten der Temperatur bei fieberhaften Erkrankungen erwiesen. Ein bald nach der Bestrahlung einsetzender Fieberabfall weist auf eine günstige Wirkung der Bestrahlung hin. Hilpert hat drei verschiedene Verlaufstypen beobachtet. Bei der ersten fällt die Temperatur rasch ab und bleibt dann bei normalen Werten. Bei der zweiten sinkt die Temperatur gleichfalls nach der Bestrahlung schnell ab, steigt dann aber noch einmal an, ehe sie zu normalen Werten übergeht. Beim dritten Typ bleibt der Temperaturabfall aus oder es tritt nach kollapsartigem Temperatursturz schnell wieder hohes Fieber auf. In solchen Fällen kam es zu einem ungünstigen Ausgang, während die anderen stets einen günstigen Verlauf nahmen. Hilpert hat sich mit diesem eigenartigen Verhalten der Temperatur näher befaßt und auch versucht, hierfür eine Erklärung zu finden. Unter gewissen Vorbehalten kam er zu folgender Ansicht: „Das Fieber selbst wird erzeugt durch die Zerfalls- und Sekretionsprodukte der Tuberkelbacillen und durch den Zerfall der körpereigenen Zellen in den tuberkulösen Herden. Durch beide gelangen toxische Produkte in den Kreislauf, die die Wärmeregulationszentren im Zwischenhirn erregen. Durch die Bestrahlung selbst wird wohl der Tuberkelbacillus in seiner Vitalität nicht verändert, doch dürfte die Vitalität der Zellen der tuberkulösen Herde gestärkt werden. Sind nun in der auf die Bestrahlung folgenden Zeit die Zellen der tuberkulösen Herde durch den Strahlenreiz in ihrer Leistungsfähigkeit gefördert, so wird der Infektionsprozeß in mehr oder weniger kurzer Zeit eingedämmt und dementsprechend kehrt die Temperatur sofort nach kürzeren subfebrilen Schwankungen zur Norm zurück. Ist die Infektion aber so schwer, daß die Körperzellen trotz des ausgeübten Strahlenreizes nicht mit ihr fertig werden, so gehen die Temperaturen nach dem kollapsartigen Abfall wieder in den dauernd hohen Stand hinauf, was ein Fortschreiten der tuberkulösen Erkrankung bedeutet.

Die Wirkung der Röntgenbestrahlung auf den lokalen Befund ist bei den einzelnen Krankheitsformen verschieden. Besonders gute Reaktionen wurden im allgemeinen bei der exsudativen Bauchfelltuberkulose beobachtet. Der Ascites ging schnell zurück oder bildete sich nach der gleichzeitig vorgenommenen Entleerung noch einmal wieder, um dann aber langsam zu verschwinden. Jüngling beschrieb einen Fall mit hochgradigem Ascites, der vor der Röntgenbehandlung im Laufe eines Jahres 8mal hatte punktiert werden müssen. Vom Tage der Bestrahlung ab war keine Punktion mehr nötig. Jüngling hob aber hervor, daß Exsudatreste unter Umständen noch sehr lange bestehen könnten.

Bei der prognostisch ungünstigeren knotigen oder adhäsiven Peritonealtuberkulose hängt der Heilverlauf von der Ausdehnung der Erkrankung ab. Die Schmerzen lassen gewöhnlich sehr bald nach der Bestrahlung nach. Die schmerzstillende Wirkung der Röntgenstrahlen tritt also auch hier wieder deutlich in Erscheinung. Die Rückbildung der fühlbaren Knoten oder Tumoren geht meistens nur langsam vor sich. Einen Einblick in die klinische Wirkung und die Leistungsfähigkeit der Röntgenstrahlen bei der trockenen Peritonealtuberkulose gibt nachstehender von Rapp beobachteter Fall.

Er betrifft einen 21jährigen Soldaten, der während des Weltkrieges hochfiebernd und in elendem Zustande in das Reservelazarett Bad Rappenau eingeliefert wurde. Zwischen Nabel und Symphyse fühlte man einen etwa kopfgroßen, beweglichen, derben Tumor der wie ein im 9. Monat gravider Uterus die Bauchwand vorwölbte und anscheinend durch Adhäsionen der Dünndarmschlingen untereinander entstanden war. Der Kranke klagte über kolikartige Schmerzen im Leib, es bestand Appetitlosigkeit und Obstipation. Schon nach den ersten Bestrahlungsserien zeigte sich das Krankheitsbild wesentlich verändert. Die Temperatur war bis zur Norm zurückgegangen, die Kolikanfälle waren seltener geworden. Die Appetenz hatte sich gebessert und die Stuhlentleerungen waren wieder geregelter. Dabei war zu dieser Zeit eine Verkleinerung oder sonstige Veränderung des Tumors noch nicht nachweisbar. Nach 6 weiteren Bestrahlungsserien war der Tumor vollständig verschwunden. Der Patient wurde dann nach etwa 8monatiger Behandlungsdauer mit 20 Pfund Gewichtszunahme klinisch geheilt entlassen. Etwa $^1/_2$ Jahr später teilte der Patient mit, daß er von einer Untersuchungskommission für k.-v. erklärt worden und wieder ins Feld gekommen sei.

Noch langsamer ist der Heilverlauf im allgemeinen bei der ulcerös-eitrigen Bauchfelltuberkulose. Bei dieser Form kann sich der Heilverlauf über mehrere Jahre hinziehen. Schließlich kann aber auch hier bei der nötigen Geduld Heilung eintreten. Auch können sich vorhandene Kotfisteln wieder schließen, wie Uter, Späth, Sippel und Wetterer hervorhoben und dies der von Jüngling beschriebene, nachstehend wiedergegebene Fall zeigt.

Rosalia K. Seit einem halben Jahre krank. Mächtige Auftreibung des Leibes, Erguß. 7. 7. 19 Laparotomie. Exsudat wird abgelassen. Das veränderte Netz bildet eine große derbe Platte. Das ganze Peritoneum ist mit unzähligen miliaren Knötchen übersät. Beginn der Röntgenbehandlung 26. 11. 19. Zu dieser Zeit besteht eine Narbe vom Schwertfortsatz bis handbreit oberhalb der Symphyse. In der Narbe drei Fisteln. In der ganzen rechten Bauchseite eine breite, derbe Resistenz. Bestrahlungen am 26. 11. 19, 22. 12. 19, 21. 2. 20 sowie 18. 3. 20; je 4 Felder 8 : 10, Zinkfilter, je HED. Daneben Höhensonnenbestrahlungen. Der Umfang geht im allgemeinen zurück, zwei Fisteln schließen sich, aus der dritten entleert sich vorübergehend Darminhalt. Weiterhin noch 4 Bestrahlungen bis September 1920, immer nur ein großes Bauchfeld aus 30—40 cm Abstand, Zink, je HED. Zunehmende Besserung. Schon von April ab Leib ganz weich, kaum mehr eine Resistenz zu tasten. September 1920 schließt sich die letzte Fistel. Oktober 1921 Nachuntersuchung: Vollständige Heilung.

Was nun die Dauer des Heilverlaufs bei der Bauchfelltuberkulose anbelangt, so hängt diese natürlich weitgehend von der Erkrankungsform ab. Jüngling meint, daß man wohl im allgemeinen mit einer 6monatigen Behandlungsdauer rechnen müsse. Das entspricht im Durchschnitt auch unseren Erfahrungen, wenngleich wir auch schon Heilung nach kürzerer Behandlungszeit eintreten sahen. Bircher beschreibt sogar, daß 75% seiner günstig verlaufenden Fälle in etwa 3 Monaten ausheilten. Rapp hat dagegen seine

Fälle 6—10 Monate in Behandlung gehabt, ehe er sie als klinisch geheilt entlassen konnte. Doch gehörten alle seine Fälle der knotig-adhäsiven Bauchfelltuberkulose an, die bekanntlich schwerer zu beeinflussen ist. Bei den prognostisch noch ungünstigeren käsig-ulcerösen Formen kann die Heilung, wie wir bereits hervorgehoben haben, noch längere Zeit in Anspruch nehmen.

Die klinischen Wirkungen der Röntgenbestrahlung bei der Adnextuberkulose sind im großen und ganzen die gleichen wie bei der Bauchfelltuberkulose. Hat die Erkrankung bereits zu einer schweren Beeinträchtigung des Gesamtorganismus geführt, so tritt bei günstig verlaufenden Fällen bald nach der Bestrahlung eine stete Besserung des Allgemeinbefindens ein. Das Fieber fällt in der früher beschriebenen Form ab. Der Appetit hebt sich, Hand in Hand damit beginnt das Körpergewicht zu steigen.

Die lokale Wirkung macht sich subjektiv und objektiv bemerkbar. Subjektiv in einem Rückgang etwa vorhandener Schmerzen, objektiv in einer Rückbildung der Tumoren. Durch die Palpation kann man letzteres gut verfolgen. Bisweilen setzt die Schrumpfung bald nach der Bestrahlung ein. So sahen Seitz und Wintz mehr als dreifingerdicke, seitlich vom Uterus gelegene Resistenzen bald nach der 1. Bestrahlung wesentlich kleiner werden. Nach der 2. Bestrahlung hatten sie sich dann vollständig bis auf leichte schwartige Verdickungen zurückgebildet. Ähnlich weitgehende Ausheilungen des lokalen Prozesses haben wir auch bei späteren Fällen beobachten können.

Doch muß hervorgehoben werden, daß selbst in günstig reagierenden Fällen nicht alle Adnexveränderungen so schnell und so weitgehend verschwinden. Es können trotz besten Wohlbefindens noch lange Zeit nach der Bestrahlung mehr oder weniger deutlich tastbare Tumoren vorhanden sein. Werner betont, daß es oft Jahre dauere, bis sich der Palpationsbefund ausschlaggebend ändere oder bis die abnormen Resistenzen vollständig verschwinden würden. Entscheidend sei in solchen Fällen das Allgemeinbefinden. Wenn die Patientin an Gewicht zugenommen habe, gut aussehe, keine Schmerzen mehr verspüre und arbeitsfähig sei, so wäre es berechtigt, von einem guten Erfolg zu sprechen. Weitere Bestrahlungen seien in solchen Fällen überflüssig und könnten allmählich nur schädlich werden. Auch die von Eymer beschriebenen Erfolge zeigen, daß selbst bei günstig beeinflußten Fällen die Schrumpfung der Adnextumoren nur unvollständig erfolgen kann. Seine Zusammenstellung hat in dieser Hinsicht aber nur beschränkten Wert, da sie die zeitlichen Zusammenhänge nicht erkennen läßt.

Von den von Eymer günstig beeinflußten 12 Patientinnen liegen folgende Angaben über die erzielten Befundveränderungen vor: Bei 2 Patienten wurden je faustgroße Adnextumoren kleinapfel-mandarinengroß. 3. Patientin: Kindskopfgroße beiderseitige Adnextumoren bildeten sich zu kleinfaustgroßem Tumor links zurück, während rechts nur noch konglobierte Adnexe bestanden. 4. Patientin: Die schwartigen Tumoren füllten das ganze kleine Becken aus; nach der Behandlung sind die Adnexe ohne gröbere Veränderungen, der Uterus retrofixiert. 5. Patientin: Kleinknotige Massen mauern den ganzen Douglasschen Raum aus, das ganze kleine Becken voller undifferenzierbarer Gebilde; bei der Nachuntersuchung Adnextumoren abgegrenzt. 6. Patientin: Links kindskopfgroßer Adnextumor, der sehr stark zurückgeht. 7. Patientin: Schwartige und sulzige Tumormassen bis 4 Querfinger unter dem Nabel; bei der Nachuntersuchung faustgroße Adnextumoren. 8. Patientin: Kleines Becken mit Tumormassen ausgefüllt, die bis in die Mitte zwischen Nabel und Symphyse reichen; Rückgang auf einen linksseitigen kindskopfgroßen Adnextumor, während rechts nur noch ein mandarinengroßes Gebilde besteht. 9. Patientin: Knotige Exsudatmassen um den Uterus gehen fast vollständig zurück. 10. Patientin: Ein rechtsseitiger apfelgroßer, schwartiger an der Oberfläche mit Knötchen besetzter Tumor zeigt weitgehende Rückbildung. 11. Patientin: Ein mehr rechts liegender konglobierter Tumor mit deutlicher Knötchenbildung an der Oberfläche reicht bis zur

Nabelhorizontalen; er geht deutlich, wenn auch nicht sehr weitgehend zurück. 12. Patientin: An der Hinterfläche des Uterus und in dem Douglasschen Raum deutliche Knötchen tastbar, die nach der Behandlung nicht mehr nachweisbar sind.

Neben der Adnextuberkulose noch vorhandene exsudative oder trockene Prozesse des Bauchfells reagierten auf die Bestrahlung in der gleichen Weise, wie wir es vorhin beschrieben haben. Je stärker das Peritoneum mitbeteiligt ist, um so ungünstiger ist aber die Prognose. Jedoch vermögen die Röntgenstrahlen selbst bei ganz desolaten und durch Kotfisteln komplizierten Adnexbauchfelltuberkulosen noch ganz überraschende Heilungen zu bewirken. Am besten zeigt das der von Späth beobachtete Fall, der auch noch insofern interessant ist, als er nach der Literatur die erste mit Röntgenstrahlen behandelte Adnextuberkulose ist. Er soll daher näher beschrieben werden.

Er betrifft eine 22jährige Patientin, die im November 1908 an Mandelentzündung erkrankte. Im Januar 1909 muß sie wegen Unterleibsbeschwerden ein Krankenhaus aufsuchen und wird dort bis zum 16. April konservativ behandelt. Nach der Entlassung besteht ständig hohes Fieber. Da ein Unterleibstumor festgestellt wurde, wird sie Späth zur Behandlung überwiesen. Dieser erhob folgenden Befund: Im Unterleib fühlt man in der Mittellinie, die Symphyse handbreit überragend, einen aus dem Becken aufsteigenden, derben, unverschieblichen, gut mannsfaustgroßen Tumor, der nach Lage und Konsistenz am ehesten als ein Myom imponieren konnte. Durch bimanuelle und Sondenuntersuchung läßt sich feststellen, daß der Uterus klein und mit der Geschwulst so innig verbacken ist, daß seine Konturen in dieser ganz verschwinden. Auch die Adnexe sind in den Tumor miteinbezogen und nicht aus diesem zu isolieren. Parametrien derb infiltriert, starr. Druck auf den Tumor erzeugt mäßige Schmerzen. Kein Fluor ex utero.

Außerdem bestand intermittierendes Fieber. Nachdem dieser Zustand sich in zehntägiger Beobachtung nicht geändert hatte, mußte mit Sicherheit eine Abszedierung in dem Tumor vermutet werden. Daher wurde operatives Vorgehen beschlossen. Am 10. August 1909 Laparotomie. An eine Totalentfernung des sehr verwachsenen Tumors war, zumal bei dem schlechten Kräftezustand der Kranken, nicht zu denken, daher wurde zwecks zweizeitiger Eröffnung seine Vorderfläche mit der Serosa parietalis der vorderen Bauchwand vernäht. Incision am 13. August; mäßige Mengen krümeligen Eiters und reichlich nekrotisches Gewebe, mit käsigen Herden durchsetzt, werden entleert. Ausstülpung. Vioformgazetamponade. Die histologische Untersuchung der Gewebsmassen durch Dr. Fahr ergab mit Bestimmtheit „Tuberkulose".

Seit diesem Eingriff hörten die Schüttelfröste auf, die Temperatur schwankte meist zwischen 37,5 und 39,5. Die Wunde sezernierte sehr stark, so daß bereits am 21. August ein neuer Eingriff nötig wurde. Es wurde mit dem Finger möglichst viel nekrotisches Material herausgeschält und ein Kanal nach der Scheide gebohrt. In diesen wurde eine Gummidrain gelegt. Trotzdem ließ die Sekretion nach oben nicht nach. Auch nicht nach mehrfacher Ausräumung der Geschwulst mit Finger und Löffel. Im Gegenteil bildete sich eine mehr als handtellergroße geschwürige mit schlaffen Granulationen und gangränösen Partien besetzte Fläche, die jeder Therapie Trotz bot. Mehrfach hatten sich inzwischen Dünndarmfisteln ausgebildet, die sich vorübergehend wieder schlossen, aber das Krankheitsbild in bedenklicher Weise komplizierten. Das hektische Fieber dauerte fort, der Appetit lag gänzlich darnieder, die Kranke war zum Skelet abgemagert und außerstande, sich im Bett zu erheben. Ödem an den Fußknöcheln deutete auf das herannahende Ende.

Ausgehend von der Überlegung, daß beim Lupus, der Tuberkulose der Haut, die Anwendung der Röntgenstrahlen überraschende Erfolge gezeitigt habe, beschloß Späth nun in diesem Falle, den er nach all der aufgebotenen, vergeblichen Mühe als verloren betrachtete, einen Versuch mit Röntgenstrahlen zu machen. Erste Bestrahlung am 14. Januar; mittelweiche Röhre, 38 cm Fokus-Hautdistanz, 3 mA, 3 Minuten. Der Effekt war verblüffend, wenn auch zunächst nicht gerade sehr erfreulich. Die Temperatur stieg wieder höher, auch setzte eine ganz abundante Sekretion aus der Wunde ein. Darmfisteln öffneten sich wieder und entleerten ihren Inhalt in reichlichen Strömen. Erst am 28. Januar wurde wieder bestrahlt. Am 3. Februar, 10. Februar und dann in 8—10tägigen Zwischenräumen wurden weitere Bestrahlungen vorgenommen.

Schon nach wenigen Sitzungen ließ die Wundsekretion beträchtlich nach, die Darmfisteln schlossen sich und, was besonders auffiel, die Granulationen gewannen ein besseres Aussehen, die Wunde verkleinerte sich zusehends durch Überhäutung vom Rande her. Um auf die Infiltrate in der Tiefe mehr einzuwirken, wurden dann länger dauernde Bestrahlungen mit harten Röhren vorgenommen. Das Allgemeinbefinden hob sich gewaltig. Appetit stellte sich ein und mit ihm alle Zeichen fortschreitender Genesung. Nachdem im ganzen in 18 Sitzungen 63 Minuten lang bestrahlt worden war, war die vorher so ausgedehnte Wunde bis auf eine ganz wenig schleimabsondernde Fistel von Stecknadelkopfgröße zusammengeschrumpft und der Drainagekanal nach der Scheide vernarbt, so daß die Kranke am 3. Juni 1910 nach Hause entlassen werden konnte, mit der Weisung zu möglichst streng durchzuführender Freiluftkur. Die Körpertemperatur war in der letzten Zeit vor der Entlassung meist normal, nur ab und zu erreichte sie abends noch 38°. Der Puls war ruhig und kräftig, die Patientin imstande zu gehen und Treppen zu steigen. Von einem längeren Aufenthalte auf dem Lande kehrte sie im Herbst als blühend aussehendes, gesundes Mädchen mit einer Gewichtszunahme von etwa 40 Pfund zurück. Die Bauchwand war völlig vernarbt, die Narbe ohne trichterförmige Einziehung auf ihrer Unterlage — den Därmen — frei beweglich. Die bimanuelle Untersuchung ergab: Uterus normal groß, deutlich abzugrenzen, anteflektiert, Adnexe klein; nirgends mehr eine Infiltration oder Exsudation zu fühlen. Die Menstruation, die seit Juli 1909 ausgeblieben war, hatte sich wieder in normaler Weise eingestellt.

Über die Dauer des Heilverlaufs bei der Adnextuberkulose läßt sich nichts Bestimmtes sagen. Unkomplizierte Fälle mit nicht zu ausgedehnten Adnextumoren sahen wir im Verlauf von 3—6 Monaten schwinden. Bei starker Mitbeteiligung des Bauchfells dauert die Rückbildung meistens viel länger und bleibt auch oft unvollständig, wie wir es ja bereits ausführten. In letzterem Fall kann man höchstens dann von klinischer Heilung sprechen, wenn keine Schmerzen mehr bestehen, kein Fieber mehr vorhanden ist, die Patientin sich wohl fühlt und auch das Allgemeinbefinden ein gutes ist. Selbstverständlich müssen solche Fälle entsprechend lange Zeit nachbeobachtet werden. Am längsten dauert der Heilverlauf bei Erkrankungen mit Fistelbildungen. Hier kann ähnlich wie bei einer gleichartigen Bauchfelltuberkulose die klinische Heilung über 1 Jahr und mehr in Anspruch nehmen. Einen ungefähren Anhaltspunkt gibt der vorhin beschriebene Fall von Späth.

Für die Wirkung der Röntgenbestrahlung auf die Uterustuberkulose und deren Heilverlauf gilt das gleiche, wie wir es soeben für die Adnextuberkulose beschrieben haben; jedenfalls, wenn sie mit einer solchen vergesellschaftet ist. Sonst heilt die bestrahlte Uterustuberkulose schneller ab. Ebenso die viel günstiger zu bewertende Vaginal- und Vulvatuberkulose. Bei beiden werden auch anatomisch die besten Resultate erzielt.

d) Nebenwirkungen der Röntgenbehandlung.

Nach diesem Überblick über die klinische Wirkung der Röntgenbestrahlung bei der Genital- und Peritonealtuberkulose wäre noch zur Frage Stellung zu nehmen, ob diese Behandlungsart nicht mit störenden Nebenwirkungen verbunden ist. Solche können bekanntlich unter Umständen bei jeder Röntgenbehandlung in den mitdurchstrahlten gesunden Geweben und Organen auftreten. Im Strahlenbereich liegen bei der Genital- und Peritonealtuberkulose die Haut mit ihren Unterschichten, Bauch- und Beckenorgane, weiter das strömende Blut.

Von allen diesen Geweben und Organen sind, abgesehen vom Blut, die Ovarien am radiosensibelsten. Werden daher im Laufe der Röntgenbehandlung entsprechend hohe Dosen eingestrahlt, so kann die Ovarialfunktion vorübergehend oder für immer ausgeschaltet werden. Diese Nebenwirkung der Röntgenbehandlung wird aber von einer Reihe von Autoren wie Stoeckel, Braun, Vogt, Gibert, Keller, Schmitz, Bolaffio, Füth, Wintz bewußt angestrebt, weil sie die Ruhigstellung des Genitalapparates für einen wichtigen Heilfaktor halten. Die klinische Beobachtung hat nämlich gezeigt, daß auch tuberkulöse Adnexentzündungen, ebenso wie solche anderer Ätiologie, bei jeder

Menstruation eine Verschlimmerung erfahren können, wodurch die Abheilung der Erkrankung immer wieder aufgehalten wird. Schließlich ist auch der monatlich wiederkehrende Blutverlust für eine Patientin mit manifester Tuberkulose nicht gleichgültig, selbst wenn er, wie es bei der Genitaltuberkulose meistens der Fall ist, nicht abnorm stark ist.

Bei der von uns angewandten Dosis von 50% der HED kommt es nun sofort zu einer Totalkastration. Es wird also neben dem Eireifungsprozeß auch die gesamte innersekretorische Tätigkeit der Ovarien unterbunden. Aber auch diese Nebenwirkung unserer Röntgenbehandlung erachten wir keineswegs als einen Nachteil, sondern im Gegenteil als einen Vorteil. Schließlich tritt doch erst bei der Totalausschaltung der Ovarien diejenige Stoffwechselumstimmung ein, die zu einem erhöhten Fettansatz führt, wie er zur Schaffung einer Kraftreserve bei tuberkulösen Erkrankungen stets erwünscht ist, umsomehr als die Genital- und die Peritonealtuberkulose meist nur sekundäre Leiden sind und bei einer doppelten Erkrankung besondere Vorsicht geboten erscheint. Dieser günstige Fettansatz bleibt gewöhnlich aus, wenn die Ovarien bei der Bestrahlung von Dosen getroffen werden, die nur den Eireifungsprozeß zum Stillstand bringen, selbst wenn es für immer ist (Daueramenorrhöe), weil dann eine so weitgehende Stoffwechselumstellung nicht zustande kommt. Das gilt also erst recht, wenn die an den Ovarien wirksam werdenden Dosen den Eireifungsprozeß nur vorübergehend ausschalten und damit nur eine temporäre Amenorrhöe erzeugen. Schon aus diesen Gründen halten wir niedrigere Dosen als die von uns genannte bei der Röntgenbehandlung der Genital- und Peritonealtuberkulose nicht für zweckmäßig. Gewiß wurden Heilungen schon mit Röntgenmengen erzielt, die nach dem ungestörten weiteren Verlauf des Unwohlseins auch unter der Dosis der temporären Amenorrhöe gelegen haben müssen. Wir haben aber die bereits angedeutete Erfahrung gemacht, daß die Heilung bei gleichzeitiger Totalausschaltung der Ovarien sowohl bezüglich des Allgemeinbefindens wie des lokalen Prozesses einen schnelleren Verlauf nahm und von nachhaltigerem Bestand war als bei der Bestrahlung mit Schonung der Ovarfunktion.

Martius gibt zu, daß die Ruhigstellung des Genitalapparates durch Ausschaltung der Ovarfunktion unter Umständen eine ausgezeichnete Unterstützung der Strahlenwirkung ist. Einen Vorteil sieht er aber nur bei den seltenen Fällen, bei denen verstärkte Periodenblutungen die Patientin immer wieder schwächen. Den gleichen Standpunkt vertritt auch Eymer und, nach dem Bericht von Guthmann, jetzt auch die Klinik Seitz. Diesem Standpunkt können wir uns jedoch nach unseren früheren Ausführungen nicht anschließen.

Noch strahlenempfindlicher als die Ovarzellen sind die Blutkörperchen. Deshalb ist die Röntgenbestrahlung auch bei der Genital- und Bauchfelltuberkulose mit einer gewissen Blutschädigung verbunden. Doch tritt diese bei den meist gebräuchlichen geringen Wirkungsdosen, selbst wenn größere Volumdosen eingestrahlt werden, nicht nennenswert in Erscheinung. Auch bei den bei uns üblichen Bestrahlungen mit 50% der HED Herddosis haben wir im Verhalten des Blutbildes niemals Nachteiliges beobachtet.

Nach dem Blut ist die Haut ein relativ strahlenempfindliches Gewebe und daher bei jeder Bestrahlung gefährdet. Aber selbst Herddosen von 50% der HED lassen sich bei den modernen leistungsfähigen Apparaturen durch ein vorderes und ein hinteres Feld mit Hilfe eines größeren Fokus-Hautabstandes leicht zur Wirkung bringen, ohne daß die Haut auch nur annähernd bis zur Toleranzgrenze belastet zu werden braucht. Bei exakter Dosierung sind daher von dieser Seite keine unerwünschten Nebenwirkungen zu fürchten, auch nicht in solchen Fällen, bei denen die Haut infolge Durchbruchs des intraabdominalen Prozesses sekundär gleichfalls entzündlich verändert und damit noch radiosensibler geworden ist.

Das gilt auch für alle anderen noch im Strahlenbereich liegenden Organe und Gewebe. Ihre Toleranzgrenze ist so hoch, daß selbst Dosen von 50% der HED noch ohne jede Störung von ihnen vertragen werden.

Nur auf eine Frage muß noch eingegangen werden: Können die Röntgenstrahlen unerwünschte Nebenwirkungen im Krankheitsherd auslösen? Es wird behauptet, daß höhere Dosen zu einer zu schnellen Einschmelzung der tuberkulösen Prozesse führen könnten, was natürlich innerhalb des Bauchraumes nicht ohne Gefahr wäre. Wir bringen bei unseren Patienten mit Genital- und Peritonealtuberkulose mindestens 50% der HED zur Wirkung und geben damit, gemessen an dem Vorgehen anderer Autoren, sehr hohe Dosen. Trotzdem haben wir niemals gesehen, daß eine noch lokalisierte Erkrankung zu schnell eingeschmolzen ist und dadurch etwa eine Ausstreuung im Bauchraum stattgefunden hat. Derartige Nebenwirkungen der Röntgenbestrahlung scheinen demnach nicht vorzukommen.

Ähnlich steht es mit der Auslösung einer Miliartuberkulose. Nach Operationen wurden solche häufiger beobachtet. G. A. Wagner hat nach operativen Eingriffen bei Genitaltuberkulosen allein 3 Miliartuberkulosen erlebt. Die Strahlenbehandlung hat sich im Gegensatz hierzu ganz ohne diese Gefahr erwiesen. Das ist auch verständlich; denn sie verläuft ohne jede mechanische Beeinflussung; auch werden bei ihr keine Gefäße eröffnet. Der von d'Aprile-Rom beschriebene Fall von Miliartuberkulose nach Bestrahlung einer Adnextuberkulose dürfte einzigartig dastehen. Hier kann nur ein zufälliges Zusammentreffen mehrerer Faktoren eine Rolle gespielt haben. Bekanntlich können Miliartuberkulosen auch ohne jede äußere Veranlassung entstehen. Der von d'Aprile beobachtete Fall kann daher der Röntgenbehandlung nicht zur Last gelegt werden.

Zusammenfassend läßt sich sagen, daß bei der Röntgenbehandlung der Genital- und Bauchfelltuberkulose stärkere Nebenwirkungen höchstens an den Ovarien auftreten können. Wenn diese von entsprechend hohen Dosen getroffen werden, kann es zur temporären Amenorrhöe, zur Daueramenorrhöe oder zur Totalkastration kommen. Vielen Autoren ist jede Funktionsbeeinflussung der Ovarien unerwünscht. Sie bestrahlen daher nur mit niedrigen Dosen. Wir sehen in der Ausschaltung der Ovarfunktion einen günstigen Heilfaktor und begrüßen aus therapeutischen Gründen die bei unserer Bestrahlungsmethode auftretende Totalkastration.

e) Der Wirkungsmechanismus der Röntgenstrahlen.

Ehe wir nun eine Übersicht über die Bestrahlungsmethoden und ihre Erfolge bei der Genital- und Bauchfelltuberkulose geben, soll zunächst auf die verschiedenen Theorien über den Wirkungsmechanismus der Röntgenbehandlung eingegangen werden. Dieser ist trotz der bei den verschiedensten Lokalisationen der Tuberkulose erzielten guten Bestrahlungsresultate noch keineswegs geklärt.

Ursprünglich glaubte man, daß die Röntgenstrahlen die Tuberkelbacillen direkt beeinflussen und auf diese Weise die Heilung einleiten würden. Diese Ansicht schienen die Versuche von Rieder, Holzknecht und Spieler, Bonomo und Groß sowie Wolfenden und Forbes-Roß zu stützen. Rieder hatte gefunden, daß Röntgenbestrahlungen mit großer Wahrscheinlichkeit „eine Beeinflussung bzw. Beeinträchtigung des Wachstums der Tuberkelbacillenkulturen" nach sich ziehen. Holzknecht und Spieler waren zu ähnlichen Ergebnissen gekommen. Die schon früher von Bonomo und Groß angestellten Versuche hatten zwar keine sicheren Resultate gezeigt, wiesen zum mindesten aber auf eine Virulenzabnahme durch lang dauernde Röntgenbestrahlungen hin. Wolfenden und Forbes-Roß hatten gefunden, daß Tuberkelbazillen unter dem Einfluß von Röntgenstrahlen sich vielfach in kurze, fette, glasige, homogene Anthrax- oder Colibacillen ähnliche Stäbchen verändern.

Wenn alle diese Beobachtungen auch eine direkte Beeinflussung der Tuberkelbacillen durch Röntgenstrahlen wahrscheinlich machten, so war damit in die dabei sich abspielenden weiteren Vorgänge doch noch kein näherer Einblick gewonnen. Auf Grund theoretischer Überlegungen und der Tatsache, daß bei den Allgemeinschädigungen, welche die Röntgenstrahlen im Körper anrichten, auffallende Veränderungen im Lipoidstoffwechsel und in den Blutlipoiden auftreten, sprachen nun Seitz und Wintz seinerzeit die Vermutung aus, daß der Angriffspunkt der Röntgenstrahlen vielleicht die Lipoidhülle des Tuberkels sei. Sie hielten es nicht für unmöglich, daß diese unter der Strahlenwirkung gleichfalls Veränderungen erleide und dadurch der auf eine besondere Zusammensetzung seiner Lipoidhülle angewiesene Tuberkelbacillus in seinen Lebensbedingungen beeinträchtigt würde. Derartige Zusammenhänge wurden aber nicht anerkannt. Nur Wetterer zog sie im Hinblick auf die Veröffentlichungen von M. Fraenkel, Bergel und Manoukhine noch in gewissem Sinne in Erwägung. Bergel hatte nämlich gefunden, daß die Lymphocyten, die sich bekanntlich in großer Zahl in der Umgebung eines tuberkulösen Herdes befinden und die bei jeder Bestrahlung zuerst zerfallen, ein fettspaltendes Ferment enthalten, welches die Fettschicht der Tuberkelbacillen angreift und abschmilzt, wodurch diese, ihrer Schutzhülle beraubt, den Abwehrstoffen des Körpers preisgegeben wären. Bei einem derartigen Vorgang würde es sich dann allerdings um eine indirekte Wirkung der Röntgenstrahlen handeln, auf die noch später eingegangen wird. Seitz und Wintz hatten dagegen eine direkte Wirkung auf die Lipoidhülle der Tuberkelbacillen in den Kreis ihrer Betrachtungen gezogen. Ein Beweis für eine derartige Wirkungsweise ließ sich jedoch nicht erbringen. Spätere bei uns vorgenommene Bestrahlungsversuche bei Tuberkelbacillenkulturen fielen völlig negativ aus.

Zu ähnlichen negativen Ergebnissen waren früher schon Bayreuther, Küpferle, Bacmeister und Petersen gekommen. Broca und Mohar teilten mit, daß Versuche, welche sie zusammen mit Burnet an Meerschweinchen angestellt hätten, keine direkte Einwirkung auf die Tuberkelbacillen hätten erkennen lassen. Das stimmte vollkommen mit den experimentellen Ergebnissen von Küpferle und Bacmeister überein. Bacillen aus den unter der Röntgenbehandlung erzielten Narben in der Lunge, vermochten, auf Meerschweinchen übertragen, eine floride Tuberkulose zu erzeugen, hatten also in ihrer Virulenz trotz der erfolgreichen Röntgenbehandlung nichts eingebüßt. Ebenso fanden Ritter und Moje im Tierversuch, daß die Tuberkelbacillen durch Röntgenbestrahlungen weder abgetötet, noch sonst irgendwie in ihrer Virulenz geschwächt werden. Haberland und Klein hatten bei Bestrahlungen von Tuberkelbacillenkulturen bis zur 3fachen

HED, L. Lange und M. Fraenkel bis zur 10fachen HED gleichfalls keine Beeinflussung gefunden.

Besonders aus den letzten Beobachtungen ergab sich, daß die Tuberkelbacillen, mit therapeutisch anwendbaren Dosen nicht direkt beeinflußt werden können wie etwa die Follikel des Ovars oder die Zellen eines Carcinoms; die Heilwirkung der Röntgenstrahlen bei der Tuberkulose muß auf indirekten Vorgängen beruhen. Für diese wurden nun auf Grund tierexperimenteller, pathologisch-anatomischer und klinischer Beobachtungen die verschiedensten Theorien aufgestellt. Im allgemeinen wurde eine Reizwirkung der Röntgenstrahlen angenommen, dergestalt, daß die Abwehrvorrichtungen des Körpers angeregt und zu erhöhter Funktion veranlaßt würden. Über den Angriffspunkt und die näheren Vorgänge einer solchen Reizwirkung gingen die Anschauungen allerdings wieder auseinander. Immerhin war die Annahme einer derartigen Wirkungsweise der Anlaß, daß für die Röntgenbehandlung tuberkulöser Erkrankungen Bestrahlungen mit kleinen Dosen empfohlen wurden.

Unter den Autoren, die die Wirkung der Röntgenstrahlen bei tuberkulösen Prozessen auf eine Reizwirkung zurückführen, wären zunächst Küpferle und Bacmeister zu nennen. Nach diesen beruht der Erfolg der Röntgenbehandlung bei tuberkulösen Erkrankungen auf einer Aktivierung und Steigerung der natürlichen Heilungsvorgänge in dem Sinne, daß das Granulationsgewebe zur schnelleren Vernarbung angeregt wird. Neben der lokalen Wirkung hält Bacmeister aber auch eine allgemeine Beeinflussung des Körpers durch die Röntgenstrahlen in einem für die Heilung der Tuberkulose günstigen Sinne für höchstwahrscheinlich. Auch Stepp verlegte die Einwirkung der Röntgenstrahlen in das Granulationsgewebe, das in festes Narbengewebe umgewandelt würde. Eine Reizwirkung der Röntgenstrahlen auf das narbenbildende Bindegewebe wurde auch von Johnston und Petersen angenommen. Ähnlich erklärten Ritter und Moje, daß die Wirkung der Röntgenstrahlen auf tuberkulöses Gewebe in erster Linie auf einer Beeinflussung des Bindegewebes beruhe. Dieses würde zur Wucherung und Narbenbildung angeregt. Hinzu käme aber noch eine Erhöhung der Phagocytose gegenüber den Tuberkelbacillen. Strohmayer führte die Heilwirkung der Röntgenbestrahlung gleichfalls auf eine Beeinflussung des Bindegewebes zurück, das, wenn es durch entsprechende Dosen gereizt werde, aggressiv gegen die Tuberkulose vorgehe. Kohler nannte die Röntgenbehandlung eine rein örtliche Reizbehandlung der vom Körper gelieferten örtlichen Schutzvorrichtungen.

Stephan betonte nun, daß die Röntgenstrahlenwirkung bei der Tuberkulose speziell auf einer Funktionssteigerung der bei der Abwehr besonders beteiligten Zellen des Tuberkels — der Epitheloidzellen und Fibroblasten — beruhe. Er stützte sich bei seiner Anschauung auf pathologisch-anatomische Untersuchungen von Aschoff und dessen Schüler Kiyno über die histologische Struktur des Tuberkels und der tuberkulösen Granulationen. Prym meinte, daß die Ansicht von Stephan, die übrigens auch von Lang vertreten wurde, viel für sich habe, anatomisch aber nicht genügend gesichert sei.

Auch gibt es wieder eine Reihe von Autoren, welche die Wirkung der Röntgenstrahlen nicht auf eine Funktionsreizung der Epitheloidzellen zurückführen, sondern auf deren Zerstörung (Scholz, Schmerz, Petersen, Wetterer). Von diesen Autoren konnte Scholz bereits 1898 in den Epitheloidzellen ganz ähnliche Degenerationserscheinungen nachweisen, wie in den bestrahlten Carcinomzellen. Da er noch nebenher in der Umgebung entzündliche Erscheinungen fand, erklärte er die klinische Beeinflussung mit einem Zusammenwirken primär schädigender Einflüsse auf die Epitheloidzellen und einer in der Umgebung hervorgerufenen Entzündung. Eine schädigende Einwirkung der Röntgenstrahlen auf die Epitheloidzellen wurde auch von Petersen beschrieben. Später sollen dann die Röntgenstrahlen die Riesenzellen angreifen. Ähnlich schreibt Wetterer, daß der Grund für den günstigen Einfluß der Bestrahlung nicht in einer Schädigung der Tuberkelbacillen zu suchen sei, sondern in einer Zerstörung des tuberkulösen Granulationsgewebes, der Riesen- und der Epitheloidzellen, die zerfallen und resorbiert würden. Die Bacillen würden dann von selbst zugrunde gehen, da ihnen der Nährboden entzogen sei. Zu letzterem wenden nun Lubarsch und Wätjen ein, daß die Epitheloidzellen nicht als Nährboden, sondern im Gegenteil als Gegenwirkung gegen das Eindringen der Bacillen, als gewebliche Reaktion, zu deuten seien, was sich auch darin zeige, daß sie an der unmittelbaren Zerstörung der Bacillen durch phagocytotische Aufnahme in den von ihnen abstammenden Riesenzellen beteiligt sind. Alle Ansichten, welche die Heilwirkung der Röntgenstrahlen mit der Zerstörung der Epitheloidzellen in Zusammenhang bringen, haben daher wenig für sich. Zur angenommenen Funktionsreizung der Epitheloidzellen wäre aber auch wieder zu betonen, daß es zum mindesten fraglich ist, ob diese Zellen direkt an der Vernarbung beteiligt sind, da es nach Lubarsch und Wätjen histologisch nicht leicht zu entscheiden ist, ob sie unmittelbar an der Bildung der für die Vernarbung notwendigen kollagenen Bindegewebsfasern teilnehmen. Wenn Holfelder bei der Einwirkung von Röntgenstrahlen auf den Tuberkel von einer narbigen Schrumpfung der Epitheloidzellen mit gewaltiger Vermehrung des Bindegewebes spreche, so könnte die Schrumpfung auch durch die von außen in den Tuberkel sich hineinerstreckende Bindegewebsentwicklung erklärt werden. Auch ist zu allen mit histologischen Vorgängen begründeten Erklärungsversuchen über den Wirkungsmechanismus der Röntgenstrahlen darauf hinzuweisen, daß nach Prym in den meisten Fällen, in denen man Gelegenheit hat, nach Bestrahlungen histologisch zu untersuchen, sich die Veränderungen in nichts von einer gewöhnlichen mehr oder weniger heilenden Tuberkulose unterscheiden, eine Behauptung, der Lubarsch und Wätjen zustimmen.

Bei allen diesen Schwierigkeiten, eine hinreichend gesicherte Erklärung zu finden, ist es zu verstehen, daß über den Wirkungsmechanismus der Röntgenbestrahlungen bei der Tuberkulose noch weitere Theorien aufgestellt wurden. Nach Iselin führt eine Röntgenbestrahlung durch Zellzerfall im bestrahlten Herd zu einem Freiwerden von Tuberkulin und damit zu einer Art Autotuberkulinisierung. Eine ähnliche Ansicht wurde von Wilms, de Quervain, Baisch, Pordes, Rapp, G. Döderlein und E. Zweifel vertreten.

Ob auf diesem Wege eine Autotuberkulinisierung zustande kommt, sei dahingestellt. Sicher ist aber, daß Zellen zugrunde gehen und damit proteinkörperähnliche Substanzen frei werden. Es erscheint nun die Annahme berechtigt, daß diese Substanzen im Sinne der Protoplasmaaktivierung bei der Proteinkörpertherapie einen unspezifischen Reiz auf alle Abwehrkräfte des Organismus ausüben und sie zu erhöhter Leistungssteigerung anregen. Auf einen derartigen Wirkungsmechanismus, welcher dem bei der Entzündungsbestrahlung gleichen würde (s. Bd. IV/2, 1. Teil), führten auch Opitz-Wesseling und Vogt den Erfolg bei der Röntgenbehandlung der Genital- und Peritonealtuberkulose zurück.

Nun zerfallen bei jeder Röntgenbestrahlung in erster Linie die hochradiosensiblen Lymphocyten und Leukocyten. Bekanntlich finden sich aber derartige Zellelemente wie in jedem Entzündungsgebiet, so auch in der Umgebung eines tuberkulösen Herdes in großer Zahl. Im Hinblick darauf, daß gerade sehr kleinen Dosen eine besonders günstige Wirkung bei tuberkulösen Prozessen nachgerühmt wird und jene nach dem Gesagten zunächst die Lymphocyten und Leukocyten zerstören, erscheint es berechtigt, den aus diesen Zellen stammenden proteinkörperähnlichen Substanzen die Hauptwirkung zuzuschreiben. Auch Jüngling erscheint die Annahme einer Wirkung auf dem Umweg über Zerfallsprodukte von Lymphocyten und Leukocyten sehr wahrscheinlich. Eine derartige Anschauung würde nach seiner Ansicht vor allem die Tatsache erklären, daß Lymphdrüsentuberkulosen, bei denen immer eine große lymphocytäre Komponente vorhanden ist, am besten auf Bestrahlungen ansprechen.

Eymer führt die Strahlenwirkung gleichfalls auf Zerfallsprodukte aus den zerstörten Leukocyten zurück. Diese würden die Resorption des tuberkulösen Granulationsgewebes und dessen Ersatz durch Bindegewebe bewirken. Nach Füth reizen die aus den zerfallenden Lymphocyten und Leukocyten freiwerdenden Eiweißkörper das umgebende Bindegewebe zum Wachstum, so daß es sich an Stelle des kranken Gewebes setzt. Die gleiche Ansicht hat v. Jaschke vertreten. Ähnlich nimmt Martius eine unspezifische Reizwirkung durch Eiweißzerfall an. Diese soll „dem Bindegewebe innewohnende Heilkräfte" treffen, die „durch Zellzerfall unspezifisch zu gesteigerter Tätigkeit angeregt werden". Alle diese letzteren Anschauungen erscheinen uns aber zu eng begrenzt; denn solchen unspezifischen Reizen wird man neben einer lokalen wohl auch noch eine allgemeine Wirkung zuschreiben müssen, um so mehr als bekanntlich der gesamte Organismus am Abwehrkampf gegen die Tuberkulose teilnimmt, was ja auch therapeutisch ausgewertet wird. Bacmeister, der gerade auf dem Gebiet der Röntgenbestrahlung tuberkulöser Erkrankungen, besonders der Lunge, große Erfahrungen hat, glaubt gleichfalls, daß der Erfolg der Röntgenstrahlen nicht nur auf einer lokalen Wirkung, sondern auch auf einer allgemeinen beruht, „die namentlich in einer Erhöhung des Stoffwechsels, in einem funktionssteigernden Reiz auf das hämatopoëtische Gewebe, vielleicht auch in einer Erhöhung des spezifischen Immunitätsgrades und einer erhöhten Phagocytose und Resorption von Bacillen und nekrotischem Material besteht".

Mit diesen letzten Erklärungsversuchen läßt sich nun wieder eine Beobachtung von Dworzak nur schwer vereinigen. Bei einem unter falschen Voraussetzungen zu beschränkt bestrahlten Fall von Genitaltuberkulose heilten die bestrahlten Teile ab, während die abgedeckten und unbestrahlten Gebiete unbeeinflußt blieben. Das würde wieder mehr auf eine lokale Wirkung der Röntgenstrahlen hinweisen. Dworzak glaubt in dieser Hinsicht, der im mikroskopischen Bild beobachteten Hyperämie im Bestrahlungsgebiet eine gewisse Bedeutung beimessen zu müssen. Er meint, daß diese zu einer ausgiebigeren Durchtränkung des Gewebes mit Schutzstoffen geführt habe. Daneben denkt er aber auch noch an eine direkte Wirkung der Strahlen auf das tuberkulöse Gewebe, das unter der Strahlenwirkung einschmelze. Ähnliche Zusammenhänge wurden früher schon einmal von Sippel erwogen. Sie haben sicherlich manches für sich. Vor allem wird die der Bestrahlung nachfolgende Hyperämie eine gewisse Rolle spielen; denn bekanntlich führt man den Heilerfolg einer einfachen Probelaparotomie oder Schmierseifenbehandlung bei der Peritonealtuberkulose auf eine dadurch zustande gekommene Hyperämie zurück. Doch wird die Hyperämie nur ein Faktor im gesamten Wirkungsmechanismus der Strahlenbehandlung sein und die endgültige Heilung noch auf einer ganzen Reihe weiterer Faktoren beruhen. Auf jeden Fall weist die Beobachtung von Dworzak daraufhin, daß auch bei der Strahlenbehandlung tuberkulöser Prozesse die Röntgenstrahlen zur Erzielung eines vollen Erfolges im ganzen Krankheitsherd zur Wirkung gebracht werden müssen.

Aus der gesamten Zusammenstellung geht hervor, daß die Heilwirkung der Röntgenstrahlen bei tuberkulösen Erkrankungen auf sehr komplexen Vorgängen beruhen muß. Die klinischen Erfolge dürften, ganz allgemein gesprochen, auf den der Bestrahlung folgenden Zellzerfall zurückzuführen sein, der durch die dabei entstehenden proteinkörperähnlichen Substanzen eine unspezifische Leistungssteigerung der lokalen, aber auch der allgemeinen Abwehrkräfte des Organismus gegen die Tuberkulose hervorruft. Eine im Anschluß an die Bestrahlung auftretende Hyperämie mag mit von Bedeutung sein. Eine direkte Beeinflussung der Tuberkelbacillen durch die Röntgenstrahlen ist bisher zwar noch nicht nachgewiesen, aber auch nicht als unmöglich auszuschließen.

f) Bestrahlungstechnik und Dosierung nach der Literatur[1].

Bei der Röntgenbehandlung der Peritonealtuberkulose und auch der Genitaltuberkulose wurde früher der betreffende Teil des Bauchraums von mehreren kleinen Einfallsfeldern aus durchstrahlt. Mit der Entwicklung leistungsfähigerer Apparaturen sind dann die meisten Autoren zur Anwendung von Großfernfeldern übergegangen.

Die Dosierung ist niemals einheitlich gewesen. Manche Autoren glaubten mit kleinen Herddosen auskommen zu können, andere hielten Strahlenmengen für notwendig, welche gleichzeitig eine temporäre oder Daueramenorrhöe herbeiführten. Seitz und Wintz empfahlen bei der Röntgenbehandlung tuberkulöser Prozesse 50% der HED zur Wirkung zu bringen. Viele Autoren geben nur die Einfallsdosen an, so daß man die verabfolgten Wirkungsdosen nur schätzen kann.

Aus historischen Gründen sei zunächst die Bestrahlungsmethode von Bircher angeführt. Bircher sen. hat nämlich als erster 1898 Röntgenstrahlen bei der Bauchfelltuberkulose angewandt und damit der Behandlung dieser Krankheit neue erfolgreiche Wege gewiesen. Die ersten Bestrahlungen wurden mit einer Technik durchgeführt, wie man sie sich heute gar nicht mehr vorstellen kann. Trotzdem wurden Erfolge erzielt und es scheinen auch keine Schädigungen vorgekommen zu sein. Bircher jun. schrieb 1920 über die von seinem Vater und von ihm geübte Bestrahlungsweise folgendes: „Früher hatten wir in primitiver Weise den diagnostischen Apparat angewendet und je nach der Härte der Röhre in empirischer Weise die Zeitdauer der Bestrahlung festgesetzt. Die einfache, unsichere und auch ungefährliche Methode hat einem exakten Verfahren Platz machen müssen. Als Filter wurde vorzugsweise 3 mm Al, ausnahmsweise auch Cu angewendet. Im allgemeinen wurden pro Sitzung 4 Felder verabreicht; pro Feld wurden 10 X dosiert, ganz ausnahmsweise wurde diese Dose auf 20 X, in 2 Feldern auf 30 X erhöht, unter 4 Felder wurde nur bei leichten, darüber (6—8 Felder) nur bei ganz schweren Fällen

---

[1] Ausschließlich der Portio-, Vulva- und Scheidentuberkulose.

gegangen. Nach jeder Sitzung wurde eine Pause von wenigstens 3 Wochen gemacht, dann gewöhnlich dieselbe Dose verabfolgt. Dreiviertel der Fälle konnten so schon in 3 Sitzungen innerhalb $2^1/_2$—3 Monaten geheilt werden. Einige Fälle bedurften 4, einige 5—6 und 5 Fälle 8—10 Sitzungen. Die auf diese Weise verabreichte Gesamtzahl der Dosen betrug durchschnittlich 50—300 X, wobei das Mittel bei 120 stand. Einige Fälle erhielten bis 400 X, 3—500 X und ein Fall in 10 Sitzungen 960 X bis zum vollendeten Erfolg. Schwere Verbrennungen sahen wir keine, leichtere Epidermisabschilferung, aber ohne Excoriation der Haut, mit stärkerer Pigmentierung trat öfters ein." Nach diesen letzten Angaben wurde die Haut im Laufe der Zeit immerhin ziemlich hoch belastet. Die Tiefendosis dürfte aber bei den damaligen leistungsschwachen Apparaturen und der geringen Filterung nicht sehr hoch gewesen sein und sich im Rahmen der von anderen Autoren verwendeten schwachen Dosen bewegt haben.

Besonders kleine Dosen wurden in der Heidelberger Klinik unter Menge verwandt. Nach einer von Uter aus dem Jahre 1924 stammenden Mitteilung wurde damals bei der Röntgenbehandlung der Genital- und Peritonealtuberkulose mit einer Dosis von $^1/_8$—$^1/_{12}$ der HED begonnen und dann bei weiteren Bestrahlungen mit der Dosis sogar noch auf $^1/_{16}$, $^1/_{24}$ und $^1/_{48}$ der HED heruntergegangen. Durchschnittlich wurden 4—6 Bestrahlungen vorgenommen, bei Fisteln noch mehr. Zwischen der 1. Röntgenbehandlung und der 2. lag eine Pause von 4 Wochen. Zwischen den späteren eine solche von 6 Wochen. Zur Bestrahlung wurde ein vom Nabel bis zur Symphyse reichendes Feld verwandt. Die weiteren Bestrahlungsbedingungen waren 200 kV, 2 mA, 1 mm Cu-Filter und 50 cm Fokus-Hautabstand.

Niedrige Dosen wurden stets auch von Jüngling empfohlen. Nach seiner Ansicht soll von einem Bauchfeld und einem Rückenfeld aus eine Herddosis von 4—8% der HED mehrfach zur Wirkung gebracht werden. Zwischen den einzelnen Bestrahlungssitzungen sollen mindestens 5 Wochen liegen.

Rahm (1927) hat bei der Bauchfelltuberkulose zu einer ähnlichen Dosierung geraten. Bei sehr kachektischen Patienten hält er schon eine Herddosis von 4—6% für ausreichend.

Etwas höhere Dosen nannte Klewitz (1926). Nach seinen Ausführungen werden in der Medizinischen Klinik in Königsberg bei der Peritonealtuberkulose auf den Bauch und den Rücken je 4 Felder von 10×15 cm Größe mit einem Kompressionstubus in 23 cm Fokus-Hautabstand appliziert. Bei einer Oberflächendosis von $^1/_3$ HED ergibt sich eine Tiefendosis von 10—12% der HED. Im allgemeinen wird täglich nur 1 Feld bestrahlt. Bei Störungen des Allgemeinbefindens werden bestrahlungsfreie Tage eingeschoben. Nach Ablauf von 4—6 Wochen wird, falls ein endgültiger Erfolg nicht eingetreten ist, die Bestrahlung wiederholt.

Wagner (1928) verabfolgte bei Genital- und Peritonealtuberkulose 10—15% der HED am Krankheitsherd. Die Bestrahlungspausen schwanken von 4 Wochen bis zu mehreren Monaten.

Der Klinik v. Jaschke hat sich bei der Genitaltuberkulose nach dem Bericht von Schumacher eine homogene Durchstrahlung des gesamten Abdomens von je einem abdominalen und dorsalen Großfernfeld mit einer Gesamtdosis von 15% der HED als zweckmäßig erwiesen. Bei ungenügender Beeinflussung des tuberkulösen Herdes wird die Bestrahlung nach einigen Wochen wiederholt.

Eymer (1930) nimmt die Röntgenbehandlung der Genitaltuberkulose mit einem Großfeld vom Abdomen aus vor. Die Röntgenbehandlungen werden 2—6mal in Intervallen von einigen Tagen bis zu einigen Wochen vorgenommen. Die Dosen werden so niedrig gewählt, daß jede auch nur vorübergehende Ausschaltung der Ovarfunktion vermieden wird.

Gauß (1925) bezeichnet die frühzeitige Anwendung kleiner, wiederholt applizierter Röntgendosen bei der Genitaltuberkulose als Therapie der Wahl.

Die von Heimann (1928) angegebene Dosierung ist, gemessen an der Bestrahlungsweise anderer Autoren, schon nicht mehr sehr niedrig; denn er appliziert 25% der HED von einem Bauch- und Rückenfeld her und wiederholt die Bestrahlung 4—5mal. Die zweite Bestrahlung wird schon nach 3 Wochen vorgenommen. Unter diesen Umständen sollte man annehmen, daß bei weiteren Bestrahlungen zumindest eine temporäre Ausschaltung der Ovarfunktion erfolgt.

Martius (1930) führt die Tuberkulosebestrahlung genau so wie die von Heidenhain und Fried angegebene „Entzündungsbestrahlung" aus. Bei der isolierten Genitaltuberkulose wird nur die untere Bauchgegend von einem großen Bauchfeld aus mit einem Fokus-Hautabstand von 50 cm bestrahlt. Das Feld erhält bei einer Filterung mit 0,5 mm Cu und einer Halbwertschicht der Strahlung von 0,7 mm Cu eine Einfallsdosis von 110 r, das ist $^1/_5$ der von Martius mit 590 r ohne Rückstreuung berechneten Hauttoleranzdosis. Eine derartige Bestrahlung wird 3mal mit 8tägigen Pausen und mit einer jedesmaligen Einfallsdosis von 60 r wiederholt. Die Zahl der weiteren Bestrahlungen und die Größe der Bestrahlungsdauer wird vom klinischen Verlauf abhängig gemacht. Im allgemeinen folgen eine oder mehrere Wiederholungen einer solchen Serie nach Pausen von 6—8 Wochen. Martius fügt ausdrücklich hinzu, daß bei einer solchen Bestrahlungsserie die Ovarialdosis nicht erreicht wird. Die Ausschaltung der Ovarialfunktion wird nur dann vorgenommen, wenn die Patientin unter stärkeren Blutungen leidet.

Einen ähnlichen Standpunkt vertritt heute die Klinik Seitz in Frankfurt. Nach Guthmann (1933) wird zunächst versucht mit kleinen Dosen von 4—12% der HED in 2—3wöchigem Abstand bei mehrfacher Wiederholung auszukommen. Bleibt der Erfolg aus, so wird die Dosis erhöht. Steht von vornherein fest, daß der Prozeß durch den Zyklus ungünstig beeinflußt wird, sei es im Sinne eines wiederholten Aufflackerns durch die Periode oder ist diese so stark vermehrt und verlängert, daß der Blutverlust als solcher eine Schädigung für die Patientin bedeutet, so wird sofort oder auch nach einem Versuch mit kleinen Dosen die temporäre Amenorrhöe herbeigeführt.

Eine Reihe von Autoren betonen, daß sie von den früher üblichen höheren Dosen abgekommen sind und jetzt kleinere Strahlenmengen verabfolgen. So teilte G. Döderlein (1926) mit, daß die Klinik Döderlein in München nunmehr $^1/_{10}$ der HED am Peritoneum zur Wirkung bringe. Die Röntgenbehandlung wird am Stabilivoltapparat bei einer Spannung von 200 kV, 2,5 mA Stromstärke und 1 mm Cu-Filter vorgenommen. Verwandt wird ein Abdominalfeld von 10 × 15 cm Größe, der Fokus-Hautabstand richtet sich dabei nach dem Fettpolster der Patientin und beträgt etwa 40—60 cm.

Auch Dworzak (1930) hob hervor, daß die Frauenklinik in Prag von der Strahlendosis von 30—50% der HED abgekommen sei und jetzt nur noch 10—15% appliziere. Die Bestrahlungen werden in Pausen von 4 Wochen und mehreren Monaten wiederholt.

Ähnliche Dosen wie die bisher genannten werden von Autoren zur Wirkung gebracht, welche nur die Oberflächendosis angeben. Nach Stepp (1923) wurde die Röntgenbehandlung in der Medizinischen Klinik in Gießen bei der Peritonealtuberkulose in der Weise durchgeführt, daß 30 X bei 30 cm Fokus-Hautabstand, 4 mm Al-Filter und 40 cm paralleler Funkenstrecke auf ein Feld von 10 × 10 cm mehrfach in Abständen von 5—7 Wochen appliziert wurden.

Bacmeister (1931) teilt den Leib bei der Peritonealtuberkulose in 4 Felder ein. Die Dosierung wird dem Krankheitsprozeß, dem Ernährungszustand und der Konstitution des Kranken angepaßt. Sie schwankt zwischen 10—30% der HED an der Oberfläche. Gegebenenfalls wird mit etwas höheren Dosen noch vom Rücken her bestrahlt.

In der Klinik Tóth wird von Gál (1933) bei der Genitaltuberkulose ein ähnliches Verfahren geübt. Das Abdomen wird in 4 Felder geteilt und auf jedes dieser Felder bei 0,5 mm Zn und 30 cm Fokus-Hautabstand 25% der HED gegeben.

Nach den Mitteilungen von Wesseling (1927) wurde in der Freiburger Klinik unter Opitz die Genitaltuberkulose folgendermaßen behandelt: Großes Feld abdominal und sacral 24 × 24 cm. 50 cm Fokus-Hautabstand, Filter 1 mm Cu, selten 0,5 mm Cu, dazu immer 1 mm Al. Apparat: Neointensiv oder Neosymmetrie RGS, Coolidgeröhre, 2,5 bzw. 3,0 mA bei 180—200 kV. Die Dosis betrug 2mal 40 e auf die Haut abdominal und sacral, gemessen mit dem Friedrichschen Dosimeter, wobei 170 e einer HED entsprachen. Wiederholung dieser Bestrahlung, wenn möglich durch Nachuntersuchung kontrolliert, nach 6 Wochen in gleicher Höhe bzw. gleicher Dosis je nach Befund.

Im Gegensatz zu den bisher genannten Autoren halten andere die vorübergehende oder dauernde Ausschaltung der Ovarialfunktion bei der Genital- und Peritonealtuberkulose für zweckmäßig und richten danach ihre Dosierung ein. So bezeichnet Stoeckel die Ruhigstellung des Genitales für einen wichtigen Heilfaktor bei der Röntgenbehandlung der Genitaltuberkulose. Über seine Bestrahlungsweise macht er folgende Angaben: Harte Strahlung, Belastung der Haut bis zu 25% der HED. Bei Peritonealtuberkulose wird je ein größeres Leib- und Rückenfeld angewandt, bei isolierter Genitaltuberkulose ein Leibfeld, ein Rückenfeld und ein Vulvafeld. Wiederholung der Bestrahlung mit 3wöchiger Pause 3—4mal.

Keller aus der Krakauer Geburtshilflich-Gynäkologischen Klinik sieht in der vorübergehenden Ausschaltung der Ovarialfunktion bei der Genital- und Bauchfelltuberkulose einen günstigen Heilfaktor und versucht diese mit verteilten Bestrahlungen zu erreichen. Über die in der Krakauer Klinik gebräuchliche Bestrahlungsweise macht er folgende Angaben: Die Bestrahlungen werden von 2 vorderen und 2 hinteren Feldern bei einer Filterung von 3 mm Al und einem Fokus-Hautabstand von 30 cm vorgenommen. 6 Tage hindurch wird jeden Tag $1/4$ der Erythemdosis appliziert. Nach Ablauf eines Monats wird die Bestrahlungsserie wiederholt.

Auch Schmitz-Amerika (1926) hält eine temporäre Amenorrhöe für wünschenswert. Er bestrahlt das erkrankte Gebiet mehrfach mit 5—10% der HED. Bei der Verwendung von 5% der HED werden die Bestrahlungen alle 3, bei 10% der HED alle 6 Wochen bis zur Ausheilung des Prozesses wiederholt. Bei diesem Vorgehen dürfte es wohl aber lange dauern, bis die erwünschte Amenorrhöe eintritt.

Nach Vogt (1923) und Pape (1923) strebt die Frauenklinik in Tübingen sowohl bei der Peritoneal- als auch bei der Genitaltuberkulose sofort die volle Kastration an. Die Bestrahlung wurde früher mit kleinen Feldern ausgeführt, auch bei der Ausbreitung der Tuberkulosen über den Bauchraum. Später ist die Tübinger Klinik zur Großfernfelderbestrahlung übergegangen.

Weibel (1926) verwendet bei der Tuberkulose des weiblichen Genitalapparates durchschnittliche Einzeldosen von 20—30% der HED und wiederholt sie mit 4—8 wöchigen Pausen. Die Bestrahlung wird durch ein vorderes und hinteres Einfallsfeld vorgenommen. Ebenso wird bei der postoperativen prophylaktischen Bestrahlung vorgegangen. Dabei wird aber eine mehrfach geteilte Gesamtdosis von 40—50% der HED appliziert und dies einige Male mit Pausen von 5—6 Monaten wiederholt.

Nach dem Bericht von Hilpert (1923) hat die Medizinische Klinik Erlangen bei der Peritonealtuberkulose 40—50% der HED von einem abdominalen und dorsalen Fernfeld aus mehrfach als Einzeldosis gegeben. Die Größe der Felder betrug ungefähr 18×20 cm, der Fokus-Hautabstand 45—50 cm, das Filter 0,5 mm Zn. Nach dieser Methode wurde sowohl bei der fibrös-knotigen Form als auch bei der exsudativen Form bestrahlt. Erschien bei der fibrös-knotigen der Prozeß auf ein bestimmtes Gebiet des Abdomens beschränkt, dann wurden kleine Einzelfelder zur Konzentration auf den Erkrankungsherd benutzt und in diesem so gleichfalls 40—50% der HED zur Wirkung gebracht. Die Bestrahlung wurde gewöhnlich nach 6 Wochen wiederholt. Nach weiteren 8 Wochen wurde eine dritte angeschlossen, bisweilen auch eine vierte.

Die Klinik Hoehne verwandte nach den Mitteilungen von Gragert (1926) bei der Peritonealtuberkulose pro Erfolgsorgan etwa 54% der HED. Vielfach wurde noch darüber hinausgegangen. Bei einer Serosatuberkulose wurde in der Rekonvalescenz etwa 10 bis 14 Tage nach der Probelaparotomie das gesamte Abdomen von vorne und von hinten her unter Ausschluß des kleinen Beckens bestrahlt. Die Ovarien werden bei dieser Bestrahlung allerdings nicht von einer kastrierenden Dosis getroffen.

Von ausländischen Autoren, die höhere Dosen applizieren, sei zunächst Bolaffio (1930) genannt. Er hält es bei der Behandlung der Genitaltuberkulose für angezeigt, bis zur sog. Tuberkulosedosis von Seitz und Wintz zu bestrahlen. Doch bringt er diese Dosis nicht in einer Sitzung, sondern durch in Abständen von mehreren Tagen wiederholte Bestrahlungen mit $^1/_5$—$^1/_{10}$ der HED zur Wirkung. Diese werden abwechselnd vom Bauch und vom Rücken aus vorgenommen.

Gibert (1927) gibt gleichfalls eine höhere Dosis, weil er in der Funktionsausschaltung der Ovarien einen Vorteil sieht. Er hält die völlige Kastration für notwendig. Bei der Genitaltuberkulose werden 2 Felder von 12×12 cm unterhalb des Nabels appliziert. Bei der Peritonealtuberkulose kommen noch 2 entsprechend große oberhalb des Nabels hinzu. Jedes Feld wird mit 500 R [1] belastet und 1—2mal wöchentlich bis zu einer Gesamtdosis von 4000 R bestrahlt. Wenn das Resultat nicht befriedigt, wird nach 2 Monaten eine weitere Serie in der gleichen Weise verabfolgt.

Ein ähnliches Vorgehen übt Solomon (1926). Wenn es sich um eine doppelseitige Genitaltuberkulose handelt, werden 2 suprapubische und 2 Dorsalfelder von 12×12 cm

---

[1] Französische „R".

appliziert. Bei einer einseitigen Affektion wird nur ein entsprechendes suprapubisches und sacroiliacales Feld von 9×12 cm appliziert. Wöchentlich wird in 2 Sitzungen 1 oder 2 Felder mit 500 R bestrahlt. Auf jedes Feld werden insgesamt 4000—5000 R appliziert. Die Bestrahlung erstreckt sich ungefähr über 6 Wochen. 8 Wochen nach der 1. Bestrahlungs-serie wird eine 2. verabfolgt. Die Bestrahlungsbedingungen sind 200 kV, 0,5 mm Cu + 1 mm Al. Bei der Peritonealtuberkulose wird das Abdomen in 4 Felder von 12×12 cm eingeteilt. In jeder Sitzung werden pro Feld 400—500 R verabfolgt. Die Sitzungen werden gleichfalls 2mal wöchentlich wiederholt. Insgesamt werden auf jedes Feld 5000—6000 R appliziert. Die Bestrahlungsserie erstreckt sich über 3 Monate. Wenn der Zustand des Kranken es erfordert, wird die Bestrahlung in genau der gleichen Weise nach 2 oder 3 Monaten wiederholt.

Violet (1931) bringt bei der Röntgenbehandlung der Genitaltuberkulose auf der Oberfläche jedesmal wieder etwas geringere Dosen zur Wirkung. Doch werden die Bestrahlungen häufiger vorgenommen. Er verabfolgt jedesmal etwa 300 R[1] auf die Oberfläche und wiederholt die Bestrahlung in 8—14tägigen Abständen.

g) Eigene Bestrahlungstechnik und Dosierung bei der Genital- und Peritonealtuberkulose.

Nach dieser Übersicht über die Bestrahlungstechnik und Dosierung der anderen Autoren bei der Peritoneal- und Genitaltuberkulose sei unsere Methode angeführt. Wir bringen stets 50% der HED zur Wirkung. An dieser einst von Seitz und Wintz aufgestellten Dosis haben wir trotz aller Einwände festgehalten, weil wir nach dem früher Gesagten in der Totalausschaltung der Ovarfunktion einen wichtigen Heilfaktor sehen. Die 50% der HED werden von einem vorderen und hinteren Fernfeld aus in den Krankheitsherden zur Wirkung gebracht. Die Größe der Einfallsfelder richtet sich nach der Ausdehnung der Erkrankung. Der Fokus-Hautabstand hängt jeweils von der Stärke der Patientin ab und wird aus dem Bestrahlungsplan ermittelt. Gewöhnlich wird die Bestrahlung nach 8—12 Wochen nochmals wiederholt. Unter Umständen wird nach 6 Monaten noch eine dritte Röntgenbehandlung vorgenommen. Die Bestrahlungen werden mit den für Tiefentherapie üblichen Bedingungen durchgeführt: 200 kV, 4 mA, 0,5 mm Cu + 1,0 mm Al-Filter. Zur Erreichung einer gleichmäßigen Durchstrahlung des Bauchraumes wird die Ausgleichsblende herangezogen.

h) Die Leistungen der Röntgentherapie nach der Literatur.

Zuerst wurde die Röntgentherapie bei der Bauchfelltuberkulose versucht. Erst sehr viel später wurde sie auch zur Behandlung der Genitaltuberkulose herangezogen. Jetzt wird sie schon über 2 Jahrzehnte bei beiden Leiden mit gutem Erfolg benutzt.

Das häufige kombinierte Vorkommen der Adnex- und Peritonealtuberkulose hat dazu geführt, daß beide Krankheiten vielfach zusammen abgehandelt wurden. In solchen Fällen lassen sich die veröffentlichten Heilungsresultate bisweilen nicht trennen. Erschwerend kommt für die Beurteilung der Strahlenwirkung hinzu, daß viele Autoren bei allen diesen Tuberkuloselokalisationen Röntgentherapie und Operation gemeinsam ver-

---

[1] Französische „R".

wenden und die erzielten Erfolge somit auch zum Teil dem chirurgischen Eingriff zugeschrieben werden müssen. Soweit die Mitteilungen es erkennen lassen, werden wir die reinen Bestrahlungsfälle von den kombiniert behandelten trennen.

Die ersten Versuche, Bauchfelltuberkulose mit Röntgenstrahlen zu beeinflussen, wurden 1897 von Bircher sen.-Aarau unternommen. Er wandte die Röntgenstrahlen teils selbständig, teils in Verbindung mit der Operation an. Trotz der damals unzureichenden Apparaturen konnte er gute Erfolge erzielen. Bald darauf haben dann auch Franzosen die Röntgentherapie bei der Peritonealtuberkulose versucht. Zuerst waren es Ausset und Bédard. Bei einem Kinde, bei dem die Laparotomie erfolglos geblieben war, konnten sie 1899 durch Röntgenbestrahlungen eine wesentliche Besserung des Zustandes erreichen. 1908 teilte Belley mit, daß er eine Patientin mit Bauchfelltuberkulose durch 9 Bestrahlungen geheilt hätte.

Bircher sen. hatte inzwischen bereits 28 Fälle von Bauchfelltuberkulose mit Röntgenstrahlen behandelt. 16 waren zuvor noch operiert worden. Von diesen waren nach dem Bericht von Bircher jun. aus dem Jahre 1907 7 Fälle = 43% geheilt und 5 Fälle = 31% gebessert. 4 Fälle = 25% waren gestorben. Von den 12 nur bestrahlten Fällen waren 6 = 50% geheilt, 2 konnten gebessert entlassen werden und heilten dann zu Hause völlig aus. In einem Fall konnte keine Besserung erzielt werden. Die restlichen 3 sind gestorben.

Balsamoff verfügte 1910 auch schon über Erfahrungen an 12 Fällen. Alle waren vor der Röntgenbestrahlung bereits operiert worden. 8 waren geheilt, 2 gebessert. Die restlichen 2 waren unbeeinflußt geblieben. Von den 8 geheilten Fällen waren 4 noch nach 1 Jahr gesund. Nach 2 Jahren waren von diesen allerdings 2 schon wieder rückfällig geworden.

1912 erbrachte dann Falk auch den experimentellen Beweis, daß es möglich ist, eine auf das Bauchfell beschränkte Tuberkulose mit Röntgenstrahlen zu heilen. Er hatte bei Meerschweinchen durch intraperitoneale Injektionen von Tuberkelbacillen lokalisierte Bauchfelltuberkulose hervorgerufen. Die Tiere wurden dann laparotomiert und bei offener Bauchhöhle bestrahlt. Zur Kontrolle blieben einzelne der laparotomierten Tiere unbestrahlt, andere wurden aber überhaupt nicht behandelt. Die Resultate der an 22 Meerschweinchen angestellten Versuche waren folgende: Bei Tieren, bei denen die Operation in einem Stadium ausgeführt wurde, in denen bereits Leber, Milz oder Nieren tuberkulös erkrankt wären, ließ sich keine Heilung auf irgendeinem Wege erzielen, wohl aber waren die tuberkulösen Veränderungen auf dem Peritoneum und Netz geringer bei den bestrahlten als bei den nichtbestrahlten Tieren. Wurde die Operation in einem Stadium ausgeführt, in dem die Tuberkulose auf das Peritoneum und in geringem Umfange auf das große Netz beschränkt war, so trat bei der Röntgenbestrahlung Dauerheilung ein, auch in Fällen, in denen die Kontrolltiere, bei denen nur eine Laparotomie aber keine Bestrahlung ausgeführt war, keine Heilung zeigten.

In Übereinstimmung mit den Ergebnissen dieser Tierexperimente konnten in diesen und in den folgenden Jahren auch bei therapeutischen Versuchen weitere günstige Erfahrungen mit der Röntgenbestrahlung bei der Peritonealtuberkulose gemacht werden. Hier seien zunächst genannt: M. Fraenkel, Freund, Wederhacke, Eymer, Kümmell, Stark, Zorilla.

E. Bircher jun. konnte 1920 bereits über ein Material von 155 Fällen berichten. 53 Fälle waren operiert und nachbestrahlt worden, 102 Fälle waren nur bestrahlt worden.

Teils handelte es sich um Patienten mit exsudativer, teils mit plastisch-adhäsiver Bauchfelltuberkulose. Im einzelnen lassen sich die Ergebnisse in folgender Statistik zusammenfassen.

Tabelle 40. Exsudative Form.

	Fälle	Geheilt	Gebessert	Gestorben
Operiert und bestrahlt . . .	27	18 = 66,6%	8 = 29,6%	1 = 3,79%
Nur bestrahlt	45	27 = 60%	17 = 37,7%	1 = 2,2%

Tabelle 41. Plastisch-adhäsive Form.

	Fälle	Geheilt	Gebessert	Gestorben
Operiert und bestrahlt . . .	26	16 = 61,5%	8 = 30,7%	2 = 7,6%
Nur bestrahlt	57	30 = 52,6%	24 = 42,1%	3 = 5,2%

Diese Statistik zeigt, daß sich durch die Mitverwendung der Röntgenstrahlen, aber
auch schon durch diese allein, sehr schöne Behandlungsresultate bei der Peritonealtuberkulose
erzielen lassen. Unbestritten gut sind die Erfolge bei den nur bestrahlten Patienten mit
adhäsiver Bauchfelltuberkulose. Von 57 Fällen wurden 53% geheilt. Das ist doppelt
soviel, als nach Frank von dieser Form der Bauchfelltuberkulose durch die Operation
geheilt werden. Bircher fügte zu seiner Veröffentlichung noch hinzu, daß einige Fälle
später wegen Magenaffektionen oder Appendicitis hatten operiert werden müssen. Dabei
hatte festgestellt werden können, daß sie auch anatomisch die schönsten Heilerfolge aufwiesen.

Im gleichen Jahr wie E. Bircher veröffentlichte auch Iselin eine größere Statistik.
Von 1908—1917 hatte er 60 Patienten mit Bauchfelltuberkulose bestrahlt. 44 konnten
nachuntersucht werden. 11 Patienten waren zum Teil während der Behandlung oder bald
nachher gestorben. 36 waren geheilt, 22 davon über 3 und mehr Jahre.

Über ein kleineres Material berichtete 1922 Hilpert aus der Medizinischen Klinik
in Erlangen. Es umfaßte 12 ausschließlich bestrahlte Fälle von Bauchfelltuberkulose.
7 Fälle waren geheilt worden. Besonders gut hatten die Patienten mit exsudativer Bauchfelltuberkulose reagiert. Der Ascites war vorher durch Punktion entleert worden.

Eine gute Wirkung der Röntgenbehandlung bei dieser Form der Bauchfelltuberkulose
hatte seinerzeit auch Lüdin (1922) beschrieben. Er erklärte es nicht für nötig, wie es
damals vielfach vorgeschlagen wurde, den Ascites vor der Bestrahlung zu punktieren.
Er würde im Laufe der Röntgenbehandlung von selbst verschwinden. Mehr Geduld verlange
die knotige Form, aber auch hier könnten gute Erfolge erzielt werden. Bei allen bis dahin
behandelten Fällen von Peritonealtuberkulose hatte er ein günstiges Ergebnis erzielt,
soweit nicht gleichzeitig eine aktive Lungentuberkulose bestanden hatte. An dieser Komplikation waren 7 Fälle zugrunde gegangen.

Stepp berichtete 1923 über Erfahrungen an 50 Patienten. Auch er konnte bei Fällen,
die durch Lungentuberkulose kompliziert waren, keine Erfolge erzielen. Sonst lautete
sein Urteil günstig. Die besten Resultate fand er gleichfalls bei der exsudativen Bauchfelltuberkulose. Die mit Tumorbildung einhergehenden Fälle waren schwerer zu beeinflussen.
Als besonders hartnäckig erwiesen sich ihm die Fälle von Bauchfelltuberkulose bei Frauen,

bei denen gleichzeitig die Adnexe ergriffen waren. An einigen ausführlicher beschriebenen Beobachtungen legte er den Wert der Röntgenstrahlen bei der Bauchfelltuberkulose dar.

Der gute Einfluß der Röntgenstrahlen bei der Peritonealtuberkulose wurde schon 1920 auch von Rapp hervorgehoben. Er hatte bis dahin 12 Fälle behandelt. Doch gehörten sie alle der knotigen und adhäsiven Form an. Außer einem, der einer Komplikation mit Darm- und Lungentuberkulose erlegen war, hatten alle anderen Kranken nach 6—10 Monaten meist mit erheblicher Gewichtszunahme und gutem Allgemeinbefinden klinisch geheilt aus der Behandlung entlassen werden können. Somit ergibt sich bei dem kleinen Material eine Heilungsziffer von etwa 90%. Das ist für die ungünstige plastisch-adhäsive Bauchfelltuberkulose ein sehr hoher Heilerfolg.

Klewitz (1926) hat bei einigen 20 Patienten mit Bauchfelltuberkulose durch Röntgenbestrahlungen in der Mehrzahl der Fälle Heilung oder deutliche Besserung erzielen können.

Nach Rahm (1927) wurden in der Breslauer Chirurgischen Klinik von 1919—1924 im ganzen 25 Patienten mit Bauchfelltuberkulose bestrahlt. Kallabis hatte diese Patienten einer Nachuntersuchung unterzogen. 2 waren verschollen. Von den anderen hatte ein nicht unbeträchtlicher Teil die Bestrahlung· vorzeitig abgebrochen. Von den mindestens 3mal bestrahlten 18 Fällen waren 64% dauernd geheilt. Etwa 12% waren gestorben und 12% nur gebessert. Bei den restlichen 12% lag die Bestrahlung noch nicht 3 Jahre zurück. Diese konnten aber wenigstens als vorläufig geheilt bezeichnet werden. Sämtliche Fälle waren vorher operiert worden.

Im Gegensatz zu den bisher zitierten Autoren wollte Jüngling (1925) nach den Erfahrungen an der Tübinger Chirurgischen Klinik mit seinem Urteil über die Röntgentherapie bei der Peritonealtuberkulose noch etwas zurückhalten, um so mehr, als ihn auch die Bestrahlungserfolge an der Medizinischen Klinik in Tübingen nicht befriedigten. Von dort hatte Brasser (1921) berichtet, daß von 31 Fällen 54,8% geheilt und 22,6% gebessert worden waren. Bei den übrigen 22,6% der Fälle hatte die Bestrahlung aber gar keinen Erfolg gezeigt. Auch handelte es sich bei den günstig beeinflußten Fällen noch um keine Dauererfolge.

Bei der Genitaltuberkulose bzw. der Genital- und Peritonealtuberkulose wurden Röntgenstrahlen zum ersten Male 1910 von Späth angewandt. Es wurde ein guter Erfolg erzielt. Diesen Fall haben wir bereits an anderer Stelle genauer beschrieben (s. S. 777). Zur gleichen Zeit hatte auch Wetterer eine Patientin mit rechtsseitiger Adnextuberkulose mit Röntgenstrahlen behandelt. Auch dieser Fall wurde geheilt. Danach wurden Röntgenstrahlen zur Behandlung weiblicher Genitaltuberkulose teils allein, teils in Kombination mit Operationen häufiger empfohlen und vielfach auch angewandt. Hier seien zunächst genannt: Altschul, Benassi, Benthin, Cuzzi, Füth, Hölder, Kermauner, Leuczowski, Pankow, Palugyay, Pape, Reifferscheid, Stoeckel, Schmitz, Werner, Violet, E. Zweifel.

Eine größere Statistik wurde zuerst aus der Tübinger Frauenklinik veröffentlicht. Nach einem Bericht von Vogt aus dem Jahre 1921 hatte diese von 1913—1919 30 Frauen mit Genitaltuberkulose nach der Operation prophylaktisch nachbestrahlt. In 24 Fällen war Ascites sowie ausgedehnte Peritoneal- und Genitaltuberkulose festgestellt worden. In den übrigen 6 Fällen handelte es sich mehr um reine Adnextuberkulose. In allen 24 Fällen wurde der Ascites durch Probelaparotomie abgelassen. In 2 Fällen wurden die Adnexe teilweise entfernt. 4 Fälle wurden radikal operiert. Die prophylaktische Bestrahlung begann ungefähr vom 10. Tage nach der Operation ab. 9 Frauen starben sekundär vor Abschluß der Röntgenbehandlung. Die 21 überlebenden Frauen konnten alle nachuntersucht werden. 18 waren arbeitsfähig, 2 nur zum Teil, die letzte Patientin war völlig erwerbsunfähig geblieben. — In der gleichen Zeit waren 17 Frauen ohne jede andere Behandlung nur mit Röntgenlicht bestrahlt worden. In allen Fällen hatte die diagnostische Abrasio eine tuberkulöse Endometritis ergeben. Sekundär vor Abschluß der Behandlung starben 3 Frauen. Von den überlebenden 14 waren 10 voll arbeitsfähig geworden, 3 nur zum Teil; die letzte Patientin war völlig erwerbsunfähig geblieben.

Nach Weibel (1922) wurden in der II. Wiener Universitäts-Frauenklinik seit dem Jahre 1916 41 Fälle von Peritoneal- und Genitaltuberkulose einer therapeutischen Röntgenbestrahlung unterzogen. In 82% der Fälle hatten gute Erfolge erzielt werden können. Die Hälfte davon lag zur Zeit der Berichterstattung bereits über 3 Jahre zurück. Von besonderem Interesse sind für den Gynäkologen 12 Fälle, die neben der Peritonealtuberkulose noch eine Genitaltuberkulose aufwiesen. Sie zeigten alle einen ganz erstaunlich günstigen Verlauf. Die Adnextumoren bildeten sich zurück, die charakteristischen Darmkonglomerate verschwanden, die vorher im Douglas zu tastenden Knötchen waren nicht mehr vorhanden, die Schmerzen vergingen vollständig, Gewicht und Allgemeinbefinden hoben sich und die dahinsiechenden Frauen wurden wieder voll arbeitsfähig.

Nach dem Bericht von Lang hatte die Klinik v. Jaschke bis 1923 von 44 Fällen mit Urogenital- und Bauchfelltuberkulose 21 geheilt. Von diesen waren 12 mit Röntgenstrahlen behandelt worden. 11 weitere Fälle waren gebessert worden. Dazu gehören noch 2 Fälle, die nur Röntgenlicht erhalten hatten. 5 Fälle hatten nur wenig oder gar nicht gebessert werden können. Von diesen waren 2 bestrahlt worden. 7 Fälle waren gestorben; darunter auch 2 bestrahlte. Doch waren letztere nur solaminis causa mit Röntgenstrahlen behandelt worden.

Uter berichtete 1925 über 24 in der Heidelberger Klinik bestrahlte Frauen mit Peritoneal- und Genitaltuberkulose, bei denen die Diagnose pathologisch-anatomisch gesichert worden war. Meist war eine Probelaparotomie mit Ablassen des Ascites, Tubenresektion oder auch Totalexstirpation mit Zurücklassung eines Ovariums vorhergegangen. Von diesen Frauen stand zur Zeit der Berichterstattung eine noch in Behandlung. Diese Patientin hatte nach einer Operation wegen eitriger Adnextumoren, die sich bei der mikroskopischen Untersuchung als tuberkulös erwiesen hatten, einen tuberkulösen Bauchdeckenabsceß mit monatelangem hohem Fieber bekommen. Unter starker Gewichtsabnahme war sie rapid verfallen und konnte nur noch mit Herzmitteln am Leben gehalten werden. Nach Feststellung der mikroskopischen Diagnose wurde die Strahlenbehandlung trotz des anscheinend aussichtslosen Allgemeinzustandes doch noch eingeleitet. Es trat ein allmähliches Aufblühen ein; die Patientin konnte schließlich in ambulante Weiterbehandlung entlassen werden. Bei 2 anderen Patienten hatte die Röntgenbestrahlung zwar nicht zu einer völligen Heilung, aber doch zu einer Besserung der Beschwerden und des Allgemeinzustandes geführt. Alle übrigen 21 Fälle waren geheilt worden, d. h. die Beschwerden — Kreuz- und Leibschmerzen, Blutungen, Appetitlosigkeit und Mattigkeit — waren völlig verschwunden, die Fisteln geschlossen und die Patientin wieder voll arbeitsfähig.

Die Klinik Bumm konnte nach dem Bericht von Sippel (1924) unter 17 Fällen von tuberkulöser Erkrankung des Bauchfells und der inneren Genitalien 10 Heilungen und 3 Besserungen erzielen. 1 Fall war verschollen, 3 Patientinnen waren an allgemeiner Tuberkulose gestorben.

Nach Wetterdal (1925) haben von dem Material von Sabbatsberg 20 von 56 Fällen mit Adnextuberkulose Röntgenbestrahlungen erhalten. Die Reaktion nach der Behandlung war gewöhnlich gering; in 3 Fällen war sie aber so stark, daß die Bestrahlung aufgegeben werden mußte. 3 Patienten, die nur mit Strahlen behandelt worden waren, starben. Bei 2 wurde keine Wirkung festgestellt. 1 Fall verschlimmerte sich unter der Strahlenbehandlung merklich. Eine Patientin wurde zuerst erfolgreich bestrahlt, dann verschlimmerte sich der Zustand. Deshalb wurde eine Operation vorgenommen. Sie starb jedoch 14 Tage nach der Operation an einem tuberkulösen Darmgeschwür, das in die Bauchhöhle durchgebrochen war. 16 Patientinnen wurden erst nach der Operation bestrahlt. Bei 3 von diesen, bei denen eine Adnexexstirpation vorgenommen worden war, verschlimmerte sich der Zustand nach der Röntgenbehandlung. In 4 Fällen hatte die Bestrahlung keine Wirkung. Die anderen 9 Fälle wurden deutlich gebessert.

G. Döderlein hat 1927 die Fälle von Genitaltuberkulose zusammengestellt, die in der Münchner Frauenklinik in den 12 vorangegangenen Jahren kombiniert behandelt worden waren. Es wurden nur 24 histologisch sichergestellte Fälle verwertet und 4 Fälle weggelassen, die im unmittelbaren Anschluß an die Operation an Embolie, Peritonitis, Herzschwäche und Pneumonie verstorben waren. Von den 24 Fällen waren 12 gesund und voll arbeitsfähig. 6 waren es schon mehr als 2 Jahre. Weiteren 3 Frauen ging es entschieden besser. Bei 3 anderen war die primäre Lungentuberkulose inzwischen weitergeschritten. 6 Frauen waren ihrer Tuberkulose überhaupt erlegen. G. Döderlein hob besonders hervor, daß unter den geheilten sich auch 5 völlig inoperable Fälle befinden, bei denen kein Organ hatte entfernt werden können.

Aus der Klinik Hoehne wurde über die Bestrahlungserfolge bei der Genital- und Bauchfelltuberkulose mehrfach berichtet. Die letzte Mitteilung stammte von Gragert (1926). Zwischen 1918 und 1925 waren 44 Fälle behandelt worden. In 17 Fällen war zunächst eine Probelaparotomie vorgenommen worden, dabei 13mal unter Ablassen des Ascites. In 12 Fällen waren auf abdominalem Wege zuerst verschiedene Organabschnitte des Genitalapparates entfernt worden. In einem Fall war der Bestrahlung eine Abrasio vorausgegangen. In 14 Fällen mußte aus den verschiedensten Indikationen heraus von einer operativen Sicherung der Diagnose Abstand genommen werden. Sie wurden nur mit Röntgenstrahlen behandelt. Von diesen 44 Patienten waren 8 nicht mehr zu ermitteln. 5 Fälle waren früher oder später ad exitum gekommen, und zwar einmal an einer postoperativen Kotfistel und 4mal an einer hochgradigen Lungentuberkulose. Von den übrigen Fällen waren 22 klinisch geheilt worden. In 9 Fällen war nicht nur eine subjektive, sondern auch eine objektive Besserung des Befundes zu verzeichnen.

Über ein sehr großes Material verfügte damals die Freiburger Frauenklinik. Wesseling berichtete 1927 über 65 reine Adnextuberkulosen und über 35 Adnexperitonealtuberkulosen, die alle nur bestrahlt worden waren. Von den 65 tuberkulösen Adnexerkrankungen wurden 47 geheilt und 17 gebessert. Bei den meisten Fällen betrug die Beobachtungszeit mehrere Jahre. Von den 35 Fällen von Adnex- und Peritonealtuberkulose wurden 19 geheilt und 7 gebessert. 2 Frauen bekamen Rezidive; die eine schon nach 4 Monaten, die andere nach 1 Jahr. 7 starben an ihrer Peritonealtuberkulose.

Keller (1927) fand bei 10 Fällen von Adnex- und Peritonealtuberkulose 9mal eine zufriedenstellende Wirkung der Röntgenbehandlung. Nach seinen Ausführungen war sie einige Male sogar ausgezeichnet. Die Besserung machte rapide Fortschritte. Das Fieber schwand, die Adnextumoren verminderten ihr Volumen; der Allgemeinzustand besserte sich.

An der Prager Deutschen Frauenklinik wurden in den Jahren 1921—1927 42 Fälle von Genitaltuberkulose mit Röntgenstrahlen behandelt. Wagner hat 1928 darüber näher berichtet. In der 1. Gruppe von 14 Fällen handelte es sich um eine Kombination der Genitaltuberkulose mit der ascitischen Form der Peritonealtuberkulose. Hier waren nur 3 vollkommene Erfolge zu verzeichnen. 5mal war der Erfolg befriedigend, 3mal ungenügend. Die 3 übrigen Frauen waren an tuberkulöser Erkrankung anderer Organe gestorben. Weitaus besser waren die Erfolge in einer 2. Gruppe von 18 Fällen, bei denen keine ascitische Peritonealtuberkulose bestand. Bei 16 von diesen Fällen war das Resultat befriedigend, bei 6 sogar ausgezeichnet. Eine der Frauen, die im Jahre 1925 bestrahlt worden waren, hatte anfangs 1927 ein kräftiges, gesundes Kind geboren und war damals wieder gravid. Die beiden ungünstig beeinflußten Fälle befanden sich erst kurze Zeit in Behandlung. In der 3. Gruppe handelte es sich um 2 Fälle von Uterustuberkulose mit tumorartiger Tuberkulose der Portio. Einer von diesen Fällen wurde geheilt, der andere nachträglich operiert. Später ist dieser Fall noch gestorben. Die 4. Gruppe umfaßte 7 Fälle, welche nach der Operation nachbestrahlt worden waren. Die Operation war aber nicht wegen der Tuberkulose durchgeführt worden, vielmehr hatte die histologische Untersuchung erst die tuberkulöse Natur der Adnexerkrankung erwiesen. In dieser Gruppe wurden befriedigende Resultate erzielt.

Engelmann verfügte 1928 über 53 Fälle, die wegen Genital- und Bauchfelltuberkulose bestrahlt worden waren. Vorhandener Ascites scheint vorher abgelassen worden zu sein. 2 Frauen waren später gestorben. Von den Nachuntersuchten wird berichtet, daß sie fast alle wesentlich gebessert befunden wurden. In einigen Fällen soll die Wirkung der Röntgenbehandlung ausgezeichnet gewesen sein.

Eymer berichtete 1930 aus Innsbruck über 14 Frauen aus der Reihe der an seiner Klinik mit „Entzündungsbestrahlungen" behandelten Patientinnen, bei denen auf Grund der Anamnese und des Befundes Adnextuberkulose angenommen worden war. 12 Frauen waren einwandfrei gebessert worden, wenn auch der Adnexbefund sich nicht völlig zurückgebildet hatte. Dafür waren die Frauen aber subjektiv weitgehend beschwerdefrei, so daß die meisten wieder ihre Arbeit verrichten konnten. Eine Frau war ungeheilt geblieben, eine andere ihrer Darmtuberkulose erlegen. Die günstig beeinflußten Fälle haben wir bereits an anderer Stelle näher beschrieben (s. S. 776).

Bolaffio (1930) hat 27 Fälle bestrahlt. Zum Teil handelt es sich bei diesen um Peritonealtuberkulose, zum Teil um Adnextuberkulose oder um Kombination beider Erkrankungen. Die 3 serösen Fälle heilten alle nach Ablassen der Flüssigkeit durch Laparotomie oder Punktion. Die serös-fibrösen Fälle zeigten Besserung, von den 6 plastischen Formen heilten die Hälfte, die anderen wurden gebessert, von 2 caseösen Fällen wurde 1 Fall gebessert, 1 starb. Von den 8 reinen Adnextuberkulosen heilten 4, 2 wurden gebessert. In allen Fällen wurde Amenorrhöe erzielt, zum Teil temporär. — Aus der

italienischen Literatur erwähnt Bolaffio ferner noch Sessa und Bortini. Ersterer hat
10 Peritonealtuberkulosen mit Erfolg bestrahlt. Bortini bestrahlte 11 tuberkulöse Adnexitiden und Pelveo-Peritonitiden. 7 Fälle wurden geheilt und 3 gebessert. 1 Fall starb.

Gibert (1928) hat 17 Fälle von Adnextuberkulose mit Röntgenlicht bestrahlt. Zweidrittel dieser Fälle wurden auch chirurgisch mit und ohne Exstirpation behandelt. 9 Frauen waren zur Zeit der Berichterstattung bei einer 1—2jährigen Beobachtungszeit klinisch geheilt.

Die Bonner Frauenklinik verfügt bei den der Nachprüfung unterzogenen Frauen mit Genitaltuberkulose über 9 reine Bestrahlungsfälle. Martius (1931) hat sie näher beschrieben. Von diesen 9 Fällen starb ein junges Mädchen ein halbes Jahr nach der Bestrahlung an Lungenphthise, nachdem die Erscheinungen von seiten der Genitaltuberkulose sich erheblich gebessert hatten. Von den übrigen 8 Fällen wurden 4 teils gebessert, 4 wurden sogar vollständig beschwerdefrei und arbeitsfähig. In der Göttinger Klinik wurden in den Jahren 1924—1930 gleichfalls 9 Fälle von Adnextuberkulose nur bestrahlt. Von diesen wurden 6 geheilt und 3 gebessert.

Nach dem Bericht von Gál (1933) wurden in der Klinik Tóth 13 Fälle von Genitaltuberkulose einer Röntgenbehandlung unterzogen. Bei 11 Fällen war die Diagnose durch die Probelaparotomie gesichert. Es handelte sich bei diesen um schwerste mit Peritonealtuberkulose vergesellschaftete Fälle, in denen die inneren Genitalorgane konglobierte, mit Darm und Omentum verwachsene käsige Massen bildeten; 3mal lag Ascites vor. Die Patientinnen dieser Gruppe waren zum überwiegenden Teil sehr heruntergekommen und stark abgemagert, zum Teil bestanden fortgesetzte kleinere Temperatursteigerungen. Nach 1—4 Jahren konnte mit 9 Frauen wieder in Verbindung getreten werden. 1 Fall war 1 Jahr nach der Behandlung infolge allgemeiner Tuberkulose ad exitum gekommen; die übrigen waren vollkommen beschwerdefrei. Die meisten Frauen wiesen Gewichtszunahme auf und waren wieder arbeitsfähig. Als auffällig bezeichnet Gál das rasche Verschwinden des Ascites. In 2 Fällen war der schwer abgrenzbare, das ganze Abdomen erfüllende Tumor zur Rückbildung gekommen; es bestand bloß eine den beiden Adnexen entsprechende etwa eigroße Resistenz; die Frauen waren arbeitsfähig in gutem Kräftezustand und beschwerdefrei.

Die Erfahrungen, welche die Frankfurter Frauenklinik mit der Röntgenbehandlung bei der Genitaltuberkulose machte, wurden von Guthmann (1933) veröffentlicht. Sie beziehen sich auf 37 Fälle. Vorher waren diese aber operiert worden. Je nach Lage des Falles hatte die Operation in einer Abrasio bis zur partiellen Exstirpation bestanden. 4 Fälle waren verschollen. 7 Frauen waren geheilt, 18 gebessert, 8 waren gestorben.

Aus diesen Berichten geht bereits hervor, daß die Röntgenstrahlen ein wichtiges therapeutisches Hilfsmittel bei der Behandlung der Peritoneal- und der Genital-Peritonealtuberkulose darstellen. Noch deutlicher zeigen dies die später angeführten Sammelstatistiken.

i) Eigene Erfolge mit der Röntgentherapie bei der Genital-Peritonealtuberkulose.

Für die Wirksamkeit der Röntgenstrahlen bei der Genital-Peritonealtuberkulose sprechen auch unsere Beobachtungen. Sie stammen vornehmlich aus früheren Jahren, weil wir uns später anderen Spezialfragen zugewandt haben. Die Mehrzahl der Fälle wurde gemeinsam mit Seitz behandelt. Aus den dabei gewonnenen Erfahrungen entwickelte sich unsere vorstehend beschriebene Bestrahlungstechnik und Dosierung.

Insgesamt verfügen wir über 41 Beobachtungen.

Bei 19 Fällen wurde die Röntgenbestrahlung nach der Laparatomie vorgenommen.

Bei 22 Fällen bestand die Behandlung ausschließlich in der Röntgenbestrahlung.

Unter den 19 kombiniert mit Operation und Bestrahlung behandelten Patientinnen wurden 8 geheilt und 3 gebessert; 8 starben. Von den 22 ausschließlich mit Röntgenlicht Bestrahlten starben gleichfalls 8, 11 wurden geheilt, 3 gebessert. Wie aus den Krankengeschichten hervorgeht, handelte es sich bei den Verstorbenen stets um sehr weit vorgeschrittene Fälle.

Unsere Zahlen sind zu klein, um einen statistischen Vergleich der beiden Behandlungsmethoden zu gestatten. Zusammen mit den Berichten früherer Autoren deuten sie aber immerhin eine gewisse Überlegenheit der ausschließlichen Röntgentherapie an.

k) Zusammenstellung der erzielten Erfolge.

Um ein deutliches Bild über die Erfolge der verschiedenen Behandlungsmethoden bei der Peritonealtuberkulose und bei der Genitaltuberkulose zu erhalten, haben wir die vorliegenden Berichte mit ausreichenden Zahlen in Form von Statistiken zusammengefaßt. Dann ergeben sich für die Peritonealtuberkulose und für die Genital-Peritonealtuberkulose folgende Verhältnisse:

Tabelle 42. Gesamtheilerfolge bei der Bauchfelltuberkulose.

Autor	Form und Behandlung	Zahl der Fälle	Geheilt	Gebessert	Ungeheilt	Gestorben	Unbekannt
Bircher	Exsudativ: operiert und bestrahlt	27	18	8	—	1	—
	Nur bestrahlt	45	27	17	—	1	—
	Plastisch: operiert und bestrahlt	26	16	8	—	2	—
	Nur bestrahlt	57	30	24	—	3	—
Iselin		60	36	—	—	11	13
Hilpert	Exsudativ und plastisch: punktiert und bestrahlt	12	7	—	—	5	—
Rapp	Plastisch: bestrahlt	12	11	—	—	1	—
Brasser		31	17	7	7	—	—
Bolaffio	Exsudativ: operiert und bestrahlt	3	3	—	—	—	—
	Plastisch:	6	3	3	—	—	—
	Caseös:	2	—	1	—	1	—
Sessa		10	10	—	—	—	—
	Gesamtzahl	291	178 = 61,2%	68 = 23,4%	7 = 2,3%	25 = 8,5%	13 = 4,5%
				84,5%			

Vergleicht man nun die aus diesen Sammelstatistiken errechneten Heilungsziffern (Tab. 42 u. 43) mit den früher genannten der operativen Behandlung, so ergibt sich zunächst wieder, was bereits die Einzelstatistiken zeigten, daß die Einführung der Röntgenstrahlen in die Therapie der Bauchfell- und Genitaltuberkulose unstreitig eine Verbesserung der Heilerfolge bei diesen Krankheiten gebracht hat, wenngleich zugegeben werden muß, daß

Tabelle 43. Gesamtheilerfolge bei der Genital- und Peritonealtuberkulose.

Autor	Form und Behandlung	Zahl der Fälle	Geheilt	Gebessert	Ungeheilt	Gestorben	Ver-schollen
Vogt	Operiert und bestrahlt	30	18	2	1	9	—
	Bestrahlt	17	10	3	1	3	—
Lang	Urogenital- und Bauchfelltuber-kulose operiert und bestrahlt	44	21	11	5	7	—
Uter	Operiert und bestrahlt	24	21	—	—	—	3
Sippel	Operiert und bestrahlt	17	10	3	—	3	1
G. Dö-derlein	Operiert und bestrahlt	24	12	3	3	6	—
Gragert	Operiert und bestrahlt	44	22	9	—	5 1 Kotfist. 4 Lungen-tuberkul.	8
Wesse-ling	Adnextuberkulose bestrahlt	65	47	17	1	—	—
	Adnex-Peritonealtuberkulose bestrahlt	35	19	7	2	7	—
Keller		10	9	—	—	—	1
Wagner	Genitaltuberkulose und exsu-dative Peritonealtuberkulose nur bestrahlt	14	3	5	3	3 an Tuber-kul. and. Organe	—
	Genitaltuberkulose ohne exsu-dative Peritonealtuberkulose nur bestrahlt	18	6	10	—	—	2
	Operiert und bestrahlt	7	7	—	—	—	—
Eymer	Bestrahlt	14	12	—	1	1	2
Bolaffio		8	4	2	—	—	—
Bortini		11	7	3	—	1	—
Gibert	Operiert und bestrahlt	17	9	—	—	—	8
Martius-Bonn	Bestrahlt	9	4	4	—	1	—
Martius-Göttingen	Bestrahlt	9	6	3	—	—	—
Gál	Operiert und bestrahlt	13	8	—	—	1	4
Guth-mann	Operiert und bestrahlt	37	7	18	—	8	4
Wintz	Operiert und bestrahlt	41	19	6	—	16	—
	Gesamtzahl	508	281 = 55,3%	106 = 20,9%	17 = 3,3%	71 = 14,0%	33 = 6,5%
			76,2%				

es sich in unseren Sammelstatistiken nicht in allen Fällen um endgültige Heilungen handelt. Doch liegen die Verhältnisse in dieser Beziehung bei den Operationsstatistiken vielfach nicht anders.

Die mit der Operation bei der Bauchfelltuberkulose erzielten Heilerfolge schwanken zwischen 25 und 60%, erreichen also günstigstenfalls die von uns errechnete Heilungs-ziffer von 61,2% der kombinierten Behandlung; dabei darf auch nicht vergessen werden, daß in unseren Sammelstatistiken auch die plastische. Form der Bauchfelltuberkulose enthalten ist, die bekanntlich ein sehr schlechtes Heilresultat bei der Operation ergibt. Für Fälle mit derartiger Bauchfelltuberkulose werden bei operativer Behandlung nur 25% Heilungen genannt. Demgegenüber konnte Bircher von solchen Patienten durch Hinzuziehung der Röntgenstrahlen 61,5% heilen. Außerdem finden sich in unserer Sammelstatistik auch ganz verlorene Fälle, die operativ gar nicht mehr anzugehen gewesen sind.

Ähnlich liegen die Verhältnisse bei der Genital-Peritonealtuberkulose. Bei dieser Krankheit werden bei operativer Behandlung länger dauernde Heilungen im Durchschnitt nur bei 30% der Fälle erzielt. Im Gegensatz hierzu errechneten wir aus unserer Sammelstatistik (Tab. 43) eine Heilungsziffer von 55,3%. Nehmen wir unter Hinweis auf obige Einschränkung noch die gebesserten Fälle mit hinzu, so haben wir eine Heilungsziffer von 76,2%. Zur richtigen Bewertung dieser Zahlen muß hervorgehoben werden, daß auch ihnen ursprünglich aussichtslos erschienene und nicht mehr operable Fälle angehören.

Der hohe Wert der Nachbestrahlung bei der Genital-Peritonealtuberkulose ergibt sich auch aus den Mitteilungen von Gauß[1]. Nach seinem Bericht wurden durch die kombinierte Behandlung bei 13 Fällen 84,6% Heilungen erzielt. Die Überlegenheit der Röntgentherapie vor der therapeutischen Laparotomie bei fortgeschrittenen desolaten Krankheitsfällen zeigt die Heilungsziffer von 44,4% bei den bestrahlten Fällen zu 25% bei den operierten.

Wenn wir nun die Fälle, die kombiniert mit Operation und Bestrahlung behandelt wurden, von denen trennen, die nur bestrahlt wurden, so ergibt sich bei strenger Auswahl entsprechender Veröffentlichungen zunächst für die Peritonealtuberkulose folgendes:

Tabelle 44. Heilerfolge bei der Peritonealtuberkulose bei kombinierter Behandlung.

Autor	Zahl der Fälle	Geheilt	Gebessert	Ungeheilt	Gestorben
Bircher	53	34	16	—	3
Bolaffio	3	3	—	—	—
Gesamtzahl	56	37 = 66%	16 = 28%	—	3 = 5,3%
		94%			

Tabelle 45. Heilerfolge bei der Peritonealtuberkulose bei ausschließlicher Röntgentherapie.

Autor	Zahl der Fälle	Geheilt	Gebessert	Ungeheilt	Gestorben
Bircher	102	57	41	—	4
Hilpert	12	7	—	—	5
Rapp	12	11	—	—	1
Gesamtzahl	126	75 = 59,5%	41 = 32,5%	—	10 =8%
		92%			

---

[1] Unsere Röntgentherapie der weiblichen Genito-Peritonealtuberkulose. Strahlenther. **51**, 371 (1934).

Aus dieser Gegenüberstellung geht hervor, daß die kombinierte Behandlung bei der Peritonealtuberkulose nicht mehr zu leisten vermag als die ausschließliche Röntgentherapie. Danach erscheint es berechtigt, bei allen Fällen von Bauchfelltuberkulose von der Operation abzusehen und diese Krankheit grundsätzlich nur mit Röntgenstrahlen zu behandeln. Wenn nötig, kann deren Wirkung durch eine Punktion unterstützt werden, also durch einen Eingriff, der keine lebensgefährliche Operation darstellt.

Wenn man nun bei der Genital- und Peritonealtuberkulose die kombiniert behandelten Fälle von denjenigen trennt, die nur bestrahlt wurden, so ergeben sich bei diesem Leiden folgende Verhältnisse:

Tabelle 46. Heilerfolge bei der Genital- und Peritonealtuberkulose bei kombinierter Behandlung.

Autor	Zahl der Fälle	Geheilt	Gebessert	Ungeheilt	Gestorben	Verschollen
Vogt	30	18	2	1	9	—
Uter	24	21	—	—	—	3
Sippel	17	10	3	—	3	1
G. Döderlein . .	24	12	3	3	6	—
Gragert	44	22	9	—	5	8
Wagner	7	7	—	—	—	—
Gibert	17	9	—	—	—	8
Gál	13	8	—	—	1	4
Guthmann . . .	37	7	18	—	8	4
Wintz	19	8	3	—	8	—
Gesamtzahl	232	122 = 52,6%	38 = 16,4%	4 = 1,7%	40 = 17,2%	28 = 12,1%
		69,0%				

Tabelle 47. Heilerfolge bei der Genital-Peritonealtuberkulose bei ausschließlicher Röntgenbehandlung.

Autor	Zahl der Fälle	Geheilt	Gebessert	Ungeheilt	Gestorben	Verschollen
Vogt	17	10	3	1	3	—
Wesseling . .	100	66	24	3	7	—
Wagner	32	9	15	3	3	2
Eymer	14	12	—	1	1	—
Martius	18	10	7	—	1	—
Wintz	22	11	3	—	8	—
Gesamtzahl	203	118 = 58,6%	52 = 25,1%	8 = 4,0%	23 = 11,3%	2 = 1,0%
		83,7%				

Nach diesen Berechnungen sind bei der Genital-Peritonealtuberkulose die ausschließlich mit Röntgenstrahlen behandelten Fälle deutlich besser gestellt als die kombiniert behandelten; denn bei ersteren beträgt die Heilungsziffer rund 84%, bei letzteren nur etwa 69%.

Nun wird man allerdings zugeben müssen, daß unter den geheilten nur bestrahlten Fällen sich vielleicht einige befinden, bei denen fälschlicherweise eine Tuberkulose angenommen wurde, ist doch anscheinend nur in den Fällen von Vogt die Diagnose sichergestellt worden (Abrasio). Hierzu ist jedoch darauf hinzuweisen, daß nach den Beobachtungen der Klinik v. Jaschke, über die Schumacher berichtet hat, septische und gonorrhoische Adnextumoren, die differentialdiagnostisch noch in Frage kämen, viel schlechter und bei weitem nicht in solchem Ausmaß wie tuberkulöse Adnexerkrankungen auf Röntgenstrahlen reagieren. Die von uns errechnete Heilungsziffer für die nur bestrahlten Frauen kann also durch Fälle mit nichttuberkulösen Adnextumoren kaum nennenswert günstig beeinflußt sein. Bei dem von uns gefundenen Zahlenverhältnis — 84% für die nur bestrahlten und 69% für die kombiniert behandelten — würde es auch nicht viel ausmachen, wenn der eine oder der andere Fall, der nur durch Röntgenstrahlen geheilt wurde, wirklich keine Tuberkulose gewesen wäre. Daher muß man aus dieser Zusammenstellung schließen, daß ebenso wie bei der Bauchfelltuberkulose so auch bei der Genital-Peritonealtuberkulose die ausschließliche Röntgentherapie die Methode der Wahl ist.

1) Uterustuberkulose.

Beim Uterus wird am häufigsten das Endometrium von der Tuberkulose befallen. Da eine Endometritis tuberculosa vielfach aber nur eine Begleiterscheinung einer Adnextuberkulose ist, finden sich nur wenige Mitteilungen über die Behandlung dieser Krankheit in der Literatur.

Bei der seltenen isolierten Uterushöhlentuberkulose wurden vollkommene Heilungen mit späteren Schwangerschaften bereits nach einfachen Abrasionen beobachtet (Heynemann). Doch hat sich daraus niemals eine systematische Behandlungsmethode entwickeln können. Die Gefahr, nur unvollkommen zu operieren oder zu einer Propagation und Dissemination Anlaß zu geben, ist bei diesem Vorgehen doch zu groß. Daher wird allgemein auch von einer Abrasio bei der Corpustuberkulose abgeraten.

Auch wir haben eine Patientin, bei der eine wegen unregelmäßiger Blutungen vorgenommene Abrasio eine Uterustuberkulose ergeben hatte, später an Miliartuberkulose verloren.

Die Strahlentherapie wurde mehrfach mit Erfolg angewandt. Cuzzi hat einen Fall beschrieben, der 14mal vergeblich abradiert worden war. Durch die von ihm eingeleitete Strahlenbehandlung wurde er dann geheilt. Es ist sogar später noch zu einer Schwangerschaft gekommen. In der Döderleinschen Klinik wurden 3 Fälle von Endometritis tuberculosa mit Radiumbestrahlungen günstig beeinflußt. Eymer schlägt vor, die Radiumbehandlung bei dieser Krankheit in der gleichen Weise wie bei der Metropathia haemorrhagica durchzuführen. Im allgemeinen wird aber die Radiumbehandlung abgelehnt. Man fürchtet hierbei eine Propagation der vorhandenen Tuberkulose und Mischinfektionen. Wie gefährlich eine intrauterine Radiumeinlage bei der Uterustuberkulose werden kann, geht daraus hervor, daß Paclovsky und Bottaro danach eine Frau an fortschreitender Tuberkulose haben zugrunde gehen sehen.

Demnach kommen für die Strahlentherapie der Tuberkulose des Corpus uteri nur die Röntgenstrahlen in Betracht. Im Hinblick darauf, daß meistens gleichzeitig die Tuben befallen sind, wäre die Behandlung in der gleichen Weise wie bei der Adnextuberkulose vorzunehmen.

Eine gesonderte Betrachtung erfordert die Portiotuberkulose, weil bei ihrem oberflächlichen Sitz die Radiumbehandlung viel eher ohne Gefahr durchgeführt werden kann. Dieses Vorgehen wurde schon mehrfach angewandt. Der praktische Wert dieser Methode ist aber nur beschränkt, weil die Portiotuberkulose wiederum meistens mit einer Corpustuberkulose vergesellschaftet auftritt. Bei der Applikation des Präparates vor die Portio bringt man in solchen Fällen aber nur ungenügende Strahlenmengen in die Corpushöhle. Eine direkte Einlage in die Corpushöhle verbietet sich aber auch hier wegen der vorhin angeführten Gefahren. Immerhin wurden schon eine Reihe von Fällen mit Portiotuberkulose durch Radiumbestrahlung geheilt (Graff, Humaga, Martius, Bolaffio, Gál).

Doch wurden auch mit der ungefährlichen Röntgenbehandlung Heilungen erzielt. So hat Weibel auf diese Weise eine Patientin geheilt, ebenso Kermauner. G. A. Wagner hat 2 Fälle von Uterustuberkulose mit tumorartiger Tuberkulose der Portio mit schwachen Röntgendosen bestrahlt. Ein Fall wurde geheilt, der andere nachträglich operiert.

m) Tuberkulose der Vagina und Vulva.

Über die Strahlenbehandlung dieser seltenen Krankheiten konnten wir nur je einen Bericht von Kermauner und Wichmann finden.

Kermauner (1930) hat eine Frau mit Scheidentuberkulose mit Röntgenstrahlen behandelt. Sie war noch nach 9 Jahren gesund. Wichmann hat bereits 1910 die Röntgenstrahlen zur Behandlung eines tuberkulösen Geschwürs an der Vulva herangezogen, nachdem alle anderen Maßnahmen versagt hatten. Es wurde ein guter Erfolg erzielt. Das Geschwür war innerhalb 4 Wochen geheilt.

Daraus geht hervor, daß die Tuberkulose der Scheide und der Vulva gleichfalls durch Röntgenstrahlen beeinflußt werden kann.

Für die Strahlenbehandlung müssen aber die Bedingungen so gewählt werden, daß die Ovarien nicht direkt von Röntgenstrahlen getroffen werden. Man kann dies durch entsprechende Abdeckung erreichen, bei gleichzeitiger Verwendung einer schwachen Filterung. Trifft man dann noch Vorsorge, daß eine Konzeption nicht vor 4 Monaten nach der Bestrahlung eintreten kann, so ist unserer Meinung nach die Gefahr einer Nachkommenschaftsschädigung ausgeschlossen. Wir weisen aber darauf hin, daß gerade namhafte Erbforscher den Standpunkt vertreten, daß auch ganz geringe Röntgenstrahlenmengen, ja, auch ein einzelner Röntgenstrahl, eine Genschädigung hervorrufen kann. Von diesem Standpunkt aus dürfte man überhaupt derartige Bestrahlungen nicht vornehmen, wenn noch Konzeption möglich ist. Da aber bei der ernsten Erkrankung der Tuberkulose die Bestrahlung das einzig wirksame Hilfsmittel ist, das keine Verstümmelung mit sich bringt, so müßte man eben in Hinblick auf die Gefahr der Nachkommenschaftsschädigung die Sterilisation vornehmen. Solange die Frage nicht ganz geklärt ist, ist sicher die Sterilisation richtig.

Genitalaktinomykose.

Ein noch sehr junges, aber anscheinend auch sehr aussichtsreiches Anwendungsgebiet der Röntgenstrahlen in der Gynäkologie ist die Genitalaktinomykose.

In der Chirurgie haben die Röntgenstrahlen ihre Wirksamkeit bei den verschiedenen
Formen der Aktinomykose schon seit langem bewiesen. Bereits 1924 konnte Jüngling
erklären, daß sich das Messer bei der Aktinomykose der Kopf- und Halsgegend seit Einführung der Röntgenstrahlen in die Therapie völlig überflüssig erwiesen habe. Holfelder
nannte dann 1928 die Behandlung der gesamten chirurgischen Aktinomykose ein völlig
unumstrittenes Gebiet der Röntgentherapie. Die früher übliche Exstirpation eines aktinomykotischen Krankheitsherdes, die ganz nach den Richtlinien der Exstirpation eines
malignen Tumors vorgenommen werden mußte, sei vollkommen verlassen worden. Ebenso
seien auch die kleineren chirurgischen Eingriffe, wie Stichincisionen und Auskratzungen
des aktinomykotischen Ganges bei Anwendung der Strahlentherapie nicht mehr nötig.

Es scheint nun berechtigt zu sein, diese für die chirurgischen Formen der Aktinomykose geltenden Ausführungen auch auf die weibliche Genitalaktinomykose zu übertragen. Wenn der Wert der Röntgenbestrahlung für die Behandlung der Genitalaktinomykose bisher noch nicht genügend betont wurde, so beruht das auf der Seltenheit dieser
Erkrankung. Es fehlte daher die Gelegenheit, größere Erfahrungen über die Behandlung
dieser Krankheit zu sammeln.

Nürnberger konnte 1926 nur 50 Beobachtungen in der Literatur finden. Nach den Mitteilungen
von Bucura in Band VIII/2 dieses Handbuches dürften bis heute erst ungefähr 70 Fälle von weiblicher
Genitalaktinomykose bekannt geworden sein.

Hervorgerufen wird die Aktinomykose, die Strahlenpilzkrankheit, bekanntlich durch Strahlen-
pilze (Aktinomyzeten). Sie ist eine chronisch verlaufende Infektionskrankheit mit der Neigung
zu schrankenloser Ausdehnung, eitriger Einschmelzung des befallenen Gewebes und zur Fistelbildung.

Die Infektion erfolgt vornehmlich über den Digestions- und Respirationstraktus. Die Pilze
können aber anscheinend nur durch kleine Oberflächenläsionen in den menschlichen Körper eindringen.
Als Folge kleiner Wunden soll auch eine Infektion durch die Haut möglich sein.

Für die weibliche Genitalaktinomykose wird angenommen, daß der Darm, und zwar besonders das Coecum die Infektionsquelle ist, wobei die Infektion in der Weise zustande komme, daß die Pilze
die Darmwand durchwandern und so die inneren Genitalorgane befallen. Unter diesen sind nach Hüffer
die Ovarien ein Locus minoris resistentiae, was bei dem oben angedeuteten Infektionsmodus und den
Follikelwunden im Ovar leicht verständlich ist. Bei seiner Tendenz zum fortschreitenden Wachstum
greift dann der aktinomykotische Prozeß auf die weitere Umgebung über.

Die Symptome sind im allgemeinen die gleichen wie bei anderen entzündlichen Erkrankungen der
inneren Genitalorgane. Sie können plötzlich auftreten, meistens beginnen sie aber mehr schleichend, so
daß erst eine Geschwulst im Abdomen auf eine Erkrankung hinweist.

Damit ist bereits angedeutet, daß die Diagnose bei der Genitalaktinomykose meistens erst sehr
spät gestellt wird. Dazu ist noch hervorzuheben, daß die geschlossene Genitalaktinomykose klinisch vorläufig überhaupt noch nicht erkannt werden kann. Die Diagnose ist erst dann möglich, wenn der Prozeß
bei seinem weiteren Wachstum nach der Körperoberfläche hin in benachbarte Hohlorgane des kleinen
Beckens oder in die Scheide durchgebrochen ist. In dem entleerten Eiter können die Pilzkolonien mikroskopisch und bakteriologisch nachgewiesen werden, was allerdings nicht immer gleich gelingt. Bei geschlos-
sener Genitalaktinomykose wird die Erkrankung gewöhnlich erst anläßlich einer unter anderer Diagnose
vorgenommenen Operation erkannt, bzw. später aus dem gewonnenen Eiter oder Granulationsgewebe
gestellt.

Bei der bisher geübten operativen Behandlung galt die Prognose der Genitalaktinomykose im allgemeinen als sehr ungünstig, wird doch die Diagnose meist erst dann klar, wenn durch die große Ausdehnung
des Prozesses die zur Heilung notwendige radikale Entfernung des erkrankten Gewebes nicht mehr mög-

lich ist. Deshalb ist es auch zu verstehen, daß von gynäkologischer Seite jetzt große Hoffnungen auf die Röntgenstrahlen gesetzt werden, von denen Chirurgen behaupten, daß sie das Messer bei der Behandlung aktinomykotischer Prozesse vollkommen verdrängt hätten.

Zum erstenmal wurden die Röntgenstrahlen zur Behandlung der Aktinomykose in Amerika von Bevan herangezogen. 1902 wandte er sie bei einer cervico-facialen Aktinomykose an. 1904 hat er dann auch 2 Fälle mit Abdominalaktinomykose mit Röntgenstrahlen behandelt. Von da ab wurde die Röntgentherapie bei chirurgischer Aktinomykose häufiger verwandt, auch bei der den Gynäkologen besonders interessierenden Abdominalaktinomykose. Nach Rahm zeitigt die Röntgentherapie bei der häufigsten cervico-facialen Form der Aktinomykose 100% Erfolge. Entsprechende Resultate haben auch wir bei den uns mit dieser Aktinomykoselokalisation zur Bestrahlung überwiesenen Patienten gehabt. Grünthal hat 33 Fälle von Bauchaktinomykose, die mit Röntgenstrahlen behandelt worden waren, aus der Literatur zusammengestellt. 15 = 45,5% waren geheilt worden. Da alle Fälle inoperabel waren, ist das eine sehr beachtenswerte Heilungsziffer.

Was nun die gynäkologische Aktinomykose anbelangt, so wurden die Röntgenstrahlen bei dieser Form anscheinend erst 1921 zum erstenmal angewandt. Nach dem Bericht von Brickner (Amerika) hat damals die Mayo-Clinic eine Beckenaktinomykose mit Radium- und Röntgenstrahlen behandelt. Über die zur Wirkung gebrachten Dosen ist nichts angegeben. Doch muß die Kastrationsdosis erreicht worden sein, da Amenorrhöe eintrat. Ein Erfolg wurde allerdings nicht erzielt, die Patientin mußte später von Brickner noch mehrfach operiert werden.

In Deutschland wurden die Röntgenstrahlen zur Behandlung weiblicher Genitalaktinomykose erst 1925 von Reifferscheid herangezogen, und zwar bei einem Fall von Parametritis actinomycotica. Dieser wurde von Schugt näher beschrieben. Wohl wurde auch in diesem Fall keine Heilung erzielt, doch war die Wirkung der Röntgenstrahlen offensichtlich.

Später wurden Röntgenstrahlen bei der Behandlung weiblicher Genitalaktinomykose noch von Haselhorst, Horálek, Martius, Schugt, Ahlstroem, Walthard-Bloch, Blasek und Ahltorp angewandt. Nach den Berichten konnten aber auch die Fälle Haselhorst, Ahlstroem, Walthard-Bloch und Ahltorp nicht geheilt werden. Doch können die Mißerfolge der Röntgentherapie nicht zur Last gelegt werden, weil alle Fälle bereits denkbar ungünstig lagen.

Im Fall Haselhorst handelte es sich um eine Genitalaktinomykose als Abtreibungsfolge. Erst nach langer konservativer Behandlung und als die Patientin durch das ständige Fortschreiten der Erkrankung schon sehr heruntergekommen war, wurde bestrahlt. Sie ist dann bald darauf gestorben.

Auch der Fall Ahlstroem lag für die Röntgentherapie denkbar ungünstig. Zunächst war die Patientin schon zweimal operiert worden. Dann ist anzunehmen, daß die Aktinomykose zur Zeit der Bestrahlung bereits in die Lunge metastasiert war. Die Patientin ist nämlich schon 5 Tage nach der dritten in 4—7tägigen Abständen vorgenommenen Röntgenbestrahlung gestorben. Die Sektion ergab multiple Abscesse in der rechten Pleura, unter und über dem Zwerchfell und in der Leber. Klinisch hatte man schon 4 Wochen vor Beginn der Röntgenbehandlung Dämpfung über der rechten Lunge feststellen können.

Auch beim Fall Ahltorp wurde die Röntgenbehandlung erst in einem hoffnungslosen Stadium begonnen. Da die klinischen Zeichen zunächst nur auf eine einfache Genitalentzündung hingewiesen hatten, waren zunächst nur die üblichen konservativen Maßnahmen angewandt worden. Erst als nach 1½jähriger erfolgloser Behandlung nach vorübergehender Besserung der Zustand sich ständig verschlechtert hatte und an den Nates eine Fistel entstanden war, wurde die Diagnose Aktinomykose gestellt. Es wurden dann im folgenden Halbjahr 6 Bestrahlungen mit jeweils ¼—⅓ der HED vorgenommen und 3mal täglich 1 g Jodkali gegeben. Nach Einleitung der Röntgenbehandlung besserte sich das Allgemeinbefinden auffällig, doch trat später wieder ein Rückschlag ein, dem die Patientin dann erlag. Eine Sektion wurde nicht gemacht. Doch scheint auch in diesem Fall die Aktinomykose nicht mehr beschränkt gewesen zu sein, da in der letzten Zeit Hustenreiz bestand und röntgenologisch ein rechtsseitiges Pleuraexsudat nachgewiesen werden konnte.

Im Fall Walthard-Bloch hatte sich die Patientin der Behandlung vorzeitig entzogen. Die Röntgenbestrahlung hatte daher nicht vollkommen durchgeführt werden können. Die Patientin ist dann auch später gestorben.

Die Fälle von Horálek, Martius und Schugt konnten im Gegensatz zu den bisher genannten durch Röntgenbestrahlung geheilt werden. Im Fall Horálek, einer Aktinomykose speziell des Ovariums, wurden die Röntgenstrahlen aber nur zur Nachbehandlung nach radikaler Operation benutzt. Wir sind objektiv genug, die erzielte Heilung in erster Linie auf die Radikaloperation zurückzuführen. Dagegen müssen die Heilungen in den Fällen von Martius und Schugt der Röntgentherapie zugeschrieben werden. Im Hinblick darauf, daß über die Röntgenbehandlung der weiblichen Genitalaktinomykose bisher nur die wenigen angeführten kasuistischen Mitteilungen vorliegen, geben wir die Veröffentlichungen von Martius und Schugt zusammen mit dem früher zitierten Fall Reifferscheid-Schugt genauer wieder.

1. Fall, Reifferscheid-Schugt. Bei diesem Fall handelte es sich um eine rechtsseitige Parametritis, der Erscheinungen von Appendicitis vorausgegangen waren und deren Natur zunächst nicht erkannt wurde. Erst nach 3 Monaten, als bei der üblichen Behandlung mit Entleerung eines kleinen Eiterherdes der Prozeß keine Tendenz zur Heilung zeigte, sondern ständig langsam fortschritt, wurden in Granulationen im Schnittpräparat Aktinomycesdrüsen nachgewiesen. Es wurde dann eine Jodkalium- und Röntgenbehandlung eingeleitet.

Bei letzterer wurde das rechte Parametrium im Abstand von etwa 7 Wochen 2mal wie folgt bestrahlt: Tiefendosis 50% der HED. Je ein Bauch- und ein Rückenfeld von 19 × 20 cm bei 50 cm Fokus-Hautabstand; 1 Seitenfeld von 11 × 20 cm, 30 cm Fokus-Hautabstand. Überschichtung mit wassergetränktem Zellstoff. Coolidgeröhre, Symmetrieapparat, 47 cm Funkenstrecke, 0,5 mm Zn + 2 mm Al-Filter.

Obwohl inzwischen nochmals ein Eiterherd eröffnet wurde, in dem sich Staphylokokken und Bacterium coli nachweisen ließen, fieberte die Frau unregelmäßig weiter und verfiel immer mehr; deshalb wurde als letzter Versuch das ganze Krankheitsgebiet durch eine ausgiebige Spaltung freigelegt und tamponiert. Es trat keine Entfieberung ein und die Patientin starb ungefähr 1 Jahr nach Beginn der Erkrankung.

Schugt schreibt hierzu, daß, obwohl die Röntgentherapie die Frau nicht retten konnte, die nachfolgende Sektion deren günstigen Effekt auf den aktinomykotischen Prozeß aber doch gezeigt habe. Denn die Genitalorgane, speziell das rechte Parametrium, in dem früher eine Resistenz palpabel war, waren bei der Autopsie frei von krankhaften Veränderungen. Der von der Aktinomykose gebildete Herd im M. ileopsoas war nur noch an narbigen Veränderungen des Muskels erkennbar. Nur in einem Fistelgang am unteren Rande des Bestrahlungsfeldes wurden nach längerem Suchen noch Drüsen nachgewiesen. Bedenkt man den gewöhnlichen Verlauf der Aktinomykose im Bereich der Bauch- und Beckenorgane mit der schrankenlosen Ausdehnung des Prozesses und der Gefahr der Metastasierung, so ist der Effekt der Röntgenbestrahlung besonders sinnfällig, schreibt Schugt weiter. Man könne sagen, daß es die Sekundärinfektion gewesen ist, die hier schließlich den tödlichen Ausgang verschuldet hat und daß die Aktinomykose selbst in weitgehender Ausheilung begriffen war.

2. Fall, Martius. Eine 54 Jahre alte Frau wurde im Oktober 1926 der Göttinger Frauenklinik mit dem Verdacht auf maligne Neubildung im Abdomen überwiesen. In den letzten Monaten hatten sich zuerst langsam, dann schnell zunehmende Beschwerden im Unterleib mit Abmagerung und Stuhlgangschwierigkeiten eingestellt. Bei der Aufnahme fand sich bei der sehr elend aussehenden Frau, die bis auf 88 Pfund abgemagert war, das ganze kleine Becken von Tumormassen ausgemauert, die den Darm fest umfaßten und von denen sich links ein kindskopfgroßer, derber, bis 4 Querfinger unterhalb des Nabels reichender Tumor abgrenzen ließ. Der Uterus war aus den Tumormassen nicht deutlich herauszutasten.

Da kein Fieber bestand und auch vorher nicht bestanden hatte, wurde zur Probelaparotomie geschritten. Dabei zeigte sich das kleine Becken durch Verwachsungen dachförmig verschlossen. Im Verlauf der weiteren Operation wurde ein enteneigroßer Tumor des linken Eierstocks aus seinen festen Verwachsungen ausgeschält. Zusammen mit der Tube wurde er entfernt und die Bauchhöhle nach entsprechender Versorgung des Wundgebietes wieder geschlossen. Das exstirpierte Ovarium hatte eine rosafarbene Oberfläche, die weiße Knötchen hindurchschimmern ließ. Die Schnittfläche zeigte eine morsche Konsistenz und dicht beieinanderliegende bis linsengroße, weißliche Knötchen. Auf Druck entleerten sich Eiterpfröpfe. Die mikroskopische Untersuchung bestätigte den schon bei der Operation aufgetretenen Verdacht auf Aktinomykose.

Der operative Eingriff wurde gut überstanden und zur Nachbehandlung eine Röntgenbestrahlung angeschlossen. Bei dem am 17. 11. 26 vor der ersten Röntgenbestrahlung erhobenen Tastbefund hatte das früher beschriebene derbe Infiltrat an Ausdehnung zugenommen, war bretthart, füllte fast das ganze kleine Becken aus und umklammerte das Rectum.

Die Bestrahlungsdaten der ersten Bestrahlungsserie waren folgende: Benutzt wurde eine mit 0,5 mm Kupfer + 3 mm Aluminium gefilterte Strahlung mit einer Spannung von 200 kV und eine Belastung von 6 mA. Es wurden bei jeder Bestrahlung ein durch Bleigummi abgedecktes großes Bauchfeld, das vom Nabel bis zur Schamfuge und seitlich bis zu den Sp. il. ant. sup. reichte und ein entsprechendes Rückenfeld bestrahlt, und zwar erhielt die Kranke

am 19. 11. 26 bei einem Fokus-Hautabstand von 35 cm auf jedes Feld 150 r
am 26. 11. 26 bei einem Fokus-Hautabstand von 50 cm auf jedes Feld 50 r,
am 2. 12. 26 bei einem Fokus-Hautabstand von 50 cm auf jedes Feld 50 r,
am 6. 12. 26 bei einem Fokus-Hautabstand von 50 cm auf jedes Feld 50 r,

ohne Rückstreuung gemessen. Die Tiefendosis in der Mitte zwischen den beiden Feldern, rechnerisch ermittelt, betrug bei einem Körperdurchmesser der Patientin von 18 cm für die erste Bestrahlung (Hautdosis 150 r) 196 r, also etwa 30% der mit 660 r angenommenen HED (550 r + 20% Rückstreuung), und bei den folgenden Bestrahlungen (Hautdosis 50 r) in der Tiefe 65 r, also etwa 10% der HED.

Außerdem bekam die Kranke 6 intravenöse Injektionen von 5 ccm Yatren. Am 7. Dezember wurde sie vorläufig entlassen. Für zu Hause wurde ihr Jodkali in den üblichen Dosen verordnet.

Der Aufnahmebefund vor der 2. Bestrahlungsserie, zu der die Kranke am 11. 1. 27 wieder bestellt wurde, zeigte, daß der Prozeß sich inzwischen verringert hatte. Man konnte rechts aus dem Infiltrat einen kleinfaustgroßen, wohl den Uterus und die rechten Adnexe enthaltenden Tumor heraustasten. Das Rectum war noch fest umklammert. Im Gebiet der Bauchnarbe hatte sich ein gut handtellergroßes Bauchdeckeninfiltrat gebildet. Die Narbe selbst zeigte eine Fistelöffnung aus der viel Staphylokokkeneiter austrat. Es bestand noch keine Gewichtszunahme.

Die 2. Röntgenbestrahlung wurde in derselben Weise, wie oben angegeben, ausgeführt; und zwar erhielt die Kranke wieder auf ein großes Bauch- und Rückenfeld aus 50 cm Entfernung am 12. 1., 14. 1., 17. 1. und 19. 1. je 50 r. In der Mitte des bestrahlten Körperdurchschnittes wurden damit jedesmal wieder 10% der HED zur Wirkung gebracht. Außerdem erhielt die Kranke bis zu ihrer zweiten Entlassung am 27. 1. 27 5 intramuskuläre Injektionen von Radiophan.

Im Anschluß an die 2. Bestrahlung trat wieder eine auffallend schnelle Verkleinerung des Tastbefundes ein. Sowohl die Platte in der Bauchwand und der rechtsseitige Tumor, als auch die Tiefeninfiltrate waren wesentlich verkleinert. Im weiteren Verlauf wurde die Kranke einem anderen Arzt überwiesen, der einen viel Eiter enthaltenden Absceß durch einen Einschnitt in der linken Bauchseite eröffnete. Schließlich wurde die Patientin vom 17. bis 23. 7. 27 zur 3. Bestrahlung aufgenommen. Der Uterus hob sich jetzt zusammen mit einem ihm rechts aufsitzenden pflaumengroßen Knoten deutlich ab und war etwas beweglich. Das Bauchdecken- und Beckeninfiltrat hatte an Umfang abgenommen. Die beiden Fisteln sezernierten damals noch. Sie haben sich erst im Herbst 1928 vollständig geschlossen. Die dritte Bestrahlung erfolgte am 19. und 23. 7. 27, und zwar wiederum mit einem großen Bauch- und Rückenfeld und einer Hautdosis von je 50 r.

Danach ist die Patientin nicht mehr behandelt worden, da sich ihr Befinden zusehends besserte. Im Mai 1928 hob sich der Uterus schon frei heraus. Das Gewebe rechts neben der Gebärmutter war zart und weich. Links bestand noch eine zweifingerdicke, narbige Anschwellung. Im übrigen war das kleine Becken und besonders die Umgebung des Darms frei. Bei einer am 1. 11. 29 vorgenommenen Nachuntersuchung hatte die Patientin 42 Pfund zugenommen, war völlig arbeitsfähig und fühlte sich ganz gesund. Die Stuhlentleerung war regelmäßig. Der Leib und die Narbe waren weich, die Fisteln verheilt. Der Uterus war etwas nach rechts geneigt, fühlte sich etwas groß an und hatte seine Beweglichkeit wieder gewonnen. Links fühlte man der Beckenwand aufsitzend eine narbige, höchstens feigengroße Auflagerung, sonst war das ganze kleine Becken frei.

Martius möchte den günstigen Verlauf dieses Falles in erster Linie der mit kleinen fraktionierten Dosen ausgeführten Röntgenbestrahlung zuschreiben, da die Jodkalibehandlung nicht so konsequent durchgeführt worden ist, um ihr einen wesentlichen Anteil an dem Erfolg zusprechen zu können. Auch die Yatren- und Radiophaninjektionen dürften nach seiner Ansicht nur eine unterstützende Rolle gespielt haben. Der Beweis für die günstige Wirkung der Röntgenbestrahlungen sei das prompte Zurückgehen der Infiltrate im Anschluß an die einzelnen Bestrahlungen.

3. Fall Schugt. 24jährige Patientin, vor 4 Jahren Abort mit Curettage, danach langdauernde, fieberhafte Unterleibsentzündung. Ende Februar 1928 mit Leibschmerzen und Fieber erkrankt. Am 17. 3. 28 fand man die rechten Adnexe hühnereigroß, die linken Adnexe leicht verdickt, 6. 4. und 1. 5. 28 Incision des Douglas und Entleerung von reichlich rahmigem, nicht riechendem Eiter aus der rechten Adnexgegend. Die mikroskopische Untersuchung des Eiters ergab vereinzelte stecknadelkopfgroße Partikelchen, die sich mikroskopisch als Aktinomykosedrüsen erwiesen. Gefärbt: Grampositive Pilzfäden; keine sonstigen Mikroorganismen.

Da die Diagnose Aktinomykose besonders schwerwiegend erschien, wurde der größte Teil desselben Eiters ins Hygienische Institut Köln (Direktor Prof. Dr. R. Müller) geschickt, in der sicheren Annahme einer Bestätigung. Dort wurde jedoch die Diagnose offengelassen. Mitteilung vom 23. 5. 28: In den verschiedensten angelegten Kulturen, aerob und anaerob, flüssig und fest, konnten Aktinomykosepilze nicht gezüchtet werden, auch mikroskopisch war hier der Nachweis nicht möglich.

Ein erbsengroßes Stück Granulationsgewebe (?) das sich am 4. 5. 28 in einem Drain befand, wurde zur histologischen Untersuchung ins Pathologische Institut Köln (Prof. Dr. Dietrich) geschickt. Ergebnis laut Mitteilung vom 11. 5.: Das Stückchen besteht aus jungem Granulationsgewebe und fibrinös-eitrigem Exsudat. Darin finden sich kleine Pilzfäden von Leukocyten umschlossen. Diese sind grampositiv, bilden aber keine Kolben, vielmehr langauslaufende Fäden. Auch die Anordnung in der Mitte ist locker, nicht wie bei Aktinomykose. Demnach liegen Streptothrixhäufchen, keine Aktinomykose vor.

Die medikamentöse Behandlung wurde von vornherein auf Aktinomykose eingestellt. Die Kranke erhielt im Laufe von $2^1/_2$ Monaten u. a. etwa 200 g Jodkali in Lösung per os. Im übrigen wurde möglichst die übliche Heizbehandlung angewandt und auf allgemeine Kräftigung der größte Wert gelegt.

Nach einer Besserung ergriff der Prozeß Ende Mai 1928 die linken Adnexe. Hier kam es allmählich unter Temperaturanstieg und heftigen Schmerzen zu einer hühnereigroßen Schwellung. Die Blutkörperchensenkungszeit nach Linzenmeier (Bks.) schwankte zwischen 11 und 30 Minuten. Als keine Besserung zu bemerken war, 20. 7. 28 Röntgenbestrahlung der linken Adnexgegend: Tubus 15 × 13 cm, FHA 30 cm, Filter 0,5 mm Zn. Hautdosis 150 r (Symmetrieapparatur), Durchmesser der Patientin etwa 18 cm. Herddosis etwa 10% der HED (HED 500 r).

8 Tage später subjektive Besserung. 8 Wochen später, Anfang Oktober 1928, erkrankte die Patientin jedoch wieder schwer, mit hohem Fieber und peritonitischen Erscheinungen. Es wurde ein gut faustgroßer linksseitiger Adnextumor festgestellt (Prof. Polano-München). Eröffnung mehrerer Abscesse vom Douglas aus. Dabei fand man, daß das retroperitoneale Bindegewebe links und um das Rectum ergriffen war. In dem Eiter wurde im November 1928 auch im Hygienischen Institut München von Prof. Dr. Knorr Aktinomykose festgestellt. 26. 11., 18. 12. 28 und 11. 1. 29 Röntgenbestrahlungen (Dr. G. A. Weltz und Dr. W. Peters-München) am Unterleib jedesmal von hinten und vorne in großen Feldern je 110 r auf die Haut, bei 40 cm Fokus-Hautabstand, im ganzen also 330 r pro Feld, Filterung 0,5 mm Zn. Genauer wurde am 26. 11. 28 und 11. 1. 29 die linke untere Bauch- und Rückenhälfte unter Abdeckung der rechten Hälfte bestrahlt. Am 18. 12. 28 wurde ein handbreiter Streifen über die Mittellinie hinaus von der rechten Seite mitbestrahlt. Die Herddosis betrug etwa 20% der HED pro Sitzung.

Die Kranke entfieberte gänzlich und erholte sich gut. Anfangs Februar 1929 beschwerdefrei. Der objektive Befund am Genitale (hühnereigroßer Tumor in der linken Adnexgegend), eine starke Beschleunigung der Bks. (31 Minuten) zeigten jedoch noch das Vorhandensein eines akuten Entzündungszustandes an. Als nach 6 Wochen die Bks. unverändert noch stark beschleunigt war und es aus einer kleinen Fistel im hinteren Scheidengewölbe eiterte, wurde die Röntgentherapie am 20. 3. und 10. 4. 29 fortgesetzt: Jedesmal ganzer Unterleib, Feldgröße 11 × 21 cm, Fokus-Hautabstand 50 cm, je 150 r vorne und hinten, Filter 0,5 mm Zn (Symmetrieapparatur), Tiefendosis 20—25% der HED.

7 Wochen nach der letzten Röntgenbestrahlung war die Bks. auf 62 Minuten angestiegen. Der Genitalbefund war wesentlich besser geworden: Uterus klein, anteflektiert, rechts neben ihm ein etwa kirschgroßes Knötchen. Adnexe und Parametrien im übrigen frei, Douglas weich. Die Bks. stieg weiter auf 95 Minuten, die Kranke nahm in 6 Monaten 12 Pfund an Gewicht zu, klagte gelegentlich über Wallungen, fühlte sich aber sonst wohl. Die Menses blieben längstens 5 Monate aus; in letzter Zeit machten sich funktionelle Blutungen bemerkbar.

Die völlige subjektive Heilung der Aktinomykose dauerte zur Zeit der Veröffentlichung etwa 1 Jahr an, die objektive über $^1/_2$ Jahr.

Nach diesen Berichten dürfte kein Zweifel darüber bestehen, daß die Röntgenstrahlen auch bei der Behandlung der weiblichen Genitalaktinomykose ein überaus wirksames Hilfsmittel darstellen.

Was nun die zur Behandlung der Aktinomykose notwendige Röntgenstrahlendosis anbelangt, so geht schon aus den Berichten hervor, daß sie bisher vorläufig nicht einheitlich ist. Greifen wir dabei noch auf die bei der chirurgischen Aktinomykose verwandten Dosen zurück, so ergibt sich, daß bisher für die Behandlung aktinomykotischer Prozesse neben sehr hohen Dosen auch ganz schwache Röntgenstrahlenmengen verwandt wurden. Nach Jüngling muß die Dosis im Ausbreitungsgebiet der Aktinomykose 50% der HED betragen. Diese Dosis wurde auch im Fall Reifferscheid-Schugt zur Wirkung gebracht. Holfelder nennt die Aktinomykose die einzige Entzündungsform, deren Bekämpfung nur mit maximal hohen Röntgendosen gelingt. Nach seinen Ausführungen nimmt die Aktinomykose in dieser Beziehung eine Sonderstellung unter allen Infektionen ein. In keinem anderen Gebiet könne man mit einer absoluten Regelmäßigkeit feststellen, daß die „Dosis maxima" die „Dosis optima" der Behandlung ist. Nirgends sei die nachteilige Wirkung kleinerer Strahlendosen sinnfälliger zu beobachten als bei der Aktinomykose. Bei dieser Krankheit müsse man mindestens Wirkungsdosen von 80—90% der HED verabfolgen, wenn man einen Erfolg erzielen will. Wenn im Laufe der Strahlenbehandlung eine Verschlimmerung der entzündlichen Erscheinungen auftrete, so dürfte man sich dadurch nicht irre machen lassen, vielmehr sei es zweckmäßig, die bestehende Röntgenreaktion sofort bis zu einer Dosis von 120% der HED nach Pfahler aufzusättigen. Er selbst habe auf diese Weise bisweilen auch scheinbar völlig verlorene Fälle zur glatten Ausheilung bringen können. Grünthal hat die Erfahrung gemacht, daß höhere Dosen von 70 bis sogar 90% der HED bessere Erfolge zeitigen als Dosen zwischen 50 und 70%. Bei Fällen von abdominaler Aktinomykose hätten probeweise gegebene niedrigere Dosen niemals einen so deutlich sichtbaren Erfolg bewirkt wie die später verabfolgten höheren Dosen. Wir selbst haben in den uns zur Bestrahlung überwiesenen Fällen von chirurgischer Aktinomykose stets 70—80% der HED appliziert und gute Erfolge damit erzielt.

Im Gegensatz zu den bisher angeführten Strahlenmengen wurden nun für die Röntgenbehandlung der weiblichen Genitalaktinomykose wiederholte Bestrahlungen mit kleineren Dosen vorgeschlagen. Martius applizierte mehrfach 10% der HED. Schugt trat neuerdings gleichfalls für „relativ kleine über längere Zeit verteilte Dosen" ein. Bloch betonte zu dem von ihm beschriebenen Fall von Walthard, daß auch er mit kleinen Dosen behandelt worden wäre. Auch der Fall von Ahltorp wurde wiederholt nur mit einem Viertel bis einem Drittel HED bestrahlt. Im Fall Haselhorst wurden 15% der HED zur Wirkung gebracht. Doch betont Haselhorst, daß die Dosis im Hinblick auf den geschwächten Allgemeinzustand so niedrig gewählt wurde.

Martius hält kleine Dosen bei der Genitalaktinomykose deshalb für nötig, weil größere Strahlenmengen zu einer zu schnellen Einschmelzung der Entzündungsprozesse führen könnten, was im Abdomen wegen der Durchbruchsgefahr in die Bauchhöhle nicht unbedenklich sei. Diese Gefahr dürfte aber kaum vorhanden sein. Denn schließlich bestünde die von Martius in Erwägung gezogene Möglichkeit auch für die chirurgische Abdominalaktinomykose. Trotzdem empfiehlt ein auf diesem Gebiet erfahrener Röntgenologe wie Holfelder auch für diese Form die höhere Dosis von 80—90% der HED. Auch betont Grünthal auf Grund eigener Beobachtungen ausdrücklich, daß die höheren Dosen bei der Abdominalaktinomykose bessere Erfolge zeitigen würden als niedrige. Damit scheint die von Martius angedeutete Gefahr bei der Abdominalaktinomykose nicht zu bestehen, was bei den gleichen Verhältnissen dann auch für die weibliche Genitalaktinomykose gelten würde.

Andererseits geht allerdings aus den Berichten von Martius und Schugt hervor, daß auch kleinere Dosen bei der Aktinomykose von Erfolg sein können. Doch muß hervorgehoben werden, daß die Heilung im Fall von Martius einen sehr langsamen Verlauf genommen hat. Es war schon über 1 Jahr verflossen, ehe Martius seine Patientin als geheilt erklären konnte. Eine ähnlich lange Zeit scheint die Heilung im Fall von Schugt in Anspruch genommen zu haben.

Auch erscheint es uns nicht unwesentlich, auf eine Besonderheit im Fall Schugt hinzuweisen. Bei diesem wurden Bestrahlungen mit steigenden Dosen vorgenommen. Die Dosis wurde von 10% der HED über 20% auf 25% der HED gesteigert. Dadurch ist dann schließlich eine 5monatige Amenorrhöe eingetreten. In dieser Zeit machte die Besserung schnelle Fortschritte. Daraus könnte man schließen, daß die Ruhigstellung des Genitals für die Abheilung der Genitalaktinomykose von Vorteil ist. Es würden dann ähnliche Verhältnisse vorliegen, wie wir sie im Band IV/2, 1. Teil für die puerperalen und gonorrhoischen Genitalentzündungen beschrieben haben. Dort wiesen wir darauf hin, daß die Menstruation die durch konservative Maßnahmen eingeleitete Heilung ungünstig beeinflußt und zur Zeit der Menstruation vielfach ein Aufflackern des schon in Rückbildung begriffenen Prozesses eintritt. Deshalb haben wir in solchen Fällen zur Unterstützung der üblichen Behandlungsmethoden geraten, je nach dem Alter der Patientin die Ovarfunktion vorübergehend oder für immer auszuschalten. Es wäre denkbar, daß die menstruellen Vorgänge auch die Abheilung einer Genitalaktinomykose ungünstig beeinflussen und daher auch bei dieser Krankheit die zeitliche oder dauernde Ausschaltung der Ovarfunktion von Vorteil ist. Die zur Erreichung dieser Effekte notwendigen Dosen von 28 und 34% der HED müßten dann als niedrigste Dosen bei der Strahlenbehandlung der Genitalaktinomykose angesehen werden. Wer sich scheut, diese auf einmal zur Wirkung zu bringen, könnte sie selbstverständlich auch verzettelt verabfolgen.

Wir verfügen über keine Erfahrungen mit der Bestrahlung der Genitalabdominalaktinomykose. Dagegen haben wir eine größere Anzahl von Aktinomykose des Kiefers bestrahlt, Fälle, die uns der Direktor der Universitäts-Zahnklinik in Erlangen, Prof. Dr. H. Reinmöller, überwies. Bei diesen Fällen hat sich einwandfrei gezeigt, daß man mit kleinen Dosen nicht auskommt. Die besten Ergebnisse wurden mit einer Dosis von 80%

der HED im gesamten Ausbreitungsgebiet erzielt, und zwar wurde diese Dosis im Abstand von 7 Wochen wiederholt. In einigen Fällen haben wir auch eine dritte Bestrahlung nach einem weiteren Intervall von 3 Monaten vorgenommen. Wir verfügen jetzt schon über Fälle, deren Heilung mehr als 5 Jahre zurückliegt.

Über die Wirkung der Röntgenstrahlen bei der Aktinomykose sind die Anschauungen noch geteilt. Einzelne Autoren glauben, daß es sich hier ähnlich wie bei der Strahlenbehandlung der Tuberkulose um eine unspezifische Reizwirkung handelt, weil durch den bei der Bestrahlung ausgelösten Zellzerfall die Abwehrkräfte des Organismus zu erhöhter Funktion angeregt würden. Es wird auch darauf hingewiesen, daß experimentelle Bestrahlungen an Kulturen von Aktinomyces bovis mit therapeutisch nicht mehr anwendbaren Dosen keine schädigende Wirkung auf das Wachstum der Pilze ausgelöst haben. Ähnliche Erfahrungen wurden auch bei der Bestrahlung von Tuberkelbacillen gemacht.

Die Beweiskraft solcher Bestrahlungen in vitro wird vielfach überschätzt, denn da bei den kleinen Objekten die Streustrahlung meist fehlt, so ist es sehr fraglich, ob tatsächlich hohe Dosen in Anwendung gekommen sind. Es ist hier nicht der Ort näher darauf einzugehen. Unsere in Gang befindlichen Versuche lassen heute schon erkennen, daß es sehr wohl bereits mit therapeutisch anwendbaren Dosen eine Schädigung des Strahlenpilzes gibt.

Jedenfalls haben die Erfahrungen bei der chirurgischen Aktinomykose bewiesen, daß die Röntgenstrahlen bei der Behandlung dieser Erkrankung ein wirksames und zuverlässiges Hilfsmittel sind. Auch Fälle von Genitalaktinomykose wurden mit gutem Erfolg durch Röntgenstrahlen angegangen. Bei der absolut unbefriedigenden Wirkung anderer Maßnahmen muß die Röntgentherapie bei der Genitalaktinomykose als die Methode der Wahl bezeichnet werden. Es ist sinnvoll, die Röntgenstrahlenwirkung durch bewährte andere Mittel, wie Jodkalimedikation oder neuerdings durch Yatreninjektionen, zu unterstützen.

Röntgenschäden[1].

a) Allgemeines.

Röntgenstrahlen können Körperzellen zerstören. Sie sind also als ein höchst differentes Medikament zu betrachten, mit dessen Verabreichung allerlei Schaden angerichtet werden kann.

In der Tat ist mit der weiteren Verbreitung der Röntgenstrahlenverwendung auch eine verhältnismäßig große Anzahl von Schäden bekannt geworden. Diese Feststellung ist um so bedauerlicher, als mit weit gefährlicheren Medikamenten, welche der Arzt jeden Tag verordnet — wir denken z. B. an Morphium, Chloroform usw. —, Schädigungen kaum mehr vorkommen.

Dieser Widerspruch hat aber seinen Grund darin, daß die Arzneimittel gemeinhin und ihre Anwendung unter viel besserer Kontrolle stehen als die Röntgenstrahlenanwendung und daß vor allem ihre Verabreichung durch die Aufmerksamkeit zweier getrennt arbeitender Personen beaufsichtigt wird.

Wenn der Arzt einen Fehler in der Rezeptur begeht, kann ihn der Apotheker entdecken und den Arzt benachrichtigen. Besonders wichtig ist auch, daß die Arzneimittellehre zu den Studienfächern gehört, die der Arzt absolvieren muß, worüber er Kenntnisse in einem Examen nachzuweisen hat. Auch der Apotheker lernt viele Jahre hindurch die korrekte Bereitung der Arzneimittel. Wir wollen trotzdem bekennen: Wenn mancher Arzt die sehr differenten Arzneimittel selbst dispensieren oder gar selbst herstellen müßte, stünde zu befürchten, daß infolge der bei vielen vorhandenen Unkenntnisse in der Pharmakologie, Toxikologie und Chemie auch mit verhältnismäßig harmlosen Präparaten noch Schädigungen angerichtet würden.

In der Röntgenologie aber herrscht heute noch dieser einzigartige Zustand: Nicht bloß der Arzt, jeder darf sich einen Röntgenapparat kaufen und verwenden. Ärzte und Laien aber, die von den biologischen und physikalischen Grundlagen der Röntgenstrahlenanwendung nichts oder nur wenig verstehen, stellen das höchst differente Medikament „Röntgenstrahlen" selbst her und applizieren es dem Patienten. Es besteht keine Kontrolle für die Möglichkeit menschlichen Irrtums und ein durch Sachkenntnis nicht getrübtes Urteil läßt keine Hemmungen in der Anwendung der Röntgenstrahlen aufkommen.

Diese Anklage richtet sich aber weniger gegen den ungenügend vorgebildeten Bestrahler selbst; denn er hat oft keine Zeit und Gelegenheit, weder auf der Hochschule, noch im späteren Leben, die Grundlagen für die Röntgenologie wirklich zu erlernen. Weder Röntgendiagnostik noch Röntgentherapie sind „Fächer" im Lehrplan der Universitäten. Die

---

[1] Ausschließlich der Nachkommenschaftsschädigung und der Blutschädigung. Erstere wurde bereits im Bd. IV, 2, 1. Hälfte abgehandelt, letztere ist in einem späteren Sonderkapitel eingehend dargestellt.

kurzen röntgenologischen Ausbildungskurse stellen stets nur ein mehr oder weniger schlechtes Surrogat dar.

Die Art der Röntgenstrahlenverwendung bringt es außerdem mit sich, daß bei unvorsichtigem Arbeiten nicht nur der Patient, sondern auch der behandelnde Arzt sowie die Hilfskräfte geschädigt werden können. Dementsprechend kam es in der Frühzeit der Röntgentherapie, als man über die Wirkungen der Röntgenstrahlen noch keine genügenden Kenntnisse hatte, häufiger auch zu Schädigungen bei den Bestrahlern.

Die Art der Schäden, die durch Röntgenstrahlen gesetzt werden können, sind nun mannigfaltige. Es läßt sich aber dieses große Gebiet in bestimmte Einzelgruppen einteilen.

Wir unterscheiden zunächst:

1. die lokalen Schädigungen,
2. die allgemeinen Schädigungen.

In beiden Gruppen gibt es alle Grade. Angefangen von den leichtesten Schädigungen, die so harmlos sind, daß sie spontan ausheilen können, bis zu den schwersten Beeinträchtigungen des Körpers, an denen der Mensch zugrunde gehen kann. Von den allgemeinen Schädigungen sei hier abgesehen. Sie treten vornehmlich als Röntgenkater, Strahlenintoxikationen und Blutbildschädigung in Erscheinung. Die beiden ersteren haben wir bereits besprochen. Die Blutbildschädigung wird in einem späteren Kapitel eingehend behandelt.

Im folgenden befassen wir uns daher nur mit den lokalen Schädigungen. Auch diese lassen sich wieder in Gruppen einteilen:

1. Akut einsetzende Schädigungen, die Verbrennungen.
2. Langsam sich entwickelnde, chronisch verlaufende Schädigungen.
3. Die Kombinationsschädigungen. Darunter sind solche Schädigungen zu verstehen, bei denen durch die Röntgenstrahleneinwirkung nur eine Vorbedingung zur Schadenentstehung geschaffen wird, die Manifestierung des Schadens aber erst durch eine weitere, unter Umständen an sich harmlose Noxe stattfindet.

Die als Verbrennungen bezeichneten akuten Röntgenstrahlenschäden sind bekannt, seit überhaupt Röntgenstrahlen angewendet werden. Sie entstehen durch Überschreitung der für jedes Körpergewebe eigentümlichen Toleranzdosis gegen Röntgenstrahlen. Sie dokumentieren sich in Form von Entzündung, geschwürigem Zerfall und Zerstörung der von Röntgenstrahlen getroffenen Gewebe. Aus dieser Definition geht hervor, daß Verbrennungen an allen möglichen Körperstellen, sowohl an der Oberfläche als auch in der Tiefe eintreten können. Es ist also unrichtig, wenn man einen prinzipiellen Unterschied zwischen Verbrennung der Haut und der Organe in der Körpertiefe macht. Nur der angerichtete Schaden kann sich in verschiedener Weise auswirken. So verläuft z. B. eine Röntgenverbrennung, die eine Perforation des Magendarmkanals hervorruft, deletärer als eine oberflächliche Schädigung der Haut.

Daß Hautverbrennungen in weit größerer Zahl als Tiefenschäden beobachtet wurden, hat seinen Grund in der Tatsache, daß die Röntgenenergie mit der Entfernung von der Röhre abnimmt und auch durch Absorption im Körpergewebe abgeschwächt wird, also in der Körpertiefe wesentlich geringere Strahlenmengen zur Auswirkung gelangen als an der Haut. Solange wir auch nur wenig durchdringungsfähige Röntgenstrahlen zur

Verfügung hatten, waren Verbrennungen in der Tiefe unmöglich. Als aber die Erzeugung durchdringungsfähigerer Strahlen, etwa von der Penetranz unserer heutigen Strahlenqualitäten, gelungen war, kamen auch tieferliegende Verbrennungen zur Beobachtung.

Die Bezeichnung „Verbrennung" wurde gewählt, weil die beobachteten Röntgenschädigungen mit den durch das Glüheisen gesetzten Verbrennungen größte Ähnlichkeit aufweisen.

b) Die Röntgenschädigungen der Haut.
1. Einteilung der Hautschädigungen nach der Literatur.

Holzknecht hat für die Schädigung der Haut vier Reaktionsgrade aufgestellt.

Die Reaktion 1. Grades umfaßt einen nach etwa dreiwöchiger Latenz auftretenden Haarausfall mit leichter Desquamation.

Die Reaktion 2. Grades entspricht einem etwa 2 Wochen nach der Bestrahlung auftretenden Erythem mit Hyperämie, Schwellung und Infiltration, manchmal verbunden mit Hitze- und Spannungsgefühl oder unangenehmen Sensationen an der Bestrahlungsstelle.

Beide Reaktionen gehen später in eine Pigmentation ohne schädigende Folgen über. Sie sind eigentlich keine Schädigungen im engsten Sinne des Wortes, da sie schon nach verhältnismäßig kurzer Zeit ohne bleibenden Schaden ausheilen.

Die Erscheinungen bei der Reaktion 3. Grades entsprechen einem nach einwöchiger Latenz auftretenden blauroten Erythem, das gelegentlich in Blasenbildung übergeht und stärkere Schmerzen verursacht. Die oberflächlichen Hautschichten können sich in weitem Umfang abstoßen, die Papillen werden zerstört, Schweiß- und Talgdrüsen geschädigt. Nach 6—12 Wochen kommt es zur Ausheilung. Es bleiben aber Hautatrophien und Teleangiektasien jahrelang zurück.

Die Reaktion 4. Grades: Nach einer Latenz von wenigen Tagen tritt ein blaurotes Erythem mit Blasenbildung auf, an die sich eine tiefgreifende Gewebsnekrose anschließt. Der Gewebszerfall vollzieht sich unter stärksten Schmerzempfindungen. Es bildet sich ein Geschwür mit speckigem Belag aus. Meist zeigt das Ulcus monatelang keine Heilungstendenz und erst nach Jahren kann die Abstoßung des Schorfs und die Überhäutung an der Peripherie beginnen, doch ist die Heilungstendenz immer noch eine sehr schlechte. Kommt es zur Vernarbung, dann sieht die Narbe hell aus und zeigt Kontraktionsstreifen.

Eine weitere, aber weniger gebrauchte Einteilung der Röntgenhautschädigungen, die zweifellos die klinischen Bilder sowohl in bezug auf ihre Reihenfolge, als auch auf ihre Stärkegrade am vollständigsten erfaßt, wurde von Kienböck und Dohan aufgestellt.

Erwähnt seien ferner noch die Stadieneinteilungen nach Oudin und nach Jutassy.

Ehe nun näher auf klinische Einzelheiten der verschiedenen Grade der Hautschäden eingegangen wird, ist es notwendig, eine prinzipielle Feststellung zu machen. Der Ablauf der Reaktion nach der Strahleneinwirkung hängt nicht bloß von der Quantität, sondern auch von der Qualität der Strahlung ab [1]. Dies vorauszuschicken scheint uns deswegen notwendig, weil in der Literatur kein Unterschied zwischen der durch weiche und der durch harte Strahlen gesetzten Verbrennung gemacht wird. Dieser Unterschied besteht aber und erklärt sich einerseits aus der andersartigen Einwirkung

---

[1] Diese unsere Beobachtung wurde kürzlich (1934) auch von G. Schwarz und Frank bestätigt.

der Strahlen verschiedener Wellenlänge auf die Zellen, andererseits aber aus der einfachen Tatsache, daß wenn mit einer hochdurchdringungsfähigen Strahlung überdosiert wird, nicht bloß oberflächliche Gewebsschichten, sondern auch tiefere getroffen werden. Dadurch wird sowohl der Ausheilungsprozeß der Röntgenschädigung verlangsamt, es wird aber auch infolge der Schädigung der Umgebung und der größeren Tiefenschädigung die Nekrotisierung des Gewebes in viel größerem Umfang vor sich gehen.

Die von Holzknecht und anderen Autoren aufgestellten Reaktionsgrade entstammen einer Zeit, in der nur mit wenig durchdringungsfähigen Strahlen gearbeitet wurde. Daher sehen wir bei Röntgenverbrennungen, die mit den heute üblichen Strahlen gesetzt werden, sowohl zeitlich einen anderen Ablauf als auch eine andere Reaktionsstärke. In großen Zügen kann aber auch heute noch die Einteilung von Holzknecht benützt werden.

Will man aber die Reaktionen auf die Endstadien beziehen, dann kommt das Schema von Schreus in Betracht, der für die akuten Schädigungen folgendes aufstellt:

1. Pigmentation ohne Erythem.
2. Erythem, Ödem.
3. Nekrosen.

2. Der Ablauf der Röntgenreaktion.

Wollen wir die Art und Weise der Einwirkung der Röntgenstrahlen auf die Haut studieren, dann dürfen wir diese Beobachtungen nur mit solchen Strahlendosen anstellen, die nur eine mäßige Reaktion — im Sinne der Holzknechtschen Einteilung 2. Grades — hervorrufen können. Die 1. Erscheinung, die man nach der Bestrahlung der Haut mit der vorhin geschilderten Dosis feststellen kann, ist das sog. Früherythem. Es wurde zuerst 1901 von Kienböck erkannt und beschrieben. Seinen Namen erhielt es 1902 von Alban Köhler. Holzknecht prägte 1903 hierfür den Namen „Vorreaktion"[1]. Dieses Früherythem tritt als leichte Rötung der Haut in Erscheinung und schließt sich umgehend an die Bestrahlung an. Bei einzelnen Patienten wird es sofort sichtbar, bei anderen dauert es mehrere Stunden, bis es zur Ausbildung kommt. Die zarte Rötung bleibt im Höchstfall 3mal 24 Stunden bestehen, um dann wieder vollkommen zu verschwinden. Es setzt jetzt das sog. Latenzstadium ein, ein Stadium ohne jede makroskopisch sichtbare Reaktion der Haut. Es dauert 8—10 Tage und leitet über zur Hauptreaktion (Flaskamp). Den Auftakt zu dieser Phase bildet das Haupterythem. Dieses unterscheidet sich vom Früherythem insofern, als es eine wesentlich intensivere Rötung aufweist und je nach der Größe der applizierten Dosis einen stärkeren oder geringeren Farbton zeigt. Wurde die Dosis in der Höhe der HED verabfolgt, dann tritt nach einem Höhepunkt — ungefähr am 16. Tage — ein langsamer Rückgang der Rötung ein: Es folgt eine Pigmentierung dergestalt, daß die rötliche Feldverfärbung allmählich durch eine bräunliche ersetzt wird.

In der 4.—6. Woche ist dann eine ausgesprochene zarte Bräunung vorhanden, die weniger durch die Höhe der Dosis als durch die Körperverfassung des Patienten eine hellere oder tiefere Farbe aufweist. Diese Pigmentierung bleibt viele Monate in gleicher Stärke bestehen. Erst sehr spät beginnt sie langsam abzublassen, um nur bei wenigen Patienten ganz zu verschwinden; bei der Mehrzahl kann man die Bestrahlungsfelder noch nach Jahren an einer zarten Bräunung erkennen.

---

[1] Brauer schuf hierfür den Namen Primärerythem, Groedel Hautfrühreaktion.

Während nun die Hauptreaktion mit Haupterythem und Pigmentierung in ihrer Stärke von der Größe der Dosis soweit abhängig ist, daß 10% Dosenunterschiede bereits eine deutliche Veränderung am Erythem erkennen lassen, ist das Früherythem in weitem Maße unabhängig. Es tritt nach unserer Beobachtung auf der Haut des gesunden Menschen — bestimmte Einflüsse werden später besprochen — bereits bei 60% der HED auf[1]. Aber auch nach Applikation von 110—120% der HED ist das Früherythem nicht stärker. Man kann also — was für die Praxis von allergrößter Bedeutung ist — aus dem Früherythem niemals einen Rückschluß auf Dosis und biologischen Endeffekt ziehen (Wintz, Flaskamp).

Dafür kann nur die Hauptreaktion herangezogen werden bzw. noch genauer die Follikelschwellung. Diesen Begriff haben Ritter, Rost und Krüger folgendermaßen beschrieben: Ist die Dosis groß genug, so bildet sich nach einer bestimmten Latenzzeit auf der im Anschluß an das Erythem pigmentierten Partie die Follikelschwellung aus. Es entstehen auf der pigmentierten Haut eine große Anzahl rötlicher Pünktchen, die allmählich größer werden und deutlich prominieren. Das Zentrum der Prominenz entspricht jedesmal einem Follikel.

Um zwischen Follikelschwellung und Dosishöhe eine Abhängigkeit feststellen zu können, muß man wissen, daß die Follikelschwellung sowohl isoliert auftreten kann als auch in Form der Einleitung zu stärkeren Erythemen, etwa im Sinne der Holzknecht-schen Reaktion 3. Grades. Im letzteren Fall ist es natürlich nicht möglich, eine bestimmte Dosis auf diese Follikelschwellung zu beziehen. Es ist uns aber gelungen, eine Dosis zu verabfolgen, bei der nur die isolierte Follikelschwellung auftrat, und wir konnten diese Dosis mit weitgehender Sicherheit auf 105—110% der HED festlegen. Gerade weil die Ablesung unserer üblichen Angaben für die HED (nach 8—10 Tagen leichte Rötung, nach 4—6 Wochen zarte Bräunung) stärkeren individuellen Schwankungen unterworfen ist, haben wir die Untersuchungen von Ritter, Rost und Krüger nachgeprüft. Wir haben im Gegensatz zu Miescher und Reisner gefunden, daß die isolierte Follikelschwellung nicht nur eine sehr leichte objektive Feststellung ermöglicht, sondern daß dieser Zustand für die gesunde Haut geradezu einen Fixpunkt in bezug auf die Dosierung darstellt. Daß wir uns nicht entschließen konnten, die „Follikeldosis" unserem biologischen Maßsystem zugrunde zu legen, hat seinen Grund darin, daß die Dosis im Bereich der „Gefahrenzone" liegt und schon leichte Schwankungen der Follikeldosis oder individuelle Faktoren zur Schädigung führen können.

Es wurde schon früher darauf hingewiesen, daß der Ablauf der Röntgenreaktion an der Haut in weitem Maße sowohl von der Dosis als auch von der Strahlenqualität abhängig ist. Die individuellen Schwankungen sind, gesunde Haut vorausgesetzt, äußerst gering. Es haben gerade die Untersuchungen der letzten Jahre gezeigt, daß die früher vermuteten großen Schwankungen nicht vorhanden sind. Nachdem Meßinstrumente geschaffen worden sind, die auch bei Transporten ihre Eichung festhalten, konnten sich viele Röntgenthera-peuten von der Tatsache überzeugen, daß der Begriff der HED nur in sehr geringen Grenzen schwankt. Was seinerzeit Grebe und Martius über Schwankungen in den einzelnen Instituten berichten, hat sich als Irrtum erwiesen. Es war ja auch vorauszusehen, daß die

---

[1] Reisner behauptet eine „eben sichtbare Rötung" bei harter Strahlung schon bei 15 und 30% der HED gefunden zu haben.

von diesen Autoren angegebenen Schwankungen, die bis zu 300% betrugen, auf einen Fehler in der Meßmethode und nicht auf individuelle Faktoren zurückzuführen seien.

Der Nachweis, daß die früher vermuteten großen individuellen Schwankungen doch nicht bestehen, hat aber nicht allein seinen Grund in der Vervollkommnung der Meßtechnik, wir müssen auch bedenken, daß die Strahlenqualitäten, mit denen jetzt durchwegs gearbeitet wird, gleichmäßiger geworden sind und dementsprechend ein größerer Parallelismus innerhalb der biologischen Reaktionen bestehen muß. Als Folge der Verwendung gashaltiger Röhren und schwachgefilterter Strahlung mit unkontrollierbaren Strahlengemischen mußten zwangsläufig große Differenzen unter den von einzelnen Röntgentherapeuten und Untersuchern beobachteten biologischen Reaktionen auftreten. Die Vereinheitlichung von Röhrentyp und Filter hat auch gleichmäßigere biologische Effekte herbeigeführt. Auch die zur Erzeugung der Hochspannung verwendeten Röntgenmaschinen sind heute gleichmäßiger. So läßt es sich erklären, daß die verschiedenen Untersucher, die die Röntgenreaktion der Haut bearbeitet haben, teils gleichmäßige, teils widersprechende Resultate gefunden haben.

Die Röntgenreaktion der Haut verläuft im Sinne einer Wellenbewegung. Diese zuerst genauer untersucht zu haben, ist das Verdienst von Miescher. Er stellt zunächst den normalen Typus auf, 3 Rötungswellen, welche in Abständen von einer bis mehreren Wochen aufeinanderfolgen. Die 1. Welle setzt zwischen dem 1. und 4. Tage, durchschnittlich am 2. Tage, die 2. zwischen dem 8. und 22. Tage, durchschnittlich am 15. Tag, die 3. zwischen dem 34. und 51. Tage, durchschnittlich am 39. Tag ein. Die 3. Welle ist in der Regel die Hauptwelle und enthält den maximalen Rötungswert [1].

Nun geht aus den Tabellen Mieschers hervor, daß bei schwachen Dosen nur 1 oder 2 Wellen gebildet werden, bei mittleren Dosen zeigen die Kurven 3 isolierte Wellen, bei noch stärkeren Dosen kommt es durch teilweise oder vollständige Verschmelzung der einzelnen Wellen zu einem zusammengesetzten Reaktionsbild, bei dem sich aber immerhin noch die einzelnen Wellen erkennen lassen.

Aus den von Flaskamp an der Erlanger Klinik vorgenommenen Untersuchungen, bei denen die Resultate Mieschers im wesentlichen bestätigt wurden, ergab sich, daß die Dosen, welche Miescher als „schwache" Dosen bezeichnet, zwischen 90 und 100% unserer HED liegen. „Mittlere" Dosen im Sinne Mieschers sind 105, 110 und 115%; „stärkere" Dosen liegen bei etwa 120—125%. Es hat sich aber auch gezeigt, daß der Wellenverlauf selbst von der Strahlenqualität weitgehend abhängig ist und daß man z. B. andere Reaktionsabläufe findet, wenn man statt einer Coolidgeröhre eine SHS-Röhre verwendet. Am gleichmäßigsten werden die Reaktionen bei Anwendung einer Strahlung ungefähr in dem Härtebereich, den Miescher mit Strahlung IV bezeichnet, entsprechend 38 cm paralleler Funkenstrecke, 0,5 mm Zinkfilter + 2 mm Aluminiumfilter, Coolidgeröhre, Symmetrieapparat.

Miescher hat dann weiter die Latenzzeit zwischen den einzelnen Wellen untersucht und fand, daß diese nur wenig abhängig ist von der Dosis, dagegen in der Hauptsache durch individuelle Faktoren bestimmt wird. Die Verkürzung der Latenzzeit bei wechselnder Dosis ist zum größten Teil nur eine scheinbare, indem bei zunehmender Intensität

---

[1] Ausnahmsweise tritt nach Miescher noch durchschnittlich am 60. Tage eine 4. Welle auf.

der Reaktion nicht nur die Reaktionswellen konfluieren, sondern auch die Reaktionsgröße
der ersten und besonders der zweiten Welle derart wächst, daß sie als Hauptreaktions-
wellen imponieren, während die eigentliche Hauptwelle bei der verstärkten Reaktion nicht
mehr in Erscheinung tritt. Eine wirkliche Verkürzung der Latenzzeit ist nur insofern vor
handen, als bei intensiveren Reaktionen die Welle sich erweitert.

Dazu glauben wir noch bemerken zu können, daß die Latenzperioden zwar mit qualitativ gleicher Strahlung beim einzelnen Individuum gleichmäßig verlaufen, daß sich aber
mit Veränderung der Strahlenqualität auch die Latenzperioden ändern.

Was nun die Schwankungen der individuellen Empfindlichkeit anbelangt, so hat
Miescher relativ große Werte gefunden: Nämlich 20% für höhere Reaktionswerte und
50% für niedere Reaktionswerte. Im Gegensatz hierzu stehen die Untersuchungen anderer
Autoren. Friedrich und Krönig fanden eine Schwankung der individuellen Empfindlichkeit von 10%, Seitz und Wintz von 10—15%, Fiedler von 15%. Einstimmigkeit
herrscht anscheinend aber darüber, daß es keine besonders strahlenüber- oder unterempfind-
liche Menschengruppe gibt. Reisner hat dies letzthin erst wieder betont.

Es erhebt sich nun die Frage, wie die verschiedenen in der Haut ablaufenden Röntgenreaktionen zu deuten sind. In der Literatur finden wir über alle diese Vorgänge große
Widersprüche. Die meisten Autoren sind der Ansicht, daß das Früherythem durch eine
lähmende Wirkung der Röntgenstrahlen auf die Gefäßnerven und damit auf die Gefäße
entstehe, deshalb sei auch dieses Früherythem nur eine vorübergehende Erscheinung. Das
Haupterythem wird als reaktive Entzündung infolge degenerativer Zellschädigungen angesehen.

Nun sprechen aber gegen die Annahme einer angioneurotischen Natur des Früherythems sowohl die Untersuchungen von Brauer, Ritter, Rost und Krüger, als auch
die Untersuchungen von Scholtz, der am ersten Tage nach der Bestrahlung ein Undeut-
lichwerden der Zellkonturen und eine erhöhte Färbkraft des Protoplasmas der Epidermis-
zellen festgestellt hat. Auch Miescher fand beim Früherythem schon am 1. Tage nach
der Bestrahlung Zellalterationen in Epidermis und Cutis und zum Teil reichliche perivasculäre Infiltrate, was nur im Sinne der Entzündung gedeutet werden kann.

Trotz alledem möchten wir die Entscheidung noch nicht für abgeschlossen betrachten,
denn wie weiter oben dargelegt wurde, sind die Symptome des Früherythems unabhängig
von der Dosis. In einem Dosenbereich von 60—110% der HED sieht das makroskopische
Bild des Früherythems gleichmäßig aus. Sicherlich ist aber das mikroskopische Bild
nicht das gleiche. Denn nach 110% der HED, den stärkeren Dosen Mieschers entsprechend,
wird in der Gesamtreaktion die Latenzzeit zwischen Früherythem und Haupterythem
meist übersprungen. Wir glauben sogar annehmen zu können, daß bei Dosen zwischen
120 und 130% der HED das Früherythem im strengen Sinne des Wortes überhaupt wegfällt
oder daß das Früherythem nach ganz kurzem Ablauf gleich ins Haupterythem übergeht.

Dagegen kann kein Zweifel darüber bestehen, daß das Haupterythem als reaktive
Entzündung angesprochen werden muß, denn nur so ist es verständlich, daß bei stärkeren
Dosen echte Entzündungsbilder von Anfang an die ganze Reaktion charakterisieren.

Es besteht jedoch kein Gegengrund anzunehmen, daß das Früherythem in der Hauptsache angioneurotischen Ursprungs ist. Dies gilt unseres Erachtens aber nur für Dosen
unter 90% der HED. Sowie höhere Dosen in Anwendung kommen oder wenn eine sehr

weiche Strahlung die oberflächlichsten Hautschichten in einer für uns unmeßbaren Weise beeinflußt, dann gesellt sich zu der reinen Gefäßwirkung noch die entzündliche hinzu.

Der Ausfall unserer Versuche (Wintz-Flaskamp) sowohl wie der von Miescher u. a. besagt nun weiter, daß es Fälle gibt, bei denen nur ein Früherythem auftritt, das Haupterythem aber wegfällt und später erst eine zartgebliche Pigmentierung der Haut einsetzt. Wir haben zahlreiche Fälle beobachtet, bei denen es überhaupt nur zu einem Früherythem kam (60—85% der HED), bei denen später auch keine Pigmentierung festzustellen war. Mikroskopisch lassen sich solche Fälle deswegen nicht klären, weil man nur auf das klinische Bild angewiesen ist und die histologische Untersuchung unmöglich ist, wenn man nicht nur in der Absicht des Versuches Excisionen machen will.

Nun zur Pigmentierung: Während Miescher den Grad der Pigmentierung in direkten Zusammenhang mit der Dosengröße bringt, verlangen unsere Ergebnisse eine gegensätzliche Deutung. Die Pigmentierung muß in der Hauptsache als eine zwangsläufige Folge des vorher abgelaufenen Haupterythems betrachtet werden. Fälle, in welchen kein Erythem vorhanden war und doch später eine Pigmentierung beobachtet wurde, sind außerordentlich selten. Die Stärke der Pigmentierung geht mit der Dosis parallel, insofern als sie nur nach Strahlenmengen einsetzt, welche ein Haupterythem erzeugen. Aber individuelle Schwankungen machen sich hier in viel stärkerem Maße geltend, denn letzten Endes ist die Pigmentierung abhängig von der Fähigkeit des Organismus, Pigment zu bilden.

Alle diese Untersuchungen haben einen eminent praktischen Wert denn sie sollen entscheiden, ob eine Hautreaktion so präzise erfaßt werden kann, daß sie als Grundlage eines Dosierungssystems dienen kann. Physiologische Schwankungen bei biologischen Reaktionen sind stets vorhanden. Es fragt sich nur, wie groß deren Breite ist. Dies ist aber bei der praktischen Verwertung der Hautreaktion nicht der springende Punkt. Vielmehr handelt es sich darum, ob eine bestimmte Hautreaktion unter der Bestrahlung mit der gleichen Deutlichkeit eintritt, wie etwa das Ansteigen der Quecksilbersäule im Thermometer bei steigender Wärmezufuhr. Eine derartige Genauigkeit besteht für die Hautreaktion nicht. Wir haben gezeigt, daß am Früherythem eine Dosengröße zwischen 60 und 110% der HED nicht abgelesen werden kann, dagegen lassen sich beim Haupterythem sowohl aus seiner Dauer als auch aus seiner Stärke Rückschlüsse auf die verabfolgte Röntgenstrahlenmenge ziehen. Da diese Reaktionsphase aber erst nach 8—10 Tagen oder bei höheren Dosen nach 5 Tagen auftritt, so kann sie nicht im Sinne eines exakten Maßes verwendet werden.

Dagegen kann man wohl die Gesamtreaktion an der Haut für die nachträgliche Berechnung der Dosis benützen. Man kann eine Dosis — wie dies ja von Seitz und Wintz in der HED geschehen ist — festlegen und kann sagen, daß eine solche Dosis eine bestimmte Reaktion hervorruft. So ist es natürlich auch möglich, eine Dosis auf das Symptom der Follikelschwellung zu beziehen und so erklären sich auch die Differenzen, die zwischen den Beobachtungen von Miescher, denen von Ritter, Rost und Krüger und den unserigen bestehen. Man kann nicht bestrahlen, bis eine Follikelschwellung einsetzt oder aus dem Bild einer Follikelschwellung sagen, daß eine bestimmte Dosis verabfolgt wurde. Man kann aber aus der Beobachtung des gesamten Reaktionsablaufes den Rückschluß auf die Dosis ziehen. Wenn dieser Reaktionsablauf zeigt, daß am 8. Tage eine Rötung,

in der Zeit vom 15.—20. Tage eine Follikelschwellung einsetzt, diese vom 30. Tage ab
verblaßt und gleichzeitig eine Pigmentierung einsetzt, dann kann man behaupten, daß
in diesem Fall die Durchschnittsdosis von 105% der HED verabfolgt wurde.

Die Hautreaktion als Maß der Strahlenmenge kann also nur als Kontrolle einer physikalisch festgelegten Dosis dienen. Eine solche Kontrolle müssen wir aber haben, um uns
über biologische Phänomene einigen zu können. Die HED soll eine physikalisch bestimmte
Dosis bezeichnen, die man auf eine bestimmte Anzahl r (800) festlegen möge. Man kann
auch genau so gut sagen, daß man die Follikelschwellung auf 840 r festlegt und sie nachträglich biologisch durch Beobachtungen kontrolliert. Sind aber einmal unsere Meßinstrumente zuverlässig konstant, dann werden wir den biologischen Vorstellungsbegriff mit der Ausdrucksweise HED verbinden.

3. Reaktionsunterschiede der menschlichen Haut.

Nicht alle Körperstellen sind gleichmäßig für Röntgenstrahlen empfindlich. Der
Mensch reagiert an verschiedenen Hautstellen verschieden. Von Autoren,
welche dieses beobachteten, nennen wir zunächst Iselin, Heinsius, Krönig und Friedrich. Durch Seitz und Wintz konnte festgestellt werden, daß die Reihenfolge der Röntgenempfindlichkeit folgendermaßen verläuft: Hals, Bauch, Oberschenkel, Rücken, Gesicht.
Die Empfindlichkeit nimmt vom Hals zum Gesicht ab. Es ist natürlich wichtig, daß diese
Untersuchungen mit sehr exakter Messung vorgenommen werden. Die Strahlenqualität
darf nicht differieren. Die tatsächlich gemessenen Unterschiede betragen für das einzelne
Individuum bis zu 20%.

Über die angeführte Empfindlichkeitsskala der genannten Hautbezirke hinaus stellten
Reisner und Neeff weiter fest, daß auch die Haut der Oberschenkelvorderseite nicht
einheitlich auf gleiche Dosen reagiert. Gleich hohe Strahlenmengen führten oberhalb
des Knies zu anderen Reaktionen als in der Gegend unterhalb der Schenkelbeuge. Ähnliches wurde an der Innen- und Außenseite des Oberschenkels beobachtet. Eine Gleichsinnigkeit im Verhalten der Reaktionsweise dieser 4 Außenpunkte konnte jedoch nicht
festgestellt werden. Nur das mittlere Drittel der Vorderseite des Oberschenkels zeigte
gleiche Rötungskurven. Am geringsten war die Hautempfindlichkeit an der Außenseite.

Hervorzuheben wäre noch, daß die Haut alter Patienten, die schlecht durchblutet ist, im allgemeinen etwas unempfindlicher ist als die Haut eines jungen Mädchens.
Doch übersteigen die Unterschiede auch nicht 25%. Für die kindliche Haut hat Schall
Untersuchungen angestellt. Nach seinen Resultaten wird die vielfach behauptete erhöhte
Empfindlichkeit der kindlichen Haut in Frage gestellt. Er stellte zwar fest,
daß das Früherythem, wie das Erythem überhaupt bei Kindern auf geringere Strahlenmengen eintritt, der gesamte Reaktionsablauf aber war gegenüber erwachsenen Personen
nicht verstärkt.

Bei den Untersuchungen der Reaktion an gleichen Hautstellen bei verschiedenen Individuen konnte eine ziemliche Konstanz festgestellt werden,
die Schwankungen waren nicht größer als 10—15% der HED. Bestimmte Merkmale für
diese Schwankungen bei gesunden Patienten konnten nicht unbedingt festgelegt werden.
Es hat den Anschein, daß der hellblonde Patient mit einem etwas stärkeren Erythem, der
dunkle und schwarzhaarige Patient dagegen mit einer etwas stärkeren Pigmentierung

antwortet. Es darf bei dieser Feststellung aber nicht vergessen werden, daß auf „heller"
Haut das Rot des Erythems stärker kontrastiert als auf „dunkler" Haut und daß „dunkle"
Individuen stets zu stärkerer Pigmentbildung neigen.

Auch nennenswerte Unterschiede bei verschiedenen Rassen konnten wir
bei dahingehenden Untersuchungen nicht finden. Wintz und Penzoldt haben
im Röntgeninstitut Santander (Spanien) Patienten exakt mit der HED bestrahlt, die
durch das Photometer von unserem Erlanger Eichstand übertragen und elektrometrisch
bei jeder Bestrahlung kontrolliert wurde. Es konnten keine Unterschiede, die über 10—15%
hinausgingen, festgestellt werden, obwohl ganz verschiedene Menschentypen, Basken, Nord-
spanier, Katalanen, Andalusier mit arabischem Einschlag, auch Patienten aus Süd- und
Mittelamerika, bestrahlt worden waren. Bei weiteren Beobachtungen konnten auch
keine Unterschiede in bezug auf andersartige Reaktion bei anderen Rassen festgestellt
werden.

Vielfach wurde eine erhöhte Hautempfindlichkeit während der Schwangerschaft
und während der Menstruation angenommen. O. Strauß lehnt das auf Grund eigener
Erfahrungen ab. Freund fand dagegen in der prämenstruellen Phase und während der
Menstruation eine stärkere Hautreaktion als in der übrigen Zeit. Auch Flaskamp konnte
an den verschiedensten Körperregionen vor und während der Blutung eine Empfindlichkeitssteigerung der Haut nachweisen. Doch ergaben sich hieraus keine Folgerungen für
die praktische Dosierung. Denn die Reaktionen bewegten sich mit 10% innerhalb der
physiologischen Schwankungsbreite. Zu ähnlichen Ergebnissen kam Reisner bei seinen
diesbezüglichen Untersuchungen. Nach seinen Ausführungen, denen wir zustimmen können,
liegt für die Praxis keine Veranlassung vor, bei Menses und Schwangerschaft
die Dosenhöhe zu variieren [1].

4. Die Reaktion der kranken Haut.

Lokale Erkrankungen der Haut, gleichgültig welcher Natur, bringen eine Veränderung der Empfindlichkeit der Haut mit sich. Es sind alte Beobachtungen, daß das
Ekzem die Röntgensensibilität steigert und wir können hinzufügen, daß auch die wellen-
förmigen Reaktionen in bezug auf Stärke und Latenz anders ablaufen. Das gleiche gilt
für entzündliche und eitrige Hauterkrankungen, Follikulitiden, Acne, Seborrhöe, Hyper-
hidrosis (Albers-Schönberg, Hahn, Ritter), Pruritus (Haas), weiter für Lupus,
Tuberkulose und Psoriasis (Kienböck).

Die Empfindlichkeit der Haut kann auch durch alle möglichen mechanischen,
chemischen und thermischen Reize gesteigert werden. Daß namentlich vorher röntgenbestrahlte Haut in ihrer Toleranz herabgesetzt ist, ist bekannt. Als besondere die Empfindlichkeit steigernde Momente seien noch länger dauernde Wärmeauflagen, schließlich
Schmierkuren mit metallhaltigen Salben usw. genannt. Auch nach Jodpinselungen wurden
stärkere Hautreaktionen beobachtet.

Bei Allgemeinerkrankungen des Organismus wird ebenfalls die Widerstandskraft
der Haut gegen Röntgenstrahlen herabgesetzt. Hier seien zunächst nach Seitz-Wintz

---

[1] Demgegenüber wird allerdings von v. Seuffert, Bar, Boullé, Freund und Plonski die
Haut Schwangerer als überempfindlich bezeichnet.

die chronische Nephritis, Basedow [1], exsudative Diathese, lymphatische Konstitution genannt. V. Seuffert hat eine Überempfindlichkeit der Haut bei Lues, Malaria und Sepsis festgestellt, Holfelder bei Diabetikern, Flaskamp bei einem Kranken mit Morbus Addisoni. Überhaupt muß man in Betracht ziehen, worauf Seitz und Wintz schon vor langem hingewiesen haben, daß Menschen mit konstitutionellen Krankheiten und inner-sekretorischen Störungen eine erhöhte Empfindlichkeit gegen Röntgenstrahlen haben können. Besonders wichtig ist dies für den bereits erwähnten Basedow, bei dem eine Überempfindlichkeit bis etwa 30% gegenüber der Norm bestehen kann. Dabei braucht es sich aber nicht um einen ausgesprochenen Basedow zu handeln, auch die leichteren Formen des Hyperthyreoidismus zeigen eine verstärkte Röntgenreaktion, die im Mittel ungefähr 20% beträgt.

Von manchem wird behauptet, daß die menschliche Haut auch unter dem Einfluß innerlich verabfolgter pharmakologischer Mittel strahlenempfindlicher wird. Wir nennen von diesen Mitteln als erwiesen Jod, Jodkalium, Arsen, Salvarsan und die in kolloidalen Lösungen dem Körper zugeführten Gold-, Silber- und Kupferpräparate oder Elektrosylen. O. Strauß führt unter Hinweis auf M. Fraenkel, der nach fortlaufend hohen Bromdosen 2 Verbrennungen nach Bestrahlungen von Myom- bzw. Menorrhagie-kranken sah, auch das Brom an. Er meint hierzu, daß die beiden letztgenannten Fälle am wenigsten Verwunderung hervorrufen würden. Denn jede Brommedikation könne stärkere Hautveränderungen verursachen. Daher sei es sehr gut zu verstehen, daß therapeutische Röntgendosen, die bei normaler Haut unschädlich seien, nach intensiver Bromzufuhr nicht mehr folgenlos vertragen würden. Bezüglich der anderen Arzneimittel sei auf die Aus-führungen von Flaskamp verwiesen. Er fand in der Literatur bei Manfred Fraenkel, Holfelder, Krukenberg, Walther Müller, Salzmann, Stepp und Czermak den Gedanken ausgesprochen, die Anwesenheit von Metallen im Organismus therapeutisch durch ihre Sekundärstrahlung auszunutzen. Theoretisch zwar kann man die Möglichkeit, eine Strahlendosis auf diesem Wege zu erhöhen, bestreiten. Wir können annehmen, daß die Medikamente im Organismus ihren eigentlichen Charakter als Metalle verlieren und — namentlich im Blut — durch elektrolytische und kolloidale Vorgänge ihr Wesen ändern. Dann würde die Wirkung der Primärstrahlung weniger durch die Sekundärstrahlung des Metalls als durch die biologischen (kolloidalen) Wirkungen des metallischen Medikaments erhöht. Praktisch jedoch muß man auf alle Fälle der vorausgegangenen Medikation Rech-nung tragen, gleichgültig, ob man nun eine Kumulation von primär verabreichter Dosis und Sekundärstrahlung oder Summation von primärer Röntgenstrahlung und primärer Arzneiwirkung kolloidchemischer Natur annehmen will.

Neben den bisher angeführten Arzneimitteln soll auch das Chinin die Empfindlich-keit der Gewebe steigern (Holfelder, Morton und Severeanu, Schreus). Die Emp-findlichkeitssteigerung ist aber in keinem der Fälle berechenbar. Wie Flaskamp bereits mitteilt, konnten wir selbst nach länger durchgeführter Chininbehandlung keine Steigerung der Strahlenempfindlichkeit über 10% der HED feststellen.

Eine Idiosynkrasie der gesunden Haut gegen Röntgenstrahlen lehnen wir ebenso wie andere Autoren ab [Oudin und Barthélemy, Kaiser (Wien), Kienböck, Freund, Hesse,

---

[1] Auf erhöhte Hautsensibilität bei Basedowkranken haben auch Dohan, Haas und Loben-hoffer hingewiesen.

Holfelder, Gocht, Haas, Levy-Dorn, Möller u. a.]. Doch wäre es falsch jede vorkommende Röntgenverbrennung der Haut ohne weiteres als einen Kunstfehler zu betrachten. Dennoch ist der Einfluß der sog. Allgemeinerkrankungen im Sinne der Erhöhung der Röntgensensibilität nicht restlos geklärt. Daß solche Leiden die Hautempfindlichkeit heraufsetzen können, haben wir bereits gezeigt. Es besteht also immerhin die Möglichkeit, daß es noch die eine oder andere Erkrankung gibt, bei welcher gleichfalls eine gesteigerte Röntgensensibilität der Haut vorhanden ist. Wir glauben aber im allgemeinen an die vor allem in Gutachten zitierte zeitliche Überempfindlichkeit gegen Röntgenstrahlen nicht. Denn wenn diese im Zusammenhang mit konstitutionellen Erkrankungen aufgetreten ist, dann besteht sie auch nach der Röntgenläsion weiter, läßt sich also zum mindesten durch eine exakt durchgeführte Probebestrahlung klären. Dank der Möglichkeit exakter Dosierung, die sich immer mehr und mehr durchsetzen wird, sind die schweren Röntgenschäden allmählich zur Seltenheit geworden. Es ist aber trotzdem notwendig zu betonen, daß man sich in seltenen Fällen immer einmal auf eine Überraschung gefaßt machen muß.

5. Das Capillarbild des Erythems.

Das nach genügend hoch dosierten Bestrahlungen auftretende Hauterythem legte es nahe, das Verhalten der Capillarpapillaren nach Röntgenbestrahlungen mit der Capillarmikroskopie zu verfolgen. Derartiges wurde zuerst von David und Gabriel unternommen. Sie gingen zunächst von der Ansicht aus, daß der Angriffspunkt der Röntgenstrahlen nicht in der Gefäßzelle selbst, sondern in den Gefäßnerven liege; sie stellten sich also auf den Boden der angioneurotischen Theorie. Die beiden Autoren fanden, daß sich bei der Belastung der normalen Haut mit einer HED (technische Bedingungen: Symmetrieapparat, Müller-Siederöhre, 39 cm Funkenstrecke, 1,8—2 mA, Fokus-Hautabstand 23 cm, Versuchsbedingungen mit und ohne Filter) bereits am 2. Tage eine Gefäßreaktion bemerkbar macht, die in einer Zunahme der oberflächlichen Feincapillarschichten besteht. „Diese Zunahme ist bedingt durch die jetzt unter dem Reiz der Strahlen erfolgte Füllung der Reservecapillaren; außerdem nimmt die Füllung sämtlicher Capillaren in den nächsten Tagen zu. Sie werden weiter und treten deutlicher hervor. Der bis dahin helle Grund wird rosarot gefärbt. Allmählich tritt nun das maschenartige Netz des Plexus subpapillaris hervor, welches am deutlichsten ist, wenn am 10. Tage makroskopisch an der bestrahlten Stelle eine Rötung gut festzustellen ist. In den nächsten Tagen färbt sich der Untergrund gelblich, die Gefäßerweiterung schreitet kaum noch fort, an den einzelnen Gefäßen sieht man die sonst scharfen Grenzen verschwommen und nach 3 Wochen erscheint der Untergrund dunkel pigmentiert. Eine Änderung in der Strömung ist kaum zu verzeichnen, d. h. sie bleibt kontinuierlich in den erweiterten Gefäßen. Nach 3—4 Wochen flaut die Gefäßreaktion allmählich ab. Daß die Gefäße keine wesentliche Schädigung erlitten haben, zeigt ihre gute Reaktion auf warm und kalt.“

David und Gabriel konnten weiter feststellen, daß die Reaktion des Capillargefäßsystems proportional der Dosis sei. Belastung mit einer halben HED löst eine geringere Reaktion aus.

Augenfällig ist auch der Einfluß verschiedenartiger Strahlenqualitäten. Bei unfiltrierter oder weichgefilterter Strahlung ist die Reaktion der oberflächlichen Capillaren eine bedeutend stärkere.

Die Überdosierung läßt sich im Capillarmikroskop (Abb. 154 und 155) sowohl durch eine stärkere Vermehrung der oberflächlichen Capillaren als auch durch eine Herabsetzung der Strömungsgeschwindigkeit nachweisen. „In den erweiterten Gefäßen floß das Blut träge dahin, so daß man die einzelnen Blutkörperchen unter dem Bild der körnigen Strömung beobachten kann. Die Ränder der Gefäße werden verwaschen, es kommt infolge der Stromverlangsamung zur Exsudation ins Gewebe und das Gesichtsfeld wird verwaschen. Gleichzeitig treten rote Blutkörperchen mit aus, deren Anhäufung im Gewebe

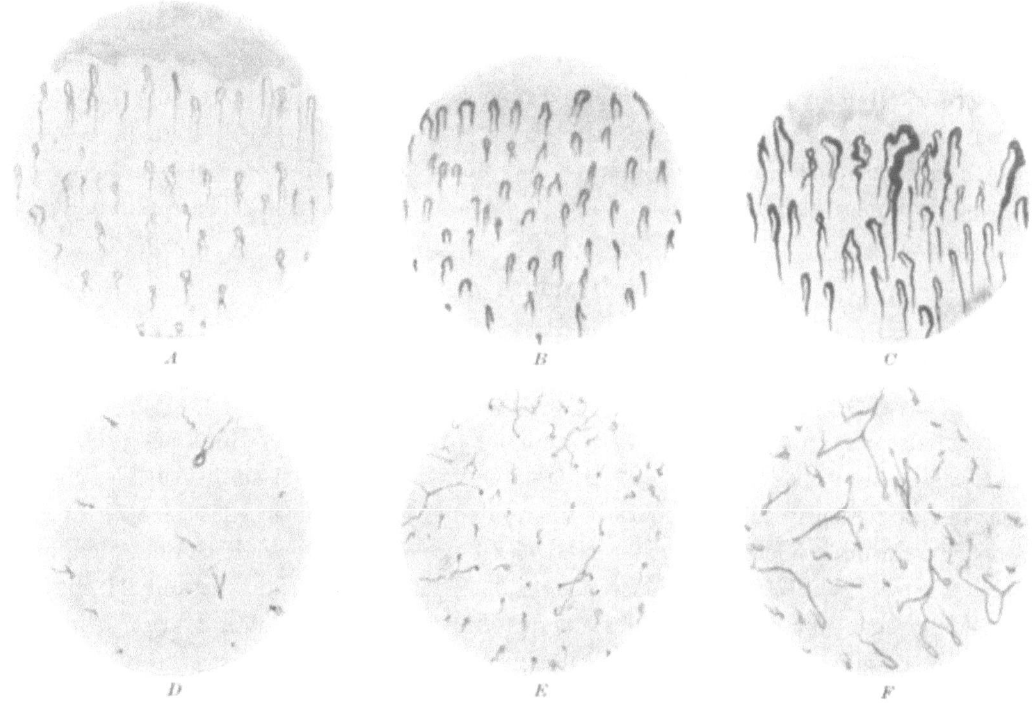

Abb. 154. *A* Normales Bild. *A*, *B* und *C* am Fingerfalz. *B* Vasoneurotiker. *C* Chronische Nephritis. *D* bis *G* Normaler Ablauf der Reaktion, 1 HED. *D* Vor der Bestrahlung. *E* 3. Tag. *F* 6. Tag. (Nach David und Gabriel, Capillarmikroskopie des Röntgenerythems.) [Strahlenther. **15**, 125 (1923).]

man beobachten kann. Die Folge der Exsudation ist die Papelbildung, bei stärkerer Exsudation die Abhebung des wasserundurchlässigen Stratum corneum als Blase. Ist die Stromverlangsamung eine sehr weitgehende, so kommt es im Gefäß zur Stase und damit zur asphyktischen Nekrose des Gewebes. Dies ist im röntgenbestrahlten Gebiete um so leichter, als natürlich durch Strahlen, besonders bei Überdosierung, nicht allein die Gefäße, sondern auch die Zellen des Gewebes in Aufbau und Stoffwechsel irritiert werden."

Wie schon die histologischen Untersuchungen ergeben haben, zeigen auch die capillarmikroskopischen Untersuchungen, daß die Gefäßschädigungen sehr lange Zeit bestehen bleiben.

Im Bereich der mit der HED belasteten Haut konnte weiterhin festgestellt werden, daß, wenn die Haut nach Monaten nochmals mit einer HED belastet wurde, schon nach 2 Tagen eine Gefäßreaktion einsetzte, welche sonst nur mit einer vollen HED erzielt werden konnte. Dieser Befund zeigt also, wie labil die Gefäße durch die Röntgenbestrahlung geworden sind.

David und Gabriel haben ihre Untersuchungen auch auf Kranke mit „capillarschwacher" Haut ausgedehnt und haben Vasoneurotiker, Basedowkranke, einfache Hypertonien, ferner einen Fall von chronischer Nephritis, Psoriasis, Hyperglobulie und Syringomyelie untersucht. Bei Belastung der Haut mit 50—75% der HED trat wesentlich früher als an der normalen Haut bei Auswirkung der vollen HED eine im Capillarmikroskop deutlich feststellbare Reaktion auf. Der Ablauf entsprach in der Form dem an der normalen Haut, nur waren Zeit und Stärke verschieden.

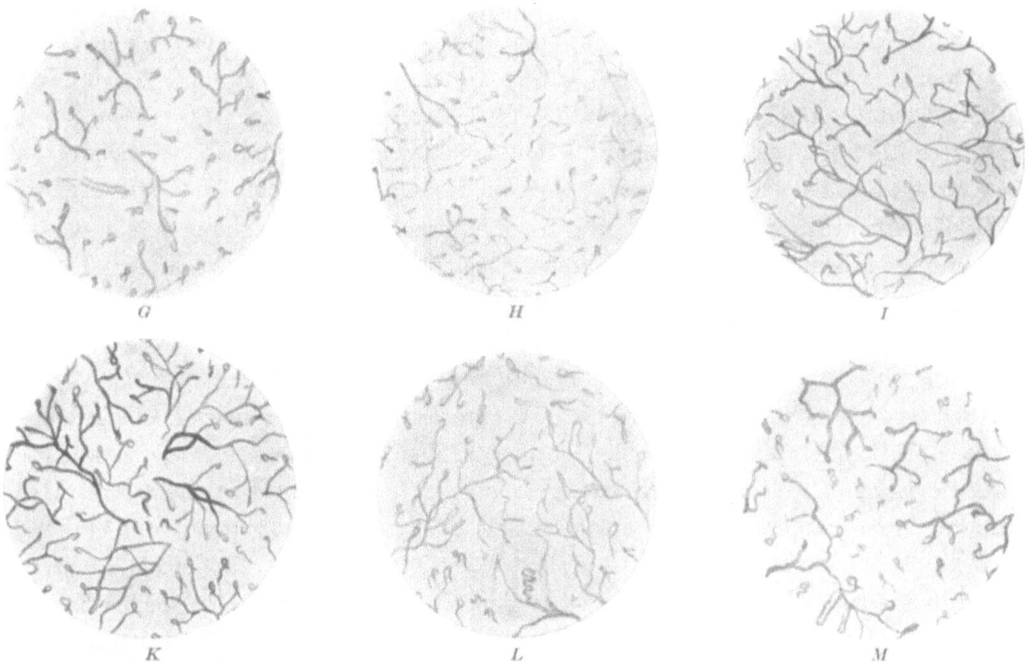

Abb. 155. *H* bis *K* Ablauf bei Vasoneurotikern, ³/₄ HED. *G* 10. Tag. *H* 3. Tag. *I* 6. Tag. *K* 10. Tag. *L* und *M* Chronische Nephritis, ¹/₂ HED, *L* 4. Tag. *M* 8. Tag. *D* bis *M* Bilder gewonnen an der Körperhaut. (Nach David und Gabriel. Capillarmikroskopie des Röntgenerythems.)

Die beiden Autoren sind der Ansicht, daß die Vorreaktion und das Früherythem das Anfangsstadium der echten Schädigung seien. Sie fassen allerdings den Begriff „Anfangsstadium" sehr weit.

Von Schugt wurden die Befunde von David und Gabriel im allgemeinen bestätigt. In 60% der Fälle wurde ein Nachlassen des Gefäßtonus beobachtet, in 24% waren Stasen und pulsierende Blutbewegungen sichtbar, in 30% waren keine Unterschiede zwischen den Capillaren bestrahlter und unbestrahlter Haut festzustellen. Bei den restlichen 10% war makroskopisch eine eben erkennbare Rötung vorhanden, mikroskopisch teils eine größere Anzahl Capillaren, teils breitere oder auf größere Strecken sichtbare Gefäße. Nach den Untersuchungen von Schugt nähert sich in der 6. Woche das capillarmikroskopische Bild der bestrahlten Haut dem der unbestrahlten, auch die Zirkulationsverhältnisse kehren wieder zur Norm zurück.

Wurde aber nach Ablauf dieser 6 Wochen auf dieselbe Hautstelle nochmals die HED verabfolgt, so fand sich in 50% der Fälle neben der Bräunung eine mehr oder weniger ausgesprochene Rötung, die sichtbare Capillarmenge war in 32% der Fälle größer, in 20% geringer als in der unbestrahlten Haut.

Die vorstehend geschilderten Beobachtungen wurden an der Erlanger Frauenklinik von Flaskamp bestätigt. Die Bedeutung der capillarmikroskopischen Untersuchungen liegt in 1. Linie darin, daß die Gefäßreaktion in einzelnen Stadien beobachtet und in ihrem Verlauf festgelegt werden kann. Bei größeren Erfahrungen werden wir möglicherweise in der Lage sein, Überempfindlichkeiten der Haut bereits beim Früherythem festzustellen. Ob eine auf dem biologischen Geschehen aufgebaute Dosimetrie damit geschaffen werden kann, erscheint uns fraglich.

Was nun die Deutung der Befunde anbelangt, so glauben David und Gabriel, daß durch die Strahlenenergie ähnliche Wirkungen ausgelöst werden wie durch die elektrische Reizung der Gefäßnerven, zumal nach Claude-Bernard, Ricker und Natus sowie Schiff die Dilatatoren schon durch schwächere Reize erregt werden als die Constrictoren; bei fortgesetzter Reizung dagegen verlieren die Constrictoren ihre Erregbarkeit, die Dilatatoren bleiben erregt, infolgedessen verlangsamt sich die Strömung und schließlich steht sie still.

Da sich David und Gabriel dieser Theorie anschließen, so negieren sie die reaktive Entzündung. Siedamgrotzky lehnt diese Ansicht ab, denn die Reaktion auf einen gesetzten Reiz müßte sofort oder innerhalb einiger Minuten einsetzen. In den Capillaren tritt aber die Reaktion erst innerhalb der ersten 24 Stunden ein. Er erklärt die ganze Capillarreaktion als eine Schädigung in bezug auf Kontraktilität und Durchlässigkeit.

Auch Groedel lehnt die Deutung der Nervenreize ab, da erfahrungsgemäß die Nervensubstanz als sehr unempfindlich gegen Röntgenstrahlen anzusehen ist, wie dies auch aus den histologischen Untersuchungen von Hoffmann, Schreus, Petersen und Hellmann und Rost hervorgeht. Groedel erklärt die Strahlenwirkung auf die Capillaren bedingt durch die Veränderung des osmotischen Systems und des Capillarendothels.

Es stehen sich also auch hier verschiedene Meinungen gegenüber. Sicher ist, daß das innerhalb 24 Stunden auftretende und rasch wieder verblassende Früherythem ganz anders zu deuten ist als das Haupterythem. Durch die Capillarmikroskopie allein läßt sich natürlich die Frage nicht klären. Hier muß die histologische Untersuchung mit herangezogen werden. Dazu liegen aber noch nicht genügend Beobachtungen unter gleichwertigen Versuchsbedingungen vor. Soviel hat uns aber bis jetzt die Capillarmikroskopie bewiesen, daß die makroskopisch beobachtete Empfindlichkeitssteigerung der Haut im Capillarsystem deutlich zum Ausdruck kommt.

6. Das Röntgenulcus. (Abb. 156, 157, 158.)

Die histologischen Untersuchungen haben in die Frage der nach der Bestrahlung auftretenden Ulcera weitgehend Aufklärung gebracht. Die Zahl der Autoren, die sich um diese Frage verdient gemacht haben, ist so groß, daß es gar nicht möglich ist, ihre Ergebnisse gesondert hier aufzuführen [1].

---

[1] Arzt und Fuhs, Baermann und Linser, Karl Beck, Bichler, Dieterich, Dohan, Flaskamp, Freund, Gaßmann, Habermann, Haendly, Halberstaedter, Hellmann, Hesse, Erich Hoffmann, Holzknecht, Kaposi, Kienböck, Paul Krause und Ziegler, Krüger, Lion, Martini, Hans Meyer, P. S. Meyer, Mühlmann, Neisser, Oppenheim, Perthes, Petersen, Plonski, Ribbert, Ritter, Rost, Salomon, Scholtz, Unna, unter den Ausländern Barthélemy und Darier, Oudin, Piccinino und Fabozzi, Regaud und Nogier, Gilchrist, Ellis, Wickham. Aus der neueren Zeit bedürfen besonderer Erwähnung die Arbeiten von Miescher und Schreus, aus der früheren die von O. Strauß.

Es ist auch gar nicht notwendig auf das Einzelne einzugehen, weil prinzipielle Unterschiede nicht bestehen und Unterschiede ohne weiteres durch die Tatsache geklärt werden können, daß die Ergebnisse der mikroskopischen Untersuchungen röntgenbestrahlter Haut mit der Änderung der Strahlenqualität sich ebenfalls ändern müssen. Nicht etwa, als ob man nun mikroskopisch nachweisen könnte, ob eine Überdosierung mit weicher oder

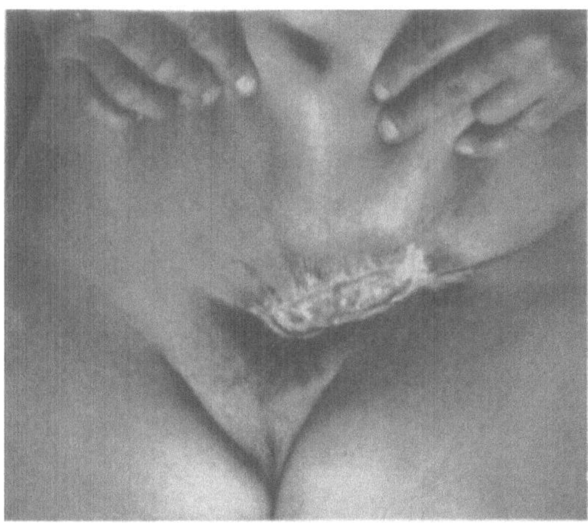

Abb. 156. Ulcus, entstanden nach Hernienoperation im Bestrahlungsgebiet. Fälschlich wurde eine Lokalanästhesie durchgeführt. Haut primär stark gebräunt. Beginnende Epithelbekleidung und Narbenbildung vom Rande her. Ulcusboden trocken. (Aufnahme von Wintz; bereits veröffentlicht bei Flaskamp, Über Röntgenschäden und Schäden durch radioaktive Substanzen. Strahlenther., 12. Sonderbd. Berlin und Wien: Urban & Schwarzenberg 1930.)

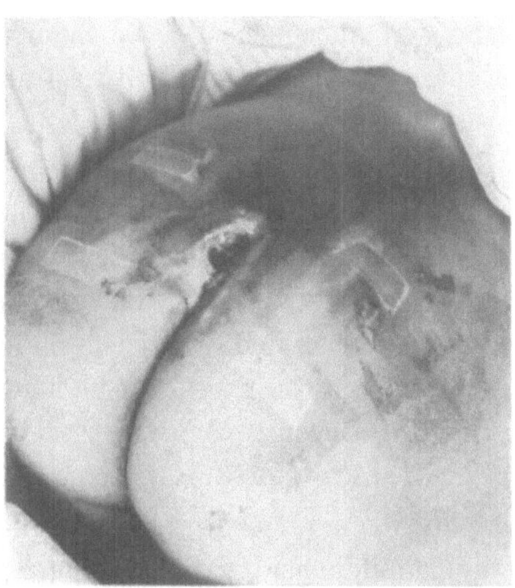

Abb. 158. Tiefe Ulceration über dem Kreuzbein, entstanden durch mangelhafte Technik, Vernachlässigung der Streukomponente bei 2 dicht nebeneinander angesetzten und zu stark nach median abgewinkelten Tubusfeldern. Außerdem ergab sich, daß die Bleiauskleidung des Tubus zu schwach war. Als kombinierender Faktor kam schließlich Druck eines Korsettstabes hinzu. (Aufnahme von Wintz; bereits veröffentlicht bei Flaskamp, Über Röntgenschäden und Schäden durch radioaktive Substanzen. Strahlenther., 12. Sonderbd. Berlin und Wien: Urban & Schwarzenberg 1930.)

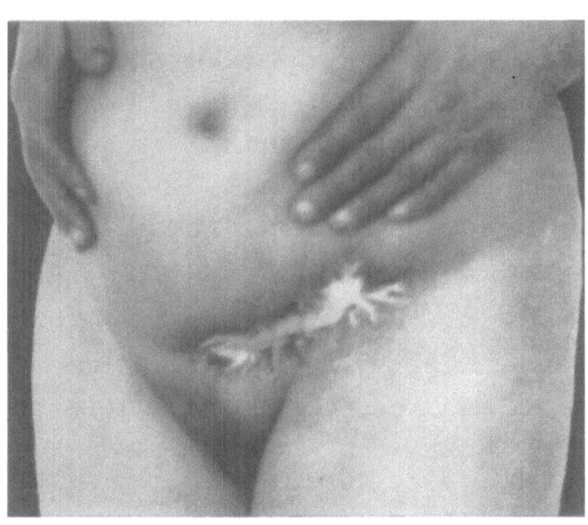

Abb. 157. Heilung eines Ulcus mit breiter, unverschieblicher, blasser Narbe. Überdosierung. (Aufnahme von Wintz; bereits veröffentlicht bei Flaskamp, Über Röntgenschäden und Schäden durch radioaktive Substanzen. Strahlenther., 12. Sonderbd. Berlin und Wien: Urban & Schwarzenberg 1930.)

mit harter Strahlung stattgefunden hätte. Aber es ist zu berücksichtigen, daß, je durchdringungsfähiger die verwendete Strahlung war, desto tiefer auch das Gewebe geschädigt und neben den oberflächlichen auch andere Gewebsgruppen in Mitleidenschaft gezogen wurden. Weiterhin muß man bei der Beurteilung der mikroskopischen Bilder auch bedenken, daß die verschiedenen Elemente der Haut und des Unterhautzellgewebes sowie der Muskulatur eine verschiedene Empfindlichkeit gegen Röntgenstrahlen haben. Nun rückt aber die Elektivität, die spezielle Empfindlichkeit einzelner Zellgruppen, immer mehr auseinander, je kürzer die Wellenlänge des einfallenden Röntgenlichtes wird. Aus diesem Grunde müssen mit härteren Strahlen angestellte Untersuchungen eine entsprechende Veränderung des Bildcharakters aufweisen.

Weiterhin ist zu den vorliegenden Untersuchungen noch zu bemerken, daß bei den meisten eine filterlose Strahlung verwendet wurde, die Schädigung also sehr oberflächlich ablief. Auch ist bei den wenigsten Schädigungen eine exakte Dosis bekannt, da die meisten Ergebnisse einer Zeit angehören, wo exakte Meßmethoden überhaupt noch nicht existierten. Die systematischen Untersuchungen über schwere Röntgenverbrennungen sind größtenteils an der Tierhaut gemacht.

O. Strauß hat sich nun bemüht, aus der großen Anzahl der vorliegenden Untersuchungen diejenigen Punkte herauszuziehen, die man als gesichert ansehen kann und die man tatsächlich als Röntgenstrahlenwirkung in einer gewissen Abhängigkeit von der Dosis ansprechen darf.

Beim Früherythem findet man im Epithel die Stachelzellen verschmälert, in der Basalschicht vielleicht an vielen Stellen die pallisadenartige Anordnung der Zellen gestört. In Basal- und Stachelschicht liegen die Zellen regellos gegeneinander, die Kerne sind nicht gequollen, juxtanukleolär werden Vakuolen sichtbar. Die Hornschicht ist nicht verbreitert, Stratum lucidum und Stratum granulosum deutlich. Im Corium findet man mäßige Ödeme, die Gefäße sind vereinzelt von geringen aus Bindegewebszellen und Lymphocyten bestehenden Infiltrationen umgeben. Die Capillarendothelien sind gequollen.

Diese Veränderungen gehen im Verlauf von 6 Wochen zurück. Aber auch nach dieser Zeit findet man noch Unregelmäßigkeiten in der Basal- und Stachelzellenschicht, nämlich Vakuolenbildungen, Schrumpfungen; Pigmentbildungen in den Basalschichten bleiben erkennbar. Die Infiltrate in der Nähe der Gefäße sind zwar zurückgegangen, aber noch erkennbar; ebenso sind die Schweißdrüsenveränderungen noch vorhanden.

Die so geschilderten Veränderungen entsprechen nach unseren Erfahrungen der Applikation von 110% der HED.

Rost hat ebenfalls die Veränderungen zeitlich verfolgt, allerdings nach Verwendung weicher Strahlen. Er fand, daß das Stratum germinativum am ehesten, die übrigen Schichten etwas später mit Kernschwellung und verminderter Färbbarkeit reagierten. Dies ist verständlich, da das Stratum germinativum wegen seiner schnelleren Proliferation die empfindlichste Schicht darstellt. Bei etwas höherer Dosis wurde die schon geschilderte juxtanucleoläre Vakuolenbildung beobachtet, bei weiterer Steigerung Spongiose und Leukocyteninfiltration.

Eines der wichtigsten Ergebnisse in der Frage der Röntgenschädigung ist die von Gaßmann zuerst beschriebene Gefäßveränderung (s. Abb. 159 u. 160). Die Capillaren und Präcapillaren quellen und werden in hyaline Massen umgewandelt. Besonders die Endothelien quellen und verschließen das ganze Lumen; die Elastica degeneriert, die Gefäßmuscularis verfällt in eine vakuolisierende Degeneration, in Form einer siebartigen Durchlöcherung. In der Umgebung der Gefäße finden sich lockere Infiltrate.

Diese Gefäßveränderungen wurden von vielen Autoren bestätigt. Bei Verwendung von harten Strahlen kommen sie nach unseren Präparaten als früheste Schädigung vor, ein Umstand, auf den auch Schreus aufmerksam macht.

Bei geringeren Dosen konnte Rost die Veränderung vorwiegend in den Capillaren feststellen, die größeren Gefäße waren noch funktionstüchtig, wenn auch einzelne Endothelien blasig aufgetrieben waren. Von Rost sowohl wie von Gaßmann wurden die Kerne der fixen Bindegewebszellen als geschwollen, schaumig, wabig strukturiert gefunden, am wenigsten empfindlich das Kollagen und das Elastin, Bestandteile, die wegen ihrer Kernarmut wenig radiosensibel sind. Bei höheren Dosen wurden auch diese zerbröckelt und aufgelöst gefunden (Krause und Ziegler).

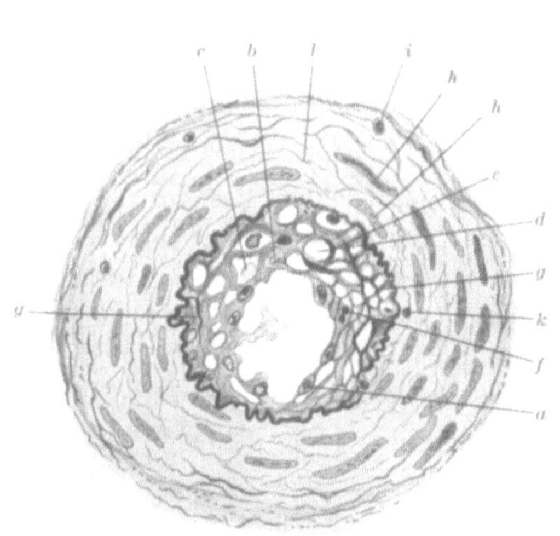

Abb. 159. Die Histologie der Gefäßschädigung und des Röntgenulcus. Vacuolisierende Degeneration der Intima einer Arterie. *a* Endothelkerne; *b—c* degenerierte Endothelkerne; *d* Vacuolen; *e* komprimierter Kern; *f, k, i* Leukocyten; *g* abgesprengte Fasern der Intima; *l* elastische Fasern der Muscularis. [Aus Gaßmann, Zur Histologie der Röntgenulcera. Fortschr. Röntgenstr. 2 (1900).]

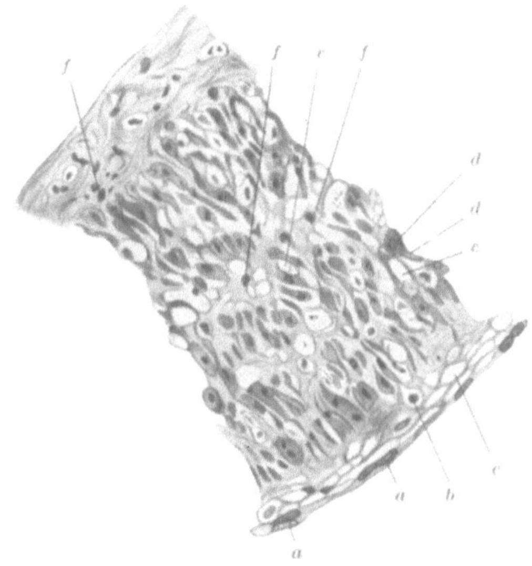

Abb. 160. Die Histologie der Gefäßschädigung und des Röntgenulcus. Vacuolisierende Degeneration der quergeschnittenen Muscularis einer Arterie. *a* Endothelkerne; *b, f* Leukocyten; *c, e* Vacuolen; *d* Muskelfasern. [Aus Gaßmann, Zur Histologie der Röntgenulcera. Fortschr. Röntgenstr. 2 (1900).]

Die Endothelveränderungen bestehen in den Capillaren noch sehr lange Zeit fort und werden auch noch in einer Zeit gefunden, wenn bereits die entzündliche Infiltration abgeklungen und die Restitutio in den übrigen Geweben wieder eingetreten war. Auch die Kernquellungen an den fixen Bindegewebszellen können mehrere Monate nach der Bestrahlung noch nachgewiesen werden.

Als Spätzustände kommen die Pigmentablagerungen in Betracht, die sich am meisten in den Basalzellen finden, wo sie den distalen Zellabschnitt einnehmen. Nach Rost findet man in krankhaft veränderten Zellen, bei denen der Kern geschrumpft ist, die Pigmentablagerung selten. Da aber die Kernveränderungen in der Stachelzellen- und Basalschicht nur fleckweise angetroffen werden, sieht man neben geschädigten auch reichlich normale Zellen. Je höher aber die angewandte Dosis, desto ausgedehnter die Pigmentveränderungen. Da die in hyaline Massen umgewandelten Zellen resorbiert werden, kommt es zu einer Abflachung der übrigen Zellagen und damit zu einer Atrophie der Haut bei Erhalt des Stratum corneum. Die Regeneration aber kann von den erhalten gebliebenen Basalzellen ausgehen. Schließlich können auch durch Wucherung der Reteleisten Verdickungen der Epidermis entstehen.

Von den Anhangsgebilden wurden nach Krause und Ziegler die Haarfollikelzellen am ehesten zum Zerfall gebracht. Die Haarbestandteile bleiben erhalten. Die Talg- und Schweißdrüsen werden bis auf geringe Überreste zerstört.

Die fleckweise Strahlenwirkung hat wohl ihre Erklärung darin, daß die Röntgensensibilität der Zelle je nach ihrem Zustand wechselt. Es sei daran erinnert, daß die Zellen in der Mitose strahlenempfindlicher sind als im Ruhezustand. Daß dieser Umstand bei der fleckweisen Strahlenwirkung ausschlaggebend in Betracht kommt, sehen wir bei gleichartigen Beobachtungen im carcinomatösen Tumor, dessen Zellen ebenfalls fleckweise zerstört werden, wenn eine Dosis zur Anwendung kommt, die wohl die Zelle im Mitosestadium schädigt, aber nicht die ruhende Zelle. Wird eine Hautpartie von einer noch größeren Dosis getroffen, dann werden alle Basalzellen zerstört. Diese Dosis trifft dann auch die weniger strahlenempfindlichen elastischen Fasern und das kollagene Gewebe.

Abhängig von der Dosis und der momentanen Empfindlichkeit der einzelnen Zellen gegen die Strahlen ist auch die Restitutio. Aus diesem Grunde können die in der Literatur niedergelegten Befunde nur ganz allgemein gewertet werden, weil die genauen Zusammenhänge zwischen mikroskopischem Bild und Dosis nicht feststehen. Die Schädigung geht fleckweise vor sich, weil die verschiedenen Zellen eine verschiedene Radiosensibilität aufweisen und weil die gleichen Zellgruppen im Augenblick des Röntgeninsults eine verschiedene Latenz haben. Demgemäß erholen sich nach der Bestrahlung diejenigen Schichten, die eine nicht zu schwere Schädigung erlitten haben. Deswegen müssen die Ergebnisse der einzelnen Untersucher auch große Verschiedenheiten aufweisen. Sie müssen aber andererseits darin übereinstimmen, daß sich diejenigen Zellgruppen am raschesten erholen, welche die größte Strahlenresistenz haben. Dazu zählt die Keimschicht der Epidermis und die Haarpapille. Langsamer erholen sich die fixen Bindegewebszellen und die Capillarendothelien. Bei ihnen kommt es in vielen Fällen überhaupt nicht mehr zu einer vollständigen Wiederherstellung. Es tritt aber, wenn genügend ungeschädigte Capillaren oder solche, die sich infolge geringer Schädigung erholen konnten, vorhanden sind, ein Ausgleich ein.

Wenn aber nun eine Bestrahlungstechnik angewandt wird, bei der die oberflächlichen Gewebsschichten mit einer qualitativ und quantitativ gleichmäßigen Strahlung belastet werden, dann ist das Bild, unter dem die Schädigung verläuft, sowohl makroskopisch wie mikroskopisch ein gänzlich anderes. Wir sprechen dann nach Wintz von einer Röntgenschwiele oder Induration, oder wie es Jüngling bezeichnete, von chronisch indurierendem Ödem. Andeutungsweise wurde diese Art der Hautschädigung erstmals von Zehden (1910) erwähnt. Neben den angeführten Autoren haben sie später noch Heimann, O. Meyer und Mühlmann beschrieben.

Die so veränderte Hautpartie sieht aus, wie wenn unter großem Druck subcutan Flüssigkeit eingespritzt worden wäre. Die Poren der Haut sind auseinandergezogen, die betreffende Hautpartie fühlt sich fast lederartig an, das Bestrahlungsfeld ist bis in die Tiefe von mehreren Zentimetern derb verdickt. An Stellen, wo unter der Haut ein besonders lockeres Gewebe liegt, tritt diese Induration in besonderem Ausmaße ein, so in der Unterkinngegend (nach Jüngling), in der Mamma und im suprasymphysären Teil der Bauchregion, wo sie zum ersten Male von Seitz und Wintz beschrieben wurde.

Das mikroskopische Bild indurierter Haut zeigt mäßige Pigmentierung, Verdickung der Hornschicht, an den Epithelien Kernveränderungen, Vakuolenbildung, schlechte Färbbarkeit des Kernes, Verklumpung. Im Bindegewebe des Stratum papillare und Stratum reticulare Ödeme. Die Kerne sind hier ebenfalls schlecht färbbar, auch Verklumpung ist vorhanden. — Die Capillarendothelien sind gequollen, die Kerne deformiert. Große bläschenförmige Schwellungen sind vorhanden, aber auch Verdickungen und Infiltrationen der Wand. Um die Gefäße werden Infiltrationen gesehen, Erweiterungen der Capillaren sind häufig. — Das subcutane Fettgewebe zeigt Ödeme und schleimige Atrophie.

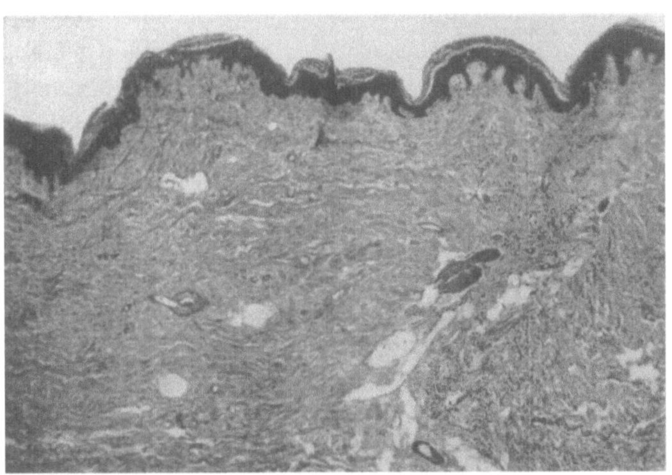

Abb. 161. Übersichtsbild eines Schnittes von Spätinduration. Hyperkeratose, schmächtige Epidermis, verfilztes Bindegewebe, erweiterte Lymphspalten. (Aus R. Habermann und H. Th. Schreus, Die Röntgenbehandlung der Hautkrankheiten. Handbuch der Röntgentherapie. Bd. III. Leipzig: W. Klinkhardt 1927).

Auch bei diesen Veränderungen wechselt das Bild, wenn auch diese Art von Schädigung viel konstanter verläuft als die Schädigung bei der direkten Verbrennung mit Röntgenstrahlen. Nach Hoffmann und Schreus besitzt die Induration sowohl klinisch wie histologisch die größte Ähnlichkeit mit der echten Sklerodermie. „Verschmälerung und Verschmächtigung der Epidermis, Verflachung des Papillarkörpers, derbes verfilztes kollagenes Bindegewebe in Corium und Subcutis, Zusammenballung und teilweiser Schwund der elastischen Fasern finden sich neben Hyperplasie der glatten Muskulatur, der Arrectores pilorum. Hierzu kommen eine auffallende Ausdehnung der Lymphspalten zu großen Lymphsäcken und die Veränderungen an den Gefäßen, die in capillarer Er-

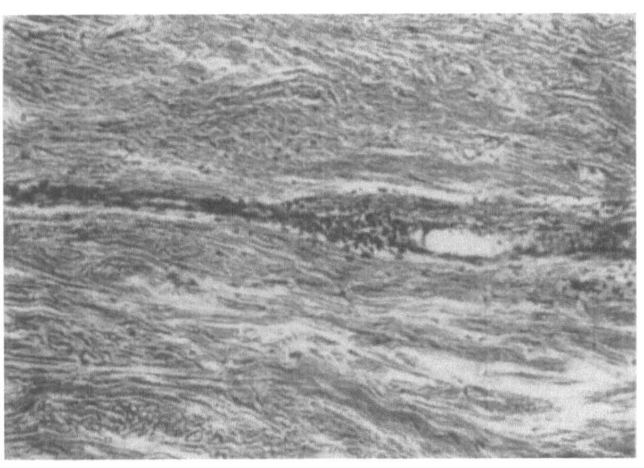

Abb. 162. Spätinduration. Übergang einer erweiterten in eine verengte Vene, an der Übergangsstelle dichtes Infiltrat. (Nach R. Habermann und H. Th. Schreus.)

weiterung und starker konzentrischer Hyperplasie, vor allem der Arterienwände, mit regenerativen Veränderungen der Intima und des Endothels sich zeigen (s. Abb. 161 und 162).

Klinisch steht eine sehr geringe Widerstandsfähigkeit der gesamten indurierten Hautpartien im Vordergrund.

Ausgehend von den an den Gefäßen festgestellten Veränderungen wurde daher von einer größeren Anzahl von Autoren (Petersen und Hellmann, Gaßmann, Freund und Oppenheim, Scholtz, Baermann und Linser, Salomon, Ellis, Hesse, Dieterich) die Gefäßschädigung als die Ursache späterer Ulcerationen aufgestellt. Wintz hat schon in früheren Arbeiten zwar ebenfalls die Gefäßschädigung betont, aber an Hand der klinischen Beobachtung darauf hingewiesen, daß ein spontaner Zerfall der Induration nicht beobachtet wird. Wenn nun Th. Fahr feststellt, daß nicht eine einzelne geschädigte Zellgruppe die Ursache des späteren Zerfalls darstellt, sondern die Qualitätsverschlechterung der Zellen in allen Abschnitten der Haut, so gibt er damit sicherlich die allen Beobachtungen gerecht werdende Erklärung. Gerade weil die histologischen Bilder so vielgestaltig sind, muß man an einen eventuell auch später ablaufenden Prozeß denken. Unter dem Einfluß der Röntgenstrahlen kommt es zu einer Qualitätsverschlechterung der Zelle, die wir an den Kernen der sich neubildenden Epithel- und Gewebszellen und auch an den vermehrten Kernen des Fett- und Muskelgewebes ablesen können. So kommt es, daß die empfindlich gewordenen Zellen auf Schädigungen reagieren, die bei unveränderten normalen Zellen wirkungslos sind. Damit ist uns aber vom Pathologen die Erklärung für Erscheinungen gegeben, die wir am klinischen Bild so häufig beobachten. Die Induration besteht unter Umständen schon jahrelang. Eine intensive Heißbehandlung z. B. läßt ein großes torpides Ulcus entstehen. Oder es wird in den vermeintlichen Tumor eingeschnitten; unaufhaltsam geht die Infektion und der Zerfall weiter. Das gesamte Gewebe ist so widerstandslos geworden, daß keinerlei Abwehr einsetzt.

7. Die chronische Hautschädigung durch Röntgenstrahlen.

Bisher wurden Reaktionen oder Schädigungen der Haut beschrieben, die durch einmalige Einwirkung einer größeren Röntgenstrahlendosis entstanden waren oder dadurch, daß durch kleinere Teildosen infolge zu kurz nacheinander vorgenommener Bestrahlungen die Toleranzgrenze der Haut überschritten wurde.

Die chronische Hautschädigung ist aber etwas ganz anderes. Sie entsteht, wenn monate- oder jahrelang ganz geringe Strahlenmengen auf die gleiche Hautstelle einwirken, wobei meist noch irgendwelche anderen schädigenden Einflüsse hinzukommen. Sie ist also nicht eine Krankheit der Patienten, sondern der Ärzte, Physiker und Techniker, die mit Röntgenstrahlen arbeiten. Die ersten Beobachtungen über solche Erkrankungen wurden schon bald nach der Entdeckung der Röntgenstrahlen beschrieben, so von Albers-Schönberg, Frieben, Gocht, Kümmell. In späteren Jahren sind noch eine ganze Reihe von Beobachtungen publiziert worden. Die typischen Reaktionen entstehen an denjenigen Körperstellen, die am meisten den Röntgenstrahlen ausgesetzt werden. Als man die Gefahr der Schädigung noch nicht kannte, ja sogar noch in späterer Zeit, war es bei Ärzten und Technikern üblich, die Qualität der für Durchleuchtung und Aufnahme benutzten Strahlen mittels Durchleuchtung der Hand zu prüfen. Daher entwickelten sich Schädigungen meist auf dem Handrücken. Weitere Fälle sind an der Nasenspitze, an der Haut über den Stirnhöckern und auch sonst im Gesicht beobachtet worden. Ein eindrucksvoller Fall ist uns auch aus einer Röntgenröhrenfabrik bekannt geworden in Gestalt einer schweren Schädigung der Bauchhaut bei einem Röntgentechniker nach einem Versuch (1898), eine Wirbelsäulenaufnahme durch 81 Minuten lange Belichtung herzustellen.

Das klinische Bild ist in seiner Stärke je nach der Dauer der Erkrankung verschieden. Die Haut ist atrophisch, ihre Elastizität ist verlorengegangen. Die Hautfalten werden vertieft, die Epidermis wird im ganzen aufgelockert und verdickt. Die Haare sind ausgefallen, die Schweiß- und Talgdrüsen zerstört. Dadurch wird die Haut im ganzen trocken und abschilfernd. Infolge der Atrophie treten dann Rhagaden auf, besonders über den Gelenken. Die Nägel sind rissig und blättern ab. Wenn die starken Entzündungen abgeklungen sind, treten Teleangiektasien auf.

In der Nähe der Rhagaden bilden sich Hyperkeratosen, entweder in Form diffuser Verhornung nach Art der Sklerodermie oder in Gestalt umschriebener Warzen (Abb. 163).

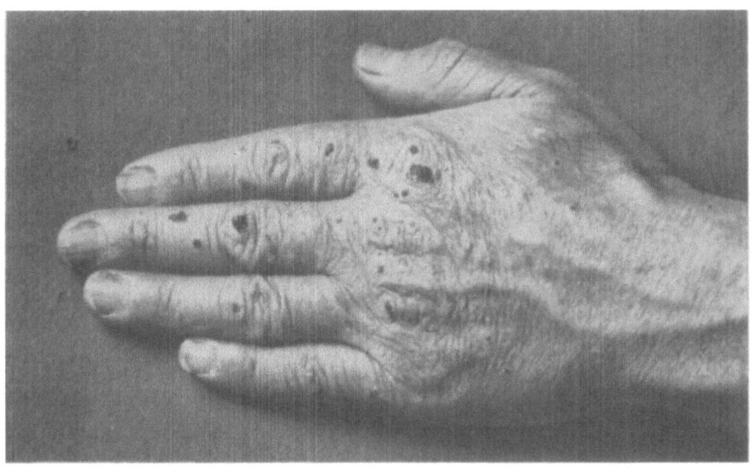

Abb. 163. Gewerbliche Röntgenschädigung. Typische „Röntgenhand" eines Röntgeningenieurs, der 25 Jahre lang beruflich bei mangelhaften Schutzvorrichtungen der Röntgenstrahleneinwirkung ausgesetzt war. Haut im ganzen chronisch induriert. Speckiger Glanz. Epidermis brüchig. Haarausfall. Bildung von Rissen, Schrunden und Rhagaden, vereinzelt, an den schwärzlichen Stippchen erkennbar. Bildung von Warzen und Hyperkeratosen. Nägel nur mäßig beteiligt, brüchig. Über dem Grundglied des 4. Fingers ist es nach etwa 20 Jahren zur Ulcusbildung gekommen. Allmählicher Zerfall des Ulcus und Tiefenwucherung. Etwa 5 Jahre nach dem ersten Auftreten, des Ulcus Carcinomnachweis. Langsame Ausdehnung des Carcinoms im Verlauf von 2 Jahren. Keine Metastasen. Absetzen des 3.—5. Fingers. 5 Jahre nach der Amputation klinisch geheilt. (Aufnahme von Wintz; bereits veröffentlicht bei Flaskamp, Über Röntgenschäden und Schäden durch radioaktive Substanzen. Strahlenther. 12. Sonderbd. Berlin und Wien: Urban & Schwarzenberg 1930.)

Holzknecht bezeichnet die Röntgenkeratosen als präcanceröse Bildungen gleich den senilen Warzen. Er betrachtet sie nicht als unmittelbare Folgen der Strahlenwirkung, sondern als Gebilde, welche nach Ablauf von Jahren auf dem durch die Röntgenstrahlen geschädigten Boden als einem Locus minoris resistentiae entstehen.

Wenn die Warzen zerfallen, bilden sich Geschwüre, deren Oberfläche zumeist grobkörnig ist. Der Grund ist schmierig belegt, graurot verfärbt und blutet leicht. Der Rand der Geschwüre wird von harten, überhängenden Keratosen gebildet. Sie zeichnen sich auch durch eine sehr schlechte Heilungstendenz aus.

Histologisch findet man Hypertrophien im Bereich aller epidermalen Schichten, Verbreiterung der Hornschichten, der Kern- und Stachelschicht. Diese sind gelegentlich durch interstitielle Ödeme aus der Bahn gesprengt. Leukocyteninfiltrationen fehlen.

Die Cutis zeigt interstitielle Ödeme, hauptsächlich um die Blutgefäße, elastische und kollagene Elemente sind im Gegensatz zu den Befunden bei der akuten Dermatitis geschwunden, so daß im Aufbau der Cutis keinerlei Regelmäßigkeit mehr zu finden ist.

Die Blut- und Lymphgefäße sind stark erweitert. Neben den atrophischen Veränderungen des Epithels ist auch hypertrophisches Wachstum zu finden, die Hyperkeratosen selbst oder das Deckepithel wuchert, das Tiefenwachstum zeigt den Beginn der malignen Entartung.

8. Das Röntgencarcinom.

Die Geschichte des Röntgencarcinoms bildet wohl eines der traurigsten Kapitel in der Geschichte der Strahlentherapie, ist doch eine ganze Reihe um die Röntgenologie hochverdienter Männer ihm erlegen.

Unter dem Röntgencarcinom verstehen wir eine auf röntgengeschädigter Haut sich nach und nach entwickelnde Carcinombildung. Es handelt sich also um ein Carcinom, das in das Gebiet der Reizcarcinome einzugliedern und etwa dem Paraffin- und Anilinkrebs, dem Teerkrebs oder dem Pfeifenraucherkrebs an die Seite zu stellen ist.

Die Entwicklung des Röntgencarcinoms dauert Jahre. Es sind Fälle beobachtet, bei denen die wahrscheinliche Ursprungszeit 6 Jahre zurücklag, bei anderen etwa 15 Jahre. In diesem Zeitraum geht die Entwicklung des Carcinoms so vor sich, daß zunächst eine ausgesprochene chronische Röntgenschädigung der Haut und des Unterhautzellgewebes entsteht, wie sie im vorhergehenden Kapitel beschrieben wurde. Auf der Basis dieser Schädigungen entwickelt sich dann aus den Hyperkeratosen das Carcinom.

Infolge seiner Entstehungsweise ist es eine Erkrankung der mit Röntgenstrahlen arbeitenden Personen, der Ärzte und Techniker. Nur in ganz seltenen Fällen wurde ein Röntgencarcinom bei bestrahlten Patienten beobachtet. Es sind dies vielfach Krebse, die nicht so sehr durch die Dauerreizwirkung kleiner Röntgenstrahlenmengen entstanden sind als durch Dauerirritation einer primär durch Röntgenstrahlen geschädigten Haut.

Die Carcinomentwicklung geht an den typischen Stellen, die bei der Arbeit mit Röntgenstrahlen vor allem den Strahlen ausgesetzt sind, vor sich. Am häufigsten ist der Ausgangspunkt der Handrücken und das Gesicht (Abb. 164).

Die carcinomatöse Degeneration der Hyperkeratosen geht sehr langsam vor sich. Auch greift die carcinomatöse Umwandlung häufig viel weiter um sich, als dies aus dem makroskopischen Bild vermutet werden kann. Es besteht auch die Möglichkeit, daß das Röntgencarcinom zu gleicher Zeit an verschiedenen Stellen beginnt.

Mikroskopisch steht die Veränderung des Stratum corneum im Vordergrund, das fast nirgends mehr normale Strukturbilder aufweist. Es ist im Ganzen verbreitert und entspricht oft der doppelten Dicke der gesamten anderen Epithelschichten. Diese über große Flächen sich erstreckende Verdickung ist unregelmäßig eingerissen, in anderen Fällen in einzelne Inseln abgetrennt. Das Stratum lucidum fehlt fast immer.

Die Körnerschicht dagegen ist immer vorhanden, aber ausgesprochen atrophisch, nur in einzelnen Fällen ist sie ebenfalls weiter über das Normale hinaus verbreitert. Die Basalzellenschicht ist am wenigsten verändert. Nach Ribbert hat dieser Plattenepithelkrebs eine ausgesprochen infiltrative Wachstumstendenz mit lebhafter kleinzelliger Infiltration. Hesse fand zahlreiche kleine Hornperlen im Stratum corneum, die er als Zeichen relativer Gutartigkeit ansieht. Andere Fälle, die große solide Sprossen und Stachelzellen in die Tiefe schicken, zeigen eine größere Malignität.

Die Gefäßschädigung ist ebenfalls deutlich. Sie erstreckt sich auf alle Schichten der Gefäßwand wie bei den gutartigen Röntgenulcerationen, doch erreicht sie nicht die Grade, wie sie für das Ulcus beschrieben sind. Ebenso sind auch die Veränderungen im Bindegewebe geringer.

An klinischen Beobachtungen sind vor allem die starken Schmerzen bezeichnend, unter denen die Entwicklung des Röntgencarcinoms einhergeht. Das Carcinom selbst bleibt verhältnismäßig lange Zeit lokal. Wenn aber einmal die Metastasierung begonnen hat, geht sie ebenso deletär vor sich wie bei den anderen Carcinomen. Man kann aber

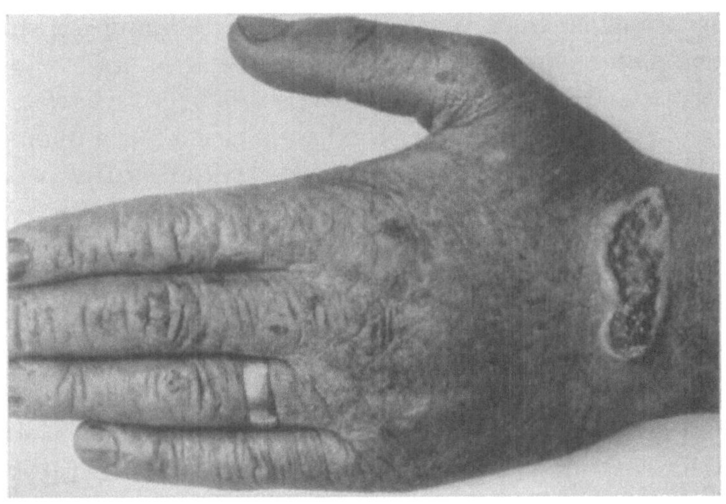

Abb. 164. Gewerbliche Röntgenschädigung. Charakteristische „Röntgenhand" mit den im Text beschriebenen Symptomen. Eines Tages trat über dem Grundgelenk der linken Hand eine Auftreibung auf, die zunächst wie ein kleiner Furunkel aussah, aus welchem sich nach einigen Tagen ein kleiner Pfropf abstieß. Patient führte diese Erscheinung auf einen Hautreiz durch die Manschetten zurück, welche besonders beim Radfahren an dieser Stelle gescheuert hatten (Kombinationsschädigung!). Behandlung aller Art erfolglos. Etwa 2 Jahre später zeigte das Geschwür torpiden Zerfall mit Zeichen schwerster Jauchung und Nekrose. Aus diesem Grunde wurde bald darauf die Amputation der linken Hand und des unteren Drittels des Unterarmes vorgenommen. Heilungsverlauf glatt. Später entwickelte sich noch ein Carcinom an der rechten Hand. An der Außenseite des Ellbogens trat eine Metastase auf. Da alle Behandlungsversuche erfolglos waren, mußte der Oberarm im obersten Drittel abgesetzt werden. Die Metastasierung war aber schon weiter vorgeschritten, so daß der Pat. bald darauf starb. (Aufnahme von Wintz; bereits veröffentlicht bei Flaskamp, Über Röntgenschäden und Schäden durch radioaktive Substanzen. Strahlenther., 12. Sonderbd. Berlin und Wien: Urban & Schwarzenberg 1930.)

immerhin das Röntgencarcinom insofern als gutartiger als andere Carcinome bezeichnen, als die Metastasierung sich ausgesprochen auf den Lymphweg beschränkt. Metastasierungen auf dem Blutwege sind mit Sicherheit nicht beobachtet.

In den letzten 10 Jahren sind Röntgencarcinome mehrfach beschrieben worden. Es ist aber zu hoffen, daß sie, abgesehen von den Fällen, deren Beginn vor unsere Zeit zurückreichte, zur ausgesprochenen Seltenheit werden. Die Gründe dafür liegen sicherlich zunächst darin, daß sich der Diagnostiker sowohl wie der Röntgentherapeut wesentlich mehr gegen Röntgenstrahlen schützt als dies früher der Fall war. Aber das rein quantitative Moment der Strahlen kann es allein nicht sein. Früher wurde ohne besondere Schutzmaßregeln mit ungefilterter Strahlung gearbeitet. Aber sie war wenig durchdringungsfähig und an Quantität der heutigen weit nachstehend. Heute haben wir zwar bessere Schutzmaßregeln, aber die Quantität der uns trotz guter Schutzmaßnahmen bei den Durchleuchtungen und bei der Therapie treffenden Röntgenstrahlen ist mindestens ebenso groß wie früher. Aber die Qualität ist eine ganz andere. Die mittlere Wellenlänge ist wohl nurmehr halb so groß wie früher. Deshalb glauben wir, daß bei der Entstehung des Röntgencarcinoms die Frage der Strahlenqualität eine ganz besondere Rolle gespielt hat.

In der letzten Zeit hat das sog. Röntgenreizcarcinom eine neue Bedeutung erlangt. Es wurde die Frage aufgeworfen, ob nicht etwa infolge einer in der Tiefe gesetzten Röntgenläsion ein Krebs an einem inneren Organ, ein sog. Röntgentiefencarcinom entstehen könnte. Dieses Problem wurde von Bumm ins Rollen gebracht, als er 1922 in der Berliner gynäkologischen Gesellschaft 6 Fälle von Uteruscarcinom demonstrierte, die sich bei Frauen entwickelt hatten, bei denen vorher wegen gutartiger Blutungen eine Kastrationsbestrahlung vorgenommen worden war.

Schon früher hatte Glaesmer theoretische Betrachtungen angestellt, ob nicht als letzte Auswirkung eines in der Tiefe gesetzten Schadens eine maligne Entartung entstehen könnte. Obwohl in der Folgezeit Prochownik, Huetter, Heynemann, Vogt kasuistische Beiträge zu diesem Problem brachten, glaubte aber niemand so recht an eine Gefahr, bis Bumm den Ausdruck „Das Röntgencarcinom bei der Frau" prägte, und damit als erster die Möglichkeit eines ursächlichen Zusammenhanges zwischen dem malignen Neoplasma und der früheren Röntgenbestrahlung andeutete. Vogt veröffentlichte daraufhin ebenfalls 6 Fälle von Uteruskrebs nach vorausgegangener Röntgenkastration aus der Tübinger Klinik und zog die Folgerung, daß andere Anstalten mit größerem Material doch noch mehr solcher „Röntgencarcinome" beobachtet haben müßten. Diese aufsehenerregenden Mitteilungen hatten eine lebhafte Diskussion über die Frage des gynäkologischen Röntgencarcinoms zur Folge. Die Gegner der Röntgentherapie glaubten nun Material für die Gefährlichkeit der Röntgentherapie zu haben. Mackenrodt z. B. fand in diesen Vorkommnissen Grund genug, der Röntgenbehandlung der Myome den Rücken zu kehren. Endler neigte auf Grund der Bummschen und eigener Fälle zu der Anschauung, daß diese nach Röntgenbehandlung beobachteten Carcinome tatsächlich durch die Strahlen erzeugt seien. Sellheim fürchtete die Möglichkeit der späteren krebsigen Entartung, Halban sprach bereits von einer „sekundären Mortalität" der Röntgentherapie und fragte, ob die primäre Operationsgefahr bei unkomplizierten Myomen größer sei als die Möglichkeit der malignen Degeneration bei der konservativen Strahlenbehandlung und Henkel kam zu dem Schluß: „Daß durch die Bestrahlung in manchen Fällen die Anregung zu einer malignen Proliferation oder einer anderen malignen Komplikation überhaupt gegeben ist, wird als Tatsache zu betrachten sein, die heute von niemand mehr ernstlich bestritten werden könne."

Wir sehen also, daß die Frage des Röntgencarcinoms in der Tiefe für die Strahlentherapie von einschneidender Bedeutung wurde und daß eine objektive Klärung unbedingt notwendig erschien. Aus diesem Grunde hat H. Dehler aus der Erlanger Klinik die gesamten in der Literatur vorhandenen und die an unserer Klinik beobachteten Fälle einer kritischen Würdigung unterzogen und dabei auch diejenigen Fälle erfaßt, bei denen sich nach gynäkologischen Röntgentiefenbestrahlungen in der Haut Carcinome gebildet haben.

Diese Zusammenstellung von Dehler haben wir fortgeführt. In Band IV/2, 1. Hälfte haben wir bereits über 12 Fälle mit Ovarialcarcinom und 72 Fälle mit Uteruscarcinom berichtet, die nach Kastrationsbestrahlung beobachtet worden waren. Doch konnten wir zeigen, daß die Röntgenstrahlen für die nachträglich beobachteten Carcinome nicht verantwortlich gemacht werden können. Es fehlten alle technisch-physikalischen Voraussetzungen und biologischen Reaktionen im gesamten inneren Genitalapparat, die zu einer Carcinomentwicklung hätten Anlaß geben können.

Nicht erwähnt haben wir aus der Zusammenstellung von Dehler die veröffentlichten „Röntgencarcinome" der Haut, der Mamma- und der Vulva. Dehler führt 2 Fälle von Vulvacarcinom an. Bei beiden entstand das Carcinom in der Vulvagegend nach der Röntgenbehandlung eines Pruritus pudendi. Hier liegen analoge Verhältnisse vor wie bei Krebsbildung, welche nach Bestrahlung anderer Hautkrankheiten beobachtet wird, wie z. B. bei Lupus erythematodes (MacKee und Fordyce), Psoriasis (Halberstaedter), Prurigo hebrae (Bichler), Ekzem (Hesse).

Der Pruritus zeigte beide Male eine primär vorhandene zur Krebsbildung disponierende Hautveränderung an. In dem von Bumm beschriebenen Falle, bei dem die Haut der Vulva durch das jahrelang quälende Jucken und Kratzen bereits geschädigt und chronisch entzündlich verändert war, wurde außerdem noch eine Strahlenverletzung gesetzt, im anderen Falle kann eine solche ausgeschlossen werden.

2 Fälle von Mammacarcinom verdienen besondere Beachtung, vor allem der Depenthalsche Fall, der in der Literatur sehr großes Aufsehen erregt hat.

Eine Röntgenschwester, 18 Jahre im Röntgenbetrieb tätig, erkrankte 1907 an Röntgencarcinom an 4 verschiedenen Fingern beider Hände. Exartikulation der befallenen Finger; einige Monate später Absetzen der linken Hand und nach einem weiteren Jahr Amputation des linken Armes. An der rechten Hand bleibt ein ausgedehntes, häufig ulcerierendes Ekzem dauernd bestehen. 1914 Carcinomknoten in beiden Mammae. Beiderseitige Amputation mit Ausräumung der Achselhöhle. Nach $1^1/_2$ Jahren Knoten in der linken Halsseite und im Nacken, später Pleuritis. Exitus.

Die einfachste Erklärung des Falles Depenthal ist wohl die, daß das Röntgencarcinom an den Händen die Metastasen in beiden Mammae gesetzt hat. Auch ist Doppelseitigkeit des Mammacarcinoms selten.

Depenthal selbst glaubt, daß das Carcinom an der Hand durch die direkte Einwirkung der Strahlen zustande gekommen sei, der Prozeß in den Brustdrüsen aber als Folge einer durch das Röntgengift ausgelösten Reaktion des Gesamtkörpers aufgefaßt werden müsse.

Einen ähnlichen Standpunkt vertritt Vogt; er hält diesen Fall für „ein echtes Röntgencarcinom, welches mit der Sicherheit eines Experiments am Menschen die Bedeutung der Allgemeinwirkung der Röntgenstrahlung uns in anschaulicher Weise vor Augen führt." Man sieht aus diesen Worten, wie eine vorgefaßte Meinung den Forscher zu sehr anfechtbaren Schlüssen verleiten kann. Wir wissen über die lokale Entstehung des Carcinoms nichts. Noch viel unklarer ist es uns aber, wie ein Krebs durch Fernwirkung der Röntgenstrahlen erzeugt werden soll.

Bei dem zweiten Fall von Fraenkel handelt es sich um eine 64jährige Frau, bei der die linke Mamma wegen Tuberkulose abgesetzt worden war. Ein in der rechten Mamma bestrahlter Tumor wird als Drüsenzellencarcinom diagnostiziert. Dessen Entstehung auf

Reizwirkung zurückzuführen, erscheint uns gewollt und überflüssig, denn erfahrungsgemäß entarten 20% der tuberkulösen Mammae später krebsig [1].

Bezüglich der „Röntgenhautcarcinome" sei auf die Zusammenstellung von Holthusen und Englmann verwiesen, die über Dehler hinaus 40 Fälle zusammengestellt
haben. Für die heutige Röntgentherapie fanden sie diese jedoch ohne praktische Bedeutung,
besteht doch die Tatsache, daß Röntgencarcinome nur auf chronisch-geschädigter Haut
entstehen können. Heutzutage werden aber selbst bei der protrahiert-fraktionierten Bestrahlung die Röntgenbehandlungen so kurzfristig und ohne größere Schädigung der Haut
durchgeführt, daß von einer chronischen Schädigung keine Rede sein kann.

Früher zu Beginn der Röntgentherapie lagen die Dinge in dieser Beziehung anders
und von den von Holthusen und Englmann zusammengestellten Fällen fällt die größere
Hälfte, nämlich 23, vor 1910. 13mal wurden sehr häufige Bestrahlungen durchgeführt, zum
Teil 70mal und darüber. Bei anderen Fällen lauten die Angaben ähnlich. Außerdem weisen
Holthusen und Englmann daraufhin, daß nicht die Röntgenstrahlen allein, sondern
wohl das Zusammentreffen mehrerer Faktoren die Carcinombildung verursachte. In
14 Fällen hätten die Röntgenstrahlen keine gesunde, sondern erkrankte Haut getroffen
(Psoriasis, Ekzem, Lymphadenitis, Prurigo, Lupus erythematosus usw.). In den Fällen
von Pfahler und Klemperer waren Narben einer Thermokoagulation bzw. einer Operation
der Ausgangspunkt der Tumorbildung. In anderen Fällen werden chronische Irritationen
(Halberstaedter) oder Verletzungen als Ursache angegeben. Zusammenfassend kommen
Holthusen und Englmann zu dem Schluß: „daß die Entstehung eines Röntgencarcinoms
nach therapeutischen Bestrahlungen auf der vorher gesunden Haut bei Anwendung der
heute üblichen Bestrahlungsmethoden eine große Seltenheit ist". Von dem angeführten
Material bleiben nach 1910 nur 3 Fälle übrig.

Unter diesen Umständen ist es berechtigt, wenn man auch die Möglichkeit einer
Carcinomerregung in der Haut durch Röntgenstrahlen im Gegensatz zu den sog. „gynäkologischen Röntgencarcinomen" wohl zugeben muß, auf der anderen Seite zu behaupten,
daß die Haut bei einer sachgemäß durchgeführten Röntgenbestrahlung mit
entsprechender Nachbehandlung nicht stärker in bezug auf die Entstehung
eines Carcinoms gefährdet ist als sonst.

9. Das Röntgensarkom.

Halberstaedter hat 1923 eine größere Anzahl von Röntgencarcinomen veröffentlicht. Darunter befindet sich auch ein Fall von Porter und Wolbach. Diese Autoren
stellten bei einem Röntgentechniker mit chronischer Röntgendermatitis sowohl multiple
Carcinome als auch ein Fibrosarkom von eigenartigem histologischem Bau, sowie außerdem
noch ein typisches Spindelzellensarkom fest. B. Fischer sah ein Fibromyxosarkom, das

---

[1] Inzwischen (1932) ist ein weiterer Fall bekannt geworden, den Vigdortschik beschreibt. Eine
Ärztin war 20 Jahre röntgenologisch tätig, in den ersten Jahren ohne Schutzmittel. Nach 7 Jahren kam es
zu einer Geschwulst an der linken Mamma, einige Zeit später auch in der rechten Mamma. Der Tumor
wurde operativ entfernt und erwies sich als Scirrhus. Beweisend für die Berufsschädigung erscheint dem
Verfasser die Leukopenie, da gewöhnlich die Krebserkrankung mit einer Leukocytose verlaufe. In solchen
Fällen müsse man eine Röntgenschädigung annehmen, wenn hier auch keine Hauterscheinungen vorliegen.

nach 3 Jahren fortgesetzter Ekzembestrahlung der Hand entstanden war. Beck berichtet über Sarkomentwicklung nach Bestrahlung von Gelenktuberkulose, ebenso M. Baumann und Denks. Sauerbruch stellte 1923 auf der Bayerischen Chirurgentagung einen Knaben vor, bei dem sich auf der wegen Trichophytie mit Röntgenstrahlen behandelten Kopfhaut ein Sarkom entwickelt hatte.

Auch Fälle von Lupus-Röntgensarkomen sind von Perthes, Hesse, Lindenborn und Pels-Leusden beobachtet worden. Diese stehen also auf der gleichen Stufe wie die Carcinome nach Lupusbestrahlungen.

Man kann natürlich die geschilderten Fälle nicht gleichmäßig zusammenfassen; denn bei vielen von ihnen handelt es sich nicht um Bestrahlungsfolgen im Sinne der Röntgencarcinome, sondern um Sarkome, die später bei röntgenbestrahlten Patienten aufgetreten sind. Möglicherweise stehen sie in ursächlichem Zusammenhang zu der Erkrankung, welche die Bestrahlung erforderlich machte.

Daß sich aber Sarkome ebenso wie Carcinome in der röntgenbestrahlten Haut entwickeln können, halten wir ohne weiteres für möglich[1]. Auch das Experiment hat ja gezeigt, daß man durch Röntgenstrahlen Sarkome bei Ratten erzeugen kann (Marie Clunet und Raulot-Lapointe). Holzknecht glaubt allerdings nicht, daß Röntgenstrahlen zur Hautsarkombildung Anlaß geben können. Die für Röntgensarkom gehaltenen Neubildungen der Haut sollen nach seiner Ansicht „auf histologischen Irrtümern (Granulationsgewebe in Ulceris usw.) beruhen".

Sicher ist jedenfalls, daß die bisweilen beobachtete sarkomatöse Entartung bestrahlter Myome weder in einem direkten noch indirekten kausalen Zusammenhang mit der Röntgenbehandlung steht. Wir verweisen hierzu auf das betreffende Kapitel im Band IV/2, 1. Teil dieses Handbuches, in dem wir uns mit den in der Literatur veröffentlichten diesbezüglichen Fällen eingehend auseinandergesetzt haben.

10. Zusammenfassung und Bezeichnung der verschiedenen Röntgenhautschäden.

Wie aus der vorstehenden Übersicht hervorgeht, sind die Folgen einer Röntgenbehandlung für die Haut je nach der wirksam werdenden Dosis verschieden. Wird die Toleranzgrenze der Haut überschritten, dann tritt eine mehr oder minder schwere Schädigung ein.

Die Empfindlichkeit der Haut ist im allgemeinen ziemlich konstant. Bei lokalen Erkrankungen, organischen oder funktionellen Leiden sowie konstitutioneller Minderwertigkeit ist sie dagegen vielfach heraufgesetzt, ebenso können die verschiedenartigsten

---

[1] Der Beweis für diese unsere Ansicht findet sich in der Literatur des Jahres 1933. Montgomery and Viecelli berichten über Sarkomentstehung etwa 30 Jahre nach einer Röntgenbehandlung wegen Sycosis vulgaris im Gesicht. Im Laufe der Jahre war an den bestrahlten Stellen Capillarerweiterung und Alabasterhaut aufgetreten. Später entwickelten sich dann 2 Tumoren, einer an der Oberlippe und einer am linken Nasenflügel. Das histologische Bild eines dieser Tumoren soll ähnlich dem eines Spindelzellensarkoms gewesen sein.

Ein ähnlicher Fall wird in der Monatsschrift für Krebsbekämpfung Bd. II, S. 224 mitgeteilt. 2 Jahre nach einer Röntgenbehandlung wegen Haarbildung im Gesicht (2mal wöchentlich, insgesamt 20 Röntgenbestrahlungen beiderseits) entstand eine langsam wachsende Geschwulst, die sich histologisch als Spindelzellensarkom erwies.

Traumen und Noxen eine derartige Empfindlichkeitssteigerung auslösen, daß normalerweise tragbare Dosen Schädigungen erzeugen können.

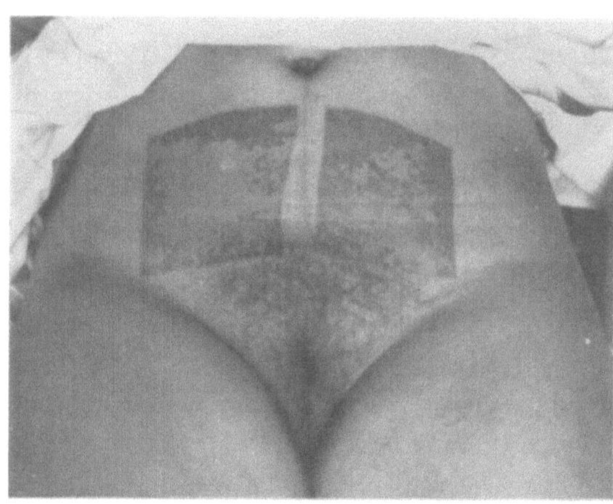

Abb. 165. Als Reaktion auf eine Dosis von etwa 110 % ist 50 Tage nach der Bestrahlung eine leichte, oberflächliche Epidermisabschilferung im Bereich der dunkel pigmentierten Hautfelder eingetreten. (Aufnahme von Wintz; bereits veröffentlicht bei Flaskamp, Über Röntgenschäden und Schäden durch radioaktive Substanzen. Strahlenther., 12. Sonderbd. Berlin und Wien: Urban & Schwarzenberg 1930.)

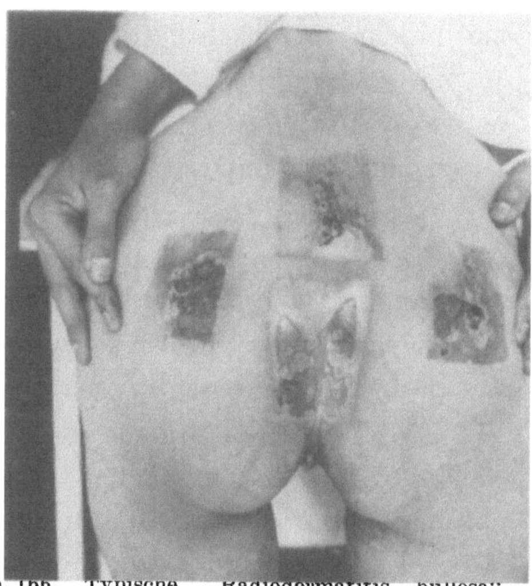

Abb. 166. Typische „Radiodermatitis bullosa". 3½ Monate nach Belastung der Haut mit 130 % der HED. Der seröse Blaseninhalt ist entleert. Klinisch später Heilung mit Bildung von Teleangiektasien. (Aufnahme von Wintz; bereits veröffentlicht bei Flaskamp, Über Röntgenschäden und Schäden durch radioaktive Substanzen. Strahlenther., 12. Sonderbd. Berlin und Wien: Urban & Schwarzenberg 1930.)

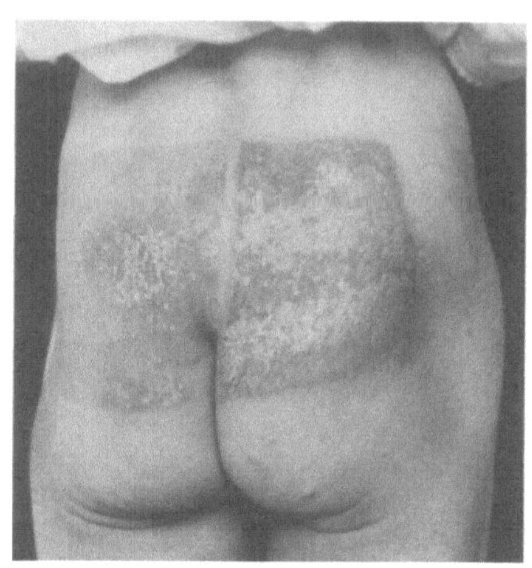

Abb. 167. Überdosierung (120 % der HED) Reaktion 1.—2. Grades.

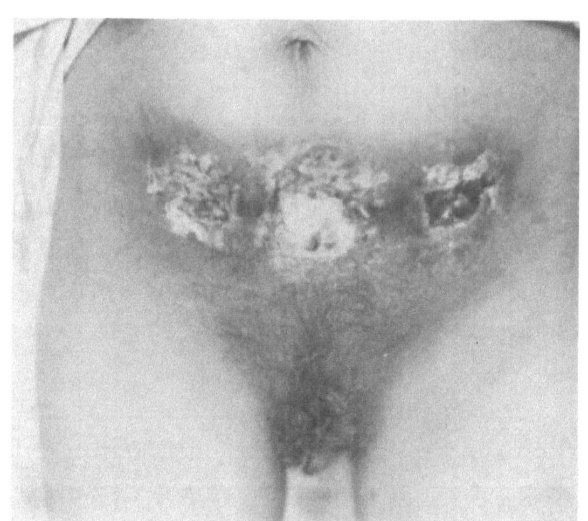

Abb. 168. Überdosierung (etwa 140 % der HED) Reaktion 2.—3. Grades.

Nach allem erscheint folgende klinische Einteilung (nach Wintz) der Röntgenschäden am zweckmäßigsten:

I. Die reinen Strahlenschäden.

1. Die Primärschädigung. Akute Schädigung durch einmalige Überdosierung, in ihrem Verlaufe sich direkt nach der Bestrahlung entwickelnd (Abb. 165, 166, 167, 168).

2. Die Kumulationsschädigung. Schädigung durch wiederholte Überdosierung oder „chronische" Strahleneinwirkung, z. B. im Gewerbe. In ihrem klinischen Verlaufe meist auch chronisch (Abb. 169 und Röntgenhände, Abb. 163 u. 164).

II. Die Kombinations- oder Summationsschäden,

hervorgerufen durch Strahleneinwirkung und hinzutretende andersartige exogene oder endogene Traumen. Ihr Verlauf ist akut oder chronisch (Abb. 170, 171, 172, 173, 174, 175).

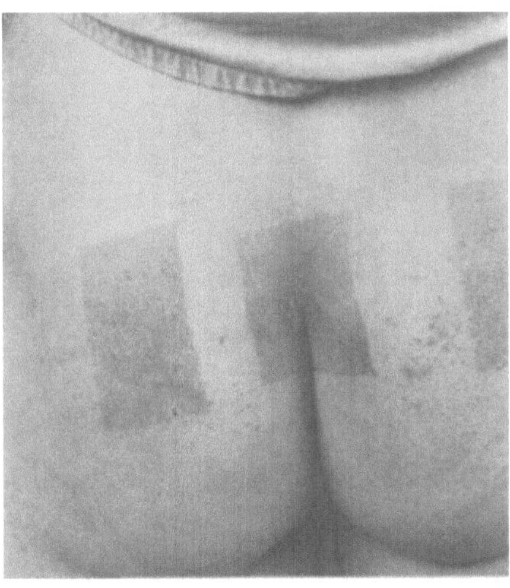

Abb. 170. Geringe Kombinationsschädigung an der Steißbeingegend, bedingt durch die Feuchtigkeit und die mechanische Inanspruchnahme dieser Stelle.

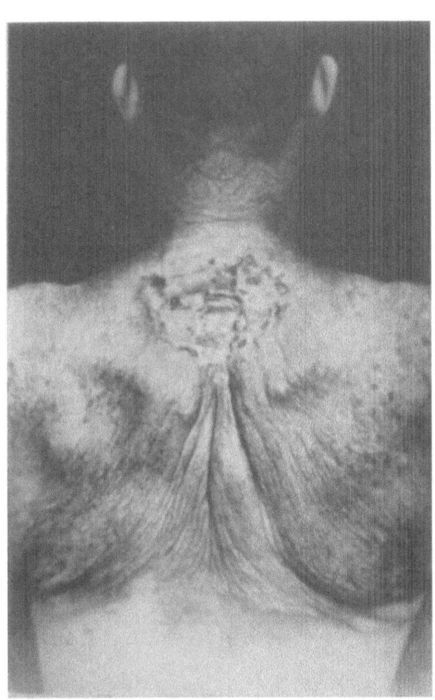

Abb. 169. Nekrose im Bereich der Nackenmuskulatur, Freiliegen der Muskulatur, über den oberen Brustwirbeln brettharte Infiltration der Umgebung. Haut der Rückenmuskeln derb, trocken, auf der Unterlage schwer verschieblich. Mediastinalsarkom, sehr oft bestrahlt und als „interessanter Fall" oft durchleuchtet. Behandlung des Ulcus mit übertriebenen Höhensonnenbestrahlungen, Verschlimmerung durch Druck eines Rucksackes bei wiederholten „Hamsterfahrten". (Aufnahme von Wintz; bereits veröffentlicht bei Flaskamp, Über Röntgenschäden und Schäden durch radioaktive Substanzen. Strahlentherapie, 12. Sonderbd. Berlin und Wien: Urban & Schwarzenberg 1930.)

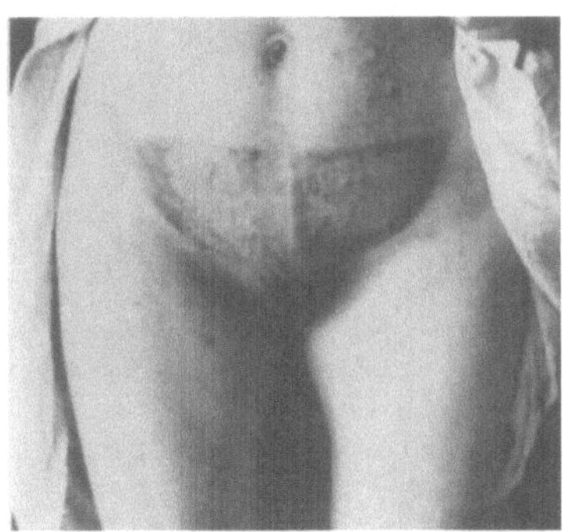

Abb. 171. Dermatitis nach Lysolwaschungen im Bereich des Bestrahlungsfeldes. Kombinationsschädigung.

Wie Flaskamp bereits hervorgehoben hat, sind die in der Literatur häufig erwähnten „Spätschäden" — meist fälschlich als echte Strahlenschäden aufgefaßt — die erst nach langer Zeit, „ohne ersichtliche Ursache" manifest werden, fast immer Kombinationsschäden. Er empfahl daher im Interesse einer gleichmäßigen Nomenklatur und zur Vermeidung unklarer biologischer Vorstellungen auf diesen Begriff zu verzichten. Bezeichnungen wie Para- und Metaröntgenschäden seien philologisch zweifellos richtig, bedeuten

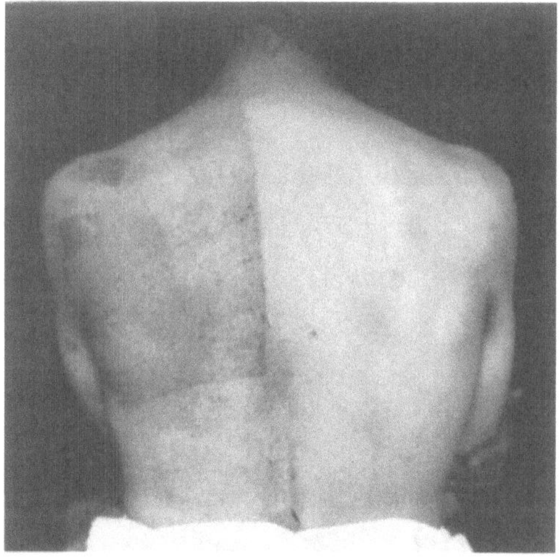

Abb. 172. Druck von Traggurten im Schulterbereich eines
Rückenfeldes nach Mamma-Carcinombestrahlung.
Kombinationsschädigung.

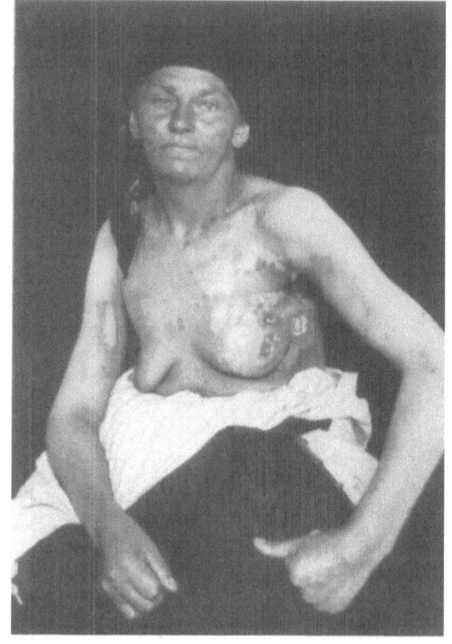

Abb. 174. Ulcus rechte Achselhöhle. Miederdruck im
Bereich der bestrahlten Mamma.
Kombinationsschädigung.

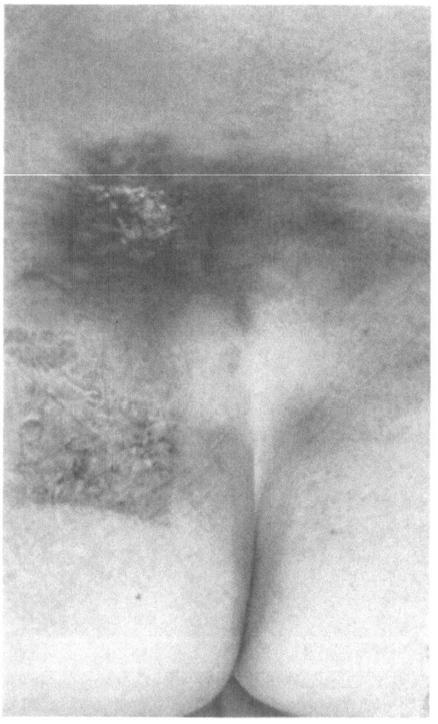

Abb. 173. Kombinationsschaden stärkeren Grades, entstanden durch Kratzen und Scheuern und Verunreinigung
mit Bohröl (Munitionsarbeiterin).

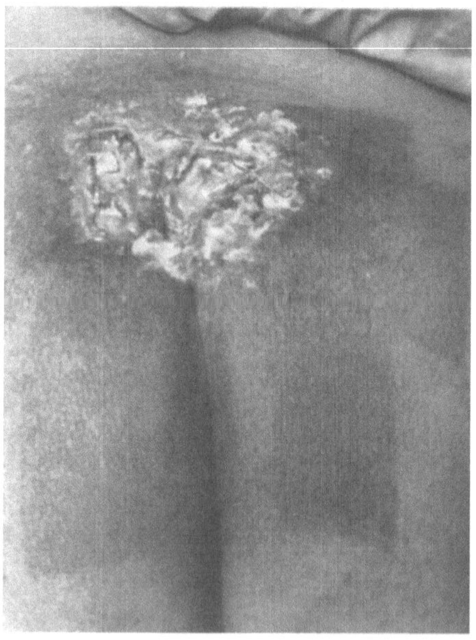

Abb. 175. Kombinationsschaden durch Einreibung
von Jod-Wismutsalbe und heißen Auflagen.

aber eine Vermehrung des die Röntgenologie schon an sich auszeichnenden Wortballastes,
auf den verzichtet werden sollte.

c) Die Prophylaxe der Röntgenhautschäden.

Wie aus der vorstehenden Zusammenstellung hervorgeht, können Röntgenbestrahlungen zu den verschiedensten Hautschädigungen führen. Ehe wir auf deren Therapie eingehen, soll kurz zu ihrer Prophylaxe Stellung genommen werden.

Die wirksamste Prophylaxe gegen Röntgenstrahlenschäden besteht darin, daß Röntgenbestrahlungen nur von denjenigen vorgenommen werden, die über die nötigen bestrahlungstechnischen Kenntnisse verfügen. Das allein würde aber nicht genügen, da, wie wir gezeigt haben, bei einer Strahlenbehandlung auch ärztliche Gesichtspunkte maßgebend sind. In dieser Hinsicht ist es deshalb zur Verhütung von Röntgenschäden nötig, die Patienten vor der Bestrahlung stets auch einer genauen lokalen und allgemeinen Untersuchung zu unterziehen, um abnormen Reaktionen entsprechend vorbeugen zu können. Hierzu sind alle die Maßnahmen erforderlich, die wir im praktischen Teil im Abschnitt über die Vorbehandlung eingehend auseinandergesetzt haben. Wir können daher darauf verweisen (s. S. 260).

Die Prophylaxe hat sich aber auch noch auf die Zeit nach der Bestrahlung zu erstrecken. Bekanntlich können beim Hinzukommen weiterer Noxen Schädigungen entstehen (Kombinations- oder Summationsschäden). Um diese zu verhüten, ist eine besondere Pflege und Nachbehandlung der bestrahlten Hautstellen erforderlich. Wir verweisen hierzu auf das Kapitel „Nachbehandlung" im Praktischen Teil (s. S. 269).

d) Die Therapie der Röntgenhautschäden.

Die Therapie der Röntgenhautschäden ist ein schwieriges Kapitel in der Medizin. Das sieht man schon daran, daß die Ansichten der einzelnen Autoren über das zweckmäßigste Vorgehen bei den verschiedenen Schädigungen sehr auseinandergehen, sich oft direkt gegenüberstehen und immer neue Mittel und Behandlungsmethoden angepriesen werden. Selbstverständlich erfordert eine akute Entzündung ganz andere Maßnahmen wie eine chronische Entzündung. Für alle Hautschäden gilt aber, daß zunächst konservativ zu verfahren ist. Chirurgische Eingriffe sollen erst in zweiter Linie vorgenommen werden. Das ruhige Abwarten bei vorsichtigen indifferenten Maßnahmen hat den Zweck, einen Überblick über die Schwere der Schädigung und ihren klinischen Verlauf zu gewinnen.

1. Die Therapie der akuten Röntgendermatitis und des Röntgenulcus.

Es ist unmöglich, im Rahmen dieser Ausführungen eine eingehende Darstellung der bisher propagierten Behandlungsmethoden bei der akuten Röntgendermatitis und dem Röntgenulcus zu geben. Interessante Überblicke über die zahllosen Behandlungsvorschläge finden sich bei Hager, P. S. Meyer, Holzknecht, E. Bircher, O. Strauß, Moskowitz, vor allem bei Flaskamp. Es wurden empfohlen: Feuchte Umschläge und Kompressen, Bäder mit den verschiedensten Lösungen[1] (Arning, Herxheimer, Kollecker), Salben verschiedenster Art[2] (Platz, Rammstedt, Henseler, Ullmann, Kaiser,

---

[1] Wasserstoffsuperoxyd, Kreolinlösung 1 : 1000, Kochsalzlösung, Kamillen.

[2] Borsalbe, Resorcinsalbe, Terpestrolsalbe, Schwarzsalbe, Scharlachsalbe, graue Salbe, Kombustinsalbe, Borlanolin, 10% Dermatollanolin oder Orthoform und Naphtalan, Radiumemanationssalbe. Vor Anästheticis und Gefäßmitteln warnen Hager, Holfelder und Wetterer, da sie die Gefäßschädigung steigern können.

Nogier), Puder (Wetterer, Dod), Uviollampe (Schott), Blaulicht (Kaiser), Kohlenbogen oder Ultraviolettlicht (Strebel, Alberti), Höhensonne (Gotthardt), Quarzlicht (P. H. Ferd. Becker), schwache Röntgendosen (Perl), Eigenblutumspritzung (Tillmann), Paraffinspritzverfahren (Rebaudi) u. a.

Neben diesen rein konservativen Methoden werden bei Röntgenulcerationen auch chirurgische Maßnahmen angeraten, wie Excision (Gnant, Pels-Leusden, Unrau und Teichmann, Pamperl u. a.), Transplantation (Bichler, v. Hofmeister, Huntington und Schonnefeld, Baermann und Linser u. a.), Durchschneidung der zum Geschwür verlaufenden Nervenfasern (Agnes F. Savill), periarterielle Sympathektomie nach Lériche, Gundermann, Hoffmann und Schreus, Stark und Rahm u. a.

Zur Schilderung unserer eigenen Behandlungsmethoden, die wir namentlich an zahlreichen uns zur Begutachtung überwiesenen Fällen sammeln konnten, sei vorangestellt, daß es nicht zweckmäßig ist, sich von vornherein auf eine bestimmte Behandlungsmethode festzulegen.

Jeder Fall erfordert vielmehr unter Berücksichtigung des klinischen Grades und der auslösenden Ursache individualisierendes Vorgehen. Wir halten es für verfehlt, die konservativen Behandlungsmethoden streng von den chirurgischen zu trennen. Hier ist das klinische Bild ausschlaggebend. Das klinische Bild wiederum ist abhängig von den ätiologischen Faktoren. Wir vermissen in allen Erörterungen über die Röntgenschäden der Haut und namentlich über ihre Behandlung die unbedingt erforderliche Unterscheidung zwischen „Weichstrahlschädigung" und „Hartstrahlschädigung", denn hierdurch wird das klinische Bild und der Behandlungsmodus bestimmt. Wir wissen, daß die „Weichstrahlschädigung" sich vornehmlich auf die oberen Hautschichten erstreckt, die „Hartstrahlschädigung" dagegen auch die tiefgelegenen Gewebe, Fett-, Muskel-, Bindegewebe und insbesondere die tieferliegenden Blutbahnen und Lymphgefäße verändert. Aus dieser Erkenntnis müssen wir unsere Folgerungen für die Behandlung ziehen.

In allen Fällen — und hier ist es zunächst gleichgültig, ob es sich um eine Weich- oder um eine Hartstrahlschädigung handelt —, bei denen die entzündliche Komponente im Vordergrund steht, ist konservatives Abwarten unerläßlich. Wir sind Anhänger der Salbenbehandlung und empfehlen die im Kapitel „Nachbehandlung" beschriebene „Röntgensalbe" oder „Radermasalbe". Wir lehnen den Zusatz von Narkoticis und Gefäßmitteln ab, weil sie die Gefäßschädigung erhöhen. Besonders gilt das für Cocain und Suprarenin. Auch der Zusatz von Adstringentien erscheint uns aus diesem Grund untunlich, zumal dadurch die Flüssigkeitsentziehung leicht zu hohe Grade annimmt.

Bei Fehlen von Epitheldefekten und Geschwüren kann Behandlung mit fetthaltigem Puder indiziert sein. Es ist jedoch darauf zu achten, daß keine übermäßige Austrocknung der Haut eintritt.

Die feuchte Behandlung der reinen Entzündungen grundsätzlich durchzuführen, scheint uns verfehlt. Die Haut erfährt dadurch leicht eine Maceration und die Strahlenwirkung wird verstärkt. In Frage kommt nach unserer Erfahrung nur der Versuch mit Kamillenumschlägen. Desinficientia, wie Kreolin, Lysol usw., auch essigsaure Tonerde verstärken die Reaktion nur.

Auch bei der Bildung größerer Epitheldefekte und Ulcerationen führen wir zunächst mehrere Monate hindurch eine möglichst indifferente Salbenbehandlung durch. Wenn das Ulcus stark näßt und sich seine Umgebung stark entzündlich verändert, kann die Anwendung des Föhnapparates zur Austrocknung und Schmerzlinderung mehrmals täglich angezeigt sein. Bei starker Infektion des Ulcus und Abstoßung nekrotischer Fetzen ist der Versuch der feuchten Behandlung bei größter Zurückhaltung erlaubt. Wir raten als Verbandflüssigkeit Campheröl und Campherwein zu verwenden. Gänzlich verfehlt sind Dauerumschläge unter Verwendung von Billrothbattist, weil hierdurch die Haut in kürzester Zeit maceriert wird und unter den Verbänden ein unerträgliches Hitzegefühl entsteht. Wir lehnen Wasserstoffsuperoxydspülungen ab, weil der freiwerdende Sauerstoff sehr häufig zu unerwünschter Epithelabhebung führt und gelegentlich auch in den geschädigten Gefäßen Blutungen auszulösen vermag.

Die medikamentösen Methoden können bei Fällen, welche keine Ausdehnungstendenz zeigen, mit einer vorsichtigen Lichtbehandlung kombiniert werden. Aber keine Wärme oder Hitze! Schmerzlindernd, reinigend und epithelfördernd wirken kurze Bestrahlungen mit der Spektrosollampe, nie über 10 Minuten (50 cm Abstand), einmal täglich. Die Röntgenstrahlenbehandlung der Entzündungen und des Röntgenulcus erscheint uns gefährlich. Wir halten es für verfehlt, hier ein Medikament zu verwenden, dessen letzte biologische Wirkungen uns nicht bekannt sind.

Schließlich noch ein Wort gegen die Empfehlung der Eigenblutumspritzung. Wir wissen, daß subcutane oder intramuskuläre Injektionen in die Umgebung von Röntgenschädigungen schwer geschadet haben und glauben, diese Möglichkeit auch für die Eigenblutumspritzung annehmen zu müssen. Fast alle Ulcerationen gehen mit einer Veränderung der tiefergelegenen Gewebsschichten einher. Diese Tiefenschädigung wird verstärkt durch die Injektion des Blutes, gänzlich abgesehen von der ungeheueren Gefahr, die Infektion durch die Bluteinspritzung zu vergrößern.

Gerade bei diesen Injektionsbehandlungen ist der Unterschied zwischen „Weichstrahl-“ und „Hartstrahl“-Verbrennungen in die Augen springend. Bei Ulcera, entstanden durch weiche Strahlen, können solche Umspritzungen einen wunderbaren Heilwert haben, bei Schädigungen durch harte Strahlen niemals.

Die von Rebaudi empfohlene Paraffinbespritzung der Ulcerationen scheint uns deswegen untunlich, weil dadurch die Oberflächenatmung der Haut zu stark gehemmt wird. Der Verbandwechsel kann durch reichliche Salbenverwendung erleichtert werden.

Die vorstehend beschriebenen konservativen Behandlungsmethoden müssen in allen Fällen — gleichviel, ob eine rein oberflächliche Schädigung oder tiefgehende Indurationen bestehen — monatelang durchgeführt werden. Das gilt besonders für Prozesse, welche noch Ausbreitungstendenz zeigen. Wir glauben behaupten zu dürfen, daß die rein entzündlichen Formen der Hautschäden mit den beschriebenen Maßnahmen stets erfolgreich behandelt werden können.

Anders dagegen steht es mit den Erfolgen bei der Behandlung des Röntgenulcus. Hier führt die konservative Behandlung nicht immer zum Ziel. Es ist daher von mancher Seite gefordert worden, diese Fälle grundsätzlich von vornherein chirurgisch anzugehen. Das ist falsch! Es ist zweifellos richtig, daß die Operation häufig die ultima ratio darstellt. Will man aber nicht schwere Enttäuschungen erleben, so muß man sich klar darüber sein, daß sie an ganz bestimmte Voraussetzungen gebunden ist. Es ist aussichtslos und zwecklos zu operieren, solange nicht die akut entzündlichen Begleiterscheinungen des Ulcus abgeklungen sind. Auch Operieren in chronisch entzündlich verändertem Gewebe wird nie zum Erfolg führen. Stets wird die Infektion den Operateur um den Erfolg bringen.

Auch die Ausdehnung des Prozesses in die Tiefe ist zu berücksichtigen. Erfolgversprechend ist die Operation, wenn das Ulcus durch Weichstrahlschädigung entstanden ist oder die Tiefenschädigung nicht zu hohe Grade und keine zu große Ausdehnung in die Umgebung angenommen hat.

Die wichtigste Vorbedingung nämlich, die an das chirurgische Vorgehen zu stellen ist, ist die, nur im gesunden Gewebe zu operieren. Diese Möglichkeit entfällt bei tiefen Hartstrahlschäden, z. B. in dicker Fettschicht an Leib und Gesäß. Auch muß auf Grund unserer Erfahrungen sehr radikal operiert werden; hier erscheint die Excision des Ulcus weit im gesunden Gewebe die Methode der Wahl. Der Chirurg muß dabei von vornherein berücksichtigen, daß ihm genügend gesunde Haut zur Deckung des Defektes zur Verfügung steht. Diese Forderung ist häufig nicht zu erfüllen. Dann sollte nicht operiert werden.

Ein operativer Eingriff dagegen ist aussichtlos bei der ausgesprochenen, weit ausgedehnten Hartstrahlschädigung mit Ulcusbildung und tiefgehender Induration der ganzen Umgebung. Hier ist eine spätere Gefäßversorgung von vornherein durch die Strahlenschädigung unmöglich gemacht. Nur wenn es gelingt, das ganze schwielig veränderte Gewebe restlos zu entfernen, besteht eine geringe Erfolgsmöglichkeit.

2. Die Therapie der chronischen Röntgendermatitis.

Da die chronische Röntgendermatitis fast ausschließlich eine Berufs- oder Gewerbekrankheit ist, tritt sie vornehmlich bei Röntgenologen, Röntgenphysikern und Röntgentechnikern auf. Die erste Maßnahme ist daher die Entfernung der erkrankten Person aus ihrem Beruf, um alle weiteren Strahleneinwirkungen auszuschließen. Außerdem gilt es auch, alle sonstigen mechanischen, thermischen und medikamentös-chemischen Reize fernzuhalten. Die zur Erfüllung der beiden ersteren Forderungen notwendigen Maßnahmen brauchen nicht näher erörtert zu werden. Zu den letztgenannten hebt Flaskamp hervor, daß auch auf den Gebrauch von Seife vollständig verzichtet werden muß, sofern nicht aus besonderen Indikationen Medizinalseifen in Frage kommen. Bei chronischer Röntgendermatitis der Hände muß auch vor Arbeiten in chemischen und photographischen Laboratorien gewarnt werden, weil dadurch die Hände unweigerlich mit schädlichen ätzenden oder gerbenden Flüssigkeiten in Berührung kommen. Ärzte mit derartig erkrankten Händen müssen etwaige operative Tätigkeit aufgeben, da der Gebrauch desinfizierender Flüssigkeiten wie Sublimat, Oxycyanat, Lysol, Alkohol usw. sich unheilvoll auswirken würden.

Wie Flaskamp bereits betonte, muß die eigentliche Behandlung der chronischen Hautschäden sich eng an das klinische Bild anschließen. Bestehen, wie es namentlich für die Anfangsstadien gilt, noch akute oder subakute entzündliche Prozesse, so wird man diese zunächst mit den Methoden, wie sie für die akute Dermatitis angegeben wurden, zum Abklingen bringen.

Der Heilplan ändert sich jedoch, wenn atrophische oder degenerative Veränderungen, insbesondere die Hyperkeratosen, zur Ausbildung gekommen sind. Diese Symptome müssen unter allen Umständen zum Verschwinden gebracht werden, weil sie chronische Hyperämie und Blutungsneigung bedingen und Geschwürs- und Krebsbildung fördern. Man muß also bestrebt sein, die Elastizität der Haut wieder herzustellen und Hornbildung zu beseitigen.

Um den Ausbau der Therapie der chronischen Hautschäden haben sich besonders Holzknecht und Unna verdient gemacht. Sie empfehlen übereinstimmend, die atrophischen Zustände mit Bädern anzugehen, um den Verlust an Gewebswasser zu kompensieren. Unna verordnet prolongierte heiße Handbäder, wobei dem Wasser zur Erweichung der Hornbildungen alkalische Seifen zugesetzt werden können. Auch Arnikaabkochungen werden verwendet. Die Austrocknung der Haut wird im Gegensatz zur Behandlung der akuten Schäden bekämpft durch feuchte Verbände, welche durch Verwendung von Billrothbattist, Guttapercha, usw. vor Verdunstung geschützt werden. Die Aufquellung und Durchweichung der Haut wird durch dabei entstehende Wasserdämpfe und Wärme gefördert.

Neben Handbädern empfiehlt Unna zur Hornerweichung hygroskopische Mittel, Glycerin, Kochsalz, Chlorcalcium, Kreuznacher Mutterlauge, zweckmäßig als Salbenzusätze zu verwenden. Zur Wiederherstellung der Elastizität und zur Beseitigung von Schrunden und Rissen kommen Fette in Frage.

Sind die Gewebsdefekte nicht zu weit fortgeschritten und ist das klinische Bild durch Hornbildung beherrscht, so können Schälsalben indiziert sein. Besonders wird hier die Salicylsäure empfohlen. Vor Resorcin wird gewarnt.

Aus der kurzen Wiedergabe der Unnaschen Vorschläge geht hervor, wie schwierig die Behandlung in jedem Falle ist. Sie setzt unbedingt spezialistische Erfahrungen voraus. Auch hier heißt es individualisieren und vor allem in Geduld abwarten. Eine einzige Übereilung oder eine unüberlegte therapeutische Maßnahme kann eine monatelang erfolgreich durchgeführte Kur zuschanden machen. Gute Erfolge sind möglich, das beweisen die Hände einer größeren Zahl von Röntgenologen.

Auffälligerweise wird zur Behandlung der Röntgendermatitis auch Röntgen- und Radiumbehandlung vorgeschlagen. Sie wurde erprobt und empfohlen unter anderen von Halberstaedter, Holzknecht, Tousey. Holzknecht ging dabei von dem Gedanken aus, daß die Hornbildungen nicht eine unmittelbare Folge der Röntgenbestrahlung seien und daß eine elektive Strahlenwirkung die keratotischen Zellen zerstören und in ihrem Wachstum hemmen müsse. Er bestrahlte entweder in einer Sitzung und gab 10—12 H unter 4 mm Al-Filter oder 2—3mal 6 H in 14tägigen Intervallen. Wurde Radium verwendet, dann genügte Bestrahlung mit 10—15 mg Radiummetall mit schwachem Silberfilter (0,2 mm) oder 1 mm dickem Al-Filter. Dauer der Einwirkung 2—3 Stunden, ohne Filter 1 Stunde. Wetterer empfiehlt hohe Dosen einer stark filtrierten Strahlung. Es liegt in der Natur der Schädigung, daß man gerade diesen therapeutischen Weg scheuen wird. Er birgt neue Möglichkeiten der Schädigung, die dann nie wieder gut zu machen sind.

Holfelder empfiehlt auf Grund eigener Erfahrungen die Elektrokoagulation als Methode der Wahl zur Behandlung chronischer Röntgenschäden und zur Behandlung des Röntgencarcinoms. Die kranken Stellen werden langsam und mit schwachen Strömen verkocht. Dadurch entsteht eine überhitzte 2—3 mm tiefe Zone, in der es zur Zerstörung der Eiweißmoleküle gekommen ist. Diese Zone bildet einen Schutz gegen Metastasierung und scheint die Heilung zu unterstützen. Holfelder hat auf diese Weise 23 Ärzte und Ingenieure (insgesamt 39 Hände) behandelt.

Wir sahen aus den vorstehend erwähnten Behandlungsvorschlägen für die chronische Röntgendermatitis, daß die konservativen Methoden das Feld beherrschen. Chirurgische Therapie wird kaum in Frage kommen. Es kann aber gar nicht oft genug betont werden, daß jeder Fall individuell behandelt werden muß und daß es keine Panazee für die Röntgendermatitis gibt. In jedem Fall ist ein verständiges vorsichtiges Ausprobieren angezeigt.

3. Die Therapie des Röntgencarcinoms.

Bei einem manifest gewordenen Röntgencarcinom muß man natürlich die im vorliegenden Kapitel angeführten abwartenden Maßnahmen aufgeben und zu energischeren Behandlungsmethoden übergehen. Wie bei jedem anderen Carcinom tritt dann die Strahlentherapie und die chirurgische Behandlung in ihre Rechte.

Über erstere liegen eindeutige Erfolge vor von Halberstaedter, Werner und Wetterer. Deshalb sollte nach Wintz zunächst stets die Strahlenbehandlung versucht werden, zumal die Operation, die überdies sehr radikal sein muß, unter Umständen ein schweres, das Krebswachstum förderndes Trauma bedeutet. Da jedoch als Dosis mindestens 110% der HED zu verabreichen sind, der geschädigten Haut die große Strahlenmenge aber nicht zugemutet werden darf, so wird man sich unter sorgfältigster Abdeckung der Umgebung auf die isolierte Bestrahlung des lokalen Carcinomherdes beschränken. An der Erlanger Universitäts-Frauenklinik haben wir bei einem Röntgencarcinom auf dem Boden einer gewerblichen Schädigung gelegentlich einen derartigen Versuch durchgeführt. Dadurch wurde offensichtlich ein Stillstand der Ausbreitung des Carcinoms erzielt. Fortschreitende Entzündung im Bereiche der nichtbestrahlten Hautpartie zwang später aber doch zu radikaler chirurgischer Therapie.

Auch hohe Dosen stark filtrierter Gammastrahlung wurden beim Röntgencarcinom angewendet, teilweise mit schönen Erfolgen[1].

Holfelder hält heute die Elektrokoagulation für die Methode der Wahl auch beim Röntgencarcinom.

Ist eine Bestrahlung nicht möglich, so sollte man mit chirurgischer Behandlung wegen der Metastasierungsgefahr nicht lange warten. Der Operateur muß unbedingt versuchen im Gesunden zu operieren, der Krebsherd ist zu entfernen und es ist auch etwaiger Metastasierung Rechnung zu tragen, wie das W. S. Handley erst kürzlich wieder betonte.

e) Die Strahlenschädigung tieferliegender Gewebe und der inneren Organe.

Seit durch die Anwendung starker Filter unter gleichzeitiger Verbesserung der Röntgenapparate die Tiefendosis um ein Mehrfaches gesteigert werden konnte, ist die Gefahr vorhanden, daß bei der Röntgenbehandlung auch Gewebe in der Körpertiefe geschädigt werden. Es braucht nur bei einer Konzentrationsbestrahlung eine Dosis erreicht werden, welche die Toleranzdosis der durchstrahlten Gewebe übersteigt. Sehr leicht sind Tiefenverbrennungen auch dadurch möglich, daß die Einfallsfelder so dicht nebeneinander

---

[1] Thorium X und Radium wurde von J. Fabry auch zur Behandlung von Röntgenulcera empfohlen.

gesetzt werden, daß Überkreuzungen der Strahlenkegel bereits in den obersten Gewebsschichten stattfinden.

Als man vor 1914 noch die kleinen Einfallsfelder im Sinne der Bestrahlungsmethode
Gauß-Lembcke verwendete, war infolge der geringen Dosis und der verhältnismäßig
schwachen Durchdringungsfähigkeit der Strahlen schon im 3. oder 4. Zentimeter unter
der Haut der Intensitätsabfall so groß, daß selbst bei hart nebeneinanderliegenden Feldern
eine Gefahr bei Überkreuzung nicht bestand. Bei den später verwendeten Einfallsfeldern
von 6 × 8 cm aber und einer Strahlung, deren prozentuale Tiefendosis 18—20% betrug,
konnte durch Überkreuzung im 3. Zentimeter unter der Haut eine Dosis von 140—150%
erreicht werden. Man kann sich heute leicht vorstellen, daß durch eine derartige Überkreuzung aus 2 Einfallsfeldern, die in etwa 3 cm Tiefe liegende Gewebspartie eine so große
Überdosierung erlitt, daß sich in ihr genau das gleiche abspielte, was wir von der Überdosierung der Hautoberfläche her kennen: es entstand eine Verbrennung. Dabei war die
oberflächliche Haut in keiner Weise geschädigt; allmählich kam es aber zum Durchbruch der eingeschmolzenen Gewebspartie (Unterhautzellgewebe und Fett), so daß sich
nunmehr ein Ulcus zwischen zwei Einfallsfeldern bildete.

Wo derartige Überkreuzungen zustande kamen, trat, wenn die Toleranzgrenze des
Gewebes überschritten war, eine Schädigung ein, die je nach der Höhe der applizierten
Dosis alle Stadien bis zur Nekrose durchlaufen konnte. Je nach der Lokalisation setzten
Muskelschädigungen, Darmschädigungen, Kehlkopfschädigungen ein. Da diese ver-
schiedenen Gewebe nun aber eine verschiedene Toleranz haben und auch die klinische
Auswirkung eine verschiedene ist, haben diese einzelnen Schädigungen eine mannigfaltige
klinische Bedeutung. Hinsichtlich ihrer Ätiologie sind sie alle gleich; sie sind die Folge
von Überdosierungen und Überschreiten der Toleranzgrenze des in Frage kommenden
Gewebes.

Mit Anwendung der harten Strahlen hat sich aber auch der Entstehungsmodus
solcher Schädigungen geändert. Es wurde schon darauf hingewiesen, daß es sich bei den
beobachteten oberflächlichen Hautschädigungen zunächst um Überdosierungen mit weichen
Strahlen gehandelt hatte, die an Quantität in den allerobersten Schichten rasch abnahmen,
so daß also, wenn die Überdosierung keine ganz ungeheuerliche war, nur die allerobersten
Schichten der Haut ernstlich in Mitleidenschaft gezogen wurden. Als dann aber die sehr
durchdringungsfähigen Strahlen Anwendung fanden, wurden die gleichen Gewebspartien,
die nach alter Technik nur in einigen Millimetern Tiefe Strahlen erhielten, nunmehr in
mehreren Zentimetern Tiefe belastet. Die Beurteilung der Toleranzfähigkeit der Haut
aber blieb die gleiche wie früher. Wir sind immer noch gewöhnt, das Eyrythem und die
spätere Pigmentierung als eine reparable Schädigung zu betrachten, gleichgültig, ob wir
unsere jetzigen Strahlenqualitäten oder die aus den Jahren um 1910 verwenden; und doch
müssen wir uns überlegen, daß das, was wir heute der Haut und den ersten 4—5 cm Körpertiefe zumuten, eine ganz andere Noxe darstellt, wie dies bei der früheren Bestrahlungstechnik der Fall war. Bei Bestrahlungen von 1910 war die das Erythem hervor-
rufende Dosis nur auf die obersten Millimeter beschränkt, bei unserer heutigen Strahlung müssen wir annehmen, daß die gleichen Wirkungen sich in mehreren Zentimetern
Tiefe abspielen, da die Strahlung für eine solche Schichtdicke qualitativ und quantitativ
fast die gleiche ist.

Darin ist die Erklärung zu suchen für die schon beschriebenen eigenartigen schwieligen Veränderungen, die weit unter das Unterhautzellgewebe hineinragen. Die Gewebe sind zwar nicht so weit geschädigt, daß Nekrosen einsetzen, aber eine allgemeine Qualitätsverminderung ist eingetreten. Die Blut- und Lymphgefäße mit ihrem geschädigten Endothel sind durchlässiger geworden, die Kontraktilität der Gefäßmuskulatur ist verschlechtert. Trifft noch eine weitere Noxe diese Gebiete, dann setzt Zerfall ein.

Leichtere Schwielenbildung tritt gewöhnlich dann auf, wenn eine Hautpartie zweimal im Abstand von 7 Wochen mit der HED belastet wurde. Die Induration ist dann nur wenig ausgebildet.

Klinisch macht diese Induration leichteren Grades keine besonderen Störungen. Die Widerstandslosigkeit des Gewebes wird aber offenbar, wenn irgendeine an sich harmlose sekundäre Schädigung hinzukommt: Der Druck eines Korsettstabes, die Tragriemen eines schweren Tragkorbes, selbst Hosenträgerdruck vermögen die Induration zu verstärken. Wenn eine Infektion in dieses Gebiet hineingetragen wird, sei es durch eine Incision, sei es durch einen Furunkel, dann werden größere oder kleinere Gebiete nekrotisch.

Wird aber eine Gewebspartie im jeweiligen Abstand von 7—8 Wochen 3mal mit der HED belastet, dann tritt mit Sicherheit die Induration in größerem Umfange auf. Wir sind hierauf schon früher eingegangen. Dort führten wir auch aus, daß in der Art ihrer Ausbreitung Schwankungen an den einzelnen Körperstellen vorhanden sind. Je lockerer und fettreicher das ganze Gewebe primär ist, desto stärker kann sich die Induration ausdehnen. Klinisch ist auch dieser Zustand noch verhältnismäßig gefahrlos. Es besteht aber ein Locus minoris resistentiae gegenüber den geschilderten weiteren Einflüssen, durch die infolge der stärkeren Induration die Schädigung noch leichter einsetzen kann.

1. Strahlenschädigung der Muskulatur.

Isolierte Schädigungen von Muskeln kommen dann vor, wenn die von mehreren Einfallsfeldern sich summierende Strahlenmenge vorzugsweise einen Muskel oder eine Muskelgruppe trifft.

Hierzu ist aber zu sagen, daß die glatte wie die quergestreifte Muskulatur sehr wenig strahlenempfindlich ist (Heineke und Perthes). Nach den systematischen Untersuchungen von Seitz und Wintz tritt ein Zerfall von Muskulatur erst jenseits ihrer „Muskeldosis" auf, welche sie auf 180% der HED festlegten. Nach den Mitteilungen von Englmann müßte man die Schädigungsdosis tiefer ansetzen. Doch beziehen sich seine Beobachtungen im wesentlichen auf die sog. Langzeitbestrahlungen.

Der strahlengeschädigte Muskel, wie man ihn bei Operationen zu Gesicht bekommt, sieht makroskopisch glasig ödematös aus. — Auch über histologische Untersuchungen liegen Berichte vor, so aus früherer Zeit von Haendly über Untersuchungen an der Uterusmuskulatur. Er fand regressive Veränderungen, hyaline Degenerationen und Atrophie besonders der glatten Muskelzellen.

„Sie werden schmal und sind blaß gefärbt. Das Protoplasma ist trübe und die normaliter gut gezeichneten Konturen schwinden. Die Kerne werden fadenförmig, verlieren zum Teil ihren gestreckten oder leicht gewellten Verlauf, werden unregelmäßig abgeknickt und sehen oft wie zerknittert aus. Zugleich nimmt die Zunahme und hyaline Degeneration der Fibrillen ihren Fortgang (Haendly hat häufig eine vermehrte Ausscheidung von Fibrillen beobachtet). Die Muskelbündel und innerhalb von ihnen einzelne Zellgruppen werden dadurch auseinandergedrängt. Die Zellgrenzen verschwimmen immer mehr. An den

Enden sind die Zellen aufgefasert, ihre Färbbarkeit nimmt immer mehr ab. Schließlich zerfällt die Zelle in eine amorphe, ungefärbte Masse. Zuweilen überdauern die Kerne den Zerfall des Zelleibes um einige Zeit und man findet sie dann noch verschieden, meist schlecht gefärbt, atrophisch oder aufgequollen, inmitten der zerfallenen Protoplasmamassen. Die Zellreste werden resorbiert (Phagocytose), und es bleiben nur noch die hyalinen Massen übrig, die oft in breiten Bändern angeordnet daliegen. Zuweilen findet man auch hier einen Ersatz durch Bindegewebsneubildung."

Auch an den quergestreiften Muskeln fand Haendly schwere regressive Veränderungen:

„Die Muskelzüge werden durch ein stärker hervortretendes, zum Teil lockeres, fibrillenreiches Bindegewebe, zum Teil durch breite Bindegewebszüge mit sklerotischen, hyalin degenerierten Fibrillen auseinandergedrängt. Das Protoplasma quillt auf und verliert seine Querstreifung, die nur hie und da noch zu sehen ist. Besonders stark fallen diese Vorgänge da ins Auge, wo auch das Bindegewebe stärker geschädigt und seine Umwandlung in hyaline Massen am weitesten vorgeschritten ist; hier gehen die Schädigungen bis zum völligen Untergang der Muskelzellen. Dabei zerfällt das Protoplasma in kleine unregelmäßig geformte Stücke. Zum Teil geht die Atrophie immer weiter, bis nur noch eine schmale Zone von Protoplasma um die Kerne herum liegt. Dabei nimmt die Färbbarkeit ab und wird unregelmäßig. Die Kerne, die sich noch relativ lange unverändert halten, rücken infolge der Atrophie der Zellen immer enger zusammen, so daß dadurch riesenzellenähnliche Gebilde entstehen. Endlich zeigen sich auch an ihnen stärkere Veränderungen: sie quellen auf, weisen unregelmäßige Konturen auf und werden zu strukturlosen, dunkeltingierten Gebilden. Schließlich zerfällt die Zelle, Protoplasma und Kern; völlige Nekrose."

Zu den angeführten Beschreibungen ist jedoch zu bedenken, daß bei den Veränderungen, die Haendly am Uterusmuskel beobachtet hat, auch die Einflüsse des Ovariums eine Rolle spielen können. Wir selbst haben beobachtet, daß ganz ähnliche Bilder bei der Rückbildung der myomatösen Uterusmuskulatur zu sehen sind, wenn man das Ovarium allein bestrahlt und den Uterus vor Strahlen schützt. Immerhin sind sicherlich bei den Bestrahlungen der von Haendly untersuchten Patienten auch direkte Einwirkungen auf die Muskelzellen vorhanden gewesen, da sicherlich infolge der Überkreuzung der einzelnen Felder die Uterusmuskulatur stellenweise auch ziemlich hohe Dosen erhalten hat.

Wintz hat ebenfalls Präparate von Muskelschädigungen untersucht, als er seinerzeit gemeinsam mit Seitz das biologische Maßsystem aufstellte. Der von 200% getroffene Muskel zeigte verkleinerte Fibrillen, die Kerne waren pyknotisch, an einzelnen Stellen verklumpt, die Querstreifen an der Muskulatur in vielen Fällen nicht mehr zu erkennen. In anderen Präparaten, bei denen mehr das klinische Bild der Induration vorhanden war, waren die Fibrillen sehr stark gequollen, die Querstreifung nicht mehr festzustellen. Stellenweise fehlten die Kerne, an einzelnen Stellen waren sie sehr chromatinarm und lagen verklumpt zusammen. Wir haben also ausgesprochene degenerative Veränderungen, die in verschiedenen Stadien, je nach der auf sie einwirkenden Dosis, mehr oder weniger ausgeprägt waren.

Bei der heute geübten Methodik der Strahlentherapie kann man die Muskelschädigungen weitgehend vermeiden. Immerhin muß man aber mit ihnen rechnen [1]. So können bei der Bestrahlung des Uteruscarcinoms Schädigungen der Bauchmuskeln an einzelnen Stellen immerhin vorkommen, da hier die Feldüberkreuzung nicht immer vermieden werden kann. Doch dürfen diese Schädigungen nicht über die Induration hinausgehen.

---

[1] Siehe die beiden von Frank (1933) mitgeteilten Fälle von akuter Röntgenmyositis nach Verabreichung von 1600 r auf je ein 4 × 4 cm großes Feld an der Streckseite des Oberschenkels mit einer Intensität von 40 r pro Minute; auf das eine Feld wurde eine harte, auf das andere eine weichere Strahlung gegeben.

Tritt Zerfall ein, dann wird diese Muskelpartie narbig verändert, sie verliert ihre Elastizität und es entsteht die Möglichkeit der Hernienbildung.

Überschreitung der Dosis infolge Überkreuzung des Strahlenbündels kann auch bei Tumoren, die in der Muskulatur sitzen (Oberschenkelsarkom), vorkommen. Bei entsprechend exakter Aufstellung des Bestrahlungsplanes ist es aber möglich, diese Schädigungen zu vermeiden. Bei der Methode der Beckenbestrahlung nach Dessauer-Warnekros waren Muskelschädigungen in den seitlichen Körperpartien und an den äußeren Teilen des Glutaeus möglich.

Bei der Röntgenbehandlung von Mediastinaltumoren und Mammacarcinomen wird auch das Herz mehr oder weniger von Strahlen getroffen. Schädigungen können daher auch in der Muskulatur des Herzens entstehen. Tatsächlich sind solche auch schon mehrfach beschrieben worden. Wir sind im entsprechenden Kapitel bei der Mammacarcinombestrahlung ausführlich auf diese Veränderungen eingegangen. Es sei daher darauf verwiesen (s. S. 614).

2. Strahlenschädigung von Knorpel und Knochen.

Perthes bestrahlte im Jahre 1903 einen Flügel eines ganz jungen Hühnchens und stellte später fest, daß die bestrahlte Stelle im Wachstum erheblich zurückblieb. Sein Versuch wurde von Récamier bestätigt. Von Foersterling und Krukenberg wurde im Tierexperiment beobachtet, daß Bestrahlungen des ganzen Körpers Wachstumsstörungen hervorriefen. Je jünger das Tier, desto stärker war die Wirkung. Bei isolierten Extremitätenbestrahlungen (Hunde und Ziegen) traten lokale Störungen des Knochenwachstums auf.

Diese Ergebnisse waren von ganz besonderer Bedeutung, denn sie legten die Möglichkeit nahe, daß durch diagnostische und therapeutische Anwendung von Röntgenstrahlen beim Menschen und besonders beim kleinen Kinde Wachstumsstörungen oder gar Mißbildungen hervorgerufen werden könnten. Gegen diese Annahme wandte sich Holzknecht damals und wies besonders darauf hin, daß die Wachstums- und Stoffwechselvorgänge bei den bestrahlten Versuchstieren viel beschleunigtere seien als beim Menschen oder beim Kinde.

Plagemann konnte im Tierexperiment (Hund) zeigen, daß bei diagnostischen Strahlenanwendungen keine Schädigungen eintraten. Erst bei häufigeren Teilbestrahlungen fand er ein deutliches Zurückbleiben des Längen- und Dickenwachstums der Knochen.

R. Walter stellte im Jahre 1912 ein Sammelreferat über vermeintliche Knochenschädigungen zusammen und kam zu dem Schluß, daß bei den meisten Fällen kein zwangsläufiger Zusammenhang zwischen Wachstumshemmung und Knochenschädigung angenommen werden müsse. Nur ein Fall, bei dem ein 14jähriger Knabe wegen Naevus pigmentosus mit 60 mg Radiumbromid bestrahlt worden war, zeigte eine Wachstumsstörung der bestrahlten Gesichtshälfte. Pels-Leusden berichtete 1931 über 1 Kind, das 6jährig wegen einer linksseitigen Halsdrüsentuberkulose bestrahlt worden war. 9 Jahre später zeigte sich die Muskulatur des ganzen Schultergürtels sehr mangelhaft entwickelt. Der linke Arm war 4 cm kürzer als der rechte.

Es ist für uns heute sehr schwer, rückläufig diese Beobachtungen zu beurteilen. Angaben über die angewendeten Strahlenmengen fehlen fast immer.

Was nun die pathologisch-anatomischen Grundlagen dieser Wachstumsschädigungen anbelangt, so ist Récamier der Ansicht, daß Röntgenstrahlen die kontinuierliche Entwicklung des Periost verlangsamen. Es zeigte sich aber weiter, daß die Schädigung nicht allein die Knochenzellen oder das Periost betraf. Die Wachstumsverzögerungen traten auch am Knorpel jugendlicher Individuen auf. Doch ergaben die Untersuchungen zunächst das überraschende Resultat, daß der Epiphysenknorpel der bestrahlten Seite bedeutend größer war als der unbestrahlten Seite. Dieser Befund wurde von Récamier so gedeutet, daß, während der Epiphysenknorpel bei normaler Entwicklung an Umfang immer mehr abnimmt, je mehr der Knochen wächst, der bestrahlte Epiphysenknorpel länger seine ursprüngliche Größe und Form behält, weil der röntgenbestrahlte Knochen in seinem Wachstum verlangsamt wird. Im Röntgenbild erscheint daher der bestrahlte Epiphysenknorpel größer als der unbestrahlte. Die falsche Deutung solcher Röntgenbilder konnte zu der Vermutung Anlaß geben, daß die Röntgenstrahlen auf den Epiphysenknorpel zunächst eine stimulierende Wirkung ausübten.

Iselin konnte über ein Dutzend Fälle von Wachstumsverzögerung der kleinen Knochen bei therapeutisch bestrahlten Kindern nachweisen. Er fand Veränderungen der Epiphysenlinie, der Knorpelwucherungszone und Erschließungszone, ferner typische Veränderung des Epiphysen- und auch des Metaphysenmarkes.

V. Hoffmann prüfte die Frage der Wachstumsbeschleunigung der Knochen durch Bestrahlung. Bei kleinen Dosen bis zu 20% der HED wurde tatsächlich eine anregende Wirkung der Röntgenstrahlen auf das Wachstum des Knochengewebes erzielt. Es wurde festgestellt, daß die isoliert bestrahlte Tibia des Versuchstieres nach 4 Wochen durchschnittlich 2 mm länger war als die nichtbestrahlte. Histologisch wies der bestrahlte Knochen das Bild eines größeren, weiterentwickelten Knochens auf, kräftigere Entwicklung der Knorpelzellen, der Knochenkerne und Knochenbälkchen.

Die lähmende Wirkung der Röntgenstrahlen auf wachsende Knochenzellen wurde bei Dosen über 25% der HED erreicht. Histologisch fand sich das Bild einer Hemmung des Wachstumsprozesses. Die Wachstumsschädigung verläuft proportional der Dosis.

Ausschlaggebend für den Grad der Schädigung sind auch die Lebensbedingungen, unter denen der Knochen steht. Hoffmann fand nach künstlicher Lähmung von Extremitäten, Exstirpation endokriner Drüsen usw. die Strahlenempfindlichkeit des Knochens verändert.

Aus den in der Literatur niedergelegten Ergebnissen über die Bestrahlung wachsender Knochen kann man ableiten, daß eine Schädigung in der Wachstumsperiode möglich ist. Genauere Angaben über die Höhe der hierfür in Betracht kommenden Dosen fehlen zwar, immerhin läßt sich schätzungsweise berechnen, daß der heranreifende Knochen von mindestens 40% der HED getroffen werden muß, ehe eine Wachstumsstörung entstehen kann. Damit ist aber jede Befürchtung für eine etwaige Schädigung bei der Durchleuchtung oder der Röntgenphotographie kleiner Kinder hinfällig. Bei Anwendung stärkerer Dosen dagegen, z. B. Strahlentherapie bei Extremitätensarkomen oder Tuberkulose, ist eine Schädigung möglich. Hier gilt es also auf die Empfindlichkeit des wachsenden Knochens Rücksicht zu nehmen durch Anwendung von Dosen, die nicht höher als 40% der HED sind und durch entsprechend große Pausen zwischen den einzelnen Bestrahlungen. Mehr als 3 Bestrahlungen innerhalb eines Jahres in der Höhe von je 40% der HED dürfen überhaupt nicht durchgeführt werden.

Für den reifen Knochen liegen Berichte über größere Schädigungen nicht vor. Perthes und Regaud haben nach der Bestrahlung von Wangen- und Zungencarcinomen Kiefernekrosen gesehen. Auch wir haben zwei solche Fälle beobachtet. Jüngling bestrahlte das Kniegelenk eines 9jährigen Mädchens zweimal mit 80—100% der HED. 5 Jahre später wies das Bein eine Verkürzung von 6 cm auf.

Daß die Applikation großer Röntgenstrahlenmengen für den Knochen nicht ganz harmlos ist, beweisen uns Bilder früher wegen Extremitätensarkomen mehrfach bestrahlter Patienten. Im Bestrahlungsgebiet ist der Knochen durchlässiger, etwas atrophisch. Er gibt auf der Röntgenplatte keine scharfe Zeichnung der Knochenbälkchen, ein Bild also, wie wir es im hohen Alter gelegentlich sehen. Die Dosen, die in diesen Fällen den Knochen trafen, lagen etwa bei 60% der HED bei jeder Bestrahlung. Meist wurde diese Dosis dreimal appliziert, in einem Fall viermal. Die Schädigungen bildeten sich erst im Verlaufe von Jahren aus. Wir konnten bisher keinen Fall beobachten, bei dem im ersten Jahr nach einer Bestrahlung eine solche Knochenatrophie vorhanden gewesen wäre.

Wintz hat an 2 Fällen, die aus der ersten Zeit der Tiefentherapie des Knochensarkoms stammen, erlebt, daß es dann gelegentlich sogar zur Spontanfraktur des Knochens kommen kann. Im ersten Fall handelte es sich um einen jungen Mann, bei dem es fast 2 Jahre nach der Bestrahlung eines Oberschenkelsarkoms, infolge sportlicher Überanstrengung, zur Fraktur des Knochens kam. Es mußte eine Amputation vorgenommen werden. Der Patient ist heute nach 15 Jahren gesund. Inwieweit für die Fraktur die Folgen der Strahleneinwirkung oder die Schädigung des Knochens durch die primäre Erkrankung verantwortlich zu machen ist, läßt sich natürlich nicht feststellen.

Da der zweite Fall besonderes Interesse bietet, seien einige kurze Daten angegeben:

A. S. zur Zeit der Bestrahlung 10 Jahre alt. Großes ausgedehntes Kniesarkom, mit mehreren bis zu Walnußgröße blaurot verfärbten kugeligen Auftreibungen. Mikroskopisch: Sarkom. Patient erhält viermal auf 6 Monate verteilt die Sarkomdosis. Mit jeder Bestrahlung bildet sich die Neubildung weiter zurück. Das Knie wird funktionsfähig, wenn auch die Streckung nicht ganz ausgeführt werden kann. Der behandelnde Arzt teilt später mit, daß infolge eines „Rezidivs" eine Spontanfraktur des Oberschenkels aufgetreten sei. Es bildete sich dann eine Pseudarthrose, welche Amputation erforderlich machte. Die Patientin lebt heute noch und ist gesund, 17 Jahre nach der Bestrahlung.

Kurtzahn berichtet über Fälle von Handgelenkstuberkulose, welche etwa 3 Jahre lang mit verzettelten Dosen bestrahlt worden waren. Neben Ulcerationen der Haut entstanden atrophische Zustände der Handwurzelknochen. Auch hier muß es dahingestellt bleiben, inwieweit die Tuberkulose das ihrige zur Entwicklung der Atrophie beigetragen hat.

Weiter sei noch ein Schadenfall erwähnt, den Holfelder mitteilt: Bestrahlung eines retrobulbären Orbitalsarkoms, Heilung. Nach 3 Jahren Schädigungssymptome des Labyrinths und der Schnecke, vermutlich durch Schädigung des Felsenbeines.

Neuerdings wurde eine Reihe von Fällen beschrieben, bei denen nach Uteruscarcinombestrahlung Schenkelhalsfrakturen beobachtet wurden (Philipp, Baensch, Kropp und Schiffbäumer). Ob der Röntgenbehandlung dabei ursächliche Bedeutung zukommt, ist aber sehr fraglich. Letzteres kommt auch bei den genannten Autoren zum Ausdruck. Vor allem ist hierbei die Tatsache von Bedeutung, daß derartige Frakturen bei älteren Patienten auftraten. Im Alter ist aber bekanntlich auf Grund der Altersveränderungen, die hauptsächlich in einer Schwächung der statischen Zugs- und Druckbalkensysteme durch senile Osteoporose und auf der Reduktion des Schenkelhalsdiaphysenwinkels beruhen (Matti), eine gewisse Disposition zu Schenkelhalsfrakturen vorhanden. Schon nach einfachen Traumen wurden solche beobachtet, auch ohne daß eine Röntgenbehandlung vorangegangen war, so: Einfaches Umknicken (Garrè-Borchard), Stiefelanziehen (Kaufmann) usw. Nach Kaufmann können im Alter auch ohne besondere Ursachen Schenkelhalsfrakturen entstehen. Wir verweisen hierzu noch auf das betreffende Kapitel im Abschnitt über das „Collumcarcinom" (s. S. 309).

Nach allem ist die Gefahr, durch eine Röntgentherapie den normalen Knochen eines Erwachsenen zu schädigen, nicht groß. Wir haben gesehen, daß der gesunde Knochen auch eine dreimalige Belegung mit 100% der HED (mit jeweils 8 Wochen Pause) ohne weiteres aushält.

Wenn bei späteren Untersuchungen im bestrahlten Gebiet atrophischer Knochen festgestellt wird, so dürfte eine Allgemeintherapie, unterstützt durch Arsen, Phosphor, Kalk in Betracht kommen.

3. Strahlenschädigung der Zähne.

Schon Récamier sah Hemmung des Zahnwachstums nach Röntgenbestrahlungen bei jungen Versuchstieren. Spätere gleichgerichtete tierexperimentelle Beobachtungen stammen von Leist und Herold.

Über Zahnschäden am erwachsenen Menschen hat ausführlich P. P. Gotthardt berichtet. Er bestrahlte eine Patientin wegen Halsdrüsen im Laufe von 21 Monaten elfmal mit der HED unter Zinkfilter und zweimal mit der HED unter Aluminiumfilter. Die gegenüberliegende Halsseite wurde in der gleichen Zeit zwölfmal mit ähnlicher Dosis bestrahlt. Zu Beginn der 6. Bestrahlung wurde eine harte Infiltration beider Unterkiefergegenden beobachtet, diese aber nicht als Induration — worum es sich handelte — erkannt, sondern als tuberkulöser oder maligner Prozeß angesprochen und weiter bestrahlt. Schließlich ulcerierten die Schleimhaut und das Zahnfleisch. Die Zähne des Unterkiefers waren vollständig zerstört, es bestanden teilweise nur noch Zahnreste. Trotzdem das Dentin völlig freilag, bestanden keine Schmerzen: Die Pulpa war an einzelnen Stellen noch erhalten. Diese Beobachtung enthält das an sich Ungewöhnliche, daß die am wenigsten proliferationsfähige Substanz des Zahnes stärker als die bedeutend proliferationsfähigere der Pulpa geschädigt war.

Die Überdosierung in dem vorliegenden Fall ist klar, sie mußte unbedingt zur Schädigung führen. Durch die Anwendung mehrerer Einfallsfelder wurde die Dosis im Kieferknochen größer als in der Haut.

Den Röntgentherapeuten interessieren aber vor allem die leichteren Schädigungen. Hierfür liegen aus dem Material der Erlanger Klinik einige Beobachtungen vor. Nach Bestrahlung von Zungen- oder Wangencarcinom haben einzelne Patienten über Lockerwerden der Zähne geklägt. Spätere Schädigungen wurden jedoch niemals beobachtet.

Aus der hiesigen Zahnklinik (Direktor: Prof. Reinmöller) berichtete Fath über eine Beobachtung von Dentitio tarda nach Röntgenbestrahlung. Es handelte sich um einen Fall von Unterkiefersarkom, der bei uns bestrahlt worden war. Es kam zu geringer Wachstumshemmung des Kiefers, ein Symptom, das durch den 15 Jahre kontrollierten Heilerfolg

vielfach entschädigt wird und zu einer Dentitio tarda, ferner zu Stellungs- und Gebiß-
anomalien, welche möglicherweise auch auf die Geschwulstbildung zurückzuführen sind.

4. Strahlenschädigung des Kehlkopfes.

Bei Bestrahlungen in der Halsregion ist der Kehlkopf vor Überdosierung zu schützen.
Sonst können schwere Schädigungen entstehen. Solche sind vor allem nach direkten Kehl-
kopfbestrahlungen beobachtet worden. Ausführliche Darstellungen finden sich bei Amersbach, Beck und Rapp, Jüngling, O. Strauß und Flaskamp. Wenn bei Kehlkopf-
bestrahlungen eine Technik angewendet wird, bei der sich die Einfallsfelder überkreuzen,
ist es auch mit einer nur mäßig durchdringungsfähigen Strahlung möglich, im Kehlkopfinnern eine Dosis zu erreichen, die die Toleranzgrenze des Gewebes überschreiten kann.
Bei durchdringungsfähiger Strahlung aber kann schon von einem einzigen Einfallsfeld
aus im Kehlkopfinnern die Dosis bei einer Hautbelastung von 100% der HED 95% erreichen.
So ist es verständlich, daß die große Anzahl der Kehlkopfschädigungen, die in der Literatur
beschrieben sind, dem Zeitraum angehören, in welchem man zur Verwendung durchdringungsfähigerer Strahlen übergegangen war.

Die an sich reparable entzündliche Veränderung der Körperhaut, das Erythem, tritt
auch an der Schleimhaut auf. Nur liegt die Erythemgrenze hier etwa 15—20% höher.
Wird daher nur von einem Einfallsfelde aus bestrahlt, dann wird niemals oder nur in seltenen
Fällen ein Erythem der Schleimhaut auftreten. Dieses äußert sich entweder in Rauhigkeit
des Rachens, leichter Heiserkeit oder bei Verstärkung der Sekretion in Hustenreiz und
Schleimabsonderung. Diese Symptome verschwinden meist schon innerhalb von 14 Tagen
und hinterlassen, wenn keine weiteren Schädigungen hinzukommen, keine Symptome.
Von „Schädigung" im wahren Sinne des Wortes ist also nicht zu sprechen.

Wird aber, wie z. B. beim Kehlkopfcarcinom, eine Dosis von 110—115% der HED
appliziert, dann hält das Trockenheitsgefühl im Hals, die Heiserkeit und das Kratzen im
Rachen längere Zeit, etwa 4 Wochen lang nach der Bestrahlung, an. Die Symptome
beginnen analog dem Haupterythem der Körperoberfläche etwa am 8.—10. Tage nach
der Bestrahlung.

Jüngling, der über Kehlkopfschädigungen größere Erfahrungen sammeln konnte,
unterscheidet eine Frühreaktion, die innerhalb der ersten 48 Stunden einsetzt, die
eigentliche Röntgenreaktion, meist in der 3. Woche manifest, und eine Spätschädigung, die erst nach Monaten und Jahren bemerkt wird.

Die Stärke der Schädigung hängt von der Dosis ab. Wird eine solche von 120—140%
verabreicht, dann haben wir im Kehlkopfinnern die gleichen Erscheinungen wie auf der
äußeren Haut. Die Latenzzeit zwischen den einzelnen Phasen nimmt ab, das Früherythem
geht sofort in das entzündliche Stadium über. Als typisches Bild der Frühreaktion des
Kehlkopfes nach Verabreichung einer Strahlenmenge von über 125% der HED ist das
glasige Ödem des Larynx bekannt geworden. Hahn berichtet von einem solchen, nachdem
er 80% der HED auf je ein seitliches Halsfeld appliziert hatte. Ein leichteres Symptom
stellt das Ödem der Aryknorpel dar, das Lenk bei einigen Fällen beobachtete, aber nach
einigen Wochen vollkommen abklingen sah. Killian berichtet über entzündliche Oedeme
an Uvula, Rachenwand und Larynxeingang. Marschik erlebte nach 3stündiger Zinkfilterbestrahlung einer dreimal operierten malignen Struma nach der Frühreaktion sich

steigernde Beschwerden, Schluckschmerzen, Heiserkeit und schließlich eine hochgradige ödematöse Entzündung des Hypopharynx. Dabei bestand eine derbe Schwellung der Weichteile des Halses und des äußeren Kehlkopfes (Röntgenschwiele).

Wir haben früher darauf hingewiesen, daß die Röntgenreaktion der Haut nur bei der gesunden Haut in bestimmter Abhängigkeit von der Dosis abläuft, bei der kranken Haut aber unberechenbare verstärkte Reaktionen eintreten können. Wenn analog in der Kehlkopfschleimhaut zur Zeit der Bestrahlung schon irgendeine Entzündung bestand, gelten die als Höchstdosen genannten Strahlenmengen von 120—125% der HED nicht mehr. Schon bei 95—100% der HED treten dann stärkere Reizzustände auf. Wir finden unter den veröffentlichten Fällen von Kehlkopfschädigungen zahlreiche, bei denen primär solche Bedingungen vorlagen. Auch Stauung der Gewebsflüssigkeit kann die normale Röntgensensibilität erhöhen. Solche Stauungen sind durch lokale Gefäßabschnürungen (Operationsnarben) möglich, sie können aber auch durch Allgemeinerkrankungen ausgelöst sein. So hat Jüngling einen Fall beobachtet, bei dem unerwartet eine stärkere Kehlkopfreaktion eintrat. Der Patient hatte eine chronische Schrumpfniere und allgemeine Ödeme. Ferner können alle jene Allgemeinerkrankungen, von denen eine Beeinflussung der Röntgensensibilität der Haut bekannt ist (z. B. Basedow), auch die Kehlkopfschleimhaut im gleichen Sinn verändern.

In bezug auf den klinischen Effekt sind nach der Bestrahlung einsetzende andersartige Schädigungen gleichsinnig zu bewerten. Eine eben abgelaufene Röntgenreaktion kann durch sekundäre entzündliche, z. B. infektiöse Erkrankung der Kehlkopfschleimhaut von neuem aufflackern und einen schweren Reizzustand hervorrufen. Wir haben auch medikamentöse Behandlung, wie Kehlkopfpinselungen mit Argentum nitricum oder Jod, eine ungünstige Nachwirkung auslösen sehen. Es wurde schon früher dargelegt, daß die Röntgenbestrahlung einen Locus minoris resistentiae im Gewebe schafft und daß infolgedessen jedes weitere Trauma die vorhandene oder abgelaufene Reaktion verstärkt. Hier kommen besonders häufig wiederholte Bestrahlungen in Betracht. Schon 60% der HED hinterlassen im Kehlkopf einen Status minoris resistentiae. Eine Gefahr besteht dann, wenn diese Dosis schon nach einigen Wochen wiederholt wird, obwohl sie weder einen Reizzustand im Kehlkopf, noch eine durch die klinische Untersuchung erkennbare Veränderung der Haut, noch der Kehlkopfschleimhaut gesetzt hat. Da solche Dosen nun bei therapeutischer Bestrahlung des Carcinoms z. B. nicht genügen, läßt man sich verleiten, um die erforderliche Carcinomvernichtungsdosis auch tatsächlich zu erreichen, nicht bloß in kleineren Abständen (nach 4—5 Wochen), sondern auch unter häufiger Wiederholung etwa 5—6 mal zu bestrahlen. Der Folgezustand ist eine Induration aller Gewebe und lokale Ödeme. Mit diesen muß man aber bei der Bestrahlung des Kehlkopfcarcinoms überhaupt rechnen. Schon bei der ersten Bestrahlung wird man das ganze Gebiet vom Kehlkopfinnern bis zur äußeren Haut mit einer Dosis von 100—110% homogen durchstrahlen. Nun wird man meist mit einer einzigen Bestrahlung nicht auskommen, wenn wir auch über 2 Fälle verfügen, bei denen das Carcinom durch eine einzige Bestrahlung zum Schwund gebracht wurde. Diese 2. Bestrahlung muß aber schon nach 8—10 Wochen stattfinden, denn länger abzuwarten ist untunlich, da die Gefahr besteht, daß das Carcinom wächst. Die schon bei der ersten Bestrahlung hervorgerufene Gewebsinduration wird also verstärkt. Sie ist aber, wenn weitere Noxen nicht hinzutreten, prognostisch günstig und vermag zu verschwinden. Wir selbst haben Indurationen nach 3maliger Bestrahlung (jeweils in Abständen von etwa 10 Wochen) ausheilen sehen.

Wenn man jedoch die in der Literatur bei den Kehlkopfschädigungen erwähnten Dosen kontrolliert, braucht man sich nicht zu wundern, daß schwere Zerstörungen beobachtet wurden; es handelt sich fast stets um erhebliche Überdosierungen.

Die Folgen waren entsprechende Verbrennungen der äußeren Haut, schwere Schleimhautzerstörungen im Inneren, Zerstörungen der Knorpel und Bänder. Hier ist es nicht mehr angängig von Reaktionserscheinungen, die charakteristisch für den Kehlkopf wären, zu reden. Diese Symptome sind die Folgen von Überdosierungen, die sich an anderen Körperstellen in gleicher Weise äußern würden. Der Kehlkopf ist auch keineswegs besonders radiosensibel. Seine Lokalisation erlaubt eben leichter, große Strahlenmengen zur Einwirkung zu bringen.

In der Literatur werden — als besonders zu fürchten — Kehlkopfspätschädigungen beschrieben. Darunter verstehen die Autoren monatelang nach der Bestrahlung auftretende Nekrosen größerer oder kleinerer Gewebspartien. Wir haben schon früher darauf hingewiesen, daß wir eine Spätschädigung in dem Sinne, in welchem das Wort in der Literatur häufig gebraucht wird, nicht anerkennen. Es handelt sich fast ausschließlich um Kombinationsschädigungen. Durch die Induration oder, histologisch gesprochen, durch die Qualitätsverschlechterung der Zellen aller Gewebsteile wird das ganze Gebiet widerstandslos gegen weitere Noxen. Wir wissen, daß solche an sich sehr klein sein können, um eine Schädigung des indurierten Gewebes hervorzurufen. So berichten Mühlmann und O. Meyer über eine „Spätschädigung", die nach 6 Monaten mit einer Perichondritis begann. Es war aber schon gleich nach der Bestrahlung ein stärkerer Reizzustand vorhanden, allerdings dann wieder abgeklungen. Aber in der Unterkiefergegend war inzwischen ein Röntgengeschwür aufgetreten. Bei der Autopsie fand man ein Röntgengeschwür an der Vorderwand des Kehlkopfinnern und die Aryknorpel bis auf Reste zerstört. Dieser Zustand hatte sich natürlich nicht innerhalb kurzer Zeit entwickelt. Dazu waren Monate nötig. Der geschwürige Zerfall einer Induration kann auch von irgendeinem Infektionsprozeß ausgelöst werden, der sich als Phase im Krankheitsverlauf des Carcinoms oder der Tuberkulose z. B. abspielt. Ebenso halten wir die bei Amersbach erwähnten Fälle von Schmiegelow, Weil, Feuchtinger, Blohmke und Strandberg nicht für „Spätschäden".

Es ist nicht etwa ein Streit um Worte, wenn wir den Ausdruck „Spätschädigung" in der gebrauchten Form ablehnen. Es geschieht aus dem Gefühl heraus, daß Arzt und Patient sich gegen eine „Spätschädigung" machtlos glauben und die Prophylaxe unterlassen (Flaskamp). Wenn aber der Patient immer wieder auf besondere Gefahren bei bestehender Induration aufmerksam gemacht wird und wenn der Arzt bei allen leichteren Komplikationen den Locus minoris resistentiae entsprechend berücksichtigt, wird das unheimliche Moment der Spätschädigung nicht mehr so gefürchtet sein und die „spät einsetzende" Schädigung durch prophylaktische Maßnahmen verhindert werden.

Die beste Prophylaxe gegen die primäre Strahlenschädigung aber ist die exakte Dosierung.

Kehlkopfschädigung bei Bestrahlung tuberkulöser Drüsen sollte ebensowenig vorkommen, wie bei der Bestrahlung einer Sykosis barbae, wie dies beschrieben wurde. Beim

Carcinom natürlich erreicht man nur einen Heilerfolg, wenn man mit der Dosis an die Gefahrgrenze herangeht. Bei sorgfältiger Dosierung braucht aber die Toleranzdosis nicht überschritten zu werden.

Die prophylaktische Tracheotomie halten wir für überflüssig. Sollte tatsächlich nach einer Bestrahlung infolge Reaktionsverstärkung ein Luftabschluß eintreten, dann ist zum Eingriff immer noch Zeit. Wichtig erscheint uns, daß ein am Kehlkopf bestrahlter Kranker für die nächsten 14 Tage bis 3 Wochen in eine Halsklinik aufgenommen wird, damit, wenn Eingriffe notwendig werden, diese rasch und sachverständig durchgeführt werden können.

5. Darmschädigungen.

Schon 1912 haben Regaud, Lacassagne und Nogier bei Bestrahlung von Hündinnen, die sie kastrieren wollten, den Tod der Versuchstiere an Darmperforation gesehen. Bei der histologischen Untersuchung der geschädigten Darmabschnitte fanden sie an den Darmzotten schwere Zerstörungen des Epithels. Als besonders empfindlich erwiesen sich die Lieberkühnschen Drüsen, die nach hohen Dosen überhaupt verschwanden.

Solange wenig durchdringungsfähige Strahlen angewendet wurden, war die Frage der Darmschädigung praktisch von keiner Bedeutung. Mit der Verbesserung der Apparate und vor allem der Verbesserung der Tiefendosis durch die Filtrierung wurden aber Darmschädigungen möglich. Franz veröffentlichte 1917 als einer der Ersten einen Fall von Darmverbrennung. Er hatte ein Collumcarcinom mit großen Einfallsfeldern zuerst 13 Stunden, nach 5 Wochen 10 Stunden lang aus 8 Feldern bestrahlt. 4 Monate nach der ersten Bestrahlungsserie wurde eine nochmalige 13stündige Bestrahlung vorgenommen, obwohl sich das Carcinom bis auf eine geringe Infiltration im Parametrium zurückgebildet hatte. Nun setzten profuse blutige Durchfälle ein, an denen die Patientin starb. Im Darm fand Orth eine ausgedehnte nekrotisierte Schleimhaut mit großen Geschwüren. Im histologischen Bild Schwellung der Submucosa, kleinzellige Infiltration, die Bindegewebsfasern aufgelockert, auseinandergedrängt durch Exsudate (Induration).

In einem Fall v. Franqués verursachte eine Bestrahlung mit ähnlicher Dosierung eine ausgedehnte Hautverbrennung 2.—3. Grades. Nach der 3. Bestrahlung profuse Diarrhöen und qualvolle Koliken. $16^1/_2$ Monate später bildete sich eine Kotfistel, der die Patientin trotz Operation erlag. Im Darm fanden sich ruhrähnliche Veränderungen: Muskel-, Schleimhautschicht und Gefäße waren hochgradig geschädigt.

B. Fischer hat 3 Fälle von Darmschädigungen autoptisch untersucht. In allen Fällen waren starke Verdickungen der Submucosa vorhanden. Die Darmgefäße zeigten hyaline Wandverdickungen, die Wandschichten Nekrosen. Im Dickdarm waren die Schäden ausgedehnter als im Dünndarm. Weiterhin wurden noch Darmschädigungen von Fried, Eckelt, Haendly beschrieben.

Man könnte aus der Anzahl der Fälle, die veröffentlicht werden, wiederum folgern, daß gerade die Darmschädigung etwas Häufiges sei, doch muß man in Betracht ziehen, daß diese Fälle fast alle der ersten Zeit der Schwerfilterung, einem Zeitabschnitt also, in welchem man noch keine rechte Vorstellung über die Tiefendosis hatte, angehören. Heute sind zweifellos Darmschädigungen schon viel seltener geworden. Ihre Vermeidung ist eine Frage der Dosierung.

Die Schädigungen kommen entweder so zustande, daß durch Überkreuzung aus einzelnen Einfallsfeldern, die in einem bestimmten Darmstück sich summierende Röntgenstrahlenmenge die Toleranzgrenze überschreitet und eine akute Verbrennung hervorruft. Da die Schleimhaut und die Muscularis empfindlicher gegen Röntgenstrahlen sind als die Serosa, dauert es immer einige Zeit, bis der Durchbruch erfolgt. Die zweite Möglichkeit ist die, daß Strahlenmengen, die einmal appliziert keine Schädigung auslösen (etwa 120% der HED), bei wiederholter Verabreichung schaden. Primär entstehen dann indurative Prozesse, später Gewebs- und Gefäßschäden bis zum partiellen Gewebsuntergang.

Es gibt natürlich auch Kombinationsschädigungen. Gerade auf die Wichtigkeit dieser Komplikation sei besonders hingewiesen. Es war nicht bloß die Vergrößerung der Tiefenwirkung der Röntgenstrahlen die Ursache dafür, daß in den Jahren 1918—1924 in fast allen Instituten Darmschädigungen beobachtet wurden. Wir erblicken unter anderem in der bei vielen Patienten nicht einwandfreien Ernährung und der daraus resultierenden chronischen Darmschädigung ein für die Entstehung dieser Schädigungen wichtiges Moment.

Auch bei eigenen Patienten hatte Wintz Gelegenheit, Darmschädigungen zu beobachten, die gemeinsam mit Seitz publiziert sind. In einem Falle war es die untere Ileumschlinge, an der eine Schädigung entstand. Zwei in der Ileum-Darmschleimhaut sich entwickelnde Ulcera führten zu einer Verwachsung mit der Umgebung und zur Strangulation des unteren Ileums. In seinem Beginn wurde dieser Zustand nicht diagnostiziert. Bei der Operation fand sich zwar keine Perforation, aber eine Nekrose des unteren Ileums und des Coecums. Die Patientin hat den Eingriff nicht ausgehalten. Schuld an dieser Schädigung waren zwei Momente: Einmal die Konzentration der Strahlen aus verschiedenen Einfallsfeldern, die sich in der Gegend der Bauhinschen Klappe überschnitten. Weiter aber ließen sich Anhaltspunkte dafür finden, daß durch frühere appendizitische Verwachsungen das Coecum fixiert war und durch die Kompression mit dem Tubus noch besonders nah an die Bauchwand hingebracht wurde.

Von besonderem Interesse sind solche Fälle, die zunächst als Darmschädigungen imponierten, sich aber als andere Erkrankungen herausstellten. Es wurde uns einmal der Vorwurf einer Darmschädigung gemacht. Die bakterielle Untersuchung ergab aber Ruhr, nachdem wir auf Grund exakter Berechnung und Dosierung die Darmschädigung als unwahrscheinlich abgelehnt hatten. In einem anderen Falle stellte sich das angebliche Verbrennungsulcus im Dickdarm als luisch heraus. Daß solche Verwechslungen vorkommen, ist naheliegend. Dazu kommt noch, daß man geneigt ist, der Röntgentherapie als noch junger Behandlungsweise gerne die Schuld an irgendeiner späteren Schädigung zuzuschieben. Das soll nicht heißen, daß wir die Möglichkeit von Schäden überhaupt ablehnen wollen. Aber wir müssen aufklären, wo es Schäden gibt und wo nicht. Aus diesem Grunde sind eingehende kasuistische Mitteilungen über Röntgenschäden in der Literatur sehr zu begrüßen. Für diesen Beitrag erübrigt es sich, die Autoren alle aufzuzählen. Es sei mit prinzipieller Beschreibung Genüge getan und im übrigen auf die Literaturzusammenstellung verwiesen.

Aus den Veröffentlichungen geht hervor, daß für die Strahlenschädigung des Darmes gewisse Prädilektionsstellen bestehen. Diese liegen dort, wo es unumgänglich notwendig ist, den Darm in den Röntgenstrahlenkegel mit einzubeziehen und wo durch keine Maßnahme der Darm aus der gefährdeten Zone herausgebracht werden kann. In Betracht kommen nur Carcinombestrahlungen; denn bei Kastrationsbestrahlungen läßt sich die Strahlenrichtung und die Dosis derartig wählen, daß jede Darmschädigung vermieden werden kann. Bei der Carcinombehandlung hinwiederum handelt es sich vorwiegend um die Bestrahlung des Uteruscarcinoms. Hier sind vornehmlich zwei Stellen gefährdet: Das Rectum im Bereich der Ampulle und besonders das Rectum in der Nähe des Promontoriums. Bei Bestrahlung des Uteruscarcinoms läßt es sich nicht umgehen, daß hier die Rectumschleimhaut 110—125% der HED erhält. Daraus resultiert im ungünstigsten Falle eine leichte Reizung der Rectumschleimhaut, aber nie eine schwerere Schädigung. Eine solche ist auch dann nicht zu befürchten, wenn der Darm nach 8—10 Wochen ein zweites Mal mit dieser Dosis belastet wird. Man wird natürlich möglichst bestrebt sein, in beiden Fällen mit möglichst geringer Strahlenmenge auszukommen. Voraussetzung dafür, daß der Darm eine solche Strahlendosis verträgt, ist, daß ihn eine weitere Schädigung nicht trifft. Als solche kommen in Betracht:

1. Die Sekundärstrahlenschädigung;

2. Die Verstärkung der Strahlenwirkung durch einen zweiten schädigenden Faktor;

3. Eine Schädigung nach der Bestrahlung, die im Darm den durch die Bestrahlung geschaffenen Locus minoris resistentiae trifft.

Zu 1. Wenn auch selten, so kann es doch vorkommen, daß der Stuhl eigenstrahlende Substanzen enthält. Dies ist besonders der Fall, wenn ihm noch Reste einer Bariummahlzeit beigemischt sind. Daher verlangen wir peinliche Ausspülung des Darmes vor der Bestrahlung.

Zu 2. Katarrhalische und entzündliche Veränderungen im Darm, geschwürige und infektiöse Prozesse bilden ein Moment, das beobachtet werden muß. Wenn ein solcher Darm notwendig mit 110% oder gar wie bei den Adenocarcinomen mit 125% der HED belastet werden muß, ist eine peinliche prophylaktische Nachbehandlung notwendig. Vor allen Dingen ist für weichen, breiigen Stuhl Sorge zu tragen. Auch eine reichliche Ölzufuhr ist erforderlich (Ölinstillation).

Zu 3. Daß spätere Schädigungen von der hochbelasteten Rectumschleimhaut ferngehalten werden müssen, geht schon aus den Ausführungen über die Induration hervor. So können in dem durch die Bestrahlung in seiner Toleranz geschwächten Gewebe schon Schäden durch den Reiz harter Kotpartikel eintreten, wenn nicht eine besondere Fürsorge getroffen wird. Deshalb empfehlen wir Ölklysmen etwa $^1/_2$—$^3/_4$ Jahr lang nach der Bestrahlung durchzuführen.

Unter Beachtung dieser Momente kann aber erfahrungsgemäß gesagt werden, daß eine zweimalige Belastung selbst von 125% der HED dem Darm keinen Schaden bringt.

Als letzte, aber durchaus nicht seltenste Gefahrquelle sind noch Darmverlagerungen und Fixationen zu erwähnen. Es gibt Fälle, bei denen das girlandenförmig ausgezogene Quercolon oft tief ins Becken herunterhängt und durch Fixationsstränge etwa in der Gegend der Tube (besonders links) festgehalten wird. Man kann sich nun vorstellen, daß bei der Bestrahlung des Uteruscarcinoms seitlich oberhalb der Portio die Konzentration zu einer Strahlensummation führt, die eine Dosis von über 120% erreicht. Da primär schon durch eine solche Fixation an sich eine leichte Schädigung des Darmes entstanden sein kann, ist bereits durch die erste Bestrahlung eine Schädigung dieser Stelle möglich. Wir halten diese Gefahr in praxi zwar für nicht sehr groß, weil derartige Fixationen selten sind. Trotz alledem ist es aber keine übertriebene Vorsicht, gegebenenfalls durch eine vorherige Röntgendurchleuchtung sich über die Situation des Dickdarmes zu vergewissern.

Unsere Beobachtungen haben gezeigt, daß die Schädigungen des Dickdarmes erst bei einer Dosis über 135% der HED eintreten. Diese Dosis stellt nach den Beobachtungen von Wintz für den Dickdarm eine noch reversible Schädigung dar.

Bei entzündlichen Veränderungen in der Rectumschleimhaut kann die Dosis aber bereits zu unangenehmen Tenesmen mit Schleim- und Blutbeimengungen im Stuhl führen. Bei stärkerer Erkrankung des Rectums treten derartige Erscheinungen auch schon bei geringeren Dosen auf. In allen diesen Fällen muß das Rectum in der früher angeführten Weise besonders peinlich gepflegt werden. Dann klingen auch diese Beschwerden meistens bald wieder ab.

Eine gewisse Rolle spielen die angeführten Erscheinungen bei der Radiumtherapie der Uteruscarcinome. Bei der Wirkungsweise der Radiumstrahlen und der dadurch bedingten Technik läßt sich eine lokale Überdosierung im Rectum oft nur schwer vermeiden. Früher, als man diesen Nachteil der Radiumtherapie noch nicht kannte, wurden auch schwerere Darmschäden, wie Fistelbildungen, häufiger beobachtet. Auch heute ist diese Gefahr bei der Radiumbehandlung noch nicht ganz gebannt. Wir sind darauf bereits an anderer Stelle eingegangen (s. S. 321).

Was nun den Dünndarm anbelangt, so sind auch hier Schädigungen möglich. Die Gefahr dürfte aber nur sehr gering zu veranschlagen sein. Bei der Kompressionsbestrahlung des Uteruscarcinoms (Seitz-Wintz) werden im allgemeinen die Dünndarmschlingen aus dem kleinen Becken herausgedrängt. Der Hauptschutz besteht aber darin, daß die Darmschlingen bei jeder erneuten Feldeinstellung spontan eine andere Lage annehmen. Immerhin kann es einmal der Zufall wollen, daß eine Dünndarmschlinge unglücklicherweise von selbst 2- oder sogar 3mal in das gleiche Bestrahlungsgebiet rückt. Mit solchen wohl theoretisch möglichen Gefahren können wir aber nicht rechnen.

Tierversuche und Beobachtung am Menschen haben ergeben, daß der Dünndarm etwas empfindlicher ist als der Dickdarm. Wir veranschlagen den Unterschied auf etwa 30%, so daß also die reversible Dosis für den Dünndarm 110% der HED betragen würde.

Nach unseren Erfahrungen gibt es auch eine chronische Schädigung des Darmes durch Röntgenstrahlen. Dies schließen wir aus den Darmspasmen, unter denen manche Röntgenärzte, Techniker und Schwestern zu leiden haben. Ob eine spezifische Drüsen-, Epithel- oder Wandschädigung durch chronische Strahleneinwirkung möglich ist, vermögen wir aber nicht zu entscheiden. Denkbar ist auch eine Schädigung durch Toxine, welche bei der Blut- und Allgemeinschädigung frei werden. Durch den modernen Strahlenschutz haben diese chronischen Darmschädigungen aber an Bedeutung verloren.

6. Lungenschädigungen.

1922 berichtete auf dem Kongreß der Deutschen Röntgengesellschaft Wintz über Lungenveränderungen, die er im Anschluß an Bestrahlungen von Mammacarcinomen beobachtet hatte. Das Krankheitsbild dokumentiert sich bei leichter Form in mäßiger Schallverkürzung, Knisterrasseln und verschärfter Atmung. Bei schwereren Fällen tritt eine vermehrte Dichte des Lungengewebes bis zur Strahlenundurchlässigkeit auf. Der

Untersuchungsbefund ist ähnlich dem einer zentralen Pneumonie, aber ohne Fieber. Kaestle konnte auf dem gleichen Kongreß die Beobachtungen von Wintz bestätigen.

Eine ausführliche Beschreibung dieses wichtigen Krankheitsbildes von der leichtesten bis zur schwersten Form haben wir bereits bei der Abhandlung der Röntgentherapie des Mammacarcinoms gegeben. Dort haben wir auch die Prophylaxe, Therapie und Prognose eingehend besprochen. Es kann daher in allem auf das betreffende Kapitel verwiesen werden (s. S. 602).

7. Strahlenschädigung der Harnblase.

Schädigungen der Harnblase und der Niere, die etwa charakteristische Zeichen der Strahlenwirkung auf diese Organe aufweisen würden, gibt es nicht. Der ganze uropoëtische Apparat stellt kein besonders strahlenempfindliches Gewebe dar. Wenn trotzdem in der Literatur zahlreiche Berichte von Blasenschädigungen (Görl, Haendly, Kroemer, Max Müller, M. Schroeder, Schugt, Voigt, Eckelt, Neu, Handorn, Ottow, Heidler, Springer, Viethen) vorhanden sind, liegt dies eben daran, daß die Blase in einem Gebiet liegt, das besonders häufig großen Röntgenstrahlenmengen ausgesetzt wird.

Primäre Röntgenverbrennungen der Blase sind meist bei der Bestrahlung des Portiocarcinoms dadurch entstanden, daß unter Vernachlässigung der großen, die Blase treffenden Strahlenmenge nur die Dosis am Krankheitsherd berechnet wurde. Bei leichteren Formen findet sich nur ein einfacher Katarrh mit geringer Beteiligung der Epitheldecke. In schwereren Fällen kommt es zur entzündlichen Infiltration der Mucosa, Abstoßung der ganzen Epitheldecke und der Schleimhaut mit schwerer Schädigung der Muskulatur. In ganz schweren Fällen berichtete Haendly über Gangrän, die man nach seinen Schilderungen der von Stoeckel beschriebenen Cystitis dissecans gangraenescens gleichsetzen darf.

Bei jeder stärkeren Beteiligung der Blasenschleimhaut stellen sich Tenesmen ein. Diese können sehr quälend sein. Häufig findet sich dann zu Beginn auch blutiger Urin.

Von den früher beobachteten Röntgenradiumschädigungen der Blase, wie Nekrosen, Fistelbildungen, braucht wohl heute nicht mehr ausführlicher gesprochen zu werden. Durch die exakte Dosierung sind solche Gefahren nahezu überwunden. Wir verweisen hierzu auf das betreffende Kapitel im Abschnitt über die Strahlenbehandlung des Collumcarcinoms (s. S. 321).

Wenn man mit einer Röntgenstrahlung von der prozentualen Tiefendosis von 20 % zwei Einfallsfelder symphysär ansetzt (eine magere Patientin angenommen), wird die Blasenschleimhaut mit einer Dosis belastet, die etwa zwischen 120 und 130 % der HED liegt; ist die Blase gefüllt, dann wird der Blasenscheitel nach oben zu der Strahlenquelle genähert und dadurch mit einer noch höheren Dosis belastet. Nun sind heute die gebräuchlichsten Bestrahlungstuben bis an ihre untere Kante mit Bleigummi oder Bleiblech ausgekleidet. Dadurch ist die Gefahr beseitigt, daß durch hart nebeneinander gesetzte Felder in den ersten Zentimetern Gewebstiefe eine Strahlensummation eintritt, die, wie dies früher der Fall war, 150—160 % der HED erreicht. So sind die veröffentlichten Blasenschädigungen zu erklären, bei denen einige Wochen nach der Bestrahlung eines Portiocarcinoms ein länglichovales Ulcus am Blasenscheitel entstand. Bei den abgerundeten Tuben nach Holfelder muß man auch jetzt noch sehr vorsichtig sein, da mit diesen Tuben die Strahlensummation in den oberflächlichen Gewebszentimetern möglich ist.

Eine weitere Gefahr bildete die Verziehung der Haut und des Unterhautzellgewebes, die in der Zeit der geringer durchdringungsfähigen Strahlen von Holzknecht vorgeschlagen war. Bei Frauen mit schlaffer Bauchwand lag es nahe, diese etwas zur Seite zu verziehen, damit die Konzentration auf den Uterus leichter möglich wurde. Die Folge davon war, daß bei durchdringungsfähigerer Strahlung der Blasenscheitel mit einer zu hohen Dosis belastet wurde. Nach unseren Messungen kann der Blasenschleimhaut eine einmalige Dosis von 135—140% der HED zugemutet werden. Wird diese zweimal mit der gleichen Dosis belastet, dann entsteht die Induration.

Besonders gefährlich für die Blase ist die Radiumzusatzdosis. Bei der Röntgenbestrahlung des Collumcarcinoms wird der Blasengrund mit einer Dosis von 110—125% der HED belastet. Diese Dosis macht erfahrungsgemäß keine Blasenerscheinungen. Wird nun noch eine Zusatzbestrahlung mit radioaktiven Substanzen von der Scheide her durchgeführt, dann besteht die Gefahr der Überdosierung. Es entsteht dann das Ulcus am Blasenboden. Dieses hat deshalb sehr ernste Bedeutung, weil die Uretermündungen in Mitleidenschaft gezogen werden und die aufsteigende Infektion ermöglicht wird [1].

Besondere Beachtung verdienen die Kombinationsschädigungen der Blase. Es wurde schon mehrfach dargelegt, daß eine Erhöhung des Röntgeninsultes sowohl durch eine später hinzukommende Noxe vor sich gehen kann, als auch durch eine zur Zeit der Röntgenbestrahlung bestehende Entzündung. Muß man notwendigerweise eine Blase im Zustand der Cystitis bestrahlen, dann muß man die Dosis verringern, da das primär kranke Blasengewebe eine sehr gesteigerte Strahlenempfindlichkeit besitzt. Es empfiehlt sich aber vor der Bestrahlung Cystitiden usw. zu behandeln. Wichtig ist, daß eine gereizte Blase während der Bestrahlung vollkommen entleert ist. Unter Umständen ist die Bestrahlung bei eingelegtem Dauerkatheter vorzunehmen.

Noch ein weiterer Punkt ist zu beachten: Die Anwesenheit von Sekundärstrahlern. Es liegt nahe, die entzündlich veränderte Blase mit Collargol oder anderen Silberpräparaten zu behandeln. Erfahrungsgemäß imbibiert sich aber die Blasenschleimhaut mit dem Silber, so daß also eine Zusatzstrahlung durch die Eigenstrahlung des Silbers entsteht. Daher darf man kurze Zeit vor der Bestrahlung derartige Medikamente nicht verwenden. Das gleiche gilt natürlich auch für Jodpräparate.

Gleichsinnig wie bei anderen Geweben gilt für die Blase die Tatsache, daß eine nachfolgende Entzündung stärker verläuft, weil durch die vorangegangene Bestrahlung ein Locus minoris resistentiae geschaffen wurde. Deshalb vermeide man auch, verstärkte Röntgenreaktionen in der Blase allzu aktiv zu behandeln, vor allem nicht mit Argentum nitricum, da erfahrungsgemäß jede Art von Manipulationen an der gereizten Schleimhaut

---

[1] In diesem Zusammenhang sei darauf hingewiesen, daß C. Schroeder bei der Kontrollcystoskopie von 449 Frauen mit Uteruscarcinom, die in der Würzburger Frauenklinik kombiniert mit Radium und Röntgenstrahlen behandelt worden waren, in 13 Fällen Schädigungen der Blasenschleimhaut gefunden hat. An Hand von naturgetreuen Abbildungen weist er auf die Unterscheidungsmerkmale dieser Blasenschädigungen gegenüber den nach der Blase zu wachsenden Uteruscarcinomen hin. Diese sind: Fehlen des bullösen Ödems, scharfe Abgrenzung gegen die normale Schleimhaut, typischer Sitz im Fundus, himbeerartige Prominenzen und häufige Restitutio ad integrum. Beim Auftreten von Blasenschädigungen soll jede weitere Bestrahlung, insbesondere mit Radium, unterbleiben, da sonst unweigerlich Fisteln entstünden. Die beste Prophylaxe sei die regelmäßig durchgeführte Kontrollcystoskopie. Springer und Korchow haben diese gleichfalls empfohlen. [Arch. Gynäk. 150, 147—158 (1932)].

mit einer Verstärkung des Reizes einhergeht. Man beschränke sich in solchen Fällen auf eine reichliche Zufuhr von Flüssigkeit per os. Dadurch erreicht man auch, daß der Urin nicht zu konzentriert wird. Mit dem Katheterismus sollte man nicht allzu zurückhaltend sein, da durch Urinverhaltung und die dadurch bedingte stärkere Ausdehnung der Blase ein weiterer Schaden verursacht werden kann.

Die Induration macht an der Blase ähnliche Erscheinungen wie am Darm. Tenesmen sind nicht immer vorhanden und treten meist nur bei starker Urinkonzentration auf. Zweimal hat Wintz Neigung zu Konkrementbildung beobachtet. In einem Falle kam es zu einer totalen Inkrustation der Blase.

Die leichteren Formen der Induration der Blase bilden sich von selbst im Laufe von einigen Jahren zurück. Eine stärkere Induration kontraindiziert jede weitere Bestrahlung.

Schließlich sei noch darauf hingewiesen, daß ein Locus minoris resistentiae vor der Straleneinwirkung bereits dadurch geschaffen sein kann, daß durch Tumornähe und Tumorübergriff auf die Blase Veränderungen entstanden sind. Daß schon kleinere Röntgenstrahlenmengen dann unliebsame Reaktionen hervorrufen, liegt klar auf der Hand. Trotz dieser vielen Möglichkeiten, die zu einer Blasenschädigung führen können, ist bei exakter Dosierung, bei guter Vor- und Nachbehandlung des Patienten eine besondere Furcht vor Blasenschädigung nicht angebracht.

8. Strahlenschädigung der Niere.

Früher nahm man allgemein an, daß man bei der Verwendung von Röntgenstrahlen niemals eine Schädigung der Nieren zu fürchten braucht. Die Mitteilung von Klein, daß es ihm gelungen sei, durch Röntgenstrahlen die Nierenfunktion auszuschalten und auf diese Weise Ureterfisteln zur Heilung zu bringen, schien dieser Annahme zu widersprechen. Nachuntersuchungen haben aber gezeigt, daß die Funktionsausschaltung einer gesunden Niere durch therapeutische Dosen nicht möglich ist. Wir verweisen hierzu auf unsere früheren Ausführungen (s. S. 25).

Das entspricht auch den allgemeinen Erfahrungen; denn Dosen von 90% der HED, wie sie Klein empfohlen hat, kommen bei kunstgerechten Durchstrahlungen des Bauchraums mit der Carcinomdosis stets mehr oder weniger an beiden Nieren zur Wirkung. Die nachteiligen Folgen auf die Nierenfunktion wären dann schon längst bemerkt worden. Wie früher betont, ist aber auch die von Stoeckel applizierte Dosis von 120% der HED wirkungslos geblieben. Nach allem läßt sich sagen, daß therapeutische Röntgendosen in keiner Gewebspartie der Niere Schädigungen auslösen. Etwa dagegen ins Feld geführte Tierversuche von Schulz und Hofmann, Gabriel, Willis und Bachem sowie Domagk wären nicht stichhaltig, da sie unter Verhältnissen und mit Dosen vorgenommen wurden, wie sie beim Menschen niemals zur Anwendung kommen.

Dagegen gibt es sekundäre Nierenschädigungen. Diese entstehen entweder dadurch, daß ein eitriger Prozeß, von einer schweren Blasenschädigung ausgehend, auch die Niere in Mitleidenschaft zieht, oder dadurch, daß durch starken Gewebszerfall (Bestrahlung von Lymphosarkomen) eine derartige Überschwemmung des Organismus mit Toxinen einsetzte, daß eine akute Schädigung des Nierenparenchyms eintritt. Levy-Dorn beschreibt einen solchen Fall. Auch der erste Fall von Domagk wäre hier anzuführen. Bei seinen beiden anderen Fällen dürften die beobachteten Nierennarben gleichfalls kaum einer direkten Strahleneinwirkung zuzuschreiben sein. Im übrigen hebt Domagk selbst hervor, daß Nierennarben kein seltenes Bild sind und auf mannigfaltige Weise zustande kommen können. Von einem Harnsäureinfarkt der Niere berichtet Simons. Er war nach der Bestrahlung eines großen Mediastinallymphosarkoms aufgetreten. Der rapide Tumorschwund dürfte wohl eine Überladung des Blutes mit Harnsäure hervorgerufen haben.

9. Strahlenschädigung des Gehirns und des Nervensystems.

Im allgemeinen gilt das Gehirn und die Nervensubstanz als derartig strahlenresistent, daß keinerlei Befürchtungen für Schädigungen bestehen. Tierversuche liegen von Brunner und Schwarz vor, die die reife Gehirn- und Nervensubstanz als sehr wenig strahlenempfindlich, das wachsende Gehirn dagegen als empfindlich fanden. Sie beobachteten nach Hirnbestrahlungen ebenso wie Rodet und Bertin epileptiforme Anfälle. Oudin und Barthélemy sahen bei bestrahlten Meerschweinchen Paraplegien, eine Beobachtung, die von Darier, Jutassy, Kienböck und Ogus bestätigt wurde.

Die Mitteilungen über das histologische Verhalten des durchstrahlten Gehirns stimmen keineswegs überein. Labeau, Scholtz, Sicard-Bauer und Walter fanden keine Veränderungen. Beier will eine über das normale Durchschnittsmaß hinausgehende Vitalitätsherabsetzung mit Neuronophagie an einzelnen Ganglienzellen und evtl. eine stärkere Degeneration letzterer festgestellt haben, Rudis-Jicinsky „nach sehr starker Bestrahlung" eine Degeneration der hinteren Stränge und der Zellen der Hinterhörner. Beaujard und L'Hermite konnten unbedeutende mikroskopische Schädigungen der Vorderhörner und einiger Stränge des Rückenmarks feststellen. Rachmanow beschrieb Veränderungen bei Vitalfärbung. Diese zeichneten sich dadurch aus, daß sie nicht gleichmäßig im gesamten Gehirn auftraten, sondern sich nur an einzelnen Stellen entwickelten. Weitere Berichte stammen von Demel.

Über Gehirnschädigungen beim Menschen wird wenig berichtet. Löwenthal schildert den Wiedereintritt epileptiformer Anfälle nach einer Röntgenbestrahlung bei Kopfverletzung. Druckmann sah Schlafsucht als Folge von Röntgenbehandlung der Kopfhaut wegen Trichophytie. Doch handelte es sich hier um Kinder im Alter von 5—12 Jahren. Solche können aber durch sonst unbedenkliche Röntgenbehandlungen schon stärker in Mitleidenschaft gezogen werden.

Binda beschrieb sogar einen Todesfall bei einem $2^1/_2$jährigen Kind nach Trichophytiebestrahlung. Ursächlich dürfte die Röntgenbehandlung in diesem Fall für den Tod aber nicht in Frage kommen, sondern ein Thymustod vorgelegen haben. Fischer und Holfelder schildern ein lokales Amyloid im Gehirn als Spätfolge einer Röntgenbehandlung. Sonst wurden beim Menschen niemals Symptome einer Hirnschädigung nach Bestrahlung beobachtet. A. Döderlein, Hirsch und Hofbauer haben zur Behebung der Blutungsanomalien der Frauen vielfach die Hypophysenbestrahlung angewendet. Schädigungen sind nicht in Erscheinung getreten. Auch die in der Klinik Döderlein durchgeführte, von Hofbauer inaugurierte Hypophysenbestrahlung beim Genitalcarcinom mit bis 70% der HED hat nie zu Schädigungen geführt.

Dieses negative Ergebnis darf aber unseres Erachtens nicht so aufgefaßt werden, daß das Gehirn und die Nervensubstanz sich überhaupt reaktionslos den Röntgenstrahlen gegenüber verhalten. Es gibt sicher eine Strahlenmenge, mit der auch die Gehirnsubstanz geschädigt werden kann. Denkbar sind indurative Prozesse und Gehirnschädigungen auf dem Umweg einer Gefäßschädigung. Diese Möglichkeit sollte man z. B. bei Tumorbestrahlungen immerhin in Betracht ziehen. Wir halten es auch nicht für ausgeschlossen, daß bei solchen Bestrahlungen schon Schädigungen gesetzt werden, daß diese aber nicht erkannt wurden, weil die Tumorsymptome im Vordergrund standen. Immerhin darf wohl für die praktische Anwendung in der Röntgentherapie angenommen werden, daß eine zweimalige Applikation von 110% der HED mit einer Pause von 8 Wochen keinen nennenswerten Schaden bringt.

Auf die Möglichkeit einer isolierten Hypophysenschädigung soll später eingegangen werden.

Eine Erfahrung sei noch mitgeteilt: 2 Fälle von multipler Sklerose, die bei uns mit einer Dosis von 60% der HED, verteilt auf das Gehirn und auf das Rückenmark, bestrahlt wurden, erfuhren eine rapide Verschlechterung und gingen bald danach zugrunde. Der Psychiater hat einen ursächlichen Zusammenhang offen gelassen.

10. Strahlenschädigung des Auges.

Auch die Augen zählen nach der allgemeinen Meinung zu denjenigen Organen des menschlichen Körpers, die gegen Strahlen kaum empfindlich sind. Allerdings ist Birch-Hirschfeld, der wohl die größte Erfahrung auf diesem Gebiete besitzt, der Ansicht, daß die Strahlentherapie und Strahlenpathologie des Auges noch ungeklärte Gebiete darstellen. Tatsächlich gehen auch die Meinungen der Autoren, die auf diesem Gebiete gearbeitet haben, sehr auseinander.

Schon in der ersten Zeit der Anwendung der Röntgenstrahlen, in der ohne Schutzmaßnahmen gearbeitet wurde, sind Veränderungen beobachtet worden, die als echte Strahlenschäden bezeichnet werden müssen: Verlust der Augenbrauen und -Wimpern, Entzündung der Conjunctiven, Blepharitiden, Keratitiden, Geschwürsprozesse am Hornhautepithel usw. (Birch-Hirschfeld, Chalupecky, van Duyse, Guglianetti, Kümmell, Weeks).

Systematische Untersuchungen stammen von Birch-Hirschfeld und Chalupecky, die an Kaninchen und Meerschweinchen schwere Veränderungen der vorderen Augenpartien, der Bindehaut und der Hornhaut nachwiesen. Bei stärkerer Strahleneinwirkung kam es zur Trübung und fleckweisen Abstoßung des Hornhautepithels, ferner zur Degeneration der Ganglienzellen der Retina, Vakuolisation der Gefäße und Nervenfasernzerfall im Sehnerv. Für das menschliche Auge beobachtete Birch-Hirschfeld nach intensiver Bestrahlung Kranker mit Carcinom bzw. Ulcus rodens Conjunctivitiden und Keratitiden, auch Kataraktbildung (v. Horay). Allerdings wies Hans Meyer darauf hin, daß derartig schwere Veränderungen erst bei Dosen beobachtet wurden, die die therapeutische Dosis um das Doppelte und Dreifache übertrafen. Es ist jedoch sicher, daß auch bei therapeutischen Dosen Schädigungen beobachtet werden konnten.

Von Chalupecky, Birch-Hirschfeld und Hans Meyer wird betont, daß die Linse ganz besonders strahlenresistent sei, eine Behauptung, die allerdings von Hippel, Tribondeau, Belley bestritten wird. Diese Forscher untersuchten die Veränderungen an ganz jungen Tieren (neugeborenen Katzen) und fanden vor allem Linsentrübungen bis zur Entwicklung von Katarakt. Es degenerierten zunächst die Epithelzellen der vorderen

Linsenfläche. Ferner fand sich konstant eine Mikrophthalmie als Gesamtfolge der verminderten Wachstumsenergie.

Glaukom als Strahlenschädigung stellte Birch-Hirschfeld in einem Falle gröbster Überdosierung fest. Ähnliches berichtet Peter als Folge einer Bestrahlung wegen Carcinoms der Cornea und Conjunctiva bulbi. Ein Jahr nach der Bestrahlung erkrankte das Auge an Glaukom und mußte enukleiert werden.

Hierher gehören auch die von Guttmann und Treutler beschriebenen Fälle von „Röntgenstar". Nach Birch-Hirschfeld und Stargardt haben auch Axenfeld, von Horay, Paton, Salzer und Wilkinson Katarakt nach Röntgenstrahleneinwirkung beobachtet, ebenso Knapp, R. F. Moore, M. Cremer. Letzterer erwähnt noch Dor, Pfahler, Ziegler, Erggelet und Stock.

Das Ergebnis der bisher erwähnten Veröffentlichungen ist also das, daß eine Strahlenschädigung des Auges wohl zu befürchten ist.

Nun liegen genaue Untersuchungen von Schinz und Rados vor, aus denen gerade das Gegenteil hervorzugehen scheint. Bei der großen Wichtigkeit dieser Frage ist es notwendig, auf die Untersuchungen näher einzugehen.

Nach den Untersuchungen von Schinz und Rados verträgt die Kaninchenhornhaut ohne Schädigung 1300% der menschlichen HED, appliziert in einmaliger Sitzung.

Die Kaninchenlinse vertrage 1000% der menschlichen HED ohne Reaktion. Es ist den beiden Autoren nie gelungen, Starbildungen zu erzeugen. Sie halten daher die Angabe der Literatur einer Starbildung nach Röntgenbehandlung für unrichtig.

Die Kaninchenretina vertrage 400% der menschlichen HED ohne Reaktion. Auch die histologische Untersuchung habe keine Veränderung der Retina ergeben. Schinz und Rados glauben daher, daß die diesbezüglichen Angaben von Birch-Hirschfeld und anderen Autoren auf Irrtum beruhen müßten. Sie halten ihre Untersuchungen für richtig, weil die festgestellte Unempfindlichkeit der Retina mit der bekannten Unempfindlichkeit des Zentralnervensystems übereinstimme.

Eine Keratitis der Kaninchencornea wurde erzeugt mit einer Dosis von 1700% der HED. Der Grad der Keratitis ging ungefähr parallel mit den applizierten Dosen. Ein Ulcus corneae entstand bei 2600% der HED. Die Umgebung des Auges war dabei epiliert und exulceriert.

Zunächst überraschen bei den Autoren die Angaben über die hohen Dosen. Um einen Vergleichstandard zur menschlichen HED zu schaffen, haben Schinz und Rados die Epilationsdosen bei ihren Versuchstieren festgestellt. Diese betrugen in Prozenten der menschlichen HED 450%. Um sich nun eine Vorstellung über die Dosengrößen von Schinz und Rados zu machen, darf man aber nicht vergessen, daß die menschliche HED bei einem Einfallsfeld von 6×8 cm gemessen wird. Dabei entsteht ein entsprechend großer Streustrahlenzusatz, der bei kleiner Abblendung, wie er im Tierversuch unvermeidlich ist, sehr weit zurückgeht. Bei einem Feld von 2×2 cm vermindert sich die Streustrahlenzusatzdosis um ungefähr $^2/_3$, so daß für ein solches kleines Feld die Bestrahlungszeit um das Zweieinhalbfache verlängert werden muß, wenn man die gleiche biologische Reaktion wie bei den Normalbedingungen der HED erreichen will. Es ist also die Kaninchenhaut nicht etwa $4^1/_2$mal weniger empfindlich als die menschliche Haut, wie man bei direktem Vergleich der Zahlen annehmen könnte, sondern die Bestrahlungsbedingungen sind es, die eine soviel längere Bestrahlungszeit hervorbringen. Tatsächlich ist die Kaninchenhaut nur um ein weniges empfindlicher als die menschliche Haut. Ziehen wir dies in Betracht, dann reduzieren sich die von Schinz und Rados gefundenen Werte auf ungefähr $^1/_3$ der angegebenen Größe, d. h., daß sowohl die Hornhaut als auch die Linse eine relativ große Unempfindlichkeit haben und daß nur die Retina von einer Dosis von etwa 140% — jetzt auf die exakten Bedingungen bezogen — geschädigt werden kann.

Die Richtigkeit dieser relativen Unempfindlichkeit wird dann auch von Schinz und Rados noch durch einen Heilerfolg bewiesen, den sie bei einer 76jährigen Frau mit Carcinoma corneae erzielten.

Für die Praxis stellen Schinz und Rados folgendes auf:

„1. Entgegen vielen Angaben der Literatur ist das Auge eines der röntgenunempfindlichsten Organe des Körpers. Es ist viel unempfindlicher als die Haut, man kann deshalb ohne Risiko für den Bulbus große Intensitätsbestrahlungen vornehmen, wie wir sie sonst nirgends applizieren können, und es dürfte sich empfehlen, bei intraokulären Tumoren, Gliomen, Carcinomen der Cornea, Tumoren der Iris usw. sehr große Dosen zu verwenden.

2. Die Gefahr des Auftretens eines Stars ist wohl sehr gering, nach unseren tierexperimentellen Untersuchungen besteht sie überhaupt nicht.

3. Die obere Grenze der Dosis ist durch das Auftreten einer leichten, in kurzer Zeit abheilenden Keratitis gegeben, diese obere Gefahrzone liegt aber sehr hoch und die untere Gefahrzone, die Reizdosis des Krebses, kann deshalb leicht vermieden werden. Für Röntgenbestrahlungen dürften deshalb Augentumoren ganz speziell geeignet sein.

4. Die Abdeckung des Auges bei Gesichtsbestrahlungen ist ausschließlich zur Schonung der Lider und der Conjunctiva palpebrarum notwendig, zur Schonung des Bulbus selbst ist sie überflüssig. Durchleuchtungen mit Bleiglasbrille schonen deshalb nicht die Augen, sondern höchstens die Wimpern und Augenbrauen, da wir z. B. in unseren Versuchen öfters erlebt haben, daß die Lider der Versuchstiere nicht nur eine vollständige Epilation, sondern auch Ulcerationen der Lidhaut zeigten, ohne daß auch nur die minimalsten Veränderungen der Hornhaut, der Linse oder der Retina trotz der genauesten Untersuchungsmethoden nachweisbar gewesen wären.“

Schinz und Rados glauben auf Grund ihrer therapeutischen Beobachtungen am Kranken, die Empfindlichkeit der einzelnen Augenabschnitte derart festsetzen zu können, daß in einmaliger Sitzung

    1. Die normale Cornea . . . 150%
    2. die Linse 80%
    3. die Retina 33%

der HED auszuhalten in der Lage sind.

Mit diesen letzteren Angaben über die Sensibilität des menschlichen Auges können wir uns mit Schinz und Rados nicht einverstanden erklären. Diese Dosen sind zu niedrig. Sie entsprechen auch nicht den tatsächlichen Ergebnissen ihrer Untersuchungen. Offenbar sind sie mit allzu großer Vorsicht gewählt. Wären diese Sensibilitätsgrenzen wirklich richtig, dann könnte man nicht wagen, ein Carcinom oder Sarkom zu bestrahlen. Unsere bisherigen Erfahrungen haben gezeigt, daß die weiter oben angegebenen Dosen nicht zu hoch gegriffen sind. Wenigstens kann man, ohne Schädigungen befürchten zu müssen, das gesamte Auge mit einer Strahlung von 100% der HED zweimal im Abstand von

10 Wochen bestrahlen. Ähnlich hält Kaestle bei Anwendung der heute üblichen Vorsichtsmaßregeln eine Schädigung der Augen durch Röntgenstrahlen für kaum möglich.

Als Toleranzgrenze der menschlichen Hornhaut wird von Jacoby 120—130% der HED angegeben. Das stimmt nach Hoffmann ziemlich genau mit den Angaben von Christoph Müller und Pleikart-Stumpf (120—150%) überein.

Das Problem der Augenschädigung ist aber noch lange nicht gelöst. Die von Birch-Hirschfeld aufgestellte Forderung, es möchten alle beobachteten Schädigungen mit genauer Dosierungsangabe und der Wiedergabe der Bestrahlungstechnik publiziert werden, besteht weiter zu Recht. Die Zusammenstellung von Rohrschneider, der sich durch seine sorgfältigen Untersuchungen über die durch Röntgenstrahlen in den einzelnen Teilen des Auges erzeugten Veränderungen große Verdienste erworben hat, ist in dieser Hinsicht zu knapp gefaßt, um eine objektive Beurteilung zu gestatten. Jedenfalls erklärt er, daß dem Auge eine verhältnismäßig hohe Strahlenempfindlichkeit zukomme. Er hält es daher mit anderen Autoren für notwendig, das Auge durch entsprechende Prothesen zu schützen, wenn der Strahlenkegel in der Nähe des Auges verläuft.

11. Schädigung an drüsigen Organen.

Als Schädigungen drüsiger Organe kommen zunächst echte Verbrennungen und Indurationen in Betracht. Diese verlaufen mit den Symptomen, wie sie für anderes Körpergewebe im vorstehenden mehrfach beschrieben wurden. Daneben gibt es aber auch eine geradezu spezifische Art der Schädigung der Drüsen, nämlich die Schädigung des Sekretionsapparates. Die für die Sekretion wichtigen Zellen verfügen nämlich meist über eine sehr hohe Strahlensensibilität und können schon durch verhältnismäßig geringe Röntgenstrahlendosen zerstört werden. Dadurch fällt die Funktion dieser für den Körper lebenswichtigen Organe teilweise oder vollständig aus. Es besteht auch die Möglichkeit, daß die Sekretbereitung so stark beeinflußt wird, daß für den Körper schädlich wirkende Sekrete entstehen. Diese Art von Schädigungen liegt außerhalb der bisher besprochenen Möglichkeiten.

Es ist wahrscheinlich, daß Schädigungen an allen drüsigen Organen nach Applikation mehr oder weniger großer Strahlenmengen eintreten können. Die häufigsten Beobachtungen liegen natürlich für solche Drüsen vor, die wegen pathologischer Veränderung entweder selbst häufiger mit Strahlen angegangen werden müssen, oder die in der Nähe häufig bestrahlter Organe liegen.

a) Thyreoidea. Bei dieser Drüse werden die Röntgenstrahlen als fein dosierbares Medikament zur Einschränkung der Hyperfunktion angewendet. Da es gelingt, die in toto hypertrophierte Drüse zum Rückgang zu bringen oder auch nur auf einzelne Zellgruppen einzuwirken, zeigen sich die günstigsten Resultate beim Basedow. Es liegt daher vollständig im Bereich der Möglichkeit, daß eine zu weit getriebene Bestrahlung den teilweisen oder vollständigen Ausfall der Thyreoidea hervorrufen kann und daß auf diese Weise als Röntgenschädigung der Hypothyreoidismus und das Myxödem entstehen. In Tierexperimenten haben Zimmern und Battez durch Bestrahlung von Kaninchenschilddrüsen mit 10—16 H den Tod der Tiere herbeigeführt, der nach 3 Monaten unter dem Bild einer allgemeinen Kachexie eintrat. Über Myxödem nach Thyreoideabestrahlung beim Menschen berichten Wagner-Jauregg, Bergonié und Spéder, Cordua, Liebmann, Schinz und Beust, Haudek und Kriser, Salzmann.

Cordua beschreibt einen Fall, bei dem alle 4 Wochen (im ganzen zehnmal) eine Dosis von je 100 Fürstenau-Einheiten unter 3 mm Aluminiumfilter auf die rechte und die linke Halsseite appliziert wurde. Das klinische Bild des Basedow besserte sich. Trotzdem wurden weitere Bestrahlungen vorgenommen, um die Struma vollständig zur Rückbildung zu bringen. 2 Monate nach Abschluß der Behandlung trat abnorme Gewichtszunahme, Gedunsenheit des Gesichtes, Depression, Apathie, Schläfrigkeit, Haarausfall ein. Thyreoidinmedikation führte zu vorübergehender Besserung. Derartige durch Röntgenstrahlen hervorgerufene Myxödeme sind nach Salzmann bisher sechsmal beobachtet worden.

Auch die Entstehung von Hyperthyreoidismus wurde beobachtet. So sah Gilmer nach der Bestrahlung einfacher Strumen eine Steigerung der Drüsenfunktion mit dem Zeichen des Hyperthyreoidismus auftreten, ebenso Verning, Secher, Kienböck und Holzknecht.

Als pathologisch-anatomische Schädigung der Drüse sind Vermehrung des Bindegewebes[1], hyaline Degeneration, Blutungen und Ödeme anzusprechen, wie sie in histologischen Untersuchungen von v. d. Hütten nachgewiesen wurden. Brehm beschreibt einen Fall, bei dem nach einer Strumabestrahlung eine Larynxkompression durch eine sklerosierende Strumaveränderung eintrat. Jüngling berichtet über interstitielle Induration der Schilddrüse nach zweimaliger Bestrahlung mit 100 und 120% der HED. Bei dieser Strahlenmenge ist eine Induration nichts Außergewöhnliches, dagegen fällt es auf, wenn v. d. Hütten schreibt, daß die von ihm beobachteten Veränderungen bereits bei $^2/_3$ der HED auftraten. Jüngling findet für diese erhöhte Röntgensensibilität die Erklärung in dem Jodgehalt der Schilddrüse.

Was nun die Dosierung anbelangt, mit der eine Schädigung vermieden werden kann, so gehen die Ansichten der Autoren weit auseinander. Sielmann empfiehlt als Einzeldosis $^1/_3$—$^1/_4$ der HED bei 4 mm Aluminiumfilter in Pausen von 3—4 Wochen, wiederholt im ganzen 4—5mal. Bei Schwerfilter sollen 50—70% der HED gegeben werden. Die Dosis kann nach 2—3 Monaten wiederholt werden.

Im allgemeinen dürfte sich unserer Erfahrung nach die Dosis nach dem jeweiligen klinischen Bild richten. Wir applizieren beim Basedow unter Schwerfilter bei der ersten Bestrahlung nicht mehr als 50—60% der HED, verteilt auf die ganze Drüse. Eine weitere Bestrahlung wird nicht vor 4 Monaten vorgenommen, die Dosenhöhe richtet sich nach dem Ergebnis der Stoffwechseluntersuchungen.

Für die Vermeidung von Schädigungen scheint uns besonders wichtig zu sein, prinzipiell nur ein Feld anzuwenden, also nicht je ein Feld auf die rechte und linke Seite anzusetzen, wie dies manche Autoren tun. Durch Überkreuzung mehrerer Einfallsfelder können schwerere lokale Veränderungen auch im benachbarten Gewebe einsetzen, vor allem an den Epithelkörperchen. Eine Tetanie ist zwar unseres Wissens noch nicht beobachtet worden, sie erscheint uns aber durchaus möglich.

---

[1] Eiselsberg hat erhebliche Kapselverwachsungen nach Röntgenbestrahlungen beschrieben. Die Ansichten über diese Erscheinung sind verschieden. Man hat sich darüber gestritten, ob es sich um Heilungsvorgänge, Zufallsbefunde oder Bestrahlungsfolgen handelt. Jedenfalls wird auf Grund dieser Beobachtung von mancher Seite die prophylaktische Röntgenbestrahlung des Basedow als Vorbereitung zur Operation abgelehnt, um zu verhindern, daß durch Kapselverwachsungen der chirurgische Eingriff erschwert wird.

Bisher noch nicht beobachtet wurde eine Schädigung der Schilddrüse als Berufsschädigung eines Röntgenologen. Schmiedt (Klinik Morawitz) gibt nun neuerdings eine eingehende Krankengeschichte mit allen Untersuchungsbefunden über einen Fall von Myxödem, der sich gleichzeitig mit einer vorübergehenden Anämie bei einem röntgenologisch tätigen Arzt entwickelte. Die gleichzeitige vorübergehende Blutschädigung, die als Röntgenanämie betrachtet werden muß, ließe an die ursächliche Bedeutung der Röntgenstrahlen für das Zustandekommen des Myxödems denken.

b) Thymus. Schädigungen, die durch Bestrahlung von Thymusgewebe bei erwachsenen Menschen aufgetreten wären, sind nicht beobachtet worden. Man weiß ja auch über Ausfallserscheinungen des Thymus so gut wie nichts. Dagegen können Thymuszerstörungen bei Bestrahlungen an kleinen Kindern eintreten; denn die Zellen der Thymus gehören als lymphocytäre Elemente zu den strahlenempfindlichsten Zellen, für die Jüngling eine Zerstörungsdosis von 10% der HED annimmt. Infolgedessen muß bei Anwendung höherer Dosen ein rascher Zerfall einsetzen und damit eine sehr starke Schrumpfung.

Rudberg fand bereits $3^1/_2$ Stunden nach einer Bestrahlung mit halber HED deutliche Verkleinerung des Thymus des Kaninchens. Dabei erwiesen sich die Hassalschen Körperchen als strahlenresistent. Auch konnte eine rasche Regenerationsfähigkeit bereits nach 30 Tagen nachgewiesen werden. Nach Hammer kommt die Röntgenrückbildung des Thymus durch Zellzerfall und Phagocytose durch die Reticulumzellen zustande.

Es besteht besonders bei Kindern die Gefahr einer Strahlenschädigung, wofür auch Versuche Milanis sprechen. Dieser Autor konnte durch Thymusbestrahlungen an jungen Kaninchen und Hunden Wachstumsschädigungen des Skelets herbeiführen. Daher hat der Standpunkt Holfelders, die Röntgenbehandlung der Thymushyperplasie des Säuglings nur dann vorzunehmen, wenn die Diagnose absolut feststeht, seine Berechtigung. Prophylaktische Bestrahlungen in Verdachtsfällen lehnt Holfelder ab.

c) Hypophyse. Bestrahlungen der Hypophyse sind aus den verschiedensten Indikationen heraus vorgenommen worden, z. B. bei Tumoren, von Stettner zur Anregung des Knochenwachstums. Hofbauer wollte Verminderung innersekretorisch ausgelöster Menorrhagien erzielen, ferner direkte Wirkungen auf Carcinome, vor allem das Genitalcarcinom, ausüben. Borak bestrahlt die Hypophyse bei klimakterischen Beschwerden mit Dosen von 5 bis 10% der HED. Er stellt sich die Wirkungen so vor, daß die durch den Ovarausfall verstärkte Hypophysenwirkung durch die Bestrahlung reduziert werde. Rahm fand bei jungen Kaninchen nach Applikation kleiner Röntgenstrahlendosen ($^1/_3$ der HED) ein rasches Ansteigen des Körpergewichtes, bei Bestrahlung von $^2/_3$ der HED aufwärts eine Hemmung der Körpergewichtszunahme.

Theoretisch erscheinen uns 2 Schädigungen möglich: Durch kleine Dosen kann ein Wachstumsreiz ausgelöst werden, der zu Hyperpituitarismus führt, durch große Dosen kann die Drüse zerstört und dadurch Ausfall ihrer Funktion bewirkt werden.

Über histologische Veränderungen nach Hypophysenbestrahlung berichtet Strauß. Er fand stärkere Füllung der Capillaren des Vorderlappens, doch keine Degeneration der Drüsenzellen. Im Mittellappen fehlte das Kolloid, so daß Strauß annimmt, daß die Röntgenstrahlen die kolloidproduzierenden Zellen zerstören. L. Fraenkel und Geller fanden im Vorderlappen verwaschene Zellgrenzen und Pyknosen der Drüsenzellen. Aus den Befunden geht also ein zerstörender Einfluß der Röntgenstrahlen hervor.

Um sichere Schlüsse ziehen zu können, wäre eine genaue Kenntnis der Dosengröße bei den Experimenten notwendig. Soviel läßt sich aber wohl sagen, daß eine Gefahr für die Hypophyse erst bei 125% der HED besteht. Eine solche Dosis wird beim Menschen die Hypophyse nur bei Tumorbestrahlungen in der Nähe der Sella turcica oder des Augenhintergrundes treffen. Diese Dosierung wäre bei malignen Tumoren nicht allzu bedenklich. Vorsicht ist aber bei solchen Bestrahlungen anzuraten, die symptomatisch (Borak), oder wie bei Hofbauer zur Beeinflussung der inneren Sekretion durchgeführt werden. Gerade die Hofbauerschen Vorschläge hat Wintz seinerzeit abgelehnt, da man nie wissen kann, ob bei allgemeinen innersekretorischen Störungen nicht etwa auch eine herabgesetzte Widerstandsfähigkeit der Hypophyse gegen Röntgenstrahlen besteht. Jedenfalls ist die Möglichkeit der Auslösung einer Dystrophia adiposo-genitalis nicht ganz von der Hand zu weisen.

Auch sei in diesem Zusammenhang auf eine Veröffentlichung von E. Stöckl verwiesen. Bei einer Frau wurde zur Stillung uteriner Blutungen von 2 Temporalfeldern aus eine Hypophysenbestrahlung vorgenommen. Diese Frau ist später an anderer Ursache gestorben. Die Sektion ergab im Hypophysenvorderlappen ziemlich ausgedehnte Gewebsnekrosen; stellenweise nahmen diese bis zu Zweidrittel des Vorderlappengewebes ein. Diese starken Veränderungen sind auffallend, nachdem bei den angewandten Bebestrahlungsbedingungen — 200 kV, 4 mA, 23 cm FHA, 0,5 Zn, 2 Temporalfelder zu je 50% der HED — an der Hypophyse eine Dosis von 30—40% der HED kaum überschritten worden sein dürfte. Diese Beobachtung könnte aber die Annahme von Wintz bestätigen, daß die Hypophyse bei innersekretorischen Störungen gegen Röntgenstrahlen empfindlicher ist.

d) Nebennieren. Der Ausfall der Nebennieren bedeutet im innersekretorischen System eine schwere Schädigung. Diese Tatsache allein müßte genügen, uns zu einer gewissen Rücksichtnahme auf die Nebennieren bei Bestrahlungen in diesem Gebiet zu veranlassen, vor allem, weil der schädigende Einfluß der Strahlenwirkung auf die Nebennieren noch ungeklärt ist. Nach O. Strauß ist die Frage über das experimentelle Stadium noch nicht hinausgediehen und lassen die Untersuchungen von Decastello, Zimmern, Cottenot, Mulon, Sergent, Quadrone, Eisler und Hirsch, Groedel, Stephan, Levy-Dorn und Weinstein, Dresel, Holfelder und Peiper noch keinerlei Schlüsse zu, ob wir es bei der Nebenniere mit einem radiosensiblen Organ zu tun haben oder nicht. An klinischen Beobachtungen über Nebennierenschädigungen veröffentlichten Holfelder und Peiper 2 Fälle von intensiven Durchstrahlungen der Oberbauchgegend. Nach einer Bestrahlung wegen Lebermetastasen nach Carcinoma recti, im anderen Fall nach Bestrahlung wegen Pankreascarcinoms trat eine Woche nach der Bestrahlung hochgradige Abgeschlagenheit der Patientin und eine ganz intensive Pigmentierung des ganzen Körpers ein. Ein weiterer Fall wird von Smithies mitgeteilt. Nach Bestrahlung eines Rückensarkoms mit großen Dosen trat einige Wochen später Kachexie und typischer Addisonismus auf.

Gegen die Beobachtungen läßt sich allerdings manches einwenden. In den Fällen von Holfelder wurden nicht bloß die Nebennieren, sondern vor allem auch Leber und Pankreas mit großen Dosen belegt. Auch Leberschädigung bringt eine Pigmentierung mit sich, Zerstörung des Pankreas eine Kachexie.

Ähnlich glaubt O. Strauß, daß das Auftreten der beobachteten Bronzefärbung mit der Bestrahlung nicht zusammenhängt.

Nun haben aber Holfelder und Peiper Meerschweinchen mit genau gemessenen Dosen von 60—180% der HED bestrahlt. Das Einfallsfeld betrug 3,5 cm im Quadrat, immerhin noch recht groß, daß auch andere Organe schwer in Mitleidenschaft gezogen werden mußten. Die histologischen Untersuchungen der Nebennieren ergaben im Mark keine Veränderungen. Die Rinde dagegen zeigte degenerative Erscheinungen sowie geringere Färbbarkeit der Kerne und des Protoplasmas (Zona fasciculata). An einzelnen Stellen sah man Quellung, an anderen Vacuolisierung der Kerne. Außerdem fiel der verringerte Lipoidgehalt der ganzen Rinde auf.

Die weitere Ansicht von Holfelder und Peiper, daß die Nebennieren recht verschiedene Empfindlichkeit hätten, dürfte wohl auf die schwankende Dosierung zurückzuführen sein. Die beiden Autoren entnehmen ihren Versuchen, daß 60% der HED ausreichte, eine schwere Schädigung der Nebennieren hervorzurufen. Darüber hinaus schließen Jüngling und Rahm, daß die menschliche Nebenniere noch empfindlicher sei als die tierische und daß bereits Dosen von 30% der HED als nicht mehr unschädlich zu betrachten seien. Auch Stephan fand im histologischen Bild einer mit 35% der HED (0,5 mm Zink) bestrahlten Nebenniere eine Degeneration des Rindenparenchyms.

Diesen Zahlen widersprechen die Beobachtungen von Schinz. Die von H. Frey an seinem Institut gemachten Untersuchungen haben eine geringe Röntgensensibilität der Nebenniere im Tierexperiment ergeben. Die Literaturangaben über direkte Röntgen- und Radiumstrahlenschädigungen der Nebennieren konnten nicht bestätigt werden. Waren Veränderungen aufgetreten, so handelte es sich um indirekte, nicht um direkte spezifische oder elektive Strahlenwirkungen.

Holfelder erkennt diese Beobachtungen aber nicht an, da die Untersuchungen von Schinz und Frey in ganz anderer Richtung verlaufen seien als die von ihm zusammen mit Peiper durchgeführten. Ihre Ergebnisse seien nach wie vor unwiderlegt. Nur seien die Schlußfolgerungen, die vielerorts nachher in der Literatur an die Befunde geknüpft worden seien, sicher viel zu weittragend. Er hätte lediglich die Schlußfolgerung gezogen, daß man nicht unnötig beide Nebennieren gleichzeitig durchstrahlen soll. Eine Nebenniere solle geschont werden, um den etwaigen Funktionsausfall der anderen zu kompensieren.

e) Pankreas. Schädigungsmöglichkeiten für die Bauchspeicheldrüse bestehen bei allen jenen Fällen, in welchen Tumoren der Umgegend, z. B. Darm- oder Magencarcinome bestrahlt werden; auch das Carcinom des Pankreas selbst kommt in Betracht. Wenn bisher in der Literatur typische Schädigungen noch nicht berichtet sind, so liegt dies wohl daran, daß man von bestimmten Ausfallserscheinungen nach Zerstörung des Pankreas nicht sprechen kann. Es ist auch bekannt, daß nach Entfernung des Pankreas andere Drüsen die Funktion des Pankreas weitgehend übernehmen. Einen weiteren Grund, daß Pankreasschädigungen in der Literatur nicht besprochen werden, sehen wir darin, daß es fast immer nur bei infausten Magendarmcarcinomen bestrahlt wurde, die schließlich an ihren Primärerkrankungen zugrunde gegangen sind.

Mikroskopische Untersuchungen stammen von Ball, der eine Patientin, die von Bauch und Rücken aus bestrahlt worden war, an Nekrose des Darmes verlor. Das Pankreas war klein und atrophisch. Histologisch war eine Schädigung der Inseln vorhanden.

Nach unserer Meinung ist eine Schädigung des Pankreas sehr wohl möglich, denn das Pankreas ist auf eine intakte Gefäßversorgung angewiesen. Wenn also das Pankreas mit einer Strahlenmenge belegt wird, die zu Gefäßschädigung oder Induration führt, können Zustände wie die Pankreatitis haemorrhagica oder die Fettnekrose die Folge sein. Eine solche Schädigung dürfte wohl dann eintreten, wenn das Pankreas in Abständen von je 8 Wochen dreimal mit einer Dosis von 100—110% der HED belastet würde. Ob infolgedessen die aussichtsreiche Behandlung eines Pankreascarcinoms mit Röntgenstrahlen überhaupt möglich ist, muß dahingestellt sein.

Wir kennen unter unseren Patienten zwei leichte Schädigungen des Pankreas. 1. Fall: Ein Magencarcinom — Diagnose durch Laparotomie gesichert —, das offensichtlich geheilt war, schied nach der Bestrahlung Zucker aus. 2. Fall: Bei einem Quercoloncarcinom kam es gleichfalls nach der Bestrahlung zur Zuckerausscheidung bei sonstigem Wohlbefinden. Natürlich kann es sich hierbei auch um sekundäre carcinomatöse Prozesse in der Bauchspeicheldrüse gehandelt haben. Auffällig war aber das subjektive Wohlbefinden der Patientinnen. Vielleicht spielten auch andere Ursachen eine Rolle.

f) Leber. Nach der in der Literatur niedergelegten Anschauung braucht man bei der Tiefentherapie im allgemeinen nicht mit Leberschädigungen zu rechnen. Es ist aber ohne weiteres anzunehmen, daß durch eine sehr starke Überdosierung die Leber geschädigt werden kann. Zwar sind ausgesprochene Leberschädigungen noch nicht beobachtet worden. Wir möchten den Grund aber nicht in einer besonderen Unempfindlichkeit der Leber suchen, sondern in der Tatsache, daß bisher Bestrahlungen im Bereiche der Leber in einem größeren Umfang nicht vorgenommen wurden. Lebercarcinome bzw. Metastasen im Bereich der Leber haben ohnedies eine so schlechte Prognose, daß die meisten Röntgentherapeuten von einer Bestrahlung Abstand nehmen. Gallenblasencarcinome, Darmcarcinome, Pyluruscarcinome kommen meist in so weit fortgeschrittenem Stadium zur Bestrahlung, daß das Leiden ebenso schnell fortschreitet wie etwa eine Strahlenschädigung.

Sicherlich ist aber die Röntgenempfindlichkeit des Lebergewebes keine sehr große. Wahrscheinlich ist sie geringer als die der Haut und Schleimhäute; denn nach unseren Erfahrungen kann man dem Lebergewebe eine Dosis bis etwa 150% der HED zumuten.

Von Wetzel ist ein Fall einer Schädigung der Leber veröffentlicht. Es handelt sich um die Bestrahlung eines Magencarcinoms unter Anwendung sehr großer Einfallsfelder und hoher Dosen. Bei der Sektion wurde eine perforierende Nekrose des linken Leberlappens festgestellt.

Hudullet fand nach Applikation hoher Dosen bei jugendlichen Tieren Atrophie der Leber ohne Nekrose. Die Veränderungen waren um so schwerer, je jünger die Tiere waren. Bei ausgewachsenen Tieren blieben die Leberzellen ungeschädigt.

Werner konnte durch Radiumbestrahlung der Leber von Kaninchen bei genügend hoher Dosierung am 3. Tage pralle Füllung der Capillaren und geringe leukocytäre Infiltration nachweisen, am 5. Tage Quellung und Körnelung, Vakuolisierung und Kernzerfall der Leberzellen. Die Zylinderepithelien waren intakt, woraus Werner auf eine höhere Röntgenempfindlichkeit der Leberzellen schließt, die er etwa den Retezellen der Haut gleichsetzt.

Nun muß aber noch auf ein anderes Ergebnis hingewiesen werden, das für die Beurteilung der Röntgenempfindlichkeit der Leber wichtig erscheint: Von Tichy, Borak, Shichida wurde festgestellt, daß Leberbestrahlungen die gleiche blutgerinnungsfördernde

Wirkung wie die von Stephan inaugurierte Milzbestrahlung hätten. Da es sich hierbei um keine spezifische Funktion der Leberzellen handeln kann, so muß die Wirkung dieser Bestrahlung durch einen Zellzerfall erklärt werden, wie dies auch Borak, Neuffer, Müller und Szenes tun. Da die verwendeten Dosen etwa bei 30% der HED lagen, so müßten bestimmte Leberzellen doch eine recht hohe Radiosensibilität besitzen. Bindende Schlüsse sind allerdings nicht erlaubt, da es sich möglicherweise nicht um Leberzellenzerfall, sondern um Blutzellenzerfall handelt.

Falls die Strahlentherapie beim Gallen- oder Magendarmcarcinom häufiger angewandt werden sollte, erscheint eine Klärung der Radiosensibilität der Leber dringend notwendig. Vorerst sollte keine Partie der Leber mit mehr als 135—140% der HED oder nicht mehr als 3mal mit 110% der HED (in achtwöchentlichem Abstand) belastet werden.

g) Speicheldrüsen. Wenn man bei Bestrahlungen von Carcinomen in der Gegend des Unterkiefers und der Zunge die Speicheldrüsen mit einer Dosis bis zu 100% der HED belegen muß, stellen sie kurze Zeit nach der Bestrahlung ihre Tätigkeit ein. Es handelt sich aber um keine irreparable Atrophie, denn nach 6—8 Monaten beginnen die Drüsen wieder zu funktionieren. Nach erneuter Bestrahlung aber ist die Funktionseinstellung in den meisten Fällen eine dauernde. Wir haben allerdings beobachtet, daß die Speicheldrüsen sich von dem Insult erholten und im zweiten Jahre nach der Bestrahlung wieder funktionierten. Wahrscheinlich handelte es sich um eine teilweise und damit vorübergehende Zerstörung des Drüsenepithels.

Die ersten Beobachtungen über eine derartige Störung der Speichelsekretion nach Röntgenbestrahlung wurden von H. E. Schmidt dem Röntgenkongreß 1914 vorgelegt. Pordes, Holzknecht und Mühlmann stellten fest, daß die erste Funktionseinstellung der Speicheldrüse mit einer Frühreaktion einhergehe, daß sich die Drüse wieder erhole, um dann später vorübergehend oder dauernd ihre Funktion einzustellen. Rahm sah an sich selbst nach Bestrahlung der Wangenhaut wegen Sykosis (80% der HED) eine starke Frühreaktion in Gestalt einer prallen doppelseitigen Schwellung der Parotis und der Submaxillardrüsen. Alle vier Speicheldrüsen waren recht schmerzhaft, die Speichelsekretion war vorübergehend versiegt. Der Höhepunkt der Erscheinungen war 6—8 Stunden nach der Bestrahlung erreicht, vom nächsten Tage ab ging die Schwellung zurück und die Speichelsekretion wurde wieder normal.

Jüngling hat die Frage der Speicheldrüsenschädigung besonders studiert. Die schwersten Erscheinungen sah er in einem Fall, in dem Gesicht und Hals aus 4 konzentrischen Feldern (Filterung 3 mm Aluminium) mit je einer HED bestrahlt worden war. Die Folge war eine sehr heftige Frühreaktion, starkes Ödem der Gesichtshaut und der Mundschleimhaut mit Anschwellung der Lippen und der Zunge. In den ersten Wochen starke Salivation, in der dritten Woche (Stadium des Haupterythems) starke Trockenheit, die sich nach Monaten wieder zurückbildete. Nach 6 Monaten stellten die Drüsen ihre Funktion ein.

Histologisch konnte Jüngling einen Fall untersuchen, der 24 Stunden vor der Operation in der Submaxillargegend mit 80% der HED homogen durchstrahlt worden war. Es fand sich eine seröse Durchtränkung der ganzen Drüsen und eine ausgedehnte leukocytäre Infiltration.

In einem anderen Falle untersuchte Jüngling die Submaxillaris 9 Wochen nach einer homogenen Durchstrahlung mit 100—120% der HED. An der Haut bestand ein mäßig chronisch induriertes Ödem. Das histologische Bild beschreibt Jüngling folgendermaßen: Das sezernierende Parenchym ist bis auf kleine Reste verschwunden. An seiner Stelle zahlreiches Bindegewebe. Die übriggebliebenen Acini zeigen teilweise eine schlechtere Kernfärbung. Die Epithelien der geschwellten Stücke und Ausführungsgänge sind vollständig intakt.

Schließlich sei noch ein histologischer Befund erwähnt, den Schmidt 9 Monate nach einmaliger intensiver Bestrahlung der Submaxillaris und Sublingualis erheben konnte. Es fanden sich Schwielenbildung und völliger Schwund des sezernierenden Parenchyms.

Auf Grund seiner Beobachtungen kommt Jüngling zu dem Schluß, daß die schweren Erscheinungen erst von Dosen über 100% der HED ausgelöst werden. Eine einmalige Bestrahlung mit dieser Dosis könne genügen, die Speicheldrüsen vollkommen zu zerstören. Daher müsse bei der Durchstrahlung im Bereiche des visceralen Kopfskelets und des Halses Sorge getragen werden, daß mindestens eine Speicheldrüse geschont wird.

Dieser Forderung von Jüngling kann man wohl im allgemeinen gerecht werden; denn nur in ganz seltenen Fällen hat man doppelseitige carcinomatöse Drüsen, müßte also beide Seiten mit etwas über 100% der HED belegen. Da man bedenken muß, daß die Drüsen bei Bestrahlung beider Gesichtshälften zweimal von Strahlen getroffen werden, muß ein sorgfältiger Dosierungsplan aufgestellt werden. Bei Nichtbeachtung ist eine Überdosierung unvermeidlich. Bei der Bestrahlung tuberkulöser Drüsen benötigt man keine hohen Dosen, daher werden die Drüsen geschont. Bei einseitiger Erkrankung ist der Schaden, der durch eine Funktionseintellung der einen Drüse angerichtet wird, nicht sehr groß.

Parotisschwellungen haben wir übrigens auch bei der Bestrahlung des Mammacarcinoms öfters beobachtet. Beim supraclavicularen Einfallsfeld treffen die Parotis etwa 60—80% der HED, wenn sie noch in das Feld einbezogen wird, etwa 90% der HED. Die Schwellung dauert höchstens 1—2 Tage und klingt dann wieder ab. Die Schwellung darf nicht bloß als eine direkte Strahleneinwirkung betrachtet werden, sondern auch als reaktiver Prozeß, bedingt durch den Zerfall von Zellen und das Freiwerden von Toxinen.

h) Brustdrüse. Schädigungen des Drüsengewebes der Mamma sind immer dann zu erwarten, wenn die Mamma in ihrem ganzen Ausmaß von einer Dosis von 100% der HED getroffen wird. Eine solche Dosierung kommt beim Mammacarcinom in Frage. Hier aber ist die Schädigung des Drüsengewebes nicht nur bedeutungslos, sondern notwendig. Anders aber, wenn die Funktionstüchtigkeit der Mamma erhalten werden soll.

Es ist wichtig zu wissen, daß die Empfindlichkeit des Drüsengewebes der Mamma gegen Röntgenstrahlen eine sehr verschiedene ist. Zur Zeit der Lactation, in der Zeit der Pubertät, während der prägraviden Auflockerung und im prämenstruellen Stadium hat die Mamma eine erhöhte Radiosensibilität. Bei Bestrahlungen in diesen Phasen muß man mit der Möglichkeit einer Schädigung rechnen.

Die Brustdrüse ist der Strahleneinwirkung bei der Bestrahlung von Hilusdrüsentuberkulosen, Ekzemen, Achselhöhlendrüsentuberkulose ausgesetzt. Auch bei der Mastitis wird die Bestrahlung empfohlen, und zwar entweder im Sinne der Entzündungsbestrahlung nach Heidenhain-Fried oder mit dem Ziele, die Sekretion durch Schädigung der Drüse zur Rückbildung zu bringen (Wintz). Die im letzteren Fall angewendete Dosis beträgt 40% der HED. Diese Dosis setzt die Mamma für die Lactationsperiode außer Funktion, richtet aber keinen dauernden Schaden an. Die Dosis für die Entzündungsbestrahlung nach Heidenhain-Fried beträgt 10—15%. Diese Dosis schadet der Drüse nicht.

Eine Schädigung tritt ein, wenn die Brust, z. B. eines jungen Mädchens, mit größeren Dosen bestrahlt wird. Mühlmann hatte wegen eines sarkomatösen Tumors der rechten Pleura bei einem 12jährigen Mädchen die rechte Mamma mit 70—100% der HED belastet und die Bestrahlung nach 5 Wochen wiederholt. Bei der weiteren Entwicklung des Mädchens blieb die rechte Brust dauernd zurück.

Harms bestrahlte ein junges Mädchen wegen Hilusdrüsentuberkulose sechsmal in 6 Wochen mit je 15—20% der HED unter 4 mm Aluminium. Auch die rechte Brust dieses Mädchens entwickelte sich nicht. Weiterhin trat eine stärkere Hautatrophie und Teleangiektasien auf.

Richarz bestrahlte bei einem 10jährigen Mädchen eine Hilustuberkulose (je 2 Felder 7 × 8 cm unter 4 mm Aluminium) mit etwa 100% der HED. Im Alter von 15 Jahren war die rechte Brust stark in der Entwicklung zurückgeblieben.

Pels-Leusden sah ein Kind, das sechsjährig wegen einer linksseitigen Halsdrüsentuberkulose bestrahlt worden war. Über die Ausdehnung der Röntgenbestrahlung und Abdeckung konnte er nichts Genaueres erfahren. 15 Jahre alt, wies das Kind folgende Wachstumshemmungen auf: Die linke Mamma war kaum halb so groß wie die rechte. Die Muskulatur des ganzen Schultergürtels war sehr mangelhaft entwickelt und der linke Arm war 4 cm kürzer als der rechte. Außerdem war die Haut auf der linken Seite bis zum Vorderarm weitgehend verändert.

Eine ähnliche Beobachtung machte Schall. Er berichtet von einem 13jährigen Mädchen, bei dem 2 etwa zwei Querfinger über der linken Mamille — die Brustdrüsen waren noch nicht entwickelt — gelegene tuberkulöse Fisteln 3mal im Abstand von 4 bis 8 Wochen mit 10% der HED bestrahlt worden waren. 2 Jahre später zeigte sich die rechte Brust gut entwickelt, die linke war auffallend zurückgeblieben.

Ein weiterer Bericht stammt von Haenisch. Er bezieht sich auf Entwicklungshemmung der Brustdrüse und Wachstumsstörung des Knochens nach Röntgenbestrahlung in früher Jugend.

Diese Fälle zeigen, daß die jugendliche Mamma eine größere Empfindlichkeit gegen Röntgenstrahlen hat. Wo Schädigungen vermeidbar sind, sollen sie vermieden werden. Wenn es sich aber, wie im Falle Mühlmann, um ein Sarkom handelt, muß die Schädigung eben mit in Kauf genommen werden.

Sonst läßt sich aber, wie wir im vorstehenden Kapitel zeigen konnten, beim erwachsenen Patienten eine Schädigung sehr wohl vermeiden.

Die Veränderungen des Blutbildes nach Röntgenstrahleneinwirkung [1].

Eine der ersten klinischen Beobachtungen im Zusammenhang mit der therapeutischen Anwendung von Röntgenstrahlen war der Nachweis der Veränderung der zahlenmäßigen Zusammensetzung des Blutbildes. Angeregt durch die Beobachtungen von London, der eine auffallend kleine Milz bei Tieren, die durch die Einwirkung von Radiumstrahlen zugrunde gegangen waren, gefunden hatte, untersuchte Heineke (1904) die Veränderungen im strömenden Blut nach Röntgenbestrahlungen. Seit dieser Zeit hat eine große Anzahl Forscher dieses Problem bearbeitet; es ist aber bis heute noch nicht gelungen, die immer wieder neu auftauchenden Fragen erschöpfend zu beantworten. Daher kann unsere Zusammenfassung nur den Stand der bis heute gewonnenen Kenntnisse wiedergeben.

Der Weg, den wohl alle Untersucher gegangen sind, ist ein relativ einfacher. Es wurde der Blutstatus zahlenmäßig festgelegt, hierauf Röntgenbestrahlungen vorgenommen und sodann durch neuerliche Untersuchungen das quantitative Verhalten der Formelemente des Blutes bestimmt. Was nun in allen vorliegenden Resultaten mit einer gewissen Regelmäßigkeit wiederkehrt, läßt sich wie folgt zusammenfassen:

Die Stärke der Veränderung des Blutbildes ist abhängig von der Größe der in den Körper eingestrahlten Dosis, wobei der Ort der Einwirkung ebenfalls von Bedeutung ist.

Die deutlichste Veränderung ihrer Zahl weisen die Leukocyten auf; unter ihnen sind es die Lymphocyten, deren Zahl am stärksten verringert wird.

Die zahlenmäßige Abnahme der Erythrocyten wird erst bei relativ hohen Dosen beobachtet.

Über die Erholung des Blutbildes in der Folgezeit nach der Röntgenbestrahlung sind die Ergebnisse weniger einheitlich, doch ist es im allgemeinen so, daß etwa 6 bis 8 Wochen nach der Applikation einer größeren Dosis das Blutbild wieder dem Blutbild vor der Bestrahlung ziemlich ähnlich ist, wobei allerdings eine mehr oder minder starke Eosinophilie auffällt.

Obwohl nun die aufgestellten Veränderungen des Blutbildes nach Röntgenstrahlen mit einer gewissen Regelmäßigkeit beobachtet werden können, ist damit für die wissenschaftliche Erforschung der Zusammenhänge noch nicht viel gewonnen; denn die Blutbildveränderungen sind durch eine ganze Reihe von Faktoren bedingt, von denen eine größere Anzahl außerhalb des Wirkungsmechanismus der Röntgenstrahlen liegt.

Wir müssen uns somit das Zustandekommen der Blutbildveränderungen folgendermaßen vorstellen:

Die Formelemente im strömenden Blut haben zweifellos eine gewisse Empfindlichkeit gegenüber Röntgenstrahlen; eine direkte Zerstörung — vor allem der Leukocyten — muß angenommen werden, obwohl Forscher wie Lacassagne dies ablehnen. Dazu

---

[1] Unter Benützung der demnächst erscheinenden Monographie von H. Bosch: Die Veränderungen des Blutbildes nach Röntgen- und Radiumbestrahlung.

kommt weiterhin die Beeinflussung der Blutbildungsstätten durch die Röntgenstrahlen; die hohe Radiosensibilität dieser Organe ist erwiesen. Schließlich tritt durch die eingestrahlte Energie auch eine Milieuänderung der Blutflüssigkeit ein, die ebenfalls zur Veränderung des Blutbildes führen kann. Es ist aber auch noch die indirekte Einwirkung in Betracht zu ziehen. Jede Zelle des menschlichen Körpers hat eine mehr oder minder hohe Empfindlichkeit gegen Röntgenstrahlen. Auch die Durchstrahlung gesunden Gewebes führt zu Schädigungen der normalen Zellen, zum mindesten zu Alterationen des Zellstoffwechsels. Zerfallstoxine oder anormale Produkte (Leukotoxine und histaminähnliche Körper) gelangen in den Kreislauf und bedingen somit eine Veränderung der Zusammensetzung der Blutflüssigkeit. Durch ihre andersartige Zusammensetzung, ihren veränderten Gehalt an Mineralbestandteilen, Verschiebungen in den Eiweiß- und Fettverbindungen, wirkt sie in hohem Grade auf die Formelemente ein. Von besonderer Wichtigkeit ist das Verhalten der Wasserstoffionenkonzentration; beachtenswert ist auch die Veränderung des osmotischen Druckes.

In ganz erheblichem Maße treten die Auswirkungen auf die Blutzusammensetzung bei der Carcinombestrahlung auf, weil hier die Zerstörung größerer Gewebskomplexe das Ziel der Therapie ist. So erklärt es sich, warum gerade bei der Behandlung ausgedehnter Tumoren die Alteration des Blutbildes in besonders großem Maße stattfindet.

Durch diese kurze Zusammenfassung wurde gezeigt, daß die Veränderungen des Blutbildes nach der Röntgentherapie nicht in alleiniger Abhängigkeit von der eingestrahlten Energie betrachtet werden dürfen. Es handelt sich vielmehr um einen äußerst komplizierten Vorgang, bei dem die Strahlenwirkung nur das auslösende Moment ist. Auch sind alle Ergebnisse nur relativ zu bewerten, weil die Zusammensetzung des Blutes vor der Bestrahlung, vor allem aber die allgemeine Widerstandskraft des Organismus, das weitere Geschehen bestimmend beeinflussen.

Trotzdem kann die Forschung einer gewissen Systematik nicht entbehren; es ist auch notwendig alle Faktoren, bei denen dies möglich ist, wie z. B. die Dosimetrie, stets exakt zu definieren.

Es sei nun versucht, an Hand der Literatur auf die Einzelheiten der beobachteten Blutbildveränderungen einzugehen. Eine Zusammenfassung sämtlicher Ergebnisse hat keinen Zweck; denn die Untersuchungen sind unter sehr ungleichmäßigen Vorbedingungen durchgeführt. Das soll aber keineswegs eine Kritik an der Arbeitsweise der einzelnen Autoren bedeuten, sondern wir haben die Tatsache vor uns, daß die Untersuchungen zur Zeit des Ausbaues einer therapeutischen Methode vorgenommen wurden. Deshalb fehlen bei den schon vor längerer Zeit angestellten Untersuchungen die Dosisangaben über die eingestrahlte Röntgenenergie vollkommen. Aber auch die neuen Arbeiten weisen noch sehr mangelhafte dosimetrische Angaben auf. Wir sind eben gewohnt, bei der Dosierung vor allem die Belastung der Hautoberfläche anzugeben, auch die Dosis an einzelnen Organen in der Tiefe festzustellen. Ausschlaggebend für die Blutbildschädigung ist aber die Volumdosis, der nur in ganz wenigen Arbeiten Rechnung getragen wird.

Noch ein weiterer, für das ganze Forschungsproblem äußerst wichtiger Umstand sei genannt. Der Strahlenschutz wurde erst in den letzten 6—8 Jahren in technisch einwandfreier Weise ausgebaut. Mit modernen, strahlengeschützten Geräten kann man tatsächlich einen engbegrenzten Strahlenkegel von einem ebenso scharf begrenzten Einfallsfeld aus in die Körpertiefe schicken. Bei Anwendung der früheren offenen Stative und mangelhaften Röhrenhauben sind außerhalb des Bestrahlungsgebietes liegende Teile des Körpers von Strahlen getroffen worden. Wenn auch die eindringende Dosis relativ gering war, so bedeutete sie doch für den Organismus eine nicht zu unterschätzende Belastung. Das haben uns Blutuntersuchungen, die wir in den Jahren 1922/24 durchführten, bewiesen in einer Zeit, da wir die ersten Versuche mit einem vollkommen strahlenschützenden Stativ (Wintz-Kanone) durchführten.

In zahlreichen Fällen von Ovarial- und Uteruscarcinombestrahlungen, bei denen genau gleiche Dosen eingestrahlt wurden, waren die Blutveränderungen bei Anwendung der alten ungeschützten Stative immer stärker. Auch der sog. „Röntgenkater" war bei den mit der „Kanone" bestrahlten Patienten auffallend geringer als bei den anderen Kranken.

Nun kommt es doch bei der ganzen Frage der Blutschädigung nicht nur auf die Größe des Einfallsfeldes und die eingestrahlte Volumdosis an, sondern auch auf die Körpergegend, in die die Röntgenstrahlen geschickt wurden. Weiterhin ist sicher, daß die Blutbildungsstätten eine relativ hohe Radiosensibilität haben; so ist es verständlich, daß erst bei Beachtung aller die Blutschädigung auslösenden Momente unter den einzelnen Autoren vergleichbare Ergebnisse erhalten werden können.

Somit erklären sich auch die widersprechenden Resultate einzelner Forscher; es muß daher für spätere Untersuchungen gefordert werden, daß all' den beeinflussenden Faktoren Rechnung getragen wird und daß vor allem die Art der Bestrahlung mit erschöpfenden Angaben der Dosierung dargestellt wird. Dann ergibt sich für weitere Untersucher zum mindesten eine Vorstellung über die angewandte Volumdosis.

A. Leukocyten.

Aus der Literaturbeobachtung lassen sich für die Leukocyten verschiedene Reaktionstypen aufstellen:

1. Kurz nach der Bestrahlung ist eine vorübergehende Vermehrung der Leukocyten nachweisbar (initiale Leukocytose); nach 2—3 Tagen beginnt ein langsames Absinken der Leukocyten, die Gesamtzahl erreicht etwa in der 4. Woche ihren Tiefstand, Leukopenie, um dann wieder zur Norm zurückzukehren (Regenerationsphase).

2. Im Anschluß an die Bestrahlung tritt ein ausgesprochener Leukocytensturz auf, der sich dann in ein langsames Absinken fortsetzt.

3. Noch während der Bestrahlung oder einige Stunden danach wird eine geringe Verminderung der Leukocyten festgestellt; es folgt dann am 2. Tag nach der Bestrahlung eine kurzdauernde Leukocytose, dann das Absinken der Leukocytenzahl.

Die Erklärung für diese Reaktionstypen kann keine einheitliche sein. Daß sie vorkommen, beweist die Abhängigkeit von der Dosis sowohl wie von der bestrahlten Körpergegend und dem Allgemeinzustand des Patienten. Ein besonders wichtiger Faktor ist auch in der zeitlichen Verteilung der Dosis zu suchen; denn da durch die Verteilung der Dosis eine Herabsetzung ihres biologischen Nutzeffektes entsteht, so muß auch die Wirkung auf das Blutbild eine andersartige sein.

Daher stimmt auch die theoretische Erwartung mit dem experimentellen Ergebnis überein. Die einzeitige Applikation einer großen Dosis (Carcinomdosis) führt zum sofortigen Leukocytensturz.

Die initiale Leukocytose tritt nach Applikation einer kleinen Dosis auf. Bleibt es dann bei der geringen Strahlenmenge, dann hält diese Leukocytose längere Zeit an. Wird aber nach der protrahiert-fraktionierten Methode weiterbestrahlt, dann geht die initiale Leukocytose bald in die sich immer mehr verstärkende Leukopenie über.

Die Erholung des geschädigten Blutbildes hängt u. a. auch von der applizierten Dosis ab. Wird auf das Uteruscarcinom die Carcinomdosis nach der Methode Seitz-Wintz appliziert, so dauert es ungefähr 6—8 Wochen, bis sich das Leukocytenbild dem Ausgangswert wieder genähert hat. Nach 8 Wochen ist der Zustand, wie er vor der Bestrahlung war, in fast allen Fällen wieder erreicht. Dieser Termin der Reparation bestimmte neben anderen Gründen bei der Bestrahlungsmethode Seitz-Wintz den Zeitpunkt der parametranen Bestrahlung.

Im Hinblick auf die Größe der Volumdosis tritt hier keine initiale Leukocytose auf, sondern die Bestrahlung hat den sofortigen Leukocytenabfall zur Folge.

Sind die Leukocyten vor der Bestrahlung stark verringert, so ist der relative Leukocytensturz besonders stark.

Die initiale Leukocytose erklären die einzelnen Autoren verschiedenartig.

So hat Zumpe die Erhöhung der Gesamtzahl der Leukocyten, die kurz nach der Bestrahlung auftritt, der Ausschwemmung neuer Blutkörperchen infolge eines Strahlenreizes auf das weiße Mark gleichgesetzt. Er fand tatsächlich nach der Bestrahlung zahlreiche junge, frisch ausgeschwemmte Zellen, die noch den „Stempel der Jugend" an sich trugen.

Gegen die direkte Strahlenreizung der Blutbildungsstätten sprechen die Tierversuche von Sluka und G. Schwarz. Es wurden die Löffel eines Kaninchens mit hohen Dosen bestrahlt, wobei der übrige Tierkörper gut gegen Strahleneinwirkung geschützt war. Es gelang ihnen so nur durch Bestrahlung des kreisenden Blutes eine Hyperleukocytose mit Lymphopenie herbeizuführen. Bei der 10stündigen Bestrahlung hat wahrscheinlich das Blut eine relativ hohe Dosis erhalten, die nach der Meinung der Autoren bei der Bestrahlung des ganzen Körpers unfehlbar eine Leukopenie erzeugt hätte; weil bei diesem Versuch die Blutbildungsstätten nicht getroffen wurden, ist die Leukopenie nicht eingetreten. Gegen die Art des Dosisvergleiches lassen sich aber schwerwiegende Einwendungen machen.

Die kurze Dauer der initialen Leukocytose hat Herzfeld und Schinz, Brüllowa und Schwedler dazu veranlaßt, in ihr nur eine Pseudoleukocytose zu sehen, die nicht von den Blutbildungsstätten, sondern von der Verteilung der Leukocyten abhängig sei.

Nach Schwedler zeichnet sich diese kurzdauernde Leukocytose nur durch Zunahme der polymorphkernigen, neutrophilen Elemente aus. Nach Wolmershäuser ist die Steigerung der Leukocytenzahl eine Vaguswirkung, die ausgelöst wird durch die in der Haut gesetzten Gefäßlähmung. Ähnlich thermischen Reizen komme es hier zur Erregung der Gefäßmuskeln, wobei die Dilatatorenerregung die Constrictorenerregung überdauere. Er spricht deshalb von einer „reflexartigen Leukocytenverschiebung". Auch Schittenhelm spricht sich für vegetativ-nervöse Einflüsse bei der Entstehung der initialen Leukocytose aus.

Es ist naheliegend, daß auch die kurzzeitige Leukopenie, deren Existenz von erfahrenen Untersuchern oft bestritten ist, durch nervöse Shockwirkung erklärt wird.

Immerhin wäre es denkbar, daß es sich in diesem Fall auch um eine echte Zerstörung der Leukocyten handelt, deren Voraussetzung eine hohe Gesamtdosis bei großer Intensität sein müßte. Dieser Leukocytenzerfall würde durch toxischen Reiz auf die Blutbildungsstätten einwirken, die ihrerseits zur schnelleren Ausschwemmung ihrer Reserven veranlaßt würden. So könnte man die kurzdauernde Leukocytose erklären, der aber der Leukocytensturz folgen müßte, weil sich nunmehr die schädigende Wirkung der Strahlen auf die Blutbildungsstätten geltend macht und gleichzeitig die Milieuänderung der Blutflüssigkeit das ihrige zu der Leukocytenzerstörung im strömenden Blut beiträgt.

Dieser an sich einleuchtenden Erklärung könnte entgegengehalten werden, daß bei Bestrahlung von Blut in vitro ein Leukocytenzerfall selbst nach Anwendung hoher Dosen nicht beobachtet wurde. Diese Experimente können aber keine Gegenbeweise liefern, weil die natürlichen Verhältnisse hier nicht gewahrt sind. Dem haben Lacassagne und Gricouroff Rechnung zu tragen versucht, indem sie nach der Methode der künstlichen Gewebszüchtung Leukocyten bestrahlt haben; aber auch hier kann eine Parallele zu den Verhältnissen im strömenden Blut nicht anerkannt werden.

Die große Widerstandsfähigkeit der Leukocyten bei der Bestrahlung in vitro hat zu der Annahme geführt, daß die nach der Bestrahlung auftretende Leukopenie nicht durch die direkte Zerstörung der Leukocyten im strömenden Blut bedingt sei. Als Beweis hierfür werden die Versuche von Zwerg angesehen, der bei Kaninchen von der Unterlage abgelöste Hautlappen, bei denen aber die Verbindung zum übrigen Körper erhalten war, bestrahlt hat. Während oder kurz nach Applikation entsprechend großer Dosen wurde die Zirkulationsverbindung zum übrigen Körper 4 Stunden lang abgeklemmt. Eine Leukopenie trat bei diesen Tieren nicht auf, dagegen bei jenen Kaninchen, bei denen die Zirkulation fortbestand oder kurz nach der Bestrahlung wieder hergestellt wurde. Zwerg schließt daraus, daß im bestrahlten Gebiet Toxine entstehen, die die Leukopenie auslösen. Nach diesen Ergebnissen müßten aber diese Stoffe so labil sein, daß sie nach 4 Stunden unwirksam werden.

Diese Schlußfolgerung Zwergs genügt aber nicht, um die bisher vorliegenden Ergebnisse der Blutuntersuchungen nach der Bestrahlung zu klären.

Daher nehmen zahlreiche Autoren den vermittelnden Standpunkt ein, daß die Leukopenie ihrerseits durch die direkte Zerstörung der Leukocyten im strömenden Blut bewirkt würde, andererseits aber auch durch eine· strahlenbedingte Aplasie des Knochenmarks.

Für die kurzdauernde, initiale Leukocytenverminderung wird auch die Leukocytenauswanderung in das bestrahlte Gewebe angeschuldigt. Nach der Bestrahlung dürfte die extravasculäre Diapedese der Leukocyten erheblich gesteigert sein.

Nun tritt aber zweifellos die Leukopenie auch dann auf, wenn verhältnismäßig wenige Blutbildungsstätten sich im Strahlenbereich befinden. Deshalb nehmen eine Gruppe von Autoren eine toxische Hemmung des Knochenmarks als Ursache für die der Bestrahlung folgende Leukopenie an. Sie weisen darauf hin, daß die direkte Zerstörung der zirkulierenden Blutelemente einwandfrei weder am Menschen, noch am Tier bewiesen sei; diese Toxine können aus zerfallenden Gewebszellen stammen; durch sie würden die Blutbildungsstätten toxisch geschädigt.

Für die Veränderungen, die in den blutbildenden Organen durch die Bestrahlung eintreten, läßt das Vorkommen von Degenerations- und Jugendformen der Leukocyten im zirkulierenden Blut immerhin einige Schlüsse zu. Nach dem heutigen Stand der Kenntnis tritt nach der Bestrahlung eine Vermehrung der neutrophilen Elemente sowohl der stabkernigen als auch der Jugendformen auf. Es entsteht also eine Linksverschiebung des Blutbildes, die auch im Tierversuch beobachtet wurde. Casati fand, daß die Myelocyten in Promyelocyten und Myeloblasten sowie in ihre Vorstufen umdifferenziert werden. Bei unvollständiger Rückdifferenzierung, wenn diese bei den Myeloblasten stehen bleibt, kommt es zu einer Regeneration des Knochenmarks. Ist sie unvollständig, so tritt an Stelle des normalen Knochenmarks dauernd fibröses Mark, je nach dem Grade der Einwirkung.

Die ersten grundlegenden Untersuchungen am Menschen wurden wiederum von Seitz und Wintz vorgenommen. Schon bei ihren ersten Untersuchungen haben sie sowohl bei kleinen Dosen, als auch bei der Kastrationsdosis und der Carcinomdosis auf das vermehrte Auftreten von Übergangs- und Jugendformen hingewiesen. Bei kleinen Dosen scheint diese Linksverschiebung nur sehr vorübergehend zu sein, da sich das Bild 3 Tage nach Abschluß der Bestrahlung bereits wieder sehr stark dem Anfangsblutbild genähert hat. Bei der Kastrationsdosis, mehr noch bei der Carcinomdosis war diese Linksverschiebung viel ausgesprochener, besonders 6 Stunden nach der Bestrahlung. Sie war aber auch nach 6 Wochen noch bemerkbar. Zu dieser Zeit waren die Übergangsformen in 37% vermehrt, in 50% ähnlich dem Anfangsblutbild und in 13% der Fälle vermindert.

Bei den Beobachtungen am Menschen schloß sich Heim der Ansicht von Seitz und Wintz an, da bei seinen Untersuchungen bei der Ovarialbestrahlung die Kernverschiebung nur in geringem Maße in Erscheinung trat. Bei den malignen Tumoren wurde meist eine Linksverschiebung schon vor der Bestrahlung beobachtet (Zumpe u. a.), die aber durch die Bestrahlung mit hohen Dosen noch deutlicher wird. Dieser Erscheinung ist jedoch nur eine untergeordnete Rolle beizumessen, da bekanntlich schon das geringste Panaritium eine sofortige Linksverschiebung bewirkt. Wenn man dagegen bedenkt, wie andererseits große Tumormassen, selbst Metastasen, das Blut wenig beeinflussen — erst Komplikationen wie Jauchung, Blutung, Infektion ändern hier das Bild —, so muß der in der Literatur so häufig angewandte Begriff der „myelotoxischen Wirkung des Carcinoms und der Röntgenstrahlen" als nicht gerade glücklich angewandt bezeichnet werden.

Nach den Beobachtungen von Kolta und Förster steht die Linksverschiebung im Sinne Schillings in keinem Verhältnis zur angewandten Strahlenmenge.

Dem widersprechen die Beobachtungen Penettis. Mit Bestrahlungen von 3—5 H und 1—2 mm Al.-Filter konnte er 1—1¹/₂ Stunden nach Schluß der Bestrahlung eine Abweichung vom Arnethschen Schema nach links und ein Sinken des Gesamtkernindexes erzielen. Das Maximum erreichten die Veränderungen nach 4 Stunden. Nach 2—3 Tagen war das Blutbild wieder normal, es trat sogar eine schwache Verschiebung nach rechts ein. Die gleichen Erfolge in kürzerer Zeit und für längere Dauer erreiche man mit einem halben oder ganzen H und ¹/₂ mm Zn.-Filter. Die Ursache sieht der Autor ebenfalls in vermehrter Funktion des hämatopoëtischen Systems, bei gleichzeitiger Herabsetzung der im Blute kreisenden Bestandteile.

In den Untersuchungen von Minot und Spurling wurden Kopf-, Hals- und Brustbestrahlungen bearbeitet. Im ganzen sind die Blutveränderungen ähnlich, wie wir sie als Folge intensiver Beckenbestrahlung kennengelernt haben. Nach ihren Beobachtungen erscheinen Jugendformen nach Großdosen etwa vom 4. Tage an in Mengen von 3—5%, im Maximum 10%. Myelocyten wurden nicht beobachtet.

Auch für die Radiumbehandlung stellte Jagunow bei bestrahlten Genitalcarcinomen eine Linksverschiebung fest. Die morphologischen Veränderungen der Leukocyten äußerten sich im Auftreten jugendlicher Formen. Es steigt der Prozentsatz der Stabkernigen. Ist das Blutbild vor der Bestrahlung normal, so kommt es nach seiner Ansicht bis zum Auftreten von Myelocyten.

Weitere Untersuchungsergebnisse an mit Radium behandelten Genitalcarcinomfällen teilte Kalman mit; er stimmte mit den früheren Untersuchungsberichten überein. Obwohl eine große Anzahl von Autoren der Ansicht sind, daß diese Veränderungen im Sinne einer Linksverschiebung der Leukocyten durch eine Beeinflussung der Blutbildungsstätten erzeugt werden, ist Kalman der Ansicht, daß dies nicht möglich sei, weil das Knochenmark durch die Radiumstrahlen nicht getroffen werde.

Gloor und Zuppinger beobachteten bei der Bestrahlung nach der Methode Coutard nur außerordentlich geringe Kernveränderung. Eine ausgesprochene Linksverschiebung ist nur in einem einzigen Falle beobachtet worden, ohne daß bei diesen Patienten im klinischen Bilde irgendeine Verlaufsanomalie eingetreten wäre.

Nach Janson verhalten sich unter dem Einfluß der Röntgenstrahlen die reifen und unreifen Zellen der Markreihe entgegengesetzt. Aus den Bewegungsphänomenen der Granula zieht Janson den Schluß, daß das Plasma der unreifen Myelocyten im Anschluß an die Bestrahlung koaguliert wird, während das der neutrophilen Leukocyten eine Colliquation durchmacht, was er durch Bestrahlung im Ultramikroskop nachgewiesen hat. Jedoch bedürfen diese Beobachtungen noch weiterer Bestätigung.

Aus dieser Literaturübersicht können wir entnehmen, daß die Schillingsche Linksverschiebung der neutrophilen Kerne in vorgeschrittenen Fällen fast immer auftritt. In typischer Weise tritt sie nach Zumpe auf, in unmittelbarem Anschluß als Reizwirkung auf die blutbildenden Organe und bei der durch jede Bestrahlung hervorgerufenen Leukopenie als reparatorischer Vorgang, wie er auch die hämatologische Prognosestellung von der Restitutio des Blutbildes ad integrum abhängig macht. Das Auftauchen von Myelocyten scheint nach Bock ein prognostisch schlechtes Zeichen zu sein. Das Blutbild braucht nach seinen Beobachtungen 2—3 Monate bis zu seiner Rückkehr zur Norm, die schon erreicht ist, ehe die Leukocytenzahl ihren Ausgangswert wieder erreicht hat.

a) Lymphocyten.

Der Leukocytensturz nach der Bestrahlung geht in der Hauptsache auf Kosten der Lymphocyten vor sich. Die polynukleären Leukocyten erfahren eine wesentlich geringere Verminderung. Da gerade dieses Ergebnis bei allen Autoren trotz der großen Verschiedenheit der angewandten Strahlenmenge immer wiederkehrt, so ist der Schluß auf eine besonders hohe Radiosensibilität der Lymphocyten berechtigt. Tatsächlich haben schon Heineke und Perthes (1905) die hohe Strahlenempfindlichkeit des lymphatischen Gewebes aus allen Stellen des Körpers nachgewiesen.

In der Thymusdrüse, die von Regaud zu verschiedenen Zeiten nach der Bestrahlung untersucht wurde, kann man die Entwicklung der gesetzten Schädigungen erkennen. Sie treten schon frühzeitig auf. Im Laufe der Bestrahlungszeit werden die Zellen der Rindensubstanz der Thymus ebenso wie die lymphatischen Elemente, die in den Keimzellen der Drüsen enthalten sind, getötet und gehen in Pyknose über. Die Lymphocyten der medullären Substanz der Thymus und der Drüsenstränge sind etwas weniger sensibel, degenerieren aber auch; 24 Stunden nach der Bestrahlung sind alle lymphoiden Elemente, die durch die applizierte Dosis zerstört werden sollen, tot. In diesem Augenblick dringen eine große Anzahl von Polynukleären in die Thymus ein und üben phagocytotische Wirkung auf die Chromatinzerfallsprodukte aus, die von den Kadavern der zerstörten lymphatischen Drüsen herrühren.

3 Tage nach einer einzigen Bestrahlung mit mäßigen Dosen findet man in den Follikeln der Drüsen und der Rindensubstanz der Thymus fixierte Gewebszellen und einige Lymphocyten. Die Entvölkerung ist fast vollständig. Vom 4. Tage ab treten neue lymphatische Zellen auf, und so kommt es zu einer Wiederbevölkerung des lymphoiden Gewebes. 8 Tage nach der Bestrahlung hat die Drüse wieder ganz normales Aussehen angenommen. Die Schädigungen treten im myeloischen Gewebe etwas später auf als im lymphoiden, ein Beweis für die höhere Radiosensibilität des letzteren.

Eine Tendenz zur Verminderung der Lymphocyten im strömenden Blut, die mit der erkennbaren Schädigung des lymphoiden Gewebes zusammenfällt, begünstigt das bereits verringerte Vorkommen dieser Elemente im Blutkreislauf.

Im zirkulierenden Blute von Versuchstieren, die bestrahlt worden waren, fand Regaud zuerst stets eine rasche Verminderung des Prozentsatzes der Lymphocyten, die im Zusammenhang steht mit der unmittelbaren und ausgesprochenen Zerstörung des lymphoiden Gewebes. Die Anzahl der Lymphocyten gibt deshalb ein Bild von den Vorgängen in den blutbildenden Organen. Ihre Verminderung und ihre Wiederherstellung gehen derjenigen der Polynukleären voraus. Nach 8—10 Tagen ist das Gleichgewicht wieder hergestellt.

Verschiedene, in der Intensität und der zeitlichen Verteilung differierende Dosen geben folgenden Verlauf der einzelnen Reaktionen:

Einmalige stärkere Dosen bringen die Lymphocyten am 5. oder 6. Tage zum Verschwinden, so daß das Tier 2—3 Tage mit einem Blut lebt, das vollständig aller seiner Lymphocyten beraubt ist.

Bei wiederholten Bestrahlungen mit mittleren Dosen bleibt die nach der Sitzung eintretende Lymphopenie bis zum Tode des Tieres bestehen.

Mit Taylor und Witherbee zusammen hat Murphy bei hohen Dosen gefunden, daß die Lymphocyten früher als andere Zellen des strömenden Blutes beeinflußt werden. Die Lymphocytenkurve fällt scharf ab und erreicht das negative Maximum 48 Stunden nach der Bestrahlung. Dann kommt ein erster Anstieg, ein 2. Abfall und wiederum ein Anstieg zur Norm.

Der Lymphocytensturz ist nach Lacassagne und Lavedan so stark, daß er innerhalb von 3 Tagen einen Wert erreicht, der weniger als ein Drittel des Ausgangswertes
beträgt. Ebenso rasch wie der Absturz erfolgt auch der Ausgleich und die Reparation.

Dieselben Beobachtungen machten Krömeke und später Wright, Samson und
Bulman bei intensiver Röntgenganzbestrahlung von Katzen.

Wie vorsichtig man jedoch mit der Bewertung von Einzelbefunden an Laboratoriums-
tieren sein muß, zeigen die Befunde von Mottram und Russ, die bei Ratten schon nach
kurzdauernder Bestrahlung (im Minimum 12 Sekunden) und mit sehr weichen Strahlen
ein Herabgehen der Lymphocyten bis zu 50% feststellten und daraus auf eine besonders
geringe Widerstandsfähigkeit dieser Zellen gegen die Röntgenstrahlen schließen wollten.
Leitch konnte dagegen den Nachweis erbringen, daß es sich hier um nervöse Einflüsse
handelt, da bei Ratten Lymphopenien bis zu 50% allein durch die der Bestrahlung vorausgehenden Manipulationen hervorgerufen werden können.

Zu einem völlig negativen Resultat führten die Versuche, die Parrisius und Schlops-
nies am Blute eines Myeloikers und Lymphatikers in vitro anstellten. Die applizierte
Strahlendosis betrug eine HED. Die Beobachtungen wurden bis 19 Stunden nach der
Bestrahlung fortgesetzt. Zeitweise war der Prozentsatz der zerstörten Zellen im bestrahlten
Blut etwas größer als im unbestrahlten.

Die Autoren haben sich auch ausführlich mit den Degenerationserscheinungen
beschäftigt, die im Citratblut spontan vor sich gehen und haben auch bei einem mit der
Zeit stattfindenden spontanen Untergang der Zellen eine relative Resistenz der Lymphocyten festgestellt.

Es liegt also sehr nahe anzunehmen, daß die Beobachtungen von Schmid und
Géronne doch nur normalerweise vor sich gehende Degenerationsphänomene betreffen.
Unter diesen Umständen, glaubt Holthusen, kann die Mitteilung von Feissly, der in
dem in einer doppelt abgebundenen Jugularvene konservierten Pferdeblut nach Röntgenbestrahlung neben Blutplättchenzerfall auch einen vermehrten Untergang von Lymphocyten beobachtet haben will, nicht überzeugen.

Als erster hat 1915 Nürnberger auf das Absinken der Lymphocyten unter
normale Werte im menschlichen Blute hingewiesen und weiter auf die gleichartige
Wirkung der Röntgenstrahlen und der Strahlen radioaktiver Substanzen auf die Lymphocyten.

Die Untersuchungen Arnolds an 12 Magencarcinomfällen ergaben Veränderungen
analog denen in den Tierversuchen Heinekes.

Die grundlegenden Untersuchungen von Seitz und Wintz haben die Abhängigkeit
der Veränderungen im menschlichen Blut von der Röntgenstrahlendosis festgelegt. Bei
kleiner Dosis fanden die Autoren die Lymphocytenzahl bei allen Untersuchungen
gesunken, jedoch zeigten sich hier wie bei den Fällen, denen eine Kastrationsdosis in
einer Sitzung verabfolgt wurde, eine leichte Steigerung am dritten Tage nach der
Bestrahlung. Im Gegensatz dazu war bei den Fällen, bei denen die Kastrationsdosis
verzettelt verabreicht wurde, dieser Anstieg vermißt worden. Diese Erscheinung deckt
sich mit der bei den Fällen, die eine Carcinomdosis erhalten hatten. Hier waren die
Lymphocyten nach 3 Tagen noch in 100% der Fälle vermindert. Erst nach 6 Wochen

war eine deutliche Erholung eingetreten: Die Lymphocytenzahl war in 62% der Fälle ähnlich dem Anfangswert, in 13% noch vermindert und in 25% bereits vermehrt.

Schon damals war also Seitz und Wintz diese charakteristische Reaktion der Lymphocyten aufgefallen. Der Lymphocytenabfall stand in direktem Verhältnis zur applizierten Strahlendosis.

Auch nach Wagner hängt die Stärke der Lymphopenie von der Größe und Häufigkeit der applizierten Dosen ab.

Siegel ist der Ansicht, daß die Erholung der Lymphocyten, wenn sie wirklich erst einmal geschädigt sind, später einsetze als die der Neutrophilen. Das schließt er aus dem analogen Verhalten der Lymphocyten bei allen Prozessen, welche Tendenz zur Heilung oder mindestens zum Stationärwerden der Erkrankung zeigen. Auch hier geschehe die Rückkehr der Lymphocyten zur Norm etwas später als die der Neutrophilen. Heim bestätigte diesen langsamen und zögernden Anstieg der Lymphocyten im Sinne der Erholung.

Ebenso fand Bock, daß sich die Erholung erst am 8. bzw. 10. Tage und später bemerkbar macht, und zwar je nach der Größe der Strahlendosis. Ihr Ausgleich zur Ursprungsziffer ist erst etwa 2 Monate später erreicht. — Unterschiede im Zahlenverhältnis der großen und kleinen Lymphocyten wurden von ihm nicht beobachtet.

Von Bedeutung scheinen auch die Beobachtungen von Gloor und Zuppinger bei der protrahiert-fraktionierten Bestrahlung nach Coutard. Ihr Material bestand hauptsächlich aus Carcinomen der Hals- und Brustregion. Die Lymphocyten zeigten in sämtlichen Fällen einen zuerst rascheren, dann langsameren, aber kontinuierlicheren Abfall, der seinen Tiefpunkt mit dem Abschluß der Strahlenbehandlung erreichte. Den Leukocytenanstieg während der „Schleimhautreaktion" machen die Lymphocyten nicht mit. In 4 von 11 Fällen zeigte die Lymphocytenkurve bereits vor Abschluß der Strahlenbehandlung wieder einen leichten Anstieg. Die Werte blieben noch 1—2 Wochen tief, um sich dann allmählich wieder der Norm zu nähern. Die Erholung der Lymphocyten erfolgt bei der Methode Coutard in der Regel später als die der Leukocyten. Bei der Bestrahlung mit hohen Dosen erholen sich in günstigen Fällen die Lymphocyten früher als die Leukocyten. Die Autoren glauben, daß eine über mehrere Wochen ausgedehnte Bestrahlung offenbar eine relativ stärkere Schädigung für das lymphocytäre System darstellt als einmalige große Dosen.

Im Tierversuch hat Zwerg die bei der Coutardschen Methode erreichte Strahlenwirkung auch für die Lymphocyten untersucht und gefunden, daß sie auch hier in charakteristischer Weise absinken. Nach seinen Beobachtungen dürfte das Verhalten der Lymphocyten ausschlaggebend sein für die Beurteilung einer Bestrahlung, weil das Verhalten der Lymphocyten einen Maßstab für den Grad der Schädigung darstelle. Je früher die Überkreuzung der Lymphocyten- und Neutrophilenkurve stattfinde, je rascher also der Lymphocytenabfall vor sich gehe, um so stärker sei die Schädigung. Bei allen Tieren, die beim Vorversuch zugrunde gingen, blieb die Lymphocytenkurve tief und hatte keinerlei Neigung zum Anstieg.

Ausgedehnte Untersuchungen von Bosch an 470 Fällen haben das von allen Erlanger Autoren (Seitz-Wintz, v. Linhardt, Holl) als charakteristisch bezeichnete Verhalten bestätigt. Jedoch hat die Zusammenfassung aller Fälle im Durchschnitt ergeben, daß bei der Bestrahlungsmethode Seitz-Wintz infolge Verbesserung der Methode nach 1920 ein geringerer Lymphocytenabfall zustande kommt: Ausgehend von einem Anfangswert von 28%, der dem Standardwert entspricht, sinkt die Lymphocytenzahl nach etwa 5 Tagen auf 25—26% und erhebt sich nach 8—12 Wochen wieder auf 30%, also um 2% über den Anfangswert und um einiges über die Standardzahl. Während bei Seitz und Wintz die Lymphocyten bei den Fällen bis zu den Jahren 1919/20 in der regeneratorischen Phase in einem Anstieg Werte erreichten, die etwas unter dem Normalen lagen, sind sie bei Bosch über den Anfangswert hochgestiegen. Dieser Unterschied ist, wie wir zeigen konnten, auf die Verbesserung der Methode zurückzuführen.

Die Ursache des Lymphocytenabfalls nach Einwirkung von Röntgen- und Radiumstrahlen ist wohl in erster Linie darin zu suchen, daß die Lymphocyten als junge Zellen eine begrenzte Lebensfähigkeit besitzen und wenig gegen Strahlen resistent sind. Im großen und ganzen vollzieht sich das Zugrundegehen der Lymphocyten in Abhängigkeit von dem Abfall der Gesamtzahl der Leukocyten und wird wohl auf gleiche Weise zustande kommen.

Schittenhelm erklärt sich die anfängliche Abnahme der Lymphocyten bei der Leukopenie dadurch, daß die Stammzellen der blutbildenden Organe die Jugendformen der weißen Blutzellen vorübergehend in verringertem Maße bilden. Die Zellen wandeln sich nach seiner Ansicht unter dem Einfluß der Zerfallsprodukte des Körpergewebes rascher zu Granulocyten um (mit sog. toxischer Granulation) und gehen damit dem Endstadium ihrer Entwicklung und ihrem Untergang rascher entgegen. Es komme dabei auch zu einer Abnahme der Granulocyten im Blute, die noch anhält, wenn in günstigen Fällen die Lymphocyten bereits wieder im Anstieg begriffen sind, weil das blutbildende Gewebe die Bildung neuen lymphoiden Zellenmaterials erneut aufnimmt.

Die Abnahme der lymphoiden Zellen im Blute nach der Bestrahlung wird von einigen Autoren (Heineke u. a.) so erklärt, daß das lymphatische Gewebe (Milz, Lymphdrüsen, Darmfollikel usw.) gegen die Strahlen sehr empfindlich ist und schon durch geringfügige Bestrahlung so geschädigt wird, daß die normale Regeneration der physiologisch zerfallenden Lymphocyten unmöglich wird. Es besteht demnach eine dauernde Abnutzung ohne Nachschub der Lymphocyten. Heineke hat später die Ansicht geäußert, daß die Strahlen auch direkt auf die im Blute kreisenden Lymphocyten wirken und diese vernichten. Das soll durch Platzen der Kerne erfolgen, wenn die Lymphocyten durch den Blutstrom immer wieder in den Bereich der Strahlen gebracht werden. Gegen die erste Auffassung sind Bedenken bereits geltend gemacht, zumal auch Kalman bei der Bestrahlung des Collumcarcinoms mit Radium eine merkliche Lymphopenie feststellte, wobei er schwer annehmen konnte, daß das in die Scheide eingeführte Radium den lymphopoëtischen Apparat bis zu einer im Blute deutlich werdenden Lymphopenie schädigen könne. Er ist der Ansicht, daß wohl nur eine direkte Wirkung der Strahlen auf das strömende Blut als Ursache möglich sei. Dazu kommt seines Erachtens noch ein anderes Moment. Es besteht nämlich um das Carcinomgewebe herum ein Granulationswall, mit dem sich der Körper gegen das wuchernde Carcinom zu schützen versucht. Dieser Granulationswall besteht, wie auch bei chronischen Entzündungen, aus kleinen und großen Lymphocyten. Dies ist auch beim Carcinom zu beobachten. Wird dieses nun bestrahlt, so werden diese lymphoiden Zellen, die eine sehr große Empfindlichkeit gegen die strahlende

Energie aufweisen, direkt der Strahlenwirkung ausgesetzt. Durch die außerordentlich hohe Radiosensibilität dieser Zellen entsteht nach der Bestrahlung ein mächtiger Zerfall der um das Carcinomgewebe liegenden Lymphocyten. Ist die Bestrahlung zu Ende, so bemüht sich der Körper den Granulationswall wieder herzustellen. Er entzieht deshalb dem strömenden Blute die lymphoiden Zellen. Kommt nun noch zu dieser Entziehung der Lymphocyten aus dem Blutstrom ein direkt durch die Bestrahlung des strömenden Blutes erzeugter Zerfall der Blutlymphocyten, so können diese zwei Faktoren Hand in Hand die Lymphopenie bedingen. Es erscheint selbstverständlich, daß, wenn der Wall wieder hergestellt ist und keine zerstörende Bestrahlung hinzukommt, die Lymphopenie durch den fortwährenden Ersatz aus den lymphopoëtischen Organen ausgeglichen wird. So kann auch eine häufig auftretende geringe Lymphocytose als Folge intensiverer Regenerationsarbeit gedeutet werden. Diese guten reparatorischen Fähigkeiten des lymphocytären Systems garantieren eine gewisse Stabilität ihrer Elemente im Blute.

Mit dem Zusammenhang zwischen Blutbildveränderungen und Prognose beim bestrahlten Gebärmutterkrebs haben sich besonders Holl und neuerdings Bosch beschäftigt. Holl hat die Kenntnis über das Verhalten der Lymphocyten wesentlich erweitert, galt doch von jeher das lymphocytäre System als in erster Linie der Strahlenwirkung unterliegend. Seine Forschungen erstrecken sich besonders auf die prognostische Verwertbarkeit der Lymphocyten. Einleitend warnt Holl vor einer anfangs schon bestehenden Lymphocytose als Ausdruck einer lymphatischen Diathese oder einer Tuberkulose, eventuell auch einer Stoffwechselerkrankung.

Bei Bosch's günstigen Fällen überschreiten die Lymphocyten im Anschluß an die Bestrahlung nach kurzdauerndem Abfall die Standardwerte im Verlaufe von 6—8 Wochen. Dieser Anstieg geht einher mit lytischem Abfall der Temperatur und Besserung des Allgemeinbefindens und des Appetits. Holl legt den Höhepunkt des späteren Anstieges zwischen 35 und 60 %. Auch Bosch hat bei einer Anzahl von günstigen Fällen nach 8—12 Wochen Lymphocytenzahlen bis 60 % gesehen. Dies ist seiner Meinung nach aber durchaus nicht die Regel. Holl stellte weiter fest, daß von vornherein niedrige Lymphocytenwerte vor der Bestrahlung, weiteres Abfallen nach der Bestrahlung und nur zögerndes oder geringes Ansteigen derselben in fast allen Fällen der Ausdruck stockender reparatorischer Vorgänge sind und daß diese Erscheinungen prognostisch ungünstig zu bewerten sind. Er fand ausgehend von einem Anfangswert von 20—30 % einen starken Abfall auf 5—15 %. Bei den ungünstigen Fällen trat aber keine oder nur eine ungenügende Erholung ein. Dieselben niederen Werte nach der Bestrahlung beobachteten auch Seitz und Wintz (im Durchschnitt 11 %), und zwar nicht nur bei ungünstigen, sondern bei der Zusammenfassung aller ihrer untersuchten Fälle; die günstigen erholten sich später über den Anfangswert.

b) Polynukleäre Leukocyten.

Die polynukleären Leukocyten reagieren auf die Strahleneinwirkung wesentlich anders als die Lymphocyten. Nach Applikation einer größeren Volumdosis, wie sie bei der Bestrahlung des Uteruscarcinoms (einmalige Höchstdosis) angewendet wird, tritt eine ziemlich rasche Verminderung der Lymphocyten ein, bei den polynukleären Leukocyten dagegen wird zunächst eine vorübergehende Vermehrung beobachtet. Diese entspricht der initialen Hyperleukocytose, die also in der Hauptsache durch die polynukleären Leukocyten dargestellt wird. Später werden zwar entsprechend der allgemeinen Leukopenie auch die polynukleären Leukocyten vermindert, im ausgezählten Blutbild dagegen ist ihr prozentualer Anteil in der zweiten Woche nach der Bestrahlung meist deutlich gesteigert, um dann langsam im Verlauf von 6 Wochen zur Normzahl zurückzukehren.

Es besteht eine gewisse Korrelation zwischen der prozentualen Anteilzahl für die polynukleären Leukocyten und der für die Lymphocyten. Der von mehreren Autoren zitierte Satz, daß die polynukleären Leukocyten sich auf Kosten der Lymphocyten vermehren, ist nur für den prozentualen Anteil richtig, nicht dagegen für die biologischen Vorgänge im Blutbild.

Nach den experimentellen Untersuchungen, die Regaud an Tieren angestellt hat, werden nach der Bestrahlung die im normalen Knochenmark im Überfluß vorhandenen polynukleären Leukocyten rasch ausgeschwemmt, und deshalb seien auch in den ersten Tagen die polynukleären Leukocyten aus dem Mark nahezu verschwunden. Die Zelldichte in den Maschen des Knochenmarks ist vermindert, der Anstieg der polynukleären Leukocyten wäre nach Aubertin und Beaujard so zu erklären, daß durch die Strahlen eine Art Reifung der Elemente der leukopoëtischen Reihe zustandekomme und die so aus der Reserve schnell gebildeten Leukocyten in die Zirkulation überträten.

Die Ergebnisse dieser Versuche lassen sich nur bedingt auf den Menschen übertragen, da im Tierversuch doch immer Ganzbestrahlungen vorgenommen werden. Beim Menschen dagegen kommt selbst bei Anwendung großer Volumdosen immer nur eine lokale Bestrahlung in Frage.

Bei den Untersuchungen am Menschen wurde von Nürnberger (1915) nach deutlicher Latenzzeit eine polynukleäre Leukocytose beobachtet. Bei den grundlegenden Untersuchungen von Seitz und Wintz zeigte es sich, daß bei Volumdosen, wie sie zur Ausschaltung der Ovarien in Frage kommen, ein Anstieg des prozentualen Anteils der polynukleären Leukocyten beobachtet werden konnte. Bei der Carcinomdosis war die Vermehrung der polynukleären Leukocyten noch viel ausgesprochener.

Weitere Beobachtungen über das Verhalten der polynukleären Leukocyten nach Anwendung großer Strahlenmengen zeigten immer wieder, daß die polynukleären Leukocyten eine größere Resistenz gegenüber den Röntgenstrahlen hatten als die Lymphocyten. Dies gilt freilich nur für die einmalige Applikation der Höchstdosis. Durch sie tritt entsprechend dem Absinken der Gesamtleukocyten auch eine Verminderung der polynukleären Leukocyten im strömenden Blut ein. Es findet aber ein schnellerer Ausgleich offenbar durch die reichlichen Reserven im Knochenmark statt. Demgegenüber kann die Zahl der Lymphocyten nur sehr langsam wieder zur Norm ansteigen, weil hier offenbar die Bildungsstätten auch eine gewisse „sekundäre" Schädigung durch die Strahlen erleiden.

Diese Erklärung hat ihre Bestätigung durch die Ergebnisse der Blutuntersuchungen bei protrahiert-fraktionierten Bestrahlungen gefunden. Hier wird durch die Untersuchungen von Gloor und Zuppinger dargetan, daß die Lymphocyten gleichmäßig absinken, langsamer als nach Applikation einer Höchstdosis. Es besteht eben nicht die Möglichkeit einer Regeneration der Lymphocyten in den Intervallen zwischen den einzelnen Bestrahlungen. Die prozentuale Anteilzahl der polynukleären Leukocyten schwankt während

der ganzen Bestrahlung, und zwar gleichsinnig wie die Kurve für die Zahl der Gesamtleukocyten.

Dies zeigt, daß die Schwankungen des weißen Blutbildes fast ausschließlich durch
die neutrophilen Zellen bedingt sind.

Alle Untersuchungen weisen letzten Endes darauf hin, daß die Vermehrung der
polynukleären Leukocyten einen Reaktionsvorgang darstellt, der gleichsinnig wie die
Verminderung der Lymphocyten beurteilt werden muß. Daher finden wir bei den prognostisch günstig zu bewertenden Fällen, wenn der Organismus sich von der zugeführten
Strahlenschädigung zu erholen vermag, einerseits das Ansteigen der Lymphocyten zur
Norm, andererseits das Absinken der polynukleären Leukocyten, ebenfalls in Richtung
zur Normzahl.

Schließlich sei noch auf das Auftreten pathologischer Granulation im Protoplasma
der neutrophilen Leukocyten hingewiesen. Diese wird bei der Applikation der einmaligen
Höchstdosis (Carcinomdosis Seitz-Wintz) relativ selten beobachtet. Häufiger dagegen
bei der protrahiert-fraktionierten Bestrahlung (Coutard). Bei dieser Bestrahlungstechnik
ist eine Parallele des Auftretens der basophilen Granulation mit dem jeweiligen Absinken
der Leukocytenzahl auffallend. Das legt die Vermutung nahe, daß es sich hier nicht um
eine Schädigung des Knochenmarks handelt, sondern daß diese Granula durch die Resorption von Zerfallsprodukten entstehen.

c) Eosinophile Leukocyten.

Die Zahl der eosinophilen Leukocyten steigt nach der Röntgenbestrahlung in weitaus
den meisten Fällen an, und zwar schon in den ersten Tagen nach der Bestrahlung. Seitz
und Wintz, die erstmalig das Verhalten der eosinophilen Leukocyten näher studiert haben,
fanden bereits nach Applikation einer Volumdosis, wie sie für die Ausschaltung der Ovarien
in Betracht kommt, eine Vermehrung des prozentualen Anteils im Blutbild. Noch größer
war die Zahl nach der Carcinombestrahlung. Mit der Erholung des Blutbildes, also
etwa 4—6 Wochen nach der Bestrahlung, klang die Eosinophilie langsam ab, wenn
auch eine erhöhte Zahl bis zu 2 Jahren nach der Bestrahlung immer wieder gefunden
werden konnte.

Diese Vermehrung der eosinophilen Leukocyten wurde von einer ganzen Reihe von
Autoren bestätigt. Auch im Tierversuch stellte neuerdings Zwerg die Eosinophilie als
Bestrahlungsfolge fest.

Heim sowie Zumpe wiesen eine anfängliche Verminderung der eosinophilen
Leukocyten nach, der ein späteres Ansteigen folgte.

Bei Bestrahlungsmethoden im Sinne der protrahiert-fraktionierten Bestrahlung
(Coutard) fanden Gloor und Zuppinger bei dem an sich hohen Ausgangswert eine
Neigung zum Fallen und später einen Anstieg. Dieser Befund erwies sich aber nicht
als konstant, woran die geringe Anzahl der beobachteten Fälle schuld sein dürfte. Die
großen Untersuchungsreihen von Bosch bestätigen die Beobachtungen von Seitz und
Wintz.

Zur Beurteilung der Strahleneosinophilie muß auch noch auf die Untersuchungen
von Homma, der das zeitliche Auftreten der Gewebseosinophilie beobachtete, hingewiesen

werden. Demnach erfolgt zunächst die Bluteosinophilie in den Capillaren, dann diejenige der Gewebe, und schließlich erreicht das Knochenmark die normalen, durch die Abnahme zuerst reduzierten Werte, wieder. Immer sah er im Anfang die Eosinophilie in den Capillaren auftreten, später im Gewebe.

Die Entstehung der Strahleneosinophilie im Blutbild dürfte wohl als eine Reaktion aufzufassen sein, und zwar nicht allein durch die Zerstörung der Leukocyten bedingt, sondern vielmehr durch die verschiedenen Toxine, die durch den Zerfall der Zellen des Neoplasmas und die Schädigung der normalen Zellen zustande kommen. Als Parallele darf wohl die Eosinophilie bei sonstigen Toxikosen oder bei der Anaphylaxie betrachtet werden.

Das Uteruscarcinom speziell soll das Auftreten einer Eosinophilie begünstigen (Przewoski, Cullen, Schottlaender und Kermauner).

Es wurde auch das Auftreten und der Grad der Eosinophilie für die Stellung der Prognose herangezogen. Nach Lahm sei es sicher, daß der Grad der Eosinophilie in einer gewissen Abhängigkeit von der allgemeinen Reparationsfähigkeit des Organismus stehe. Starke Vermehrung der eosinophilen Leukocyten gilt nach Heim für ein Zeichen intensiver Marktätigkeit. Isaacs mißt dem Auftreten von Körnchen in den eosinophilen Leukocyten eine besondere Bedeutung bei.

Nach den sehr sorgfältigen Untersuchungen von Bosch ist zweifellos die Eosinophilie für die Prognose ein günstiges Anzeichen. Von viel größerer Bedeutung erscheint ihm jedoch die negative Beobachtung, denn die Eosinophilie als Abwehrreaktion des Körpers tritt relativ leicht ein. Wenn nun der Organismus zu einer Vermehrung seiner eosinophilen Leukocyten nicht imstande ist, dann deutet dies auf ein Versagen der Widerstandskraft hin. Deshalb ist für Bosch das Fehlen der Eosinophilie besonders bedeutsam. Es ist für ihn das erste Anzeichen, an dem guten Ausgang einer Carcinombehandlung zu zweifeln.

Als relativ günstig ist vor allem auch das Fortbestehen einer geringgradigen Eosinophilie anzusehen. Zerfall und Regeneration dauern bei der Carcinomheilung noch viel länger an, als der lokale Befund im allgemeinen erkennen läßt. Die Eosinophilie aber ist der Ausdruck des fortgesetzten Bemühens um die Reparation, kennen wir doch ein ähnliches Verhalten der eosinophilen Leukocytose auch in der Rekonvaleszenz nach schweren Infektionskrankheiten (Bosch).

d) Monocyten.

Die Monocyten werden mit Naegeli als Abkömmlinge der Myeloblasten angesehen; sie sind selbständige Zellformen geworden, ohne im Sinne der normalen Entwicklung zu Myelocyten auszureifen. Ihre Abstammung vom myeloischen System wurde in den letzten Jahren anders gedeutet, weil gewisse Erfahrungen für eine Herkunft aus dem reticuloendothelialen System sprechen sollen. Nach Auffassung dieser Autoren (Schittenhelm, Ehrhardt, Braunstein) sei ihre Funktion im Blut in erster Linie eine phagocytäre (Makrophagen). Durch oral und parenteral zugeführte Milzextrakte hat Schliephake eine starke Phagocytose beim Menschen erzielt; mit den gleichen Maßnahmen erreichte Zacherl eine Erhöhung der Monocyten bei Krebskranken. Nach der Strahlentherapie findet man regelmäßig eine Vermehrung der Monocyten. Die ersten Beobachtungen dieser Strahlenreaktion stammen von Seitz und Wintz. Sie bezeichnen diese Zellart als mononukleäre Leukocyten, wobei die Auffassung von der Abstammung schon zum Ausdruck gebracht ist. Bei der ersten Gruppe, Kastrationsdosis in einer Sitzung, stiegen die Mononukleären sofort nach der Bestrahlung in 85% der Fälle. Nach 6 Stunden waren sie in 83% erhöht und zeigten nach 3 Tagen einen Abfall. Bei der 2. Gruppe, verzettelte Kastrationsdosis, waren die Mononukleären sofort nach Abschluß der Bestrahlung in 52% der Fälle gesunken, in 45% gestiegen und in 3% gleich geblieben. Nach 6—12 Stunden waren sie in 60% gesunken, in 35% gestiegen und in 5% gleich geblieben.

Die Fälle, die eine Carcinomdosis erhalten hatten, waren sofort nach der Bestrahlung in 37% vermehrt, in 19% vermindert und in 44% ähnlich dem Anfangsblutbild. Nach 6 Stunden bestand eine Vermehrung in 87%, eine Verminderung in 2% und ein dem Anfangsblutbild ähnlicher Wert in 11%. Nach 3 Tagen bestand eine Vermehrung in 81%, eine Verminderung in 6% und ein dem Anfangsblutbild ähnlicher Wert in 13%. Auch nach 6 Wochen wiesen die Mononukleären eine Vermehrung in 52% der Fälle auf, während nur 8% vermindert, dagegen 40% ähnlich dem Anfangsblutbild waren.

Daraus ergibt sich also ein ähnliches Verhalten bei der Kastrationsdosis in einer Sitzung und bei der Carcinomdosis; nach der verzettelten Kastrationsdosis war von vornherein ein Absinken der Mononukleären bei den meisten Fällen zu finden. Bei den beiden anderen Gruppen zeigte sich die Zahl der Mononukleären von Anfang an erhöht, noch ausgesprochener freilich bei der Carcinomdosis, bei der erhöhte Werte über den 3. Tag hinaus bis zur 6. Woche beobachtet werden konnten.

Auch andere Autoren haben diesen Anstieg der Monocyten beobachtet (Heim und Brüllowa).

Nach Heim hat die Kurve der Monocyten nach der Bestrahlung mit großen Dosen im Verlauf mit denen der anderen Leukocytenarten so wenig Gemeinsames, daß, wenn Nachprüfungen an einem größeren Material mit seinen Ergebnissen übereinstimmen, daraus auf eine besondere Stellung im hämatopoëtischen System geschlossen werden darf.

Bei seinen Untersuchungen erfolgte ein Anstieg, der sich über den Anfangswert erhob; bei Brüllowa nahmen sie bei starker Lymphopenie bedeutend an Zahl zu.

Dieselben Beobachtungen machte Bosch an 470 Fällen. Ausgehend von einem Anfangswert von 2,95% erfahren sie einen Abfall auf 2%, erheben sich aber nach 8 bis 12 Wochen auf 3,1%, also etwas über den Anfangswert. Im ganzen findet Bosch für die günstigen Fälle einen erstmaligen Abfall von 3,2 auf 2,2% und einen späteren Anstieg auf 3,5%. Die ungünstigen Fälle reagieren in derselben Weise, wobei jedoch der Ausgangswert um 0,5% niedriger ist als bei den günstigen Fällen. Somit ist anzunehmen, daß eine an sich hohe Monocytenzahl im Sinne einer günstigen Prognose zu bewerten ist, da ja auch im weiteren Verlauf die Heilungsergebnisse um so besser waren, je höher die Monocytenzahl bei Abschluß der Nachbeobachtung stand.

Der Anstieg der Monocyten wird auch bei Infektionskrankheiten beobachtet und auch dort als Abwehrreaktion des Organismus gedeutet. Monocytäre Abwehrphase nennt Schilling die Erhöhung der prozentualen Anteilzahl der Monocyten. Auch bei toxischen Prozessen tritt nicht selten eine Monocytose auf.

So gesehen scheint die strahlenbedingte Monocytose sekundär durch die Strahlenreaktion der Körperzellen ausgelöst zu sein.

e) Mastzellen.

Die Funktion der Mastzellen ist unklar. Ihre Herkunft ist insofern bestritten, als eine Reihe von Autoren sie nicht als eigene Zellart anerkennen wollen. Nach Naegeli ist es aber nicht zweifelhaft, daß die Blutmastzellen eine reife, in ihrer Entwicklung abgeschlossene Zellart darstellen. Da sie normalerweise mit einer Anteilzahl von höchstens $^1/_2\%$ der Leukocyten vorkommen, so scheint zunächst ihr Verhalten gegenüber Röntgenstrahlen nicht sehr bedeutungsvoll.

Aus den Untersuchungen von Seitz und Wintz läßt sich entnehmen, daß in Abhängigkeit von der Dosis die Mastzellen sich vermindern oder überhaupt aus dem Blut verschwinden. Bei der Seltenheit dieser Formelemente können große Zahlenreihen natürlich nicht aufgestellt werden, so daß alle Schlüsse aus den vorliegenden Beobachtungen mit einer gewissen Vorsicht bewertet werden müssen.

Bei den Untersuchungen von Bosch wurden die früheren Ergebnisse von Seitz und Wintz bestätigt und gleichzeitig beobachtet, daß solche Fälle, bei denen die Mastzellen vermehrt bleiben oder sich vermehren, eine ungünstige Prognose haben. Bei zerfallenden Carcinomen findet man an sich schon höhere Zahlenwerte für die Mastzellen; experimentell läßt sich die Vermehrung der Mastzellen durch Injektion von Carcinompreßsaft erzielen.

Es scheint, daß ein Ansteigen der Mastzellenzahl der schlechten Rückbildung eines Carcinoms entspricht, so daß beim Fortbestehen des Tumors immer wieder neue toxische Produkte in den Organismus kommen.

Eine besondere praktische Bedeutung ist der Beobachtung der Mastzellen nicht zuzusprechen. Dagegen mögen genauere Untersuchungen wissenschaftlich insofern wichtig sein, als das Verhalten der Mastzellen dem der eosinophilen Leukocyten entgegengesetzt ist. Dabei bilden doch die Mastzellen mit den eosinophilen Leukocyten als Granulocyten genetisch eine Einheit.

B. Erythrocyten.

Das rote Blutbild gilt im allgemeinen für wenig strahlenempfindlich. Diese Anschauung geht auf jene Zeit zurück, in der man verhältnismäßig kleine Strahlenmengen und diese in verteilter Dosis in den Körper hineinschickte. Seit aber eine wirksame Tiefentherapie mit der Verwendung großer Volumdosen, vor allem beim Carcinom, getrieben wird, berichten die Untersucher ziemlich eindeutig von einer qualitativen und quantitativen Veränderung der Erythrocyten. Nur herrscht noch keine Einigkeit darüber, ob es sich um eine direkte Strahlenschädigung der Erythrocyten handle oder ob die nachgewiesenen Veränderungen auf Störungen in den Blutbildungsstätten zurückzuführen seien.

Gudzent war einer der ersten, der eine Verringerung der Zahl der Erythrocyten nach Röntgentiefenbestrahlungen fand.

Seitz und Wintz haben in eingehenden Untersuchungen gezeigt, daß zwar das rote Blutbild von allen Formelementen die größte Widerstandsfähigkeit habe, daß aber eine Verminderung der Erythrocytenzahl schon bei Volumdosen, wie sie bei der Kastrationsbestrahlung angewendet werden, eintritt. Bei Applikation der Carcinomdosis, die eine entsprechend höhere Volumdosis bedeutet, ist das Absinken der Erythrocytenzahl augenscheinlich. Damit war die Abhängigkeit von der Dosis erwiesen. Seitz und Wintz zeigten dann weiter, daß für die Regenerationsfähigkeit des roten Blutbildes der vor der Bestrahlung vorhandene Blutstatus maßgebend ist. „Je schlechter" das Blutbild in bezug auf Erythrocytenzahl und Hämoglobingehalt war, desto geringer ist die Aussicht einer völligen Erholung. Darum warnten die beiden Autoren davor, Carcinombestrahlungen bei einem Hämoglobingehalt unter 30% überhaupt vorzunehmen.

Die Möglichkeit einer Erholung des roten Blutbildes — wie wohl des gesamten Blutbildes — hängt von der Konstitution, von dem Einfluß der spezifischen Krankheit und von der sinngemäßen Nachbehandlung nach der Röntgenbestrahlung ab.

Ähnliche Resultate ergaben die Untersuchungen von Minouflet und Schrumpf-Pierron, desgleichen von Bormann, Zumpe und v. Linhart.

Heim hat 1922 vor allem die Körpergegend, in der die Bestrahlung ausgeführt wurde und die Konstitution des Kranken berücksichtigt. Bei Applikation der Ovarialdosis nach dem Schema Seitz-Wintz sah er sogar einen Anstieg der Erythrocyten, bei anämischen Frauen dagegen einen Abfall. Wurde aber nach der Großfeldermethode bestrahlt, so trat ein Abfall ein.

Die Verminderung der Erythrocytenzahl sagt zunächst nichts in bezug auf den Wirkungsmechanismus. Es kann ebenso gut sein, daß die Erythrocyten direkt durch die einfallenden Röntgenstrahlen zerstört werden. Es ist aber auch möglich, daß die Blutbildungsstätten durch die Strahlen beeinflußt werden. Solche liegen bei fast allen Bestrahlungen, vor allem bei der Carcinomtherapie im Strahlenbereich.

Regaud hält die zirkulierenden Erythrocyten für absolut strahlenrefraktär. Die Reaktion der Erythrocytenzahl hängt nach seiner Meinung von der Wirkung auf die Blutbildungsstätten ab.

Auch eine Milieuänderung der Blutflüssigkeit wird für die Schädigung der Erythrocyten beschuldigt. Es erscheint denkbar, daß die Eiweißverbindungen im Serum durch die Absorption der Strahlen und die damit verbundenen Ladungsänderungen der Atome den Zerfall der roten Blutkörperchen auslösen können.

Die Verminderung der roten Blutkörperchen im strömenden Blut und die spätere Vermehrung ist wohl so zu deuten, daß es sich hier um das Zusammenwirken verschiedener Momente handelt. Es erscheint erwiesen, daß rote Blutkörperchen nach großen Röntgenstrahlendosen aufgelöst werden; denn Holthusen hat 1920 die Hämolyse von roten Blutkörperchen in der Agarsuspension nachgewiesen. Er sah auch die Umwandlung des Blutfarbstoffes in Methämoglobin eintreten.

Ebenso kann als sicher angenommen werden, daß jede Röntgenbestrahlung eine schädigende Wirkung auf den erythropoëtischen Apparat bewirkt; denn es tritt ja nach Röntgenbestrahlung nicht bloß die Verminderung der Erythrocytenzahl ein, sondern auch die Qualität der Erythrocyten ändert sich.

Bock berichtet 1924 über Anisocytose und Poikilocytose nach Applikation größerer Volumdosen.

Nach den Versuchen über Gloor und Zuppinger ergaben die protrahiert-fraktionierten Bestrahlungen verschiedenartige Resultate. Unter den qualitativen Veränderungen der Erythrocyten fanden sie gelegentlich eine leichte Anisocytose, selten eine Polychromasie, ganz selten eine basophile Punktierung einzelner Erythrocyten.

Es wäre sicherlich falsch für die qualitative und quantitative Veränderung des roten Blutbildes nach Tiefentherapie lediglich die Strahlen anzuschuldigen. Auch die Zerfallsprodukte wirken auf die Blutbildungsstätten. In erster Linie sind es wohl die Tumorgifte, die eine Reizwirkung oder auch eine schädigende Wirkung auf das erythropoëtische Mark auslösen.

Die Beobachtungen über die langsame oder schnellere Erholung des Blutbildes oder über das Fortbestehen der Anämie legten den Gedanken nahe, auch prognostische Schlüsse zu ziehen. Auch hier müssen die verschiedenen das Gesamtresultat bewirkenden Momente in Betracht gezogen werden.

Bosch hat beobachtet, daß bei günstigen Fällen ein kurzzeitiges Absinken der Erythrocyten eintritt, dem bald ein Anstieg über die Höhe der früher vorhandenen Erythrocytenzahl folgt; bei Fällen mit ungünstiger Prognose dagegen bleibt der Tiefstand der Erythrocyten bestehen. Die Regeneration findet nicht statt. Das sind Anzeichen für die Widerstandslosigkeit des Organismus. Das Knochenmark kann den Strahleninsult nicht überwinden, der Allgemeinorganismus wird mit den Zerfallsprodukten nicht fertig. Aber auch hier spielt die bessere oder schlechtere Nachbehandlung für den Ausgleich im Blutbild eine besondere Rolle.

C. Hämoglobin.

Wenn im vorhergehenden Kapitel dargelegt wurde, daß die Zahl der roten Blutkörperchen nach Anwendung großer Volumdosen absinkt, so ist es nicht weiter verwunderlich, daß auch der Hämoglobingehalt niedrigere Werte aufweist. Bei Untersuchungen aber, die Seitz und Wintz ganz kurz nach Beendigung der Bestrahlung angestellt haben, fanden sie häufig einen Anstieg des Hämoglobins trotz der zahlenmäßigen Verminderung der Erythrocyten. Das ließ nur den einen Schluß zu, daß es sich um freien Blutfarbstoff aus zerfallenen Erythrocyten handle[1]. Da eine schnelle Ausscheidung des Blutfarbstoffes stattfindet, so ist bereits nach kurzer Zeit ein entsprechendes Verhältnis des Hämoglobins zu der Zahl der roten Blutkörperchen wiederhergestellt. Es tritt sogar ein schnelles Absinken des Hämoglobingehaltes ein, weil nach Zerstörung der während der Bestrahlung im Blute kreisenden Erythrocyten eine rasche Ausschwemmung unfertiger roter Blutkörperchen aus dem Knochenmark einsetzt. Der Anstieg des Hämoglobingehaltes geht bei günstigen Fällen konform mit der Vermehrung der Erythrocyten vor sich.

Unter dieser Kenntnis kann der Hämoglobingehalt auch für die Prognose mit herangezogen werden. Bei günstigen Fällen steigt nicht bloß die Zahl der roten Blutkörperchen, sondern auch der Färbeindex an. Bei ungünstigen Fällen dagegen sinkt der Färbeindex, weil die Schädigung der roten Blutkörperchen durch das geschädigte Knochenmark nicht ausgeglichen werden kann. Der Blutfarbstoffgehalt dieser von einem geschädigten Knochenmark gelieferten Blutkörperchen ist geringer; so erklärt sich ein niedriger Färbeindex.

---

[1] Seitz und Wintz wiesen schon 1920 darauf hin, daß dieser in vermehrtem Maße nach der Bestrahlung mit dem Urin ausgeschieden wird. Dafür haben nun neuerdings Herold und Meißner den experimentellen Beweis erbracht (Strahlenther. 47, 291).

D. Blutgerinnung.

Untersuchungen über den Einfluß der Röntgenstrahlen auf die Blutgerinnung liegen ziemlich zahlreich vor. Doch sind die Resultate keineswegs einheitliche. Dies liegt zweifellos in der Tatsache begründet, daß die Einverleibung großer Röntgenstrahlendosen derartige Veränderungen im Organismus setzt, daß dadurch die Blutgerinnung in Mitleidenschaft gezogen werden muß. Die Erkrankungen aber, die so große Röntgenstrahlendosen notwendig machen, beeinflussen von sich aus ebenfalls die Blutgerinnung.

Die Uteruscarcinome mit ihren meist großen Blutungen bringen schon allein durch den Flüssigkeitsverlust eine Änderung in der Blutzusammensetzung mit sich; wohl die stärkste Wirkung auf die Veränderung der Blutgerinnungszeit wird aber durch den Tumorzerfall nach der Röntgenbestrahlung ausgelöst.

Eine direkte Wirkung der Röntgenstrahlen auf jene Komponenten, die den Mechanismus der Blutgerinnung beeinflussen, muß als erwiesen betrachtet werden.

Regaud hat eine Verminderung der Blutplättchen nach der Bestrahlung und eine Zerstörung der Megakaryocyten im Knochenmark festgestellt. Danach besteht also die Möglichkeit, daß durch die Bestrahlung ein gerinnungsbeschleunigendes Cytocym frei wird.

Die Veränderung der Blutgerinnungszeit nach der Bestrahlung ist also durch das Zusammenwirken primärer und sekundärer Effekte der Bestrahlung zu betrachten; es ist daher ohne weiteres denkbar, daß durch ein- und dieselbe Maßnahme, etwa die Bestrahlung eines Uteruscarcinoms, bei einem klinisch gleichwertigen Tumor verschiedene Resultate gefunden werden, weil eben die Auslösung der Blutgerinnung von so mannigfaltigen Funktionen abhängt.

Darum kann man auch aus der Veränderung der Blutgerinnungszeit nach der Bestrahlung heute noch keine — weder für die Klinik der Carcinomtherapie, noch für die Forschung — wichtigen Schlüsse ziehen.

Als Begründung hierfür sei auf die Untersuchungen aus der Erlanger Klinik hingewiesen.

Seitz u. Wintz fanden bei den von ihnen 1917/19 durchgeführten Bestimmungen der Blutgerinnungszeit nach der Bestrahlung in weitaus der Mehrzahl ihrer Fälle eine Verlängerung der Blutgerinnungszeit, die im Laufe von 6 Wochen langsam wieder zur Norm zurückkehrte. Als dann später (1922) v. Linhardt Blutuntersuchungen nach Röntgenbestrahlung durchführte, fand er nach der Bestrahlung des Uteruscarcinoms in fast allen Fällen eine mehr oder weniger deutliche Verkürzung der Gerinnungszeit. Der Unterschied dieser Resultate erklärt sich aus der Veränderung der Bestrahlungstechnik; denn das seit 1920 bei den Uteruscarcinomen regelmäßig angewendete Vulvafeld hat eine Strahlenrichtung nach dem Zwerchfell zu; es trifft also eine wenn auch relativ kleine Dosis Milz und Leber. Bei der Technik vor 1920 wurde die Vulva als Einfallsfeld noch nicht benützt; die Konzentration der Einfallsfelder vom Abdomen und vom Rücken her kam im Becken zur Auswirkung. Auf Milz und Leber konnten damals nur ganz geringe Streustrahlenmengen einwirken.

Die verlängerte Blutgerinnungszeit, die Seitz u. Wintz fanden, mag wohl in der Hauptsache durch die Zerfallstoxine des Tumors bedingt gewesen sein.

Die Verkürzung der Blutgerinnungszeit durch Bestrahlung der Milz oder der Leber ist nach den ersten Beobachtungen von Stephan und nach der Bestätigung durch eine große Anzahl Autoren (Fromme, Szenes, Pagniez, Kaznelson und Lorant, Jurazs, Tichy, Petersen und Saelhof, Neuffer, Feißly, Lotsch, Partsch, Levy-Dorn, von der Hütten, Wassertrüdinger) heute gesichert. Die Gerinnungsbeschleunigung ist eine kurzzeitige, sie klingt im allgemeinen nach 4—5 Tagen ab. Näheres darüber findet sich in diesem Handbuch, Bd. IV, 2. Teil: „Die Behandlung der gutartigen Erkrankungen".

Die verschiedenartigen Einwirkungen der Röntgenstrahlen auf die Gerinnungszeit lassen sich nicht allein mit der Größe der Dosis erklären. Dies widerspricht zunächst nicht dem Ergebnis von Zunz und La Barre, die bei sonst gleichwertigen Versuchsbedingungen eine Zunahme der Gerinnungsbeschleunigung mit steigender Dosis fanden. Wurde die Dosis über einen gewissen Punkt hinaus vergrößert, so nahm die Gerinnungsbeschleunigung zunächst wieder ab, um schließlich in eine ausgesprochene Verzögerung umzuschlagen.

Es besteht auch zweifellos eine gewisse Abhängigkeit der Röntgenstrahlenwirkung auf die Blutgerinnung von der Lokalisation der Bestrahlung; die Strahlenapplikation auf die Oberbauchgegend führt meist zu einer Blutgerinnungsbeschleunigung.

Beim Uteruscarcinom wurden mehrfach negative Ergebnisse gefunden. So konnten Henkel und Gueffroy keine Veränderung der Koagulationszeit gegenüber den normalen Werten feststellen.

Der Mechanismus der Blutgerinnung ist auch heute noch nicht genau bekannt; wir wissen aber, daß eine Reihe von Einzelfaktoren eine Rolle spielen. Gerinnung tritt ein, wenn das im Blutplasma gelöst vorkommende Fibrinogen in das unlösliche Fibrin übergeht, wobei dem Thrombin (Fibrinferment) und den Kalksalzen im Serum eine bedeutende Rolle zufällt (Jagič und Klima). Die Röntgenstrahlen aber können jeden einzelnen der Faktoren beeinflussen, wobei auch die direkte Zerstörung der Blutplättchen zu berücksichtigen ist.

E. Blutplättchen.

Ob die Blutplättchen im strömenden Blute durch einfallende Röntgenstrahlen zerstört werden können, war lange Zeit zweifelhaft. Nach der heute vorliegenden Literatur muß aber die Frage bejaht werden; denn die meisten Autoren fanden eine zahlenmäßig nachweisbare Reduktion. Im Tierexperiment ließ sich einwandfrei zeigen, daß durch Ganzbestrahlungen oder durch Injektionen radioaktiver Substanzen die Blutplättchen geringer werden. Beim Menschen nimmt aber die Zahl der Blutplättchen nur bei einer großen, eben noch zulässigen Dosis einwandfrei ab.

Dies fanden Krause und Ziegler schon 1906, ebenso auch Regaud, der eine ausgesprochene Thrombopenie in den ersten Tagen nach der Bestrahlung beobachtet hat. Aber schon vom 4. Tage ab erfolgte ein Anstieg, der langsam wieder normale Werte erreichte.

Nach Groedel und Lossen ist das Auftreten einer starken zunehmenden Thrombopenie als ein Zeichen einer hochgradigen Strahlenschdäigung der blutbildenden Organe aufzufassen. Es scheint auch, daß bei den chronischen Blutschädigungen der Röntgenologen die Thrombopenie als bedenkliches Zeichen zu betrachten ist.

Die Beobachtung einer schweren hämorrhagischen Diathese nach Bestrahlung myeloischer Leukämie (Frank, Decastello) darf wohl nur so gedeutet werden, daß das an sich pathologische Blutbild eine besonders große Empfindlichkeit gegenüber den Röntgenstrahlen hat. Bei relativ normalem Blutstatus sind auch bei den großen Dosen, wie sie bei Carcinombestrahlungen zur Anwendung kommen, keine wesentlichen Schädigungen der Blutplättchen gefunden worden.

F. Sedimentierungsgeschwindigkeit der Erythrocyten.

Bei der großen diagnostischen Bedeutung der Senkungsgeschwindigkeit der roten Blutkörperchen waren Untersuchungen über den Einfluß der Röntgenstrahlen auf diesen Vorgang naheliegend. Um es vorwegzunehmen: zweifelsfreie Ergebnisse liegen bis heute noch nicht vor. Darin ist aber nicht etwa ein ungenaues Vorgehen der Untersucher schuld, sondern vielmehr die Tatsache, daß die Senkungsgeschwindigkeit durch eine größere Anzahl von Faktoren beeinflußt wird. Die Versuche in vitro haben schon widersprechende Resultate ergeben. Während Risse an einigen Fällen eine Beschleunigung der Blutsedimentierung fand und auch Brunner zum gleichen Ergebnis kam, stellte v. Mikulicz-Radecki ebenso regelmäßig eine Verzögerung des Sedimentierungsvermögens fest. Zu demselben Ergebnis kam Pohle bei Bestrahlung mit Dosen von 1—5 HED. Leitner konnte keinerlei Gesetzmäßigkeit nachweisen; er fand Beschleunigung und Verlangsamung.

Bei therapeutischen Bestrahlungen hat Giesecke mit der Linzenmeierschen Methode den Einfluß der Strahlen auf das Sedimentierungsvermögen der Erythrocyten untersucht. Er fand eine Beschleunigung der Senkungsgeschwindigkeit nach Applikation großer Dosen. Andere Autoren bestätigten dieses Ergebnis, so Bonanno, Gragert, Eick, Krömeke, Guthmann und Schneider.

Krömeke fand die Beschleunigung einhergehend mit einer Verringerung der Erythrocytenzahl, ein Ergebnis, das auch sonst bei herabgesetzten Erythrocytenwerten gefunden wird. Auch Odenthal stellte nach der Bestrahlung deutliche Beschleunigung der Senkungswerte fest. Guthmann und Schneider untersuchten 300 Genitalcarcinome. Schon 2 Stunden nach der Bestrahlung trat die Beschleunigung auf.

Andere Untersucher fanden eine Verlangsamung (v. Mikulicz-Radecki, Risse, Pohle).

Die Beeinflussung der Senkungsgeschwindigkeit der roten Blutkörperchen nach Röntgenbestrahlung kann nicht als Einzeltest aufgestellt werden; sie muß im Rahmen der übrigen Reaktionen, die im Blut nach Röntgenbestrahlung vor sich gehen, bewertet werden, zumal sie auch mit ihnen in ursächlichem Zusammenhang steht. Dazu kommt, daß die Erkrankung, die die Röntgenbestrahlung veranlaßt, meist an sich schon eine Veränderung der Sedimentierungsgeschwindigkeit der Erythrocyten bedingt.

Literaturverzeichnis[1].

Allgemeiner Teil.

Radiosensibilität der verschiedenen Gewebe und Tumoren
(auch Carcinomdosis, Reizdosis, histologisches Bild usw.). Siehe auch unter „Röntgenschäden" S. 1044.

Adler, L., Morphologische Kennzeichen für die Radiumempfindlichkeit der Carcinome des weiblichen Genitales. Zbl. Gynäk. 40, 673—680 (1916). — Die Radiumbehandlung maligner Tumoren in der Gynäkologie. 4. Sonderband zur „Strahlentherapie". Wien u. Berlin: Urban & Schwarzenberg 1919. — *Albrecht, H.*, Pathologische Anatomie und Klinik des Uterussarkoms. Halban-Seitz, Bd. 4, S. 58. — Über das Carcinomsarkom des Uterus. Frankf. Z. Path. 1908, 191. — *Altschul*, Biologische und physiologische Grundlagen der Dosimetrie. Fortschr. Röntgenstr. 30, 360. — *Ancel, S.*, Action de faibles doses de rayons X sur des graines sèches. C. r. Soc. Biol. Paris 91, No 37, 1435. Ref. J. de Radiol. 9, 291 (1925). *Andersen, H. C.* u. *M. Fischer*, Die Wirkung von α-Strahlen auf Gewebekulturen. Strahlenther. 48, 3, 500—507 (1933). — *Aschoff*, Freiburger med. Ges., 3. Febr. 1914. Dtsch. med. Wschr. 1914, 830.

Bachem, A., Unfiltered and filtered X-ray dosage. Radiology 5, Nr 4, 335. J. of Radiol. 5, Nr 5, 155. — *Baensch*, Strahlenther. 50, 278 (1934). — *Baeten*, Dose cancéricide et radio-résistance. Bull. Assoc. franç. Etude Canc. 18, 733—751 (1929). Z. Krebsforsch. 32, 3. Ref.-Teil S. 29. — *Ball*, Zit. nach Rahm. — *Ballin, L.*, Lebensalter und Reifegrad des Gebärmutterkrebses. Zbl. Gynäk. 1926, Nr 4, 214. — *Bardachzi*, Die Strahlenbehandlung der Krebskrankheit. Med. Klin. 1930 I, 200. — *Bardachzi, F.* u. *R. Epstein*, Zur Wahl der Dosis und Strahlenhärte bei bösartigen Neubildungen. Röntgenkongr. Wien 1929. Strahlenther. 33, 1, 139. — Fortschr. Röntgenstr. 40, Kongreßh, 24 (1929). — *Bardeen*, Lancet 1906 II, 867. — *Baumeister*, Die biologische Röntgendosierung in der Univ.-Frauenklinik Erlangen. Ther. Gegenw. 1919, I. Ref. Zbl. Gynäk. 1919, 741. — *Beau*-Paris, A propos de la radio-résistance acquise des cancers. Bull. Soc. Radiol. méd., Febr. 1928, No 146, 70. — J. de Radiol. 12, 401 (1928). — *Beck* u. *Rapp*, Über die Strahlenbehandlung der malignen Geschwülste der oberen Luft- und Speisewege. Arch. f. Laryng. 33, 159 (1920). — *Becker, J. P.*, Photochemische Veränderungen der Eiweißbausteine Oxyprolin und Prolin durch Röntgenstrahlen und ultraviolettes Licht. Strahlenther. 48, 296—307 (1933). — *Béclère, A.*, Was haben wir zu hoffen und zu fürchten von der Röntgentherapie mit hochpenetranter Strahlung? Arch. Electr. méd. Aug. 1921, No 467, 225. Ref. Fortschr. Röntgenstr. 29, 262. — L'érythème cutané et la dose dite d'érythème en radiothérapie. Soc. Suisse de Radiol. Lausanne 22. März 1925. J. de Radiol. 9, 275—283 (1925). — La radiosensibilité des cellules néoplasiques. Acta radiol. (Stockh.) 6, 141—146 (1926). — Über die Radiosensibilität der Neoplasmazellen. Strahlenther. 23, 9 (1926). — *Beets* and *Arens*, Practical aspects of X-ray measurement, with special reference to a standard unit of dosage. Radiology 2, 172. — Physical measurements and comparative technic in relation to biological dosage. Radiology 3, 293. — *Behnken*, Der Dosisbegriff bei Röntgenstrahlen. Strahlenther. 50, 476 (1934). — *Bensaude, Solomon* et *Oury*, Action des rayons de roentgen sur la sécrétion gastrique. Bull. Soc. Radiol. méd. France 13, No 115, 36. — Z. org. Chir. 32, 172 (1925). — *Bergonié*, Zu Reizdosis bei Carcinom. J. de Radiol. 7, 460 (1923). — *Bertoloni, G.*, Les différentes formes de cancer des organes génitaux de la femme et leur sensibilité radioactive. L'Actinoter. 3, 5, (1923, Nov.). — *Beutel, A.*, Zur Beeinflussung der Leberfunktion durch Röntgenstrahlen. Strahlenther. 45, 2, 344 (1932). — *Biedel, A.* u. *J. Borak*, Die Wirkungen der strahlenden Energie auf die endokrinen Drüsen und die innere Sekretion. Handbuch der gesamten Strahlenheilkunde, herausgeg. von P. Lazarus, 2. Aufl., Bd. 1, S. 577—622. — *Bienfait*, Zu Reizdosis bei Carcinom. J. de Radiol. 7, 460 (1923). — *Bier*, Der Reizverzug. Münch. med. Wschr. 1923 II, 1006. — *Biró, E.*, Das Verhalten bösartiger Geschwülste gegenüber verschiedenen Röntgenstrahlenmengen. Schweiz. med. Wschr. 1928, 223. — *Björling*, Gesichtspunkte für die Dosierung der Röntgentherapie nebst Angabe einer einfachen Methode zur Messung der Röntgenstrahlen. Sv. Läkartidn. 21, Nr 7, 145—162 (1924). — *Bloodgood, C. J.*, Radiosensitive tumors and tumors that first should be subjected to operation. Radiology 14, 254—262. — Z. Krebsforsch. 33, Ref.-Teil, 44 (1930). — *Böhm* u. *Zweifel*, Inwieweit kann man heute aus mikroskopischen Befunden eine Prognose für die Bestrahlung des Uteruscarcinoms stellen? Zbl. Gynäk. 50, 30—35 (1926). — *Bolaffio*, Zu Reizdosis bei Carcinom. Strahlenther. 29, 461 (1928). — *Borak, J.*, Die Behandlung klimakterischer Ausfallserscheinungen durch Röntgenbestrahlung der Hypo-

---

[1] Unter Mitarbeit von Mathilde Schoener, Bibliothekarin der Klinik.

physe und Schilddrüse. Münch. med. Wschr. **1924**, 864. — 4. Tagg dtsch. Röntgenol. tschechoslow. Republ., Prag, Okt. 1925. Fortschr. Röntgenstr. **34**, 375 (1926). — Über die epidermiolytische Bestrahlungsreaktion. Fortschr. Röntgenstr. **45**, Nr 4, 397 (1932). — Günstige Bestrahlungseffekte bei Fällen von Carcinoma solidum simplex. Wien. Röntgenges., 3. Mai 1932. Fortschr. Röntgenstr. **46**, 482. *Borell*, Experimentelle Untersuchungen zur Tiefendosierung harter Röntgenstrahlen mit besonderer Berücksichtigung der Streustrahlung. Strahlenther. 14, 239 (1922). — *Bornhauser, O.*, Siehe Holfelder und Yaloussis. — *Bowing*, Radium in carcinoma of the cervix uteri. Radiology 1, 199 (1923). — *Bretschneider*, Über weitere Resultate in der Strahlenbehandlung der weiblichen Genitalcarcinome. Mschr. Geburtsh. **67**, 15 (1924). — *Bright, E. M.*, Siehe Redfield. — *Bruegel, C.*, Die Beeinflussung des Magenchemismus durch Röntgenstrahlen. Münch. med. Wschr. **1916** I, 670; **1917** I, 379.

Calabrese, G. A., Su alcune coordinate fisiche di dosaggio in radio-terapia. Arch. di Radiol. **1925**, 388—390. — *Callomon*, Zur Röntgenbehandlung der Epitheliome. Strahlenther. 1, 296 (1912). — *Caló, A.*, Über das Verhalten des reticuloendothelialen Apparates bei Bestrahlung von Geschwulsttieren. Strahlenther. **46**, 529 (1933). — *Casati, Annibali*, Experimentelle Untersuchungen über die Röntgenwirkung auf das Knochenmark. III. Mitt. Strahlenther. **43**, 582 (1932). — *Case*, An appraisal of the newer methods of deep Röntgen therapy. N. Y. med. J. 118, 368 (1923). — *Caspari*, Weiteres zur biologischen Grundlage der Strahlenwirkung. Strahlenther. 18, 17 (1924). — Neuere Erfahrungen auf dem Gebiete der Strahlenbiologie. Ver. bad. Röntgenologen Heidelberg, 1. Febr. 1925. Fortschr. Röntgenstr. **33**, 580 (1925). — *Caspari, W.*, Biologische Grundlagen der Strahlenbehandlung bösartiger Geschwülste. Handbuch der gesamten Strahlenheilkunde von Lazarus, Bd. 1, S. 771. 1928. — *Caspari* u. *Dessauer*, Probleme der biologischen Strahlenwirkung, Punktwärmehypothese, Nekrohormonhypothese. Acta radiol. (Stockh.) 6, 241—270 (1926). — *Chambacher* u. *Descoust*, Große Röntgendosen bei der Krebsbehandlung. Presse méd. **1922**, No 74. — Zbl. Gynäk. **1924**, 447. — *Chambers* u. *S. Russ*, Zur Frage der Latenz bestrahlter Tumorzellen. Lancet **1929**, No 216. — Zbl. Gynäk. **1930**, 1012. — *Chaoul*, Aussprache über die Reizwirkung der Röntgenstrahlen. Münch. Röntgenver.igg, 14. Mai 1923. Klin. Wschr. **1923** II, 1674. — Die Röntgenbehandlung bösartiger Geschwülste. Dtsch. Z. Chir. **193**, 59—71 (1925). — *Charpy*, Longueur d'onde et thérapie. Bull. Soc. Radiol. méd. France, 10. Juli **1923**, 213. — *Chéron*, Zitiert nach Czepa. Strahlenther. **16**, 963 (1910). — *Chievitz*, Aussprache zu Wissing „Radiumtreatment of cancer uteri at modum Regaud". Proc. Danish radiol. Assoc. **1922**. — Acta radiol. (Stockh.) 4, 163 (1925). — *Clark, Morgan* and *Asnis*, A preliminary report on a modified X-radiation technic. Radiology 3, 273. — *Clement, Gage*, Radiosensitivity of tumors. Arch. physic. Ther. 10, 545—548; Z. Krebsforsch. **32**, Ref.-Teil, 28 (1930). — *Coliez, R.*, Considérations générales sur la répartition de rayonnement X dans les tissus au cours des applications thérapeutiques. Bull. Soc. Radiol. méd. France 11, No 104, 262—272 (1923). — *Conrad, A.*, Unblutige Nierenausschaltung durch Röntgenbestrahlung zur Heilung von Ureterfisteln. Zbl. Gynäk. **1929**, 2520. — *Cordua, R.*, Die Morphologie der Collumcarcinome des Uterus als Grundlage für die Beurteilung ihrer Strahlenempfindlichkeit. 1. internat. Röntgenkongr., London Juli 1925. Strahlenther. **22**, 689 (1926). — Brit. J. Radiol. 31, Nr 317, 477. — *Cramer, H.*, Zur biologischen Strahlenwirkung. Klin. Wschr. **1926** I, 190; Strahlenther. **21**, 633 (1926). — *Cutler, M.*, Beziehungen zwischen Struktur und Prognose beim Cervixcarcinom unter Strahlenbehandlung. New England J. Med. **200**, Nr 11, 517 (1929). — *Czepa, A.*, Experimenteller Beitrag zum Problem der wachstumssteigernden Wirkung der Röntgenstrahlen auf normales menschliches Gewebe. Bemerkungen zur Arbeit A. Simons. Fortschr. Röntgenstr. **31**, 731 (1923). — Das Problem der wachstumsfördernden und funktionssteigernden Röntgen-Radiumwirkung. Strahlenther. **16**, 913 (1924). — Siehe G. Schwarz und Schindler.

Dahl, B., Effets des rayons X sur les os longs en développement. Etude radiographique et anatomique. J. de Radiol. 18, 131—140 (1934). — The effect of roentgen radiation on the growth of the young tubular bones. Acta radiol. (Stockh.) 14, Nr 6, 646 (1933). — *Dauvillier, A.*, Le problème général du dosage des radiations en thérapeutique. Strasbourg méd. 89, 253. — *David, O.*, Untersuchungen über den Einfluß von Röntgenstrahlen auf Kapillaren. Strahlenther. **23**, 366—368 (1926). — Über Allgemeinwirkungen der Röntgenstrahlen. Strahlenther. **26**, 419—420 (1927). — *Declairfayt* (Spa), La piogénèse aseptique artificielle auxiliare des radiations pénétrantes dans la thérapeutique du cancer. Congr. de Liège 1924. J. de Radiol. 8, Nr 9, 420. — *Dehler, H.*, Zur Strahlenbiologie des Krebses. Strahlenther. **25**, 239—254 (1927). — *Descoust*, Siehe Chambacher. — *Dessauer, F.*, Bemerkungen zum Aufsatz von Prof. Opitz „Zur Hypothese von der Punktwärme nach Dessauer". Strahlenther. **22**, 189 (1926). — Über den Grundvorgang der biologischen Strahlenwirkung. Bemerkung zu der gleichnamigen Arbeit von Holthusen in Bd. 25, S. 1, der Strahlentherapie. Strahlenther. **27**, 364 (1927). — Neue Aufgaben der Biophysik. Strahlenther. **47**, Nr 1, 17—24 (1933). — *Dietrich, W.* u. *F. Rost*, Über das Verhalten der Magen- und Darmsekretion bei Röntgenbestrahlung. Strahlenther. **20**, 108 (1925). —

Döderlein, A., Die histologische Bewertung der Uteruscarcinome für die Strahlenbehandlung. Mschr. Geburtsh. **90**, 9—23 (1932). — *Döderlein, A., G. Döderlein* u. *F. Voltz*, Über das Uteruscarcinom und seine Strahlenbehandlung. Acta radiol. (Stockh.) **6**, 335 (1926). — *Döderlein, G.*, Der histologische Reifegrad des Carcinoms als Gradmesser für die Strahlenbehandlung. Bayer. Ges. Geburtsh. u. Gynäk. Nürnberg 6. Dez. 1925. Mschr. Geburtsh. **76**, 357 (1926). — Der morphologische Reifegrad der Genital-carcinome und seine Bedeutung für die Strahlenbehandlung. Zbl. Gynäk. **1931**, 968—981. — Fünfjährige Heilungsergebnisse der Strahlenbehandlung bei morphologisch verschieden gereiften Genitalcarcinomen. Ges. Geburtsh. u. Gynäk. Berlin, 24. April 1931. Zbl. Gynäk. **1931**, 3018. — Aussprache zur Strahlenbehandlung des Collumcarcinoms. Gynäk.-Kongr. Berlin, Okt. 1933. Arch. Gynäk. **156**, Kongr.ber., 296 (1933). *Dorsey*, Dosierungsfragen. (Brief an den Herausgeber). Amer. J. Roentgenol. **10**, 762 (1923). — *Ducuing* et *Jacotot*, En radiothérapie pénétrante doit-on rassembler ou étaler la dose totale dans le temps? Gaz. Hôp. **97**, No 7 (1924). Ref. Zbl. Chir. **1924**, 1868. — *Duncan* and *Ward*, The grading of epitheliomata and their radiation sensibility. N. Y. med. J., Dez. **1923**. — *Dustin, A. P.*, Über die Wirkungsweise der Strahlungen in der Biologie. Soc. belge Radiol., 14. Febr. 1926. Le Scalpel **79**, No 9, 203. Ref. Zbl. Radiol. **1**, 132 (1926). — Nouvelle contribution à l'étude radiobiologique des épithéliomas du col utérin soumis à la télécuriethérapie. Les courbes de pycnoses, de mitoses normales et de mitoses atypiques. Le Cancer **4**, No 4, 388—430 (1927). — Zbl. Radiol. **2**, 526 (1926). — *Duval*, Zit. nach Czepa. — *Dyes, O.*, Anämie, Zellalter und Radiosensibilität. Strahlenther. **36**, 552 (1930). — *Dyroff, R.*, Histologische Beobachtungen nach Röntgenbestrahlung von Uteruscarcinomen. Gynäk.-Kongr. Wien 1925. — Arch. Gynäk. **125**, 529 (Kongr.ber.) **1925**. — Die histologisch kontrollierte Heilung des Uteruscarcinoms. Röntgenkongr. Wiesbaden 1927. Fortschr. Röntgenstr. **36**, Beih., 65 (1927). — Das histologische Heilungsbild des Carcinoms nach Röntgenbestrahlung. Bayer. Ges. Geburtsh. u. Frauenheilk., 11. Dez. 1927. Mschr. Geburtsh. **80**, 153 (1928). — Diskussion zur Histologie des Carcinoms. Naturforschertag Hamburg, Sept. 1928. Zbl. Gynäk. **1928**, 2798. — Mschr. Geburtsh. **80**, 153 (1928). — Die histologische Rückbildung des Uteruscarcinoms nach Röntgenbestrahlung. Arch. Gynäk. **136**, 141 (1929). — Spezielle Histologie der Carcinomrückbildung. Die Röntgentherapie in der Gynäkologie. Jahrbuch für Röntgenologie, herausgeg. von O. Rigler-Hufeland, Bd. 1, S. 183. 1930.

Ebbecke, Über Zellreizung und ihre Beziehung zu klinischen Fragen. Med. Ges. Göttingen, 28. Juni 1923. Klin. Wschr. **1923 II**, 1907. — *Editorial*, Cell resistance incited by radiation. Amer. J. Cancer. **16**, 1246 (1932). — *Ellinger, D.*, Siehe W. Friedrich. — *Ellinger, F.*, Untersuchungen über die Hautwirkung von Röntgenstrahlen an Kaninchen. III. Mitt. Die Wirkung einer harten Strahlung und ihre Beeinflussung durch Tonephin. (Nach gemeinsamen Versuchen mit cand. med. R. Türk.) Strahlenther. **47**, 727—732 (1933). — *Engelmann*, Die Veränderungen der Skelettmuskulatur unter dem Einfluß der Strahlenbehandlung. Hamburg. ärztl. Ver. (Biol. Abt.), 28. März 1933. Med. Klin. **1933**, 894. — *Ewing, J.*, The mode of radiation upon carcinoma. Amer. J. Roentgenol. **9**, 331—336 (1922). — Tissue reactions to radiation. Caldwell lecture 1925. Amer. J. Roentgenol. **15**, 93 (1926). — Factors determining radioresistence in tumors. Radiology **14**, 186 (1930). — *Eymer, H.*, Beeinflussung von Ovarialtumoren durch Röntgenstrahlen. Strahlenther. **1**, 358 (1912).

Failla, G., A brief analysis of some important factors in the biological action of radiation. Amer. J. Roentgenol. **12**, 454 (1924). — *Farrar, Lilian K. P.*, The reaction of the tissues to radium in treatment of cancer of the cervix and the importance of lacerations in producing cancer in this location. Surg. etc. **43**, Nr 6, 719—723 (1926). — Ber. Gynäk. **12**, 16 (1927). — *Ferguson, R. S.*, Behavior of the hormone of the anterior hypophysis in a case of teratoma testis. Amer. J. Roentgenol. **29**, 443 (1933). — *Ferroux*, Siehe Regaud. — *Fiedler*, Zur Hauteinheitsdosis. Zbl. Gynäk. **1919**, 724. — *Finzi, N. S.*, Some developments in deep radio-therapy. Brit. J. Radiol. **21**, 67—79. (Röntgen Soc. Section.) *Fischer, M.*, Siehe H. C. Andersen. — *Flaskamp, W.*, Über Röntgenschäden und Schäden durch radioaktive Substanzen. Berlin u. Wien: Urban & Schwarzenberg 1930. — *Fleischauer, Leni*, Über die sensibilisierende Wirkung des Teerpräparates Liantral. Strahlenther. **36**, 144 (1930). — *Forster*, Was vermag die Röntgentherapie zu leisten? Schweiz. med. Wschr. **1932 I**, 38. — Zbl. Chir. **1933**, 403. — *Fraenkel, M.*, Die Röntgenreizdosen in der Gynäkologie, mit besonderer Berücksichtigung der Carcinombekämpfung. Zbl. Gynäk. **1920**, Nr 45. — Die Röntgenstrahlenreizdosen in der Medizin und in der Bekämpfung des Carcinoms. Berl. klin. Wschr. **1921 I**, 698. — Die Bedeutung der Röntgenreizdosen in der Medizin. Berl. med. Ges., 11. Mai 1921. Dtsch. med. Wschr. **1921 I**, 699. — Die Bedeutung der Röntgenreizstrahlen in der Medizin mit besonderer Einwirkung auf das endokrine System und seiner Beeinflussung des Carcinoms. Strahlenther. **12**, 850 (1921). — Zur Theorie der zellfunktionserhöhenden Röntgenstrahlen. Dtsch. med. Wschr. **1922 II**, 1136. — Röntgen-Reiz- und leistungssteigernde Strahlenwirkung. Röntgenkongr. Berlin 1922. Fortschr. Röntgenstr. **30**, Kongreßh. 2, 109 (1922). — Carcinom und Röntgentherapie. Med. Klin. **1924**, 1653—1654. — *Frankenberger, W.*, Neuere Ansichten über das Wesen photochemischer Prozesse und ihre Beziehungen zu biologischen Vorgängen. Strahlenther. **47**, 233 (1933). — *Freund, L.*, Gibt es eine Reizwirkung der Röntgenstrahlen? Münch. med. Wschr. **1923**, 1202. — Zur Geschichte der Schwachbestrahlung. Strahlenther. **25**, 593 (1927). — Zur Geschichte der „Schwachbestrahlung". Antwort zu den Bemerkungen G. Holzknechts in Bd. 26, H. 3, dieser Zeitschrift. Strahlenther. **27**, 389 (1927). — Die Strahlenempfindlichkeit im Kindesalter. Wien. klin. Wschr. **1931 II**, 1568. — *Friedrich, W.*, The problem of ray dosage. Amer. J. Roentgenol. 10, 6 (1923). — Zur Frage der experimentellen Strahlentherapie. Strahlenther. **47**, 12 (1933). — *Frik, K.* u. *R. Krüger*, Gilt das Arndt-Schulzsche Gesetz für Röntgenstrahlen? Z. klin. Med. **99**, 264—269.

Gabor, T., Siehe T. Reiter. — *Gabriel*, Experimentelle Untersuchungen über die Einwirkung der Röntgenstrahlen auf die Gefäße. Röntgenkongr. Berlin 1924. Fortschr. Röntgenstr. **32**, Kongreßh. 1, 158 (1924). — *Gál, F.*, Überraschende Besserungen durch kleine Röntgendosen in als unrettbar angesehenen Uteruscarcinomfällen. Strahlenther. **31**, 91 (1928). — *Gammeltoft*, Aussprache zu Wissing "Radium treatment of cancer uteri at modum Regaud". Radiologic. Association **1922**. Acta radiol. (Stockh.) **4**, 163 (1925). — *Gante, H.*, Die Vicia faba equina im Dienste der Strahlentherapie. Inaug.-Diss. Bonn 1922. Ref. Zbl. Chir. **1923**, 1382. — *Gauß*, Reizdosis beim Carcinom. Zit. nach Opitz, Lehrbuch der Strahlentherapie, Bd. 1, S. 885. 1925. — *Glasser, O.*, Erythemdosen in Röntgeneinheiten. Strahlenther. **20**, 141—143 (1925). — *Glasser, O.* and *F. R. Mautz*, Studies on the effect of roentgen rays and gamma rays upon the eggs of drosophila melanogaster. Amer. J. Roentgenol. **29**, 815—825 (1933). — *Goedecke, R.*, Beitrag zur Ausschaltung der Nierenfunktion durch Röntgenstrahlen. Zbl. Gynäk. **1931**, 2287. — *Glocker, R.*, Die Grundgesetze der physikalischen Wirkung von Röntgenstrahlen verschiedener Wellenlänge und ihre Beziehung zum biologischen Effekt. Röntgenkongr. Wiesbaden 1927. Fortschr. Röntgenstr. **36**, Beih., 80 (1927). — Das Grundgesetz der physikalischen Wirkung von Röntgenstrahlen verschiedener Wellenlänge und seine Beziehung zum biologischen Effekt. Strahlenther. **26**, 147 bis 155 (1927). — Die physikalischen Grundlagen der Strahlentherapie. Strahlenther. **48**, 1—14 (1933). — Über die Wirkung von Röntgenstrahlen verschiedener Wellenlänge auf biologische Objekte. VI. Mitt. Strahlenther. **49**, 251—254 (1934). — *Glocker, R.* u. *A. Reuß*, Über die Wirkung der Röntgenstrahlen verschiedener Wellenlängen auf biologische Objekte I. Strahlenther. **46**, 137; **47**, 28—34 (1933). — *Glocker, R.*, *A. Reuß* u. *H. Langendorff*, Über die Wirkung von Röntgenstrahlen verschiedener Wellenlänge auf biologische Objekte III. Strahlenther. **46**, 517 (1933). — *Grauer, J.*, Die Änderung der biologischen Wirksamkeit von Membranen unter dem Einfluß von Röntgenstrahlen. Strahlenther. **49**, 118—131 (1934). — *Gronchi, V.*, Experimentelle Untersuchungen über die Wirkung der Röntgenstrahlen auf die Hefegärung. Strahlenther. **51** 319 (1934). — *Guilbert*, Zu Reizdosis bei Carcinom. Assoc. franç. avanc. Sci. Bordeaux 1923. J. de Radiol. **7**, 459 (1923). — *Gunsett*, Considérations sur les doses en radiothérapie profonde. Méthodes françaises-méthodes allemandes. J. de Radiol. **5**, 543—551 (1921). — Zu Reizdosis bei Carcinom. Assoc. franç. avanc. Sci. Bordeaux 1923. J. de Radiol. **7**, 460 (1923). — Les effets dangereux des grosses doses données en peu de temps. Les petites doses ontelles un effet pernicieux? Excitent-elles la croissance d'un néoplasme? Congrès Liége 1924. J. de Radiol. **8**, No 11, 481 (1924). — Questions de dosage dans le traitement par les rayons X des cancers du col de l'utérus. L'ionométrie intravaginale en unités françaises et en unités internationales. Arch. Électr. méd. **38**, 391—398 (1930). — *Gutzeit, Brinkmann* u. *Kötschau*, Zur Frage der Reizwirkung von Röntgenstrahlen mit experimentellen Untersuchungen an Mikroorganismen. Münch. med. Wschr. **1924**, 162.

Haendly, Pathologisch-anatomische Ergebnisse der Strahlenbehandlung. Strahlenther. **12**, 1—87 (1921). — *Haenisch, F.* u. *H. Holthusen*, Einführung in die Röntgenologie. Leipzig: Georg Thieme 1933. — *Halberstaedter, L.*, Die Gefahren der Kehlkopfschädigung durch Röntgenstrahlen. Fortschr. Röntgenstr. **31**, 425 (1923). — *Halberstaedter, L.* u. *A. Luntz*, Radiumversuche an Eudorina elegans. Klin. Wschr. **1929 II**, 1719. — *Halberstaedter, L.* u. *A. Simons*, Zum Problem der Reizwirkung der Röntgenstrahlen. Biologische Ergebnisse aus Versuchen an Pflanzen. Fortschr. Röntgenstr. **28**, Nr 6, 499. *Halberstaedter, L.* u. *O. Wolfsberg*, Funktionssteigerung und -schädigung von röntgenbestrahlten tierischen Geweben im Lichte der Vitalfärbung. Z. exper. Med. **32**, 367 (1923). Ref. Strahlenther. **16**, 984 (1924). — *Halbfaß-Ney*, Z. Urol. **1930**, 736. — *Hamperl* u. *G. Schwarz*, Zur genaueren Kenntnis der Röntgenwirkung auf Krebsgeschwülste. Strahlenther. **24**, 607—659 (1927). — *Handovsky*, Ein Beitrag zum Arndt-Schulzschen Gesetz. Münch. med. Wschr. **1923 II**, 1294. — *Haret et Truchot*, Quelques résultats de l'emploi des hautes doses avec rayonnement pénétrant en roentgenthérapie profonde. Congr. Assoc. franç. avanc. Sci., Rouen 1921. Ref. Strahlenther. **17**, 475 (1924). — *Hartoch, W.* u. *M. Israelski*, Zur Wirkung der Röntgenstrahlen auf die Funktion sezernierender Organe. I. Mitt. Die Leber. Klin. Wschr. **1933 II**, Nr 35. — *Hauschting*, Erythemdosis und Carcinomdosis der Radium-

strahlen. Arch. Gynäk. **113**, 1 (1921). — *Hausser, K. W.* u. *E. Schlechter,* Die Hauterythemdosis
(HED) als biologisches Maß der Strahlenwirkung. Wiss. Veröff. Siemens-Konz. **6**, 1, 121—124 (1927).
Zbl. Radiol. **5**, 325 (1928). — *Hayer, E.,* Einwirkung der Röntgenstrahlen auf Autolyse und Proteolyse
des Nackenbandes vom Rind. Strahlenther. **49**, 677—693 (1934). — *Hazen, H. H.* and *C. Milstead,*
Epilation in mice as a biological standard for determining roentgen ray dosage. Amer. J. Roentgenol.
13, 451—452. — *Healy, William P.,* Variation in radiosensitivity of epidermoid carcinoma of the
cervix uteri. Radiology **13**, 323 (1929). — *Heeren, J.,* Veränderungen der Größenzunahme von Wurzeln
unmittelbar während der Röntgenbestrahlung. Strahlenther. **43**, 160 (1932). — *Heidenhain, L.,*
Dosierung der Röntgenstrahlen. Strahlenther. **10**, 414 (1920). — Das Problem der Röntgendosis.
Strahlenther. **21**, 96 (1925). — *Heimann (F.),* Über Schwachbestrahlung. Schles. Ges. vaterländ. Kultur
Breslau, 15. Mai 1925. Klin. Wschr. **1925 II**, 1568. — Ergebnisse gynäkologischer Bestrahlungen.
Fortschr. Röntgenstr. **30**, Kongreßh. 2, 122. — Die Strahlenbehandlung gut- und bösartiger Ge-
schwülste. Abschn. VIII: Weibliche Geschlechtsorgane von F. Heimann, 1928, S. 320. — *Heineke,*
Experimentelle Untersuchungen über die Einwirkung der Röntgenstrahlen auf innere Organe. Mitt.
Grenzgeb. Med. u. Chir. **14** (1904). — Experimentelle Untersuchungen über die Einwirkung der Röntgenstrahlen auf das Knochenmark, nebst einigen Bemerkungen über die Röntgentherapie der Leukämie
und Pseudoleukämie und des Sarkoms. Dtsch. Z. Chir. **78**, 196 (1905). — Wie verhalten sich die blutbildenden Organe bei der modernen Tiefenbestrahlung? Münch. med. Wschr. **1913 II**. — Zur Theorie
der Strahlenwirkung, insbesondere über die Latenzzeit. Münch. med. Wschr. **1914 I**, 15. — *Heinsius,*
Ovarialtumor, Bestrahlung. Berl. Ges. Geburtsh. u. Gynäk., 12. März 1926. — Dtsch. med. Wschr. **1926 I**,
939. — *Herold, K.* u. *H. Meißner,* Untersuchungen über den Urinfarbwert nach Röntgen- und Radiumbestrahlungen. Beitrag zur Frage der Einwirkung dieser Strahlen auf die Erythrocyten. Strahlenther.
47, 291 (1933). — *Hintze, A.* (Berlin), Die Normung der Hautfarben und die biologische Dosierung der
Röntgenstrahlen nach ihrer Wirkung auf die Haut. Fortschr. Röntgenstr. **34**, Kongreßh., 56 (1920). —
Hirsch, Zbl. Gynäk. **1922**, 1957. — *Hofbauer,* Arch. Gynäk. **120**, 194. — Zbl. Gynäk. **1924**, 76. —
Hoffman, W. J., Surg. etc. **56**, 829 (1933). — *Hoffmann, C.,* Strahlenhärte und biologische
Wirkung (Untersuchungen an Protozoen mittels Vitalfärbung). Strahlenther. **43**, 140 (1932). — *Hoff-
mann, V.,* Über Erregung und Lähmung tierischer Zellen durch Röntgenstrahlen. Wiss. med. Ges.
Univ. Köln, 15. Dez. 1922. Münch. med. Wschr. **1923 I**, 133. — Über Erregung und Lähmung tierischer
Zellen durch Röntgenstrahlen, 1 und 2. Strahlenther. **13**, 285 (1922); **14**, 516 (1923). — *Holmes,*
Radiation therapy of the thyroid and ductless glands. Boston med. J. **191**, 10 (1924). — *Holfelder, H.,*
Die Röntgentherapie der Sarkome. Med. Klin. **1921 I**, 48. — Die biologische Wirkung der Röntgenstrahlen und ihr Einfluß auf die innere Sekretion. Med. Klin. **1921 I**, 171. — Die Röntgentiefentherapie der malignen Tumoren und der äußeren Tuberkulose. Strahlenther. **13**, 438 (1922). —
Die geeignete zeitliche Verteilung der Röntgendosis „Das Problem" in der Strahlentherapie. Arch.
klin. Chir. **134**, 647. — Irrtümer und Gefahren der Röntgentherapie und deren Verhütung. Grasheys Irrtümer der Röntgendiagnostik und Strahlentherapie. Leipzig: Georg Thieme 1924. — Die strahlentherapeutische Reduktion drüsiger Organe. Med. Klin. **1925 II**, 1854, 1895, 1936. — Die Röntgentherapie
auf dem Gebiete der Chirurgie mit Ausnahme von Krebs und Tuberkulose. Lehrbuch der Strahlentherapie,
Bd. 2, S. 501, 1925. — Die Röntgentherapie bei chirurgischen Erkrankungen. I. Allgemeiner Teil. Handbuch der Röntgentherapie von P. Krause, Bd. 3 des Handbuchs der gesamten medizinischen Anwendungen
der Elektrizität einschließlich der Röntgenlehre, 2. Teil. Leipzig: W. Klinkhardt 1925. — Spezielle Röntgentherapie bei chirurgischen Erkrankungen. Handbuch der Röntgentherapie von Krause, Teilbd. 3. Leipzig:
Georg Thieme 1928. — *Holfelder, H., Bornhauser* u. *Yaloussis,* Über die Intensitätsverteilung der
Röntgenstrahlen in der Körpertiefe. Strahlenther. **17**, 412—446 (1924). — *Holfelder, H.* u. *O. Peiper,*
Die Strahlenempfindlichkeit der Nebennieren und Wege zur Verhütung von Nebennierenschädigungen
in der Röntgentiefentherapie. Strahlenther. **15**, 1 (1923). — *Holthusen (H.),* Über die Beziehungen
zwischen physikalischer und biologischer Dosimetrie. Vortr. Tagg. Ausschuss. dtsch. Röntgen-Ges. Göttingen,
20. Okt. 1923. Strahlenther. **17**, 49 (1924). — 15. Röntgenkongr. Berlin 1924. Fortschr. Röntgenstr. **32**,
Kongreßh. 1, 73 (1924). — Biologische Dosierung der Röntgenstrahlen mit Ascariseiern. Klin. Wschr.
1924, 5, 185, 199. — Die Wirkung der Röntgenstrahlen in biologischer Hinsicht. Strahlenther. **18**, 241
(1924). — Über die Voraussetzungen für das Eintreten der Zellschädigungen durch Röntgenstrahlen. Klin.
Wschr. **1925 I**, 392. — Theoretische Grundlagen der Strahlentherapie mit besonderer Berücksichtigung
der Strahlentherapie. Lehrbuch der Strahlentherapie, Bd. 1, S. 803—874 (1925). — Das Reizproblem.
Lehrbuch der Strahlentherapie, Bd. 1, S. 863—874. 1925. — Beziehung zwischen biologischer Wirkung
und physikalischer Dosimetrie der Röntgenstrahlen. Ärztl. Verein Hamburg, 5. Jan. 1926. Klin. Wschr.
1926 I, 729. — Der Zeitfaktor bei der Röntgenbestrahlung. Strahlenther. **21**, 275 (1926). — Der Grund-

vorgang der biologischen Strahlenwirkung. Strahlenther. **25**, 157—173 (1927). — Biologische Wirkungen der Röntgenstrahlen mit besonderer Berücksichtigung des Einflusses der Wellenlänge, der Intensität und der Bestrahlungsdauer. Strahlenther. **31**, 508 (1929). — Praktische Erfahrungen in der Dosierung in Röntgeneinheiten und Nomenklaturfrage. I. Grundsätzliches. Röntgenprax. **2**, 337 (1930). — Die biologische Dosierung in der Strahlentherapie der einzelnen Gewebe. Strahlenempfindlichkeit der normalen und pathologischen Gewebe. Handbuch der gesamten Strahlenheilkunde, herausgeg. von P. Lazarus, Bd. 2, S. 1—46. München: J. F. Bergmann 1931. — Vergleichende Wirkung der Röntgen- uud Gammastrahlen auf die Krebszelle. Congr. internac. de Lucha Cientifica y Social contra el Cáncer. Madrid 1933. Madrid: S. A. Blaß 1934. — Vergleichende Untersuchungen über die Wirkung von Röntgen- und Radiumstrahlen. Strahlenther. **46**, Nr 2, 273. (1933). — Was bedeuten bei Dosisangaben die Ausdrücke ''r/1%'' und ''r/0''? (Fragekasten). Röntgenprax. **5**, 2, 159 (1933). — Siehe F. Haenisch. — *Holthusen* u. *Braun*, Der Einfluß des Abstandes auf die Oberflächen- und Tiefendosis und ihre Bedeutung für die indirekte Dosimetrie. Strahlenther. **45**, 281 (1932). — Grundlagen und Praxis der Röntgenstrahlendosierung. Leipzig: Georg Thieme 1933. — *Holthusen, H.* u. *C. Zweifel*, Einfluß der Quantengröße auf die biologische Wirkung verschiedener Strahlenqualitäten. II. Das Schädigungsbild von Ascaris megalocephala in Abhängigkeit von der Strahlenqualität. Strahlenther. **43**, 249 (1932). — *Holzknecht, G.*, Die Höhe der Röntgendosis vom biologischen Standpunkt. Verh. dtsch. Röntgenges. **12**, 37 (1921). — Münch. med. Wschr. **1921 II**, 1180. — Strahlenther. **12**, 1087 (1921). — Fortschr. Röntgenstr. **28**, Nr 5, 480. — Spezielle Dosierung, insbesondere in der inneren Medizin (Referat). Röntgenkongr. 1922. Fortschr. Röntgenstr. **30**, Kongreßh. 1/2, 99 und Schlußwort S. 116 (1922/23). — Röntgentiefentherapie bei Ulcus duodeni. Naturforscherkongr. Leipzig, Sept. 1922. Fortschr. Röntgenstr. **30**, Kongreßh. 3, 53. — Carcinomdosis und ihre zeitliche Verteilung. Wien. med. Wschr. **1923 II**, 2110—2111. Gibt es eine Reizwirkung der Röntgenstrahlen. Münch. med. Wschr. **1923 I**, 761. — Worauf beruht die Heilwirkung der Röntgenstrahlen? Röntgenkongr. München 1923. Fortschr. Röntgenstr. **31**, Kongreßh. 69 (1923). — A review of the present status of deep roentgen therapy. Amer. J. Roentgenol. **10**, 476 (1923, Juni). — Aussprache über die Reizwirkung der Röntgenstrahlen. Münch. Röntgenver.igg, 14. Mai 1923. Klin. Wschr. **1923 II**, 1674. — Kein Reizverzug des Röntgenlichtes. Fortschr. Röntgenstr. **31**, Nr 4, 470. — Zur Carcinomtherapie. Fortschr. Röntgenstr. **32**, Kongreßh. 1, 94 (1924). — Krebsbehandlung mit Röntgenstrahlen. Umschau **28**, 42, 805 (1924). — Celluläre Radiosensibilitätsschwankungen und zeitliche Verteilung der Röntgenbestrahlung. Erwiderung auf die gleichnamige Arbeit von G. Schwarz. Wien. klin. Wschr. **1924 I**. — Wie soll man ,,also'' Carcinome bestrahlen? Röntgenkongreß Nauheim 1925. Fortschr. Röntgenstr. **33**, Kongreßh., 75 (1925). — Gibt es eine indirekte Reizwirkung der Röntgenstrahlen? Wien. med. Wschr. **1925 I**. — Do roentgen rays cause an indirect stimulation? J. of Radiol. **6**, 303—304 (1925). — *Holzknecht* u. *Pordes*, Das Medikament ,,Röntgenstrahlen''. Wien. med. Wschr. **1923 I**, 594. Ref. Fortschr. Röntgenstr. **31**, 130 (1923). — Ideenbewegung, Naturgesetze und Hypothesen zur Frage der Röntgenreizwirkung. Zugleich Bemerkung zur vorstehenden Arbeit Thederings, sowie anderer einschlägiger Arbeiten. Strahlenther. **16**, 728 (1924). *Hondius Boldingh*, *W.*, Vereinfachte Vorausbestimmung der Dosis in der Therapie. Röntgenkongreß Dresden 1932. Fortschr. Röntgenstr. **46**, Kongreßh., 91 (1932). — Vereinfachung und Dosisvorausbestimmung in der Therapie. Strahlenther. **46**, 161 (1933). — *Hopf, H.* u. *F. Ludwig*, Indirekte Übertragung der biologischen Röntgenstrahlenwirkung. Schweiz. med. Wschr. **1926 I**, 373. — *Hueper, W. C.*, The interpretation of the malignancy-index in carcinoma of the cervix uteri. J. Cancer Res. **14**, 120 (1930). — *Hueper, W.* u. *H. Schmitz*, Der ,,histologische Malignitätsindex'' und seine Bedeutung für Prognose und Behandlung der Cervixcarcinome des Uterus. Strahlenther. **24**, Nr 4, 660—671 (1927). — Der prognostische Wert des ,,histologischen Malignitätsindex'' und der ,,klinischen Einteilung'' der Cervicalcarcinome des Uterus. Strahlenther. **30**, 650 (1928). — Radiology **11**, 361 (1928). — Relations of histological structure and clinical grouping to the prognosis of carcinomata of the breast and uterine cervix. Ann. Surg. **90**, 993—999 (1929). — Ber. Gynäk. **7**, 731. — *Huguenin, R.*, Siehe S. Laborde und F. Aman-Jean.

Joly, Zu Reizdosis bei Carcinom. J. de Radiol. **7**, 460 (1923). — *Jolly*, Mode d'action des rayons X sur les tissus. Peut-on modifier expérimentalement la radiosensibilité? Bull. Acad. Méd. 10. März **1925**, 276. Ref. J. de Radiol. **9**, 417 (1925). — The manner in which roentgen rays act on tissues. The radiosensibility may be modified experimentally. Bull. Acad. Méd. Paris, III. s. **93**, 276—279 (1925). Ref. Amer. J. Roentgenol. **14**, 282 (1925). — *Jona, M.* Dresden, Die physikalische Dosis und der biologische Effekt. Strahlenther. **24**, 757—761 (1927). — Zur Übertragung der Röntgendosis. Strahlenther. **26**, 614 (1927). — *Jüngling, O.*, Gibt es in der Röntgentherapie eine einheitliche Carcinomdosis? Münch. med. Wschr. **1920 I**, 690. — Ref. Dtsch. med. Wschr. **1920 II**, 750. — Die rationelle Röntgenstrahlendosis bei Behandlung chirurgischer Erkrankungen (Ref.). Röntgenkongreß 1922. Fortschr. Röntgenstr. 30, Kongreßh. 1/2, 101—105 (1922/23). — Über Röntgenspätschädigungen des Kehlkopfes und Vorschläge zu deren Verhütung. Strahlenther. 15, 18 (1923). — Röntgenbehandlung chirurgischer Krankheiten. Leipzig: S. Hirzel 1924. — Strahlenbehandlung der bösartigen Geschwülste. Handbuch der gesamten Strahlenheilkunde von P. Lazarus, Bd. 2, S. 539. 1931. München: J. F. Bergmann 1931. — *Jüngling* u. *Beigel*, Über die Verwendbarkeit der Wurzelreaktion von Vicia faba equina (Pferdebohne) zur Ausdosierung eines Radiumpräparates. Strahlenther. 14, 423 (1923). — *Juul, J.* u. *Kemp, T.*, Über den Einfluß von Radium und Röntgenstrahlen, ultraviolettem Licht und Hitze auf die Zellteilung bei warmblütigen Tieren. Studien an Gewebskulturen. Strahlenther. 48, 457—499 (1933).

Kaplan, A comparison between the French and the German „Erythema dose" as measured on the solomon Iontoquantimeter. Amer. J. Roentgenol. 12, 464 (1924). — *Kehrer*, Die wissenschaftlichen Grundlagen und Richtlinien der Radiumbehandlung des Uteruscarcinoms. Arch. Gynäk. 108, 504 (1918). — *Keller, Fr.*, Experimentelle Untersuchungen zur Frage der Nierenausschaltung mittels Röntgenstrahlen. Zbl. Gynäk. 1931, 3554. — Experimentelle Untersuchungen zur Frage der Nierenausschaltung mittels Röntgenstrahlen. Arch. Gynäk. 144, H. 2/3, 571, Kongr.ber. (1931). — Nierenausschaltung mittels Röntgenstrahlen. Med. Ges. Freiburg, 26. Jan. 1932. Med. Klin. 1932 I, 532. — *Kemp, Tage* and *Jens Juul*, Influence of various agents (X-rays, radium, heat, ether) upon mitosis in tissue cultures. Acta path. scand. (København.) 7, 279—308 (1930). Ref. Z. Krebsforsch. 33. Ref.-Teil S. 87. Siehe Juul, J. — *Keysser, Fr.*, Neue Wege zur biologischen Dosierung der Röntgen- und Radiumstrahlen in der Geschwulstbehandlung auf Grund neuer Feststellungen über die Strahlenwirkung auf Impftumoren. Münch. med. Wschr. 1921 I, 4. — Die praktische Durchführung meines Vorschlages der biologischen Dosimetrie in der Strahlenbehandlung der bösartigen Geschwülste unter Berücksichtigung der mittelbaren Strahlenwirkung. Münch. med. Wschr. 1921, 543. — *Kienböck, R.*, Radiotherapie der bösartigen Geschwülste. Strahlenther. 5, 502—609 (1915). — Über Röntgentherapie des Carcinoms. Fortschr. Röntgenstrahlen 33, 679 (1925). — *Kiesel, M.*, Die Wirkung des Röntgenlichts auf den Cholesterinstoffwechsel und ihr Ausgleich durch perorale Lipoidzufuhr. Strahlenther. 46, 311 (1933). — *Klein, P.*, Zur Heilung der Ureterfisteln durch Nierenausschaltung mittels Röntgenbestrahlung. Strahlenther. 28, 482 (1928). — *Kleine, H.O.*, Zur Frage der Beeinflussung der Strahlenempfindlichkeit durch Lues bei Radiumbehandlung von Gebärmutterkrebsen. Strahlenther. 49, 415—421 (1934). — *Kleine* u. *Gaertner*, Die Erythemdosis in R-Einheiten für die Strahlungen der Oberflächentherapie. Zugleich eine Darstellung der Dosismessung in R-Einheiten. Fortschr. Röntgenstr. 35, 492 (1926). — *Klewitz*, Die Strahlentherapie maligner Tumoren. Ver. wiss. Heilk. Königsberg/Pr., 3. Dez. 1924. Klin. Wschr. 1924 I, 429. — *Klövekorn, G.H.* u. *O. Gaertner*, Die Erythemdosis in R-Einheiten für Kupfereigenstrahlung. Strahlenther. 24, 365 (1926). — *Kluge, L.* u. *H.G. Zwerg*, Über die Wirkung der Röntgenstrahlen auf den Mineralstoffwechsel von multiplen Impfsarkomen der weißen Ratte. Strahlenther. 46, 293 (1933). — *Knox, R.*, The biological factor as a guide to dosage and its influence upon the development of technique. Internat. Radiol.kongr. Stockholm Juli 1928. Acta radiol. (Stockh.) Suppl. 3 I, 124. — *Kögel, G.*, Zur Frage der Desmotropie organischer Verbindungen und ihrer Empfindlichkeit für Röntgenstrahlen. Fortschr. Röntgenstrahlen 46, 466 (1932). — *Koga, Y.*, Über die Wechselbeziehungen zwischen den Veränderungen des Farbstoffspeicherungsvermögens des Reticuloendothelial-Systems, der Hämobacterizidie und des Mineralstoffgehaltes der Gewebe bei den bestrahlten Kaninchen. Strahlenther. 47, 201 (1933). — *Kok, F.*, Experimentelle Beiträge zur Strahlenbehandlung des Carcinoms. Dtsch. med. Wschr. 1923 I, 910. — Weitere tierexperimentelle Studien über die Wirkung der Röntgenstrahlen auf das Carcinom. Dtsch. med. Wschr. 1924 I, 298. — *Kok* u. *Vorlaender*, Biologische Versuche über die Wirkung der Bestrahlung auf das Carcinom. Strahlenther. 14, 497 (1924). — Biologische Versuche über die Wirkung der Bestrahlung auf das Carcinom. II. Teil. Strahlenther. 15, 561 (1923). — *Kolodny, A.*, Tissue changes after experimental deep roentgen irradiation. Amer. J. Path. 1, 285—293 (1925, Mai). — Amer. J. Roentgenol. 15, 279 (1926). — *Kolta, E.*, Die Wirkung der Röntgenstrahlen auf die Hyperazidität. Strahlenther. 18, 589 (1924). — *Koose*, Ein Beitrag zum Wirkungsmechanismus harter Röntgenstrahlen. 13. Tagg südostdtsch. chir. Ver. Breslau, Juni 1926. Klin. Chir. 139, 1, 45 (1927). — Fortschr. Röntgenstr. 35, 1332 (1927). — *Kovacs, K.*, Zur Biologie der Röntgenstrahlen. Strahlenther. 26, 313—328 (1927). — *Krebs, C., Rask-Nielsen* and *Aage Wagner*, Radiosensibility of the Lymphosarcomas. Acta radiol. (Stockh.) 9, 487 (1930). — *Krönig, B.* u. *W. Friedrich*, Physikalische und biologische Grundlagen der Strahlentherapie. Wien u. Berlin: Urban & Schwarzenberg 1918. — *Krönig* u. *Gauß*, Zur Frage der Beeinflußbarkeit tiefliegender Krebse durch strahlende Energie. Münch. med. Wschr. 1913 I, 337, 413. — *Krönig, Gauß, Krinski, Lembcke, Wätjen, Königsberger*, Weitere Erfahrungen bei der nichtoperativen Behandlung des Krebses. Dtsch. med. Wschr. 1914 I, 740, 793. — *Kroetz, Ch.*, Gewebsbeeinflussung durch Röntgenstrahlen. Strahlenther. **22**, 319—321 (1926). — *Kromme, L. de,* Siehe Waterman. — *Kupferberg,* Zur Verbesserung der Röntgenstrahlendosimetrie- und -therapie in der Frauenheilkunde. Mschr. Geburtsh. **61**, 41—48 (1923). — *Kurtzahn,* Die Strahlenbehandlung maligner Neubildungen in der Chirurgie. Ver. wiss. Heilk. Königsberg i. Pr., Dez. 1923. — Dtsch. med. Wschr. **1924 I**, 394. — Die Strahlentherapie maligner Tumoren. Ver. wiss. Heilk. Königsberg i. Pr., 3. Dez. 1924. Klin. Wschr. **1924 I**, 429. — *Küstner,* Zu Reizdosis. Ges. Geburtsh. Leipzig, 18. Nov. 1923. Zbl. Gynäk. **1924**, 587. — Die Standardisierung der Röntgendosismessung. Strahlenther. **17**, 1 (1924). — Klin. Wschr. **1924 I**, 774. — Wieviel „R-Einheiten" entspricht die „HED"? Wiesbaden. Röntgenkongr. 1927. Fortschr. Röntgenstr. **36**, Beih., 81 (1927). — Aussprache zu Hondius Boldingh: Vereinfachte Vorausbestimmung der Dosis in der Therapie. Röntgenkongr. Dresden 1932. Fortschr. Röntgenstr. **46**, Kongreßh., 91 (1932). — Was lehrt uns die Kenntnis physikalisch-biologischer Vorgänge für die Praxis? Niedersächs. Röntgenges. Göttingen, Juni 1933. Fortschr. Röntgenstrahlen **48**, 490—492 (1933).

Laborde, S., Considérations sur la curiethérapie des cancers. J. de Radiol. **6**, 349 (1922). — Quelques données sur la radiothérapie des cancers. J. Méd. franç. **11**, No 11, 482—489 (1922). — La curiethérapie des cancers. Paris: Masson & Com. 1925. — Aperçu de Radiobiologie. J. de Radiol. **16**, 538 (1932). — *Laborde, S., R. Huguenin* et *F. Aman-Jean,* A propos de la radiosensibilité des épitéliomas glandulaires. Bull. Assoc. franç. Étude Canc. **19**, 15—19. — Z. Krebsforsch. **33**, Ref.-Teil 42 (1930). — *Lacassagne,* Rôle de l'histologie dans l'application de la radio-sensibilité des cancers épithéliaux-cutanés et cutanéo-muqueux. Paris méd. 28. April **1922**, No 17. — Die relative Bedeutung der Ursachen für den Erfolg oder das Fehlschlagen bei der Radiotherapie der Collumcarcinome. Strahlenther. **32**, 434 440 (1929). — Über die Wirkungen der Röntgenstrahlen und der Radiumgammastrahlung auf die Gefäße und ihre Rolle bei der Rückbildung der Krebse. Strahlenther. **32**, 441 (1929). — Ergebnisse der Strahlentherapie bei den Adenoepitheliomen des Uterus. Strahlenther. **33**, 91 (1929). — Le problème des quanta en radiobiologie (point de vue biologique). J. de Radiol. **18**, 553—560 (1934). — *Lacassagne, A.* u. *O. Monod,* Die durch Röntgen- und Radiumstrahlen in Krebszellen hervorgerufenen Mitosen und ihre Rolle bei der Rückbildung bestrahlter bösartiger Geschwülste. Arch. franç. Path. gén. et Expér. et Anat. path. **1922**, 1. Ref. Zbl. Path. **1922**, 197. — *Lachapèle, A.,* De l'importance des mitoses dans l'établissement du pronostic immédiat et de la thérapeutique par les radiations dans le cancer du col utérin. Congr. Assoc. franç. Avancem. Sci. Bordeaux, Aug. 1928. J. de Radiol. **7**, 540. — Krebs des Collum uteri. Wichtigkeit der Mitosen für Prognose und Strahlentherapie. Arch. Électr. méd. **1923**, No 493, 321. Ref. Fortschr. Röntgenstr. **31**, 815 (1923). — *Lahm, W.,* Die Bedeutung der mikroskopischen Untersuchung für die Behandlung und Prognose des Collumcarcinoms. Arch. Gynäk. **117**, Kongr.ber. 264 (1922). — Der Erfolg der Strahlenbehandlung des Collumcarcinoms, gemessen an den R-Zahlen in den sog. kritischen Zonen. Strahlenther. **20**, 1 (1924). — Die Strahlenbehandlung des Collumcarcinoms. Erg. med. Strahlenforsch. **1**, 527—664 (1925). — Die Prognose des bestrahlten Uteruscarcinoms im Lichte der mikroskopischen Untersuchung. Strahlenther. **25**, 22—75 (1927). — Zur Kasuistik des radiumbestrahlten Collumcarcinoms. Untersuchungen an fortlaufenden Probeexcisionen über die biologische Strahlenwirkung und Carcinomheilung. Strahlenther. **27**, Nr. 3, 442—486, 1928. — Der Vorgang der Carcinomvernichtung beim bestrahlten Collumcarcinom. Gynäk. Kongr. Bonn 1927. Arch. Gynäk. **132**, Kongr.ber., 144 (1927). — Histologische Beobachtungen an acht vorbestrahlten Carcinomen des Collum uteri, zugleich ein Beitrag zur Rezidivfrage und dem Problem der biologischen Krebsheilung. Strahlenther. **30**, 277 (1928). — Über Strahlenwirkung und Strahlendosierung nach Beobachtungen an vorbestrahlten Uteruscarcinomen. Strahlenther. **36**, 237 (1930). — Die klinische Bedeutung der mikroskopischen Vor- und Nachuntersuchung des bestrahlten Uteruscarcinoms. Lazarus' Handbuch der gesamten Strahlenheilkunde, Biologie, Pathologie und Therapie, Bd. 2. 1928 und 1931. — *Langendorff, H.,* Siehe R. Glockner. — *Langendorff, H.* u. *M.,* Über die biologische Wirkung von sehr großen Röntgendosen. Strahlenther. **47**, 723—726 (1933). — *Langendorff, H.* u. *M.,* u. *A. Reuß,* Über die Wirkung von Röntgenstrahlen verschiedener Wellenlänge auf biologischem Objekte, II. Strahlenther. **46**, 289 (1933). — Über die Wirkung von Röntgenstrahlen verschiedener Wellenlänge auf biologische Objekte, IV. Strahlenther. **46**, 655 (1933). — *Langer, H.,* L'effet des rayons X sur le système nerveux végétatif. Paris 3. internat. Röntgenkongr. 1931. J. de Radiol. **10**, 360 (1932). — *Laser, H.* u. *L. Halberstaedter,* Radiosensibilität normaler und bösartiger Gewebe in vitro. Z. Krebsforsch. **29**, H. 4, 411 (1929). — *Laurell, H.,* Über die Lagerung von freier Flüssigkeit, freiem Gas und beweglichen gasgeblähten Därmen in der Bauchhöhle. Acta radiol. (Stockh.) **8**, 109 (1927). — *Lauro,* Erfolge der Röntgentherapie in der Gynäkologie. Pol. sec. med. **31**. — *Lawrence, H.,* Radiumtherapy: Experimental research, work in, retardation of growth, including death, prolongation of life, determination of sex; sterilisation and artificial parthogenesis and reproduction without the male. Med. J. Austral. **1**, 463—471 (1923). — *Lazarus, P.,* Zur Radiotherapie der Carcinome. Berl. klin. Wschr. **1913**. — Stand und neue

Ziele der Radium-Mesothoriumtherapie. Berl. klin. Wschr. **1914**. — Die Radium-Mesothoriumanwendung bei inneren Erkrankungen einschließlich der Neubildungen. Verh. Kongr. inn. Med. **1914**. — *Lazarus-Barlow* (London), Die Wirkung radioaktiver Substanzen und deren Strahlen auf normales und pathologisches Gewebe. Strahlenther. **3**, 365—387 (1913). — *Leddy* and *Weatherwax*, The Roentgen treatment of advanced cancer. Radiology **5**, 375—379 (1925). — *Ledoux*, Radiosensibilité et poisons caryoclasiques. 5. wiss. Tagg. Collegium oto-rhino-laryng. Bordeaux, 19.—22. Juli 1931. Acta oto-laryng. (Stockh.) **17**, 147—158 (1932). — Ref. Zbl. Radiol. **13**, 169 (1932). — *Lehmann, J. C.*, Betrachtungen über die Carcinomdosis, mit besonderer Berücksichtigung des Mammacarcinoms. Zbl. Chir. **1920**, 290. — *Lenk*, Die biologische Dosierung der Röntgenstrahlen (,,Haut-Ca-Sa-Tbc-Dosis") nach Seitz-Wintz. Dtsch. med. Wschr. **1920 II**, 1215. — *Levy-Dorn*, Zu Reizdosis. 3. Allruss. Röntgenkongr. 20.—24. Mai 1925. Fortschr. Röntgenstr. **33**, 801 (1925). — *Lewin, Carl*, Grundsätzliche Betrachtungen zur Therapie der malignen Geschwülste. Z. Krebsforsch. **32**, 126 (1930). — *Liebenstein, v.*, Röntgen-Ganzbestrahlung des menschlichen Körpers unter Zugrundelegung des Begriffes einer Raumdosis. Strahlenther. **17**, 331 (1924). — *Lieber, G. D.*, Physikalisch-chemische Wirkung der Röntgenstrahlen im Organismus. Strahlenther. **18**, 536; 20, 93; 29, 139; 52, 497. — *Liechti*, Über die Bedeutung der Betastrahlen für die biologische Röntgenstrahlenwirkung. Acta radiol. (Stockh.) **5**, H. 5, 385 (1926). — Über Reaktionsveränderungen im röntgenbestrahlten Gewebe. Klin. Wschr. **1926 II**, 1911. — *Liegner, B.*, Zur Prognose des Cervixcarcinoms aus der Probeexcision. Zbl. Gynäk. **1926**, 2485. — *Lipschütz, B.*, Die Strukturverhältnisse mitotisch sich teilender Geschwulstzellen des Mäusesarkoms. Klin. Wschr. **1930 I**, 1176. — *London, E. S.*, Strahleneinwirkung auf die Verdauungsorgane. Handbuch der gesamten Strahlenheilkunde, herausgeg. von P. Lazarus, 2. Aufl., Bd. 1, S. 569—576. München: F. J. Bergmann 1928. — *Löw-Beer, A.*, Experimentelle Untersuchungen zur Frage der biologischen Röntgenstrahlenwirkung. Strahlenther. **46**, 469 (1933). — *Lubarsch, O.* u. *J. Wätjen*, Allgemeine und spezielle pathologische Histologie der Strahlenwirkung. Handbuch der gesamten Strahlenheilkunde, Biologie, Pathologie und Therapie, Bd. 1, herausgeg. von P. Lazarus, 2. Aufl., 1928. — *Ludwig*, Siehe Hopf.

Mallet, Essai d'une technique radiothérapique basée sur la période de radiosensibilité des cellules néoplasiques. Bull. Soc. Radiol. méd. France, April **1923**, 129, 140. — *Martius, H.*, Die Röntgenstrahlenbehandlung in der Gynäkologie. Handbuch der Röntgentherapie, Bd. 3, Teil 2, Lief. 4. Leipzig: W. Klinkhardt 1923. — Bohnenversuche an Röntgenstrahlen. Fortschr. Röntgenstr. **32**, 361 (1924). — Die Strahlenbehandlung der Uterusmyome und Uterussarkome. Veit-Stoeckels Handbuch der Gynäk., Bd. 6, Teil 2, S. 215. 1931. — *Mascherpa*, La questione della roentgenterapia profonda al congresso radiologica di Bologna. L'Actinoter. **2**, 5 (1922). Ref. Strahlenther. **17**, 483 (1924). — *Matoni, H. H.*, Die Abhängigkeit der Stärke der biologischen Wirkung im Sinne einer Verzettelung der Intensität der Röntgenstrahlen bei gleicher Dosis. Inaug.-Diss. Bonn 1924. — *Mautz, F. R.*, Siehe O. Glasser. — *Métalnikoff*, Siehe Prat und Sokoloff. — *Meyer*, Gegenwärtiger Stand der Röntgentiefentherapie. Dtsch. med. Wschr. **1920 II**, 1156. — *Meyer, F. M.*, Begriff der Erythemdose bei harter Röntgenstrahlung. Berl. klin. Wschr. **1919 II**. — *Meyer, W. H.* and *O. Glasser*, Erythema dose in absolute units. Radiology **6**, 320—328 (1926). — *Miescher*, Die Röntgenempfindlichkeit des Magens als Ursache des ,,Röntgenkaters". Strahlenther. **11**, 980 (1920). — Das Röntgenerythem. 15. Röntgenkongr. Berlin 1924. Fortschr. Röntgenstr. **32**, Kongreßheft 1, 79 (1924). — *Mikulicz-Radecki, v.*, Diskussionsbemerkungen zur histologischen Prognosestellung beim Carcinom. Gesellsch. Geburtsh. Berlin, 24. Apr. 1931. Mschr. Geburtsh. **89**, 116 (1931). — Zbl. Gynäk. **1931**, 3019. — *Miramond de Laroquette*, La dose d'érythème ou d'épilation temporaire, sa mesure ionométrique, quantités incidentes et quantités absorbées pour des rayons de diverses longueurs. Congrès Liège 1924. — J. de Radiol. **8**, 421 (1924). — *Morgan, J. Douglas*, Fractional Roentgen irradiation. Amer. J. Roentgenol. **15**, 115 (1926). — *Morton, R.*, Zu Reizdosis bei Carcinom. Lancet No 5248. — *Mottram*, Some observations upon the histological changes in lymphatic glands following exposure to radium. Amer. J. med. Sci. **165**, 469—479 (1923). — Wirkung der Bestrahlung auf die Blutzufuhr der Tumoren. Lancet **1928**, 960. Ref. Münch. med. Wschr. **1929 I**, 727. — *Mühlmann, E.*, Ein Beitrag zum Kapitel der Röntgenschädigungen. Fortschr. Röntgenstr. **26**, 14 (1918/19). — Zur Frage des ,,chronisch indurierten Hautödems" und der ,,Hartstrahlenschädigung". Fortschr. Röntgenstr. **27**, 405 (1919/21). — Über Röntgenreizbestrahlung. Röntgenkongreß München 1923. Fortschr. Röntgenstr. **31**, Kongreßh., 71 (1923). — Strahlenther. **15**, 646 (1923). — Zur Kasuistik der Röntgenschädigung von Brustdrüse und Lunge. Strahlenther. **18**, 451 (1924). — *Müller, Chr.*, Die Indikation zur Röntgenstrahlenbehandlung der Carcinome. Münch. med. Wschr. **1920 I**, 569. — Aussprache über die Reizwirkung der Röntgenstrahlen. Münch. Röntgenver., 14. Mai 1923. Klin. Wschr. **1923 II**, 1674.

Nakahara, Studies on X-ray effects. XIII. Histological study of the late cancer grafts inoculated into an X-rayed area. J. of exper. Med. **38**, 309—314 (1923). — *Nakahara, Murphy, Hussey,* and *Sturm*

Studies on X-ray effects. Rockefeller Institute Reprints Vol. 39, 193 (1921). — *Nakashima, Y.*, Über ein von Casparis Nekrohormontheorie abgeleitetes Gesetz. Z. Krebsforsch. **35**, 365 (1932). — *Nather u. Schinz*, Tierversuche zur Frage der Röntgenreizdosis bei Carcinom. Naturforsch.kongr. Leipzig, Sept. 1922. Fortschr. Röntgenstr. **30**, Kongreßh. **3**, 95 (1922). — Tierexperimentelle Röntgenstudium zum Krebsproblem. Gibt es eine Reizdosis bei malignen Tumoren. — Mitt. Grenzgeb. Med. u. Chir. **36**, 5, 620 (1923). — Ref. Münch. med. Wschr. **1923** II, 1131. — *Naujoks,* Die Strahlentherapie maligner Geschwülste. Ref. Ver. wiss. Heilk. Königsberg i. Pr., 3. Dez. 1924. Klin. Wschr. **1924** I, 429. — *Neeff, Th. C.*, Fortschritte in der Vereinheitlichung der praktischen Dosierung bei der Röntgen-Radiumbestrahlung. Strahlenther. **51**, 650—657 (1934). — *Neeff, Th. C.* u. *A. Reisner*, Sabouraud-Dosen und R-Einheit. Strahlenther. **32**, 181 (1929). — Siehe A. Reisner. — *Nemenow, M. Y.*, A contribution of the biological action of roentgen-rays. 1. internat. Röntgenkongr. London, Juli 1925. Brit. J. Radiol. **31**, 313 (1926). — *Nims, C. H.*, Objections to the use of „One Lethal Dose Method in Malignancy". J. of Radiol. **4**, 364. — *Nogier*, Action très faible de fortes doses de rayons X sur des graines de ray-grass et de balsamines. Lyon méd., 25. Nov. **1922**, 1017—1019. — J. de Radiol. et Électrol. **7**, 193 (1923). — Zu Reizdosis bei Carcinom. J. de Radiol. **7**, 460 (1923). — *Nürnberger, L.*, Histologische Untersuchungen über die Einwirkung der Röntgenstrahlen auf das Zellprotoplasma. Zugleich ein Beitrag zur Kenntnis der Blastosomen. Virchows Arch. **246**, 239—252 (1923).

Opitz, E., Vorstellung einer Reihe von Uteruscarcinomfällen, die primär durch kombinierte Radiumröntgenbestrahlung geheilt wurden. Dtsch. med. Wschr. **1920** I, 199. — Eine Nachprüfung der Dauererfolge bei Carcinombestrahlung. Naturforsch.kongr. Leipzig, Sept. 1922. — Fortschr. Röntgenstr. **30**, Kongreßh. **3**, 30 (1922). — Biologisches zur Strahlenbehandlung des Gebärmutterkrebses. Münch. med. Wschr. **1922** II, 917—920. — Zum Problem der Dosierung von Röntgen- und Radiumstrahlen. Med. Ges. Freiburg, 7. Nov. 1922. Klin. Wschr. **1922** I, 243. — Zur Frage der Dosierung und der Heilwirkung der Röntgen- und Radiumstrahlen. Arch. Gynäk. **117**, Kongr.ber., 223 (1922). — Zum Problem der Dosierung der Röntgen- und Radiumstrahlen. Oberrhein. Ges. Geburtsh. u. Gynäk. Baden-Baden, 15. Okt. 1922. Zbl. Gynäk. **1923**, 279. — Über die Lebensvorgänge am Krebs der weiblichen Geschlechtsorgane nach Bestrahlung. Med. Klin. **1923** I, 36. — Über Dosierung von Röntgenstrahlen. Klin. Wschr. **1923** I, 243, Disk. S. 326. — Zum Problem der Krebsbehandlung. Med. Ges. Freiburg i. Br., 17. Juli 1923. Klin. Wschr. **1923** II, 2186, Original 2232. — Biologische Vorgänge bei Bestrahlung des Carcinoms und ihre Ausnützung für die Behandlung. Mschr. Geburtsh. **61**, 232 (1923). — Principles of radiotherapy of carcinomata especially of uterine and mammary carcinomata. Amer. J. Röntgenol. **19**, 312 (1923). — (Reizwirkung). Röntgenkongreß München 1923. Fortschr. Röntgenstr. **31**, Kongreßh., 73 (1923). Über die Strahlenbiologie des Carcinoms. Röntgenkongr. April 1924. Fortschr. Röntgenstr. **32**, Kongreßh. **1**, 95 (1934). — Die biologischen Grundlagen der Strahlentherapie des Carcinoms. Lehrbuch Strahlentherapie von H. Meyer, Bd. 1, S. 885. 1925. — Zur Hypothese von der Punktwärme nach Dessauer. Strahlenther. **21**, 444 (1926). — *Otto, K.*, Zur Röntgenbehandlung der Ureterfistel nach Klein. Zbl. Gynäk. **1931**, 1529.

Packard, Ch., A biological measure of X ray dosage. J. Canc. Res. **11**, 282 (1928). — The relation of wave length to the death rate of drosophila eggs. J. Canc. Res. **13**, 87 (1929). — The biological effectiveness of high-voltage and low-voltage X-rays. Amer. J. Canc. **16**, Nr 6, 1257 (1932). — *Palmieri*, Ulteriori studi sulla diffusione dei raggi X e loro applicazioni in roentgenterapia profonda. Radiol. med. **10**, No 8 (1923). — *Paterson, R. R.*, Strahlenempfindlichkeit von Tumoren. Lancet No 222, 1096—1097 (1932). Zbl. Gynäk. **1932**, 2149. — *Peiper, O.*, Siehe H. Holfelder. — *Pemberton, F.*, Die Beziehung zwischen der Behandlung des Portiocarcinoms und dem Zelltypus. Trans. amer. gynec. Soc. **51**, 118 (1926). — Zbl. Gynäk. **1929**, 2319. — *Perussia*, Ist der Begriff der Carcinomdosis in der Röntgentherapie zulässig? Radiol. med., Jan. 1922. — Fortschr. Röntgenstr. **29**, 657 (1922). — *Perthes, G.*, Über den Einfluß der Röntgenstrahlen auf epitheliale Gewebe, insbesondere auf das Carcinom. Arch. klin. Chir. **71**, 955 (1903). — Über die Strahlenbehandlung bösartiger Geschwülste. Chir. Kongr., 2. April 1921. — Arch. klin. Chir. **116**, 353 (1921). — *Petersen* and *Saelhof*, Organ stimulation by roentgenray. J. of Radiol. **1922**, 135. — *Philipp, E.*, Statistik der Carcinome des Collum uteri und der Vagina aus den Jahren 1923—1925 mit kritischen Bemerkungen zur Therapie. Strahlenther. **43**, 102—125 (1932). — *Picard, H.*, Über Röntgenabsorption im Blut und extrakorporale Kreislaufbestrahlung zur Therapie des Krebses. Strahlenther. **14**, 467 (1923). — *Piergrossi, L.*, Verso un metodo più razionale di dosaggio in roentgenterapia. Radiol. med. **10**, 279—288 (1923). — *Plaut, A.*, Histologischer Befund und Prognose beim Collumcarcinom nebst Bemerkungen über den Begriff der Malignität. Zbl. Gynäk. **1926**, 1244—1247. — The relation of prognosis to the histological findings in carcinoma of the cervix. Surg. etc., Okt. **1926**. — *Podkaminsky, N. A.*, Über die sensibilisierende Wirkung des Hämatoporphyrins gegenüber den

Röntgenstrahlen. Strahlenther. **38**, 98 (1930). — *Pohle, E. A.*, Siehe Warthin. — *Pohle, E. A.* and *C. S. Wright*, Studies of the Roentgen erythema of the human skin. II. Macroscopic and skin capillary changes after combined exposure to Roentgen rays and ultraviolet rays. Radiology 14, 351 (1930). — *Politzer, G.* (Wien), Über Störungen des Kernteilungsrhythmus, zugleich: Über den Einfluß der Röntgenstrahlen auf die Kernteilung. 3. Mitt. Z. Zellforsch. **3**, 1. — Über die spezifische Wirkung der Röntgenstrahlen. Strahlenther. 27, 533—544 (1927). — Über die physiologischen Schwankungen der Radiosensibilität während des Zellebens. Wien. Ges. Röntgenkde, 6. Dez. 1932. — Fortschr. Röntgenstr. 47, 222 (1933). — *Pordes, F.*, Über den Begriff „Reiz" in der Röntgenologie. Fortschr. Röntgenstr. **33**, 84 (1925). — Ist zur Erklärung der Röntgenwirkung die Annahme von Funktions- und Wachstumsreiz notwendig? Strahlenther. 15, 640 (1923). — Über die Natur der Wirkung der Röntgenstrahlen, speziell über das Verschwinden von Anurie nach Nierenbestrahlung. Wien. klin. Wschr. 1923 I, 656. — In explanation of the action of X rays is it necessary to assume functional and growth stimulation? Arch. of Radiol. 28, Nr 3 (Nr 277). — Der Mechanismus der Röntgenwirkung. Fortschr. Röntgenstr. 31, 287 (1923/24). — Die Wirkung der Röntgenstrahlen und der Aufbau der Materie. Wien. klin. Wschr. **1924 I**. — Siehe Holzknecht. — *Porges, H.*, Biophysik der Elektro- und Strahlentherapie. Geburtsh.-gynäk. Ges. Wien, 12. April 1932. — Zbl. Gynäk. **1933**, 905. — *Portmann, Ursus V.*, Radiation therapy of cancer of the uterus. Amer. J. Obstetr. 7, 536—540, 611—615. — *Prat, L.* et *B. Sokoloff*, Note présentée par S. Métalnikoff, Contribution à l'action des rayons X sur les tumeurs malignes. C. r. Soc. Biol. Paris 89, No 27, 735, 13. Okt. 1923. — *Prime, F.*, Siehe Wood. — *Prym, P.*, Histologische Veränderungen nach therapeutischen Röntgenbestrahlungen beim Carcinom. Vortrag, Bonn. Strahlenther. 21, 319 (1926). — Die therapeutischen Röntgenbestrahlungen vom pathologisch-anatomischen Standpunkt. Handbuch der Röntgentherapie, P. Krause. — Handbuch der gesamten medizinischen Anwendung der Elektrizität, Bd. 3, Teil 2, Lief. 5. Leipzig: W. Klinkhardt. — *Prusciano, F.*, La nuova tendenza nella Roentgenterapia dei tumori. Arch. di Radiol. **7**, 335.

Quick, D., Über biologische Wirkungen von Radium- und Röntgenstrahlen speziell in bezug auf die Faktoren Wellenlänge, Strahlungsintensität und Bestrahlungsdauer. Strahlenther. **31**, 518 (1929).

Rados, Siehe Schinz. — *Rahm, H.*, Die Röntgentherapie des Chirurgen. Neue deutsche Chirurgie, Bd. 37. Stuttgart: Ferdinand Enke 1927. — *Rahm, J.* u. *W. Koose*, Ein Beitrag zum Wirkungsmechanismus harter Röntgenstrahlen. Strahlenther. **23**, 195—216 (1926). — *Rajewsky, B.*, Die Strahlungsreaktion des Eiweißes und die Erythemwirkung. Nach gemeinsamen Versuchen mit K. Schwerin und W. Gentner. Strahlenther. **29**, 759 (1928). — *Ranzi*, Zit. nach Opitz. Reizdosis beim Carcinom. Lehrbuch der Strahlentherapie, Bd. 1, S. 885. 1925. — *Rapp*, Siehe Beck. — *Recasens, S.*, Die biologischen Grundlagen der gynäkologischen Strahlentherapie, einschließlich ihrer Beziehungen zu den endokrinen Drüsen. Handbuch der gesamten Strahlenheilkunde, herausgeg. von P. Lazarus, 2. Aufl., Bd. 1, S. 622—640. — *Redfield, A. C.* and *E. M. Bright* (zu Mitosen). J. gen. Physiol. **1919**, 255. — *Regaud, Cl.*, L'erreur du fractionnement et de la répétition exagérée des doses dans la radiothérapie des cancers. Paris méd., 4. Febr. **1922**, 102. — J. de Radiol. 6, 602 (1922). — La radiosensibilité des néoplasmes malins dans ses relations avec les fluctuations de la multiplication cellulaire. C. r. Soc. Biol. Paris 86, 993—995. — J. de Radiol. 7, 145 (1923). — Sur la sensibilité du tissu osseux normal vis-à-vis des irradiations X et γ et sur le mécanisme de l'ostéo-radio-nécrose. C. r. Soc. Biol. Paris 87, 629—652. — J. de Radiol. 7, 193 (1923). — Le rhythme alternant de la multiplication cellulaire et la radiosensibilité du testicule. C. r. Soc. Biol. Paris 86, No 15, 822—824 (1922). — J. de Radiol. 7, 195 (1923). — Quelques préceptes généraux déduits de l'état actuel de la thérapeutique anticancéreuse. Paris méd., 3. Febr. **1923**. — Vergleichende Betrachtung der Collumcarcinome, der Krebse der Mundhöhle, der Mamma und des Rectums vom Standpunkt der radiotherapeutischen Behandlungsmethoden. Strahlenther. **31**, 671 (1929). — Quelques particularités de la vie des tissus cancéreux mises en évidence par la radiothérapie. Radiophysiol. et Radiothér. 2, 371—384. — *Regaud, Cl.* et *R. Ferroux*, Discordance des effets des rayons X, d'une part dans la peau, d'autrepart dans le testicule par le fractionnement de la dose: Diminution de l'efficacité dans la peau, maintien de l'efficacité dans le testicule. C. r. Soc. Biol. Paris 97, No 23, 431—434 (1927). — Über den Einfluß des „Zeitfaktors" auf die Sterilisation des normalen und des neoplastischen Zellnachwuchses durch die Radiotherapie. Vortrag, gehalten auf London. Krebskonfer., Juli 1928. Strahlenther. **31**, 495 (1929). — Sur la diversité des réactions des tissus traités par les rayons X, en rapport avec le facteur temps et sur la relativité de la dosimétrie biologique dans la roentgenthérapie des tumeurs malignes. Z. Krebsforsch. **32**, 10—26 (1930). — *Regaud* et *Lacassagne*, Immuabilité de la structure dans les récidives locales successives des cancers traités par les radiations. C. r. Soc. Biol. Paris 88, 599—601 (1923). — Die histophysiologische Wirkung der Röntgen- und Radiumstrahlen auf die erwachsenen, normalen Gewebe der Säugetiere. Handbuch der gesamten

Strahlenheilkunde, Biologie, Pathologie und Therapie, herausgeg. von P. Lazarus, 2. Aufl., Bd. 1. 1928. — *Regaud, Cl.* et *A. Lacassagne* et *R. Ferroux*, Radiophysiologie et radiothérapie, recueil de travaux biologiques, techniques et thérapeutiques. Presses Universitaires de France. Bd. 1, 1927; Bd. 2. 1930. — *Reichold*, Die Wirkung der Röntgenstrahlen auf die Mitosen im Carcinomgewebe und auf die Blutgefäße. Münch. med. Wschr. 1921 II, 881. — *Reisner, A.* u. *Th. C. Neeff*, Hauttoleranzdosis und Strahlenqualität. Strahlenther. 34, 313 (1929). — *Reiter, T.* u. *D. Gabor*, Zellteilung und Strahlung. Sonderheft der wissenschaftlichen Veröffentlichungen aus dem Siemens-Konzern. herausgeg. von der Zentralstelle für wissenschaftlich-technische Forschungsarbeiten des Siemens-Konzerns. Berlin: Julius Springer 1928. — *Reuß, A.*, Siehe Glocker und H. Langendorff. — *Reyn*, Aussprache zu Wissing „Radium treatment of cancer uteri at modum Regaud". Proceedings of the Danish Radiological Association 1922. Acta radiol. (Stockh.) 4, 165 (1925). — *Ritter* u. *Lewandowsky*, Untersuchungen zur Wirkung der Röntgenstrahlen auf Carcinomzellen an einem Fall von Hautcarcinomatose. Strahlenther. 4, 412 (1914). — *Rohrschneider, W.*, Über die Wirkung der Röntgenstrahlen auf das Auge. Tagg. Ges. dtsch. Naturforsch. u. Ärzte, Sept. 1930. — Fortschr. Röntgenstr. 42, Kongreßh. 2, 13 (1930). — *Romanis, W. H. C.*, Ein Fall von Mammacarcinom, welcher der Vermutung Raum gibt, daß Radium das Wachstum von Krebszellen befördern kann. Lancet 219, 76 (1930). Zbl. Gynäk. 1931, 1246. — *Rother*, Siehe Szegö. — *Roussy, Leroux* et *Wickham*, Étude histologique des epithéliomas du col utérin au cours du traitement par les radiations. Bull. Assoc. franç. Etude Canc. 14, 437 (1925). Ber. Gynäk. 10, 365 (1926). — Renseignements fournis par les biopsies en série dans le traitement des cancers de l'utérus par les radiations. Rev. méd. Suisse rom. 45, 458 (1925). — *Rosselet, A.*, L'action indirecte en radiothérapie. Brit. J. Radiol. 1925, Nr 316. — *Rump, W.*, Deep X-ray therapy in gynecology. J. of Canc. 1, 43—47 (1924, Jan.). — Siehe H. Wintz. — *Runge, E.*, Praktikum der gynäkologischen Strahlentherapie. Leipzig-München: O. Nemnich 1921. — *Russ, S.*, Auseinandersetzung über die pathologischen Grundlagen der Strahlenbehandlung. Brit. med. J. 1925, Nr 3373, 340—341. Ber. Gynäk. 9, 725. — Die experimentelle Grundlage der Röntgen- und Radiumtherapie der Tumoren. Handbuch der ges. Strahlenheilkunde (P. Lazarus), Bd. 1, S. 790. 1928. — *Russ, S.* and *G. M. Scott*, Variations in response of tumours to sublethal and lethal doses of X-rays. Brit. J. Radiol. 6, 451—460 (1933).

Schaefer, H. u. *W. Schmitz*, Versuche über die Beeinflussung der Nerven durch Röntgenstrahlen. Rhein.-westfäl. Röntgenges. Bonn, 21. Jan. 1933. Fortschr. Röntgenstr. 48, 247 (1933). — *Schall* (London), The stimulating and paralysing effect of X-rays. Arch. of Radiol., Sept. 1923, Nr 278. — *Schall, L.*, Zur Hauterythemfrage. Strahlenther. 23, 354—360 (1926). — Röntgenkongr. Berlin 1926. Fortschr. Röntgenstr. 34, Kongreßh. 1 (1926). — Strahlenerythem u. Erythemmessung. Klin. Wochenschr. 1928 I, 77. — *Schechtmann, J.* u. *W. Klupfel*, Beitrag zur Wirkung der Röntgenstrahlen auf die biologischen Gewebe. Zum röntgenometrischen Studium des Mechanismus der biologischen Wirkung der Röntgenstrahlen. Strahlenther. 43, 792 (1932). — *Schindler*, Siehe Schwarz und Czepa. — *Schinz, H. R.*, Toleranzdosis der Augen. Röntgenkongr. Berlin 1922. Fortschr. Röntgenstr. 30, Kongreßh. 1/2, 113 (1922/23). — Über Richtlinien der Dosierung in der Röntgentherapie. Schweiz. med. Wschr. 1927 I, 585. — Zbl. Radiol. 3, 772 (1927). *Schinz* u. *Rados*, Tierexperimentelle Untersuchungen über Röntgenempfindlichkeit der einzelnen Teile des Auges. Graefes Arch. 110, 354 (1922). — *Schinz, H. R.* u. *B. Slotopolsky*, Experimenteller Beitrag zur Frage der Röntgenallergie. Acta radiol. (Stockh.) 7, 365—404 (1926). — Siehe Nather. — *Schlathölter, H.*, Abnormer Haarwuchs als Folge röntgendiagnostischer Untersuchung. Strahlenther. 47, 393 (1933). — *Schlechter, E.*, Siehe K. W. Hausser. — *Schmidt, H. R.*, Die Histologie des Gebärmuttercarcinoms in ihrer Beziehung zur Strahlentherapie. Erg. med. Strahlenforsch. 4, 325 (1930). — *Schmidt, W.*, Cytologische und histologische Untersuchungen an röntgenbestrahlten menschlichen Carcinomen. II. Mitt. Die Mehrfachbestrahlung. Münch. med. Wschr. 1929 II, 1395. — *Schmidt*-Göttingen, Cytologische Untersuchungen an röntgenbestrahlten menschlichen Carcinomen. Röntgenkongr. Wien 1929. Fortschr. Röntgenstr. 40, Kongreßh., 22 (1929). — *Schmitz, H.*, Histological and biological studies of the action of radium on uterine carcinomata. Urologic Rev. 28, 447—450 (1924). — Ber. Gynäk. 6, 361—362. — *Schmitz, H.*, *W. Hueper* and *L. Arnold*, The signification of the histological „Malignancy index" for prognosis and treatment of carcinomata of the cervix uteri. Amer. J. Roentgenol. 16, 30 (1927). — *Schmitz, H.* and *W. Hueper*, The prognostic value of the histological malignancy index and the clinical grouping of carcinomata of the uterine cervix. Radiology 11, 361—369, 407—408 (1928). — Zbl. Radiol. 6, 382 (1928). — *Schneider, G. H.*, Untersuchungen biologisch gleichwertiger Radiumröntgenstrahlung. Strahlenther. 22, 460 (1926). — Zu Dosierung. Fortschr. Röntgenstr. 29, 144 (1929). — *Schoch, E. O.*, Eosinophilie in Probeexcision, ein prognostisch günstiges Zeichen für die Strahlenbehandlung der Portiocarcinome. Münch. med. Wschr. 1925 I, 380—381. — *Schoenholz, L.* u. *H. Hirsch*, Histochemische Untersuchungen am

Carcinom vor und nach der Bestrahlung. Strahlenther. **34**, 273 (1929). — Ber. Gynäk. **18**, 41 (1930). — *Scholtz, W.*, Über die Wirkung der Röntgenstrahlen auf Zellen. Zugleich ein Beitrag zur Darstellung der Mitosen durch die Nuclealreaktion. Dtsch. med. Wschr. **1927** I, 643. — Ber. Gynäk. **13**, 202 (1927). — *Schreus, H. Th.* u. *L. Schoenholz*, Die Toleranzdosen der Haut in „Röntgeneinheiten". Ges. dtsch. Naturforsch. u. Ärzte Düsseldorf, Sept. 1926. Fortschr. Röntgenstr. **35**, Kongreßh., 9 (1926). — Untersuchungen über die Toleranzdosis der Haut in „Röntgeneinheiten". Zbl. Gynäk. **1927**, 71. — Die Toleranzdosen der Haut in „Röntgeneinheiten" bei verschiedenen Strahlenhärten. Strahlenther. **24**, 485—500 (1927). — *Schubert, L. v.*, Die biologische Wirkung von Strahlen verschiedener Wellenlänge. Methodisches zur gleichnamigen Arbeit von Küstner im Zbl. Gynäk. **1931**, 41. — Zbl. Gynäk. **1932**, 138. — *Schüller*, Reizdosis bei Carcinom. Zit. nach Opitz. Lehrbuch der Strahlentherapie von H. Meyer, Bd. 1, S. 885. 1925. — *Schultze, Günter K. F.*, Die in R-Einheiten durch vaginale Messung bestimmte Dosis bei der Bestrahlung des Uteruscarcinoms. Strahlenther. **28**, 524—545 (1928). — *Schwarz, G.*, Über einen scheinbar gesetzmäßigen Unterschied zwischen gutartigem und bösartigem Wachstum im Verhalten gegenüber der Röntgenwirkung. Klin. Wschr. **1923** I, 969. — The influence on X-ray therapy on benign and malignant growths dependent upon an apparent valid distinction between them. Amer. J. Roentgenol. **10**, 622 (1923). Zur Frage der spezifischen Röntgenempfindlichkeit gewisser Carcinome. Wien. klin. Wschr. **1923** I. — Zur Wahrung der Priorität in der Frage des Einflusses der cellulären Radiosensibilitätsschwankungen auf die zeitliche Verteilung der Strahlendosis. Vorläufige Bemerkung zum Vortrag des Herrn Prof. Dr. G. Holzknecht, Ges. dtsch. Ärzte, 9. Nov. 1923. — Wien. klin. Wschr. **1923** I, 50. — Strahlenbiologische Untersuchungen zum Malignitätsproblem. Strahlenther. **16**, 394 (1924). — Biologische und histologische Untersuchungen zur Frage der Dosisverteilung bei Geschwülsten. 15. Röntgenkongr. Berlin 1924. — Fortschr. Röntgenstr. **32**, Kongreßh. 1, 131 (1924). — Erwiderung und Schlußwort zu „Holzknecht, Celluläre Radiosensibilitätsschwankungen". Wien. klin. Wschr. **1924** I. — Die fortgesetzte Kleindosis und deren biologische Begründung. Strahlenther. **19**, 325 (1925). — Zur Biologie bestrahlter Geschwülste. Über „Bröckelmitosen" in einem bestrahlten Basalzellencarcinom und deren zeitliches Auftreten. Strahlenther. **20**, 67—83 (1925). — Über die Latenzzeit. Acta Radiol. (Stockh.) 7, 453—460 (1926). — *Schwarz, Czepa* u. *Schindler*, Zum Problem der wachstumsfördernden Reizwirkung der Röntgenstrahlen. Fortschr. Röntgenstr. **29**, 687 (1921). — Zum Problem der wachstumsfördernden Reizwirkung der Röntgenstrahlen bei höheren Pflanzen. Fortschr. Röntgenstr. **31**, 5/6, 665 (1923). — *Seifert, E.*, Biologische Wirkung der Röntgenstrahlen auf die Sarkome. 16. Tagg Ver.igg bayer. Chir. München, Juli 1931. Zbl. Chir. **1931**, 2641. — Zur Reizwirkung der Röntgenstrahlen auf gesundes Gewebe. Strahlenther. **45**, 571 (1932). — Reizwirkung der Röntgenstrahlen auf gesundes Gewebe. Tagg bayer. Chir.-Ver.igg München, 21. bis 22. Okt. 1932. Radiol. Rundsch. **1**, 239 (1932). — *Seitz, L.*, Die Bedeutung der Gewebswiderstände und des Sitzes für die Malignität, einer Geschwulst. Mschr. Geburtsh. **53**, 70 (1920). — Carcinomgenese und Carcinomdosis. Münch. med. Wschr. **1921** I, 1107—1109. — Lokale oder allgemeine Wirkung der Röntgenstrahlen. Strahlenther. **15**, Nr 4, 436 (1923). — Röntgen- und Radiumtherapie. Halban-Seitz, Biologie und Pathologie des Weibes, Bd. 2. Berlin u. Wien: Urban & Schwarzenberg 1924. — Die Röntgentherapie der bösartigen Genitalgeschwülste. Lehrbuch der Strahlentherapie, Bd. 4,2, S. 767—880. 1929. — *Seitz, L.*, u. *H. Wintz*, Die ausschließliche Röntgenbestrahlung des Gebärmutterkrebses, der Röntgen-Wertheim. Münch. med. Wschr. **1919** II, 1131. — Die Carcinomdosis bei Röntgen- und bei Radiumbestrahlung. Zbl. Gynäk. **1920**, Nr 4. — Die kombinierte Röntgen-Radiumbehandlung im Rahmen der biologischen Dosierung. Zbl. Gynäk. **1920**, Nr 21. — Unsere Methode der Röntgentiefentherapie und ihre Erfolge. Berlin u. Wien: Urban & Schwarzenberg 1920. — Die Röntgenbestrahlung als Mittel zur Differentialdiagnose von Geschwülsten. Münch. med. Wschr. **1920** I, 653. — *Sénèque, J.*, Presse méd. **1928**, 1330. — *Seuffert, E. v.*, Heutiger Stand, Probleme und Grenzen der Strahlenbehandlung des Krebses. Strahlenther. **4**, 740 (1914). — Lehrbuch der Strahlentiefentherapie. Berlin: S. Karger 1923. — *Sievert, R. M.*, Untersuchungen über die an verschiedenen schwedischen Krankenhäusern zur Erreichung des Hauterythems gebräuchlichen Röntgenstrahlenmengen, unter Einführung der R-Einheit. Acta radiol. (Stockh.) 7, 461 (1926). — *Simon*, Über die Histologie der Strahlenwirkung auf Tumoren. Beitr. klin. Chir. **95**, 555 (1916). — *Sippel*, Die Reizwirkung von Röntgenstrahlen in der Gynäkologie. Strahlenther. **18**, 110 (1925). — *Smith, G. M.*, Eruptions of corial melanophores and general cutaneous melanosis in the goldfish (carassius auratus) following exposure to X-ray. Amer. J. Canc. **16**, 863 (1932). — *Sokoloff*, Siehe Prat. — *Sokoloff, B.*, Contribution au problème de la radiosensibilité. C. r. Soc. Biol. Paris **97**, 1620 (1927). — J. de Radiol. **12**, 146 (1928). — *Solomon, I.*, Les doses biologiques en radiothérapie profonde. J. de Radiol. 7, 323 (1923). — Arch. Électr. méd. **31**, 495, 385—393 (1923). — Zu Reizdosis bei Carcinom. J. de Radiol. 7, 460 (1923). — Vergleichende Studie zwischen der französischen und deutschen „R-Einheit". Internat. Radiother. **2**, 779 (1927). — Précis de Radiothérapie profonde. Paris: Masson & Cie. 1927. — *Spindler, H. von,* Ausschaltung der Nierenfunktion bei der Ureterfistelbestrahlung? Strahlenther. **41,** 336 (1931). — *Spinelli, M.,* Persönliche Kriterien der röntgentherapeutischen Technik bei der Behandlung der Uterusfibrome. Actino terapia **1925,** 465. *Stein,* Über den Fortschritt in der Behandlung der Uteruscarcinome in Amerika während der letzten 5 Jahre. Mschr. Geburtsh. **81,** 113—119 (1929). — *Stephan, Richard,* Über die Steigerung der Zellfunktion durch Röntgenenergie. Strahlenther. **11,** Nr 2, 517 (1920). — Über die Funktion der Nebennierenrinde. Münch. med. Wschr. **1922** I, 339. — *Stern, A.* u. *O. Bott,* Über Uteruscarcinomrezidive bei Bestrahlung. Strahlenther. **21,** 426 (1926). — *Stevens, H. Rollin,* Facts and theories in cancer therapy. Radiology **3,** 286 (1924). — Zu Schmitz and Hueper „Malignitätsindex". Amer. J. Roentgenol. **23,** 201 (1930). — *Stoeckel, W.,* Nierenausschaltung durch Röntgenbestrahlung. Festschrift für Hammerschlag. Mschr. Geburtsh. **87,** 21 (1931). — *Stöckl, E.,* Über histologische Veränderungen im Vorderlappen einer menschlichen Hypophyse nach Röntgenbestrahlung. Zbl. Gynäk. **1934,** 1160—1165. — *Strauß, O.,* Über Wandlungen und Ausblicke in der Strahlentherapie. Dtsch. med. Wschr. **1922** II, 1575. — Zu Reiz- und Ca-Dosis. Med. Klin. **1923** I. — *Stricker,* Carcinoma adenomatosum uteri und Strahlenbehandlung. Arch. Gynäk. **142,** 237—250 (1930). — *Sugiura, K.,* Reaction of transplantable mouse sarcoma Nr 180 to radiations of different wave lengths. Amer. J. Roentgenol. **31,** 614—627 (1934). — *Szegö* u. *Rother,* Z. exper. Med. **24,** 270.

Terrill, H. M., Effect of absorption on the relation between exposure and biological effect of radiation. J. Canc. Res. **11,** 293 (1928). — *Thedering,* Begriff und Bedeutung der Röntgenreizdosis bei Hautbestrahlungen. Strahlenther. **16,** 722 (1924). — Ideenbewegung, Naturgesetze und Hypothesen. Strahlenther. **18,** 234 (1924). — Röntgenbehandlung mit kleinsten Dosen. Strahlenther. **18,** 444 (1924). — *Thibaudeau, A. A.* u. *E. M. Burke,* Über die Beziehungen zwischen den histologischen Befunden und den Resultaten der Strahlentherapie beim Cervixcarcinom. J. Canc. Res. **13,** 260 (1929). — *Tribondeau,* Zit. nach Czepa. — *Truchot,* Siehe Haret. — *Tsuzuki, M.,* Experimental studies on the biological action of hard roentgen-rays. Amer. J. Roentgenol. **12,** 134 (1926).

Ullmann, Bemerkungen über Dosierung, Reizdosis und Radiosensibilität. Wien. klin. Wschr. **1922** II. *Ullmann, Th.,* Über die Einwirkung der Röntgenstrahlen auf den Kohlehydratstoffwechsel normaler tierischer Gewebe. Strahlenther. **46,** 705 (1933).

Vollmar, H. u. *B. Rajewsky,* Ein Beitrag zur Strahlenbiologie der Gewebekulturen. Strahlenther. **48,** 508—518 (1933). — *Voltz, F.,* Neuere Untersuchungen zur Frage der Radiosensibilität. Gynäk.-Kongr. Innsbruck 1922. Arch. Gynäk. **117,** 250 (Kongr.ber. 1922). — Die Carcinomtherapie, ein Dosierungsproblem. Münch. Röntgenges., 21. Jan. 1926. Klin. Wschr. **1926** I, 731. — Die Strahlenbehandlung der Carcinome, ein Dosierungsproblem. Münch. Röntgenges., 21. Jan. 1926. Fortschr. Röntgenstr. **35,** 102 (1926). — Biologische Probleme in der Röntgenstrahlentherapie. Strahlenther. **47,** 137—143 (1933). — Siehe A. Döderlein. — *Vorlaender,* Histologische Untersuchungsergebnisse über die Wirkung der Bestrahlung auf das Impfcarcinom der Maus. Dtsch. med. Wschr. **1923** I, 910. — Siehe Kok.

Wachter, F., Der Einfluß der Röntgenstrahlen auf die Magensekretion. Strahlenther. **12,** 556 (1921). *Wätjen,* Zur Pathologie der Strahlenwirkung beim Krebs. Strahlenther. **29,** 615—633. (1928). — Die histologische Beurteilung der Strahlenwirkung beim Krebs. Dtsch. med. Wschr. **1931** I, 662. — *Walthard,* Über Strahlenempfindlichkeit des Krebses aus Embryonalanlagen. Ref. Verh. dtsch. Ges. Gynäk. Berlin, 26.—29. Mai **1920.** Zbl. Gynäk. **1920,** 685. — *Ward,* Siehe Duncan. — *Warnekros, K.,* Die rationelle Röntgenstrahlendosis in der Gynäkologie. Fortschr. Röntgenstr. **30,** Kongreßh. 1/2, 105 (1922/23). — *Warthin, A. S.* and *E. Pohle,* The effect of Roentgen rays on the heart. Amer. J. Roentgenol. **25,** 635 (1931). — *Waterman* u. *L. de Kromme,* Über den indirekten Faktor in der therapeutischen Strahlenwirkung. Fortschr. Röntgenstr. **35,** 783 (1926). — *Webster,* Zu Reizdosis bei Carcinom. Lancet Nr 5248. — *Weiß*-Karlsruhe, Mit der Wernerschen Stufenfiltermethode erzielte Heilungen bei Hautcarcinomen und bei tiefliegenden Carcinomen (Brustraumcarcinomen). Ver.igg bad. Röntgenol., 30. Juni 1929 Konstanz. Fortschr. Röntgenstr. **41,** 641 (1930). — *Wels, P.,* Die Wirkung der Strahlen auf einige elementare Lebensvorgänge. Strahlenther. **47,** 401 (1933). — *Werner,* Zu Reizwirkung. Strahlenther. **15,** 736 (1923). — *Werner, R.,* Carcinom und Sarkom. Lehrbuch der Strahlentherapie, Bd. 2, S. 171. Berlin-Wien: Urban & Schwarzenberg 1925. — *Wetterer, J.,* Die Radiotherapie des Auslandes. Strahlenther. **17,** 442 (1924). — Handbuch der Röntgen- und Radiumtherapie, Bd. 1, 1922 und Bd. 2. 1928. Kempten: O. Nemnich. — Die Strahlenbehandlung der bösartigen Geschwülste der Haut. Internat. Radiother., Bd. 3, S. 1292. 1929. — *Wetzel, E.,* Röntgenschädigungen mit und ohne Beteiligung der Haut. Strahlenther. **12,** 585 (1921). — *Wilhelmy*-Frankfurt a. M., Über die Reaktion der Haut auf sehr weiche Strahlen (Röntgen- und Kathodenstrahlen). Röntgenkongr. Dresden 1932. Fortschr. Röntgenstr. **46,** Kongreßh., 81 (1932). — *Wintz, H.,* Ergebnisse der Untersuchungen über Röntgentiefentherapie aus der Universitäts-Frauenklinik Erlangen unter spezieller Berücksichtigung der Dosierung beim Carcinom. Schles. Ges. vaterländ. Kultur, Okt. 1918. Berl. klin. Wschr. **1919** I, 101. — Diskussion zu Perthes. Verh. dtsch. Ges. Chir. **1921**, 45. — Diskussion zum Vortrag Holzknecht (über Carcinombestrahlung). Röntgenkongr. Nauheim 1925. Fortschr. Röntgenstrahlen **33**, Kongreßh., 77 (1925). — Zur Carcinomdosierung. Verh. dtsch. Ges. Gynäk. Wien 1925. Zbl. Gynäk. **1925**, Nr 30. — Aussprache zu Döderlein (G.), Der histologische Reifegrad des Carcinoms als Gradmesser für die Strahlenbehandlung. Bayer. Ges. Geburtsh. u. Gynäk. Nürnberg, 6. Dez. 1925. Mschr. Geburtsh. **76**, 4/5, 357 (1926). — Grenzfragen aus biologischen und physikalischen Gebieten der Röntgentiefentherapie. Festschrift für Forssell. Acta radiol. (Stockh.) **7**, 675—695 (1926). — Die Grundlagen der Röntgentherapie. Zweifel-Payrs Klinik der bösartigen Geschwülste, Bd. 3. Leipzig: S. Hirzel 1927. — Die Strahlenbehandlung der bösartigen Tumoren in der Gynäkologie. Rieder-Rosenthals Lehrbuch der Röntgenkunde, Bd. 3. Leipzig: Johann Ambrosius Barth 1928. — Die Methodik der Röntgentherapie, 1928. Lazarus' Handbuch der gesamten Strahlenheilkunde, 2. Aufl., Bd. 2, S. 113—193. München: J. F. Bergmann 1931. — Aussprache zu Eymer. Bayer. Ges. Geburtsh. München, 12. Febr. 1933. Mschr. Geburtsh. **95**, H. 4/5, 322 (1933). — Siehe L. Seitz. — *Wintz* u. *Rump*, Biologische Wirkung verschiedener Strahlenqualitäten. Strahlenther. **22**, 451 (1927). — Die physikalischen und technischen Grundlagen der Strahlentherapie. Lehrbuch der Strahlentherapie, Bd. 4, 1. 1930. — Die physikalischen und technischen Grundlagen. Gynäkologische Röntgentherapie I. Veit-Stoeckels Handbuch der Gynäkologie, Bd. 4, Teil 1. München: J. F. Bergmann 1930. — *Wohlgemuth*-Berlin, Zur Frage der Heilung des Carcinoms durch Röntgenstrahlen. 1. Röntgenkongr. Berlin 1905. Verh. dtsch. Röntgen-Ges. **1**, 194 (1905). — *Wood, F. C.*, Further studies in radiation dosage. J. of Radiol. **4**, 343. — *Wood, Fr. C.* u. *Fred Prime*, J. amer. med. Assoc. **74**, 308 (1920). — Die tödliche Röntgenstrahlendosis für Krebszellen. Strahlenther. **13**, 628 (1922). — *Wright, C. S.*, Siehe E. Pohle.

Yaloussis, E., Siehe Holfelder und Bornhauser.

Zacherl, H., Über die Bedeutung des reticuloendothelialen Apparates bei der Röntgenbestrahlung des Collumcarcinoms. Strahlenther. **33**, 515 (1929). — Siehe Mahnert. — *Zwaardemaker*, Strahlenwirkung auf den Kreislauf. Handbuch der Strahlenheilkunde, herausgeg. von P. Lazarus, 2. Aufl., Bd. 1, S. 522—542. München: J. F. Bergmann 1928. — *Zweifel, E.*, Die Reizdosis. Brit. J. Radiol. (Arch. of Radiol.) **31**, Nr 312, 259. Ref. Zbl. Radiol. **1**, 775 (1926). — Siehe H. Holthusen. — *Zwerg, H. G.*, Experimentelle Tumoren und ihre Bedeutung für die Erforschung der Röntgenstrahlenwirkung mit einem Beitrag zur Allgemeinwirkung der Röntgen- und Radiumstrahlen. Strahlenther. **47**, 485 (1933).

Methoden der Röntgenbestrahlung (Pfahler, Coutard).

Altschul, Die Etappenbestrahlung. Röntgenkongreß Wiesbaden 1927. Fortschr. Röntgenstr. **36**, Kongreßh., 70 (1927). — *Amato, A.*, Über die Wirkung der Röntgenstrahlen auf in Karyokinese begriffene Zellen. Z. Röntgenkde **13**, 1 (1911).

Baensch, W., Neue Gesichtspunkte in der Strahlentherapie maligner Tumoren. Med. Klin. **1932**, 636. — *Bardachzi-Epstein*, Erfahrungen mit der protrahiert-fraktionierten Bestrahlungsmethode. Ver.igg dtsch. Röntgenol. u. Radiol. tschechoslov. Rep. Prag, 7. Nov. 1931. Fortschr. Röntgenstr. **46**, 329 (1932). — *Béclère, A.*, La cumulation des doses en radiothérapie. Congr. A. F. A. S. Grenoble 1925. J. de Radiol. **9**, 473 (1925). — *Bier*, Aussprache zu Methode Coutard. Berl. Ges. Chir., Dez. 1931. Zbl. Chir. **1932**, 1400. — *Blaß*, Die Coutardsche Methode. Wien. Röntgenges., 13. Jan. 1931. Klin. Wschr. **1931**, 719. — Aussprache zu: Die Hauttoleranz bei fraktionierter Bestrahlung nach Coutard. Wien. Ges. Röntgenkde, 2. Juni 1931. Fortschr. Röntgenstr. **44**, 259 (1931). — Aussprache zu Borak, Über die epidermiolytische Bestrahlungsreaktion. Wien. Ges. Röntgenkde, 17. Nov. 1931. Fortschr. Röntgenstr. **45**, Kongreßh., 214 (1932). — *Borak, J.*, Die derzeitigen Bestrahlungsmethoden maligner Geschwülste vom Standpunkt der zeitlichen Dosenverteilung. Strahlenther. **21**, 380 (1926). — Aussprache zu Pfahler. I. Internationaler Radiologenkongreß London 1925. Strahlenther. **25**, 609 (1927). — Die Hauttoleranz bei fraktionierter Bestrahlung nach Coutard. Wien. Ges. Röntgenkde, 2. Juni 1931. Fortschr. Röntgenstr. **44**, 258 (1931). Über die epidermiolytische Bestrahlungsreaktion. Wien. Ges. Röntgenkde, 17. Nov. 1931. Fortschr. Röntgenstr. **45**, Kongreßh., 214 (1932). — Über die Coutardsche Methode der Röntgenbehandlung des Krebses. Med. Klin. **1932**, 374. — Röntgentherapeutische Bestrahlungseffekte bei malignen Tumoren. Ver.igg dtsch. Röntgenol. usw. Prag, Okt. 1932. Fortschr. Röntgenstr. **48**, 109 (1933). — Das Wesen der Coutardschen Röntgentherapie. Ung. Röntgenges., 2. Nov. 1932. Fortschr. Röntgenstr. **49**, 199 (1934). — *Brünauer*, Schlußwort zum Vortrag von Schoenhof: Bestrahlungstechnik. 9. Tagg. 7. u. 8. Nov. 1931, Prag. Ver.igg dtsch. Röntgenol. u. Radiol. tschechoslov. Rep. Fortschr. Röntgenstr. **46**, 328 (1932). — *Büben, L. v.*, Ergebnisse der Strahlenbehandlung inoperabler Collumcarcinome. Budapest. Ges. Ärzte, 10. März 1932. Dtsch. med. Wschr. **1933** I, 712. — *Buschbeck*-Würzburg, Aussprache zu Carcinomtherapie. Gynäk-Kongr. Berlin, Okt. 1933. Arch. Gynäk. **156**, 300 (Kongreßber.) (1934). — *Büttner,* Aussprache zu Z werg: Einige moderne Probleme der Strahlenbiologie. Coutard und Radiumbestrahlung. Ver.igg nordostdtsch. Chir. Tilsit, Juni 1933. Zbl. Chir. **1933**, 2383.

Calinich, Über Langzeitbestrahlungen bei malignen Tumoren. Med.-naturwiss. Ver. Tübingen, 23. Jan. 1933. Münch. med. Wschr. **1933** I, 790. — *Chaoul,* Aussprache über Krebsbestrahlung. Fortschr. Röntgenstr. 42, Kongreßh. **101** (1930). — Über den Einfluß der Verdünnung und Fraktionierung der R.-Dosis auf die Hautreaktion. Röntgenkongr. Dresden 1932. Fortschr. Röntgenstr. **46**, Kongreßh., 83 (1932). — *Chaoul, H.,* Die Behandlung bösartiger Geschwülste durch eine der Radiumtherapie angepaßte Röntgenbestrahlung. Münch. med. Wschr. **1934** I, 235. — *Chaoul, H.* u. *A. Adam,* Die Röntgen-Nahbestrahlung maligner Tumoren. Strahlenther. 48, 31 (1933). — *Clairmont,* Die Stellung der Chirurgie zur Bestrahlung bösartiger Geschwülste nach Coutard. 56. Verslg dtsch. Ges. Chir., 30. März bis 2. April 1932. Fortschr. Röntgenstr. 46, 230 (1932). — *Coutard, H.,* Die Röntgenbehandlung der epithelialen Krebse der Tonsillengegend. Strahlenther. **33**, 249 (1929). — Résumé des principes de technique roentgenthérapique des cancers profonds. Radiophysiol. et Radiothér. **2**, 359 (etwa 1930). — Gegenwärtige Methoden der Krebsbehandlung. 21. Tagg dtsch. Röntgenges. Berlin. Fortschr. Röntgenstr. 42, Kongreßh., 100 (1930). Zusammenfassung der Grundlagen der röntgentherapeutischen Technik der tiefgelegenen Krebse. Strahlenther. **37**, 50 (1930). — Roentgenthérapie des épithéliomas de la région amygdalienne, de l'hypopharynx et du larynx au cours des années 1920—1926. Radiophysiol. et Radiothér. **2**, 541 (etwa 1930). — Roentgen therapy of epitheliomas of the tonsillar region, hypopharynx and larynx from 1920 to 1926. Amer. J. Röntgenol. **28**, 313 (1932).

Dietel, F. G., Über die Anwendung der protrahiert-fraktionierten Röntgenbestrahlung bei Behandlung gynäkologischer Carcinome. Strahlenther. **44**, 89 (1932). — *Dieterich, W.* u. *J. Umbach,* Unsere Erfahrungen mit der protrahiert-fraktionierten Bestrahlungsmethode. Strahlenther. **42**, 510 (1931). — *Döderlein, G.,* Aussprache zu Methode Coutard. Berl. Ges. Chir., 14. Dez. 1931. Zbl. Chir. **1932**, 1399.

Engel, A., Mittels Coutardscher Therapie geheilter Wangenkrebs. Ung. Röntgenges., 26. Juni 1933. Fortschr. Röntgenstr. **49**, 204 (1934). — *Englmann,* Aussprache über Röntgenschädigungen. Fortschr. Röntgenstr. **44**, Kongreßh., 85 (1931). — Aussprache zu Schröder: Radiumbehandlung des Ca colli ut.) Niedersächs. Röntgenges. Fortschr. Röntgenstr. **45**, 719 (1932). — Histologische Untersuchungen bei Serienbestrahlungen von Tumoren nach Röntgen- und Radiumbestrahlungen. Ver.igg dtsch. Röntgenol. u. Radiol. tschechoslov. Rep. Prag, Okt. 1932. Fortschr. Röntgenstr. **48**, 97 (1933). — Aussprache zu Borak: Carcinombestrahlung mit protrahiert-fraktionierter Methode. Fortschr. Röntgenstr. **48**, Nr 1, 111 (1933). — Die biologischen Grundlagen der Röntgenzeitbestrahlung mit Berücksichtigung ihrer klinischen Ergebnisse. Dtsch. med. Wschr. **1934** I, 631. — Die biologischen Grundlagen der Röntgenlangzeitbestrahlung mit Berücksichtigung ihrer klinischen Ergebnisse. Ärztl. Ver. München, 24. Jan. 1934. — Med. Klin. **1934** I, 415. Siehe Hamann u. Göbel. — *Ernst, G.,* Stand, Erfahrungen und Fortschritte der modernen Strahlentherapie unter besonderer Berücksichtigung der malignen Tumoren. Dtsch.- med. Wschr. **1934** II, 1008. — *Eymer,* Aussprache zum Vortrag Reichenmiller. Oberrhein. Ges. Geburtsh. u. Gynäk., 29. Mai 1932. Zbl. Gynäk. **1932**, 2978.

Finkenrath, Arsen als Sensibilisator in der Strahlentherapie. Zbl. Hautkrkh. **21**, 173 (1927). — *Focke, Fr.,* Langdauernde Röntgenbestrahlungen an Larynx- und Pharynxcarcinomen. Naturforsch. u. med. Ges. Rostock, 4. Febr. 1932. Münch. med. Ges. **1932**, 897. — *Frank, A.,* Untersuchungen zur Methodik der Carcinombestrahlung. Wien. Ges. Röntgenkde, 16. Mai 1934. Fortschr. Röntgenstr. **50**, 199 (1934). — *Freund, L.,* Die gegenwärtigen Methoden und Erfolge der Krebsbestrahlung mit verteilten Dosen. Strahlenther. **37**, 795 (1930). — Die Volldosen und die fraktionierte Bestrahlungsmethode der Carcinome. Acta radiol. (Stockh.) **12**, H. 4. — Erratum. Acta radiol. (Stockh.) **12**, H. 5, 522 (1931). — *Fried,* Beitrag zur Bestrahlungsmethode nach Coutard. Fortschr. Röntgenstr. **43**, Kongreßh., 804 (1931).

Gauß, Aussprache über Krebsbestrahlung. Fortschr. Röntgenstr. **42**, Kongreßh., 97 (1930). — *Geißler,* Aussprache zum Vortrag von Lorenz: Die Coutardbestrahlung des gynäkologischen Carcinoms. Gynäk. Ges. Dresden, 16. Febr. 1933. — Zbl. Gynäk. **1933**, 2262. — *Gentner, W.* und *K. Schwerin,* Über den Zeitfaktor der Strahlungsreaktion des Eiweißes. Strahlenther. **37**, 788 (1930). — *Gierer,* Aussprache zu Methode Coutard bei gynäkologischen Carcinomen. Röntgenprax. **3**, 491 (1931). — *Gilbert, R.* et *S. Kadrnka,* Expérience de la méthode de Coutard à Genève. Résultats provisoires et effets palliatifs dans les cancers (pharynx, larynx et col utérin en particulier). Schweiz. med. Wschr. **1933**, 1270. — Zbl. Radiol. **17**, 54 (1934). — *Glocker, R., H. Langendorff* u. *A. Reuß,* Über die Wirkung von Röntgenstrahlen verschiedener Wellenlänge auf biologische Objekte, III. Strahlenther. **46**, 517 (1933). — *Glocker, R.* u. *A. Reuß,* Über die Wirkung von Röntgenstrahlen verschiedener Wellenlänge auf biologische Objekte. V.

Strahlenther. **47**, 28 (1933). — *Göbel*, Bericht über die Erfolge der Langzeitbestrahlung beim gynäkologischen Carcinom. Gynäk.kongr. Berlin, Okt. 1933. Arch. Gynäk. **156**, 288, Kongr.ber. (1934). Siehe Hamann u. Englmann. — *Goedecke*, Aussprache zum Vortrag Bucky über die Methode Coutard. Berl. Ges. Chir., 14. Dez. 1931. — Zbl. Chir. **1932**, 1397. — *Guilbert, Ch.*, Le dosage en röntgenthérapie. 3. Congr. internat. Radiol. Paris 1931. Résumés des communications, p. 125. Masson & Cie. 1931. — *Gunsett, A.*, La roentgenthérapie du cancer de la vessie par la méthode de la dose fractionnée. Compte rendu sur les cas traités de 1922 à 1929. Arch. Électr. méd. **39**, 433 (1931). — Zbl. Radiol. **13**, 150 (1932). — Neuf années de dose fractionnée dans la roentgenthérapie des cancers, avec quelques remarques sur le dosage intravaginal dans la roentgenthérapie des cancers du col de l'utérus. J. de Radiol. **15**, 685 (1931). — Über Fernresultate beim fraktioniert bestrahlten Larynxcarcinom (1922—1927). Röntgenprax. **4**, 214 (1932). — *Guthmann*, Aussprache zu Carcinombestrahlung. Vergleich der Resultate bei einzeitiger und fraktionierter Bestrahlung. Bayer. Ges. Geburtsh. München, 12. Febr. 1933. Mschr. Geburtsh. **95**, 326 (1933).

Hamann, A., A. Göbel u. *K. Englmann*, Die Strahlenbehandlung der Gebärmutterkrebse. Strahlenther. **50**, 529—556 (1934). — *Hammer, G.*, Erfahrungen mit der Carcinombestrahlung nach Coutard. Ärztl. Ver. Nürnberg, 7. Jan. 1932. Münch. med. Wschr. **1932 I**, 616. — Röntgenulcus nach Coutardbestrahlung. Strahlenther. **46**, 545 (1933). — *Haselhorst*, Aussprache zum Vortrag von Schröder (Radiumbehandlung bei Ca colli ut.). Niedersächs. Röntgenges. Hannover, Febr. 1932. Fortschr. Röntgenstr. **45**, 718 (1932). — *Heiberg, K. A.*, Mitosenmessungen im Geschwulstgewebe. Z. Krebsforsch. **29**, 234 (1929). — *Herrnheiser*, Vorläufige Erfahrungen mit der (protrahiert) fraktionierten Bestrahlung. Ver.igg dtsch. Röntgenol. u. Radiol. tschechoslov. Rep. Prag, Okt. 1932. Fortschr. Röntgenstr. **48**, 109 (1933). — *Herzfeld* u. *Anton*, Tyndallmetrische Serumuntersuchungen bei protrahiert-fraktionierter Röntgen- und Radiumbestrahlung. Strahlenther. **46**, 343 (1933). — *Heyman*, In Voltz: Strahlenbehandlung der weiblichen Genitalcarcinome. Strahlenther., **13**. Sdbd., 135 (1930). — *Hinsberg*, Resultate der Behandlung des Kehlkopfcarcinoms durch Operation und durch Langzeitbestrahlung. Dtsch. med. Wschr. **1932**, 1863. — *Hinsberg, V.* u. *St. Epstein*, Resultate der Behandlung des Kehlkopfcarcinoms durch Operation einerseits und durch Langzeitbestrahlung andererseits. Med. Klin. **1933 I**, 177. — *Hintze*, Vergleich der Wirkung verteilter Dosen und einmaliger Höchstdosen bei der Geschwulstheilung und im Tierversuch. Fortschr. Röntgenstr. **42**, Kongreßh., 92 (1930) (Schlußwort S. 105). — *Holfelder*, Was kann man heute von der Röntgentherapie der sog. inoperablen Tumoren erwarten? Röntgenkongreß Wien 1929. Strahlenther. **33**, 131 (1929). — Fortschr. Röntgenstr. **40**, Kongreßh., 22 (1931). — Aktuelle Fragen der biologischen Dosierung in der Tiefentherapie. Tagg dtsch. Radiol. u. Röntgenol. tschechoslov. Rep. Prag, 10. Nov. 1929. — Strahlenther. **35**, 54 (1930). — Die Sättigungsmethode nach Pfahler und Kingery. Fortschr. Röntgenstr. **42**, Kongreßh., 73 (1930). — Gegenwärtige Methoden der Krebsbestrahlung und ihre Erfolge. III. Die Sättigungsmethode nach Pfahler und Kingery. Strahlenther. **37**, 696 (1930). — Die planmäßige Bestimmung eines optimalen Rhythmus für die Strahlentherapie bei malignen und benignen Erkrankungen. Strahlenther. **46**, 72 (1933). — *Holthusen, H.*, Der Zeitfaktor bei der Röntgenbestrahlung. Strahlenther. **21**, 275 (1926). — Der gegenwärtige Stand der Strahlenbehandlung beim Carcinom. Dtsch. med. Wschr. **1929 II**, 1491. — Gegenwärtige Methoden der Krebsbestrahlung und ihre Erfolge. Fortschr. Röntgenstr. **42**, Kongreßh., 63 (1930). — Aussprache über Krebsbestrahlung. Fortschr. Röntgenstr. **42**, Kongreßh., 106 (1930). — Zur Geschichte der Langzeitbestrahlung (Methode der protrahiert-fraktionierten Röntgenbestrahlung). Strahlenther. **41**, 435 (1931). — Die biologischen Grundlagen der Langzeitbestrahlung. Strahlenther. **42**, 881 (1931). — Vergleichende Untersuchungen über die Wirkung von Röntgen- und Radiumstrahlen. 10. Tagg Ver.igg dtsch. Röntgenol. u. Radiol. tschechoslov. Rep. Prag, Okt. 1932. Fortschr. Röntgenstr. **48**, 97 (1933). — Über den gegenwärtigen Stand der Strahlentherapie bösartiger Geschwülste. Strahlenther. **48**, 15 (1933). — Die Entwicklung des Dosisbegriffes. Med. Klin. **1933 II**, 1489. — Vergleichende Wirkung der Röntgen- und Gammastrahlen auf die Krebszellen. Internat. Kongr. Krebsforsch. u. Krebsbekämpfg Madrid, Okt. 1933, Kongreßber. — *Holzknecht*, Über Carcinomdosis und über zeitliche Verteilung der Röntgenbestrahlung. Röntgentherapie, Revision und neuere Entwicklung. 9 Vorträge über Röntgenologie, herausgeg. von G. Holzknecht, Bd. 2, H. 2, S. 325. 1924.

Ikeda, Y. u. *K. Ikeda*, Über die Ergebnisse der ausschließlichen Radiumbehandlung bei weiblichen Genitalcarcinomen. Zbl. Gynäk. **1933**, 1651.

Jacobson, L. E., Measurement of the radiation field about sources of radium in roentgens and photographically. Amer. J. Roentgenol. **28**, 668 (1932). — *Jüngling, O.* u. *H. Langendorff*, Über die Wirkung zeitlich verteilter Dosen auf den Kernteilungsablauf von Vicia faba equina. Strahlenther. **44**, 771 (1932). — *Juul, J.*, Einmalige Höchstdosis, fraktionierte Bestrahlung oder Sättigungsmethode? Untersuchungen an Carcinommäusen. Strahlenther. **38**, 623 (1930). — On cumulation of irradiation in malignant tumors and the therapeutic effect of irradiation with massive and divided doses and by the saturation method, respectively; as studied on cancer mice. Acta radiol. (Stockh.) **11**, 1, 102 (1930). — Significance of the time factor in radium radiation. Acta radiol. (Stockh.) **11**, 2, 226 (1930).

Kahlstorf, A., Experimentelle Untersuchungen an Ascariseiern über die Wirkung der fraktionierten Röntgenbestrahlung. Strahlenther. **31**, 199 (1928). — Untersuchungen über die Hauttoleranz bei protrahiert-fraktionierter Röntgenbestrahlung. Strahlenther. **38**, 499 (1930). — *Kahlstorf, A.* u. *A. Zuppinger*, Unsere Erfahrungen mit der protrahiert-fraktionierten Röntgenbestrahlung nach Coutard. Strahlenther. **38**, 199 (1930). — Diskussion über Carcinomtherapie. Verigg. dtsch. Röntgenol. u. Radiol. tschechoslov. Rep. Prag, Okt. 1932. Fortschr. Röntgenstr. **48**, 106 (1933). — *Kehrer*, Über Tiefenwirkung und Reizdosierung des Radiums bei der Carcinombestrahlung. Münch. med. Wschr. **1918** I, 719. — *Keller, F.*, Aussprache zu: Über die ersten Erfahrungen mit der nach Coutard geübten Intensiv-Röntgenbehandlung bei weiblichen Genitalcarcinomen. Fortschr. Röntgenstr. **44**, Kongreßh., 102 (1931). — Zur Frage der „Dauerbestrahlung" der Carcinome. Oberrhein. Ges. Geburtsh. u. Gynäk. Freiburg, April 1931. Zbl. Gynäk. **1931**, 3142. — Klinische und experimentelle Beobachtungen zur Frage der fraktionierten Bestrahlung des Carcinoms. Strahlenther. **47**, 636 (1933). — *Kirchhoff*, Aussprache zu Zwerg. Fortschr. Röntgenstr. **50**, Kongreßh., 36 (1934). — Röntgenkongr. 1935 (briefl. Mitt.). — *Kirchhoff, H.* u. cand. med. *R. Winckler*, Über die protrahiert-fraktionierte Röntgenbestrahlung beim weiblichen Genitalcarcinom. Strahlenther. **47**, 601 (1933). — *Kohler*, Neue Gesichtspunkte bei der Bestrahlung bösartiger Geschwülste. Chir.kongr. Berlin 1933. Zbl. Chir. **1933**, 1417. — *Küstner, H.* u. *F. Voges*, Tabellen zur Absorption der Röntgenstrahlen. Strahlenther. **46**, 585 (1933).

Laborde, S., A propos de la radiorésistance acquise par les épithéliomas irradiés. Presse méd. **1932**, 537. — Zbl. Radiol. **13**, 223 (1932). — *Laborde, S.* et *Y. L. Wickham*, La radiothérapie du cancer du col de l'utérus au centre anticancéreux de la banlieue parisienne. J. de Radiol. **14**, 402 (1930). — *Lacassagne, A.*, Rôle de l'histologie dans l'appréciation de la radiosensibilité des cancers épithéliaux. Paris méd. **13**, 376 (1923). — In Voltz: Strahlenbehandlung der weiblichen Genitalcarcinome. Strahlenther. **13**. Sbd., 183 (1930). — Évolution et orientation des techniques en radiothérapie des épithéliomas cervico-utérins. 4. internat. Radiol.kongr. Zürich, Bd. 2, S. 41 61. 1934. — *Läwen*, Aussprache zu Zwerg: Coutardbestrahlung der Mundhöhle, Tonsillen und des Pharynx. Nordostdtsch. Chir.verigg Tilsit, Juni 1933. Zbl. Chir. **1933**, 2383. — *Lahm, W.*, Die Dosierung. Aus: Die Strahlenbehandlung des Collumcarcinoms. Erg. med. Strahlenforsch. **1**, 602 (1925). — *Langendorff, H.* u. *M.* u. *A. Reuß*, Über die Wirkung von Röntgenstrahlen verschiedener Wellenlänge auf biologische Objekte, IV. Strahlenther. **46**, 655 (1933). — *Liechti, A.*, Über den Zeitfaktor der biologischen Strahlenwirkung. Strahlenther. **33**, 1 (1929). — *Löwenthal, S.*, Über Simultantherapie. Strahlenther. **44**, 588 (1932). — *Lorenz*, Die Coutardbestrahlung des gynäkologischen Carcinoms. Gynäk. Ges. Dresden, 16. Febr. 1933. Zbl. Gynäk. **1933**, 1266.

Martin, H. E. and *E. H. Quimby*, Calculations of tissue dosage in radiation therapy. Amer. J. Roentgenol. **23**, Nr 2, 173 (1930). — *Martin, J. M.* u. *C. M. Martin*, Eine modifizierte Coutard-Röntgenstrahlentechnik für Krebsbehandlung. Jverslg radiol. Sekt. Amer. med. Assoc., Juni **1934**. — Röntgenprax. **6**, 686 (1934). — *Martius, H.* u. *E. Witte*, Über die Strahlentherapie des Gebärmutterhalscarcinoms. Zbl. Gynäk. **7**, 370—378 (1934). — *Matoni*, Die Abhängigkeit der Stärke der biologischen Wirkung im Sinne einer Verzettelung von der Intensität der Röntgenstrahlen bei gleicher Dosis. Inaug.-Diss. Bonn 1924. — Zbl. Chir. **1924**, 2762. — *Mayer, A.*, Aussprache zum Vortrag Reichenmiller. Oberrhein. Ges. Geburtsh., 29. Mai 1932. Zbl. Gynäk. **1932**, 2978. — *Miescher*, Einmalige Höchstdosis. Fortschr. Röntgenstr. **42**, Kongreßh., 64 (1930). Röntgenkongr. Berlin 1930. — Carcinomtherapie mit superponierten (verzettelten) Röntgenbestrahlungen. Strahlenther. **36**, 434 (1930). — Erfolge der Carcinombehandlung an der Dermatologischen Klinik Zürich. Einzeitige Höchstdosis und fraktionierte Bestrahlung. Strahlenther. **49**, 65 (1934).

Neeff, Besprechung der Coutardschen Methode. Röntgenkongr. Baden-Baden 1931. Dtsch. med. Wschr. **1931**, 914. — *Nemours-Auguste*, A propos de la diarrhée survenant au cours de la radiothérapie du cancer de l'utérus. Bull. Assoc. franç. Étude Canc. **23**, 551—554 (1934). Ber. Gynäk. **28**, 660 (1935).

Pack, G. T. and *E. H. Quimby*, The time-intensity factor in irradiation. Amer. J. Roentgenol. **28**, 650 (1932). — *Pape, R.*, Zur Frage der Bedeutung des Minuten-r-Zuflusses für die Strahlenreaktion. Ges. Röntgenkde Wien, 5. Mai 1931. Klin. Wschr. **1931** II, 1741. — Über die Möglichkeit des quantitativen Vergleichs verschiedener Bestrahlungsformen. Wien. Ges. Röntgenkde, 3. Mai 1932. Fortschr. Röntgenstr. **46**, 476 (1932). — Die Hauttoleranz bei Langsambestrahlung in möglichst unfraktionierter Applikationsform (innerhalb 24 Stunden). Seriengrenzdosis und Maximaltoleranz. Strahlenther. **45**, 461 (1932). — Der Einfluß der Veränderung des Minuten-r-Zuflusses auf die Hautreaktion bei kontinuierlicher und geteilter Dosenapplikation. „Messoptimum" und „prozentuale Bestrahlungszeit". Strahlenther. **45**, 475

(1932). — *Peter, G.*, Die fortgesetzte Kleindosis in der Behandlung maligner Tumoren. Strahlenther. 18, 858 (1924). — Zur Entwicklung der Methode der fortgesetzten Kleindosis. Strahlenther. 45, 181 (1932). — *Pfahler, G. E.*, Über die Sättigungsmethode in der Röntgentherapie tiefliegender maligner Geschwülste. I. internat. Kongr. Radiol. London 1925. Strahlenther. 25, 597 (1927). — Further observations on the saturation method in Roentgentherapy as applied to deep-seated malignant disease. Amer. J. Roentgenol. 20, Nr 3, 233 (1928). — *Pfahler, G. E.* u. *B. P. Widmann*, Combination of Holfelder-Felderwähler with Schmitz' isodose rings. Amer. J. Roentgenol. 13, 485 (1925). — Further observations on the use of the saturation method of radiation therapy in deep-seated malignant disease, with some statistics. Radiology 11, 181—190 (1928). Ref. Zbl. Radiol. 6, 517 (1928). — Weitere Beobachtungen über die radiotherapeutische Sättigungsmethode bei tiefsitzenden malignen Erkrankungen mit anschließender Statistik. Strahlenther. 32, Nr 1, 91 (1929). — *Politzer, G.*, Über die Wirkung der Röntgenstrahlen auf Zellen; zugleich ein Beitrag zur Darstellung der Mitosen durch die Nuklealreaktion. Dtsch. med. Wschr. 1927 II, 1390.

Quimby, E. H., The skin erythema dose with a combination of two types of radiation. Amer. J. Roentgenol. 17, 631 (1927).

Rahm, Südostdtsch. Chir.verigg, 17. Juli 1933. — *Regaud, Cl.*, L'erreur du fractionnement et de la répétition exagérée des doses dans la radiothérapie des cancers. Paris méd., 4. Febr. 1922, 102. Ref. J. de Radiol. 6, 602 (1922). — Aussprache zu Pfahler. I. Internat. Radiologenkongr. London 1925. Strahlenther. 25, 607 (1927). — Strahlentherapie der Cervixcarcinome. Fortschr. Röntgenstr. 35, 302 (1927). — Vergleichende Betrachtung der Collumcarcinome, der Krebse der Mundhöhle, der Mamma und des Rectums vom Standpunkt der radiotherapeutischen Behandlungsmethoden. Strahlenther. 31, 671 (1929). — Sur les principes radiophysiologiques de la radiothérapie des cancers. Radiophysiol. et Radiothér. 2, 317. — *Regaud, Cl.* et *R. Ferroux*, Discordance des effets des rayons X, d'une part dans la peau, d'autre part dans le testicule, par le fractionnement de la dose: diminution de l'efficacité dans la peau, maintien de l'efficacité dans le testicule. C. r. Soc. Biol. Paris 97, 431 (1927). — J. de Radiol. 12, 97 (1928). — Influence du „facteur temps" sur la stérilisation des lignées cellulaires normales et néoplasiques par la radiothérapie. Acta radiol. (Stockh.) 3, Suppl. I, 107 (1930). — Z. Krebsforsch. 32, Ref.-Teil 3, 28 (1931). — Sur la diversité des réactions de tissus par les rayons C, en rapport avec le facteur temps, et sur la relativité de la dosimétrie biologique dans la Roentgenthérapie des tumeurs malignes. Radiophysiol. et Radiothér. 2, 293, 316. — *Regaud* u. *Lacassagne*, Die histo-physiologische Wirkung der Röntgen- und Radiumstrahlen auf die erwachsenen normalen Gewebe der Säugetiere. Handbuch der gesamten Strahlenheilkunde, herausgeg. von Lazarus, Bd. 1, S. 258. 1928. — *Regelsberger*, Unsere Erfahrungen mit der Röntgenbestrahlung nach Coutard.- Med. Klin. 1932 II, 1023. — *Reichenmiller*, Beobachtungen bei Langzeitbestrahlung gynäkologischer Carcinome. Oberrhein. Ges. Geburtsh. u. Gynäk., 29. Mai 1932. Zbl. Gynäk. 1932, 2977. — Erfahrungen mit Coutardbestrahlungen gynäkologischer Carcinome. Med.-naturwiss. Ver. Tübingen, 27. Febr. 1933. Münch. med. Wschr. 1933 II, 1072. — *Reisner, A.*, Untersuchungen über die Veränderungen der Hauttoleranz bei verschiedener Unterteilung der Strahlendosis. Strahlenther. 37, 779 (1930). — Die Sättigungsmethode nach Pfahler und Kingery. Fortschr. Röntgenstr. 42, Kongreßh., 80 (1930). — Die Grenzen der Belastbarkeit der Haut bei unterteilten Strahlendosen. Röntgenkongr. 1932. Röntgenprax. 4, 518 (1932). — Der Hauterythemverlauf bei fraktionierter Verabfolgung großer Strahlenmengen. Fortschr. Röntgenstr. 45, 293 (1932). — Aussprache zum Vortrag von Jüngling und Langendorff: Über die Wirkung zeitlich verteilter Dosen auf den Kernteilungsablauf von Vicia faba equina. Röntgenkongr. Dresden 1932. Fortschr. Röntgenstr. 46, Kongreßh., 86 (1932). — Hauterythem und Röntgenstrahlung. Erg. med. Strahlenforsch. 6, 1 (1933). — Fortschr. Röntgenstr. 50, Kongreßh., 37 (1934).

Schaefer, Die Röntgenstrahlenbehandlung der Uteruscarcinome mit Hilfe eines Vaginalrohres. Niedersächs. Röntgenges. Hannover, Febr. 1932. Fortschr. Röntgenstr. 45, 721 (1932). — *Schechtmann* u. *Klupfel*, Beitrag zur Wirkung der Röntgenstrahlen auf die biologischen Gewebe. Strahlenther. 43, 792 (1932). — *Schehl*, Coutardbestrahlung von Collumcarcinomen. Bayer. Ges. Geburtsh. München, 12. Febr. 1933. Mschr. Geburtsh. 95, 323 (1933). — *Schinz*, Gegenwärtige Methoden der Krebsbestrahlung und ihre Erfolge. II. Verteilte Dosis. Röntgenkongr. Berlin 1930. Fortschr. Röntgenstr. 42, Kongreßh., 82 (1930). — Strahlenther. 37, 31 (1930). — Aussprache über Krebsbestrahlung. Fortschr. Röntgenstr. 42, Kongreßh., 104 (1930). — Operative und radiotherapeutische Behandlung der Krebse. Ver.igg dtsch. Röntgenol. u. Radiol. tschechoslov. Rep. Prag, Okt. 1932. Fortschr. Röntgenstr. 48, 108 (1933). — Weitere Bemerkungen zur operativen und radiotherapeutischen Behandlung der Krebse. Strahlenther. 47, 453 (1933). — Fraktionierung und Protrahierung der Röntgenstrahlen in der Krebsbehandlung. Congreso Internat. de Lucha Cientifica y Social contra el Cancer. Madrid 1933. Madrid: S. A. Blass 1933. — *Schinz, v. Albertini, Schürch* u. *Zuppinger*, Demonstration zur Radiotherapie.

Schweiz. med. Wschr. **1930 II**, 1223. — *Schinz* u. *Slotopolsky*, Experimenteller Beitrag zur Frage der Röntgenallergie. Acta radiol. (Stockh.) **7**, 365 (1926). — *Schinz, H. R.* u. *A. Zuppinger*, Kurzer Bericht von Arbeiten und Resultaten auf dem Gebiet der protrahiert-fraktionierten Röntgenbestrahlung von malignen Geschwülsten. Schweiz. med. Wschr. **1932 I**. — Bericht über die Züricher Erfahrungen mit protrahiert-fraktionierter Röntgenbestrahlung der Jahre 1929—1932 bei Tumoren der oberen Luft- und Speisewege. Strahlenther. **50**, 237—277 (1934). — *Schinz, H. R., A. Zuppinger* u. *R. Stewart-Harrison*, Bilanz über die Bestrahlungsresultate bei malignen Tumoren im Jahre 1931. Röntgenprax. **4**, 497 (1932). — *Schneider, G. H.*, Ergebnisse aus Strahlenbehandlungen mit Röntgen und Radium gleichen therapeutischen Effektes. Ver.igg dtsch. Röntgenol. u. Radiol. tschechoslov. Rep. Prag, Okt. 1932. Fortschr. Röntgenstr. **48**, 103 (1933). — Für und wider die mehrzeitige verdünnte Bestrahlung. Ver.igg dtsch. Röntgenol. u. Radiol. tschechoslov. Rep. Prag, Okt. 1932. Fortschr. Röntgenstr. **48**, 113 (1933). — *Schoenhof*, Bestrahlungstechnik. Ver.igg dtsch. Röntgenol. u. Radiol. tschechoslov. Rep. Prag, Okt. 1932. Fortschr. Röntgenstr. **46**, 326 (1932). — *Schröder, R.*, Über die ersten Erfahrungen mit der nach Coutard geübten intensiveren Behandlung bei weiblichen Genitalcarcinomen. Strahlenther. **41**, 67 (1931). — *Schröder, R.* u. *H. Jakobi*, Eine vorläufige Bilanz der protrahiert-fraktionierten Röntgenbestrahlung des weiblichen Genitalcarcinoms. Zbl. Gynäk. **1933**, 1794. — *Schubert, v.*, Carcinomtherapie mit extrem harten Röntgenstrahlen. Dtsch. med. Wschr. **1931 I**, 739. — *Schürch, O.*, Operieren nach Coutardbestrahlungen. Schweiz. med. Wschr. **1933 I**, 935. — *Schumacher, P.*, Klinische Erfahrungen mit protrahiert-fraktionierter Intensivröntgenbestrahlung bei inoperablen und rezidivierenden malignen Genitaltumoren und Mammacarcinomen. Strahlenther. **47**, 338 (1933). — *Schwarz, G.*, Zur Wahrung der Priorität in der Frage des Einflusses der cellulären Radiosensibilitätsschwankungen auf die zeitliche Verteilung der Strahlendosis. Wien. klin. Wschr. **1923 I**, 50. — Die fortgesetzte Kleindosis und deren biologische Begründung (nebst einigen Bemerkungen zu Dr. G. Peters Aufsatz in Bd. 18 der Strahlentherapie). — Strahlenther. **19**, 325 (1925). — Über die theoretischen und praktischen Grundlagen einer Langschwachbestrahlungsmethode. Strahlenther. **37**, 709 (1930). — Transportable Apparaturen zur Röntgendauerbestrahlung; biologische Grundlagen einer Methode intermittierender Langbestrahlung. Wien. klin. Wschr. **1930 I**, 698. — Aussprache zu: Die Hauttoleranz bei fraktionierter Bestrahlung nach Coutard. Wien. Ges. Röntgenkde, 2. Juni 1931. Fortschr. Röntgenstr. **44**, 260 (1931). — Schwachzuflußbestrahlung (Röntgendauerstrahler als Ersatz für die Radiumkanone). Wien. klin. Wschr. **1932**, 705. — Aussprache zu Borak: Über die epidermiolytische Bestrahlungsreaktion. Wien. Ges. Röntgenkde, 17. Nov. 1931. Fortschr. Röntgenstr. **45**, Kongreßh., 215 (1932). — *Seitz, L.*, Die Röntgentherapie der bösartigen Genitalgeschwülste. Lehrbuch der Strahlentherapie, Bd. 4, S. 767. 1929. Die Strahlentherapie in der Gynäkologie, herausgeg. von C. J. Gauß. Wien u. Berlin: Urban & Schwarzenberg. *Sielmann*, jun., Erfahrungen mit der Röntgentiefenbestrahlung nach Coutard bei malignen Neubildungen. Med. Klin. **1931**, 606. — Weitere Erfahrungen mit der fraktionierten und protrahierten Röntgentiefenbestrahlung. Münch. Röntgenges., 2. Kurs. Radiol. Rdsch. **2**, 29 (1933). — Aussprache zu Schumacher: Bestrahlung nach Coutard. Bayer. Ges. Geburtsh. München, 12. Febr. 1933. Mschr. Geburtsh. **95**, 324 (1933). — *Sievert, R. M.* and *A. Forssberg*, The time factor in the biological action of X-rays. Acta radiol. (Stockh.) **12**, 535 (1931). — *Snow, W. R.*, Methode der fraktionierten Dosen bei der Röntgentherapie. Internat. physiother. Kongr. Lüttich 1930. Z. physik. Ther. **40**, 87 (1930). *Stewart-Harrison, R.*, Weitere Resultate bei protrahiert-fraktionierter Röntgenbestrahlung, nebst Bemerkungen über die einfachfraktionierte Röntgenbestrahlung. Strahlenther. **44**, 679 (1932). — *Strauß, O.*, Über verschiedenartige Empfindlichkeit gegen Röntgenstrahlen. Fortschr. Röntgenstr. **31**, 428 (1923/24). — Zu Dosierung. Med. Klin. **1930 I**, 864f.; **1930 II**, 1865, 1902. — Verhandlungen des Chirurgenkongresses in Berlin. Bösartige Geschwülste. Münch. med. Wschr. **1932 I**, 735. — Über Krebsbehandlung. Die Langzeitbestrahlung. Med. Klin. **1933 I**, 464.

Voltz, Aussprache über Krebsbestrahlung. Fortschr. Röntgenstr. **42**, Kongreßh., 102 (1930).

Wagner, Strahlenbehandlung der Carcinome in der Chirurgie. Münch. med. Wschr. **1932 I**, 715, 753. *Wagner, G. A.*, Histologische Bilder nach Röntgenbestrahlung mit extrem harten Strahlen. Aussprache zu Holthusen und Englmann. Ver.igg dtsch. Röntgenol. u. Radiol. tschechoslov. Rep. Prag, Okt. 1932. Fortschr. Röntgenstr. **48**, 99 (1933). — *Weber*, Latenzperiode röntgenbestrahlter ruhender Samen. Wien. klin. Wschr. **1923 I**. — *Widmann, B. P.*, The clinical evaluation of various qualities of Roentgen and radium rays for the treatment of advanced cancer. Amer. J. Roentgenol. **26**, 729 (1931). — *Wintz*, Aussprache über Krebsbestrahlung. Röntgenkongreß 1930. Fortschr. Röntgenstr. **42**, Kongreßh., 94 (1930). — Untersuchungen über den Zeitfaktor. Strahlenther. **42**, 591 (1931). — Carcinomdosis und Methode Coutard, Med. Welt **1931**, 730. — Vergleich der Dosen bei der protrahiert-fraktionierten und bei der einzeitigen Röntgenbestrahlung. Internationaler Kongreß zur Erforschung und Bekämpfung des Krebses. Madrid

1933. Strahlenther. **48**, 535 (1933). — *Wittenbeck, F.,* Die Röntgentherapie in der Gynäkologie. Mschr. Geburtsh. **96**, 53 (1933); **98**, 223 (1934). — *Wittkowsky, C.,* Betrachtungen zur neuen fraktioniert-protrahierten Röntgentherapie des Carcinoms. Zbl. Chir. **1932**, 2562.

Zuppinger, A., The protracted fractional method of roentgen therapy (Coutard). Amer. J. Röntgenol. **25**, 784 (1931). — Démonstrations de cas traités par la méthode de Coutard. J. de Radiol. et Électrol. **15**,44 (1931). — Resultate der protrahiert-fraktionierten Röntgentherapie von malignen Tumoren. Bericht über 20 seit mindestens 1 Jahr symptomfreie Fälle. Strahlenther. **43**, 701 (1932). — *Zwerg,* Zur Kostenfrage der Bestrahlung maligner Tumoren nach Coutard. Zbl. Chir. **1932**, 1843. — Die theoretischen, experimentellen, klinischen und wirtschaftlichen Grundlagen der protrahiert-fraktionierten Röntgenbestrahlung maligner Tumoren. Strahlenther. **43**, 201 (1932). — Einige moderne Probleme der Strahlenbiologie. Ver.igg nordostdtsch. Chir. Tilsit, 24. Juni 1933. Zbl. Chir. **1933**, 2383. — Zur Frage der Hautschädigung nach fraktionierter Bestrahlung. Röntgenkongr. Baden-Baden 1934. Fortschr. Röntgenstr. **50**, Kongreßh., 35 u. 37 (1934).

Carcinom und Entzündung.

Baake, F., Beitrag zur Virulenzprüfung der Streptokokken nach Ruge-Philipp. Arch. Gynäk. **128**, 230 (1926). — *Barth,* Die prognostische Bedeutung bakteriologischer Untersuchungen bei abdominalen Uterusexstirpationen wegen Carcinom. Arch. Gynäk. **87**, 350 (1909). — *Baß, F.,* Resistenzsteigerung gegen Streptokokkeninfektion durch Röntgenbestrahlung im Tierversuch. Zbl. Gynäk. **1928**, 90. — Strahlenther. **28**, 568 (1928). — *Baß, F.* u. *K. Jaroschka,* Resistenzsteigerung gegen Streptokokkensepsis durch Röntgenstrahlen im Tierversuch. Strahlenther. **28**, 568 (1928). — *Baud* (Mlle), Les complications infectieuses de la Curiethérapie des cancers de l'utérus. Thèse Fac. méd. Paris 1923. — *Bauereisen,* Zit. nach Dehler. Arch. Gynäk. **134**, 230 (1928). — *Bégouin,* Zwei Todesfälle infolge intrauteriner Radiumanwendung. Bull. Soc. Obstétr. Paris **1926**, 137. — Fortschr. Röntgenstr. **34**, 1046 (1926). — *Belugin, I.,* Über die Beeinflussung der primären Sterblichkeit bei Radiumbehandlung des Uteruscarcinoms durch im kleinen Becken lokalisierte Eiterherde. Zbl. Gynäk. **1924**, 1970. — *Benjasch, M.* u. *R. Feldmann,* Über die Methoden der Virulenzbestimmung der Streptokokken für klinische Zwecke. Z. Immun.forsch. **45**, 371 (1925). — Eine Methode der beschleunigten Bereitung von Streptokokkenvaccine. Z. f. Immun.-forsch. **45**, 384 (1925). — *Benthin, W.,* Bakteriologische Untersuchungen bei gynäkologischen Erkrankungen. Ein Beitrag zur Frage der Selbstinfektion in der Gynäkologie. Mschr. Geburtsh. **39**, 651 (1914). — Bestrahlungsschäden. Strahlenther. **11**, 501 (1920). — *Besredka, A.,* Immunité générale par immunisation locale. Bull. Inst. Pasteur **20**, 473 (1922). — *Biermer, H.,* Zur Immunisierung Schwangerer und Wöchnerinnen gegen puerperale Streptokokkeninfektion. Zbl. Gynäk. **1925**, 674. — *Birnbaum,* Zur Prognose und Therapie des Kindbettfiebers. Münch. med. Wschr. **1909**, 1730. — *Bonanno, A. M.,* La flora batterica nei carcinomi dell'utero sottoposti a radium-terapia. Radiol. med. **17**, 809 (1930). — *Bowing, Desjardins, Stacy* and *Bliss,* Results obtained in the treatment of carcinoma of the cervix uteri with radium and roentgen rays from 1915—1923, inclusive. Amer. J. Roentgenol. **24**, 54 (1930). — *Braunstein, A.,* Krebs und Malaria. Z. Krebsforsch. **29**, 330 (1929). — Experimentelle und klinische Grundlagen für Malariabehandlung des Krebses. Z. Krebsforsch. **29**, 486 (1929). — *Brunner, H.,* Virulenzbestimmung vor der operativen Behandlung der Uteruscarcinome, unter besonderer Berücksichtigung der Virulenzänderung nach Röntgenbestrahlung. Arch. Gynäk. **149**, 702 (1932). — *Bublitschenko, L.,* Zur Frage über die Virulenzbestimmung der Bakterien bei Puerperalkrankheiten. Zbl. Gynäk. **1926**, 155. — *Bumm, E.,* Virulenzprobe und Operationsmortalität. Verh. Ges. Geburtsh., Sitzg 30. Mai 1924. Z. Geburtsh. **88**, 420 (1924). — Arch. Gynäk. **134**, 228 (1928). — *Bumm, R.,* Arch. klin. Chir. **141**, H. 4. — *Busch,* Berl. klin. Wschr. **1868**.

Clauberg, C., Ruge-Philippsche Virulenzproben bei 200 Carcinomfällen. Zbl. Gynäk. **1929**, 1116. — *Coley, W. B.,* Zur Behandlung der inoperablen bösartigen Tumoren mittels einer Mischung von Erysipeltoxinen und des Bacillus prodigiosus. Paris méd. **1927**, No 16. Ref. Münch. med. Wschr. **1927** II, 1979. — Zit. nach Braunstein. Z. Krebsforsch. **29**, 330, 486 (1929). — *Cuizza,* Die Streptokokkenvirulenzprobe bei der Behandlung des Uteruscarcinoms. Zbl. Gynäk. **1929**, 2318.

Daels, Verh. Ges. Geburtsh. Berlin, 26. Juni **1908**. Z. Geburtsh. **63**, 354 (1908). — *Damme, L. van,* Beitrag zum Studium der Sekundärinfektion beim Cervixkrebs. Z. Krebsforsch. **34**, 130 (1931). — *Dauchez,* Union méd. 1882. — *Dehler, H.,* Die Streptokokken im Uteruscarcinom, ihre Virulenzprüfung und ihre Beeinflussung durch die Röntgentiefenbestrahlung. Arch. Gynäk. **134**, 228 (1928). — Beeinträchtigt die Sekundärinfektion im Uteruscarcinom den Erfolg der Strahlenbehandlung? Strahlenther. **31**, 691 (1929). — *Diel,* Über die Vorbehandlung von operablen und inoperablen Cervixcarcinomen mit 2,0%igem Chloraminglycerin, mit besonderer Berücksichtigung der bakteriellen Befunde. Inaug.-Diss. Düsseldorf 1931. Ref. Zbl. Gynäk. **57**, 1195 (1933). — *Döderlein, G.*, Gibt es eine primäre Mortalität bei der Radiumbehandlung des Uteruscarcinoms? Zbl. Gynäk. **1925**, 852. — *Dreyer, H.*, Über das Ruge-Philippsche Verfahren zur Bestimmung der Streptokokkenvirulenz. Zbl. Gynäk. **1924**, 1710.

Emmerich, E., Neuere Arbeiten über Streptokokken und Streptokokkeninfektionen. Klin. Wschr. **1925**, 798. — *Ewing, J.*, Factors determining radioresistance in tumors. Radiology **4**, 186 (1930).

Finger, J., Erfahrungen mit der Virulenzprobe nach Ruge. Zbl. Gynäk. **1924**, 2628. — *Finzi*, Aussprache über die Radium- und Röntgenbehandlung von Erkrankungen der Blase und Prostata. Proc. roy. Soc. Med. **18**, Nr 8, sect. urol., 29. Jan. 1925. — Z.org. Chir. **33**, 509 (1925). — *Framm, W.*, Zur Virulenzprüfung von Wundkeimen insbesondere von Streptokokken. Münch. med. Wschr. **1925**, 388. — Zur Virulenzprüfung der Scheidenkeime nach Philipp. Nordwestdtsch. Ges. Gynäk. Kiel, 4. Okt. 1924. Zbl. Gynäk. **1925**, 156. — *Fried, C.*, Röntgenbehandlung entzündlicher Beckenerkrankungen in der Gynäkologie. Strahlenther. **19**, 649 (1925). — Bactericidie nach Röntgenbestrahlung. Strahlenther. **21**, 56 (1926). — Die Röntgentherapie der akuten bakteriellen Entzündungen. Zbl. Gynäk. **1928**, 3033. — *Fromme*, Studien zum klinischen und pathologisch-anatomischen Verhalten der Lymphdrüsen bei malignen Erkrankungen, hauptsächlich dem Carcinoma colli uteri. Arch. Gynäk. **79**, 197 (1906). — Beitr. Klin. Inf.krkh. **10**, 1. — Über die Diagnose und Therapie des Puerperalfiebers. Verh. dtsch. gynäk. Ges. **1907**, 785. — Über die Unterscheidung der hämolytischen virulenten von den hämolytischen nichtvirulenten Streptokokken. Zbl. Gynäk. **1908**, 1213. — Klinische und bakteriologische Studien zum Puerperalfieber. Arch. Gynäk. **85**, 154 (1908). — Neue Untersuchungen über die Differenzierung der hämolytischen Streptokokken. Zbl. Gynäk. **1909**, 1217. — Die Bewertung und die Behandlung des fieberhaften Aborts. Mschr. Geburtsh. **34**, 663 (1911). — *Fuß, E. M.*, Die Virulenzprobe in der Gynäkologie und Geburtshilfe. Zbl. Gynäk. **1926**, 140.

Gambetti, C., Zur Frage der Streptokokkenvirulenz. Dtsch. med. Wschr. **1924** I, 571. — *Giesecke, A.*, Unsere Erfahrungen mit der gynäkologischen Strahlentherapie. Strahlenther. **11**, 739 (1920). — *Grandclaude, Ch.* et *Y. L. Wickham*, Traitement des états infectieux surajoutés dans le cancer du col de l'utérus. Bull. Assoc. franç. Étude Canc. **1929**, 297. — Zbl. Radiol. **7**, 649 (1929).

Hadjidakis, Zit. nach Dehler. Arch. Gynäk. **134**, 228 (1928). — *Hannes, W.*, Welche Hinweise geben uns bakteriologische Untersuchungen für die Methodik der Wundversorgung bei abdominalen Gebärmutterkrebsoperationen. Z. Geburtsh. **66**, 150 (1910). — *Hanow*, Kritische Betrachtungen der „Studien zur Virulenzprüfung der Streptokokken von Karl Ruge II". Arch. Gynäk. **123**, 279 (1925). — *Hartmann, Henri, Sophia Fabre* et *Marguerite Aitoff*, L'antivirusthérapie dans le traitement des cancers sphacélés du col comme adjuvant de la curiethérapie. Le Scalpel **1929** II, 1321. — *Haupt*, Niederrhein.-Westf. Ges. f. Gynäk. 16. Nov. 1929. Mschr. Geburtsh. **84**, 207 (1930). — *Havlasek, L.*, Rückbildung eines Cervixcarcinoms nach puerperaler Septicopyämie. Rozhl. Chir. a Gynaek. (tschech.) **1932**, Nr 2. — Med. Klin. **1933** I, 371. — *Heidenhain, L.*, Röntgenbestrahlung und Entzündung. 89. Tagg dtsch. Naturforsch. u. Ärzte Düsseldorf, Sept. 1926. Strahlenther. **24**, 37 (1927). — *Heidenhain, L.* u. *C. Fried*, Röntgenstrahlen und Entzündung. Klin. Wschr. **1924** II, 1121. — *Heidler*, Beitrag zur Bedeutung der ruhenden Infektion für die Geburtshilfe nebst Bemerkungen über deciduale Veränderung in Polypen der Portio. Arch. Gynäk. **121**, 429 (1924). — *Heimann, F.*, Bakteriologische Untersuchungen beim Uteruscarcinom. Berl. klin. Wschr. **1917** I, 7; **1918**, 183. — Anteoperative Röntgenbestrahlung des Uteruscarcinoms und ihre Tiefenwirkung. Zbl. Gynäk. **1926**, 1945. — *Heim-Schlierf*, Zbl. Bakter. I Orig. **100**, 24. — *Heyman, James*, 5jährige Erfahrung mit Radiumbehandlung bei Gebärmutterkrebs am Radiumhemmet zu Stockholm. Strahlenther. **11**, 179 (1920). — *Heynemann, Th.*, Die Bedeutung der hämolytischen Streptokokken für die puerperale Infektion. Arch. Gynäk. **86**, 61 (1908). — Über die Ursachen und die Bedeutung der Phagocytose im Lochialsekret. Arch. Gynäk. **93**, 1 (1911). — Diskussion zu: Über die Brauchbarkeit der Ruge-Philippschen Virulenzprobe. Nordwestdtsch. Ges. Gynäk. Kiel, 4. Okt. 1924. Zbl. Gynäk. **1925**, 156. — *Heynemann, Th.* u. *C. Barth*, Opsoninbestimmungen bei puerperaler Infektion. Z. Geburtsh. **63**, 325 (1908). — Bakteriologische und klinische Untersuchungen über die Wirksamkeit der Antistreptokokkensera. Arch. Gynäk. **88**, 132 (1909). — *Hinrichs*, Über die Brauchbarkeit der Ruge-Philippschen Virulenzprobe. Nordwestdtsch. Ges. Gynäk. Kiel, 4. Okt. 1924. Zbl. Gynäk. **1925**, 156. — *Hirschberg*, Leistung der Stückchendiagnose auf Carcinom. Ges. Geburtsh. u. Gynäk. Leipzig, 23. Febr. 1925. Zbl. Gynäk. **1925**, 1284. — *Hoed, D. den*, Utilité de l'examen bactériologique dans le traitement du cancer de la matrice par les radiations. Bull. Assoc. franç. Étude Canc. **20**, 587 (1931). — Strahlenther. **42**, 775 (1931). — *Hoehne*, Diskussion zu: Gefahren der Probeexcision. Nordwestdtsch. Ges. Gynäk., 24. Mai 1924. Zbl. Gynäk. **1924**, 1918. — *Hüssy, P.*, Virulenzbestimmung und Virulenzbekämpfung. Mschr. Geburtsh. **43**, 95, 195 (1916).

Ikeda, I., Praktische Ergebnisse der Radiumbehandlung bei weiblichem Genitalkrebs. Zbl. Gynäk. **1927**, 407.

Jacobs, E., Kamillosan als Hilfsmittel in der Krebsbehandlung. Dtsch. med. Wschr. **1930**, 2176. — *Jonen*, Aussprache zu Radiumbehandlung der Uteruscarcinome. Bayer. Ges. Geburtsh. München, 12. Febr. 1933. Mschr. Geburtsh. **95**, 325 (1933). — *Joseph, S.* u. *G. Sachs*, Klinische Erfahrungen mit der Virulenzbestimmung der Streptokokken nach Ruge-Philipp. Klin. Wschr. **1924 II**, 1493.

Kalberer, Beiträge zum Studium histologischer Kriterien der Strahlensensibilität von Portiocarcinomen. Schweiz. med. Wschr. **1927 II**. — Med. Klin. **1927 II**, 1465. — *Katzenbogen*, Zit. nach Hüssy. Mschr. Geburtsh. **43**, 95 (1916). — *Kehrer*, Die Radiumbehandlung bösartiger Neubildungen. Verh. dtsch. Ges. Gynäk. **1920 I**, 3. — *Kehrer* u. *Lahm*, Über die Grenzen der Radiumtherapie des Collumcarcinoms. Strahlenther. **10**, 5 (1920). — *Kermauner*, Klinik und operative Behandlung der Krebsformen der Gebärmutter. Halban-Seitz' Biologie und Pathologie des Weibes, Bd. 4, S. 769. Berlin -u. Wien: Urban & Schwarzenberg 1928. — *Khreninger-Guggenberger, von*, Experimentelle Beeinflussung von Infektion und Bacillenträgertum durch Röntgenstrahlen. Bayer. Ges. Geburtsh. München, 12. Febr. 1933. Mschr. Geburtsh. **95**, 305 (1933). — *Kienböck*, Über Röntgentherapie des Carcinoms. Fortschr. Röntgenstr. **33**, 679 (1925). — *Kirstein*, Malariabehandlung des weiblichen Genitalkrebses. Gynäkologen-Kongr. Bonn 1927. Zbl. Gynäk. **1927**, 1988. — *Köhler*, Cutanreaktion bei Sepsis puerperalis. Mschr. Geburtsh. **35**, 153 (1912). — *Kopary*, Über die nach Röntgenbestrahlung entstandenen Erysipelfälle. Ärzteverein Debreszen, Nov. 1927. Klin. Wschr. **1928 I**, 236. — Erysipelasfälle nach Röntgenbestrahlung. Ver. ung. Röntgenärzte, 25. Jan. 1928. Fortschr. Röntgenstr. **39**, 713 (1929). — *Korzowitz, Truka de*, Zit. nach Braunstein. Z. Kresbforsch. **29**, 330 (1929). — *Küstner, H.*, Wird die Virulenz der Streptokokken in faulendem Gewebe gesteigert? (Zur Frage der Selbstinfektion).. Zbl. Gynäk. **1924**, 150. — Die Entstehung des Puerperalfiebers speziell nach Abort und ihre Bekämpfung. Ver. Ärzte Halle/S., 26. Nov. 1924. Münch. med. Wschr. **1925 I**, 115. — Zur Frage der Virulenz der Streptokokken und die Behandlung des fieberhaften Aborts. Zbl. Gynäk. **1926**, 129. — *Kupferberg*, 7 Jahre gynäkologische Carcinombehandlung. Strahlenther. **13**, 88 (1922).

Lammers, Zit. nach Dehler. Arch. Gynäk. **134**, 228 (1928). — *Lasch, Fr.* u. *A. Neumann* (Wien), Über die Wismutbehandlung des Carcinoms nach der Methode von H. Kahn. Klin. Wschr. **1929 II**, 1021. — *Lehmann, W.*, Die Bedeutung der Virulenzbestimmung von Blutkeimen für die Prognose septischer Erkrankungen. Klin. Wschr. **1924 II**, 1806. — Virulenzbestimmung pathogener Keime bei Puerperalfieber. Nordwestdtsch. Ges. Gynäk. Hamburg, 24. Mai 1924. Zbl. Gynäk. **1924**, 1922. — Die Grenzen klinischer Auswertung von Virulenzprüfungen bei puerperalen Erkrankungen. Münch. med. Wschr. **1925 I**, 417. — *Liek*, Zur Behandlung der bösartigen Geschwülste. Zbl. Chir. **1928**, 266. — *Liepmann, W.*, Selbstinfektion und Gynäkologie. Zbl. Gynäk. **1911**, 1710. — *Lindenstein, L.*, Bemerkungen zu der Arbeit von Prim. Dr. A. Mülleder: Als Beitrag zum Kapitel Erysipel und Carcinom. Zbl. Chir. **1932**, Nr 29, 2531. — *Lomer, R.*, Zur Frage der Heilbarkeit des Carcinoms. Z. Geburtsh. **50**, 305 (1903). — *Louros, N. C.*, Zur Resistenzprüfung der Streptokokken. Klin. Wschr. **1923 I**, 1929. — Über Erfahrungen der Immunisierung gegen Streptokokkenblutinfektion. Verh. dtsch. Ges. Gynäk. Berlin, 30. Mai 1924. — Z. Geburtsh. **88**, 435. — Biologische Studien zur Prüfung der Virulenz der Vaginalkeime. Arch. Gynäk. **128**, 48 (1926). — Die biologischen Begleiterscheinungen der Virulenz der Vaginalkeime. Klin. Wschr. **1926 I**, 143. — Die therapeutische Beeinflußbarkeit der Streptokokkeninfektion auf dem Wege des Retikuloendothelialsystems. Zbl. Gynäk. **51**, 3396 (1926). — Die Bedeutung des Reticuloendothelialsystems für die Entstehung und Behandlung der Streptokokkeninfektion. Verh. dtsch. Ges. Gynäk., 9. Dez. 1927. — Z. Geburtsh. **93**, 489 (1928). — *Lumsden, Th.*, Immunität im Anschluß an Vaccinebehandlung überpflanzter Tumoren bei der Ratte. Lancet **213**, 1283 (1927). — Zbl. Gynäk. **1928**, 1366.

Mandelstamm, A., Reinheitsgrad der Scheide, Virulenz der Cervixkeime und postoperativer Verlauf. Zbl. Gynäk. **1927**, 1271. — *Martin, E.*, Zit. nach Hüssy. Mschr. Geburtsh. **43**, 113 (1916). — *Morgenroth, I.*, Über chemotherapeutische Antisepsis. I. Mitt. Zur experimentellen Begründung der Vuzin-Tiefenantisepsis. Dtsch. med. Wschr. **1919 I**, 505. — *Motojima, Ryunosuke*, Experimentelle Untersuchungen über den Einfluß der Röntgenstrahlen auf den Ablauf der Entzündungen im Vergleich mit anderen physikalischen Methoden. Strahlenther. **29**, 30 (1928). — *Mülleder, A.*, Als Beitrag zum Kapitel: Erysipel und Carcinom. Zbl. Chir. **1932**, 1684. — *Mutermilch* et *Lavedan*, Traitement des infections streptococciques secondaires des cancers et principalement, des cancers du col utérin par les autovaccins locaux. C. r. Soc. Biol. Paris **89**, 291 (1923).

Nádosy, I., Die Drüsen bei Uteruscarcinom. Magy. orv. Arch. **1908**, Nr 6. Ref. Zbl. Gynäk. **1910**, 29. *Neelsen*, Zbl. Chir. **1884**, 729. — *Nélaton*, Bull. Soc. Chir. Paris 8 (1870). — *Nicholson, F.*, Vaccinebehandlung bei inoperablen Geschwulstfällen. Zbl. Gynäk. **1928**, 1366. — *Nogier,* Comment on peut augmenter puissamment l'action du radium et des rayons X dans le traitement des néoplasmes. J. de Radiol. **7**, 551 (1922). — Considérations nouvelles sur le traitement du cancer; applications thérapeutiques. J. de Radiol. **17**, 554 (1933).

Papadopoulo, Th., J. Kopp u. *A. Hadjigeorgos,* Ein Fall von Heilung eines Brustdrüsenkrebses nach schwerer Infektion des Tumors. Bull. Soc. nat. Chir. Paris **60**, No 4, 214 (1934). — Mschr. Krebsbekämpfg 2, H. 7, 209 (1934). — *Péchin,* Désinfections des cancers ulcérés du col utérin par l'auto-vaccino-thérapie locale. Thèse Fac. Méd. Paris **1925**. — *Pfalz,* Über Virulenzbestimmung bei Streptokokken- und Staphylokokkenerkrankungen. Med.-naturw. Ges. Münster (Westf.), 14. Dez. 1925. Münch. med. Wschr. **1926**, 221. — Vergleichende Untersuchungen zur Ermittlung der Streptokokken- und Staphylokokkenvirulenz. Mschr. Geburtsh. **72**, 298 (1926). — *Philipp, E.,* Virulenzbestimmung von Blutkeimen. Münch. med. Wschr. **1923** I, 493. — Zur Virulenzfrage der Streptokokken. Klin. Wschr. **1923**, 1925. — Über Virulenzsteigerung von Streptokokken. Zbl. Gynäk. **1924**, 1999. — Zur Arteinheit der Streptokokken. Arch. Gynäk. **121**, 320 (1924). — Weitere Erfahrungen mit der Virulenzprobe. Münch. med. Wschr. **1924**, 1571. — Einige Worte über die in der Klinik geübte Methode der Virulenzbestimmung bei infektionsverdächtigem Material. Verh. dtsch. Ges. Gynäk., 11. April bis 11. Juli 1924. — Z. Geburtsh. **88**, 427 (1925). — Der Wert der klinisch-bakteriologischen Diagnostik beim Uteruscarcinom. Zbl. Gynäk. **1933**, 2417. — *Pickhan, A.,* Lebensbedrohliche Komplikationen der gynäkologischen Strahlenbehandlung durch entzündliche Prozesse. Zbl. Gynäk. **1929**, 1515. — Beeinflussung des Heilungsvorganges bei der Strahlentherapie der Krebse des weiblichen Genitaltraktus durch Bekämpfung der Entzündung vermittels antiseptischer Mittel (Chloramin). Röntgenprax. **3**, 951 (1931). — *Polubinsky,* 421 Fälle von Radiumtherapie vom Jahre 1914—1921. Zbl. Gynäk. **1925**, 1193. — *Pordes, F.,* Über Röntgenbehandlung entzündlicher Erkrankungen. Allgemeines und Spezielles. Strahlenther. **24**, 73 (1927). — *Pribram, E.,* Zur kulturellen Virulenzprüfung von Cervix- und Scheidenkeimen und ihre Bedeutung für die postoperative Morbidität und Mortalität. Zbl. Gynäk. **1926**, 137. — *Purjesz,* Wien. klin. Rdsch. **1902**.

Radice, L., Zur Frage der Streptokokkenvirulenz. Dtsch. med. Wschr. **1923** II, 1296. — *Récamier,* Zit. nach Braunstein. Z. Krebsforsch. **29**, 486 (1929). — *Regaud,* Fondements rationnels, indications techniques et résultats de la radiothérapie des cancers. 5. Congr. Soc. internat. Chir. Paris, 19.—23. Juli 1920. — Strahlentherapie der Cervixcarcinome. Allgemeine Richtlinien der Methoden und der Resultate Therapeutische Indikationen. Fortschr. Röntgenstr. **35**, 288 (1927). — Zit. nach Vinzent et Monod. Radiophysiol. et Radiothér. **2**, 143 (1929). — Vergleichende Betrachtung der Collumcarcinome, der Krebse der Mundhöhle, der Mamma und des Rectums vom Standpunkt der radiotherapeutischen Behandlungsmethoden. Strahlenther. **31**, Nr 4, 671. — *Regaud, Cl.* u. *S. Mutermilch,* Einfluß der sekundären bakteriellen Infektion auf die Resultate der Radiotherapie der Krebse, besonders auf das Uteruscervixcarcinom. C. r. Soc. Biol. Paris **87**, 1264 (1922). Ref. J. de Radiol. **7**, 389 (1922). — L'infection secondaire des cancers; son rôle au point de vue du traitement radiothérapique. Paris méd. **47**, 121 (1923). — *Reist, A.,* Zur Frage der Virulenzsteigerung von Mikroorganismen. Zbl. Gynäk. **1925**, 2050. — *Rovsing,* Zit. nach Braunstein. Z. Krebsforsch. **29**, 486 (1929). — *Rubritius,* Beitr. klin. Chir. **1910**. — *Ruge II, C.,* Neue Methode zur Virulenzbestimmung der Streptokokken. Verh. dtsch. Ges. Gynäk. Heidelberg, 23. bis 26. Mai 1923. Arch. Gynäk. **120**, 5 (1923). — Med. Klin. **1923** I, 200. — Studien zur Virulenzprüfung der Streptokokken. Arch. Gynäk. **121**, 363 (1924).

Sachs, E., Bakteriologische Untersuchungen beim Kindbettfieber. Z. Geburtsh. **65**, 143 (1910). — *Salomon, R.,* Die endogene (Spontan-) Infektion in der Gynäkologie. Arch. Gynäk. **114**, 105 (1921). — *Schäfer, P.,* Zur Behandlung des Puerperalfiebers. Arch. Gynäk. **107**, 109 (1917). — *Schäfer, W.,* Die Wirkung der Röntgenstrahlen bei bakteriellen Entzündungen. Eine experimentelle pathologisch-histologische und klinische Studie. Arch. klin. Chir. **146**, 394 (1928). — *Schallehn,* Diskussion zu: Gefahren der Probeexcision. Nordwestdtsch. Ges. Gynäk., 24. Mai 1924. Zbl. Gynäk. **1924**, 1918. — *Schmitz,* Efficacy of radium therapy in uterine carcinoma. Amer. J. Roentgenol. **7**, 383 (1920). — *Schottlaender* u. *Kermauner,* Zur Kenntnis des Uteruscarcinoms. Berlin: S. Karger 1912. — *Schottmüller, H.,* Über die Bedeutung der Anaerobien, besonders bei puerperalen Erkrankungen (Streptococcus putridus). Biol. Abt. ärztl. Ver. Hamburg, Sitzg 30. Okt. 1909. Münch. med. Wschr. **1910** I, 269. — Die Artunterscheidung für die Menschen pathologischer Streptokokken durch Blutagar. Münch. med. Wschr. **1903** II, 849, 909. — Endocarditis lenta. Zugleich ein Beitrag zur Artunterscheidung der pathogenen Streptokokken. Münch. med. Wschr. **1910** I, 617. — Streptokokkenaborte und ihre Behandlung. Münch. med. Wschr. **1911** II, 2051. — *Schottmüller* u. *Barfuth,* Beitr. Klin. Inf.krkh. **3**, 291. — *Schugt, P.,* Bakteriologische Diagnose und Prognose in der Gynäkologie und Geburtshilfe. Sitzg nordwestdtsch. Ges. Geburtsh. u.

Gynäk. Hamburg, 28. März 1925. Münch. med. Wschr. **1925 II**, 1282. — *Schultz*, Über Zellveränderungen im menschlichen Bindegewebe bei der Entzündung. Med. Ges. Kiel, 26. Jan. 1928. Münch. med. Wschr. **1928**, 459. — *Schwarz, G.*, Zur Differenz der hämolytischen Streptokokken und Biologie ihrer „malignen" Form. Zbl. Gynäk. **1924**, 1623. — Bactericidie und Temperatur. Dtsch. med. Wschr. **1924 I**, 754. — *Seitz-Wintz*, Klinische Erfahrungen und technische Neuerungen in der Röntgenbehandlung des Carcinoms. Bayer. Ges. Geburtsh., 30. Jan. 1921. Zbl. Gynäk. **1921**, 1544. — *Sigwart, W.*, Zur bakteriologischen Diagnose des Puerperalfiebers. Zbl. Gynäk. **1909**, 519, 1013. — Untersuchungen über die Hämolyse der Streptokokken in der Schwangerschaft und im Wochenbett. Arch. Gynäk. **87**, 469 (1909). — Die bakteriologische Kontrolle der Asepsis bei gynäkologischen Laparotomien. Arch. Gynäk. **99**, 284 (1913). — *Skajaa, Kr.*, Virulenzbestimmung von Mikroben im Vaginalsekret, Kontrolle und Analyse der Virulenzprobe durch ihre Anwendung bei Tierinfektionen. Acta obstetr. scand. (Stockh.) **4**, 1 (1926). — *Steinbüchel*, Eine seltene Komplikation der diagnostischen Probeexcision. Münch. med. Wschr. **1905 II**. — Zbl. Gynäk. **1906**, 678. — *Sternberg*, Ein Beitrag zum Wesen der Saprophyten des weiblichen Genitalkanals. Z. Geburtsh. **84**, 447 (1922). — *Stevens*, Diskussion zu Bowing, Desjardins, Stacy and Bliss. Amer. J. Roentgenol. **24**, 59 (1930). — *Stoeckel, W.*, Die vaginale Radikaloperation des Collum- und des Scheidencarcinoms. Arch. Gynäk. **132**, 125 (1927).

Tateyama, R., Beitrag zur Virulenzprüfung der Streptokokken. Mschr. Geburtsh. **71**, 46 (1925). — *Tenckhoff, B.*, Von der Behandlung mit Eigenblut. Dtsch. med. Wschr. **1924 II**, 1748. — *Thadewald, P.*, Erfahrungen mit der Philippschen Virulenzprobe bei Wochenbetterkrankungen. Mschr. Geburtsh. **70** 174 (1925). — *Thaler, H.*, Über die Verwertbarkeit von Antitrypsinbestimmungen bei puerperalen Erkrankungen. Wien. klin. Wschr. **1909 I**, 850. — Über die neueren Verfahren behufs bakteriologischer Differenzierung der puerperalen Streptomykose. Wien. klin. Wschr. **1910 I**, 468. — *Traugott, M.*, Zur Differenzierung von Streptokokkenstämmen durch Frommes Lecithinverfahren. Z. Geburtsh. **66**, 331 (1910). — Zur Frage der Bakteriologie und der lokalen Behandlung des fiebernden Aborts. Z. Geburtsh. **68**, 328 (1911).

Valcke, J., Contribution to the study of the disinfection of cancer cervicis uteri. Brit. J. Radiol. **1926**, 437. — Strahlenther. **25**, 649 (1927). — *Vignes* u. *Béclère*, Mschr. Geburtsh. **85**, 390 (1930). — *Vinzent, R.* et *O. Monod*, Étude de la flore microbienne des épithéliomas du col utérin. Son importance pour la radiothérapie. Gynéc. et Obstétr. **20**, 709 (1929). — Radiophysiol. et Radiothér. **2**, 143 (1930). — *Vogt, E.*, Über den Wert von Streptokokkenkomplementuntersuchungen für klinische und biologische Fragen. Bayer. Ges. Geburtsh. u. Frauenheilk. München, Febr. 1927. Mschr. Geburtsh. **79**, 156 (1928). — Zit. nach Dehler. Arch. Gynäk. **134**, 230 (1928). — *Volkmann, v.*, Billroths Handbuch, 1857.

Waldapfel, Zur Frage der Heilwirkung des Erysipels auf bösartige Tumoren. Wien. med. Wschr. **1929 II**. — *Wallon, E.*, Infection pulmonaire à pneumocoques à point de départ utérin, déclanchée par la curiethérapie. Bull. Soc. Obstétr. Paris **21**, 429 (1932). — *Walthard*, Zit. nach Dehler. Arch. Gynäk. **134**, 230 (1928). — *Warnekros*, Virulenzfrage und septischer Abort. Verh. dtsch. Ges. Gynäk. Heidelberg, 23.—26. Mai **1923**. — Arch. Gynäk. **120**, 2 (1923). — *Warnekros, K., N. Louros* u. *M. Becker*, Über ein neues Serum zur Behandlung der puerperalen Sepsis. Münch. med. Wschr. **1926 II**, 2155. — *Westman, A.*, Studies on the influence of the Roentgen and Radium rays on phagocytosis. Acta radiol. (Stockh.) **2**, 57 (1923). — *Wille*, Die Strahlentherapie des Collumcarcinoms an der Charité-Frauenklinik und ihre Ergebnisse. Bericht über die Jahre 1915—1920. Zbl. Gynäk. **1927**, 2849. — *Winter, G.*, Die 12jährige Diskussion über den fieberhaften Abort. Zbl. Gynäk. **1923**, 1489. — Bakteriologische Prognose und Diagnose. Zbl. Gynäk. **1925**, 1. — *Wintz*, Die Erfahrungen mit der Röntgentherapie der Krebse an der Erlanger Frauenklinik. Strahlenther. **15**, 770 (1923). — Die Röntgenbehandlung des Uteruscarcinoms. Leipzig: Georg Thieme 1924. — Ergebnisse der Röntgenbehandlung. Statistischer Bericht über 800 Uteruscarcinome. Dtsch. med. Wschr. **1925 I**, 19. — Grenzfragen aus biologischen und physikalischen Gebieten der Röntgentiefentherapie (Forssels-Festschrift). Acta radiol. (Stockh.) **7**, 675 (1926). — Gründe für Mißerfolge in der Strahlentherapie des Carcinoms. Strahlenther. **25**, 1 (1927). — Siehe Seitz. — *Wolff*, Lehre von der Krebskrankheit. Jena: Gustav Fischer 1911. — *Wright*, Zit. nach Dehler. Arch. Gynäk. **134**, 230 (1928).

Zacherl, H., Die Beeinflussung der Philippschen Virulenzprobe beim Collumcarcinom durch Bestrahlung. Strahlenther. **20**, 57 (1925). — *Zangemeister, W.*, Der heutige Stand der Streptokokkenfrage insbesondere für die Geburtshilfe. Münch. med. Wschr. **1907 II**, 1021. — Die Hämolyse der Streptokokken. Nordostdtsch. Ges. Gynäk. Königsberg, 23. Jan. 1909. Dtsch. med. Wschr. **1909 I**, 427, 477. — Bakteriologische Untersuchung des Lochialsekretes. 13. Kongr. dtsch. Ges. Gynäk. Straßburg, 2.—5. Juni 1909. Dtsch. med. Wschr. **1909 II**, 1173. — Streptokokkeninfektion und leukocytäres Blutbild. Ver. wiss. Heilk. Königsberg, 3. Mai 1909. Dtsch. med. Wschr. **1909 II**, 1946. — Über die Verbreitung der Streptokokken im Hinblick auf ihre Infektiosität und ihre hämolytische Eigenschaft. Münch. med. Wschr. **1910 II**, 1268.

Die Vorbestrahlung.
(Vgl. auch Nachbestrahlung.)

Adair, F. E., Sanguineous discharge from the nipple and its significance in relation to cancer of the breast. A study based on 108 cases. Ann. Surg. **91**, 197. — Z.org. Chir. **50**, 24 (1930). — *Adler,* Zur operativen und Strahlenbehandlung des Gebärmutterkrebses. 16. Kongr. dtsch. Ges. Gynäk. Berlin 1920. — Strahlenther. **12**, 108 (1921). — *Ahlbom,* Präoperative Röntgenbehandlung der Mammatumoren im Radiumheim. Nord. Chir.ver.igg Stockholm, Juni 1933. Zbl. Chir. **1934**, 426. — *Allmann,* Die Behandlung des Carcinoms mit Mesothorium. Dtsch. med. Wschr. **1913** II, 2402. — *Anschütz,* Aussprache zu Kuhle: Zur Therapie des Mammacarcinoms. Ver.igg nordwestdtsch. Chir., Dez. 1931. Zbl. Chir. **1932**, 729. — *Artom di S. Agnese,* Zit. bei Bolaffio. Strahlenther. **36**, 228 (1930). — *Asch,* Zbl. Gynäk. **1922**, 1669. — *Asprey,* Zit. bei Eymer. Halban-Seitz' Biologie und Pathologie des Weibes, Bd. 4, S. 972. 1928.

Ballard, Preoperative Röntgen treatment of malignancy. J. of Radiol. **5**, 157 (1924). — *Benthin,* Aussprache zu Naujoks. Mschr. Geburtsh. **76**, 74 (1927). — *Berven,* The technique of Radiumhemmt in the treatment of tumours except cancer uteri. Acta radiol. (Stockh.) **10**, 31 (1929). — *Bloodgood,* Diskussion zu Th. Stevens. Radiology 2, 162 (1924). — Preoperative irradiation in cases of cancer of the breast with and without biopsy. Ann. Surg. **98**, 933 (1933). — Zbl. Radiol. **17**, 179 (1934). — *Boggs,* Ante-operative radiation of carcinoma of the breast. Amer. J. Roentgenol. **9**, 508 (1922). — *Bolaffio,* Der gegenwärtige Stand der gynäkologischen Radiotherapie. Strahlenther. **36**, 201 (1930). — *Bowing,* Radium and X-ray treatment of carcinoma of the breast, prior to amputation. Radiology 2, 143 (1924). — *Brooks,* Zit. nach Portman. Radiology 5. — *Brooks* and *Clinton,* Radium treatment in cancer of the cervix. J. Michigan State med. Soc. **22**, 80 (1923). Ref. Ber. Gynäk. **1**, 89 (1923). — *Buizard, Ch.,* Des irradiations préopératoires dans le cancer du sein. Bull. Soc. Chir. Paris 19, No 12 (1927). Zbl. Chir. **1929**, 1333. — *Bumm, E.* u. *P. Lazarus,* Carcinombestrahlung. Berl. med. Ges., 7. Jan. 1914. Dtsch. med. Wschr. **1914**, 201.

Caspari, Tumor und Immunität. Strahlenther. **15**, 831 (1923).

Daland, Cancer of the breast. Boston med. J. **197**, 57 (1927). — Z.org. Chir. **40**, 32 (1927). — *Dannreuther,* Combined radium therapy and operation in the treatment of cancer of the uterus. Amer. J. Obstetr. **9**, 608, 711 (1925). — Ber. Gynäk. **8**, 719 (1925). — *Delporte* u. *Cahen,* Kombinierte Strahlen- und operative Behandlung des Vulvacarcinoms. Gynéc. et Obstétr. **25**, 89 (1926). — Zbl. Radiol. **1**, 315 (1926). — *Döderlein, A.,* Mschr. Geburtsh. **90**, 9—22 (1932). — *Dominici,* Acad. Méd. Paris, 7. Juni 1909. — *Dyroff,* Aussprache zu: Postoperative Bestrahlung. Röntgenkongr. Berlin 1926. Fortschr. Röntgenstr. **34**, Kongreßh., 28 (1926). — *Dyroff, R.,* Arch. Gynäk. **136**, 140—166 (1929).

Erskine, Diskussion zu Stevens. Radiology 2, 159 (1924). — The management of cancer of the breast. Amer. med. Assoc., sect. on radiol., Mai 1927. Amer. J. Roentgenol. 18, 64 (1927). — *Eymer,* Die Klinik der Bestrahlung der Gebärmutterkrebse. Halban-Seitz' Biologie und Pathologie des Weibes, Bd. 4, S. 915. 1928. Vorbestrahlung, S. 972.

Finzi, S. N., Lancet **1911**, 1339. — *Forsdike,* Zit. bei Bolaffio. Strahlenther. **36**, 228 (1930). — *Forssell,* Report on cases radiologically treated at Radium-Hemmet in Stockholm 1921—1924 or previously and examined 1921—1924. Sonderdruck. — *Fraenkel, L.,* Beobachtungen an Fällen von Collumcarcinom, die nach Bestrahlung operabel wurden. Zbl. Gynäk. **1926**, 863. — *Franqué, O. v.,* Die Strahlenbehandlung der Genitalcarcinome. Strahlenther. **21**, 187 (1926). — *Fürst, W.,* Die Vorbestrahlung des Collumcarcinoms zur Prophylaxe der postoperativen Infektion aus endogener Ursache. Zbl. Gynäk. **1925**, 247. — Der heutige Stand der Bestrahlungsfrage in der Therapie der Collumcarcinome. Arch. Gynäk. **130**, 283 (1927). — *Füth,* Zbl. Gynäk. **1922**, 1669.

Gagey, Zit. bei Bolaffio. Strahlenther. **36**, 228 (1930). — *Gál, F.,* Strahlenther. **27**, 27 (1928). — *Greenough, R. B.,* Brustkrebs und Resultate seiner Behandlung aus den Jahren 1918—1920. — Amer. J. Roentgenol. **16**, 439 (1926). — Z.org. Chir. **38**, 573 (1927). — *Groover, Christie* and *Merrit,* Radiology 4, 398 (1925).

Haller, Cancer massif du sein. Radiothérapie profonde. Soc. des Chir. Paris, Sitzg 6. Mai 1927. Ref. Gaz. Hôp. **100**, No 49 (1927). — Zbl. Chir. **1927**, 2984. — *Hartmann, H.,* Cancer du sein rendu opérable par la radiothérapie. Bull. Soc. Chir. Paris **54**, 228 (1928). — Z.org. Chir. **42**, 719 (1928). — *Heimann,* Diskussionsbemerkung zum Vortrag von P. Krause: Über die Behandlung der Mammacarcinome mit Röntgenstrahlen. I. Mitt. Über die Vorbestrahlung der Uteruscarcinome. Verh. dtsch. Röntgenges. **10**, 107 (1914). — Anteoperative Röntgenbestrahlung des Uteruscarcinoms und ihre Tiefenwirkung. Breslau.

Röntgenver.igg, 7. Mai 1926. Fortschr. Röntgenstr. 34, 974 (1926). — *Hernaman-Johnson*, Zit. bei McCullough. Radiology 4, 398 (1925). — *Hofmeier*, Zit. bei W. Schmitt. Strahlenther. 44, 401 (1932). *Holfelder, H.*, Der Brustkrebs. Spezielle Röntgentherapie bei chirurgischen Erkrankungen. Handbuch der Röntgentherapie, herausgeg. von P. Krause, Bd. 3, S. 500. 1928. — *Holzknecht*, Röntgenkurse im Allgemeinen Krankenhaus in Wien, 1908.

Irion, Operation und Bestrahlung beim Gebärmuttercarcinom. Med. Welt 1931, 1533.

Jarre, Das Mammacarcinom und seine zeitgemäße strahlentherapeutische und chirurgische Behandlung. Klin. Wschr. 1924 I, 584. — *Jenkinson*, Roentgen treatment of breast carcinomata. Radiology 2, 151 (1924). — *Johnson, H.*, Radiology 4, 398 (1925). — *Jüngling*, Das Mammacarcinom und seine zeitgemäße strahlentherapeutische und chirurgische Behandlung. Klin. Wschr. 1924 I, 1077.

Karlin, M., Der heutige Stand der Frage über die Röntgentherapie des Brustkrebses. Moskau. Röntgenges., 8. Febr. 1927. Fortschr. Röntgenstr. 37, 912 (1928). — *Kienböck, R.*, Radiotherapie der bösartigen Geschwülste. Strahlenther. 5, 569 (1915). — Über die Röntgentherapie des Carcinoms. Die Krebskrankheit. Berlin: Julius Springer 1925. — *Kogan, C.*, Der Brustkrebs. Verh. 20. russ. Chir.kongr. Moskau, 26.—30. Mai 1928, 178 (1929). — *Kok, Fr.* u. *K. Vorlaender*, Biologische Versuche über die Wirkung der Bestrahlung auf das Carcinom. I. Teil. Strahlenther. 14, 497 (1923). — Biologische Versuche über die Wirkung der Bestrahlung auf das Carcinom. II. Teil. Strahlenther. 15, 561 (1923). — *Küstner, O.* u. *F. Heimann*, Ergebnisse der Strahlenbehandlung der Carcinome. Dtsch. med. Wschr. 1914 II, 1651. — *Kuhle*, Zur Therapie des Mammacarcinoms. Ver.igg nordwestdtsch. Chir., Dez. 1931. Zbl. Chir. 1932, 726. — *Kupferberg*, 7 Jahre gynäkologische Carcinombehandlung. Strahlenther. 13, 88 (1922).

Lahm, Carcinomrezidive des Collum uteri nach präoperatorischer Bestrahlung. Riv. Radiol. e Fisica med. 1, 146 (1929). — *Lazarus*, Prophylaktische Bestrahlung des Mammacarcinoms. Fortschr. Röntgenstr. 34, Kongreßh., 27 (1926). — Diskussion zum Vortrag von Stoeckel: Über die vaginale Radikaloperation. Berl. med. Ges., 2. Nov. 1927. Med. Klin. 1927 II, 1874. — *Lee, B. J.*, The therapeutic value of irradiation in the treatment of mammary cancer. A survey of five-year results in 355 cases treated in the Memorial Hospital of New York. Ann. Surg. 88, 26 (1928). — End results in the treatment of cancer of the breast by radical surgery, combined with pre-operative and postoperative irradiation. Amer. J. Surg., N. s. 20, 405 (1933). — *Lee, B. J.* and *R. E. Herendeen*, An evaluation of preoperative and postoperative radiation in the treatment of mammary carcinoma. Ann. Surg. 1925, 404. — Amer. J. Roentgenol. 14, 587 (1925). — *Levy-Doorn*, Präoperative Bestrahlung des Mammacarcinoms. Fortschr. Röntgenstr. 34, Kongreßh., 26 (1926). — *Lindsay, W.*, Verschiedenheiten in der Prognose des endometralen Carcinoms, entsprechend seinem histologischen Befund. Surg. etc., Mai 1927. — Zbl. Gynäk. 1929, 2318. — *Lynch, F. W.*, Fünfjahresresultate in der Behandlung des Cervixkrebses. J. amer. med. Assoc. 87, 1700 (1926). — Zbl. Radiol. 2, 845 (1927). — *Lynham, J. E. A.*, Pre- and postoperative treatment of cancer of the breast by irradiation. Verh. 3. internat. Kongr. Radiol. 1931, 10—12. — Zbl. Radiol. 14, 374 (1933).

Mallet, L. et *R. Coliez*, Cancer du sein. Chirurgie. Radiothérapie. Curiethérapie. Arch. Électr. méd. 1923, 33. — *Mansfeld*, Zbl. Gynäk. 1925, 2773. — *Mayer, A.*, Erfahrungen über die Behandlung des Uteruscollumcarcinoms mit „Vorbestrahlung" und nachfolgender Operation. Zbl. Gynäk. 1922, 1599. — Vorbestrahlung des Uteruscarcinoms. Bayer. Ges. Geburtsh. u. Frauenheilk. München, 11. Mai 1924. Mschr. Geburtsh. 67, 302 (1924). — Bemerkungen zur „Vorbestrahlung" des Uterus-Collumcarcinoms. Strahlenther. 37, 311 (1930). Festschrift für Döderlein. — Zur Vorbestrahlung des Uteruscarcinoms. Strahlenther. 42, 759 (1931). — Bemerkungen zum Problem des Uteruskrebses. Med. Korresp.bl. Württemberg 1931, Nr 8. — Zur Ehrenrettung der „Vorbestrahlung" beim Uteruscarcinom. Wien. klin. Wschr. 1933 II, 1270. — Gynäk.-Kongr. Berlin Okt. 1933. Arch. Gynäk. 156, 297 (1934). — *Menge*, Zbl. Gynäk. 1922, 1669. — *Mikulicz-Radecki, v.*, Die Strahlentherapie der malignen Geschwülste in der Gynäkologie. Strahlenther. 26, 252 (1927). — Strahlenther. 32, 39—50 (1929). — *Monod*, Zit. bei Bolaffio. Strahlenther. 36, 228 (1930). — *Morlet, A.*, Contribution au traitement du cancer du sein. Congr. A.F.A.S., Grenoble 1925. J. de Radiol. 9, 514 (1925). — *Morton, W. J.*, Treatment of cancer by the X-ray. Internat. J. Surg., Okt. 1903. — *Murphy, Nakahara* and *Sturm*, J. of exper. Med. 33 (1921); 35, Nr 4 (1922).

Nahmmacher, F., Die erweiterte Behandlung des Mammacarcinoms. Strahlenther. 30, 490 (1928). — *Naujoks*, Operation inoperabler Collumcarcinome nach Bestrahlung. Nordostdtsch. Ges. Gynäk., 17. Juli 1926. Mschr. Geburtsh. 76, 74 (1927). — *Neuman, Sluys* et *Coryn*, Technique radio-chirurgicale des cancers du sein. Curie-puncture de quelques cas inopérables. Kongr. Bordeaux 1923. J. de Radiol. 7, 548 (1923).

Opitz, E., Operation und Bestrahlung bei bösartigen Geschwülsten. 1. Vorbestrahlung. Handbuch der gesamten Strahlenheilkunde, herausgeg. von P. Lazarus, Bd. 2, S. 521. 1931. — *Oppert,* Zit. bei Bolaffio. Strahlenther. **36**, 228 (1930). — *Orndorff, B. H.,* Carcinoma of the breast with electrical resection and radiotherapy. Illinois med. J. **53**, 46 (1928). — Z.org. Chir. **42**, 656.

Perussia, F., Raggi roentgen e radium nel trattamento del carcinoma mammario. Radiol. med. **1922**. — Z.org. Chir. **21**, 170 (1922). — *Pettit, R. T.,* Results in combined surgery and X-ray treatment in cancer of the breast. Arch. physic. Ther. **9**, 254. — Z.org. Chir. **45**, 338 (1928). — *Pfahler, G. E.* and *B. P. Widmann,* Statistical analysis of the radiation treatment of cancer of the breast on the basis of the saturation technique. 412 cases (1920—1928). Amer. J. Roentgenol. **21**, 546 (1929).

Reisach, Bericht über die Ergebnisse der von 1917—1927 operierten und strahlenbehandelten Genitalcarcinome und über einen geheilten Fall von Traubensarkom beim Kinde. Strahlenther. **37**, 341 (1930). — *Robinaux,* Zit. nach Eymer. Halban-Seitz' Biologie und Pathologie des Weibes, Bd. 4, S. 972. 1928. — *Roffo,* 4 Jahre Behandlung von Mammakrebs. Prensa méd. argent. **15**, 541 (1928). — Zbl. Radiol. **7**, 709 (1929). — *Rüder,* Über operative und radiologische Behandlungsmethode des Genitalkrebses der Frau. Dtsch. med. Wschr. **1931 II**, 1481. — Hamburg. ärztl. Ver., 2. Juni 1931. — *Russel,* The treatment of the cervix and uterus by radium supplemented by deep roentgentherapy. Arch. of Radiol. **1922**, 362. Ref. Strahlenther. **17**, 751 (1924).

Schilling, R., Fälle von Uteruskrebs nach Strahlenbehandlung operiert. Gyógyászat (ung.) **1928**, Nr 7. — Ref. Zbl. Gynäk. **1929**, 2315. — *Schinz, H. R.,* Operative und radiotherapeutische Behandlung der Krebse. Strahlenther. **46**, 46 (1933). — *Schmieden,* Über die allgemeine Indikationsstellung zur Röntgenstrahlenbehandlung maligner Geschwülste. Strahlenther. **13**, 431 (1922). — *Schmitt, W.,* Behandlungserfolge beim Collumcarcinom nach Operation und nach Bestrahlung. Strahlenther. **44**, 401 (1932). *Schmitz, H.,* The five-year end-results in carcinoma of the breast. Radiology **13**, 392 (1929). — Z.org. Chir. **49**, 474 (1929). — *Seidemann, H.,* Beitrag zur Operabilität inoperabler Uteruscarcinome nach Bestrahlung. Strahlenther. **22**, 554 (1926). — *Seidler, M., H. Lenartowski* u. *Grabowski* (Lemberg), Über den Wert der voroperativen Bestrahlung des Collumkrebses. Ginek. polska **6**, H. 4/6 (1927). — Zbl. Gynäk. **1929**, 2640. — *Seitz, L.,* Die Röntgentherapie der bösartigen Genitalgeschwülste. Lehrbuch der Strahlentherapie, Bd. 4, 2, S. 827. — Handbuch der gesamten Strahlenheilkunde, herausgeg. von P. Lazarus, Bd. 2, S. 408. 1931. — *Sellheim,* Diskussion zu Thieß: Zur Operation der Uteruscarcinome. Zbl. Gynäk. **1924**, 2087. — *Simon, St.,* Erwiderung auf den vorstehenden Aufsatz von Prof. Mayer. Wien. klin. Wschr. **1933 II**, 1271. — *Simons, Alb.,* Die präoperative Strahlenbehandlung bösartiger Geschwülste. Zbl. Gynäk. **1932**, 2149. — *Sistrunk, W. E.,* Radiation of the female breast before and after operation South med. J., März **1924**. — Radiology **4**, 127 (1924). — *Sittenfield, M. J.,* Cancer of the breast. Biological considerations in radiotherapy. N. Y. med. J. a. med. Rec. **118**, 487. — Z.org. Chir. **27**, 189 (1923). — *Soiland, A.,* The present status of roentgen ray therapy in breast malignancy. Radiology **13**, 388 (1929). — *Solomon, I.,* Précis de radiothérapie profonde. Paris: Masson & Co. 1926. — *Spinelli,* Bemerkenswerte Erfolge der offenen Bestrahlung des Brustkrebses während der Operation. Actinoter. **4**, 65 (1924). — Fortschr. Röntgenstr. **32**, 510 (1924). — *Stevens, J. Th.,* Advances in radiation therapy of deep seated tumors. J. Michigan med. Soc., März **1923**. Ref. Strahlenther. **17**, 763 (1924). — Modern methods in the treatment of cancer of the breast. Radiol. Soc. N. Amer. at Rochester/Minn., Dez. 1923. Radiology **2**, 156 (1924). — The present status of radiationtherapy with case reports. J. of Radiol. **1923**, 239. Ref. Strahlenther. **17**, 763 (1924). — *Stevens, R. H.* and *H. Jarre,* Treatment of cancer of the breast by deep radiation and surgery — a rational method according to present-day knowledge. Radiology **1**, 16 (1923). — *Stoeckel, W.,* Über die vaginale Radikaloperation des Collumcarcinoms. Med. Klin. **1927**, 1874. — Zbl. Gynäk. **1928**, 39. — *Stubenbord,* 108 Fälle von Brustkrebs. Surg. etc. **50**, 1001 (1931). — *Stumpf, R.,* Deep X-ray therapy in cancer. Ir. J. med. Sci. **1927**, Nr 18, 291. — Zbl. Radiol. **3**, 636 (1927). — *Swanberg, H.,* Arch. physic. Ther. **15**, 214 (1934).

Teschendorf, Über die Nachbestrahlung operierter Carcinome. Zbl. Chir. **1931**, 1087. — *Tóth, v.,* Siehe Gál. — *Trout, H. H.* et *C. H. Peterson,* Cancer du sein; emploi de la curie- et de la roentgenthérapie associées à l'opération radicale. J. amer. med. Assoc. **95**, 1307 (1930).

Unterberger, Aussprache zu Naujoks. Mschr. Geburtsh. **76**, 74 (1927).

Vogt, Erfahrungen über die Heilung gynäkologischer Operationswunden nach vorausgegangener Röntgenbestrahlung. Fortschr. Röntgenstr. **30**, 3. Kongreßh., 88 (1922). — Wie heilen gynäkologische Operationswunden nach vorausgegangener Röntgenbestrahlung? Med. Klin. **1922 II**, 1491.

Walthard, Zur Bedeutung der Vorbestrahlung für die Operabilität maligner Tumoren. Gynäk. Ges. dtsch. Schweiz. Zbl. Gynäk. **1927**, 2297. — *Webster,* Radiology and surgery in cancer of the breast. Lancet **1928**, 63. — *Weinbrenner*, Die Behandlung der Genitalcarcinome mit Mesothorium. Mschr. Geburtsh. **39**, 181 (1914). — Weitere Beiträge zur Behandlung der Uteruscarcinome mit Mesothorium auf Grund von Operationen nach der Bestrahlung. Mschr. Geburtsh. **39**, 483 (1914). — *Werner, P.*, Indikationen und Erfolge der Strahlenbehandlung in der Gynäkologie. Wien. klin. Wschr. **1927 II**, Sonderbeil. — *Westermark, N.*, The result of the combined surgical and radiological treatment of cancer mammae at Radiumhemmet 1921—1923. Acta radiol. (Stockh.) **11**, 1 (1930). — *Wetterer*, Aschaffenburger Röntgenkurse, 1908. — Handbuch der Röntgen- und Radiumtherapie, 2. Aufl., Bd. 2. Leipzig-München: Keim und Nemnich 1928. — *Wickham* u. *Degrais*, Kann das Radium der Chirurgie bei der Behandlung maligner Tumoren Dienste leisten? Strahlenther. **3**, 457—472 (1913). — *Wille*, Ergebnisse der operativen Behandlung des Collumcarcinoms an der Charité-Frauenklinik in den Jahren 1916—1920. Zbl. Gynäk. **1927**, 18. — *Williams, J. G.* and *F. W. Currin*, Radiation therapy in cancer of the breast. Long Island med. J. **21**, 692 (1927). — *Wintz, H.*, Die Strahlentherapie des Mammacarcinoms. Lazarus' Handbuch der gesamten Strahlenheilkunde, Bd. 2, S. 575. 1929.

Nachbestrahlung.

Abramsky, R., Der Wert der prophylaktischen Nachbestrahlung nach der abdominalen Wertheimschen Radikaloperation. Inaug.-Diss. Berlin 1930. Zbl. Gynäk. **1932**, 3053. — *Adler, L.*, Zur operativen und Strahlenbehandlung des Gebärmutterkrebses. Strahlenther. **12**, 109 (1921). — Diagnostik und Therapie des Collumcarcinoms. Wien. klin. Wschr. **1930 II**, 1318. — Die Behandlung des Collumcarcinoms mit Operation und Bestrahlung. Wien. klin. Wschr. **1932 II**, 289. — *Anschütz* u. *Hellmann*, Über die Erfolge der Nachbestrahlung radikal operierter Mammacarcinome. Münch. med. Wschr. **1921 II**, 1005. — Die vervollständigte Kieler Statistik über die postoperative Bestrahlung des Mammacarcinoms. Fortschr. Röntgenstr. **35**, 94 (1927).

Benthin, Strahlentherapie bei Carcinom und Myom. Dtsch. med. Wschr. **1920 I**, 646. — *Billich, H. U.*, Zur Nachbestrahlung des radikal operierten Mammacarcinoms. Bruns' Beitr. klin. Chir. **152**, 390 (1931). — *Bretschneider*, Erfolge und Mißerfolge· in der Strahlenbehandlung der Genitalcarcinome. Stellungnahme zur Frage des Ersatzes der Operation durch Bestrahlung. Zbl. Gynäk. **1919**, 658.

Clark, The treatment of cancer of the uterus by Roentgen rays. Univ. Pennsylvania med. Bull. Nov. 1903. Zbl. Chir. **1904**, 199. — *Cleveland*, St. Paul med. J. **1903**.

Dessauer u. *Krüger*, Die Nachbehandlung operierter Carcinome mit homogener Bestrahlung. Berl. klin. Wschr. **1908 I**, 536. — *Deutsch*, Die Radiotherapie bei Gebärmuttergeschwülsten. Münch. med. Wschr. **1904 II**, Nr 37.

Eymer, H., Vor- und Nachbestrahlung. Die Klinik der Bestrahlung der Gebärmutterkrebse. Halban-Seitz' Biologie und Pathologie des Weibes, Bd. 4, S. 972. 1928.

Franqué, O. v., Die Strahlenbehandlung der Genitalcarcinome. Strahlenther. **21**, 187 (1926).

Gál, F., Die Entwicklung der gynäkologischen Röntgenbehandlung während der letzten 10 Jahre in der II. Universitäts-Frauenklinik Budapest. Strahlenther. **37**, 623 (1930). — *Göbell, R.* u. *A. Magens*, Die Heilerfolge des Mammacarcinoms nach Radikaloperation und Röntgennachbestrahlung. Med. Welt **1931**, 1676. — *Gunsett, A.*, Les rayons X employés seuls dans le traitement des cancers du col de l'utérus et des récidives après hystérectomie (avec quelques remarques sur le traitement postopératoire). J. belge Radiol. **19**, 155 (1930). — Ber. Gynäk. **19**, 46 (1931).

Heidler, H., Diagnose und Therapie des Uteruscarcinoms. Wien. klin. Wschr. **1931 I**, 522. — *Heimann*, Postoperative Bestrahlung von Uteruscarcinomen. 13. Tagg. südostdtsch. Chir. Ver.igg Breslau. Klin. Wschr. **1926 II**, 1632. — *Himmelmann, W.* u. *W. Lehmann*, Zur Klinik und Behandlung des Brustkrebses. Bruns' Beitr. klin. Chir. **150**, 31 (1930). — *Hirsch, H.*, Die Röntgenbestrahlung nach chirurgischen Eingriffen und ihre Technik. Dtsch. med. Wschr. **1916 I**, 784. — *Hopf-Iten*, Bemerkungen zu der Arbeit von Dr. Max Steiger: Die prophylaktische Nachbestrahlung operativ behandelter bösartiger Neubildungen. Schweiz. med. Wschr. **1920 I**, 91.

Irion, Operation und Bestrahlung beim Gebärmuttercarcinom. Med. Welt **1931**, 1533.

Jüngling, O., Strahlenbehandlung der bösartigen Geschwülste. Lazarus' Handbuch der gesamten Strahlenheilkunde, Bd. 2, S. 539. 1931. München: J. F. Bergmann.

Kamniker, H., Über die Kombination von Operation und Behandlung beim Carcinom des Uterus und der Ovarien. Arch. Gynäk. **147**, 390 (1931). — Behandlungsergebnisse und Dauerheilungen beim Collumcarcinom. Arch. Gynäk. **148**, 12 (1932). — *Klein, G.*, Erfolge der Röntgenbehandlung bei Carcinom des Uterus, der Ovarien und der Mamma. Verh. Ges. Gynäk. **1913**, II. 418. — *Köhler*, Unsere Erfahrungen über Carcinombehandlung. Münch. med. Wschr. **1919 I**, 349. — *Kupferberg*, Zur Therapie der Uterusfibrome- und carcinome. Münch. med. Wschr. **1919 II**, 1244.

Labhardt, Der gegenwärtige Stand der Frage des Uteruscarcinoms. Bull. des eidgen. Gesundheitsamtes Nr. 18 und 19. 1920. Z. Gynäk. **1920,** 1044. — *Leduc, St.,* Radiothérapie du cancer utérin. Arch. Électr. méd. **10,** 4 (1906).

Masaoka, A., Über die Resultate der kombinierten Bestrahlung mit Röntgen und Radium und der prophylaktischen Bestrahlung nach der Operation. Mschr. f. Krebsbekämpfg. **1,** 184 (1933). — *Meyer, H.,* Zit. nach Anschütz.

Naujoks, H., Die Strahlenbehandlung maligner Neubildungen in der Gynäkologie. Ver. wiss. Heilkde Königsberg i. Pr. Dtsch. med. Wschr. **1924** I, 396.

Opitz, E., Operation und Bestrahlung bei bösartigen Geschwülsten. Prophylaktische Nachbestrahlung. Lazarus Handbuch der gesamten Strahlenheilkunde, Bd. 2, S. 523. München: J. F. Bergmann 1931.

Pankow, O., Die Therapie des Uteruscarcinoms und des Chorionepithelioms. Veit-Stoeckels Handbuch der Gynäkologie, Bd. 6/2, 404. München: J. F. Bergmann 1931. — *Perthes, G.,* Versuche über den Einfluß der Röntgenstrahlen und Radiumstrahlen auf die Zellteilung. Dtsch. med. Wschr. **1904** I, 632 u. 668. — Erfolge der Brustkrebsbehandlung vor und nach Einführung der prophylaktischen Röntgenbestrahlung der operierten Fälle. Zbl. Chir. **1920,** 25. — Zur Biologie und Klinik der Röntgentherapie der chirurgischen Krebse. Strahlenther. **15,** 695 (1923). — *Pfahler,* X-ray therapy. With report of cases of epithelioma, recurrent carcinoma of the breast, carcinoma of the uterus, carcinoma of the oesophagus. Philadelphia med. J. **13,** 12 (1902). — Notes of X-ray treatment of cancer, with report of cases. J. amer. med. Assoc. Chicago **3,** 1 (1903). — *Pfleiderer,* Statistischer Beitrag zum Uteruscarcinom und seiner Behandlung. Strahlenther. **40,** 13 (1931). — *Philipp, E.,* Statistik der Carcinome des Collum uteri und der Vagina aus den Jahren 1923—1925 mit kritischen Bemerkungen zur Therapie. Strahlenther. **43,** 102 (1932). — Statistik der Collum- und Scheidencarcinome der Jahre 1920—1922 mit einer Übersicht der Resultate der Krebsbehandlung für die Jahre 1913—1922. Zbl. Gynäk. **1932,** 931.

Revel, J., Gebärmutterkrebs und seine Behandlung. Rev. mens. gynéc. et obstétr. **9,** 423 (1925). Zbl. Gynäk. **1926,** 1479.

Schlosser, H., Das örtliche Rezidiv beim Brustkrebs. Bemerkungen über Brustkrebsstatistiken. Dtsch. Z. Chir. **227,** 170 (1930). — *Schmidt, H. R.,* Die Erfolge der Strahlenbehandlung an der Bonner Frauenklinik. Strahlenther. **12,** 117 (1921). — *Siegel,* Über den Wert der postoperativen Röntgenbestrahlung als Rezidivverhütung beim Carcinom, im besonderen beim Uterus- und Mammacarcinom. Röntgenkongreß 1922. Verh. dtsch. Röntgenges. **12,** 44 (1922/23). — *Simon, St.,* Die Curie-Röntgentherapie bösartiger Frauenleiden. Leipzig: G. Thieme 1933. — *Sippel* u. *Jaeckel,* Über die Ursachen der Mißerfolge der Röntgentherapie bei malignen Neubildungen. Münch. med. Wschr. **1922** I, 1191. — *Steiger,* Die prophylaktische Nachbestrahlung operativ behandelter bösartiger Neubildungen. Korresp.bl. Schweiz. Ärzte **1919,** Nr 45, 1704. — *Steinthal,* Die Röntgenbestrahlung der bösartigen Neubildungen, insbesondere des Carcinoms. Münch. med. Wschr. **1922,** 1105. — *Strauß, O.,* Strahlentherapie und Krebsheilungsproblem. Fortschr. Röntgenstr. **26,** 232 (1918/19). — Über Krebsbehandlung. 3. Prä- und postoperative Bestrahlung. Med. Klin. **1933,** 464.

Theilhaber, Behandlung der Krebskranken nach Entfernung der Geschwülste. Jkurse ärztl. Fortbildg, Dez. 1918. Münch. med. Wschr. **1919** I, 565.

Warnekros, K., Über Carcinombestrahlungen. Mschr. Geburtsh. **39,** 89 (1914). — Über den Wert der prophylaktischen Bestrahlungen nach Carcinomoperationen der Gebärmutter. Mschr. Geburtsh. **44,** 332 (1916). — Der Wert prophylaktischer Bestrahlungen nach Carcinomoperationen und die Erfolge der Rezidivbehandlung mittels Röntgenlicht und Radium. Münch. med. Wschr. **1917** I, 865, 905. — Postoperative Röntgentherapie und Allgemeinbehandlung gynäkologischer Carcinome. Lehrbuch der Strahlentherapie, Bd. 4, 2, S. 965. Wien u. Berlin: Urban & Schwarzenberg 1929. — Die Behandlung des Gebärmutterkrebses. Nordostdtsch. Röntgenges. Dresden, 1929. Fortschr. Röntgenstr. **41,** 78 (1930). — *Weibel,* Der Wert der prophylaktischen Radiumbestrahlung nach der erweiterten abdominalen Operation wegen Carcinoma colli uteri. Mschr. Geburtsh. **50,** 342 (1919). — Die operative Behandlung der Carcinome des weiblichen Genitalapparates. Alpenländ. Chirurgentag Salzburg, Okt. 1929. Med. Klin. **1930** I, 117. — *Winter,* Beitrag zur Frage der postoperativen prophylaktischen Bestrahlungen beim Uteruscarcinom. Münch. med. Wschr. **1923** I, 7. — *Wintz, H.,* Experiences in the irradiation of breast cancer. Röntgenkongr. London 1925. Brit. J. Radiol. **31,** 150 (1926). — *Wynen,* Zur Frage der Röntgenbehandlung des Mammacarcinoms. Münch. med. Wschr. **1927** I, 357.

Zacherl u. *Lundwall,* Über den Wert der prophylaktischen Röntgenbestrahlung beim Collumcarcinom. Zbl. Gynäk. **1923,** 633.

Radium bei gynäkologischen Carcinomen.

Abbé, Zit. nach Heidenhain. Strahlenther. 3, 29 (1913). — The present estimate of the value of radium in surgery. Med. Rec. 86, Nr 7, 279 (1914). — Die Anwendung von Radium bei Carcinom und Sarkom. Internat. Kongr. London, 1913. Strahlenther. 4, 27 (1914). — *Abel,* Berl. med. Ges., 17. Dez. 1913. Berl. klin. Wschr. 1914 I, 84 (Disk.). — *Adler,* Über Radiumbehandlung bei Gebärmutterkrebs. Mschr. Geburtsh. 41, 145 (1915). — Morphologische Kennzeichen für die Radiumempfindlichkeit der Carcinome des weiblichen Genitales. Zbl. Gynäk. 1916, 673. — Der gegenwärtige Stand der Behandlung des Collumcarcinoms. Wien. med. Wschr. 1924 I, 521. — *Adler, L.,* Die Radiumbehandlung maligner Tumoren in der Gynäkologie. Wien u. Berlin: Urban & Schwarzenberg 1919. — *Akerblom,* Ein Fall von durch Radiumbehandlung scheinbar geheiltem Uteruskrebs. Nord. med. Ark. (schwed.) 1914. — *Albrecht, E.,* Über die Absolutbestimmung des „Röntgen" im Radiumgebiet. Röntgenkongr. Dresden 1932. Fortschr. Röntgenstr. 46, Kongreßh., 27 (1932). — Über die Absolutbestimmung der Röntgeneinheit im Radiumgebiet. Strahlenther. 45, 365 (1932). — *Allmann,* Die Behandlung des Carcinoms mit Mesothorium. Dtsch. med. Wschr. 1913 II, 2402. — Zur Behandlung des Gebärmutterkrebses. Zbl. Gynäk. 1916, 129. — *Amann*-München: Aussprache zu Döderlein. Bayer. Ges. Geburtsh., 7. Dez. 1913. Mschr. Geburtsh. 40, 514 (1914). — Bisherige Resultate der Mesothoriumbehandlung bei Uteruscarcinom in der Kgl. II. gynäkologischen Universitätsklinik. Bayer. Ges. Geburtsh. München, 7. Dez. 1913. Mschr. Geburtsh. 40, 514 (1914). — *Amreich,* Untersuchungen über die Verbesserungsfähigkeit der Radiumtiefentherapie des Collumcarcinoms. Strahlenther. 10, 802 (1920). — *Arendt,* Berl. klin. Wschr. 1911. — *Artom di S. Agnese, V.,* Sept années de mésothoriumthérapie du cancer de l'utérus. Radiol. med. 8, 231 (1922). — J. de Radiol. 6, H. 3 (1922). — *Aschoff,* Aussprache zu Waetjen: Einwirkungen der Röntgen- und Radiumstrahlen auf inoperable, bösartige Tumoren und ihre Metastasen. Freiburg. med. Ges., 18. Nov. 1913. Dtsch. med. Wschr. 1914, 54. — *Aschoff, Krönig* u. *Gauß,* Zur Frage der Beeinflußbarkeit tiefliegender Krebse durch strahlende Energie. Anatomische und klinische Mitteilungen. Münch. med. Wschr. 1913 I, 337. — *Asti, M. L.,* Nuovi accorgimenti di tecnica incurie terapia. Radiol. med. 18, 786 (1931).

Baensch, W., Über Technik und Anzeigestellung der Radiumbehandlung. Med. Ges. Leipzig, 23. Mai 1933. Münch. med. Wschr. 1933 II, 1308. — *Baeten, G.,* Ionomicromètre de Proust et Mallet et radiumchirurgie du cancer du col utérin. Le Cancer 4, 294 (1927). — *Bagg, H. J.* and *C. R. Halter,* The relative effects produced by 200 kv. roentgen rays, 700 kv. roentgen rays, and gamma rays. IV. Comparison based on biological changes produced in mammalian tissue with 200 kv. roentgen rays and gamma rays. Amer. J. Roentgenol. 29, 334 (1933). — *Bailey, H.,* Radium as prophylactic and curative agent in recurrent carcinoma of the uterus. N. Y. State med. J. 24, 985 (1924). — *Bailey* and *Healy,* Follow-up results of 908 cases of uterine cancer treated by radium. Amer. J. obstetr. 6, 402 (1924). — *Bailey* and *Quimby,* The use of radium in cancer of the female generative organs. Amer. J. Obstetr. 3, 117 (1922). — *Baisch,* Erfolge der Mesothoriumbehandlung bei 100 Uteruscarcinomen. Münch. med. Wschr. 1915 II, 1670. — Erfolge der Radiumbehandlung des Uteruscarcinoms. Strahlenther. 10, 36 (1920). — *Barcat*-Paris, Précis de Radiumthérapie. Paris 1912. — Die Radiumtherapie maligner Tumoren. Strahlenther. 5, 51 (1915). — *Bayet, A.,* Die Behandlung des Krebses mittels Radium. Strahlenther. 3, 473 (1913). — General principles of radium surgery. I. internat. Kongr. of Radiol. London, Juli 1925. Brit. J. Radiol. 30, 368 (1925). — La radiumchirurgie. J. Méd. Paris, 31. Jan. 1925, 91. — La Radiumchirurgie au Congrès de Londres (1925, Juli). Le Cancer 2, No 3 (1925). — *Beaten,* Strahlenmessungen bei Radiumbestrahlung. III. Mitt. Vlaamsch geneesk. Tijdschr. 8, 829 (1927). Ref. Zbl. Radiol. 5, 215 (1928). — *Bégouin, P.,* Hystérectomie abd. subtotale pour fibrome. Coexistence du cancer du corps. Récidive dans le col. Radium. Guérison de 4 ans. Bull. Soc. Obstétr. Paris 4, 255 (1924). — J. de Radiol. 8, 382 (1924). — *Behnken,* Aussprache zum Vortrag von Albrecht: Über die Absolutbestimmung des „Röntgen" im Radiumgebiet. Fortschr. Röntgenstr. 46, Kongreßh., 28 (1932). — *Belugin,* Über die Beeinflussung der primären Sterblichkeit bei Radiumbehandlung des Uteruscarcinoms durch im kleinen Becken lokalisierte Eiterherde. Zbl. Gynäk. 1924, 1970. — *Bender,* Siehe *Fabre.* — *Benner, S.,* Intensity distribution and dosage in teleradium treatment at Radiumhemmet. Acta radiol. (Stockh.) 14, 207 (1933). — Siehe Sievert, R. — *Benthin,* Radiumverbrennungen. Mschr. Geburtsh. 62, 338 (1923) — *Bernard, R.,* Les complications inflammatoires de la curiethérapie dans les cancers du col de l'utérus; technique des applications de radium. Bull. Soc. Obstétr. Paris 21, 731 (1932). — Zbl. Radiol. 15, 372 (1933). — *Bertino, A.,* Due anni di curieterapia del cancro dell'utero. Rass. Ostetr. 39, 451 (1930). — Ber. Gynäk. 19, 46 (1930). — *Berven,* Radiologische Behandlung von Carcinoma vulvae. 12. Verslg nord. chir. Ver. Kristiania, 3. bis 5. Juli 1919. Zbl. Gynäk. 1920, 210. — Irrtümer der Radiumtherapie. Irrtümer der allgemeinen Diagnostik und Therapie sowie deren Verhütung, H. 4. Leipzig: Georg Thieme 1924. — The technique at Radiumhemmet in the treatment of tumours except cancer uteri. Acta radiol. (Stockh.) 10, 3 (1929). —

Bétrix, M. A., De la technique de la curiethérapie du cancer de l'utérus. Schweiz. med. Wschr. **1920 II**. — Münch. med. Wschr. **1920 II**, 1251. — *Beuttner, O.*, Die Resultate der der Curietherapie unterworfenen Uterushalscarcinome nach 5—8jähriger Behandlungsdauer. Schweiz. med. Wschr. **1923 I**. — Münch. med. Wschr. **1923 I**, 444. — Zur Radiumbehandlung des Uteruscarcinoms. Internat. Chir.- kongr. Rom, April 1926. — *Boije, O. A.*, Erfahrungen über Radiumbehandlung von Uteruscarcinomen. Mschr. Geburtsh. **53**, 391 (1920). — *Bordier, M. N.*, Dangers du radium et mesures à prendre pour les éviter. Bull. Acad. Méd. Bd. **85**, No 17 (1921). Ref. Zbl. inn. Med. **1921**, 870. — *Bowing, H. H.*, The application of radium in operable or borderline cases of carcinoma of the cervix uteri before operation. Radiology 1, 199 (1924). — *Bowing, H. H.* and *R. E. Fricke*, Radium treatment of carcinoma of the cervix during 1927. Amer. J. Roentgenol. **21**, 529 (1929). — *Bradley*, Radiumbestrahlungsgeräte und Technik. Surg. Clin. N. Amer. **7**, 97 (1927). Ref. Zbl. Radiol. **3**, 486 (1927). — *Braude*, Zur Technik der Mesothoriumtherapie. Zbl. Gynäk. 1914, 69. — *Braun, R.*, Vergleich der biologischen Wirkung von Röntgen- und Gammastrahlen. Strahlenther. **38**, 11 (1930). — *Bretschneider*, Über weitere Resultate in der Strahlenbehandlung der weiblichen Genitalcarcinome. Mschr. Geburtsh. **67**, 15 (1924). — *Bröse*, Berl. med. Ges., 17. Dez. 1913. Berl. klin. Wschr. **1914 I**, 84. — *Brooks, Clark D.* and *Wm. R. Clinton*, Radium treatment in cancer of the cervix. J. Michigan State med. Soc. **22**, 80 (1923). — Ber. Gynäk. 1, 89 (1923). — *Bruzan, Marc*, Sur la distribution spatiale du rayonnement gamma du radium dans les milieux dispersifs légers. Arch. de l'Inst. du Radium. Radiophysiol. et Radiother. 1, 3, 111 (1927). — *Büben, I. v.*, Neue Verfahren in der Radiumtherapie des Gebärmutterkrebses. Ref. Mschr. Geburtsh. **83**, 87 (1929). — Die Radiumtherapie des Scheidenkrebses. Strahlenther. **36**, 503 (1930). — *Bulliard, Champy* et *Douay*, A propos d'un cas de métastase cérébrale d'un cancer du col utérin traité par le radium. Bull. Assoc. franç. Étude Canc. **13**, 238 (1924). — *Bumm*, Über Erfolge der Röntgen- und Mesothoriumbestrahlung beim Uteruscarcinom. Verh. dtsch. Ges. Gynäk. **1913**, 384. — Berl. klin. Wschr. **1913 II**, 1001. — Weitere Erfahrungen über Carcinombestrahlung. Berl. klin. Wschr. **1914 I**, 193. — Berl. med. Ges., 17. Dez. 1913. — Berl. klin. Wschr. **1914 I**, 84 (Disk.). — 6 Jahre Radium. Zbl. Gynäk. **1919**, 1. — Über paravaginale Radiumbehandlung. Verh. Ges. Geburtsh. u. Gynäk., Berl. 9. Dez. **1921**. Z. Geburtsh. **85**, 624 (1923). — *Bumm* u. *Schäfer*, Erfahrungen über die Strahlenbehandlung der Genitalcarcinome. Arch. Gynäk. **106**, 84 (1916). — *Bumm* u. *Voigts*, Zur Technik der Carcinombehandlung. Münch. med. Wschr. **1913 II**, 1697. — *Buol, H. v.*, Internationale Richtlinien für Sicherheitsmaßnahmen in Röntgen- und Radiumbetrieben. Fortschr. Röntgenstr. **39**, 343 (1929). — *Burnam, C. F.* and *G. E. Ward*, Recent developments in protective methods and appliances as used in radium therapy. Amer. J. Roentgenol. **10**, 625 (1923).

Calatayud, Costa, Algunas consideraciones acera de la radiumterapía del cancer del utero. Rev. españ. Electrol. y Radiol. med., Sept. **1916**, No 51. — *Cameron*, Eine einfache Methode zur Befestigung von Radiumröhrchen an der Körperoberfläche. Radiology 8, 438 (1927). — *Cappelli, L.*, Sul «Metodo rotativo» in radiumterapia. Radiol. med. 11, 585 (1924, Sept.). — La celluloide come supporto nelle applicazioni radiumterapiche. Radiol. med. 19, 45 (1932). — Esperienze sulla celluloide, proposta quale supporto nelle applicazioni radiumterapiche. Radiol. med. 19, 825 (1932). — *Carulla, V.*, La radiumterapía profunda. Revista de diagnostico y tratamiento fisicos 1, 97 (1925). — Nouveau dispositif pour les traitements curiethérapiques en gynécologie. III^lème Congrès international de radiologie. Résumés des communications, S. 192. Paris: Masson & Cie. 1931. — *Cesbron, M. H.*, La technique de la radiumthérapie au Memorial Hospital de New-York. Presse méd. **1920**, 356. — *Chase*, Amerikanische Literatur über Radium und Radiumtherapie vor 1906. Amer. J. Roentgenol. **1921**, 766. — *Chéron* et *Duval*, Quelques observations de cancers utérins et vaginaux traités par le rayonnement ultrapénétrant du radium. Bull. Soc. Obstétr. Paris 12, 385 (1909). — Le traitement de cancers inopérables du col de l'utérus et du vagin par l'utilisation massive du rayonnement ultra-pénétrant du radium. Obstétr., Sept. **1910**, 728. — Démonstration anatomique de l'action du rayonnement ultrapénétrant du radium sur les cancers inopérables du col de l'utérus. Bull. Soc. méd. Hôp. **32**, 177 (1911). — Radiumthérapie des épithéliomas végétants du col de l'utérus primitifs ou récidivés. Gynéc. et Sem. gynéc. 15, 753 (1911). — Guérison d'un cancer inopérable du col de l'utérus traité par le rayonnement ultra-pénétrant du radium. Bull. Soc. méd. Hôp. **34**, 305 (1912). — Aperçu sur les résultats de la radiumthérapie des cancers de l'utérus et du vagin. Bull. Soc. Obstétr. Paris, Mai **1913**, 418. — Der Wert der Radiumbehandlung des Gebärmutter- und Scheidenkrebses. Strahlenther. **5**, 80 (1914). — *Cheval, M.* et *A. P. Dustin*, Théorie et pratique de la télécuriethérapie. Paris: Masson & Cie. 1931. — *Clark* u. *Block*, Relative Würdigung der Strahlenbehandlung und der Radikaloperation des Cervixcarcinoms. Amer. J. Obstetr. 7, 543, 625 (1924). — *Clauser, F.*, Sul reale valore dell'indice di attività cariocinetica nella curieterapia del cancro dell'utero. Atti Soc. Ostetr. **27**, 159 (1930). — Z. Krebsforsch. **33**, 45 (1930). — *Clephan, F.*, Plastische Modelle, um die Dosierung in der Curietherapie darzustellen. Rev. práct. Radiumter. 4, 4 (1929). — Zbl. Radiol. **7**, 580 (1930). —

Coester, E., Eine Faßzange zur Erleichterung der Einlage von Radiumhaltern. Zbl. Gynäk. **1933**, 716. — *Coliez*, Méthode graphique d'évaluation schématique de la répartition en profondeur du rayonnement gamma dans les applications curiethérapiques à foyers multiples. J. de Radiol. **7**, 461 (1923). — Sur une méthode de notation curiethérapique basée sur l'évaluation du débit journalier des tubes et des appareils et permettant la comparaison des doses données dans toutes les applications curiethérapiques. Kongr. Lyon, Juli 1926. J. de Radiol. **10**, 547 (1926). — La télécuriethérapie. Straßburger Fortbildungskurs 1926. J. de Radiol. **11**, 150 (1927). — Technique de télécuriethérapie. J. de Radiol. **11**, 581 (1927). — Dosimétrie curiethérapique. Acta radiol. (Stockh.) **11**, 505 (1930). — *Coliez, R.* et *Lucien Mallet*, Étude de la repartition de l'énergie rayonnante dans les applications curiethérapiques internes. Röntgenkongr. London 1925. Brit. J. Radiol., 31. Sept. 1926. — Strahlenther. **22**, 417 (1926). — *Condamin, R.*, Cancer du col et grossesse; traitement par le radium. Bull. Soc. Obstétr. Paris **17**, 862 (1928). — Zbl. Radiol. **6**, 521 (1929). — *Curie, Mme P.*, Sur l'application de la théorie de Compton au rayonnement béta et gamma des corps radioactifs. J. Physique et Radium, VI. s. **7**, 97 (1926, April). — J. de Radiol. **10**, 474 (1926). *Curtis, A.*, Coincident surgical exposure and radium therapy in the treatment of extensive cervical cancer. Surg. etc. **56**, 1052 (1933). — Zbl. Radiol. **15**, 794 (1933). — *Curtiss, L. F.*, Das natürliche Beta-Strahlenspektrum von Radium. Physic. Rev. **27**, 257 (1926). — Zbl. Radiol. **1**, 328 (1926). — *Czerny* u. *Caan*, Über die Behandlung bösartiger Geschwülste mit Mesothorium und Thorium X. Münch. med. Wschr. **1912 I**, 736.

Daels, De Genezingsbeelden van het epithelioma baso-cellulare van den baarmoederhals na Radiumbestraling. Vlaamsch geneesk. Tijdschr. **1921**, Nr 23/24. — De radiumtherapeutische Bekkendrainage. Vlaamsch geneesk. Tijdschr. **1921**, Nr 23/24. — *Daels* u. *P. de Backer*, Über Gebärmutterkrebs. Vlaamsch geneesk. Tijdschr. **1924**, Nr 26, 453, 473. — Ber. Gynäk. **7**, 910 (1925). — Neue Bestrahlungstechnik mit Radium beim Collumcarcinom. Progrès méd. **52** (1924). — Ber. Gynäk. **7**, 66 (1925). — *Danlos*, Zit. nach Foveau de Courmelles. Strahlenther. **3**, 404 (1913). — *Dannreuther, W.*, Combined radium therapy and operation in the treatment of cancer of the uterus. Amer. J. Obstétr., Mai **1925**, 608—618. Ref. Amer. J. Roentgenol. **14**, 164 (1925). — *Dautwitz*, Die äußere Bestrahlung mit radioaktiven Substanzen. 18. Kongr. dtsch. Röntgenges. Wiesbaden, April 1927. Strahlenther. **26**, 45 (1927). — Der Wert der Thorium-X-Stäbchen in der Krebsbehandlung. Internat. Radiotherapie **3**, 1273 (1929). — *Degrais, P.* et *A. Bellot*, Uteruskrebs und Radium. Klinische und histologische Beobachtungen. Strahlenther. **5**, 102 (1914). — Che cosa si può attendere dal radium nel trattamento del cancro del collo dell'utero. Radiochirurgia **1923**, 215. — Les doses en curiethérapie des épithéliomas cutanés et du cancer du col. Strasbourg méd. **89**, 313 (1929). — Zbl. Radiol. **7**, 650 (1929). — *Delporte* et *Cahen*, Technique nouvelle de la pose extra-péritonéale de radium par voie para-iliaque. Congr. Liége 1924. Le Cancer **1**, 183 (1924). — J. de Radiol. **8**, 452 (1924). — Z.org. Chir. **30**, 23 (1925). — Les résultats éloignés de la curiethérapie dans les cancers primitifs et dans les récidives post-opératoires de cancers du col, 1921—1927. Le Scalpel **1929 II**, 1293. — Zbl. Radiol. **8**, 443 (1930). — *Desjardins, A.*, Gewöhnliche, falsche Auffassungen der Radiumtherapie. Surg. etc., Jan. **1926**. — Zbl. Gynäk. **1927**, 2311. — *Dietrich*, Erfolge der Mesothorium- und Radiumtherapie des Genitalcarcinoms an der Göttinger Universitäts-Frauenklinik. Strahlenther. **10**, 854 (1920). — *Döderlein, A.*, Röntgen- und Mesothoriumbehandlung bei Myom und Carcinom des Uterus. Verh. dtsch. Ges. Gynäk. **1913**, 391. — Röntgenstrahlen und Mesothorium in der gynäkologischen Therapie, insbesondere auch bei Uteruscarcinom. Mschr. Geburtsh. **37**, 553 (1913). — Meine weiteren Erfahrungen über die Mesothoriumbehandlung des Carcinoms. Bayer. Ges. Geburtsh. München, 7. Dez. 1913. Mschr. Geburtsh. **40**, 412 (1914). — Strahlentherapie bei Carcinom. Beitr. klin. Chir. **95**, 584 (1914/15). — Zur Strahlenbehandlung des Krebses. Zbl. Gynäk. **1915**, 185. — Die Therapie der gynäkologischen Krebse mit radioaktiven Substanzen. Dtsch. Röntgenges. Heidelberg, 26. Mai 1923. Fortschr. Röntgenstr. **31**, 152 (1923). — *Döderlein* u. *Krönig*, Operative Gynäkologie. Leipzig: Georg Thieme 1912. — *Döderlein* u. *v. Seuffert*, Unsere weiteren Erfahrungen mit der Mesothoriumbehandlung des Carcinoms. Münch. med. Wschr. **1914 I**, 225. — *Döderlein, G.*, Gibt es eine primäre Mortalität bei der Radiumbehandlung des Uteruscarcinoms? Zbl. Gynäk. **1925**, 852. — *Dominici*, Physique médicale du radium. Traitement des cancers par le radium. Arch. gén. Méd. **200**, 404 (1902). — De la réceptivité des tissus normaux et pathologiques à l'action du rayonnement du radium. Barcat, Précis de radiumthérapie, Paris 1912. — *Dominici* et *Duval*, Sur le processus histologique de la destruction des cellules épithéliomateuses par le rayonnement ultra-pénétrant du radium. Bull. Soc. méd. Hôp. **28**, 274 (1909). — *Donaldson, M.*, Die Behandlung des inoperablen Carcinoms der Cervix uteri mit Radium. Beschreibung der neueren Methoden. Brit. med. J. **1925**, 876—879. — Ber. Gynäk. **8**, 713 (1925). — *Donaldson, M.* and *R. G. Canti*, Observations on fifty cases of carcinoma of the cervix treated with radium. Brit. med. J. **1923**, 12. — Ber. Gynäk. **2**, 355 (1924). — *Douay, E.*, Radium et Cancer du Col. Résultats des cas traités en 1919, 1920, 1921. Gynéc. et

Obstétr. **1924**, 223. — *Ducuing, J.* et *P. Guilhem*, Curiethérapie du cancer du col et température. Presse méd. **1933**, 54. — Zbl. Chir. **1933**, 2345. — *Duffy*, Bisherige Erfahrungen mit der 4 g Radiumelement-„Kanone". Amer. J. Roentgenol. **22**, 52 (1929). — Zbl. Radiol. **8**, 185 (1930). — *Duffy, J. J., R. F. Mc Nattin, M. M. Copeland* and *E. H. Quimby*, The relative effects produced by 200 kv. roentgen rays, 700 kv. roentgen rays, and gamma rays. V. Comparison based on the production of erythema in human skin. Amer. J. Roentgenol. **29**, 343 (1933). — *Durand*, Corpuscarcinom in einem myomatösen Uterus mit nekrotischen Inseln infolge Radiumbestrahlung. Bull. Soc. Anat. Paris, März **1920**. — Zbl. Gynäk. **1921**, 94.

Ebeler, Die Bedeutung der Strahlentherapie für die Gynäkologie. Ref. Strahlenther. **8**, 181 (1917). — *Edling*, Aussprache. Hygiea (Stockh.) **76**, 1343 (1914). — *Edling, L.*, On plastic means of application in radium therapy. Acta radiol. (Stockh.) **1**, 60 (1921/22). — *Eiselsberg, v.*, Erfahrungen bei Behandlung maligner Tumoren mit Radium- und Röntgenstrahlen. Chir.-kongr. Berlin 1914. Dtsch. med. Wschr. **1914 II**, 934. — *Engelhorn*, Über den derzeitigen Stand der Strahlentherapie in der Gynäkologie. (Auf Grund der Verh. 15. Gynäk.kongr. Halle a. S.). Strahlenther. **3**, 216 (1913). — Pyometra, entstanden nach Radiumbestrahlung. Gynäk. Ges. Dresden, 20. Dez. 1923. Zbl. Gynäk. **1924**, 1672. — *d'Erchia*, Der künstliche Absceß in der Radium- und chirurgischen Therapie des Uteruscarcinoms. Zbl. Gynäk. **1933**, 435. — Erfahrungen mit der Radiumbehandlung. 48. Kongr. amer. Gynec. Soc. (Ref. Prof. Frankl.) Mschr. Geburtsh. **64**, 95 (1923). — *Exner, A.*, Behandlung von Neubildungen mit Radiumstrahlen. Münch. med. Wschr. **1903 II**, 1237. — Bericht über die bisher gemachten Erfahrungen der Behandlung von Carcinomen und Sarkomen. Sitzgsber. Akad. Wiss. Wien, Math.-naturwiss. Kl. III **1903**. — *Eymer, H.*, Der derzeitige Stand der Strahlentherapie an der Heidelberger Frauenklinik. Mittelrhein. Ges. Geburtsh. Frankfurt a. M., 14. Dez. 1913. Mschr. Geburtsh. **39**, 571 (1914). — Zur Technik der intrauterinen und intravaginalen Radiumanwendung. Zbl. Gynäk. **1922**, 1183. — Die Radiumbehandlung gynäkologischer Blutungen besonders bei den Gebärmutterkrebsen. Klin. Wschr. **1926**, 44. — Die Behandlung gynäkologischer Blutungen mit Radium und Mesothorium. Etschländ. Ärztebl. **1926**, 17. — Die Radiumbehandlung in der Gynäkologie. Dtsch. med. Wschr. **1927 II**, 2069. — Die gynäkologische Radiumbehandlung. Röntgenkongr. Wiesbaden 1927. Strahlenther. **26**, 65 (1927). — Die Klinik der Bestrahlung der Gebärmutterkrebse. Halban-Seitz, Biologie und Pathologie des Weibes, Bd. 4, S. 905. Wien u. Berlin: Urban &-Schwarzenberg 1928. — Über internationale Zusammenarbeit in der Frage der Radiumtherapie des Uteruscollumcarcinoms. Strahlenther. **29**, 464 (1928).

Fabre, S., Radiumtherapie in der Gynäkologie. Fortschr. Röntgenstr. 16. — Zit. nach Eymer. Halban-Seitz' Biologie und Pathologie des Weibes, Bd. 4, S. 909. 1928. — *Fabre, S.* u. *M. Bender*, La radiumthérapie en gynécologie. J. de Radiol. **1910**. — *Fabry*, Kurze Mitteilungen über unsere Erfahrungen mit Radiumbehandlung. Münch. med. Wschr. **1919 I**, 128. — *Failla, G.*, A new method on intratumoral irradiation 1. internat. Röntgenkongr. London, Juli 1925. Brit. J. Radiol. **30**, 420 (1925). — Design of a well protected radium „pack". Amer. J. Roentgenol. **20**, 128 (1928). — The relative effects produced by 200 kv. roentgen rays, 700 kv. roentgen rays, and gamma rays. VII. Correlation of experimental results. Amer. J. Roentgenol. **29**, 352 (1933). — *Failla, G.* and *P. S. Henshaw*, The relative biological effectiveness of X-rays and gamma rays. Radiology **17**, 1 (1931) — *Failla, G., E. H. Quimby, L. D. Marinelli* and *J. E. Rose*, The relative effects produced by 200 kv. roentgen rays, 700 kv. roentgen rays, and gamma rays. I. The distribution of radiation in a water phantom. Amer. J. Roentgenol. **29**, 293 (1933). — *Farrar, L.*, Radium for carcinoma of the cervix; operation. Surg. Clin. N. Amer. **5**, 560 (1925). — Ber. Gynäk. **8**, 880 (1925). — *Faure-Beaulieu*, Zit. nach Eymer. Halban-Seitz' Biologie und Pathologie des Weibes, Bd. 4, S. 909. 1928. — *Fehling*, Operative und Strahlenbehandlung bei gutartigen und bösartigen Geschwülsten der Gebärmutter. Münch. med. Wschr. **1914 II**, 2333. — *Feldweg*, Erfahrungen mit weichgefilterten Radiumstrahlen. Oberrhein. Ges. Geburtsh., 7. Mai 1933. Zbl. Gynäk. **1933 II**, 2815. — *Fernau*, Einführung in die Physik und Chemie des Radiums und Mesothors für Mediziner. Wien u. Leipzig: Wilhelm Braumüller 1919. — Wie verteilt sich die biologische Wirkung auf die drei Strahlenarten des Radiums? Wien. klin. Wschr. **1925 II**, 1198. — Wie sollen Radiumträger beschaffen sein? Strahlenther. **34**, 855 (1929). — *Fite, W. P.*, Radium as an adjunct to surgery in uterine conditions. J. Oklahama M. A. **16**, 182 (1923, Juni). — J. of Radiol. **4**, 377 (1923). — *Fitzgibbon*, Ein Radiumträger zur Anwendung in der Speiseröhre. J. amer. med. Assoc. **86**, 622 (1926). — Zbl. Radiol. **1**, 379 (1926). — *Fitzwilliams, Duncan C. L.*, The technique of radium therapy to-day. Brit. med. J. **1930**, 309. — Zbl. Radiol. **10**, 106 (1931). — *Flatau*, Dürfen wir operable Uteruscarcinome ausschließlich bestrahlen? Zbl. Gynäk. **1915**, 611. — Vorläufige Ergebnisse der Strahlenbehandlung des Gebärmutterkrebses. Strahlenther. **7**, 289 (1916). — Erfahrungen über die Strahlenbehandlung des weiblichen Genitalcarcinoms. Münch. med. Wschr. **1916 II**, 1268. — Eine Verbesserung der intrauterinen Radiumanwendung. Zbl. Gynäk. **1922**, 36. — *Fletcher-Shaw*,

Wm., Der gegenwärtige Stand der Cervixcarcinomtherapie. Brit. med. J. Nr 3183. — Zbl. Gynäk. **1922,** 1005. — *Flint* u. *Grimmet,* Messungen der Gammastrahlenverteilung an einem Präparat von 4 g Radium. Brit. med. J. **1930,** 98. — Zbl. Radiol. **9,** 454 (1931). — *Forsdike, Sidney,* Radium therapy in uterine cancer. Brit. med. J., 23. Juli **1921.** — *Forssell,* Radiumbehandlung av maligna tumörer i krinnliga genitalia. Hygiea (Stockh.) **1912.** — Erfarenheter om radiumbehandling av underlivskräfta vid Radiumhemmet i Stockholm, 1910—1913. Hygiea (Stockh.) **76,** 1170 (1914). — Om indikationerna för radiumtherapi vid kräfta. Nord. Tidsskr. **1917,** 129. — Die radiotherapeutische Klinik des Kanzervereins in Stockholm, ,,Radiumhemmet‘‘, ihre Organisation und Behandlungsresultate. Acta radiol. (Stockh.) **9,** 315 (1928). — *Forssell* (zit. bei *Kehrer*), Die Radiumbehandlung bösartiger Neubildungen. Verh. dtsch. Ges. Gynäk. **1920** I, 3. — *Forssner,* Resultaten af radikaloperationerna för cervix kancer med ananledning af Wertheims nyutkomna arbete. Hygiea (Stockh.) **1911.** — *Foveau de Courmelles,* Röntgen- und Radiumstrahlen in der Gynäkologie. Strahlenther. **3,** 404 (1913). — *Fowler, R. H.* and *A. H. Wilson,* A detailed study of the ,,radioactive decay‘‘ of, and the penetration of α particles into, a simplified one-dimensional nucleus. Proc. roy. Soc. Lond. A **124,** 493 (1929). — Zbl. Radiol. **7,** 661 (1930). — *Fraenkel,* Aussprache. Berl. med. Ges., 17. Dez. 1913. — Berl. klin. Wschr. **1914** I, 84. — *Frank,* Radiumbehandlung des Uteruscarcinoms. South. med. J. **15,** 489 (1922). — Ber. Gynäk. **6,** 362 (1924). — *Frankl,* Erfahrungen mit der Radiumbehandlung. Mschr. Geburtsh. **64,** 95 (1923). 48. Kongr. amer. gynec. Soc. Mschr. Geburtsh. **64,** 95 (1923). — *v. Franqué,* Über den gegenwärtigen Stand der Strahlenbehandlung des Gebärmutterkrebses. (Ref.) Z. Geburtsh. **77,** 244 (1915). — *Friedländer,* Über Versuche direkter Tiefenbestrahlung in der Gynäkologie mittels radioaktiver Substanzen (Mesothorium). Dtsch. med. Wschr. **1912** II, 1450. — *Friedrich, W.,* Physikalische Grundlagen der Radiumtherapie. Röntgenkongr. Wiesbaden 1927. — Strahlenther. **26,** 4 (1927). — Beiträge zum Problem der Radiumdosimetrie. I. Zwei hochempfindliche Apparaturen zur Messung der Dosenverteilung in nächster Umgebung der Radiumpräparate. (In Gemeinschaft mit G. Goldhaber und H. D. Griffith.) II. Die Absolutbestimmung der r-Einheit im Gebiet der Gammastrahlung des Radiums. (In Gemeinschaft mit K. Zimmer und R. Schulze.) III. Probleme der Dosismessung in der Praxis. (In Gemeinschaft mit K. Zimmer.) IV. Erfahrungen in der photographischen Methode in der Radiumdosimetrie. (In Gemeinschaft mit H. Rosenberger und G. Goldhaber.) Anhang: Über Materialien und Verfahren zur Herstellung von Ionisationskammern. (Von K. Zimmer.) Strahlenther. **51,** 7—56 (1934). — *Friedrich* u. *Glasser,* Über die Dosenverhältnisse bei inkorporaler Radium- und Mesothoriumtherapie. Strahlenther. **11,** 20 (1920). — *Füth,* Aussprache zu Mesothoriumbehandlung. Niederrhein.-westfäl. Ges. Gynäk., 24. Mai 1914. Mschr. Geburtsh. **40,** 173 (1914). — *Füth* u. *Ebeler,* Röntgen- und Radiumtherapie des Uteruscarcinoms. Zbl. Gynäk. **1915,** 217.

Gagey, Bericht über ein durch Radiumeinlage geheiltes inoperables Cervixcarcinom. J. Méd. et Chir. prat., 10. Febr. 1920. Ref. Dtsch. med. Wschr. **1920** II, 1129. — Sur le traitement curiethérapique du cancer du col opérable. Gynécol. et Obstétr. **23,** 91 (1924). — *Gál, F.,* 6 Jahre Strahlenbehandlung des Krebses der weiblichen Geschlechtsorgane. Strahlenther. **11,** 880 (1920). — *Gann, Dewell,* The review of 40 consecutive cases of carcinoma of the cervix. Urologic Rev. **27,** 563 (1923, Sept.). — Amer. J. Roentgenol. **11,** 299 (1924). — *Gauß,* Zur Technik der gynäkologischen Mesothoriumtherapie. Strahlenther. **3,** 348 (1913). — Berl. med. Ges., 17. Dez. 1913. Berl. klin. Wschr. **1914** I, 84. — Über die Prinzipien der Strahlenbehandlung gutartiger und bösartiger Geschwülste. Strahlenther. **5,** 379 (1914). — Postoperative Radiumbestrahlung aus: Die Radiumbehandlung maligner Neubildungen in der Gynäkologie von E. v. Seuffert, 1929. S. 954. Lehrbuch der Strahlentherapie, Bd. 4, Tl. 2. — *Gauß, Krinski, Lembcke, Wätjen, Königsberger,* Weitere Erfahrungen bei der nichtoperativen Behandlung des Krebses. Dtsch. med. Wschr. **1914** I, 740. — *Gellhorn, G.,* Die Behandlung des Uteruscarcinoms mit Aceton und Radium. Zbl. Gynäk. **1927,** 3114. — *Geppert,* Radiumtherapie des Uteruscollumcarcinoms. Ärztl. Ver. Hamburg, 11. April 1922. Klin. Wschr. **1922** II, 1234. — *Giesecke,* Unsere Erfahrungen mit der Radiumtherapie bei Uteruscarcinom. Med. Ges. Kiel, 10. Juli 1919. Münch. med. Wschr. **1919** II, 1243. — *Glasser, O.,* Über die Bedeutung der Filterung auf die Dosenverhältnisse bei inkorporaler Radium- und Mesothoriumbehandlung. Strahlenther. **12,** 256 (1921). — Noch einmal zur Frage der Intensitätsverteilung der Gammastrahlen radioaktiver Substanzen innerhalb eines absorbierenden Mediums. Acta radiol. (Stockh.) **2,** 434 (1923). — Die Herstellung hochkonzentrierter Radiumemanationspräparate und ihre Verwendung in der Strahlentherapie. Strahlenther. **19,** 712 (1925). — *Glasser, O.* u. *F. R. Mautz,* Die Bedeutung der r-Einheit für die Messung der Dosis von Gammastrahlen des Radiums. Strahlenther. **34,** 845 (1929). — *Glasser, O.* u. *U. V. Portman,* The reliability of the r-unit for the measurement of Roentgen and radium radiation. Radiology **12,** 316 (1929). — *Glasser, O.* u. *V. B. Seitz,* Das Kondensatordosimeter. Strahlenther. **29,** 549 (1928). — *Gouverneur, R.* u. *S. Fabre,* Blasenschädigungen bei Uteruscarcinom vor und nach der Radiumbehandlung (Bericht über 200 Fälle). Bull. Soc. Obstétr. Paris **13,** 782 (1924). — *Graff, v.,* Über die bisherigen

Erfahrungen mit Radium und Röntgenstrahlen bei der Krebsbehandlung. Strahlenther. 5, 627 (1915). — *Graves, W. P.,* Contraindications to the use of radium in gynecology. Amer. J. Obstetr. 9, 445, 562 (1925). Ber. Gynäk. 8, 597 (1925). — *Greenough, R. B.,* Behandlung maligner Erkrankungen mit Radium und Röntgenstrahlen. Cervixcarcinom. Surg. etc., Juli 1924. — Zbl. Gynäk. 1925, 169. — *Gudzent,* Grundriß zum Studium der Radiumtherapie. Wien u. Berlin: Urban & Schwarzenberg 1919. — *Guében, G.,* La répartition du rayonnement autour des tubes de radium. Acta radiol. (Stockh.) 11, 237 (1930). — *Guilleminot,* Über die zur Deutung der in der Radiotherapie erzielten Resultate notwendigen physikalischen Grundlagen. Strahlenther. 6, 330 (1915). — *Gunsett, A.,* Les rayons X employés seuls dans le traitement du col de l'utérus et des récidives après hystérectomie avec quelques remarques sur le traitement post-opératoire. Ber. Gynäk. 19, 46 (1931).

Haendly, Die Wirkung der Mesothorium- und Röntgenstrahlen auf das Carcinom, den Uterus und die Ovarien. Strahlenther. 3, 300 (1913). — Anatomische Befunde bei mit Mesothorium und Röntgenstrahlen behandelten Carcinomen. Arch. Gynäk. 100, 49 (1913). — Berl. med. Ges., 17. Dez. 1913. Berl. klin. Wschr. 1914. — *Hahn, O.,* Die therapeutisch wichtigen radioaktiven Substanzen und ihre Strahlen. Lazarus' Handbuch der Strahlenheilkunde, Bd. 1, S. 138. 1928. — *Hahn, Otto* u. *Johanna Heidenhain,* Über hochemanierende Radiumpräparate. Ber. dtsch. chem. Ges. 59, 284 (1926). Ref. Zbl. Radiol. 1, 165 (1926). — *Halberstaedter, L.,* Intrakorporale Radiumbehandlung. Röntgenkongr. Wiesbaden 1927. Strahlenther. 26, 20 (1927). — Biologische Grundlagen der Bestrahlung mit radioaktiven Körpern und intrakorporale Bestrahlung. (Ref.) Röntgenkongr. Wiesbaden. Fortschr. Röntgenstr. 36, Kongreßh. 57 (1927). Zur Technik der intratumoralen Behandlung mit Thorium X. Strahlenther. 29, 707 (1928). — *Halberstaedter, L.* u. *A. Simons,* Die Strahlenbehandlung der Hautkrebse. Erg. med. Strahlenforsch. 5, 315 (1931). — *Hamm, A.,* Radiotherapeutische Erfolge und Mißerfolge beim Uteruscarcinom. Strahlenther. 8, 161 (1918). — *Hansen,* Die Radiumbehandlung des Gebärmutterkrebses in Stockholm. Ugeskr. Laeg. (dän.) 82, Nr 11 (1920). — Zbl. Chir. 1921, 614. — *Hauschting, W.,* Erythemdosis und Carcinomdosis der Radiumstrahlen. Arch. Gynäk. 113, 1 (1921). — *Healy, W. P.,* Evaluation of treatment of carcinoma of the cervix with radium. Amer. J. Roentgenol. 14, 542 (1926). — Radium therapy in carcinoma of the cervix. N. Y. State J. Med. 27, 116 (1927). — Z. Krebsforsch. 25, 80 (1927). — Cervixcarcinom des Uterus. Ber. Gynäk. 18, 418 (1930). — Carcinoma of cervix; technique of treatment. Amer. J. Roentgenol. 26, 734 (1931). — *Heidenhain,* Die Aussichten der Strahlentherapie wider die Carcinome. Strahlenther. 5, 25 (1914). — *Heimann,* Med. Sekt. schles. Ges. vaterländ. Kultur Breslau, 23. Mai 1919. Berl. klin. Wschr. 1919 I, 886. — *Heineke,* Wie verhalten sich die blutbildenden Organe bei der modernen Tiefenbestrahlung? Münch. med. Wschr. 1913 II, 2657. — Zur Theorie der Strahlenwirkung insbesondere über die Latenzzeit. Münch. med. Wschr. 1914 I, 807. — *Henshaw, P. S., C. T. Henshaw* and *D. S. Francis,* The relative effects produced by 200 kv., roentgen rays, 700 kv., roentgen rays and gamma rays. III. Comparison based on effects of drosophila eggs and on wheat seedling. Amer. J. Roentgenol. 29, 326 (1933). — *Herschfinkel, H.,* Die Radioaktivität und ihre neueren Fortschritte. Strahlenther. 7, 673 (1916). — *Heublein, A. C.* and *Douglas Quick,* A preliminary report on the use of an absorbable filter with bare tubes of radium emanation. Amer. J. Roentgenol. 14, 116 (1925). — *Heurlin, af,* Om aktinaterapien vid gynekologiska eidanden. Finska Läk.sällsk. Hdl. 58 (1916). — *Heyerdahl,* Treatment of malignant tumours with radium needles. Acta radiol. (Stockh.) 1, 358 (1921/22). — *Heyman,* Resultatet av Radiumbehandlingen av livmoderkräfta vid Radiumhemmet under 1914. Sv. Läkartidn. 1915, Nr 5. — Erfahrenheter och resultat med radiumbehandling av kräfta i livmodern. Nord. Tidsskr. 1917, 97. — Fünfjährige Erfahrungen mit Radiumbehandlung bei Gebärmutterkrebs am Radiumhemmet Stockholm. Strahlenther. 11, 179 (1920). — Technik und Ergebnisse der Uterushals-Krebsbehandlung im Radiumhemmet Stockholm. J. Obstetr. 1924, Frühjahrs-Nr., 1. — Case of cancer of the corpus uteri, treated by radium, clinically and patho-anatomically cured after 7 years. Acta obstetr. scand. (Stockh.) 6, 178 (1927). — The technique in the treatment of cancer uteri at Radiumhemmet. Acta radiol (Stockh.) 10, 49 (1929). — *Hirsch, Henri,* Radiotherapeutische Fragen und Forderungen in der Gynäkologie. Zbl. Gynäk. 1916, 996. — *Hoed, den,* Photographische Intensitätsmessungen von Radiumstrahlen. Nederl. Tijdschr. Geneesk. 72, 752 (1928). Ref. Zbl. Radiol. 5, 214 (1928). — *Hoed, den* u. *G. Stoel,* Intensitätsmessungen an Radiumstrahlen. Acta radiol. (Stockh.) 10, 442 (1929). — *Holfelder, H.,* Aktuelle Fragen der biologischen Dosierung in der Tiefentherapie. Tagg dtsch. Radiol. u. Röntgenol. tschechoslov. Rep. Prag, 10. Nov. 1929. Strahlenther. 35, 54 (1930). — *Holthusen, H.,* Die Radiumabteilung des allgemeinen Strahleninstituts im Krankenhaus St. Georg-Hamburg. Z. Krk.hauswes. 16, 445 (1930). — Technik der Radiumbehandlung in der Gynäkologie. Zbl. Gynäk. 1930, 815. — Die Anwendung des Radiums bei der Geschwulstbehandlung. Zbl. Chir. 1932, 723. — Aussprache zum Vortrag Albrecht: Über die Absolutbestimmung des „Röntgen" im Radiumgebiet. Röntgenkongr. Dresden 1932. Fortschr. Röntgenstr. 46, Kongreßh., 27 (1932). —

Das Problem der Vereinheitlichung der physikalischen Dosierung bei der Radium- und Röntgenbehandlung. 4. internat. Röntgenkongr. Zürich, Bd. 2, S. 118 (1934). — *Holthusen, H.* u. *A. Hamann,* Radiumdosimetrie auf photometrischem Wege. Strahlenther. **43**, 667 (1932). — *Hopwood, J. L.,* Über die Organisierung eines Krankenhaus-Radiumdienstes. Strahlenther. **25**, 748 (1927). — *Hurdon, E.,* Radiumbehandlung des Corpuskrebses. Lancet **1933**, 472. — Zbl. Gynäk. **1934**, 911. — *Huth,* Isodosen verschiedener Radium- und Mesothoriumpräparate und Präparatkombinationen und ihre Anwendung in der Strahlentherapie. Strahlenther. **19**, 358 (1925).

Ikeda, Y. u. *K. Ikeda,* Zehn 18jährige Ergebnisse der ausschließlichen Radiumbehandlung bei weiblichen Genitalcarcinomen. Radiol. Rdsch. **2**, 19 (1933).

Jacobs, Zit. nach Sticker, Die Strahlenbehandlung der Krebse auf der III. Internationalen Konferenz für Krebsforschung. (Ref.) Strahlenther. **3**, 451 (1913). — *Jacobs*-Brüssel, Diskussion zu Kroemer: Mesothoriumeinwirkung auf Neubildungen der weiblichen Genitalien. Münch. med. Wschr. **1913 II**, 2082. — Le radium. Traitement palliatif idéal dans les cas de cancer utérin et les cas opérés récidivés. Gynéc. et Obstétr. **1922**, 354. — J. de Radiol. **7**, 198 (1923). — Cancer du col soigné au radium en décembre 1912. Disparitions des lésions, santé parfaite en avril 1920. Gynéc. et Obstétr. **1**, 531. — *Jona,* Demonstration eines neuen Apparates für Radiumfernbestrahlung. Röntgenkongr. Wiesbaden. Fortschr. Röntgenstr. **35**, Beih., 105 (1927). — *Jones, H. O.,* Berichterstattung über Radiumbehandlung in der gynäkologischen Abteilung des St. Lukas-Hospitals. Surg. etc. **33**, Nr 4 (1922). — Zbl. Gynäk. **1922**, 1006. — Vergleich der Radium- und Röntgendosis mit einem Röntgendosismesser. Strahlenther. **32**, 775 (1929). — *Jones, Th. E.,* The rôle of radium in the treatment of carcinoma of the uterus. Amer. J. Obstetr. **7**, 541 (1924). — Der Wert des Radiums für die Behandlung des Cervixcarcinoms. Amer. J. Obstetr. **9**, 662, 711 (1925). — *Jung,* Zur Mesothoriumbehandlung von Genitalcarcinomen. Strahlenther. **3**, 246 (1913).

Kaboth, G., Über die isolierte Radiumapplikation auf den Fundus uteri. Strahlenther. **37**, 354 (1930). — *Kaestle,* Aussprache zu Klein. Münch. gynäk. Ges., 11. Febr. 1915. Mschr. Geburtsh. **41**, 443 (1915). — *Kaplan, Ira,* Ein neues Applikationsgerät für die malignen Erkrankungen der Cervix. Amer. J. Roentgenol. **17**, 360 (1927). — Plan and Scope of Radiation therapy service at Bellevue hospital, New York C. Radiology **8**, 20 (1927). — Department of technique: A convenient method for making radium and radon surface applicators, plaques and packs. Amer. J. Roentgenol. **24**, 442 (1930). — *Kaufmann,* Lehrbuch der speziellen pathologischen Anatomie. Berlin 1909. — *Kaye, G. W. C.,* Discussion on X-ray and radium protection and applicances. X-ray protective measures. Brit. J. Radiol. **1927**, Nr 23, 155. — Zbl. Radiol. **3**, 303 (1927). — X-ray and radium protection. Brit. J. Radiol. **1928**, Nr 1,7. Ref. Zbl. Radiol. **6**, 79 (1929). — *Kaye, G. W. C.* and *W. F. Higgins,* An instrument for the rapid visual identification of radium tubes and needles. Brit. J. Radiol. **1929**, Nr 2, 356. Zbl. Radiol. **7**, 645 (1930). — *Keetmann* u. *Mayer,* Gesichtspunkte für die Mesothoriumtherapie. Strahlenther. **3**, 745 (1913). — *Kehrer,* Die wissenschaftlichen Grundlagen und Richtlinien der Radiumbehandlung des Uteruscarcinoms. Arch. Gynäk. **108**, 504 (1918). — Über Tiefenwirkung und Reizdosis des Radiums bei der Carcinombestrahlung. Münch. med. Wschr. **1918 I**, 719. — Zur Radiumtherapie der Uteruskrebse. Strahlenther. **11**, 865 (1920). — Die Radiumbestrahlung bösartiger Neubildungen. Verh. dtsch. Ges. Gynäk. **1920 I**. — Radiumbestrahltes Vulvacarcinom. Zbl. Gynäk. **1921**, 734. — Radiumbestrahlung. Arch. Gynäk. **117**, Kongr.ber. 261 (1922). — *Kehrer* u. *Lahm,* Über die Grenzen der Radiumtherapie des Collumcarcinoms. Strahlenther. **10**, 3 (1920). — *Keller, Fr.,* Vergleichende Radiummessungen mit dünnen und dicken Wandkammern. Gynäk.kongr. Berlin, Okt. 1933. Arch. Gynäk. **156**, Kongr.ber., 306 (1933). — *Kelly* and *Burnam,* Radium in the treatment of carcinomas of the cervix uteri and vagina. J. amer. med. Assoc. **65**, 1874 (1915). *Kessler, E.* u. *F. Sluys,* Die räumliche Verteilung der Gammastrahlung und ihre Messung für therapeutische Zwecke. Strahlenther. **29**, 385 (1928). — Die Messung der Gammastrahlung in absoluten „R"-Einheiten. Strahlenther. **31**, 771 (1929). — *Klee,* Hämatometra und Hämatosalpinx nach intrauteriner Radiumbehandlung. Dtsch. med. Wschr. **1920**, 727. — *Klein, G.,* Mehrjährige Erfolge der kombinierten Aktinotherapie bei Carcinom des Uterus und der Mamma. Münch. gynäk. Ges., 11. Febr. 1915. Mschr. Geburtsh. **41**, 435 (1915). — *Kleine,* Zur Frage der Beeinflußbarkeit der Strahlensensibilität durch Lues und Diabetes bei Radiumbehandlung von Collumcarcinomen. Gynäk.kongr. Berlin, Okt. 1933. Arch. Gynäk. **156**, Kongr.ber., 285 (1933). — *Klemperer, P.,* Histopathologische Veränderungen an Uteruscarcinomen nach Radiumbestrahlung. Amer. J. Obstetr. **9**, 619 (1925). — Zbl. Gynäk. **1927**, 2512. — *Knox, Robert,* Radiumtherapy. Brit. med. J. Nr 3199. — Zbl. Gynäk. **1922**, 2025. — *Koblanck,* Berl. med. Ges., 17. Dez. 1913. Berl. klin. Wschr. **1914 I**, 84 (Disk.). — Welche Carcinome eignen sich zur Behandlung mit radioaktiven Stoffen? Berl. klin. Wschr. **1914 I**, 790. — *Kohlmann,* Le radium dans le cancer de l'utérus. J. amer. Coll. Surg. **33**, 158 (1921). — J. Radiol. et Électrol. **6**, 153 (1922). — *Kraul,* Ergebnisse der Strahlenbehandlung des Gebärmutterkrebses. Zbl. Gynäk. **1923**, 1573. — *Kroemer, P.,*

Über die Einwirkung von Röntgen- und Mesothoriumstrahlen auf maligne Neubildungen der Genitalien. Strahlenther. 3, 226 (1913). — *Krönig, B.*, Die Strahlentherapie in der Gynäkologie. Strahlenther. 3, 429 (1913). — Über die biologische Reichweite der Radium-, Mesothorium- und Röntgenstrahlen. Münch. med. Wschr. 1914 II, 1715. — Zur Verhütung der Nebenschädigungen bei der Behandlung tiefliegender und tiefgreifender Carcinome mit Radium und Mesothorium. Dtsch. med. Wschr. 1915 II, 1186. — Grenzverschiebungen zwischen operativer und nichtoperativer Therapie in der Gynäkologie und Geburtshilfe Mschr. Geburtsh. 43, 289 (1916). — *Krönig* u. *Gauß*, Die operationslose Behandlung des Krebses. Verh. dtsch. Ges. Gynäk. 15 II, 387 (1913). — *Krönig* u. *Pankow*, Lehrbuch der Gynäkologie. Berlin: Julius Springer 1915. — *Kromayer*, Berl. med. Ges., 17. Dez. 1913. Berl. klin. Wschr. 1914 I, 84 (Disk.). — *Kuhn*, Bestrahlung oder Operation des Gebärmutterkrebses? Unter Zugrundelegung von Publikationen des Jahres 1923. Z. ärztl. Fortbild. 21, Nr 13, 387. — *Kumer, L.*, Über einen Apparat zur Einbringung von Radiumröhrchen in Filter. Strahlenther. 23, 184 (1926). — *Kupferberg*, Zur Carcinomtherapie mit Radium. Röntgenkongreß Wiesbaden 1927. Fortschr. Röntgenstr. 36, Beih., 62 (1927). — Zur Therapie des Carcinoms mit radioaktiven Stoffen. Gynäk. Kongr. Bonn 1927. Zbl. Gynäk. 1927, 1986. — *Kurtzahn*, Radiumträger. Fortschr. Röntgenstr. 33, 126 (1925).

Laborde, S., Radiumforschung und Radiumtherapie. Gaz. Hôp. 1923, Nr 25. — Zbl. Gynäk. 1924, 2302. — La curiethérapie des cancers. Paris: Masson & Cie. 1925. — Z.org. Chir. 34, 138 (1926). — *Laborde, S.* et *Yves-Louis Wickham*, Radiumthérapie du cancer du col de l'utérus. Résultats des cas traités en 1921, 1922, 1923 au centre anticancéreux de Villejuif. Congr. A. F. A. S. Grenoble 1925. J. de Radiol. 9, 530 (1925). — *Laborde, S.*, Die Radiumbehandlung der Krebse. J. de Radiol. 1922, 349. — Fortschr. Röntgenstr. 29, 842 (1922). — *Lacapère*, Zit. nach Eymer. Halban-Seitz' Biologie und Pathologie des Weibes, Bd. 4, S. 909. 1928. — *Lacassagne*, Recherches expérimentales sur l'action des rayonnements β et γ du radium agissant dans les tissus par radiopuncture. J. Radiol. et Électrol. 5, 160 (1921). — Rayonnement mou et rayonnement dur en curiethérapie du cancer utérin. Presse méd. 30, 15. April 1922. — Zbl. Chir. 1923, 153. — Leitgedanken und derzeitige technische Prinzipien der am Pariser Radiuminstitut angewandten Curietherapie der Krebse. Strahlenther. 26, 507 (1927). — Die Richtlinien und die gegenwärtigen Grundlagen der Radiumtherapie des Krebses am Radiuminstitut in Paris. 7. ital. Röntgenkongr. Neapel, Okt. 1926. Fortschr. Röntgenstr. 36, 176 (1927). — The importance of filtration and superiority of pure gamma radiation in the radiotherapy of malignant tumors. Radiology 13, 95 (1930). — *Lahm*, Die Erfolge der kombinierten Röntgenradiumbehandlung an der Staatlichen Frauenklinik Dresden. 15. Röntgenkongr. Berlin 1924. Fortschr. Röntgenstr. 32, Kongreßh. 1, 142 (1924).— Die Strahlenbehandlung des Collumcarcinoms. Erg. med. Strahlenforsch. 1, 569 (1925). — Dosisangaben in der Radiumbehandlung. Strahlenther. 26, 773 (1927). — Optimale Bedingungen als Grundlage optimaler Erfolge bei der Bestrahlung des Collumcarcinoms. Internat. Radiotherapie 3, 1087 (1929). — Warum und in welchen Grenzen ist bei der Radiumbestrahlung des Carcinoms grundsätzlich die Inhomogenbestrahlung anzustreben? Strahlenther. 37, 79 (1930). — *Lapierre, V.* et *M. Étienne-Martin*, La curiethérapie par les appareils moulés ondo-buccaux dans les cancers buccopharyngiens. Ann. d'Otol. 1932, No 1, 3. — Zbl. Radiol. 12, 761 (1932). — *Lapointe, A.*, Cancer du col traité par le radium. Hystérectomie complémentaire. Radiumbestrahlung, Collumcarcinom; spätere Hysterektomie. Bull. Soc. Obstétr. Paris 13, 591 (1924). — *Lascaux, R.*, Contribution à l'étude de la radiumthérapie associé à la chirurgie dans le cancer opérable de l'utérus. Thèse de Paris 1919. — *Latzko*, Aussprache zu Radiumbehandlung. Geburtsh.-gynäk. Ges. Wien, 9. Juni 1914. Zbl. Gynäk. 1915, 304 (Disk.). — Corpuscarcinomrezidiv, behandelt mit Radiumpoints. Wien. klin. Wschr. 1930, 93. — *Laurens*, The physiological effects of radiant energy. Münch. med. Wschr. 1933, 1336. — *Lazarus*, Therapeutische Anwendung der Radioelemente (Radium, Thorium, Aktinium). Handbuch der Radiumbiologie und Therapie, herausgeg. von Lazarus-Berlin, Kapitel 12, S. 185. 1913. Wiesbaden: J. F. Bergmann 1913. — Stand und Ziele der Radiummesothoriumtherapie. Berl. klin. Wschr. 1914 I, 201. — Die Radium- und Mesothoriumanwendung bei inneren Erkrankungen einschließlich der Neubildungen. Verh. dtsch. Kongr. inn. Med. Wiesbaden 1914, 208. — Zur Radium- insbesondere Betabestrahlung der Carcinome. Med. Klin. 1927 I, 309, 347. — *Lazarus-Barlow*, Die Ursache und die Heilung des Krebses im Lichte der neueren radio-biologischen Forschung. Strahlenther. 6, 173 (1915). — *Legueri* et *Chéron*, Guérison par la radiumthérapie d'un cancer rétrovaginal inopérable. J. d'Urol. 1913. — *Lehoczky-Semmelweis, K.*, Über therapeutische und prophylaktische Radiumbehandlung auf Grund von 1000 Fällen. Orvosi Hetilap 70, 29; 61 (1926). Zbl. Radiol. 1, 44 (1926). — *Letulle, M.*, Action du radium sur l'utérus cancéreux. Presse méd. 30 (1922). — *Leveuf, J.* u. *H. Godard*, Die Exstirpation der Beckendrüsen als Ergänzung der Radiumtherapie der Cervixkrebse. J. de Chir. 43, 177 (1934). — Zbl. Gynäk. 1934, 1970. — *Levin, I.* and *Michael Levine*, The action of buried glass capillaries of radium emanation on plant and animal tissues. An experimental and clinical study. J. amer. med. Assoc. **83**, 1645 (1924). — *Lewy, M.*, Ein zahnärztliches Instrumentarium zur Radiumbestrahlung. Korresp.bl. Zahnärzte **54**, 213 (1930). —— *Lind, S. C.*, The chemical effects of radium radiation. Amer. J. Roentgenol. **21**, 480 (1929). — Londoner Brief. Radiumfernbestrahlung. Dtsch. med. Wschr. **1933 II**, 1515. — *Lundqvist, A.*, A special protective arrangement in the handling of radium containers. Mechanical devices for wrapping tubes and plates in tin-foil. Acta radiol. (Stockh.) **9**, 119 (1928). — *Lysholm, E.*, Apparatus for the production of a narrow beam of rays in treatment by radium at a distance. Acta radiol. (Stockh.) **2**, 516 (1924). — A contrivance for producing a narrow bundle of rays in distant treatment by radium. Acta radiol. (Stockh.) **3**, 260 (1924).

MacNattin, R. F., The relative effects produced by 200 kv. roentgen rays, 700 kv. roentgen rays, and gamma rays. VI. Comparison based on clinical observations. Amer. J. Roentgenol. **29**, 346 (1933). — *MacNeal* u. *Willis*, Ein Hautkrebs nach Radiumbestrahlung. J. amer. med. Assoc. **80** (1923). — *Maino, M.*, Modificazione alla tecnica degli apparecchi radiferi di superficie. Radiol. med. **17**, 109 (1930). — Zbl. Radiol. **9**, 91 (1931). — *Mallet*, Détermination directe du rayonnement gamma à l'aide d'un ionomicromètre. Bull. Soc. Radiol. méd. France **1923**, 272. J. Radiol. et Électrol. **8**, 333 (1924). — Direct measurement of the gamma radiation received by the tissues. Brit. J. Radiol. **30**, 155 (1925). — *Mallet* et *Coliez*, Techniques de Curietherapie profonde. Brit. J. Radiol. **31**, 393 (1926). — Tiefenwirkung des in multiplen lokalisierten Herden verteilten Radiums. Presse méd. **1926**, 602. — Ref. Fortschr. Röntgenstr. **35**, 163 (1927). — Untersuchungen über die Verteilung der strahlenden Energie bei der Radiumtherapie. Direkte Messung der Gammastrahlung. Strahlenther. **22**, 417 (1926). — *Mallet* et *Danne*, Etude du rayonnement gamma à l'aide d'un ionomicromètre. J. de Radiol. **8**, 248 (1924). — *Martin, H. E., E. H. Quimby* and *G. T. Pack*, Calculations of tissue dosage in radiation therapy. Amer. J. Röntgenol. **25**, 490 (1931). — *Martius*, Über Radiumdosierung. Zbl. Gynäk. **1921**, 296. — Aussprache zum Vortrag **Schröder**: Radiumbehandlung des Carcinoma colli uteri. Niedersächs. Röntgenges. Hannover, Febr. 1932. Fortschr. Röntgenstr. **45**, 718 (1932). — *Matusovszky, A.*, Sechstägige Anurie nach Radiumbestrahlung. Zbl. Gynäk. **1924**, 474. — *Mayneord, W. V.*, Two radium accessories. Brit. J. Radiol. **3**, 448 (1930). — Zbl. Radiol. **10**, 43 (1931). — *Mazères, M.*, Sur le rayonnement primaire gamma autour d'une source linéaire de radium. J. de Radiol. **10**, 159 (1926). — *Menge*, Zit. nach **Martius**. Röntgenstrahlenbehandlung in der Gynäkologie, 1923. S. 456. Leipzig: Werner Klinkhardt 1923. — Ausbau der Radiumtherapie des Uteruscarcinoms. Zbl. Gynäk. **1929**, 2479. — *Mercier, P.*, Diagramm zum Zwecke rascher Vergleichung von Bestrahlungsbedingungen bei der Radiumtherapie. Le Cancer **5**, 303 (1928). — Zbl. Radiol. **7**, 237 (1930). — *Metzger* et *Legueux*, Dystocie par rigidité au col après curiethérapie pour cancer. Bull. Soc. Obstétr. Paris **12**, 188 (1923). — Radiumthérapie pour cancer du col au cours de la gestation. Presse méd. **31**, 535 (1923). — Ber. Gynäk. **3**, 241 (1924). — *Monod*, Discussion sur la radiumthérapie. J. de Radiol. **1914**, 362. — Rapport de M. Gossez. Sur le traitement du cancer cervico-utérin par hystérectomie consécutive à la curiethérapie. Bull. Soc. Chir. Paris **1923**, 626. — J. Radiol. et Électrol. **8**, 139 (1924). — *Morton*, Gamma rays and malignant diseases. Lancet **1922** 364. — *Moses, P.*, Neue Instrumente zur Radiumbehandlung. Röntgenprax. **2**, 1144 (1930). *Mottram*, On the skin reactions to radium exposure, and their avoidance in therapy; an experimental investigation. Brit. J. Radiol. **1924**, 174. — The reaction of the skin to a radium exposure repeated after varying length of time. 1. internat. Congr. Radiol. London 1925. Brit. J. of Radiol. **30**, 387 (1925). — *Moyar, C. C.*, The gamma ray in science. J. of Radiol. **6**, 400 (1925). — *Mühlbrodt*, Experimenteller Beitrag zur strahlensicheren Aufbewahrung von Radium. Dtsch. med. Wschr. **1928 II**, 1965. — *Mühlmann*, Radiumträger zur intraoralen Radiumbehandlung. Münch. med. Wschr. **1926 I**, 718. — *Muir*, Radioactive substances and their therapeutic uses and applications. Radiotherapy of cancer of the uterine cervix. Radiology **5**, 232 (1925). — The therapeutic uses of radium emanation. Med. J. a. Rec. **129**, 80 (1929). — Zbl. Radiol. **7**, 69 (1930). — *Mundell, J. J.*, Vierjährige Erfahrungen über Radium in der Behandlung gynäkologischer Leiden. Amer. J. Obstetr. **10**, 70 (1925). — Zbl. Gynäk. **1927**, 2310. — Cancer of the cervix complicating pregnancy, showing the harmful effects of radium on the fetus. Amer. J. Obstetr. **13**, 86 (1927). — Zbl. Radiol. **3**, 215 (1927). — *Murdoch, J.*, Le problème de l'unification de dosage en roentgenthérapie et curiethérapie. 4. internat. Radiol.kongr. Zürich, Bd. 2, Ref., S. 127. 1934. — *Murdoch, J., S. Simon* et *E. Stahel*, Contribution à l'étude de la dosimétrie en curiethérapie. Acta radiol. (Stockh.) **11**, 350 (1930). — Technique des irradiations de superface par masques moulés. Le Cancer **8**, 197 (1931). — Zbl. Radiol. **13**, 471 (1932).

Nahmmacher, Radium und Mesothorium in der Heilkunde (bei Geschwülsten und gynäkologischen Erkrankungen). Strahlenther. **4**, 109 (1913). — *Neeff*, Über die Dosierung bei Radium- und bei Radium plus Röntgenbestrahlung. Röntgenkongreß Wien 1929. Fortschr. Röntgenstr. **40**, Kongreßh., 21 (1929). — Physikalische und technische Grundlagen der gynäkologischen Radiumtherapie. Lehrbuch der Strahlentherapie, herausgeg. von H. Meyer, Bd. 4, S. 273. Berlin u. Wien: Urban & Schwarzenberg 1929. — Physikalische und biologische Richtlinien für die Dosierung bei der kombinierten Röntgenradiumbestrahlung des Carcinoms. 3. Congr. internat. Radiol. Paris 1931, p. 185. Résumés des communications. Paris: Masson et Cie. — Zur Technik der Radiumapplikation. Strahlenther. 44, 257 (1932). Festschrift für Seitz. Neue Vorrichtungen für die Radiumtherapie. Röntgenkongr. Dresden 1932. Fortschr. Röntgenstr. 46, Kongreßh., 100 (1932). — *Nielsen, M.*, Radium treatment of cancer of the cervix during pregnancy. Acta obstetr. scand. (Stockh.) 13, 235 (1933). — *Nogier, Th.*, Radium et radiumthérapie. L'avenir méd. Mai-Okt. 1921. — J. Radiol. et Électrol. 6, 152 (1922). — Kann mit der Unveränderlichkeit der Strahlung von Radiumtuben und Radiumnadeln gerechnet werden? Arch. Électr. méd., April 1921. — Fortschr. Röntgenstr. 28, 412 (1921/22). — Was erwartet man vom Radium und was müßte man von ihm erwarten? Gynéc. et Obstétr. 23, 613 (1924). — Ber. Gynäk. 8, 162 (1925). — Haltezange für das Radium bei gynäkologischen Applikationen. Arch. Électr. méd. 36, 384 (1928). — Zbl. Radiol. 6, 713 (1929). — *Nordentoft, S.*, Neue Gesichtspunkte für die Radiumbehandlung des Uteruskrebses. Ugeskr. Laeg. (dän.) 83, 75 (1921). — Zbl. Chir. 1922, 183. — Normenstelle der Deutschen Röntgengesellschaft. Protokoll über die erste Sitzung der Arbeitsgruppe X „Radioaktive Stoffe" der Normenstelle der Deutschen Röntgengesellschaft im Langenbeck-Virchowhaus Berlin, 27. Juni 1931. Fortschr. Röntgenstr. 44, 669 (1931). — *Norsworthy, O. L.*, An instrument for introducing needles of radium salts. Amer. J. Roentgenol. 15, 174 (1926). — *Novak, F. V.*, Schutz des Radiologen gegen Radium. Čas. lék. česk. 65, 417 (1926). — Zbl. Radiol. 1, 167 (1926).

Odescalchi, I., Alcuni rilievi sopra 100 casi di epiteliomi della portio trattati col radium. Ann. Ostetr. 46, No 5 (1924). — Ber. Gynäk. 7, 66 (1925). — *Opitz*, Zur Technik der gleichzeitigen Radium- und Röntgenbestrahlung. Zbl. Gynäk. 1918, 789. — *Opitz* u. *Friedrich*, Die Freiburger Strahlenbehandlung des Uteruskrebses. Münch. med. Wschr. 1920, 1. — *Oppert*, Warum versagt die Radiumbehandlung des Corpuscarcinoms in manchen Fällen? Gynéc. et Obstétr. 22, 278 (1923). — Ber. Gynäk. 6, 362 (1924). — 15 ans de radiumthérapie du cancer de l'utérus. Congr. A. F. A. S. Grenoble 1925. J. de Radiol. 9, 541 1925). — *Ostrčil, A.* u. *F. V. Novak*, Tiefentherapie mit Radium in der Gynäkologie. Čas. lék. česk. 1926, 456. — Zbl. Gynäk. 1927, 2310.

Palmieri, G. G. e *G. Paltrinieri*, Apparecchi plastici in ceraparaffina armata „gammaplast" per curieterapia di superficie. Riv. Radiol. e Fisica med. 4, 150 (1931). — *Perola, A.*, Le traitement des cancers du col inopérables avant et depuis l'emploi du radium (1900—1918). Rev. franç. Gynéc. 18, 321 (1923). — *Pestalozza, E.*, La curieterapia del cancro dell'utero. Internat. Chir.kongr. Rom, April 1926. Gazz. Osp. 1926, 453. — Fortschr. Röntgenstr. 34, 1048 (1926). — *Petit-Dutaillis*, Zentrale und periphere Radiumbehandlung des Collumcarcinoms. Gynéc. et Obstétr., Juli 1923. — Zbl. Gynäk. 1924, 1392. — Kritische Zeichen für die Aussicht auf Erfolg nach Radiumbestrahlung des Gebärmutterkrebses. Gynéc. Obstétr., Okt. 1922. — Zbl. Gynäk. 1924, 455. — Confrontation de diverses méthodes de radium-chirurgie de l'épithéliome du col avec d'autres modes de traitement de ce cancer. Gynéc. Obstétr., 32, 5 (1933). — Zbl. Radiol. 15, 371 (1933). — *Pfahler, G. E.*, A new radium applicator for the treatment of uterine carcinoma. Amer. J. Roentgenol. 15, 365 (1926). — A carrier for radium packs and molds. Amer. J. Roentgenol. 22, 72 (1929). — *Philipp, E.*, Die Dauerbestrahlung des Portiocarcinoms mit Radium (Versuche mit Amöben, Spirochäten usw.). Münch. med. Wschr. 1925 II, 1769. — *Piccard, A.* u. *E. Stahel*, Die Bedeutung der sekundären Betastrahlen bei Fragen der Gammastrahlentherapie. Strahlenther. 36, 347 (1930). — *Pickhan, A.*, Neuzeitliche Methoden der Krebsbehandlung mit radioaktiven Substanzen. Med. Welt 1932, 230. — *Pinch, A. E. H.*, Arbeitsbericht aus dem Radiuminstitut in London vom 1. Januar bis 31. Dezember 1913. Strahlenther. 5, 13 (1914). — Anmerkungen über Radiumtherapie bei Carcinoma uteri. Brit. med. J. Nr 3155. — Zbl. Gynäk. 1921, 1731. — *Pinkuss, A.*, Zur Behandlung des inoperablen Carcinoms mit Mesothorium und kombinierten Behandlungsmethoden. Dtsch. med. Wschr. 1912 II, 1777. — Mesothoriumtherapie bei Krebskranken. Berl. med. Ges., 20. März 1912. Dtsch. med. Wschr. 1912, 681. — Weitere Erfahrungen über die Mesothoriumbestrahlungstherapie bei Carcinom. Disk.vortrag Berl. med. Ges., 17. Dez. 1913. Berl. klin. Wschr. 1914 I, 207. — *Piston, D. S.*, Graphical methods of calculation in radium therapy. Amer. J. Roentgenol. 15, 451 (1926). — *Polano, O.*, Aussprache zu Döderlein. Bayer. Ges. Geburtsh. u. Frauenheilk., 7. Dez. 1913. Mschr. Geburtsh. 40, 518 (1914). — *Pomeroy, L. A.* u. *Abraham Strauß*, Übersicht über 100 Fälle von Cervixcarcinom unter besonderer Berücksichtigung des vorherrschenden Zelltypus. J. amer. med. Assoc. 83, 1006 (1924). — Ber. Gynäk. 8, 177 (1925). — *Ponzio*, Klinische Beobachtungen über die Radiumtherapie bei 50 Fällen von Uteruscarcinom. Ann. Ostetr. 39 (1917). — Mschr. Geburtsh. 62, 99 (1923). — *Portman, U. V.*, Radiation therapy of cancer of the uterus. Amer. J. Obstetr. 7, 536, 611 (1924). — Ber. Gynäk. 5, 420 (1924). — The general rôle of X-rays in the treatment of benign and malignant tumors of the uterus. Illinois med. J. 45, 197 (1924). — *Pouey, H.*, Zwei Fälle von primärem, mit Radium behandeltem Carcinom der Scheide. Gynéc. et Obstétr., Nov. **1922**. — Zbl. Gynäk. **1924**, 457. — Quelques aspects actuels en France de la curiethérapie et de la roentgenthérapie associées. An. Fac. Med. Montevideo 14, 12 (1929). — Zbl. Radiol. 7, 281 (1929). — *Prochownik,* Behandlung und Statistik des Gebärmutterkrebses im Kleinbetrieb. Zbl. Gynäk. **1915**, 627. — *Proust, R.,* Le radium dans le traitement du cancer. Soc. de Chir., Sitzg 10. Mai 1922. — Zbl. Chir. **1922**, 1880. — *Proust, R.* et *L. Mallet,* De la dosimétrie en curiethérapie. Bull. Soc. Radiol. méd. France, März **1924**, 74. — J. Radiol. et Électrol. 8, 334 (1924). — Etude du rayonnement gamma dans les tissus. Sa notation dosimétrique: L'unité D (Dominici). Congr. Liège 1924. J. de Radiol. 8, 445 (1924). — *Proust, R.,* *L. Mallet* u. *R. Coliez,* Carcinombehandlung des Uterushalses mit Radium in der Entfernung mittels lokalisierter Strahlenbündel. Bull. Soc. nat. Chir. Paris **1926**, 284. — Fortschr. Röntgenstr. **34**, 1048 (1926).

Quick, D., La «dose appropriée» de radium dans le traitement du cancer. J. amer. med. Assoc. **89**, 2035 (1927). — J. de Radiol. **12**, 253 (1928). — *Quimby, E. H.,* A simple monogram for the determination of radium skin doses. Amer. J. Roentgenol. 10, 574 (1923). — Comparison of different metallic filters used in radium therapy. Amer. J. Roentgenol. **13**, 330 (1925). — The skin erythema dose with a combination of two types of radiation. Amer. J. Roentgenol. 17, 621 (1927). — A comparison of radium and radonneedles and permanent radon implants. Amer. J. Roentgenol. **23**, 49 (1930). — The grouping of radium tubes in packs or plaques to produce the desired distribution of radiation. Amer. J. Roentgenol. **27**, 18 (1932). — *Quimby, E. H.,* and *H. E. Martin,* A basis for dosage determination in interstitial irradiation. Amer. J. Roentgenol. **21**, 240 (1929). — *Quimby* u. *Pack,* The skin erythema for combinations of gamma and roentgen rays. Radiology **13**, 306 (1929).

Raamsdonk, Resultate der Strahlenbehandlung in 158 Fällen von Gebärmutterkrebs. Nederl.Mschr. Geneesk. 12, Nr 2, 45. — Ber. Gynäk. **6**, 162 (1924). — Radiumchemie A.-G. Frankfurt a.M., Wiesenhüttenplatz 37. Instrumente zur therapeutischen Anwendung des Radiums. — Radium und Radiuminstrumente. Allgemeine Radium A.-G. Berlin NW 7. — Radium report of the Memorial Hospital New York. New York: P. Hoeber 1923. — The status of radium therapy. Editorial by Soiland. Amer. J. Roentgenol. 15, 247 (1926). — Radiol.kongr. Stockholm, Juli 1928. Zbl. Gynäk. **1928**, 3033. — The radium problem. Statement by the radium commission. Brit. med. J. Nr 3593. — Zbl. Radiol. 8, 312 (1930). — Medical uses of radium. Summary of reports from research centres for 1928. London: His Majesty's stat. off. 1929. Zbl. Radiol. 8, 550 (1930). — *Ramsauer, L.,* Ein Beitrag zur Frage der Radium- und Mesothoriumtherapie bei Carcinomen des weiblichen Genitales. Mschr. Geburtsh. 47, 153, 253 (1918). — *Ransohoff,* 32 Fälle von Uteruskrebs mit Radium behandelt. J. amer. med. Assoc., 17. Jan. 1920. Dtsch. med. Wschr. **1920 II**, 1129. — Late results in the radium treatment of cancer of the uterus. J. amer. med. Assoc. 74 (1920). — Zbl. Chir. **1920**, 957. — *Ravenstein,* Die Technik der Radiumbehandlung an der Heidelberger Universitäts-Frauenklinik. Münch. gynäk. Ges., 22. Febr. 1923. Mschr. Geburtsh. **64**, 364 (1923). — *Recasens,* Veränderungen in der Applikationstechnik des Radiums in den verschiedenen Formen des Cervixcarcinoms. Strahlenther. 11, 189 (1920). — Änderungen in der Technik der Radiumapplikation bei Cervixcarcinom nach der histologischen Struktur. Rev. españ. Obstetr. 9, 193 (1924). — Ber. Gynäk. 8, 164 (1925). — Curiethérapie du cancer. Internat. Chir.kongr. Rom, April 1926. — *Reeb* u. *Berger,* Uteruskrebs mit Metastasen in der Vagina und am rechten Oberschenkel in einem Uterus mit vollkommener Obliteration des Collums nach Radiumapplikation 3 Jahre vorher. Bull. Soc. Obstétr. Paris **1923**, No 5. — *Regaud,* Die Radiumbehandlung des Uteruscarcinoms. Presse méd. **1926**, No 31, 488. — Fortschr. Röntgenstr. **34**, 1049 (1926). — Zur Radiumbehandlung der bösartigen Geschwülste. Berl. med. Ges., 23. Jan. 1929. Med. Klin. **1929 I**, 624. — Radium therapy of cancer at the radium institute of Paris. Technique, biological principles and results. Amer. J. Röntgenol. 21, 1 (1929). — Les sections radiophysiologiques et médicales de l'institut du radium de l'université de Paris: principes directeurs, organisation, fonctionnement. Radiophysiol. et Radiothér. **2**, 157 (1931). — *Regaud, Cl.* et *R. Ferroux,* Doses et durée d'application en radiumthérapie; procédés de notation et de calcul. Table pour l'emploi de l'émanation du radium. J. Radiol. et Électr. 3, 481 (1919). — Zweckmäßige Herstellung von Radiumträgern. J. Radiol. et Électrol. 4 (1920). — *Regaud, Roux, Berger, Lacassagne, Cesbron, Coutard, Monod* et *Richard,* Curiethérapie des cancers du col de l'utérus. J. de Radiol. 7, 510 (1923). — Curiethérapie des cancers du col de l'utérus. Résultats de l'institut du radium de Paris pour les années 1919, 1920, 1921. Etats actuels des indications thérapeutiques. Arch. Électr. méd. 31, 289 (1923). — Ber. Gynäk. 5, 337 (1924). — *Reich, J.,* Die neuen Forschungen über die biologischen Wirkungen der Röntgen- und Radiumstrahlen. Radiol. Rdsch. 3, H. 3/4, 147—164 (1934). — *Reichold,* Über die Erfolge der Strahlentherapie. Beitr. Chir. **95**. — Strahlenther. 7, 758 (1916). — *Reisner, A.,* Hauterythem und Röntgenstrahlung. Erg. med. Strahlenforsch. 6, 1 (1933). — Report of the standardization committee of the american radium society. Amer. J. Roentgenol. 16, 57 (1926). — Report of the standardization committe of the american radium society. Presented at the 13 th annual meeting held in Minneapolis, 11.—12. Juni 1928. Amer. J. Roentgenol. 20, 258 (1928). — *Rieti, E.*, Sul valore dell' indice cariocinetico per la determinazione della durata dell' irradiazione da radium nei tumore maligni. Arch. di Radiol. 3, 63 (1927). — Ber. Gynäk. 13, 79 (1927).— *Rouffart*, Etat actuel de la curiethérapie dans le cancer utérin. Le Scalpel 76, 1073 (1923). — Ber. Gynäk. 2, 354 (1924). — *Rud, E.*, Blutuntersuchungen bei Patientinnen mit Carcinoma colli uteri während der Radiumbehandlung. Strahlenther. 25, 195 (1927). — *Rulle, P. H.*, Eine Spätschädigung der Harnblase nach Radiumbehandlung. Zbl. Gynäk. 1929, 357. — *Rupp*, Krebsbehandlung mit Radium. Dtsch. med. Wschr. 1914 II, 2098. — *Russ*, Eine Radiumstation im Krankenhaus. Brit. J. Radiol. 31, 218 (1926). — Zbl. Radiol. 1, 764 (1926). — *Russ* and *Somerset*, A hospital radium service. Brit. J. Radiol. 31, 218 (1926). — *Russ, E.* u. *Clephan*, Die Verteilung der Strahlen bei den klinisch gebräuchlichen Radiumträgern. Lancet 1930 II, 286. — Zbl. Radiol. 9, 746 (1931).

Sachs, Über die Gefahren der Reizdosen bei der Röntgenbehandlung inoperabler Carcinome. Mschr. Geburtsh. 39, 507 (1914). — *Sallmann, L.*, Ein einfacher Halteapparate für Radiumträger zur Augenbestrahlung. Klin. Mbl. Augenheilk. 85, 414 (1930). Zbl. Radiol. 10, 170 (1931). — *Schäfer*, Zur Statistik der Carcinomheilung mit Radium. Arch. Gynäk. 110, 374 (1919). — Die Stellung der intravenösen Mesothoriumtherapie in der Reihe der Heilfaktoren beim weiblichen Genitalcarcinom. Zbl. Gynäk. 1932, 1882. — *Schaefer, W.* u. *E. Witte*, Über eine neue Apparatur zur Verbesserung des Strahlenschutzes für Arzt und Personal beim Arbeiten mit radioaktiven Präparaten. Strahlenther. 46, 568 (1933).— *Schauta, F.*, Zur intrauterinen Radiumbehandlung. Ges. Gynäk. Wien, 8. Juni 1915. Zbl. Gynäk. 1915, 543. — *Schmieden*, Über die allgemeine Indikationsstellung zur Röntgenstrahlenbehandlung maligner Geschwülste. Strahlenther. 13, 431 (1921). — *Schmidt, E. A.*, Der gegenwärtige Stand der Radiumtherapie in Amerika. Internat. Radiotherapie 1, 918 (1926). — *Schmitt*, Chirurgie et radiumthérapie. Bull. Soc. Thér., 9. Jan. 1924, 25. — *Schmitt, A.*, Zur Strahlentherapie. Strahlenther. 7, 764 (1916). — *Schmitt, W.*, Über die Strahlenbehandlung des Carcinoma colli uteri. Z. Geburtsh. 86, 316 (1923). — *Schmitz, H.*, The classification of uterine carcinoma for the study of the efficacy of radium therapy. Amer. J. Roentgenol. 1920, 383. — An additional contribution to the therapeutic value of radium in pelvic cancers. Surg. etc. 23 (1923, Aug.). — The technique of the treatment of carcinoma of the cervix uteri with a combination of X-rays and radium-rays. Amer. J. Roentgenol. 10, 219 (1923). — Histologische und biologische Studien über die Radiumwirkung bei Uteruskrebs. Urologic Rev. 28, 447 (1924). — Ber. Gynäk. 6, 361 (1924). — Fünfjahresresultate in der Radium- und Röntgenbehandlung des Carcinoms der weiblichen Beckenorgane. Surg. etc. 39, 775, 839 (1924). — Ber. Gynäk. 7, 902 (1925). — Carcinoma of the cervix uteri. Internat. Radiotherapie 3, 862 (1929). — *Schößler*, Die Thorium-X-Behandlung in der Gynäkologie. Mschr. Geburtsh. 82, 394 (1929). — *Scholten, G. J.*, Unsere Heilerfolge des Uteruscarcinoms durch Strahlenbehandlung. Münch. med. Wschr. 1923 I, 300. — *Schottlaender*, Zur histologischen Wertung und Diagnose der Radiumveränderungen beim Uteruscarcinom. Strahlenther. 5, 644 (1915). — *Schottlaender* u. *Kermauner*, Zur Kenntnis des Uteruscarcinoms. Berlin 1912. — *Schröder*-Kiel, Über den primären Verlauf und die Gefahren der Radiumbehandlung bei Carcinoma colli uteri. Fortschr. Röntgenstr. 45, 717 (1932). — *Schroeder*-Würzburg, Primäre Morbidität und Mortalität nach intrauteriner Radiumapplikation bei Uteruscarcinomen. Bayer. Ges. Geburtsh. München, 12. Febr. 1933. Mschr. Geburtsh. 95, 321 (1933). — *Schücking*, Zur Wirkung von Radiumstrahlen auf inoperable Carcinome. Zbl. Gynäk. 1906, 273. — *Schulte*, Ergebnisse unserer Behandlung von 536 Genitalcarcinomen aus den Jahren 1914—1920. Arch. Gynäk. 121, 446 (1924). — *Schweitzer*, Über Dauererfolge nach Bestrahlung des Uteruscollumcarcinoms mit radioaktiver Substanz. Strahlenther. 12, 501 (1921). — Radiumatresie des Scheidengewölbes mit nachfolgender Hydrometra. Zbl. Gynäk. 1924, 2093. — *Seeligmann, G.*, Two years experiences with the combination treatment of surgery and radium rays in cases of carcinoma uteri. Amer. J. Obstetr. 9, 66 (1925). — Ber. Gynäk. 8, 624 (1925). — *Seitz*, Aussprache zu Döderlein. Bayer. Ges. Geburtsh. u. Frauenheilk, 7. Dez. 1913. Mschr. Geburtsh. 40, 517 (1914). — *Seitz, L.*, Röntgen- und Radiumbehandlung. Halban-Seitz, Bd. 2, S. 291. Berlin u. Wien: Urban & Schwarzenberg 1924. — *Seitz* u. *Wintz*, Die Carcinomdosis bei Röntgen- und bei Radiumbestrahlung. Zbl. Gynäk. 1920, 97. — Die kombinierte Röntgen-Radiumbehandlung im Rahmen der biologischen Dosierung. Zbl. Gynäk. 1920, 529. — *Sievert, R.*, Die Intensitätsverteilung der primären Gammastrahlung in der Nähe medizinischer Radiumpräparate. Acta radiol. (Stockh.) 1, Nr. 1, 89 (1921/22); Acta radiol. (Stockh.) 2, 70 (1923). — Secondary rays in radium therapeutics. Acta radiol. (Stockh.) 2, 268 (1923). — Some results of measurements carried out with the radium compensator described in Acta radiol. (Stockh.) 2, F. 2. Acta radiol. (Stockh. 3, 259 (1924). — Einige Untersuchungen über die Intensitätsverteilung bei den im Radiumhemmet gebräuchlichen Distanzbehandlungen. Acta radiol. (Stockh. 5, 217 (1926). — Berichtigung zu dem Aufsatz: „Einige Untersuchungen über die

Intensitätsverteilung bei den im Radiumhemmet gebräuchlichen Distanzbehandlungen." Acta radiol. (Stockh.) 5, 293 (1926). — *Sievert, R. M.,* Die Gammastrahlungsintensität an der Oberfläche und in der nächsten Umgebung von Radiumnadeln. Acta radiol. (Stockh.) 11, 249 (1930). — The new apparatus for teleradium treatment used at Radiumhemmet. Acta radiol. (Stockh.) 14, 197 (1933). — *Sievert, R. M.* and *S. Benner,* On secondary Beta-rays from the surface of radium containers. Acta radiol. (Stockh.) 11, 303 (1930). — *Simon,* Breslau, Über die Histologie der Strahlenwirkung auf Tumoren. Beitr. Chir. 95, 555 (1916). — *Simon, W.,* Die Ergebnisse der Strahlenbehandlung des Uteruscarcinoms. (Sitz.ber.) Klin. Wschr. 1924 I, 430. — *Simon, St.,* Zur rectalen Radiumanwendung. Strahlenther. 27, 70 (1927). — Zur intrauterinen Radiumanwendung. Strahlenther. 34, 859 (1929). — Vorweisung eines Radiumträgers für intrauterine Einführung. Geburtsh.-gynäk. Ges. Wien, 11. Juni 1930. Zbl. Gynäk. 1930, 751. — Die Curietherapie bösartiger Frauenleiden. Radiologische Praktika, Bd. 20. Leipzig: Georg Thieme 1933. — *Simons, A.,* Vergleichende Untersuchungen über die Bedeutung des Radiumträgers bei intratumoraler Anwendung radioaktiver Substanzen. Strahlenther. 29, 711 (1928). — *Sittenfield, M. J.,* The relative value of radium in the treatment of cancer. Amer. J. Röntgenol. 24, 180 (1930). — *Sluys, F.,* Note sur l'emploi d'appareils moules en bois et en celluloid. Congr. A. F. A. S. Grenoble 1925. J. de Radiol. 9, 537 (1925). — Tendances actuelles en curiethérapie. (Appareils de gammathérapie profonde pour tumeurs étendues aux territoires lymphatiques.) J. belge Radiol. 14, 75 (1925). — Z.org. Chir. 14, 571 (1925). — Deux cas de cancer traités par les appareils radifères à distance. J. belge Radiol. 15, 32 (1926). — Zbl. Radiol. 1, 314 (1926). — Appareil de gammathérapie à foyers multiples orientables et méthode de mesure utilisés à l'institut du radium de Bruxelles. J. de Radiol. 11, 234 (1927). — *Sluys, F.* u. *E. Kessler,* Die Gammatherapie. Internat. Radiotherapie 1, 861 (1926). — Le Cancer 1925, No 3, 88. — Appareil de gammathérapie à distance à foyers multiples orientables et méthode de mesure utilisant une chambre exploratrice de petit volume à pression variable. J. de Radiol. 11, 158 (1927). — *Solomon, I.,* Indications et contre-indications du traitement radiothérapique des épitheliomas des paupières. Bull. Soc. Ophtalm. Paris 1928, 110. — *Spieß,* Beitrag zur Technik der Spickung von Tumoren. Strahlenther. 43, 789 (1932). — *Stacy, L. J.,* The treatment of primary carcinoma of the vagina with radium. Amer. J. Röntgenol. 9, 48 (1922). — *Stahel, E.,* Eine Mikroionisationskammer für Röntgen- und Radiumstrahlen. Strahlenther. 31, 582 (1929). — Ionisationsmessungen über den Einfluß der sekundären Betastrahlen bei Gammastrahlentherapie. Strahlenther. 44, 575 (1932). — *Stenstrom,* Methods of improving the external application of radium for deep therapy. Amer. J. Röntgenol. 11, 176 (1924). — *Stern* u. *Bott,* Über Carcinomrezidive bei Bestrahlung. Strahlenther. 21, 427 (1926). — *Stevens, R. H.,* Comments on radium technique. Amer. J. Roentgenol. 23, 197 (1930). — *Sticker, A.,* Radium- und Mesothoriumbestrahlung. Ihre theoretischen Grundlagen und ihre praktische Anwendung in der Heilkunde. Strahlenther. 3, 1 (1913). — *Strachan, G. J.,* The treatment of carcinoma of the cervix with radium. Brit. med. J. 1929, Nr 3566, 842. — Zbl. Radiol. 7, 330 (1930). — Radiumtherapie und Fistelbildung bei Cervixcarcinom. J. Obstetr. 38, 542 (1931). — Zbl. Gynäk. 1932, 3056. — *Swanberg, H.,* Ein neuer Radiumträger für die Behandlung des Cervicalcarcinoms. Illinois med. J. 55, 347 (1929). — Zbl. Radiol. 7, 330 (1930). — The pre-radium treatment of carcinoma of the uterine cervix. Radiology 15, 290 (1930).

Taussig, Bericht über Versagen der Radiumbehandlung von Collumkrebs. Amer. J. Obstetr. 1, 113 (1920). — Sammelreferat: 5 Jahre Radiumbehandlung des Collumcarcinoms. Amer. J. Obstetr. 1, 314 (1920). — J. de Radiol. 5, 379 (1921). — *Tédenat,* Cancer du corps de l'utérus. Bull. Soc. Obstétr. Paris 13, 278 (1924). — *Terhola,* Ein Fall von Uteruscarcinom mit Radium behandelt. Finska Läk.sällsk. Hdl. 59, H. 11, 1483. — Mschr. Geburtsh. 53, 399 (1920). — *Theilhaber,* Aussprache zu Döderlein und Klein. Bayer. Ges. Geburtsh. 7. Dez. 1913. Mschr. Geburtsh. 40, 512 (1914). — *Thies,* Zur Operation der Uteruscarcinome. Mschr. Geburtsh. 67, 226 (1924). — *Thoraeus, R.,* Description of the radium containers used for therapy at Radiumhemmet. Acta radiol. (Stockh.) 10, 65 (1929). — *Titus, E. W.,* An analysis of two hundred gynecological cases treated with radium at the woman's hospital in the state of New-York. Amer. J. Obstetr. 1, Nr 7 (1921). — *Todoroff, S.,* Contribution à l'étude du traitement du cancer de l'utérus par le radium. L' hystérectomie restreinte par la radiumthérapie complétée. Thèse de Paris 1917. — *Tousey,* Principles of radium therapy. Amer. J. Electrother. 62, 333 (1924). — J. of Radiol. 5, 393 (1924). — *Tsakono, S.* u. *J. Kopp,* Zur gynäkologischen Radiumtherapie. Rev. franç. Gynéc., März 1922. — Zbl. Gynäk. 1922, 2026.

Van de Velde, Th. H., Strahlenbehandlung in der Gynäkologie. Zbl. Gynäk. 1915, 313. — *Van de Velde, Th. H.* u. *J. H. Padtberg,* Übersicht über die holländische Literatur (1911—1914). Mschr. Geburtsh. 44, 416, 506 (1914). — Verhandlungen der Amerikanischen Radiumgesellschaft Washington 1927. Complications qui suivent l'emploi du radium en gynécologie. J. de Radiol. 11, 601 (1927). — *Vignes, H.* et *L. Cornil,* Dystocie par sténose cicatricielle du col consécutive à une application intracervicale de radium. Progrès méd. **51**, 315 (1923). — Ber. Gynäk. **2**, 19 (1924). — *Viol*, Der Schutz des technischen Assistenten und der mit großen Ra- oder Radonmengen Hantierenden. Amer. J. Röntgenol. **15**, 345 (1926). — Fortschr. Röntgenstr. **35**, 863 (1927). — *Violet*, La laparotomie exploratrice comme temps préalable de la curiethérapie dans certaines formes de cancers de l'utérus. J. de Radiol. **7**, 553 (1923). — *Voltz*, Statistische Untersuchungen an 2000 Carcinomfällen. Mschr. Geburtsh. **62**, 187 (1923). — Die Strahlenbehandlung der weiblichen Genitalcarcinome, Methoden und Ergebnisse. Sdrbd. Strahlenther. **13**, 291 (1930). — Die Radiumtherapie in der Gynäkologie. Ein Sammelbericht über ihre Entwicklung im letzten Jahre. Mschr. Geburtsh. **90**, 229 (1932).

Wagner, E., Über die Morbidität und Mortalität der Radiumbehandlung des Uteruscarcinoms. Strahlenther. **47**, 651 (1933). — *Waldstein, E.*, Scheidenkrebs durch Radium-Points zum Schwinden gebracht. Ges. Ärzte Wien, 19. Dez. 1931. Wien klin. Wschr. **1931** I, 29. — *Ward, G. G.* and *L. Farrar*, The radium treatment of carcinoma uteri. Amer. J. Obstetr. **11**, Nr. 4, 439 (1926, April). — *Warren, St. L.*, A simple radium carrier and filter giving an easier approach to neoplasms of difficult access. Amer. J. Röntgenol. **20**, 563 (1928). — *Wassermann*, Analyse der Wirkung radioaktiver Substanzen auf Mäusekrebs. Berl. klin. Wschr. **1914** I, 524. — *Weigand, H.*, Zur Technik der Radiumapplikation in der Gynäkologie. Röntgenkongr. Wiesbaden 1927. Fortschr. Röntgenstr. **36**, Beih., 64 (1927). — *Weinbrenner*, Weitere Beiträge zur Behandlung der Uteruscarcinome mit Mesothorium auf Grund von Operationen nach der Bestrahlung. Mschr. Geburtsh. **39**, 483 (1914). — Über Behandlung und Dauerheilung der Uteruscarcinome mit Mesothorium. Strahlenther. **11**, 872 (1920). — *Werner, P.*, Zur Strahlenbehandlung des Gebärmutterkrebses. Arch. Gynäk. **106**, 58 (1917). — *Werner, R.*, Berl. klin. Wschr. **1913** I. — Bericht über die therapeutische Tätigkeit des Samariterhauses vom 1. Oktober 1906 bis 1. Januar 1914. Strahlenther. **5**, 1 (1914). — Die Strahlenbehandlung bösartiger Neubildungen innerer Organe. Strahlenther. **5**, 610 (1915). — Über den gegenwärtigen Stand der Radiumtherapie. 8. Tagg. dtsch. Röntgenol. tschechoslov. Rep. Prag. Nov. 1930. Strahlenther. **41**, 727 (1931). — *Wertheim, E.*, Radium und Uteruskrebs. Strahlenther. **3**, 437 (1913). — Diskussion zur „Radiumbehandlung des Gebärmuttercarcinoms". Geburtsh.-gynäk. Ges. Wien, 9. Juni 1914. Zbl. Gynäk. **1915**, 287. — *Westman*, The results of the prophylactic, postoperative radiological treatment of carcinoma of the uterine cervix. Acta radiol (Stockh.) **3**, 502 (1924). — *Wickham*, Die Anwendung des Radiums in der Gynäkologie. Handbuch der Radiumbiologie und Therapie, herausgeg. von P. Lazarus. Wiesbaden: J. F. Bergmann 1913. — *Wickham, Y.-L.*, Appareil pour radiumthérapie gynécologique permettant le surdosage des paramètres du col de l'utérus cancéreux. Bull. Soc. Obstétr. Paris **22**, 151 (1933). — Zbl. Radiol. **15**, 454 (1933). — *Wickham, L.* et *A. Bellot*, Die durch Strahlen hervorgerufenen histologischen Gewebsveränderungen Strahlenther. **3**, 64 (1913). — *Wickham* et *Degrais*, Radiumtherapie. Berlin 1910. — Kann das Radium der Chirurgie bei der Behandlung maligner Tumoren Dienste leisten? Strahlenther. **3**, 457 (1913). (17. internat. med. Kongr. London 1913.) — *Williams, J. B.* u. *S. W. Budd*, Orale Applikatoren für die Radiumbehandlung. J. amer. med. Assoc. **95**, 1424 (1930). — Zbl. Radiol. **10**, 343 (1931). — *Wintz*[1], *H.*, Die Stellung des Radiums in der Strahlentherapie. Fortschr. Ther. **8**, 460 (1932). — Siehe Seitz, L. — *Witte, E.*, Über ein neues Gerät zur Prüfung der Dichtigkeit radioaktiver Präparate. Strahlenther. **46**, 374 (1933). — *Woodall*, Radium als Ersatz für Hysterektomie. Betrachtung einer Reihe von operierten Fällen unter diesem Gesichtspunkt. Amer. J. Obstetr. **6**, 734 (1923). — Zbl. Gynäk. **1924**, 2301. — *Woodard, H. Q., E. H. Quimby* and *H. R. Downes*, The relative effects produced by 200 kV. roentgen rays, 700 kV. roentgen rays and gamma rays. II. Comparison based on effects on iodides, Eder's solution, and photographic film. Amer. J. Roentgenol. **29**, 308 (1933).

Zbinden, Th., The action of radium upon cancer of the cervix. Ohio State med. J., Jan. **1924**, 14. — Radiology **3**, 89 (1924). — *Zweifel, E.*, Erfahrungen mit der Strahlentherapie des Uteruscollumcarcinoms. Strahlenther. **15**, 118 (1923). — *Zwerg, H. G.*, Der derzeitige Stand der Radiumchirurgie. Strahlenther. **38**, 487 (1930).

Die Probeexcision.

Adair, Zu Probeexcision. Ann. Surg. **95**, 423. — *Adler*, Aussprache zu Maresch: Die Probeexcision. Ges. Ärzte Wien, 1. Febr. 1929. Klin. Wschr. **1929**, 762. — *Anderson, J.*, Surgical diathermy in breast cases. Brit. J. Surg. **15**, 500 (1928). — *Anschütz*, Südostdtsch. Chir. Ver.igg, 17. Juli 1933. Zbl. Chir. **1933**, 2325. — *Aschoff*, Zu: Probeexcision bei malignen Tumoren. Freiburg. med. Ges., 18. Nov. 1913. Dtsch. med. Wschr. **1914** I, 55. — *Asrican, E.*, Zur Probeexcision und Probeabrasio beim Uterus-

---

[1] Die Radiumzusatzdosis bei der Röntgenbehandlung des Uteruscarcinoms. Strahlenther. **51**, 441 (1934).

carcinom in der Allgemeinpraxis. Dtsch. med. Wschr. 1928 II, 1464. — Aussprache 40. Tagg Ver. nordwestdtsch. Chir. Grundsätzliches zur Probeexcision. Zbl. Chir. 1930, 2854.

Baumecker, H., Grundsätzliches zur Probeexcision. 40. Tagg Ver.igg nordwestdtsch. Chir. Zbl. Chir. 1930, 2853. — Die Probeexcision in der Chirurgie, ihre Technik, Indikationsstellung und Gegenindikation. Erg. Chir. 24, 109—161 (1931). — *Berven, E. G. E.,* Technik der Probeexcision im Radiumhemmet. Acta radiol. (Stockh.) 10, 48 (1929). — Anwendung der Endothermie bei Probeexcisionen. Lazarus' Handbuch der gesamten Strahlenheilkunde, Bd. 2, S. 1053. 1931. — *Bloodgood, J. G.,* Cancer of the lip (Editorial). Amer. J. Roentgenol. 14, 260 (1925). — Biopsy in diagnosis of malignancy. South. med. J. 20, 18 (1927). — Z.org. Chir. 39, 720 (1927). — *Blumenthal,* Über das Wachstum von Geschwülsten. Münch. med. Wschr. 1924 I, 349. — *Bowen,* Zit. nach Chilaiditi. Internat. Radiotherapie 3, 849 (1929). — *Braun,* Probeexcision bei Erkrankungen der Brustdrüse. Med. Ges. Zwickau 1924. Klin. Wschr. 1925 I, 189. — *Breitner,* Aussprache zu Maresch: Die Probeexcision. Ges. Ärzte Wien, 8. Febr. 1929. Wien. klin. Wschr. 1929 I, 219. — *Brüning,* Die Chirurgie der Mundhöhle, der Speicheldrüsen und des Rachens. Kirschner-Nordmann, Bd. 4, Teil 1. — *Burhaneddin,* Diskussion zu Chilaiditi. Internat. Radiotherapie 3, 852 (1929).

Campson, Zit. nach Chilaiditi. Internat. Radiotherapie 3, 849 (1929). — *Chaoul,* Die Röntgenbehandlung bösartiger Geschwülste. Dtsch. Z. Chir. 193. — *Chilaiditi,* Ist die Probeexcision bei Tumoren zu empfehlen oder zu widerraten? Internat. Radiotherapie 3, 849 (1929). — *Clark* and *Norris,* Surg. Clin. N. Amer. 1926, 118. — *Colmers,* Arch. klin. Chir. 114, H. 3.

Deelmann, Über die Bedeutung des Teerkrebses für die Krebsfrage. Klin. Wschr. 1922 II, 1455. — Über experimentelle maligne Geschwülste durch Teereinwirkung bei Mäusen. Z. Krebsforsch. 18, 261 (1922). — Histogenese des Teerkrebses. Z. Krebsforsch. 19, 125 (1923). — *Döderlein, A.,* Zit. nach Voltz-G. Döderlein. Mschr. Geburtsh. 66, 247 (1924). — *Döderlein, A., G. Döderlein* u. *F. Voltz,* Festschrift für Forssell. Acta Radiol. (Stockh.) 6, 29 (1926). — *Döderlein, G.,* Krebsfrage und experimentelle Krebsforschung. Mschr. Geburtsh. 68, 139 (1925). — Gibt es eine primäre Mortalität bei der Radiumbehandlung des Uteruscarcinoms? Zbl. Gynäk. 1925, 852. — *Dubois-Roquebert,* Comment faire le diagnostic précoce du cancer. Utilité et la technique de la biopsie. Clinique 18, 140 (1923). — Ber. Gynäk. 2, 108 (1923). — *Dyroff, R.,* Die Operation mit schneidender Elektrizität. Z. Geburtsh. 97, 54 (1930). — Die Röntgentherapie in der Gynäkologie. Die Probeexcision. Jb. Röntgenol. 1930, 179; 1931, 235. — Die Elektrochirurgie zur Ergänzung der Strahlenbehandlung der Carcinome. Radiol. Rdsch. 1, 283 (1933). — *Eiselsberg,* Aussprache zu den Referaten: Über die Radikaloperation des Carcinoms. Ges. Ärzte Wien, 20. Dez. 1929. Wien. klin. Wschr. 1930 I, 25. — *Epstein, A.* u. *A. Fedorjeff* (Leningrad), Inwiefern sind die Probeexcisionen bei bösartigen Geschwülsten gefährlich? Arch. klin. Chir. 165, 357 (1933). — Zbl. Gynäk. 1933, 2155. — *Ewing, I.,* The diagnosis of cancer. J. amer. med. Assoc. 84, 1 (1925).

Fitzwilliams, D. L., The importance of exploratory incision in cancer of the breast. Brit. med. J. 1925, 953. — Zbl. Chir. 1925, 2849. — *Flörcken, H.,* Die Probeexcision (P. E.) in der Chirurgie. Münch. med. Wschr. 1934, 1307. — *Forst,* Beitrag zur Frage der Wachstumsschnelligkeit des Uteruscarcinoms. Zbl. Gynäk. 1922, 747. — *Frank* (Denver), Der Wert diagnostischer Probeexcisionen und der diagnostischen Curettage in der Gynäkologie. J. amer. med. Assoc. 82, Nr 8 (1924). — Zbl. Gynäk. 1924, 2326. — *Frankl, O.,* Über Verwendung der Schillerschen Fixierungstabletten bei Probeexcisionen und Probeausschabungen. Zbl. Gynäk. 1931, 1711. — *Freund,* Aussprache zu: Über Gefahren der Probeexcision. Wien. Röntgenges., Jan. 1925. Fortschr. Röntgenstr. 33, 594 (1925).

Giesecke, Unsere Erfahrungen mit der gynäkologischen Strahlentherapie. Strahlenther. 11, 739 (1920). — *Goetze, O.,* Das Krebsproblem in der Chirurgie. Ärztl. Bezirksver. Erlangen, 11. Febr. 1932. Münch. med. Wschr. 1932, 856. — *Gragert,* Schlußwort über Probeexcision. Nordwestdtsch. Ges. Gynäk., 1930. Zbl. Gynäk. 1930, 2227. — *Grier, G. W.,* Am. J. Roentg. 23, 526 (1930). — *Gronwald, G.,* Beiträge zur Kenntnis der blutenden Mamma. Zbl. Chir. 1929, 1330. — *Guthrie, C. G.,* Gland puncture as a diagnostic procedure. Bull. Hopkins Hosp. 32, 266 (1921). — *Guyot,* Diskussion zu d'Halluin: Divers cas de guérison apparente obtenue par le radium. J. Radiol. et Électrol. 7, 554 (1923).

Haberlandt, Zit. nach Chilaiditi. Internat. Radiotherapie 3, 849 (1929). — *d'Halluin,* Divers cas de guérison apparente obtenue par le radium. J. de Radiol. 7, 553 (1923). — *Handley,* Zit. nach Chilaiditi. Internat. Radiotherapie 3, 849 (1929). — *Haselhorst,* Aussprache zu Probeexcision. Nordwestdtsch. Ges. Gynäk. Bremen, Mai 1930. Zbl. Gynäk. 1930, 2227. — *Haudek,* Zit. nach Chilaiditi. Internat. Radiotherapie 3, 849 (1929). — *Hauser,* Betrachtungen über die Geschwülste (Spontanheilung, Krebszellen im strömenden Blute, Metastasen gutartiger Geschwülste, zur Frage der Probeexcision usw.).

Zbl. Chir. **1931**, 2424. — *Hedfeld, A.*, Die Röntgentherapie in der Chirurgie. Jb. Röntgenol. **1930**, 160. — *Heidenhain*, Zit. nach Baumecker. Erg. Chir. **24**, 115 (1931). — *Heidler, H.*, Über die Gefährlichkeit der Probeexcision. Arch. klin. Chir. **140**, 62 (1926). — *Heiman, J.*, Implantation of rat carcinoma and sarcoma within benign fibroadenoma. J. Canc. Res. **12**, 73 (1928). — *Hellwig, A.*, Die Probeexcision. Klin. Wschr. **1929** II, 1521. — *Herly*, Present status of intensive high voltage radiation therapy of cancer. J. of Radiol. **5**, 71 (1924). — *Heyman, J.*, Technik und Ergebnisse bei der Behandlung des Cervixcarcinoms im „Radiumhemmet" Stockholm. Strahlenther. **20**, 34 (1925). — Über die Behandlung der inoperablen Carcinome der weiblichen Beckenorgane. Strahlenther. **23**, 15 (1926). — *Heynemann*, Gefahren der Probeexcision. Nordwestdtsch. Ges. Gynäk. Hamburg, Mai 1924. Zbl. Gynäk. **1924**, 1917. — Über Gefahren der Probeexcision beim Carcinom des Collum uteri. Dtsch. med. Wschr. **1924** II, 1137. — Die Aufgabe des praktischen Arztes bei der Bekämpfung des Uteruscarcinoms. Med. Welt **1930**, 1541. — *Hirschberg*, Leistung der Stückchendiagnose auf Carcinom. Zbl. Gynäk. **1925**, 1284. — *Hoehne*, Diskussion zu Heynemann: Gefahren der Probeexcision. Zbl. Gynäk. **1924**, 1917. — *Hoffmann, W. J.*, New technique and instrument for obtaining biopsy specimens. Amer. J. Cancer **15**, Nr 1, 212 (1931). — *Holfelder*, Die Erfahrungen mit der Röntgentherapie der Krebse an der Schmiedenschen Klinik. Fortschr. Röntgenstr. **31**, 150 (1923). — Erfahrungen über die Behandlung von Sarkomen, insbesondere von Knochensarkomen mit Röntgenstrahlen. Fortschr. Röntgenstr. **31**, 489 (1923/24).

Jonen, P., Die Elektrokoagulation mit zwei aktiven Elektroden. Gynäk.kongr. Berlin, Okt. 1933. Arch. Gynäk. **156**, 308 (1933).

Kehrer, Die Radiumbestrahlung bösartiger Neubildungen. Verh. dtsch. Ges. Gynäk. **1920** I, Referate, 108. — *Kermauner*, Die Bewertung von Blutungen in den Wechseljahren mit Rücksicht auf den Gebärmutterkrebs. Wien. klin. Wschr. **1927** II, 1549. — Klinik und operative Behandlung der Krebsformen der Gebärmutter; die Probeexcision. Halban-Seitz' Biologie und Pathologie des Weibes, Bd. 4, S. 813. 1928. — *Keynes*, The treatment of primary carcinoma of the breast with radium. Acta radiol. (Stockh.) **10**, 393 (1929). — *Kilgore, A. R.*, Doubtful tumors — Shall we excise a piece for diagnosis ? California a. West. Med., April **1925**, 434. Ref. Radiology **5**, 205 (1925). — *Klages*, Cystenmamma und Mammacarcinom. Ver. mitteldtsch. Chir. Halle, 8. Nov. 1931. Zbl. Chir. **1932**, 1180. — *Koenig*, Zit. nach Baumecker. Erg. Chir. **24**, 109 (1931). — *Krecke*, Über Probeschnitt und Probeexcision bei Tumoren. Münch. med. Wschr. **1925** I, 994. — *Küstner, O.*, Diskussion zu Hirschberg. Ges. Geburtsh. Leipzig, 23. Febr. 1925. Zbl. Gynäk. **1925**, 1284. — *Küttner, H.*, Aussprache zu Winkler und Tietze. Breslau. chir. Ges., 6. Dez. 1926. Zbl. Chir. **1927**, 471. — Der Mastdarmkrebs und seine chirurgische Behandlung. Med. Klin. **1929**, 5. — *Kupferberg, H.*, Zur gynäkologischen Bestrahlungsbehandlung maligner Tumoren. Mschr. Geburtsh. **68**, 106 (1925). — Zum Krebsproblem. Strahlenther. **32**, 651 (1929).

Ladwig, A., Die histologische Untersuchung von Brustdrüsentumoren während der Operation. Münch. med. Wschr. **1923** II, 1049. — *Lahm, W.*, Zur Kasuistik des radiumbestrahlten Collumcarcinoms. Untersuchungen an fortlaufenden Probeexcisionen über die biologische Strahlenwirkung und Carcinomheilung. Strahlenther. **27**, 442 (1927). — *Langer*, Die gynäkologische Strahlentherapie im Jahre 1922. Mschr. Geburtsh. **64**, 217 (1923). — *Lazarus*, Diskussionsbemerkung zu H. Cramer: Zur Diagnose und Therapie des Lymphogranuloms (Probeexcision). 17. Kongr. dtsch. Röntgenges. Berlin 1926. Fortschr. Röntgenstr. **34**, Kongreßh., 134 (1926). — Neue Wege, Wesen und Indikationen der Strahlenheilkunde. Probeexcision. Lazarus' Handbuch der gesamten Strahlenheilkunde, Bd. 1, S. 65. München: J. F. Bergmann 1928. — *Lee, B. I.*, Conservatism in the treatment of primary operable cancer of the breast. Rep. internat. Confer. on Canc. London, 17. Juli **1928**, 131. — *Lehoczky-Semmelweis*, Über therapeutische und prophylaktische Radiumbehandlung auf Grund von 1000 Fällen. Orvosi Hetilap **70**, 29; 61 (1926). Zbl. Radiol. **1**, 44 (1926). — *Lipschütz*, Experimentelles Teercarcinom. Wien. klin. Wschr. **1921** I, 613; **1922** II, 1923. — *Ludwig*-Bern, Ist die Probeexcision oder Probecurettage bei Carcinomkranken zu verwerfen ? Schweiz. med. Wschr. **1926** I, 773. — *Lüttge, W.*, Indikationen und Gefahren der Probeexcisionen bei malignen Tumoren. Mittelrhein. Chir.ver.igg, 28. Jan. 1928. Zbl. Chir. **1928**, 952.

Mandl, Aussprache zu Probeexcion. Ges. Ärzte Wien, 8. Febr. 1929. Wien. klin. Wschr. **1929** I, 220. Carcinomoperation und Elektrochirurgie. Wien. klin. Wschr. **1933** I, 328. — *Maresch*, Die Probeexcision behufs frühzeitiger Krebsdiagnose. Ges. Ärzte Wien, 8. Febr. 1929. Münch. med. Wschr. **1929** I, 441. — *Martin, H. E.* and *E. B. Ellis*, Biopsy by needle puncture and aspiration. Ann. Surg. **1930**, 169. — *Martius*, Die Diagnosestellung beim Uterussarkom mit bezug auf die Strahlentherapie. Veit-Stoeckels Handbuch der Gynäkologie, Bd. 6, S. 391. München: J. F. Bergmann 1931. — *Mayo*, Zit. nach Chilaiditi. Internat. Radiotherapie **3**, 849 (1929). — *Moszokowicz*, Excisionen aus der Mamma. Wien. klin. Wschr. **1926** I, 170.

Nather, K., Die Probeexcision bei malignen Tumoren in der Chirurgie und im Experiment. Arch. klin. Chir. **119**, 64 (1922). — *Ney, H.*, Die Probeexcision. Dtsch. med. Wschr. **1931** I, 280, 322. — *Nogier*, Diskussion zum Vortrag von d'Halluin. J. de Radiol. **7**, 554 (1923).

Opitz, Zur Biologie und Klinik der gynäkologischen Krebse. Fortschr. Röntgenstr. **31**, 151 (1923). — Über die Biologie der Strahlenbehandlung des Krebses. Strahlenther. **15**, 750 (1923). — Aussprache zu: Die derzeitigen Bestrahlungsmethoden maligner Geschwülste vom Standpunkt der zeitlichen Dosenverteilung. 4. Tagg dtsch. Röntgenol. u. Radiol. tschechoslov. Rep., Okt. 1925. Fortschr. Röntgenstr. **34**, 376 (1925).

Paluguay, Über die Zulässigkeit der Probeexcision bei malignen Neubildungen. Wien. Röntgenges., 7. April 1924. Fortschr. Röntgenstr. **32**, 681 (1924). — *Papadopoulo, Th., J. Kopp* u. *A. Hadjigeorgos*, Ein Fall von Heilung eines Brustdrüsenkrebses nach schwerer Infektion des Tumors. Bull. Soc. nat. Chir. Paris **60**, 4, 214 (1934). — Mschr. Krebsbekämpfg **2**, 7, 209 (1934). — *Parrisius*, Zur Frage der Probeexcision. Lazarus' Handbuch der gesamten Strahlenheilkunde, Bd. 2, S. 839. München: J. F. Bergmann 1930. — *Payr*, Zit. nach Dyroff. Z. Geburtsh. **97**, 72 (1930). — *Perace, L.* and *C. M. van Allen*, Effects of operative interference with the endocrines on the growth and malignancy of a transplanted tumor of the rabbit. Trans. Assoc. amer. Physicians **38**, 315 (1923). — *Perry, A. C.*, The after-results of operations for malignant disease of the breast. Brit. J. Surg. **13**, 39 (1926). — *Perthes*, Zit. nach Chilaiditi. — *Philipp*, Einfluß des Radiums auf die Ca-Zelle. Gyn. Ges. Berlin, 16. Jan. 1925. Zbl. Gynäk. **33**, 1873 (1925). — *Pohle* u. *Jarre*, Zit. nach Chilaiditi. Internat. Radiother. **3**, 849 (1929). — *Portman, Ursus V.*, Radiation therapy of cancer of the uterus. Amer. J. Obstetr. **7**, 536 (1924).

Rahm, Die Strahlenbehandlung der malignen Tumoren besonders vor und nach der Operation. Südostdtsch. Chir.ver.igg, 17. Juli 1933. Zbl. Chir. **1933**, 2322. — *Regaud*, Diskussion zum Vortrag d'Halluin. J. de Radiol. **7**, 554 (1923). — *Regaud* u. *Lacassagne*, Briefliche Mitteilung von Prof. Lacassagne. — *Reich*, Klinische Bewertung der Probeexcision. Med. Ges. Bochum, 27. Mai 1931. Klin. Wschr. **1931** II, 1474. — *Reinecke*-Hamburg, Zu Probeexcision bei Mammacarcinom. Med. Welt **1930**, 784. — *Reyn*, Acta radiol. (Stockh.) **4**, 165 (1925). — *Roussy, Ct.* et *R. Leroux*, La biopsie. Congreso Internat. de Lucha cientifica y social contra el cancer. Madrid 1933. Madrid: S. A. Blass. — *Roussy, R. Leroux* et *Y. L. Wickham*, Ergebnisse serienweiser Probeexcisionen bei der Strahlenbehandlung des Uteruscarcinoms. Rev. méd. Suisse rom. **45**, 458 (1925). — Ber. Gyn. **8**, 882 (1925).

Schallehn, Diskussion zu: Gefahren der Probeexcision. Nordwestdtsch. Ges. Gynäk., 24. Mai 1924. Zbl. Gynäk. **1924** II, 1918. — *Schloffer, H.*, Fehler bei der Behandlung des Brustkrebses. Med. Klin. **1926**, 1023. — *Schmieden*, Zit. nach Baumecker. Erg. Chir. **24**, 109 (1931). — *Schnitzler, J.*, Kritisches zur Operation des Mammacarcinoms. Ges. Ärzte Wien, 13. Dez. 1929. Wien. klin. Wschr. **1929** II, 1646. — Zbl. Gynäk. **1930**, 1722. — *Schoch*, Die Eosinophilie in Probeexcisionen. Münch. med. Wschr. **1925**, 380. — *Seitz, L.*, Strahlenbehandlung in der Gynäkologie einschließlich der bösartigen Neubildungen. Lazarus' Handbuch der gesamten Strahlenheilkunde, Bd. 2, S. 408. München: J. F. Bergmann 1931. — *Sellheim*, Aussprache zu Hirschberg. Ges. Geburtsh. Leipzig, 23. Febr. 1925. Zbl. Gynäk. **1925**, 1286. — *Seuffert, E. v.*, Die Behandlung maligner Neubildungen in der Gynäkologie. Lazarus' Handbuch der gesamten Strahlenheilkunde, Bd. 2, S. 436. München: J. F. Bergmann 1931. — *Siegel*, Zur Strahlenbehandlung des inoperablen Collumcarcinoms des Uterus. Zbl. Gynäk. **1922**, 2067. — *Siemens*, Der Einfluß der Probeexcision auf die Prognose des Mammacarcinoms. 57. Tagg dtsch. Ges. Chir. Zbl. Chir. **1933**, 1416. — *Silva, C.*, Pericoli e vantaggi del raschiamento diagnostico e della biopsia. Ann. Ostetr. **1929**. Ref. Mschr. Geburtsh. **84**, 161 (1930). — *Simpson, B. T.*, Verantwortlichkeit der praktischen Ärzte für die erfolgreiche Bekämpfung des Krebses. Mschr. Krebsbekämpfg **1**, 270 (1933). — *Spieß*, Zit. nach Chilaiditi. Internat. Radiother. **3**, 849 (1929). — *Steinbüchel, R. v.*, Eine seltene Komplikation der diagnostischen Probeexcision. Münch. med. Wschr. **1905** II. — Zbl. Gynäk. **1906**, 678. — *Stierlin, L.* (Bern), Probecurettement und Probeexcision. Schweiz. med. Wschr. **1929** I. — Dtsch. med. Wschr. **1929** I, 376. — *Stiles*, Zit. nach Chilaiditi. Internat. Radiother. **3**, 849 (1929). — *Stoeckel*, Diskussion zu Hirschberg. Ges. Geburtsh. Leipzig, 23. Febr. 1925. Zbl. Gynäk. **1925**, 1285. — Z. Geburtsh. **91**, 474. — Lehrbuch Gynäk. — *Stone, William S.* and *Lloyd F. Craver*, The biological effects of the X-ray and radium as an aid in the diagnosis of neoplastic diseases. Ann. Surg. **89**, 176 (1929). — *Strauß, H.*, A method for biopsy. Am. J. Obsbetr. **27**, 451 (1934). — *Strauß, O.*, Über Krebs und Krebsbehandlung. Med. Klin. **1928**, 112.

Thies, Ges. Geburtsh. Leipzig, 23. Febr. 1925. Zbl. Gynäk. **1925**, 1288.

Uhlmann, E., Über die Möglichkeit der Vermeidung von Strahlenschäden der Haut. Strahlenther. **38**, 103 (1930).

Vogt, Über die Gefahren der Probeexcision bei malignen Tumoren, besonders beim Collumcarcinom. Mittelrhein. Ges. Geburtsh. u. Gynäk., 18. Nov. 1922. Mschr. Geburtsh. **63**, 167 (1923). — Klinische Beweise für die Allgemeinwirkung der Röntgenstrahlen. Strahlenther. 18, 72 (1924). — Über die Gefahren der Probeexcision und Probeabrasio bei Verdacht auf Uteruscarcinom. Med. Klin. 1931 II, 1627.

Weinzierl, E., Zur Frage der Wachstumsschnelligkeit des Carcinoma colli uteri. Südostdtsch. Ges. Geburtsh. u. Gynäk., Mai 1926. Zbl. Gynäk. 1926, 2516. — *Werner, P.,* Was leistet die Abrasio und die Probeexcision bei der Frühdiagnose des Uteruscarcinoms? Wien. klin. Wschr. 1931, 1085. — *Winkler* u. *Tietze,* Nutzen und Gefahren der Probeexcision. Breslau. chir. Ges., 6. Dez. 1926. Zbl. Chir. 1927, 470. — *Wintz,* Verh. dtsch. Ges. Chir. 1921, 217. — Grenzfragen aus biologischen und physikalischen Gebieten der Röntgentiefentherapie. Acta radiol. (Stockh.) 7, 675 (1926). — Die Röntgenbehandlung des Mammacarcinoms. Lehrbuch der Strahlentherapie, Bd. 4, 2, S. 1072. Berlin: Urban & Schwarzenberg 1929. — Die Methodik der Röntgentherapie, e) Die Probeexcision. Lazarus' Handbuch der gesamten Strahlenheilkunde, Bd. 2, S. 134. München: J. F. Bergmann 1931. — *Wood,* Zit. nach Hellwig: Die Probeexcision. Klin. Wschr. 1929 II, 1521. — *Wyeth, G. A.,* The evolution and present status of electrosurgery in the treatment of cancer. Radiology 17, 1028 (1931).

Sensibilisierung.

Albers-Schönberg, H., Lehrbuch der Röntgenkunde. Hamburg: L. Graefe u. Sillem 1910. — Das Problem der Sekundärstrahlentherapie. Fortschr. Röntgenstr. 21, 60 (1924). — *Andersen, E.,* Die Verstärkung der Röntgenstrahlenwirkung durch Hafer-Kochsalzdiät. Strahlenther. 18, 865 (1924). — Über die Behandlung von Carcinomen mit Kochsalzbrei und über die Verstärkung der Röntgenstrahlenwirkung durch Kochsalzanreicherung des Körpers. II. Mitt. Münch. med. Wschr. 1924 II, 1493. — *Apolant, H.* u. *K. Bierbaum,* Über den Erfolg von Mäusecarcinomimpfungen auf Kaninchen. Dtsch. med Wschr. 1914 I, 528.

Baldwin, W. M., The increased absorption of X-rays by vitally stained white rats. J. of exper. Med. 1923, 357. — *Barkla, C. G.,* The treatment of cancer by X-rays. Brit. med. J., 12. Nov. 1910, 1532. — Sekundäre Röntgenstrahlen in der Medizin. Strahlenther. 4, 570 (1914). — *Beck, E. G.,* Zit. nach Christen. Strahlenther. 1, 51 (1912). — *Beigel,* Siehe Jüngling. Strahlenther. 14, 430 (1922). — *Bender, M.,* Siehe W. Friedrich. — *Bering, Fr.* u. *H. Meyer,* Experimentelle Untersuchungen über die Sensibilisierung der Röntgenstrahlen mittels Wärmedurchstrahlung. Münch. med. Wschr. 1911 II, 1000. — *Bernabeo,* Zit. nach Holthusen. Erg. med. Strahlenforsch. 1, 387 (1925). — *Bernhardt,* Zur Behandlung inoperabler maligner Tumoren mit Isaminblau. Tagg dtsch. Zentralkomitee Erforsch. u. Bekämpfg Krebskrkh. Wiesbaden, April 1928. Zbl. Gynäk. 1928, 1430. — *Bertran,* Siehe Lis. — *Bessunger,* Ein neuer Weg zur Lupusheilung. Dtsch. med. Wschr. 1918, 1076. — Behandlung des Lupus mit röntgenisierten Jodsubstanzen. Strahlenther. 11, 345 (1920). — *Beutner,* Entstehung elektrischer Ströme im lebenden Gewebe. Klin. Wschr. 1922, 2535. — *Bierbaum, K.,* Siehe H. Apolant. — *Blumenthal, F.,* Chemotherapie des Krebses. Bruns' Beitr. 154, 50 (1933). — *Bosch, H.,* Thorotrast in der Carcinomtherapie. Münch. med. Wschr. 1933 I, 907. — *Büben, I.,* Die Erhöhung der Strahlenempfindlichkeit der Zellen mit Berücksichtigung der Krebstherapie. Magy. Röntgen Közl. 3, 242—244. Deutsche Zusammenfassung S. 248 (1929). Ref. Ber. Gynäk. 17, 679 (1930). — *Burgkhardt, F.,* Günstige Beeinflussung des Carcinoms durch Einpflanzung menschlichen Schilddrüsengewebes. Med. Welt. 1933, 1355.

Caspari, Zit. nach Werner. Strahlenther. 5, 610 (1915). — *Christen, Th.,* Über die physikalischen und physiologischen Grundlagen der Tiefentherapie. Strahlenther. 1, 51 (1912). — *Christen, Th.,* Zit. nach G. Schwarz. Rieder-Rosenthals Röntgenkunde, Bd. 3, S. 173. 1928. — *Cluzet, J.* et *Th. Kofman,* Sur la production des rayons secondaires et sur leur utilisation. J. Radiol. et Électrol. 5, 337 (1921). — *Copeman, S.,* Inoperable cancer with special reference to treatment by means of "activated" fluorescin. Z. Krebsforsch. 28, 136 (1929). Referatenteil. — *Cramer, H.,* Erfahrungen mit der kombinierten Isaminblau-Strahlentherapie. Strahlenther. 38, 123—140 (1930). — Strahlenbiologie und kombinierte Krebstherapie. Med. Klin. 1930 I, 79—83.

De Keating-Hart, La thermoradiothérapie dans le traitement des cancers inopérables et des fibromes. Soc. med. Paris, 25. Jan. 1914. J. de Radiol. 1, 280 (1914). — *d'Erchia, Florenzo,* Der künstliche Absceß in der Radium- und chirurgischen Therapie des Uteruscarcinoms. Zbl. Gynäk. 1933, 435. — *Donati,* Siehe Milani.

Editorial, Sensitization and Roentgen-rays. Amer. J. Canc. 16, Nr 4, 923 (1932). — *Ellinger, P.,* Steigerung und Abgrenzung der biologischen Röntgenstrahlenwirkung. Röntgenkongr. Berlin 1922. Fortschr. Röntgenstr. 30, Kongreßh., 174 (1922/23). — *Ellinger* u. *Gruhn,* Strahlenther. 38, 58 (1930). *Ellinger* u. *Rapp,* Das Thorium als Sensibilisierungsmittel. Strahlenther. 15, 851 (1923). — *Ernst, G.,* Die Anwendung der Chemotherapie in der Carcinombehandlung. Zbl. Gynäk. 1932, 2022. — Die

Hypophysenvorderlappentherapie in Kombination mit der Strahlenbehandlung hinsichtlich ihrer Wirkung auf das Genitalcarcinom der Frau. Strahlenther. 48, 552 (1933).

Ferroux, R., Siehe J. Jolly. — *Fichera, G.,* Bedeutung von Organgleichgewichtsstörungen für die Tumorgenese sowie eine lytisch regulierende Organotherapie der malignen Tumoren. Klin. Wschr. **1933** II, 1957. — *Fraenkel, M.,* Sensibilisierungsversuche in der Gynäkologie und ein kleiner Hilfsapparat zur rationellen Anwendung der Röntgenstrahlen in der Frauenheilkunde. Z. Röntgenkde **12**, 337 (1910). — Die einfache Erzeugung von Sekundärstrahlen und ihre therapeutische Anwendung. Dtsch. med. Wschr. **1920** II, 771. — Beziehung zwischen Schilddrüse und Genitale bei beiden Geschlechtern. (Beitrag zur Frage der erhöhten Verbrennungsgefahr.) Dtsch. med. Wschr. **1924** I, 108. — *Freud, J.,* Desensibilisierungsverfahren mittels Oniontophorese von Adrenalin. Fortschr. Röntgenstr. **21**, 460 (1914). — *Freund, L.* (Wien), Bestrahlungsversuche kombiniert mit der sog. Sensibilisierung und Desensibilisierung. Fortschr. Röntgenstr. **48**, Nr 2, 229—232 (1933). — *Friedrich, W.,* Experimentelle Beiträge zur Frage der Sekundärstrahlentherapie. Dtsch. med. Wschr. **1920** I, 422. — *Friedrich, W.* u. *M. Bender,* Experimentelle Beiträge zur Frage der Sekundärstrahlentherapie, 1. Teil. Strahlenther. **11**, 1 (1920). — *Frik* u. *Posener,* Über den Einfluß der Röntgenstrahlen auf den Zellstoffwechsel. Röntgenkongr. Berlin 1926. Fortschr. Röntgenstr. **34**, Kongreßh., 46 (1926). — *Füllsack, H.,* Erfahrungen mit der Traubenzuckertherapie nach E. G. Mayer, bei gleichzeitig röntgenbestrahlten bösartigen Neubildungen. Fortschr. Röntgenstr. **37**, 294 (1928). — Strahlenther. **28**, 795 (1928).

Gauß, C. J. u. *H. Lembcke,* Röntgentiefentherapie, ihre theoretischen Grundlagen, ihre praktische Anwendung und ihre klinischen Erfolge. 1. Sonderbd. Strahlenther. Berlin: Urban & Schwarzenberg 1913. — *Gauthier, C. L.,* Traitement de diverses tumeurs par les rayons X par la méthode de l'histo-fluorescence. Arch. prov. de Chir. **13**, 203 (1904, April). — Münch. med. Wschr. **1904** II, 1444. — *Ghilarducci, F.,* Intorno ad alcune vedute moderne sull'azione bio-fisica dei raggi Roentgen. Radiol. med. **1919**, 153. — Azione biologica e curativa delle radiazioni secondarie ottenute per mezzo della ionoforesi argentica. XIᵃ riunione della società italiana per il progresso delle scienze Trieste, Sept. 1921. — Esiste un'attività biologica di tutte le radiazioni specifica per ogni lunghezza d'onda? Rass. internaz. Clin. **3**, No 4 (1922). — L'attività specifica delle radiazioni nella biologia e nella clinica. Kongr. belg. Ges. Bekämpfg Carcinom, Brüssel 1923. — *Goldschmidt, W.,* Erhöhung der Strahlenempfindlichkeit der Krebszellen durch wiederholte Bluttransfusionen und gleichzeitige Insulindarreichung. Freie Ver.igg Chir. Wien, 9. März 1933. Zbl. Chir. **1933**, 2193. — *Goldstücker,* Siehe Halberstaedter. — *Großmann, G.,* Über Sekundärstrahlen und Sekundärstrahlentherapie. Fortschr. Röntgenstr. **22**, 427 (1914/15). — Über die Sekundärstrahlen als Gefahrenquelle. Fortschr. Röntgenstr. **23**, 182 (1915/16). — *Guarini, C.,* Die Kombination der Röntgentherapie mit intravenösen Injektionen von Traubenzucker bei malignen Tumoren. Internat. Radiotherapie **3**, 1081 (1929). — *Gudzent, F.,* Biologische Versuche zur Steigerung der Strahlenwirkung. Strahlenther. **11**, 277 (1920). — *Gurniak,* Zuckerinjektionen bei Tumoren. Ges. dtsch. Röntgenol. Prag, Okt. 1925. Fortschr. Röntgenstr. **35**, 1067 (1926). — Strahlenther. **24**, 750 (1927).

Hahn, Ein Beitrag zur Röntgentherapie. Fortschr. Röntgenstr. **8**, 120 (1904). — *Halberstaedter,* Zur Traubenzuckerinjektion. Z. Krebsforsch. **27**, 14 (1928). — *Halberstaedter, L.* u. *F. Goldstücker,* Untersuchungen über die biologischen Wirkungen der Röntgenstrahlen im Trypanosomenexperiment. Strahlenther. **8**, 35 (1918). — *Halberstaedter, L.* u. *P. S. Meyer,* Über die Wirkung von primären und sekundären Röntgenstrahlen auf Bakterien. Fortschr. Röntgenstr. **29**, 489 (1922). — *Halberstaedter, L.* u. *F. Rütten,* Experimentelle Untersuchungen über die biologischen Wirkungen des Enzytols. Strahlenther. **5**, 787 (1915). — *Harris,* Zit. nach Christen. Strahlenther. **1**, 51 (1912). — *Henkel, M.,* Die Chordotomie zur Beseitigung unerträglicher Schmerzen bei Uteruscarcinom. Zbl. Gynäk. **1933**, 65. — *Hernaman-Johnson, F.,* The treatment of certain diseases of the alimentary tract by secondary X-rays from metallic silver. Arch. of Roentgen-ray **137**, 248 (1911). — Secondary X-radiations: Their use and possibilities in medicine. Arch. of Roentgen-ray **143**, 30 (1912). — *Hirsch, H.,* Zbl. Gynäk. **1922**, 1957. — Diskussion zu Hofbauer: Klinische Beobachtungen bei Hypophysenbestrahlungen, insbesondere am Carcinom. Verh. dtsch. Ges. Gynäk. Heidelberg, 23.—26. Mai 1923. Arch. Gynäk. **120**, Kongr.ber., 207 (1923). — Weitere Erfahrungen mit der Hypophysenbestrahlung. Zbl. Gynäk. **1924**, 76. — Die Röntgenbestrahlung bösartiger Tumoren in Verbindung mit Dextrocidbehandlung. Strahlenther. **26**, 279—285 (1927). — Die Röntgendextrocidbehandlung maligner Tumoren und ihr weiterer Ausbau. Naturforsch.kongr. Hamburg, Sept. 1928. Fortschr. Röntgenstr. **38**, Kongreßh., 20. — Weitere Erfahrungen mit der Röntgendextrocidbehandlung bösartiger Tumoren und ihr weiterer Ausbau. Strahlenther. **33**, 696 (1929). — Über echte Organotherapie mittels der Hipocide, insbesondere zur therapeutischen Beeinflussung der Carcinomkachexie. Strahlenther. **34**, 381 (1929). — Hilfsmethoden bei der Strahlenbehandlung des Krebsleidens. Strahlenther. **37**, 767 (1930). — Wege zur therapeutischen Beeinflussung maligner Tumoren.

Strahlenther. **44**, 109 (1932). — *Höber*, Über die Wirkungen der Ionen an physiologischen Grenzflächen. Münch. med. Wschr. **1922 II**, 1588. — *Hofbauer*, Klinische Beobachtungen bei Hypophysenbestrahlungen, insbesondere am Carcinom. Dtsch. Ges. Gynäk. Heidelberg, 23.—26. Mai 1923. Arch. Gynäk. **120**, Kongr.-ber., 194 (1923). — *Hoffmann, V.*, Über Erregung und Lähmung tierischer Zellen durch Röntgenstrahlen. Strahlenther. **18**, 285 (1922). — *Hofmann, Th.*, Siehe J. Cluzet. — *Holthusen, H.*, Physikalische Sensibilisierung. Erg. med. Strahlenforsch. **1**, 383 (1925). — Sekundärstrahlensensibilisierung in Abhängigkeit von der Strahlenqualität (Versuche an Bakterien). Röntgenkongr. Nauheim 1925. Fortschr. Röntgenstr. **33**, Kongr.ber., 62 (1925). — *Holthusen, H., A. Schuback* u. *H. Sielmann*, Sensibilisierung durch Sekundärstrahlen von Metalloberflächen. Versuche an der photographischen Emulsion und an oberflächlichen Bakterienkulturen. Strahlenther. **24**, 577—606 (1927). — *Holzbach, E.*, Theoretisches und Praktisches zur Röntgentiefentherapie. Strahlenther. **3**, 279 (1913). — Über Erfahrungen mit der Röntgentherapie. Verh. dtsch. Ges. Gynäk. **1913**, 2. Sitzgsber. 416. — *Holzknecht, G.*, Ein inoperabler Ovarialtumor behandelt nach E. G. Mayer. Wien. klin. Wschr. **1926 II**, 1101. — Zur Verstärkung der Röntgenwirkung mittels intravenöser Dextroseinjektion nach E. G. Mayer. Acta radiol. (Stockh.) **5**, 561—564 (1926).

Jacobs, J., Erfahrungen über die Steigerung der Röntgenstrahlenwirkung mit Dextrocid. Strahlenther. **29**, 403 (1928). — *Januschke, H.*, Zur Behandlung des Carcinoms mit Substanzen innersekretorischer Drüsen und Arzneimitteln. Wien. klin. Wschr. **1933 I**, 237. — *Jarisch, F.*, Über eine zweckmäßige adjuvierende Behandlung für die Strahlentherapie maligner Tumoren in der Praxis. Strahlenther. **47**, 344 (1933). — *Jessen* u. *Rzwuski*, Zit. nach G. Schwarz. Rieder-Rosenthals Lehrbuch der Röntgenkunde, Bd. 3, S. 173. 1928. — *Jodlbauer, A.*, Die Sensibilisierung durch fluorescierende Stoffe. Strahlenther. **2**, 71 (1913). — *Jodlbauer, A.* u. *H. von Tappeiner*, Die Beziehungen zwischen der photodynamischen Wirkung der fluoreszierenden Stoffe und ihrer Fluorescenz. Strahlenther. **2**, 84 (1913). — *Johnson*, Zit. nach Christen. Strahlenther. **1**, 51 (1912). — *Jolly, J.* et *R. Ferroux*, Action des rayons X sur les tissus. Diminution de la réaction d'un organe sensible au moyen de l'adrénaline. C. r. Soc. Biol. Paris **92**, 125—127 (1925). Ref. Ber. Gynäk. **8**, 591 (1925). — *Jovannovič*, Zit. nach Schwarz. Rieder-Rosenthals Lehrbuch der Röntgenkunde, Bd. 3, S. 179. 1928. — *Jüngling*, Röntgenbehandlung chirurgischer Krankheiten, S. 42. Leipzig: S. Hirzel 1924. — *Jüngling, O.* u. *W. Beigel*, Über die Verwendbarkeit der Wurzelreaktion von Vicia faba equina (Pferdebohne) zur Ausdosierung eines Radiumpräparates. Strahlenther. **14**, 423 (1922). — *Juon, M.*, Sensibilisations- und Desensibilisationsversuche mit UV. Ges. Lichtforschg, Sept. 1927. Hamburg. Strahlenther. **28**, 180 (1928).

Karczag, L. u. *G. Györgyi*, Über die Beeinflussung der experimentellen malignen Geschwülste mit elektropen Substanzen. Z. Krebsforsch. **24**, 444 (1926). — *Keller, Fr.*, Radioaktives Wismut als unterstützendes Mittel in der Strahlenbehandlung des Collumcarcinoms. Zbl. Gynäk. **1933**, 1859. — Über die Bedeutung der radioaktiven Wismutzusatzbehandlung beim Collumcarcinom. Zbl. Gynäk. **1933**, 2816 (Disk.). — Experimentelle und klinische Untersuchungen zur Wismutzusatzbehandlung des Uteruscarcinoms. Med. Klin. **1933 II**, 1096. — *Klotz, R.*, Die Beeinflussung des inoperablen Uteruscarcinoms mit Strahlen und intravenöser Chemotherapie. Münch. med. Wschr. **1913 II**, 1704. — Verh. dtsch. Ges. Gynäk. **1913 II**, 440. — *Koblanck*, Aussprache zu Warnekros. Ges. Geburtsh., 8. Mai 1914. Z. Geburtsh. **76**, 893 (1915). — *Kofman*, Siehe Cluzet. — *Kothe*, Über den Einfluß photodynamischer Substanzen auf die Wirkung der Röntgenstrahlen. Dtsch. med. Wschr. **1904 II**, 1384. — *Krech, W.*, Breslau, Über die Chemotherapie und Vaccinebehandlung maligner Tumoren. Zbl. Gynäk. **1933**, 2154. — *Krönig, B.* u. *W. Friedrich*, Physikalische und Biologische Grundlagen der Strahlentherapie. 3. Sonderbd. Strahlenther. **1918**. Berlin-Wien: Urban & Schwarzenberg. — *Kroetz*, Zit. nach Holthusen. Erg. med. Strahlenforsch. **1**, 383 (1925). — *Kupferberg*, Zur Verbesserung der Röntgenstrahlendosimetrie und Therapie in der Frauenheilkunde. Mschr. Geburtsh. **61**, 41 (1923). — Neue Wege in der Krebsbehandlung. Münch. med. Wschr. **1923 I**, 6.

Lenk, R., Zur Frage der Filtersekundärstrahlen. Strahlenther. **11**, 471 (1920). — Zur Frage der Sensibilisierung in der Strahlentherapie. Dtsch. med. Wschr. **1920 I**, 12. — Die Sensibilisierungsfrage in der Strahlentherapie. Dtsch. med. Wschr. **1920 II**, 1255. — *Lewin*, Zit. nach Schwarz. Münch. med. Wschr. **1921 I**, 766. — *Liechti, A.*, Untersuchungen über die Wirkung von Metallen als Sekundärstrahler. Klin. Wschr. **1924 I**, 825. — Zur Frage der Sekundärstrahlensensibilisierung durch Metalle. Klin. Wschr. **1926 I**, 545. — *Lis, A. Bertran de* u. *Battles G.*, Die Elektrolyse des Protargols zur Unterstützung der Röntgenbestrahlung bei Collumcarcinom. Rev. españ. Med. **7**, No 67, 17 (1924). — Ber. Gynäk. **5**, 112 (1924). — *Löwenthal, S.*, Über sekundäre Elektronenbildung. Strahlenther. **5**, 199 (1915).

Martenstein, H., Experimentelle Untersuchungen bei Hydroa vacciniforma. Arch. f. Dermat. **140**, 300 (1922). — *Martin, Ch. L.* and *G. T. Caldwell*, The relation of temperature changes to Roentgen-ray skin reactions. Amer. J. Roentgenol. **9**, 152 (1922). — *Mayer, E. G.*, Zur Kombination der Röntgenbestrahlung mit intravenösen Dextroseinjektionen in der Therapie des Carcinoms. Strahlenther. **23**, 604 (1926). — Wesentliche Steigerung des Röntgeneffektes bei Tumoren. Wien. Röntgenges., 5. Jan. 1926. Fortschr. Röntgenstr. **34**, 546 (1926). — Erhebliche Steigerung der Röntgenwirkung bei Bestrahlung maligner und benigner Tumoren. Ges. Ärzte Wien, 29. Jan. 1926. Wien. klin. Wschr. **1926** I, 170. — Bisherige Erfahrungen in der Röntgentherapie der Carcinome bei Kombination von Röntgenstrahlen mit intravenösen Dextroseinjektionen. Röntgenkongr. Berlin, April 1926. Fortschr. Röntgenstr. **34**, Kongreßh., 37 (1926). — *Meyer, H.*, Siehe Fr. Bering. — *Meyer, P. S.*, Siehe Halberstaedter. — *Milani, E.* e *C. Donati*, Azione antibatterica delle radiazioni secondarie delle lamine metalliche sul bacillo piocianeo. Radiol. med. **1921**, 417. — *Mond, R.*, Die Entstehung bioelektrischer Ströme. Klin. Wschr. **1924** I, 360. — *Mühlmann*, Beobachtungen über Röntgen- und Radiumtherapie in Verbindung mit Traubenzuckerinjektion. Röntgenkongr. Wiesbaden, April 1927. Fortschr. Röntgenstr. **36**, Kongreßh., 66 (1927). — *Müller, Chr.*, Eine neue Behandlungsmethode bösartiger Geschwülste. Münch. med. Wschr. **1910** II, 1490. — Therapeutische Erfahrungen an 100 mit Kombination von Röntgenstrahlen und Hochfrequenz bzw. Diathermie behandelten bösartigen Neubildungen. Münch. med. Wschr. **1912** II, 1546. — Die Krebskrankheit und ihre Behandlung mit Röntgenstrahlen und hochfrequenter Elektrizität bzw. Diathermie. Strahlenther. **2**, 170 (1913). — Die Röntgenbestrahlung der Tumoren und ihre Kombinationen. Ges. Gynäk. München, 19. Juni 1913. Münch. med. Wschr. **1913** II, 1804. — Tiefenbestrahlung unter gleichzeitiger Sensibilisierung mit Diathermie in einer neuen Anwendungsform. Fortschr. Röntgenstr. **21** (1914). — Experimentelle Untersuchungen über die biologische Wirksamkeit künstlich erzeugter Sekundärstrahlen. Strahlenther. **10**, 219 (1920).

Nagelschmidt, Über Hochfrequenzströme und Chirurgie. Wiss. Ver.igg Städt. Krankenhaus Frankfurt a. M., 6. Sept. 1910. Münch. med. Wschr. **1910** II, 2661. — *Nahmmacher, F.* u. *Ernst* (Dresden), Die Anwendung der Chemotherapie in der Carcinombehandlung. Röntgenkongr. Dresden 1932. Fortschr. Röntgenstr. **46**, Kongreßh., 99 (1932). — *Nemetz, O.*, Die Technik der intravenösen Injektion mit besonderer Berücksichtigung der Traubenzuckerlösung. Strahlenther. **24**, 555 (1927). — *Neuberg, C.*, Chemisches zur Carcinomfrage. I. Über die Wirkungsweise des Radiums bei Carcinom. Z. Krebsforsch. **2**, 171 (1904). — *Neuberg, C.* u. *W. Caspari*, Tumoraffine Substanzen. Dtsch. med. Wschr. **1912** I, 375. — *Nikitin, S. A.*, Strahlenther. **36**, 539; 745 (1930).

Opitz, Vorlaender u. *Jung*, Über Fortschritte in der Behandlung des Krebses. II. Experimentelle und biologische Versuche zur Carcinomtherapie. Münch. med. Wschr. **1926** II, 1624. — *Orthner, F.*, Ist ein anderer als der heute übliche Weg der Krebsheilung denkbar? Ges. Ärzte Wien, 31. März 1933. Wien. klin. Wschr. **1933** I, 442. — Neuere Anschauungen über Krebsheilmethoden. Wien. Ges. Ärzte, März 1933. Dtsch. med. Wschr. **1933** I, 986.

Pagenstecher, A., Über die Benutzung von Sekundärstrahlen zur Verstärkung der Röntgenstrahlenwirkung. Münch. med. Wschr. **1913** II, 1319. — Siehe Wolze. — *Paluguay, I.*, Zur Frage der Sensibilisierung in der Strahlentherapie. Dtsch. med. Wschr. **1921** I, 831. — *Pankow*, Aussprache zu Keller: Radioaktive Wismutzusatzbehandlung beim Collumcarcinom. Oberrhein. Ges. Geburtsh., 7. Mai 1933. Zbl. Gynäk. **1933**, 2816. — *Petry, E.*, Zur Mechanik der biologischen Wirkung der Röntgenstrahlen. Biochem. Z. **56**, 341 (1913); **119**, 23; **128**, 326; **135**, 353. — Über chemische Sensibilisierung der biologischen Röntgenwirkung. Bemerkungen zu den Mitteilungen E. G. Mayers in dieser Wschr. **1926** I, 6. Wien. klin. Wschr. **1926** I, 631. — *Pfahler, G. E.* u. *B. P. Widmann*, Wert intravenöser Dextroseinjektionen während der Bestrahlung maligner Krankheiten. J. amer. med. Assoc. **89**, Nr 18 (1928). — Dtsch. med. Wschr. **1928** I, 715. — *Polland*, Therapeutische Versuche mit Radium und sensibilisierenden Substanzen. Wien. klin. Wschr. **1904**. — *Posener*, Siehe Frik.

Raab, O., Zit. nach Holthusen. Erg. med. Strahlenforsch. **1**, 385 (1925). — *Raaflaub, W.*, Experimentelles zum chemischen Sensibilisierungsverfahren nach Mayer bei Tumorbestrahlung. Med. Bezirksver. Bern-Stadt, 4. Nov. 1926. Klin. Wschr. **1927** I, 89. — *Reichenmiller*, Aussprache zum Vortrag Keller. Oberrhein. Ges. Geburtsh., 7. Mai 1933. Zbl. Gynäk. **1933**, 2817. — *Rohrer, L. v.*, Sensibilisierung gegen Röntgenstrahlen. Dtsch. med. Wschr. **1918** II, 1394. — Die Sensibilisierungsfrage in der Strahlentherapie. Dtsch. med. Wschr. **1920** II, 1077. — *Rovsing*, Zit. nach Schwarz. Münch. med. Wschr. **1921** I, 766. — *Rubinstein*, Untersuchungen über Röntgensensibilisierung. I. Teil: Über den Mechanismus der Sensibilisierung durch Jodsalze. Strahlenther. **34**, 414 (1929). — *Rütten, F.*, Siehe Halberstaedter. — *Rzwuski*, Siehe Jessen.

Salzmann, Untersuchungen über den Ersatz radioaktiver Substanzen durch Röntgenstrahlen bei der Tiefentherapie. Dtsch. med. Wschr. **1913** II, 2557. — *Saxl*, Über die oligodynamische Wirkung der

Metalle und der Metallsalze. Wien. klin. Wschr. **1923 II**, 1136. — *Schmidt, H. E.*, Eine Vorrichtung zur Desensibilisierung der Haut bei Tiefenbestrahlungen. Fortschr. Röntgenstr. **15**, 117. — Experimentelle Untersuchungen über Desensibilisierung und Sensibilisierung für Röntgenstrahlen. Röntgentaschenbuch von Sommer, 1911. — Die Bedeutung der Sensibilisierung und Desensibilisierung. Röntgentaschenbuch 1912. — *Schoenholz, L.*, Die Chemotherapie des Carcinoms. Veit-Stoeckels Handbuch der Gynäkologie, Bd. 6, 2, S. 691. München: J. F. Bergmann 1931. — *Schuback*, Siehe Holthusen und Sielmann. — *Schürch*, Zur Chemotherapie der Carcinome. Dtsch. med. Wschr. **1933 II**, 1494. — *Schuhmacher*, Über die Wirkung der Silbersalze auf die Zelle. Berl. med. Ges., 11. Jan. 1922. Münch. med. Wschr. **1922 I**, 136. — *Schumacher, Paul*, Zur Kombination der Röntgenbestrahlung mit intravenösen Traubenzuckerinjektionen. Klin. Wschr. **1929 I**, 585. — *Schwarz, G.*, Über die Wirkung der Radiumstrahlen. Eine physikalisch-chemische Studie am Hühnerei. Pflügers Arch. **100**, 532 (1903). — Über Desensibilisierung gegen Röntgen- und Radiumstrahlen. Münch. med. Wschr. **1909 II**, 1217. — Die praktische Durchführung der Desensibilisierung. Verh. dtsch. Röntgenges. **6**, 42 (1910). — Über Verminderung und Vermehrung der Strahlenempfindlichkeit tierischer Gewebe in ihrer Bedeutung für die Radiotherapie. Münch. med. Wschr. **1921**, 766. — Über strahlentherapeutische Sensibilisierung mittels Senföl. Strahlenther. **23**, 702 (1926). — Desensibilisierung und Sensibilisierung in der Röntgentherapie. Rieder-Rosenthals Lehrbuch der Röntgenkunde, 2. Aufl., Bd. 3, S. 168. 1928. — Über Partialprozesse der Röntgenreaktion in ihren Beziehungen zum Desensibilisierungs- und Sensibilisierungsproblem. Wien. Röntgenges., Sitzg. 8. Nov. 1932. Klin. Wschr. **14**, 567 (1933). — Fortschr. Röntgenstr. **47**, Nr 4, 448 (1933). — *Seitz-Wintz*, Unsere Methode der Röntgentiefentherapie und ihre Erfolge, S. 102. Berlin u. Wien: Urban & Schwarzenberg 1920. — Klinische Erfahrungen und technische Neuerungen in der Röntgenbehandlung des Carcinoms (Verkupferung). Bayer. Ges. Geburtsh. Nürnberg, 30. Jan. 1921. Zbl. Gynäk. **1921**, 1544. — *Sellheim, H.*, Neue Wege zur Steigerung der zerstörenden Wirkung der Röntgenstrahlen auf tiefliegende Geschwülste. Naturforsch.kongr. Wien 1913. Münch. med. Wschr. **1913 II**, 2266. — *Shionoya, F. u. H. Yamakawa*, Verwendung des Lipiodols als Sekundärstrahler bei malignen Geschwülsten in der Röntgentherapie. Proc. imp. Acad. Tokyo **1927**, 622. — Münch. med. Wschr. **1928 I**, 671. — *Siedamgrotzky, K. u. H. Picard*, Krebsbestrahlung nach Sensibilisierung mit Thoriumnitrat. Strahlenther. **15**, 634 (1923). — *Sielmann*, Siehe Schuback und Holthusen. — *Sluys*, Zit. nach Solomon: Précis de Radiothérapie profonde, S. 272. Paris: Masson & Cie. 1926. — *Spieß, G. u. Fr. Voltz*, Zur kombinierten Chemo- und Strahlentherapie bösartiger Geschwülste. Fortschr. Röntgenstr. **26**, 341 (1918/19). — *Spude, H.*, Die ersten Versuche mit einer neuen Kombinationsbehandlung des Krebses (Elektromagnetische Reiz-Arsenbehandlung). Z. Krebsforsch. **12**, 255 (1913). — *Stepp, W.*, Über Röntgentiefentherapie in der inneren Medizin mit besonderer Berücksichtigung der Erzeugung und Verwertung von Sekundärstrahlen durch Einbringung von Eigenstrahlern in den Körper. Strahlenther. **10**, 143 (1920). — *Stepp, W. u. P. Cermak*, Über die bewußte Erzeugung und Verwertung der Sekundärstrahlen bei der Röntgentherapie. Münch. med. Wschr. **1918 II**, 1102. — *Stern, R.*, Die Bedeutung der Kolloidchemie für medizinische Probleme. Med. Klin. **1925 II**, 1487. — *Stewart, W.*, A method of treating carcinoma of the oesophagus. Arch. of Roentgen Ray, April **1913**.

Tappeiner, H. v., Die photodynamische Erscheinung (Sensibilisierung durch fluorescierende Stoffe). Erg. Physiol. **1909**, 698. — Zit. nach A. Jodlbauer. Strahlenther. **2**, 71 (1913). — *Tappeiner, H. v. u. A. Jodlbauer*, Die sensibilisierende Wirkung fluorescierender Substanzen. Leipzig: F. C. W. Vogel 1907.

Uhlmann, E., Experimentelle Untersuchungen über den Einfluß der Ernährung auf die Strahlenempfindlichkeit tierischen Gewebes. Strahlenther. **46**, 550 (1933).

Vanysek, F., Therapie des Carcinoms durch Erzeugung einer lymphohistioplastischen Reaktion. Čas. lék. česk. **1932**, Nr 46/47. — Zbl. Chir **1933**, 1150. — *Velden, van den*, Zur Jodverteilung unter pathologischen Verhältnissen. Biochem Z. **1908**. — *Voltz, F.*, Die sekundären Strahlungen der Röntgenstrahlen und der Gammastrahlen der radioaktiven Substanzen. Strahlenther. **8**, 337 (1918). — Über Sekundärstrahlentherapie. Fortschr. Röntgenstr. **26**, 347 (1918/19). — Sensibilität und Sensibilisierung in der Strahlentherapie. Bayer. Ges. Geburtsh. Nürnberg, 18. Dez. 1921. Münch. med. Wschr. **1922 I**, 782. — Fortschr. Röntgenstr. **29**, 61. — Aussprache zu Schreus. Röntgenkongr. Dresden 1932. Fortschr. Röntgenstr. **46**, Kongreßh., 77 (1932).

Walter, Zit. in Gauß-Lembcke: Röntgentiefentherapie. Berlin u. Wien: Urban & Schwarzenberg 1912. — *Warburg, Otto*, Über den Stoffwechsel der Tumoren. Berlin: Julius Springer 1926. — *Warnekros*, Technische Neuerungen bei der Röntgentiefenbestrahlung. Ges. Geburtsh. Berlin, 8. Mai 1914. Z. Geburtsh. **76**, 887 (1915). — *Wassermann, A. v.*, Analyse der Wirkung radioaktiver Substanzen auf Mäusekrebs. Dtsch. med. Wschr. **1914 I**, 524. — *Weinstein, S.*, Gleichzeitige Strahlen- und Wärmebehandlung des Krebses der Gebärmutter. Dtsch. med. Wschr. **1921 II**, 994. — *Werner, R.*, Experimentelle Untersuchungen über die Wirkung der Radiumstrahlen auf tierisches Gewebe und die Rolle des Lecithins bei derselben. Zbl. Chir. **1904**, 1233. — Zur lokalen Sensibilisierung und Immunisierung der Gewebe gegen die Wirkung der Radiumstrahlen. Dtsch. med. Wschr. **1905 II**, 1072, 1111. — Die Strahlenbehandlung bösartiger Neubildungen unserer Organe. Strahlenther. **5**, 610 (1915). — Über die Ergebnisse einer radiochemischen Behandlung der inoperablen bösartigen Neubildungen des Menschen. Strahlenther. **24**, 153 (1927). — Carcinome und Sarkome. Lehrbuch der Strahlentherapie, Bd. 2, S. 206; herausgeg. von H. Meyer. Berlin u. Wien: Urban & Schwarzenberg. — *Wetterer*, Handbuch der Röntgen- und Radiumtherapie, Bd. 1. Hilfsfaktoren in der Tiefentherapie, S. 548. 1922. — Zur Röntgenbehandlung bösartiger Geschwülste in Kombination mit Blutserum- und Traubenzuckerinjektion. Wien. med. Wschr. **1926 II**, 1343. Ref. Fortschr. Röntgenstr. **35**, 867 (1926). — *Widmann, B. P.* u. *G. E. Pfahler*, Der Wert der Zuckerinjektionen während der Strahlenbehandlung maligner Erkrankungen. Amer. J. Roentgenol. **18**, 64 (1927). — *Wintz, H.*, Experimentelle Kastration durch Cholin. Arch. Gynäk. **110**, 397 (1919). — Die Erfahrungen mit der Röntgentherapie der Krebse an der Erlanger Frauenklinik. Strahlenther. **15**, 770 (1923). — Methodik der Röntgentherapie. Lazarus Handbuch der gesamten Strahlenheilkunde, 2. Aufl., Bd. 2, S. 156. München: J. F. Bergmann 1931. — *Wolze* u. *A. Pagenstecher*, Erfolgreiche Behandlung eines inoperablen Mandelsarkoms mit Cuprase und Röntgenstrahlen. Münch. med. Wschr. **1913 I**, 1036. — *Wynen, Walter*, Die Hyperämie als Sekundärstrahlensensibilisierer bei der Röntgenbestrahlung. Strahlenther. **22**, 503 (1926). — Die Abhängigkeit der Röntgendosis von einer vorhergehenden Jodoformglycerininjektion. Strahlenther. **25**, 346 (1927).

Ziegler, I., Über Steigerung der Röntgenstrahlenwirkung durch künstlich erzeugte Sekundärstrahlen. Verh. dtsch. Röntgenges. **12**, 33 (1921).

Gründe für die Mißerfolge der Röntgentherapie beim Carcinom.

(Siehe auch unter Carcinom und Entzündung; Methoden der Röntgenbestrahlung (Pfahler, Coutard); Praktischer Teil.)

Adler, Die Radiumbehandlung maligner Tumoren in der Gynäkologie. Strahlenther. **4**. Sdbd. (1919). Berlin: Urban & Schwarzenberg. — Morphologische Kennzeichen für die Radiumempfindlichkeit der Carcinome des weiblichen Genitales. Zbl. Gynäk. **1916**, 673. — *Alberti, W.* u. *G. Politzer*, Über den Einfluß der Röntgenstrahlen auf die Zellteilung. Arch. mikrosk. Anat. **100**, 83 (1923).

Bardeen, C. R., The development of the ova of the toad, fertilized by spermatozoa, which have been exposed to roentgen rays. Brit. med. Assoc. Ref. Lancet **1906 II**, 867. — Einfluß von Röntgenstrahlen auf Krötensamen. Brit. med. J. **1906**, Nr 2398. — Dtsch. med. Wschr. **1907 I**, 34. — Amer. J. Anat. **11**, 419 (1910). — *Benthin, W.*, Bestrahlungsschäden. Strahlenther. **11**, 501 (1920). — *Bochenski, K.*, Wie könnte man bessere Ergebnisse nach Bestrahlung des Uteruscarcinoms erhalten. 4. Kongr. poln. Gynäk. Krakow, Sitzg 28. Juni 1931. Ber. Gynäk. **23**, 563 (1933). — *Böhm* u. *E. Zweifel*, Inwieweit kann man heute aus mikroskopischen Befunden eine Prognose für die Bestrahlung des Uteruscarcinoms stellen? Zbl. Gynäk. **1926**, 30.

Casman, Les insuccès en radiothérapie profonde. J. de Radiol. **12**, 89 (1923). — *Caspari*, Die Bedeutung der unspezifischen Immunität für die Krebstherapie. Z. Krebsforsch. **19**, 74 (1923). — Strahlenther. **42**, 899 (1931). — *Coutard*, Siehe Literatur S. 916.

Döderlein, A., *G. Döderlein* u. *F. Voltz*, Über das Uteruscarcinom und seine Strahlenbehandlung. Acta radiol. (Stockh.) **6**, 335 (1926).

Editorial, Cell resistance incited by radiation. Amer. J. Canc. **16**, 1246 (1932). — *Ewing J.*, Factors determining radioresistance in tumours. Radiology **14**, 186 (1930).

Fraenkel, M., Die Bedeutung der Röntgenreizstrahlen in der Medizin mit besonderer Einwirkung auf das endokrine System und seiner Beeinflussung des Carcinoms. Strahlenther. **12**, 850 (1921). — *Franqué, O. v.*, Die Strahlenbehandlung der Genitalcarcinome. Strahlenther. **21**, 187 (1926).

Gellhorn, G., Können wir die Erfolge bei der Behandlung der Cervixcarcinome verbessern? Surg. etc. **58**, 456 (1934). — Zbl. Gynäk. **1934**, 1919. — *Guleke*, Wie können die Heilungsaussichten der Krebskranken gebessert werden? Med. Klin. **1929 I**, 504.

Heineke, H. u. *G. Perthes*, Die biologische Wirkung der Röntgen- und Radiumstrahlen. Lehrbuch der Strahlentherapie, herausgeg. von H. Meyer, Bd. 1, S. 725. Berlin u. Wien: Urban & Schwarzenberg 1925. — *Heyman, J.*, Strahlenther. **23**, 25 (1926). — *Holthusen, H.*, Beiträge zur Biologie der Strahlenwirkung. Untersuchungen an Ascariseiern. Pflügers Arch. **187**, 1 (1921). — Biologische

Dosierung in der Strahlentherapie der einzelnen Gewebe. Handbuch der gesamten Strahlenheilkunde, herausgeg. von P. Lazarus, Bd. 2, S. 41. München: J. F. Bergmann 1931.

Jüngling, O., Die rationelle Röntgenstrahlendosis bei Behandlung chirurgischer Erkrankungen. Röntgenkongr. 1922. Fortschr. Röntgenstr. **30**, Kongreßh. 1/2, 101 (1922/23). — Zur Frage der Latenz und der Kumulierung der Röntgenwirkung. Fortschr. Röntgenstr. **32**, 134 (1924). — Röntgenbehandlung chirurgischer Krankheiten. Leipzig: S. Hirzel 1924. — Strahlenbehandlung der bösartigen Geschwülste. Handbuch der gesamten Strahlenheilkunde, herausgeg. von P. Lazarus, Bd. 2, S. 539. München: J. F. Bergmann 1931.

Kehrer, Die Radiumbehandlung bösartiger Neubildungen. Verh. dtsch. Ges. Gynäk. **1920** I, 3. — Aussprache zu G. Döderlein. Gynäk.tagg Heidelberg 1923. Arch. Gynäk. **120**, 214 (1923). — *Kehrer* u. *Lahm,* Über die Grenzen der Radiumtherapie des Collumcarcinoms. Strahlenther. **10**, 5 (1920). — *Kok* u. *Vorlaender,* Biologische Versuche über die Wirkung der Bestrahlung auf das Carcinom. Strahlenther. **15**, 561 (1923).

Lacassagne, A., Über die relative Bedeutung der Ursachen für den Erfolg oder das Fehlschlagen bei der Radiotherapie der Collumcarcinome. Strahlenther. **32**, 434 (1929). — *Lacassagne, A.* et *O. Monod,* Les caryocinèses atypiques provoquées dans les cellules cancéreux par les rayons X et γ et leur rôle dans la régression des tumeurs malignes irradiées. Arch. franç. Path. gén. et expér. et Anat. path. **1**, H. 1 (1922). — *Lahm, W.,* Die Bedeutung der mikroskopischen Untersuchung für die Behandlung und Prognose des Collumcarcinoms. Gynäk.kongr. Innsbruck 1922. Arch. Gynäk. **117**, 264 (1922).

McCoy, H. A., Einige Gesichtspunkte zur Röntgentherapie bei malignen Krankheiten. Med. J. Austral. **16**, 238 (1929). — *Mottram, J. G.,* Arch. Middlesex Hosp. 12. Cancer Report **47** (1913). — Zit. nach Holthusen. Fortschr. Röntgenstr. **29**, 805 (1922).

Opitz, E., Über die Ursachen der Erfolge der Strahlenbehandlung des Gebärmutterkrebses. Münch. med. Wschr. **1923** II, 1299. — Über die Biologie der Strahlenbehandlung des Krebses. Strahlenther. **15**, 750 (1923). — Die biologischen Grundlagen der Strahlentherapie des Carcinoms. Lehrbuch der Strahlentherapie, herausgeg. von H. Meyer, Bd. 1, S. 875. Berlin u. Wien: Urban & Schwarzenberg 1925.

Penzoldt, Die biologische Zusatzdosis bei größerem Fokushautabstand. Röntgenkongr. 1926. Fortschr. Röntgenstr. **34**, Kongreßh., 54 (1926). — *Perthes,* Über den Einfluß der Röntgenstrahlen auf epitheliale Gewebe, insbesondere auf das Carcinom. Arch. klin. Chir. **71**, 955 (1903). — Versuche über den Einfluß der Röntgenstrahlen auf die Zellteilung. Dtsch. med. Wschr. **1904** I, 632, 668. — Siehe Heineke.

Regaud, Cl., Fondements rationnels, indications techniques et résultats de la radiothérapie des cancers. 5. Congr. Soc. internat. Chir. Paris, 19. Juli 1920. J. de Radiol. **4**, No 10 (1920). — *Regaud, Cl.* et *J. Blanc,* Action tératogène des rayons X sur les cellules séminales. C. r. Soc. Biol. Paris **61**, 390 (1906). — *Regaud, Cl.* et *G. Dubreuil,* Pertubations dans le développement des oeufs fécondés par des spermatozoïdes roentgenisés chez le lapin. C. r. Soc. Biol. Paris **64**, 1014 (1908). — *Reifferscheid* u. *Schugt,* Irrtümer der Röntgentherapie gynäkologischer Erkrankungen. Irrtümer der allgemeinen Diagnostik und Therapie sowie deren Verhütung, H. 4. Leipzig: G. Thieme 1924.

Schmitz, H., The classification of uterine carcinoma for the study of the efficacy of radium therapy in uterine cancer. Amer. J. Roentgenol. **7**, 385 (1920). — *Schreiner, B. F.* and *L. C. Kress,* Untoward results in radiation therapy of uterine cancer when complicated with latent gonococcic salpingitis. Amer. J. Roentgenol. **12**, 51 (1924). — *Schröder, R.,* Lehrbuch der Gynäkologie. Leipzig: F. C. W. Vogel 1922. — *Schwarz, G.,* Stoffwechselvorgänge und Röntgenempfindlichkeit der Zelle. Mitt. Labor. radiol. Diagnostik und Therapie. K. K. Krankenhaus in Wien 1907, Nr 2. Fortschr. Röntgenstr. **12**, 64 (1907). — Zur Frage der spezifischen Röntgenempfindlichkeit gewisser Carcinome. Wien. klin. Wschr. **1923** I. — Desensibilisierung und Sensibilisierung in der Röntgentherapie. Rieder-Rosenthals Lehrbuch der Röntgenkunde, Bd. 3, S. 168. Leipzig: Johann Ambrosius Barth 1928. — *Schwarzschild, K. J.,* Über die Abweichungen vom Reziprozitätsgesetz für Bromsilbergelatine. Photogr. Korresp. **1899**, 109. — Über die Wirkung intermittierender Belichtungen auf Bromsilbergelatine. Photogr. Korresp. **1899**, 171. — *Seitz, L.* u. *H. Wintz,* Grundsätze der Röntgenbestrahlung des Gebärmutterkrebses und des Carcinoms im allgemeinen. Die Carcinomdosis. Münch. med. Wschr. **1918** I, 89. — *Sippel* u. *Jaeckel,* Über die Ursachen der Mißerfolge der Röntgentherapie bei malignen Neubildungen. Münch. med. Wschr. **1923** II, 1191. — *Stacy, L. J.,* Am. J. Roentgenol. **7**, 395 (1920). — *Strachan, G. J.,* Kontraindikationen gegen Bestrahlung des Cervixkrebses. Lancet **1929**, 1090.

Voltz, F., Die ausschließliche Strahlenbehandlung des Collumcarcinoms. Klin. Wschr. **1925** II, 1396. — Strahlenbehandlung der weiblichen Genitalcarcinome. Strahlenther. **13**. Sdbd. Berlin u. Wien:

Urban & Schwarzenberg 1930. — Untersuchungen an durch Strahlen nicht geheilten Collumcarcinomen. Strahlenther. **47**, 475 (1933).

Wakeley, W. A., The disappointments of deep X-ray treatment of cancer. Cancer (N. Y.) **4**, 204 (1927). — Zbl. Chir. **39**, 424 (1927). — *Wintz, H.*, Diskussion zu Jüngling. Röntgenkongr. 1922. Fortschr. Röntgenstr. **30**, Kongreßh. 1/2, 133 (1922/23). — Die Erfahrungen mit der Röntgentherapie der Krebse an der Erlanger Frauenklinik. Strahlenther. **15**, 770 (1923). — Aussprache zu G. Döderlein. Gynäk.kongr. Heidelberg 1923. Arch. Gynäk. **120**, 210, Kongr.ber. (1923). — Die Röntgenbehandlung des Uteruscarcinoms Leipzig: Georg Thieme 1924. — Die Ausschaltung der Ovarien. In: Die Röntgenbehandlung des Mammacarcinoms. Leipzig: Georg Thieme 1924. — Grenzfragen aus biologischen und physikalischen Gebieten der Röntgentherapie. Festschrift für G. Forssell. Acta radiol. (Stockh.) **7**, 675 (1926). — Gründe für Mißerfolge in der Strahlentherapie des Carcinoms. Strahlenther. **25**, 1 (1927). — Die biologische Zusatzdosis in „Methodik der Röntgentherapie". Handbuch der Strahlenheilkunde von P. Lazarus, Bd. 2, S. 138. 1928—1931. — Siehe Penzoldt. — *Wintz, H.* u. *W. Rump*, Das Röntgenphotometer. Strahlenther. **22**, 444 (1926). — *Wintz, H.* u. *F. Wittenbeck*, Gründe für die Mißerfolge der Röntgentherapie beim Carcinom. Madrid, Okt. 1933. Verh. internat. Kongr. Kampf Krebs 2, 1181—1225 (1933). Ber. Gynäk. **28**, 225 (1934).

Die Spontanheilung.

Bashford, I., *A. Murray* u. *W. H. Bowen*, Die experimentelle Analyse des Carcinomwachstums. Z. Krebsforsch. **5**, 417 (1907). — *Bechner*, Über Riesenzellenbildungen bei Cancroiden. Virchows Arch. **156**, 62. — *Beneke, R.*, Die Ursachen der Thrombusorganisation. Beitr. path. Anat. 7, Anm. 7. — *Bochdalek* u. *Oppolzer*, Prag. Vjschr. 1845, 59. — *Borrmann*, Spontanheilung. Dtsch. med. Wschr. **1904**. *Borst, Max*, Allgemeine Pathologie der malignen Geschwülste. Leipzig: S. Hirzel 1924. — *Braunstein*, Zur Frage der Spontanheilung des Krebses. Zbl. Chir. **1910**, 468. — Krebs und Malaria (I. Mitt.). Experimentelle und klinische Grundlagen für Malariabehandlung der Krebse (II. Mitt.). Z. Krebsforsch. **29**, 330, 486 (1929). — *Brown* and *Pearce*, J. of exper. Med. **37**, 799 (1923). — *Bruns*, Zit. nach Wolff. — *Busch*, Berl. klin. Wschr. **1866** I, 245.

Coley, W. B., Zur Behandlung der inoperablen bösartigen Tumoren mittels einer Mischung von Erysipeltoxinen und des Bacillus prodigiosus. Paris méd. **1927**, No. 16. Ref. Münch. med. Wschr. **1927** II, 1979. — *Colmers*, siehe Petersen. — *Czerny*, Über unerwartete Krebsheilungen. Zbl. Chir. **1907**, 1407. — Ein nach der Probelaparotomie geheilter Lebertumor (Sarkom oder Tuberkulose). Z. Krebsforsch. **7**, 293 (1909). — Zit. nach Wolff. heit, Bd. 2, S. 478, 479. 1911.

Dauchez, Union méd. 1882. — *Döderlein*, Zit. nach Strauß. Z. Krebsforsch. **24**, 385 (1927). *Erkes*, Zit. nach Strauß. Z. Krebsforsch. **24**, 372 (1927).

Fischer-Wasels, B., Allgemeine Geschwulstlehre. Handbuch der normalen und pathologischen Physiologie, herausgeg. von Bethe, v. Bergmann, Embden, Ellinger, Bd. 14, H. 2. Fortpflanzung, Entwicklung und Wachstum, S. 1341. 1927. — *Flesch, M.*, Zur Spontanheilung des Carcinoms. Münch. med. Wschr. **1927** II, 1589. — *Frauchinger, Ruth*, Zur Frage der Spontanheilungen von Carcinomen. Z. Krebsforsch. **29**, 516 (1929).

Gaetano, de, Giorn. internaz. Sci. med. **1903**. — *Giesecke, A.*, Unsere Erfahrungen mit der gynäkologischen Strahlentherapie. Strahlenther. **11**, 739 (1920). — *Goldmann*, Anatomische Untersuchungen über die Verbreitungsweise bösartiger Geschwülste. Beitr. klin. Chir. 18.

Hahn, Inaug.-Diss. Bonn 1870. — *Heinatz*, Zit. bei Trinkler. Arch. klin. Chir. **122**, 151 (1922/23). *Hoehne*, Gefahren der Probeexcision. Diskussion nordwestdtsch. Ges. Gynäk., 24. Mai 1924. Zbl. Gynäk. **1924**, 1918.

Jaschke, v. u. *O. Pankow*, Die Geschwülste des Uterus. Lehrbuch der Gynäkologie, S. 493. Berlin: Julius Springer 1933.

Kapori, H., Ein Fall von Lymphosarkom mit ausgedehnten, spontan sich rückbildenden Hautmetastasen. Beitr. klin. Chir. **30**, 139 (1901). — *Kermauner, F.*, Klinik und operative Behandlung der Gebärmutter. Halban-Seitz' Biologie und Pathologie des Weibes, Bd. 4, S. 795. Berlin u. Wien: Urban & Schwarzenberg 1927. — *Kirstein*, Malariabehandlung des weiblichen Genitalkrebses. Gynäk.kongr. Bonn 1927. Zbl. Gynäk. **31**, 1988 (1927). — *Kissinger*, Zit. nach Strauß. — *Kleeblatt*, Zit. nach Wolff. — *Konjetzny, G. E.*, Spontanheilung beim Carcinom, insbesondere beim Magencarcinom. Münch. med. Wschr. **1918** I, 292. — *Kopary*, Über die nach Röntgenbestrahlung entstandenen Erysipelfälle. Ärztever. Debreczen, Nov. 1927. Klin. Wschr. **1928** I, 236. — *Korzowitz, de* siehe Truka. —

Krönig, Diskussion über die Vorträge der Herren Nösske, Glockner, Wertheim, Döderlein. Ges. Geburtsh. Leipzig, 17. März und 21. April 1902. Zbl. Gynäk. **1902,** 707.

Lallement, Zit. bei Vassmer. Arch. Gynäk. **75,** 670 (1905). — *Löffler,* Dtsch. med. Wschr. **1900** I, 725. — *Lomer, R.,* Zur Frage der Heilbarkeit des Carcinoms. Z. Geburtsh. **50,** 305 (1903). — Spontanheilung des Uteruscarcinoms. Geburtshilfl. Ges. Hamburg, 14. Febr. 1905. Zbl. Gynäk. **1905,** 589. *Lubarsch,* Metastasen. Lehrbuch der allgemeinen Pathologie. — Zur Lehre von den Geschwülsten und Infektionskrankheiten, S. 304. — Zit. nach Sauerbruch. Dtsch. med. Wschr. **1922** I, 151.

Mandl, Felix, Theorie und Praxis der Krebskrankheit. Berlin: Wilhelm Maudrich 1932. — *Meisinger,* Zit. nach Strauß. Über die Spontanheilung des Carcinoms. Z. Krebsforsch. **24,** 377 (1927). — *Mertens,* Zit. nach Strauß. Z. Krebsforsch. **24,** 383 (1927). — *Mohr,* Über spontane Heilungsvorgänge beim Carcinom. Therap. Mh. **1903,** Nov.-Dez. — *Mosengeil,* Arch. klin. Chir. **12,** 68. — *Most, A.,* Klinische Beiträge zur Spontanheilungstendenz maligner Tumoren. Bruns' Beitr. **133; 154,** 133 (1933). — Beitrag zur Spontanheilung inoperabler Carcinome. Bruns' Beitr. **139,** 35 (1927). — *Müller, Chr.,* Zit. nach O. Strauß. Z. Krebsforsch. **24,** 381 (1927).

Neelsen, Zit. nach O. Strauß. Z. Krebsforsch. **24,** 380 (1927). — Zbl. Chir. **1884,** 729. — *Nélaton,* Bull. Soc. Chir. Paris **8** (1870). — *Nocht,* Zit. nach Lomer. Z. Geburtsh. **50,** 337 (1903).

Orth-Rotter, Zit. nach Strauß. Z. Krebsforsch. **24,** 371 (1927).

Pankow, Vergleich der klinischen und pathologisch-anatomischen Untersuchungsbefunde beim Carcinoma uteri und ihre Bedeutung für die Therapie. Arch. Gynäk. **76,** 337 (1905). — Die Therapie des Uteruscarcinoms und des Chorionepithelioms. Veit-Stoeckels Handbuch der Gynäkologie, Bd. 6,2, S. 404. München: J. F. Bergmann 1931. — Lehrbuch der Gynäkologie, herausgeg. von v. Jaschke und Pankow: Die Geschwülste des Uterus, S. 493. Berlin: Julius Springer 1933. — *Petersen, O. H.,* Beiträge zur Lehre vom Carcinom. Bruns' Beitr. **32,** 543 (1901); **34.** — *Petersen,* Zit. nach Wolff. Lehre von den Krebskrankheiten, Bd. 2, S. 1911. — Zur Frage der Dauerheilungen von Sarkomen durch Röntgenstrahlen. Strahlenther. **3,** 490 (1913). — *Petersen* u. *Colmers,* Bruns' Beitr. **43,** H. 1 (vgl. auch Bd. 32 und 34). — *Plenio,* Zit. nach Sauerbruch. Dtsch. med. Wschr. **1922** I, 150. — *Powers* and *Dowd,* N Y. Canc. Hosp. Rec. **1883.**

Recklinghausen, v., Über die venöse Embolie und den retrograden Transport usw. Virchows Arch. **100.** — *Reichel,* Zit. nach Sauerbruch. Dtsch. med. Wschr. **1922** I, 150. — *Rennecke,* Umfrage Strauß. — *Riffel,* Weitere pathogenetische Studien über Schwindsucht und Krebs. Frankfurt a. M. 1901. — Zit. nach Strauß. Z. Krebsforsch. **24,** 381 (1927).

Sauerbruch u. *M. Lebsche,* Die Behandlung der bösartigen Geschwülste. Dtsch. med. Wschr. **1922** I, 149. — *Schallehn,* Diskussion zu: Gefahren der Probeexcision. Nordwestdtsch. Ges. Gynäk., 24. Mai 1924. Zbl. Gynäk. **1924,** 1918. — *Schiedat, M.,* Über den Untergang maligner Geschwulstmetastasen in Lunge, Leber und Lymphdrüsen. Inaug.-Diss. Königsberg i. Pr. 1908. — *Schmidt, M. B.,* Dtsch. med. Wschr. **1922** I, 151 (zit. nach Sauerbruch). — *Schuchardt,* Ber. Verh. 9. Verslg dtsch. Ges. Gynäk. Gießen, 29.—31. Mai. Zbl. Gynäk. **1901,** 663. — *Schwedenberg, Th.,* Über die Carcinose des Ductus thoracicus. Virchows Arch. **181,** 295. — *Senger, E.,* Zur Frage der spontanen Heilbarkeit des Krebses beim Menschen, mit Demonstrationen. Verh. dtsch. Ges. Chir. **1894,** 171. — *Steinbüchel, R. v.,* Eine seltene Komplikation der diagnostischen Probeexcision. Münch. med. Wschr. **1905** II. — Zbl. Gynäk., **1906,** 678. — *Stern, A.,* Das Schicksal eingeschwemmter Geschwulstzellen in der Lunge. Virchows Arch. **241, 242,** 219 (1923). — *Stoeckel,* Die vaginale Radikaloperation des Collum- und des Scheidencarcinoms. Arch. Gynäk. **132,** 125 (1927). — *Strauß, O.,* Über die Spontanheilung des Carcinoms (Ergebnisse einer Umfrage). Z. Krebsforsch. **24,** 367 (1927).

Temesvary, Zit. nach O. Strauß. Über die Spontanheilung des Carcinoms. Z. Krebsforsch. **24,** 380 (1927). — *Tietze,* Umfrage Strauß. — *Trinkler,* Über die Grenzen der spontanen Heilung bösartiger Tumoren im tierischen und menschlichen Organismus. Arch. klin. Chir. **122,** 151 (1922/23). — *Truka de Korzowitz,* Zit. nach Braunstein. Z. Krebsforsch. **29,** 330 (1929).

Vassmer, W., Ist durch die Abrasio eine Dauerheilung des beginnenden glandulären Uteruscarcinoms zu erzielen? Arch. Gynäk. **75,** 670 (1905). — *Versé,* Zit. nach Strauß. Z. Krebsforsch. **24,** 371 (1927).

Waldapfel, Zur Frage der Heilwirkung des Erysipels auf bösartige Tumoren. Zbl. Chir. **1930,** 189. — *Warnekros,* Zit. nach Strauß. Z. Krebsforsch. **24,** 377 (1927). — *Weindler,* Unerwartete Erfolge bei inoperablen Uteruscarcinomen. Zbl. Gynäk. **31,** 632 (1907). — *Werner*-Heidelberg, Zit. nach Strauß. Z. Krebsforsch. **24,** 385 (1927). — *Wolff, J.,* Lehre von der Krebskrankheit, Teil 2, S. 476. Jena: Gustav Fischer 1911.

Praktischer Teil.

Bestrahlungstechnik, Hilfsmittel, Einstellgeräte, Physikalisch-Technisches
(s. auch Methoden der Röntgenbestrahlung [Pfahler, Coutard, Geschichte der Carcinombestrahlung und die Kapitel des Speziellen Teils.

Abraham, A., Über die Intensitätsverteilung der Röntgenstrahlenenergie innerhalb und außerhalb des Strahlenkegels bei verschiedenen Betriebsbedingungen. Fortschr. Röntgenstr. **34,** 908 (1926). — *Albers-Schönberg,* Röntgentechnik, 5. Aufl. 1919. Hamburg: Lucas, Graefe und Sillem — *Albert-Weil,* Éléments de Radiologie. Diagnsostic et thérapeutique par les rayons X. Paris: F. Alcan 1920. — *Alberti, W.,* Der Periskoptubus, eine Vorrichtung zur exakten Einstellung und Begrenzung kleiner Bestrahlungsfelder und zu deren unmittelbaren Kontrolle während der Bestrahlung. Fortschr. Röntgenstr. **34,** 941 (1926). — *Allen, S. I. M.,* Die Absorption der Röntgenstrahlen bis herab zu Wellenlängen von 0,08 ÅE. Physiologic. Rev. **2,** Nr 27, 266 (1926). Ref. Fortschr. Röntgenstr. **35,** 352 (1926). — *Altmann, V.,* Über die Erreichung günstiger Strahlenverteilung in der Röntgentiefentherapie. Fortschr. Röntgenstr. **32,** 309 (1924). — *Amreich,* Radiumröntgentherapie maligner Tumoren. Zbl. Gynäk. 1921, 1177. — *Aprile, H.* u. *M. J. Pantolini,* Behandlung des Uteruskrebses. Prensa méd. argent. **10,** 115—118 (1923). — Ber. Gynäk. **2,** 367 (1923).

Baastrup, A new apparatus for determining exactly the extension of the area of the patients; a body exposed to Roentgen irradiation. Acta radiol. (Stockh.) **3,** 533 (1924). — *Bardachzi,* Erfahrungen mit der Lilienfeldröhre. Berl. med. Ges., 9. Jan. 1924. Münch. med. Wschr. 1924 I, 119. — *Barkla, C. G.,* The treatment of cancer by X-rays. Brit. med. J., 12. Nov. **1910,** 1532, 15, 33. — Sekundäre Röntgenstrahlen in der Medizin. Strahlenther. **4,** 570 (1914). — *Bartram, G.,* Zur Bestrahlungstechnik des Portiocarcinoms. Leipzig. Naturforsch.- u. Ärztekongr., Sept. 1922. Zbl. Gynäk. **1922,** 1673. — Die Lokalisierung der Portio bei der gynäkologischen Röntgenbestrahlung. Münch. med. Wschr. **1923** I, 178. — Die Lokalisierung des gynäkologischen Bestrahlungsobjektes. Strahlenther. **14,** 858 (1923). — *Béclère, A.,* La radiothérapie du cancer de l'utérus à la clinique gynécologique d'Erlangen. J. de Radiol. **5,** 10 (1921). — Que doit-on espérer et que peut-on craindre de l'emploi, en radiothérapie profonde, de rayons très pénétrants? J. de Radiol. **5,** 385 (1921). — *Behne,* Siehe Friedrich. — *Behne, K.* u. *E. Opitz,* Zur Technik der Tiefentherapie. Z. Geburtsh. **78,** 68 (1916). — *Behnken, H.,* Die Absolutbestimmung der Dosiseinheit „1 Röntgen" in der Physikalisch-technischen Reichsanstalt. Strahlenther. **26,** 79 (1927). — *Belot, J.,* Un tube „Coolidge" à grande puissance. J. de Radiol. **8,** 122 (1924). — *Belot, J.* et *F. Lepennetier,* A propos des perfectionnements apportés au dispositif utilisant le tube Coolidge immergé dans l'huile. Bull. Soc. Rad. méd. France **1924,** No 108, 97. — *Benthin,* Röntgen- und Radiumtherapie. Z. Geburtsh. **83,** 432 (1921). — *Bescht,* Die Lagerung des Patienten unter den unbeweglichen Bestrahlungsapparaten für Tiefentherapie von Siemens-Halske. Fortschr. Röntgenstr. **32,** 377 (1924). — *Beyerlen,* Neue Hilfsgeräte für stereometrische Radiographie, die ungebunden-bewegliche Grasheysche Blende für kombinierte horizontale und vertikale Anwendung. Einstellvorrichtung für Bestrahlung von Geschwülsten in Körperhöhlen. Röntgenkongr. München 1923. Fortschr. Röntgenstr. **31,** Kongreßh., 123 (1923). — Deckentherapiestativ für den Betrieb mit hohen Belastungen und exakter Richtungsfixierer (Chaoul-Beyerlen). Röntgenkongr. Berlin 1924. Fortschr. Röntgenstr. **32,** Kongreßh., 217 (1924). — *Borell,* Beitrag zur Methodik der Röntgenbehandlung des Uteruscarcinoms. Zbl. Gynäk. **1920,** 313. — Siehe Pankow. — *Bornhauser,* Siehe Holfelder und Yaloussis. — *Brandess, Th.,* Zur Lokalisation der Portio vaginalis bei der Röntgentiefentherapie. Zbl. Gynäk. **1923,** 798. — Neues Instrument zur Lokalisation der Portio vaginalis bei Röntgentiefentherapie. Med.-naturwissenschaftl. Ver. Tübingen, 9. Juli 1923. Klin. Wschr. **1923** II, 1781. — Meß- und Einstellapparat für die Röntgenbestrahlung des Uteruscollumcarcinoms. Strahlenther. **122,** 569 (1926). — *Braun* (Chemnitz): Hilfsmethoden bei der Röntgenbestrahlung des Carcinoma portionis. Naturforsch.kongr. Innsbruck, Sept. 1924. Zbl. Gynäk. **1924,** 2342. — *Braun, H.,* Beitrag zur einfachen Bestimmung der Lage von Portio und Uterus in der gynäkologischen Röntgentherapie. Strahlenther. **44,** 793 (1932). — *Breitländer, K.,* Wie groß ist der Rückstreuungsbetrag? Strahlenther. **23,** 79 (1926). — *Brenzinger, M.,* Die Röntgenmaschinen in der internationalen Radiotherapie der Jahre 1924—1927. Internat. Radiotherapie **2,** 761 (1927). — *Bumm, E.* u. *K. Warnekros,* Heilung tiefliegender Carcinome durch Röntgenbestrahlung von der Körperoberfläche aus. Münch. med. Wschr. **1914** II, 1601—1605. — *Buono, P. del,* Einige Bemerkungen zur Abhandlung Rocchis: Die Röntgentherapie-Groß- und -Kleinfeldbestrahlung. Radiol. med., April u. Mai **1922.** Ref. Fortschr. Röntgenstr. **29,** 657 (1922).

Caesar, Zur Frage der Intensitätsverteilung bei Röntgenbestrahlungen. Strahlenther. **15,** 103 (1923). — *Cahen,* Siehe Delporte u. Sluys. — *Capaldi, B.* u. *J. Laß,* Ein neues Meß- und Einstellgerät für die Röntgentiefentherapie. Röntgenprax. **5**, 292 (1933). — *Case, J. T.*, Eine Würdigung der neueren Methoden der Tiefentherapie. N. Y. med. J. **118**, 368—372 (1923). — *Casman*, Siehe *Morlet*. *Chambacher* et *Descoust*, Contribution à l'emploi des doses massives en radiothérapie profonde dans le traitement du cancer. Presse méd. **1922**, No 74, 800—803. — *Chamberlain* and *Newell*, Deep therapy installation. Radiology **2**, 414 (1924). — *Chania*, Verfahren beim Einstellen der Röntgenröhre bei Mehrfelderbestrahlung. Strahlenther. **15**, 423 (1923). — *Chantraine*, Von großen und kleinen Röntgenmaschinen, von weichen und harten Strahlen. Röntgenprax. **5**, 659 (1933). — *Chaoul*, Die praktische Ausnützung der Streustrahlung in der Tiefentherapie. (Der Strahlensammler.) Münch. med. Wschr. **1921 I**, 291. — Strahlensammler für kleine Felder. Röntgenkongr. München 1923. Fortschr. Röntgenstr. **31**, 108 (1923). — Die Röntgenbehandlung bösartiger Geschwülste. Dtsch. Z. Chir. **193**, 59. — Das Iontodosimeter. Ein direkt anzeigendes Dosimeter für Röntgenstrahlen. Fortschr. Röntgenstr. **34**, 162 (1926). — *Christie*, Siehe Groover und Merritt. — *Coliez, R.*, Die Entwicklung der Röntgen- und Curietherapie in Frankreich in den Jahren 1924 bis einschließlich 1927. Internat. Radiotherapie **2**, 793 (1927). — *Coolidge* and *Moore*, The operation of X-ray tubes at high voltage. J. of Radiol. **5**, 9 (1923). — *Costolow, W. E.*, Siehe Meland, Mudd und Emery. — *Coutard, H.* et *Cl. Regaud*, Résultats et technique de la roentgenthérapie dans les cancers du col de l'utérus. J. de Radiol. **10**, 152 (1926). — *Cuzzi*, Die Radiotherapie in der Gynäkologie. Ann. Ostetr. **1920**. Ref. Mschr. Geburtsh. **62**, 99.

Daumann, Einige Neuerungen an Elektronenröhren. Röntgenkongr. Berlin 1924. Fortschr. Röntgenstr. **32**, Kongreßh. 1, 205 (1924). — *Delherm* et *Morel-Kahn*, Note au sujet du rendement des ampoules plongées dans la cuve à huile. Bull. Soc. Radiol. méd. France, April **1924**, No 108, 96. — *Delporte, Cahen* et *Sluys*, Technique radio-chirurgicale dans les cancers du col uterin. Congr. Assoc. franç. avanc. Sci. Bordeaux 1923. J. de Radiol. **7**, 550 (1923). — *Descoust*, Siehe Chambacher. — *Dessauer, F.*, Weitere Untersuchungen über das Gebiet der sehr harten Röntgenstrahlen und ihre Anwendung in der Tiefentherapie. Münch. med. Wschr. **1918 II**, 1026. — Wie verteilt sich die Röntgenstrahlenenergie im menschlichen Körper? Dtsch. med. Wschr. **1920 II**. — Zur Therapie des Carcinoms mit Röntgenstrahlen. Dresden u. Leipzig: Theodor Steinkopff 1922. — Bemerkungen zum Dosierungsproblem. Strahlenther. **23**, 579 (1926). — *Dessauer, F.* u. *B. Rajewsky*, Die Verteilung und Umwandlung der Strahlenenergie im biologischen Medium. Handbuch der gesamten Strahlenheilkunde von P. Lazarus, 2. Aufl., Bd. 1, S. 216. München: J. F. Bergmann 1928. — *Dessauer* u. *Vierheller*, Versuche über Zerstreuung der Röntgenstrahlen. Physik. Z. **1920**, Nr 21/22. — Die Tiefenwirkung der Röntgenstrahlen. Strahlenther. **12**, 655—690 (1921). — Kann durch Erhöhung der Filtration bei geringerer Spannung die gleiche Tiefenwirkung erreicht werden wie bei höherer Spannung? Strahlenther. **12**, 691—695 (1921). — *Determann, A.*, Ein Hilfsmittel für Dammbestrahlungen. Röntgenprax. **4**, 799 (1932). — *Determann, A.*, *H. Jacobi* u. *H. Holthusen*, Die Erythemwirkung verschiedener Strahlenqualitäten auf Grund von Messungen in Röntgeneinheiten mit dem Küstnerschen Eichstandgerät. Strahlenther. **26**, 472 (1927). — *Dietel, F. G.*, Jetzige Methode der Strahlenbehandlung des Collumcarcinoms an der Universitäts-Frauenklinik Heidelberg. Röntgenkongr. 1932. Fortschr. Röntgenstr. **46**, Kongreßh., 03 (1932). Röntgenprax. **4**, 519 (1932). — Zbl. Gynäk. **1932**, 2021. — Die Strahlentherapie der Uteruscarcinome an der Universitäts-Frauenklinik Heidelberg. Strahlenther. **46**, 201—272 (1933). — *Discussion* on the treatment of inoperable cancer of the female pelvis. Brit. med. J. **1925**, Nr 3384, 827—841. Ref. Ber. Gynäk. **9**, 684 (1926). — *Döderlein, A.*, Zur Carcinombestrahlung. Ref. von H. Albrecht. Bayer. Ges. Geburtsh. München, 3. Febr. 1929. Münch. med. Wschr. **1929 I**, 387. — *Döderlein, A., G. Döderlein* u. *F. Voltz*, Über das Uteruscarcinom und seine strahlentherapeutische Behandlung. Acta radiol. (Stockh.) **6**, 325—360 (1926). Festschrift für Forssell.) — *Döderlein, G.*, Siehe A. Döderlein und F. Voltz. — *Donaldson, M.*, Radiotherapy of carcinoma of the uterus. Canc. Rev. **5**, 481. Ref. Zbl. Radiol. **11**, 261 (1930). — *Duncan, R.*, The treatment of uterine cancer. Texas State J. Med. **20**, Nr 9.

Eastmond, Ch., The newer aspects of roentgenotherapy. N. Y. med. J., 17. Okt. **1923**, 484. — *Eckelt*, Die Qualität der Radium- und Röntgenstrahlen und ihre Bedeutung für die Behandlung des Collumcarcinoms. Arch. Gynäk. **110**, 685 (1919). — *Eichung*, Die, von Röntgenstrahlendosismessern in der Physikalisch-Technischen Reichsanstalt. Fortschr. Röntgenstr. **31**, 565 (1923). — *Eisen, P.*, Technique of radiotherapy. Amer. J. Roentgenol. **6**, 559 (1919). — *Emery, C. W.*, Siehe Mudd, S. G., O. M. Meland und W. E. Costolow. — *Englmann*, Bestrahlungsmethoden des Uteruscarcinoms. Ärztl. Ver. Hamburg, 2. Juni 1931. Dtsch. med. Wschr. **1931 II**, 1481.

Fabre, Traitement du cancer du col utérin. Soc. Obstétr. Paris, 16. Juni 1924. Gynéc. et Obstétr. **23**, (1924). — *Fauconnier*, Un tube à rayons X auto-protecteur. Le tube Philips Métalix. J. de Radiol. **8**, 510 (1924). — *Forssell, G.*, Radiotherapy of malignant tumours in Sweden. Brit. J. Radiol. **3**, 198—234 (1930). — *Fraenkel, L.*, Die Behandlung des Uteruscarcinoms. Fortschr. Ther. **3**, 417—421 (1927). —

Franke, Neuere Hochleistungsröhren. Fortschr. Röntgenstr. **31**, 772 (1923). — *Fried*, Die Brauchbarkeit des Siemens-Dosismessers in der Praxis. Röntgenkongr. 1926. Fortschr. Röntgenstr. **34**, Kongreßh., 168 (1926). — *Friedrich, W.*, Der Comptoneffekt und seine Bedeutung für die Strahlentherapie. Strahlenther. **24**, 193 (1927). — *Friedrich* u. *Behne*, Über die Bedeutung der Bestrahlungstechnik für die Stärke der biologischen Wirkung der Röntgenstrahlen auf das Uteruscarcinom. Strahlenther. **11**, 35 (1920). — *Friedrich, W.* u. *O. Glasser*, Untersuchungen und Betrachtungen über das Problem der Dosimetrie. Strahlenther. **14**, 362 (1923). — *Fritz, O.*, Zur exakten Einstellung in der Tiefentherapie. Wien. med. Wschr. 1922 II, 1446. — *Fürst, W.*, Röntgentisch für Tiefentherapie. Strahlenther. **15**, 480 (1923). — Über die Empfindlichkeit der Coolidge-Therapieröhren. Röntgenkongr. Berlin 1924. Fortschr. Röntgenstr. **32**, Kongreßh. 1, 213 (1924). — Einfaches Kontrollinstrument zur Nachprüfung der erstmals eingestellten Lage der Patientin während der ganzen Bestrahlungsdauer. Strahlenther. **18**, 144 (1924). — Zu Umbau. Zit. nach Lahm: Erg. med. Strahlenforsch. **1**, 625 (1925). — Zur Frage der Strahlenbehandlung der Collumcarcinome. Zbl. Gynäk. **1926**, 1938. — Oberrhein. Ges. Geburtsh., 2. Mai 1926. Zbl. Gynäk. **1926**, 2785. — Hilfsmittel zur genauen Einstellung der Röntgenröhren für Meßzwecke und im praktischen Betrieb. Fortschr. Röntgenstr. **34**, 165 (1926). — Zu den Bemerkungen von Neuwirth: Zur Frage der Strahlenbehandlung der Collumcarcinome. Zbl. Gynäk. **1926**, Nr 51a; **1927**, 1115. — Der heutige Stand der Bestrahlungsfrage in der Therapie der Collumcarcinome. Arch. Gynäk. **130**, 283—324 (1927). — Untersuchungen über die Dosierung harter Röntgenstrahlen bei Behandlung des Collumcarcinoms. Strahlenther. **33**, 601 (1929). — 2. Teil: Strahlenther. **34**, 340 (1929). — 3. Teil: Strahlenther. **34**, 501 (1929).

Gabriel, Technische Neuerungen. Röntgenkongr. Berlin 1924. Fortschr. Röntgenstr. **32**, Kongreßh., 233 (1934). — *Gál, F.*, Die Entwicklung der gynäkologischen Röntgenbehandlung während der letzten 10 Jahre in der 2. Universitäts-Frauenklinik Budapest. Strahlenther. **37**, 623 (1930). Festschrift für Döderlein. — *Garcia Donato, J.* u. *V.*, Ein neuer Streukörper beim Verfahren in der Röntgentiefentherapie. Strahlenther. **17**, 351 (1924). — *Gauß, C. J.*, Zur Bestrahlungstechnik der Uteruscarcinome. Röntgenkongr. Wien 1929. Fortschr. Röntgenstr. **40**, 21 (1929). — Entwicklung und jetziger Stand der Bestrahlungstechnik des Collumcarcinoms an der Würzburger Universitäts-Frauenklinik . 3. Congr. internat. radiol. Paris 1931. Résumés des Comm. p. 184. Paris: Masson & Cie. 1931. — *Gauß* u. *Lembcke*, Röntgentiefentherapie. 1. Sonderband zur Strahlentherapie. Berlin u. Wien: Urban & Schwarzenberg 1912. — *Gelpi, M. J.*, Review of various methods of treatment of carcinoma of the cervix. Attendant primary mortality and 5 year cures. Radiology **11**, 403—408 (1929). — *Glasser, O.*, Erythemdosen in Röntgeneinheiten. Strahlenther. **20**, 141 (1925). — 2. Mitt. Strahlenther. **21**, 476 (1926). — Die Absolutbestimmung der Dosiseinheit „1 Röntgen" in der Eichstation der Cleveland Clinic. Strahlenther. **27**, 160 (1927). — Einige Betrachtungen zum Problem der Strahlendosimetrie. Strahlenther. **27**, 740 (1928). — Siehe Friedrich. — *Glasser, O.* u. *W. H. Meyer*, Erythemdosen in Röntgeneinheiten. 3. Mitt. Strahlenther. **23**, 361 (1926). — Erythemdosen in Röntgeneinheiten. 4. Mitt. Strahlenther. **24**, 710 (1927). — *Glasser, O.* u. *V. B. Seitz*, Das Kondensatordosimeter. Strahlenther. **29**, 549 (1928). — *Gleichmann, O.*, Richtapparat zur Einstellung des Röntgenstrahlenkegels auf Tumoren, welche in der Tiefe des kleinen Beckens gelegen sind. Münch. med. Wschr. 1922, 1481. — Gynäk.kongr. Innsbruck 1922. Arch. Gynäk. **117**, 239, Kongr.ber. (1922). — *Glocker, R.*, Über die Streustrahlung und ihre Bedeutung für die Röntgentherapie. Münch. med. Wschr. 1921 I, 177. — Das Grundgesetz der physikalischen Wirkung von Röntgenstrahlen verschiedener Wellenlänge und seine Beziehungen zum biologischen Effekt. Strahlenther. **26**, 147 (1927). — *Glocker, R.* u. *E. Kaupp*, Über den Strahlenschutz und die Toleranzdosis. Strahlenther. **20**, 144—152 (1925). — Über die Genauigkeit der Spannungsmessung auf spektrographischem Wege. Strahlenther. **22**, 160—171 (1926). — Über eine in bezug auf die R-Einheit von der Qualität der Strahlung unabhängige Fingerhutkammer und über die Messung der Streuzusatzdosis im Wasserphantom. Strahlenther. **23**, 447 (1926); **24**, 517 (1927). — 3. Mitt. Strahlenther. **26**, 156 (1927). — *Glocker, Rothacker* u. *Schönleber*, Neue Methoden zur Messung der Tiefendosis im Wasserphantom. Strahlenther. **14**, 389 (1923). — *Goldhamer*, Eine einfache Vorrichtung zur genauen Messung der Röhrenneigung (Zentralstrahlgoniometer). Fortschr. Röntgenstr. **32**, 382 (1924). — *Grashey*, Zentriervorrichtung für Röntgentiefentherapie (Kleinfelderbestrahlung). Münch. med. Wschr. 1923 I, 177. — *Grebe, L.*, Die energetische Bedeutung der R-Einheit. Röntgenkongr. Berlin 1926. Fortschr. Röntgenstr. **34**, Kongreßh., 166 (1926). — Die Messung der Röntgenstrahlendosis. Strahlenther. **21**, 306 (1926). — *Grebe, L.* u. *W. Bickenbach*, Die Beziehung der R-Einheit zur Sabouraudeinheit. Strahlenther. **27**, 358 (1928). — *Grebe, L.* u. *O. Gaertner*, Die absolute Herstellung der R-Einheit im Bonner Röntgeninstitut. Strahlenther. **27**, 728 (1928). — *Grebe, L.* u. *H. Martius*, Zur Standardisierung der Röntgenstrahlenmessung. Dtsch. med. Wschr. 1926 II, 1156. — *Grebe, L.* u. *K. Nitzge*, Tabellen zur Dosierung der Röntgenstrahlen. Sonderband zur Strahlentherapie. Berlin u. Wien: Urban & Schwarzenberg 1930. — *Groedel*, Die Röntgentherapie des Mammacarcinoms mittels Nahbestrahlung und Homogenisierungsfilter. Ersatz der unökonomischen Fernfeldbestrahlung. Dtsch. Z. Chir. **163**, 405 (1921). — *Groover, Christie* and *Merritt*, Further report on a new tube holder for Roentgen therapy. Amer. J. Roentgenol. **11** (1924). — *Großmann*, Die neue Richtung in der Technik der Therapieapparate. Vergleichende Betrachtungen über die alten und neuen Apparatesysteme. Röntgenkongr. Berlin 1924. Fortschr. Röntgenstr. **82**, Kongreßh., 178 (1924). — *Guilbert, C.* (G. C.), Les unités radiologiques. Les Rayons X, Nr 3, 17 (1926). — Radiothérapie. Technique du dosage en profondeur. Paris: N. Maloine 1932. — *Gunsett, A.*, Huit années de dose fractionnée et étalée dans la roentgenthérapie des cancers avec quelques remarques sur le dosage intravaginal dans la roentgenthérapie des cancers du col de l'utérus. 3. Congr. internat. radiol. Paris 1931. Résumés des Communications p. 189. Paris: Masson & Cie. 1931. — *Guthmann, H.*, Zur Technik der Fernbestrahlung. Strahlenther. **15**, 214 (1923). — Über die Abhängigkeit des biologischen Effektes von der Röntgenlichtdosis. (Nach Beobachtungen an Bakterien und am Ovar.) Strahlenther. **25**, 280 (1927).

Hase, H. u. *H. Küstner*, Über die Eichgenauigkeit von Eichstandgeräten im Dreielektrometerverfahren. — *Hase, H.*, *H. Küstner* u. *J. Piepenborn*, Über Dosierungsfehlerquellen bei unrichtiger Handbhabung der Eichstandgeräte. Strahlenther. **31**, 751 (1929). — *Haupt, W.*, Zur Technik der Röntgenbehandlung des Uteruscarcinoms. Strahlenther. **21**, 132 (1926). — *Haupt* u. *Pinoff* (Görlitz), Der erweiterte Röntgen-Wertheim. Berl. klin. Wschr. **1921 I**. — Die Fernfeldmethode des erweiterten Röntgen-Wertheim. Dtsch. med. Wschr. **1921 II**, 1028. — *Healy, W. P.*, Uteruskrebs und seine Behandlung durch Bestrahlung. Amer. J. Obstetr. **1925/26**, 789. Ref. Fortschr. Röntgenstr. **34**, 605 (1926). — *Heimann, F.*, Über gynäkologische Strahlentherapie. Schles. Ges. vaterländ. Kultur, Juli 1922. Dtsch. med. Wschr. **1922 II**, 1566. — Technik und Biologie der Röntgenbestrahlung. Klin. Wschr. **1924 II**, 1436. — Ein Wort zur Strahlenbehandlung des Uteruskrebses. Südostdtsch. Ges. Geburtsh., 2. Mai 1926. Zbl. Gynäk. **1926**, 2520. — *Heyman, J.*, The combined radium and roentgen treatment of cancer of the cervix uteri. Cancer (Festschrift für Ewing.) Ann. Surg., Jan. **1931**. Philadelphia-Montreal-London: J. B. Lippincott Comp. — *Heß, P.*, Die Härteabhängigkeit der R-Dosen im Vergleich zu äquivalenten Erythemen aller gebräuchlichen Strahlenqualitäten. Strahlenther. **27**,·146 (1927); **27**, 734 (1928). — Erythemdosis und Sabouraud-Einheit. Strahlenther. **29**, 803 (1928). — Erythemdosen und R-Einheiten für alle gebräuchlichen Strahlenqualitäten. Rhein.-westfäl. Röntgenges., 26. Nov. 1927. Fortschr. Röntgenstr. **37**, 277 (1928). — *Hesse*, Röntgentherapie der Carcinome. Ver. Ärzte Düsseldorf, 14. Juni 1927. Münch. med. Wschr. **1927 II**, 1474. — *Hin, G.*, Vergleichsmessungen mit deutschen Meßinstrumenten und die Beziehung zwischen R-Einheit und HED bei verschiedenen Strahlenqualitäten. Strahlenther. **31**, 575 (1929). — *Hirsch, G.*, Die Röntgenstrahlen-, Radium- und Mesothoriumtherapie bei malignen Tumoren in der Gynäkologie. Fortschr. Röntgenstr. **21**, 123 (1913). — *Holitsch*, Modifikation der gynäkologischen Tiefenbestrahlungen. Röntgenkongr. München 1923. Fortschr. Röntgenstr. **31**, Kongreßh., 89 (1923). — *Holfelder, H.*, Das Problem der räumlich homogenen Dosierung in der chirurgischen Röntgentiefentherapie und seine Lösung durch den Felderwähler. Münch. med. Wschr. **1920 I**, 926. — Erfahrungen mit der Röntgenbehandlung maligner Tumoren. Strahlenther. **15**, 727 (1923). — Neuere Gesichtspunkte zur Erzielung einer räumlichen Homogenität in der Körpertiefe. Röntgenkongr. Berlin 1924. Fortschr. Röntgenstr. **82**, Kongreßh., 148 (1924). — Die Röntgenbehandlung der malignen Geschwülste. Z. ärztl. Fortbildg **21**, 294 (1924). — Irrtümer und Gefahren der Röntgentherapie und deren Verhütung. Irrtümer der allgemeinen Diagnostik und Therapie sowie deren Verhütung von R. Grashey, H. 4. Leipzig: Georg Thieme 1924. — Der gegenwärtige Stand der Strahlenbehandlung des Brustkrebses. Med. Klin. **1925 I**, 213, 255. — Methodische Grundlagen der chirurgischen Röntgentherapie. Lehrbuch der Strahlentherapie von H. Meyer, Bd. 2, S. 77. 1925. — Die Röntgentherapie bei chirurgischen Erkrankungen. 1. Allgemeiner Teil. Handbuch der Röntgentherapie von P. Krause. Leipzig: W. Klinkhardt 1925. — Die Felderwahl und die Durchführung der beweglichen Dosierung in der Tiefentherapie. Röntgenkongr. Wiesbaden 1927. Fortschr. Röntgenstr. **36**, Kongreßh., 115 (1927). — *Holfelder, H.*, *O. Bornhauser* u. *E. Yaloussis*, Über die Intensitätsverteilung der Röntgenstrahlen in der Körpertiefe. Strahlenther. **16**, 412 (1924). — *Holthusen, H.*, Der derzeitige Stand der physikalischen Meßmethoden. Strahlenther. **22**, 1 (1926). — Die Einheitsdosimetrie der Röntgenstrahlen im praktischen Gebrauch. Klin. Wschr. **1927 II**, 2033. — Siehe Determann und Jacobi. — *Holthusen, H.* u. *R. Braun*, Grundlagen und Praxis der Röntgenstrahlendosierung. Leipzig: Georg Thieme 1933. — *Holzknecht, G.*, Abänderung der Wintz-Dessauer-Wieserschen Methode der Tiefentherapie zwecks Vermeidung von Schädigungen. Ges. Ärzte Wien, 6. Okt. 1922. Klin. Wschr. **1922 II**, 2357. Zur Carcinomtherapie. Röntgenkongr. Berlin 1924. Fortschr. Röntgenstr. **82**, Kongreßh., 94 (1924).

Jacobi, Siehe Determann und Holthusen. — *Jaeckel*, Siehe Sippel. — *Jaeger, R.*, Ein neuer Strahlendosiszähler. Strahlenther. **16**, 487 (1924). — Zur Frage der Röntgendosiseinheit „R" in der Therapie. Internat. Radiotherapie **2**, 770 (1927). — *Jaeger, R.* u. *W. Rump*, Über die Bestimmung des Schwächungskoeffizienten und der Streuzusatzstrahlung mit dem Siemens-Röntgendosismesser. Strahlenther. **15**, 650 (1923). — *Janker, R.*, Einige Hilfsgeräte für Röntgenbetriebe. Röntgenprax. **3**, 711 (1931). — *Janus*, Die Entwicklung der Röntgentechnik, deren heutiger Stand und Ausblicke. Münch. Röntgenianum Ges. Radiol. Rdsch. **2**, 25 (1933). 2. Kurs, Okt. 1932. — *Jarcho, J.*, Gynecological Roentgenology. Annals of Roentgenology, a series of monographic atlasses, edited by J. T. Case, Vol. 13. New York: Paul B. Hoeber 1933. — *Jaschke, R. Th. von* u. *P. W. Siegel*, Die Fern-Großfelderbestrahlung in der gynäkologischen Röntgentiefentherapie. Münch. med. Wschr. **1920 I**, 593. — *Johannès*, Détermination de la forme rationelle à donner aux cathodes des soupapes „Kénotron" pour haute tension. J. de Radiol. **8**, 113 (1924). — *Jona*, Zur Übertragung der Röntgendosis. Strahlenther. **26**, 614 (1927). — *Jüngling, O.*, Röntgenbehandlung chirurgischer Krankheiten. Leipzig: S. Hirzel 1924.

Kaupp, E., Siehe *R. Glocker*. — *Keith, D. Y.*, Mixed radiation in malignant disease. Amer. J. Roentgenol. **12**, 53 (1924). — *Keßler, E.* u. *F. Sluys*, Die Messung der Gammastrahlung in absoluten „R"-Einheiten. Strahlenther. **31**, 771 (1929). — *Kircher, H.* u. *W. Schmitz*, Energiemessungen an Röntgenstrahlen. Z. Physik **36**, 484 (1926). Ref. Fortschr. **34**, 998 (1926). — *Kriser, A.*, Einige technische Verbesserungen bei der Tiefenbestrahlung. Röntgenkongr. München 1923. Fortschr. Röntgenstr. **31**, Kongreßh., 112 (1923). — Aussprache zu **Chaoul**: Strahlensammler für kleine Felder. Röntgenkongr. München 1923. Fortschr. Röntgenstr. **31**, Kongreßh., 108 (1923). — Zur Technik der Röntgenbehandlung des Uteruscarcinoms. Strahlenther. **22**, 377 (1926). — *Krönig, B.*, Über die biologische Reichweite der Radium-, Mesothorium- und Röntgenstrahlen. Münch. med. Wschr. **1914 II**, 1715. — *Küstner, H.*, Die Empfindlichkeit der Selenzelle auf Röntgenstrahlen verschiedener Wellenlänge. Z. Physik **27**, 124 (1924). — Das Problem der Meßeinheit in der Dosierung der Röntgenstrahlen. Klin. Wschr. **1926 II**, 1837. — Das Göttinger Eichstandgerät, ein neues transportsicheres Dosimeter zeitlich konstanter Empfindlichkeit. Strahlenther. **24**, 501 (1927). — Fortschritte in Ausführungsform und Anwendungsbereich des Eichstandgerätes. Strahlenther. **26**, 397 (1927). — Die Absolutbestimmung der R-Einheit mit dem großen Eichstandgerät. Strahlenther. **27**, 331 (1927). — Die Dosimetrie in der Röntgentherapie. Leipzig: Johann Ambrosius Barth 1928. — Wieviel „R-Einheiten" entspricht die HED? Fortschr. Röntgenstr. **36**, Kongreßh., 81 (1930). — Siehe H. **Hase**. — *Küstner, H.* u. *H. Hase*, Stielstrahlung, Luftschwächung und quadratisches Abstandsgesetz. Niedersächs. Röntgenges. Hannover, 14. Jan. 1928. Fortschr. Röntgenstr. **37**, 572 (1928). *Kupferberg, H.*, Zur Verbesserung der Röntgenstrahlendosimetrie und -therapie in der Frauenheilkunde. Mschr. Geburtsh. **61**, 41 (1923).

Laborde, S. u. *Y. L. Wickham*, Die Strahlentherapie der Cervixkrebse im Antikrebszentrum der Pariser Bannmeile (**Villejuif**). Presse méd. **1929**, No 100, 1629. Ref. Fortschr. Röntgenstr. **41**, 353 (1930). — *Lahm, W.*, Ein neues Bestrahlungsgerät für Tiefentherapie nach **Lahm-Schaarschmidt**. Röntgenkongr. Berlin 1924. Fortschr. Röntgenstr. **32**, Kongreßh., 217 (1924). — Ein neues Zentrierungsgerät (Bestrahlungsbrücke) zur Bestrahlung tiefgelegener Carcinome. Strahlenther. **18**, 605 (1924). — Die Strahlenbehandlung des Collumcarcinoms. Erg. med. Strahlenforsch. **1** (1925). — *Langer, H.*, Die Röntgenbestrahlung des Gebärmutterkrebses. Ärztl. Bezirksver. Erlangen, 26. Juni 1922. Münch. med. Wschr. **1922 II**, 1264. — Einstelltechnik unter Kontrolle des Auges für Röntgentiefentherapie. (Gleichzeitig ein Beitrag zur Tiefenmessung der Portio für gynäkologische Röntgenbestrahlungen.) Münch. med. Wschr. **1923 I**, 503. — *Laß, J.*, Siehe B. **Capaldi**. — *Lehmann* (Rostock), Das Strahlenkegelphantom für Tiefentherapie. Münch. med. Wschr. **1920 I**, 405. — *Lembcke*, Siehe **Gauß**. — *Lorenz, E.* u. *B. Rajewsky*, Die Rolle der Streuung für die Strahlenwirkung unter Berücksichtigung des Comptoneffektes. Strahlenther. **18**, 473 (1924). — Das Problem der Intensitätsverteilung von Röntgenstrahlen im durchstrahlten Medium. Strahlenther. **20**, 581 (1925). — *Loughery, Th. P.*, Siehe W. R. **Stecher**. — *Lundquist, A.*, Über eine graphische Anordnung zur Bestimmung der Tiefendosis. (Zunächst für die **Voltz**schen Dosierungstafeln.) Acta radiol. (Stockh.) **4**, 378 (1925).

Maier, E. (Freiburg), Experimentelle Untersuchungen über die Intensitätsverteilung der Röntgenstrahlen im menschlichen Körper. Strahlenther. **21**, 480 (1926). — *Maier, E.* (Wien), Carcinome des Kehlkopfs und der Gebärmutter. Ges. Ärzte Wien, 24. Juni 1932. Wien. klin. Wschr. **1932 I**, 859. — *Manning, W. J.*, Roentgen ray tube centering on sagittal plane of body in a simple, rapid and accurate manner. J. of Radiol. **5**, 129 (1924). — *Mannl, R.*, Ein neuartiges Bestrahlungsgerät für die Röntgentherapie. Strahlenther. **41**, 799 (1931). — Fortschr. Röntgenstr. **43**, 804 (1931). — Einstellvorrichtung für Röntgenröhren. Ver.igg dtsch. Röntgenol. tschechoslov. Republ. Prag, Nov. 1931. Fortschr. Röntgenstr. **46**, 351 (1932). — *Marko*, Röntgentechnische Kleinigkeiten. Fortschr. Röntgenstr. **32**, 442 (1924). — *Martindale, L.*, Recent advances in deep X-ray therapy in non-malignant and malignant uterine diseases. Proc. roy. Soc. Med. **25**, 305—312 (1932). — Ber. Gynäk. **22**, 183 (1932). — *Martius, H.*, Die Strahlenbehandlung der inoperablen Portiocarcinome. Dtsch. med. Wschr. **1922 I**, 977. — Die Röntgenstrahlenbehandlung in der Gynäkologie. Handbuch der Röntgentherapie von P. Krause. Leipzig: W. Klinkhardt 1924. — *Marxner,* Prolonged life for the Coolidge tube. Brit. J. Radiol., Nr 284, 103. — *Mayer, A.,* Über das Uteruscarcinom und seine moderne Behandlung. Münch. med. Wschr. **1921** I, 168. — Röntgentiefentherapie in der Gynäkologie. Strahlenther. **14**, 818 (1923). — *Meisels,* Röntgenbehandlung bösartiger Geschwülste. Polska Gaz. lek. **2**, 605—607 (1923). — Ber. Gynäk. **4**, 325 (1924). — *Meland, O. M.,* Siehe C. W. Emery, S. G. Mudd und W. E. Costolow. — *Melchart, F.,* Lagerungsgeräte für Untertischbestrahlungen für hochspannungsgeschützte Röhren. Strahlenther. **47**, 380 (1933). — *Melchart, F.* u. *F. Urbach,* Ein Röntgenkontrollgerät. Wien. Ges. Röntgenkde, 7. Juni 1933. Fortschr. Röntgenstr. **48**, 370—372 (1933). — *Merritt,* Siehe Christie und Groover. — *Meyer, H.,* Das Problem der Kreuzfeuerwirkung in der gynäkologischen Röntgentherapie. Zbl. Gynäk. **1913**, 1741. — Verh. dtsch. Ges. Gynäk. **1913** (Sitzgsber.). Teil 2, 453 (1913). — *Meyer, W. H.,* Siehe O. Glasser. — *Mikulicz-Radecki, F. von,* Die Strahlentherapie der malignen Geschwülste in der Gynäkologie. Strahlenther. **26**, 252—268 (1927). — Die Behandlung des Uteruscarcinoms an der Stoeckelschen Klinik. Röntgenkongr. Wien 1929. Fortschr. Röntgenstr. **40**, Kongreßh., 18 (1929). — Strahlenther. **33**, 120 (1929). — *Miramond de Laroquette,* Présentation d'un périscope pour le centrage des tubes. Congr. Assoc. franç. avanc. Sci. Constantine, April 1927. J. de Radiol. **11**, 481 (1927). — Courbes et tableaux numériques moyens, en unités R centimétriques, des quantités incidentes et absorbées et des doses d'érythèmes, de divers rayonnements X employés en radiothérapie. Congr. Assoc. franç. avanc. Sci. Constantine, April 1927. J. de Radiol. **11**, 483 (1927). — *Moore, Sh.,* High voltage roentgen ray therapy. Conclusions drawn from the treatment of 300 cases. J. Amer. med. Assoc. **81**, 269—274 (1923). — *Moore,* Siehe Coolidge. — *Moots, Ch. W.,* Treatment of cancer of the uterus. Ohio State med. J., Jan. **1924**, 10. — *Morlet* et *Casman,* Emploi de la paraffine en radiothérapie profonde. Congrès Liège 1924. J. de Radiol. **8**, 419 (1924). — *Mutscheller,* Ionometer for relative measurement of primary rays. Radiology **2**, 330. — *Murdoch, J.* u. *E. Stahel,* Vergleichende Studien von zwei dosimetrischen Röntgeneinheiten — das französische R (Solomon) und das deutsche R (Behnken). Strahlenther. **27**, 561 (1927). — Arch. Électr. méd., Okt. **1927**. — *Müller, Chr.,* Röntgentiefenbestrahlung mit großen Feldern und wandernder Röhre. Fortschr. Röntgenstr. **21**, 444 (1913). — Über Stand und Ziele der Röntgentiefentherapie der Carcinome. Strahlenther. **10**, 749 (1920). — *Müller, O.,* Die medizinische Röntgentechnik. Die Technik der Elektromedizin in Einzeldarstellungen, H. 5/6. Leipzig: Hachmeister & Thal 1925. — *Müller, Th.,* Siehe *Stenstrom.*

Nahmmacher (Dresden), Die Tiefentherapie mit Radium- und Röntgenstrahlen. Ges. Natur- u. Heilkde Dresden, 12. Dez. 1921. Münch. med. Wschr. **1922** I, 452. — *Naujoks,* Die Strahlenbehandlung maligner Neubildungen in der Gynäkologie. Dtsch. med. Wschr. **1924** I, 396. — *Nemenow, M. J., O. J. Arnstamm* u. *E. R. Nowotjelnowa,* Die Röntgen- und Radiumbehandlung des gynäkologischen Krebses. Fortschr. Röntgenstr. **35**, 989 (1927). — *Neuwirth,* Zur Frage der Strahlenbehandlung der Collumcarcinome. Zbl. Gynäk. **1926**, Nr 51a. — *Newell,* Siehe Chamberlain. — *Nogier,* Procédé pour faire fonctionner les ampoules Coolidge standard à très haute tension. J. de Radiol. **8**, 271 (1924). — *Nowotjelnowa, E.,* Zur Behandlung des Carcinoms der weiblichen Geschlechtsorgane mit Radium und Röntgenstrahlen. Ann. Roentgenol. et Radiol. **1**, 205 (1922). J. Inst. Etat de Roentgenol. et Radiol. Pétersbourg.

Oliva, L. A., Die Röntgenstrahlen und das Radium bei der Behandlung des Uteruscarcinoms. Atti Soc. Ostetr. 20. Congr. Ref. Mschr. Geburtsh. **62**, 99 (1921). — *Opitz, E.,* Neuzeitliche Tiefentherapie in der Gynäkologie. Ther. Gegenw. **1920**, 1/2. Ref. Strahlenther. **11**, 1092 (1920). — Zur Frage der Strahlenbehandlung der Collumcarcinome. Aussprache zu dem Vortrag von Fürst. Oberrhein. Ges. Geburtsh., 2. Mai 1926. Zbl. Gynäk. **1926**, 2782. — Siehe Behne. — *Opitz* u. *Friedrich,* Die Freiburger Strahlenbehandlung des Uteruskrebses. Münch. med. Wschr. **1920** I.

Palmieri, Ulteriori studi sulla diffusione dei raggi X e loro applicazioni in roentgenterapia profonda. Radiol. med. **10**, No 8 (1923). Ref. Strahlenther. **17**, 487 (1924). — *Palugyay, J.,* Demonstration eines Meß- und Einstellapparates für die Röntgenbestrahlung des Uteruscollumcarcinoms nach der Wintzschen Methode. 4. Tagg dtsch. Röntgenol. tschechoslov. Rep., Okt. 1925. Fortschr. Röntgenstr. **34**, 370 (1926). Meß- und Einstellapparat für die Röntgenbestrahlung des Uteruscollumcarcinoms nach der Wintzschen Methode. Strahlenther. **21**, 389 (1926). — Meß- und Einstellungsapparat für die Röntgenbestrahlung des Uteruscollumcarcinoms. Strahlenther. **23**, 191 (1926). — *Pankow, O.* u. *H. Borell,* Zur Frage der Großfelderbestrahlung des Uteruscarcinoms. Strahlenther. **11**, 906 (1920). — *Pantolini, M. J.,* Siehe Aprile.— *Pape,* Strahlen- und Bestrahlungstechnik. Strahlenther. **14**, 843 (1933). — *Paroli, G.,* Sur le cancer du col de l'utérus traité par la radiothérapie. 3. Congr. internat. Radiol. Paris 1931. Résumés des communications, p. 190. Paris: Masson & Cie. 1931. — *Penzoldt, R.,* Die biologische Zusatzdosis bei größerem Fokushautabstand. Röntgenkongr. Berlin 1926. Fortschr. Röntgenstr. **34**, Kongreßh., 54 (1926). — Der Einfluß der Feldgröße bei der Behandlung oberflächlich gelegener Krebse durch Röntgenstrahlen.

Bayer. Ges. Geburtsh. Nürnberg, 6. Dez. 1925. Mschr. Geburtsh. **76**, 357 (1927). — *Picard*, Intensiv-bestrahlungs- und Inhalationskammer. Strahlenther. **16**, 512 (1924). — *Piepenborn, J.*, Siehe Hase und Küstner. — *Pilger* (Erlangen Clinic), A lecture delivered at the city of Dublin skin and cancer hospital Hume street, Dublin, on deep X-ray therapy. Arch. of Radiol., Mai **1923**, Nr 274. — Deep X-ray therapy. The technique of the Erlangen Clinic. Lancet **1923**, 115. — *Pirie, A. H.*, Ryans rule. Amer. J. Roentgenol. **11**, 316 (1924). — *Pokorny, A. u. L.*, Bleimasken zur Abdeckung. Strahlenther. **41**, 767 (1931). — *Portman, U. V.*, Radiation therapy of cancer of the uterus. Amer. J. Obstetr. **7**, 536—540 (1924). — *Puga, J.*, Bedeutung der Großfeldermethode von Warnekros in der Technik der Röntgen-behandlung des Corpus- und Collumcarcinoms. Rev. españ. Obstetr. **1921**, No 7. Ref. Zbl. Gynäk. **1922**, 1708. — Die Streuungsrinne. Strahlenther. **16**, 288 (1924). — *Puga-Huete* (Granada), Bedeutung der Großfeldmethode von Warnekros in der Technik der Röntgenbehandlung der Corpus- und Collumcarcinome des Uterus. Strahlenther. **13**, 622 (1922). — *Puschin, B.*, Die Praxis der Dosimetrie bei der Tiefentherapie in den Moskauer Heilanstalten. Moskau. Röntgenges., 22. Febr. 1927. Fortschr. Röntgenstr. **37**, 914 (1928).

Quick, D., Über biologische Wirkungen von Radium- und Röntgenstrahlen, speziell auf die Fak-toren Wellenlänge, Strahlungsintensität und Bestrahlungsdauer. Krebskonfer. London 1928. Strahlenther. **31**, 518 (1929).

Radiological treatment of cancer. Recommendations and technique. (Zum Bericht des Völker-bundes III, 5). Lancet **1929 II**, 348—351. Ref. Zbl. Radiol. **7**, 707 (1929). — *Rahm, H.*, Das Problem der homogenen Durchstrahlung kranken Gewebes. Strahlenther. **16**, 451 (1924). — Beitrag zur Lösung des Problems von der homogenen Durchstrahlung. Klin. Wschr. **1925 I**, 754. — *Rajewsky, B.*, Compton-effekt bei tiefentherapeutischen Bestrahlungsbedingungen. Fortschr. Röntgenstr. **35**, 262 (1926). — Beiträge zur Rückstreuung. Röntgenkongr. Wiesbaden 1927. Fortschr. Röntgenstr. **36**, Kongreßh., 81 (1927). — Strahlenther. **26**, 158—161 (1927). — *Rajewsky*, Siehe F. Dessauer. — *Rajewsky*, Siehe E. Lorenz. — *Raynal, A.*, L'irradiation de l'excavation par la voie périnéale est-elle facile à réaliser avec les appareils actuels de radiothérapie pénétrante? Un appareil de fortune: Le fauteuil percé. J. de Radiol. **14**, 413 (1930). — *Recasens, S.*, Die Röntgentherapie in der Gynäkologie. Madrid: J. Cosano 1921. — Les nouvelles applications de la radiothérapie en gynécologie. Presse méd. **31**, 705—708 (1923). — *Regaud, Cl.*, L'erreur du fractionnement et de la répétition exagérée des doses dans la radiothérapie des cancers. Paris méd., 4. Febr. **1922**, 102. — Quelques préceptes géneraux déduits de l'état actuel de la thérapeutique anti-cancéreuse. Arch. Électr. méd. **31**, No 485, 9 (1923). — Distribution chronologique rationelle d'un traitement du cancer épithélial par les radiations. C. r. Soc. Biol. Paris **86**, 1085—1088 (1923). — Principes du traitement des épitheliomas épidermoides par les radiations. Application aux épidermoides de la peau et de la cavité buccale. Congr. Cancer Strasbourg 1923. J. de Radiol. **7**, 297—322, Aussprache S. 425 (1923). — *Regaud*, Siehe Coutard. — *Reiser*, Wie bestrahlt man große Flächen intensiv und gleichmäßig mit Röntgenstrahlen, ohne unökonomisch zu werden und ohne komplette Raine zu lassen. Ver. dtsch. Ärzte Prag, 28. Juni 1924. Fortschr. Röntgenstr. **32**, 686 (1924). — Med. Klin. **1924 II**. — *Rigele* (Prag), Neueste Entwicklung der Tiefen-therapieapparate. Fortschr. Röntgenstr. **31**, 771 (1923). — *Roffo, A. H.*, La irradiacion Roentgen sobre la malignidad del tejido neoplasica. Bol. Inst. Med. exper. **1928**, Nr 19. — *Rouffart*, Radiotherapy in uterine cancer. Le Scalpel, 29. Sept. **1923**. Ref. Brit. J. Radiol. **1923**, Nr 286, 153. — *Roques, C. M.*, Radioviseur. Bull. Soc. Radiol. méd. France **18**, 152—153 (1930). — *Rothacker*, Siehe Glocker und Schoenleber. — *Rump, W.*, Messungen an Röntgenstrahlen. Naturforscherkongr. Innsbruck 1924. Fortschr. Röntgenstr. **32**, Kongreßh. 2, 26, 36 (1924). — Energiemessungen an Röntgenstrahlen. Z. Physik **43**, 254; **44**, 396 (1927). — *Rump, W.*, Siehe H. Wintz. — *Runge, E.*, Praktikum der gynäkologischen Strahlentherapie. Leipzig u. München: O. Nemnich 1921. — *Russo*, Über das Problem der exakten Röntgendosismessung. Fortschr. Röntgenstr. **31**, 771 (1923).

Sachatschieff, Allgemeine Methode der Zentrierung in der Tiefentherapie. Röntgenprax. **1**, 706 (1929). — *Schaefer, W.*, Meine Erfahrungen mit der Körperhöhlenröntgenröhre. Niedersächs. Röntgenges. Göttingen, Juni 1933. Fortschr. Röntgenstr. **48**, 494 (1933). — *Schaefer, W. u. E. Witte*, Über eine neue Körperhöhlenröntgenröhre zur Bestrahlung von Uterustumoren. Festschrift für Seitz. Strahlenther. **44**, 283 (1932). — Die weitere technische Entwicklung des Körperhöhlenrohres und seine Anwendbarkeit. Strahlenther. **49**, 298—303 (1934). — Erwiderung auf die vorstehenden Ausführungen von H. Chaoul, Berlin (Körperhöhlenröntgenröhre und Nahbestrahlung betr.). Strahlenther. **49**, 720 (1934). — *Schinz, H. R.*, Über Richtlinien der Dosierung in der Röntgentherapie. Schweiz. med. Wschr. **1927 I**, 585—591. — *Schmitz H.*, Technique and statistics in the treatment of carcinoma of the uterus and contiguous organs with the combined use of radium and X-rays. Amer. J. Roentgenol. **9**, 662 (1922). — The cancer problem from the radiological standpoint. Radiology **2**, 7. — The technique and the treatment of carcinoma of the cervix with a combination of X-rays and radium rays. Amer. J. Roentgenol. **10**, Nr 3 (1923). — The technique of radium and roentgen treatment of carcinoma of the uterus. Amer. J. Roentgenol. **25**, 364 (1931). — The technique of radiation therapy in uterine carcinomas. Amer. J. Obstetr. **25**, 10—21 (1933). — *Schmitz, W.,* Siehe H. Kircher. — *Schneider, G. H.,* Über einen Kombinationszirkel für geburtshilfliche und röntgenologische Zwecke und seine Anwendung. Med. Klin. **1927** II, 1582. — Über einen einfachen Bestrahlungsplanfestleger. Strahlenther. **38**, 762 (1930). — *Schoenleber,* Siehe Glocker u. Rothacker. — *Schreus, H. Th.,* Die biologische Bestimmung der Rückstreuungswerte bei harten Röntgenstrahlen zur Vermeidung der Meßfehler physikalischer Dosimeter. Klin. Wschr. **1926** II, 1762. — Über die Eichung des Sabouraud-Noiré-Dosimeters in R-Einheiten und seine Brauchbarkeit zur praktischen Dosimetrie. Strahlenther. **29**, 375 (1928). — *Schubert, E. v.,* Carcinomtherapie mit extrem harten Röntgenstrahlen und die dafür in der Charité-Frauenklinik verwendeten Einrichtungen. Z. Geburtsh. **100**, 190 (1931). — Über Carcinomtherapie mit extrem harten Strahlen. Strahlenther. **42**, 136 (1931). — Dtsch. Ges. Gynäk. Frankfurt a. M. 1931. Zbl. Gynäk. **1931**, 2906. — Arch. Gynäk. **144**, 572 (Kongr.ber.). — Vorläufige Erfahrungen mit der Carcinomtherapie mit extrem harten Röntgenstrahlen. Festschrift für Seitz. Strahlenther. **44**, 293 (1932). — Zbl. Gynäk. **1932**, 2020. — *Schultze, G. K. F.,* Die in R-Einheiten durch vaginale Messung bestimmte Dosis bei der Bestrahlung des Uteruscarcinoms. Strahlenther. **28**, 524 (1928). — *Schwarz, G.,* Röntgendauerstrahler für Lichtnetzanschluß als Ersatz der Radiumkanone. Wien. Ges. Ärzte, Febr. 1932. Dtsch. med. Wschr. **1932** I. — *Seisser, F.,* Aktuelle Fragen der gynäkologischen Strahlentherapie. (Fortbildungsvortrag.) Strahlenther. **36**, 671 (1930). — *Seitz, L.,* Die Röntgenbestrahlung des Uteruscarcinoms. Klin. Wschr. **1922** I. — Die Röntgen-Radium-behandlung. Halban-Seitz, Biologie und Pathologie des Weibes, Bd. 2. Berlin u. Wien: Urban & Schwarzenberg 1924. — Die Röntgen- und Radiumtherapie der malignen Tumoren des Uterus. Rev. med. Barcelona, März 1925, No 3. — Die Röntgenbehandlung in der Gynäkologie ausschließlich der bösartigen Neubildungen. Rieder-Rosenthals Lehrbuch der Röntgenkunde, Bd. 3, S. 565—631. 1928. — Die Röntgentherapie der bösartigen Genitalgeschwülste. Lehrbuch der Strahlentherapie von H. Meyer, Bd. 4, Teil 2, S. 767—880. 1929. — Strahlenbehandlung in der Gynäkologie, einschließlich der bösartigen Neubildungen. Handbuch der gesamten Strahlenheilkunde von P. Lazarus, Bd. 2, S. 367—424. 1931. — *Seitz-Wintz,* Grundsätze der Röntgenbestrahlung des Gebärmutterkrebses und des Carcinoms im allgemeinen. Die Carcinomdosis. Münch. med. Wschr. **1918** I. — Die ausschließliche Röntgenbestrahlung des Gebärmutterkrebses, der Röntgen-Wertheim. Münch. med. Wschr. **1919** II. — Unsere Methode der Röntgentiefentherapie und ihre Erfolge. (Sonderbd. z. Strahlenther.) Berlin u. Wien: Urban & Schwarzenberg 1920. — Die Carcinomdosis bei Röntgen- und Radiumbestrahlung. Zbl. Gynäk. **1920**, Nr 4. — Die Bestrahlung des in und direkt unter der Haut gelegenen Carcinoms und die Bedeutung des Fernfeldes und des vergrößerten Einfallsfeldes für die Therapie. Münch. med. Wschr. **1920** I. — Die kombinierte Röntgen-Radiumbehandlung im Rahmen der biologischen Dosierung. Zbl. Gynäk. **1920**, Nr 21. — Die Röntgenbestrahlung bösartiger Neubildungen. Verh. dtsch. Ges. Gynäk. Berlin **1920**. Ref. Teil I. — Klinische Erfahrungen und technische Neuerungen in der Röntgenbehandlung der Carcinome. Bayer. Ges. Geburtsh. Nürnberg, 30. Jan. 1921. — Die Röntgentiefentherapie in der Gynäkologie. Lehrbuch der Röntgenkunde von Rieder-Rosenthal, Bd. 3. 1922. — Der Stand der Röntgentiefentherapie, namentlich in der Gynäkologie. Zusammenstellung zur Orientierung für den praktischen Arzt. Ergebnisse der gesamten Medizin von Th. Brugsch, Bd. 4. Berlin u. Wien: Urban & Schwarzenberg 1922. — Die Röntgentiefentherapie. Gerhartz' Leitfaden der Röntgenologie. Berlin u. Wien: Urban & Schwarzenberg 1922. — *Seitz, V. B.,* Siehe O. Glasser. — *Seuffert, E. v.,* Zur Frage der Tiefenbestrahlung von Carcinomen mittels Röntgenmaschinen. Münch. med. Wschr. **1915** I, 641—643. — Klinische Erfahrungen mit der Carcinombestrahlung. Bayer. Ges. Geburtsh., 30. Jan. 1921. Münch. med. Wschr. **1921** I, 254. — Lehrbuch der physikalischen, biologischen und klinischen Grundlagen zur Strahlentiefentherapie und ihrer Anwendung in der Gynäkologie. Berlin: S. Karger 1923. — *Siegel, P.,* Die Technik der Röntgenbestrahlung bei gutartigen und bösartigen Blutungen. Strahlenther. **12**, 152 (1921). — Zur Strahlentherapie des inoperablen Collumcarcinoms des Uterus. Naturforsch.kongr. Leipzig, Sept. 1922. Fortschr. Röntgenstr. **30**, Kongreßh. 3, 31 (1922). — Bestrahlungsvorrichtung für Tiefenbestrahlung. Röntgenkongr. Berlin 1922. Fortschr. Röntgenstr. **30**, Kongreßh. 1/2, 199 (1922). — *Siegel, P.,* Siehe R. von Jaschke. — *Simon, St.,* Zur Anwendungstechnik des Holfelder-Tubus. Strahlenther. **31**, 743 (1929). — Über den gegenwärtigen Stand der Strahlentherapie des Collumcarcinoms. Wien. klin. Wschr. **1932** I, 780. — *Simon, W.,* Eine Vorrichtung zur geometrisch-konstruktiven Feldeinstellung bei gynäkologischer Tiefentherapie. Münch. med. Wschr. **1922** II, 1539. — Die Lokalisierung der Portio bei der gynäkologischen Röntgenbestrahlung. (Erwiderung auf die Arbeit von Bartram.) Münch. med. Wschr. **1923** I, 363. — *Sippel* u. *Jaeckel,* Über die Ursachen der Mißerfolge der Röntgentherapie bei malignen Neubildungen. Münch. med. Wschr. **1923** II, 1191. — *Sluys,*

Siehe Delporte u. Cahen. — *Sluys, F.,* Siehe E. Keßler. — *Solomon, I.,* Vergleichende Studie zwischen der französischen und der deutschen „R-Einheit". Internat. Radiotherapie **2,** 779 (1927). — *Sommerfeld, A.,* Über Kathoden- und Röntgenstrahlen. Münch. med. Wschr. **1927** I, 640. — *Spiegler,* Die Notwendigkeit eines Heizstrom-Ampèremeters bei Coolidgeröhrenbetrieb. Fortschr. Röntgenstr. **32,** 342 (1924). — *Spinelli, M.,* Beitrag zur Radium- und Röntgentherapie des Uteruscarcinoms. Strahlenther. **13,** 639 (1922). — Il trattamento del cancro dell' utero nella Clinica Spinelli. L'Actinoter. **10,** No 4 (1932). — *Stähler, F.,* Ein neues Zielinstrument zur Erleichterung des Einstellens bei gynäkologischen Tiefenbestrahlungen. Strahlenther. **44,** 475 (1932). — Mittelrhein. Ges. Geburtsh. 1930. Mschr. Geburtsh. **90,** 393 (1932). — *Standardisierungsfragen,* Aussprache 1. internat. Röntgenkongr. London, Juli 1925. Ber. Gynäk. **12,** 744, 745 (1927). — *Stark,* Vier Jahre Tiefentherapie. Ein Beitrag aus der Praxis. Strahlenther. **16,** 603 (1924). — *Stecher, W. R.* and *Th. P. Loughery,* Direct roentgen irradiation of intracavitary neoplasms. Amer. J. Roentgenol. **31,** 64—73 (1934). — *Steiger, M.,* Zur Richtigstellung. Schweiz. med. Wschr. **1920** I, 227. — Die Röntgentherapie maligner Neubildungen der weiblichen Geschlechtsorgane. Schweiz. med. Wschr. **1920** II. — Technische, auf neuen biologischen Erkenntnissen beruhende Neuerungen der Röntgentherapie. Med. Bezirksver. Bern-Stadt, 29. Nov. 1923. Klin. Wschr. **1924** I, 249. — *Stenstrom* and *Th. Müller,* A flexible arrangement for the simultaneous radiation of a patient with three tubes. J. Cancer Res. **8,** 22—29 (1924). — *Stephan, S.,* Ein neues Spreizspeculum für vaginale Röntgenbestrahlung. Strahlenther. **8,** 425 (1918). — *Stern, C.,* Über eine bisher nicht beachtete Fehlerquelle bei der Dosierung der Röntgenstrahlen. Dermat. Wschr. **1929** II. Ref. Zbl. Gynäk. **1930,** 87. — *Stevens, J. Th.,* Carcinoma of the cervix: treatment by a combination of Roentgenrays, radium, and electrothermic coagulation. Radiology **10,** 57—61 (1928). — Die Behandlung der Carcinome der Cervix uteri. Radiology **12,** 423. Ref. Fortschr. Röntgenstr. **40,** 1145 (1929). — *Strauß, O.,* Moderne Krebsbehandlung. Berl. klin. Wschr. **1921** I, 790. — Über Krebs und Krebsbehandlung. Med. Klin. **1927** I, 955, 993. — *Strauß, S.,* Der Dosiszähler „Mekapion" und seine Meßgenauigkeit. Strahlenther. **26,** 200—206 (1927).

Thoraeus, R., On running conditions of therapy tubes. Acta radiol. (Stockh.) **8,** 462—471 (1927).

Umfrage über die Behandlung des Carcinoms des weiblichen Genitaltractus. Schweiz. med. Wschr. **1928** I. — Internat. Radiotherapie **3,** 584 (1928). — *Uter, W.,* Prinzipielle Bemerkungen zur Technik der Großfeldfernbestrahlung. Zbl. Gynäk. **1922,** 259.

Vierheller, Siehe Dessauer. — *Voltz, F.,* Siehe A. Döderlein und G. Döderlein. — *Voltz, F.,* Physikalische und technische Grundlagen der Messung und Dosierung der Röntgenstrahlen. 6. Sdbd. Strahlenther. Berlin u. Wien: Urban & Schwarzenberg 1921. — Über das Bestrahlen an Bestrahlungskästen. Röntgenkongr. Berlin 1924. Fortschr. Röntgenstr. **32,** Kongreßh. 1, 234 (1924). — Bayer. Ges. Geburtsh. München, 11. Mai 1924. Fortschr. Röntgenstr. **32,** 459 (1924). — Dosierungstafeln für die Röntgentherapie, 2. vermehrte Auflage. München: J. F. Lehmann 1928 (1. Aufl. 1921). — Die Strahlenbehandlung der weiblichen Genitalcarcinome, Methoden und Ergebnisse. 13. Sdbd. Strahlenther. Berlin u. Wien: Urban & Schwarzenberg 1930.

Warnekros, K., Zur Röntgentechnik der Carcinombestrahlung. Berl. klin. Wschr. **1914** I, 198—201. — Ein verbessertes Speculum zur vaginalen Röntgenbestrahlung. Strahlenther. **8,** 155 (1918). — Carcinombehandlung mit höchstgespannten Strömen (über 200000 Volt). Münch. med. Wschr. **1919** I, 891. — Die biologische Strahlenwirkung und Bestrahlungstechnik des Uteruscarcinoms. Zbl. Gynäk. **1920,** 651. — Postoperative Röntgentherapie und Allgemeinbehandlung gynäkologischer Carcinome. Lehrbuch der Strahlentherapie, Bd. 4, 2, S. 982. — Siehe E. Bumm. — *Warnekros, K.* u. *F. Dessauer,* Wendepunkt in der Technik der Tiefentherapie. Strahlenther. **11,** 151 (1920). — *Weber, H.,* Unsere röntgentherapeutischen Erfahrungen 1920—1922. Strahlenther. **15,** 323 (1923). — *Wehmer,* Einstellvorrichtung. Röntgenkongr. München 1923. Fortschr. Röntgenstr. **31,** Kongreßh., 126 (1923). — *Weibel,* Röntgentherapie des Uteruscarcinoms. Ges. Ärzte Wien, 13. Mai 1921. Münch. med. Wschr. **1921** I, 761. — *Weski, O.,* Die röntgenologische Lagebestimmung von Fremdkörpern. Stuttgart: Ferdinand Enke 1915. — *Wetterer, J.,* Die Entwicklung der Röntgentherapie vom Beginn der Röntgenära bis zur Begründung der „Internationalen Radiotherapie". Internat. Radiotherapie **2,** 964 (1927). — *Wickham, Y. L.,* Siehe S. Laborde. — *Widmann, B. P.,* Eine klinische Bewertung verschiedener Qualitäten von Röntgen- und Radiumstrahlen für Carcinombehandlung. Amer. Röntgenges. Westbaden-Indiana, Sept. 1930. Röntgenprax. **2,** 42 (1931). — *Wintz, H.,* Die wirksame Röntgenenergie in der Tiefentherapie und ihre Messung. Münch. med. Wschr. **1917** II. — Eine Zentrierungsvorrichtung für Carcinombestrahlung der Gebärmutter. Münch. med. Wschr. **1918** II, 1050. — Ergebnisse der Untersuchungen über Röntgentiefentherapie aus der Universitäts-Frauenklinik Erlangen unter spezieller Berücksichtigung der Dosierung beim Carcinom. Schles. Ges. vaterländ. Kultur, Okt. 1918. Berl. klin. Wschr. **1919** I. — Die Strahlenbehandlung in der Gynäkologie im Jahre

1918. Sammelbericht. Mschr. Geburtsh. **50**, H. 1 (1919). — Experimentelle Untersuchungen zur Röntgentiefentherapie. Habil.schr. — Die Strahlentherapie im Jahre 1919. Ein kritischer Bericht. Mschr. Geburtsh. **51**, H. 5/6 (1920). — Die Grundlagen einer erfolgreichen Röntgentiefentherapie. Röntgenkongr. 1920. Verh. dtsch. Röntgenges. **11** (1920). — Die Röntgenbestrahlung der bösartigen Geschwülste. Chir.kongr. 1921. Verh. dtsch. Ges. Chir. 45. Tagg **1921**. — Probleme der Röntgentiefentherapie. Ver. Ärzte Halle, 17. Febr. 1922. Klin. Wschr. **1922** I, 655. — Die Röntgenbestrahlung des Uteruscarcinoms. Leipzig: Georg Thieme 1924. — Grenzfragen aus biologischen und physikalischen Gebieten der Röntgentiefentherapie. Festschrift für Forssell. Acta radiol. (Stockh.) **7**, 675—695 (1926). — Der Comptoneffekt in der Tiefentherapie. Strahlenther. **24**, 218 (1927). — Diskussion zu den Vorträgen über Carcinombehandlung. Gynäk.kongr. Bonn 1927. Arch. Gynäk. **132**, 165 (Kongr.ber.). — Zbl. Gynäk. **1927**, 1995. — Die Grundlagen der Röntgentherapie. Zweifel-Payr: Klinik der bösartigen Geschwülste, Bd. 3, S. 431, 1927. — Die Strahlenbehandlung der bösartigen Tumoren in der Gynäkologie. Rieder-Rosenthals Lehrbuch der Röntgenkunde, Bd. 3, S. 632—724. Leipzig: Johann Ambrosius Barth 1928. — Die Methodik der Röntgentherapie, 1929. Handbuch der gesamten Strahlenheilkunde von P. Lazarus, Bd. 2, S. 113 bis 193. München: J. F. Bergmann 1931. — Siehe L. Seitz. — *Wintz, H.* u. *L. Baumeister,* Das zweckmäßige Filter der Röntgentiefentherapie. Münch. med. Wschr. **1916** I. — Fortschr. Röntgenstr. **24**, 240 (1916). — Das Symmetrie-Induktorium, ein Spezialapparat für Röntgentiefentherapie. Münch. med. Wschr. **1917** I. — Neue Hilfsmittel zur Tiefentherapie. Münch. med. Wschr. **1918** II. — *Wintz, H.* u. *W. Rump,* Über die Tiefenwirkung der Röntgenstrahlen bei homogenen und inhomogenen Körpern. Fortschr. Röntgenstr. **29** (1921). — Messungen an Röntgenstrahlen. Fortschr. Röntgenstr. **29** (1921). — Das Röntgenphotometer. Strahlenther. **22**, 444 (1926). — Biologische Wirkung verschiedener Röntgenstrahlenqualitäten. Strahlenther. **22**, 451. — Fortschr. Röntgenstr. **34**, Kongreßh., 53 (1926). — Die physikalischen und technischen Grundlagen der Röntgenstrahlentherapie (Dosierung in der Praxis S. 243). Lehrbuch der Strahlentherapie von H. Meyer, Bd. 6, 1. Berlin u. Wien: Urban & Schwarzenberg 1929. — Die physikalisch-technischen Grundlagen. Dieses Handbuch, Bd. 4, 1. 1930. — *Wintz, H.* u. *F. Wittenbeck,* Die Röntgenbehandlung der gutartigen Erkrankungen in der Gynäkologie. Dieses Handbuch, Bd. 4, 2. H., 1. Tl. 1933. — *Witte, E.,* Siehe O. Schaefer. — *Wittenbeck, F.,* Die Röntgenstrahlentherapie in der Gynäkologie vom Januar 1930 bis Juli 1931. Sammelbericht. Mschr. Geburtsh. **89**, 423 (1931). Vom Juli 1931 bis Juli 1932. Mschr. Geburtsh. **93**, 106 (1933). Vom Juli 1932 bis Juli 1933. Mschr. Geburtsh. **96**, 53 (1933). Vom Juli 1933 bis Juli 1934. Mschr. Geburtsh. **98**, 223 (1934). — Die Bestrahlungsmethoden der Erlanger Frauenklinik bei der Röntgentherapie der weiblichen Genitalcarcinome. Strahlenther. **50**, 399—427 (1934). — Siehe Wintz. — *Wood, F. C.,* Indications and contraindications of X-radiation. Arch. physic. Ther. **14**, 329—334 (1933). — Zbl. Radiol. **16**, 113 (1933).

Xarpell, C., Die Verwendung von Paraffin als Diffusionsmittel in der Röntgentherapie. Strahlenther. **22**, 237 (1926).

Yaloussis, Ein neuer Tubus für Röntgentiefentherapie. Strahlenther. **16**, 836 (1924). — Siehe Hulfelder und Bornhauser.

Ziegelroth, Über leicht herzustellende und gut dosierbare Röntgenfilter. Fortschr. Röntgenstr. **31**, 760 (1923). — *Zimmer, Th.,* Eine neue Körperhöhlen-Röntgenröhre. Strahlenther. **44**, 797 (1932). — *Zweifel-Payr,* Die Klinik der bösartigen Geschwülste, Bd. 3. Leipzig: S. Hirzel 1925.

Vor- und Nachbehandlung und Verkupferung.

Andersen, E., Die Verstärkung der Röntgenstrahlenwirkung durch Haferkochsalzdiät. Strahlenther. **18**, 865 (1924). — *Andrew, Ch.,* Cancer and Diet. J. of Canc. **3**, 1 (1926). — *Auler, H.,* Über Wartung und Behandlung Krebskranker. Mschr. Krebsbekämpfg **1**, 28, 61, 101, 160, 208, 261 (1933). — Über andere Behandlungsarten des Krebses. Wissenschaftliche Woche Frankfurt a. M.; herausgeg. von W. Kolle, Bd. 2, S. 134. 1934. Leipzig: Georg Thieme 1935.

Bardachzi, F., Die Aufgaben des praktischen Arztes bei der Röntgenbehandlung. Med. Klin. **1933** II, 1470. — *Bosch,* Die Nachbehandlung nach Röntgentiefenbestrahlung. Mschr. Krebsbekämpfg **1**, 49 (1933). — *Bumm,* Zur Frage der Bluttransfusion. Zbl. Gynäk. **1920**, 286. — *Buschke, A., F. Jacobsohn* u. *E. Klopstock,* Die biologische Bedeutung der oligodynamischen Metallwirkung und ihre Beziehung zur Homöopathie. Münch. med. Wschr. **1926** I, 437.

Capaldi, Über die theoretischen und experimentellen Grundlagen der Geschwulstbehandlung nach Fichera und über ihre bis jetzt erzielten Erfolge. Radiol. Rdsch. **3**, 10 (1934). — *Caspari, W.,* Über die Ernährung der Krebskranken. Strahlenther. **37**, 719 (1930). (Festschrift für Döderlein.) — Ernährung der Krebskranken. Krebskonfer. Dresden, Juni 1930. Dtsch. med. Wschr. **1930** II, 1197. —

Erwiderung auf die Ausführungen von Herrn de Raadt über die Ernährung der Krebskranken. Strahlenther. 42, 803 (1931). — Über Ernährung der Krebskranken. Fortschr. Ther. 9, 129 (1933). — Zbl. Radiol. 15, 705 (1933). — Über die Abwehrmaßnahmen des Organismus gegen die Entstehung der Krebskrankheit und ihre Bedeutung für den Heilungsvorgang. Wissenschaftliche Woche Frankfurt a. M., Bd. 2, S. 22. 1934; herausgeg. von W. Kolle. Leipzig: Georg Thieme 1935.

Delbanco, E., Zur Einwirkung des elektrischen Stromes auf Epithel- und Krebszellen. Z. Krebsforsch. 24, 524 (1926). — *Doumer,* Introduction électrolytique du cuivre dans l'organisme. Bull. Acad. Méd. Paris, Sitzg 10. Okt. 1922, No 32, 114. J. de Radiol. 7, 95 (1923). — *Drügg, W.,* Grundlinien einer Allgemeinbehandlung des Krebskranken. Med. Welt 1930, 560. — *Dyroff,* Experimentelle Untersuchungen über Verkupferung. Mschr. Geburtsh. 63, 274 (1923). — Experimentelles zur sog. Verkupferung. Gynäk. Kongr. Heidelberg 1923. Zbl. Gynäk. 1923, 1079. — Was ist von der Allgemeinbehandlung des Carcinoms zu erwarten? Ärztl. Bezirksver. Erlangen, 3. März 1932. Münch. med. Wschr. 1932 II, 1096.

Eliasoph, Zur Frage der Elektrolyse im Gewebe. Z. exper. Med. 41, 317 (1924). — Z.org. Chir. 28, 179 (1924).

Fichera, Die biologische Krebsbehandlung und ihre Beziehung mit der Strahlentherapie der Geschwülste. Strahlenther. 50, 302 (1934). — *Finzi, N. S.,* Discussion on radio-therapy and X-ray therapy in diseases of the bladder and prostate. Proc. roy. Soc. Med. 18, Nr 8, sect. urol., 29. Jan. 1925, 15 (1925). Ref. Z.org. Chir. 33, 509 (1925). — *Fischer-Wasels, B.,* Die Bedeutung der besonderen Allgemeindisposition des Körpers für die Entstehung der Krebskrankheit und die Möglichkeit ihrer Bekämpfung. Strahlenther. 50, 5 (1934). — *Franqué, v.,* Radiumemanation zur Nachbehandlung nach operativer oder Strahlenbehandlung des Gebärmutterkrebses. Festschr. 100-Jahrfeier Bad Kreuznach 1934. Zbl. Gynäk. 1934, 1970.

Garcia-Donato, J. y V., La ionizacion cupro-selénica como método auxiliar en la radio-terapia anti-cancerosa. Progr. Clinica, No 119 (etwa 1920). — *Gordon, L. v.,* Vitamine und Krebs. Z. Krebsforsch. 38, 398 (1933). — *Grumme,* Schwefelunterernährung und deren mögliche Folgen. Münch. med. Wschr. 1925 I, 761; 1925 II, 1161. — *Guthmann, Gentzsch, Goebel* u. *Grützmacher,* Das Verhalten des Stoffwechsels nach peroraler Traubenzuckerzufuhr bei nichtgraviden, graviden und carcinomatösen Frauen. Arch. Gynäk. 150, 78 (1932).

Hedfeld, A., Zum Problem der Erkrankung „der sog. malignen Tumoren" und ihrer strahlentherapeutischen Beeinflussung. Strahlenther. 50, 312 (1934). — *Heindl, A.* u. *R. Trauner,* Der Grundumsatz von Carcinomkranken. Mitt. Grenzgeb. Med. u. Chir. 40, 416 (1927). — Z.org. Chir. 39, 269 (1927). — *Herzberg,* Die Beteiligung des Sauerstoffes bei der oligodynamischen Metallwirkung. Zbl. Bakter. I 90, 113 (1923). — Klin. Wschr. 1924 I, 419. — *Hiranandani, K. M.,* Deep X-ray therapy. Importance of aftertreatment. J. of Canc. 2, 10 (1926). — *Hirsch, H.,* Hilfsmethoden bei der Strahlenbehandlung des Krebsleidens. Fortschr. Röntgenstr. 42, Kongreßh., 112 (1930). — *Hochenegg,* Gedanken eines Praktikers über Krebsgenese und Krebstherapie. Wien. klin. Wschr. 1929 I, 463. — *Holzbach,* Carcinom- und Röntgeninstitut als Fürsorgestelle für Krebskranke. Mittelrhein. Ges. Geburtsh., 87. Sitzg 13. Dez. 1931 Frankfurt a. M. Mschr. Geburtsh. 92, 238 (1932). — *Holzknecht, G.,* Klinische Prognostik der Strahlentherapie bei den Carcinomen. Bericht über eine klinisch-röntgenologische Studie E. G. Mayers. Wien. klin. Wschr. 1929 I, 51.

Jacobs, Die Jodarsenbehandlung des Krebses in Kombination mit der Strahlenbehandlung. Fortschr. Med. 45, 29 (1927). — Zbl. Radiol. 3, 858 (1927). — *Jorstad, L. H.* and *E. C. Ernst,* The relation of dietary to the effects of large amounts of X-rays on the organism. Radiology 15, 13 (1930).

Körbler, J., Schmerzlinderung bei Krebskranken durch Schlangengift. Klin. Wschr. 1934 II, 1185. — *Korchov, V.,* Die Ergebnisse der Cystoskopie vor und nach der Bestrahlung von Uteruscarcinomen. Vestn. Rentgenol. (russ.) 12, 243, deutsche Zusammenfassung, S. 260. 1933. — Zbl. Radiol. 17, 257 (1934). — Aufbringung der Kosten für die Behandlung Krebskranker. Dtsch. med. Wschr. 1933 I, 265. — *Kotzenberg,* Die Röntgentherapie der malignen Tumoren. Beitr. klin. Chir. 92, 784 (1914).

Laignel, L. et *N. T. Koressios,* Behandlung von Krebsschmerzen mit Kobragift. Presse méd. 1933, 344. — Mschr. Krebsbekämpfg 2, 46 (1934). — *Laquerrière,* L'ion des solutions électrolytiques d'après les théories modernes. J. de Radiol. 8, 107 (1924). — *Liechti, A.,* Untersuchungen über die Wirkung von Metallen als Sekundärstrahlern. Klin. Wschr. 1924 I, 825. — Zur Frage der Sekundärstrahlensensibilisierung durch Metalle. Klin. Wschr. 1926 I, 545. — *Linden, Gräfin v.,* Die biologischen Wirkungen des Kupfers. Med. Welt 1934, 1112. — *Lorand, A.,* Diätetische Krebsverhütung. Intern. Krebskongr. Madrid, Herbst 1933. Med. Klin. 1934 I, 1030.

Mikulicz-Radecki, F. v., Die Carcinomnachbehandlung in der Gynäkologie. Münch. med. Wschr. **1932 II,** 1905, 1956. — *Milani, E.* u. *G. Meldolesi,* Die biologische Wirkung der Sekundärstrahlen. Lazarus' Handbuch der Strahlenheilkunde, Bd. 1, S. 472. München: J. F. Bergmann 1928.

Nahmmacher, F., Die Strahlentherapie, der Hauptfaktor in der Bekämpfung bösartiger Erkrankungen. Mschr. Krebsbekämpfg 2, 230 (1934). — Die Chemotherapie als erfolgreichstes Unterstützungsmittel der Strahlenbehandlung bei bösartigen Erkrankungen. Strahlenther. 51, 305 (1934). — Die Mobilisierung des Körpers durch R III-Kapseln bei der Bekämpfung bösartiger Erkrankungen. Med. Klin. **1934 I,** 1099. — *Narat, J. K.,* Du traitement après irradiation par les rayons X. J. amer. med. Assoc. 79, 1681 (1922). — J. de Radiol. 7, 141 (1923). — The palliative treatment of inoperable cancer. N. med. J. a. Rec., April **1926.** — Zbl. Chir. **1927,** 53.

Opitz, E., Randbemerkungen über Unterstützung und Ersatz der Strahlenbehandlung bösartiger Geschwülste. Strahlenther. 3, 251 (1913). — Zur Biologie der Strahlenbehandlung des Krebses. Verh. dtsch. Ges. Gynäk. Heidelberg **1923.** Zbl. Gynäk. **1923,** 1074. — Pflege nach Bestrahlung. Beitr. klin. Chir. 139, 3 (1927). — *Ostwald,* Über Elektrolytwirkungen im Organismus. 100-Jahr-Feier Ges. dtsch. Naturforsch. u. Ärzte, 17. Sept. 1922. Dtsch. med. Wschr. **1922 II,** 1530.

Petheö, J. v., Über einen eigentümlichen Fall von Kupfervergiftung. Med. Klin. **1924 II.** — Schweiz. med. Wschr. **1925 I,** 153. — *Pfab,* Oligodynamische Wirkung der Metalle und ihrer Salze in der Wundbehandlung. Wien. med. Wschr. **1925 II.** — Zbl. Chir. **1926,** 701. — *Polgár, F.,* Über Nachbehandlung bei Röntgenbestrahlung der Gesichtsgegend. Ther. Gegenw. **1926,** 458. — *Präparat III* zur Unterstützung der Strahlentherapie. Lit.: Strahlenther. 44, 97. — Dtsch. med. Wschr. **1934 I,** 1008. — *Prates, M.,* Zur Frage der Adipositas mancher Krebskranker nebst Bemerkungen über die Beziehungen zwischen innersekretorischem System und Carcinom. Z. Krebsforsch. 40, 71 (1934).

Raadt, O. L. E. de, Über die Ernährung der Krebskranken nach Caspari. Strahlenther. 42, 800 (1931). — *Roffo, A. H.,* Krebs und Ernährung. Z. Krebsforsch. 38, 369 (1933). — *Rosenberg, D.,* Oligodynamische Metallwirkung und Hämolyse. Klin. Wschr. **1924,** 2057.

Samssanow, Radiosensibilisation artificielle des tissus par l'introduction de particules métalliques jouant le rôle de radiateurs. Paris méd. 14, 97 (1924). — *Saxl,* Über die oligodynamische Wirkung der Metalle und der Metallsalze. Wien. klin. Wschr. **1923 II,** 1136. — *Schneider, E.,* Die Genese der Krebskachexie. Zbl. Chir. **1930,** 185. — *Schoenholz, L.,* Die Chemotherapie des Carcinoms. Veit-Stoeckels Handbuch der Gynäkologie, Bd. 6, 2, S. 691. 1931. — *Seitz-Wintz,* Klinische Erfahrungen und technische Neuerungen in der Röntgenbehandlung der Carcinome. Bayer. Ges. Geburtsh. Nürnberg, 30. Jan. 1921. Zbl. Gynäk. **1921,** 1544. — *Shroyer, F. I.,* Prevention and treatment in cervical uterine cancer. Radiology 20, 136 (1933). — Zbl. Radiol. 15, 387 (1933). — *Siegmund, H.,* Wie wir das Genitalcarcinom bekämpfen und uns dabei die Zusammenarbeit mit den Ärzten der Praxis vorstellen. Mitt. Volksgesdh.amt Wien **1933,** Nr 2, 19. — Zbl. Radiol. 15, 545 (1933). — *Spira,* Wirkung der Ionen auf die Zellen und Gewebe. Münch. med. Wschr. **1922 II,** 1588. — *Stoeckel,* Aufenthalt in Erholungsheimen für Krebskranke. S. Mikulicz-Radecki. — *Strauß, O.,* Über Krebs und Krebsbehandlung. Med. Klin. **1928 I,** 110, 826. — Über Krebs und seinen Zusammenhang mit der Ernährung. Med. Klin. **1933 I,** 1053, 1087. — *Stricker, K.,* Praktischer Arzt und Strahlenbehandlung des Carcinoms. Radiol. Rdsch. 1, 73 (1932). — *Süpfle, K.,* Über die Beteiligung des Sauerstoffes bei der oligodynamischen Metallwirkung. Klin. Wschr. **1929 II,** 1899.

Thal, Ein Fall von ausgedehntem Gangrän durch Verbrennung mit Kupfersulfat. Z. ärztl. Fortbildg 19, 399 (1922). — Z.org. Chir. 20, 235 (1923).

Vogt, Über die Beziehungen von Psyche und Röntgentherapie. Röntgenkongr. Nauheim **1925.** Fortschr. Röntgenstr. 33, Kongreßh., 85 (1925). — *Voigt,* Die oligodynamische Wirkung gewisser Metalle. Med. Ges. Göttingen, 12. Nov. 1925. Münch. med. Wschr. **1926 I,** 634. — *Voltz,* Pflege nach Bestrahlung. Klin. Wschr. **1925 II,** 1398. — Die unterstützenden Methoden der Strahlenbehandlung der weiblichen Genitalcarcinome. Strahlenther. 32, 51 (1930).

Watson, J., Buttersäure in der Krebsbehandlung. Lancet **1933,** 746. — Mschr. Krebsbekämpfg. 2, 111 (1933). — *Weiß, Th. B.,* Neue Wege auf dem Gebiete der Elektrotherapie. Wien. klin. Wschr. **1925 II,** 1083. — *Wintz,* La cuprificacion de los tejidos antes de la irradiacion. Rev. españ. Obstetr. 8, No 82 (1922). — Die Vor- und Nachbehandlung bei der Röntgentherapie. Ther. Gegenw., Juni **1923.** — Forecare and aftercare in Röntgen-ray therapy. Radiology 1, 74 (1923). — Erfahrungen mit der Röntgentherapie der Krebse. Strahlenther. 15, 770. — Die Röntgenbehandlung des Uteruscarcinoms. Leipzig: Georg Thieme 1924. — Die Grundlagen der Röntgentherapie. Klinik der bösartigen Geschwülste von Zweifel-Payr, Bd. 3, S. 431. Leipzig: S. Hirzel 1927. — Die Mitarbeit des praktischen Arztes bei der Röntgentherapie. Dtsch. med. Wschr. **1927 I,** 700. — Results obtained with carcinoma uteri treated by Röntgen rays from 1915—1925. „Festschrift" for Ewing. Ann. Surg., Jan. **1930**, 428. — Die Methodik der Röntgentherapie. Handbuch der gesamten Strahlenheilkunde von P. Lazarus, 2. Aufl., Bd. 2, S. 156, 1931. — Siehe L. Seitz. — *Wolf-Jacob, E.*, Carcinombehandlung und praktischer Arzt. Mschr. Geburtsh. **91**, 460 (1932).

Zuppinger, A., Die Gewichtskurve als Prognostikon bei der Behandlung von bösartigen Geschwülsten. Röntgenprax. **3**, 665 (1931). — *Zwerg*, Zur Frage der Krebsbehandlung nach Fichera. Dtsch. med. Wschr. **1934 II**, 1533.

Geschichte der Carcinombestrahlung.

Albers-Schönberg, Über eine bisher unbekannte Wirkung der Röntgenstrahlen auf den Organismus der Tiere. Münch. med. Wschr. **1903 II**, 1859. — Die Behandlung der Myome und klimakterischen Beschwerden mit Röntgenstrahlen. Trans. amer. Roentgen-ray Soc., 9th annual meeting New York, 28.—30. Dez. **1908**. — Fortschr. Röntgenstr. **14**, 449 (1908). — Münch. med. Wschr. **1909 I**. — *Allmann*, Zur nichtoperativen Carcinombehandlung. Strahlenther. **4**, 626 (1914). — *Amann*, Wandlungen in der Krebsbehandlung mit Röntgenstrahlen. Münch. med. Wschr. **1914 II**, 1716. — Zur Strahlenbehandlung des Uteruscarcinoms. Münch. med. Wschr. **1917 I**, 137.

Ball, C. A., Report of case of carcinoma of the uterus treated with the X-rays. St. Paul med. J., März **1903**. — Zbl. inn. Med. **1903**, 1095. — *Beck, C.*, The pathology of the tissue changes caused by the R-rays, with special reference to the treatment of malignant growths. N. Y. med. J. **1902**. — The pathologie and therapeutic aspects of the effects of the R-rays. Med. Rec., Jan. **1902**. — *Béclère, A.*, Un cas d'épithélioma végétant de la region temporomaxillaire guéri par la roentgenthérapie. Bull. Soc. méd. Hôp. Paris, 10. Juni 1904. — *Belot*, Traité de radiothérapie. Paris: G. Steinheil 1904. — *Bergonié*, Effets des rayons X dans le cancer du sein. Comm. faite Soc. Méd. et Chir. Bordeaux. J. Méd. Bordeaux, 27. März **1904**. — *Bergonié, J. et E. Spéder*, Le traitement du cancer utérin inopérable par la roentgen- et la radiumthérapie combinée. Congr. du Havre, Juli u. August 1914. Arch. Électr. méd. Mai **1915**, 140; April **1917**, 195. — *Borell*, Zur Carcinombestrahlung mit großen Röntgendosen. Niederrhein.-westfäl. Ges. Gynäk., 24. Mai 1914. Mschr. Geburtsh. **40**, 170 (1914). — Experimentelle Untersuchungen zur Tiefendosierung harter Röntgenstrahlen. Strahlenther. **14**, 329 (1923). — *Bumm*, Zur Kenntnis der Wirkung der Röntgenstrahlen auf das Uteruscarcinom. Zbl. Gynäk. **1912**, 1569. — Über die Erfolge der Röntgen- und Mesothoriumtherapie beim Uteruscarcinom. Berl. klin. Wschr. **1913 II**, 2001. — Ref. Strahlenther. **1**, 46 (1912). — Verh. dtsch. Ges. Gynäk. **15 II**, 384 (1914). — Zur Klärung der „Aktinotherapieprobleme" bei Carcinom. Zbl. Gynäk. **1914**, 193. — Weitere Erfahrungen über die Carcinombestrahlung. Berl. klin. Wschr. **1914 I**. — *Bumm* u. *Schäfer*, Erfahrungen über die Strahlenbehandlung der Genitalcarcinome. Arch. Gynäk. **106**, 84 (1917). — *Bumm* u. *Voigts*, Zur Technik der Carcinombestrahlung. Münch. med. Wschr. **1913 II**, 1697. — *Bumm* u. *Warnekros*, Heilung tiefliegender Carcinome durch Röntgenbestrahlung von der Körperoberfläche aus. Münch. med. Wschr. **1914 II**, 1601.

Caan, Siehe Werner. — *Case, J. T.*, The Röntgen treatment of uterine carcinoma. Surg. etc. **22** (1916, April). — *Chéron, H.* u. *H. R. Duval*-Paris, Radiumtherapie der Uterus- und Vaginalcarcinome. Fortschr. Röntgenstr. **21**, 107 (1913). — *Clark*, The treatment of cancer of the uterus by Roentgen rays. Univ. Pennsylvania med. Bull., Nov. **1903**. — Zbl. Chir. **1904**, 199. — *Clark*, University Pennsylv. med. Bull., 1. Nov. 1903. — *Cleaves*, Methods of Roentgen ray treatment of malignant diseases of the uterus, rectum and bladder, with description of tubes. Philad. med. J., 18. April **1903**. — Fortschr. Röntgenstr. **7**, 166 (1903). — *Cleveland*, St. Paul med. J. **1903**. — *Coley*, The influence of the Roentgen rays upon the different varieties of sarcoma. N. Y. med. News, 22. Sept. **1902**. — The X-ray treatment of cancer. Ann. Surg., Aug. **1905**. — *Coliez*, Die Entwicklung der Röntgen- und Curietherapie in Frankreich in den Jahren 1924 bis einschließlich 1927. Internat. Radiotherapie 1, 900; 2, 793 (1927). — *Comas* u. *Prio*, Irradiation Roentgen préventive intraabdominale après intervention, dans un cas de cancer de l'utérus. 3. internat. Kongr. med. Elektrol. u. Radiol. Mailand, Sept. 1906. — Gebärmutterkrebs, drei Jahre nach der Operation und der intraabdominalen Röntgendurchleuchtung. Acad. y Labor. Cienc. Méd. Cataluña, 26. Febr. **1908**.

Dachtler, Vorläufige Mitteilung über Röntgenbehandlung nach Radikaloperation des carcinomatösen Uterus. Amer. Quart. Roentgenol. 2, Nr 1. Ref. Fortschr. Röntgenstr. **15**, 58 (1909). — Roentgen ray in carcinoma of the uterus. Amer. Roentgen Ray Soc., 25. Sept. 1909. Ref. Fortschr. Röntgenstr. **15**, 181 (1909). — *Degrais*, Historischer Überblick auf die Entwicklung der Curie-Therapie von ihrem Beginn bis zum Juni 1927. Internat. Radiotherapie 2, 786 (1927). — *Delphey, v.*, The Roentgen ray in gynecology. Ann. Gynaec. a. Pediatr. **16** (1903, Febr.). Ref. Frommels Jber. **1903**. — *Despeignes*, Observation concernant un cas de cancer de l'estomac traité par les rayons de Röntgen. Lyon méd., Juli

1896, 428, 503. — *Dessauer*, Beiträge zur Bestrahlung tiefliegender Prozesse. Med. Klin. 1905 I, 526. — Die physikalischen und technischen Grundlagen der Tiefenbestrahlung. Strahlenther. 1, 310 (1912). — Der Wechselstrom-Reformapparat. Zbl. Röntgenstr. 1913, Nr 6/7. Ref. Fortschr. Röntgenstr. 21, 376 (1913). — Über einen neuen Hochspannungstransformator und seine Anwendung zur Erzeugung durchdringungsfähiger Röntgenstrahlen. Ber. dtsch. physikal. Ges. 19, 155 (1917). — Wie verteilt sich die Röntgenstrahlenenergie im menschlichen Körper? Dtsch. med. Wschr. 1921 II, 1155. — *Dessauer* u. *Krüger*, Die Nachbehandlung operierter Carcinome mit homogener Bestrahlung. Berl. klin. Wschr. 1908 I, 536. — Zit. bei Reifferscheid. Die Röntgentherapie in der Gynäkologie, S. 49. Leipzig: Johann Ambrosius Barth 1911. — *Dessauer, F.* u.*F. Vierheller*, Über die Zerstreuung von Röntgenstrahlen in Wasser. Z. Physik 4, 131 (1921). — Die Tiefenwirkung der Röntgenstrahlen. Strahlenther. 12, 655 (1921). — Kann durch Erhöhung der Filtration bei geringer Spannung die gleiche Tiefenwirkung erreicht werden wie bei höherer Spannung? Strahlenther. 12, 691 (1921). — *Deutsch*, Die Radiotherapie bei Gebärmuttergeschwülsten. Münch. med. Wschr. 1904 II. — Zit. bei Reifferscheid. Die Röntgentherapie in der Gynäkologie, S. 49. Leipzig: Johann Ambrosius Barth 1911. — *Dietlen*, Geschichtliche Entwicklung der Röntgentherapie. Rieder-Rosenthals Lehrbuch der Röntgenkunde, Bd. 3, 1. Leipzig: Johann Ambrosius Barth 1928. — *Döderlein*, Röntgen- und Mesothoriumbehandlung bei Myom und Carcinom des Uterus. Gynäk.kongr. Halle 1913. Verh. dtsch. Ges. Gynäk. 15, 2, 391 (1913). — Röntgenstrahlen und Mesothorium in der gynäkologischen Therapie, insbesondere auch bei Uteruscarcinom. Mschr. Geburtsh. 37, 554 (1913). — Strahlentherapie bei Carcinom. Beitr. klin. Chir. 95, 584 (1915). — Zur Strahlenbehandlung des Krebses. Zbl. Gynäk. 1915, 185. — Ergebnisse der Radikaloperation und der Strahlenbehandlung des Cervixcarcinoms. Mschr. Geburtsh. 46, 51 (1917). — *Döderlein, A.* u. *Krönig*, Operative Gynäkologie, 2. Aufl. Leipzig 1907. — *Döderlein, A.* u. *E. v. Seuffert*, Unsere weiteren Erfahrungen mit der Mesothoriumbehandlung des Carcinoms. Münch. med. Wschr. 1914 I, 225, 313. — *Duval, H. R.*, Siehe Chéron.

Ebeler, Siehe Füth. — *Edling, Lars*, Zur Radiumbehandlung der malignen Uterustumoren. Nord. med. Ark. (schwed.) 1911, H. 1 (Festschrift für J. Berg). — *Eijkman*, Krebs und Röntgenstrahlen. Jena: G. Fischer 1902. — *Eltze*, Die Behandlung mit Röntgenstrahlen bei einigen gynäkologischen Erkrankungen. Alte und neue Gynäkologie. Festschrift für F. v. Winckel. München: J. F. Lehmann 1907.

Fehling, H., Operation und Strahlenbehandlung bei gutartigen und bösartigen Geschwülsten der Gebärmutter. Münch. med. Wschr. 1914 II, 2333. — *Fittig*, Behandlung der Carcinome mit Röntgenstrahlen. Beitr. klin. Chir. 17, H. 2 (1904). — Siehe v. Mikulicz. — *Flatau*, Zur Klärung der Aktinotherapieprobleme bei Carcinom. Eine Anregung. Zbl. Gynäk. 1914, 24. — Dürfen wir operable Uteruscarcinome ausschließlich bestrahlen? Zbl. Gynäk. 1915, 611. — Erfahrungen über Strahlenbehandlung des weiblichen Genitalcarcinoms. Ärztl. Ver. Nürnberg, 3. Febr. 1916. Münch. med. Wschr. 1916 II, 1268. — Vorläufiges Ergebnis der Strahlenbehandlung des Gebärmutterkrebses. Strahlenther. 7, 289 (1916). — *Forssell, G.*, Radiumbehandlung uf maligna tumorer i koinliga genitalia. Hygiena (Stockh.) 24, 445 (1912). — *Freund*, Wien. med. Wschr. 1897 II. — *Freund* u. *Schiff*, Beiträge zur Radiotherapie. Wien. med. Wschr. 1898 I. — *Friedrich*, Siehe Opitz. — *Friedrich* u. *Krönig*, Die Strahlenbehandlung des Brustkrebses in einer einmaligen Sitzung. Festlegung der Carcinomdosis. Münch. med. Wschr. 1916 II, 1445. — *Füth* u. *Ebeler*, Röntgen- und Radiumtherapie des Uteruscarcinoms. Zbl. Gynäk. 1915 I, 217.

Gauß, Siehe Krönig, Krinski, Lembcke, Waetjen, Königsberger. — Die Tiefenbestrahlung in der Geburtshilfe und Gynäkologie. Verh. dtsch. Röntgenges. 6, 30 (1910). — Über die Prinzipien der Strahlenbehandlung gutartiger und bösartiger Geschwülste. Strahlenther. 5, 379 (1914). — *Gauß* u. *Lembcke*, Röntgentiefentherapie. Berlin: Urban & Schwarzenberg 1912. — *Gocht*, Fortschr. Röntgenstr. 1, 14 (1897). — *Gottschalk*, Die Röntgentherapie nach ihrem heutigen Stand. Stuttgart: Ferdinand Enke 1907. — Beiträge zur Röntgentherapie. Verh. dtsch. Röntgenges. 3, 131 (1907). — *Guggisberg*, Siehe Steiger.

Haendly, Anatomische Befunde bei mit Mesothorium und Röntgenstrahlen behandelten Carcinomen. Arch. Gynäk. 100, 49 (1913). — Die Wirkung der Mesothorium und Röntgenstrahlen auf das Carcinom, den Uterus und die Ovarien. Strahlenther. 3, 300 (1913). — Die histologischen Veränderungen der mit Röntgenstrahlen und Mesothorium behandelten Carcinomfälle. Gynäk.kongr. Halle 1913. Verh. dtsch. Ges. Gynäk. 15, 2, 394 (1914). — *Hahn*, Durch Röntgenstrahlen geheiltes chronisches Ekzem. Fortschr. Röntgenstr. 2, 16 (1898). — Röntgentherapie bei malignen Neubildungen. Ärztl. Ver. Hamburg, 20. Okt. 1903. Münch. med. Wschr. 1903 II, 1939. — Beiträge zur Röntgentherapie. Fortschr. Röntgenstr. 7, 102; 8, 120 (1904). — Ein kasuistischer Beitrag zur Behandlung bösartiger Neubildungen mit Röntgenstrahlen.

Fortschr. Röntgenstr. 7, 102 (1904). — Hamm, A.: Radiotherapeutische Erfolge und Mißerfolge bei Uteruscarcinom. Unterelsäss. Ärztever. Straßburg, 8. Juli 1916. Dtsch. med. Wschr. 1916 II, 1620. — *Haret,* Traitement radiothérapique des cancers. Congr. Grenoble, Aug. 1904. Arch. Électr. méd. 1904, No 180. — Cancer du col de l'utérus traité avec succès par la röntgenthérapie. Verh. dtsch. Röntgenges. 1, 174 (1905). — *Heineke,* Über die Einwirkung der Röntgenstrahlen auf Tiere. Münch. med. Wschr. 1903 II; 1904 I. — *Henkel, M.,* Zur Strahlentherapie in der Gynäkologie. Die Behandlung des Uteruscarcinoms. Münch. med. Wschr. 1914 I, 227. — *Heßmann,* Massendosierung bei Tumoren. 6. Röntgenkongr. Berlin 1910. Verh. dtsch. Röntgenges. 6, 42 (1910). — *Hofmeier,* Zur Frage der ausschließlichen Strahlenbehandlung operierbarer Uteruscarcinome. Zbl. Gynäk. 1915, 1. — *Holfelder,* Der Felderwähler, ein neuer Dosierungsapparat für die chirurgische Röntgentiefentherapie. Verh. dtsch. Röntgenges. 11. Röntgenkongr. 11, 111 (1920). — Die räumlich homogene Tiefendosierung mit Hilfe des Felderwählers. Dtsch. Z. Chir. 170, 44 (1921). — *Holzknecht,* Chromoradiometer. 2. internat. Kongr. med. Elektrol. u. Radiol. Bern 1902. — Über Tiefenverteilung der Strahlenwirkung. Fortschr. Röntgenstr. 8, 191 (1906). — Derzeitiger Stand der röntgenologischen Diagnostik der Magentumoren. Verh. dtsch. Röntgenges. 1907. — Münch. med. Wschr. 1907 I, 805. — Das Problem der gleichmäßigen Röntgendurchstrahlung des Körpers zur Behandlung tiefliegender Prozesse. Wien. med. Wschr. 1907 II, 2553. — Eine neue Anwendung der Röntgenstrahlen. Münch. med. Wschr. 1908 II, 1537, 1912. — Die geschichtliche Entwicklung der Strahlenbehandlung und ihre Bedeutung für die Heilkunde. Lehrbuch der Strahlentherapie, herausgeg. von H. Meyer, Bd. 1, S. 1. Berlin u. Wien: Urban u. Schwarzenberg 1925. — Siehe Kienböck.

Johnson u. *Merril,* Philadelphia med. J. 1900. — *Jung,* Zur Mesothoriumbehandlung von Genitalcarcinomen. Strahlentherapie 3, 246 (1913). — *Jutassy,* Fortschr. Röntgenstr. 3, 118 (1900).

Kaestle, Münch. med. Wschr. 1911 I, 928. — *Keating-Heart, de,* La thermoradiothérapie dans le traitement des cancers inopérables et des fibromes. Soc. Méd. Paris, 25. Jan. 1914. J. de Radiol. 1, 280 (1914). — *Keitler,* Zur Radiumbehandlung des Gebärmutterkrebses. Wien. klin. Wschr. 1913 II. — *Kelen, Béla,* Behandlung des Gebärmuttercarcinoms mittels Radium und Röntgenbestrahlung. Budapest. Ärztever., Nov. 1913. Mschr. Geburtsh. 40, 692 (1914). — *Kienböck,* Alopecia areata geheilt durch Röntgenstrahlen. Münch. med. Wschr. 1900 II, 1612. — Technik der Röntgentherapie. Fortschr. Röntgenstr. 5, 29 (1901). — Demonstriert einen durch Röntgenstrahlen geheilten Fall von Sarkom. Ges. Ärzte Wien, 22. Jan. 1904. Wien. med. Wschr. 1904 I, 233. — Über Dosimeter und das quantimetrische Verfahren. Fortschr. Röntgenstr. 9, 276 (1905). — Demonstration eines neuen Meßinstruments für Röntgentherapie. K. k. Ges. Ärzte Wien, 19. Jan. 1906. Fortschr. Röntgenstr. 10, 250 (1906). — Radiotherapie. (Physik. Therapie in Einzeldarstellungen.) Stuttgart: Ferdinand Enke 1907. — *Klein, G.,* Mehrjährige Erfolge der kombinierten Aktinotherapie bei Carcinom des Uterus und der Mamma. Münch. med. Wschr. 1915 I, 499. — *Klotz,* Die Beeinflussung des inoperablen Uteruscarcinoms mit Strahlen- und intravenöser Therapie. Münch. med. Wschr. 1913 II, 1704. — *Köhler, H.,* Zur Behandlung der Portio und Cervixcarcinome. Münch. med. Wschr. 1917 I, 410. — *Köhler* u. *Schindler,* Zur Radiumbehandlung der Uteruscarcinome. Wien. klin. Wschr. 1914 I. — *Königsberger,* Siehe Krönig, Gauß, Krinski, Lembcke, Waetjen. — *Krinski,* Siehe Gauß, Krönig, Lembcke, Waetjen, Königsberger. — *Kroemer,* Über die Einwirkung von Röntgen- und Mesothoriumstrahlen auf maligne Neubildungen der Genitalien. Strahlenther. 3, 226 (1913). — Mesothoriumeinwirkung auf genitale Neubildungen. Gynäk.kongr. Halle 1913. Verh. dtsch. Ges. Gynäk. 15, 2, 396 (1914). — *Krönig,* Über die biologische Reichweite der Radium-, Mesothorium- und Röntgenstrahlen. Münch. med. Wschr. 1914 II, 1715. — Siehe Döderlein. — Siehe Friedrich. — *Krönig* u. *Gauß,* Wie weit wird durch die Röntgenbehandlung unsere operative Therapie bei Uterusblutungen und Myomen beeinflußt? Münch. med. Wschr. 1910 II, 1529. — Die operationslose Behandlung des Krebses. Gynäk.kongr. Halle 1913. Verh. dtsch. Ges. Gynäk. 15, 2, 387 (1914). — *Krönig, Gauß, Krinski, Lembcke, Waetjen, Königsberger,* Weitere Erfahrungen bei der nichtoperativen Behandlung des Krebses. Dtsch. med. Wschr. 1914 I, 740, 793. — *Kronfeld,* Über einen durch Röntgenstrahlen geheilten Fall von inoperablem Mammacarcinom. Verslg dtsch. Naturforsch. u. Ärzte Kassel, 20. Sept. 1903. V.-B. d. Dtsch. med. Wschr. 1903 I, 322. — *Krüger,* Siehe Dessauer. — *Kümmell,* Ärztl. Ver. Hamburg, 14. Dez. 1897. Münch. med. Wschr. 1897, 1486.

Leduc, St., Radiothérapie du cancer utérin. Arch. Électr. méd., 10. April 1906. — Tumour of the rectum cured by X-rays. Arch. Électr. méd., Mai 1906, No 187. — *Lembcke,* Siehe Gauß. — Siehe Gauß, Krönig, Krinski, Waetjen, Königsberger. — *Linnert, G.,* Erfahrungen mit der kontinuierten Strahlenbehandlung des Carcinoms. Münch. med. Wschr. 1917 I, 308.

Mameli-Spinelli, M., La roentgenthérapie du cancer utérin. Arch. Ostetr. 1915. — Ref. J. de Radiol. 1, 619 (1915). — *Martin, A.,* Gynäkologie. I. Strahlentherapie. Jkurse ärztl. Fortbildg 7, 39

(1916). — *Merril*, Siehe Johnson. — *Meyer, F. M.*, Zur Frage der Röntgenbehandlung des Carcinoms der weiblichen Genitalien. Zbl. Röntgenstr. 4, H. 19, 365 (1913). — *Mezerette*, Siehe Belot. — *Mikulicz, v.* u. *Fittig*, Über einen mit Röntgenstrahlen erfolgreich behandelten Fall von Brustdrüsenkrebs. Beitr. klin. Chir. 37, H. 3 (1903). — *Morgagni*, Le traitement du cancer par les rayons de Roentgen en gynécologie, Juli 1914. Ref. J. de Radiol. 2, 57 (1916). — *Morton*, Die Behandlung bösartiger Geschwülste durch die X-Strahlen. Med. Rec., März 1902. — *Müller, Chr.*, Die Krebskrankheit und ihre Behandlung mit Röntgenstrahlen und hochfrequenter Elektrizität bzw. Diathermie. Strahlenther. 2, 170 (1913).

Opitz, Die neuzeitliche Tiefentherapie in der Gynäkologie. Ther. Gegenw. 61 (1920), N. F. 22, Jan. u. Febr., 1, 62. — Grundsätzliches zur Strahlentherapie der Freiburger Frauenklinik. Strahlenther. 10, 973 (1920). — *Opitz, E.* u. *W. Friedrich*, Die Freiburger Strahlenbehandlung des Uteruskrebses. Münch. med. Wschr. 1920 I, 1.

Perthes, G., Über den Einfluß der Röntgenstrahlen auf epitheliale Gewebe, insbesondere auf das Carcinom. Zbl. Chir. 1903, 30. — Versuch einer Bestimmung der Durchlässigkeit menschlicher Gewebe für Röntgenstrahlen, mit Rücksicht auf die Bedeutung der Durchlässigkeit der Gewebe für die Radiotherapie. Fortschr. Röntgenstr. 8, 12 (1905). — *Pfahler*, Notes on X-ray treatment of cancer, with report of cases. J. amer. med. Assoc., 3. Jan. 1903. — The roentgen rays in the treatment of deep seated malignant disease. Amer. J. med. Sci., April 1909. — *Prio*, Siehe Comas.

Recasens, Die Notwendigkeit, die Röntgentherapie bei der Behandlung des Uteruscarcinoms mit Radium und Mesothoriumtherapie zu kombinieren. Rev. españ. Electrol. y Rad. méd., Aug. 1915. — *Reifferscheid, K.*, Die Röntgentherapie in der Gynäkologie. Leipzig: Johann Ambrosius Barth 1911. — *Roy*, Quelques cas d'épithéliome cervico-utérin chez la femme enceinte et traités par curiethérapie. Bull. Soc. Obstétr. 17, 653. — *Rudis-Jicinsky*, Erfolg bei Neubildungen. N. Y. med. J., Febr. 1903. — Fortschr. Röntgenstr. 6, 273 (1903). — Inoperable and deep seated carcinomas and their treatment with Roentgen rays and radium. J. amer. med. Assoc. 47, H. 16/23; 48, H. 1/3. — Fortschr. Röntgenstr. 11, 70 (1907).

Sabouraud-Noiré, Ann. de Dermat. 1904. — *Schäfer*, Siehe Bumm. — *Scherer, A.*, Mit Röntgen und Radium behandelte Fälle von Gebärmutterkrebs. Budapest. Ärztever., Nov. 1913. — Mschr. Geburtsh. 40, 693 (1914). — *Schiff*, Beeinflussung durch Röntgenstrahlen bei Lupus erythematosus. Ges. Ärzte Wien, Nov. 1898. Fortschr. Röntgenstr. 2, 117 (1899). — Siehe Freund. — *Schindler*, Siehe Köhler. — *Schmidt, H. E.*, Kasuistischer Beitrag zur Röntgenbehandlung des Cancroids und des Carcinoms. 4. Röntgenkongr. Berlin 1908. Verh. dtsch. Röntgenges. 4, 129 (1908). — *Scholtz*, Über den Einfluß der Röntgenstrahlen auf die Haut in gesundem und krankem Zustande. Arch. f. Dermat. 59. — *Schüller*, Zbl. Chir. 1904, 1218. — *Seitz* u. *Wintz*, Erfahrungen mit der Röntgenbestrahlung des Gebärmutterkrebses, kombiniert mit Radiumbehandlung. Münch. med. Wschr. 1918 I, 202. — Die Röntgenbestrahlung der Genitalsarkome und anderer Sarkome und ihre Erfolge. Die Sarkomdosis. Münch. med. Wschr. 1918 I, 527. — Die ausschließliche Röntgenbestrahlung des Gebärmutterkrebses, der Röntgen-Wertheim. Münch. med. Wschr. 1919 II, 1131. — Unsere Methode der Röntgentiefentherapie und ihre Erfolge. Sbd. Strahlenther. Berlin u. Wien: Urban & Schwarzenberg 1920. — Die Carcinomdosis bei Röntgen- und Radiumbehandlung. Zbl. Gynäk. 1920, 97. — Die kombinierte Röntgen-Radiumbehandlung im Rahmen der biologischen Dosierung. Zbl. Gynäk. 1920, 529. — Die Röntgenbestrahlung bösartiger Neubildungen. Ref. Verh. dtsch. Ges. Gynäk. Berlin, 26. bis 29. Mai 1920. — *Sellheim*, Demonstration von Schnitten durch die Becken von Frauen mit Uteruscarcinom, welche in bezug auf die Strahlenbehandlung grundverschiedene Schwierigkeiten aufweisen. Verslg dtsch. Naturforsch. u. Ärzte Wien 1913. Ref. Fortschr. Röntgenstr. 21, 256 (1913). — *Senn*, N. Y. med. Rec. 1903. — N. Y. med. J., 18. April 1903. — *Seuffert, E. v.*, Die Erfahrungen der Kgl. Universitäts-Frauenklinik München mit der Mesothorium- und Röntgenbehandlung der Uteruscarcinome. Strahlenther. 2, 729 (1913). — Heutiger Stand, Probleme und Grenzen der Strahlenbehandlung des Krebses. Strahlenther. 4, 740 (1914). — Radio- und Radiumtherapie des Krebses. Arch. Électr. méd. 1914, No 382. Ref. Fortschr. Röntgenstr. 23, 101 (1914). — Siehe Döderlein. — *Sjögren* u. *Stenbeck*, Sv. Läk. Förh. 1899. — *Skinner*, X-light in the treatment of Cancer. J. advanced Therapy., Okt. 1902. — *Spéder*, Siehe Bergonié. — *Spinelli*, Siehe Mameli. — *Steiger* u. *Guggisberg*, Ein Beitrag zur Behandlung des Uteruscarcinoms durch Röntgenstrahlen. Korresp.bl. Schweiz. Ärzte 1915, H. 52. — *Stenbeck*, Siehe Sjögren. — *Sträter*, Welche Rolle spielen die Röhren bei der therapeutischen Anwendung der Röntgenstrahlen? Dtsch. med. Wschr. 1900 I, 546. — *Suilly*, X-rays and treatment of cancer. N. Y. Med. News, 7. Febr. 1903. — Ref. Fortschr. Röntgenstr. 6, 273 (1903).

Tousey, X-Strahlenbehandlung des Uteruscarcinoms. Med. News, 14. Nov. **1903**. — Fortschr. Röntgenstr. **7**, 227 (1903). — The results of X-ray treatment in several cases of carcinoma of the uterus. N. Y. med. J., 11. März **1905**.

Uhle, Über die Behandlung des Gebärmutterkrebses mittels Radium und Röntgenstrahlen. Med. Ges. Chemnitz, 11. Febr. **1914**. Münch. med. Wschr. **1914** I, 674.

Veit, Münch. med. Wschr. **1909** I, 698. — Grundsätze unserer Behandlung des Uteruskrebses. Freie Ver.igg mitteldtsch. Gynäk., 25. Okt. 1913. Prakt. Erg. Geburtsh. **6**, 149 (1914). — *Velde, van de*, Strahlenbehandlung in der Gynäkologie. III. Radium und Röntgenbehandlung bei Carcinom. Zbl. Gynäk. **1915**, 323. — *Vierheller*, Über die Verteilung der Energie der Röntgenstrahlen in der Tiefe. Verh. dtsch. Röntgenges. **12**, 25 (1921). — Die Verteilung der Röntgenenergie in der Körpertiefe. Strahlenther. **13**, 533 (1922). — Über die Streustrahlenverteilung außerhalb des direkt vom Röntgenlicht durchstrahlten Raumes. Strahlenther. **16**, 447 (1924). — Siehe Dessauer. — *Voigts*, Siehe Bumm. — *Voltz*, Die Strahlenbehandlung der weiblichen Genitalcarcinome, Methoden und Ergebnisse. 13. Sdb. Strahlentherapie. Berlin-Wien: Urban & Schwarzenberg 1930.

Waetjen, Siehe Krönig, Gauß, Lembcke, Krinski, Königsberger. — *Warnekros*, Zur Röntgentechnik der Carcinombestrahlung. Berl. klin. Wschr. **1914** I, 198. Ref. Zbl. Gynäk. **1914**, 567. — Siehe Bumm. — *Werner u. Caan*, Über die Wirkung von Röntgenstrahlen auf Geschwülste. Münch. med. Wschr. **1910** II, 1384. — Über den Wert der Kombination von Röntgenstrahlen- und Hochfrequenzbehandlung bei malignen Tumoren. Münch. med. Wschr. **1911** II, 1900. — *Wertheim*, Radiumbehandlung des Gebärmutterkrebses. Ref. 85. Verslg dtsch. Naturforsch. u. Ärzte Wien, Sept. 1913. Fortschr. Röntgenstr. **21**, 259 (1913). — *Wetterer*, Handbuch der Röntgentherapie nebst Anhang: Die Radiumtherapie. Leipzig: O. Nemnich 1908. — Bericht über 17 inoperable Mammacarcinome. Behandlung mit Röntgenstrahlen. Naturforsch.kongr. Karlsruhe 1911. — Handbuch der Röntgen- und Radiumtherapie, 4. Aufl., Bd. 1. Leipzig-München: Keim und Nemnich 1922. — Die Entwicklung der Röntgentherapie vom Beginn der Röntgenära bis zur Begründung der „Internationalen Radiotherapie". Internat. Radiother. **2**, 964. Darmstadt: L. C. Wittich 1927. — Verzeichnis der Forschungsergebnisse und der führenden Autoren auf dem Gebiete der Röntgen- und Curietherapie. Internat. Radiotherapie **3**, 1257 (1928). — *Wichmann*, Geb. Ges. Hamburg, 19. April 1910. Ref. Zbl. Gynäk. **1910**, 1247. — Zit. bei Reifferscheid. Die Röntgentherapie in der Gynäkologie, S. 49. Leipzig: Johann Ambrosius Barth 1911. — *Williams, F. H.*, Medical News **1903**. — *Wintz*, Eine Zentriervorrichtung für Carcinombestrahlung der Gebärmutter. Münch. med. Wschr. **1918** II, 1050. — Die Strahlenbehandlung in der Gynäkologie im Jahre 1918 (Sammelber.). Mschr. Geburtsh. **50**, 51 (1919). — Die Strahlentherapie im Jahre 1919. (Ein kritischer Bericht.) Mschr. Geburtsh. **51**, 331, 415 (1920). — Die Grundlagen einer erfolgreichen Röntgen-Tiefentherapie. 11. Röntgenkongr. Verh. dtsch. Röntgenges. **11**, 64 (1920). — Röntgenbehandlung der bösartigen Geschwülste. Verh. dtsch. Ges. Chir. **45**, 217 (1921) (Ausspr.). — Die Vor- und Nachbehandlung bei der Röntgenbestrahlung. Ther. Gegenw., Juni **1923**. — Die Erfahrungen mit der Röntgentherapie der Krebse an der Erlanger Frauenklinik. Strahlenther. **15**, 770 (1923). — Ergebnisse der Röntgenbehandlung. Statistischer Bericht über 800 Uteruscarcinome. Dtsch. med. Wschr. **1925** I, 19. — Siehe Seitz.

Ziemssen, Ärztl. Ver. München, 8. Juni 1898.

Collumcarcinom (Allgemeines, Komplikation durch Schwangerschaft, Knochenmetastasen usw.).

Adler, Zur Behandlung des Uteruscarcinoms. Fortschr. Röntgenstr. **28**, 483 (1921/22). — Diagnostik und Therapie des Collumcarcinoms. Wien. klin. Wschr. **1930** II, 1318. — *Albrecht, H.*: Ver.igg Münch. Chir., 6. März 1929. Zbl. Chir. **1929**, 1450. — *Amico-Roxas, S.*, Über die Heilung des Uteruscarcinoms in der Schwangerschaft. Arch. Ostetr. **36**, 1 (1929). — *Amreich*, 30 Jahre vaginale Carcinomoperation. Wien. klin. Wschr. **1931** I, 699. — *Archanguelsky, B.*, Evaluation comparative des résultats des traitements du cancer des organes génitaux chez la femme par la méthode opératoire et par la roentgencuriethérapie. Communicat. au Congr. internat. de Radiol. Stockholm, Juli 1928. Gynéc. et Obstétr. **18** II, 324 (1928).

Baensch, Über Spontanfrakturen des Schenkelhalses nach Röntgenbestrahlung. Röntgenprax. **4**, 716 (1932). — *Bahls*, Fortschr. Röntgenstr. **50**, Kongreßh., 33 (1934). — *Bailey, H. and W. P. Healy*, Cancer of the uterine cervix, treated by irradiation. J. amer. med. Assoc. **1924**, Nr 83, 14. — *Bauereisen*, Der praktische Arzt und die Bekämpfung des Krebses. Münch. med. Wschr. **1931** II, 1559. — *Baumert, M.*, Aussichten und Grenzen für die Frühdiagnose des Gebärmutterkrebses. Mschr. Geburtsh. **92**, 90 (1932). — *Bends, K.*, Über Carcinom des Collum uteri nach vorausgegangener Corpusamputation. Mschr. Geburtsh. **91**, 79 (1932). — *Benecke*, Aussprache zu: Entstehung der Metastasen. Mittelrhein. Chir.ver.igg Mainz,

16. Okt. 1931. — Zbl. Chir. **1932**, 56. — *Benthin*, Strahlentherapeutische Einzelbeobachtungen. Mschr. Geburtsh. **54**, 34 (1921). — Ergebnisse der Strahlenbehandlung bei gynäkologischen Erkrankungen. Strahlenther. **12**, 133 (1921). — Erfahrungen mit der Röntgen- und Radiumtherapie. Z. Geburtsh. **83**, 432 (1921). — *Bergendahl, S.*, Operative oder radiologische Behandlung bei Carcinoma uteri. Nord. Chir.ver.igg Gothenburg, Juli 1927. Zbl. Chir. **1928**, 1241. — *Biró, I.*, Gebärmutterkrebs und Schwangerschaft. Orvosképzés (ung.) **1930**, 543. — Zbl. Gynäk. **1932**, 832. — *Blaß, G.*, Fragliche Knochenveränderungen nach Röntgenbestrahlung. Wien. Ges. Röntgenkde, 7. Febr. 1934. Fortschr. Röntgenstr. **49**, 430 (1934). — *Block, F. B.*, Siehe J. G. Clark. — *Bloodgood, J. C.*, Cancer of the cervix; the immediate necessity for earlier diagnosis and treatment. Amer. J. Canc. **16**, 1238 (1932). — *Bochenski, K.*, Bemerkungen und Beobachtungen über die Behandlung des Collumcarcinoms mit strahlender Energie. Ginek. polska **6**, 765 (1927). — *Boggs, R. H.*, The treatment of carcinoma of the cervix and uterus by radium supplemented by deep Röntgentherapy. N. Y. med. J. **114** (1921). — Zbl. Chir. **1922**, 727. — *Bolaffio*, Unsere Erfahrungen mit der Röntgentherapie des Collumcarcinoms. Strahlenther. **29**, 453 (1928). — *Boniefield, Ch. L.*, Gebärmutterkrebs. Amer. J. Obstetr., März **1922**. — Zbl. Gynäk. **1923**, 302. — *Bonney, V.*, Die Behandlung maligner Uteruskrankheiten. Lancet **1927** I, 79. — Zbl. Gynäk. **1929**, 2314. — The results of Wertheim, operation and a comparison between them and those obtainable at present by radium. Proc. roy. Soc. Med. **22**, 1313 (1929). — Zbl. Radiol. **7**, 650 (1929). — Behandlung des Uteruskrebses. Lancet **1934** I, 575. — Zbl. Gynäk. **1934**, 1918. — *Borst*, Aussprache zur Frühdiagnose des Krebses. Gynäk.kongr. Berlin, Okt. 1933. Arch. Gynäk. **156**, 294, Kongr.ber. (1934). — *Bracht*, Zur Rettung der Wertheimschen Operation. Gynäk.kongr. Bonn 1927. Arch. Gynäk. **132**, 132 (1927). — *Brandt*, Uteruscarcinom und Ausschabung. Diss. Frankfurt a. M. 1923. — Ber. Gynäk. **6**, 180 (1924). — *Branscomb, L.*, Die Häufigkeit von Krebs im Cervixstumpf nach supravaginaler Hysterektomie. Amer. J. Obstetr. **1930**, 66, 69. — Zbl. Gynäk. **1932**, 828. — *Braun*, Differentialdiagnostische Röntgenbestrahlung. Zbl. Gynäk. **1924**, 2341. — *Brocq, P.* et *R. Duval*, Guérison constatée plus de 6 ans après traitement par le radium d'une récidive vaginale d'un cancer du col utérin, précédemment enlevé par hystérectomie élargie. Presse méd. **1929**, 537. — *Brooks, C. D.*, Radiotherapy in inoperable carcinoma of the cervix. Amer. J. Roentgenol. **14**, 541 (1926). — *Brouha, M.* u. *O. Gosselin*, Zur Behandlung des Cervixkrebses in der Schwangerschaft. Bull. Acad. Méd. Belg. **13**, No 9, 499 (1933). — Mschr. Krebsbekämpfg **2**, Nr 8, 248 (1934). — *Brückner*, Lymphatische Leukämie und Portiocarcinom. Arch. Gynäk. **157**, 616 (1934). — *Bumm*, Erfahrungen über die Strahlenbehandlung der Genitalcarcinome. Arch. Gynäk. **106**, 84 (1917). — *Buschbeck*, Aussprache zur elektiven Therapie beim Collumcarcinom. Gynäk.kongr. Berlin, Okt. 1933. Arch. Gynäk. **156**, 300, Kongr.ber. (1934).

Caffier, Aussprache zur elektiven Therapie des Collumcarcinoms. Gynäk.kongr. Berlin, Okt. 1933. Arch. Gynäk. **156**, 299, Kongr.ber. (1934). — Über den Wert von Tumorrezidivoperationen. Nordostdtsch. Ges. Gynäk. Königsberg, 1. Dez. 1932. Zbl. Gynäk. **1933**, 1893. — *Caplan, I. I.*, Carcinoma of the cervix complicating pregnancy. Amer. J. Obstetr., Mai **1930**, 654. — Med. Klin. **1932** II, 1439. — *Cathalat* et *Mérat*, Cancer du col de l'utérus gravide et curiethérapie. Bull. Soc. Obstétr. Paris, **12**, No 2 (1923). — *Chambacher, Ch.* u. *P. Descoust*, Beitrag zur Anwendung starker Dosen bei der Röntgentiefentherapie bei der Behandlung der Myome und des Carcinoms des Uterus. Presse méd. **1922**, No 47. — Zbl. Gynäk. **1924**, 102. — *Clark, J. G.* and *F. B. Block*, Relative Values of irradiation and radical hysterectomy for cancer of the cervix. Amer. J. Obstetr. **7**, 543 (1924, Mai). — J. of Radiol. **5**, 258 (1924). — *Cole, P. P.*, Treatment of inoperable cancer of the uterus. Brit. J. Radiol. **29**, Nr 288 (1924). — *Comet, A.*, Trattamento curieterapico del cancro del collo del'utero associato alla gravidanza. Arch. di Radiol. **1**, H. 6 (1925). — *Crossen, H. S.*, Cancer of the cervix uteri. Some pertinent facts concerning the treatment. J. amer. med. Assoc. **99**, 2149 (1932). — Zbl. Radiol. **15**, 375 (1933). — *Czepa*, Strahlenbehandlung maligner Tumoren. Wien. klin. Wschr. **1924** II. — Klin. Wschr. **1924** II, 1519.

Davis, C. H., Cancer of the uterus is curable. Surg. etc. **58**, 455 (1934). — *Decker*, Indications de la radiothérapie pour le carcinome de l'utérus. J. de Radiol. **12**, 25 (1928). — *Deelman, H. T.*, Das Präcarcinom. Z. Krebsforsch. **29**, 307 (1929). — *Descoust, P.*, Siehe Ch. Chambacher. — *Dietel*, Jetzige Methode der Strahlenbehandlung von Collumcarcinomen an der Univ.-Frauenklinik Heidelberg. Röntgenkongr. Dresden 1932. Fortschr. Röntgenstr. **46**, Kongreßh., 93 (1932). — Die Strahlenbehandlung der Uteruscarcinome an der Univ.-Frauenklinik Heidelberg. Strahlenther. **46**, 201 (1933). — Zur Strahlenbehandlung des inoperablen Collumcarcinoms. Zbl. Gynäk. **1934**, 1998. — *Dieterich, W.*, Erfahrungen in der Behandlung des Krebses mit Strahlen. Radiol. Rdsch. **3**, 7 (1934). — *Döderlein, A.*, Röntgenstrahlen und Mesothorium in der gynäkologischen Therapie, insbesondere auch bei Uteruscarcinom. Mschr. Geburtsh. **37**, 553 (1913). — Röntgen- und Mesothoriumbehandlung bei Myom und Carcinom des Uterus. Mschr. Geburtsh. **37**, 553 (1913). — Gynäk. Kongr. Halle 1913. Verh. dtsch. Ges. Gynäk. **1913** II, 391. —

Strahlentherapie bei Carcinom. Beitr. klin. Chir. **95**, 584 (1915). — Zur Strahlenbehandlung des Krebses Zbl. Gynäk. **1915**, 185. — Der gegenwärtige Stand der Strahlenbehandlung in der Gynäkologie. Münch. ärztl. Ver., 7. Juni 1916. Dtsch. med. Wschr. **1916 II**, 1307. — Ergebnisse der Radikaloperation und der Strahlenbehandlung des Cervixcarcinoms. Mschr. Geburtsh. **46**, 51 (1918). — Krebsheilung durch Strahlenbehandlung. Arch. Gynäk. **109**, 705 (1918). — Über die Strahlenbehandlung des Collumcarcinoms des Uterus. Münch. med. Wschr. **1922 I**, 221. — Die Therapie der gynäkologischen Krebse mit radioaktiven Substanzen. Strahlenther. **15**, 766 (1923). — Über die Strahlenbehandlung des Uteruskrebses. Z. Krebsforsch. **34**, 99 (1931). — *Döderlein, A., G. Döderlein* u. *F. Voltz,* Über das Uteruscarcinom und seine Strahlenbehandlung. Acta radiol. (Stockh.) **6**, 335 (1926). (Festschrift für Forssell.) — *Döderlein, A.* u. *E. v. Seuffert,* Unsere weiteren Erfahrungen mit der Mesothoriumbehandlung des Carcinoms. Münch. med. Wschr. **1914 I**, 225, 313. — *Döderlein, G.,* Kritische Untersuchungen zur Carcinomfrage. Gynäk.-kongr. Heidelberg 1923. Arch. Gynäk. **120**, 201 (1923). — Gibt es eine primäre Mortalität bei der Radiumbehandlung des Uteruscarcinoms? Zbl. Gynäk. **1925**, 852. — Krebsexperiment und Klinik. Ges. Geburtsh. Berlin 1927. Mschr. Geburtsh. **76**, 325 (1927). — Fünfjährige Heilungsergebnisse der Strahlenbehandlung bei morphologisch verschieden gereiften Genitalcarcinomen. Ges. Geburtsh. Berlin, April 1931. Zbl. Gynäk. **1931**, 3018. — Mammacarcinom in der Schwangerschaft. Ges. Geburtsh. Berlin, 28. Okt. 1932. Z. Geburtsh. **104**, 186 (1932). — Spätrezidiv nach Collumcarcinom. Verh. dtsch. Ges. Geburtsh. u. Gynäk. Berlin, Nov. 1931. Z. Geburtsh. **101**, 458 (1932). — *Döderlein, G.,* Siehe A. Döderlein u. F. Voltz. — *Donaldson, C. O.,* Behandlung des Cervixcarcinoms. Radiology **12**, 154 (1929). — *Doualison, M.,* Drüsenbehandlung bei Cervixcarcinom. Brit. med. J. **1932**, Nr 3650. — Zbl. Gynäk. **1932**, 3054. — *Douay, E.,* Cancer du col utérin. Quel traitement conseiller? Bull. Soc. Obstétr. Paris **13**, 341 (1924). — *Druckhahn, J.,* Siehe H. Kirchhoff. — *Dubois-Roquebert,* Siehe H. Hartmann und S. Fabre. — *Ducan, R.,* The treatment of uterine cancer. Texas State J. Med. **20**, Nr 9. — *Dürck,* Schwere Verbrennungen und Zerstörungen durch die Strahlentherapie beim Uteruscarcinom. Zbl. Chir. **1929**, 1450. — *Duval, R.,* Siehe P. Brocq. — *Dyes, O.,* Palliative Erfolge nach Röntgenbestrahlung von Krebsmetastasen. Mschr. Krebsbekämpfg **1**, H. 6, 255 (1933). — *Dyroff, R.,* Die Röntgentherapie in der Gynäkologie (Sammelbericht). Jahrbuch für Röntgenologie, Bd. 1 u. 2, herausgeg. von O. Rigler-Hufeland, 1930 und 1931.

Eckelt, Die Qualität der Radium- und Röntgenstrahlen und ihre Bedeutung für die Behandlung des Collumcarcinoms. Arch. Gynäk. **110**, 685 (1919). — *Editorial,* Does Radiation cause metastasis? Amer. J. Canc. **16**, 214 (1932). — *Eichenberg,* Urethralcarcinom bei Gravidität. Ges. Geburtsh. Berlin, 3. Febr. 1933. Z. Geburtsh. **105**, 100 (1933). — *Englmann,* Aussprache zur elektiven Therapie beim Collumcarcinom. Gynäk.kongr. Berlin, Okt. 1933. Arch. Gynäk. **156**, 300, Kongr.ber. (1933). — *d'Erchia, F.,* Kampf gegen den Krebs. Über die Zwangsversicherung gegen Uteruscarcinom. Zbl. Gynäk. **1933**, 99. — *Esch,* Aussprache zum Vortrag v. Wintz. Niederrhein.-westfäl. Ges. Geburtsh., 19. Jan. 1929. Mschr. Geburtsh. **81**, 454 (1929). — *Ewing, J.,* The influence of radiation therapy on the study of cancer. Canad. Pract. Toronto, März 1924, 95. — Amer. J. Roentgenol. **12**, 203 (1924). — *Eymer,* Ergebnisse der Strahlenbehandlung der Gebärmutterkrebse. Operation oder Bestrahlung? Gynäk.kongr. Wien 1925. Arch. Gynäk. **125**, 515, Kongr.ber. 2 (1925). — Sollen die Gebärmutterkrebse operiert oder bestrahlt werden? Strahlenther. **24**, 149 (1926). — Die Strahlentherapie bei der Behandlung des Collumcarcinoms. Gynäk.-kongr. Berlin, Okt. 1933. Arch. Gynäk. **156**, 268, Kongr.ber. (1933). — Über die Behandlung des Gebärmutterhalskrebses an der Heidelberger Universitäts-Frauenklinik nebst grundsätzlichen Bemerkungen zur Collumcarcinomtherapie überhaupt. Arch. Gynäk. **157**, 433 (1934).

Fabre, S., Siehe H. Hartmann und Dubois-Roquebert. — *Fähndrich, J.,* Das Risiko eines Cervixstumpfcarcinoms nach supravaginaler Amputation. Z. Geburtsh. **109**, 382 (1934). — *Faerber,* Pseudocyste des Uterus als Bestrahlungsfolge bei Portiocarcinom. Gynäk. Ges. Breslau, 17. Jan. 1928. Zbl. Gynäk. **1928**, 1230. — Orig. Mschr. Geburtsh. **79**, 45 (1928). — Woran sterben die nichtoperierten bzw. rezidiv gewordenen Uteruscarcinomkranken? Mschr. Geburtsh. **87**, 339 (1931). — *Farrar, L. K. P.,* Siehe G. G. Ward. — *Farrar, L. K. P.* and *S. Neville,* The treatment of tumours by radium and X-rays. Brit. J. Surg. **8**, Nr 29 (1920, Juli). — Zbl. Chir. **1921**, 464. — *Faure, J. L.,* Cancer of the cervix uteri Presse méd. **31**, 461 (1923, Mai). — J. of Radiol. **4**, 291 (1923). — Ce que doit être le traitement du cancer du col utérin. Clin. (Paris) **18**, 233 (1923). — Ber. Gynäk. **2**, 367 (1924). — *Faure, J. L.* u. *A. Pinard,* Beziehungen zwischen Schwangerschaft und Brustwarzenkrebs. Ann. Gynéc. **71** (1914, Juli). — Zbl. Gynäk. **1920**, 1171. — *Ferrari,* Brief aus Italien über Gebärmutterhalscarcinom. Dtsch. med. Wschr. **1931 II**, 2155. — *Firket, J.,* Faut-il irradier les métastases latentes? I. Partie radio-biologique. Soc. Belge Canc. et Soc. Radiol. Bruxelles, 28. Juni 1931. Le Cancer **8**, 161 (1931). — Zbl. Radiol. **13**, 220 (1932). — *Flaskamp, W.,* Über Röntgenschäden und Schäden durch radioaktive Substanzen. 12. Sdbd. zur Strahlentherapie. Berlin u. Wien: Urban & Schwarzenberg 1930. — *Flatau,* Dürfen wir operable Uteruscarcinome ausschließlich bestrahlen? Zbl. Gynäk. **1915**, 611. — Über Strahlenbehandlung des Gebärmutterkrebses. Zbl. Gynäk. **1919**, 134. — *Forssell, G.,* On the permanency of radiological healing in malignant tumors. Acta radiol. (Stockh.) Suppl. 2 (1929). — *Fraenkel,* Aussprache zum Vortrag von Maria Baumert: Aussichten und Grenzen für die Frühdiagnose des Gebärmutterkrebses. Gynäk. Ges. Breslau, 19. April 1932. Zbl. Gynäk. **1932**, 2201. — *Frankl, O.,* Steigert die Schwangerschaft die Bösartigkeit des Uteruskrebses? Z. Geburtsh. **81**, 1094 (1921). — Zur Beurteilung der Qualität des Carcinommaterials. Zbl. Gynäk. **1922**, 1300. — Über Frühstadien des Uteruscarcinoms. III. Mitt. Zbl. Gynäk. **1924**, 725. — *Franqué, O. von,* Strahlenbehandlung in der Gynäkologie. Niederrhein. Ges. Natur- u. Heilk., 28. Juni 1915. Offiz. Protokoll. Ref. Dtsch. med. Wschr. **1916 II**, 1294. — Operation oder Bestrahlung des Uteruscarcinoms bei Frauenkrankheiten. Med. Klin. **1920 II**, 1249. — Strahlenbehandlung des Uteruskrebses und der Dysmenorrhöe. Med. Klin. **1922 II**, 1361. — Wie soll man Uteruskrebse behandeln? Münch. med. Wschr. **1923 I**, 676. — Strahlenbehandlung der Genitalcarcinome. Vortrag Bonn, 29. Okt. 1925. Strahlenther. **21**, 187 (1926). — Leukoplakie und präcanceröse Veränderung des Plattenepithels. Zbl. Gynäk. **1927**, 898. — Anatomie, Histogenese und anatomische Diagnose der Uteruscarcinome. Veit-Stoeckels Handbuch der Gynäkologie, Bd. 6, 1. 1930. — Zur Krebsbekämpfung und -behandlung. Zbl. Gynäk. **1931**, 1385. — Zur Erkennung und Bekämpfung des Carcinoms. Mschr. Geburtsh. **94**, 254 (1933). — Aussprache zum Loenne-Gesetz. Gynäk.kongr. Berlin, Okt. 1933. Arch. Gynäk. **156**, 293, Kongr.ber. (1934). Nochmals Krebs und Schwangerschaft. Mschr. Krebsbekämpfg 2, H. 12, 368 (1934). — *Freedman, N.,* Praecancer der Cervix uteri. Surg. etc. 58, 717 (1934). — Zbl. Gynäk. **1934**, 1915. — *Fried,* Osteoklastische Carcinommetastasen und multiple Myelome. Fortschr. Röntgenstr. **46**, 218 (1932). — *Friedmann, N.,* Altersabschnittsweise Veränderungen der Cervix uteri mit besonderer Bezugnahme auf die Krebsentstehung. Amer. J. Obstetr. **21**, 1 (1931). — Zbl. Gynäk. **1932**, 825. — *Frigyesi,* Aussprache zur elektiven Therapie des Collumcarcinoms. Gynäk.kongr. Berlin, Okt. 1933. Arch. Gynäk. **156**, 304, Kongr.ber. (1933). — *Füth* u. *Ebeler,* Röntgen- und Radiumbehandlung des Uteruscarcinoms. Zbl. Gynäk. **1915**, 217.

Gaarenstroom, G. F., Ist man berechtigt zur Strahlenbehandlung des operablen Gebärmutterkrebses? Acta radiol. (Stockh.) **6**, 458 (1926). — *Gadschi-Kassimow, M.,* Primäre Mortalität nach Operation von Cervicalcarcinomen. Arch. Gynäk. **147**, 416 (1931). — *Gagey,* Resultate der Radiumtherapie bei Rezidiven von Uteruskrebsen. Presse méd. **46**, 754 (1929). — *Gál, F.,* Überraschende Besserungen durch kleine Röntgendosen in als unrettbar angesehenen Uteruscarcinomfällen. Strahlenther. **31**, 91 (1929). — Therapie des mit sonstigen Erkrankungen des Organismus komplizierten Gebärmutterkrebses. Radiol. Rdsch. **3**, 246 (1934). — *Gauß,* Die Strahlentherapie der gynäkologischen Carcinome. Niedersächs. Röntgenges. Bremen, Febr. 1930. Fortschr. Röntgenstr. **43**, 525 (1931). — Aussprache zu Carcinombestrahlung. Bayer. Ges. Geburtsh. München, 12. Febr. 1933. Mschr. Geburtsh. **95**, 327 (1933). — — Siehe Krönig. — *Gellhorn,* Can we increase the percentage of cures in cancer of the cervix uteri? Surg. etc. **58**, 456 (1934). — Gesetzentwurf zur Bekämpfung der Krebskrankheiten unter besonderer Berücksichtigung der Krebskrankheiten der weiblichen Geschlechtsorgane vom .... Vorgelegt von W. Stoeckel, begründet von Loenne-Gelsenkirchen. Gynäk.kongr. Berlin, Okt. 1933. Arch. Gynäk. **156**, 281 (1933). — *Gilbert, R.* et *S. Kadrnka,* Un aspect clinique du cancer du col utérin traité par les radiations. 19. Hauptverslg Schweiz. Röntgenges. Lugano, Sitzg 19. Juni 1932. Schweiz. med. Wschr. **1933**, 174. — *Gornick, P.,* Zustandsverantwortlichkeit beim Genitalcarcinom der Frau. Münch. med. Wschr. **1929 II**, 1592. — Siehe E. Philipp. — *Gosselin, O.,* Siehe M. Brouha. — *Gouzy,* Siehe Guilhem. *Graves,* Cancer of the cervix uteri. Boston med. J. **188**, 1006 (1923). Ber. Gynäk. **2**, 432 (1924). — *Guilbert,* De la nécessité de la répétition des traitements roentgenthérapiques dans les tumeurs malignes. 56. Congr. Assoc. franç. Avançem. Sci. Bruxelles, Juli 1932. J. de Radiol. **17**, 329 (1933). — *Guilhem* u. *Gouzy,* Pyometra nach Radiumbehandlung bei Cervixcarcinom. Presse méd. **1932**, No 13. Zbl. Gynäk. **1932**, 3055. — *Gunsett,* La radiothérapie profonde et la curiethérapie du cancer. Ref. J. de Radiol. **6**, 602 (1922). — *Gunsett, A.,* Questions de dosage dans le traitement par les rayons X des cancers du col de l'utérus. L'ionométrie intravaginale en unitées françaises et en unités internationales. Arch. Électr. méd. **38**, 391 (1930). — Ber. Gynäk. **19**, 753 (1931). — *Gutkmann,* Aussprache zur elektiven Therapie des Collumcarcinoms. Gynäk.kongr. Berlin, Okt. 1933. Arch. Gynäk. **159**, 303, Kongr.ber. (1934).

Hannes, W., Operieren oder bestrahlen? Zbl. Gynäk. **1927**, 1325. — *Hänisch, G.,* Uteruscarcinom und Schwangerschaft. Inaug.-Diss. Breslau 1917. Zbl. Gynäk. **1920**, 616. — *Halter, G.,* Anatomische und funktionelle Veränderungen des Rectums beim Collumcarcinom. Arch. Gynäk. **151**, 126 (1932). — Adenocarcinom und Schwangerschaft. Geburtsh.-gynäk. Ges. Wien, 13. März 1934. Mschr. Geburtsh. **97**, 176 (1934). — *Hartmann, H., S. Fabre* u. *Dubois-Roquebert,* Behandlung von Krebsen, die sich auf Scheidennarben nach totaler Hysterektomie entwickelt haben. Gynéc. et Obstétr. **20**, 1 (1929).—

Zbl. Radiol. 8, 303 (1930). — Traitements des cancers développés sur des cicatrices vaginales après hystérectomie totale. Presse méd. 60, 980 (1929). — *Haselhorst, G.*, Portioleukoplakie und Carcinom. Z. Geburtsh. 101, 622 (1932). — *Haupt*, Aussprache zum Vortrag von Wintz. Niederrhein.-westfäl. Ges.
Geburtsh. 19. Jan. 1929. Mschr. Geburtsh. 81, 453 (1929). — Die Behandlungsergebnisse der Bonner
Frauenklinik bei Gebärmutterkrebs seit 1912. Strahlenther. 44, 311 (1932). — *Healy, W. P.*, Uterine
cancer. Is the outlook better for the patient? Med. J. a. Rec. 127, 21 (1928). — Ber. Gynäk. 13, 810
(1928). — Evaluation of radiation therapy in malignant disease of the female generative tract. Amer. J.
Obstetr. 26, 789 (1933). — Arch. of Radiol. 17, 190 (1933). — *Healy, W. P.* and *A. N. Arneson*, Radiation treatment of carcinoma of the cervix. Amer. J. Roentgenol. 32, 646 (1934). — Siehe H. Bailey. —
Heidenhain, Aussprache zum Vortrag von Müller-Mainz über „Entstehung der Metastasen". Mittelrhein. Chir.-Ver.igg Mainz, 16. Okt. 1931. Zbl. Chir. 1931, 56. — *Heimann, F.*, Zur Strahlenbehandlung
der Uteruscarcinome. Berl. klin. Wschr. 1914 I, 12. — Erfahrungen mit der Strahlentiefentherapie in
der Gynäkologie, besonders beim Carcinom. Strahlenther. 7, 581 (1916). — Ergebnisse gynäkologischer
Bestrahlung bei Anwendung der „mittleren Linie" und bei Intensivbestrahlung. Strahlenther. 11, 664
(1920). — Die Blasenveränderungen beim bestrahlten Gebärmutterkrebs. Zbl. Gynäk. 1927, 1899. —
Die Bedeutung der Cystoskopie für die operative und Strahlenbehandlung des Uteruscarcinoms. Chirurg
15, 687 (1929). — *Heipmann*, Vorstellung eines Bestrahlungsfalles. Fortschr. Röntgenstr. 28, 600 (1921
bis 1922). — *Henkel, M.*, Zur Strahlentherapie in der Gynäkologie. Die Bestrahlung des Uteruscarcinoms. Münch. med. Wschr. 1914 I, 227. — Das Carcinom der weiblichen Genitalorgane. Klinische Beobachtungen und Erfahrungen. Med. Klin. 1932 I, 69. — *Herzum, H.*, Über die Röntgenbestrahlung von
Metastasen maligner Tumoren. Med. Klin. 1934 II, 1524. — *Heyman, J.*, Die Radiumbehandlung des
Uteruskrebses. Klinische und histologische Studien nebst Bericht über die im Krankenhaus Radiumhemmet während 1914—1915 behandelten Fälle. Arch. Gynäk. 108, 229 (1918). — Über die Behandlung
der inoperablen Carcinome der weiblichen Beckenorgane. Strahlenther. 23, 15 (1926). — Our experience
at Radiumhemmet with radiological treatment of cancer of the corpus uteri. Acta radiol. (Stockh.) 6,
566 (1926). — Radiological or operative treatment of cancer of the uterus. Acta radiol. (Stockh.) 8, 365
(1927). — Radiologische oder operative Behandlung bei Carcinoma uteri? Nord. Chir.ver.igg Gothenburg, Juli 1927. Zbl. Chir. 1928, 1240. — Die Strahlentherapie als vollständiger oder teilweiser Ersatz
der Operation bei der Behandlung von Carcinomen des Uterus, der Vagina und der Ovarien. Strahlenther.
37, 254 (1930). (Festschrift für A. Döderlein.) — Erfahrungen mit radiologischer Behandlung bei Genitalcarcinomen. Berl. med. Ges., 3. Febr. 1932. Dtsch. med. Wschr. 1932 I, 367. — *Heynemann, Th.*, Zur
Strahlenbehandlung gynäkologischer Erkrankungen. Zbl. Gynäk. 1919, 105. — *Heyrowsky, K.*, Rönt-
genologisch-radiologische Arbeiten auf dem Gebiete der Gynäkologie und Geburtshilfe. Med. Klin. 1933 II,
1451. — *Hinrichs*, Zur Operabilität des Uteruskrebses. Zbl. Gynäk. 1922, 373. — *Hinselmann, H.*,
Zur Kenntnis der präcancerösen Veränderungen der Portio. Zbl. Gynäk. 1927, 901. — Die klinische Frühdiagnose des Portiocarcinoms. Naturforschertag Hamburg, Sept. 1928. Zbl. Gynäk. 1928, 2797. — Die
Ätiologie, Symptomatologie und Diagnostik des Uteruscarcinoms. Veit-Stoeckels Handbuch der Gynäkologie, Bd. 6, 1, S. 854. 1930. — Über die Prophylaxe des Portiocarcinoms nach Bossi-Spirito. Zbl.
Gynäk. 1931, 3362. — Die klinische und mikroskopische Frühdiagnose (des Collumcarcinoms). Gynäk.-
kongr. Berlin, Okt. 1933. Arch. Gynäk. 156, 239, Kongr.ber. (1933). — Reflexionen über die Verhütung
des Portiokrebses. Mschr. Krebsbekämpfg 2, 12, 354 (1934). — *Hinselmann, H.* u. *M. Esser*, Erzeugung
von Portioleukoplakien durch Probeexcision in zwei Fällen. Zbl. Gynäk. 1928, 686. — *Hörrmann*, Ver.igg
Münch. Chir., 6. März 1929. Zbl. Chir. 1929, 1452. — *Hofmeier*, Zur Frage der ausschließlichen Strahlenbehandlung operierbarer Uteruscarcinome. Zbl. Gynäk. 1915, 1. — *Hoffmann*, Diskussion zum Vortrag
Haendlys: Operation oder Bestrahlung. Mschr. Geburtsh. 54, 380 (1921). — Zur Frage der Strahlenbehandlung des Collumcarcinoms während der Schwangerschaft. Zbl. Gynäk. 1934, 1886. — *Holz*, Zur
Frage der Behandlung inoperabler Uteruscollumcarcinome mit Urämiegefahr. Zbl. Chir. 1924, 705. —
Holzbach, Woran sterben die inoperablen Collumcarcinome? Zbl. Gynäk. 1923, 1893. — Was leistet
die kombinierte Operations- und Strahlenbehandlung bei den Collumcarcinomen des Uterus? Fortschr.
Ther. 8, 12 (1933). — Zbl. Gynäk. 1933, 2654. — *Horsch, K.*, Zur Strahlenwirkung auf Krebsmetastasen
der Wirbelsäule. Strahlenther. 47, 698 (1933). — *Hubert, R.*, Soll das operable Collumcarcinom radikal
operiert oder bestrahlt werden? Strahlenther. 37, 334 (1930). (Festschrift für Döderlein.) — *Hüssy*,
Nach dem 4. Jahre Bestrahlung bösartiger Tumoren. Strahlenther. 10, 45 (1920). — *Huwer, G.*, Unsere
Erfahrungen über die Behandlung der Genitalcarcinome mit Hochfrequenzströmen. Med. Ges. Jena,
22. Juni 1932. Münch. med. Wschr. 1932 II, 1461.

Ital. Gynäk.tagg Rom, 19. Dez. 1928. Diskussion zur Carcinom- und Sarkombestrahlung. Strahlenther.
36, 230 (1930). — *Iubas, C.*, Die doppelseitige Unterbindung der Arteria hypogastrica bei Carcinoma
colli uteri. Zbl. Gynäk. 1933, 483.

Jaschke, R. von, Arzt und Wissenschaft in der Frauenheilkunde. Operation und Bestrahlung, Vortrag, gehalten aus Anlaß 25jähr. Bestehen Mittelrhein. Ges. Geburtsh. u. Gynäk. Frankfurt a. M.. 23. Okt. 1927. Mschr. Geburtsh. 78, 1 (1928). — Das Kernproblem im Kampfe gegen das Uteruscarcinom. Strahlenther. 35, 47 (1930). — Aussprache zum Loenne-Gesetz (Frühdiagnose des gynäkologischen Carcinoms). Gynäk.kongr. Berlin, Okt. 1933. Arch. Gynäk. 156, 292 (1934). — *Jeanneney* et *Wangermez,* Sténoses cicatricielles du rectum consécutives au traitement curiethérapique pour cancer du col utérin. J. Méd. Bordeaux, 10. Juni 1929. J. de Radiol. 14, 477 (1930). — *Jeanneney, G., Ch. Wangermez* et *Rosset-Bressand,* Les métastases dans le cancer du col utérin. Gynéc. et Obstétr. 22, 97 (1930). Zbl. Radiol. 10, 466 (1931). — *Jones, T. E.,* Treatment of carcinoma of the cervix. J. amer. med. Assoc. 99, 880 (1932). — Zbl. Radiol. 15, 375 (1933). — *Jordan,* Über Spätrezidive des Carcinoms. Dtsch. med. Wschr. 1904, 914. — *Juillard, Ch.,* Réflexions et projet d'enquête sur la généralisation des tumeurs malignes après radio- et curiethérapie. 13. Jverslg Schweiz. Röntgenges. Freiburg, 11. April 1931. Schweiz. med. Wschr. 1932 I, 337. — Zbl. Radiol. 13, 149 (1932). — *Jung,* Zur Biologie des Collumcarcinoms. Gynäk. Ges. dtsch. Schweiz, 24. April 1927. Zbl. Gynäk. 1927, 2290.

Kadrnka, S., Siehe R. Gilbert. — *Kamniker, H.,* Über die Kombination von Operation und Bestrahlung beim Carcinom des Uterus und der Ovarien. Arch. Gynäk. 147, 390 (1931). — Zur Behandlung der Rezidive nach erweiterten Operationen wegen Gebärmutterkrebses. Geburtsh.-gynäk. Ges. Wien, 10. Febr. 1931. Zbl. Gynäk. 1931, 2642. — Der morphologische Reifegrad des Uteruscarcinoms und seine Bedeutung für die operative Behandlung. Zbl. Gynäk. 1932, 457. — Das postoperative Rezidiv des Carcinoma colli uteri. Klinik der einzelnen Erscheinungsformen. Arch. Gynäk. 151, 356 (1932). — *Katz,* Bemerkenswerte Fälle von Gebärmutterkrebs. Geburtsh.-gynäk. Ges. Wien, 12. Juni 1928. Wien. klin. Wschr. 1928 I, 970. — Metastase in der Schädelkapsel bei Carcinoma colli uteri. Geburtsh.-gynäk. Ges. Wien, 12. Juni 1928. Zbl. Gynäk. 1929, 231. — *Kehrer,* Die Radiumbestrahlung bösartiger Neubildungen. Zbl. Gynäk. 1920, 649. — *Keller, Fr.,* Aussprache über Röntgenschädigungen. Fortschr. Röntgenstr. 44, Kongreßh., 89 (1931). — *Keßler, R.* u. *H. Schmidt,* Die primäre Morbidität und Mortalität nach Radiumbehandlung des Collumcarcinoms. Strahlenther. 44, 349 (1932). — *Kirchhoff, H.* u. *J. Druckhahn,* Über die primäre Morbidität und Mortalität bei der Intensivtherapie des Carcinoma colli uteri (vor allem Radium, vergleichsweise Operation). Strahlenther. 50, 428 (1934). — *Kirste, K.,* Das Gebärmuttercarcinom in den Jahren 1900—1925/26. Inaug.-Diss. Breslau 1928. — Zbl. Gynäk. 1929, 2314. — *Klein, G.,* Erfolge der Röntgenbehandlung bei Carcinom des Uterus, der Ovarien und der Mamma und bei Myomen. Dtsch. Ges. Gynäk. Halle 1913. Zbl. Gynäk. 1913, 898. — *Knox, R.,* Treatment by X-ray and radium, with special reference to the value of these agents. Arch. of Radiol., Aug. 1921, Nr 253. — The rationale of radiation therapy. Brit. J. Radiol. 29, 296 (1924). — *König* (Würzburg), Aussprache zum Vortrag von Müller (Mainz) über Entstehung von Metastasen. Mittelrhein. Chir.ver.igg Mainz, 16. Okt. 1931. Zbl. Chir. 1932, 56. — *Kolegajew, G. A.,* Zur Frage über die Ätiologie und die bösartige Degeneration der Leukoplakie der Portioschleimhaut. Mschr. Geburtsh. 93, 166 (1932). — *Korchow, W.,* Die Harnblase bei Strahlentherapie des Gebärmutterhalscarcinoms. Zbl. Gynäk. 1934, 681. — *Koroljkova, V.,* Über den Einfluß der Röntgentherapie auf die Knochenregeneration bei metastatischem Krebs der Wirbelsäule. Moskau. Röntgenges., Jan. 1930. Fortschr. Röntgenstr. 43, 658 (1931). — *Kroemer, P.,* Mesothoriumeinwirkung auf genitale Neubildungen. Verh. dtsch. Ges. Gynäk. 1913 II, Sitzgsber., 396. — Der Einfluß der Strahlentherapie auf die Krebsbehandlung und die Grenzen ihrer Leistungsfähigkeit. Festschrift für A. Martin. Mschr. Geburtsh. 46, 308 (1918). — *Krönig, B.,* Grenzverschiebungen zwischen operativer und nichtoperativer Therapie in der Gynäkologie und Geburtshilfe. Mschr. Geburtsh. 43, 303 (1916). — Siehe E. Opitz: Grundsätzliches zur Strahlentherapie der Freiburger Frauenklinik. Strahlenther. 10, 973—1015 (1920). — *Krönig* u. *Gauß,* Die operationslose Behandlung des Krebses. Verh. dtsch. Ges. Gynäk. 1913 II, 387. — *Küstner,* Aussprache zu Heimann. Schles. Ges. vaterländ. Kultur Breslau, Juli 1922. Dtsch. med. Wschr. 1922 II, 1566. — Sollen wir das Uteruscarcinom operieren oder bestrahlen? Dtsch. med. Wschr. 1922 II, 1640.

Laborde, S. u. *Y. L. Wickham,* Strahlentherapie des Cervixkrebses. Presse méd. 1926, No 61, 968. Fortschr. Röntgenstr. 35, 411 (1927). — Radiothérapie du cancer du col de l'utérus. Bull. Assoc. franç. Étude Canc. 14, No 7 (1925, Juli). — J. de Radiol. 10, 139 (1926). — Die Radiotherapie des Collumcarcinoms in der Krebszentrale des Pariser Weichbildes. Strahlenther. 43, 301 (1932). — *Lacassagne, A.,* La radiothérapie des épithéliomas du col utérin à l'Institut du Radium de Paris. Radiophysiol. et Radiothér. 2, 95 (1930). — Les métastases des épithéliomas du col utérin guéris par la radiothérapie. Radiophysiol. et Radiothér. 2, 397 (1931). — *Lachapèle, A. P.,* L'imperméabilité du col dans les épithéliomas du col utérin. Rôle de la Roentgenthérapie dans la récupération de la perméabilité. Réunion annuelle des médecins électro-radiologistes de langue française. Paris, Okt. 1933. J. de Radiol. 18, 300 (1934). —

Lahm, Die Strahlenbehandlung des Collumcarcinoms. Erg. med. Strahlenforsch. 1, 527 (1925). — Das Carcinom der weiblichen Genitalien. Le Cancer 4, 331 (1927). — Klinisches zur gynäkologischen Tiefentherapie. Internat. Radiotherapie 3, 820 (1929). — *Landaburu, J. C.,* Betrachtungen über die Röntgentherapie der epithelialen Geschwülste der Zunge und der Gebärmutter. Internat. Radiotherapie 3, 1084 (1929). — *Latzko,* Röntgenbestrahlung von Drüsenrezidiven. Zbl. Gynäk. 1920, 325. — Behandlung des inoperablen Uteruscarcinoms. Wien. klin. Wschr. 1932 I, 52. — *Lauritzen, K.,* Recurrences after five years cure in carcinoma of the cervix radiologically treated. Acta radiol. (Stockh.) 14, 575 (1933). — *Lawrence, W. S.,* Standardisation der Röntgen- und Radiumbehandlung des Cervixcarcinoms. Radiology 12, 429 (1929). — *Lebsche,* Siehe Sauerbruch. — *Leddy, E. T.* and *C. Gianturco,* The analgesic effect of roentgen rays in metastasis from carcinoma of the prostate gland. Amer. J. Roentgenol. 29, 667 (1933). — *Ledoux-Lebard,* L'association de la radiothérapie et de la Curiethérapie dans le traitement du cancer du col utérin. Clin. (Paris), Juni 1922, 666. — J. de Radiol. 7, 45 (1923). — *Ledoux-Lebard* et *J. Gagey,* Les rayons X et le radium en gynécologie. J. Méd. et Chir. prat., Juli 1923, 480. — J. Radiol. et Électrol. 8, 187 (1923). — *Lee,* Siehe Morton. — *Lewis, R. M.,* Die Behandlung des Cervixkrebses. J. amer. med. Assoc., April 1920. — Zbl. Gynäk. 1921, 1420. — *Longo, A.,* Radiumbehandlung des Cervixcarcinoms in der Schwangerschaft. Rinasc. med. 6, 184 (1929). — *Lorck, E. C.,* Aussprache zum Vortrag von Caffier über den Wert von Tumorrezidivoperationen. Nordostdtsch. Ges. Gynäk., 4. Dez. 1932. Zbl. Gynäk. 1933, 1895. — *Lundh, G.,* Über die Behandlung des Uteruscarcinoms im Lichte des Materials vom Städt. Krankenhaus Malmö, Chir. Abt. Zbl. Gynäk. 1929, 281.

Mackenrodt, A., Bestrahlen? Operieren? Festschrift für A. Martin. Mschr. Geburtsh. 46, 162 (1918). — *McArthur,* Siehe Norman. — *McGlinn, J. A.,* Cervixkrebs als Schwangerschaftskomplikation. Amer. J. Obstetr. 18, 592 (1929). — *Maier, E.,* Carcinome des Kehlkopfs und der Gebärmutter. Ges. Ärzte Wien. Wien. klin. Wschr. 1932 I, 859. — Maligne Tumoren. Referat über ausländische Literatur von Norman. Strahlenther. 17, 641 (1924). — *Mallet, L.,* La technique curiethérapique et radiothérapique des récidives du cancer du col utérin après hystérectomie. Arch. Électr. méd. 40, 371 (1932). — Siehe Proust. — *Martin, A.,* Zur Strahlentherapie. Mschr. Geburtsh. 40, 404 (1914). — Die Entwicklung der Strahlenbehandlung in der Gynäkologie im Jahre 1915. Mschr. Geburtsh. 43, 162 (1916). — Die Entwicklung der Strahlenbehandlung in der Gynäkologie im Jahre 1916. Mschr. Geburtsh. 45, 259 (1917). — Epilog zum Kongr. dtsch. Ges. Gynäk. Bonn 1927. Mschr. Geburtsh. 78, 223 (1928). — *Martius,* Ein Fall von 24jähriger Primipara mit Gravidität im 7. Monat und ausgedehntem Carcinoma portionis. Dtsch. med. Wschr. 1920 I, 648. — Die Strahlenbehandlung der inoperablen Portiocarcinome. Dtsch. med. Wschr. 1922, 977. — Die Röntgenstrahlenbehandlung in der Gynäkologie. Handbuch der Röntgentherapie, Bd. 2/II, Lief. 4. Leipzig: Dr. W. Klinkhardt 1923. — Prinzipielles zur Strahlenbehandlung des Gebärmutterhalscarcinoms. Klin. Wschr. 1927 I, 956. — Aussprache zum Loenne-Gesetz. Gynäk.-kongr. Berlin, Okt. 1933. Arch. Gynäk. 156, Kongr.ber., 293 (1934). — Aussprache zur elektiven Therapie des Collumcarcinoms. Gynäk.kongr. Berlin, Okt. 1933. Arch. Gynäk. 156, Kongr.ber., 298 (1934). — Zur Behandlung des Gebärmutterhalscarcinoms. Zbl. Gynäk. 1934, 305. — Kurze Mitteilung zum Vortrag Holfelder und Schmieden. Wissenschaftliche Woche Frankfurt a. M., 2.—9. Sept. 1934, Bd. 2, Carcinom, S. 122; herausgeg. von W. Kolle. Leipzig: Georg Thieme 1935. — Die intravaginale Nahbestrahlung des Gebärmutterhalscarcinoms. Strahlenther. 51, 477 (1934). — *Martzloff, K. H.,* Cervixcarcinom. Eine pathologische und klinische Studie. Bull. Hopkins Hosp. 34, 387. — Zbl. Gynäk. 1924, 1275. — *Mathes* and *Staunig,* On a case of cancer of the portio vaginalis treated with X-rays. Arch. of Radiol., Mai 1921, Nr 250. — *Mayer,* Diskussion über Strahlenbehandlung des Carcinoma colli uteri in graviditate. Oberrhein. Ges. Geburtsh. Freiburg, April 1931. Zbl. Gynäk. 1931, 3141. — *Mayer, A.,* Aussprache zur elektiven Therapie des Collumcarcinoms. Vorbestrahlung. Gynäk.kongr. Berlin, Okt. 1933. Arch. Gynäk. 156, Kongr.ber., 297 (1934). — *Meldolesi, G.,* Technique et résultats de la radiothérapie des tumeurs osseuses secondaires aux cancers du sein et de l'utérus. Radiol. med. 18, No 9, 1160 (1931, Sept.). — J. de Radiol. 16, 285 (1932). — *Menge,* Zur Strahlenbehandlung des Uteruscarcinoms. Zbl. Gynäk. 1918, 890. — *Mérat,* Siehe Cathalat. — *Meyer, R.,* Zur Frage: Tierexperiment und Frühdiagnose des Krebses beim Menschen. Ges. Geburtsh. u. Gynäk. Berlin, 25. Febr. 1927. Mschr. Geburtsh. 76, 326 (1927). — Retrograde Metastasen bei Cervixcarcinom. Rev. franç. Gynéc. 1931, No 12. — Zbl. Gynäk. 1933, 1198. — *Micholitsch, Th.,* Therapie des Uteruscarcinoms in der Privatpraxis. Zbl. Gynäk. 1928, 3209. — *Mikulicz Radecki, F. v.,* Die Strahlentherapie der malignen Geschwülste in der Gynäkologie. Strahlenther. 26, 252 (1927). — Der konzentrische Angriff auf das Genitalcarcinom mit Operation und Aktinotherapie. Ges. Geburtsh. Berlin, 8. Febr. 1929. Mschr. Geburtsh. 82, 347 (1929). — Diskussion zu „Fünfjährige Heilungsergebnisse der Strahlenbehandlung bei morphologisch verschieden gereiften Genitalcarcinomen". Ges. Geburtsh. Berlin, 27. Febr. 1931. — Mschr. Geburtsh. 89, 116 (1931). — Die

Carcinombehandlung in der Gynäkologie. Münch. med. Wschr. **1932** II, 1905. — Frühdiagnose des Uterus-carcinoms. Mschr. Krebsbekämpfg 1, 11 (1933). — Darf man sich bei der operativen Behandlung des Collumcarcinoms mit der einfachen Hysterektomie begnügen? Nordostdtsch. Ges. Gynäk. Danzig, 5. Juli 1933. Zbl. Gynäk. **1934**, 498. — Die Radikaloperation im Rahmen der elektiven Therapie beim Collum-carcinom. Gynäk.kongr. Berlin, Okt. 1933. Arch. Gynäk. **156**, Kongr.ber., 244 (1934). — *Mitra, S.*, The radiation therapy in carcinoma cervix-uteri in India. 3ᵉ Congr. internat. Radiol. Paris 1931. Résumés des Communications, p. 191. Paris: Masson & Cie. — *Montuoro, F.*, Wertheim oder Schauta-Stoeckel? Riv. Ostetr. **1931**, H. 8. — Zbl. Gynäk. **1932**, 826. — *Moran, H. M.*, The combined radiation treatment in pelvic cancer. Med. J. Austral., 27. Mai **1933**, 647. — *Morton, D. G.*, The persistence of carcinoma of the cervix uteri after irradiation. Amer. J. Roentgenol. **29**, 487 (1933). — *Morton, R.*, The present position of the X-ray treatment of malignant disease. Med. Press, 5. April **1922**, Nr 4, 325. — Deep X-ray therapy. Amer. J. Roentgenol. **10**, 119 (1923). — *Morton, R.* and *Lee*, Some results of deep X-ray therapy. Lancet **1923** 20. Jan. — *Müller* (Mainz), Entstehung der Metastasen. Mittelrhein. Chir.ver.igg Mainz, 16. Okt. 1931. Zbl. Chir. **1932**, 54. — *Müller, Carl*, Urethralcarcinom in der Schwangerschaft. Ges. Geburtsh. Berlin, 13. Jan. 1933. Mschr. Geburtsh. **95**, 287 (1933). — *Müller, Chr.*, Operation oder Bestrahlung. Münch. med. Wschr. **1914**, 1226, 1809.

Nabias, de, Siehe Portes. — *Neeff*, Zur Frage der Toleranzdosis an Darm und Blase bei der Strahlentherapie der gynäkologischen Carcinome. Mittelrhein. Ges. Geburtsh. Wiesbaden, Sept. 1932. Mschr. Geburtsh. **94**, 124 (1933). — *Neuhaus*, Zur Behandlung beginnender Portiocarcinome. Arch. Gynäk. **118**, 436 (1923). — *Neuwirth, K.*, Bemerkungen zum Artikel von Fürst „Zur Frage der Strahlen-therapie des Collumcarcinoms" in Nr 30 dieses Blattes. Zbl. Gynäk. **1926**, 3351. — *Newell, E. T.*, A con-sideration of the relative values of radium, deep X-ray therapy and surgery in the treatment of pelvic neoplastic conditions. Internat. J. Surg. **36**, 192 (1923). — Nordische Chirurgen-Vereinigung. 19. Kongr. Stockholm, 28.—30. Juni 1933. Zbl. Chir. **1934**, 422. — *Norman, A. McArthur*, A review of the course and treatment of carcinoma uteri. Med. J. Austral., 11. Febr. **1922**, 145. — J. of Radiol. **1922**, 209. — *Norris, Ch. C.*, Bestrahlungsbehandlung des Cervixkrebses. Urologic Rev. **33**, 77 (1929). — Fortschr. Röntgenstr. **39**, 1015 (1929). — *Novak, J.*, Aussprache zum Vortrag von H. Kamniker: Zur Behandlung der Rezidive nach erweiterten Operationen wegen Gebärmutterkrebses. Geburtsh.-gynäk. Ges. Wien, 10. Febr. 1931. Zbl. Gynäk. **1931**, 2643.

Ochsner, Clinical observations in the treatment of cancer of the uterus. Canad. Pract. Toronto, März **1924**. — Amer. J. Roentgenol. **12**, 205 (1924). — *Offergeld*, Über seltene Metastasen des Uteruscarcinoms. Mschr. Geburtsh. **29**, 181 (1909). — *Opitz, L.*, Grundsätzliches zur Strahlentherapie der Freiburger Frauenklinik. Strahlenther. **10**, 973—1015 (1920). — Bestrahlung und Operation bei ein-zelnen Krebsformen. Beitr. klin. Chir. **139**, 3 (1927). — Operation und Bestrahlung bei bösartigen Ge-schwülsten. Lazarus' Handbuch der gesamten Strahlenheilkunde, Bd. 2, Lief. 3, S. 512. 1929. — *Orn-dorff, B. H.*, The cancer bearing cervix uteri and its management. 3ᵉ Congr. internat. Radiol. Paris 1931. Résumés des Communications, p. 188. Paris: Masson & Cie. — *Ottow, B.*, Radiumschädigung von Harn-blase und Darm. Ges. Geburtsh. Berlin, 22. Nov. 1929. Z. Geburtsh. **97**, 121 (1930). — Irreversible Schä-digungen der Schleimhaut und der Gefäße der Blase bei gynäkologischen Radium- und Röntgenbestrah-lungen. Ges. Geburtsh. Berlin, 24. April 1932. Z. Geburtsh. **102**, 669 (1932).

Pankow, O., Strahlenbehandlung des Carcinoma colli uteri in graviditate. Oberrhein. Ges. Geburtsh. Freiburg, April 1931. Zbl. Gynäk. **1931**, 3140. — Die Therapie des Uteruscarcinoms und des Chorion-epithelioms. Veit-Stoeckels Handbuch der Gynäkologie, Bd. 6, 2, S. 404. 1931. — *Paroli, G.*, Le cancer du col de l'utérus traité par la thérapie radiante. Bull. Assoc. franç. Étude Canc. **21**, 18 (1932). — *Paschen, M.*, Zur Beurteilung der Entstehung der Rectumscheidenfistel bei Carcinom des Uterus unter der Strahlenbehandlung. Zbl. Gynäk. **1921**, 318. — *Pée, A. van*, Faut-il irradier les métastases latentes? II. Partie radiologique. Soc. Belge Canc. et Soc. Radiol. Bruxelles, 28. Juni 1931. Le Cancer **8**, 169 (1931). *Peller, S.*, Carcinoma uteri und Schwangerschaft. Bemerkungen zum Aufsatz v. Franqués. Mschr. Krebsbekämpfg 2, 5, 364 (1934). — *Petersen*, Le traitement du cancer de l'utérus. Hosp.tid. (dän.), 1. Juni **1921**. J. de Radiol. **6**, 152 (1922). — *Pfahler, G. E.*, Results of radiotherapy in malignant disease. Internat. Clin., XXXVIII. s. 4, 132 (1928). — Zbl. Radiol. **6**, 803 (1929). — *Philipp*, Röntgenologisch darstellbare Metastasen bei Genitalcarcinom. Berl. Ges. Geburtsh., 13. Nov. 1931. Dtsch. med. Wschr. **1931** II, 2128. — Einige Bilder zur Frage der Carcinommetastasierung in Lymphdrüsen und Wirbelsäule. Ges. Geburtsh. u. Gynäk., 22. Jan. 1932. — Mschr. Geburtsh. **91**, 516 (1932). — Knochenerkrankungen bei wegen Uteruscarcinoms mit Röntgenstrahlen behandelten Frauen. Röntgenkongr. Dresden 1932. Fortschr. Röntgenstr. **46**, Kongreßh., 93 (1932). — Ges. Geburtsh. u. Gynäk. Berlin. Zbl. Gynäk. **1932**, 2828. — Festschrift für Seitz. Strahlenther. **44**, 363 (1932). — Beteiligung der Knochen beim Uteruscarcinom der Frau. Röntgenkongr. Dresden 1932. Fortschr. Röntgenstr. **46**, Kongreßh., 157 (1932). — Statistik der Carcinome des Collum uteri und der Vagina aus den Jahren 1923—1925, mit kritischen Bemerkungen zur Therapie. Strahlenther. **43**, 102 (1932). — Erhaltung der Genitalfunktion nach Bestrahlung wegen Uteruscarcinoms. Zbl. Gynäk. **1932**, 1409. — Der röntgenologische Nachweis der Ausbreitung der Genitalcarcinome. Zbl. Gynäk. **1932**, 2767. — Zur Therapie der Collumcarcinome. Strahlenther. **47**, 646 (1933). — Uteruscarcinom und Knochensystem. Dtsch. med. Wschr. **1934** I, 710. — Knochenmetastasen bei Genitalcarcinom. Ges. Geburtsh. Berlin, 8. Dez. 1933. Z. Geburtsh. **108**, 169 (1934). — *Philipp* u. *Gornick*, Die Behandlung des Gebärmutter- und Scheidenkrebses an der Univ.-Frauenklinik Berlin. Münch. med. Wschr. **1926** I, 272. — *Philipp* u. *Richter*, Die Bedeutung der Lues für die Gynäkologie. Zbl. Gynäk. **1933**, 2298. — *Pickhan*, Ist die Röntgenbestrahlung von Knochenmetastasen bei Krebs berechtigt? Dtsch. med. Wschr. **1934**, 132. — *Pilger, W.*, Deep X-ray therapy. J. of Canc., Jan. **1924**, Nr 1. — *Pinkuss, A.*, Verh. dtsch. Ges. Gynäk. u. Geburtsh. **1913** II, 447. — *Pinsan, R.*, Zur Frage der carcinomatösen Entartung des Portiostumpfes nach supravaginaler Uterusamputation. Rev. franç. Gynéc. **1930**, No 11. Zbl. Gynäk. **1932**, 829. — *Portes* u. *de Nabias*, Behandlung des Krebses des Gebärmutterhalses während der Schwangerschaft und der Geburt durch Verbindung von Strahlentherapie und Chirurgie. Gynéc. et Obstétr. **10**, No 2 (1924). — Ber. Gynäk. **7**, 82 (1925). — *Praun, O.*, Wieviel Bestrahlungen hat die geheilte Carcinompatientin, wieviel die ungeheilte bekommen? Diss. München 1922 (1923). — *Proust* u. *Mallet*, Die Indikationen der Totalexstirpation u. der Radium- und Röntgenbehandlung des Collumcarcinoms. Presse méd. **1922**, No 9. — Zbl. Gynäk. **1924**, 453. — *Puga*, Zur operativen und Bestrahlungstherapie des Uteruskrebses. Med. Klin. **1923** I, 753. — *Puppel*, Carcinoma portionis in graviditate m. V. Mschr. Geburtsh. **62**, 218 (1923).

Recasens, Die Behandlung des Carcinoma cervicis uteri durch Kombination von Röntgen- und Radiumstrahlung. Gynéc. et Obstétr. **1921**, No 6. — Zbl. Gynäk. **1921**, 1729. — *Regaud, Cl.*, Traitement des cancers du col de l'utérus par les radiations: idée sommaire des méthodes et des résultats; indications thérapeutiques. Internat. Chir.kongr. Rom, April 1926. Arch. Électr. méd. **1926**, No 515, 119; **1926**, No 516, 161. — Strahlentherapie der Cervixcarcinome. Fortschr. Röntgenstr. **35**, 288 (1927). — Considérations sur la radiothérapie des cancers cervico-utérins, d'après l'expérience et les résultats acquis à l'Institut du Radium de Paris. 4. internat. Radiol.kongr. Zürich **2**, 62—70 (1934). — *Reich, W.*, Zur Frage der Metastasierung des Uteruskrebses. Z. Geburtsh. **104**, 209 (1932). — *Reifferscheid*, Die Strahlenbehandlung des Uteruscarcinoms. Münch. med. Wschr. 19°1 I, 28. — *Reimann, St. P.* and *F. H. Safford*, The avoidable delay in the treatment of carcinoma. Amer. J. Canc. **15**, 1338 (1931). — *Rogge, H.*, Die Rezidivfähigkeit der Leukoplakieerkrankung an der Portio. Zbl. Gynäk. **1931**, 2219. — *Roux-Berger*, Les thérapeutiques associées (chirurgie, rayons X, radium) dans le cancer du sein, de la langue et de l'utérus. Paris méd. J. **13**, No 12, 269. — Z.org. Chir. **14**, 231 (1920). — **Royal Society of Medicine, Section of Electro-Therapeutics**, Die klinischen Erfahrungen mit der Röntgen-Tiefentherapie. Lancet **1924** II. Brit. med. **1924**, Nr 3300. — *Rüder*, Operative und radiologische Behandlungsmethode des Genitalkrebses der Frau. Ärztl. Ver. Hamburg, 2. Juni 1931. Dtsch. med. Wschr. **1931** II, 1481. — *Rychlowski, Z.*, Einfluß der Röntgenstrahlen und des Radiums auf das Bild der Harnblase in Fällen von Cervixkrebs. Gynéc. et Obstétr. **19**, 212 (1929).

Safford, H., Siehe P. Reimann. — *Saltzstein, H. C., A. A. Topcik*, The treatment of the carcinoma of the cervix in Detroit Michigan. Amer. J. Canc. **17**, 951 (1933). — *Sauerbruch* u. *Lebsche*, Die Behandlung der bösartigen Geschwülste. Dtsch. med. Wschr. **1922** I, 13. — *Schäfer, G.*, Beitrag zur Frage des Cervixstumpfcarcinoms. Zbl. Gynäk. **1933**, 2068. — *Schiffbäumer, A.*, Beitrag zur Frage der Knochenerkrankungen nach Strahlenbehandlung wegen Uteruscarcinom. Zbl. Gynäk. **1933**, 2004. — *Schiller, W.*, Über einen bemerkenswerten Fall von Carcinom der Cervix uteri. Zugleich ein Beitrag zur Frage der lebensverlängernden Wirkung der Aktinotherapie, besonders Radiumbestrahlung, bei inoperablem Gebärmutterkrebs. Diss. Breslau 1920. — Fälle von Uteruskrebs nach Strahlenbehandlung operiert. Gyógyászat (ung.) **1928**, Nr 7. — Zbl. Gynäk. **1929**, 2315. — Frühdiagnose des Portiocarcinoms. Naturforschertag Hamburg, Sept. 1928. Zbl. Gynäk. **1928**, 2796. — Zur Frühdiagnose des Carcinoms der Portio uteri. Mschr. Krebsbekämpfg **2**, 7 (1934). — *Schinz*, Operative und radiotherapeutische Behandlung des Krebses. Strahlenther. **46**, 7 (1933). — *Schlink*, Der gegenwärtige Stand der chirurgischen und Bestrahlungsbehandlungsarten in der Gynäkologie. Med. J. Austral. **1934**, 425. — Zbl. Gynäk. **1934**, 2989. — *Schloß, W.*, Indikationen für die Kombination von Strahlentherapie und operativer Behandlung. Med. Klin. **1933** II, 1359. — *Schmidt, H.*, Siehe R. Keßler. — *Schmidt, H. R.*, Die Erfolge der Strahlenbehandlung an der Bonner Frauenklinik. Strahlenther. **12**, 117 (1921). — Die operative Behandlung operabler Uteruscarcinome in ihrer Beziehung zur Strahlentherapie. Med. Klin. **1929** I, 623. — *Schmidt-Neumann*, Ovarialcarcinom und Gravidität. Mschr. Geburtsh. **88**, 325 (1931). — *Schmitt, W.*, Über die Strahlenbehandlung des Carcinoma colli uteri. Z. Geburtsh. **86**, 316 (1923). — *Schmitz, H.*, Complications in the urinary tract due to carcinoma of the uterine cervix or radiation treatment. Amer. J. Roentgenol. **24**, 47 (1930). — The correlation between the development of the growth and the symptoms of carcinomas of the uterine cervix. Amer. J. Obstetr. **24**, 159 (1932). — Ber. Gynäk. **23**, 547 (1933). — Clinical observations on carcinoma of the uterine cervix after radiation therapy. Amer. J. Roentgenol. **32**, 87 (1934). — *Scholten* u. *Voltz*, Die Strahlenbehandlung des gynäkologischen Carcinoms. Münch. med. Wschr. **1925** I, 6. — *Schreiner, B. F.* and *L. C. Kreß*, Clinical results after irradiation of cancer of the cervix uteri. N. Y. State J. Med. **24**, 981 (1924). — Ber. Gynäk. **8**, 162 (1925). — *Schroeder*, Harnblase und Strahlentherapie des Uteruscarcinoms. Bayer. Gynäk.tagg München, 7. Febr. 1932. Radiol. Rdsch. **1**, 56 (1932). — *Schröder, R.*, Methoden und Erfolge der Krebsbekämpfung in der Gynäkologie. Strahlenther. **42**, 858 (1931). — Über den primären Verlauf und die Gefahren der Radiumbehandlung bei Carcinoma colli uteri. Niedersächs. Röntgenges. Hannover, 13. Febr. 1932. Fortschr. Röntgenstr. **45**, 717 (1932). — Kann ein Genitalcarcinom allein durch Röntgenstrahlen beseitigt werden? Med. Ges. Kiel, 6. Juli 1933. Münch. med. Wschr. **1933** II, 1494. — *Schubert, v.*, Demonstration eines geheilten Falles von Carcinommetastasen im Kniegelenk bei Scheidencarcinom. Berl. Ges. Geburtsh., 13. Nov. 1931. Dtsch. med. Wschr. **1931** II, 2128. — *Schück*, Die Chordotomie beim inoperablen Uteruscarcinom. Zbl. Gynäk. **1933**, 913. — *Schugt*, Zur Strahlenbehandlung des Portiocarcinomrezidivs und der carcinomatösen Blasenscheidenfistel. Med. Ges. Göttingen, 7. Juli 1927. Med. Klin. **1927** II, 1595. — *Schweitzer*, Die letzten Fortschritte in der operativen Behandlung des Uteruscarcinoms und die Strahlentherapie. Med. Klin. **1920** II, 1023. — Münch. med. Wschr. **1921** I, 256. — Zur Strahlenbehandlung des Uteruscarcinoms. Zbl. Gynäk. **1921**, 250. — Die neuzeitliche Behandlung des Uteruscollumcarcinoms. Med. Ges. Chemnitz, 15. Nov. 1933. Dtsch. med. Wschr. **1934** I, 43. — *Sénèque, J.*, Carcinom des Cervixstumpfes nach subtotaler Hysterektomie. Presse méd. **1931**, No 55. — Zbl. Gynäk. **1932**, 828. — *Seisser* u. *Mau*, Rezidive nach Operation des Uteruscarcinoms. Strahlenther. **27**, 663 (1928). — *Seitz, A.*, Anatomische Befunde am röntgenbestrahlten Genitale. Arch. Gynäk. **117**, Kongr.ber., 251 (1922). — *Seitz, L.*, Die Röntgenbestrahlung des Uteruscarcinoms. Klin. Wschr. **1922** I, 741. — Röntgen- und Radiumbehandlung. Halban-Seitz' Biologie und Pathologie des Weibes, Bd. 2, S. 291. 1924. — Die Röntgentherapie der bösartigen Genitalgeschwülste. Lehrbuch der Strahlentherapie, Bd. 4, 2, S. 767. 1929. — Aussprache zur Frühdiagnose des Carcinoms. Gynäk.kongr. Berlin, Okt. 1933. Arch. Gynäk. **156**, Kongr.ber., 296 (1933). — *Seitz-Wintz*, Unsere Methode der Röntgentiefentherapie. Berlin-Wien: Urban & Schwarzenberg 1920. — *Seuffert, v.*, Die Radiumbehandlung maligner Neubildungen in der Gynäkologie. Lehrbuch der Strahlentherapie, Bd. 4, 2, S. 880. 1929. Die Behandlung maligner Neubildungen in der Gynäkologie mit radioaktiven Substanzen. Lazarus' Handbuch der Strahlenheilkunde, Bd. 2, S. 424. 1931. — Siehe A. Döderlein. — *Shaw, W. F.*, The present position of the treatment of carcinoma of the cervix. Brit. med. J. **1921**, 1101. — J. of Radiol. **1922**, 118. — *Sherrick, J. W.*, The treatment of early carcinoma of the uterus. California Med., Aug. **1925**, 1002. — Radiology **6**, 174 (1926). — *Siedentopf, H.*, Uteruscarcinom und Herzkreislauffunktion. Münch. med. Wschr. **1928** I, 901. — *Siegel, P.*, Zur Strahlenbehandlung des inoperablen Collumcarcinoms des Uterus. Zbl. Gynäk. **1922**, 2067. — *Siredey, A.*, Le traitement du cancer du col utérin. Gynéc. et Obstétr. **31**, 433 (1932). — Zbl. Radiol. **15**, 221 (1933). — *Smiley*, Prophylaxis in carcinoma of the cervix. N. Y. med. J. **114**, 7, 5. Okt. 1921. — Zbl. Chir. **1922**, 728. — *Société des nations*, Organisation d'Hygiène; Commission du cancer; rapports soumis par la Sous-Commission chargée de l'étude de la radiothérapie du cancer. No. officiel: C. H. 788, Juni 1929. — *Soiland*, Concerning radiation in pelvic cancer. Southwestern Med., Febr. **1922**, 47. — J. of Radiol. **3**, 159 (1922). — *Spinelli*, Contribution to the Roentgen and radium treatment of uterine cancer. L'Actinoter. **1921**, No 3, 11. — Amer. J. Roentgenol. **10**, 1003 (1923). — *Stähler, F.*, Die symptomfreie Zeit des Gebärmutterkrebses. Arch. Gynäk. **153**, 561 (1933). — *Stark*, Röntgentherapeutische Erfahrungen in einem Provinzkrankenhaus. Strahlenther. **12**, 301 (1921). — *Starobinsky, M. A.*, Absence complète des organes génitaux internes avec retentissement sur l'état nerveux. Rev. méd. Suisse rom. **41**, No 12 (1921, Dez.). — Zbl. Chir. **1922**, 1348. — *Stefánik, Sv.*, Knochenmetastasen bei Uteruscarcinom. Bratislav. lék. Listy **1934**, Nr 1. — Zbl. Gynäk. **1934**, 1969. — *Stein, A.*, Über den Fortschritt in der Behandlung der Uteruscarcinome in Amerika während der letzten 5 Jahre. Mschr. Geburtsh. **81**, 113 (1929). — *Stevens, J. Th.*, Die Cervixcarcinome: ihre kombinierte Behandlung mit Röntgen, Radium und Elektrokoagulation. Radiology **10**, 57 (1928). — Zbl. Radiol. **4**, 776 (1928). — *Stoeckel*, Die vaginale Radikaloperation des Collum- und des Scheidencarcinoms. Gynäk.-kongr. Bonn 1927. Arch. Gynäk. **132**, 125 (1927). — Die vaginale Radikaloperation des Collumcarcinoms. Berl. med. Ges., 2. Nov. 1927. Med. Klin. **1927** II, 1881. — Zbl. Gynäk. **1928**, 39. — Operation oder Bestrahlung des Uteruskrebses? Hufelandische Ges. Berlin, 26. Mai 1932. Med. Klin. **1932** II, 1051. —

Aussprache zu Elektive Therapie beim Collumcarcinom. Gynäk.kongr. Berlin, Okt. 1933. Arch. Gynäk. 156, Kongr.ber., 291 (1933). — *Stöckl, E.*, Collumcarcinom und Schwangerschaft. Z. Geburtsh. 101, 437 (1932). — *Strachan, G. J.*, Radiumtherapie und Fistelbildung bei Cervixcarcinom. J. Obstetr. 38, 542 (1931). — *Straßmann, P.*, ZurStrahlenbehandlung des Gebärmutterhalskrebses. Strahlenther. 32, 413 (1929). — Aussprache zu Ottow: Radiumschädigung von Harnblase und Darm. Ges. Geburtsh. Berlin, 22. Nov. 1929. Z. Geburtsh. 97, 123 (1930). — Diskussion zu Fünfjährige Heilungsergebnisse der Strahlenbehandlung bei morphologisch verschieden gereiften Genitalcarcinomen. Ges. Geburtsh. Berlin, 27. Febr. 1931. Mschr. Geburtsh. 89, 115 (1931). — Operation oder Strahlenbehandlung des Uteruskrebses? Hufelandische Ges. Berlin, 26. Mai 1932. Med. Klin. 1932 II, 1052. — *Strauß, O.*, Strahlentherapie und Krebsheilungsproblem. Fortschr. Röntgenstr. 26, 232 (1918/19). — Die Strahlenbehandlung des Krebses. Dtsch. med. Wschr. 1922 I, 385, 416. — Über Krebs und Krebsbehandlung. Med. Klin. 1926 I, 263, 302. — Über Krebsbehandlung. Med. Klin. 1933 I, 546. — *Süßmann*, Primärmortalität bei Freund-Wertheims Radikaloperation. Zbl. Gynäk. 1923, 729. — Schauta-Wertheims Vorteile und Nachteile. Zbl. Gynäk. 1929, 1866.

Ter-Gabrielian, Vergleichende Bewertung der Operationen nach Wertheim und nach Schauta bei Gebärmutterkrebs. Z. Krebsforsch. 26, 450 (1928). — *Thaler*, Diskussion zum Vortrag Amreich: Radium-Röntgentiefentherapie maligner Tumoren. Wien. Ges. Geburtsh., 14. Juni 1921. Zbl. Gynäk. 1922, 98. — *Thies*, Aussprache zur elektiven Therapie. Gynäk.kongr. Berlin, Okt. 1933. Arch. Gynäk. 156, 299 (1933). — *Topcik, A. A.*, Siehe H. C. Saltzstein. — *Traube, K.*, Collumcarcinom und Wirbelmetastasen. Südostdtsch. Ges. Geburtsh. Franzensbad, Juni 1933. Zbl. Gynäk. 1933, 2635. — Zur Frage der Knochenmetastasen nach Collumcarcinom. Zbl. Gynäk. 1933, 2909.

Velde, Th. van de, Strahlenbehandlung in der Gynäkologie. Zbl. Gynäk. 1915, 313. — *Vogt*, Aussprache zur elektiven Therapie beim Collumcarcinom. Gynäk.kongr. Berlin, Okt. 1933. Arch. Gynäk. 156, Kongr.ber., 298 (1933). — *Voltz, F.*, Die ausschließliche Strahlenbehandlung des Collumcarcinoms. Klin. Wschr. 1925 II, 1396. — Untersuchungen an durch Strahlen nicht geheilten Collumcarcinomen. Strahlenther. 47, 475 (1933). — Siehe Scholten. — Vgl. Statistik.

Wagner, G. A., Zur Diagnose des Carcinoma colli uteri. Chirurg 1, 449 (1929). — Ber. Gynäk. 16, 158 (1929). — Echte Metastasen. Berl. Ges. Geburtsh. u. Gynäk., 13. Nov. 1931. Dtsch. med. Wschr. 1931 II, 2128. — *Wangermez, Ch.*, Siehe Jeanneney, G. — *Ward, G. G.*, Radium therapy of carcinoma of the cervix uteri. Brit. med. J. 1928. — The present status of the treatment of carcinoma of the uterus. Minnesota med. 14, 943 (1931, Nov.). — *Ward, G.* and *L. Farrar*, The radium treatment of carcinoma uteri. Amer. J. Obstetr. 11, Nr 4 (1926). — Reradiations in the radium treatment of carcinoma of the cervix uteri. Amer. J. Obstetr. 22, 543 (1931). — *Warnekros*, Zur Röntgentechnik der Carcinombestrahlung. Berl. klin. Wschr. 1914 II, 1918. — Über den Wert der prophylaktischen Bestrahlung nach Carcinomoperation der Gebärmutter. Mschr. Geburtsh. 44, 332 (1916). — Der Wert prophylaktischer Bestrahlungen nach Carcinomoperationen und die Erfolge der Rezidivbehandlung mittels Röntgenlicht und Radium. Münch. med. Wschr. 1917 I, 865, 905. — Beziehungen zwischen Krebshäufigkeit und Geschlechtsfunktion der Frau. Med. Welt 1934, 1133. — *Watson, I.-B. D.*, The problem of cancer of the uterus. Brit. med. J. 1926, Nr 3372, 279. — Zbl. Chir. 1926, 1162. — *Weibel, W.*, Über Spätrezidive nach der erweiterten abdominalen Operation bei Carcinoma uteri. Arch. Gynäk. 102, 141 (1914). — Zusammentreffen von Carcinom des weiblichen Genitales und Schwangerschaft. Münch. med. Wschr. 1921 I, 566. — Strahlenbehandlung des Uteruscarcinoms und ihre Abgrenzung gegen operative Verfahren. Wien. med. Wschr. 1922 I. — Dtsch. med. Wschr. 1922 I, 207. — Zusammenhang zwischen Uteruscarcinom und Alter. Verh. dtsch. Ges. Gynäk. Heidelberg 1923. Zbl. Gynäk. 1923, 1079. — Lassen sich die Behandlungserfolge beim Carcinoma colli uteri verbessern? Wien. klin. Wschr. 1925 I, 656. — 25 Jahre Wertheimscher Carcinomoperation. Arch. Gynäk. 135, 1 (1928). — Operieren und Bestrahlen beim Gebärmutterkrebs. Strahlenther. 37, 302 (1930). (Festschrift für Döderlein.) — Die Rolle der Strahlentherapie bei den Genitalkrebsen des Weibes. Wien. klin. Wschr. 1932 I, 6. — Diagnose und Therapie des Uteruscarcinoms. Wien. med. Wschr. 1933 I, 353. — *Weinbrenner*, Die Behandlung der Genitalcarcinome mit Mesothorium. Mschr. Geburtsh. 39, 181 (1914). — Weitere Beiträge zur Behandlung der Uteruscarcinome mit Mesothorium auf Grund von Operationen nach der Bestrahlung. Mschr. Geburtsh. 39, 483 (1914). — *Werner, P.*, Beeinflussung gynäkologischer Erkrankungen durch Bestrahlung der Hypophysengegend. Ges. Ärzte Wien, Juni 1923. Klin. Wschr. 1923 II, 1720. — Therapie des Carcinoms der weiblichen Geschlechtsorgane. Wien. med. Wschr. 1932 I, 594. — *Wetterer*, Referate über ausländische Literatur über maligne Tumoren. Strahlenther. 17, 641 (1924). — *Wiener*, Aussprache zu Klein. Münch. gynäk. Ges., 11. Febr. 1915. Mschr. Geburtsh. 41, 445 (1915). — *Wille*, Die Beteiligung der Iliacaldrüsen beim Collumcarcinom und ihr Einfluß auf die operativen Ergebnisse und Dauerresultate. Gynäk.kongr.

Bonn 1927. Arch. Gynäk. **132**, 129 (1927). — Radiumschädigungen·an Blase und Mastdarm bei Behandlung des Collumcarcinoms. Mschr. Geburtsh. **85**, 383 (1930). — *Winter, F.*, Die zunehmende Inoperabilität des Uteruskrebses und ihre Bekämpfung. Zbl. Gynäk. **1921**, 77. — Erfahrungen mit der Strahlenbehandlung des inoperablen Carcinoms des Collum uteri. Strahlenther. **15**, 473 (1923). — Die erste Krebsbekämpfung, ihre Erfolge und Lehren. Mschr. Krebsbekämpfg **1**, 3 (1933). — *Wintz, H.*, Ergebnisse der Röntgenbehandlung der Krebse an der Erlanger Frauenklinik. Strahlenther. **15**, 770 (1923). — Ergebnisse der Röntgenbehandlung. Statistischer Bericht über 800 Uteruscarcinome. Dtsch. med. Wschr. **1925** I, 19. — Erfahrungen mit der Röntgenbehandlung des Carcinoms. Strahlenther. **21**, 368 (1926). — Die Strahlenbehandlung beim Uterus- und Mammacarcinom und ihre Ergebnisse. Ärztl. Verein München, 6. März 1929. Klin. Wschr. **1929** I, 1004. — Ergebnisse der Strahlenbehandlung beim Uterus- und Mammacarcinom. Strahlenther. **33**, 456 (1929). — Die Röntgenstrahlenbehandlung des Carcinoms. Röntgengedenktagung München, 12. Febr. 1933. Radiol. Rdsch. **2**, 69 (1933). — Entwicklung und Ausblick in der Röntgenstrahlenbehandlung des Carcinoms. Strahlenther. **47**, 111 (1933). — Siehe L. Seitz. Vgl. Statistik. — *Wittenbeck, F.*, Die Röntgentherapie in der Gynäkologie. Mschr. Geburtsh. **93**, 106 (1932); **96**, 53; **98**, 223. — *Wolf*, Durch Probeabrasio gesichertes und im exstirpierten Uterus nicht mehr nachweisbares Carcinom. Gynäk. Ges. Breslau, 27. Febr. 1934. Mschr. Geburtsh. **97**, 242 (1934). — *Wolff*, Carcinom und Schwangerschaft. Zbl. Gynäk. **1922**, 743. — *Wood, F. C.*, Palliative Strahlenbehandlung. Röntgenprax. **1931**, 604.

Yocom, A. L., The treatment of malignancies by the use of surgical diathermy and X-ray. J. of Radiol. **5**, 228 (1924).

Zweifel, E., Die Indikationsstellung für die Strahlenbehandlung des Uteruscarcinoms. Münch. med. Wschr. **1921** II, 1247. — Über Carcinombestrahlung. Arch. Gynäk. **117**, Kongr.ber., 269 (1922). — Die Bedeutung der Strahlentherapie in der Behandlung des Uteruscollumcarcinoms. Strahlenther. **14**, 605 (1923). — Die Indikationen zur Strahlenbehandlung in der Gynäkologie. München 1927. Berlin: Georg Stilke.

Collumcarcinom (Statistik).

Adler, Verh. dtsch. Ges. Gynäk. **1913** II, 443. — Über Radiumbehandlung bei Gebärmutterkrebs. Mschr. Geburtsh. **41**, 145 (1915). — Zur operativen und Strahlenbehandlung des Gebärmutterkrebses. Strahlenther. **12**, 109 (1921). — *Amreich, J.*, Die Radium-Röntgentherapie in der Gynäkologie. Fortbildgskurs Wien. med. Fak. **1926**, H. 112, 1926. — *Anspach, B. M.*, Fünf-Jahreserfolge bei der Behandlung des Carcinoms der Genitalorgane. Surg. etc. **58**, 448 (1934). — Zbl. Gynäk. **1934**, 1920. — *d'Aprile, A* proposito della inoperabilità del cancro dell'utero. Atti Soc. Ostetr. **27**. — Mschr. Geburtsh. **84**, 161 (1930). — *Archanguelsky, B.*, Evaluation comparative des résultats des traitements du cancer des organes génitaux chez la femme par la méthode opératoire et par la Roentgen-curiethérapie. Gynéc. et Obstétr. **18**, 324 (1928). — Zbl. Radiol. **6**, 525 (1929). — Eine vergleichende Bewertung der chirurgischen und radiologischen Behandlungsmethoden des Krebses der weiblichen Geschlechtsorgane. 2. internat. Radiol.kongr. Stockholm 1928. Zbl. Gynäk. **1928**, 3026. — Vergleich der Resultate der operativen und Röntgen-Radiumtherapie bei den Genitalcarcinomen der Frau. Rev. mens. Gynéc. et Obstétr. **18**, No 4 (1928). — Zbl. Gynäk. **1929**, 2314. — *Asch*, Aussprache zu Winter: Noch einmal die Carcinomstatistik. Gynäk.kongr. Innsbruck 1922. Arch. Gynäk. **120**, 224 (1923).

Baisch, K., Erfolge der Mesothoriumbehandlung bei 100 Uteruscarcinomen. Münch. med. Wschr. **1915** II, 1670. — Ergebnisse der Radium- und Mesothoriumbehandlung der Genitalcarcinome. Zbl. Gynäk. **1918**, 281. — *Bartlett, M. K.* u. *G. van S. Smith*, Über das Cervixcarcinom. Surg. etc. **52**, 249 (1931). — Zbl. Gynäk. **1932**, 827. — *Bauereisen, A.*, Bemerkungen zu vorstehender Arbeit Seisser-Mau: Ergebnisse der Carcinombehandlung. Strahlenther. **27**, 691 (1928). — *Behney, Ch.*, An evaluation of high voltage roentgen rays in the therapy of carcinoma of the cervix. Amer. J. Roentgenol. **27**, 877 (1932). —, *Bénard-Guedes, Fr.*, Notes statistiques sur le traitement des cancers du col de l'utérus par les radiations. 3e. Congr. internat. Radiol. Paris 1931. Résumés des communications, p. 186. Paris: Masson & Cie. — *Benthin*, Erfahrungen mit der Röntgen- und Radiumtherapie. Z. Geburtsh. **83**, 432 (1921). — *Berger, A.*, Erfolge und Erfahrungen in der Radiumbehandlung des Collumcarcinoms der Jahre 1920–1931 an der Univ.-Frauenklinik in Basel. Diss. Basel 1933. — Zbl. Radiol. **17**, 247 (1934). — *Berger, K.*, Dauererfolge der Strahlentherapie des Krebses an der Freiburger Univ.-Frauenklinik von 1913—1916. Strahlenther. **14**, 446 (1923). — *Bergonié, J.*, Quatre cas de cancer guéris depuis 10 ans par la radiothérapie. Congr. de Liège. J. de Radiol. **8**, 427 (1924). — *Berven, E.* and *J. Heyman*, Report on cases radiologically treated at Radiumhemmet Stockholm. Acta radiol. (Stockh.) **9**, 497 (1928). — *Beuttner*, Bericht über 8jährige Erfahrungen mit Radiumtherapie des Cervixcarcinoms. Schweiz. Ges. Gynäk. Lausanne, 1922. 23. u. 24. Sept. Klin. Wschr. **1922 II**, 2405. — *Blank*, Arbeitsmethoden und Ergebnisse der modernen Röntgentiefentherapie. Dtsch. med. Wschr. **1921 I**, 347. — *Bolaffio*, Einige Resultate der Aktinotherapie des Uteruskrebses. Rinasc. med. **1926**, 86. — Fortschr. Röntgenstr. **34**, 832 (1926). — Unsere Erfahrungen mit der Röntgentherapie des Collumcarcinoms. Strahlenther. **29**, 453 (1928). — *Bonney, V.*, Die 5 und mehr Jahre zurückliegenden Ergebnisse von 214 abdominal radikal operierten Cervixcarcinomen. Proc. roy. Soc. Med. **20**, 120 (1926). — Zbl. Radiol. **3**, 148 (1927). — Vergleich der chirurgischen Resultate des Cervixkrebses mit denen durch Radiumbehandlung. Lancet **1929**, 216/21, 1090. — *Borak*, Zit. nach Mandl: Theorie und Praxis der Krebskrankheit. Wien: W. Maurich 1932. — *Bowing, H. H.*, Carcinoma of the cervix and fundus uteri treated by combinations of surgery, radium und roentgen ray. Section on Radium and Roentgen ray therapy. Mayo Clinic Rochester/Minnes. Radiology **6**, 487 (1926). — Chirurgie, Radium- und Röntgenstrahlen in der Behandlung des Cervixcarcinoms. Amer. J. Obstetr. **1926**, 400. — Fortschr. Röntgenstr. **34**, 1047 (1926). — *Bowing, H. H., Desjardins, Stacy* and *Bliss*, Results obtained in the treatment of carcinoma of the cervix uteri with radium and roentgen rays from 1915 to 1923, inclusive. Amer. J. Roentgenol. **24**, 54 (1930). — *Bowing* and *Fricke*, Results obtained in the treatment of carcinoma of the cervix uteri with radium and roentgen rays from 1915—1924, inclusive. Radiology **14**, 211 (1930). — *Bracht*, Erfahrungen mit der Röntgentiefentherapie bei Carcinomen. Fortschr. Röntgenstr. **31**, 482 (1923/24). — Die bisherigen Ergebnisse der Röntgentherapie bösartiger Geschwülste. Münch. med. Wschr. **1924 I**, 88. — *Bretschneider*, Über weitere Resultate in der Strahlenbehandlung der weiblichen Genitalcarcinome. Zbl. Gynäk. **1924**, 2662. — *Büben, I. v.*, Ergebnisse der Strahlenbehandlung des inoperablen Collumcarcinoms. Strahlenther. **49**, 82 (1934). — *Bumm, E.*, Über die Heilung des Uteruscarcinoms. Z. Krebsforsch. **10**, 103 (1911). — Über die Erfolge der Röntgen- und Mesothoriumbehandlung beim Uteruscarcinom. Verh. dtsch. Ges. Gynäk. **1913 II**, Sitzgsber., 384. — 6 Jahre Radium. Zbl. Gynäk. **1919**, 1. — *Bumm, E.* u. *Schäfer*, Erfahrungen über die Strahlenbehandlung der Genitalcarcinome. Arch. Gynäk. **106**, 84 (1917). — *Burnam, C. F.*, Resultate der Cervixcarcinome mit Statistik und Technik. Amer. J. Roentgenol. **9**, 765 (1922).

Cahen et *F. Delporte*, Contribution à l'étude des épithéliomas cylindriques de l'utérus. (Traitement curiethérapique et statistique 1920—1927.) Le Cancer **4**, 305 (1927). — *Chilaiditi*, Erfolge mit Strahlenbehandlung. Gaz. méd. Orient **1924**, 635. — Fortschr. Röntgenstr. **32**, 507 (1924). — *Clauberg, C.*, Die Dauerresultate der Collumcarcinombehandlung in der Kieler Univ.-Frauenklinik 1917—1922. Zbl. Gynäk. **1929**, 2339. — *Coutard, H.* et *Cl. Regaud*, Résultats et technique de la Roentgenthérapie dans les cancers du col de l'utérus. J. de Radiol. **10**, 152 (1926). — *Crile, G. W.*, Carcinoma of the uterus. Amer. J. Obstetr. **7**, 528, 611 (1924). — *Crossen, H. S.* and *Q. U. Newell*, Five year cures of carcinoma of the cervix uteri. Surg. etc. **58**, 450 (1934). — Zbl. Gynäk. **1934**, 1919. — *Czyborra*, Strahlenbehandelte Gebärmutterkrebse. Dtsch. med. Wschr. **1921 I**, 914.

Delporte, F. Cahen et *Sluys*, Résultats du traitement radiothérapique des cancers du col utérin. J. belge Radiol. **21**, 324 (1932). — Ber. Gynäk. **24**, 63 (1933). — Résultats du traitement radiothérapique du cancer du col de l'utérus (1921—1931). 56e Congr. Assoc. franç. avancem. Sci. Bruxelles, Juli 1932. J. de Radiol. **17**, 328 (1933). — *Delrez, L.*, Über Strahlenbehandlung des Cervixkrebses. Liège méd. **22**, 636 (1929). — *Desplats*, Mes cents premiers cas de cancer. Traité par les radiations de courte longueur d'onde. Congrès A. F. A. S. Grenoble 1925. J. de Radiol. **9**, 514 (1925). — *Dickinson, R. L.*, Life size outlines for gynecological cancer case records. Amer. J. Canc. **17**, 784 (1933). — *Dietel*, Strahlentherapie und Statistik des Uteruscarcinoms. Niedersächs. Röntgenges. Hannover, Febr. 1932. Fortschr. Röntgenstr. **45**, 717 (1932). — Die Strahlenbehandlung der Uteruscarcinome an der Univ.-Frauenklinik Heidelberg (mit einer Statistik der Jahre 1913—1924). Strahlenther. **46**, 201 (1933). — *Döderlein, A.*, Über abdominale Exstirpation des carcinomatösen Uterus nach Wertheim. Zbl. Gynäk. **1902**, 681. — Die Verhandlungen über die Strahlentherapie des Carcinoms auf dem 15. Kongreß der deutschen Gesellschaft für Gynäkologie in Halle. Mschr. Geburtsh. **38**, 51 (1913). — Ergebnisse der Radikaloperation und der Strahlenbehandlung des Cervixcarcinoms. Festschrift für Geh. Rat Martin, 1917. Mschr. Geburtsh. **46**, 51 (1918). — Über die Strahlenbehandlung des Collumcarcinoms des Uterus. Münch. med. Wschr. **1922 I**, 221. — Die Therapie der gynäkologischen Krebse mit radioaktiven Substanzen. Strahlenther. **15**, 767 (1923). — Diskussionsbemerkung. Verh. dtsch. Ges. Gynäk. Heidelberg, Mai 1923. Arch. Gynäk. **120**, 222 (1923). — Operative oder Strahlenbehandlung des Corpuscarcinoms. Zbl. Gynäk. **1926**, 847. — 14 Jahre Strahlenbehandlung des Uteruscarcinoms. Gynäk.kongr. Bonn 1927. Zbl. Gynäk. **1927**, 1985. — Ergebnisse der Strahlentherapie der Uteruskrebse in Tabellen. Röntgenkongreß Wien 1929. Strahlenther. **33**, 89 (1929). — 5jährige Heilungsergebnisse der Strahlenbehandlung bei morphologisch verschieden gereiften Genitalcarcinomen. Ges. Geburtsh. Berlin, 27. Febr. 1931. Mschr. Geburtsh. **89**, 115 (1931). —

Döderlein-Krönig, Die statistischen Ergebnisse der vaginalen Totalexstirpation des carcinomatösen Uterus. Operative Gynäkologie. 5. Aufl. 1924.

Edling, L., Resultate der radiologischen Behandlung des Carcinoma colli uteri. Nord. Chir.ver.igg Gothenburg 1927. Zbl. Chir. **1928**, 1241. — *Eltze, H.*, Die Behandlung mit Röntgenstrahlen bei einigen gynäkologischen Erkrankungen. Zbl. Gynäk. **1907**, 1603. — *Engelmann, F.*, Unsere Erfahrungen und Erfolge mit der Strahlenbehandlung von Frauenleiden. Klin. Wschr. **1928**, 1607. — *Estabrook, A. H.*, End results of cancer cases treated in Philadelphia Hospitals in 1923, as shown by special follow-up studies. Amer. J. Canc. **16**, 1206 (1932). — Zbl. Chir. **1933**, 1151. — *Eymer*, Ergebnisse der Strahlenbehandlung der Gebärmutterkrebse an der Heidelberger Universitäts-Frauenklinik. Bayer. Ges. Geburtsh. München, 12. Febr. 1933. Mschr. Geburtsh. **95**, 319 (1933). — Ergebnisse der Strahlenbehandlung der Gebärmutterkrebse. Strahlenther. **47**, 119 (1933). — Die Strahlentherapie bei der Behandlung des Collumcarcinoms. Gynäk.kongr. Berlin, Okt. 1933. Zbl. Radiol. **1934**, 250. — Arch. Gynäk. **156**, Kongreßber., 268 (1934).

Feldweg, P., Die Behandlungserfolge der Genitalcarcinome. Zbl. Gynäk. **1930**, 779. — *Feuchtwanger*, Mehrjährige Ergebnisse der Strahlenbehandlung des Uteruscarcinoms. Diss. München 1918. — *Finsterer*, Über das Mammacarcinom und seine operative Dauerheilung. Dtsch. Z. Chir. **89** (1907). — *Flatau, W. S.*, Über Strahlenbehandlung des Gebärmutterkrebses. Zbl. Gynäk. **1919**, 134. — Zum Carcinomstatistikstreit auf dem Heidelberger Kongreß. Eine ungesprochene Diskussionsbemerkung. Zbl. Gynäk. **1923**, 1237. — *Forssell, G.*, Übersicht über die Resultate der Krebsbehandlung am Radiumhemmet in Stockholm 1910—1915. — Fortschr. Röntgenstr. **25**, 142 (1917/18). — Strahlentherapie maligner Tumoren in Schweden, mit besonderer Berücksichtigung der Erfahrungen des Radiumhemmets. Strahlenther. **37**, 215 (1930). (Festschrift für Döderlein.) — *Franke, I.*, Die Ergebnisse der Röntgentherapie des Uteruscarcinoms unter Berücksichtigung der jeweils angewandten Technik. Inaug.-Diss. Freiburg 1926. — Zbl. Gynäk. **1929**, 2640. — *Frankl, O.*, Unser Tumormaterial vor und nach dem Kriege. Mschr. Geburtsh. **89**, 315 (1931). — *Franqué, v.* u. *Schmidt*, Ergebnisse der Bestrahlungsbehandlung in Bonn 1912—1920. Niederrhein.-westfäl. Ges. Geburtsh. Düsseldorf, Juni 1920. Mschr. Geburtsh. **54**, 54 (1921). — *Franz, K.*, Gynäkologische Operationen. Berlin: Julius Springer 1925. — *Fricke*, Ra- und physikalische Therapie in der Gynäkologie. Eine Vortragsreihe. Teil III: Ra- und Röntgentherapie. Strahlenbehandlung beim Cervixcarcinom. Arch. of Ther. **7**, Nr 4, 189 (1926). Fortschr. Röntgenstr. **35**, 410 (1927).

Gál, 6 Jahre Strahlenbehandlung des Krebses der weiblichen Geschlechtsorgane. Strahlenther. **11**, 880 (1920). — Durch Strahlentherapie erzielte Dauerresultate beim Carcinom der weiblichen Geschlechtsorgane. Strahlenther. **27**, 27 (1928). — *Gambarow, G.*, 13 Jahre Strahlenbehandlung des Uteruscarcinoms. 2. internat. Radiol.kongr. Stockholm 1928. Zbl. Gynäk. **1928**, 3027. — *Gelpi*, Übersicht über die verschiedenen Behandlungsmethoden des Cervixcarcinoms. Mit Berücksichtigung der primären Mortalität und der 5jährigen Heilung. Radiology **11**, 403 (1928). — *Giesecke*, Unsere Erfahrungen mit der gynäkologischen Strahlentherapie. Strahlenther. **11**, 739 (1920). — Die Dauerresultate nach operativer und Strahlenbehandlung des Uterus- und Scheidencarcinoms. Arch. Gynäk. **155**, 435 (1922). — *Gilbert, R.*, Quelques résultats éloignés de radiothérapie profonde et de curiethérapie des néoplasmes. Schweiz. med. Wschr. **1926 I**, 368. — *Greenough*, Bericht der Kommission der amerikanischen chirurgischen Gesellschaft über die Radium- und Röntgenbehandlung des Cervixkrebses. Surg. etc. **49**, 247 (1929). — *Greenough* and *Bowman C. Crowell*, Conference on curability of cancer. Surg. etc. **56**, 393 (1933). — Zbl. Radiol. **15**, 385 (1933).

Hasley, C. K., Deep X-ray therapy in malignancies of the Cervix and Uterus. Preliminary report. J. Michigan State med. Soc. **23**, 113 (1924). — *Haupt, W.*, Die Ergebnisse der kombinierten Operations- und Bestrahlungsbehandlung beim Gebärmutterhalskrebs an der Univ.-Frauenklinik Bonn. Röntgenkongr. Dresden 1932. Fortschr. Röntgenstr. **46**, Kongreßh., 92 (1932). — Zbl. Gynäk. **1932**, 2020. — Die Behandlungsergebnisse der Bonner Frauenklinik bei Gebärmutterkrebs seit 1912. Strahlenther. **44**, 311 (1932). — *Healy, W. P.*, End results of the treatment of cervical cancer by radiation therapy. Amer. J. Obstetr. **16**, 594 (1928). — Zbl. Radiol. **6**, 383 (1929). — Carcinoma of the cervix. Radiology **14**, 217 (1930). — Treatment of carcinoma of the cervix uteri. Ann. Surg., Jan. **1930**, 451. Festschrift für Ewing. — *Healy, W. P.* u. *M. Cutler*, Bestrahlungs- und operative Behandlung des Krebses des Gebärmutterkörpers. Ergebnisse bei 100 Fällen des Memorial Hospital New York. Amer. J. Obstetr. **19**, 457 (1930). — Zbl. Gynäk. **1931**, 2265. — *Heidenhain, L.*, Krebsstatistik und Wahrscheinlichkeit. Dtsch. Z. Chir. **235**, 265 (1933). — Zbl. Chir. **1933**, 1149. — Direkter Vergleich statistischer Zahlen. Dtsch. med. Wschr. **1934 II**, 1737. — Auswertung und Bewertung klinischer Ergebnisse. Münch. med. Wschr. **1934 II**, 1303. — *Heimann, F.*, 5 Jahre Strahlentherapie. Z. Geburtsh. **80**, 627 (1918). — Strahlenther. **9**, 722 (1919). — Strahlenther. **10**, 867 (1920). — Ergebnisse gynäkologischer Bestrahlung bei Anwendung der „mittleren Linie" und bei Intensivbestrahlung. — Strahlenther. **11**, 664 (1920). — Ergebnisse gynäkologischer Bestrahlungen. Strahlenther. 14, 616 (1923). — *Herzfeld,* Diskussionsbemerkung. Verh. dtsch. Ges. Gynäk. Heidelberg, Juni 1923. — Arch. Gynäk. 120, 226 (1923). — *Heuze,* 14 mit Radium behandelte Cervixkrebse. Liège méd. 22, 617 (1929). — *Heyman, J.,* Technique and results in the treatment of carcinoma of the uterine cervix at „Radiumhemmet" Stockholm. J. Obstetr. 31, Nr 1 (1924). — Final results in the treatment of carcinoma of the uterine cervix at Radiumhemmet Stockholm. Amer. J. Roentgenol. 13, 158 (1925). — Über die Behandlung der inoperablen Carcinome der weiblichen Beckenorgane. Vortr., geh. Sekt. Gynäk. u. Geburtsh. jährl. Tagg Brit. med. Assoc. Bath. 1925. Strahlenther. 23, 15 (1926). — Radiological and operative treatment of cancer of the uterus. Opening paper read before 16th meeting Scand. Surg. Soc. Gothenburg, 27. Juni 1927. Acta radiol. (Stockh.) 8, 363 (1927). — The combined radium and roentgen-treatment of cancer of the cervix uteri. Ann. Surg., Jan. 1931, 443. Festschrift für Ewing. — Erfahrungen mit radiologischer Behandlung bei Genitalcarcinomen. Berl. med. Ges., 3. Febr. 1932. Dtsch. med. Wschr. 1932 I, 367. — *Heynemann,* Diskussion. Verh. dtsch. Ges. Gynäk. 1913, Sitzgsber., 439. — *Hirsch, H.,* Aussprache zu v. Schubert: Vorläufige Erfahrungen mit der Carcinomtherapie mit extrem harten Röntgenstrahlen. Röntgenkongr. Dresden 1932. Fortschr. Röntgenstr. 46, Kongreßh., 92 (1932). — *Hoed, D. den,* Strahlenbehandlung des Gebärmutterkrebses. Strahlenther. 27, 426 (1927).

Ikeda, I., Praktische Ergebnisse der Radiumbehandlung bei weiblichem Genitalkrebs. Zbl. Gynäk. 1927, 407.

Jaschke, Th. v., Diskussionsbemerkung. Verh. dtsch. Ges. Gynäk. Heidelberg, Juni 1923. Arch. Gynäk. 120, 224 (1923). — Die Resultate der Behandlung des Uteruscarcinoms in den Jahren 1918—1930. Strahlenther. 37, 293 (1930). Festschrift für Döderlein. — *Jazwinski, L.,* Die Behandlungsresultate des Genitalkrebses an der Gynäkologischen Abteilung des Spitals der Warschauer Krankenkasse. Ginek. polska 9, H. 1/3 (1930). — Zbl. Gynäk. 1931, 2266. — *Jones, Th. E.,* Ein Vergleich der Ergebnisse von Operation und Bestrahlung bei der Behandlung des Krebses der Cervix. Eine Analyse von 200 der Strahlenbehandlung unterworfenen Fällen. Amer. J. Obstetr. 21, 187 (1931). — Zbl. Gynäk. 1932, 3051.

Kamniker, H., Behandlungsergebnisse und Dauerheilungen beim Collumcarcinom. Arch. Gynäk. 148, 12 (1932). — *Kaplan, I. I.,* Radiation therapy of cancer of the cervix at Bellevue Hospital. Amer. J. Roentgenol. 26, 746 (1931). — Radiation therapy in gynecological malignancy. Amer. J. Obstetr. 25, 368 (1933). — Zbl. Radiol. 15, 459 (1933). — *Kermauner, F.,* Klinik und operative Behandlung der Krebsformen. Halban-Seitz' Biologie und Pathologie des Weibes, Bd. 4, S. 767. 1928. — *Klein,* Primäre Ergebnisse der kombinierten Carcinombehandlung mit Mesothorium, Röntgenstrahlen und intravenösen Injektionen. Münch. med. Wschr. 1914 I, 115. — Mehrjährige Erfolge der kombinierten Aktinotherapie bei Carcinom des Uterus und der Mamma. Mschr. Geburtsh. 41, 435 (1915). — Münch. med. Wschr. 1915 I, 499. — Über gynäkologische Aktinotherapie. Münch. med. Wschr. 1916 II, 1821. — Siehe bei Treber. — *Kleinschmidt, O.,* Die Röntgenstrahlenbehandlung des Carcinoms. Klin. Wschr. 1930 II, 1875. — *Kohler, H.,* Die Erfolge der Radium- und Röntgenbehandlung bei Operationsrezidiven des Collumcarcinoms. Diss. Berlin 1932. — Zbl. Radiol. 14, 726 (1933). — *Kryska, J.,* Weiblicher Genitalkrebs. Statistik von 1884—1928. — Čas. lék. česk. 1929 II. Ber. Gynäk. 17, 730 (1930). — *Kupferberg,* 7 Jahre gynäkologischer Carcinombehandlung. Strahlenther. 13, 88 (1922).

Labhardt, Zur Frage der Dauerheilung des Krebses. Bruns' Beitr. 33. — *Laborde, S.,* A propos du traitement du cancer du col de l'utérus. Statistique. J. de Radiol. 11, 274 (1927). — *Laborde, S. et Y. L. Wickham,* La radiothérapie du cancer de l'utérus au centre anticancéreux de la banlieue parisienne; statistique des années 1921 à 1926. 3e Congr. internat. Radiol. Paris 1931. Résumés des communications, p. 187. Paris: Masson & Cie. — Die Radiotherapie des Collumcarcinoms in der Krebszentrale des Pariser Weichbildes (Statistik der Jahre 1921—1926). Strahlenther. 43, 301 (1932). — *Lacassagne, A.,* Results of the treatment of cancer of the cervix uteri. Brit. med. J. 1932, Nr 3750, 912. — Ref. Ber. Gynäk. 24, 64 (1933). — *Lahm, W.,* Die Dauerheilung des Uteruscarcinoms nach Radium- und kombinierter Radium-Röntgenbehandlung. Strahlenther. 30, 471 (1928). — Die Dauerheilung des Collumcarcinoms bei Radium- und kombinierter Radium-Röntgenbestrahlung. 2. internat. Radiol.kongr. Stockholm 1928. Zbl. Gynäk. 1928, 3027. — Acta radiol. (Stockh.) Suppl. 3 II, 117 (1929). — Klinische Gesichtspunkte zur gynäkologischen Tiefentherapie. Internat. Radiotherapie 3, 820 (1929). — *Lamarque* et *Lachapèle,* Un cas de cancer du col utérin traité par la curiethérapie associée aux rayons X et guéri depuis 9 ans. J. de Radiol. 7, 533 (1923). — *Lane-Claypon, J. E.,* Uteruscarcinomstatistik in „Allerlei aus dem Auslande". Dtsch. med. Wschr. 1927 II, 2089. — Cancer of the uterus. „Allerlei aus dem Auslande." Dtsch. med. Wschr. 1928 I, 664. — *Latzko,* Diskussionsbemerkung. Verh. dtsch. Ges. Gynäk. Heidelberg 1923. — Arch. Gynäk. 120, 227 (1923). — *Lehoczky-Semmelweis,* Über die therapeutische und prophylaktische Radiumbehandlung auf Grund von 1000 Fällen. Z. Geburtsh. 90, 143 (1926). — *Lundh, G.,* Über die

Behandlung des Uteruscarcinoms im Lichte des Materials vom Städt. Krankenhaus Malmö, Chir. Abt. Zbl. Gynäk. **1929**, 281. — *Lynch*, Behandlung des Plattenepithelcarcinoms der Portio. Surg. Clin. N. Amer. **6**, 333 (1926). — Zbl. Radiol. **1**, 563 (1926). — Fünfjahresresultate in der Behandlung des Cervixkrebses. J. amer. med. Assoc. **87**, 1700 (1926). — Zbl. Radiol. **2**, 845 (1927). — Endresultate nach 5 Jahren Behandlung des Cervixcarcinoms. J. amer. med. Assoc., Nov. **1926**. — Zbl. Gynäk. **1929**, 2313.

Machadol, L., Die chirurgische Behandlung des Collumcarcinoms. Rev. Gynec. **21**, No. 11 (1927). — Zbl. Gynäk. **1929**, 2313. — *Mandl, F.*, Vorschlag zur Vereinheitlichung der Carcinomstatistiken. Zbl. Chir. **1929**, 1412. — Theorie und Praxis der Krebskrankheit. Wien: W. Maudrich 1932. — *Mattmüller*, Beitrag zur Statistik der Genitalcarcinome. Z. Geburtsh. **85**, 106 (1923). — *Maudach, v.*, Strahlentherapeutische Erfahrungen der Züricher Frauenklinik. Korresp.bl. Schweiz. Ärzte **1919**, Nr 39. — Zbl. Gynäk. **1920**, 251. — *Meigs, J. V.*, Carcinoma of the female genital tract. New England J. Med. **202**, 9 (1930). — Ber. Gynäk. **17**, 730 (1930). — *Melchart, F.*, Beurteilung von Statistiken über Carcinome. Wien. med. Wschr. **1931** I, 317. — *Menge*, Zur Carcinomstatistik. Zbl. Gynäk. **1922**, 1178. — Diskussionsbemerkung. Verh. dtsch. Ges. Gynäk. Heidelberg **1923**. — Arch. Gynäk. **120**, 225 (1923). — *Meyer, W.*, Die ersten Erfahrungen in der Behandlung inoperabler Uteruscarcinome mit radioaktiven Substanzen. Inaug.-Diss. Erlangen 1915. — *Miculicz-Radecki, v.*, Carcinombehandlung in der Gynäkologie. Münch. med. Wschr. **1931** II, 1993. — *Mühlmann*, Ergebnisse der Strahlenbehandlung des Gebärmuttercarcinoms. Strahlenther. **16**, 137 (1924). — Ergebnisse der Strahlenbehandlung des inoperablen Collumcarcinoms. Strahlenther. **42**, 504 (1931). — *Müller-Carioba*, Betrachtungen über die operative Carcinomtherapie der Freiburger Univ.-Frauenklinik. Mschr. Geburtsh. **45**, 508 (1917).

Nahmmacher, H., Das Problem der Behandlung des Uteruscarcinoms und unsere Resultate der Jahre 1919—1923 bzw. 1924 und 1925. Strahlenther. **32**, 51 (1929). — Die Resultate der Uteruscarcinombehandlung der Jahre 1919—1925 an der Univ.-Frauenklinik Jena. Mittelrhein. Ges. Geburtsh., 17. Febr. 1929. Mschr. Geburtsh. **82**, 291 (1929). — *Neeley*, Inoperable carcinoma of the cervix. A report of three cases in which radiotherapy arrested the disease. J. Oklahoma M. A. **16**, 113 (1923, Mai). — J. of Radiol. **4**, 376 (1923). — *Nemenow, M., A. Arnstamm* u. *E. Novotjelnova*, Die Röntgen- und die Radiumtherapie des Krebses der weiblichen Genitalien. Vrač. Delo (russ.) **9**, 1265 (1926). — Z.org. Chir. **39**, 781 (1927). — *Neval, Qu. U.*, Amer. J. Obstetr. **14**, 167 (1932). Ref. Heyrowsky: Aus der amerikanischen geburtshilflich-gynäkologischen Literatur 1932. Med. Klin. **1933** II, 1121. — *Norris, C. C.*, Five year end-results of the treatment of carcinoma of the cervix, fundus and ovary. Surg. etc. **58**, 458 (1934). — Zbl. Gynäk. **1934**, 1919. — *Norris, C. C.*, and *M. E. Vogt*, Carcinoma of the uterus (with the report of 115 cases). Amer. J. Obstetr. **7**, 550, 625 (1924). — Ber. Gynäk. **5**, 352 (1924). — *Nürnberger, L.*, Die Erfolgsstatistik in der Geburtshilfe und Gynäkologie. Zbl. Gynäk. **1929**, 1490.

Offergeld, Über seltene Metastasen des Uteruscarcinoms. Mschr. Geburtsh. **29**, 181 (1909). — *Opitz, E.*, Grundsätzliches zur Strahlentherapie der Freiburger Frauenklinik. Strahlenther. **10**, 973 bis 1015 (1920). — Neue Erfolge unserer Strahlenbehandlung der Uteruscarcinome. Oberrhein. Ges. Geburtsh. Zbl. Gynäk. **1922**, 1535. — Bericht über mit Strahlen behandelte Carcinome. Dtsch. Ges. Gynäk. Heidelberg 1923. Dtsch. med. Wschr. **1923** I, 838. — Diskussionsbemerkung. Verh. dtsch. Ges. Gynäk. Heidelberg **1923**. — Arch. Gynäk. **120**, 223, 225 (1923). — Krebs und Krebsheilung. Z. Krebsforsch. **22**, 108 (1925). — *Opitz, E.* u. *W. Friedrich*, Die Freiburger Strahlenbehandlung des Uteruskrebses. Münch. med. Wschr. **1920**, 1. — *Oppert*, Spätresultate der Radiumtherapie des Cervixkrebses. Gynéc. et Obstétr. **20**, 616 (1929).

Pankow, Diskussionsbemerkung. Verh. dtsch. Ges. Gynäk. Heidelberg **1923**. Arch. Gynäk. **120**, 225 (1923). — Resultate der Therapie (in „Die Therapie des Uteruscarcinoms und Chorionepithelioms"). Handbuch der Gynäkologie von Veit-Stoeckel, Bd. 6/2, S. 515. 1931. — *Peham-Amreich*, Allgemeines über die statistische Forschung betreffs des Effekts der Uteruscarcinomoperationen. Gynäkologische Operationslehre, 1930. S. 266. — *Pfleiderer, A.*, Statistischer Beitrag zum Uteruscarcinom und seiner Behandlung. Strahlenther. **40**, 13 (1931). — *Philipp, E.*, Nuestra experiencia en el tratamiento del carcinoma del utero y de la vagina. Med. germ. hisp. amer. **4**, 160 (1926). — Statistik der Collum- und Scheidencarcinome der Jahre 1920—1922 mit einer Übersicht der Resultate der Krebsbehandlung für die Jahre 1913—1922. Zbl. Gynäk. **1932**, 931. — Statistik der Carcinome des Collum uteri und der Vagina aus den Jahren 1923—1925. Zbl. Gynäk. **1932**, 212. — Statistik der Carcinome des Collum uteri und der Vagina aus den Jahren 1923—1925, mit kritischen Bemerkungen zur Therapie. Strahlenther. **43**, 102 (1932). — *Philipp, E.* u. *P. Gornick*, Die Behandlung des Gebärmutter- und Scheidenkrebses an der Univ.-Frauenklinik Berlin. Münch. med. Wschr. **1926** I, 272. — *Pilger, W.*, Further experiences in deep X-ray therapy. J. of Canc. **2**, 1 (1925). — *Pitts, H. C.* u. *G. W. Watermann*, Mitteilung der Ergebnisse der Radiumbehandlung des Cervixcarcinoms. 92 Fälle, die von 1921—1924 an dem Rhode Island Hospital behandelt wurden. Amer. J. Obstetr. **20**, 607 (1931). — Zbl. Gynäk. **1932**, 3052. — *Poll, H.*, Hilfsmittel für die Erfolgsstatistik. Klin. Wschr. **1928 II**, 1777. — Verbesserte und vermehrte Hilfsmittel für die Erfolgsstatistik. Med. Welt **1933**, 1370, 1405. — *Pomeroy, L. A.*, Cinq années de Curiethérapie du cancer du col utérin. Radiumkongr. Washington, Mai 1927. J. de Radiol. **11**, 603 (1927). — Carcinoma of the cervix uteri. Five year results of radium treatment. Surg. etc. **57**, 671 (1933). — Zbl. Radiol. **16**, 744 (1934). — *Portman, U. V.*, Die Strahlenbehandlung des Uteruscarcinoms. Amer. J. Obstetr. **7**, 537 (1924). — Zbl. Gynäk. **1925**, 2443. — *Prinzing, F.*, Handbuch der Medizinischen Statistik, 2. Aufl. Jena: Gustav Fischer 1931.

Rahm, T., Das Material an bösartigen Neubildungen des Strahleninstituts der Univ.-Frauenklinik München. Diss. München 1931. Z. Krebsforsch. **37**, 47 (1932). Ref. T. — *Raynal*, Ein seit 5 Jahren durch kombinierte Radium-Röntgenbehandlung geheilter Fall von Uteruskrebs. Presse méd. **13**, 201 (1926). — Fortschr. Röntgenstr. **34**, 833 (1926). — *Regaud*, Erfahrungen mit der ausschließlichen Röntgenbehandlung. J. de Radiol. **10**, 4 (1926). — *Regaud, Lacassagne, Roux-Berger, Coutard, Monod, Pierquin* u. *Richard*, Krebsbehandlung des Uterus mit Bestrahlung; Statistik der Behandlung des Carcinoma colli uteri auf Grund der Erfahrungen 1919—1923 im Radiuminstitut Paris. J. de Radiol. **9**, 562 (1925). — Fortschr. Röntgenstr. **34**, 606 (1926). — *Reiprich*, Die Dauerheilungen der in den Jahren 1913—1928 in der Breslauer Univ.-Frauenklinik behandelten Collumcarcinome. Gynäk.kongr. Berlin, Okt. 1933. Arch. Gynäk. **156**, 287, Kongr.ber. (1933). — Behandlungsergebnisse beim Collumcarcinom an der Breslauer Univ.-Frauenklinik. Strahlenther. **51**, 601 (1934). — *Ritala, A. M.*, Zur Berechnung des statistischen mittleren Fehlers (standard error); Formeln, Tabellen und Erklärungen. Vertrieb Akateeminen Kirjakauppa, Helsingfors 1933. Mschr. Krebsbekämpfg **2**, 205 (1934). — *Roffo, A. H.* u. *F. Carranza*, Resultate der Strahlentherapie beim Gebärmutterkrebs. Bol. Inst. Med. exper. Cánc. Buenos Aires **3**, 539 (1927). — Zbl. Radiol. **5**, 528 (1928).

Schäfer, P., Ergebnisse der Bestrahlungstherapie weiblicher Genitalcarcinome, 1912—1915. Mschr. Geburtsh. **44**, 1 (1916). — Zur Statistik der Carcinomheilung mit Radium. Arch. Gynäk. **110**, 374 (1919). — Ergebnisse der Bestrahlung mit Radium und Radium und Roentgen kombiniert. Zbl. Gynäk. **1920**, 714. — Ergebnisse der Bestrahlung von Genitalcarcinomen an der Univ.-Frauenklinik Berlin, 1913—1918. Verh. dtsch. Ges. Gynäk. **1920 II**, 33. — *Schaefer, W.*, Über die Bestrebungen zur Vereinheitlichung der Krebsstatistik. Dtsch. med. Wschr. **1933 I**, 415. — *Schilling, W.*, Dauerresultate der vaginalen Radikaloperation des Collumcarcinoms nach Schauta-Stoeckel nach dem Material der Univ.-Frauenklinik Leipzig aus den Jahren 1923—1926. Zbl. Gynäk. **1933**, 114. — Dauerresultate der Uteruscarcinombehandlung in der Leipziger Univ.-Frauenklinik in den Jahren 1923—1926. Zbl. Gynäk. **1933**, 2422. — *Schinz*, Weitere Bemerkungen zur Operation und radiotherapeutischen Behandlung der Krebse (Collumcarcinom und Hautcarcinome). Strahlenther. **47**, 453 (1933). — *Schinz, Zuppinger, Stewart-Harrison* u. *Rohrer*, Bilanz über die Bestrahlungsresultate bei malignen Tumoren im Jahre 1933. Röntgenprax. **6**, 432 (1934). — *Schmidt, H. R.*, Die Erfolge der Strahlenbehandlung an der Bonner Frauenklinik. Strahlenther. **12**, 117 (1921). — *Schmitt, W.*, Über die Behandlung des Uteruscarcinoms. Physik.-med. Ges. Würzburg, 23. Nov. 1922. Münch. med. Wschr. **1922 II**, 1711. — Über die Erfolge der Strahlenbehandlung beim inoperablen Collumcarcinom. Strahlenther. **37**, 322 (1930). Festschrift für Döderlein. — Behandlungserfolge beim Collumcarcinom nach Operation und nach Bestrahlung. Strahlenther. **44**, 401 (1932). — *Schmitz, H.*, Dosierung auf Grund mikroskopischer Untersuchungen bei der Radium- und Röntgenbehandlung des inoperablen Cervixcarcinoms. Die Endergebnisse nach 5 Jahren. Amer. J. Obstetr. **9**, 644 (1925). — Ber. Gynäk. **8**, 881 (1925). — Endresultate bei der Behandlung der Cervicalcarcinome mit Radium- und Röntgenstrahlen. J. amer. med. Assoc. **84**, Nr 2 (1925). — Zbl. Gynäk. **1925**, 2443. — Enderfolge von 5 Jahren bei Behandlung des Carcinoms des weiblichen Beckens, mit besonderer Berücksichtigung der Radium- und Röntgentherapie. Surg. etc., Dez. 1924. — Zbl. Gynäk. **1925**, 2442. — Diskussion zu D. T. Quigley, ,,Etiology, pathology and treatment of cancer of the cervix". Radiology **5**, 15 (1925). — Radium and X-ray treatment in carcinomata of the uterine cervix. Acta radiol. (Stockh.) **7**, 405 (1926). — Statistik des Uteruscarcinoms. Radiumkongreß Washington 1927. J. de Radiol. **11**, 604 (1927). — *Scholten, C. J.* u. *F. Voltz*, Die Strahlenbehandlung des gynäkologischen Carcinoms. Münch. med. Wschr. **1925 I**, 6. — *Schoog, H.*, Mitteilungen über das Uteruscarcinom in der Kölner Frauenklinik während derJahre 1906—1925. Zbl. Gynäk. **1925**, 1492. — *Schreiner, B. F.*, A summary of the methods and results in the treatment of cancer (based on a study of 3246 cases admitted between May 1914 and May 1925). Acta radiol. (Stockh.) **7**, 419 (1926). — Treatment of malignant disease. N. Y. State J. Med., 15. Sept. **1927**. — *Schreiner, B. F.* and *L. C. Kreß*, Clinical results after irradiation of cancer of the cervix uteri. N. Y. State J. Med., Dez. **1924**. — The result of treatment of carcinoma of the cervix based on a study of 417 cases — January 1919 to June 1925. Amer. J. Roentgenol. 25, 359 (1931). — *Schröder, R.*, Über die ersten Erfahrungen mit der nach Coutard geübten Intensivröntgenbehandlung bei weiblichen Genitalcarcinomen. 22. Tagg dtsch. Röntgenges. Baden-Baden, 17. April 1931. Zbl. Gynäk. 1931, 2389. — Strahlenther. 41, 67 (1931). — *Schubert, v.*, Vorläufige Erfahrungen bei der Carcinomtherapie mit extrem harten Röntgenstrahlen. Röntgenkongr. Dresden 1932. Fortschr. Röntgenstr. 46, Kongreßh., 92 (1932). — Zur Beurteilung der Operationsresultate des Cervixcarcinoms durch Schinz. Strahlenther. 46, 780 (1933). — *Schulte, J.*, Ergebnisse unserer Behandlung von 536 Genitalcarcinomen aus den Jahren 1914—1920. Arch. Gynäk. 121, 446 (1924). — *Schweitzer, B.*, Die bisherigen Erfolge der Mesothoriumbehandlung beim Gebärmutter- und Scheidenkrebs. Münch. med. Wschr. 1914, 1585, 1907. — Ausf. Zbl. Gynäk. 1914, 1121. — Über Dauererfolge nach Bestrahlung des Uteruscollumcarcinoms mit radioaktiven Substanzen. Strahlenther. 12, 501 (1921). — *Seisser* u. *Mau*, Ergebnisse der Carcinombehandlung und Beziehungen des Lebensalters an Heilungserfolgen und Strahlenheildosis. Strahlenther. 27, 663 (1928). — *Seitz*, Fünfjährige Erfahrungen mit der Strahlenbehandlung des Uteruscarcinoms. Arch. Gynäk. 117, Kongr.ber., 258 (1922). — Erfahrungen mit der Strahlenbehandlung von Uteruscarcinomen und von Sarkomen. Deutsches Zentralkomitee zur Erforschung und Bekämpfung der Krebskrankheit Frankfurt a. M., 23. April 1922. Dtsch. med. Wschr. 1922 I, 715. — Zur Carcinomstatistik Zbl. Gynäk. 1922, 369. — Diskussionsbemerkung. Verh. dtsch. Ges. Gynäk. Heidelberg 1923. — Arch. Gynäk. 120, 226 (1923). — Krebsstatistik. Mittelrhein. Ges. Geburtsh. 87. Sitzg Frankfurt a. M., 13. Dez. 1931. Mschr. Geburtsh. 92, 237 (1932). — Aussprache zu Eymer und Wintz. Bayer. Ges. Geburtsh. München, 12. Febr. 1933. Mschr. Geburtsh. 95, 323 (1933). — *Seitz* u. *Wintz*, Erfahrungen mit der Röntgenbestrahlung des Gebärmutterkrebses, kombiniert mit Radiumbehandlung. Münch. med. Wschr. 1918 I, 202. — Unsere Methode der Röntgentiefentherapie und ihre Erfolge. Berlin u. Wien: Urban & Schwarzenberg 1920. — *Seliga, M.*, Resultate der Behandlung des Uteruscarcinoms auf abdominalem Wege. Rozhl. Chir. a Gynaek. (tschech.) 1928, Nr 5. — Zbl. Gynäk. 1929, 2312. — *Seuffert, v.*, Die Erfahrungen der königl. Univ.-Frauenklinik München (Döderlein) mit der Mesothorium- und Röntgenbehandlung der Uteruscarcinome. Strahlenther. 2, 729 (1913). — Die Strahlentiefenbehandlung. Experimentelle und kritische Untersuchungen zu praktischen Fragen, ihre Anwendung in der Gynäkologie. Berlin-Wien 1917. — Das Ergebnis der Strahlenbehandlung beim Portio-Cervixcarcinom. Mschr. Geburtsh. 53, 115 (1920). — Mindestens 5jährige Dauerheilung mit ausschließlicher Strahlenbehandlung bei Portio-Cervixcarcinomen an der Univ.-Frauenklinik München. Fortschr. Röntgenstr. 30, Kongreßh., 123 (1922/23). *Shore, B. R.*, Operability in cancer. Statistical study of one thousand cases. J. amer. med. Assoc. 90, 1690 (1928). — Z. Krebsforsch. 28, 301 (1928). Ref. T. — *Siegel*, Ein Vergleich der Statistiken operierter und bestrahlter Uteruscarcinome. Klin. Wschr. 1922 II, 2353. — *Simon, St.*, Dauerergebnisse der Strahlenbehandlung der Carcinome des weiblichen Genitales. Ges. Ärzte Wien, 15. Juni 1934. Med. Klin. 1934 I, 1013. — *Sitsen, A. E.*, Auswertung und Bewertung klinischer Ergebnisse. Dtsch. med. Wschr. 1934, 1738. — *Smith, G. van, Smithwick* and *Rogers* jr., A report of cases of carcinoma of the cervix treated between 1875 and 1927 at the Boston Free Hospital for Women. Amer. J. Obstetr. 15, 637 (1928). — Zbl. Radiol. 5, 606 (1928). — *Spinelli*, Beitrag zur Radium-Röntgentherapie des Uteruscarcinoms. Strahlenther. 13, 639 (1922). — 7 Jahre Radium und Röntgenbehandlung des Uteruscarcinoms. 7. ital. Röntgenkongr. Neapel, Okt. 1926. Fortschr. Röntgenstr. 36, 177 (1927). — *Stark*, 4 Jahre Tiefentherapie. Strahlenther. 16, 600 (1924). — *Steiger, M.*, Die Röntgentherapie maligner Neubildung der weiblichen Geschlechtsorgane. Schweiz. med. Wschr. 1920 II. — *Stewart, C.* and *M. Young*, Cancer of the Uterus. A statistical study; with special reference to the results of operation. Lancet 211/25 (1926) 1258. — *Stoeckel*, Diskussionsbemerkung. Verh. dtsch. Ges. Gynäk. Heidelberg 1923. Arch. Gynäk. 120, 224, 227 (1923). — Technik und Resultate der erweiterten Radikaloperation bei Carcinom der Cervix uteri und der Vagina mit Filmvorführung der vaginalen Radikaloperation. Gynäk.kongr. Bonn 1927. Zbl. Gynäk. 1927, 1981. — *Straßmann, P.*, Strahlenbehandlung des Gebärmutterkrebses. 2. internat. Radiol.kongr. Stockholm 1928. Acta radiol. (Stockh.) Suppl. 3 II, 116. — Zbl. Gynäk. 1928, 3027. — Zur Strahlenbehandlung des Gebärmutterhalskrebses. Strahlenther. 32, 413 (1929). — Über Strahlenbehandlung der Uteruscarcinome. Geburtsh.-gynäk. Ges. Berlin, 8. Febr. 1929. Zbl. Gynäk. 1929, 1674. — *Stratz*, Diskussionsbemerkung. Verh. dtsch. Ges. Gynäk. Heidelberg 1923. — Arch. Gynäk. 120, 226 (1923). — *Strauß, O.*, Über die bisherigen Erfolge der Strahlenbehandlung des Carcinoms. Z. Röntgenol. 4, Nr 4 (1924). — Über Krebs und Krebsbehandlung. Med. Klin. 1925 I, 596. — Die statistische Auswertung der Strahlenbehandlung bösartiger Geschwülste. Röntgenprax. 1, 428 (1929). — Über Krebsbehandlung. Med. Klin. 1933 I, 398.

Taylor, H. C. u. *Th. C. Peightal*, Endergebnisse von 201 Fällen von Cervixcarcinom. Amer. J. Obstetr. 8, 288 (1924). — Zbl. Gynäk. 1926, 1479. — *Terada, E.*, Statistische Betrachtungen über den Uteruskrebs. Jap. J. Obstetr. **16**, Nr 5 (1933?). — *Thaler,* Über 10—15jährige Heilungen nach operativer Behandlung des Collumcarcinoms. Zbl. Gynäk. **1917**, 209. — *Treber,* Mehrjährige Ergebnisse der Aktinotherapie bei Carcinom des Uterus und der Mamma. Münch. med. Wschr. **1916 I**, 999. — Dauerergebnisse der Aktinotherapie bei Uterushalscarcinom. Mschr. Geburtsh. **54**, 40 (1921).

Umfrage über die Behandlung des Carcinoms des weiblichen Genitaltraktus. Schweiz. med. Wschr. **1928 I.**

Vidakovic, S., Röntgen- und Radiumbehandlung maligner Geschwülste der weiblichen Genitalorgane und ihre Komplikationen. Strahlenther. **51**, 300 (1934). — *Violet* et *Chamba,* Cancers de l'utérus inopérables traités par le radium et la radiothérapie associés. J. de Radiol. **11**, 66 (1927). — *Voltz, F.,* Ausschließliche Strahlenbehandlung des Collumcarcinoms an Hand einer Sammelstatistik. Zbl. Gynäk. **1925**, 1213. — Statistische Untersuchungen zur Frage des Carcinoms. Mschr. Geburtsh. **70**, 346 (1926). — Die Strahlenbehandlung des Uteruscarcinoms. Statistische Untersuchungen an 1500 Fällen. Arch. Gynäk. **136**, 213 (1929). — Die Strahlenbehandlung der weiblichen Genitalcarcinome und ihre Resultate. Salzburg, Alpenländ. Ärztetag, Okt. 1929. Münch. med. Wschr. **1929 II**, 2109. — Richtlinien für die statistische Berechnung der Behandlungsresultate. In „Strahlenbehandlung der weiblichen Genitalcarcinome". Strahlenther. **13**. Sdbd., 83 (1930). — Die Strahlenbehandlung der weiblichen Genitalcarcinome. Methoden und Ergebnisse. Mit einem Geleitwort von Geh.-Rat Döderlein. Strahlenther. **13**. Sdbd. (1930). — Neuere Ergebnisse der Strahlenbehandlung des Uteruscarcinoms. Radiol. Rdsch. **1**, 15 (1932). — Die Strahlenbehandlung des Corpuscarcinoms. Strahlenther. **44**, 250 (1932). — Die Strahlenbehandlung der Uteruscarcinome. Strahlenther. **51**, 453 (1934). — Korref. 4. internat. Radiol.kongr. Zürich **2**, 71 (1934).

Waldstein, Über die Erfolge der operativen Behandlung des Gebärmutterkrebses. Arch. Gynäk. **1900**, 52. — Weiterer Beitrag zur Carcinomstatistik. Zbl. Gynäk. **1901**, 1363. — Zur Berechnung des „absoluten Heilungsprozentes" in der Carcinomstatistik. Zbl. Gynäk. **1904**, 1286. — *Ward, G. E.,* Uterus-Carcinomstatistik. Kongr. amer. Radiumges. Washington 1927. J. de Radiol. **11**, 604 (1927). — *Ward, G. G.,* Radium in the treatment of cancer of the cervix. A review of a previous treatise with additional follow-up statistics. Amer. J. Roentgenol. **19**, 330 (1928). — *Ward, G. G.* and *L. K. P. Farrar,* Radium statistics of carcinoma of the cervix uteri. Two more five year series. J. amer. med. Assoc. **91**, 296 (1928). — Zbl. Radiol. **6**, 651 (1929). — *Warnekros,* Der Wert prophylaktischer Bestrahlungen nach Carcinomoperationen und die Erfolge der Rezidivbehandlung mittels Röntgenlicht und Radium. Münch. med. Wschr. **1917 I**, 865, 905. — Biologische Strahlenwirkung und Bestrahlungstechnik des Uteruscarcinoms. Verh. dtsch. Ges. Gynäk. **1920 I**, 224. — *Weibel, W.,* 25 Jahre Wertheimscher Carcinomoperation. Wien. klin. Wschr. **1925 I**, 716. — *Weinbrenner,* Zur Behandlung der Uteruscarcinome mit Mesothorium. Verh. dtsch. Ges. Gynäk. **1920 II**, 37. — Zbl. Gynäk. **1920**, 714. — Erfahrungen in der Strahlenbehandlung gynäkologischer Erkrankungen. Münch. med. Wschr. **1920 I**, 590. — Über Behandlung und Dauerheilung der Uteruscarcinome mit Mesothorium. Strahlenther. **11**, 872 (1920). — *Werner* u. *Borchard,* Über die Heilbarkeit der bösartigen Neubildungen (Statistiken). Dtsch. med. Wschr. **1924 I**, 3. — *Whitehouse, H. B.,* Carcinoma of the cervix uteri. Report of five year cures by radium in British Hospitals. Surg. etc. **58**, 447 (1934). — Zbl. Gynäk. **1934**, 1920. — *Wiegels,* Demonstration eines Cervixcarcinoms im allerersten Beginn. Nordwestdtsch. Ges. Gynäk., 13. Mai 1922. Zbl. Gynäk. **1922**, 1492. — *Wille, F. C.,* Ergebnisse der operativen Behandlung des Collumcarcinoms an der Charité-Frauenklinik in den Jahren 1916—1920. Zbl. Gynäk. **1927**, 18. — Die Strahlentherapie des Collumcarcinoms an der Charité-Frauenklinik und ihre Ergebnisse. Zbl. Gynäk. **1927**, 2849. — *Winter, G.,* Genügt die vaginale Uterusexstirpation als radikale Krebsoperation? Z. Geburtsh. **43** (1900). — Über die Prinzipien der Carcinomstatistik. Zbl. Gynäk. **1902**, 81. — Noch einmal Carcinomstatistik. Zbl. Gynäk. **1902**, 545. — Arch. Gynäk. **120**, 219 (1925). — Der Erfolg der Bekämpfung des Uteruskrebses in Ostpreußen. Zbl. Gynäk. **1904**, 441. — Die Bekämpfung des Uteruskrebses. Stuttgart: Ferdinand Enke 1904. — Entwurf zu den Grundsätzen einer Statistik. Königsberg 1907. — Vorschläge zur Einigung über eine brauchbare Carcinomstatistik. Zbl. Gynäk! **1908**, 169. — Die Antworten zu meinen Vorschlägen zur Einigung über eine brauchbare Carcinomstatistik. Zbl. Gynäk. **1908**, 1169. — Entwurf zu den Grundsätzen einer Statistik über die Erfolge der radikalen Operation beim Uteruskrebs. Flugschrift 1908. — Die zunehmende Inoperabilität des Uteruskrebses und ihre Bekämpfung. Zbl. Gynäk. **1921**, 1733. — Die neue Carcinomstatistik. Zbl. Gynäk. **1922**, 529. — Zu Menges Vorschlägen für eine neue Carcinomstatistik. Zbl. Gynäk. **1922**, 1250. — Entgegnung an Flatau. Zbl. Gynäk. **1923**, 1614. — Die in Heidelberg angenommene neue Carcinomstatistik. Zbl. Gynäk. **1923**, 1233. — Handbuch für Gynäkologie von Veit, Bd. 3, S. 616. — Zur Carcinomstatistik. Verh. dtsch. Ges. Gynäk. Heidelberg **1923**. — Zbl. Gynäk. **1923**, 1084. — Diskussionsbemerkung. Verh. dtsch. Ges. Gynäk. Heidelberg **1923**. — Arch. Gynäk. **120**, 226 (1923). — *Wintz, H.,* Strahlenther. **15**, 770 (1923). — Ergebnisse der Röntgenbehandlung. Stat.

Bericht über 800 Uteruscarcinome. Dtsch. med. Wschr. **1925** I, 19. — Results of X-ray therapy. Statistical report of 800 cases of carcinoma of the uterus. Radiology **5**, 500 (1925). — Erfahrungen mit der Röntgenbehandlung des Carcinoms. Ver.igg dtsch. Röntgenol. tschechoslov. Rep. Prag, Okt. 1925. Strahlenther. **21**, 368 (1926). — Die Strahlenbehandlung beim Uterus- und Mammacarcinom und ihre Ergebnisse. Ärztl. Ver. München etc., 6. März 1929. Münch. med. Wschr. **1929** I, 481. — Röntgenkongr. Wien 1929. Fortschr. Röntgenstr. **40**, Kongreßh. **16**, 29. — Strahlenther. **33**, 456. — Bericht über seine Methode der Röntgentiefentherapie und deren neueste Resultate beim Uterus- und beim Mammacarcinom. Physik.-med. Ges. Erlangen, 7. Mai 1929. Klin. Wschr. **1929** II, 1555. — Results obtained with carcinoma uteri treated by Roentgen rays from 1915—1925. Ann. Surg., Jan. **1931**, 428. Festschrift für Ewing. — Diagnose, Behandlung und Erfolge bei Carcinomen der Genitalorgane und der Mamma, bei Sarkomen und beim Chorionepitheliom. Ärztl. Bezirksver. Erlangen, 25. Febr. 1932. Münch. med. Wschr. **1932** I, 1055. — Die Radiumzusatzdosis bei der Röntgenbehandlung des Uteruscarcinoms. Strahlenther. **51**, 441 (1934). — Strahlenbehandlung der Uteruscarcinome. 4. internat. Radiol.kongr. Zürich Bd. 2, S. 74. 1934. — Siehe L. Seitz. — *Winzer, G.,* Mahnung. Zbl. Gynäk. **1922**, 368. — *Wittenbeck, F.,* Neuere Ergebnisse mit der Röntgenbehandlung bei den Uteruscarcinomen. Strahlenther. **47**, 631 (1933). — *Wodtke, W.,* Zur Strahlenbehandlung des Uteruscarcinoms. Diss. Jena 1920.

Zangemeister, Diskussionsbemerkung. Verh. dtsch. Ges. Gynäk. Heidelberg **1923**. — Arch. Gynäk. **120**, 226 (1923). — *Zweifel, P.,* Die Bedeutung der Frühsymptome für die Behandlung des Uteruscarcinoms. Zbl. Gynäk. **1921**, 1126. — *Zweifel, E.,* Über Erfolge der Strahlenbehandlung des Uteruscarcinoms. Dtsch. med. Wschr. **1922** I, 762. — Zur Frage der Carcinombestrahlung. Strahlenther. **15**, 243 (1923). — Die Ergebnisse der Strahlenbehandlung des Uteruscarcinoms. Röntgenkongr. Wiesbaden 1927. Fortschr. Röntgenstr. **36**, Beih., 64 (1927). — Strahlenther. **26**, 675 (1927). — Die Statistik des bestrahlten Uteruscarcinoms. Zweifel-Payr: Klinik der bösartigen Geschwülste, Bd. 3, S. 339. 1927.

Adenocarcinoma cervicis.
(Siehe auch unter Collumcarcinom und Corpuscarcinom.)

Adler, L., Morphologische Kennzeichen der Radiumempfindlichkeit der Carcinome des weiblichen Genitales. Zbl. Gynäk. **1916**, 675.

Baisch, K., Der Wert der Drüsenausräumung bei der Operation des Uteruscarcinoms. Arch. Gynäk. **75**, 273 (1905). — *Bowing, H. H.* and *R. E. Fricke,* Results obtained in the treatment of carcinoma of the cervix uteri with radium and Roentgen rays from 1915 to 1924, inclusive. Radiology **14**, 211.

Chrobak u. *v. Rosthorn,* Erkrankungen der weiblichen Genitalorgane. Teil I. Wien 1900. — *Cigheri, M.,* Die Lymphdrüsen bei der Ausbreitung des Uteruscarcinoms. Mschr. Geburtsh. **24**, 1, 182 (1906). — *Cullen, C. S.,* Cancer of the uterus, 1900.

Dieterich, W., Erfahrungen in der Behandlung des Krebses mit Strahlen. Radiol. Rdsch. **3**, 7 (1934). *Döderlein, A.,* Die histologische Bewertung der Uteruscarcinome für die Strahlenbehandlung. Mschr. Geburtsh. **90**, 9 (1932). — *Döderlein, G.,* Kritische Untersuchungen zur Carcinomfrage. Verh. dtsch. Ges. Gynäk. Heidelberg **1923**. — Arch. Gynäk. **120**, Kongr.ber., 201 (1923). — Der morphologische Reifegrad der Genitalcarcinome und seine Bedeutung für die Strahlenbehandlung. Festschrift für W. Stoeckel. Zbl. Gynäk. **1931**, Nr 11a, 968. — 5jährige Heilungsergebnisse der Strahlenbehandlung bei morphologisch verschieden gereiften Genitalcarcinomen. Ges. Geburtsh. u. Gynäk. Berlin 1931. Z. Geburtsh. **100**, 365 (1931). — Gynäk.kongr. Berlin 1933. Arch. Gynäk. **156**, 296 (1933).

Eymer, Die Strahlentherapie bei der Behandlung des Collumcarcinoms. Gynäk.-kongr., Okt. 1933. Arch. Gynäk. **156**, 277 (1934).

Farrar, Lilian K. P., Siehe G. G. Ward. — *Feldweg, P.,* Über die angebliche Aussichtslosigkeit der Strahlenbehandlung beim Drüsenkrebs im Collum uteri. Strahlenther. **46**, 1, 110 (1933). — *Franqué, v.,* Über den gegenwärtigen Stand der Strahlenbehandlung des Gebärmutterkrebses. Ref. Niederrhein. Ges. Natur- und Heilk., 1. März 1915. — Z. Geburtsh. **77**, 254 (1915). — Anatomie, Histogenese und anatomische Diagnostik der Uteruscarcinome. Veit-Stoeckels Handbuch der Gynäkologie, Bd. 6, 1, 35 (1931).

Goldberg, Carcinoma cervicis uteri mit Hämatometra, Hämatosalpinx duplex usw. Zbl. Gynäk. **1920**, 554.

Haupt, W., Die Behandlung des Adenocarcinoms des Collum uteri. Z. Geburtsh. **103**, 103 (1932). — Darf der Drüsenkrebs des Gebärmutterhalses für strahlenrefraktär angesehen werden? Mschr. Geburtsh. **94**, 364 (1933). — *Hubert,* Soll das operable Collumcarcinom radikal operiert oder bestrahlt werden? Strahlenther. **37**, 338.

Katz-Wien, Die Sonderstellung des Cervixhöhlencarcinoms im Rahmen des Carcinoma colli uteri. Verh. dtsch. Ges. Gynäk. Bonn **1927**. — Arch. Gynäk. **132**, Kongr.ber., 135. — *Kaufmann*, Untersuchungen über das sog. Adenoma malignum, speziell dasjenige der Cervix uteri nebst Bemerkungen über Impfmetastasen in der Vagina. Virchows Arch. **154**, 1. — *Kehrer*, Verh. dtsch. Ges. Gynäk. Heidelberg **1923**. — Arch. Gynäk. **120**, Kongr.ber., 214 (1923). — *Keller, F.*, Die Prognose des Adenocarcinoms des Collum uteri bei Strahlenbehandlung. Strahlenther. **37**, 349 (1930). — *Kermauner* u. *Laméris*, Zur Frage der erweiterten Radikaloperation des Gebärmutterkrebses. Beitr. Geburtsh. 5, Nr 1. — *Klein, G.* Erfolge der Röntgenbehandlung bei Carcinom des Uterus, der Mamma und der Ovarien. Strahlenther. **3**, 268 (1913). — *Koblanck*, Ätiologie, Symptomatologie, Diagnostik und Radikalbehandlung des Gebärmutterkrebses. Veits Handbuch der Gynäkologie, 2. Aufl., Bd. 3/2. Wiesbaden: J. F. Bergmann 1908. — *Kroemer, P.*, Klinische und anatomische Untersuchungen über den Gebärmutterkrebs. Arch. Gynäk. **65**, 626 (1902). — Die Lymphorgane der weiblichen Genitalien und ihre Veränderungen bei malignen Erkrankungen des Uterus. Arch. Gynäk. **73**, 57 (1904). — *Kundrat*, Über die Ausbreitung des Carcinoms im parametranen Gewebe bei Krebs des Collum uteri. Arch. Gynäk. **69**, 355 (1903).

Laborde, S. et *Y.-L. Wickham*, La radiothérapie du cancer du col de l'utérus au Centre anticancéreux parisien. J. de Radiol. **14**, 410 (1930). — Die Radiotherapie des Collumcarcinoms. Strahlenther. **43**, 2, 315 (1932). — *Lacassagne*, The causes of success or failure in the radiotherapy of cancer of the cervix uteri. Report of the International Conference on Cancer. Published for the British Empire Cancer Campaign, p. 82. London: Simpkin, Marshall Ltd. 1928. — Die relative Bedeutung der Ursachen für den Erfolg oder das Fehlschlagen bei der Radiotherapie der Collumepitheliome. Strahlenther. **32**, 438 (1930). — *Lahm*, Die Strahlenbehandlung des Collumcarcinoms. Erg. med. Strahlenforsch. 1, 556 (1925). — *Lubarsch*, Zitiert nach Cigheri.

Martius, Die Röntgenstrahlenbehandlung in der Gynäkologie. Handbuch der Röntgentherapie, herausgeg. von P. Krause, Bd. 3, Teil 2. Leipzig: W. Klinkhardt 1923. — *Mikulicz-Radecki, v.*, Die Radikaloperation im Rahmen der elektiven Therapie beim Collumcarcinom. Arch. Gynäk. **156**, 257 (1934).

Nilsson, F., Erfahrungen über Adeno-Carcinoma colli uteri. Acta radiol. (Stockh.) 14, Nr 3, 283 (1933). — *Noltmann*, Carcinoma adenomatosum cervicis über 10 Jahre nach Radiumbehandlung wegen Plattenepithel-Carcinom der Portio uteri. Ges. Geburtsh. u. Gynäk. Berlin 1926. Mschr. Geburtsh. **74**, 195 (1926). — *Novak, J.* u. *F. Windholz*, Röntgenbestrahltes Adenocancroid und isolierte Tuberkulose des Uterus. Arch. Gynäk. **147**, 148 (1932).

Pankow, Die Therapie des Uteruscarcinoms und des Chorionepithelioms. Veit-Stoeckels Handbuch der Gynäkologie, Bd. 6/2, S. 642. 1931. — *Philipp, E.*, Statistik der Carcinome des Collum uteri und der Vagina aus den Jahren 1923—1925. Zbl. Gynäk. **1932**, Nr 4, 212. — Statistik der Collum- und Scheidencarcinome der Jahre 1920—1922 mit einer Übersicht der Resultate der Krebsbehandlung für die Jahre 1913—1925. Zbl. Gynäk. **1932**, Nr 15, 931. — Statistik der Carcinome des Collum uteri und der Vagina aus den Jahren 1923—1925, mit kritischen Bemerkungen zur Therapie. Strahlenther. **43**, 102 (1932).

Regaud, Cl., The comparisons of cancer of the cervix uteri, buccal cavity, breast, rectum, in relation to radiotherapeutic methods. Report of the International Conference on Cancer, published by the British Empire Cancer Campaign, p. 64. London: Simpkin, Marshall Ltd. 1928. — Vergleichende Betrachtung der Collumcarcinome, der Krebse der Mundhöhle, der Mamma und des Rectums vom Standpunkt der radiotherapeutischen Behandlungsmethoden. Strahlenther. **31**, 671 (1929). — *Ries, E.*, Recent developments in our knowledge of cancer of the uterus. Amer. J. Obstetr. 44, 29. — Eine neue Operationsmethode des Uteruscarcinoms. Z. Geburtsh. **32** (1895). — *Rosthorn, v.*, Siehe Chrobak. — Verh. dtsch. Ges. Gynäk. Gießen **9**, 182 (1901). — *Ruge, C.*, Über Adenoma uteri malignum und die verschiedenen Formen desselben. Z. Geburtsh. 1882.

Schauta, F., Die Berechtigung der vaginalen Totalexstirpation bei Gebärmutterkrebs. Anatomische und klinische Untersuchungen. Mschr. Geburtsh. **19**, 475 (1904). — *Schindler, R.*, Statistische und anatomische Ergebnisse bei der Freund-Wertheimschen Radikaloperation des Uteruscarcinoms. II. Anatomischer Teil. Mschr. Geburtsh. **23**, 371 (1906). — *Schmitz, H.*, A study of the action of measured radiation doses on carcinomata of the uterine cervix. Amer. J. Roentgenol. 10, 781 (1923). — *Schreiner, B. F.*, A report of 16 cases of adenocarcinomata of the cervical canal treated by radium and X-rays. Arch. clin. Canc. Res. 1, 1. Jan. 1925. — *Schütze, A.*, Ver. wiss. Heilk. Königsberg, 12. Jan. 1914. Dtsch. med. Wschr. **1914 I**, 884. — *Seelig, A.*, Pathologisch-anatomische Untersuchungen über die Ausbreitungswege des Gebärmutterkrebses. Inaug.-Diss. Straßburg 1894. — *Stevens, Th. J.*, Carcinoma of the cervix:

treatment by a combination of Roentgen rays, radium and electrothermic coagulation. Radiology 10, 57 (1928)

Veit, Zur Anatomie des Carcinoma uteri. Verh. Berl. Ges. Geburtsh. u. Gynäk., 26. April 1895. — Z. Geburtsh. **32** (1895). — ....

Waldeyer, Das Becken. Bonn 1899. — *Walthard*, Verh. dtsch. Ges. Gynäk. Heidelberg **1923**. — Arch. Gynäk. **120**, Kongr.ber., 213 (1923). — *Ward, G. G.*, Carcinoma of the cervix uteri. Surg. etc. **56** 434—436 (1933). — *Ward, G. G.* and *Lilian K. P. Farrar*, Reradiations in the radium therapy of carcinoma of the cervix uteri. Amer. J. Obstetr. **22**, 543 (1931). — *Wertheim, E.*, Zur Kenntnis der regionären Lymphdrüsen beim Uteruscarcinom. Zbl. Gynäk. **1903**, 105. — Zur Frage der Radikaloperation beim Uteruskrebs. Arch. Gynäk. **61**, 627. — *Wickham*, Siehe Laborde. — *Wintz, H.*, Verh. dtsch. Ges. Gynäk. Heidelberg **1923**. Arch. Gynäk. **120**, Kongr.ber., 211 (1923). — Verh. dtsch. Ges. Gynäk. Wien **1925**. Arch. Gynäk. **125**, Kongr.ber., 542 (1925). — Zur Strahlenbehandlung des Adenocarcinoma cervicis. Münch. med. Wschr. **1931 II**, 1935.

Corpuscarcinom.

Adler, Die Radiumbehandlung maligner Tumoren in der Gynäkologie. Strahlenther., Sdbd. 4 (1919). — Zur operativen und Strahlenbehandlung des Gebärmutterkrebses. Strahlenther. **12**, 108 (1921). — *Amreich*, Siehe Peham. — *Anspach, B. M.*, Five year results in the treatment of pelvic cancer. Surg. etc. **58**, 448 (1934). — *Aschheim*, Heilung eines Tuben- und Corpuscarcinoms mit Spätmetastasen. Ges. Geburtsh. u. Gynäk. Berlin, 8. Juli 1932. Zbl. Gynäk. **1933**, 596.

Bauereisen, Med. Ges. Magdeburg, 3. Nov. 1921. Münch. med. Wschr. **1922 I**, 139. — *Béclère, M.*, Behandlung des Krebses des Uteruskörpers. Paris méd. **1932**, 259. — Mschr. Krebsbekämpfg 1, 40 (1933). — *Benthin*, Ergebnisse der Strahlenbehandlung bei gynäkologischen Erkrankungen. Strahlenther. **12**, 133 (1921). — Aussprache zum Vortrag von W. Schulz über korporale Blutung im Greisenalter. Nordostdtsch. Ges. Geburtsh. Königsberg, 4. Dez. 1932. Zbl. Gynäk. **1933**, 1892. — *Berger, K.*, Dauererfolge der Strahlentherapie des Krebses an der Freiburger Univ.-Frauenklinik von 1913—1916. Strahlenther. **14**, 446 (1923). — *Bowing, H. H.* and *R. E. Fricke*, Radium as an adjunct to surgery in the treatment of carcinoma of the fundus of the uterus. Amer. J. Roentgenol. **26**, 738 (1931). — *Büben, I. v.*, Traitement du cancer du corps de l'utérus par les radiations. 3e Congr. internat. Radiol. Paris 1931. Résumés des Communications, p. 195. Paris: Masson u. Cie. 1931. — Die Strahlenbehandlung des Corpuscarcinoms. Strahlenther. **42**, 769 (1931). — Die Strahlentherapie des Carcinoms des Corpus uteri. Orvosképzés (ung.) **22**, 48 (1932). Zbl. Radiol. **13**, 237 (1932). — *Burnam, C. F.*, The treatment of cancer of the body of the uterus by radiation. Ann. Surg. „Ewing Cancer Number" **1930**, 436.

Chambers H., Siehe E. Hurdon. — *Crile, G. W.*, Carcinoma of the uterus. Amer. J. Obstetr. **7**, 528, 611 (1924).

Dietel, Die Strahlenbehandlung der Uteruscarcinome an der Univ.-Frauenklinik Heidelberg. Strahlenther. **46**, 201 (1933). — *Döderlein, A.*, Operative oder Strahlenbehandlung des Corpuscarcinoms? Zbl. Gynäk. **1926**, 847. — Ergebnisse der Strahlentherapie der Uteruskrebse in Tabellen. Strahlenther. **33**, 89 (1929). — *Döderlein, A., G. Döderlein* u. *F. Voltz*, Über das Uteruscarcinom und seine Strahlenbehandlung. Acta radiol. (Stockh.) **6**, 335 (1926). (Festschrift für Forssell.) — *Driessen, L. F.*, Pathologisch-anatomische und klinische Studie über Krebs des Gebärmutterkörpers. Geneesk. Bl. (holl.) **25**, 123 (1927). — Zbl. Radiol. **3**, 507 (1927). — Chemische Uterusexstirpation bei Corpuscarcinom. Zbl. Gynäk. **1927**, 272.

Eymer, Ergebnisse der Strahlenbehandlung der Gebärmutterkrebse. Zbl. Gynäk. **1925**, 1643. — Strahlenther. **47**, 119 (1933). — Die Klinik der Bestrahlung der Gebärmutterkrebse. Halban-Seitz' Biologie und Pathologie des Weibes. Bd. 4, S. 905. 1928.

Feldweg P., Die Behandlungserfolge der Genitalcarcinome. Zbl. Gynäk. **1930**, 779. — *Ferroni, E.*, Heilerfolge beim Corpuscarcinom besonders hinsichtlich der Fernresultate. Arch. Ostetr. **1933**, H. 8. — Zbl. Gynäk. **1934**, 1974. — *Faischlen, N.*, Zur Dauerheilung des beginnenden Corpuscarcinoms durch Abrasio. Verh. Ges. Geburtsh. u. Gynäk. Berlin, 22. Jan. 1932. Mschr. Geburtsh. **91**, 514 (1932). — Z. Geburtsh. **102**, 211 (1932). — Siehe Freund. — *Flaskamp, W.*, Gefahren und Schäden bei gynäkologischer Tiefentherapie. Lehrbuch der Strahlentherapie, Bd. 4/2, S. 1133. 1929. — *Freund*, Aussprache zu Flaischlen: „Zur Dauerheilung des beginnenden Corpuscarcinoms durch Abrasio". Verh. Ges. Geburtsh. u. Gynäk. Berlin, 22. Jan. 1932. Z. Geburtsh. **102**, 220 (1932). — *Fricke, R. E.*, Siehe H. H. Bowing. — *Frimann-Dahl, J.*, Über Röntgenbehandlung der Metrorrhagie. Norsk Mag. Laegevidensk. **93**, 1067 (1932). — Ber. Gynäk. **24**, 66 (1933). — *Fürst, W.*, Unsere Indikationsstellung zur Strahlentherapie bei den bösartigen Erkrankungen des weiblichen Genitales. Schweiz. med. Wschr. **1926 I**, 313.

Gál, F., Durch Strahlenbehandlung erreichte Dauerresultate beim Carcinom der weiblichen Geschlechtsorgane. Strahlenther. **27**, 27 (1928). — Therapie des mit sonstigen Erkrankungen des Organismus komplizierten Gebärmutterkrebses. Radiol. Rdsch. **3**, 246 (1934). — *Gauß*, Die Strahlentherapie der gynäkologischen Carcinome. Niedersächs. Röntgenges. Bremen, Febr. 1930. Fortschr. Röntgenstr. **43**, 525 (1931). — *Gornick*, Siehe Philipp.

Halban, Spätrezidive nach Carcinomoperation. Geburtsh.-gynäk. Ges. Wien, 9. Febr. 1915. Zbl. Gynäk. **1915**, 208. — *Haupt*, Die Behandlungsergebnisse der Bonner Frauenklinik bei Gebärmutterkrebs, seit 1912. Strahlenther. **44**, 311 (1932). — *Healy*, Experience with radiation therapy in carcinoma of the corpus uteri. 3ᵉ Congr. internat. Radiol. Paris 1931. Résumés des Communications, p. 195. Paris: Masson & Cie. — Cancer of the body of the uterus. Surg. etc. **58**, 452 (1934). — *Heyman, J.*, Our experience at Radiumhemmet with radiological treatment of cancer of the corpus uteri. Acta radiol. (Stockh.) **6**, 566 (1926). — Radiologische oder operative Behandlung von Cancer uteri. Strahlenther. **29**, 407 (1928). — Die Strahlentherapie als vollständiger oder teilweiser Ersatz der Operation bei der Behandlung von Carcinomen des Uterus, der Vagina und der Ovarien. Festschrift für Döderlein. Strahlenther. **37**, 254 (1931). — Erfahrungen mit radiologischer Behandlung bei Genitalcarcinomen. Berl. med. Ges., 3. Febr. 1932. Dtsch. med. Wschr. **1932** I, 367. — *Heyman, J.* et *Reuterwall, O.*, Adenocarcinoma and radiotherapy. 3ᵉ Congr. internat. Radiol. Paris 1931. Résumés des Communications, p. 194. Paris: Masson & Cie. — *Hintze, O.*, Klinische Nachuntersuchung an 24 Fällen schwerer Hyperplasie der Corpusschleimhaut. Zbl. Gynäk. **1929**, 2396. — *Hoed, D. den*, Strahlenbehandlung des Gebärmutterkrebses. Strahlenther. **27**, 426 (1928). — *Hurdon, E.* and *H. Chambers*, The treatment of carcinoma of the body of the uterus by irradiation. Proc. roy. Soc. Med. **26**, 710 (1933). — Zbl. Radiol. **15**, 701 (1933).

Ikeda, Y. u. *K. Ikeda*, Über die Ergebnisse der ausschließlichen Radiumbehandlung bei weiblichen Genitalcarcinomen. Zbl. Gynäk. **1933**, 1651.

Jaschke, v., Die Resultate der Behandlung des Uteruscarcinoms in den Jahren 1918—1930. Strahlenther. **37**, 293 (1930). — *Jaschke, v.* u. *Pankow*, Lehrbuch der Gynäkologie. Das Corpus uteri, S. 510. — Verlag: J. Springer 1933. — *Johnson, C. G.* u. *C. H. Tyrone*, Uteruskrebs. Ein Bericht über die Jahre Juni 1927 bis Juni 1932. — Surg. etc. **58**, Nr 1 (1934). — Zbl. Gynäk. **1934**, 1918.

Kamniker, H., Zur Behandlung der Carcinome des Uteruskörpers. Wien. klin. Wschr. **1931** II, 1107. — Seltene Befunde beim Uteruscarcinom. Ges. Ärzte Wien, 10. März 1931. Zbl. Gynäk. **1931**, 3087. — Das postoperative Rezidiv des Carcinoma colli uteri. Seine Lokalisation, Symptomatologie, Diagnose, Differentialdiagnose, Prophylaxe und Therapie. Arch. Gynäk. **150**, 339 (1932). — *Katz*, Carcinoma corpus uteri. Geburtsh.-gynäk. Ges. Wien, 12. Juni 1928. Zbl. Gynäk. **1929**, 235. — *Kehrer*, Die Radiumbehandlung bösartiger Neubildungen. Verh. dtsch. Ges. Gynäk. **1920** I, 152. — Radiumbestrahlung. Gynäk.kongr. Innsbruck 1922. Arch. Gynäk. **117**, 261 (1922). — *Kermauner*, Klinik und operative Behandlung der Krebsformen der Gebärmutter. Halban-Seitz' Biologie und Pathologie des Weibes. Bd. 4, S. 769. 1928. — *Kolde, W.*, Über Spätrezidive bei Strahlenbehandlung des Gebärmutterkrebses. Festschrift für Seitz. Mschr. Geburtsh. **91**, 214 (1932). — *Kovacs, F.*, Ist das Carcinom des Gebärmutterkörpers durch Curettage vollkommen entfernbar? Orv. Hetil. (ung.) **1927**, Nr 22. — Zbl. Gynäk. **1929**, 2315. — *Krebs*, Ausgedehntes Plattenepithelcarcinom des Corpus uteri. Gynäk. Ges. Breslau, 20. Nov. 1928. Mschr. Geburtsh. **81**, 337 (1929). — *Kupferberg*, 7 Jahre gynäkologische Carcinombehandlung. Strahlenther. **13**, 88 (1922).

Lacassagne, A., Ergebnisse der Strahlentherapie bei den Adenoepitheliomen des Uterus. Röntgenkongreß Wien 1929. Strahlenther. **33**, 91 (1929). — Résultats de la radiothérapie des adéno-épithéliomas de l'utérus. Radiophysiologie et Radiothérapie, publiées par Cl. Regaud, A. Lacassagne et R. Ferroux. Vol. 2, p. 133. 1930. — *Lahm*, Das Carcinom des Uterus nach ätiologischen und pathologisch-anatomischen Gesichtspunkten. Halban-Seitz' Biologie und Pathologie des Weibes, Bd. 4, S. 669. 1928. — *Lapointe* et *Gagey*, Deux cas d'épithélioma cylindrique du corps utérin traités et guéris par le radium. Bull. Soc. Obstétr. Paris **16**, 94 (1927). — Zbl. Radiol. **3**, 577 (1927). — *Lorck, E. C.*, Aussprache zum Vortrag von W. Schulz über korporale Blutungen im Greisenalter. Nordostdtsch. Ges. Gynäk. Königsberg, 4. Dez. 1932. Zbl. Gynäk. **1933**, 1892.

Maier-Opitz †-*Pankow*, In Pankow: Die Therapie des Uteruscarcinoms und des Chorionepithelioms. Veit-Stoeckels Handbuch der Gynäkologie, Bd. 6/2, S. 682. 1931. — *Martius, H.*, Ber. Gynäk. **7**, 417 (1925). — *Masson, J. C.*, Carcinoma of the female pelvic organs. Surg. etc. **58**, 453 (1932). — *Mau*, Siehe Seisser. — *Meigs, J. V.*, Adenocarcinome des Fundus uteri mit vaginalen Metastasen. New England J. Med. **201/4**, 155 (1929). — *Mikulicz-Radecki, von*, Die Therapie der Uteruscarcinome. Dtsch. med. Wschr. **1929** II, 2000. — Aussprache zum Vortrag von W. Schulz über korporale Blutungen im Greisenalter. Nordostdtsch. Ges. Gynäk. Königsberg, 4. Dez. 1932. Zbl. Gynäk. **1933**, 1892. — *Mikulicz-Radecki, v.* u. *R. Volbracht,* Operationserfolge beim Corpuscarcinom. Zbl. Gynäk. **1932**, 844.

Norris, Ch. C. u. *M. E. Vogt,* Das Carcinom des Uteruskörpers (mit Bericht über 115 Fälle). Amer. J. Obstetr. 7, 550 (1924). — *Novak, E.,* Metastase im Eierstock bei Krebs des Gebärmutterkörpers. Spielt die transtubale Implantation eine wesentliche Rolle? Amer. J. Obstetr. 14, 470 (1927). — Zbl. Gynäk. **1929**, 3195.

Opitz, Siehe Maier-Opitz † und Pankow.

Pankow, Die Therapie des Uteruscarcinoms und des Chorionepithelioms. Veit-Stoeckels Handbuch der Gynäkologie, Bd. 4/2, S. 519. 1931. — Siehe R. von Jaschke. — Siehe Maier und Opitz. — *Peham-Amreich,* Gynäkologische Operationslehre. Corpuscarcinom, S. 447. Berlin: S. Karger 1930. — *Pfleiderer,* Statistischer Beitrag zum Uteruscarcinom und seine Behandlung. Strahlenther. 40, 13 (1931). — *Phaneuf, E.,* Radium therapy in uterine hemorrhages of benign origin. A clinical study of 105 consecutive cases. Amer. J. Obstetr. 24, 225, 283 (1932). — Ber. Gynäk. 24, 65 (1933). — *Philipp,* Aussprache zu Flaischlen: „Zur Dauerheilung des beginnenden Corpuscarcinoms durch Abrasio. Verh. Ges. Geburtsh. u. Gynäk. Berlin, 22. Jan. **1932**. Z. Geburtsh. 201, 215 (1932). — Röntgenologisch darstellbare Metastasen bei Uteruscarcinomen. Ges. Geburtsh. u. Gynäk. Berlin, 13. Nov. 1931. Zbl. Gynäk. **1932**, 546. — Demonstration einer Patientin mit Corpuscarcinom, das in die Beckenknochen eingewachsen ist. Ges. Geburtsh. u. Gynäk. Berlin, 11. Dez. 1931. Mschr. Geburtsh. 91, 515 (1932). — *Philipp* u. *Gornick,* Die Behandlung des Gebärmutter- und Scheidenkrebses an der Univ.-Frauenklinik Berlin. Münch. med. Wschr. **1926**, 272.

Reeb, Erfolglose Behandlung eines Cylinderzellenepithelioms des Uteruskörpers mit Röntgentiefenbestrahlung und Fernradiumbehandlung. Heilung durch Operation. Bull. Soc. Obstétr. Paris **1929**, No. 1, 74. — *Reuterwall, O.,* Siehe J. Heyman.

Saitz, O., Operationsresultate der Hysterektomie bei Uteruscarcinom. Rozhl. u. Chir. a Gynaek. (tschech.) **1929**, H. 1. Ref. Med. Klin. **1929 II**, 1520. — *Schmidt, H. R.,* Die Erfolge der Strahlenbehandlung an der Bonner Frauenklinik. Strahlenther. 12, 117 (1921). — *Schreiner, B. F.* and *B. T. Simpson,* A summary of the results in the treatment of adenocarcinoma of the fundus of the uterus by radiation. Arch. clin. Canc. Res. 1, Nr 1 (1925). — *Schulte, J.,* Ergebnisse unserer Behandlung von 536 Genitalcarcinomen aus den Jahren 1914—1920. Arch. Gynäk. 121, 446 (1924). — *Schultz, W.,* Korporale Blutungen im Greisenalter. Nordostdtsch. Ges. Gynäk. Königsberg, 4. Dez. 1932. Zbl. Gynäk. **1933**, 1890. — *Seisser* u. *Mau,* Ergebnisse der Carcinombehandlung und Beziehungen des Lebensalters zu Heilungserfolgen und Strahlenheildosis. Strahlenther. 27, 663 (1928). — *Seitz, L.,* Die Röntgentherapie der bösartigen Genitalgeschwülste. Lehrbuch der Strahlentherapie, Bd. 4/2, S. 767. 1929. — *Seuffert, v.,* Die Radiumbehandlung maligner Neubildungen in der Gynäkologie. Lehrbuch der Strahlentherapie, Bd. 4/2, S. 881. 1929. — *Simon, St.,* Die Curie-Röntgentherapie bösartiger Frauenleiden. Leipzig: Georg Thieme 1933. — *Simon, W.,* Die Ergebnisse der Strahlenbehandlung des Uteruscarcinoms. Ärztl. Ver. München, 19. Dez. 1923. Münch. med. Wschr. **1924 I**, 28. — *Spinelli, M.,* Cura locale e cura generale del cancro. L'Actinoter. 5 (1926). — Zbl. Radiol. 3, 72 (1927). — *Stoeckel, W.,* Lehrbuch der Gynäkologie. Die Epithelialtumoren des Uterus, S. 392—451. 1933. Leizpig: S. Hirzel 1933.

Tourneux, J. P., Die Lymphdrüsenmetastasen beim Carcinom des Corpus uteri. Gynéc. et Obstétr., Dez. **1931**. — Zbl. Gynäk. **1933**, 1198. — *Tyrone, C. H.,* Siehe C. G. Johnson.

Vavis, L., Carcinoma of the body of the uterus. A study of 50 cases at the Massachusetts general hospital. Ann. Surg. 82, 131 (1925). — Ber. Gynäk. 9, 419 (1925). — *Violet,* Diagnostik und Behandlung des Corpuscarcinoms. Gynéc. et Obstétr., Nov. **1931**. — Zbl. Gynäk. **1933**, 1200. — *Vogt, M. E.,* Siehe Ch. C. Norris — *Volbracht, R.,* Siehe v. Mikulicz-Radecki. — *Voltz, F.,* Die Strahlenbehandlung, des Uteruscarcinoms. Statistische Untersuchungen an 1500 Fällen. Arch. Gynäk. 136, 213 (1929). — Die Strahlenbehandlung der weiblichen Genitalcarcinome, Methoden und Ergebnisse. Strahlenther. Sonderbd. 13 (1930). — Die Strahlenbehandlung des Corpuscarcinoms. Festschrift für Seitz. Strahlenther. 44, 250 (1932). — Neuere Ergebnisse der Strahlenbehandlung des Uteruscarcinoms. Zbl. Gynäk, 56, 962 (1932). — Strahlenbehandlung der Uteruscarcinome. Korreferat. 4. internat. Röntgenkongr. Zürich **1934 II**, 71. Strahlenther. 51, 453 (1934). — Siehe A. u. G. Döderlein.

Wagner, G. A., Aussprache zu Flaischlen: „Zur Dauerheilung des beginnenden Corpuscarcinoms durch Abrasio". Verh. Ges. Geburtsh. u. Gynäk. Berlin, 22. Jan. **1932**. Z. Geburtsh. 102, 221 (1932). — *Walter, A.,* Zur Frage der Ausbreitung des Corpuscarcinoms. Z. Geburtsh. 96, 306 (1929). — *Warnekros, K.,* Postoperative Röntgentherapie und Allgemeinbehandlung gynäkologischer Carcinome. Lehrbuch der Strahlentherapie, Bd. 4/2, S. 965. 1929. — *Weibel, W.,* Über Spätrezidive nach der erweiterten abdominalen Operation bei Carcinoma uteri. Arch. Gynäk. **102,** 141 (1914). — Aussprache zu Halban: Spätrezidive nach Carcinomoperation. Geburtsh.-gynäk. Ges. Wien, 9. Febr. 1915. Zbl. Gynäk. **1915,** 208. — *Wetterstrand,* 4. Verslg norddtsch. Ver.igg med. Radiol. Helsingfors, 1.—2. Sept. 1925. Ref. Zbl. Radiol. **2,** 386 (1927). — *Wilkins, G. C.,* Behandlung des Uteruscarcinoms. New England J. Med. **199,** 1154 (1928). — *Winter, G.,* Anatomie des Carcinoma uteri. Veits Handbuch der Gynäkologie, 2. Aufl., Bd. 3/2, S. 616. Wiesbaden: J. F. Bergmann 1908. — *Wintz, H.,* Die Methodik der Röntgentherapie. Handbuch der Strahlenheilkunde von P. Lazarus, Bd. 2, S. 148. 1928/29. — Strahlenbehandlung der Uteruscarcinome. Korref. 4. internat. Radiol.kongr. Zürich, **1934 II** 74. — Die Radiumzusatzdosis bei der Röntgenbehandlung des Uteruscarcinoms. Strahlenther. **51,** 441 (1934)[1].

Zimmermann, Über Plattenepithelbefunde im Gebärmutterkörperkrebs. Arch. Gynäk. **118,** 273 (1923). — *Zweifel, E.,* Über die Behandlung des Corpuscarcinoms. Z. Geburtsh. **104,** 498 (1932). — Über die Krankheitserscheinungen und die Behandlung der Körperkrebse der Gebärmutter. Med. Welt **1932,** 841. — Über das Carcinoma corporis uteri. Ärztl. Ver. München (gemeins. Sitzg mit Münch. Röntgenges. u. Münch. Gynäk.ges.), 25. Mai 1932. Münch. med. Wschr. **1932 II,** 1017. — Ein Nachwort zu meinem Aufsatz: Über die Krankheitserscheinungen und die Behandlung der Körperkrebse der Gebärmutter. Med. Welt **1933,** 232.

Tubencarcinom.

Amreich, J., Ein Fall von primärem Tubencarcinom. Zbl. Gynäk. **6,** 209 (1922).

Bretschneider, Ein Fall von Tubencarcinom. Ges. Geburtsh. Leipzig, 21. Febr. 1921. Zbl. Gynäk. **27,** 927 (1921).

Gerstenberg-Heymann, Aussprache zu dem Vortrag von C. Ruge: 3 Fälle von Tubencarcinom. Ges. Geburtsh. Berlin, 26. Mai 1916. Zbl. Gynäk. **24,** 591 (1917).

Haselhorst, G., Beiderseitiges primäres Tubencarcinom. Zugleich Bericht über den weiteren Verlauf zweier früher beobachteter Fälle von primärem Tubencarcinom. Zbl. Gynäk. **41,** 3008 (1931). — *Haupt, W.,* Langjährige Heilung eines primären Tubencarcinoms. Zbl. Gynäk. **13,** 742 (1933). — *Heil, K.,* Primäres Tubencarcinom. Zbl. Gynäk. **1926,** 2952.

Krekeler, A., Beitrag zur Klinik und Pathologie des primären Tubencarcinoms. Arch. Gynäk. **148,** 271—286 (1932). — *Küstner, H.,* Primäres Tubencarcinom. Mschr. Geburtsh. **59,** 297 (1922).

Luck, H., Über einen Fall von primärem Tubencarcinom. Inaug.-Diss. 1915.

Nürnberger, L., Die gutartigen und bösartigen Neubildungen der Tuben. Veit-Stoeckels Handbuch der Gynäkologie, Bd. 7, S. 679.

Ruge, C., 3 Fälle von Tubencarcinom. Ges. Geburtsh. Berlin, 26. Mai 1916. Zbl. Gynäk. **24,** 591 (1917). — Über primäres Tubencarcinom. Arch. Gynäk. **106,** 207 (1917).

Schlaak, A., Ein Fall von primärem Tubencarcinom. Inaug.-Diss. München 1925. — Mschr. Geburtsh. **71,** 294 (1925).

Thaler, H., Primäres Tubencarcinom bei Uterus myomatosus, Metastasierung in Ovarium und Appendix. Ges. Geburtsh. Wien, 16. Mai 1916. Zbl. Gynäk. **1916,** 494. — Tubencarcinom. Ges. Geburtsh. Wien, 24. Febr. 1920. Zbl. Gynäk. **22,** 576 (1920).

Wanner u. *Teuschlaender, O.,* Das Mesothorium und seine Wirkung auf bösartige Neubildungen. Mschr. Geburtsh. **38,** 296 (1913).

Ovarialcarcinom.

Adler, Erfolge der Vor- und Nachbestrahlungen bei gynäkologischen Operationen. 2. internat. Radiol.kongr. 1928, Stockholm. Zbl. Gynäk. **1928,** 3027. — *Amreich, I.,* Dauernd geheiltes metastatisches Ovarialcarcinom. Wien. klin. Wschr. **1931 I.** — Zbl. Gynäk. **1932,** 638. — *Anspach, B. M.,* Five year results in the treatment of pelvic cancer. Surg. etc. **58,** 448—450 (1934). — *Aschoff,* Pathologische Anatomie, Bd. 2, S. 629. Jena: Gustav Fischer 1928. — *Aubert, L.,* A propos d'un cas de carcinome de l'ovaire: opération et radiothérapie profonde. Rev. franç. Gynéc. **17,** No 2, 81 (1922). Ref. Zbl. Gynäk. **56,** 95 (1932). — Jber. Geburtsh. **36,** 389 (1922).

Bakscht, G., Über pseudomaligne und scheinbar inoperable papilläre Ovarialtumoren. Zbl. Gynäk. **56,** 1996 (1932). — *Bau, C. A.,* Ovarialcarcinom und Gravidität. Diss. Düsseldorf 1931. Zbl. Gynäk.

---

[1] *Wintz, H.,* Die erfolgreiche Strahlentherapie des Adenocarcinoma corporis. Strahlenther. **52,** 37—50 (1935).

56, 2397 (1932). — *Benthin, W.*, Erfahrungen mit der Röntgen- und Radiumtherapie. Z. Geburtsh. 83, 432 (1921). — *Blair-Bell, W.* and *M. M. Datnow*, Ovarian neoplasms. Amer. J. Canc. 16, 439 (1932). — *Blau*, Zit. nach Döderlein, Zweifel-Payr, Bd. 3, S. 102. 1925. — *Bolaffio, M.*, Der gegenwärtige Stand der gynäkologischen Radiotherapie. Strahlenther. 36, 223 (1930). — *Brandess*, Siehe Stübler. — *Braun*-Chemnitz, Röntgenbestrahlung bei inoperablem Ovarialcarcinom. Aussprache zu Linzenmeier. Ges. Geburtsh. u. Gynäk. Leipzig, 18. Nov. 1923. Zbl. Gynäk. 1923, 587. — *Bretschneider*, Aussprache zu E. Zweifel: Über Bestrahlung des unvollkommen operierten Ovarialcarcinoms. Naturforsch. u. Ärztetagg Leipzig 1922. Zbl. Gynäk. 1922, 1673.

Conrad, Unblutige Nierenausschaltung durch Röntgenbestrahlung zur Heilung von Ureterfisteln. Zbl. Gynäk. 1929, 2520.

Demuth, B., Das Ovarialcarcinom und sein weiteres Schicksal, mit besonderer Berücksichtigung der Fälle an der Univ.-Frauenklinik Bonn. Inaug.-Diss. Bonn 1931. Zbl. Gynäk. 1932, 639. — *Derbarenditter-Zarchi*, Prognose der Ovariotomie. Diss. Freiburg 1910. — *Döderlein, A.*, Über die bösartigen Geschwülste der Ovarien. Zweifel-Payr, Klinik der bösartigen Geschwülste, Bd. 3, S. 90. Leipzig: S. Hirzel 1927. — *Döderlein, A., G. Döderlein* u. *F. Voltz*, Über das Uteruscarcinom und seine Strahlenbehandlung. Acta radiol. (Stockh.) 6, 347 (1926). — *Döderlein, G.*, Zur Histologie der weiblichen Genitalcarcinome. Strahlenther., 13. Sonderbd., 21 (1930). — *Dreuschuch* u. *Lovas*, Bratislav. lék. listy 5, 110 (1925). — *Drexler*, Bericht über 200 an der Würzburger Univ.-Frauenklinik ausgeführte Ovariotomien. Diss. Würzburg 1919. — *Dworzak, H.*, Über einen Fall von Granulosazelltumor. Zbl. Gynäk. 1932, 1033.

Ekler, Über Ovarial- und Paraovarialtumoren. Mschr. Geburtsh. 38, 523 (1913). — *Eymer, H.*, Beeinflussung von proliferierenden Ovarialtumoren durch Röntgenstrahlen. Strahlenther. 1, 358 (1912).

Flatau, Aussprache zu E. Zweifel: Über Bestrahlung des unvollkommen operierten Ovarialcarcinoms. Zbl. Gynäk. 1922, 1673. — *Fleischmann*, Röntgenbehandlung bei unvollständig operiertem Ovarialcarcinom. Geburtsh.-gynäk. Ges. Wien, 9. Nov. 1915. Zbl. Gynäk. 1915, 907. — *Ford, F. A.*, Strahlenbehandlung bei Krebsen des Eierstockes. Amer. J. Obstetr. 16, 1—11 (1928). — Zbl. Gynäk. 1929, 2493. — *Forssell, G.*, Strahlentherapie maligner Tumoren in Schweden, mit besonderer Berücksichtigung der Erfahrungen des Radiumhemmets. Strahlenther. 37, 215 (1930). — *Frankl*, Beiträge zur Pathologie und Klinik des Ovarialcarcinoms. Arch. Gynäk. 113, 29 (1920). — Siehe Thaler. — *Franqué, v.*, Heilung eines Ovarialcarcinoms mit Metastasenbildung durch Operation mit nachfolgender Röntgenbehandlung. Verh. dtsch. Ges. Gynäk. Halle 1913 II, 427. — Ergebnisse der Strahlenbehandlung an der Univ.-Frauenklinik in Bonn. Frauenarzt 35, 170 (1920). — Bemerkungen über Strahlentherapie. Verh. dtsch. Gynäk. 1920 II, 25. — Strahlenbehandlung der Genitalcarcinome. Strahlenther. 21, 215 (1926).

Gauß, Was leistet die Strahlentherapie in der Gynäkologie? Z. Urol. 20, 671 (1926). — Ber. Gynäk. 11, 646 (1927). — *Glockner*, Über die Enderfolge der Ovariotomie. Arch. Gynäk. 80, 1 (1906). — *Goedecke, R.* Beitrag zur Ausschaltung der Nierenfunktion durch Röntgenstrahlen. Zbl. Gynäk. 1931, 2287. — *Gruß, J.*, Strahlenbehandlung des Ovarialcarcinoms. Čas. lék. česk. 1930, Nr 1. — Zbl. Gynäk. 1930, 2356. — Seminom des Ovariums. Festschrift für Jerie. Ref. Zbl. Gynäk. 56, 397 (1932).

Halbfaß-Ney, Z. Urol. 1930, 736. — *Heinrich* Über maligne proliferierende Epithelialgeschwülste des Ovariums. Inaug.-Diss. München 1921. — *Heinsius* Ovarialtumor und Röntgenstrahlen. Ges. Geburtsh. u. Gynäk. Berlin, 12. März 1926. Mschr. Geburtsh. 74, 205 (1926). — Zbl. Gynäk. 24, 2220 (1926). — *Heyman, J.*, Erfahrungen und Resultate mit radiologischer Behandlung des Ovarialcarcinoms. Acta obstetr. scand. (Stockh.) 3, 109 (1925). — Behandlung des inoperablen Carcinoms (Krebs der Ovarien). Strahlenther. 23, 23 (1926). — Die Strahlenbehandlung der Uterus- Ovarial- und Vulvacarcinome. 2. internat. Radiol.kongr. Stockholm 1928. Zbl. Gynäk. 1928, 3027. — Die Strahlentherapie als vollständiger oder teilweiser Ersatz der Operation bei der Behandlung von Carcinomen des Uterus, der Vagina und der Ovarien. Strahlenther. 37, 254 (1930). — Erfahrungen mit radiologischer Behandlung bei Genitalcarcinomen. Vortr. Berl. med. Ges., 3. Febr. 1932. Dtsch. med. Wschr. 1932 I, 367. — Experiences with radiological treatment of cancer of the uterus and the ovaries. Acta radiol. (Stockh.) 13, H. 3/4, 329 (1932). — *Hirsch*, Beitrag zum Kapitel der Ovarialcarcinome. Inaug.-Diss. München 1920. — *Hoffmann, P.*, 1 Fall von Ovarialcarcinom. Bratislav. lék. Listy 1931, Nr 5. — Med. Klin. 1933 I, 437. — *Hofmeier*, Dauererfolge nach Operationen wegen bösartiger und zweifelhafter Ovarialtumoren. 34. Jverslg amer. Ges. Gynäk. Mschr. Geburtsh. 30, 363 (1909). — Zit. nach Döderlein. — Handbuch der Frauenkrankheiten. Leipzig: F. C. W. Vogel 1921. — *Holfelder* u. *Peiper*, Die Strahlenempfindlichkeit der Nebennieren und Wege zur Verhütung von Nebennierenschädigungen in der Röntgentiefentherapie. Strahlenther. 15, 1 (1923). — *Holzknecht, G.*, Ein inoperabler Ovarialtumor behandelt nach E. G. Mayer. Röntgen allein effektlos. Kombiniert mit Osmoninjektionen voller Effekt, Radikaloperation. Wien. klin.

Wschr. **1926 II**, 1101. — *Hornung,* Bericht über den früher vorgestellten Fall von kleinstem Ovarial-carcinom. Ges. Geburtsh. Berlin, 8. Febr. 1929. Mschr. Geburtsh. **82**, 345 (1929).

Jacobs, A. W., Carcinoma of the ovary. Report of three cases treated by deep Roentgen therapy. Amer. J. Roentgenol. **24**, 63 (1930). — *Jaschke, v.,* Aussprache zu E. Zweifel: Über Bestrahlung des unvollkommen operierten Ovarialcarcinoms. Naturforsch.tagg Leipzig 1922. Zbl. Gynäk. **1922**, 1673. — *Jaschke, R. Th. v.,* Der Generalangriff gegen das Carcinom der weiblichen Geschlechtsorgane und Brüste. Fortschr. Ther. **1934**, H. 1. — Zbl. Chir. **46**, 2685 (1934). — *Joly, M.,* Rapports de la chirurgie et de la roentgenthérapie dans le traitement des tumeurs malignes de l'ovaire. 56ᵉ Congr. Assoc. franç. Avanc. Sci. Bruxelles, Juli 1932. J. de Radiol. **17**, No 6, 328 (1933). — J. belge Radiol. **21**, 419, 465—467 (1932); **22**, 110—153 (1933). — Zbl. Radiol. **15**, 11—12, 209. — *Jüngling,* Die Röntgentherapie in der Chirurgie. Leipzig: S. Hirzel 1924.

Keene, F. E., H. K. Pancoast and *E. P. Pendergrass,* Value of irradiation in treatment of inoperable carcinoma of the ovary. J. amer. med. Assoc. **89**, 1053 (1927). Ber. Gynäk. **13**, 493 (1928). — *Keijser,* Röntgenbestrahlung bei Seminom des Hodens und des Ovariums. Fortschr. Röntgenstr. **43**, 509 (1931). — Bestrahlung des Seminoms von Testis und Ovarium. Nederl. Tijdschr. Geneesk. **1930**, H. 2, 5566. — Z.org. Chir. **53**, 627 (1931). — *Keller, Fr.,* Experimentelle Untersuchungen zur Frage der Nierenausschaltung mittels Röntgenstrahlen. Zbl. Gynäk. **1931**, 3554. — Med. Ges. Freiburg, 26. Jan. 1932. Med. Klin. **1932 I**, 532. — *Kermauner,* Siehe Schottlaender. — *Kleemann,* Gynäk. Ges. Breslau, 20. März 1928. Mschr. Geburtsh. **79**, 378 (1928). — *Klein, G.,* Erfolge der Röntgenbehandlung bei Carcinom des Uterus, der Ovarien und der Mamma, und bei Myomen. Dtsch. Ges. Gynäk. Halle 1913. Zbl. Gynäk. **1913**, 898. — Erfolge der Röntgenbehandlung bei Carcinom des Uterus, der Mamma und der Ovarien. Strahlenther. **3**, 260 (1913). — *Klein, P.,* Zur Heilung der Ureterfisteln durch Nierenausschaltung mittels Röntgenbestrahlung. Strahlenther. **28**, 482 (1928). — *Klein, P.,* Zur Frage der Nierenverödung durch Röntgenstrahlen. Zbl. Gynäk. **44**, 2650 (1932). — *Kleine, H. O.,* Die Sonderstellung der Granulosacarcinome des Ovariums in klinischer, histologischer und strahlentherapeutischer Hinsicht. Strahlenther. **47**, 2, 326 (1933). — Bayer. Ges. Geburtsh. München, 12. Febr. 1933. — Mschr. Geburtsh. **95**, H. 4/5, 322 (1933). — *Kovacs, F.,* — Über die bösartigen Geschwülste des Eierstocks. Mschr. Geburtsh. **89**, H. 4/5, 340 (1931). — *Kraul, L.,* Der Einfluß der Röntgenbestrahlung auf die Operabilität von Ovarialcarcinomen. Ges. Geburtsh.-Gynäk. Wien, 14. Nov. 1933. — Zbl. Gynäk. **58**, 512 (1934). — *Kroemer,* Zur Differentialdiagnose der Abdominaltumoren und über die Grenzen ihrer Leistungsfähigkeit. Verh. Ges. Geburtsh. Berlin **1908.** Z. Geburtsh. **64**, 172. — Mesothoriumeinwirkung auf genitale Neubildungen. Verh. dtsch. Ges. Gynäk. **1913 II**, 400. — *Kückens, H.,* Über sekundäre maligne Genitaltumoren. Med. naturwiss. Ver. Tübingen, 27. Febr. 1933. — Münch. med. Wschr. **1933 II**, 1072. — *Kukulka, F.,* Die Röntgentherapie bei Ovarialgeschwülsten. Inaug.-Diss. Bonn 1919. Ref. Zbl. Chir. **30**, 944 (1920).

Lahm, Röntgenbestrahlung des Ovarialcarcinoms. Ges. Geburtsh. Leipzig, 18. Nov. 1923. Zbl. Gynäk. **1924**, 587. — *Lape, C. P.,* A case of papillary ovarian cyst treated by Roentgen ray. Amer. J. Roentgenol. **11**, 454 (1924). — Ber. Gynäk. **5**, 422 (1924). — *Leopold,* Zit. nach Döderlein. — *Liepmann, W.,* Das Ovarialcarcinom in klinischerBeziehung. Münch. med. Wschr. **1931**, 1255. — Zbl. Gynäk. **1932**, 640. — *Linzenmeier,* Dauererfolge bei operierten Ovarialcarcinomen. Zbl. Gynäk. **1924**, 585. — Hautmetastasen bei operiertem Eierstockkrebs. Oberrhein. Ges. Geburtsh. Zbl. Gynäk. **1930**, 355. — *Lippert,* Inaug.-Diss. Leipzig 1905.

Mallet, L., Radiosensibilité des tumeurs malignes de l'ovaire. Arch. Électr. méd. **39**, 289—300 (1931). — Ber. Gynäk. **22**, H. 3, 188 (1931). — Z. Krebsforsch. **36**, 126 (1932). — *Martel, de* et *Sourdel,* Radiothérapie pénétrante et chirurgie, dans un cas de kyste végétant de l'ovaire avec noyaux péritonéaux secondaires. Bull. Soc. Radiol. méd. France, Febr. **1923**, 75. — J. Radiol. et Électrol. **7**, 292 (1923). — *Martius, H.,* Die Röntgenstrahlenbehandlung in der Gynäkologie. Die Ovarialcarcinome. P. Krauses Handbuch der Röntgentherapie, Bd. 3, Teil 2, S. 480. 1924. — *Masson, J. C.,* Carcinom der weiblichen Beckenorgane. Surg. etc. **58**, 453. — Zbl. Gynäk. **32**, 1919 (1934). — *Mathey-Cornat,* Il trattamento palliativo delle metastasi abdominali carcinomatose. Congr. e Soc. Sci. Radiol. med. **11**, 811. — *Mattmüller,* Beitrag zur Statistik der Genitalcarcinome. Z. Geburtsh. **85**, 106 (1923). — *Mayer, A.,* Klinik der Ovarialtumoren. Halban-Seitz' Biologie und Pathologie des Weibes, Bd. 5, Teil 2, S. 799. 1926. — *Meigs, J. V.,* Carcinoma of the female genital tract. New England J. Med. **202**, 9 (1930). — Ber. Gynäk. **17**, 730 (1930). — *Meyer, R.,* Über Carcinoma ovarii folliculoides et cylindromatosum. Ges. Geburtsh. Berlin, 26. Juni 1914. Z. Geburtsh. **77**, 505 (1915). — *Moench, L. M.,* 403 Fälle von Adenocarcinom des Ovariums. Amer. J. Obstetr. **26 I**, 22 (1933). — Mschr. Krebsbekämpfg **2**, 10, 308 (1934).

Nabitz, Über maligne Ovarialtumoren. Diss. Königsberg 1919. — *Naujoks*, Uteruscyste und bestrahltes Ovarialcarcinom. Nordostdtsch. Ges. Gynäk., 27. Febr. 1926. Mschr. Geburtsh. 74, 213 (1926). —
Navratil, E., Zur Frage der Nierenausschaltung durch Röntgenbestrahlung. Strahlenther. 47, H. 2, 348
(1933). — *Nemenow, M.*, Über Geschwülste embryonalen Baues (Embryocytome) und ihre Radiosensibilität. Strahlenther. 44, H. 4, 655 (1932). — *Neumann, H. O.*, Carcinoma mucocellulare ovarii s.
Krukenberg-Tumor. (Ein Beitrag zur Pathologie und Klinik.) Arch. Gynäk. 122, 739 (1924).

Offergeld, H., Die Entstehung der sekundären Eierstockskrebse. Nachgewiesen an einem primären
Speiseröhrenkrebs. Arch. klin. Chir. 174, 2. — Münch. med. Wschr. 1933 I, 472. — *Offut, S. R.*, Über
die Beziehungen zwischen Carcinom des Uteruskörpers und der Eierstöcke. Surg. etc. 54 (1932). — Zbl.
Gynäk. 20, 1198 (1933). — *Olshausen* u. *Runge*, Zit. nach Döderlein. — *Orbaan, C.*, Nederl. Tijdschr.
Geneesk. 2, 695. — *Otto, K.*, Zur Röntgenbehandlung der Ureterfistel nach Klein. Zbl. Gynäk.
1931, 1529.

Peham-Amreich, Gynäkologische Operationslehre. Berlin: S. Karger 1930. — *Pfahler, G. E.*
and *J. Gershon-Cohen*, Generalized abdominal carcinomatosis of ovarian origin. Report of three cases
treated by irradiated autogenous ascitic fluid and deep Roentgen therapy. Amer. J. Roentgenol. 22, 447
(1929). — *Pfannenstiel*, Die Erkrankungen des Eierstocks und des Nebeneierstocks. Veits Handbuch
der Gynäkologie, 2. Aufl., Bd. 4/1. 1910. — *Pflaum*, Zur Prognose der Ovariotomie. Inaug.-Diss. München 1913. — *Philipps, H. B.*, Med. J. a. Rec. 124, 61 (1926). — *Phillipp*, Ges. Geburtsh. Berlin,
10. Nov. 1933. Zbl. Gynäk. 16, 943 (1934). — *Pribram, E. E.*, Zur Pathologie und Therapie maligner
Ovarialtumoren. Z. Geburtsh. 88, 134 (1925).

Rahm, Die Röntgentherapie des Chirurgen. Neue Dtsch. Chir. Bd. 37. Stuttgart: Ferdinand
Enke 1927. — *Ravano, A.*, Beitrag zur Häufigkeit der malignen Ovarialtumoren. Gynäk. Rdsch. 2,
249 (1908). — *Rieck, A.*, Röntgenbehandlung eines Ovarialcarcinoms. Ärztl. Ver. Altona, 28. Nov. 1930.
Münch. med. Wschr. 1931 I, 81.

Schäfer, Über Dauerheilungen bei Ovarialcarcinomen. Ges. Geburtsh. Berlin, 9. Dez. 1921. Zbl.
Gynäk. 1922, 514. — Therapie und Dauerheilung bei Ovarialcarcinomen. Arch. Gynäk. 117, 233 (1922). —
Über Dauerheilung bei Ovarialcarcinomen. Z. Geburtsh. 85, 613 (1922). — Verh. Ges. Geburtsh. Berlin,
9. Dez. 1921. — *Schauta*, Ein Fall von metastatischem Carcinom der Ovarien. Wien. med. Wschr.
1913 II. — Zbl. Gynäk. 1914, 462. — *Schiffmann, J.*, Postklimakterische Blutung und „Brennerscher
Ovarialtumor". Arch. Gynäk. 150, H. 1, 159 (1932). — *Schleyer, E.*, Über die Resultate der operativen
Behandlung der Ovarialcarcinome. Mschr. Geburtsh. 79, 302 (1928). — *Schloeßmann*, Ureterfistel-
behandlung mittels Röntgenbestrahlung der Niere. Ver.igg niederrhein.-westfäl. Chir., 30. Juni 1934.
Zbl. Chir. 46, 2645 (1924). — *Schmid, H. H.*-Reichenberg, Einzeitige Operation bei Magen- und Eierstockkrebs. Südostdtsch. Ges. Geburtsh. u. Gynäk. Reichenberg, Okt. 1928. — Mschr. Geburtsh. 82,
392 (1929). — *Schmidlechner*, Primäre und Dauerresultate der Ovariotomien bei anatomisch malignen
und zweifelhaften Geschwülsten. Mschr. Geburtsh. 28, 1 (1908). — *Schmidt, H. R.*, Die Erfolge der
Strahlenbehandlung an der Bonner Frauenklinik. Strahlenther. 12, 121 (1921). — *Schottlaender*, Über
die von den Genitalgeschwülsten des Weibes ausgehenden metastatischen Geschwülste in den übrigen
Körperorganen, sowie die metastatischen Geschwülste in den weiblichen Geschlechtsorganen. Die Erkrankungen des weiblichen Genitales in Beziehung zur inneren Medizin, Bd. 2, herausgeg. von v. Frankl-
Hochwart. Wien-Leipzig: Alfred. Hölder. — *Schottlaender* u. *Kermauner*, Zur Kenntnis des
Uteruscarcinoms usw. Berlin: S. Karger 1912. — *Schröder, R.* u. *H. Jakobi*, Eine vorläufige Bilanz
der protrahiert-fraktionierten Röntgenbestrahlung des weiblichen Genitalcarcinoms. Zbl. Gynäk. 31,
1794 (1933). — *Schulze*, Med. Klin. 1914. Ref. Frommels Jber. 28, 45 (1914). — *Segalowitz*,
Diss. Königsberg 1903. — *Seitz, L.*, Die Röntgentherapie der bösartigen Genitalgeschwülste. 4. Ovarial-
carcinome. H. Meyer-Gauß' Lehrbuch der Strahlentherapie, Bd. 4, 2, S. 846. 1929. — *Seitz* u. *Wintz*,
Unsere Methode der Röntgentiefentherapie. Wien u. Berlin: Urban & Schwarzenberg 1920. — *Séné-
que, J.*, Presse méd. 1928, 1330. — *Shaw, W.*, Ovarialcarcinome. J. Obstetr. 39, 816 (1932). — Zbl.
Gynäk. 34, 2033 (1934). — *Simon, St.*, Zur Bewertung der Strahlenwirkung bei papillären Ovarialtumoren.
Strahlenther. 46, 111 168 (1933). — Metastatisches Ovarialcarcinom. Geburtsh.-gynäk. Ges. Wien,
14. Febr. 1933. Wien. klin. Wschr. 1933 I, 318. — *Skutsch*, Ges. Geburtsh. u. Gynäk. Leipzig, 1924.
S. 587. — *Spindler, H. v.*, Ausschaltung der Nierenfunktion bei der Ureterfistelbestrahlung? Strahlen-
ther. 41, 336 (1931). — *Spinelli*, Die postoperative Röntgenbestrahlung von Ovarialtumoren. L'Actinoter. 3, 377. — Fortschr. Röntgenstr. 32, 177 (1924). — *Stephan*, Über die Funktion der Nebennierenrinde. Münch. med. Wschr. 1922 I, 339. — *Sternberg, C.*, Geschwülste des Eierstocks. Halban-Seitz,
Bd. 5, 2, S. 675. 1926. — *Stoeckel, W.*, Lehrbuch der Gynäkologie, 3. Aufl. — Nierenausschaltung durch
Röntgenbestrahlung. Festschrift für Hammerschlag. Mschr. Geburtsh. 87, 21 (1931). — *Straßmann*,

Aussprache zu Schäfer. Nachbestrahlung bei operierten Ovarialcarcinomen. Ges. Geburtsh. Berlin, 9. Dez. 1921. Zbl. Gynäk. 1922, 515. — *Straßmann, P.*, Zur erweiterten Behandlung des Eierstocks-Bauchkrebses. Berl. med. Ges., 11. Jan. 1933. Dtsch. med. Wschr. 1933 I, 402. — Klin. Wschr. 1933 I, 605. — Münch. med. Wschr. 1933 I, 199. — *Stübler, E.* u. *Th. Brandess*, Zur Pathologie und Klinik der Ovarialtumoren. Würzburg. Abh. 21, H. 9. — *Szathmáry, Z. v.*, Über Granulosa-Zelltumoren. Unter Berücksichtigung des Materials der Budapester 2. Frauenklinik und der Fälle aus der Literatur. Arch. Gynäk. 153, 127 (1933).

Thaler, Röntgenbestrahlte Struma ovarii. Geburtsh.-gynäk. Ges. Wien. Ref. Zbl. Gynäk. 46/47, 1787 (1923). — *Thaler* u. *Frankl*, Zur Behandlung nicht mehr radikal operierbarer Ovarialcarcinome. Geburtsh.-gynäk. Ges. Wien, 9. Nov. 1915. Zbl. Gynäk. 1915, 903. — *Tietze, K.*, Klinisch-anatomische Studien am Ovarialtumor-Material der Kieler Frauenklinik. Arch. Gynäk. 146, 197 (1931).

Verhandlungen der Deutschen Naturforscher und Ärzte Leipzig, Sept. 1922. — Zbl. Gynäk. 1922, 1672f. — *Vogt, E.*, Über die Röntgenbestrahlung des inoperablen Ovarialcarcinoms. Strahlenther. 32, 640 (1929). — Über die Röntgen- und Radiumbestrahlung der inoperablen Ovarialcarcinome. Med. Klin. 44, 1468 (1933).

Wallbruch, E., Über metastatische Ovarialcarcinome (insbesondere nach Carcinom des Corpus uteri). Inaug.-Diss. Berlin 1933. Zbl. Gynäk. 34, 2035 (1934). — *Walter, A.* u. *K. Deckner*, Zur Frage der Nierenausschaltung durch Röntgenstrahlen bei Ureterfisteln. Breslau. Ges. Gynäk., 17. März 1931. Zbl. Gynäk. 40, 2946 (1931). — *Walthard M.*, Über Strahlenempfindlichkeit der Krebse aus Embryonalanlagen. Verh. dtsch. Ges. Gynäk. 1920. Zbl. Gynäk. 1920, 685. — Frauenarzt 35, 172 (1920). — *Warnekros, K.*, Der Wert prophylaktischer Bestrahlungen nach Carcinomoperationen und die Erfolge der Rezidivbehandlung mittels Röntgenlicht und Radium. Münch. med. Wschr. 1917 I, 865, 905. — *Weibel, W.*, Ovarialcarcinom und Röntgenbestrahlung. Ver. dtsch. Ärzte Prag, 18. Dez. 1931. Münch. med. Wschr. 1932, 453. — Zur Nierenbestrahlung bei postoperativen Ureterfisteln. Zbl. Gynäk. 6, 343—345 (1933). — *Werner, R.*, Ergebnisse radiologisch-chemischer Behandlung der inoperablen Carcinome. Strahlenther. 25, 102 (1927). — Abgrenzung der Röntgenbehandlung maligner Tumoren gegen andere Behandlungsmethoden. Strahlenther. 30, 1 (1928). — Strahlenerfolge bei Tumoren. Strahlenther. 31, 27 (1928). — *Winter F.*, Beitrag zur Frage der postoperativen prophylaktischen Bestrahlungen beim Uteruscarcinom. Münch. med. Wschr. 1923 I, 7. — *Wintz, H.*, Die Strahlenbehandlung der bösartigen gynäkologischen Tumoren. Rieder-Rosenthals Lehrbuch der Röntgenkunde, 2. Aufl., Bd. 3, S. 703. 1928. — Die Röntgentherapie des Ovarialcarcinoms. Festschrift für Seitz. Strahlenther. 44, 201 (1932). — Zur Strahlenbehandlung des Adenocarcinoma cervicis. Münch. med. Wschr. 1931, 1935. — Siehe auch Seitz.

Zweifel, P., Bericht über die wichtigsten gynäkologischen Operationen im Trierschen Institut während der letzten 23 Jahre. Arch. Gynäk. 92, 132 (1910). — *Zweifel, E.*, Die Bestrahlung des unvollkommen operierten Ovarialcarcinoms. Verh. Ges. dtsch. Naturforsch. Leipzig 1922. — Zbl. Gynäk. 1922, 1672. — Über Bestrahlung des unvollkommen operierten Ovarialcarcinoms. Strahlenther. 15, 624 (1923). — Erfolge der Röntgenbestrahlung bei Carcinom des Uterus, der Ovarien und der Mamma. Verh. dtsch. Ges. Gynäk. 1913 II, 420.

Vulvacarcinom.

Adler, L., Über Radiumbehandlung bei Gebärmutterkrebs. Mschr. Geburtsh. 41, 145 (1915). — Die Radiumbehandlung maligner Tumoren. Strahlenther., 4. Sdbd. (1919). — Zur operativen und Strahlenbehandlung des Gebärmutterkrebses. Strahlenther. 12, 109 (1921). — *Amreich, J.*, Radium-Röntgentherapie maligner Tumoren. Zbl. Gynäk. 33, 1177 (1921). — Die Radiumtherapie in der Gynäkologie. Wien. med. Wschr. 1928 I, 118. — *Asserto*, Zit. nach Stoeckel.

Bailey, H. and *H. J. Bagg*, Vulval and vaginal cancer treated by filtered and unfiltered radium emanation. Trans. amer. gynec. Soc. 46, 319—330 (1921). — *Baisch, K.*, Ergebnisse der Radium- und Mesothoriumbehandlung der Genitalcarcinome. Zbl. Gynäk. 1918, 281. — *Benthin, W.*, Ergebnisse der Strahlenbehandlung bei gynäkologischen Erkrankungen. Strahlenther. 12, 133 (1921). — Erfahrungen mit der Röntgen- und Radiumtherapie. Z. Geburtsh. 83, 432 (1921). — *Berven, E. G. E.*, Radiologische Behandlung von Carcinoma vulvae. 12. Verslg nordisch. Chir. Ver. Kristiania, Juli 1919. Zbl. Gynäk. 1920, 210. — Die Bedeutung der Elektroendothermie für die Strahlenheilkunde. Handbuch der gesamten Strahlenheilkunde, Bd. 2, Lief. 5, S. 1043. 1931. — *Björkqvist, G.*, Über Carcinom der Klitoris. Mschr. Geburtsh. 20, 136 (1904). — *Blaß, G.*, Zur Therapie des Vulvacarcinoms. Geburtsh. Ges. Wien, März 1932. — Mschr. Geburtsh. 91, H. 5/6, 530 (1932). — Zbl. Gynäk. 57, 892 (1933). — *Bolaffio*, Der gegenwärtige Stand der Radiotherapie. Strahlenther. 36, 222 (1930). — *Bowing*, Radiology 17, 215. — *Boxer, S.*, Zur Radiumtherapie des Scheiden- und Vulvacarcinoms. Geburtsh. Ges. Wien, 12. April

1932. Zbl. Gynäk. **57**, 899 (1933). — *Bretschneider*, Diskussion zu Schweitzer: Zur Strahlenbehandlung des Uteruscarcinoms. Zbl. Gynäk. **45**, 251 (1921). — Zit. nach Kehrer, Veit Stoeckel, Bd. 5, 1. 1924. — *Büben, J. v.*, Die Radiumtherapie des Vulvacarcinoms. Strahlenther. **31**, 713 (1929). — Radiumtherapie des Vulvakrebses. Orvosképzés (ung.) **19**, 103 (1929). — Zbl. Radiol. **7**, 581 (1930). — Radium therapy in the treatment of cancer of the vulva. Surg. etc. **50**, 110. — Ber. Gynäk. **17**, 837 (1930). — *Bumm, E.*, 6 Jahre Radium. Zbl. Gynäk. **43**, 4 (1919). — *Bumm, E. u. P. Schäfer*, Erfahrungen über die Strahlenbehandlung der Genitalcarcinome. Arch. Gynäk. **106**, 84 (1917). — *Burckhardt, G.*, Handbuch der Urologie, herausgeg. von Frisch und Zuckerkandl, Bd. 3, S. 296. 1906. — Die Dauererfolge 12jähriger operativer Tätigkeit. Z. Geburtsh. **75**, 1 (1914).

Cahen, Siehe Delporte. — *Chanot*, Siehe Reymond. — *Crossen, H. C.*, Med. Rec. 88, 418 (1915).

Delporte et Cahen, Le traitement radio-chirurgical des épithéliomas de la vulve. Cancer (Belg.) **2**, 2, 61. — Ber. Gynäk. **10**, 375 (1925). — La radiochirurgie des cancers de la vulve. Gynéc. et Obstétr. **2**, 89 (1926). — Zbl. Radiol. **1**, 315 (1926). — Kombinierte Strahlen- und operative Behandlung des Vulvacarcinoms. Gynéc. **25**, 2, 89—90. Ref. Zbl. Radiol. **1**, 315 (1926). — *Döderlein, A.*, Therapie der gynäkologischen Krebse mit radioaktiven Substanzen. Strahlenther. **15**, 766 (1923). — Demonstration eines seit 1 Jahr geheilten Vulvacarcinoms. Mschr. Geburtsh. **66**, 175 (1924). — Münch. Gynäk. Ges., 31. Jan. 1924. — Ergebnisse der Strahlentherapie der Uteruskrebse in Tabellen. Strahlenther. **33**, 89 (1929). — *Döderlein, A., G. Döderlein u. F. Voltz*, Über das Uteruscarcinom und seine Strahlenbehandlung. Acta radiol. (Stockh.) **6**, 335 (1926). — *Döderlein, G.*, Siehe A. Döderlein und F. Voltz.

Eggel, Demonstration einer Patientin mit periurethralem Carcinom nach der Operation. Münch. gynäk. Ges. Zbl. Gynäk. **1907**, 484. — *Ehrendorfer*, Arch. Gynäk. **58**, H. 3 (1899). — *Eichenberg, H. E.*, Beitrag zur Pathologie des Vulvacarcinoms. Z. Geburtsh. **108**, Nr. 2, 276—302 (1934). — *Eirund, A.*, Siehe A. Kirchhoff. — *Eltze*, Die Behandlung mit Röntgenstrahlen bei einigen gynäkologischen Erkrankungen. Zbl. Gynäk. **31**, 2, 1603 (1907). — *Engelmann*, Klin. Wschr. **1928** II, 1607. — *Estabrook, A. H.*, End result of cancer treated in Philadelphia Hospitals in 1923, as shown by special 1930 follow-up studies. Amer. J. Canc. **16**, Nr 5, 1206 (1932).

Forssell, G., Über die Beständigkeit der Radioheilung maligner Tumoren. Lazarus' Handbuch der gesamten Strahlenheilkunde, Bd. **2**, Lief. 3, S. 457. 1929. — *Frankl, O.*, Beitrag zur Pathologie des Vulvacarcinoms. Gynäk. Rdsch. **1915**, 305. — Zur Pathologie und Klinik des Tubencarcinoms. Z. Geburtsh. **94**, 306 (1928). — *Franqué, v.*, Strahlenbehandlung der Genitalcarcinome. Strahlenther. **21**, 187, 215 (1926). — *Friedmann, Milton*, A method of treating carcinoma of the vulva. Amer. J. Roentgenol. **28**, 521 (1932). — *Friedrich*, Siehe Krönig. — *Fruchand*, Le Cancer **5**, 133 (1928).

Gál, 6 Jahre Strahlenbehandlung des Krebses der weiblichen Geschlechtsorgane. Strahlenther. **11**, 880 (1920). — Vulvacarcinom. Strahlenther. **27**, 44 (1928). — *Gauß*, Die Strahlentherapie der gynäkologischen Carcinome (Referat). Fortschr. Röntgenstr. **43**, 525. — *Giesecke, A.*, Zur Behandlung des Vulvacarcinoms. Zbl. Gynäk. **1921**, 369. — *Goecke, H.*, Carcinom am Damm. Zbl. Gynäk. **1933**, 117—119. — *Gönner, A.*, Zur Kasuistik des Carcinoms der Vulva. Z. Geburtsh. **8**, 167 (1882). — *Goldschmidt, A.*, Über das Vulvacarcinom. Inaug.-Diss. Leipzig 1902. — *Goldschmidt u. Maas*, Lehrbuch der Strahlentherapie, Bd. 4, 2, S. 843. — *Grabčenko, I. M.*, Über den Krebs der Vulva nach den Materialien des Onkologischen Instituts. Arch. Gynäk. **153**, 155 (1933).

Haselhorst, G., Maydlsche Operation bei vorgeschrittenem Carcinom der weiblichen Urethra. Zbl. Gynäk. **54**, 270 (1930). — *Heimann, F.*, Die gynäkologische Röntgentherapie. Mschr. Geburtsh. **37**, 325 (1913). — Heilung eines Vulvacarcinoms durch Operation und Bestrahlung mit nachfolgender Schwangerschaft. Zbl. Gynäk. **55**, 2869 (1931). — *Heinsius*, Z. Geburtsh. **68**, 238 (1911). — *Heyman, J.*, Behandlung der inoperablen Carcinome der weiblichen Beckenorgane. Strahlenther. **23**, 25 (1926). — Über die Krebsbekämpfung in Schweden. Drei Erfahrungen mit radiologischer Behandlung bei Genitalcarcinomen. Dtsch. med. Wschr. **1932** I, 367. — *Hinselmann, H.*, Ein sehr kleines Vulvacarcinom Z. Geburtsh. **103**, H. 1, 15 (1932). — *Hoermann*, Die Aktinotherapie des Vulvacarcinoms. Inaug.-Diss. München 1920. — *Hoffmeister, F.*, Die Therapie des Vulvacarcinoms und ihre Erfolge an der Univ.-Frauenklinik Göttingen in den Jahren 1910—1921. Inaug.-Diss. Göttingen 1922. Zbl. Gynäk. **1923**, 250.

Ikeda, Praktische Ergebnisse der Radiumbehandlung bei weiblichem Genitalkrebs. Zbl. Gynäk. **51**, Nr 7, 407 (1927).

Jacobs (Brüssel), 17. internat. med. Kongr. London 1913. Münch. med. Wschr. **1913** II, 2082. — *Jacoby, M.*, Über primäres Carcinom der Klitoris. Mschr. Geburtsh. **19**, 365 (1904). — *Jaschke, v.*, Menge-Opitz, Handbuch der Frauenheilkunde. Wiesbaden 1913. — Zit. nach Kehrer, Veit-

Stoeckel, Bd. 5, 1. — *Jung, Ph.*, Zur Mesothoriumbehandlung von Genitalcarcinomen. Strahlenther. 3, 246 (1913).

Kamniker, Geburtsh.-gynäk. Ges. Wien 1932. Mschr. Geburtsh. 91, 530 (1932). — *Karaki*, Z. Geburtsh. 61, 151 (1908). — *Kehrer, E.*, Soll das Vulvacarcinom operiert oder bestrahlt werden. Mschr. Geburtsh. 48, 346 (1918). — Die Radiumbestrahlung bösartiger Neubildungen. Verh. dtsch. Ges. Gynäk. 1920 I, 3. — Radiumbestrahlung des Vulvacarcinoms. Gynäk. Ges. Dresden 1920. Zbl. Gynäk. 45, 734 (1921). — Die Vulva und ihre Erkrankungen. VI. Carcinoma vulvae. Veit-Stoeckel, Bd. 5, 1, 517 (1929). — *Kirchhoff, A.* u. *A. Eirund*, Über Vulva- und Urethracarcinome. Strahlenther. 44, 2, 335 (1932). — *Klein, G.*, Erfolge der Röntgenbehandlung bei Carcinom des Uterus, der Ovarien und der Mamma. Verh. dtsch. Ges. Gynäk. 1913 II, 418. — *Kolisch, E.*, Demonstration eines Falles von Hyatocele nach Radikaloperation eines Harnröhrenkrebses. Geburtsh.-gynäk. Ges. Wien, 12. Juni 1928. Zbl. Gynäk. 1929, 241. — *Kraul, L.*, Ergebnisse der Strahlenbehandlung des Gebärmutterkrebses. Zbl. Gynäk. 1923, 1573. — *Kroemer, P.*, Über die Einwirkung von Röntgen- und Mesothoriumstrahlen auf maligne Neubildungen der Genitalien. Strahlenther. 3, 226 (1913). — Mesothoriumeinwirkung auf genitale Neubildungen. Verh. dtsch. Ges. Gynäk. 1913 II, Sitzgsber., 403. — *Krönig, B.* u. *W. Friedrich*, Physikalische und biologische Grundlagen der Strahlentherapie. Berlin u. Wien: Urban & Schwarzenberg 1918. — *Krysiewizc*, Vorstellung eines 4jährigen Mädchens mit wahrscheinlich carcinomatösem Neoplasma der Klitoris. Ref. Przegl. lek. (poln.) 1906. — *Küstner, O.*, Zur Pathologie und Therapie des Vulvacarcinoms. Z. Geburtsh. 7, 70 (1882). — Die bösartigen Geschwülste der Vulva und Klitoris. Zweifel-Payrs Klinik der bösartigen Geschwülste, Bd. 3, S. 372. 1927. — *Kupferberg*, 7 Jahre gynäkologische Carcinombehandlung. Strahlenther. 13, 88 (1922).

Labhardt, Die Erkrankungen der äußeren Genitalien und der Vagina. Halban-Seitz, Bd. 3, S. 1193. 1924. — *Latzko, W.*, Erkrankungen des weiblichen Harnapparates und ihre Beziehungen zu den weiblichen Generationsorganen. Halban-Seitz, Bd. 4, S. 1013. 1928. — *Lehmann, E.*, Über Entwicklung, Verlauf und Behandlung der Carcinome an der Vulva. Inaug.-Diss. Halle-Wittenberg 1880. — *Lehoczky-Semmelweis, K. von*, Über die therapeutische und prophylaktische Radiumbehandlung auf Grund von 1000 Fällen. Z. Geburtsh. 90, 158 (1926).

Maas, Siehe Goldschmidt. — *Mandelstamm, A.*, Beitrag zur Radikaloperation des Vulvacarcinoms. Arch. Gynäk. 152, 260 (1933). — *Mansfeld*, Diskussion zu Frigyesi: Primäres Vulvacarcinom, Exstirpation samt den Lymphdrüsen der Regio inguinalis. Demonstration. Gynäk. Sektion ung. Ärztever. Budapest, 10. Febr. 1914. Zbl. Gynäk. 1914, 818. — *Marcus, R.*, Histologische Befunde an zwei vorbestrahlten und dann radikal operierten Vulva-Klitoriscarcinomen. Z. Geburtsh. 94, 86 (1928). — *Mattmüller, G.*, Beitrag zur Statistik der Genitalcarcinome. Z. Geburtsh. 85, 106 (1923). — *Mikulicz-Radecki, F. v.*, Zur operativen Behandlung der Incontinentia urinae. Berl. urol. Ges., 5. Juni 1928. Zbl. Gynäk. 1928, 3075. — Der konzentrische Angriff auf das Genitalcarcinom. Strahlenther. 32, 48. — Zur Behandlung der Urethralcarcinome. Zbl. Gynäk. 55, 2922 (1931). — Carcinombehandlung in der Gynäkologie. Münch. med. Wschr. 1931 II, 1993. — *Milward, F. W.*, Siehe L. Pomeroy. — *Motiloff, L.*, Die diagnostische Beurteilung der blastomatösen Gewebsverschiebungen und Neubildungen am Orificium externum der weiblichen Harnröhre. Zbl. Gynäk. 1931, 902. — *Müller, R.*, Über das Carcinom der Vulva und Urethra. Inaug.-Diss. Breslau 1917. — *Mutzenberger, A.*, Carcinoma vulvae. Inaug.-Diss. München 1894.

Nowak, Geburtsh.-gynäk. Ges. Wien, 1932. Mschr. Geburtsh. 91, 530 (1932).

Oberländer, Lehrbuch der Urethroskopie. Leipzig 1893.

Pankow, Demonstration zur Behandlung des Vulvacarcinoms mit Elektrokoagulation. Zbl. Gynäk. 1931, 621. — *Percy, J. F.*, Amer. J. Obstetr. 1903 I, 457. — *Pertridis*, J. Chir. et Ann. Soc. belge Chir. 1912, 265. — *Petit-Dutaillis*, Beginn, Entwicklung und Behandlung der primären Epitheliome der Vulva. Gynéc. et Obstétr., Febr. 1932. — Zbl. Gynäk. 56, 2385 (1932). — *Philipp*, Zbl. Gynäk. 1932, 4, 15. — Strahlenther. 43, 102. — *Pomeroy, Lawrence* and *F. W. Milward*, A case of primary carcinoma of the female urethra treated with radium. Surg. etc. 35, 3, 355 (1922). — Jber. Gynäk. 36, 420 (1922). — *Posner, C.*, Z. Krebsforsch. 1903, 1. — *Puppel*, Mschr. Geburtsh. 27, 106 (1908).

Recasens, Die Röntgentherapie in der Gynäkologie. Madrid 1921. — *Reisach*, Strahlenther. 37, 341. — *Reymond* et *Chanoz*, Behandlung eines Epithelioms der Vulva mit X-Strahlen. Zbl. Gynäk. 1905, 342. — *Rieck*, Münch. med. Wschr. 1928, 1656. — *Riedel*, Vulvacarcinom nach bestrahltem Pruritus. Nordwestdtsch. Ges. Gynäk., 28. Okt. 1922. Zbl. Gynäk. 3, 134 (1923). — *Rosser*, Amer. Surg. 1919, 435. — *Rothschild, M. F.*, Die malignen Neubildungen an der Vulva. Inaug.-Diss. Freiburg i. Br. 1912. — *Rupprecht, P.*, Erfahrungen über das Vulvacarcinom. Z. Geburtsh. 72, 664 (1912).

Sahler, J., Ein Fall von Naevuskrebs der Vulva. Zbl. Gynäk. **1927**, 2859. — *Schäfer, P.,* Ergebnisse der Bestrahlungstherapie weiblicher Genitalcarcinome, 1912—1915. Mschr. Geburtsh. **44**, 1 (1916). — Zur Statistik der Carcinomheilung durch Radium. Arch. Gynäk. 110, 374 (1919). — Siehe Bumm. — *Scharnagel, Isabel, M.,* Treatment of malignant melanomas of the skin and vulva at the Radiumhemmet, Stockholm. Acta radiol. (Stockh.) **14**, Nr 5, 473 (1933). — *Schloß, W.,* Zit. nach Waldstein: Scheidenkrebs, durch Radiumpoints zum Schwinden gebracht. Wien. klin. Wschr. **1931 II**, 1931. — *Schmidt, H. R.,* Wiederholte Carcinomentwicklung auf leukoplakischer Grundlage. Z. Geburtsh. **83**, 736 (1921). — *Schneider, P.,* Das Carcinom der bartholinischen Drüse. Zbl. Gynäk. **1930**, 1986. — *Schoenemann,* Inaug.-Diss. Jena 1912. — *Scholten, G. C. J.* u. *F. Voltz,* Die Strahlenbehandlung des gynäkologischen Carcinoms. Münch. med. Wschr. **1925 I**, 6. — *Schreiner, B. F.,* Radium, X-rays and electrocoaculation in the treatment of epithelioma of the vulva and clitoris. With a report of 31 cases. Arch. clin. Canc. Res. **1**, 1 (1925). — A summary of the methods and results in the treatment of cancer. Acta radiol. (Stockh.) VII, 419—452 (1926). — Treatment of malignant disease. N. Y. State J. Med., 15. Sept. **1927**. — Five year end-results of cancer of the vagina, vulva, clitoris and labia treated by irradiation. Radiol. Rev. and Chigago Med. Recorder, May 1929. — *Schulte, J.,* Ergebnisse unserer Behandlung von 536 Genitalcarcinomen aus den Jahren 1914—1920. Arch. Gynäk. **121**, 446 (1924). — *Schulz, K.,* Zur Kasuistik und Statistik des Vulvacarcinoms. Zbl. Gynäk. **56**, 2364 (1932). — Mschr. Krebsbekämpfg **3**, 131 (1932). — *Schulze,* Inaug.-Diss. Leipzig 1903. — *Schwarz, G.,* Über die Erfolge der Radikaloperation der Vulva- und Vaginalcarcinome. Inaug.-Diss. Berlin 1893. — *Seidemann, H.,* Primäre Vulva- und Scheidencarcinome. Mschr. Geburtsh. **76**, 452 (1927). — *Seisser,* Strahlenther. **36**, 681. — *Seitz, L.,* Die Röntgentherapie der bösartigen Genitalgeschwülste. Lehrbuch der Strahlentherapie, Bd. 4, 2, S. 843. 1929. — *Seitz-Wintz,* Die Bestrahlung des in und direkt unter der Haut gelegenen Carcinoms und die Bedeutung des Fernfeldes und des vergrößerten Einfallsfeldes für die Therapie. Münch. med. Wschr. **1920 I**, 145. — Unsere Methode der Röntgentiefentherapie (1920). — *Simon, St.,* Die Bestrahlungsergebnisse beim Carcinoma vulvae. Strahlenther. **43**, 273 (1932). — Die Curie-Röntgentherapie bösartiger Frauenleiden, S. 50. Leipzig: Georg Thieme 1933. — *Sippel* u. *Jaeckel,* Über die Ursachen der Mißerfolge der Röntgentherapie bei malignen Neubildungen. Münch. med. Wschr. **70**, 1191 (1923). — *Stein,* Primary carcinoma of the vulva. Amer. J. Obstetr. a. Dis. Childr. **74**, 4 (1916). — *Stoeckel, W.,* Vulvacarcinome. Ges. Geburtsh. u. Gynäk. Berlin, 24. Febr. 1928. — Zbl. Gynäk. **1928**, 1866. — Die Therapie des Vulvacarcinoms. Leipzig 1929. Zbl. Gynäk. **1929**, 1861. — Vorstellung eines radikaloperierten Vulvacarcinoms. Zbl. Gynäk. **1929**, 2679. — Zur Therapie des Vulvacarcinoms. Zbl. Gynäk. **1930**, 47. — *Strauß, H.,* Krebs der Vulva bei jungen Frauen. Amer. J. Obstetr. **24**, Nr 5, 760 (1932). — Mschr. Krebsbekämpfg **1**, 181 (1933).

Tausch, M., Klinische Erfahrungen mit dem Vulvacarcinom. Strahlenther. **40**, 44 (1931). — Beitrag zur Klinik und Statistik des Vulvacarcinoms. Mschr. Geburtsh. **89**, H. 6, 402 (1931). — *Teller, R.,* Über das Vulvacarcinom. Z. Geburtsh. **61**, 309 (1908). — *Terruhn, E.,* Kraurosis vulvae. Arch. Gynäk. **134**, 578 (1928).

Usemann, Inaug.-Diss. Straßburg 1901.

Väyrynen, S., Über die Behandlungsresultate bei Carcinoma vulvae. Duodecim (Helsingfors) **45**, 286 (1929). — Zbl. Radiol. **7**, 447 (1930). — *Vogt, E.,* Über Diagnose und Therapie des Vulvacarcinoms. Med. Ges. Zwickau, 10. Jan. 1933. — Med. Klin. **29**, 443 (1933). — Münch. med. Wschr. **1933 I**, 795. — *Voltz, F.,* Strahlenbehandlung der weiblichen Genitalcarcinome. Strahlenther., **13**. Sdbd. (1930). Siehe A. Döderlein und G. Döderlein. — Siehe Scholten.

Warnekros, Der Wert prophylaktischer Bestrahlungen nach Carcinomoperationen und die Erfolge der Rezidivbehandlung mittels Röntgenlicht und Radium. Münch. med. Wschr. **1917 I**, 865. — Biologische Strahlenwirkung und Bestrahlungstechnik des Uteruscarcinoms. Verh. dtsch. Ges. Gynäk. **1920 I**, 332. — *Weibel, W.,* Das Carcinom des äußeren Genitales. Die Krebskrankheit. Wien: Julius Springer 1925. — Aussprache zum Vortrag von G. Blaß: Zur Therapie des Vulvacarcinoms. Geburtsh.-gynäk. Ges. Wien, 12. April 1932. Zbl. Gynäk. **57**, 899 (1933). — *Winkelmann,* Beitrag zur Kasuistik des Vulvacarcinoms. Inaug.-Diss. München 1912. — *Winkler, A.,* Vulvacarcinom und Strahlentherapie. Inaug.-Diss. Jena 1914. Fortschr. Röntgenstr. **22**, 193. — *Winter, F.,* Beitrag zur Frage der postoperativen prophylaktischen Bestrahlungen beim Uteruscarcinom. Münch. med. Wschr. **1923 I**, 7. — *Wintz, H.,* Ärztl. Bezirksverein Erlangen, 25. Febr. 1932. Münch. med. Wschr. **1932**, 1055. — Siehe L. Seitz.

Zinner, Z. urol. Chir. **9**, 493. — *Zweifel, E.,* Zur Frage der Carcinombestrahlung. Strahlenther. **15**, 243 (1923).

Urethralcarcinom.

Blumberg, Klinische Heilung eines großen Tumor urethrae durch Mesothorium. Dtsch. med. Wschr. **1913 II**, 2481. — *Bumm, E.*, 6 Jahre Radium. Zbl. Gynäk. **43**, 1 (1919). — *Bumm* u. *Schäfer*, Erfahrungen über die Strahlenbehandlung der Genitalcarcinome. Arch. Gynäk. **106**, 84 (1917).

Condamin, Lyon. chir. **18**, 2 (1921).

Döderlein, A., Therapie der gynäkologischen Krebse mit radioaktiven Substanzen. Strahlenther. **15**, 766 (1923). — *Döderlein, A., G. Döderlein* u. *F. Voltz*, Über das Uteruscarcinom und seine Strahlenbehandlung. Acta radiol. (Stockh.) **6**, 335 (1926).

Fletcher, Shaw, Carcinom der weiblichen Urethra, mit Bemerkungen über 2 mit Radium behandelte Fälle. J. Obstetr. **30**, Nr 2, 215. — Zbl. Gynäk. **1923**, 1906.

Gál, F., Urethracarcinom. Strahlenther. **27**, 44 (1928). — *Graf, P.*, Die Ausrottung des Harnröhrenkrebses unter zeitweiligem Aufklappen der Schoßfuge. Zbl. Gynäk. **1921**, 1777—1780.

Heyman, J., Über die Behandlung der inoperablen Carcinome der weiblichen Beckenorgane. Strahlenther. **23**, 25 (1926).

Kehrer, Die Vulva und ihre Erkrankungen. Carcinoma vulvae. Veit-Stoeckels Handbuch der Gynäkologie, Bd. 5, 1, S. 517. 1929. — *Kirchhoff* u. *Eirund*, Über Vulva- und Urethralcarcinome. Strahlenther. **44**, 335 (1932).

Latzko, W., Gynäkologische Urologie. Handbuch der Urologie, Bd. 5. Berlin: Julius Springer 1930. — *Lehoczky-Semmelweis, K. v.*, Über die therapeutische und prophylaktische Radiumbehandlung auf Grund von 1000 Fällen. Z. Geburtsh. **90**, 158 (1926). — *Legueu* u. *Chéron*, Heilung eines inoperablen Urethra-Scheidenkrebses durch Radium. Rev. prat. Mal. org. génito-urin. **1914**, No 62. — Ref. Zbl. Gynäk. **1914**, 925. — *Lériche*, Zit. nach Mikulicz-Radecki.

Mikulicz-Radecki, Zur Behandlung der Urethralcarcinome. Zbl. Gynäk. **1931**, 2922.

Pomeroy, L. A. u. *F. W. Milward*, A case of primary carcinoma of the female urethra treated with radium. Surg. etc. **35**, 355—357 (1922).

Rauber-Kopsch, Lehrbuch der Anatomie IV.

Schäfer, P., Ergebnisse der Bestrahlungstherapie weiblicher Genitalcarcinome 1912—1915. Mschr. Geburtsh. **44**, 1 (1916). — Zur Statistik der Carcinomheilung durch Radium. Arch. Gynäk. **110**, 374 (1919). — Ergebnisse der Bestrahlung von Genitalcarcinomen an der Univ.-Frauenklinik Berlin 1913 bis 1918. Verh. dtsch. Ges. Gynäk. **1920 II**, 33. — *Schloß, W.*, Ein Jahr Radiumtherapie im S. Canning Childs-Spital. Wien. klin. Wschr. **1931 I**, 701. — *Schulte, J.*, Ergebnisse unserer Behandlung von 536 Genitalcarcinomen aus den Jahren 1914—1920. Arch. Gynäk. **121**, 446 (1924). — *Shaw*, Siehe Fletcher. — Sippel u. Jaeckel, Über die Ursachen der Mißerfolge der Röntgentherapie bei malignen Neubildungen. Münch. med. Wschr. **1923 II**, 1191. — *Stoeckel, W.*, Die Chirurgie der weiblichen Harnorgane. Handbuch der praktischen Chirurgie, 5. Aufl., Bd. 4. 1916.

Venot, A. u. *A. Parcelier*, Le cancer de l'urètre chez la femme. Rev. de Chir. **40**, 565—623 (1921).

Zweifel, P., Demonstration eines Patienten mit Carcinoma urethrae. Ges. Geburtsh. Leipzig, 11. Juli 1893. Zbl. Gynäk. **1894**, 22. — Erfolge der Röntgen- und Mesothoriumbehandlung beim Uteruscarcinom. Verh. dtsch. Ges. Gynäk. **1913 II**, 386.

Vaginalcarcinom.

Adler, L., Über Radiumbehandlung bei Gebärmutterkrebs. Mschr. Geburtsh. **12**, 145 (1915). — Die Radiumbehandlung maligner Tumoren in der Gynäkologie. Berlin u. Wien: Urban & Schwarzenberg 1919. — Zur Operation und Strahlenbehandlung des Gebärmutterkrebses. Strahlenther. **12**, 109 (1921). — *Ahumada, J. C.* u. *L. A. Weber*, Über 2 Fälle von primärem Vaginalkrebs. Rev. argent. Obstetr. **13**, 33 (1929). — Ber. Gynäk. **17**, 599 (1930). — *Amreich, I.*, Radium-Röntgentherapie maligner Tumoren. Zbl. Gynäk. **45**, 1177 (1921). — Die Radiumtherapie in der Gynäkologie. Wien. klin. Wschr. **1926**, Sonderbeilage. — *Aubourg* et *Joly*, Traitement par la radiothérapie pénétrante d'un cancer cervico-vaginal inopérable. Presse méd. **1927**, 50. — J. Radiol. et Électrol. **12**, 102 (1928).

Bailey, H. and *H. Bagg*, Vulval and vaginal cancer treated by filtered and unfiltered radiumemanation. Transact. amer. gynec. Soc. **46**, 319—330 (1921). Ref. Jber. Geburtsh. **35**, 326 (1921). — *Baisch, K.*, Ergebnisse der Radium- und Mesothoriumbehandlung. Zbl. Gynäk. **42**, 284 (1918). — *Benthin*, Ergebnisse der Strahlenbehandlung bei gynäkologischen Erkrankungen. Strahlenther. **12**, 136 (1921). — Erfahrungen mit der Röntgen- und Radiumtherapie. Z. Geburtsh. **83**, 432 (1921). — *Bienen-*

feld, B., Primäres Scheidencarcinom. Geburtsh.-gynäk. Ges. Wien 1926. Zbl. Gynäk. **1926**, 2974f. — Zur Strahlentherapie der Vaginalcarcinome. Z. Geburtsh. **92**, 326 (1927). — *Biró, I.,* Gebärmutterkrebs und Schwangerschaft. Orvosképzés (ung.) **1930**, 543. — Zbl. Gynäk. **56**, 832 (1932). — *Bock, H.,* Primäres Vaginalcarcinom. Zbl. Gynäk. **1925**, 2681. — *Bolaffio M.,* Der gegenwärtige Stand der gynäkologischen Radiotherapie. Nach dem Referat für die 27. Verslg ital. Gynäk. Rom, 19.—22. Dez. 1928. Strahlenther. **36**, 201 (1930). — *Büben I. v.,* Die Radiumtherapie des Scheidenkrebses. Strahlenther. **36**, 503 (1930). — Zbl. Radiol. **9**, 138 (1931). — Radium in the treatment of cancer of the vagina. Surg. etc. **52**, 884 (1931). — Zbl. Radiol. **10**, 779 (1931). — *Bumm, E.,* 6 Jahre Radium. Zbl. Gynäk. **43**, 1 (1919). — *Bumm, E.* u. *P. Schäfer,* Erfahrungen über die Strahlenbehandlung der Genitalcarcinome. Arch. Gynäk. **106**, 84 (1917).

Carranza, E., Chirurgische Behandlung eines primären Vaginalkrebses. Bol. Inst. de Med. exper. Cánc. Buenos Aires **1926**, No 12, 375. — Ber. Gynäk. **11**, 530 (1927). — *Chilaiditi,* Gazette médicale. d'Orient 1923.

Delporte, F., Les techniques de curiethérapie du cancer des organes génitaux de la femme. J. Radiol. et Électrol. **12**, 42 (1923). — Ber. Gynäk. **2**, 138 (1924). — *Döderlein, A.,* Therapie der gynäkologischen Krebse mit radioaktiven Substanzen. Strahlenther. **15**, 766 (1923). — Ergebnisse der Strahlentherapie der Uteruskrebse in Tabellen. Strahlenther. **33**, 89 (1929). — *Döderlein, A., G. Döderlein* u. *F. Voltz,* Über das Uteruscarcinom und seine Strahlenbehandlung. Acta radiol. (Stockh.) **6**, 335 (1926).

Franqué, v., 3 Fälle von Scheidencarcinom. (Zit. nach Nürnberger.) Zbl. Gynäk. **1907**, 793. — Strahlenbehandlung der Genitalcarcinome. Strahlenther. **21**, 212 (1926). — *Franz, K.,* Gynäkologische Operationen. Berlin: Julius Springer 1925.

Gál, F., 6 Jahre Strahlentherapie des Krebses der weiblichen Geschlechtsorgane. Strahlenther. **11**, 880 (1920). — Durch Strahlenbehandlung erzielte Dauerresultate beim Carcinom der weiblichen Geschlechtsorgane. Strahlenther. **27**, 27 (1928). — Physikalische Therapie der Frauenkrankheiten. Berlin u. Wien: Urban & Schwarzenberg 1932. — *Garbien, A.,* Primäres Vaginalcarcinom und seine Heilung in der gynäkologischen Klinik in der Universität Lemberg. Ginek. polska **6**, 59 (1927) und französische Zusammenfassung, S. 88. Ber. Gynäk. **14**, 549 (1927). — Zbl. Gynäk. **1929**, 632. — *Garipuy, R.,* Cancer du vagin traité par le radium au cours d'une grossesse. Disparition de la tumeur. Accouchement normal à terme. Bull. Soc. Obstétr. Paris **1924**, 553. — Ber. Gynäk. **7**, 186 (1925). — *Giesecke, A.,* Unsere Erfahrungen mit der gynäkologischen Strahlentherapie. Strahlenther. **11**, 739 (1920). — Dauerresultate nach operativer Strahlenbehandlung des Uterus- und Scheidencarcinoms. Arch. Gynäk. **115**, 457 (1922). — *Goldberger, E.,* Primäre Scheidencarcinome. Z. Geburtsh. **92**, 338 (1927). — *Gorizontov, N.,* Zur Therapie des primären Scheidencarcinoms. Sibir. Arch. Med. **3**, 542, 645 (1928). — Ber. Gynäk. **16**, 745 (1929). — *Gragert* u. *Bode,* Über einen seltenen malignen Tumor der Vagina. Nordwestdtsch. Ges. Gynäk. Zbl. Gynäk. **1930**, 2225. — Zur Klinik und pathologischen Anatomie des primären Scheidencarcinoms. Arch. Gynäk. **146**, 62 (1931).

Herold, Ein Fall von Scheidencarcinom bei einem 5 Monate alten Kind. Zbl. Gynäk. **57**, 1610 (1933). — *Heyman, J.,* Über die Behandlung der inoperablen Carcinome der weiblichen Beckenorgane. Strahlenther. **23**, 25 (1926). — Radiology as a complete or partial substitute for surgery in treatment of cancer of female pelvic organs. Surg. etc., Jan. **1930**, 73—78. — Strahlenther. **37**, 254 (1930). — *Holland, E.,* A case of primary carcinoma of the vagina. J. Obstetr. **30**, 40 (1923). — Ber. Gynäk. **1**, 213 (1923).

Ibrahim, J., Scheidencarcinom bei 7 Monate altem Mädchen. Münch. med. Wschr. **1932** II, 1500. — *Ikeda, I.,* Praktische Ergebnisse der Radiumbehandlung beim weiblichen Genitalkrebs. Zbl. Gynäk. **51**, 407 (1927).

Jacoby, 2 Fälle von palliativ geheiltem Vaginalcarcinom. Med. Klin. **1932** I, 172.

Kehrer, Die Radiumbestrahlung bösartiger Neubildungen. Verh. dtsch. Ges. Gynäk. **1920** I, 1. — *Kraul, L.,* Ergebnisse der Strahlenbehandlung des Gebärmutterkrebses. Zbl. Gynäk. **40**, 1573 (1923). — *Küstner, O.,* Die bösartigen Geschwülste der Vagina. Zweifel-Payrs Klinik der bösartigen Geschwülste, Bd. 3, S. 356. Leipzig: S. Hirzel 1927.

Labhardt, A., Die Erkrankungen der Scheide. Halban-Seitz' Biologie und Pathologie des Weibes, Bd. 3, S. 1261. Berlin u. Wien: Urban & Schwarzenberg 1924. — *Latzko,* Mastdarmstriktur nach Röntgen-Radiumbestrahlung wegen Carcinoma vaginae. Wien. klin. Wschr. **1927** I, 767. — Inoperables Neoplasma der Vagina, geheilt durch kombinierte Röntgen-Radiumbehandlung. Geburtsh.-gynäk. Ges. Wien, 10. Mai 1927. Zbl. Gynäk. **1928**, 1080. — *Lehoczky-Semmelweis, K. v.,* Über die therapeutische und prophylaktische Radiumbehandlung auf Grund von 1000 Fällen. Z. Geburtsh. **90**, 143 (1926).

Mattmüller, Beitrag zur Statistik der Genitalcarcinome. Z. Geburtsh. **85,** 106 (1923). — *Martius,* Röntgenstrahlenbehandlung in der Gynäkologie. Die Strahlenbehandlung der übrigen Genitalcarcinome. I. Scheidencarcinome, S. 477. Leipzig: Dr. Werner Klinkhardt 1923. — *Moench, L. M.,* Primary epithelioma of the vagina. Amer. J. Obstetr. **22,** 837—851 (1931). — Ref. Ber. Gynäk. **22,** 103 (1931).

Ottow, B., Über primäre Narbencarcinome der Scheide. Z. Geburtsh. **102,** 350 (1932).

Patti, F., Cancro primitivo della vagina a cellule cilindriche. Radiumterapia. Rass. Ostetr. **1927,** No 7, 387. — Zbl. Radiol. **4,** 268 (1928). — *Philipp, E.,* Neue Erfahrungen in der Behandlung des Uterus- und Scheidenkrebses. Med. germ.-hisp.-amer. **1926,** No 3, 160. — Zbl. Radiol. **2,** 833 (1927). — Statistik der Collum- und Scheidencarcinome der Jahre 1920—1922 mit einer Übersicht der Resultate der Krebsbehandlung für die Jahre 1913—1925. Zbl. Gynäk. **1932,** 931. — Statistik der Carcinome des Collum uteri und der Vagina. Strahlenther. **43,** 122 (1932). — Statistik der Carcinome des Collum uteri und der Vagina. 1923—1925. B. Statistik der Scheidencarcinome. Zbl. Gynäk. **1932,** 212. — *Philipp. E.* u. *P. Gornick,* Die Behandlung des Gebärmutter- und Scheidenkrebses an der Univ.-Frauenklinik Berlin. Münch. med. Wschr. **1926 I,** 272. — Zbl. Radiol. **1,** 564 (1926). — *Polubinsky,* 421 Fälle von Radiumtherapie vom Jahre 1914—1921. Zbl. Gynäk. **1925 I,** 1193. — 8 Jahre Radiumtherapie. Zbl. Gynäk. **1925,** H. 22, 1193.

Reisach, A., Bericht über die Ergebnisse der von 1917—1927 operierten und strahlenbehandelten Fälle von Genitalcarcinomen und über einen geheilten Fall von Traubensarkom beim Kinde. Strahlenther. **37,** 341 (1930). — *Ritchie, R. N.,* Primary carcinoma of the vagina following a Baldwin reconstruction operation for congenital absence of the vagina. Amer. J. Obstetr. **18,** 794 (1929). — Ber. Gynäk. **17,** 599 (1930).

Schäfer, P., Zur Statistik der Carcinomheilung mit Radium. Arch. Gynäk. **110,** 334 (1919). — Ergebnisse der Bestrahlungstherapie weiblicher Genitalcarcinome 1912—1915. Mschr. Geburtsh. **44,** 1 (1916). — Ergebnisse der Bestrahlung von Genitalcarcinomen an der Univ.-Frauenklinik Berlin. Verh. dtsch. Ges. Gynäk. **1920 II,** 34. — *Schlund, E.,* Diss. Freiburg. 1913. — *Schmid, H. R.,* Einzeitige Operation bei Scheidenkrebs mit Bildung einer Mastdarmscheide. Südostdtsch. Ges. Geburtsh. u. Gynäk. Reichenberg, Okt. 1928. Zbl. Gynäk. **1929,** 496. — Vorweisung eines Scheidencarcinoms. Münch. med. Wschr. **1932 II,** 1419. — *Scholten* u. *Voltz,* Die Strahlenbehandlung des gynäkologischen Carcinoms. Münch. med. Wschr. **1925 I,** 6. — *Schreiner, B. F.,* A report of 33 cases of cancer of the vagina treated by radiation. Arch. clin. Canc. Res. **1,** 2 (1925). — *Schreiner, P. F.,* A summary of the methods and results in the treatment of cancer (based on a study of 3246 cases admitted between May 1914 and May 1925). Acta radiol. (Stockh.) **7,** 419 (1926). — Treatment of malignant disease. N. Y. State J. Med., Sept. **1927,** 1915. — Five year end-results of cancer of the vagina, vulva, clitoris and labia treated by irradiation. Radiol. Rev., Mai **1929.** — *Schulmann, O.,* Die Strahlenbehandlung des primären Vaginalcarcinoms. Inaug.-Diss. München 1920. — *Schulte,* Ergebnisse unserer Behandlung von 536 Genitalcarcinomen. Arch. Gynäk. **121,** 446 (1924). — *Seidemann, H.,* Primäre Vulva- und Scheidencarcinome. Gynäk. Ges. Breslau, 15. Febr. 1927. Zbl. Gynäk. **1927,** 1809. — *Seitz, L.,* Die Röntgentherapie der bösartigen Genitalgeschwülste. Lehrbuch der Strahlentherapie, Bd. 4, 2, S. 842. 1929. — *Seitz, L.* u. *H. Wintz,* Unsere Methode der Röntgentiefentherapie und ihre Erfolge. Berlin u. Wien: Urban & Schwarzenberg 1920. — *Seyffert,* Diss. Leipzig 1901. — *Singer, H.,* Späte Radiumschädigung im Falle eines vor 13 Jahren behandelten Scheidenkrebses. Klin. Wschr. **1927 I,** 857. — Späte Harnröhrenstriktur in einem vor 13 Jahren mit Radium behandelten Falle von primärem Scheidenkrebs. Gyógyászat (ung.) **1927,** Nr 6, 129. — Zbl. Radiol. **3,** 214 (1927). — Wien. med. Wschr. **1928 I,** 316. — *Stacy, L. J.,* The treatment of primary carcinoma of the vagina with radium. Amer. J. Roentgenol. **9,** 49 (1922). — *Stark,* 4 Jahre Tiefentherapie. Ein Beitrag aus der Praxis. Strahlenther. **16,** 604 (1924). — *Stoeckel,* Die vaginale Radikaloperation des Collum- und des Scheidencarcinoms. 20. Verslg dtsch. Ges. Gynäk. Bonn, 8.—11. Juni 1927. Arch. Gynäk. **132,** Kongr.ber., 125, 166 (1927).

Voltz, Strahlenbehandlung bei den weiblichen Genitalcarcinomen, Methoden und Ergebnisse. 9. Die Vaginalcarcinome. 13. Sdbd. zur Strahlentherapie. S. 113. Berlin u. Wien: Urban & Schwarzenberg 1930.

Waldstein, E., Scheidenkrebs durch Radiumpoints zum Schwinden gebracht. Wien. klin. Wschr. **1931 I,** 29. — Heilung eines Scheidenkrebses durch Radiumpoints. Zbl. Gynäk. **1931,** 1210—1215. — Ref. Zbl. Radiol. **11,** 122 (1932). — *Warnekros, K.,* Die biologische Strahlenwirkung usw. Verh. dtsch. Ges. Gynäk. **1920 I,** 326. — *Weibel, W.,* Geburtsh.-gynäk. Ges. Wien, Sitzg 14. Juni 1921. Zbl. Gynäk. **46,** 102 (1922). — Das Carcinom der Scheide. Die Krebskrankheit, S. 331. Wien: Julius Springer 1925. — Geburtsh.-gynäk. Ges. Wien. Zbl. Gynäk. **50,** 2975 (1926). — *Westman, A.,* Results of the treatment of cancer vaginae at Radiumhemmet Stockholm. Acta radiol. (Stockh.) **7**, 632 (1926). — Rev. pract. Radiumter. **2**, 23 (1927). — Ber. Gynäk. **12**, 751 (1927). — *Wintz, H.*, Zit. bei **Bock**: Primäres Vaginal-carcinom. Zbl. Gynäk. **4**, 2681 (1925). — Das Vaginalcarcinom. **Rieder-Rosenthals** Röntgenkunde, Bd. 3, S. 703. 1928. — Münch. med. Wschr. **1932**, 1055. — *Wolf, H.*, Statistik der primären Scheiden-carcinome der Univ.-Frauenklinik Breslau 1918—1927. Inaug.-Diss. Breslau 1927. Zbl. Gynäk. **1929**, 632. — *Wolff, v.*, Pessarreiz und Scheidencarcinom. Zbl. Gynäk. **55**, 942 (1931).

    Zweifel, E., Zur Frage der Carcinombestrahlung. Strahlenther. **15**, 243 (1923).

Mammacarcinom.

(Pathologisch-anatomische und klinische Vorbemerkungen).

(S. auch die folgenden Kapitel.)

    Broca, P., Traité des tumeurs, Tome 1. Paris: P. Asselin 1866.

    Dieckmann, H., Über die Histologie der Brustdrüsen bei gestörtem und ungestörtem Menstrua-tionsablauf. Virchows Arch. **256** (1925). — *Dietrich, A.* u. *P. Frangenheim*, Die Erkrankungen der Brustdrüse. Neue deutsche Chirurgie, Bd. 35. Stuttgart: Ferdinand Enke 1926.

    Goebel, Zit. nach **Dietrich** und **Frangenheim**. Erkrankungen der Brustdrüse, S. 186. Neue deutsche Chirurgie, Bd. 35. 1926.

    Hoffmann, F. L., Cancer and civilization. Read before the Belg. National Cancer Congr. Brussels, 18.—19. Nov. 1923.

    Jitta et *Deelmann*, Rapport provisoire sur l'enquête entreprise aux Pays-bas. Société des Nations. Rapport C. H. 333, Tome 2.

    Kalima, T., Die Behandlung des Brustkrebses und die Resultate derselben. Duodecim (Helsing-fors) **44**, 909 (1928). — Z.org. Chir. **45**, 138 (1929). — *Kleinschmidt, O.*, Brustdrüse. Die Klinik der bösartigen Geschwülste von P. **Zweifel** und E. **Payr**, Bd. 3. Leipzig: S. Hirzel 1927.

    Lane-Claypon, 'J. E., A further report of cancer of the breast with special reference to its associated antecedent conditions. Reports on Public Health and Medical Subjects Nr. 32, Ministry of Health, London 1926. Published by His Majesty's Stationary Office 1926. — *Lynham, J. E. A.*, Pre- and postoperative treatment of cancer of the breast by radiation (metastasis excluded). 3e Congr. Internat. Radiol. Paris 1931. Questions à l'Ordre du Jour. Paris: Masson & Cie.

    Milner, R., Kann eine einmalige Verletzung entscheidend sein für Entstehung oder Verschlim-merung eines Sarkoms oder Carcinoms? Med. Welt **6**, 1051 (1932). — *Moszkowicz, L.*, Sexualcyclus, Mastopathie und Geschwulstwachstum der Mamma. Arch. klin. Chir. **144** (1927). — Ges. Ärzte Wien, 20. Dez. 1929. Wien. klin. Wschr. **1930 I**, 28.

    Peller, S., Carcinoma mammae und generative Fähigkeit. Z. Krebsforsch. **21**, 100 (1924). — Die Sterblichkeit der Ledigen. Z. Krebsforsch. **30**, 581 (1930). — *Pentimalli*, Trauma und Geschwulst-bildung. Krebskonferenz Dresden, Juni 1930. Z. Krebsforsch. **32**, H. 6, 682 (1930). — *Pikkarainen, O.*, Die relative Frequenz des Brustkrebses bei ledigen und bei verheirateten Frauen. Zbl. Chir. **1930**, 3099. — *Prass, E.*, Statistisches zur Ätiologie des Mammacarcinoms. Bruns' Beitr. **152**, 210. — Zbl. Gynäk. **56**, 254 (1932).

    Roffo, A. H., Mammacarcinom und dessen Beziehung zum Geschlechtsleben der Frau. Bol. Inst. Med. exper. Cánc. Buenos Aires **4**, 16—41, 44—46 (1928). — Z.org. Chir. **44**, 339 (1929). — Beziehungen des Brustkrebses zum Geschlechtsleben der Frau. Zit. nach Rev. Med. y Cir. Habana, Juni **1929**. — Med. Klin. **1929 II**, 1714. — La fréquence du cancer du sein et de l'utérus en rapport avec la fécondité. Rev. belge Sci. méd. **2**, 201 (1930). — Ber. Gynäk. **18**, 419 (1930).

    Schad, M., Zur Frage der Bedeutung des einmaligen Traumas für die Entstehung des Krebses und den Verlauf des Leidens. Z. Krebsforsch. **32**, H. 1/2, 43 (1930). — **Société des Nations.** Organi-sation d'Hygiène, Sous-Comité du Cancer, Rapport sur les résultats de certaines enquêtes clini-ques se rapportant aux différences de mortalité cancéreuse dans certains pays choisis spécialement. C. H. 333. Tome 2. 1925. — *Stubenbord*, Surg. etc. **52**, 1001 (1931). — Ref. Röntgenprax. **4**, H. 9, 390 (1931).

    Werner, R., Trauma und Geschwulstbildung. Krebstagung, Dresden 1930. Z. Krebsforsch. **32**, H. 6, 599 (1930).

Bestrahlungstechnik und Ergebnisse (Postoperative Bestrahlung, Primärbestrahlung usw.).

Adair, F. E., Sanguineous discharge from the nipple and its significance in relation to cancer of the breast. A study based on 108 cases. Ann. Surg. **91**, 197. — Z.org. Chir. **50**, 24 (1930). — The response of various types of breast cancer to radiation. Amer. J. Roentgenol. **25**, 562 (1931). — The treatment of metastatic and inoperable mammary cancer, with a discussion of certain distinct types of· metastasis. Amer. J. Roentgenol. **27**, 517 (1932). — The results of treatment of mammary carcinoma by surgical and irradiation methods at the Memorial Hospital, New York City, during the decade 1916 to 1926. Ann. Surg. **95**, 410 (1932). — Zbl. Radiol. **13**, 624 (1932). — *Ahlbom, Hugo,* Präoperative Röntgenbehandlung der Mammatumoren im Radiumheim. 19. Kongr. Chir. Ver.igg Stockholm, 28.—30. Juni 1933. Zbl. Chir. **1934**, 426. — *Amundsen, P.,* Roentgen-radium-treatment of cancer mammae, especially of recurrences following operation. Acta radiol. (Stockh.) **8**, 598 (1927). — *Angebaud,* De quelques considérations relatives au traitement du cancer du sein. Maroc Médical, 15. Juli 1925. J. Radiol. et Électrol. **10**, 186 (1926). — *Anschütz, W.,* Über die Erfolge der Röntgennachbestrahlung radikal operierter Mammacarcinome. Münch. med. Wschr. **1921 I**, 191. — Aussprache zur postoperativen Bestrahlung des Mammacarcinoms Verh. dtsch. Röntgenges. Berlin **1926**. — Fortschr. Röntgenstr. **34**, Kongreßh., 14. — Über die postoperative Bestrahlung des Mammacarcinoms. Bruns' Beitr. **139**, 25. — Zbl. Gynäk. **1928**, 852. — *Anschütz* u. *Hellmann.* Über die Erfolge der Nachbestrahlung radikal operierter Mammacarcinome. Münch. med. Wschr. **1921 II**, 1005. — *Anschütz W.* u. *W. Siemens,* Über die Erfolge der Nachbestrahlung radikal operierter Mammacarcinome. Zbl. Chir. **1933**, 923. — *Antoine, T.* u. *B. Pfab,* Einiges über das Mammacarcinom. Dtsch. Z. Chir. **201**, 99. — Zbl. Chir. **1928**, 1012. — *Appelrath,* Ein Vorschlag für eine rationelle Methode der postoperativen Bestrahlung der Mammacarcinome. Strahlenther. **13**, 611 (1922). — *Aschoff,* Lehrbuch der pathologischen Anatomie, 4. Aufl. Jena: Gustav Fischer 1919. — *Audan,* Quelques réflexions et résultats personnels sur les traitements radiothérapiques des cancers du sein. Congr. A. F. A. S. Grenoble 1925. J. de Radiol. **9**, 515 (1925). — *D'Aunoy, R.* and *R. W. Wright,* Sarcoma of the breast. Ann. Surg. **92**, 1059. — Zbl. Chir. **1931**, 2859.

Backer, P. de, Die Radiumbehandlung des Brustkrebses. Vlaamsch geneesk. Tijdschr. **5**, 437 (1924). — Z.org. Chir. **29**, 68 (1924). — Die chirurgische Behandlung des Brustkrebses, kombiniert mit Radium und Röntgenstrahlen. Progrès méd. **52**, 522 (1924). — Klinische Daten, betreffend die präoperative und die postoperative Bestrahlung des Brustkrebses. Strahlenther. **42**, 744 (1931). — *Baensch, W.,* Über die Grenzen der Röntgentherapie chirurgischer Erkrankungen. Strahlenther. **18**, 517 (1924). — *Bagg, J. H.,* Funktionelle Aktivität der Brustdrüse in Beziehung zum Mammacarcinom bei der Maus. Z.org. Chir. **34**, 362 (1926). — Proc. Soc. exper. Biol. a. Med. **22**, 419 (1925). — *Barjou, F.,* Radiothérapie et cancer du sein. Soc. nat. Méd. Lyon, 18. Mai 1907. Presse méd., 3. April **1907**, No 27. — Z. Röntgenol. **9**, 334 (1907). — La radiothérapie peut-elle à elle seule guérir le cancer du sein? Arch. Électr. méd., 10. April 1907. — J. Radiol. et Électrol. **1907**, 1, 193. — *Bartlett, E. I.,* The curability of cancer of the breast. W. J. Surg. etc. **41**, 243 (1933). — Zbl. Radiol. **16**, 115 (1933). — *Beck,* Zur Röntgenbehandlung des Mammacarcinoms. Arch. klin. Chir. **129**, 194 (1924). — *Beck, A.,* Die Bedeutung und die Probleme der Strahlentherapie in der Chirurgie unter besonderer Berücksichtigung der Erfahrungen der Kieler Chirurg. Klinik. Strahlenther. **19**, 219 (1925). — *Beck, C.,* The pathology of the tissue changes caused by the R-rays, with special reference of the treatment of malignant growths. N. Y. med. J. **1902**. — The pathologic and therapeutic aspects of the effects of the R-rays. Med. Rec., Jan. **1902**. — On a case of sarcoma treated by the R-rays. N. Y. med. J. Nov. **1901**. Zit. nach Mikulicz u. Fittig: Beitr. klin. Chir. **1903**, 37 b, 684. — *Béclère, A.,* Die postoperative Präventivröntgentherapie des Brustkrebses. Strahlenther. **19**, 62 (1925). Communication à l'Association française pour l'étude du cancer, Sitzg 21. Juli 1924. — Ergänzende Bemerkungen zur postoperativen Präventiv-Röntgentherapie des Brustkrebses. Strahlenther. **21**, 567 (1926). — *Begouin,* Zit. nach Rosenburg: Jber. Chir. **1921**, 540. — *Behne,* Das Mammacarcinom und seine zeitgemäße strahlentherapeutische und chirurgische Behandlung. Bemerkungen zu der Arbeit von H. Jarre. Klin. Wschr. **1924 I**, 584; **1924 II**, 2101. — *Belot,* Traitement de la maladie de Paget du mamelon et cutanée par la radiothérapie. 3. Röntgenkongr. Berlin 1907. Arch. Électr. méd. No 212. Verh. dtsch. Röntgenges. **3**, 120 (1907). — Congr. A. F. A. S., Grenoble 1925. J. Radiol. et Électrol. **9**, 517 (1925). — Diskussion zum Vortrag Solomon. 53. Session Assoc. franç. avancem. Sci. J. Radiol. et Électrol. **14**, 116 (1930). — *Bérard,* Quel doit être actuellement le traitement du cancer du sein. Strasbourg méd. **1927**, No 7, 116. — Zbl. Radiol. et Électrol. **3**, 639 (1927). — Du traitement actuel du cancer du sein. J. Radiol. et Électrol. **11**, 163 (1927). — Ber. Gynäk. **12**, 467 (1927). — *Berg, Y.,* La curiethérapie des cancers du sein. Strasbourg méd. **1927**, No 18, 277. — Z.org. Chir. **41**, 314 (1928). — *Bergonié,* Effets des rayons X dans le cancer du sein. Communication faite à la société de méd. et de chir. de Bordeaux et J. Méd. Bordeaux, 27. März **1904**. — *Berven, E.,* The technique of Radiumhemmet in the treatment of tumours except cancer uteri. Acta radiol. (Stockh.) **10**, 31 (1929). — *Beule, M. de,* Die chirurgische Behandlung des Brustkrebses, kombiniert mit Radium- und Röntgenbestrahlung. Gynéc. et Obstétr., Sept. **1924**, 517. — Zbl. Gynäk. **1926**, 2341. — *Bier,* Berl. Ges. Chir., Dez. 1931. Zbl. Chir. **1932**, 1400. — *Biesenberger, H.,* Zur Verhütung des chronischen Armödems nach Radikaloperation des Mammacarcinoms. Zbl. Chir. **1929**, 1802. — *Billich, H. U.,* Zur Nachbestrahlung des radikal operierten Mammacarcinoms. Bruns' Beiträge **152**, 390 (1931). — Zbl. Radiol. **11**, 606. — *Blaß, G.,* Aussprache zu Borak „Zur Röntgentherapie der Mammacarcinome“. Wien. Ges. Röntgenkde, 16. Mai 1934. Fortschr. Röntgenstr. **50**, 96 (1934). — *Bloodgood, J. C.,* Diskussion zu Th. Stevens. Radiology 2, 162 (1924). — Borderline breast tumors. Ann. Surg. Ewing Cancer Number **1931**, 235. — When should irradiation with radium or X-ray precede operation or be employed without operation? Ann. Surg. **96**, 882 (1932). — Zbl. Radiol. **14**, 553 (1933). — Pre-operative irradiation in cancer of the breast with and without biopsy. Ann. Surg. **98**, 933 (1933). — Zbl. Radiol. **17**, 179 (1934). — Further experience as to the value of pre-operative irradiation with -rays or radium and with pre- and post-biopsy irradiation while submitting the sections to a number of experienced surgical pathologists. Radiology **6**, 651 (1934). — *Bodman,* Brustkrebs. Amer. ther. Soc., 7. Mai 1908. Fortschr. Röntgenstr. **14**, 68. — *Borak,* Ist die postoperative Nachbestrahlung bei Mammacarcinom berechtigt? Wien. klin. Wschr. **1926 I**, 593. — Verh. d. dtsch. Röntgenges. Fortschr. Röntgenstr. **34**, Kongreßh., 19 (1926). — Die Aussichten der Strahlentherapie bei den Adenocarcinomen der Mamma. Strahlenther. **49**, 263 (1934). — Aussprache zu Melchart: „Zur Nachbestrahlung des Mammacarcinoms“. Wien. Ges. Röntgenkde, 16. Mai 1934. Fortschr. Röntgenstr. **50**, 189 (1934). — Zur Röntgentherapie der Mammacarcinome. Wien. Ges. Röntgenkde, 16. Mai 1934. Fortschr. Röntgenstr. **50**, 194 (1934). — *Bordier,* Soc. Radiol. méd. France, No 106, p. 41. J. Radiol. et Électrol. 8, 333 (1924). — *Bower, J. O.* and *H. A. K. Mengle,* Primary carcinoma of the left breast associated with early metastatic involvement of the right scapula. Amer. J. Roentgenol. **23**, 415 (1930). — *Brattström,* Über das Resultat der Operationen wegen Cancer mammae in den Jahren 1898—1915. Bruns' Beitr. **121**, 363 (1921). — *Braun* (Chemnitz), Hilfsmethoden bei der Bestrahlung des Mamma- und des Portiocarcinoms. Prag, Okt. 1924. Fortschr. Röntgenstr. **33**, 295 (1925). — *Bruttin, M.,* Opération et radiothérapie des carcinomes du sein. Rev. méd. Suisse rom. **50**, 73 (1930). — *Buchholz, K.,* Die Behandlung des Mammacarcinoms. 12. Tagg Ver.igg mitteldtsch. Chir. Braunschweig, 4. Dez. 1927. Zbl. Chir. **1928**, 1040. — Strahlenther. **29**, 698 (1928). — Med. Ges. Magdeburg, 15. März 1928. Münch. med. Wschr. **1928 II**, 1271. — *Buizard, Ch.,* Cancer en masse du sein. Radiothérapie profonde. Amputation. Gaz. Hôp. 100, No 19. — Zbl. Gynäk. **1927**, 1785. — Cancer du sein. Radiothérapie profonde. Académie des sciences, Sitzg 5. Sept. 1927. Gaz. Hôp. **100**, No 75 (1927). — Zbl. Gynäk. **1928**, 1011. — *Bumm* u. *Warnekros,* Heilung tiefliegender Carcinome von der Körperoberfläche aus. Münch. med. Wschr. **1914 II**, 1601. — *Burnam, C. F.,* An evaluation of radium as a therapeutic agent. Internat. Clin., I. s. **43**, 43 (1933). — Zbl. Radiol. **15**, 295 (1933).

Caspari, Tumor und Immunität. Strahlenther. **15**, 831 (1923). — *Cassidy, Wm. J.,* Carcinoma of the breast, its combined treatment, surgery, X-ray and radium. J. Michigan State med. Soc. **22**, 83 (1923). — Z.org. Chir. **22**, 342 (1923). — *Chambacher, Ch.* et *W. Rieder,* Contribution à l'étude du traitement du cancer du sein par la radiothérapie pénétrante. Presse méd., 30. Dez. **1925**, No 104. — Beitrag zur Röntgenstrahlenbehandlung des Brustkrebses. Presse méd. **1926**, No 32, 499. — Zbl. Radiol. **1**, 503 (1926). — Beitrag zum Studium der Behandlung des Mammakrebses durch Röntgentiefenbestrahlung. Presse méd. **1926**, 32, 499. — Fortschr. Röntgenstr. **34**, 1051 (1926). — *Chaoul, H.,* Die Röntgenbehandlung bösartiger Geschwülste. Dtsch. Z. Chir. **193**, 59 (1925/26). — *Cheatle, G. L.* and *M. Cutler,* Tumours of the breast, their pathology, symptoms, diagnosis and treatment. Amer. J. Canc. **16**, 434 (1931). — *Chilaiditi,* Mit Röntgen oder Radium oder kombiniert bestrahlte Fälle von malignen Tumoren (Brustkrebs, Vaginalkrebs, Kiefersarkom u. a.), Larynxtuberkulose. Gaz. Méd. Orient., Jan. u. Febr. **1923**. — Fortschr. Röntgenstr. **31**, 137 (1923). — Cancer du sein, Roentgen- et radiumthérapie. Gaz. méd. Orient **1925**, No 5/6. — Die Röntgentherapie in der Türkei. Internat. Radiother. **1**, 942f. (1925/26). — *Childe, B. A.,* Surgery of breast cancer. Brit. med. J., 12. März **1921**. — *Choleva, J.,* Über Brustkrebs. Med. Pregl. (serb.-kroat.). **1928**, Nr 5. — Zbl. Gynäk. **1929**, 3230. — *Clark,* The effect of the R.-Rays in a case of chronic carcinoma of the breast. Brit. med. J., Juni **1901**. Zit. nach Mikulicz u. Fittig: Beitr. klin. Chir. **37 b**, 683 (1901). — *Clopton, M. B.,* Cancer of the breast. Surg. etc. 58, 438—439 (1934). — *Coffey, R. C.,* Postoperative use of radium in breast carcinoma. Radiologic Rev. 49, 280 (1927). — Z.org. Chir. **41**, 551 (1928). — *Coley,* Krebs und Trauma. Ann. Surg. 98, 6, 991 (1933). Ref. Mschr. Krebsbekämpfg 2, H. 7, 223 (1934). — *Coliez, R.,* Importance de la technique dans le traitement radiothérapique du cancer du sein. Bull. Assoc. franç. Étude Canc. 12, No 5, 416 (1923). — Z.org. Chir. **24**, 171 (1923). — Die Entwicklung der Röntgentherapie in Frankreich in den Jahren 1924 bis 1926. Internat. Radiotherapie 1, 900 (1926). — *Conte,* I criterici tecnici della radioterapia del cancro della mamella. Radiol. med. 13, 10, 746 (1926). — *Coste, J.,* Traitement mixte, chirurgie et Roentgenthérapie à feu nu; rayonnement moyennement pénétrant, une seule séance, des néoplasmes malins du sein. 3e Congr. internat. Radiol. Paris, 26.—31. Juli 1931. Résumés des Communications, p. 206. Masson & Cie. — *Costolow, W. E.,* Recent advances in radium therapy in breast cancer. Amer. J. Roentgenol. 25, 247 (1931). — *Crile, G. W.,* Zit. nach Pfahler. Amer. J. Roentgenol. 21, 553 (1929). — Treatment of malignancy. Ewing Cancer Number 1931, 99. — *Cutler, M.,* The treatment of mammary carcinoma by means of removable radium needles. Surg. etc. 53, 71 (1931). — Zbl. Radiol. 11, 778 (1932).

Dahl, E., Beitrag zum Studium des Brustkrebses. Norsk. Mag. Laegevidensk. 86, Nr 11, 1173. — Z.org. Chir. 34, 150 (1925). — Carcinoma mammae. Ugeskr. Laeg. (dän.) 92, 1090 (1930). — Zbl. Chir. 1931, 2857. — *Dahl-Iversen, E.,* Examen ultérieur de 109 malades ayant subi l'opération radicale du cancer du sein, concernant essentiellement le rapport entre la découverte microscopique et la fréquence de la récidive. Lyon chir. 24, 648 (1927). — Z.org. Chir. 42, 25 (1928). — *Daland, E.,* Cancer of the breast. Boston med. J. 197, 57 (1927). — Z.org. Chir. 40, 32 (1927). — *Daland, E. M.,* Untreated cancer of the breast. Surg. etc. 44, 264 (1927). — Zbl. Radiol. 3, 146 (1927). — Amer. J. Roentgenol. 19, 99 (1928). — *Danies, R.,* Bericht über die chirurgische Behandlung des Mammacarcinoms. Le Cancer 9, 3, 193 (1932). — Ref. Mschr. Krebsbekämpfg 2, H. 5, 150 (1934). — *Deelmann, H. T.* u. *N. M. Jos. Jitta,* Die Sterblichkeit an Brustdrüsen- und Gebärmutterkrebs in Niederland und England. Z. Krebsforsch. 24, 146 (1927). — *Delbet* et *Mendaro,* Les cancers du sein. Paris: Masson & Cie 1927. Zbl. Chir. 1927, 2366.. — *Delherm,* Congr. A. F. A. S. Grenoble 1925. J. Radiol. et Électrol. 9, 518 (1925). — *Desgouttes, Ricard* et *Coste,* Néoplasmes du sein et radiothérapie. Lyon chir. 1930, 351. — Zbl. Chir. 1931, 2857. — *Desjardins, A. U.,* Certain unusual features noted in a case of inoperable cancer of the breast treated by Roentgen rays. Med. Clin. N. Amer. 7, 163 (1923). — Z.org. Chir. 26, 12. — *Dessauer,* Antwort auf die Bemerkung zu der Arbeit von Dr. Pohle „Wassergefüllte Gummikissen als Überdeckungsschicht" von O. Jüngling. Strahlenther. 14, 886 (1923). — *Dieterich,* Erfahrungen in der Behandlung des Mammacarcinoms mit Röntgenstrahlen. Strahlenther. 10, 798 (1920). — *Dietrich, A.,* Verh. dtsch. path. Ges. 1914. — Zbl. Path. 1914, 416. — Dtsch. Z. Chir. 195, 145 (1926). — *Dietrich, A.* u. *P. Frangenheim,* Die Erkrankungen der Brustdrüse. Stuttgart: Ferdinand Enke 1926. Neue deutsche Chirurgie, Bd. 35. — *Döderlein,* Mammacarcinom in der Schwangerschaft. Z. Geburtsh. 104, 186 (1932). — *Ducuing, M.,* Statistique personnelle de 106 cas de cancers du sein traités par la chirurgie seule. Constatations et réflexions. J. de Chir. 31, 814 (1928). — Z.org. Chir. 44, 75 (1929).

Editorial. The surgery of cancer of the breast. Amer. J. Canc. 16, 667 (1932). — *Eller, J. J.* u. *N. P. Anderson,* Pagetsche Krankheit der Brustwarze. Münch. med. Wschr. 1930 II, 1908. — *Ernst, E. C.,* Diskussion zu den Vorträgen von Poyntz und Stevens. Radiology 1, 105 (1923). — *Ernst, M.,* Untersuchungen über hormonale Wachstumsantriebe der Brustdrüse unter Einbeziehung des Parabioseverfahrens. Dtsch. Z. Chir. 102, 231 (1928). — *Erskine,* X ray treatment of carcinoma of the breast. Illinois med. J., März 1922, 209. — J. of Radiol. 1922, 210. — Homogeneous radiation of the chest. J. of Radiol. 3, Nr 11 (1922). — *Evans, W. A.* and *T. Leucutia,* Deep roentgen therapy of neoplastic pulmonary metastases. Amer. Röntgenges. Chicago, Sept. 1923. Amer. J. Roentgenol. 11, 35 (1923). — The value of postoperative irradiation in mammary carcinoma. Amer. J. Roentgenol. 13, 415 (1925). — Deep roentgen therapy of mammary carcinoma. Amer. J. Roentgenol. 14, 135 (1925). — Deep Roentgen-ray therapy of mammary carcinoma. II. Five year results. Amer. J. Roentgenol. 24, 673 (1930). — *Ewing, J.,* Diskussion zu Wainwright. The advantages of slides of approximately the entire breast in the study of breast diseases. Proc. amer. Assoc. Canc. Res., 30. April 1928. — J. Canc. Res. 12, 258 (1929).

Faust, H., Nachgewiesene schwere Schädigung des Perikards nach Röntgentiefenbestrahlung der Präkordialgegend. Strahlenther. 43, 749 (1932). — *Feci, Lorenzo,* Roentgenterapia delle metastasi ossee della mammella. Arch. di Radiol. 8, 5 (1932). — Zbl. Radiol. 13, 308 (1932). — *Feist* u. *Bauer,* Statistik des Brustkrebses. Bruns' Beitr. 125, 636 (1922). — Dtsch. med. Wschr. 1922 I, 849. — *Finzi, N. S.,* X rays and radium in the treatment of carcinoma of the breast. Brit. med. J. 1927, Nr 3485, 728. — Z.org. Chir. 42, 101 (1928). — *Finzi, S.,* Some developments in deep radiotherapy. Brit. J. Radiol. 21. April 1925. — *Firket, J.* u. *P. Moureau,* Über die prognostische Bedeutung neuer Klassifikationen des Brustkrebses. Betrachtungen zur postoperativen Radiotherapie. Liège méd. 1929, No 37/38. — Münch. med. Wschr. 1930 II, 1990. — *Fischer, H.,* Bildet das subepidermoidale Carcinom als Hautaffektion eines Brustkrebses ein selbständiges Krankheitsbild? Zbl. Chir. 1926, 2519. — *Fischer, W.,* Über Cystenmamma und Mammakrebs. Naturforsch. u. med. Ges. Rostock, 24. Nov. 1927. Münch. med. Wschr. 1928 I, 244. — *Flynn, Chas. W.,* Sarcoma of the breast. South. med. J. 20, 191 (1927). — Z.org.

Chir. **40**, 33 (1927). — *Forssell*, Report on cases radiologically treated at Radium-Hemmet in Stockholm 1921—1924 or previously and examined 1921—1924. Sonderdruck. — Siehe auch Larsen-Lysholm. — *Foveau de Courmelles*, La radiothérapie combinée du sein et des ovaires contre les tumeurs du sein. Acad. Sci., Sitzg 13. Febr. 1922. Gaz. Hôp. **95**, No 16 (1922). — Zbl. Chir. **1922**, 1304. — Les rayons X et le radium en thérapeutique gynécologique. Acta radiol. (Stockh.) **6**, 322 (1926). — *Fraenkel, S.* u. *Sabludowski*, Zur Frage der Behandlung des Brustkrebses. Moskov. med. Z. **2**, Nr 3/4 (1922). — Fortschr. Röntgenstr. **31**, 137 (1923). — *Frangenheim*, Chirurgie der Brustdrüsen. Handbuch der praktischen Chirurgie, 1924, 2. Stuttgart: Ferdinand Enke. — *Frankenthal, L.*, Unsere heutige Auffassung vom Paget-Krebs und ihre praktische Bedeutung. Dtsch. med. Wschr. **1930 I**, 915. — *Fraser, J.*, Eine Studie über bösartige Brustgeschwülste (mit kombinierter Schnittechnik). Surg. etc. **45**, 266 (1927). — Zbl. Gynäk. **1929**, 3229. — *Friedrich* u. *Krönig*, Strahlenbehandlung des Brustkrebses in einer einmaligen Sitzung. Festlegung der Carcinomdosis. Münch. med. Wschr. **1916 II**, 1445. — *Freund, F.*, Aussprache zu Melchart „Zur Nachbestrahlung des Mammacarcinoms“. Wien. Ges. Röntgenkde, 16. Mai 1934. Fortschr. Röntgenstr. **50**, 191 (1934). — Aussprache zu J. Borak „Zur Röntgentherapie der Mammacarcinome“. Wien. Ges. Röntgenkde, 16. Mai 1934. Fortschr. Röntgenstr. **50**, 195 (1934). — *Freund, L.* u. *J. G. Knoflach*, Teleangiektasien und Strahlenbehandlung (ein Beitrag zur Frage des Erysipelas carcinomatosum). Strahlenther. **50**, 2, 326—332 (1934). — *Fricke, R. E.*, Treatment of carcinoma of the breast. Radiology **8**, 39 (1927). — *Fuchs*, Erfolge der prophylaktischen Nachbestrahlung radikaloperierter Brustkrebse. Münch. med. Wschr. **1922 I**, 28.

Garcia Donato, J. y. V., Estado actual de la radioterapia del cancer. Trib. med. españ., Mai-Juni **1924**. — Zbl. Chir. **1925**, 2491. — Ein neuer Streukörper beim Verfahren in der Röntgentiefentherapie. Strahlenther. **17**, 351 (1924). — *Gaylord*, Diskussion zu Burton J. Lee. Amer. J. Roentgenol. **10**, 66f. (1923). — *Gelli, G.*, Radioterapia intensiva di un carcinoma mammario. Note cliniche e istopatologiche. L'Actinoter. **3**, 1 (1923). — Z.org. Chir. **22**, 260 (1923). — *Gerota*, Nach welchen Richtungen kann sich der Brustdrüsenkrebs weiterverbreiten? Arch. f. Chir. **54** (1897). — *Gherardi*, Neoplasie toraciche (in special modo carcinoma della mammella) e problemi tecnici nella loro radiumroentgen terapia profonda intensiva. L'Actinoter. **4**, H. 7. — Internat. Radiotherapie **1**, 600 (1926). *Gilbert, R.*, Contribution à l'étude du traitement du cancer du sein par la curiethérapie de surface. J. Radiol. et Électrol. **11**, 476 (1927). — Curiethérapie de surface (cancer du sein). Soc. Suisse de Radiol. J. Radiol. et Électrol. **12**, 25 (1928). — *Glocker, R., Rothacker, O.* u. *W. Schönleber*, Neue Methoden zur Messung der Tiefendosis im Wasserphantom. Strahlenther. **14**, 389 (1923). — *Gnant*, Resultate postoperativer Mammacarcinombestrahlung. Fortschr. Röntgenstr. **30**, 326 (1922/23). — *Goebel*, Zit. nach Dietrich-Frangenheim, S. 186. — *Göbell, R.* u. *A. Magens*, Die Heilerfolge des Mammacarcinoms nach Radikaloperation und Röntgen-Nachbestrahlung. Med. Welt **1931**, 1676. — *Goldschmidt, W.*, Aktuelles über das Mammacarcinom. Wien. med. Wschr. **1934 II**, 1866. — *Gottschalk*, Beiträge zur Röntgentherapie. 3. Röntgenkongr. Berlin 1907. Verh. dtsch. Röntgenges. **3**, 131. — *Gray, H. Tyrrell* and *Morton, Reginald*, Case of carcinoma en cuirasse, treated by X-rays. Proc. roy. Soc. Med. **14**, 25, clin. sect. — Z.org. Chir. **12**, 136 (1921). — *Greenough, R. B.*, Carcinoma of the breast at the Massachussetts General Hospital, 1918, 1919, 1920 (Third Series). South. med. J. **18**, 187 (1925, März). — Amer. J. Roentgenol. **14**, 170 (1925). — Carcinoma of the breast. Amer. J. Roentgenol. **16**, 439 (1926). — Five year cures of cancer of the breast at the Massachusetts General Hospital. Surg. etc. **58**, 437 (1934). — *Groedel*, Die Röntgentherapie des Mammacarcinoms mittels Nachbestrahlung und Homogenisierungsfilter. Ersatz der unökonomischen Fernfeldbestrahlung. Dtsch. Z. Chir. **163**, 405 (1921). — Zbl. Chir. **1921**, 1800. — *Gronwald, G.*, Seltene Mammaerkrankungen im Rahmen der Carcinomdiagnose. Klin. Wschr. **1931 I**, 641. — *Großmann*, Über die Lymphdrüsen und -bahnen der Achselhöhle. Gekrönte Preisschrift. Berlin 1896. — *Guarini, G.*, 5 Jahre Röntgentherapie des Carcinoms. 7. Kongr. Soc. Radiol. Neapel, Okt. 1926. Fortschr. Röntgenstr. **36**, 177 (1927). — Arch. di Radiol. **1927**. — *Guedès, Bénard*, Der gegenwärtige Stand der prophylaktischen Röntgentherapie des Brustkrebses. Internat. Radiotherapie **2**, 831 (1927). — Die Strahlenbehandlung des Mammacarcinoms. Internat. Radiotherapie **3**, 952 (1929). — *Guilleminot*, Zit. nach Béclère. Strahlenther. **21**. — *Gunsett, A.*, La radiothérapie préventive post-opératoire des cancers du sein. (Une statistique.) Kongr. Lyon, Juli/Aug. 1926. Arch. d'Electr. méd. **1926**, No 521, 438. — Zbl. Radiol. **3**, 205 (1927). — *Gunsett*, Cancers du sein et radiations. Strasbourg méd. **1927**, No 8, 129. — Z.org. Chir. **40**, 141 (1927). — Le Cancer **4**, Spez. Nr, 245 (1927). — Z.org. Chir. **41**, 621 (1928). — *Guyot, J.*, De la valeur de la radiothérapie postopératoire prolongée dans le traitement du cancer du sein. Gynéc. et Obstétr. **16**, 401 (1927). — Zbl. Chir. **1928**, 1769. — Fortschr. Röntgenstr. **37**, 461 (1928). — *Guzmann, L.*, Epithéliomas cylindriques de la glande mammaire traités par les radiations. Arch. Électr. méd. **39**, 219 (1931). — Zbl. Radiol. **11**, 621 (1932).

Haas, Knochenmetastasen nach Amputatio mammae wegen Carcinoms. Breslau. chir. Ges. Zbl. Chir. **1931**, 471. — *Haefen, K. v.*, Untersuchungen an axillaren Lymphknoten bei Mammacarcinom. Dtsch. Z. Chir. **232**, 542 (1931). — Zbl. Radiol. **12**, 230 (1932). — *Halberstaedter, L.*, Zur Frage der postoperativen Röntgenbehandlung des Mammacarcinoms. Berl. klin. Wschr. **1921** I. — Zit. nach Anschütz u. Hellmann. — *Haller*, Cancers massifs du sein. Radiothérapie profonde. Soc. Chir. Paris, Sitzg 6. Mai 1927. Ref. Hôp. **100**, No 49 (1927). — Zbl. Chir. **1927**, 2784. — *D'Halluin*, Aussprache zum Vortrag von Solomon. 53. Session de l'Association française pour l'avancement des sciences. J. Radiol. et Électrol. **14**, 116 (1930). — *Handley*, Cancer of the breast and its operative treatment. London: J. Murray 1906 (Iselin: Schweiz. med. Wschr. **1928** I). — The encirclement method of using buried radium tubes. Brit. J. Radiol., Nov. **1925**. — Parasternal invasion of the thorax in breast cancer and its suppression by the routine use of radium tubes as an operative precaution. Surg. etc. **45**, 712 (1927). — Z.org. Chir. **41**, 569. — Radiation as an adjuvant to surgery in the treatment of breast cancer. Report internat. Conf. Cancer London, Juli 1928, p. 139 London: Simpkin, Marshall Ltd. 1928. — *Harrington, St. W.*, Zit. nach Hintze. Strahlenther. **41**, 643 f. (1929). — Carcinoma of the breast. J. amer. med. Assoc. **92**, 208. — Zbl. Chir. **1930**, 2582. — *Harrington, St. W.* and *E. St. Judd*, Carcinoma of the breast. Surgical treatment and results five, ten, fiften years after radical amputation. Surg. etc. **58**, 440—441 (1934). — *Hartmann, H.*, Cancer du sein rendu opérable par la radiothérapie. Bull. Soc. nat. Chir. Paris **54**, 228 (1928). — Zbl. Radiol. **5**, 207 (1928). — *Hayes, M. R. J.*, Experiences of deep X-ray treatment of 180 cases which were chiefly malignant. Brit. J. Radiol. **32**, 275 (1927). — *Hedfeld*, Als Referent zu: Kaplan, I. I. and Rieva Rosh: Irradiation in carcinoma of the breast. Ann. Surg. **97**, 62 (1933). — Ref. Zbl. Radiol. **15**, 208 (1933). — *Hellner*, Präsenile Involution der Mamma. Ver.igg niederrhein.-westfäl. Chir., Juli 1929. Zbl. Chir. **1929**, 2394. — *Herendeen*, Aussprache zu Lee. Amer. J. Roentgenol. **27**, 558 (1932). — *Hernaman-Johnson, F.*, The use of X-rays as immunity-raising agents, before and after operation for cancer. Brit. med. J. **1920**, Nr 3102, 793. — Z. Chir. **51**, 1544 (1920). — Cancer of the breast: its treatment by X-rays and electricity. Practitioner **110**, 177 (1923). — Z.org. Chir. **22**, 293 (1923). — Old and new theories with regard to X-ray dosage in cancer. Proc. roy. Soc. Med. **25**, 774 (1932). — Zbl. Radiol. **15**, 365 (1933). — *Hessmann*, Massendosierung bei Tumoren. 6. Röntgenkongr. Berlin 1910. Verh. dtsch. Röntgenges. **6**, 42 (1910). — Wie lange soll postoperativ prophylaktisch bestrahlt werden? Fortschr. Röntgenstr. **30**, Kongreßh. **2**, 117 (1922/23). — Diskussionsbemerkung zu dem Referat: Ist die postoperative Bestrahlung berechtigt? Fortschr. Röntgenstr. **34**, Kongreßh., 25 (1926). — *Heuser, C.*, La radiotherapie profunda. Semana méd. **29**, No 14, 89; No 30, 201 (1922). — *Himmelmann, W.* u. *W. Lehmann*, Zur Klinik und Behandlung des Brustkrebses. Ergebnisse der Brustkrebsbehandlung in der Chirurgischen Universitätsklinik Bonn von 1908—1928, unter Berücksichtigung des Einflusses der Röntgenbestrahlung. Bruns' Beitr. **150**, 31. — Z.org. Chir. **51**, 692. — *Hindse-Nielsen, S.*, Brustkrebsmetastasen im Peritoneum-Ileus, 23 Jahre nach Radikaloperation. Zbl. Chir. **1934**, 1646. — *Hintze, A.*, Mammacarcinomrezidive, nach Röntgenbestrahlung 5 Jahre und mehr klinisch geheilt. Klin. Wschr. **1922** II, 2187. — Prophylaktische Nachbestrahlung nach Amputation der carcinomatösen Mamma. Klin. Wschr. **1924** I, 599. — Vorstellung eines Falles von prophylaktisch nachbestrahltem Mammacarcinom. Zbl. Chir. **14**, 745 (1924). — Verh. dtsch. Röntgenges. Berlin **1926**. — Fortschr. Röntgenstr. **34**, 22 (1926). — Die Verbesserung der Operationsergebnisse beim Brustkrebs durch Nachbestrahlung. Klin. Wschr. **1929** I, 644. — Heilung eines Mammacarcinoms durch eine Bestrahlungsserie. Berl. med. Ges., 5. und 12. Nov. 1930. Dtsch. med. Wschr. **1930** II, 2158. — Unsere Fortschritte bei der Behandlung des Brustkrebses durch Nachbestrahlung. Die Tangentialbestrahlungsmethode. Strahlenther. **41**, 601 (1931). — Die Erfolge der operativen und der Bestrahlungsbehandlung beim Carcinom der Haut und der Brustdrüse. Chir. kongr. 1932. Fortschr. Röntgenstr. **46**, 231 (1932). — Leitsätze zur Behandlung der von der Haut und Brustdrüse ausgehenden Carcinome. Chir.kongr. 1932. Zbl. Gynäk. **1932**, 1913. — Die Erfolge der operativen und der Bestrahlungsbehandlung bei bösartigen Geschwülsten. Statistik über 5500 Fälle. Zbl. Chir. **1932**, 2626. — *Hirsch, H.*, Die Röntgenbestrahlung der Mammacarcinome. Zbl. Gynäk. **1921**, 1056. — Fortschr. Röntgenstr. **28**, 600 (1921/22). — *Hirsch, J.*, Zur Radiumchirurgie des Brustkrebses. Dtsch. med. Wschr. **1927** II, 1419, 2203. — *Hoffmann*, Zit. nach Anschütz und Hellmann. — *Hoffmann, V.*, Die Therapie des Mammacarcinoms und ihre Erfolge. Bruns' Beitr. **121**, 400 (1921). — Zbl. Chir. **1921**, 1173. — *Holfelder, H.*, Erfahrungen mit der Röntgenbehandlung der malignen Tumoren. Strahlenther. **15**, 727 (1923). — Die Röntgentherapie bei chirurgischen Erkrankungen. I. Allgemeiner Teil. Handbuch der Röntgentherapie, herausgeg. von P. Krause. Leipzig: W. Klinkhardt 1925. — Der gegenwärtige Stand der Strahlenbehandlung des Brustkrebses (Sammelbericht). Med. Klin. **1925** I. 213, 255. — Ist die postoperative Bestrahlung beim Mammacarcinom berechtigt? Strahlenther. **22**, 667 (1926). — Der gegenwärtige Stand der Behandlung des Brustkrebses. Ärztl. Ver. Frankfurt, 6. Sept.

1926. Med. Klin. **1926** II, 1704. — Der heutige Stand der Behandlung des Brustkrebses. Ärztl. Ver. Frankfurt, 6. Sept. 1926. Dtsch. med. Wschr. **1926** II, 1840. — Die Nachbestrahlung des operierten Brustkrebses. Lehrbuch der Strahlentherapie, Bd. 4, S. 1097. 1929. — Was kann man heute von der Röntgentherapie der sog. inoperablen Tumoren erwarten? Strahlenther. **33**, 131 (1929). — *Holthusen, H.*, Abhängigkeit der Röntgenstrahlenempfindlichkeit vom Zellalter? Beobachtungen bei der Epilation. Strahlenther. **31**, 5 (1928). — Biologische Wirkungen der Röntgenstrahlen mit besonderer Berücksichtigung des Einflusses der Wellenlänge, der Intensität und der Bestrahlungsdauer. Krebskonf. London 1928. Strahlenther. **31**, 509 (1928). — *Hotz*, Röntgenbestrahlung des Mammacarcinoms. 11. Verslg Schweiz. Ges. Chir. Zbl. Chir. **1925**, 32. — Schweiz. med. Wschr. **1925** I, 521. — *Hütten, v. d.*, Dauerheilung des operablen Brustkrebses mit und ohne prophylaktische Röntgenbestrahlung. Münch. med. Wschr. **1922** I, 13. — *Hummel*, Dauerergebnisse der prophylaktischen Nachbestrahlung nach Brustkrebsoperation am Frankfurter Univ.-Röntgeninstitut. 3e Congr. internat. Radiol. Paris 1931. Résumés des Communications, p. 206. Masson & Cie.

Ill, E. J., Cancer of the breast. Thirty-two years experience. Ann. Surg. **95**, 401 (1932). — *Iselin, H.*, The treatment of cancer of the breast by X rays after operation. Proc. roy. Soc. Med. **21**, Nr 1, sect. electrother., 21. Jan. 1927. 1. — Zbl. Radiol. **6**, 160 (1928). — Schweiz. med. Wschr. **1928** I, 693. — Z.org. Chir. **43**, 832 (1928).

Jacobi, W., Prophylaktische Nachbestrahlung nach Carcinomoperation. Inaug.-Diss. Freiburg 1919. — Zbl. Gynäk. **1924**, 452. — *Jaeger, R.* u. *W. Rump*, Über die Bestimmung des Schwächungskoeffizienten und der Streuzusatzstrahlung mit dem Siemens-Röntgendosismesser. Strahlenther. **15**, 650 (1923). — *Jarre*, Das Mammacarcinom und seine zeitgemäße strahlentherapeutische und chirurgische Behandlung. Klin. Wschr. **1924** I, 584. — *Jenkinson*, Roentgen treatment of breast carcinomata. Radiology **2**, 151. — *Jolles, W. H.*, Brustkrebs durch Strahlenbehandlung geheilt. Nederl. Tijdschr. Geneesk., 14. Febr. 1920. — *Joly, Marcel*, Étapes histologiques de régression d'un cancer du sein irradié. Bull. Soc. Radiol. méd. France **20**, 116 (1932). — Zbl. Radiol. **13**, 389 (1932). — *Jüngling*, Bemerkungen zu der Arbeit von Dr. Pohle: Wassergefüllte Gummikissen als Überdeckungsschicht. [Strahlenther. **14**, 118 (1923)]. Strahlenther. **14**, 731 (1923). — Zur Methodik der chirurgischen Röntgentiefentherapie: Das Prinzip der willkürlichen Formgebung zwecks homogener Durchstrahlung. [Strahlenther. **14**, 800 (1923).] Röntgenbehandlung chirurgischer Krankheiten. Leipzig: S. Hirzel 1924. — Das Mammacarcinom und seine zeitgemäße strahlentherapeutische und chirurgische Behandlung. Klin. Wschr. **1924** II 1077. — Zur Frage der Statistik des Mammacarcinoms. Vorschläge zu einer Normierung. Zbl. Chir. **1926**, 1490. — Ist die prophylaktische Nachbestrahlung beim Mammacarcinom berechtigt? Ref. Röntgenkongr. 1926. Strahlenther. **22**, 653 (1926). — Die postoperative Röntgenbestrahlung des Mammacarcinoms und ihre Technik. Bemerkungen zu der gleichnamigen Arbeit von K. Luhmann in Bruns' Beitr. **139**. Bruns' Beitr. **143**, 171 (1928). — Zbl. Radiol. **6**, 161 (1929). — Über das Operieren und die Wundheilung im röntgenvorbestrahlten Gebiet, mit besonderer Berücksichtigung des Mammacarcinoms. 56. Verslg dtsch. Ges. Chir., 30. März bis 2. April 1932. Fortschr. Röntgenstr. **46**, 231 (1932). — Fortschritte in der Behandlung des Mammacarcinoms. Fortschr. Ther. **9**, 136 (1933). — Zbl. Radiol. **15**, 780 (1933). — *Jüngling* u. *Rudolph*, Die Umbaumasse Radioplastin und ihre Anwendung in der chirurgischen Röntgentiefentherapie. Strahlenther. **14**, 807 (1923). — *Juillard, Ch.*, Réflexions et projet d'enquête sur la généralisation des tumeurs malignes après radio- et curiethérapie. Schweiz. med. Wschr. **1932** I, 337. — Zbl. Radiol. **13**, 149 (1932). — *Julien, R.*, Traitement du cancer du sein par l'électro-coagulation, le radium et les injections formolées. Bull. Soc. Radiol. méd. France **20**, 443 (1932). — Zbl. Radiol. **14**, 231 (1933).

Kästner, H., Zur prophylaktischen Röntgenbestrahlung radikaloperierter Brustdrüsenkrebse. Bruns' Beitr. **121**, 413 (1921). — Zbl. Chir. **1921**, 1173. — *Kahn, M.*, On the question of pre- and postoperative X-ray treatment of breast carcinoma. Radiology **13**, 422 (1929). — Z.org. Chir. **49**, 473 (1930). — *Kalima, T.*, Die Behandlung des Brustkrebses und die Resultate derselben. Duodecim (Helsingfors) **44**, 909 (1928). — Z.org. Chir. **45**, 138 (1929). — *Kaplan, I. I.*, Radium treatment of cancer of the breast. Amer. J. Roentgenol. **25**, 250 (1931). — *Kaplan, I. I.* and *Rieva Rosh*, Irradiation in carcinoma of the breast. Ann. Surg. **97**, 62 (1933). — Zbl. Radiol. **15**, 208 (1933). — *Keynes, G.*, Radium treatment of carcinoma of the breast. Report internat. Conf. Cancer, p. 143. London: Simpkin, Marshall Ltd. 1928. — The treatment of primary carcinoma of the breast with radium. Acta radiol. (Stockh.) **10**, 393 (1929). — The radium treatment of carcinoma of the breast. Brit. J. Surg. **19**, 415 (1932). — Zbl. Radiol. **12**, 762 (1932). — *Kienböck, R.*, Radiotherapie der bösartigen Geschwülste. Ref. 17. internat. med. Kongr. London, 6.—12. Aug. 1913, 22. Sekt. (Radiologie), Sitzg 9. Aug. Strahlenther. **5**, 502 (1915). — *Kilgore*, Tumors of the breast arising during pregnancy and lactation. California State J. Med. **21**, Nr 1 (1923). — *Kingery*, Zit. nach Pfahler. — *Klein, G.*, Erfolge der Röntgenbehandlung bei Carcinom des Uterus, der Mamma und der Ovarien. Strahlenther. **3**, 268 (1913). — *Kleinschmidt, O.*, Brustdrüse. Zweifel-Payrs Klinik der bösartigen Geschwülste, Bd. 3, S. 5. Leipzig: S. Hirzel 1927. — *König, F.*, Betrachtungen über die Behandlung des Brustkrebses. Z. Geburtsh. **87**, 270 (1924). — *Kogan, C.*, Der Brustkrebs. Verh. 20. russ. Chir.kongr. Moskau, 26.—30. Mai **1928**, 178. — *Kohler*, Erwiderung auf die Mitteilung von Perthes über: Erfolge der Brustkrebsbehandlung usw. Zbl. Chir. **1920**, 472. — *Kok, C. H.*, Übersicht über die 1917 mit X-Strahlen behandelten Brustdrüsencarcinome. Nederl. Tijdschr. Geneesk. **1920**, 2108. — Zbl. inn. Med. **1921**, 576. — *Kotzenberg*, Die Röntgentherapie der malignen Geschwülste. Beitr. klin. Chir. **92**, 784. — *Krecke*, Über Strahlentherapie in der Chirurgie. Strahlenther. **8**, 1 (1918).— 20- und 25jährige Carcinomheilungen. 14. Tagg Ver.igg bayer. Chir. München, 26.—27. Juli 1929. Zbl. Chir. **1929**, 2739. — *Kreuter, E.*, Über die Behandlung der bösartigen Geschwülste. Münch. med. Wschr. **1923 I**, 451. — *Krönig*, Bei Opitz. Strahlenther. **10**, 973 (1920). — *Krönig* u. *Friedrich*, Die Strahlenbehandlung des Brustkrebses in einer einmaligen Sitzung. Festlegung der Carcinomdosis. Münch. med. Wschr. **1916 II**, 1445. — Physikalische und biologische Grundlagen der Strahlentherapie. 3. Sonderband der Strahlentherapie. Berlin u. Wien: Urban & Schwarzenberg 1918. — *Krönig, Gauß, Krinski, Lembcke, Wätjen* u. *Königsberger*, Weitere Erfahrungen bei der nichtoperativen Behandlung des Krebses. Dtsch. med. Wschr. **1914 I**, 740, 793. — *Kronfeld*, Naturforscherkongr. Kassel 1903. — *Kudlek*, Mammacarcinom bei jugendlichen Frauen. Ver.igg niederrhein.-westfäl. Chir. Bonn, Juli 1929. Zbl. Chir. **1929**, 2396. — *Kuhle*, Zur Therapie des Mammacarcinoms. Ver. nordwestdtsch. Chir. Hamburg, Dez. 1931. Zbl. Chir. **1932**, 726.

Läwen, Die frühzeitige Erfassung des Mammacarcinoms. 58. Tagg dtsch. Ges. Chir., 7. April 1934. Zbl. Chir. **1934**, 1432. — Über die frühzeitige Erfassung des Brustkrebses. Dtsch. Wschr. **1934 I**, 707. — *Lahm*, Der zweite internationale Radiologenkongreß in Stockholm 1928. Internat. Radiotherapie **3**, 952 (1928). — *Lammers, H.*, Resultate durch Radiotherapie bei Krebs der weiblichen Brustdrüse bei Anwendung verschiedener Methoden während der 10jährigen Zeitspanne von 1915—1925. Nederl. Tijdschr. Geneesk. **70 II**, Nr 13, 1396 (1926). — Zbl. Radiol. **2**, 440 (1927). Sammelref. Strauß: Med. Klin. **1926 I**, 440. — *Lane-Claypon, J. E.*, Cancer of the breast and its surgical treatment. A review of the literature. Reports on Public Health and Medical Subjects Nr. 28. Ministry of Health. London 1924. — Report on the late results of operation for cancer of the breast. Being an analysis of 2006 cases occurring in the practice of the General Hospitals of eight County Boroughs in England and Wales during the period 1910—1921. Reports on Public Health and Medical Subjects Nr. 51. Ministry of Health. London 1928. — *Lardennois, G., Roger Leroux* et *Maurice Perrot*, Recherches sur le pronostic post-opératoire des cancers du sein. Bull. Assoc. franç. Étude Canc. **21**, 170 (1932). — Zbl. Radiol. **13**, 307 (1932). — *Larsen, T.* and *E. Lysholm*, To the question of postoperative treatment of mammary cancer. Acta radiol. (Stockh.) **3**, 8 (1924). — *Lazarus*, Verh. dtsch. Röntgenges. **1926**. — Fortschr. Röntgenstr. **34**, 27 (1926). — Das Problem der Behandlung des Brustkrebses und der Präcancerosen, einschließlich der anteoperativen Bestrahlung und der Präventorien. Ther. Gegenw. **72**, 74—79, 112—114, 165—174 (1931). — Zbl. Radiol. **11**, 764 (1932). — *Leddy, E. T.*, The Roentgen-ray treatment of inoperable carcinoma of the breast by the method of multiple convergent beams. Radiology **22**, 67 (1934). — Zbl. Radiol. **17**, 391 (1934). — *Leddy, E. T.* e *C. Gianturco*, Effetti analgesici della radioterapia delle metastasi ossee da carcinoma della prostata e della mammella. Arch. di Radiol. **9**, 747 (1933). — Zbl. Radiol. **17**, 313 (1934). — *Lee, B. J.*, Results and technique in the treatment of carcinoma of the breast by radiation. Amer. J. Roentgenol. **10**, 62 (1923).—Z.org. Chir. **14**, 268.—Behandlung von inoperablen Carcinomrezidiven der Brust durch Radium- und Röntgenstrahlen. J. amer. med. Assoc. **79**, Nr 19 (1922). — Zbl. Gynäk. **1924**, 452. — Diskussion zum Vortrag von Pfahler. Amer. J. Roentgenol. **14**, 558 (1925). — Radiation in the treatment of mammary carcinoma. Clin. Stud. Mem. Hosp. **2** (1926). — Conservatism in the treatment of primary operable cancer of the breast. Report internat. Conf. Cancer London, Juli 1928, p. 131. Simpkin, Marshall Ltd. 1928. — The therapeutic value of irradiation in the treatment of mammary cancer. A survey of five-year results in 355 cases treated at the Memorial Hospital of New York. Ann. Surg. **88**, 26. — Zbl. Radiol. **6**, 523 (1929). — Z.org. Chir. **45**, 613 (1929).—Interstitial irradiation of mammary cancer with special reference to measured tissue dosage. A supplementary report. Amer. J. Roentgenol. **27**, 547 (1932). (Diskussion.) — Zbl. Radiol. **14**, 554 (1933). — *Lee, B. J.* and *Cornell, W. N.*, A report of 87 operable cases of carcinoma of the breast admitted to the New York Hospital prior to April 1rst 1919. Ann. Surg., Sept. **1924**. — Amer. J. Roentgenol. **13**, 508 (1925). — *Lee* and *Herendeen*, The treatment of primary inoperable carcinoma of the breast by radiation. A report of 54 cases from the breast clinic. Radiology **2**, 121 (1924). — Radiology **6**, 354 (1926). — *Lee, B. J.* and *G. J. Pack*, Brustkrebsbestrahlung mit besonderer Berücksichtigung der gemessenen Gewebsdosis. Fortschr. Röntgenstr. **42**, 536 (1930). — Irradiation of mammary cancer with special reference to measured tissue dosage, an evolution toward an ideal method. Acta radiol. (Stockh.) **12**, 416 (1931). — *Lee, B. J., G. T. Pack, E. H. Quimby* and *F. W. Stewart*, Irradiation of mammary cancer, with special reference to measured tissue dosage. Arch. Surg. **24**, 339 (1932). — Zbl. Radiol. **13**, 388 (1932). — *Lee, B. J.* and *Norman E. Tannenbaum*, Recurrent inoperable carcinoma of the breast. J. amer. med. Assoc., 23. Jan. **1926**, 250. — *Lee, B. J.* and *N. E. Tannenbaum*, Inoperables Rezidiv des Mammacarcinoms, eine Analyse von 363 mit Radium und Röntgenstrahlen behandelten Fällen. J. amer. med. Assoc. **86**, 250 (1926). — Fortschr. Röntgenstr. **34**, 608 (1926). — Z.org. Chir. **34**, 837 (1926). — Rezidive nach inoperablem Brustkrebs. J. amer. med. Assoc. **86** (1926). — Zbl. Gynäk. **1928**, 851. — *Lehmann*, Betrachtungen über die Carcinomdosis, mit besonderer Berücksichtigung des Mammacarcinoms. Zbl. Chir. **1920**, 290. — Weitere Beobachtungen über die postoperative prophylaktische Bestrahlung des Mammacarcinoms. Zbl. Chir. **1924**, 263. — Verh. dtsch. Röntgenges. **1926**. — Fortschr. Röntgenstr. **34**, Kongreßh., 18 (1926). — Die postoperative Bestrahlung des Mammacarcinoms. Tagg Ver.igg nordwestdtsch. Chir. Zbl. Chir. **1926**, 3014. — *Lehmann* u. *Scheven*, Zur Dauerheilung des operierten und prophylaktisch bestrahlten Mammacarcinoms. Dtsch. Z. Chir. **153**, H. 5/6. — Münch. med. Wschr. **1920** I, 851. — *Lenthal Cheatle, G.*, Die Strahlenbehandlung des Brustkrebses Brit. med. J. Nr 3617. — Zbl. Gynäk. **1930**, 3131. — *Lentze*, Die Behandlung der regionären Lymphdrüsen bei Mammacarcinom. Niederrhein.-westfäl. Chir.ver.igg, Münster i. W., Juli 1933. Zbl. Chir **1933**, 2270. — *Leroux, Roger* et *Maurice Perrot*, Étude anatomo-clinique des cancers du sein. Recherches sur l'influence de la radiothérapie post-opératoire. Bull. Assoc. franç. Étude Canc. **21**, 205 (1932). — Zbl. Radiol. **13**, 718 (1932). — Étude anatomo-clinique des cancers du sein. Valeur pronostique respective de différents facteurs cliniques. Bull. Assoc. franç. Étude Canc. **21**, 309 (1932). — Étude anatomique des cancers du sein. Valeur pronostique respective des différents tests histologiques. Bull. Assoc. franç. Étude Canc. **21**, 318 (1932). — *Levin, I.*, Cancer of the breast. Diagnosis and treatment. Arch. clin. Canc. Res. **5**, 15 (1930). — Zbl. Radiol. **11**, 532 (1932). — Proper co-ordination among surgery, radium and X-ray therapy in cancer of the breast. Radiology **17**, 1018 (1931). — Zbl. Radiol. **12**, 684 (1932). — Radiotherapy and surgery in advanced cancer of the breast. J. amer. med. Assoc. **98**, 977 (1932). — Zbl. Radiol. **13**, 308 (1932). — *Levy-Dorn*, Verh. dtsch. Röntgenges. Fortschr. Röntgenstr. **34**, Kongreßh., 26 (1926). — *Lewis, D.* and *W. F. Rienhoff*, A study of the results of operations for the cure of cancer of the breast, performed at the Johns Hopkins Hospital from 1889 to 1931. Ann. Surg. **95**, 336 (1932). — *Linder*, Resultate der postoperativen Röntgenbestrahlung der Mammacarcinome. Dtsch. Z. Chir. **185**, 385 (1924). — Ber. Gynäk. **6**, 250 (1924). — *Linkenheld*, Verlauf eines nachbestrahlten Carcinoma mammae. Z. Chir. **1921**, 1202. — Zbl. Chir. **1921**, 1202. — *Lipschütz*, Zur Kenntnis der Zellstruktur menschlicher Geschwülste, insbesondere des Brustdrüsenkrebses. Wien. klin. Wschr. **1929** I, 671. — *Lobenhoffer*, Beiträge zur Röntgentherapie des Krebses. Münch. med. Wschr. **1920** I, 119.—*Lockwood, Ch. D.*, Carcinoma of the breast. A critical study of twenty-five cases. W. J. Surg. **40**, 53 (1932). — Zbl. Radiol. **12**, 750 (1932). — *Loose, G.*, Der Sieg der Röntgenstrahlen über den Brustkrebs. Fortschr. Röntgenstr. **26**, 254 (1918/19). — Für und wider die Röntgenbehandlung des Brustkrebses. Fortschr. Röntgenstr. **27**, 555 (1919/21). — *Lorenz*, Demonstration zweier Fälle von bestrahltem inoperablem Mammacarcinom. Hamb. Ärztl. Ver., 14. März 1922. Dtsch. med. Wschr. **1922** II, 1193. — *Lossen, H.*, Unsere röntgenbestrahlten postoperativen Mammacarcinome. Frankf. Röntgenges., 7. Dez. 1920. Dtsch. med. Wschr. **1921** I, 603. — Unsere postoperativ bestrahlten Fälle von Brustkrebs. Münch. med. Wschr. **1921** I, 518. — *Luhmann, K.*, Die postoperative Röntgenbestrahlung des Mammacarcinoms und ihre Technik. Bruns' Beitr. **139**, 544 (1927). — Zbl. Chir. **1928**, 2485. — Strahlenther. **30**, 224f. — Die postoperative Bestrahlung des Mammacarcinoms und ihre Technik. Erwiderung auf Jünglings vorstehende gleichnamige Bemerkungen zu meiner Arbeit in Bruns' Beitr. **139**. Bruns' Beitr. **143**, 174 (1928). — Zbl. Radiol. **6**, 161 (1928). — *Lukač*, Sammelstatistik über den Brustkrebs in der Schweiz von 1911—1915. Berl. klin. Wschr. **1921** I, 621. — *Lynham, J. E. A.*, Die präoperative und die postoperative Bestrahlungsbehandlung des Brustkrebses, mit Ausschluß der Metastasen. Strahlenther. **42**, 710 (1931). — Traitement pré- et postopératoire du cancer du sein par les radiations. 3. Congr. internat. Radiol. Paris 1931. Rapports et Communications sur les questions à l'ordre du jour, p. 580. Paris: Masson & Cie. — *Lysholm*, Siehe Larsen.

Madureira, Der Brustkrebs. Rev. españ. Obstetr. **16**, 184 (1931). — Zbl. Gynäk. **1932**, 252. — *Magens, A.*, Die primäre Mortalität der Mammacarcinome und ihre Heilerfolge nach Radikaloperation; eine Zusammenstellung von 185 Fällen von Mammacarcinom aus dem Anschar-Krankenhaus zu Kiel. Diss. Kiel 1932. — Zbl. Radiol. **16**, 57 (1933). — *Magg-Fellheim*, Die Tragödie einer Kranken mit Brustdrüsenkrebs aus dem Jahre 1653. Münch. med. Wschr. **1930** I, 441. — *Mallet, L.* et *R. Coliez*, Cancer du sein. Chirurgie. Radiothérapie. Curiethérapie. Arch. Électr. méd. **31**, No 484, 33 (1923). — Z.org. Chir. **30**, 562 (1923). — Curiethérapie post-opératoire du cancer du sein — indications et technique. 3e Congr. internat. Radiol. Paris 1931. Rapports et communications sur les questions à l'ordre du jour, p. 771.

Paris: Masson & Cie. — *Mandler, V.*, Zur prophylaktischen Bestrahlung des Brustkrebses. Rozhl. Chir. a Gynaek. (tschech.) 7, Nr 4 (1928). — Zbl. Chir. **1929**, 1331. — *Manges, W. F.*, X-ray treatment of inoperable cases and postoperative treatment. Atlantic med. J. **29**, Nr 8, 524 (1926). — Zbl. Radiol. **1**, 685 (1926). — *Martindale, L.*, Treatment of cancer of the breast. Lancet **1931 I**. — Zbl. Chir. **1932**, 979. — *Mason, J. M.*, Five year cures in a series of fifty-four breast cases. Surg. etc. **58**, 442 (1934). — *Mathews, F. S.*, Resultate der operativen Behandlung des Mammacarcinoms. Ann. Surg. **96**, H. 5, 871 (1932). — Mschr. Krebsbekämpfg **2**, H. 2, 51 (1934). — Heilungen von mehr als 10jähriger Dauer nach radikaler Mammaexstirpation. Ann. Surg. **98**, H. 4, 635 (1933). — Mschr. Krebsbekämpfg **2**, H. 8, 247 (1934). — *Mayer, L.*, Résultats actuels de la télécuriethérapie. J. de Radiol. **13**, 295 (1929). — Strasbourg méd. **89**, 89. — Traitement radio-chirurgical du cancer du sein. Résultats éloignés. Procès-Verb. etc. 40e Congr. franç. Chir. 1931, p. 353. Zbl. Radiol. **14**, 401 (1933). — *Mayo, W. J.*, The surgical treatment of cancer. Radiology **8**, 93 (1927). — Zit. nach Sistrunk. — *McCullough, J. F.*, Results of radiological treatment of carcinoma of the breast. Radiology **4**, 395 (1925). — *McFee*, Behandlung hoffnungsloser Mammacarcinome. Radiology **16**, 687 (1931). — Medical Society in London, Untersuchung der Frage „Erfolge der Brustkrebsbehandlung". Dtsch. med. Wschr. **1928 I**, 489. — *Meier, U. M.*, Die in den Jahren 1898—1920 an der kantonalen Krankenanstalt in Aarau beobachteten Fälle von Brustkrebs. (Ein Beitrag zur Mammacarcinomstatistik.) Bruns' Beitr. **140**, H. 4, 632 (1927). — Münch. med. Wschr. **1927 II**, 1847. — *Meland, O. N.*, Experiences in interstitial irradiation of carcinoma of the breast. Amer. J. Roentgenol. **28**, 223 (1932). — Zbl. Radiol. **14**, 231 (1932). — *Melchart, F.*, Zur Nachbestrahlung des Mammacarcinoms. Wien. Ges. Röntgenkde, 16. Mai 1934. Fortschr. Röntgenstr. **50**, 188 (1934). — Zur Nachbestrahlung des Mammacarcinoms. Wien. Ges. Röntgenkde, 16. Mai 1934. Fortschr. Röntgenstr. **50**, 188 (1934). — *Melchart* u. *Schloß*, Über die kombinierte Radium- und Röntgenbehandlung des Mammacarcinoms. Fortschr. Röntgenstr. **47**, 729 (1933). — *Meldosi, G.*, Diagnostica e terapia radiologica dei tumori ossei secondari ad epithelioma della mammella e dell'utero. Radiol. med. **18**, 615, 1160 (1931). — Zbl. Radiol. **11**, 381, 729 (1932). — *Merrtit, E. A.*, Neuerliche Erfahrungen mit der Behandlung des Mammacarcinoms mittels schwergefilterter Röntgentrahlen. J. of Radiol. **3**, 373 (1922). — Fortschr. Röntgenstr. **30**, 621 (1922/23). — *Meyer*-Göttingen, Durch Röntgenstrahlen seit $2^{1}/_{2}$ Jahren geheiltes Mammacarcinom. Chir.kongr. 1924. Klin. Wschr. **1924 I**, 952. — Verh. d. dtsch. Röntgenges. Berlin 1926. Fortschr. Röntgenstr. **34**, Kongreßh., 21 (1926). — *Meyer, H.*, Die postoperative Röntgentherapie der Krebse. Strahlenther. **13**, 278 (1921). — *Meyer, W.*, Erfolg von Röntgentiefenbestrahlung eines inoperablen Mamma-Carcinomrezidivs. Ann. Surg. **1925**, 395, 807. — Fortschr. Röntgenstr. **34**, 838 (1926). — *Mikulicz, v.* u. *Fittig*, Über einen mit Röntgenstrahlen erfolgreich behandelten Fall von Brustdrüsenkrebs. Beitr. klin. Chir. **1903**, 37b, 685. — *Mintz*, Über Schwierigkeiten der Deutung von Mammatumoren. Dtsch. med. Wschr. **1932 II**, 1695. — *Moffat, H. A.*, The treatment of carcinoma of the breast and the results. S. afric. med. Rec. **23**, 326 (1925). — Z. org. Chir. **33**, 103 (1925). — *Moore, J. P.*, Cancer of the breast — a curable disease. Surg. etc. **58**, 443 115 (1934). — Zit. nach M. B. Clopton. — *Moran, H. M.*, The modern treatment of cancer of the breast. J. Canc. Res. Comm. Univ. Sydney **1**, 100 (1929). — Z. Krebsforsch. **33**, Ref. Tl., 36 (1930). — The modern treatment of mammary cancer. Federal Cancer Conference Canberra, 27. März 1931. — *Moreau, P.* et *G. Lambert*, Les facteurs des malignités du cancer du sein. Leur importance pour le traitement. J. belge Radiol. **21**, 317 (1932). — Zbl. Radiol. **14**, 643 (1933). — 56. Congr. Assoc. franç. avancem. Sci. Bruxelles, Juli 1932. — *Morlet, A.*, Contribution au traitement du cancer du sein. Congrès A. F. A. S. Grenoble 1925. J. Radiol. et Électrol. **9**, 514 (1925). — Internat. Radiotherapie **1**, 603 (1925/26). — *Morton, R.* and *H. B. Lee*, Some results of deep X-ray therapy. Lancet **1923 I**, 117. — *Morton, W. J.*, Primary and recurrent mammary carcinoma treated by the X-ray. Med. Rec. **63**, 845 (1903). New York, Mai 1930. — *Moszkowicz, L.*, Ges. Ärzte Wien, 20. Dez. 1929. Wien. klin. Wschr. **1930 I**, 28. — *Müller, A.* u. *A. Werthemann*, Unter dem Bilde der sog. Leukämie verlaufende Carcinose des Knochenmarks bei kleinem verstecktem Mammacarcinom. Fol. haemat. (Lpz.) **46**, 429 (1932). — Zbl. Radiol. **13**, 563 (1932). — *Muir, J.*, Radioactive substances: Their therapeutic uses and applications. The value of radium in the treatment of mammary carcinoma. Radiology **8**, 416 (1927). — *Murdoch, J.* et *S. Simon*, Rapport sur le traitement radiologique des cancers du sein. J. Chir. et Ann. Soc. belge Chir. **6**, 237 (1932). — Le Cancer **9**, 175 (1932). — Zbl. Radiol. **13**, 806 (1932).

Nabias, de et Mme. *Hufnagel*, Le traitement du cancer du sein par le radium. Le Cancer **2**, 3 (1925). — *Nahmmacher, F.*, Die erweiterte Behandlung des Mammacarcinoms. Strahlenther. **30**, 490 (1928). — Zbl. Radiol. **6**, 525. — *Neher*, Erfolge der Brustkrebsbehandlung vor und nach Einführung der prophylaktischen Röntgenbestrahlung der operativen Fälle. Bruns' Beitr. **119**, 127 (1920). — Münch. med. Wschr. **1920 II**, 942. — *Neuman, E.* and *G. Brussels*, Treatment of cancer of the breast. Le

Cancer 1, 107 (1924). — *Neuman, E.* u. *G. Coryn*, Behandlung des Brustkrebses. Le Cancer, 1, 107. — Z.org. Chir. 28, 354 (1924). — Traitement des cancers du sein opérés avec et sans irradiation, suivis pendant six ans. J. Chir. et Ann. Soc. belge Chir. 6, 276 (1932). — Zbl. Radiol. 14, 220 (1933). — *Neuman* et *F. Sluys*, La radio-chirurgie des tumeurs malignes du sein. J. de Radiol. 11, 390. — *Neuman, Sluys* et *Coryn*, Technique radio-chirurgicale des cancers du sein. Curie-puncture de quelques cas inopérables. J. de Radiol. 7, 548 (1923). Kongr. Bordeaux 1923. — *Nicolson,* jr., *W. P.,* Palliation in advanced mammary carcinoma. Amer. J. Surg. 20, 615 (1933). — Zbl. Radiol. 16, 380 (1933). — *Nölle, H.,* Krebs oder Entzündung, zugleich ein Beitrag zum Krankheitsbilde des Erysipelas carcinomatosum. Zbl. Chir. 1927, 724. — *Nordentoft,* Fälle von Mammacarcinom, strahlenbehandelt 1915—1919 (ohne die präventiv bestrahlten). Mit Bemerkungen über gute und schlechte Röntgentherapie. Ugeskr. Laeg. (dän.) 84, Nr 40, 1300 (1922). — Zbl. Chir. 1924, 564.

Oelsner, Anatomische Untersuchungen über die Lymphwege der Brustdrüse mit Beziehung auf die Ausbreitung des Mammacarcinoms. Arch. klin. Chir. 1901, 64. — *Offergeld, H.,* Doppelseitige Brustkrebse. Arch. klin. Chir. 155, H. 1. — Dtsch. med. Wschr. 1929 II, 1279. — *Opitz, E.,* Grundsätzliches zur Strahlentherapie der Freiburger Frauenklinik. Strahlenther. 10, 973 (1920). — *Orbach, E.,* Über Mastitis carcinomatosa. Zbl. Chir. 1931, 1258.

Pack, G. T., The interstitial use of gold-filtered radon transfixion tubes in the treatment of mammary cancer. Amer. J. Roentgenol. 27, 532 (1932). — *Palmieri, G. B.,* Postoperative Röntgentherapie des Mammacarcinoms. 7. ital. Röntgenkongr. Neapel, Okt. 1926. Fortschr. Röntgenstr. 36, 177 (1927). — *Paluguay, J.,* Aussprache zu Melchart „Zur Nachbestrahlung des Mammacarcinoms". Wien. Ges. Röntgenkde, 16. Mai 1934. Fortschr. Röntgenstr. 50, 191 (1934). — *Patey, D.* and *Scarff,* Further observations on the histology of carcinoma of the breast. Lancet 1929 I, 492, 34. — Zbl. Chir. 1930, 423. — *Payr,* Zit. nach Anschütz und Hellmann. — *Pellicer, S. J.,* Zur Röntgenbehandlung des Mammakrebses. Rev. Diagn. y Trat. fisic. 3, 521. — Zbl. Radiol. 6, 451 (1927). — *Penris, P. W. L.,* Der Einfluß der Geschlechtsfunktion auf die Entstehung des Carcinoms in Gebärmutter und Brustdrüsen. Nederl. Tijdschr. Geneesk. 1921 II. — Zbl. inn. Med. 1922, 447. — *Penzoldt,* Die biologische Zusatzdosis bei größerem Fokushautabstand. Fortschr. Röntgenstr. 34, Kongreßh., 54 (1926). — *Péraire,* Cancer du sein et radiothérapie. Soc. chir. Paris, Sitzg 18. März 1927. Gaz. Hôp. 100, No 49 (1927). — Zbl. Chir. 1927, 2784. — *Perry, A. C.,* The after-results of operations for malignant disease of the breast. Brit. J. Surg. 13, Nr 49, 39 (1926). — Zbl. Chir. 1926, 306. — *Perthes, G.,* Erfolge der Brustkrebsbehandlung vor und nach Einführung der prophylaktischen Röntgenbestrahlung der operierten Fälle. Zbl. Chir. 1920, 25. — Biologie und Klinik der Röntgentherapie der chirurgischen Krebse. Strahlenther. 15, 705 (1923). — Bemerkungen zu dem Aufsatz von Prof. Lehmann: „Weitere Beobachtungen über die postoperative prophylaktische Bestrahlung des Mammacarcinoms". Zbl. Chir. 1924, 264. — *Perussia, F.,* Raggi roentgen e radium nel trattamento del carcinoma mammario. Radiol. med. 9, 493 (1922). — Z.org. Chir. 21, 170 (1922). — *Pettit, Roswell T.,* Results in combined surgery and X ray treatment in cancer of the breast. Arch. physic. Ther. 9, 254. — Z.org. Chir. 45, 338 (1928). — *Pfahler, G. E.,* Radium combined with X-ray treatment in carcinoma of the breast. Amer. J. Roentgenol. 8, 661 (1921). — Radiotherapy in carcinoma of the breast. Boston med. J., 9. März 1922, 318. — J. of Radiol. 1922, 210. — Röntgentherapie der malignen Tumoren. N. Y. State J. Med. 22, Nr 7, 305. 1922. — Z.org. Chir. 19, 263 (1922). — Deep roentgentherapy in the treatment of carcinoma of the breast. Amer. J. Roentgenol. 10, Nr 7, 566 (1923). Z. org. Chir. 29, 275. — Strahlungstherapie bei Brustkrebs. Fortschr. Röntgenstr. 30, 46 (1923). — Z.org. Chir. 22. The relative value of various technics in the radiation treatment of carcinoma of the breast, as reflected in the statistical analysis of 701 private cases, with observations as to the general value of radiation Radiology 6, 493 (1926). — Über die Sättigungsmethode in der Röntgentherapie tiefliegender maligner Geschwülste. Vortrag, gehalten auf 1. internat. Röntgenkongr. London, Juli 1925. Strahlenther. 25, 597 (1927). — Roentgen therapy in carcinoma of the breast. A statistical study of results in over 1000 cases. 3e Congr. internat. Radiol. Paris 1931. Résumés des Communications, p. 203. — Rapports et communications sur les questions à l'ordre du jour, p. 532. Paris: Masson & Cie. — Results of radiation therapy in 1022 private cases of carcinoma of the breast from 1902 to 1928. (Including 127 cases in which radium and roentgen rays were combined.) Amer. J. Roentgenol. 27, 497, 556 (1932). — Zbl. Radiol. 14, 814 (1933). — *Pfahler, G. E.* and *L. D. Parry,* Roentgen therapy in carcinoma of the breast. A statistical study of 977 private cases. Cancer. Festschrift für Ewing. Edited by Frank Adair. Philadelphia, Montreal, London: J. B. Lippincott Company 1931. Zbl. Radiol. 11, 52 (1932). — *Pfahler, G. E.* and *B. P. Widmann,* Statistical study of radiation therapy in 801 cases of carcinoma of the breast. Amer. J. Roentgenol. 14, 550 (1925). — The relative value of various technics in the radiation treatment of carcinoma of the breast, as reflected in the statistical analysis of 701 private cases, with observations as to the general value of radiation. Radiology **6**, 493 (1926). — Statistical analysis of the radiation treatment of cancer of the breast on the basis of the saturation technique, 412 cases (1920—1928). Amer. J. Roentgenol. **21**, 546 (1929). — *Pierquin, J.* et *G. Richard*, L'association de la chirurgie et des radiations dans le traitement du cancer du sein. Paris méd. **1932**, 250. — Zbl. Radiol. **13**, 149 (1932). — *Pikkarainen, O.*, Der Brustkrebs und seine Operationsergebnisse. Duodecim (Helsingfors) **46**, 87. — Zbl. Radiol. **9**, 146 (1930). — *Pilger, W.*, Cancer of the breast. Deep X-ray treatment. J. Canc. **2**, Nr 8, 1 (1925). — Z.org. Chir. **33**, 792 (1925). — *Pohle*, Wassergefüllte Gummisäcke als Überdeckungsschicht. Strahlenther. **14**, 118 (1923). — *Ponzio, M.*, Radiotherapie der Brustdrüsencarcinome. Med. Welt **1929**, 1097. — Med. Klin. **1930** I, 180. — *Portman, U. V.*, The rôle of radiation in the treatment of cancer of the breast. Radiology **5**, 286 (1925). — Surgery and the X-ray in the treatment of carcinoma of the breast. Radiology **10**, 377. — Z. org. Chir. **43**, 444 (1928). — Postoperative Roentgen therapy for cancer of the breast. A report of 103 consecutive cases. Amer. J. Roentgenol. **27**, 513 (1932). — Roentgen irradiation in the treatment of mammary cancer. Amer. J. Roentgenol. **31**, 46 (1934). — *Proust*, L'état actuel du traitement du cancer du sein. Bull. Assoc. franç. Étude Canc. **11**, Nr 7 (1922). — J. Radiol. et Électrol. **7**, 90 (1923).

Quick, D., The combination of radium and the X-ray in certain types of carcinoma of the breast. Surg. etc. **32**, 156 (1921). — Z.org. Chir. **12**, 137. — Radiation in primary operable breast cancer. J. amer. med. Assoc. **101**, 2091 (1933). — Zbl. Radiol. **17**, 390 (1934).

Rahm, Inoperables Plattenepithelcarcinom der linken Brustwand. Med. Sekt. Ges. vaterländ. Kultur Breslau, 23. Mai 1924. Klin. Wschr. **1924** II, 1419. — Nachbestrahlung operierter Mammacarcinome. Bruns' Beitr. **131**, H. 3 (1924). — Dtsch. med. Wschr. **1924** II, 1310. — Die Röntgentherapie des Chirurgen. Neue Deutsche Chirurgie, Bd. 37. Stuttgart: Ferdinand Enke 1927. — *Ramirez Caldéron, H.*, Knochenmetastasen beim Brust- und Gebärmutterkrebs. Bol. Inst. Med. exper. Cánc. Buenos Aires 8, 432 (1932), (deutsche Zusammenfassung S. 440). — Zbl. Radiol. **14**, 770 (1933). — *Rapp*, Die Entwicklung der Tiefentherapie. Fortschr. Röntgenstr. **33**, 581 (1925). Ver.igg bad. Röntgenologen. — *Ratera, J. y. S.*, El tratamiento roentgenterapico preventivo post-operatorio del cancer del seno. Gac. med. españ. **1**, 161 (1927). — Berechtigung der postoperativen Bestrahlung des Mammacarcinoms. Siglo méd. **1927**, No 3821. — Med. Klin. **1927** II, 1121. — *Redwitz, v.*, Über den heutigen Stand der Therapie des Mammacarcinoms. Ver.igg niederrhein.-westfäl. Chir. Bonn, 13./14. Juli 1929. — Zbl. Chir. **1929**, 2391. — *Regaud, Cl.*, Fondements rationnels et indications de la radiothérapie (radium, rayons X) dans le traitement des cancers du sein. Radiophysiol. et Radiothér. **2**, 421 (1931). — *Reimann*, Erysipelas carcinomatosum. Ges. Ärzte Wien, 2. März 1928. — Münch. med. Wschr. **1928** I, 589. — *Reinecke, H.*, Nachuntersuchungen über die klinischen Ergebnisse der in den Jahren 1915—1928 diagnostizierten Mammatumoren. Zbl. Gynäk. **1931**, 213. — *Ribbert*, Über den Paget-Krebs. Dtsch. med. Wschr. **1905**. — Das Carcinom des Menschen. Bonn 1911. — *Richards, G. E.*, X-rays and radium in the management of breast carcinoma. Canad. med. Assoc. J., April **1926**, 358. — Radiology 7, 175. — Zbl. Radiol. **2**, 656 (1926). — *Risak*, Zwei seltene Erkrankungen der weiblichen Brustdrüse. Freie Ver.igg Chir. Wien, 22. Nov. 1928. Wien. klin. Wschr. **1929** I, 124. — *Robineau* et *L. Gally*, Radiothérapie post-opératoire du cancer du sein. 3e Congr. internat. Radiol. Paris 1931. Résumés des Communications, p. 203. Paris: Masson & Cie. — *Roffo, A. H.*, Der Brustkrebs und seine Beziehung zum Sexualleben der Frau. Prensa méd. argent. 15, 113 (1928). — Mammacarcinom und dessen Beziehung zum Geschlechtsleben der Frau. Bol. Inst. Med. exper. Cánc. Buenos Aires 4, 16 und deutsche Zusammenfassung, 1928. S. 44. — Zbl. Radiol. **6**, 339. — Über die Behandlung des Mammakrebses. Bol. Inst. Med. exper. Cánc. Buenos Aires 4, 282 und deutsche Zusammenfassung, 1928. S. 316. — Z.org. Chir. **45**, 261 (1929). — Sobre el tratamiento del cancer de la mama. Semana méd. **1928**, No 40. — Zbl. Chir. **1929**, 1331. — Beziehungen des Brustkrebses zum Geschlechtsleben der Frau. Zit. nach Rev. Med. y Cir. Habana, Juni **1929**. — Med. Klin. **1929** II, 1714. — *Roffo* u. *Moner*, Über Radiotherapie eines geheilten Mammacarcinoms. Bol. Inst. Med. exper. Cánc. Buenos Aires 1, No 2, 85. — Z.org. Chir. **32**, 701 (1924). — *Rona, A.*, Die Verwendung plastischer Abdeckmasse in der Röntgentherapie. Fortschr. Röntgenther. **31**, 20 (1923). — *Rosenburg, A.*, Die Brustdrüse (Übersichtsreferat). Jber. Chir. **1921**, 525. — Bedeutung der menstruellen Mammaveränderungen für die Chirurgie. Z.org. Chir. **1923**, Nr 13. — *Roux-Berger*, Les thérapeutiques associées (chirurgie, rayons X radium) dans le cancer du sein, de la langue et de l'utérus. Paris méd. **13**, No 12, 269 (1923). — Ber. Gynäk, 1, 168 (1923). — *Rovsing, Ch. M.*, Über die postoperative prophylaktische Behandlung von Carcinoma mammae. Arch. klin. Chir. **124**, 92 (1923). — *Rüdel*, Behandlungsergebnisse des Mammacarcinoms an der Würzburger Klinik. Bayer. Chir.ver.igg Erlangen, Juli 1933. Zbl. Chir. **1934**, 1029. — *Rüder, F. B.*, Zur Frage des Erysipelas carcinomatosum bzw. subepidermoidalen Carcinoms der Mamma. Zbl. Gynäk. **1928**, 236.

Samuel, M., Über Schwierigkeiten der Deutung von Mammatumoren. Dtsch. med. Wschr. **1932,** 1329. — *Sandberg, S.,* Behandlung des Brustdrüsenkrebses mit Röntgenstrahlen. 3. russ. Kongr. Röntgenol. u. Radiol. Leningrad, 22. Mai 1925. Vestn. Rentgenol. (russ.) 4, 40 (1926). — Zbl. Radiol. 1, 685 (1927). — *Sandberg, S.* u. *R. Gorjainova,* Zur Röntgentherapie des Brustkrebses. Vestn. Rentgenol. 12, 227 (deutsche Zusammenfassung, S. 234) (1933). — Zbl. Radiol. 17, 313 (1934). — *Santoro, A.,* La radiumterapia del cancro della mammella. Radiol. med. 18, 1045 (1931). — Zbl. Radiol. 12, 214 (1932). — Su di un caso di metastasi ossee da carcinoma mammario trattato con vantaggio con la radiumterapia. Policlinico, sez. prat. **1931,** 507. — Zbl. Radiol. 11, 60 (1932). — *Sappey,* Zit. nach Dietrich u. Frangenheim. — *Sauerbruch* u. *Lebsche,* Die Behandlung der bösartigen Geschwülste. Dtsch. med. Wschr. **1922 I,** 83, 122, 149. — *Saupe, E.,* Pigmentverschiebung an der Brustwarze nach Röntgenbestrahlung. Strahlenther. 46, 397 (1933). — *Schäfer, P.,* Therapie und Dauerheilung bei Ovarialcarcinom. Arch. Gynäk. 117, 233 (1922). — *Schauder, H.,* Über Leiomyome der Brustdrüse. Dtsch. Z. Chir. 205, 58 (1928). — Zbl. Gynäk. **1928,** 854. — *Schinz, H. R.,* Operative und radiotherapeutische Behandlung der Krebse. Strahlenther. 46, 46 (1933). — *Schloffer, H.,* Fehler bei der Behandlung des Brustkrebses. Med. Klin. **1926 II,** 1023. — Das örtliche Rezidiv beim Brustkrebs. Bemerkungen über Brustkrebsstatistiken. Dtsch. Z. Chir. 227, 170. — Dtsch. med. Wschr. **1930 II,** 2194. — *Schmidt, H. E.,* Kasuistischer Beitrag zur Röntgenbehandlung des Cancroids und des Carcinoms. 4. Röntgenkongr. Berlin 1908. Verh. dtsch. Röntgenges. 4, 129. — Zu Mammacarcinomrezidive. Strahlenther. 30, 197 (1928). — Die Ergebnisse der Röntgentherapie bösartiger Geschwülste an der chirurgischen Univ.-Klinik zu Göttingen in den Jahren 1919—1927. Strahlenther. 30, 197 (1928). — *Schmieden,* Mastdarm- und Mammacarcinome. 13. Tagg südostdtsch. Chir.ver.igg Breslau. Klin. Wschr. **1926 II,** 1632. — *Schmitz, H.,* The end results of the treatment of carcinoma of the breast with surgery, radium and Roentgen rays. Amer. J. Roentgenol. 12, 531 (1924). — Radiology 5, 178. — The five year end-results in carcinoma of the breast. Radiology 13, 392 (1929). — Z.org. Chir. 49, 474 (1929). — *Schnitzler, J.,* Kritisches zur Operation des Mammacarcinoms. Wien. klin. Wschr. **1929 II,** 1656. — *Schönbauer, L.,* Einige Probleme der Diagnostik und Therapie beim Carcinom. Ges. Ärzte Wien, 22. Dez. 1933. Wien. klin. Wschr. **1934 I,** 62. — Grenzgebiete der Chirurgie und Strahlentherapie. Wien. klin. Wschr. **1934 I,** 1096. — *Scholtz,* Über den Einfluß der Röntgenstrahlen auf die Haut in gesundem und krankem Zustande. Arch. f. Dermat. 59, H. 3. — *Schoute, D.* and *C. Orbaan,* The treatment of cancer of the breast with and without subsequent Roentgen treatment. Acta radiol. (Stockh.) 8, 239 (1927). — *Schreiner, B. F.,* Zu Mammacarcinom. Acta radiol. (Stockh.) 7, 434f. (1926). — The results of treatment of cancer of the breast. Based on a study of 489 cases (1914—1925). Ann. Surg. 93, 269 (1931). — Z. Krebsforsch. 34, Ref.-Teil, 136 (1931). — The results of treatment of cancer of the breast. Ewing Cancer Number **1931,** 269. — *Schreiner, B.* and *A. T. Stenstrom,* Enderfolge bei 563 Fällen von Mammacarcinom. Surg. etc. 44, 608 (1927). — Zbl. Radiol. 3, 833 (1927). — *Schürch,* Schweiz. med. Wschr. **1929 II,** 1387. — *Schwarz, G.,* Aussprache zu Melchart: Zur Nachbestrahlung des Mammacarcinoms. Wien. Ges. Röntgenkde, 16. Mai 1934. Fortschr. Röntgenstr. 50, 190 (1934). — *Scott, S. G.,* Ein Fall von Mammacarcinom mit Radium und Röntgenbestrahlung behandelt. Lancet **1931 I,** 292, 293. — Zbl. Gynäk. **1932,** 254. — *Seitz* u. *Wintz,* Die Bestrahlung des in und direkt unter der Haut gelegenen Carcinoms und die Bedeutung des Fernfeldes und des vergrößerten Einfallsfeldes für die Therapie. Münch. med. Wschr. **1920 I,** 145. — Unsere Methode der Röntgentiefentherapie und ihre Erfolge. Berlin u. Wien: Urban & Schwarzenberg 1920. — *Seuffert, v.,* Verh. dtsch. Ges. Gynäk. Berlin **1920 II,** 20. — Lehrbuch der physikalischen, biologischen und klinischen Grundlagen zur Strahlentiefentherapie und ihre Anwendung in der Gynäkologie. Berlin: S. Karger 1923. — *Sgalitzer,* Verh. dtsch. Röntgenges. Fortschr. Röntgenstr. 34, Kongreßh., 14 (1926). — Aussprache zu Melchart: „Zur Nachbestrahlung des Mammacarcinoms". Wien. Ges. Röntgenkde, 16. Mai 1934. Fortschr. Röntgenstr. 50, 190 (1934). — *Shun-Ming, Ch'en,* Sarcoma of the breast. With. report of three cases. China med. J. 43, 1209 (1929). — Z.org. Chir. 49, 601 (1930). — *Siedamgrotzky,* 5 Jahre Röntgentherapie. Berl. Ges. Chir., 12. Jan. 1925. Klin. Wschr. **1925 I,** 518. — *Siemens, W.,* Histologische Prognostik des Mammacarcinoms. Ver.igg nordwestdtsch. Chir. Kiel, Juni 1928. Zbl. Chir. **1928,** 2853. — Bestrahlungsergebnisse bei Mammacarcinom. Med. Ges. Kiel, 12. Jan. 1933. Münch. med. Wschr. **1933 I,** 479. — Über die Erfolge der Nachbestrahlung radikal operierter Mammacarcinome. Strahlenther. 47, 627 (1933). — *Simon, L.,* Resultate der operativen Carcinombehandlung (Auszug aus einem Referat von L. Simon). Radiol. Rdsch. 2, 301 (1934). — *Simon* u. *Wollner,* Sollen die wegen Brustkrebs operierten Patienten nachbestrahlt werden oder nicht? Münch. med. Wschr. **1924 II,** 1639. — *Simons, A.,* Sammelreferat über Fortschritte und Ergebnisse auf dem Gebiete der Radiumtherapie im Jahre 1928. Z. physik. Ther. 39, 1 (1928). — Sammelreferat über Fortschritte und Ergebnisse auf dem Gebiet der Radiumtherapie im Jahre 1929. Z. physik. Ther. 40, 145, 185 (1929). — *Sippel,* Zit. bei Schäfer. Arch.

Gynäk. **117**, 233 (1922). — *Sittenfield, M. J.*, Bestrahlung und Rezidiv nach operiertem Brustkrebs. J. of Radiol., Nov. **1922**. — Fortschr. Röntgenstr. **30**, 623 (1922/23). — The evaluation of X-ray and radium therapy in cancer, and its future outlook. Radiology **2**, 74 (1924). — *Sluys*, Le Scalpel **1929 I**, 281. — *Smit, J. de*, Brustkrebs und Bestrahlung der operierten Fälle. Nederl. Tijdschr. Geneesk. **1923**, Nr 14. — Münch. med. Wschr. **1923 I**, 787. — *Smith, G. van S.* and Marshall *K. Bartlett*, Malignant tumors of the female breast. A clinical and pathological study of two hundred and thirty-four cases from the clinic of the free hospital for women. Surg. etc. **48**, 314 (1929). — Z.org. Chir. **46**, 446 (1929). — *Smith, R. R.*, Results of radical operation for carcinoma of the breast. Surg. etc. **58**, 446 (1934). — *Soiland, A.*, The cancer problem of the female breast. An analysis based upon 25 years personal experience with radiation therapy. 4. Tagg Nordisch. Ver.igg med. Radiol., 1. u. 2. Sept. 1925. Acta radiol. (Stockh.) **4**, 391 (1925). — Die Behandlung des Brustkrebses vom Standpunkt des Radiologen aus. Brit. J. Radiol. **31**, 317, 469. — Fortschr. Röntgenstr. **35**, 1155. — Strahlenther. **25**, 631 (1927). — Cancer of the breast. J. Canc. Res. **14**, 128 (1930). — Beiträge zur Krebsbehandlung. Fortschr. Röntgenstr. **42**, 536 (1930). — The management of breast cancer. 3ᵉ Congr. internat. Radiol. Paris 1931. Résumés des Communications, p. 205. — Rapports et communications sur les questions à l'ordre du jour, p. 580. Paris: Masson & Cie. — *Solomon, I.*, Congr. A. F. A. S. Grenoble 1925. J. Radiol. et Électrol. **9**, 518 (1925). — Précis der Radiothérapie Profonde. Paris: Masson & Cie. 1926. — *Solomon* et *Gibert*, La Roentgenthérapie du Squirrhe du sein. J. de Radiol. et Électrol. **16**, 545 (1932). — *Sorgius*, Über die Lymphgefäße der weiblichen Brustdrüse. Diss. Straßburg 1880. — *Spinelli*, Une nouvelle méthode de radiothérapie métachirurgicale dans le cancer du sein. L'Actinoter. **2**, H. 5 (1922, Juli). — J. Radiol. et Électrol. **7**, 142 (1923). — Bemerkenswerte Erfolge der offenen Bestrahlung des Brustkrebses während der Operation. L'Actinoter. **4**, 65 (1924). — Fortschr. Röntgenstr. **32**, 510 (1924). — Risultati attuali della roentgenterapia-metachirurgica interoperatoria nel cancro mammario. L'Actinoter. **4**, 65 (1924). — Z.org. Chir. **29**, 276 (1924). — *Stark*, Röntgentherapeutische Erfahrungen in einem Provinzkrankenhaus. Strahlenther. **12**, 321 (1921). — Weitere röntgentherapeutische Erfahrungen. Strahlenther. **12**, 1024 (1921). — Statistik über den Brustkrebs in der Schweiz von 1911—1925, Heft 2. Gesamtergebnisse der schweizerischen Sammelstatistik über Brustkrebs von 1911—1915. Bern-Berlin: H. Huber 1930. — *Steinthal*, Über Röntgentherapie des Carcinoms. Klin. Wschr. **1922 II**, 1534. — Radiumchirurgie des Brustkrebses. Dtsch. med. Wschr. **1927 II**, 1779. — *Stenstrom, K. W.* and *L. G. Ericksen*, Roentgen therapy in bone metastasis of carcinoma. Radiology **18**, 741 (1932). — Zbl. Radiol. **13**, 308 (1932). — *Stevens, R. H.*, Radiology **1**, 16, 24. — *Stevens, Th.*, Modern methods in the treatment of cancer of the breast. Radiology **2**, 156. — *Stevens* and *Jarre*, Treatment of cancer of the breast by deep radiation and surgery. A rational method according to present day knowledge. Radiology **1**, 16. — *Stewart, F. W.*, Limitations of histological grading of tumors. Amer. J. Surg. **15**, 258 (1932). — Zbl. Radiol. **13**, 562 (1932). — Radiosensivity of tumors. Arch. Surg. **27**, 979 (1933). — Zbl. Radiol. **17**, 178 (1934). — *Strauß, O.*, Krebs und Krebsbehandlung. Med. Klin. **1927 II**, 955, 993. — *Stubenbord, J. G.*, Carcinom der Mamma. Surg. etc. **52**, 1001 (1931). — Zbl. Gynäk. **1932**, 255.

Taylor, H. C. Jr., The etiology of neoplasms of the breast. With notes on their relation to other tumors of the reproductive system. Arch. Surg. **21**, 597 (1930). — Zit. bei Stewart. Arch. Surg. **27**, 1015 (1933). — *Telemann*, Röntgenbestrahlung bei Mammacarcinomen. Dtsch. med. Wschr. **1920 I**, 457. — *Teschendorf, W.*, Über die Nachbestrahlung operierter Carcinome. Zbl. Chir. **1931**, 1087. — Erfahrungen mit neuen Röntgenbestrahlungsmethoden bei malignen Tumoren. (Das Mammacarcinom.) — *Thiemann*, Strahlenther. **30**, 781 (1928). — *Tichy, H.*, Der Einfluß der Röntgennachbestrahlungen auf die Heilerfolge der Operation des Brustkrebses. Zbl. Chir. **1920**, 470. — *Tietze*, Zit. nach Anschütz u. Hellmann. — *Tixier, L.*, Zur Frage der Fernresultate der Behandlung des Brustdrüsencarcinoms. Lyon chir. **19**, 673 (1922). — Z.org. Chir. **22**, 342. — *Tousey, S.*, 3 Fälle von Mammakrebs nach Röntgen. und Radiumbestrahlung mit verschiedenem Erfolg. Amer. J. Electrother. a. Radiol. **42**, 237 (1925). — Z.org. Chir. **32**, 497. — *Treves, N.*, The management of the swollen arm in carcinoma of the breast. Amer. J. Canc. **15**, 271. — *Trout, H. H.* et *C. H. Peterson*, Cancer du sein; emploi de la curie- et de la roentgenthérapie associées à l'opération radicale. J. amer. med. Assoc. **95**, No 18, 1307 (1930). — J. de Radiol. **15**, 267 (1931). — Zur Therapie des Mammacarcinoms. J. amer. med. Assoc., Nov. **1930**. — Zbl. Gynäk. **1932**, 252.

Verhandlungen der Deutschen Gesellschaft für Chirurgie 1921. — Verhandlungen der Deutschen Röntgengesellschaft 1926, Kongreßh. Fortschr. Röntgenstr. **34**, 9f. (1926). — Verhandlungen der niederrheinisch-westfälischen Chirurgen. Bonn 1929. Zur Behandlung des Mammacarcinoms, Knochenmetastasen, Lebensalter usw. Zbl. Chir. **1929**, 2389. — *Villata, Giovanni*, Il carcinoma della mammella. Considerazioni cliniche statistiche. Arch. ital. Chir. **20**, 586 (1928). — Z.org. Chir. **42**, 495 (1928).

Wainwright, J. M., A contribution to the discussion of Paget's disease of the nipple and Gye's hypothesis. Amer. J. Surg. **3**, 218 (1927). — Z.org. Chir. **1928**, 4132. — Siehe Ewing. — *Wakeley, W. A.*, The disappointments of deep X-ray treatment of cancer. Cancer (N.Y.) **4**, 204 (1927). — Zbl. Radiol. **3**, 466 (1927). — *Walther*, Die Röntgenbehandlung des Brustkrebses. Schweiz. med. Wschr. **1923** I, 32, 747. — Zbl. Chir. **51**, 1923 (1924). — *Ward, R.*, Die Radiumbehandlung des inoperablen Mammacarcinoms. Brit. med. J. **1929**, Nr 3553, 242. — Zbl. Gynäk. **1929**, 3231. — *Warnekros, K.*, Der Wert prophylaktischer Bestrahlungen nach Carcinomoperation und die Erfolge der Rezidivbehandlung mittels Röntgenlicht und Radium. Münch. med. Wschr. **1917** I, 865, 905. — Die biologische Strahlenwirkung und Bestrahlungstechnik des Uteruscarcinoms. III. Resultate der Strahlentherapie des Carcinoms. Verh. dtsch. Ges. Gynäk. **1920** I, 333. — Verh. dtsch. Ges. Chir. **1921**, 210f. — *Warren, Shields* and *E. M. Witham*, Studies on tumor metastasis. II. The distribution of metastases in cancer of the breast. Surg. etc. **57**, 81 (1933). — Zbl. Radiol. **17**, 66 (1934). — *Wassink, W. F.*, Das Resultat der Röntgenbehandlung nach Brustkrebsoperation. Vlaamsch geneesk. Tijdschr. **5**, 655 (1924). — Z.org. Chir. **30**, 808 (1924). — Traitement postopératoire du cancer du sein par les rayons de Roentgen dans la clinique de l'institut néerlandais pour l'étude du cancer. 3e. Congr. internat. Radiol., p. 205. Paris 1931. Résumés des Communications. Paris: Masson & Cie. — Die postoperative Röntgenbestrahlung des Brustkrebses in der Klinik des Niederländischen Krebsforschungsinstituts (Antoni van Leeuwenhoek-Huis). Strahlenther. **42**, 753 (1931). — *Wassink, W. F.* u. *C. Ph. Wassink-van Raamsdonk*, Muß man Röntgenbestrahlung nach sog. Radikaloperation wegen Brustkrebs anwenden? Nederl. Tijdschr. Geneesk. **68**, 440 (1924). — Z.org. Chir. **28**, 13 (1924). — Röntgenbestrahlung nach Radikaloperation des Brustdrüsenkrebses. Acta radiol. (Stockh.) **3**, 113 (1924). — *Webster, J. H. Douglas*, The treatment of fifteen cases of operable carcinoma of the breast by radium and X rays. 1. internat. Röntgenkongr. London 1925. Brit. J. Radiol. **31**, Nr 307, 59 (1926). — Radiology and Surgery in Cancer of the breast. Lancet **1928** I, 63. Ref. Z. physik. Ther. **39**, 9 (1930). — Cancer of the breast: X-ray and radium treatment of operable and borderline cases. 3e. Congr. internat. Radiol., p. 201. Paris 1931. Résumés des Communications. Paris: Masson & Cie. — Über die Röntgen- und Radiumbehandlung der operablen und Grenzfälle von Brustkrebs. Strahlenther. **49**, 255 (1934). — *Webster, D., Thierens* u. *Nicholas*, Bemerkungen über 15 mit Radium und Röntgenstrahlen behandelte operable Mammacarcinome. Lancet **1926** I, 9, 431. — Fortschr. Röntgenstr. **34**, 840 (1926). — *Werner, R.*, Mammacarcinome und Sarkome. Lehrbuch der Strahlenther. 2: Die Strahlentherapie in der Chirurgie. Berlin u. Wien: Urban & Schwarzenberg 1925. — Zur Kasuistik der Strahlenerfolge bei Tumoren. Strahlenther. **31**, 16 (1928). — *Werner* u. *Caan*, Über die Wirkung von Röntgenstrahlen auf Geschwülste. Münch. med. Wschr. **1910** II, 1384. — *Westermark, N.*, The electro-coagulation in cancer mammae. Acta radiol. (Stockh.) **3**, 252 (1923). — The result of the combined surgical and radiological treatment of cancer mammae at Radiumhemmet 1921—1923. Acta radiol. (Stockh.) **11**, 1 (1930). — *Wetterer*, Bericht über 17 inoperable Mammacarcinome. Behandlung mit Röntgenstrahlen. Naturforsch.kongr. Karlsruhe 1911. — Handbuch der Röntgen-Radiumtherapie. Leipzig-München: Keim & Nemnich 1922.   *Wetterstrand, G. A.*, Über die postoperative prophylaktische Röntgenbestrahlung bei Brustdrüsenkrebs. Finska Läk.sällsk. Hdl. **72**, 261 (1929). — Z.org. Chir. **46**, 672 (1929). — Zbl. Chir. **1930**, 1711. — *White, H. P.*, Die Operationsergebnisse bei Brustcarcinom. Practitioner **115**, 255 (1925). — Z.org. Chir. **33**, 480 (1925). — Ann. Surg., Nov. **1927**. — Zbl. Chir. **1928**, 1770. — *Willis, G. St.*, Radium in carcinoma of the breast: a necessary preoperative routine. N. Y. med. J. a. med. Rec. **117**, 453. — Z.org. Chir. **23**, 187. — *Windholz*, Aussprache zu Melchart: Zur Nachbestrahlung des Mammacarcinoms. Wien. Ges. Röntgenkde, 16. Mai 1934. Fortschr. Röntgenstr. **50**, 191 (1934). — Aussprache zu Borak: Zur Röntgentherapie der Mammacarcinome. Wien. Ges. Röntgenkde, 16. Mai 1934. Fortschr. Röntgenstr. **50**, 195 (1934). — Zur Röntgenstrahlenwirkung auf die Blutgefäße. Wien. Ges. Röntgenkde, 6. Juni 1934. Fortschr. Röntgenstr. **50**, 203 (1934). — *Winter, G.*, Über die Prinzipien der Carcinomstatistik. Zbl. Gynäk. **1902**, 81. — *Wintz, H.*, Röntgenbehandlung der bösartigen Geschwülste. Verh. dtsch. Ges. Chir. **45**, 217 (Aussprache). — Röntgenschädigungen in der Tiefentherapie. Verh. dtsch. Röntgenges. **18**, 133 (1922). — La radioterapia en el cancer de la mama. Los Progr. Clinica **10**, No 132; **24**, No 3. — Zbl. Chir. **1924**, 758. — Die Röntgenbehandlung des Mammacarcinoms. Leipzig: Georg Thieme 1924. — Erfahrungen mit der Röntgenbehandlung des Carcinoms. Strahlenther. **21**, 368 (1926).— Experiences in the irradiation of breast cancer. Röntgenkongr. London 1925. Brit. J. Radiol. **31**, 150, 309 (1926). — Tratamiento Roentgen del Carcinoma de Mama. Leipzig: Georg Thieme 1926. — Der Comptoneffekt in der Tiefentherapie. Strahlenther. **24**, 218 (1927). — Gründe für Mißerfolge in der Strahlentherapie des Carcinoms. Strahlenther. **25**, 1 (1927). — Die Mitarbeit des praktischen Arztes. Dtsch. med. Wschr. **1927**, 700. — Die Strahlentherapie des Mammacarcinoms. Lazarus' Handbuch der gesamten Strahlenheilkunde, Bd. 2, Lief. 3, 575. 1929. — Die Röntgenbehandlung des Mammacarcinoms. Lehrbuch der Strahlentherapie, Bd. 4, 2, S. 1001. 1929. — Ergebnisse der Strahlenbehandlung beim Uteruscarcinom und beim Mammacarcinom. Strahlenther. **33**, 456 (1929). Röntgenkongr. Wien. — Die Röntgenbehandlung des Mammacarcinoms und ihre Ergebnisse. Mschr. Geburtsh. **85**, 169 (1929). — Ergebnisse der Röntgentherapie des Mammacarcinoms. Dtsch. med. Wschr. **1931 II**, 1570. — Weitere Erfahrungen mit der Röntgenbehandlung des Carcinoms und des Sarkoms. 3e. Congr. internat. Radiol. Paris 1931. Résumés des Communications. p. 180. Paris: Masson & Cie. — Ärztl. Bez.-Ver. Erlangen, 25. Febr. 1932. Münch. med. Wschr. **1932**, 1055. — Die Röntgenbehandlung des Mammacarcinoms. 4. internat. Kongr. Radiol. Zürich **1934**, Bd. 2, 401. — Siehe Seitz. — *Wintz* u. *W. Rump*, Über die Tiefenwirkung der Röntgenstrahlen bei homogenen und inhomogenen Körpern. Fortschr. Röntgenstr. **29**, 580 (1922). — *Wyard, G.*, Ein Versuch, die Lebensdauer nach Operation des Mammacarcinoms zu schätzen. Lancet **1925 I**, 1179. — Zbl. Gynäk. **1926**, 314. — *Wynen*, Zur Frage der Röntgenbehandlung des Mammacarcinoms. Münch. med. Wschr. **1927 I**, 357.

Xarpell, C., Die Verwendung von Paraffin als Diffusionsmittel in der Röntgentherapie. Strahlenther. **22**, 237 (1926).

Zabludowsky, A. M.· Über Brustdrüsenkrebs und seine Behandlung. Nov. Chir. (russ.) **3**, 350 (1926). — Zbl. Chir. **1927**, 1268. — *Zimmern, A.* et Mme. *S.-R. Godet*, Position de la radiothérapie prophylactique dans le cancer du sein. Presse méd., 28. April **1934**, 682. — *Zweifel, E.* Über Carcinombestrahlung. Arch. Gynäk. **117**, 269 (1922).

Präoperative Röntgenbehandlung des Mammacarcinoms.

Adair, F. E., Sanguineous discharge from the nipple and its significance in relation to cancer of the breast. A study based on 108 cases. Ann. Surg. **91**, 197. — Z.org. Chir. **50**, 24 (1930). — *Ahlbom, H.*, Präoperative Röntgenbehandlung der Mammatumoren im Radiumheim. Nord. chir. Ver.igg Stockholm, Juni 1933. Zbl. Chir. **1934**, 426. — *Anschütz*, Aussprache zu Kuhle: Zur Therapie des Mammacarcinoms Ver.igg nordwestdtsch. Chir., Dez. 1931. Zbl. Chir. **1932**, 729.

Berven, E., The technique of Radiumhemmet in the treatment of tumours except cancer uteri Acta radiol. (Stockh.) **10**, 31 (1929). — *Bloodgood, J. C.*, Diskussion zu Th. Stevens. Radiology **2**, 162 (1924). — Pre-operative irradiation in cases of cancer of the breast with and without biopsy. Ann. Surg. **98**, 933 (1933). — Zbl. Radiol. **17**, 179 (1934). — *Boggs, R. H.*, Ante-operative radiation of carcinoma of the breast. Amer. J. Roentgenol. **9**, 508 (1922). — Z.org. Chir. **22**, 260. — *Bowing, H. H.*, Radium and X-ray treatment of carcinoma of the breast prior to amputation. Radiology **2**, 143 (1924). — *Brooks*, Zit. nach Portman. Radiology **5**. — *Buizard, Ch.*, Des irradiations préopératoires dans le cancer du sein. Bull. Soc. Chir. Paris **19**, No 12 (1927). — Zbl. Chir. **1929**, 1333.

Caspari, Tumor und Immunität. Strahlenther. **15**, 831 (1923).

Daland, E., Cancer of the breast. Boston med. J. **197**, 57 (1927). — Z.org. Chir. **40**, 32.

Erskine, A., Diskussion zu Th. Stevens. Radiology **2**, 159. — The management of cancer of the breast. Amer. med. Assoc., sect. on Radiol. Washington, Mai **1927**. — Amer. J. Roentgenol. **18**, 64 (1927).

Greenough, R. B., Brustkrebs und Resultate einer Behandlung aus den Jahren 1918—1920. Amer. J. Roentgenol. **16**, 439 (1926). — Z.org. Chir. **38**, 573 (1927). — *Groover, Christie* and *Merritt*, Radiology **4**, 398.

Haller, Cancers massifs du sein. Radiothérapie profonde. Soc. Chir. Paris, Sitzg 6. Mai 1927. Ref. des Hôp. **100**, No 49 (1927). — Zbl. Chir. **1927**, 2784. — *Hartmann, H.*, Cancer du sein rendu opérable par la radiothérapie. Bull. Soc. Chir. Paris **54**, 228 (1928). — Z.org. Chir. **42**, 719. — *Holfelder, H.*, Der Brustkrebs. Spezielle Röntgentherapie bei chirurgischen Erkrankungen. Handbuch der Röntgentherapie, Bd. 3, S. 500. 1928, herausgeg. von P. Krause. — *Holzknecht*, Zit. nach Wetterer, Handbuch der Röntgen-Radiumtherapie.

Jarre, Das Mammacarcinom und seine zeitgemäße strahlentherapeutische und chirurgische Behandlung. Klin. Wschr. **1924 I**, 584. — *Jenkinson*, Roentgen treatment of breast carcinomata. Radiology **2**, 151. — *Johnson, H.*, Radiology **4**, 398. — *Jüngling, O.*, Das Mammacarcinom und seine zeitgemäße strahlentherapeutische und chirurgische Behandlung. Klin. Wschr. **1924 II**, 1077.

Karlin, M., Der heutige Stand der Frage über die Röntgentherapie des Brustkrebses. Moskau. Röntgenges., 8. Febr. 1927. Fortschr. Röntgenstr. **37**, 912 (1928). — *Kienböck, R.*, Radiotherapie der bösartigen Geschwülste. Strahlenther. **5**, 569 (1915). — Über die Röntgentherapie des Carcinoms. In „Die Krebskrankheit". Wien: Julius Springer 1925. — *Kogan, C.*, Der Brustkrebs. Verh. 20. russ. Chir.kongr. Moskau, 26.—30. Mai **1928**, 178. — *Kok, Fr.* u. *K. Vorlaender*, Biologische Versuche über die Wirkung der Bestrahlung auf das Carcinom, I. Teil. Strahlenther. **14**, 497 (1923). — Biologische Versuche über die Wirkung der Bestrahlung auf das Carcinom. II. Teil. Strahlenther. **15**, 561 (1923). — *Kuhle*, Zur Therapie des Mammacarcinoms. Ver.igg nordwestdtsch. Chir., Dez. 1931. Zbl. Chir. **1932**, 726.

Lazarus, Verh. dtsch. Röntgenges. **1926**. Fortschr. Röntgenstr. **34**, Kongreßh., 27 (1926). — *Lee, B. J.*, The therapeutic value of irradiation in the treatment of mammary cancer. A survey of five-year results in 355 cases treated in the Memorial Hospital of New York. Ann. Surg. **88**, 26 (1928). — End results in the treatment of cancer of the breast by radical surgery, combined with pre-operative and postoperative irradiation. Amer. J. Surg., N. s. **20**, 405 (1933). — Zbl. Radiol. **15**, 781 (1933). — *Lee, B. J.* and *R. E. Herendeen*, An evaluation of preoperative and postoperative radiation in the treatment of mammary carcinoma. Ann. Surg. **1925**, 404. — Amer. J. Roentgenol. **14**, 587 (1925). — *Levy-Dorn*, Verh. dtsch. Röntgenges.. Fortschr. Röntgenstr. **34**, Kongreßh. 26 (1926). — *Lynham, J. E. A.*, Pre- and postoperative treatment of cancer of the breast by irradiation. Verh. 3. internat. Kongr. Radiol., Juli **1931**. — Zbl. Radiol. **14**, 374 (1933).

Mallet, L. et *R. Coliez*, Cancer du sein. Chirurgie. Radiothérapie. Curiethérapie. Arch. Électr. méd. **1923**, 33. — Z.org. Chir. **30**, 562 (1923). — *Murphy, Nakahara* u. *Sturm*, J. of exper. Med. **33**, 1921; **35**, Nr 4 (1922).

Nahmmacher, F., Die erweiterte Behandlung des Mammacarcinoms. Strahlenther. **30**, 490 (1928). — *Neuman, Sluys* et *Coryn*, Technique radio-chirurgicale des cancers du sein. Curie-puncture de quelques cas inopérables. Kongr. Bordeaux 1923. J. de Radiol. **7**, 548 (1923).

Orndorff, B. H., Carcinoma of the breast with electrical resection and radiotherapy. Illinois med. J. **53**, 46 (1928). — Z.org. Chir. **42**, 656.

Perussia, F., Raggi roentgen e radium nel trattamento del carcinoma mammario. Radiol. med. **1922**. — Z.org. Chir. **21**, 170 (1922). — *Pettit, R. T.*, Results in combined surgery and X-ray treatment in cancer of the breast. Arch. physic. Ther. **9**, 254. — Z.org. Chir. **45**, 338 (1928). — *Pfahler, G. E.* and *B. P. Widmann*, Statistical analysis of the radiation treatment of cancer of the breast on the basis of the saturation technique, 412 cases (1920—1928). Amer. J. Roentgenol. **21**, 546 (1929).

Roffo, A. H., 4 Jahre Behandlung von Mammakrebs. Prensa méd. argent. **15**, 541 (1928). — Zbl. Radiol. **7**, 709 (1929).

Schinz, H. R., Operative und radiotherapeutische Behandlung der Krebse. Strahlenther. **46**, 46 (1933). — *Schmieden*, Zu Mammacarcinom. Verh. dtsch. Ges. Chir. **1921**. — Strahlenther. **13**, 431 (1922). — *Schmitz, H.*, The five year end-results in carcinoma of the breast. Radiology **13**, 392 (1929). — Z.org. Chir. **49**, 474 (1929). — *Simons, A.*, Die präoperative Strahlenbehandlung bösartiger Geschwülste. Fortschr. Ther. **30**, 609. — Zbl. Chir. **1931**, 2771. — *Sistrunk, W. E.*, Radiation of the female breast before and after operation. South. med. J., März 1924. — Radiology **4**, 127 (1924). — *Sittenfield, M. J.*, Cancer of the breast. Biological considerations in radiotherapy. N. Y. med. J. a. med. Rec. **118**, 487. — Z.org. Chir. **27**, 189 (1929). — *Soiland, A.*, The present status of roentgen ray therapy in breast malignancy. Radiology **13**, 3 8. — Amer. J. Roentgenol. **24**, 104 (1930). — *Solomon, I.*, Précis de Radiothérapie Profonde. Paris: Masson & Cie. 1926. — *Spinelli*, Bemerkenswerte Erfolge der offenen Bestrahlung des Brustkrebses während der Operation. L'Actinoter. **4**, 65 (1924). — Fortschr. Röntgenstr. **32**, 510 (1924). — *Stevens, J. Th.*, Modern methods in the treatment of cancer of the breast. Radiol. Soc. North-Amer. at Rochester/Minnesota, Dez. 1923. Radiology **2**, 156 (1924). — *Stevens* and *Jarre*, Treatment of cancer of the breast by deep radiation and surgery. A rational method according to present day knowledge. Radiology **1**, 16 (1923). — *Stubenbord*, 108 Fälle von Brustkrebs. Surg. etc. **50**, 1001 (1931). — *Stumpf, R.*, Deep X-ray therapy in cancer. Ir. J. med. Sci. **1927**, Nr 18, 291. — Zbl. Radiol. **3**, 636 (1927).

Teschendorf, Über die Nachbestrahlung operierter Carcinome. Zbl. Chir. **1931**, 1087. — *Trout, H. H.* et *C. H. Peterson*, Cancer du sein; emploi de la curie- et de la roentgenthérapie associées à l'opération radicale. J. Amer. med. Assoc. **95**, 1307 (1930). J. de Radiol. **15**, 267 (1931).

Webster, Radiology and surgery in cancer of the breast. Lancet **1928** I, 63. — Z. physik. Ther. **39**, 9 (1930). — *Westermark, N.*, The result of the combined surgical and radiological treatment of cancer mammae at Radiumhemmet 1921—1923. Acta radiol. (Stockh.) **11**, 1 (1930). — *Wetterer, J.*, Handbuch der Röntgen-Radiumtherapie, 2. Aufl., Bd. 2. Leipzig-München: Keim u. Nemnich 1928. Wien. Ges. Röntgenkde, 16. Mai 1934. — Fortschr. Röntgenstr. **50**, 190 (1934). — *Williams, J. G.* and *F. W. Currin*, Radiation therapy in cancer of the breast. Long Island med. J. **21**, 692 (1927). — *Wintz, H.*, Die Strahlentherapie des Mammacarcinoms. Lazarus' Handbuch der gesamten Strahlenheilk., Bd. 2, Lief. 3, S. 575. 1929.

Chirurgische Diathermie beim Mammacarcinom.

Anderson, J., Chirurgische Diathermie bei Mammacarcinom. Brit. J. Surg. **1928**, 500.

Berven, E. G. E., Die Bedeutung der Elektroendothermie für die Strahlenheilkunde. Lazarus' Handbuch der gesamten Strahlenheilkunde, Bd. 2, 5, S. 1023. 1931. — *Billich, H. U.*, Zur Nachbestrahlung des radikal operierten Mammacarcinoms. Bruns' Beitr. **152**, 390. — Zbl. Radiol. **11**, 606 (1931).

Champy, Ch. et *M. Heitz-Boyer*, Etat des voies lymphatiques après les sections au bistouri électrique. C. r. Soc. Biol. Paris **107**, 25 (1931). — Z. Krebsforsch. **35**, 125 (1931).

Dyroff, R., Die Operation mit schneidender Elektrizität. Z. Geburtsh. **97**, 79 (1930).

Kelly, H. A., Endothermy, the new surgery. Med. J. a. Rec., Juli **1925**. — *Kelly, H. A.* and *G. E. Ward*, The radical breast operation with the endotherm knife (acusector) and without ligatures. Ann. Surg. 88, 42 (1926). — *Keysser, F.*, Die Elektrochirurgie, S. 154. Fischers med. Buchhandlung 1931.

Orndorff, B. H., Brustkrebs mit elektrischer Resektion und Strahlenbehandlung. Carcinoma of the breast with electrical resection and radiotherapy. Illinois med. J. **53**, 46 (1928). — Z.org. Chir. **42**, 656 (1928).

Schmidt, W. H., Electrothermic methods in the treatment of inoperable cancer of the breast. Physic. Ther. **45**, 569 (1927). — Z.org. Chir. **42**, 348 (1927). — Arch. physic. Ther. **9**, 13 (1928). — Z.org. Chir. **42**, 348 (1928). — *Scott, A. C.*, Scalpel block dissections for metastatic cancer. J. amer. med. Assoc., 7. Nov. **1925**. — *Seemen, H. v.*, Allgemeine und Elektrochirugie. Berlin: J. Springer 1932.

Wyeth, G. A., Surgery of neoplastic diseases by electrothermic methods. New York: P. B. Hoeber 1926.

Die Ausschaltung der Ovarien.

Ahlbom, H., Castration by Roentgen rays as an auxiliary treatment in the radiotherapy of cancer mammae at Radiumhemmet Stockholm. Acta radiol. (Stockh.) **11**, 614 (1930).

Beatson, Lancet **1896**. — Brit. med. J. **1901 II**. — Glasgow med. J. **74** (1910); **76** (1911). — *Berberich*, Zit. nach Webster. Lancet **1928 I**, 65. — *Berven, E.*, The technique at Radiumhemmet in the treatment of tumours except cancer uteri. Acta radiol. (Stockh.) **10**, 33 (1929). — *Borchardt, M.* u. *R. Jaffé*, Die sog. Cystenmamma. Berl. Ges. Chir., 16. Nov. 1931. Zbl. Chir. **1932**, 673. — *Boyd*, Zit. nach Frangenheim. Handbuch der praktischen Chirurgie, Bd. 2. 1924.

Cori, C. F., Der Einfluß der Ovariektomie auf das spontane Vorkommen von Brustdrüsenkrebsen bei Mäusen. J. of exper. Med. **45**, 983 (1927). — Zbl. Gynäk. **1928**, 853.

Dieckmann, H., Über die Histologie der Brustdrüse bei gestörtem und ungestörtem Menstruationsablauf. Virchows Arch. **256** (1925). — *Döderlein, G.*, Mammacarcinom in der Schwangerschaft. Ges. Geburtsh., 28. Okt. 1932. Zbl. Gynäk. **1933**, 1479. — *Donald*, Zit. bei Sitzenfrey.

Ebhardt, K., Untersuchungen über den Einfluß des Ovarialhormons auf den Genitalapparat und die Mamma. Mschr. Geburtsh. **78**, 223 (1928). — *Éparvier* et *Santy*, Cancer du sein et grossesse. Bull. Soc. Obstétr. Paris **1926**, 318. — Zbl. Chir. **54**, 697 (1927).

Foveau de Courmelles, Académie des Sciences, 27. Febr. 1909. — La radiothérapie combinée du sein et des ovaires contre les tumeurs du sein. Acad. Sci., Sitzg 13. Febr. 1922. Gaz. Hôp. **1922**, No 16. — Zbl. Chir. **1922**, 1304. — Arch. Électr. méd. **1922**. — Presse méd., 1. März **1922**. — Les rayons X et le radium en thérapeutique gynécologique. Acta radiol. (Stockh.) **6**, 325 (1926). — *Frangenheim*, Chirurgie der Brustdrüsen. Handbuch der praktischen Chirurgie, Bd. 2. Stuttgart: Ferdinand Enke 1924. — *Furnival*, Zit. nach Michels. Münch. med. Wschr. **1905 II**, 1136.

Herman, Brit. med. J. **1900**; **1901**. — *Himmelmann, W.* u. *W. Lehmann*, Zur Klinik und Behandlung des Brustkrebses. Ergebnisse der Brustkrebsbehandlung in der Chir. Universitätsklinik Bonn von 1908—1928, unter Berücksichtigung des Einflusses der Röntgenbestrahlung. Bruns' Beitr. **150**, 31. — Z.org. Chir. **51**, 692 (1930). — *Homann, E.*, Über den Einfluß der Ovarienbestrahlung auf die Brustdrüse bei Meerschweinchen. Zbl. Gynäk. **1927**, 2868.

Kleinschmidt, O., Die gutartigen Mammageschwülste. Chirurg **1931**, 297. — Zbl. Chir. **1932**, 832. — *Kückens, H.*, Zur Frage der cyclischen Veränderungen der Mamma und des Scheidenepithels. Z. Geburtsh. **96**, 55 (1929).

Lapeyre, Zit. nach Rosenburg: Referat über die Brustdrüse. Jber. Chir. **1921**, 525. — *Laqueur, E.* u. *S. E. de Jongh*, Zur Wirkung des weiblichen Sexualhormons Menformon, im besonderen auf die Mamma, zugleich ein Beitrag zur Bedeutung der Dosierung von biologisch wirksamen Präparaten. Mschr. Geburtsh. **80**, 425 (1928). — *Lathrop, A. E. C.* and *L. Loeb*, Further investigations on the origin of tumors in mice. III. On the part played by internal secretion in the spontaneous development of tumors. J. Canc. Res.

1, 1 (1916). — *Lett*, Zit. nach Frangenheim. — *Loeb*, J. med. Res. 1919. — *Loeb, L.*, Über die Ursachen des Carcinoms und über die Wachstumsschnelligkeit und Frequenz der Carcinome. Presse méd. 1923, No 65. — Zbl. Gynäk. 1924, 1273. — *Loeb, L.* and *I. T. Genther*, Heredity and internal secretion on origin of mammary cancer in mice. Proc. Soc. exper. Biol. a. Med. 25, 309 (1928). — Endokrinol. 6, 233 (1928). — *Loeschke*, Zit. nach Webster. Lancet 1928 I, 65. — *Luchsinger, J.* u. *Centeno*, Über die cyclischen Veränderungen der weiblichen Brustdrüse. Beitr. path. Anat. 78, H. 3. — Münch. med. Wschr. 1928 II, 1892.

Meyer u. *Kahen*, Zit. nach Simons. Z. Krebsforsch. 19, 56 (1923). — *Michels*, Die Kastration beim Mammacarcinom. Münch. med. Wschr. 1905, 1136. — *Morison*, Brit. med. J. 1901. — Med. Presse 1911. — *Moszkowicz, L.*, Über Sexualcyclus und Geschwulstwachstum der Mamma. 50. Tagg Ges. Chir. Zbl. Chir. 1926, 1381. — Münch. med. Wschr. 1926 I, 888. — Neuere Anschauungen über die Erkrankungen der Brustdrüse. Wien. klin. Wschr. 1927 II, 1362. — Zbl. Gynäk. 1928, 846. — Die hormonale Beeinflussung des Wachstums der Brustdrüse. Wien. klin. Wschr. 1927 I. — Zbl. Gynäk. 1928, 847. — Sexualcyclus, Mastopathie und Geschwulstwachstum der Mamma. Arch. klin. Chir. 144, 138 (1928). — *Murray, W. S.*, Ovarian secretion and tumor incidence. J. Canc. Res. 12, 18 (1928).

Offergeld, H., Multiple Primärcarcinomanlagen im weiblichen Genitalsystem? Z. Geburtsh. 95, 492 (1929).

Plaut, R., Über den Einfluß des Uterus und der Ovarien auf die Entwicklung der Brustdrüse. Z. Biol. 79, 263. — *Polano*, Mamma und Menstruation. Verh. dtsch. Ges. Gynäk. Heidelberg 1923. — Arch. Gynäk. 120, 259, Kongr.ber. — *Pribram, B. O.*, Aussprache zu Borchardt und Jaffé. Berl. Ges. Chir., 16. Nov. 1931. Zbl. Chir. 1932, 679.

Reynès, Behandlung inoperabler Brustkrebse durch die Entfernung beider Ovarien. Congr. franç. Chir., 19.—24. Okt. 1903. Rev. de Chir. 23, No 11. — Zbl. Chir. 1904, 794. — Kastration bei inoperablem Brustkrebs. Franz. Chir.kongr. Paris, 7.—12. Okt. 1907. Rev. de Chir. 27, No 2. — Zbl. Chir. 1908, 794. — Un cas remarquable de traitement de tumeur inopérable du sein par la castration ovarienne. Bull. Acad. Méd. Paris 85, 383 (1921). — Zbl. Chir. 1921, 1787. — Traitement d'une tumeur inopérable du sein par la castration ovarienne. Gaz. Hôp. 1921, No 25. — Zbl. Chir. 1921, 1207. — *Rosenburg, A.*, Über menstruelle, durch das Corpus luteum bedingte Mammaveränderungen. Frankf. Z. Path. 27 (Ged. für Virchow), 466 (1922). — Zbl. Gynäk. 1922, 1934. — Die Bedeutung der menstruellen Mammaveränderungen für die Chirurgie. Zbl. Chir. 1923, 510.

Scaglione, S., Ricerche sul ritmo estruo della mammella. Riv. ital. Ginec. 8, 200 (1928). — Ber. Gynäk. 15, 217 (1929). — *Schinzinger*, Chir.kongr., Bd. 1, S. 28. 1889. — Das Carcinom der Mamma. Münch. med. Wschr. 1905 II, 1724. — *Schnitzler, J.*, Neubildungen der weiblichen Brustdrüse. Wien. klin. Wschr. 1931 I, 973. — *Sitzenfrey*, Prag. med. Wschr. 1907 I. — *Sluys, F.*, Le traitement du cancer du sein et de ses métastases osseuses. Le Scalpel 1929 I, 281. — Zbl. Radiol. 7, 770 (1929). — *Slye, Maud*, The inheritability of spontaneous tumors of the liver in mice. Studies in the incidence and inheritability of spontaneous tumors in mice. Seventh report. J. Canc. Res. 1, 503 (1916). — *Smith*, Zit. nach Sitzenfrey. — *Solomon, J.*, Précis de Radiothérapie Profonde, Paris: p. 350 Masson & Cie. 1926.

Thomson, Brit. med. J. 1902.

Ullmann, Ges. Ärzte Wien, 20. Dez. 1930. Wien. klin. Wschr. 1930 I, 58.

Wachsmuth, W., Mammacarcinom und Schwangerschaft. Chirurg 1933, H. 15. — Dtsch. med. Wschr. 1933, 1622. — *Waterhouse*, Zit. nach Michels. — *Webster*, Lancet 1928 I, 65.

Lungeninduration nach Röntgenbestrahlung.

Belot, J. Radiol. et Électrol. 14, 115 (1930). — *Belt, H.*, Über tödliche Lungenfibrose bei gewerblicher Radiumschädigung. (Pathologisch-anatomischer Teil.) Frankf. Z. Path. 42 (1931). — *Bissell*, Aussprache zu Vortrag Groover, Christie und Merritt. Amer. J. Roentgenol. 10, 475 (1923).

Case, Zu Lungeninduration. J. amer. med. Assoc. 1922, 699. Zit. nach Tyler. Amer. J. Roentgenol. 10, 475 (1922). — *Cathcart*, Aussprache zu dem Vortrag von Groover, Christie u. Merritt. Amer. J. Roentgenol. 10, 475 (1923).

Davis, Pulmonary fibrosis. Radiology 3, 150. — *Davis, K. S.*, Intrathoracic changes following X-ray treatment: A clinical and experimental study. Radiology 3, 301. — *Desjardins, A. U.*, Pleuropneumonitis following X-ray treatment and diffuse metastasis to the lungs from cancer of the breast. Radiology 4, 265 (1925). — Z.org. Chir. 33, 368 (1925). — Action of Roentgen rays and radium on the heart and lungs. Experimental data and clinical radiotherapy. Amer. J. Roentgenol. 27, 149, 303, 477

(1932). — *Doennecke, F.,* Über tödliche Lungenfibrose bei gewerblicher Radiumschädigung. Frankf. Z. Path. **42** (1931). — *Domagk, G.,* Gewebsveränderungen nach Röntgenbestrahlungen. Erg. inn. Med. **33,** 1 (1928). — Klin. Wschr. **1928 II,** 2456.

Engelstad, R. B., Experimental investigations of lung changes following Roentgen radiation. Proc. North. radiol. Assoc. **1933.** — Acta radiol. (Stockh.) **14,** 655 (1933). — *Evans* and *Leucutia,* Deep Roentgen therapy of neoplastic pulmonary metastases. Amer. J. Roentgenol. **11,** 35 (1923). — Intrathoracic changes induced by heavy radiation. Amer. J. Roentgenol. **13,** 203 (1925).

Fike, R. H., The occurence of roentgen pleuro-pneumonitis in treatment of breast cancer. Amer. J. Roentgenol. **27,** 509 (1932). — *Finzi, N. S.,* Some developments in deep radiotherapy. Brit. J. Radiol. (Roentgen Soc. Sect. April 1925) **21,** 83. — *Flaskamp, W.,* Zur Klinik der Lungeninduration nach der Röntgenbestrahlung des Mammacarcinoms. Bayer. Ges. Geburtsh., 27. Febr. 1927. Mschr. Geburtsh. **79,** 151 (1928).

Granger, A., What produces the shadows in the aortic and hilar regions? Radiology 3, 1, 55. — *Groover, Christie* and *Merritt,* Intrathoracic changes following Roentgen treatment of breast carcinoma. Amer. J. Roentgenol. **10,** Nr 6, 471 (1923). — *Groover, Th. A., A. C. Christie, E. A. Merritt* and *F. O. Coe,* Roentgen pleuro-pneumonitis. South. med. J. **20,** 153 (1927). — Zbl. Radiol. 4, 56 (1928).

Heuser, C., Toxämien durch Röntgenbestrahlungen. Semana méd. **1923,** No 33, 309. — Ber. Gynäk. 3, 135. — *Hines,* Fibrosis der Lunge nach Röntgenbestrahlung eines Tumors. J. amer. med. Assoc. **1922,** Nr 9. — Münch. med. Wschr. **1922 II,** 1644. — *Hintze,* Strahlenther. **41,** 639 (1931). — *Holfelder, H.,* Der gegenwärtige Stand der Brustkrebsbehandlung. Med. Klin. **1926 I,** 213, 255.

Kaestle, Aussprache zum Vortrag *Wintz* über Röntgenschädigungen. Röntgenkongr. 1922. Fortschr. Röntgenstr. **30,** Kongreßh., 147 (1922).

Landau, W., Lungeninduration infolge Röntgenbestrahlung des Brustkorbes bei Mammacarcinom Z. Tbk. **65,** 212 (1932). — Zbl. Radiol. **13,** 726 (1932). — *Lüdin* u. *Werthemann,* Lungenveränderungen nach experimenteller Röntgenbestrahlung. Med. Ges. Basel, 6. Febr. **1930.** — Klin. Wschr. **1930 II,** 1144. — Strahlenther. **38,** 684 (1930).

Mühlmann, E., Zur Kasuistik der Röntgenschädigung von Brustdrüse und Lunge. Strahlenther. **18,** 451 (1924).

Oberndorfer, Miliare Karnifikationen der Lungen. Fortschr. Röntgenstr. **37,** 235 (1928). — *Orndorff,* Aussprache zu A. U. Desjardins. Radiology 4, 265 (1925). Z.org. Chir. **33,** 369 (1925).

Schinz, Verteilte Dosis. Strahlenther. **37,** 47 (1930). — *Solomon* et *Gottfried,* Sur la fréquence des lésions pulmonaires consécutives à l'irradiation du thorax dans le cancer du sein. J. Radiol. et Électrol. **14,** 114 (1930). — *Stevens, R. H.* and *H. Jarre,* Treatment of cancer of the breast by deep radiation and surgery. A rational method according to present-day knowledge. Radiology 1, 16 (1923). — *Strauß, O.,* Schädigungen durch Röntgen- und Radiumstrahlen. Lehrbuch der Strahlentherapie, Bd. 1, S. 1025. 1925. Berlin u. Wien: Urban & Schwarzenberg. — *Swanberg, H.,* Rezidiv eines Mammacarcinoms; Röntgenstrahlen, Fibrosis. J. amer. med. Assoc. **85,** Nr 14, 1059 (1925). — Fortschr. Röntgenstr. **34,** 214 (1925).

Tyler, Diskussion zu *Groover, Christie* and *Merritt:* Intrathoracic changes following Roentgen treatment of breast carcinoma. Amer. J. Roentgenol. **10,** 474 (1923). — *Tyler* and *Blackman,* Effect of heavy radiation on the pleura and lungs. J. of Radiol. 3, 469 (1922).

Uspensky, A. E., Die Bedeutung der Röntgenstrahlen für die Diagnostik des Lungenkrebses. Z. Krebsforsch. **26,** 166 (1928).

Wasson, W. W., The gross pathology of the chest. Radiology 3, 1, 49. — *Werthemann, A.,* Experimentelle Röntgenschädigungen des Herzmuskels. Strahlenther. **38,** 702 (1930). — *Wintz, H.,* Röntgenschädigungen in der Tiefentherapie. Röntgenkongr. Berlin 1922. Fortschr. Röntgenstr. **30,** Kongreßh., 133 (1922). — Die Röntgenbehandlung des Mammacarcinoms. Leipzig: Georg Thieme 1924. — Lehrbuch der Strahlentherapie, Bd. 4, Teil 2, S. 1059. 1929. — Die Methodik der Röntgentherapie. Handbuch der gesamten Strahlenheilkunde von Lazarus, Bd. 2, Lief. 1, S. 164. 1928. — *Wohlauer, Fr.,* Der Einfluß der Röntgenstrahlen auf das Lungengewebe. Dtsch. med. Wschr. **1909 II,** 1704.

Zwerg, Die theoretischen, experimentellen, klinischen und wirtschaftlichen Grundlagen der protrahiert-fraktionierten Röntgenbestrahlung maligner Tumoren. Strahlenther. **43,** 201 (1932).

Herzschädigung bei bestrahltem Mammacarcinom.

Arrillaga, L'angine de poitrine. Son traitement par la radiothérapie profonde. Soc. méd. Hôp. Paris, 1. Juni 1928, p. 949. Zit. nach Delherm u. Beau.

Delherm et *Beau*, La radiothérapie du sympathique dans certaines affections cardio-vasculaires. J. Radiol. et Électrol. **14**, 391 (1930). — *Desjardins, A. U.*, Action of Roentgen rays and radium on the heart and lungs. Experimental data and clinical radiotherapy. Amer. J. Roentgenol. **27**, 149, 303, 477 (1932). — *Doub*, Diskussion zu Warthin und Pohle. Amer. J. Roentgenol. **25**, 642 (1931).

Emery, E. S., Jr. and *B. Gordon*, The effect of roentgenotherapy on the human heart. Amer. J. med. Sci. **119**, 884 (1925, Dez.). — Amer. J. Roentgenol. **16**, 299 (1926).

Fedder, L. u. *H. Hellner*, Die Veränderungen der quergestreiften Muskulatur nach Röntgenbestrahlungen im Tierexperiment. Strahlenther. **30**, 682 (1928). Naturforsch.kongr. Hamburg, Sept. 1928. — *Frank, A.*, Über akute Röntgenmyositis. Wien. Ges. Röntgenkde, 4. Okt. 1933. Fortschr. Röntgenstr. **48**, 717 (1933).

Hartmann, F. W., A. Bolliger, H. P. Doub and *F. Janney Smith*, Herzschädigungen nach Röntgentiefentherapie. Bull. Hopkins Hosp. **41**, 36 (1927). — Zbl. Radiol. **4**, 197 (1928).

Lartan, A. S. W. et *F. A. Pohle*, L'influence des rayons Roentgen sur le coeur; modifications histologiques du myocarde chez les rats et les lapins à la suite d'une série d'irradiations. Arch. int. Med., Jan. **1929**. — J. de Radiol. **14**, 67 (1930).

Orndorff, Zit. nach Werthemann. Strahlenther. **38**, 703 (1930).

Roffo, A. H., Die Wirkung der Röntgenstrahlen auf das „in vitro" gezüchtete Herz. Strahlenther. **19**, 745 (1925). — *Roß Golden*, Diskussion zu Warthin und Pohle. Amer. J. Roentgenol. **25**, 642 (1931).

Schweizer, E., Über spezifische Röntgenschädigungen des Herzmuskels. Strahlenther. **18**, 812 (1924).

Thibaudeau, A. A. and *W. L. Mattick*, Histological findings in hearts which have been exposed to radiation in the course of treatment of adjacent organs. J. Canc. Res. **13**, 251 (1929).

Warthin and *Pohle*, The effect of Roentgen rays on the heart. Amer. J. Roentgenol. **18**, 64 (1927). — Zbl. Radiol. **4**, 72 (1928). — The effect of Roentgen-rays on the heart. I. The microscopic changes in the heart muscle of rats and rabbits following a single exposure. J. amer. med. Assoc. **89**, 1825 (1927). — Zbl. Radiol. **4**, 601 (1928). — The effect of Roentgen-rays on the heart. II. The microscopic changes in the heart muscle of rats and of rabbits following a series of exposures. Arch. int. Med. **43**, 15. — Zbl. Radiol. **6**, 821 (1929). — The effect of Roentgen-rays on the heart. III. The toleration dose for the myocardium of rats. Amer. J. Roentgenol. **25**, 634 (1931). — *Werthemann, A.*, Experimentelle Röntgenschädigungen des Herzmuskels. Strahlenther. **38**, 702 (1930).

Bestrahlung der Metastasen.

Axhausen, G., Histologische Studien über die Ursachen und den Ablauf des Knochenumbaus im osteoplastischen Carcinom. Arch. f. path. Anat. **195**, 358 (1909).

Beck, A., Zur Strahlenbehandlung von Knochenmetastasen nach Mammacarcinom. Strahlenther. **35**, 513 (1930). — *Belot, J.* et *F. Lepennetier*, Métastases osseuses de cancers du sein. J. Radiol. et Électrol. **9**, 409 (1925). — *Bendick, A. J.* and *A. W. Jacobs*, Report of a case of extensive generalized skeletal metastases following primary carcinoma of the breast. Amer. J. Roentgenol. **14**, 35 (1925). — *Berven, E., Heyman, J.* and *R. Thoraeus*, The technique in the treatment of tumours at Radiumhemmet. Acta radiol. (Stockh.) **10**, 1 (1929). — *Borak, J.*, Röntgenbehandlung metastatischer Knochengeschwülste. Fortschr. Röntgenstr. **17**, 33 (1926). — Arch. klin. Chir. **143**, 185 (1926). — Röntgenbehandlung von Knochencarcinommetastasen. Wien. klin. Wschr. **1926**, 611. — Über die schmerzstillenden Wirkungen der Röntgenstrahlen. Schmerz **2**, 90 (1928). — *Bordier*, Deux cas de guérison de cancer du sein suivie de métastase deux ans et trois ans après le traitement radiothérapique. Bull. Soc. Radiol. méd. France **1924**, No 106, 41. — J. Radiol. et Électrol. **8**, 333 (1924). — *Buday, K.*, Statistik, der in dem pathologisch-anatomischen Institut der Universität in Kolozsvár in den Jahren 1870—1905 zur Obduktion gelangten Krebsfälle, nebst kurzer Übersicht der innerhalb desselben Zeitraumes vorgekommenen sonstigen bösartigen Geschwülste. Z. Krebsforsch. **6**, 1 (1908).

Carter, L. J., Spinal metastasis from breast carcinoma. Canad. med. Assoc. J. **16**, 48 (1926). — *Coventry, W. A.*, Brustkrebsmetastasen. Amer. J. Obstetr. **12**, 113 (1926). — Zbl. Gynäk. **1928**, 852.

Desjardins, A. U., The analgesic property of Roentgen rays. Radiology **8**, 317 (1927).

Fitzwilliams, D. C. L., Carcinoma of the breast and its method of spread: embolism or permeation. Brit. J. Surg. **12**, 650 (1925). — Zbl. Chir. **1925**, 2849. — *Freund*, Zit. nach Leddy.

Ginsburg, S., Osteoplastic skeletal metastases from carcinoma of the breast; report of unusual case. Arch. Surg. **2**, 219 (1925). — Pain in cancer of the breast; its clinical significance with special reference to bone metastases. Amer. J. med. Sci. **171**, 520 (1926). — *Gortan, M.*, Sklerotische Umwandlung einer osteoclastischen Wirbelkörpermetastase nach Röntgenbestrahlung. Röntgenkongr. Baden-Baden 1931. Fortschr. Röntgenstr. **44**, Kongreßh., 80 (1931).

Haas, Knochenmetastasen nach Amputatio mammae wegen Carcinoms. Breslau. chir. Ges. Zbl. Chir. **1931**, 471. — *Handley, W. S.*, Cancer of the breast and its treatment. Second edition. New York: Paul B. Hoeber 1922. — *Helly, K.*, Metastatische Tumoren. Henke und Lubarsch' Handbuch der speziellen pathologischen Anatomie und Histologie, Bd. 1, S. 1072. Berlin: Julius Springer 1927. — *Hintze*, Knochenmetastasen beim Mammacarcinom. Ges. Geburtsh. u. Gynäk., 13. Nov. 1931. Zbl. Gynäk. **9**, 547 (1932). — Berl. Ges. Geburtsh. u. Gynäk., 13. Nov. 1931. Dtsch. med. Wschr. **1931 II**, 2128. — *Holfelder*, Spezielle Röntgentherapie bei chirurgischen Erkrankungen. Handbuch der Röntgentherapie, herausgeg. von P. Krause, Bd. 3, S. 521. 1928).

Jacobs, A. W., Skeletal and pulmonary metastases from carcinoma of the breast; treatment by radiation. Med. J. a. Rec. **125**, 237 (1927). — *Jeannée, H.*, Zur Frage der Metastasenbildung bei Einbrüchen von Carcinomen in den großen Kreislauf. Virchows Arch. **256**, 684 (1925). — Z.org. Chir. **32**, 564 (1925). — *Jenkinson, E. L.*, The Roentgen treatment of breast carcinomata. Radiology **2**, 151 (1924). *Joly, M.*, Radiodiagnostic et radiothérapie d'un cancer secondaire de la colonne dorsale. Bull. Soc. Radiol. méd. France **14**, 198 (1926). — *Jüngling, O.*, Röntgenbehandlung chirurgischer Krankheiten, zugleich Einführung in die physikalischen und biologischen Grundlagen der Röntgentherapie. Leipzig: S. Hirzel 1924.

Kaestle, K., Rieder Rosenthals Lehrbuch der Röntgenkunde, S. 292. Leipzig: Johann Ambrosius Barth 1922. — *Kahn, M.*, On the question of pre- and post-operative X-ray treatment of breast carcinoma. Radiology **13**, 422. — Z.org. Chir. **49**, 473 (1930). — *Kaufmann, E.*, Lehrbuch der pathologischen Anatomie, Bd. 2, S. 1222. Philadelphia: P. Blakiston's Son & Co. 1929. — *Kienböck, R.*, Welche sind die wichtigsten radiologischen Zeichen der krebsigen Knochenmetastasen und wie ist ihr Verlauf? Wien. klin. Wschr. **1928 II**, 1541.

Lang u. *Krainz*, Über das cystische osteoplastische Carcinom im Vergleich zu seiner verdichtenden Form. Frankf. Z. Path. **28** (1922). — *Leddy, E. T.*, The Roentgen treatment of metastasis to the vertebras and the bones of the pelvis from carcinoma of the breast. Amer. J. Roentgenol. **24**, 657 (1930). — *Lee, B. J.* and *R. E. Herendeen*, The treatment of primary inoperable carcinoma of the breast by radiation. Radiology **2**, 121 (1924). — *Lee, B. J.* and *N. E. Tannenbaum*, Recurrent inoperable carcinoma of breast; analysis of 363 cases treated by radium and Roentgen ray. J. amer. med. Assoc. **86**, 250 (1926). — *Lenz, M.* and *J. R. Freid*, Metastases to the skeleton, brain and spinal cord from cancer of the breast and the effect of radiotherapy. Ann. Surg. **93**, 278 (1931). — Zbl. Chir. **1931**, 2855.

Mandl, F., Zur Behandlung der durch Carcinommetastasen hervorgerufenen Ischialgien. Wien. klin. Wschr. **1927**, 942. — *Matthews, A. A.*, Secondary carcinoma of the bone. N. Y. med. J. **101**, 1150 (1915). — *Meyerding, H. W., R. D. Carman* and *J. D. Garvin*, Metastasis to the bones from carcinoma of the breast; roentgenologic study. Radiology **1925**, 486. — *Mueller, B.*, Ein Beitrag zur Knochencarcinose. Arch. f. path. Anat. **249**, 305 (1924).

Neill jr., *W.*, (Zu Bestrahlung von Knochenmetastasen.) Amer. J. Roentgenol. **27**, 560 (1932).

Palumbo, V., Metastasi ossee del bacino da carcinoma mammario operato. Riforma med. **42**, 515 (1926). — *Pancoast*, Zit. nach Leddy. — *Pfahler, G. E.*, The treatment of recurrences and metastases from carcinomata of the breast by means of radium and Roentgen rays. Amer. J. Roentgenol. **7**, 328 (1920). — Zbl. Chir. **1921**, 1174. — The Roentgen treatment of metastatic carcinoma of the bone. Acta radiol. (Stockh.) **7**, 280 (1926). — *Picard*, Zur Theorie und Praxis der Strahlentherapie. Eine ,,Bestrahlungskammer" für künstliche Lichtquellen. Münch. med. Wschr. **1921 II**, 1142. — *Proust, R.*, Le traitement radiothérapique des métastases osseuses du cancer du sein. J. Radiol. et Électrol. **13**, 293 (1929).

Rahm, H., Die Röntgentherapie des Chirurgen. Stuttgart: Ferdinand Enke 1927. — *Recklinghausen, F. v.*, Die fibröse oder deformierende Ostitis, die Osteomalacie und die osteoplastische Carcinose in ihren gegenseitigen Beziehungen. Festschrift R. Virchow, 1891. 1. — *Risley, E. H.*, Skeletal cancer. Boston med. J. **172**, 584 (1915). — *Ritchie, J.* and *J. P. Stewart*, General secondary carcinoma of the bonds, osteomalacia carcinomatosa. Edinburgh med. J. **43**, 208 (1896—97). — *Rose*, Bestrahlungsbehandlung in 50 Fällen von metastatischem Knochencarcinom. Radiology **16**, 536 (1931). — *Roussy, G.* et *R. Leroux*, A propos des métastases dans les cancers irradiés, documents statistiques basés sur 74 autopsies. Bull. Assoc. franç. Étude Canc. **13**, 491. — J. Radiol. et Électrol. **10**, 237 (1926). — *Runge, E.*, Praktikum der gynäkologischen Strahlentherapie, 1921.

Schlesinger, H., Die Diagnose und Therapie der carcinomatösen Wirbelmetastasen. Wien. klin. Wschr. **1928 I**, 205. — *Schmieden, V.*, Fernwirkung der Röntgenstrahlen, Rückbildung von Metastasen.

Dtsch. Ges. Chir. 1921. — Fernwirkung der Bestrahlung (auf Metastasen). Strahlenther. **13**, 436 (1921). — *Sicard, J. A., Belot, J. Coste, Gastaud*, Aspects radiographiques du cancer vertébral. J. Radiol. et Électrol. **9**, 353 (1925). — *Silberberg, J.*, Zur Frage der Metastasierungswege beim Mammacarcinom. Vestn. Chir. (russ.) **53**, 168 (1929). — *Sluys, F.*, Un cas de métastase osseuse du cancer du sein. Traitement par radiothérapie des métastases et curiethérapie intra-utérine. Brux. méd. 1928, No 36, 1204. — Zbl. Radiol. **5**, 651 (1928). — Le traitement du cancer du sein et de ses métastases osseuses. Le Scalpel **1929 I**, 281. — Zbl. Radiol. **7**, 770 (1929).

Vulva- und Scheidensarkom.

Basset, A. u. *P. Guerin*, Scheidensarkome der Frau. Rev. mens. Gynéc. et Obstétr. **18**, 1 (1929). Ref. Zbl. Gynäk. **53**, 2444 (1929).

Dellepiane, Ann. di Ostetr. **46**, 197 (1924). — *Deutsch, J.*, Die Radiotherapie bei Gebärmuttergeschwülsten. Münch. med. Wschr. **1904 II**, 1646. — *Dietrich, H. A.*, Zur Aktinotherapie des Genitalsarkoms. Zbl. Gynäk. **1919**, 791. — *Döderlein, G.*, Traubenförmiges Scheidensarkom beim Kinde. Z. Geburtsh. **98**, H. 2, 380 (1930). — Traubenförmiges Sarkom der Scheide beim Kinde (Nachuntersuchung). Zbl. Gynäk. **56**, 1481 (1932).

Esch, P., Traubenförmiges Scheidensarkom. Gynäk.kongr. Bonn 1927. Arch. Gynäk. **132**, 351 (1927).

Franqué, v., Traubiges Scheidensarkom der Kinder. Niederrhein. Ges. Natur- u. Heilk. Bonn 25. Okt. 1915. Dtsch. med. Wschr. **1915 II**, 1562.

Hochloff, A. W., Beitrag zur Klinik des Vulvamelanoms. Zbl. Gynäk. **33**, 2001 (1932).

Kehrer, E., Verh. Dtsch. Ges. Gynäk. **1920 I**, 160.

Martius, H., Die Röntgenstrahlenhandlung in der Gynäkologie. Handbuch Röntgentherapie. Leipzig: W. Klinkhardt 1923. — *Mikulicz-Radecki*, Scheidensarkom bei einem 2jährigen Kinde. Nordostdtsch. gynäk. Ges. Königsberg i. Pr., 4. März 1933. Zbl. Gynäk. **33**, 1962 (1933).

Netzer, Über Sarkom der Vulva. Zbl. Gynäk. **1925**, 413. — *Nürnberger*, Die Erkrankungen der Scheide. Veit-Stoeckels Handbuch der Gynäkologie, Bd. 5, 2. 1930.

Reisach, Bericht über die Ergebnisse der von 1917—1927 operierten und strahlenbehandelten Genitalcarcinome und über einen geheilten Fall von Traubensarkom beim Kinde. Strahlenther. **37**, H. 2, 341 (1930). — *Rothschild, M. F.*, Die malignen Neubildungen der Vulva und ihre Prognose. Inaug.-Diss. Freiburg 1912.

Seitz, L., Die Röntgentherapie der bösartigen Genitalgeschwülste. Lehrbuch der Strahlentherapie, Bd. 4, 2, S. 861. 1929. — *Seuffert, E. v.*, Das Ergebnis der Strahlenbehandlung der Portio-Cervixcarcinome. Verh. dtsch. Ges. Gynäk. Berlin **1920**, 20. — *Szamek, L.*, Über ein Sarkom des Septum rectovaginale, zugleich ein Beitrag zur Strahlentherapie der Sarkome. Zbl. Gynäk. **1923**, 753. — *Szathmáry, v.*, Ein seltener Fall von Scheidensarkom. Mschr. Geburtsh. **73**, H. 5/6, 312—316 (1926).

Willink, J. W. Tjeenk, Sarcoma vaginae. Nederl. Tijdschr. **1932**, 369—372 und deutsche Zusammenfassung. Ber. Gynäk. **22**, H. 2, 103 (1932).

Uterussarkom.

Adler, L., Die Radiumbestrahlung maligner Tumoren. Strahlentherapie, **4.** Sonderbd. (1919). — Wien. klin. Wschr. **1921 I**, 378. — *Adreani, P.*, Sarcoma endoteliale in utero bicorne. Morgagni **65 I**, No 5, 163 (1923). — Ref. Ber. Gynäk. **1**, 462 (1923). — *Albers-Schönberg*, Aussprache zu H. Hirsch: Die Stellung der Radiotherapie unter den therapeutischen Methoden. Fortschr. Röntgenstr. **25**, 373 (1917—18). — *Albertz, A.*, Über Uterussarkome und experimentelle Sarcomatosis. Bol. an. Clin. Obstétr. Univ. Chile 14, 98 und deutsche Zusammenfassung, S. 124. Ref. Ber. Gynäk. **16**, 281 (1929). — *Albrecht, H.*, Über das Carcinosarkom des Uterus. Frankf. Z. Path. **1908**, 191. — Pathologische Anatomie und Klinik des Uterussarkoms. Halban-Seitz' Biologie und Pathologie des Weibes, Bd. 4, S. 581. — *Amann, J. A.*, Über Lungenmetastasen bei Uterussarkom. Münch. gynäk. Ges., 16. Dez. 1916. Zbl. Gynäk. **1916**, 364. — Münch. med. Wschr. **1916 I**, 130. — *Amreich, J.*, Die Radium- und Röntgentherapie in der Gynäkologie. Fortbildungskurse der Wiener med. Fakultät, H. 112. Wien. klin. Wschr. **39**, Nr 46, 1346 (1926). — *Auvray* (Paris), Seltene Formen des Uterussarkoms. Bull. Soc. Obstétr. **1923**, No 4. — Ref. Zbl. Gynäk. **1924**, 2168.

Barcat (Paris), Die Radiumtherapie maligner Tumoren. Strahlenther. **5**, 51 (1915). — *Batisweiler, J.*, Über die sarkomatöse Entartung röntgenisierter Myome. Orv. Hetil. (ung.) **1930 I**, 5. Ref. Ber. Gynäk. **17**, 729 (1930). — *Béclère, A.*, Uterussarkom und Röntgentherapie. Strahlenther. **38**, 113

(1930). — *Borak, J.* u. *R. Lenk,* Die diagnostische Bedeutung von Röntgenbestrahlungseffekten. Wien. Arch. inn. Med. **10,** 71 (1925). — *Braun,* Differentialdiagnostische Röntgenbestrahlung. Zbl. Gynäk. **48,** 2341 (1924). — *Buschoff,* Ein Fall von Uterussarkom. Inaug.-Diss. München 1920.

Calmann, Ein Fall von sarkomatös entartetem Uterusmyom. Zbl. Gynäk. **1917,** 566. — *Chilaiditi,* Ist die Probeexcision bei Tumoren zu empfehlen oder zu widerraten? Internat. Radiotherapie **3,** 848 (1928). — *Chrobak,* Beitrag zur Kenntnis und Therapie der Uterusmyome. Mschr. Geburtrh. **3,** 177 (1896). — *Chrobak* u. *Rosthorn,* Die Erkrankungen der weiblichen Geschlechtsorgane. Spezielle Pathologie und Therapie, herausgeg. von H. Nothnagel. Wien: Alfred Hölder 1896. — *Colmers,* Beobachtungsergebnisse bei der Behandlung von Sarkomen mit Röntgentiefentherapie. Chir.kongr. 1920, Sitzgsber. — Münch. med. Wschr. **1920** I, 523. — Arch. klin. Chir. **114,** H. 3 (1920). — *Corscaden, J. A.* and *A. P. Stout,* Sarcoma of the uterus. Amer. J. Roentgenol. **21,** 155 (1929). — *Costantini, P.,* Un caso raro di sarcomatosi totale dell'utero. Clinica chir. **21,** 1537 (1913). — *Craver,* Siehe Stone.

Dietrich, Zur Aktinotherapie des Genitalsarkoms. Zbl. Gynäk. **1919,** 791. — *Döderlein* u. *von Seuffert,* Unsere weiteren Erfahrungen mit der Mesothoriumbehandlung des Carcinoms. Münch. med. Wschr. **1914** I, 225, 313. — *Döring, H.,* Ein Beitrag zum malignen Myom. Mschr. Geburtsh. **83,** 317 (1929).

Eisler, F., Zur Strahlenbehandlung der Sarkome des weiblichen Genitales. Wien. med. Wschr. **1929** I. Ref. Münch. med. Wschr. **1929** I, 938. — *Engelhorn, E.,* Über den derzeitigen Stand der Strahlentherapie in der Gynäkologie. Strahlenther. **3,** 216 (1913). — *Esch, P.,* Die Symptomatologie, Diagnostik und operative Therapie der Uterussarkome. Veit-Stoeckels Handbuch der Gynäkologie, Bd. 6, 2. S. 181. 1931.

Flatau, Zwei mit Röntgenstrahlen geheilte Sarkome. Ärztl. Ver. Nürnberg, 6. März 1919. Münch. med. Wschr. **1919** II, 1011. — *Forssell, G.,* On the permanency of radiological healing in malignant tumors. Acta radiol. (Stockh.) Suppl. 2, 58. — *Frankl,* Pathologische Anatomie und Histologie der weiblichen Genitalorgane. Handbuch der Frauenheilkunde, herausgeg. von Liepmann, 1914. — Über Koinzidenz und Interferenz von Uterustumoren. I. Teil: Myom und Sarkom. Arch. Gynäk. **122,** 554 (1924). II. Teil: Myom und Carcinom. Arch. Gynäk. **123,** 1 (1925). III. Teil: Carcinom und Sarkom. Arch. Gynäk. **124,** 67 (1925). — *Franqué, von,* Über den gegenwärtigen Stand der Strahlenbehandlung des Gebärmutterkrebses. Z. Geburtsh. **77,** 244 (1915). — Operation oder Bestrahlung bei Frauenkrankheiten. Med. Klin. **1920** II.

Gál, F., Über das Sarkom der weiblichen Geschlechtsorgane. Arch. Gynäk. **127,** 122 (1926). — Ein durch Röntgenbestrahlung geheiltes Riesensarkom. Strahlenther. **31,** 88 (1928). — Riesensarkom der Gebärmutter durch Röntgenbestrahlung geheilt. Magy. Röntgen Közl. **2,** 11—12 (1928). — *Geßner, A.,* Das Sarcoma uteri. Handbuch der Gynäkologie von J. Veit, Bd. 3, 2. Hälfte, 2. Abt. Wiesbaden: J. F. Bergmann 1899. — *Goldschmidt, H.* u. *J. Koerner,* Zur Prognose der Genitalsarkome. Gynäk. Ges. Breslau, 15. Febr. 1927. Zbl. Gynäk. **1927,** 1809. Ausführlich: Mschr. Geburtsh. **76,** 443, Diskussion 460 (1927). — *Gornick,* Aussprache zu „Ungewöhnliche Fälle von Uterussarkom". Geburtsh.-gynäk. Ges. Berlin, 25. Jan. 1929. Zbl. Gynäk. **1929,** 1666. Ausführlich: Z. Geburtsh. **95,** 573.

Haase, W., Zur Pathologie der Sarkome der weiblichen Geschlechtsorgane, besonders der Gebärmutter. Z. Geburtsh. u. Gynäk. **102,** 344 (1932). — *Haendly,* Die therapeutische Verwendung der Röntgenstrahlen in der Gynäkologie. Strahlenther. **2,** 227 (1913). — Pathologisch-anatomische Ergebnisse der Strahlenbehandlung. Strahlenther. **12,** 1 (1921). — *Herman, K.,* Über ein Myosarkom des Uterus mit Lungenmetastasen. Röntgenprax. **4,** 5, 211. — *Herzog, A.,* Zur Kasuistik der geheilten Uterussarkome. Strahlenther. **42,** 198 (1931). — *Hinterstoisser, H.,* Nekrose eines Myosarkoms des Uterus nach Röntgenbestrahlung. Zbl. Gynäk. **1920,** 977. — *Hintze, A.,* Behandlungserfolge beim Sarkom durch Operation und Strahlenbehandlung. Klin. Wschr. **1931,** 1282. — Ist das Sarkom heilbar? Med. Klin. **1932** I, 331. — *Hirsch, G.,* Die Röntgenstrahlen-, Radium- und Mesothoriumtherapie bei malignen Tumoren in der Gynäkologie. Fortschr. Röntgenstr. **21,** 123 (1914). — *Holfelder,* Die Röntgentherapie der Sarkome. Med. Klin. **1921** II. — Die Röntgentherapie der malignen Tumoren und der äußeren Tuberkulose. Strahlenther. **13,** 438 (1922). — Spezielle Röntgentherapie bei chirurgischen Erkrankungen. Handbuch der Röntgentherapie von P. Krause, 3. Teilbd., S. 525. — *Hüssy,* Nach dem 4. Jahre Bestrahlung bösartiger Tumoren. Strahlenther. **10,** 45 (1920).

Imhäuser, K., Über die Häufigkeit und klinische Bewertung des Myosarcoma uteri. Arch. Gynäk. **123,** 12 (1924).

Jacquin, P., Ein Fall von Uterussarkom. Geburtsh.-gynäk. Ges. Straßburg, 5. März 1921. Gynéc. et Obstétr. **3,** 208 (1921). — *Jaschke, von,* Die Abgrenzung der Indikationen zur operativen und Strahlenbehandlung bei Myomatosis uteri. Verh. dtsch. Ges. Gynäk. **1920 II**, 92. — *Jaugeas*, Arch. Électr. méd. **365**, 220. — *Jüngling*, Zur Behandlung der Sarkome mit Röntgenstrahlen. Strahlenther. **12**, 178 (1921). — Röntgentherapie in der Chirurgie. Leipzig: S. Hirzel 1924.

Kamniker, Seltene Sarkomformen des Uterus. Mschr. Geburtsh. **95**, 123 (1933). — *Kaznelson*, Über die diagnostische Verwertung von Röntgenbestrahlungen. Fortschr. Röntgenstr. **30**, 357 (1922). — *Kehrer, E.*, Zur Radiumtherapie des Uteruskrebses. Strahlenther. **11**, 865. — Die Radiumbestrahlung bösartiger Neubildungen. Verh. dtsch. Ges. Gynäk. **1920 I**, 160. — *Keller Fr.*, Zit. bei Wittenbeck, Mschr. Geburtsh. **98**, 234 (1934). — *Kienböck*, Radiotherapie der bösartigen Geschwülste. Strahlenther. **5**, 502 (571) (1915). — *Klee, F.*, Ein Carcinosarkom des Uterus. Zbl. Gynäk. **1922**, 166.

Lacaille, Röntgenbehandlung des Myoms, ein sehr lehrreicher Fall. Bull. Soc. Radiol. Paris **1914**. — *Lacassagne, A.*, Les indications de la radiothérapie des sarcomes. Radiophysiol. et Radiothér. **2**, 247 bis 272 (1931). — *Lambaridès*, La radiothérapie des sarcomes lymphoides. Paris: Jouve et Cie. 1914. — *Lenk*, Die biologische Dosierung der Röntgenstrahlen („Haut-, Carcinom-, Sarkom-, Tuberkulosedosis") nach Seitz-Wintz. Dtsch. med. Wschr. **1920 II**, 1215. — *Levy-Dorn*, Berl. klin. Wschr. **1912 I**. — *Levy-Dorn, M.*, Zur Wirkung der Röntgenbestrahlung auf maligne Geschwülste. Strahlenther. **3**, 210 (1913). — *London, B.*, Über Sarkome des weiblichen Genitale. Mschr. Geburtsh. **89**, 194 (1931).

Martius, H., Die Röntgenstrahlenbehandlung in der Gynäkologie, S. 484. Handbuch der Röntgentherapie, Bd. 3, 2. Teil, Lief. 4. Leipzig: W. Klinkhardt 1923. — Die Strahlenbehandlung der Uterusmyome und Uterussarkome. Veit-Stoeckels Handbuch Gynäkologie, Bd. 6, 2, S. 215. 1931. — *Masson, J. C.*, Sarcoma of the uterus. Amer. J. Obstetr. **5**, Nr 4, 345, 443. Ref. Ber. Gynäk. **1**, 460 (1923). — *Mayer, A.*, Röntgentherapie in der Gynäkologie. Strahlenther. **14**, 818 (1923). — *Menge-Opitz*, Handbuch der Frauenheilkunde. München u. Wiesbaden: J. F. Bergmann 1920. — *Meyer, R.*, Anatomie und Histogenese der Uterussarkome. Handbuch der Gynäkologie, herausgeg. von J. Veit, 2. Aufl., Bd. 3, 1. Hälfte. Wiesbaden: J. F. Bergmann 1908. — Das Sarcoma uteri einschließlich „Endotheliom". Veit-Stoeckels Handbuch der Gynäkologie, Bd. 6, 1, S. 670. 1930. — *Mikulicz-Radecki, v.*, Zur Frage der Bestrahlung sarkomverdächtiger Myome. Strahlenther. **18**, 137 (1924). — *Miller, J. R.*, Die Beziehungen zwischen Sarkom und Myom in Rücksicht auf die Röntgentherapie. Strahlenther. **2**, 256 (1913).

Nölke, Schmerzstillende und entzündungshemmende Wirkung der Röntgenstrahlen in der Zahnheilkunde. Köln. Röntgenver.igg, 17. Nov. 1927. Fortschr. Röntgenstr. **38**, 399 (1928).

Offergeld, H., Ein ungewöhnlicher Fall von Schleimhautsarkom der Gebärmutterhöhle. Z. Krebsforsch. **39**, H. 2, 191 (1933). — *Ottow, B.*, Sarkome des Uterus. Ges. Geburtsh. u. Gynäk. Berlin, 25. Jan. 1929. Mschr. Geburtsh. **82**, 241 (1929). — Sarkomrezidive in der Blasenwand. Z. Geburtsh. **105**, 329 (1933).

Pfahler and *McGlinn*, Roentgen therapy successful in uterine fibroid without affecting the ovaries. Amer. J. Obstetr. a. Dis. Childr. **76**, Nr 2 (1917).

Raab, Zellreiche Myome und Myosarkome des Uterus. Arch. Gynäk. **100**, 389 (1913). — *Regaud, Cl. u. A. Lacassagne*, Einige Fälle von radiotherapeutisch behandelten Uterussarkomen. Strahlenther. **37**, 275 (1930). — Quelques cas de sarcomes de l'uterus traités par les méthodes radiothérapiques. Radiophysiol. et Radiothér. **2**, 409—420 (1931). — *Regaud, Roux-Berger, Jolly, Lacassagne, Coutard, Monod et Richard*, La radiothérapie du sarcome. Paris méd. **2**, 2, 24. — *Reichenmiller, H.*, Behandlungsergebnisse beim Uterussarkom. Münch. med. Wschr. **1933 II**, 1545. — Behandlungsergebnisse beim Uterussarkom (Diskussion hierzu). Zbl. Gynäk. **57**, 2817 (1933). — *Reifferscheid*, Die Strahlenbehandlung in der Gynäkologie. Z. ärztl. Fortbild. **1920**. — Rapides Wachstum eines Uterustumors nach Röntgenbehandlung. Nordwestdtsch. Ges. Gynäk. Hamburg, 28. Okt. 1922. Zbl. Gynäk. **1923**, 132. — *Reusch*, Myxosarkom bei 16jährigem Mädchen, durch Mesothorium geheilt. Zbl. Gynäk. **1916**, 37. — *Rózsa, St.*, 10 Jahre Strahlenbehandlung des Sarkoms. Strahlenther. **43**, H. 4, 719 (1932). — *Runge, C.*, Die Röntgentherapie in der Gynäkologie. Zbl. Gynäk. **1912**, 1667. — Mschr. Geburtsh. **36**, Erg.-H., 218.

Săvescu, V., Sarkom des Uterus. Rev. Obstetr. (rum.) **1923**, Nr 2, 53. — Ber. Gynäk. **1**, 252 (1923). *Schlesinger*, Über den gegenwärtigen Stand der Radiumtherapie bösartiger Geschwülste. Dtsch. med. Wschr. **1913 II**, 2289. — *Schmid, H. H.*, Über konservative Myomoperationen mit besonderer Berücksichtigung des ovariellen Ursprungs der Myomblutungen. Z. Geburtsh. **86**, 36 (1923). — *Schmidt, H. R.*, Die Erfolge der Strahlenbehandlung an der Bonner Frauenklinik. Strahlenther. **12**, 117 (1921). — *Schottlaender*, Kurzer Bericht über die während der letzten $3^3/_4$ Jahre beobachteten blastomatösen Veränderungen der Uterusmyome. Ges. Geburtsh. u. Gynäk. Wien. Zbl. Gynäk. **1912**, 656. — *Seitz, L.*, Die Röntgentherapie der bösartigen Genitalgeschwülste. Lehrbuch der Strahlentherapie von H. Meyer-Gauß, Bd. 4, 2, S. 854. 1929. — *Seitz-Wintz*, Die Röntgenbestrahlung der Genitalsarkome und anderer

Sarkome und ihre Erfolge; die Sarkomdosis. Münch. med. Wschr. **1918 I**, 527. — Unsere Methode de Röntgentiefentherapie. Wien u. Berlin: Urban & Schwarzenberg 1920. — Die Röntgenbestrahlung al Mittel zur Differentialdiagnose von Geschwülsten. Münch. med. Wschr. **1920 I**, 653. — Die Röntgenbestrahlung bösartiger Neubildungen. Verh. dtsch. Ges. Gynäk. **1920 II**, 217. — Erfahrungen mit der Röntgenbehandlung genitaler und extragenitaler Sarkome. Dtsch. med. Wschr. **1922 I**, 345. — *Seuffert, v.,* Strahlentiefenbehandlung. Berlin u. Wien: Urban & Schwarzenberg 1917. — Verh. dtsch. Ges. Gynäk. **1920 II**, 20. — Lehrbuch der Strahlentiefentherapie. Berlin: S. Karger 1923. — Radiumbehandlung der malignen Neubildungen. Lehrbuch der Strahlentherapie von H. Meyer-Gauß, Bd. 4, 2, S. 919. — *Simon, H.,* Die Sarkome. Stuttgart: Ferdinand Enke 1928. — *Sippel, A.,* Profuse Menorrhagien bei Uterusmyom. Dauernde Amenorrhöe durch Röntgenstrahlen. Nach 11 Monaten Exstirpatio uteri wegen Sarkom. Mschr. Geburtsh. **44**, 139 (1916). — *Siredey,* Paris méd. 1923. — *Spinelli, M.,* L'actinoterapia nei miofibromi uterini. Neapel 1925. — La radiosensibilità dell'utero miomatoso e le riduzioni actinoterapiche. L'Actinoter. **8**, 645 (1926). — *Steinhardt, Bianca,* Ein Beitrag zur Klinik und Statistik der Gebärmuttersarkome. Wien. klin. Wschr. **1924 I**, 844, 874. — Sekundäres Uterussarkom nach langer Latenzzeit. Mschr. Geburtsh. **82**, 168 (1929). — *Stoeckel, W.,* Lehrbuch der Gynäkologie. Leipzig: S. Hirzel 1931. — *Stone, W. S.* and *Ll. F. Craver,* The biological effects of the X-ray and radium as an aid in the diagnosis of neoplastic diseases. Ann. Surg. **89**, 176. Ref. Zbl. Radiol. **7**, 110 (1929).

Tillier, Diskussion zu Solomon et Blondeau: La Roentgenthérapie dans les affections inflammatoires. J. de Radiol. **11**, 469 (1927).

Umfrage über die Behandlung des Carcinoms des weiblichen Genitaltractus. Schweiz. med. Wschr. **1928 I**. — Internat. Radiotherapie **3**, 584 (1928). — *Unbehaun, G.,* Häufigkeit des Sarcoma uteri. Klin. Wschr. **1932 II**, 1152.

Veit, J., Klinik der Uterussarkome. Handbuch der Gynäkologie, herausgeg. von J. Veit, 2. Aufl., Bd. 3, 1. Wiesbaden: J. F. Bergmann 1908. — *Viana, O.,* Sarkomatöse Degeneration eines Uterusmyoms nach Röntgenbehandlung. Clin. ostetr. **28**, 423 (1926). Ref. Ber. Gynäk. **12**, 218 (1927). — *Vieten, H.,* Die Strahlenbehandlung der gynäkologischen Sarkome. Inaug.-Diss. Bonn 1925. — *Vigi,* Contributo allo studio del sarcoma dell' utero nell' infanzia. Bull. Sci. med. Bologna **1924 II**, 750. — *Vineberg,* Baldiges Rezidiv nach totaler Uterusexstirpation wegen Fibromyoms. Amer. J. Obstetr. **49** (1914). — Uterussarkom. Zit. bei Masson. Amer. J. Obstetr. **5**, 345, 443 (1923). — Ber. Gynäk. **1**, 460 (462) (1923). — *Vogt, E.,* Weitere Beiträge zur Frage der Tumorbildung nach Röntgenkastration mit besonderer Berücksichtigung der Sarkomentwicklung im Ovarium und Uterus. Strahlenther. **23**, 639 (1926). — *Vogt, M. E.,* Sarcoma of the uterus, with a report of thirty cases. Amer. J. Ostetr. **5**, 523. Ref. Ber. Gynäk. **1**, 462 (1923).

Wachenfeldt, von, Eine vierte Serie von Myomlaparotomien. Mschr. Geburtsh. **58**, 184 (1922). — *Walthard,* Die Strahlenbehandlung bösartiger Geschwülste. Ärztl. Ver. Frankfurt a. M. Med. Klin. **1917 I**, 54. — *Warnekros,* Über die Häufigkeit sarkomatöser Degeneration bei Myomen. Arch. Gynäk. **97**, 292 (1912). — Der Wert prophylaktischer Bestrahlungen nach Carcinomoperationen und die Erfolge der Rezidivbehandlung mittels Röntgenlicht und Radium. Münch. med. Wschr. **1917 I**, 865, 905. — Verh. Ges. Geburtsh. u. Gynäk. Berlin, 8. Mai **1914**. — Z. Geburtsh. **76**, 892 (1915). — *Weber, H.,* Unsere röntgentherapeutischen Erfahrungen 1920—1922. Strahlenther. **15**, 323. — *Wehmer,* Beitrag zur Myotomie und Kastration bei Fibromen. Z. Geburtsh. **14**, 106 (1888). — *Wetterer,* Die Strahlenbehandlung bösartiger Geschwülste. Strahlenther. **10**, 758 (1920). — *Wickham, L.,* Die Anwendung des Radiums in der Gynäkologie. Lazarus' Handbuch der Strahlenheilkunde. Wiesbaden 1913. — *Wintz, H.,* Die Strahlenbehandlung der bösartigen Tumoren in der Gynäkologie. Rieder-Rosenthals Lehrbuch der Röntgenkunde, Bd. 3, S. 694. Leipzig: Johann Ambrosius Barth 1928. — Röntgenbehandlung gynäkologischer Erkrankungen und Geschwulstbildungen. Guleke, Penzoldt und Stintzings Handbuch der gesamten Therapie, Bd. 7, S. 471. 1928. — Ergebnisse der Röntgenbehandlung des Uterussarkoms. Riv. Radiol. e Fisica med. **5**, 523 (1931). Festschrift für Busi. — Siehe unter Seitz. — *Wollner,* Ergebnisse einer zehnjährigen Sarkombehandlung. Beitr. klin. Chir. **138**, 39. Ref. Fortschr. Röntgenstr. **35**, 879 (1926).

Ovarialsarkom.

Boije, O. A., Tiefwirkung von Strahlenbehandlung bei bösartigen Tumoren. Finska Läk.sällsk. Hdl. **61**, H. 11/12, 887. — Ref. Mschr. Geburtsh. **54**, 318 (1921).

Chrysospathes, J. G. (Athen), Erfolgreiche Behandlung eines inoperablen Sarkoms mittels Röntgenstrahlen. Münch. med. Wschr. **1903 II**, 2182.

Dietrich, H. A., Zur Aktinotherapie des Genitalsarkoms. Zbl. Gynäk. **1919**, 38, 791. — Fortschr. Röntgenstr. **1920**, Nr 4.

Eisler, F., Zur Strahlenbehandlung der Sarkome des weiblichen Genitales. Wien. med. Wschr. **1929**, Nr. 17. — *Eymer, H.*, Beeinflussung von proliferierenden Ovarialtumoren durch Röntgenstrahlen. Strahlenther. 1, 358 (1912).

Fischer, Hosp.tid. (dän.) **1906**, Nr 36. Ref. Strahlenther. **3**, 497.

Gál, F., Über das Sarkom der weiblichen Geschlechtsorgane. Arch. Gynäk. **127**, 122 (1926). — Strahlenther. **37**, 623 (1930). — *Gauß*, Was leistet die Strahlentherapie in der Gynäkologie? Z. Urol. **20**, 671 (1926). — Ber. Gynäk. **11**, 674, (1927). — *Glockner*, Beiträge zur Kenntnis der soliden Ovarialtumoren. Arch. Gynäk. **75**, 49 (1905). — *Glockner-Zweifel*, Zit. nach Döderlein-Krönig. Operative Gynäkologie, 3. Aufl., S. 673.

Hüssy, P., Nach dem 4. Jahr Bestrahlung bösartiger Tumoren. Strahlenther. **10**, 45 (1920).

Judd, Zit. nach Petersen. Strahlenther. **3**, 492 (1913).

Kupferberg, Zit. nach Seitz. Lehrbuch der Strahlentherapie, Bd. 4, 2, S. 863 (1928).

Martius, H., Die Röntgenstrahlenbehandlung der bösartigen Tumoren. (Ovarial- und Beckenbindegewebssarkome, S. 487.) P. Krauses Handbuch der Röntgentherapie, Bd. 3, 2. Leipzig: W. Klinkhardt 1923. — *Massazza, M.*, I sarcomi ovarici. Ann. Ostetr. **1925**, Nr 6, 469. — Ber. Gynäk. 8, 894 (1925).

Pribram, E. E., Zur Pathologie und Therapie maligner Ovarialtumoren. Z. Geburtsh. **88**, 142 (1925).

Quin, J. S., A case of carcino-sarcoma of the ovary. Ir. J. med. Sci. **1929**, Nr 44, 579. — Ber. Gynäk. **16**, 760 (1929).

Schmidt, H. R., Die Erfolge der Strahlenbehandlung an der Bonner Frauenklinik. Strahlenther. **12**, 123 (1921). — *Schockaert*, Sarcome fuso-cellulaire des deux ovaires chez une femme accouchée à terme. Gynécol. et Obstétr. 9, 207 (1924). — Ber. Gynäk. **5**, 162 (1924). — *Seeligmann, L.*, Über eine erfolgreiche kombinierte Methode der Chemo- und Röntgentherapie maligner Tumoren. Ein schweres Rezidiv eines Ovarialsarkoms mit Metastase in der Wirbelsäule geheilt. Verh. dtsch. Ges. Gynäk. Halle **1913**, 2, 425. — Die kombinierte Chemo- und Röntgenbehandlung maligner Geschwülste. Dtsch. med. Wschr. **1913 II**, 1310. — Über ein erfolgreiches Heilverfahren bei einem Sarkom (Rezidiv) des Eierstocks, das die Wirbelsäule ergriffen hatte. Münch. med. Wschr. **1913 I**, 637. — *Seitz, L.*, Die Röntgentherapie der bösartigen Genitalgeschwülste. Lehrbuch der Strahlentherapie, Bd. 4, Teil 2, S. 862. — *Seitz-Wintz*, Unsere Methode der Röntgentiefentherapie und ihre Erfolge. Berlin u. Wien: Urban & Schwarzenberg 1920. — *Spinelli, M.*, Sarcome ovarique avec métastases multiples traité par la Roentgenthérapie métachirurgicale; guérison clinique prolongée. Rev. franç. Gynéc. **1923**, No 20, 592. — Ber. Gynäk. **3**, 40 (1924). Die postoperative Röntgenbestrahlung von Ovarialtumoren. L'Actinoter. **3**, 377 (1924). — *Straßmann*, Zu Ovarialsarkom. Zbl. Gynäk. **1922**, 516.

Vogt, E., Weitere Beiträge zur Frage der Tumorbildung nach Röntgenkastration mit besonderer Berücksichtigung der Sarkomentwicklung im Ovarium und Uterus. Strahlenther. **23**, 639 (1926). — Über Sarkomentwicklung des Uterus und der Ovarien nach Röntgenbestrahlung. Strahlenther. **24**, 313 (1926).

Werder, Zit. nach Döderlein-Krönig. Operative Gynäkologie, 3. Aufl., S. 673. — *Werner, P.*, Zit. nach Seitz. Lehrbuch der Strahlentherapie, Bd. 4, 2, S. 863.

Chorionepitheliom.

Adler, L., Über Radiumbehandlung bei Gebärmutterkrebs. Mschr. Geburtsh. **41**, 155 (1915).

Ahlfeld, Zit. nach R. Meyer. — *Albert*, Gynäk. Ges. Dresden, 1900. Zbl. Gynäk. **1900**, 1329. — *Albrecht, H.*, Die Geschwülste des weiblichen Genitaltractus in ihrer Bedeutung für die allgemeine Geschwulstlehre, insbesondere für die Frage der relativen Malignität, I. Teil, A. Chorionepitheliom, B. Chorioangiom. Frankf. Z. Path. 1, H. 3/4, 581 (1907). — Über Chorionepitheliome und verwandte Geschwülste. Ges. Path. Kiel 1908. Zbl. Path. **1908**, Erg.-H. 19, 72. — *Alfieri*, Contributo alla studio del corionepitelioma cervicale e del corionepitelioma con lungo periodo di latenza. Fol. gynaec. (Genova) **10**, Nr 4, 371 (1915). — *Apfelstedt* u. *Aschoff*, Über bösartige Tumoren der Chorionzotten. Arch. Gynäk. **50**, 511 (1896). — *Aschheim* u. *Meidner*, Erfahrungen mit intensiver Mesothorbestrahlung bei gynäkologischen Carcinomen. Z. Geburtsh. **77**, 103 (1915). — *Aschoff*, Chorionepitheliom. Erg. Path. 1898; 5, 106 (1900). — Die mikroskopische Diagnose des Chorionepithelioma malignum aus curettierten Massen. Zbl. Path. **13**, Nr 11, 425. — Berl. klin. Wschr. **1907 II**. — Siehe Apfelstedt.

Bastianelli, Chorionepithelioma susseguito a mola vescicolare. Diskussion zu Pestalozza. R. Accad. Roma, 28. Febr. 1909. — *Blumreich*, Syncytiale Wanderzellen und Syncytioma malignum. Z. Geburtsh. **40**, 133 (1899). — *Bürger*, 2 Fälle von Chorionepithelioma malignum. Geburtsh.-gynäk. Ges. Wien, 14. Juni 1904. Zbl. Gynäk. **1905**, 375. — Blasenmole, Luteincysten, Chorionepithelioma. Wien. geburtsh.-gynäk. Ges., Jan. 1906. Zbl. Gynäk. **1906**, 1072. — *Butz*, Beitrag zur Kenntnis der „bösartigen Blasenmole" und deren Behandlung. Arch. Gynäk. **64**, 176 (1901).

Chrobak, Demonstration eines per vaginam exstirpierten Uterus. Geburtsh.-gynäk. Ges. Wien, 3. Nov. 1896. Zbl. Gynäk. **1896**, 1281. — *Czyzak, J.*, Ein primäres Scheidensarkom oder malignes Chorionepitheliom. Zbl. Gynäk. **1930**, 2797.

Denisenko, S. A., Zur Frage der präzisen Feststellung der Diagnose bei Chorionepitheliom. Mschr. Geburtsh. **95**, H. 6, 381 (1933). — *Döderlein* zu dem Vortrag von Hörrmann über Chorionepitheliom und Strahlentherapie. Münch. gynäk. Ges., 28. März 1914. Mschr. Geburtsh. **40**, 619 (1914). — *Dunger*, Chorionepitheliom und Blasenmole. Beitr. path. Anat. **37**, 279 (1905). — *Dychno, M. S.* u. *P. S. Tarlo* (Kasan), Zur Frage der Selbstheilung des Chorionepithelioms. Kasan med. J. 8 (1931). Ref. Münch. med. Wschr. **1932 II**, 1774.

Eiermann, Der gegenwärtige Stand der Lehre von Deciduoma malignum. Graefe's Slg 2 (1897). — *Erck* u. *Outerbridge*, Internat. Clin. 1 (1915). — *Eymer, H.*, Zur Behandlung des Chorionepithelioms. Strahlenther. **44**, H. 2, 241 (1932).

Fleischmann, Über eine seltene, vom Typus abweichende Form des Chorionepithelioms mit ungewöhnlichem Verlaufe. Mschr. Geburtsh. **17**, 415 (1903). — *Foges, A.*, Zbl. Gynäk. **1920**, 443. — *Frankl, O.*, Beitrag zur Molenfrage. Wien. med. Presse **1903**, Nr. 22. — Pathologische Anatomie und Histologie der weiblichen Genitalorgane. Handbuch der gesamten Frauenheilkunde, herausgeg. von W. Liepmann, Bd. 2. Leipzig 1914. — Chorioepitheliom. Die Krebskrankheit. Berlin: Julius Springer u. Wien 1925. — *Franqué, O. v.*, Über eine bösartige Geschwulst des Chorion usw. Z. Geburtsh. **34**, 199 (1896). — Über malignes Chorionepitheliom. Münch. med. Wschr. **1903 I**, 532. — Zur destruierenden Blasenmole. Verh. dtsch. Ges. Gynäk. 10. Verslg. Würzburg 1903. — Demonstration Chorionepithelioma malignum. Mittelrhein. Ges. Geburtsh. u. Gynäk., 13. März 1909. Mschr. Geburtsh. **30**, 122 (1909).

Gál, F., 6 Jahre Strahlenbehandlung des Krebses der weiblichen Geschlechtsorgane. Strahlenther. **11**, 880 (1920). — Radiumtherapie eines Chorionepithelioms der Vagina. Orv. Hetil. (ung.) **1931 I**, 205. — Ber. Gynäk. **20**, 400 (1931). — Über einen durch Radium geheilten Fall von Chorionepitheliom der Vagina. Strahlenther. **47**, H. 2, 322 (1933). — *Georgii, S.*, Über das Chorionepitheliom der Tube. Zbl. Gynäk. **1930**, 2003. — *Goldberg*, Über Chorionepitheliom. Gynäk. Ges. Dresden, 13. Mai 1909. Zbl. Gynäk. **1910**, 103. — *Gordon, O. A.*, The treatment of hydatiform mole and chorioepithelioma with a consideration of the relative frequency of each. Surg. etc. **36**, 242. — Ber. Gynäk. **1**, 105 (1923). — *Gostimirovič, D.*, Das Verhalten und die klinische Bedeutung der Prolanausscheidung bei destruierender Blasenmole und bei Chorioepithelioma malignum nach Strahlenbehandlung. Münch. med. Wschr. **1932 I**, 629. (Borst, Döderlein und Gostimirovič: Geschlechtsphysiologische Studien. 8. Mitt.) — *Graefe*, Über einen Fall von Chorio-Epithelioma malignum. Zbl. Gynäk. **1902**, 521.

Hicks, A case of chorionepithelioma developing in connection with the birth of a living child. J. Obstetr., Sept. **1909**. — Two specimens of chorionepithelioma occuring after pregnancy at full term. Lancet **1914 I**. — *Hinselmann, H.*, Über die Chorionepitheliomfrage. Ber. Gynäk. **9**, 161 (1929). — Ätiologie, Symptomatologie und Diagnostik des Chorionepithelioms. Veit-Stoeckels Handbuch der Gynäkologie, Bd. 6, 1, S. 1108. 1930. — *Hitschmann*, Wien. gynäk. Ges., 12. Febr. 1901. Zbl. Gynäk. **1901**, 820. — Blasenmole und malignes Chorionepitheliom. Halban-Seitz'. Biologie und Pathologie des Weibes, Bd. 7, S. 589. 1928. — *Hitschmann* u. *Christofoletti*, Zur Pathologie und Klinik des malignen Chorionepithelioms. Wien. klin. Wschr. **1911 I**. — *Hörrmann, A.*, Chorionepitheliom und Strahlentherapie. Zbl. Gynäk. **1914**, 1128. — Münch. gynäk. Ges., 28. Mai 1914. Mschr. Geburtsh. **40**, 619 (1914). — *Hofmann, H.* (Prag), Ein Fall von Spontanheilung eines Chorionepithelioms der Scheide. Mschr. Geburtsh. **93**, 311 (1933).

Ikeda, Y. u. *K. Ikeda*, Kasuistische Beiträge zum Chorionepithelioma malignum. Zbl. Gynäk. **44**, 2623 (1933).

Jung, Zbl. Gynäk. **1914**, 1396. — Demonstration einer mit Mesothorium geheilten Chorionepitheliomkranken. Schweiz. gynäk. Ges. Zit. nach Szathmáry.

Kaufmann, E., Demonstration eines Falles von malignem Chorionepitheliom. Korresp.bl. Schweiz. Ärzte **1900**, Nr 10, 306. — *Kehrer, E.*, Gynäk. Ges. Dresden, 21. März 1912. Zbl. Gynäk. **1912**, 931. — *Kehrer, F. A.*, Über Traubenmolen. Arch. Gynäk. **45**, 478 (1894). — *Keller, R.*, Le chorionépithéliome et son traitement aux rayons X. Gynéc. et Obstétr. **25**, 440 115 (1932). Ref. Zbl. Radiol. **13**, 718 (1932). — *Klein, P.*, Über das Chorionepithelioma malignum der Tube nach Extrauteringravidität. Arch. Gynäk. **129**, 662 (1927). — *Kolisko*, Zit. nach R. Meyer. — *Kolomenkin, N.*, Zur Lehre von dem sog. Chorionepithelioma malignum. Mschr. Geburtsh. **12**, 744(1900). — *Kroemer*, Dtsch. med. Wschr. **1907**. — Naturforscherverein **1911**. — *Krönig, Gauß, Krinski, Lembcke, Wätjen* u. *Königsberger*, Weitere Erfahrungen bei der nichtoperativen Behandlung des Krebses. Dtsch. med. Wschr. **1914 I**, 794. — *Kruglikowa, R.* u. *M. Magid*, Zur Strahlenbehandlung des Chorionepithelioms. Röntgenprax. **22**, 976

(1932). — *Küttner, O. v.,* Zur spontanen totalen Rückbildung von Metastasen nach Chorionepitheliom des Uterus. Mschr. Geburtsh. **70,** 303 (1925).

Labhardt, Operative Dauerheilung eines Chorionepithelioms mit Metastase, zugleich ein Beitrag zur Behandlung der puerperalen Bakteriämie. Zbl. Gynäk. **1909,** 805. — *Ladinski,* Deciduoma malignum. Amer. J. Obstetr. **45,** 465. — *Langhans,* Syncytium und Zellschicht. Placentarreste nach Aborten. Chorionepitheliom. Hydatidenmole. Hegars Beitr. **5,** 1 (1901). — *Lehoczky-Semmelweis,* Z. Geburtsh. **90,** 158 (1926). — *Littauer,* Fall von Blasenmole mit nachfolgenden Wucherungen von der Art des Chorionepithelioms. Ges. Geburtsh. u. Gynäk. Leipzig, Juni 1912. Zbl. Gynäk. **1912,** 1729. — *Lönnberg, G.* u. *C. Mannheimer,* Zur Kasuistik der bösartigen „serotinalen“ Uterusgeschwülste. Zbl. Gynäk. **1896,** 475. — *Lovrich,* Gynäk. Ges. Budapest, 2. März 1905. Zbl. Gynäk. **1907,** 392.

Mackenrodt, Verh. Ges. Geburtsh. Berlin, 18. Mai 1917. Z. Geburtsh. **80,** 703 (1918). — *Marchand-Everke,* Zit. nach R. Meyer. — *Marchand, F.,* Über den Bau der Blasenmole. Z. Geburtsh. **32,** 405 (1895). — Über die sog. decidualen Geschwülste im Anschluß an normale Geburt, Abort, Blasenmole und Extrauterinschwangerschaft. Mschr. Geburtsh. **1,** 419, 515 (1895). — Über das maligne Chorionepitheliom nebst Mitteilung von 2 neuen Fällen. Z. Geburtsh. **39,** 173 (1898). — *Martius, H.,* Handbuch der Röntgentherapie, Lief. 4. Die Röntgenstrahlenbehandlung in der Gynäkologie. Leipzig: W. Klinkhardt 1923. — *Mathias,* Testikuläres Chorionepitheliom mit Lactation. Südost- u. mitteldtsch. Ges. Geburtsh. Dresden. Zbl. Gynäk. **1930,** 2273. — *Menge, K.,* Über Deciduosarcoma uteri. Z. Geburtsh. **30,** 323 (1884). — Leichenpräparat von malignem Chorionepitheliom. Fränk. Ges. Geburtsh., Febr. 1907. Münch. med. Wschr. **1907** I, 630. — *Meyer, R.,* Beiträge zur Pathologie und Klinik des Chorionepithelioma uteri malignum. Z. Geburtsh. **92,** 259 (1927). — Über klinische und pathologisch-anatomische Erfahrungen mit Chorionepithelioma malignum. Verh. Ges. Geburtsh., Mai **1927.** — Z. Geburtsh. **92,** 224 (1927). — Die Pathologie der Mola hydatiformis (Blasenmole) und des Chorionepithelioma malignum uteri. Veit-Stoeckels Handbuch der Gynäkologie, Bd. 6, 1, S. 954. 1930. — Chorionepithelioma malignum. Veit-Stoeckels Handbuch der Gynäkologie, Bd. 6, 1, S. 1017. 1930. — *Meyer-Ruegg,* Ein besonderer Fall von Chorionepitheliom. Gynaec. helvet. **13,** 308 (1913). — *Michel, F.,* Ein Carcinom des Eierstocks mit chorionepitheliomartigen Bildungen. Zbl. Gynäk. **1905,** 422. — Ein Beitrag zur Klinik des Chorionepithelioms. Zbl. Gynäk. **1909,** 1057. — *Mikulicz-Radecki, v.,* Zur Klinik des Chorionepithelioms. Zbl. Gynäk. **1927,** 2678. — Bericht über 2 klinisch beobachtete Fälle von Chorionepitheliom. Z. Geburtsh. **92,** 215 (1927).

Naujoks, H., Heilung eines Chorionepithelioms malignum durch Röntgenstrahlen. Mschr. Geburtsh. **58,** 189 (1922). — *Noble, Ch. P.,* Two cases of deciduoma malignum. Amer. J. Obstetr. **46,** 289. — Zbl. Gynäk. **1903,** 1423. — Final report on a case of deciduoma malignum. Amer. J. Obstetr., Juni **1906.**

Oberndorfer, S., Die pathologische Anatomie in der Röntgentherapie. Rieder-Rosenthals Lehrbuch der Röntgenkunde, Bd. 3, S. 255. 1928. — Elektive Verkalkung der Syncytien eines Chorionepithelioms nach Radiumbestrahlung. Fortschr. Röntgenstr. **36,** 659 (1929). — *Opitz,* Zit. nach Pankow.

Pankow, O., Die Therapie des Chorionepithelioma malignum. Veit-Stoeckel, Handbuch der Gynäkologie 6, 2 731 (1931). — *Petersen,* Über Heilungsvorgänge beim Carcinom. Münch. med. Wschr. **1902** II. — *Pick, A.,* 3 Fälle von malignen Tumoren des Chorionepithels. Diss. Breslau 1897. — Zur Frage der Eierstocksveränderungen bei der Blasenmole. Zbl. Gynäk. **1903,** 1033. — *Pick, L.,* Von der gut- und bösartig metastasierenden Blasenmole. Berl. klin. Wschr. **1897** II, 1069, 1097. — Über Metastasenbildung und Histologie der gutartigen Blasenmolen. 69. Verslg dtsch. Naturforsch. u. Ärzte 1897, Teil 2, 2. Hälfte, S. 111. — Das Epithelioma chorioectodermale, ein Beitrag zur Lehre von den kongenital angelegten Geschwülsten. Berl. klin. Wschr. **1904** I, 158. — *Polano,* Über die Entwicklung und den jetzigen Stand der Lehre von der Blasenmole und dem sog. malignen Deciduom. Slg klin. Vortr., N. F. Nr 329. — *Polosson,* Lyon méd. **1913,** Nr 34. — *Polosson* et *Violet,* Etude sur 6 cas de chorio-épithéliomes malins. Lyon chir. **1913,** No 9, 233. — Presse méd. **1913,** No 37, 875. — Le chorio-épithéliome malin. Etude clinique. Rev. Gynéc. et Chir. abdom. **20,** 455 (1913). Siehe auch Ann. Gynéc. et Obstétr., Mai **1913,** 258. — *Pozzi, E.* u. *M. Mamone,* Über 2 Fälle von Uterusexstirpation wegen Chorioepithelioms. Prensa méd. argent. **11,** No 9, 310 (1924). — Ber. Gynäk. **9,** 759 (1926).

Risel, Demonstration zweier Fälle von großen doppelseitigen multilokulären Ovarialcystomen vom Bau der Luteincysten bei Blasenmole. Ges. Geburtsh. Leipzig, April 1905. Zbl. Gynäk. **1905,** 1328. — Sog. primäres Chorionepitheliom des Ovarium. Zbl. Path. **1914,** 420. — *Rosenstein,* Chorionepithelioma malignum. Gynäk. Ges. Breslau, Dez. 1910. Mschr. Geburtsh. **33,** 362 (1911). — Biologische Heilungskontrolle eines Chorionepithelioms. Med. Klin. **5,** 172 (1932). — *Ruge, C.,* Maligne syncytiale Neubildungen. Erg. Path. III. **1896.**

Sandberg, A case of syncytioma malignum operated 5 years and 7 months after last pregnancy. Chicago gynecol. soc. Amer. J. Obstetr. **50**, 81 (1905). — *Schaller*, Inaug.-Diss. Berlin 1891. — *Schauta, F.*, Über Radiumbehandlung bei Gebärmutterkrebs. Zbl. Gynäk. **1914**, 961. — *Schimmel, H.*, Über einen seltenen Fall von Chorionepitheliom. Zbl. Gynäk. **1925**, 2469. — *Schlagenhaufer*, Über das Vorkommen chorionepitheliom- und traubenmolenartiger Wucherungen in Teratomen. Verh. dtsch. path. Ges. **5**, 209. — 2 Fälle von Tumoren des Chorionepithels. Wien. klin. Wschr. **1899 I**, 486. — *Schmidt, H. R.*, Die Erfolge der Strahlenbehandlung an der Bonner Frauenklinik. Strahlenther. **12**, 125 (1921). — *Schmit, H.*, Zur Kasuistik der chorioepithelialen Scheidentumoren. Zbl. Gynäk. **1900**, 1257. — Über malignes Chorionepitheliom der Scheide bei gesundem Uterus. Wien. klin. Wschr. **1901 II**, 1077. — Ein neuer Fall von primärem Chorionepitheliom der Scheide. Geburtsh.-gynäk. Ges. Wien, 12. März 1901. Zbl. Gynäk. **1901**, 1350. — *Schmitz, H.*, Choriomas (Chorionepitheliom). Amer. J. Obstetr. **21**, 256 (1931). — Ber. Gynäk. **20**, 152 (1931). — *Schmorl*, Pathologisch-anatomische Untersuchungen über Puerperaleklampsie. Leipzig 1893. — Über malignes Deciduom. Zbl. Gynäk. **1894**, 169. — Demonstration eines syncytialen Scheidentumors. 69. Verslg dtsch. Naturforsch. Ärzte, 2. Teil, 2. Hälfte, S. 21 u. 111. Braunschweig. — Über das Schicksal embolisch verschleppter Placentarzellen. Zbl. Gynäk. **1905**, 129. — *Schröder, R.* u. *H. Jakobi*, Eine vorläufige Bilanz der protrahiert-fraktionierten Röntgenbestrahlung des weiblichen Genitalcarcinoms. Zbl. Gynäk. **57**, 1794 (1933). — *Schweitzer, B.*, Klinisches und Pathologisch-Anatomisches zu Blasenmole und Chorionepithelioma malignum. Med. Klin. **1922 II**, 1113. — *Sears, J. B.* (Boston), Ectopic chorionepithelioma (ektopisches Chorionepitheliom. Bericht über einen Fall mit Sitz des Chrionepithelioms im Jejunum). Ann. Surg. **97**, 910—919 (1933). — Ref. Zbl. Chir. **60**, 2239 (1933). — *Sellers*, Amer. J. Obstetr. **10**, 740 (1925). — *Simons, A.*, Über einen erfolgreich mit Röntgenstrahlen behandelten Fall nach operiertem Chorionepitheliom des Testikels. Berl. Ärzte-Ver. Strahlenk., 2. Nov. 1926. Zbl. Radiol. **3**, 58 (1926). — *Siredey, A. P. Brocq, O. Monod* et *Richard*, Placentome malin. Perforation spontanée de l'utérus. Hysterectomie subtotale. Récidive immédiate traitée par les rayons X. puis par la radiothérapie. Guérison. 4. franz. Gynäk.kongr., Okt 1925. Gynéc. et Obstétr. **1926**, 85. — Zbl. Radiol. **1**, 271. — *Sunde A.*, Über Chorioepithelioma malignum. 12. Verslg nord. chir. Ver. Kristiania, 3.—5. Juli 1919. Zbl. Gynäk. **1920**, 208. — Chorioepithelioma malignum, Acta obstetr. scand. (Stockh.) **1**, 16 (1922). — *Szathmáry, Z. v.*, Die Bedeutung des Alters und der Strahlenbehandlung in der Therapie der Mole und des Chorionepithelioms. Z. Geburtsh. **98**, 444 (1930).

Teacher, Chorionepithelioma. J. Obstetr. **4**, Nr 1 (1903). — *Thaler*, Wien. Ges. Gynäk. 1920. Zbl. Gynäk. **1919**, 576; **1920**, 439. — *Turolt, M.*, Chorionepitheliom mit langer Latenzzeit. Geburtsh.-gynäk. Ges. Wien, 12. Febr. 1924. Zbl. Gynäk. **1924**, 925.

Umfrage über die Behandlung des Carcinoms des weiblichen Genitaltractus. Schweiz. med. Wschr. **1928 I**.

Veit, Das maligne Chorionepitheliom. Handbuch der Gynäkologie, herausgeg. von J. Veit, Bd. 3, 2, S. 887. — *Vogt*, 2 seltene Fälle von Chorionepitheliom. 90. Verslg Ges. dtsch. Naturforsch. u. Ärzte Hamburg, Sept. 1928. Zbl. Gynäk. **1928**, 2791.

Wintz, H., Rieder-Rosenthals Lehrbuch der Röntgenkunde, Bd. 3. (1928). — Die Röntgenbehandlung des Chorionepithelioms. — Festschrift für Nemenow. **1930**. — Die Strahlenbehandlung des Chorionepithelioma malignum. Münch. med. Wschr. **1931**, 781.

Zagorjanski-Kissel, Über das primäre Chorionepitheliom außerhalb des Bereiches der Eiansiedlung. Arch. Gynäk. **67**, 326 (1902).

Genital- und Peritonealtuberkulose.

Allmann, D. B., Tuberculosis of the female genital tract. Med. J. a. Rec. **127**, 609 (1928). — *Altschul*, Die Röntgenbehandlung der Tuberkulose. Strahlenther. **19**, 505 (1925). — *d'Aprile, Francesco*, Tuberculosi miliare seguita ad irradiazione di annessite bilaterale specifica (Miliartuberkulose nach Bestrahlung der Adnexe wegen Tuberkulose). 28. Congr. ann. Roma, 19.—22. Dez. 1929. Atti Soc. ital. Obstetr. **28**, 425 (1930). — *Aschoff, L.*, Die strahlende Energie als Krankenursache. Handbuch der allgemeinen Pathologie von Krehl-Marchand, 1908. — Lehrbuch der pathologischen Anatomie, 1928. — Die Bedeutung der Gewebskulturen. Freiburg. med. Ges., 20. Jan. 1914. — Dtsch. med. Wschr. **1914 I**, 312. — *Attilji*, La radioterapia della tuberculosi. Roma, Tipografia Piagezzi **1923**. — Ref. Strahlenther. **17**, 633 (1924). — *Ausset* et *Bédard*, Peritonitis tuberculosa. Arch. Électr. méd. **15**, 3 (1899).

Bach, Med. Klin. **1918 I**. — *Bacmeister*, Die Röntgenbehandlung der Lungen- und Darmtuberkulose. Strahlenther. **12**, 233 (1921). — Handbuch der gesamten Tuberkulosetherapie von Löwenstein,

1923. — Lehrbuch der Strahlentherapie, Bd. 3, S. 206, herausgeg. von Prof. Dr. H. Meyer. Berlin u. Wien: Urban & Schwarzenberg **1926**. — *Baer, Walter,* Ergebnisse und Indikationen der Röntgenbehandlung bei Adnextuberkulose. Tuberkulose 7, 264 (1927). — *Baisch,* Die Behandlung der chirurgischen Tuberkulose, insbesondere der tuberkulösen Lymphome, mit Röntgenstrahlen. Berl. klin. Wschr. **1911 II**, 1968. — Röntgenbehandlung tuberkulöser Lymphome. Strahlenther. 1, 286 (1912). — Die Röntgentherapie der chirurgischen Tuberkulose. Erg. Chir. 7, 110 (1913). — *Balsamoff,* Arch. Électr. méd. **1910**, 334. — *Barthélemy,* La tuberculose génitale; son diagnostic et son traitement. Bull. Soc. Obstétr. Paris **1924**, 541. — *Bayreuther,* Zit. bei Jüngling. Röntgenbehandlung chirurgischer Krankheiten, S. 374. Leipzig: S. Hirzel 1924. — *Beck,* Die Bedeutung und die Probleme der Strahlentherapie in der Chirurgie unter besonderer Berücksichtigung der Erfahrungen der Kieler Chirurgischen Klinik. Strahlenther. **19**, 199 (238) (1925). — *Benassi,* Beitrag zur Röntgentherapie einiger gynäkologischer Erkrankungen. Verh. ital. Ges. Radiol. Mailand **1914**. — Ref. Strahlenther., Ref.-Bd. 1, 440 (1916). — *Benthin, W.,* Tuberkulose in Gynäkologie und Geburtshilfe. Z. ärztl. Fortbildg 21, 317 (1924). — Genitaltuberkulose und Sterilität. Sonderdruck aus „Die extrapulmonale Tuberkulose" H. 5 (1925): Tuberkulose der weiblichen Genitalorgane. Berlin u. Wien: Urban & Schwarzenberg 1925. — Behandlungsprinzipien bei der Genital- und Peritonealtuberkulose. Klin. Wschr. **1926 I**, 111. — *Bergel,* Die Lymphocyten, ihre experimentelle Begründung und biologisch-klinische Bedeutung. Berl. klin. Wschr. **1921 I**, 995. — *Bircher,* Die chronische Bauchfelltuberkulose. Ihre Behandlung mit Röntgenstrahlen. Aarau: J. D. Sauerländer 1907. — Zur konservativen Behandlung der Bauchfelltuberkulose mit Röntgenstrahlen. Strahlenther. **11**, 646 (1920). — *Birk* u. *Schall,* Die Strahlenbehandlung bei Kinderkrankheiten. Berlin u. Wien: Urban & Schwarzenberg 1924. — *Blos,* Mitt. Grenzgeb. Med. u. Chir. **19**, 629. — *Böge, H.,* Über die Röntgentiefentherapie in der inneren Medizin. Med. Klin. **1921 II**. — *Bolaffio, M.,* Der gegenwärtige Stand der gynäkologischen Radiotherapie. Strahlenther. **36**, 201 (1930). — *Bonomo* u. *Groß,* Zit. nach Rieder. Münch. med. Wschr. **1898 I**, 101. — *Bortini, E.,* La roentgenterapia della pelviperitonite e delle annessiti tubercolari. Fol. gynaec. (Genova) **20**, 271 (1924). — *Bottaro* e *Pavlovsky,* Cervixtuberkulose. Semana méd. **30**, 1144 (1923). — *Bracht,* Experimenteller Beitrag zur Tiefentherapie. Verh. dtsch. Ges. Gynäk. **1920**, 261. — *Brasser,* Die Erfolge der Röntgenbehandlung der Peritonitis tuberculosa. Diss. Tübingen 1921. — *Braun,* Zit. nach Gauß. Strahlenther. **37**, 531 (1930). — *Broca,* Traitement chirurgical de la peritonite tuberculeuse. Rev. franç. Méd. **10**, 131 (1913). — *Broca* u. *Mahar,* Die Röntgenbestrahlung bei lokaler Tuberkulose. Vortr. 17. internat. med. Kongr. London **1913**. Fortschr. Röntgenstr. 21, 100. — Strahlenther. 4, 261 (1914). — *Bumm,* Diskussion zum Referat von Krönig über Genitaltuberkulose. Verh. dtsch. Ges. Gynäk. München 14, 463 (1911). — *Burnet,* Zit. nach Bacmeister.

Camp, de la, Die Strahlenbehandlung der Tuberkulose. Strahlenther. **13**, 549 (1922).

Dahlmann, Über die konservative Behandlung der Unterleibstuberkulose der Frau mit besonderer Berücksichtigung der Strahlenbehandlung. Diss. Heidelberg 1921. — *Daniel, C.,* Die elephantiastische Tuberkulose der Vulva. Mschr. Geburtsh. **37**, 65 (1913). — Tuberculose du corps de l'utérus. Rev. mens. Gynéc. et Obstétr. **11**, 161 (1925). — *Döderlein,* Aussprache. Über Genitaltuberkulose. Verh. dtsch. Ges. Gynäk. München 14, 510 (1911). — Operative Gynäkologie, 5. Aufl., S. 433. Leipzig: A. Thieme 1924. — *Döderlein, G.,* Entstehung, Erscheinungen und Behandlung der weiblichen Genitaltuberkulose. Beitr. Klin. Tbk. **63**, 672 (1926). — *Döderlein-Krönig,* Operative Gynäkologie, 5. Aufl. Leipzig: Georg Thieme 1924. — *Dworzak, H.,* Zur Frage der Röntgentherapie der weiblichen Genitaltuberkulose. Strahlenther. **46**, 633 (1933).

Edling, Lars, The roentgen treatment of surgical tuberculosis. Acta radiol. (Stockh.) **4**, H. 6 (1925). — *Engelmann,* Unsere Erfahrungen und Erfolge mit der Strahlenbehandlung von Frauenleiden. Klin. Wschr. **1928 II**, 1607. — *Eymer, H.,* Röntgentherapie in der Gynäkologie. Mschr. Geburtsh. **35**, 268 (1912). — Die Röntgenstrahlen in Gynäkologie und Geburtshilfe. Hamburg 1913. — Strahlenbehandlung der Tuberkulose der weiblichen Geschlechtsorgane. Lehrbuch der Strahlentherapie, herausgeg. von Prof. Dr. H. Meyer, Bd. 4/1, S. 576. Berlin u. Wien: Urban & Schwarzenberg 1929. — Weitere Erfahrungen mit der Röntgentherapie der Adnextuberkulose. Strahlenther. **37**, 603 (1930). — *Eymer-Menge,* Röntgentherapie in der Gynäkologie (Peritonealtuberkulose). Mschr. Geburtsh. **35**, 279 (1912).

Falk, E., Experimenteller Beitrag zur Röntgenbehandlung der Peritonealtuberkulose. Münch. med. Wschr. **1912 II**, 2306. — Zur Röntgenbehandlung der Peritonealtuberkulose bei eröffneter Bauchhöhle. Ref. Fortschr. Röntgenstr. **24**, 508 (1916). — *Fehling,* Diskussion zum Referat von Krönig: „Über Genitaltuberkulose". Verh. dtsch. Ges. Gynäk. München 14, 469 (1911). — *Fischer, B.,* Über experimentelle Erzeugung großer Flimmerepithelblasen der Lunge. Frankf. Z. Path. **27**, 98 (1922). — *Flaskamp, W.,* Röntgentiefentherapie bei entzündlichen Adnexerkrankungen. Zbl. Gynäk. **1923**, 100. —

Die artefizielle temporäre Amenorrhöe im Heilplan der entzündlichen Adnexerkrankungen. Dtsch. med. Wschr. 1925 II, 1815. — Über Licht- und Wärmebehandlung in der Gynäkologie. Strahlenther. **32**, 672 (1929). — *Fränkel, M.*, Heilung von schweren Knochenbrüchen mittels Röntgenreizdosen. Med. Klin. **1915 I**. — Der Wert der Milzbestrahlung bei der Bekämpfung der Lungentuberkulose mittels Röntgenstrahlen. Strahlenther. **9**, 114 (1919). — Die X-Strahlen bei chirurgischer Tuberkulose. Strahlenther. **9**, 286 (1919). — Die Bedeutung der Röntgen-Reizstrahlen in der Medizin mit besonderer Einwirkung auf das endokrine System und seiner Beeinflussung des Carcinoms. I u. II. Strahlenther. **12**, 603, 850 (1921). — *Frank*, Über Genitaltuberkulose. Mschr. Geburtsh. **10**, 629 (1899). — Mitt. Grenzgeb. Med. u. Chir. **6**, 97. — *Franqué, O. v.*, Zur Klinik der weiblichen Genitaltuberkulose. Verh. dtsch. Ges. Gynäk. **14**, 296 (1911). — *Freund*, Zur Diagnose und Behandlung der weiblichen Unterleibs- und Genitaltuberkulose. Allg. med. Z.ztg **90**, Nr 38 (1921). — Ref. Zbl. Gynäk. 1922, 926. — *Fürst, W.*, Zur Indikationsstellung der Strahlentherapie in der Gynäkologie. Schweiz. med. Wschr. **1925 I**, 725. — *Füth, H.*, Genitaltuberkulose beim Weibe mit besonderer Berücksichtigung der Strahlenbehandlung. Med. Welt **1930**, 1567.

Gál, Die Behandlung der Tuberkulose der weiblichen Genitalorgane. Strahlenther. **46**, 617 (1933). — *Gauß, J. H.*, Diagnose und Therapie der weiblichen Genital- und Peritonealphthise. Strahlenther. **13**, 573 (1922). — Differentialdiagnose und Therapie entzündlicher Adnexerkrankungen. Dtsch. med. Wschr. **1925 II**, 1686. — Daueramenorrhöe bei Genitaltuberkulose. Strahlenther. **37**, 531 (1930). — *Ghilarducci*, Azione dei raggi X sulle artriti ed adeniti tubercolari. Policlinico **1910**, 429. — *Gibert, P.*, Strahlenbehandlung der tuberkulösen Adnexitis. Zbl. Gynäk. 1928, 3030. — Roentgenotherapy in tuberculous adnexitis. Amer. J. physic. Ther. **6**, 75 (1929). — Zit. bei *Vignes* und *Ravina*. Mschr. Geburtsh. **87**, 230 (1930). — *Graff*, Papilläre Portiotuberkulose. Zbl. Gynäk. 1925, 2259. — *Gragert, O.*, Über Genital- und Bauchfelltuberkulose beim Weibe. Strahlenther. **23**, 594 (1926). — *Granzow, J.*, Die Wechselbeziehungen zwischen der Tuberkuloseerkrankung und den Generationsvorgängen im weiblichen Organismus. Berlin: S. Karger 1930. — *Guthmann, H.*, Die Lichttherapie in der Frauenheilkunde. Lehrbuch der Strahlentherapie, herausgeg. von H. Meyer und C. J. Gauß, S. 1201, 1287. Berlin u. Wien: Urban & Schwarzenberg 1929. — Die Strahlenbehandlung der weiblichen Genitaltuberkulose. Strahlenther. **48**, 776 (1933). — *Guthmann, H.* u. *O. Bott*, Über die temporäre Röntgenmenolipsierung (temporäre Röntgenkastration). Z. Geburtsh. **90**, 263 (1926).

Haberland, H. F. O. u. *K. Klein*, Die Wirkung der Röntgenstrahlen auf Tuberkelbacillen. Münch. med. Wschr. **1921 II**, 1049. — *Hegar, A.*, Die Entstehung, Diagnose und chirurgische Behandlung der Genitaltuberkulose des Weibes. Stuttgart 1886. — *Heidenhain* u. *Fried*, Röntgenstrahlen und Entzündung. Klin. Wschr. **1924 II**, 1121. — *Heimann, F.*, Klinische und experimentelle Studien über die Heilwirkung der Laparotomie bei Peritonealtuberkulose. Z. Geburtsh. **66**, 515 (1910). — Die Röntgen- und konservative Behandlung der gutartigen Erkrankungen der weiblichen Sexualorgane. Strahlenther. **17**, 290 (1924). — Tuberkulose des Genitalapparates. Erg. Ber. Gynäk. 7, 1 (1925). — Die Strahlentherapie bei gutartigen Erkrankungen der weiblichen Genitalorgane. Strahlenther. **33**, 769 (1929). — *Heynemann, Th.*, Die Tuberkulose der weiblichen Genitalien und des Peritoneums. Veit-Stoeckels Handbuch der Gynäkologie, Bd. 8/1, S. 179. München: J. F. Bergmann 1933. — *Hilpert*, Die Behandlung der Tuberkulose mit Röntgenstrahlen. Münch. med. Wschr. **1922 I**, 348. — *Hoelder*, Über Strahlenbehandlung in der Gynäkologie. Münch. med. Wschr. **1914 I**, 449. — *Holfelder*, Wie weit kann heute die Röntgenbehandlung zur Unterstützung und Ergänzung chirurgischer Therapeutik herangezogen werden? Med. Klin. **1922 II**, 1325. — Die Röntgentiefentherapie der malignen Tumoren und der äußeren Tuberkulose. Strahlenther. **13**, 438 (1922). — *Holzbach*, Theoretisches und Praktisches zur Röntgentiefentherapie. Strahlenther. **3**, 285 (1913). — *Holzknecht* u. *Spieler*, Zit. nach *Rieder*. Münch. med. Wschr. **1901 I**. — *Horalek, F.*, Die Tuberkulose der Gebärmutter und deren Beziehungen zur Tuberkulose der übrigen Geschlechtsteile. Čas. lék. česk. 1924, Nr 35/38. — Zbl. Gynäk. 1926, 3224.

Iselin, H., Die konservative Behandlung der Drüsentuberkulose. Korresp.bl. Schweiz. Ärzte **1912**, Nr 20. — Entgiftung des tuberkulösen Herdes durch Röntgenbestrahlung. Dtsch. med. Wschr. **1913 I**, 297, 349. — Röntgenbehandlung der chirurgischen Tuberkulose. Strahlenther. **10**, 643 (1920).

Jaschke, v., Allgemeine klinische und besonders therapeutische Erfahrungen über die Tuberkulose des weiblichen Genitalapparates und des Bauchfells. Rev. argent. Obstetr. **1921**, No 2. — Zur Therapie der Unterleibstuberkulose der Frau. Fortschr. Ther. **6**, 2 (1930). — *Jaudel, J.*, De la radiothérapie des salpingites tuberculeuses. Thèse de Paris **1931**. — J. de Radiol. **16**, 238 (1931). — *Johnston*, Röntgenbehandlung tuberkulöser Drüsen. Amer. ther. Soc. Philad. **7**, 5 (1908). — Ref. Fortschr. Röntgenstr. **13**, 434 (1908/09). — *Jüngling*, Zur Frage der Raumdosis in der Röntgentiefentherapie. Münch. med. Wschr. **1924 I**, 123. — Röntgenbehandlung in der Chirurgie. Lehrbuch der Strahlentherapie, Bd. 2. Berlin u. Wien: Urban & Schwarzenberg 1925. Strahlenther. **14**, 761 (1923). — Röntgenbehandlung der Peritonitis tuberculosa. Lehrbuch der Strahlentherapie, Bd. 2, S. 409. Berlin u. Wien: Urban & Schwarzenberg 1925. — *Jung, Ph.*, Über die Tuberkulose der Genitalien und des uropoëtischen Systems beim Weibe. Theoretischer Teil. Verh. dtsch. Ges. Gynäk. München **1911**, 29.

Kafka, O., Ein Beitrag zur Frage über die Genese der Tubentuberkulose. Arch. Gynäk. **113**, 490 (1920). — *Kallabis*, Inaug.-Diss. Breslau 1926. — *Keller, T. M.*, Bemerkungen über die Therapie der Adnex- und Peritonealtuberkulose. Ginek. polska 4, Nr 7/9 (1925). — Zbl. Gynäk. **1926**, 3430. — *Keller, Tadeusz*, Traitement de la tuberculose des annexes et du péritoine. Bull. Soc. Obstétr. Paris **16**, 380 (1927). — Zbl. Radiol. 4, 130 (1927). — *Kermauner*, Behandlung der Genitaltuberkulose beim Weib. Wien. klin. Wschr. **1930 II**, 1245. — *Klewitz, F.*, Die Bestrahlungstherapie der Bauchfelltuberkulose. Lehrbuch der Strahlentherapie, Bd. 3, S. 239, herausgeg. von Prof. Dr. H. Meyer. Berlin u. Wien: Urban & Schwarzenberg 1926. — *Kohler*, Die Röntgenbehandlung der chirurgischen Tuberkulose. Strahlenther. **13**, 583 (1922). — *Kolde, W.*, Gynäkologie und Tuberkulose. Zbl. Gynäk. **1919**, 847. — *Krause*, Zur Röntgenbehandlung der Leukämie und Pseudoleukämie. Fortschr. Röntgenstr. 8, 383 (1904/05; 9, 153 (1905/06). — *Krecke*, Über Strahlentherapie in der Chirurgie. Strahlenther. 8, 1 (1918). — *Krönig, B.*, Genitaltuberkulose. Verh. dtsch. Ges. Gynäk. München 14, 206 (1911). — *Kümmell*, Endresultate der operativen und nichtoperativen Behandlung der Bauchfelltuberkulose. Zbl. Chir. **1913**, 463. — *Küpferle, L.* u. *Bacmeister*, Die Beeinflussung experimenteller Tuberkulose durch Röntgenstrahlen. Dtsch. med. Wschr. **1913 II**, 1581. — Experimentelle Grundlagen für die Behandlung der Lungentuberkulose mit Röntgenstrahlen. Dtsch. med. Wschr. **1916 I**, 97.

Lang, W., Zur Röntgenbehandlung der Urogenital- und Bauchfelltuberkulose. Strahlenther. **14**, 126 (1923). — *Lange, L.* u. *M. Fraenkel*, Die Wirkung von Röntgenstrahlen auf Tuberkelbacillen. Klin. Wschr. **1923 II**, 1161. — *Lenk*, Röntgentherapeutisches Hilfsbuch. Berlin: Julius Springer 1921. — *Leuczowski, Josef*, Über die Tuberkulose der weiblichen Genitalorgane. Ginek. polska 4, H. 10/12 (1925). — Zbl. Gynäk. **1926**, 3426. — *Lindig*, Beitrag zur Erkennung und Behandlung der Genitaltuberkulose. Z. Geburtsh. **78**, 224 (1916). — *Lorey*, Ergebnisse der Strahlentherapie der tuberkulösen Erkrankungen mit Ausnahme der chirurgischen Formen. Zbl. Tbk.forsch. 16, H. 1/2. — *Lubarsch* u. *Wätjen*, Allgemeine und spezielle pathologische Histologie der Strahlenwirkung. Lazarus' Handbuch der gesamten Strahlenheilkunde, Bd. 1, S. 304. München: J. F. Bergmann 1928. — *Lüdin*, Schweiz. med. Wschr. **1922 II**, 1081.

Manoukhine, Le traitement de la tuberculose. Paris: Jouve et Cie. 1922. — *Mantovani*, Pensiero med. **1923**, No 36. — *Martius, H.*, Gynäkologische Strahlentiefentherapie. Bonn: Carl Cohen 1921. — Die Röntgenstrahlenbehandlung in der Gynäkologie. Handbuch der gesamten medizinischen Anwendung der Elektrizität, Bd. 3, Teil 2, Lief. 4, S. 501. 1923. — Die Behandlung der weiblichen Genitaltuberkulose. Sonderdruck Med. Klin. **1925**, H. 5. Tuberkulose der weiblichen Genitalorgane, II. Teil. — Strahlenther. **42**, 471 (1931). — Die unspezifische Reiztherapie. Med. Klin. **1925 I**, 915. — Zur Strahlenbehandlung der weiblichen Adnextuberkulose. Strahlenther. **21**, 260 (1926). — *Mayer, A.*, Erfahrungen an den operativ behandelten Genitaltuberkulosen. Gynäk. Rdsch. **19**, 716 (1911). — Die Tuberkulose in Gynäkologie und Geburtshilfe. Frauenarzt **1912**, Nr 6, 242. — *Menge, C.*, Experimentelles zur Genitaltuberkulose des Weibes. Verh. dtsch. Ges. Gynäk. 14, 317 (1911). — Tuberkulöser Absceß in der Uterusmuskulatur bei Tuberkulose der Tuben mit tuberkulösem Ovarialabsceß. Verh. dtsch. Ges. Gynäk. 14, 445 (1911). — Diskussion zu Krönigs Referat: Über Genitaltuberkulose. Verh. dtsch. Ges. Gynäk. München 14, 491 (1911). — Tuberkulose der weiblichen Geschlechtsorgane und des Bauchfells. Küstners Lehrbuch der Gynäkologie. Jena 1912. — *Mühlmann*, Die Behandlung der Tuberkulose mit Röntgenstrahlen. Ther. Halbmh. **1920**, Nr 2. — Dtsch. med. Wschr. **1920 II**, 697. — *Müller, K. P.*, Röntgentherapie in der kleinen Gynäkologie. Diss. Freiburg 1921.

Neuwirth, Isolierte Tuberkulose der Portio. Mschr. Geburtsh. **62**, 163 (1923). — *Nürnberger, L.*, Sterilität. Halban-Seitz' Biologie und Pathologie des Weibes, Bd. 3, S. 744. 1924.

Opitz, Diskussion zum Referat von Krönig: Über Genitaltuberkulose. Verh. dtsch. Ges. Gynäk. München 14, 493 (1911).

Palugyay, Zur Technik der Röntgentherapie chirurgisch-tuberkulöser Erkrankungen. Strahlenther. **30**, 427 (1928). — *Pankow, O.*, Die Genitaltuberkulose des Weibes. Handbuch der Tuberkulose, 1922. S. 613. — Zur Diagnose und Therapie der Genitaltuberkulose. Würzburg. Abh. N. F. 1, 1 (1923). — Die klinische Bedeutung der weiblichen Genitaltuberkulose. Die extrapulmonale Tuberkulose, Jg. 1, H. 4 u. 5. 1925. — *Pape*, Zur Diagnose und Therapie der Genital- und Peritonealtuberkulose des Weibes. Beitr. Geburtsh. **7**, 422 (1903). — Strahlen und Bestrahlungstechnik. Strahlenther. **14**, 846 (1923). — *Parrisius*, Die Röntgentiefentherapie in der inneren Medizin. Strahlenther. **14**, 860 (1923). — *Pavlovsky, Alejandro*, Tuberkulose der Cervix. Semana méd. **33**, 611 (1926). — Ber. Gynäk. **10**, 545 (1926). —

Perthes u. *Jüngling*, Zbl. Tbk.forsch. **17**, H. 1/2. — *Pestalozza, E.,* Weibliche Genitaltuberkulose. 7. internat. Tbk.kongr., Sitzg 18. April 1912. — La tuberculosi genitale femminile. 21. Kongr. ital. Ges. Geburtsh. u. Gynäk. Triest, Okt. 1921. Jber. Geburtsh. **35**, 177 (1921). — *Petersen,* Zit. bei Jüngling. Röntgenbehandlung chirurgischer Krankheiten. Leipzig: S. Hirzel 1924. S. 375. — *Petersen, O. H.,* Die Röntgenbehandlung der Lymphdrüsen Tuberkulöser. Lehrbuch der Strahlentherapie, Bd. 2. Berlin u. Wien: Urban & Schwarzenberg 1925. — *Peterson, Reuben,* Bericht über 100 Fälle von weiblicher Beckentuberkulose mit besonderer Berücksichtigung der Endresultate der operativen Behandlung. Amer. J. Obstetr. **4**, 234, 308 (1922). — *Petrowa, E.,* Zur Frage nach der Histopathologie der Geschlechtsorgane bei den an extragenitaler Tuberkulose verstorbenen Frauen. Arch. Gynäk. **150**, 186 (1932). — *Philipp,* Geheilte Genitaltuberkulose. Mschr. Geburtsh. **97**, H. 5, 311 (1934). — *Pordes, F.,* Ist zur Erklärung der Röntgenwirkung die Annahme von Funktions- und Wachstumsreiz notwendig? Strahlenther. **15**, 640 (1923). — *Prym,* Die therapeutischen Röntgenbestrahlungen vom pathologisch-anatomischen Standpunkt. Die Wirkungen der Röntgenstrahlen auf das Gewebe bei Tuberkulose. Krauses Handbuch der Röntgentherapie, Bd. 3, Teil 2, Lief. 5, S. 194.

Quervain, de, Semaine méd., 11. Sept. 1912.

Rahm, H., Die Röntgentherapie des Chirurgen. Neue Deutsche Chirurgie, begründet von P. v. Bruns, herausgeg. von H. Küttner, Bd. 37. Stuttgart: Ferdinand Enke 1927. — *Rapp,* Über die Röntgenbehandlung der chirurgischen Tuberkulose im Reservelazarett Bad Rappenau 1914—1918. Strahlenther. **10**, 290 (1920). — *Redlich, P.,* Zur Röntgenbehandlung der Bauchfell- und Genitaltuberkulose des Weibes. Inaug.-Diss. Greifswald 1922. — *Reeb, M.,* Quelques observations de la tuberculose génitale étendue. Bull. Soc. Obstétr. Paris **14**, 267 (1925). — *Reifferscheid,* Über die Röntgentherapie in der Gynäkologie. Strahlenther. **4**, 149 (1914). — *Rieder,* Weitere Mitteilungen über die Wirkung der Röntgenstrahlen auf Bakterien, sowie auf die menschliche Haut. Münch. med. Wschr. **1898 I**, 101. — Therapeutische Versuche mit Röntgenstrahlen bei infektiösen Prozessen. Münch. med. Wschr. **1899 I**, 950. — Nochmals die bakterientötende Wirkung der Röntgenstrahlen. Münch. med. Wschr. **1901 I.** — *Rißmann, O.,* Konservative oder operative Behandlung der Genitaltuberkulose. Verh. dtsch. Ges. Gynäk. **14**, 401 (1911). — *Ritscher,* Die künstliche Höhensonne in der Medizin, S. 246. Graz 1917. — *Ritter, H.* u. *O. Moje,* Experimentelle Untersuchungen über die Einwirkung der Röntgenstrahlen auf Tuberkelbacillen und tuberkulöses Gewebe. Strahlenther. **15**, 283 (1923). — *Runge, E.,* Praktikum der gynäkologischen Strahlentherapie, S. 508. Leipzig u. München: Otto Nemnich 1921. — Tuberkulose und Genitalzyklus der Frau. Münch. med. Wschr. **1927 II**, 1863.

Salvetti, K., Über den Einfluß der Röntgenstrahlen auf die Bildung der Knochennarbe. Dtsch. Z. Chir. **128**, 130 (1914). — *Schall,* Siehe Birk. — *Schauta,* Diskussion zum Referat von Krönig: Über Genitaltuberkulose. Verh. dtsch. Ges. Gynäk. München **14**, 467 (1911). — *Schmerz,* Zit. bei Jüngling. Röntgenbehandlung chirurgischer Krankheiten, S. 375. Leipzig: S. Hirzel 1924. — *Schmidt*-Bremen, Über Peritoneal- und Genitaltuberkulose. Nordwestdtsch. Ges. Gynäk., 12. Nov. 1921. Zbl. Gynäk. **1922**, 203. — *Schmitz, H.,* The treatment of the tuberculosis of the female genitalia with light and X-rays. Radiology **4**, 283 (1925). — *Schneider, E.,* Adnextuberkulose und ihre Behandlung. Dargestellt am Material der Erlanger Univ.-Frauenklinik in den letzten 10 Jahren. Diss. Erlangen 1919. — *Schönhof,* Demonstration von 3 Fällen weiblicher Genitaltuberkulose, durch Röntgenstrahlen geheilt. Fortschr. Röntgenstr. **29**, 252 (1922). — *Schoenholz,* Zur Frage der Behandlung entzündlicher Adnexerkrankungen mit Röntgenlicht. Zbl. Gynäk. **1926**, 2429. — *Scholz,* Zit. bei Jüngling. Röntgenbehandlung chirurgischer Krankheiten, S. 375. Leipzig: S. Hirzel 1924. — *Schröder, G.,* Zur Behandlung der Lungentuberkulose mit Röntgenstrahlen. Dtsch. med. Wschr. **1921 II**, 1352. — *Schröder, R.,* Endometrium und Genitaltuberkulose. Zbl. Gynäk. **1921**, 43. — Über die Pathogenese der Uterustuberkulose. Mschr. Geburtsh. **55**, 15 (1921). — Zit. bei Heynemann. Veit-Stoeckels Handbuch der Gynäkologie, Bd. 8, 1, S. 256. München: J. F. Bergmann 1933. — *Schumacher, P.,* Der gegenwärtige Stand der Therapie der weiblichen Genitaltuberkulose. Klin. Wschr. **1928 I**, 29. — *Seitz, L.,* Stimulierende Reizbestrahlung bei Frauenleiden. Strahlenther. **24**, 227 (1926). — Strahlenbehandlung in der Gynäkologie. Handbuch der gesamten Strahlenheilk., Bd. 2, S. 391. München: J. F. Bergmann 1931. — *Seitz-Wintz,* Unsere Methode der Röntgentiefentherapie. Berlin u. Wien: Urban & Schwarzenberg 1920. — Gynäkologische Röntgentherapie. Rieder-Rosenthals Lehrbuch der Röntgenkunde. Leipzig: Johann Ambrosius Barth 1922. — *Sessa,* Die Röntgentherapie der tuberkulösen Peritonitis. Radiol. med., Febr. 1922. Ref. Fortschr. Röntgenstr. **29**, 659 (1922). — *Sippel,* Tuberkulose der Genitalien und des uropoetischen Systems beim Weibe. Dtsch. med. Wschr. **1911 II**, 1387. — Die Reizwirkung der Röntgenstrahlen in der Gynäkologie. Strahlenther. **18**, 110 (1924). — *Solomon, J.,* Radiothérapie profonde, p. 395. Paris: Masson et Cie. 1926. — *Spaeth, F.,* Über die Tuberkulose der weiblichen Genitalien. Inaug.-Diss. Straßburg 1885. — 1 Fall von Genitaltuberkulose, geheilt durch Röntgenstrahlen. Dtsch. med. Wschr. **1911** I, 741. — *Spencer, Wells,* Zit. bei **Heynemann.** Veit-Stoeckels Handbuch der Gynäkologie, Bd. 8, 1, S. 434. München: J. F. Bergmann 1933. — *Stark,* Weitere röntgentherapeutische Erfahrungen. Strahlenther. **12,** 1024 (1921). — *Stephan,* Indikationsstellung zur Röntgenbehandlung der Peritoneal- und Genitaltuberkulose. Dtsch. med. Wschr. **1920** II, 1322. — Zur Röntgenbehandlung der Bauchfell- und Genitaltuberkulose des Weibes. Strahlenther. **10,** 957 (1920). — Die Röntgentherapie der Lungentuberkulose. Ther. Mh. **1921,** H. 21. — *Stepp,* Die Röntgenbehandlung der Drüsentuberkulose. In **Salzmann,** Die Röntgenbehandlung innerer Krankheiten. München: J. F. Lehmann 1923. — Die Röntgenbehandlung der Urogenitaltuberkulose. Lehrbuch der Strahlentherapie, Bd. 3, S. 249. Berlin u. Wien: Urban & Schwarzenberg 1926. *Stoeckel, W.,* Primäre Scheidentuberkulose. Mittelrhein. Ges. Geburtsh., 19. Juni 1910. Mschr. Geburtsh. **32,** 371 (1910). — Über Tuberkulose der weiblichen Genital- und Harnorgane, sowie über Tuberkulose als geburtshilfliche Komplikation. Verh. dtsch. Ges. Gynäk. **14,** 352 (1911). — Lehrbuch der Gynäkologie, 3. Aufl., S. 590. Leipzig: S. Hirzel 1931. — *Stoeckel, W.* u. *K. Reifferscheid,* Lehrbuch der Gynäkologie, S. 512. Leipzig: S. Hirzel 1924. — *Strahlmann,* Diss. Gießen 1916. — *Strobel,* Inaug.-Diss. Bonn 1924. — *Stromeyer,* Über die Behandlung der chirurgischen Tuberkulose mit Röntgenstrahlen. Dtsch. med. Wschr. **1920** I, 514.

Thedering, Das Quarzlicht und seine Anwendung in der Medizin, S. 59. Oldenburg 1916.

Ullmann, Zur Röntgentiefenbestrahlung der Hoden-(Genitaltuberkulose)Tuberkulose. Wien. klin. Wschr. **1922** II, 192. — *Uter, W.,* Die Röntgentherapie der Peritoneal- und Genitaltuberkulose. Zbl. Gynäk. **1924,** 1473.

Veit, J., Die Beziehungen der Tuberkulose zu der Fortpflanzungstätigkeit. Verh. dtsch. Ges. Gynäk. München **1911,** 86. — *Velde, van de,* Verh. dtsch. gynäk. Ges. München **1911.** — Strahlenbehandlung in der Gynäkologie. Zbl. Gynäk. **1915,** 313. — Strahlenbehandlung bei Adnexentzündungen. Zbl. Gynäk. **1920,** 994. — *Vignes* u. *Ravina,* Sammelbericht über die französische geburtsh.-gynäk. Literatur 1929. Mschr. Geburtsh. **87,** 230 (1930). — *Violet, H.,* Quelques cas de pyosalpinx tuberculeux inexstirpables, traités par l'incision suivie de radiothérapie. Gynéc. et Obstétr. **29,** 467 (1930). — *Vogel,* Beitrag zur Kasuistik der Portiotuberkulose. Klin. Wschr. **1923** I, 211. — *Vogt,* Über Röntgentiefentherapie der Genitaltuberkulose. Strahlenther. **11,** 956 (1920). — Über die Kombination der operativen Therapie der Genitaltuberkulose mit der Röntgenbestrahlung (prophylaktische Bestrahlung). Med.-Naturwiss. Ver. Tübingen, 26. Juli 1920. Dtsch. med. Wschr. **1921** I, 293. — Erfahrungen mit der postoperativen Röntgenbestrahlung der weiblichen Genitaltuberkulose hinsichtlich der Dauerheilung. Strahlenther. **12,** 789 (1921). — Ausgewählte Kapitel der gynäkologischen Röntgentherapie. Strahlenther. **14,** 836 (1923).

Wagner, Monographie über die Behandlung mit der Quarzlampe. Würzburg 1917. — Die Röntgentherapie der entzündlichen Erkrankungen in der Gynäkologie. 89. Verslg dtsch. Naturforsch. Düsseldorf 1926. Zbl. Gynäk. **1927,** 68. — *Wagner, G. A.,* Zur Strahlenbehandlung der Genitaltuberkulose der Frau. Strahlenther. **28,** 759 (1928). — *Weibel,* Zur Röntgenbehandlung der Peritoneal- und Genitaltuberkulose. Klin. Wschr. **1922** II, 1391. — Tuberkulose des weiblichen Genitalapparates. Halban-Seitz' Biologie und Pathologie des Weibes, Bd. 5, 1, S. 325. 1922. — Die Tuberkulose des weiblichen Genitales. Wien. med. Wschr. **1925** I, 637, 811. — *Werner, P.,* Behandlung der Genital- und Peritonealtuberkulose. Arch. Gynäk. **117,** 376 (1922). — Wien. klin. Wschr. **1927** II, Sonderbeil., 1. — *Wertheim,* zum Referat **Krönig:** Genitaltuberkulose. Verh. dtsch. Ges. Gynäk. München 14, 480 (1911). — *Wesseling,* Die Röntgenbehandlung der Genitaltuberkulose der Freiburger Frauenklinik. Strahlenther. **24,** 459 (1927). — *Wetterdal, P. A.,* Some experiences of cases of tuberculous salpingo-oophoritis. Acta obstetr. scand. (Stockh.) **3,** Sitzgsber., 75 (1922). — A clinical study of tuberculous salpingo-oophoritis. Acta obstetr. scand. (Stockh.) **3,** 169 (1924). — *Wetterer, J.,* Handbuch der Röntgentherapie. Leipzig: Otto Nemnich 1908. — Die Strahlenbehandlung der Tuberkulose. Strahlenther. **11,** 360 (1920). — *Wetterstrand, G. A.,* Roentgentherapy in surgical tuberculosis. Acta radiol. (Stockh.) **4,** 528 (1925). — *Wichmann,* Geheiltes tuberkulöses Ulcus am Introitus vaginae. Zbl. Gynäk. **1910,** 1247. — *Wilms,* Die Tuberkulintherapie bei chirurgischer Tuberkulose. Dtsch. med. Wschr. **1911** II, 1635. — *Wintz, H.,* Experimentelle Untersuchungen über Chemismus und Bakteriengehalt des Scheidensekrets sowie über die bactericiden Eigenschaften gegenüber dem Tuberkelbacillus. Inaug.-Diss. Erlangen 1913. — Siehe L. **Seitz.** — *Wohlgemut,* Dauererfolge bei Peritoneal- und Genitaltuberkulose auf Grund des Materials der Münchener Univ.-Frauenklinik aus den Jahren 1910—1918. Diss. München 1919. — *Wolfenden* and *Forbes-Roß,* The effects produced in cultures of microorganisms and of tubercle bacilli by exposure to the influence of an X-ray tube. Arch. Roentgen-ray **5,** 4 (1900). — Ref. Roefo. 4, 103 (1900—01). — *Wolmershäuser, Kastration* und Ausfallserscheinungen. Mschr. Geburtsh. **70,** 63 (1925). — *Wunderlich, O.,* Über die Mißerfolge der operativen Behandlung der Bauchfelltuberkulose. Arch. Gynäk. **59,** 216 (1899).

Zorrilla, Ruiz, Röntgenstrahlen bei Peritonealtuberkulose und Tabes mesaraica. An. Acad. méd.-quir. españ. **13**, 549 (1926). — Zbl. Radiol. **3**, 859 (1927). — *Zweifel, E.*, Die Strahlenbehandlung der Genitaltuberkulose. Münch. gynäk. Ges., 19. Mai 1927. — Klin. Wschr. **1927 II**, 1829. — Über die Röntgenbestrahlung der weiblichen Genitaltuberkulose, insbesondere der Tubentuberkulose. Ber. Gynäk. **12**, 265—273 (1927). — *Zweifel, E.* u. *Moatschinin*, Über die Wirkung der Röntgenbestrahlung bei einem Fall von Tuberkulose mit Basedow und Amenorrhöe. Med. Klin. **1926 II**, 999. — *Zweifel* (*P.*), Diskussion zum Referat von Krönig: Genitaltuberkulose. Verh. dtsch. Ges. Gynäk. München 14, 460 (1911).

Genitalaktinomykose.

Ahlstroem, Erik, Ein Fall von Aktinomykose in den Adnexen der weiblichen Genitale. Acta obstetr. scand. (Stockh.) **9**, 1 (1930). — *Ahltorp, Gideon*, Ein Fall von Aktinomykose in den Beckenorganen einer Frau. Acta obstetr. scand. (Stockh.) **13**, 81—92 (1933). — Ref. Zbl. Gynäk. **48**, 2988 (1924). — *Archer, V. W.* and *W. A. Barker*, The therapy of actinomycosis. Amer. J. Roentgenol. **30**, 508 (1933).

Barth, H., Über Parametritis actinomycotica und ihre Entstehung. Arch. Gynäk. **134**, 310 (1928). — *Baumecker*, Zur Klinik und Therapie der Aktinomykose. Chir.kongr. 1933. Zbl. Chir. **1933**, 1360. — *Bax, J.*, Aktinomykose und Abortus provocatus. Nederl. Tijdschr. Verloskde **1927**, H. 1. — *Bevan*, Actinomycosis. Ann. Surg. **41**, 641 (1905). — *Blasek*, Zur Klinik der Strahlenpilzerkrankung der inneren weiblichen Genitalien. Zbl. Chir. **1933**, 1979. — Dtsch. Z. Chir. **236**, 655. — Ref. Zbl. Gynäk. **58**, 2988 (1934). — *Bloch, J.*, Über einen Fall von ausgedehnter Aktinomykose des weiblichen Genitale, der Lunge und der Pleura. Arch. Gynäk. **145**, 219 (1931). — Inaug.-Diss. Zürich 1931. — *Brickner, W. M.*, Pelvic Actinomycosis. Ann. Surg. **81**, 343 (1925). — *Brunzel, H. F.*, Kasuistischer Beitrag zur Behandlung der Aktinomykose mit Röntgenstrahlen. Strahlenther. **6**, 253 (1915). — *Bucura, C.*, Die akuten und chronischen Infektionen der Genitalorgane mit Ausnahme der Tuberkulose und Gonorrhöe. Veit-Stoeckels Handbuch der Gynäkologie, Bd. 8, 2. München: J. F. Bergmann 1933.

Christeller, Aktinomykose der Portio uteri. Mschr. Geburtsh. **68**, 44 (1925).

Daniel, C. u. *D. Mavrodin*, Die Aktinomykose der weiblichen Geschlechtsorgane. Rev. franç. Gynéc. **29** (1934). — Ref. Zbl. Gynäk. **58**, 2986—2988 (1934). — *Desjardins, A. U.*, Strahlentherapie bei Aktinomykose. Radiology **11**, 321 (1929). — *Drapern, Jos. W.* and *J. W. Stussofort* jr., Report of a case of actinomycosis of the tubes and ovaries. Amer. J. Obstetr. **11**, 603, 701 (1926).

Eckert, A., Erfolgreiche Behandlung der menschlichen Aktinomykose mit Yatren. Klin. Wschr. **1922 II**, 1768. — *Eiken, Th.*, Über die Röntgenbehandlung der Aktinomykose. Acta radiol. (Stockh.) **6**, 291 (1926). — *Engelstad, R. B.*, Radiumbehandlung von abdominaler Aktinomykose. Strahlenther. **47**, 547 (1933).

Franz, Beitrag zur Kasuistik der Yatrenbehandlung bei Aktinomykose der Rinder. Dtsch. tierärztl. Wschr. **1922 I**, Nr 15.

Gaal, A., Diagnose und Therapie der Aktinomykose. Röntgenprax. **5**, 650 (1933). — *Grünthal, J.*, Zur Behandlung der Bauchaktinomykose mit Röntgenstrahlen. Fortschr. Röntgenstr. **36**, 1085 (1927).

Haselhorst, Aktinomykose der weiblichen Genitalien (als Abtreibungsfolge). Nordwestdtsch. Ges. Gynäk. Greifswald, 12. Mai 1928. Zbl. Gynäk. **1928**, 2537. — *Heim, K.*, Geschlossene Aktinomykose des Eierstocks. Zbl. Gynäk. **1932**, 1266. — Anscheinend geheilte Genitalaktinomykose. Ges. Geburtsh. Leipzig, 25. Juli 1932. Zbl. Gynäk. **1933**, 122. — Strahlenpilzerkrankung der Blinddarm- und Adnexgegend. Ges. Geburtsh. Leipzig, 12. Dez. 1932. Zbl. Gynäk. **1933**, 1841. — *Herz, H.*, Über Aktinomykose der Verdauungsapparate. Zbl. Grenzgeb. Med. u. Chir. **3**, 561, 621, 665 (1900). — *Holfelder, H.*, Wie weit kann heute die Röntgenbehandlung zur Unterstützung und Ergänzung chirurgischer Therapeutik herangezogen werden. Med. Klin. **1922 II**, 1325. — Spezielle Röntgentherapie bei chirurgischen Erkrankungen (Aktinomykose). Handbuch der Röntgentherapie, Bd. 3, herausgeg. von P. Krause, S. 625. Leipzig: Georg Thieme 1928. — *Horálek, F.*, Aktinomykose des Genitales, speziell des Ovariums. Čas. lék. česk. **1925**, Nr 39. — Zbl. Gynäk. **1926**, 1487. — *Hüffer, E.*, Über Aktinomykose der weiblichen Genitalien, speziell des Uterus. Mschr. Geburtsh. **58**, 197 (1922). — *Hünermann, Th.*, Behandlung der Aktinomykose des Halses mit Yatren. Dtsch. med. Wschr. **1927**, 801.

Ikeda, Y. u. *K. Ikeda*, Über Actinomycosis der weiblichen Geschlechtsorgane. Zbl. Gynäk. **1932**, 782. — *Ingber, E.*, Über die Radiumsensibilität des Actinomycespilzes. Strahlenther. **28**, 581 (1928).

Jäger, Th., Die Röntgenbehandlung der Aktinomykose. Inaug.-Diss. Tübingen 1926. — *Jöricke, J.*, Kasuistischer Beitrag zur Anwendung des Yatrens als Schwellenreizmittel. Berl. tierärztl. Wschr. **1922 I**. — *Jüngling*, Röntgenbehandlung der Aktinomykose der Kopf- und Halsgegend — die Methode der Wahl. Münch. med. Wschr. **1919 I**, 720. — Röntgenbehandlung chirurgischer Krankheiten. Leipzig: S. Hirzel 1924.

Kleesattel, Zit. nach Jüngling, S. 441. Leipzig: S. Hirzel 1924. — *Klingen, H.,* Beitrag zur geschlossenen Aktinomykose des Eierstocks. Zbl. Gynäk. **1933,** 269.

Marko, D., Beiträge zur Röntgendiagnostik und -therapie der Lungenaktinomykose. Fortschr. Röntgenstr. **39,** 629 (1929). — *Martius, H.,* Über weibliche Genitalaktinomykose. Ein durch Röntgenstrahlen geheilter Fall. Münch. med. Wschr. **1930 I,** 392. — *Mitra, Subodh,* Über Aktinomykose der weiblichen Geschlechtsorgane, besonders der Portio uteri. Z. Geburtsh. **88,** 249 (1925). — *Müller,* Kasuistischer Beitrag zur Heilung der Aktinomykose durch Yatren. Berl. tierärztl. Wschr. **1922 I.** — *Menninger, W.,* Über die Behandlung der Aktinomykose. Dtsch. Z. Chir. **239,** 527. — Ref. Zbl. Gynäk. **50,** 2988 (1934).

Nürnberger, L., Aktinomykose, Echinococcus, Bilharziosis. Halban-Seitz' Biologie und Pathologie des Weibes, Bd. 5, S. 225. 1926. Berlin u. Wien: Urban & Schwarzenberg 1926.

Oberländer u. *W. Pfeiler,* Yatren als spezifisches Mittel zur Behandlung der Aktinomykose. Mitt. Tierseuchenst. Thür. Landesanst. Vievers, Jena **1921,** Nr 11/12.

Pfeiler, W., Die Heilung der Aktinomykose mittels Yatren. Tierärztl. Rdsch. **1921,** Nr 45.

Rahm, H., Die Röntgentherapie des Chirurgen. Die Röntgenbehandlung der Aktinomykose, S. 445. Stuttgart: Ferdinand Enke 1927. — *Reifferscheid,* Zit. nach Schugt. Mschr. Geburtsh. **69,** 192 (1925). — *Rumpf,* Geschlossene Ovarialaktinomykose. Zbl. Gynäk. **1933,** 1216.

Schugt, P., Parametritis actinomycotica. Mschr. Geburtsh. **69,** 192 (1925). — Zur Klinik der Genitalaktinomykose beim Weibe. Münch. med. Wschr. **1930 I,** 394. — *Stein, A.,* Actinomycosis des Ovariums und der Fallopischen Tube. Mschr. Geburtsh. **78,** 200 (1928).

Tietze, K., 7 Fälle schwerster Schädigung durch Intrauterinpessare (ein Fall von isolierter Genitalaktinomykose). Dtsch. med. Wschr. **1930 II,** 1307.

Walthard, Zit. bei Bloch. Inaug.-Diss. Zürich 1931. — *Watermann, G. H.* and *G. F. Patrick,* Cutaneous actinomycosis recurring after pregnancy. Ann. clin. Med. **3,** 697 (1925).

Zwerg, H. G. u. *W. Wißmann,* Ergebnisse der Röntgenbestrahlung pyogener und aktinomykotischer Prozesse. Münch. med. Wschr. **1931 II,** 1345.

Röntgenschäden.

Adler, Die Radiumbehandlung maligner Tumoren in der Gynäkologie. Strahlenther., 4. Sond.-Bd. (1919). — *Albers-Schönberg,* Über die Behandlung des Lupus und des chronischen Ekzems mit Röntgenstrahlen. Fortschr. Röntgenstr. **2,** 20 (1898). — Bemerkungen zur Technik der therapeutischen Anwendung der Röntgenstrahlen. Fortschr. Röntgenstr. **2,** 140 (1899). — Schutzvorrichtungen für Patienten, Ärzte und Fabrikanten gegen Schädigungen durch Röntgenstrahlen. Fortschr. Röntgenstr. **6,** 235 (1903). — Behandlung des Röntgenulcus. Zbl. Röntgenol. **1,** H. 3/4, 98. — Die Röntgentherapie in der Gynäkologie. Verh. dtsch. Röntgenges. **5,** 21 (1909); **6,** 26 (1910); **7,** 86 (1911). — Zur gynäkologischen Röntgenbestrahlung. Zbl. Gynäk. **1911,** 974. — Referat über die gynäkologische Tiefentherapie (Myome). Internat. med. Kongr. London 1913. Strahlenther. **3,** 408 (1913). — *Albers-Schönberg* u. *Lorenz,* Die Schutzmittel für Ärzte und Personal bei der Arbeit mit Röntgenstrahlen. Dtsch. med. Wschr. **1915 I,** 301. — *Alberti,* Gibt es eine Retinitis infolge beruflicher Schädigung durch Röntgenstrahlen? Ref. Fortschr. Röntgenstr. **35,** 157 (1926). — Schnelle Heilung einer ulcerierten Röntgendermatitis durch ultraviolette Strahlen. Z. ärztl. Fortbildg **24,** 59 (1927). — *Albrecht,* Diabetes insipidus nach Röntgenbestrahlung bei einem Tumor der Schädelbasis. Klin. Wschr. **1924 II,** 1980. — *Alius, H. J.,* Röntgensarkom. Bruns' Beitr. **143.** — *Altschul,* Der Wert der neuen Theorien der Strahlenwirkung im Körper für die Praxis. Verh. dtsch. Röntgenges. **15 II** (1924). — Fortschr. Röntgenstr. **32,** Kongreßh., 6 (1924). — Die Röntgenbehandlung der Tuberkulose. Strahlenther. **19,** 505 (1925). — Kritische Bemerkungen zur Dosimeterfrage. Strahlenther. **20,** 632 (1925). — *Amersbach,* Zur Strahlenbehandlung des Kehlkopf- und Rachencarcinoms. Dtsch. med. Wschr. **1920 II,** 1269. — Strahlentherapie der Tuberkulose der oberen Luft- und Speisewege und des Ohres, einschließlich Diagnostik. Strahlenther. **13,** 598 (1922). — Die Röntgentherapie bei Ohren-, Nasen- und Kehlkopfkrankheiten. Handbuch der Röntgentherapie von Paul Krause. Leipzig: W. Klinkhardt 1925. — *Ancona,* Wirkung der Röntgenstrahlen auf die Eosinophilen. L'Idrologia, la Climatol. e la Terapia fisica, 1916, Nr 7. — *Andersen* u. *Kohlmann,* Röntgenstrahlen und Mineralstoffwechsel. Verh. dtsch. Röntgenges. **13.** — Fortschr. Röntgenstr. **30,** Kongreßh. 3, 102 (1923). — Der Röntgenkater, seine Verhütung und seine Behandlung. Fortschr. Ther. **4,** 75—79 (1928). — *Anderson, C. C.,* Regeneration of bone after intensive radiation of malignant disease. Brit. J. Radiol. **283,** 37. — *Andrews,* Röntgenstrahlen und Propaganda. J. Roentgen Soc. **17,** Nr 68. — Ref. Fortschr. Röntgenstr. **28,** 496 (1921/22). — *Anschütz* u. *Beck,* Über Wachstumsstörung nach Röntgenbestrahlung jugendlicher Knochen- und Gelenktuberkulose. Zeit- und Streitfragen. Zbl. Chir. **1929,** 1180. — *Apostoli,* Sur un cas très grave de dermatite consécutive à deux applications des rayons X; pathogénie et traitement. Arch. f. Dermat. **47**, 445 (1897). — Ref. Münch. med. Wschr. **1897** I, 792. — *Appelrath, H.,* Zur Kasuistik der Röntgencarcinome. Strahlenther. **20**, 576 (1925). — *d'Armann,* Spätfolgen nach Encephalitis lethargica mit Röntgenstrahlen behandelt. Actinoterapia **4**, 12 (1924). — *Arneth,* Thorium X-Wirkung auf das Blutzellenleben. Dtsch. med. Wschr. **1913** I, 733, 787. — Über Blutveränderungen bei der Strahlentherapie. Dtsch. med. Wschr. **1916** I, 660. — *Arning* u. *Oppenheim,* Über bleibende Hautveränderungen nach Röntgenbestrahlung. Wien. klin. Wschr. **1904** I, 333. — *Arnold,* Über Blutveränderungen bei der Tiefenbestrahlung maligner Tumoren. Münch. med. Wschr. **1916**, 149. — *Arzt* u. *Fuß,* Röntgentherapie. Berlin: Julius Springer 1925. — *Arzt* u. *Schramek,* Zur intratumoralen Radiumbestrahlung maligner Geschwülste. Fortschr. Röntgenstr. **22**, 159 (1914/15). — *Aubertin* et *Beaujard,* Action des rayons X sur le sang leucémique. Presse méd. **1904**, 67. — Action des rayons X sur le sang et les organes hématopoiétiques. C. r. Soc. Biol. Paris, Febr. **1905**. — Les rayons X et les variations leucocytaires des leucémies. Arch. gén. Méd. **1905**. — *Aubertin* et *Delamasse,* Wirkung des Radiums auf das Blut. Ref. Dtsch. med. Wschr. **1908** II, 2043. — *Aulamo, R.,* Ausschuß für Schutzmaßnahmen gegen Schädigungen durch Röntgen- und Radiumstrahlen. J. Roentgen Soc. **17**, Nr 68. — Ref. Fortschr. Röntgenstr. **28**, 495 (1921/22). — Experimentelle Untersuchungen über·die Einwirkung der Röntgenstrahlen auf das Kaninchenauge. Klin. Mbl. Augenheilk. **86**, 473 (1931). — Zbl. Radiol. **11**, 391 (1932). — *Axenfeld,* Schädigungen der Augen durch strahlende Energie. Med. Klin. **1928**, 1771.

Bachem, A., Physical and biological observations about skin reaction. Radiology **9**, 241 (1927). Ref. Zbl. Radiol. **4**, 150 (1928). — *Backer, de* (Gent), Radiotherapy and formation of fistulae. Brit. J. Radiol. **1925**, 316, 433. — *Backlund, Björn,* Ein Fall von Sarkom, entstanden nach Röntgenbehandlung einer Gelenktuberkulose. Zbl. Chir. **1931**, 703. — *Baensch,* Der Neubau des Leipziger Röntgeninstituts. Strahlenther. **17**, 209 (1924). — Knochenschädigung nach Röntgenbestrahlung. Fortschr.Röntgenstr. **36**, 1245 (1927). — Über Spontanfrakturen des Schenkelhalses nach Röntgenbestrahlung. Röntgenprax. **4**, 716 (1932). — *Baermann* u. *Linser,* Beiträge zur chirurgischen Behandlung und Histologie der Röntgenulcera. Münch. med. Wschr. **1904** II, 918. — Über die lokale und allgemeine Wirkung der Röntgenstrahlen. Münch. med. Wschr. **1904** II, 996. — *Baisch,* Röntgenbehandlung tuberkulöser Lymphome. Strahlenther. **1**, 286 (1912). — Ergebnisse der Radium- und Mesothoriumbehandlung der Genitalcarcinome. Zbl. Gynäk. **1918**, 281. — *Ball, Cl. F.,* Abdominal deep therapy injuries. Amer. J. Roentgenol. **13**, 220 (1925). — *Balli, R.,* Zum Thema der Schädigungen durch Röntgenstrahlen. Internat. Radiotherapie **3**, 1039 (1929). — *Balthazard,* Sur la pathogénie de l'érythème radiographique. Soc. Biol., 17. Juli 1897. — *Barcat,* Die Radiumtherapie in der Dermatologie. Strahlenther. **4**, 322 (1914). — *Barclay, A. E.* u. *Sidney Cox,* Die Strahlengefährdung des Röntgenologen. Fortschr. Röntgenstr. **38**, 311 (1928). — *Barjon,* Les dangers que courent les médecins qui manient les rayons de Roentgen. Arch. Électr. méd. **186**, 25. März 1906. — *Barnewitz,* Die Bedeutung des Traumas, besonders der oberflächlichen Infektion, für die Entstehung von Röntgenspätgeschwüren. Arch. f. Dermat. **155**, Kongreßh., 91 (1929). — *Barthélemy,* Hautveränderungen durch Röntgenstrahlen. Ref. Münch. med. Wschr. **1897** II, 1186. — *Barthélemy, Oudin* u. *Darier,* Über Veränderungen an der Haut und den Eingeweiden nach Durchleuchtung mit X-Strahlen. Mschr. Dermat. **1897**, 147. — *Bauer, F.,* Röntgenbestrahlung von Entzündungen. Münch. med. Wschr. **1925** I, 646. — *Bauer* et *Sicard,* Effets des rayons X sur la moelle et le cerveau. Presse méd. **1907**. — *Baumann, M.,* Sarkomentwicklung nach Röntgenbestrahlung wegen Gelenktuberkulose. Strahlenther. **25**, 373 (1927). — *Baumeister,* Die biologische Röntgendosierung in der Univ.-Frauenklinik Erlangen. Ther. Gegenw. **60** (1919). — Die moderne Einrichtung für die Röntgentiefenbestrahlungen. Fortschr. Röntgenstr. **27**, 434 (1919/21). — Strahlenverluste und wirksame Strahlung in der Röntgentiefentherapie. Münch. med. Wschr. **1920** I, 814. — Die Dosierung nach Zeit mit Regenerierautomat und Spannungshärtemesser. Münch. med. Wschr. **1920** II, 1047. — Meßtechnik in der Tiefentherapie. Strahlenther. **19**, 333 (1925). — *Baumeister* u. *Wintz,* Das Symmetrieinduktorium, ein Spezialapparat für Röntgentiefentherapie. Münch. med. Wschr. **1917** I, 173. — *Beaujard,* Siehe *Aubertin.* — *Beck, C.,* The pathology of the tissue changes caused by the Roentgen-rays, with special reference to the treatment of malignant growths. New York med. J. 24. Mai 1902. — Ref. Fortschr. Röntgenstr. **5**, 363 (1902). — Zum Selbstschutz bei der Röntgenuntersuchung. Berl. klin. Wschr. **1903** I, 741. — *Beck* u. *Rapp,* Über die Strahlenbehandlung der malignen Geschwülste der oberen Luft- und Speisewege. Arch. f. Laryng. **33**, 159 (1920). — Über die Strahlenbehandlung des Kehlkopfkrebses und ihre Gefahren. Ver. Ges. dtsch. Hals-, Nasen- u. Ohrenärzte Nürnberg, 1921. S. 79. — Zur Frage des Röntgensarkoms, zugleich ein Beitrag zur Pathogenese des Sarkoms. Münch. med. Wschr. **1922** I, 623. — Sarkom auf dem Boden chronisch entzündlicher und regenerativer Vorgänge. Dtsch. Z. Chir. **186**, 255. — Schädigungen des Knochenwachstums durch Röntgenbestrahlung. Zbl. Chir. **1928**, 2849. — Über Wachstumsschädigungen nach therapeutischer Röntgenbestrahlung. Strahlenther. **32**, 517 (1929). — Siehe Anschütz. — *Becker, Th. F.,* Zur Frage der Frühreaktion. Fortschr. Röntgenstr. **19**, 149 (1912). — Beitrag zum Kapitel der Röntgenschädigungen und deren Behandlung mit Quarzlampe und gedämpften Hochfrequenzströmen. Strahlenther. **6**, 405 (1915). — *Béclère,* Wirkliche und eingebildete Gefahren der Strahlentherapie. Ref. J. Radiol. et Électrol. **2**, No 10 (1917). — *Bedrna, J.* u. *J. Polčak,* Akuter Harnleiterverschluß nach Bestrahlung chronischer Leukämien mit Röntgenstrahlen. Med. Klin. **1929 II**, 1700. — *Beekmann,* Gewebsverbrennungen durch hohe Hitze. Klin. Wschr. **1923 I**, 743. — *Behne* u. *Opitz,* Zur Technik der Tiefentherapie. Z. Geburtsh. **78**, 68 (1916). — *Behnken, H.,* Maßnahmen zur Standardisierung der Röntgendosismessung in Deutschland. Strahlenther. **20**, 115 (1925). — *Beley,* Thèse Bordeaux 1907. — *Belot, J.,* Au sujet des radiodermites tardives. Bull. Soc. Radiol. méd. France, Jan. **1928**. — Existe-t-il des cataractes consécutives à la radiothérapie? Bull. Soc. franç. Dermat. **39**, 214 (1933). — Zbl. Radiol. **15**, 533 (1933). — *Below,* Dermatitis nach Röntgenstrahlen. Münch. med. Wschr. **1898 I**, 263. — *Benner, Sven,* Strahlungsmessungen an mit radiologischen Arbeiten beschäftigtem Personal. Acta radiol. (Stockh.) **14**, 623 (1933). — *Bensaude, Solomon,* et *Oury* (Paris), Action des rayons de Roentgen sur la sécrétion gastrique. Bull. Soc. Radiol. méd., Jan. **1925**, No 115, 36. Ref. J. de Radiol. **9**, 290 (1925). — *Benthin,* Bestrahlungsschäden. Strahlenther. **11**, 501 (1920). — Strahlentherapeutische Einzelbeobachtungen. Mschr. Geburtsh. **54**, 34 (1921). — *Berall,* Zur Wirkung der Röntgenstrahlen. Wien. med. Wschr. **1899 I**. — *Berditzka,* Die gesundheitlichen Gefahren der Röntgenbestrahlungen und -durchleuchtungen und ihre gerichtsärztliche Beurteilung. Veröff. Med.verw. **38**, 6. — Med. Welt **1932**, 1833. — *Berenstein, M.,* Generalisierte Exantheme nach Röntgenbestrahlung. Röntgenprax. **4**, 1014 (1932). — *Bergmeister,* Strahlenschädigungen des Auges. Wien. klin. Wschr. **1924 II**. Ref. Dtsch. med. Wschr. **1924 II**, 1839. — Klin. Wschr. **1925 I**, 614. — *Bergonié* et *Spéder,* Réactions précoces. Arch. Électr. méd. **1911**, No 306. — *Bernard* et *Ruotte,* Sur un cas de dermite radiographique. Assoc. franç. Avanc. Sci., 6. Aug. 1900. Ref. Fortschr. Röntgenstr. **4**, 98 (1901). — *Bernhardt,* Zur Pathogenese des Röntgenkaters. Klin. Wschr. **1923 II**, 1795. — *Berthold,* Über die Wirkung von Röntgenschutzstoffen. Strahlenther. **16**, 147 (1924). — *Berthold* u. *Glocker,* Über die Strahlenschutzwirkung von Baustoffen. Strahlenther. **16**, 507 (1924). — Beschreibung der Londoner Hospitäler und Situationsplan. Arch. of Radiol. **1921**, 249, 329. — *Bichler,* Zur Kasuistik des Röntgencarcinoms. Wien. klin. Wschr. **1914 I**. Ref. Röntgenstr. Fortschr. **23**, 394 (1914). — *Binda,* Morte immediata perraggi Roentgen? 1. Congr. ital. Radiol. med. Milano, Okt. 1913. Gaz. med. Siciliana **1913**, No 22. — *Bircher, E.,* Therapie der Röntgenschädigungen. Dtsch. med. Wschr. **1928 I**, 496. — Die Therapie der Röntgenschädigungen. Materialiensammlung von Unfällen und Schäden in Schweizerischen Röntgenbetrieben, herausgeg. von R. Schinz und F. Zollinger. Röntgenprax. **2**, 505 (1930). — *Birch-Hirschfeld,* Die Wirkung der Röntgen- und Radiumstrahlen auf das Auge. Graefes Arch. **59** (1904). Ref. Dtsch. med. Wschr. **1904 II**, 1940. — Zur Wirkung der Röntgenstrahlen auf das menschliche Auge. Klin. Mbl. Augenheilk. **46**, N. F., 129 (1908, Aug.). — Die Wirkung der strahlenden Energie auf das Auge. Erg. Path. **14** (1910). — Zur Frage der Schädigung des Auges durch Röntgenstrahlen. Strahlenther. **12**, 565 (1921). — Nochmals zur Schädigung des Auges durch Röntgenstrahlen. Z. f. Augenheilk. **50**, H. 3/4 (1923). — Die Strahlentherapie maligner Tumoren in der Ophthalmologie. Dtsch. med. Wschr. **1924 I**, 401. — Die Strahlentherapie in der Ophthalmologie. Lehrbuch der Strahlentherapie, Bd. 2, S. 517 (1925), herausgeg. von Hans Meyer. Berlin: Urban & Schwarzenberg 1925. — Die Schädigung des Auges durch Strahlen. Med. Welt **1929**, 809. — *Bitza,* Siehe Holzknecht. — *Blaine, E. S.,* An X-ray burn of third degree followed by rapid healing. Amer. J. Roentgenol. **8**, 183 (1921). — *Blair, E. G.,* The surgical treatment of X-ray burns. J. of Radiol. **5**, 149 (1925). — *Bleidorn,* Siehe v. Bonin. — Bley, Entlüftung der Röntgenabteilung. Dtsch. med. Wschr. **1918 I**, 407. — *Bloch, Br.,* Die experimentelle Erzeugung von Röntgencarcinomen beim Kaninchen, nebst allgemeinen Bemerkungen über die Genese der experimentellen Carcinome. Schweiz. med. Wschr. **1924 I**, 857. — Cancers and precancerous affections from the dermatological viewpoint. Canc. Rev. **7**, 65 (1932). — Zbl. Radiol. **12**, 759 (1932). — *Blohmke,* Kehlkopfnekrose als Röntgenschädigung. Ver. wiss. Heilk. Königsberg/Pr., 5. Dez. 1921. Dtsch. med. Wschr. **1922 I**, 308. — *Blum* (Wien), Ein Röntgenschadenersatzprozeß. Fortschr. Röntgenstr. **12**, 186 (1909). — *Blumenthal,* Über die Behandlung der Trichophytie. Dtsch. med. Wschr. **1919 I**, 575. — Strahlenbehandlung bei Hautkrankheiten. Berlin: S. Karger 1925. — *Blumer, L.,* Verhütung der Strahlenschädigungen vom Standpunkt des Gynäkologen. Schweiz. med. Wschr. **1927 I**, 606. — *Bock, A.,* Studien zur Blutbildänderung nach Röntgenbestrahlung. Strahlenther. **16**, 775 (1924). — *Bode, H. G.,* Über spektralphotometrische Untersuchungen an menschlicher Haut unter besonderer Berücksichtigung der Erythem- und Pigmentierungsmessung. Strahlenther. **51**, H. 1, 81—118 (1934). — *Bode, H. G.* u. *E. Riecke,* Zur Histologie sensibilisierter röntgenbestrahlter Haut. Strahlenther. **35**, 265 (1930). — *Bonin, v.* u. *Bleidorn,* Über die Resistenz der Erythrocyten nach Bestrahlung und nach Umladung.

Strahlenther. **12**, 549 (1921). — *Borak*, Über das strahlenbiologische Verhalten der Hautdrüsen. Ver. dtsch. Röntgenol. u. Radiol. tschechoslov. Republik, Nov. 1933. Fortschr. Röntgenstr. **49**, H. 3, 306 (1934). — Die Harnsäureausscheidung nach Röntgenbestrahlung normaler Individuen. Fortschr. Röntgenstr. **31**, 304 (1923/24). — Therapeutische Erfolge durch Röntgenbestrahlung der Hypophyse. J.kurse ärztl. Fortbildg **15**, 38 (1924). — *Borak* u. *Kriser*, Zur Frage der Beziehung zwischen Röntgenkater und Leberbestrahlung. Med. Klin. **1923** I, 19. — *Bordier*, Biochemische Wirkung der Strahlen, insbesondere der Röntgenstrahlen. Strahlenther. **2**, 368 (1913). — Gefahren der Röntgenstrahlen. Arch. Électr. méd. **1921**, No 464. Ref. Fortschr. Röntgenstr. **28**, 497 (1921/22). — Epithéliomas roentgéniens des doigts guéris par la diathermie (Autoobservation). Bull. Acad. Méd. Paris **87**, 526 (1922). Ref. Zbl. Chir. **1923**, 1181. — Ulcération de Roentgen. — Efficacité de la diathermie. Acta radiol. (Stockh.) **8**, 189 (1927). — Cancer de la main chez un radiologiste guéri par la diathermo-coagulation. Le Cancer **4**, 328 (1927). — Cancer des radiologistes. J. de Radiol. **11**, 206 (1927). — Traitement des radiodermites et de leurs complications. Rapp. 1er Congr. franç. thér. 1933. p. 401. Zbl. Radiol. **17**, 394 (1934). — *Bordier* et *Salvador*, De la part qui revient aux actions électrolytiques dans la production de l'erythème radiographique. Arch. Électr. méd. expér. et clin., 15. Nov. **1899**. Ref. Fortschr. Röntgenstr. **3**, 167 (1900). — *Borell*, Klinische Erfahrungen über die Erythemgrenze bei gynäkologischer Röntgentiefentherapie mit stark gefilterten Strahlen. Strahlenther. **2**, 683 (1913). — *Bouchacourt* et *Morel-Kahn*, Über einige grundlegende Fragen, betreffend den Schutz der Personen, die mit Röntgenstrahlen umzugehen haben. Bull. Soc. Radiol. méd. France **16**, 59 (1928). — Zbl. Radiol. **5**, 291 (1928). — *Bozollo*, Sull' azione dei raggi X sugli organi leucopoietici. Reale Acad. Med. Torino, 8. Juli 1904. — Sull' azione che raggi X dispiegano nella recidiva nella leucemia nella malatia di Banti. Reale Acad. Med. Torino, 27. Jan. 1905. — *Brandt, A.* u. *H. Lange*, Über Arbeitnehmerschutz bei Verwendung von Röntgenstrahlen. Zbl. Gewerbehyg., N. F. **9**. 77, 97, 123 (1932). — *Brandt, G.*, Sarkomverdächtige Granulationsgeschwulst auf dem Boden eines Röntgenulcus. Dtsch. Z. Chir. **180**, 405. — *Brantd, T.*, Die „Scheidendosis". Ein Beitrag zur Radiumdosierung. Arch. Gynäk. **124**, 449 (1925). — *Brauer*, Röntgenprimärerythem. Dtsch. med. Wschr. **1911** I, 538. — *Brehm*, Sklerosierende Strumitis mit Larynxkompression als Röntgenspätschädigung nach Kropfbestrahlung. Münch. med. Wschr. **1924** I, 750. — *Breitländer*, Urämie nach Röntgenbestrahlung eines Beckentumors. Röntgenprax. **3**, 379 (1931). — *Breitländer, K.* u. *H. Felke*, Haarhypertrophie nach Röntgenbestrahlung. Klin. Wschr. **1926** II, 1429. — *Brickner*, The subtile X-rays a two-edged tool. Amer. J. Surg. **1905**, 179. — Brief aus Paris. Lancet **1921**. — *Brocq, Solomon* et *Oury* (Paris), Action des rayons de Roentgen sur la sécrétion gastrique du chien. C. r. Soc. Biol. Paris **91**, 1362 (1925). Ref. J. de Radiol. **9**, 290 (1925). — *Bröcker, W.*, Die Behandlung der Röntgenverbrennungen mit langwelligen Strahlen. Strahlenther. **42**, 551 (1931). — *Bröse*, Aussprache zu Bumm: „Über Röntgencarcinome der Frau". Ges. Geburtsh. Berlin, 8. Dez 1922. Z. Geburtsh. **86**, 450 (1922). — Z. Geburtsh. **86**, 450 (1922). — *Bruhns*, Röntgenspätschädigungen. Dermat. Z. **41**, H. 3, 140. Ref. Fortschr. Röntgenstr. **32**, 498 (1924). — *Brunner* u. *Schwarz*, Einfluß der Röntgenstrahlen auf das reifende Gehirn. Wien. klin. Wschr. **1918** I. — *Brusten*, Behandlung der Röntgenintoxikation mit Colsil in Form von Suppositorien. Röntgenprax. **3**, 609 (1931). — *Bucky*, Ein Fall von schwerer Röntgenverbrennung nach gynäkologischer Tiefenbestrahlung. Berl. klin. Wschr. **1914** II. — Die Schädigungen durch Röntgenstrahlen und ihre strafrechtliche Bedeutung. Strahlenther. **11**, 1169 (1920). — Ein Gutachten über Röntgenschädigungen. Verh. dtsch. Röntgenges. **12**, 62 (1921). — Die Diathermiebehandlung des Röntgenkaters. Fortschr. Röntgenstr. **30**, Kongreßh. 1/2, 151 (1922). — Die rechtliche Beurteilung von Röntgen- und Radiumschädigungen. Lehrbuch der Strahlentherapie, Bd. 1, S. 1061. Herausgeg. von Hans Meyer, Berlin: Urban & Schwarzenberg 1925. — *Bucky, G.* u. *O. Manheimer*, Strahlende Energie, Haut und Blutdruck. Strahlenther. **23**, 264 (1926). — *Bumm*, Weitere Erfahrungen über Carcinombestrahlungen. Berl. klin. Wschr. **1914** I. — *Bumm* u. *Warnekros*, Heilung tiefliegender Carcinome von der Körperoberfläche aus. Münch. med. Wschr. **1914** II, 1601. — *Buono, P. del*, Deep Roentgen Therapy and Skin Reactions. Amer. J. Roentgenol. **10**, 745 (1923). — Weitere Untersuchungen über die Wirkung der Röntgenstrahlen auf das vegetative System. Strahlenther. **34**, 301 (1929). — *Burgheim, F.*, Neue Untersuchungen zur Pathogenese und Therapie des Röntgenkaters. Strahlenther. **27**, 297 (1927). — Neue Theorie und Behandlung des Röntgenkaters. Röntgenkongr. Wiesbaden 1927. Fortschr. Röntgenstr. **36**, Kongreßh., 68 (1927). — Die Bedeutung des Cholesterins für das Zustándekommen und die Verhütung des „Röntgenkaters". Dtsch. med. Wschr. **1927** II, 1858. — Aussprache über Röntgenschädigungen (Wesen des Röntgenkaters). Fortschr. Röntgenstr. **44**, Kongreßh., 87 (1931). — *Burgheim, F.* u. *W. Joel*, Über Beziehungen zwischen Krebs und Lipoidstoffwechsel. Klin. Wschr. **1931** I, 397. — *Buri*, Ein Fall von Röntgendermatitis. Mh. Dermat. **28**, H. 9 (1899). — *Burrows, H.*, Auftreten eines Basalzellencarcinoms am Schädel, 18 Jahre nach der Röntgenepilation wegen Favus. Brit. J. Radiol. **1**, 59 (1928). Ref. Zbl. Radiol.

5, 331 (1928). — *Buschke*, Demonstration von Präparaten, betreffend die Wirkungsweise der Röntgenstrahlen. Berl. med. Ges., 18. Jan. 1905. Ref. Fortschr. Röntgenstr. 9, 64 (1905). — *Buschke* u. *H. E. Schmidt*, Über die Wirkung der Röntgenstrahlen auf Drüsen. Verh. u. Ber. 5. internat. dermat. Kongr. Berlin 2, 456 (1904). — *Butcher, W. D.*, Über die Grundlage der Röntgen- und Radiumtherapie. 4. internat. Kongr. Physiother. Strahlenther. 2, 396 (1913).

Case, J. T. and *A. S. Warthin*, The occurence of hepatic lesions in patients treated by intensive deep roentgen irradiation. Amer. J. Roentgenol. 12, 27 (1925). — *Caspari, W.*, Weiteres zur biologischen Grundlage der Strahlenwirkung. Strahlenther. 18, 17 (1924). — Zum biologischen Wirkungsmechanismus der Röntgenstrahlen. Strahlenther. 20, 197 (1925). — *Ceresole, Giulio*, Dermite da lievi cause meccaniche e chimiche in cute sensibilizzata da raggi X. Radiol. med. 1919, 314. Ref. Z. Chir. 1920, 728. — *Ceresoli, A.* (Mailand), Röntgenbestrahlung des Darms und Glykämie. Giorn. Biol. e med. sperim. 1925/4. — *Cermak*, Siehe Stepp. — *Cermak* u. *Dessauer*, Über die Sekundärstrahlen als Gefahrenquelle. Fortschr. Röntgenstr. 23, 421 (1915/16). — *Chalupecky*, Über die Wirkung der Röntgenstrahlen auf das Auge und die Haut. Zbl. Augenheilk. 21, Sept.-H. (1897). — Über die Wirkung verschiedener Strahlungen auf das Auge. Strahlenther. 8, 141 (1918). — *Chaoul*, Die Röntgenbestrahlung beim Rectumcarcinom. Münch. med. Wschr. 1920 I, 179. — *Chauffard*, Über die gesetzlichen Bedingungen zur Anwendung der X-Strahlen. Acad. Méd., 9. Jan. 1905. Fortschr. Röntgenstr. 1905, 189. — *Christen*, Über biologische Strahlenwirkung. Strahlenther. 9, 590 (1919). — *Christie*, Siehe Groover. — *Clunet, Jean*, Wirkung der X-Strahlen auf tierisches Gewebe. J. Röntgen Soc., April 1914. Ref. Fortschr. Röntgenstr. 23, 108 (1914). — *Coblentz, W. W.*, Vergleichende Untersuchungen über die Erythemwirksamkeit und die radiometrisch sich ergebende Ultraviolett-Intensität bei verschiedenen Lichtquellen als Grundlage für die Festsetzung einer Maßeinheit. Strahlenther. 50, H. 1, 179—190 (1934). — *Codman*, A study of the cases of accidental X-ray burns hitherto recorded. Philad. med. J. 8 (1902, Mai). — *Coe*, Siehe Groover. — *Coenen*, Das Röntgencarcinom. Berl. klin. Wschr. 1909 I, 292. — *Cohn, M.*, Verh. dtsch. Röntgenges. 3, 128 (1909). Ref. Münch. med. Wschr. 1909, 883. — Kritische Bemerkungen zur Therapie von Frauenleiden mit Röntgenstrahlen. Berl. klin. Wschr. 1912 II, 2308. — *Cole* (Cleveland), Chronische Röntgenstrahlendermatosen als Berufsschädigung. J. amer. med. Assoc. 84, 865 (1926). — Fortschr. Röntgenstr. 34, 420 (1926). — *Coliez*, Les accidents cutanéo-muqueux dus aux rayons X et gamma. Importance du dosage correct de ces radiations en thérapeutique. J. méd. franç., Okt. 1928. — J. de Radiol. 14, 131 (1930). — Siehe Mallet. — *Collins, E. T.*, Diseases of the conjunctiva. Warty condition of the ocular conjunctiva invading the cornea following repeated exposures to X-rays. Trans. ophthalm. Soc. U. Kingd. 48, 83 (1928). — *Comas* u. *Prio*, Ein Fall von Röntgencarcinom bei einem Spezialisten. Terapia, 15. Okt. 1916. — *Conill, V.*, Gebärmutterkrebs und Schwangerschaft. Rev. españ. Obstetr. 9, 22 (1924). Ref. Ber. Gynäk. 4, 284 (1924). — *Cordes*, Ostitis fibrosaartige Knochenmetastasen bei Röntgencarcinom. Breslau. Chir. Ges., Nov. 1927. Zbl. Chir. 1928, 415. — *Cordua*, Über die Umwandlung des Morbus Basedow in Myxödem durch die Röntgenbehandlung. Mitt. Grenzgeb. Med. u. Chir. 1920, 283. — *Cornil*, Siehe Vignes. — *Corscaden, J. A.*, The fate of fibromyoma of the uterus after radiotherapy. Amer. J. Roentgenol. 29, 511, 520 (1933). — Zbl. Radiol. 15, 691 (1933). — *Costa, A.*, Über eine tödlich verlaufende Anämie bei einer mit Röntgenstrahlen behandelten, schweren Dermatose nach Art des Boeckschen Sarkoid. Fol. haemat. (Lpz.) 50, 30—40 (1933). — Zbl. Radiol. 15, 534 (1933). — *Cottenot, P.*, A propos du cas de cataracte consécutive à une épilation radiothérapeutique rapporté par M. Pautrier. Bull. Soc. franç. Dermat. 39, 216 (1932). — Zbl. Radiol. 15, 534 (1933). — *Courmelles, Foveau de*, Actions physiologiques des rayons X et leur mécanisme. Arch. Électr. méd., 15. Nov. 1897. — Die Röntgen- und Radiumstrahlen in der Gynäkologie. Strahlenther. 3, 2 (1913). — Röntgen- und Radiumschädigungen. Arch. Électr. méd., Okt. 1921, 289. Ref. Fortschr. Röntgenstr. 29, 262 (1922). — *Cox*, Siehe Barclay. — *Cremer*, Röntgenkatarakt, deren Bedeutung und Verhütung. Strahlenther. 36, 732 (1930). — Fortschr. Röntgenstr. 42, Kongreßh., 122 (1930). — *Crevoisier* (Aarau), Zur Prophylaxe des Röntgenkaters. Schweiz. med. Wschr. 1925 I. Ref. Fortschr. Röntgenstr. 34, 207 (1926). — *Czepa, A.*, Kein Röntgenkater mehr! Bemerkungen zur gleichlautenden Arbeit von E. Zweifel. Strahlenther. 18, 875 (1924); 19, 601 (1925). — *Czepa* u. *Högler*, Über den Einfluß von Röntgen- und Radiumstrahlen auf die Leber. Med. Klin. 1922 II, 1087. — Zur Pathogenese des Röntgen- und Radiumkaters. Klin. Wschr. 1923 II, 2341.

Darier, Siehe Barthélemy. — *Dautwitz*, Mitteilungen aus der k. k. Kuranstalt für Radiumtherapie in N. Joachimsthal. Wien 1915. — Die Schädigungen der Haut durch Beruf und gewerbliche Arbeit. Leipzig: Voß 1922. — *Dautwitz* †, Nachruf von Eiselsberg in der Ges. Ärzte Wien, 21. Okt. 1932. Wien. klin. Wschr. 1932 II, 1362. — *David, O.*, Capillarmikroskopie und Röntgenbestrahlung. Verh. dtsch. Röntgenges. 12, 67 (1921). — Über die Capillarmikroskopie des Röntgenerythems. Zbl. inn. Med. 1921, 697. — Capillarmikroskopie im Dienste der Röntgenologie. Fortschr. Röntgenstr. 30, Kongreßh.

2, 143 (1922/23). — Untersuchungen über den Einfluß der Röntgenstrahlen auf Capillaren. Strahlenther. 23, 366 (1926). — Zur Biologie der Capillaren. Frankf. Röntgenges., 5. Mai 1925. Fortschr. Röntgenstr. 34, 360 (1926). — Die HED als biologisches Maß. Fortschr. Röntgenstr. 34, Kongreßh., 61 (1926). — — Über Allgemeinwirkungen von Röntgenstrahlen. Strahlenther. 26, 419 (1927). — Der Einfluß der Röntgenstrahlen auf das vegetative Nervensystem. Moskau. Röntgenges., 31. Mai 1927. Fortschr. Röntgenstr. 38, 1137 (1928). — Aussprache über Röntgenschädigungen (Stoffwechsel nach Röntgenbestrahlung). Fortschr. Röntgenstr. 44, Kongreßh., 87 (1931). — David u. Gabriel, Die Capillarmikroskopie des Röntgenerythems. Strahlenther. 15, 125 (1923); 16, 372 (1924). — Capillarmikroskopische Untersuchungen über die Tiefenwirkung von Röntgenstrahlen. Strahlenther. 17, 192 (1924). — Davis, J. St., The treatment of deep roentgen-ray burns by excision and tissue shifting. J. amer. med. Assoc. 86, 1432 (1926). — Zbl. Chir. 1926, 2631. — Deep Roentgen-ray burns. Amer. J. Roentgenol. 26, 890 (1931). — Clinical illustrations of deep Roentgen-ray and radium burns. Amer. J. Roentgenol. 29, 43 (1933). — Dean, A. E. (London), Die Opfer der Röntgendermatitis in England. Fortschr. Röntgenstr. 12, 411 (1908). — Debédat, X., Alte Röntgengeschwüre, geheilt durch die Bordiersche Methode. Arch. Électr. méd. 1925, 231, 512. — Fortschr. Röntgenstr. 34, 820 (1926). — Epithéliomas de Roentgen ulcérés guéris par la haute fréquence (diathermo-coagulation). C. r. Acad. Sci. Paris 182, 186 (1926). — Zbl. Radiol. 1, 122 (1926). — Dechend, v., Über Schutzmittel gegen Röntgenstrahlen, insbesondere röntgenstrahlendurchlässige Baumaterialien. Strahlenther. 11, 851 (1920). — Degouy †, In Amiens gestorben an Radiumkrebs. Münch. med. Wschr. 1933 II, 2034. — Dehler, H., Das gynäkologische Röntgencarcinom. Arch. Gynäk. 130, 239 (1927). — Delamasse, Siehe Aubertin. — Demel, R., Tierversuche mit der Röntgenbestrahlung des Cerebrum. Strahlenther. 22, 333 (1926). — Über die Wirkung der Röntgenstrahlen auf das wachsende Gehirn im Tierexperiment. Arb. neur. Inst. Wien 28, 13 (1926). — Die Wirkung der Röntgenstrahlen auf das wachsende Gehirn im Tierversuch. Zeit- und Streitfragen. Zbl. Chir. 1929, 1176. — Demiéville, Les variations du sang, spécialement des globules blancs par le traitement radiothérapique. Schweiz. Röntgenges. Neuenburg, Mai 1914. — Denier, L'éphédrine synthétique pour lutter contre le „petit mal des rayons". Bull. Soc. Radiol. méd. France 17, 177 (1929). — Zbl. Radiol. 7, 641 (1929). — Denks, Sarkom nach Röntgenbestrahlung. Arch. klin. Chir. 168, H. 2 (1932). — Med. Klin. 1932 II, 1078. — Depenthal, Doppelseitiges Mammacarcinom (Röntgencarcinom). Münch. med. Wschr. 1919 I, 354. — Desjardins, A. U., The Reaction of the pleura and lungs to Roentgen rays. Amer. J. Roentgenol. 16, 444 (1926). — The effect of irradiation on the suprarenal gland. Amer. J. Roentgenol. 19, 453 (1928). — Osteogenic tumor growth injury of bone and muscular atrophy following therapeutic irradiation. Radiology 14, 296 (1930). — Fortschr. Röntgenstr. 41, 1036 (1930). — Action of Roentgen rays and radium on the gastrointestinal tract. Experimental data and clincial radiotherapy. Amer. J. Roentgenol. 26, 145, 335, 493 (1931). — Action of Roentgen rays and radium on the eye and ear. Experimental data and clinical radiotherapy. Amer. J. Roentgenol. 26, 639, 787, 921 (1931). — Action of roentgen rays and radium on the heart and lungs. Amer. J. Roentgenol. 28, 127 (1932). — Dessauer, Fr., Schutz des Arztes und des Patienten gegen Schädigungen durch Röntgen- und Radiumstrahlen. Münch. med. Wschr. 1907 II, 1827. — Zur Therapie des Carcinoms mit Röntgenstrahlen. Dresden u. Leipzig: Theodor Steinkopf 1922. — Über die allgemeinen Bedingungen für Hypothesenbildung in der Röntgentherapie. Strahlenther. 19, 403 (1925). — Zur Besprechung der Punktwärmehypothese durch Holthusen. Strahlenther. 20, 307 (1925). — Grundgesetze der Tiefentherapie. Lehrbuch der Strahlentherapie, herausgeg. von Hans Meyer, Bd. 1, S. 935. 1925. Berlin: Urban & Schwarzenberg 1925. — Siehe Cermak. — Destot, Les troubles physiologiques et trophiques dus aux rayons X. C. r. Soc. Biol., 17. Mai 1897. — Determann, A., Die Erythemwirkung verschiedener Strahlenqualitäten. Röntgenkongr. Wiesbaden 1927. Fortschr. Röntgenstr. 36, Kongreßh., 80 (1927). — Determann, A., H. Jacobi u. H. Holthusen, Die Erythemwirkung verschiedener Strahlenqualitäten auf Grund von Messungen in Röntgeneinheiten mit dem Küstnerschen Eichstandgerät. Strahlenther. 26, 472 (1927). — Deutsche Röntgengesellschaft, Merkblatt der D.R.G. Über den Gebrauch von Schutzmaßnahmen gegen Röntgenstrahlen vom Jahre 1926. Strahlenther. 23, 193 (1926). — Deutschländer, Beitrag zu dem Kapitel der Hautverbrennung durch Röntgenstrahlen. Fortschr. Röntgenstr. 3, 182 (1900). — Dible and W. Morison, Observations on X Ray cancer. Arch. of Radiol. 28, 65 (1923). — Dietel, Aussprache über Röntgenschädigungen. (Über Röntgenkatererscheinungen.) Fortschr. Röntgenstr. 44, Kongreßh., 87 (1931). — Dietel, F. G., Leberextrakt gegen Röntgenkater. Strahlenther. 48, 110 (1933). — Dieter, Bericht über Schädigungen des Auges durch Strahlenwirkung und über therapeutische Verwendung von ultraroten, ultravioletten, Röntgen- und Gammastrahlen radioaktiver Substanzen. Klin. Wschr. 1927 I, 1166. — Dieterich, Ein Fall von Spätschädigung bei Röntgentiefentherapie. Fortschr. Röntgenstr. 20, H. 2 (1913). — Ein Fall von Röntgenverbrennung trotz Eichung in R-Einheiten. Fortschr. Röntgenstr. 34, 705 (1926). — Dieterich, W. u. F. Rost, Über das Verhalten der Magen-Darmsekretion bei Röntgenbestrahlung. Strahlenther. **20**, 108 (1925). — *Dietlen*, Vorschlag zur Einschränkung der Gefahr von Röntgenschädigungen und zur Gewinnung eines einheitlichen Dosierungsverfahrens. Münch. med. Wschr. **1920 II**, 1355. — Discussion on the changes induced in blood constituents by radiations. Brit. med. J., Aug. **1920**. — Discussion on radiation in the treatment of diseases of the blood. Brit. med. J., 20. Aug. **1921**. — *Dodd*, Behandlung der akuten Röntgendermatitis. Amer. J. Roentgenol. **1**, 430 (1914). Ref. Fortschr. Röntgenstr. **23**, 535 (1915). — *Döderlein, A.*, Über Röntgentherapie. Mschr. Geburtsh. **33**, 413 (1911). — Strahlentherapie bei Carcinom. Bruns' Beitr. **95**, 584 (1915). — Zur Strahlenbehandlung der Krebse. Zbl. Gynäk. **1915**, 185. — Radiumschädigungen von Harnblase und Darm. Diskussion zum Vortrag Ottow, Ges. Geburtsh. u. Gynäk. Berlin, 22. Nov. 1929. Zbl. Gynäk. **1930**, 612. — *Döderlein, A.* u. *v. Seuffert*, Über weitere Erfahrungen der Mesothoriumbehandlung des Carcinoms. Münch. med. Wschr. **1914**, 225. — *Dohan* u. *Kienböck*, Die Schädigungen der Haut durch Berufs- und gewerbliche Arbeit. Beih. Dermat. Wschr. Leipzig: Voß 1922. — *Dollinger*, Bericht über die Arbeiten auf dem Gebiet der Röntgenstrahlen in Frankreich. Januar 1896 bis Juni 1897. Fortschr. Röntgenstr. **1**, 142 (1896). — Zweiter Bericht über die Arbeiten auf dem Gebiet der Röntgenstrahlen in Frankreich. Juli 1897 bis April 1898. Fortschr. Röntgenstr. **2**, 36 (1897). — Dritter Bericht über die Anwendungen der Röntgenstrahlen auf dem Gebiet der Medizin in Frankreich, April 1898 bis Oktober 1899. Fortschr. Röntgenstr. **3**, 147 (1898). — *Domagk, G.*, Die Röntgenstrahlenwirkung auf das Gewebe, im besonderen an den Nieren. Morphologische und funktionelle Veränderungen. Beitr. path. Anat. **77**, 525 (1927). — Klin. Wschr. **1927 II**, 2251. — Röntgenstrahlenschädigungen der Niere beim Menschen. Med. Klin. **1927 I**, 345. — Die Wirkung der Röntgenstrahlen auf die Gewebe, insbesondere auf die Nieren. Med. Klin. **1927 I**, 663. — *Domarus, v.* u. *Salle*, Über die Wirkung des Thorium X. Strahlenther. **4**, 674 (1914). — *Dombrovskij, A.*, Fehler und Schädigungen bei der Röntgenbehandlung. Vestn. Rentgenol. (russ.) **11**, 508 (1932), deutsche Zusammenfassung, S. 515. — Zbl. Radiol. **16**, 524 (1932). — *Dorland, W. A. N.*, The injurious effect of irradiation (Editorial). Radiology **5**, 441 (1925). — *Dorno, C.*, Beiträge zur Kenntnis des Sonnen- und Quarzlichterythems und -pigments. Strahlenther. **22**, 70 (1926). — *Doub, H. P., A. Bolliger* u. *F. W. Hartmann*, Unmittelbare Stoffwechselstörungen nach Röntgentiefenbestrahlungen. J. amer. med. Assoc. **85**, Nr 17 (1926). — Dtsch. med. Wschr. **1926 I**, 504. — Discussion of Paper on the relative sensitivity of the kidney to irradiation. Radiology **8**, 142; Ausspr. 436 (1927). — *Doumer, E.*, Traitement des radiodermites par l'acide élaïérinique (nouveaux documents). Bull. Soc. Radiol. méd. France **19**, 498 (1931). — Zbl. Radiol. **12**, 759 (1932). — *Doutrelepont*, Über das 'Röntgenulcus. Dtsch. med. Wschr. **1910 I**, 293. — *Driessen*, Een verbeterde wijze van inschakeling der Roentgenbuis ter voorkoming van huidbeschädigung. Nederl. Tijdschr. Geneesk. **1918** u. **25**, bl. 1732. — Fibromyoomschrompeling door Röntgenbestrahlung. Nederl. Mschr. Verloskde **17** (1919). — Zur Verhütung filterloser Bestrahlung bei der Tiefentherapie. Zbl. Gynäk. **1920**, 1258. — Zur Technik der Fibromyombehandlung durch Röntgenstrahlen. Bestrahlung in zwei Sitzungen. Zbl. Gynäk. **1922**, 83. — *Droschl, H.*, Ein Fall von mehrfachen Radiumkrebsen. Z. Krebsforsch. **38**, 274 (1933). — *Droste, R.*, Über die wissenschaftlichen Grundlagen der Geschlechtsbildung und Geschlechtsbestimmung. Pharmaz. Z.halle **71**, 113 (1930). — *Druckmann, A.*, Schlafsucht als Folge der Röntgenbestrahlung. Beitrag zur Strahlenempfindlichkeit des Gehirns. Strahlenther. **33**, 382 (1929). — *Dubreuil*, Siehe Regaud et Dubreuil. — *Dürck* (München), Schwere Verbrennungen und Zerstörungen durch die Strahlentherapie beim Uteruscarcinom. Zbl. Chir. **1929**, 1450. — *Dumstrey* u. *Metzner*, Die Untersuchung mit Röntgenstrahlen. Eine kritische Studie. Fortschr. Röntgenstr. **1**, 115 (1898). — *Duschnitz, L.*, Röntgenstrahlen und Haut. Virchows Arch. **252**, 665 (1924). — *Duyse, van*, Epitheliom, geheilt durch X-Strahlen. Soc. belge Ophtalm., Nov. 1904. — *Dworzak, H.*, Behandlung des Röntgen- und Radiumkaters mit Peremesin. Med. Klin. **1934 II**, 1432.

Ebeler, Die Röntgenbehandlung in der Gynäkologie. Strahlenther. **4**, 579 (1914). — Die Bedeutung der Strahlentherapie für die Gynäkologie. Strahlenther. **8**, 181 (1918). — Siehe Füth. — *Ebermayer*, Oberreichsanwalt, Dr. (Leipzig), Fahrlässige Tötung mit Röntgenstrahlen. Dtsch. med. Wschr. **1922 I**, 809. — *Eckelt*, Die Resultate der Radiumbestrahlung beim operablen und inoperablen Collumcarcinom an der Frankfurter Univ.-Frauenklinik. Ärztl. Ver. Frankfurt a. M., 3. Dez. 1917, 21. Jan. 1918. Verh.ber. Strahlenther. **9**, 726 (1918). — Die Qualität der Radium- und Röntgenstrahlen und ihre Bedeutung für die Behandlung des Collumcarcinoms. Arch. Gynäk. **110**, 685 (1919). — *Editorial (A. U. Desjardins)*, Radiodermatitis. Amer. J. Roentgenol. **29**, 689 (1933). — *Eichler*, Zur Verhütung der Schädigung tiefliegender Organe bei Röntgenbestrahlungen. Physik.-med. Ges. Würzburg, 25. Febr. 1926. — Klin. Wschr. **1926 II**, 1110. — Die Pflege und Behandlung der Haut nach Röntgenbestrahlungen. Med. Welt **1930**, 1546. — *Eiselsberg*, Siehe bei Haudek und Kriser. — Behandlung von Kröpfen mit Röntgenstrahlen. Wien. klin. Wschr. **1909 II**, 2481. — Nachruf von Dautwitz. Wien. klin. Wschr.

1932 II, 1362. — *Eisner* u. *Katzschmann*, Über einen seltenen Fall von Sklerom durch Röntgenstrahlen. Z. Laryng. usw. **12**, H. 6. Ref. Zbl. Chir. **1925**, 838. — *Ellinger, F.*, Schilddrüse und Ablauf der Strahlenreaktionen an der Haut. Klin. Wschr. **1932 I**, 1049. — Die Lichtempfindlichkeit der menschlichen Haut, ihre Bestimmung und Bedeutung für die lichtbiologische Konstitutionsforschung. Strahlenther. **44**, 1 (1932). — Untersuchungen über die Hautwirkungen von Röntgenstrahlen am Kaninchen. II. Mitt. Weitere Untersuchungen über die Wirkung mittelharter Strahlung am Kaninchenohr. Strahlenther. **47**, 517 (1933). — *Ellis*, The pathology of the tissue changes induced by the X-rays. Preliminary report. Amer. J. med. Sci., Jan. **1903**. Ref. Zbl. Chir. **1903**, 629. — *Elschnig*, Über Berufsstare. Med. Klin. **1930 I**, 43. — *Engelbrecht*, Filmdemonstration eines strahlensicheren Kompressionsstativs für Tiefentherapie. Röntgenkongr. 1924. Münch. med. Wschr. **1924 I**, 663. — Die gyhäkologische Strahlentherapie im Jahre 1923. Mschr. Geburtsh. **68**, 160 (1925). — *Engelhard, A.* u. *H. Sielmann*, Chlorausscheidung durch die Nieren nach Röntgenbestrahlung. Dtsch. med. Wschr. **1926 I**, 211. — *Engelmann*, Aussprache zu Neben- und Nachwirkungen bei Röntgenbestrahlung. Röntgenkongr. 1931. Röntgenprax. **3**, 489 (1931). — *Epstein, P.*, Schwere, allgemeine Gefäßschädigungen unter dem Bilde einer Werlhofschen Erkrankung nach lokaler Röntgen-Intensivbestrahlung. Strahlenther. **21**, 416 (1926). — *Etwards, H., Creed* u. *H. A. Colwell* (London), Ein Ulcus rodens als Folgezustand prolongierter Röntgenbestrahlung. Brit. J. Surg. **18**, 96—98 (1930, Juli). — Zbl. Gynäk. **1932**, 2153. — *Ewing, J.*, Radiation Osteitis. Acta radiol. (Stockh.) **6**, 399 (1926). — *Exner* u. *Holzknecht*, Die Pathologie der Radiumdermatitis. Kaiserliche Akademie der Wissenschaften in Wien, math.-naturwiss. Kl. **112** (1903, Juli). — *Eymer*, Die Röntgenstrahlen in der Gynäkologie und Geburtshilfe. Hamburg: Graefe und Sillem 1913. — Die Entwicklung der gynäkologischen Strahlentherapie. Ther. Gegenw. **1917**, 112. — Schwerfilterbehandlung und Darmschädigung. Zbl. Gynäk. **1918**, 885. — Siehe **Menge**.

Faber, A., Beitrag zur Röntgentherapie von gynäkologischen Leiden. Inaug.-Diss. Jena 1910. — *Faber, Knud*, Fall von letaler aplastischer perniziöser Anämie bei einem Röntgenologen. Ugeskr. Laeg. (dän.) **85**, Nr 1 (1923). — Aplastische perniziöse Anämie mit tödlichem Ausgang bei einem Röntgenspezialisten. Acta radiol. (Stockh.) **2**, 110 (1923). — *Fabry, J.*, Behandlung einer schweren Röntgenverbrennung der Hände mit Radium und Doramadsalbe. Med. Klin. **1925 II**, 1498. — Entstehung und Entfernung der oberflächlichen Gefäßektasien nach Röntgen- und Radium-Mesothoriumbestrahlungen. Med. Klin. **1926 II**, 1408. — Über Behandlung von Röntgenulcera mit Thorium X (Degea), früher Doramadsalbe, und Radium. II. Mitt. Med. Klin. **1926 II**, 1891. — *Fahr*, Arch. path. Anat. **254** (1925). — Die Haut unter dem Einfluß der Röntgenstrahlen (Sitz.ber.). Dtsch. med. Wschr. **1926 II**, 1238. — *Falta*, Chemische und biologische Wirkung der strahlenden Materie. Strahlenther. **2**, 357 (1913). — *Falta* u. *Högler*, Über das Auftreten der Aldehydreaktion im Harn nach peroraler Zufuhr von Chlorophyll. Klin. Wschr. **1922 II**, 1357. — *Falta, Högler* u. *Knobloch*, Über alimentäre Urobilinogenurie (Gallenprobe). Münch. med. Wschr. **1921 II**, 1250. — *Fath, B.*, Über Wachstumshemmungen am Visceralskelet, speziell durch frühzeitige Röntgenbestrahlung. Inaug.-Diss. Erlangen 1926. — *Fedder* u. *Hellner*, Veränderungen der quergestreiften Muskulatur nach Röntgenbestrahlungen im Tierexperiment. Zbl. Chir. **1929**, 550. — *Félix, A.*, Schutzmittel gegen die Radiumstrahlen für Radiumlaboranten. J. de Radiol., Febr. **1921**. — *Felke*, Siehe K. **Breitländer**. — *Fernau, Schramek* u. *Zarzycki*, Über Wirkung von Polonium. Strahlenther. **3**, 333 (1913). — *Ferroux, R.* et *Cl. Regaud*, Est-il possible de stériliser le testicule du lapin adulte par une dose massive de rayons X, sans produire de lésion grave de la peau? C. r. Soc. Biol. Paris **97**, 330 (1927). — *Feuchtinger*, Zit. bei **Amersbach**. — *Fevrier* et *Gross* (Nancy), Deux observations de brûlures par la radiographie. 13. Chir.kongr. Paris 1899. — *Fiedler, L.*, Zur HED. Zbl. Gynäk. **1919**, 724. — *Filatov, A.*, Fehler, Gefahren und unvorhergesehene Komplikationen bei der Behandlung von Verbrennungen. Chirurg **4**, 568 (1932). — *Finkenrath, K.*, Zur Kasuistik der Wirkung von Strahlenkombinationen auf die Haut. Strahlenther. **25**, 591 (1927). — *Finsterer*, Zur Therapie inoperabler Magendarmcarcinome mit Freilegung und nachfolgender Röntgenbestrahlung. Strahlenther. **6**, 205 (1915). — *Finzi, N. S.*, Late X-ray and radium effects. Incidence, etiology and medical treatment. Brit. J. Radiol. **6**, 148 (1933). — Zbl. Radiol. **15**, 533 (1933). — *Fischer*, Über Bestrahlungsnekrosen des Darmes. Strahlenther. **13**, 333 (1922). — *Fischer, A. W.* u. *H. Holfelder*, Lokales Amyloid im Gehirn. Eine Spätfolge von Röntgenbestrahlungen. Dtsch. Z. Chir. **1930**, 475. — *Flaschenträger*, Beitrag zur Radium- und Röntgenschädigung des menschlichen Auges. Klin. Mbl. Augenheilk. **72**, 645. Ref. Fortschr. Röntgenstr. **33**, 155 (1925). — *Flaskamp, W.*, Röntgenschädigungen, ihre zivil- und strafrechtlichen Folgen. Klin. Wschr. **1922 II**, 1954. — Röntgenschädigungen an Bestrahlern und Bestrahlten und ihre zivil- und strafrechtlichen Folgen. Naturforsch.kongr. Leipzig 1922. Fortschr. Röntgenstr. **30**, Kongreßh. **3**, 78 (1922/23). — Über Lokal- und Allgemeinschädigungen des menschlichen Körpers durch Röntgenstrahlen und radioaktive Substanzen. Ber. Gynäk. **6**, 1, 417; **8**, 365 (1925). — Röntgenschädigungen im Unfall- und Gewerbegesetz. Fortschr.

Röntgenstr. **32**, Kongreßh. 1, 224 (1924). — Röntgenschädigungen als Unfälle und Gewerbekrankheiten. Fortschr. Röntgenstr. **32**, 641 (1924). — Zur Klinik der Lungeninduration nach der Röntgenbestrahlung des Mammacarcinoms. Tagg bayer. Ges. Frauenheilk. u. Geburtsh. München, 27. Febr. 1927. Mschr. Geburtsh. **79**, 151 (1928). — Gefahren und Schäden bei gynäkologischer Tiefentherapie. Lehrbuch der Strahlentherapie Bd. 4, 2, S. 1133. 1929, herausgeg. von Hans Meyer (Bremen). Berlin: Urban & Schwarzenberg 1929. — Röntgenschäden und Schäden durch radioaktive Substanzen. Mit einem Geleitwort von H. Wintz. 12. Sonderband zur Strahlentherapie. Berlin: Urban & Schwarzenberg 1930. — *Flatau*, Bemerkung zur Technik der Bestrahlung unter Zinkfilter. Zbl. Gynäk. **1918**, 329. — *Försterling, K.* (Mörs), Wachstumsstörungen durch Röntgenbestrahlung. Zeit- und Streitfragen. Zbl. Chir. **1929**, 1178. — *Foges* u. *W. Latzko*, Darmschädigungen nach Radiumbehandlung. Zbl. Gynäk. **1919**, 266. — *Fontana*, Sulla cura della radiodermite. Ref. Morgagni **1925**. Zbl. Chir. **1925**, 2257. — *Forster*, Einwirkungen der Röntgenstrahlen auf die normale Haut und den Haarboden. Dtsch. med. Wschr. **1897** I, 105. — *Fouts, R. W.*, Physiotherapy Treatment of X-ray burns. J. of Radiol. **5**, 147 (1924). *Framm* u. *Wierig*, Zur Röntgenbehandlung entzündlicher Unterleibserkrankungen. Zbl. Gynäk. **1925**, 1847. — *Fraenkel, Kurt*, Kombination von Tuberkulose und primärem oder Röntgencarcinom der Mamma. Strahlenther. **12**, 595 (1921). — *Fraenkel, M.*, Die X-Strahlen bei chirurgischer Tuberkulose. Strahlenther. **9**, 263 (1919). — Beziehung zwischen Schilddrüse und Genitale bei beiden Geschlechtern. Dtsch. med. Wschr. **1924**, 108. — Neue Wege der Strahlenanwendung auf Grund neuer Erkenntnis von Verbrennungsursachen. Verh. dtsch. Röntgenges. **1924**. — Fortschr. Röntgenstr. **32**, Kongreßh., 125 (1924). — *Fraenkel, L.* u. *Geller*, Hypophysenbestrahlung und Eierstockstätigkeit. Berl. klin. Wschr. **1921** I, 565. — *Frank, A.*, Über akute Röntgenmyositis. Wien. Ges. Röntgenkde, 4. Okt. 1933. Fortschr. Röntgenstr. **48**, 717 (1933). — *Franke, F.*, Heilung eines fortschreitenden Röntgengeschwürs am Finger mit Diphtherieantitoxin. Med. Klin. **1926** I, 805. — Zur Behandlung der Röntgenteleangiektasien. Klin. Wschr. **1926** II, 1111. — *Franqué, v.*, Schwere Darm- und Hautschädigungen bei Röntgentiefentherapie mit Schwerfilter. Zbl. Gynäk. **1918**, 1. — Tödlicher Ausgang einer Haut- und Darmverbrennung bei Röntgentiefentherapie mit Schwerfilter. Strahlenther. **10**, 1033 (1920). — Strahlenbehandlung der Genitalcarcinome. Dtsch. Röntgenges. Bonn, 29. Okt. 1925. Strahlenther. **21**, 187 (1926). — *Franz*, Tödliche Darmverbrennung ohne Hautverbrennung bei Carcinomkranken. Berl. klin. Wschr. **1917** II. — Fall von Röntgenschädigung. Berl. klin. Wschr. **1917** I, 662. — *Franz* u. *Orth*, Ungewöhnlicher Fall von Röntgenschädigung. Vereinigte ärztl. Ges. Berlin, 6. Juni 1917. Dtsch. med. Wschr. **1917** I, 829. — *Frattin, G.* (Modena), Die rationelle Behandlung von Verbrennungen. Zbl. Chir. **1926**, 201. — *Freund, F.*, Verschiedene Strahlungen als therapeutisches Agens. 73. Verslg dtsch. Naturforsch. Hamburg 1901. — Grundriß der gesamten Radiotherapie für praktische Ärzte. Berlin: Urban & Schwarzenberg 1902. — Zur Therapie und forensischen Begutachtung der Röntgenstrahlendermatitiden. Fortschr. Röntgenstr. 8, 38 (1905). — Die Prüfung der Strahlenempfindlichkeit der Haut. Wien. klin. Wschr. **1927** I, 419. — Erwiderung auf die Bemerkung von Grann und Holzknecht: „Die Prüfung der Strahlenempfindlichkeit der Haut". Wien. klin. Wschr. **1927** I, 849. — Über den Ablauf von Radiumstrahlenreaktionen auf der menschlichen Haut. Röntgenkongr. Wien 1929. Fortschr. Röntgenstr. **40**, Kongreßh., 32 (1929). — Studien über den Ablauf von Radiumreaktionen auf der gesunden und kranken menschlichen Haut. Strahlenther. **34**, 767 (1929). — Nach 36 Jahren. Späterscheinungen an mit Röntgenstrahlen vorbestrahlten Hautstellen. Strahlenther. **47**, 88 (1933). — Siehe Schiff. — *Freund* u. *Oppenheim*, Über bleibende Hautveränderungen nach Röntgenbestrahlung. Wien. klin. Wschr. **1904** I, 333. — *Frey*, Experimentelle Untersuchungen über die Röntgensensibilität der Nebennieren. Acta radiol. (Stockh.) **9**, 23 (1928). Siehe auch Schinz. Fortschr. Röntgenstr. **44**, Kongreßh., 89 (1931). — *Frieben*, Cancroid des Handrückens nach langdauernder Einwirkung von Röntgenstrahlen. Demonstration ärztl. Ver. Hamburg, 21. Okt. 1910. — *Fried*, Todesfall durch Darmruptur nach Röntgentiefenbestrahlung. Mschr. Geburtsh. **58**, 309 (1922). — Röntgenbehandlung entzündlicher Beckenerkrankungen in der Gynäkologie. Strahlenther. **19**, 649 (1925). — Siehe Heidenhain. — *Friedländer*, Mesothoriumschädigung durch Beruf und Verarbeitung. Die Schädigungen der Haut durch Beruf und gewerbliche Arbeit. Leipzig: Voß 1922. — *Friedrich, O.* u. *Bender*, Experimentelle Beiträge zur Frage der Sekundärstrahlentherapie, I. Teil. Strahlenther. **11**, 1 (1920). — *Friedrich, O.* u. *Krönig*, Die Strahlenbehandlung des Brustkrebses in einer einmaligen Sitzung. Festlegung der Carcinomdosis. Münch. med. Wschr. **1916** II, 1445. — *Frik*, Dosierungsfehler in der Tiefentherapie bei Verwendung des „Spannungshärtemessers" an Induktorapparaten und ihre Verhütung. Münch. med. Wschr. **1922** I, 711. — *Fritsch, Hans*, Röntgentherapeutische Merkblätter für den praktischen Arzt. Leipzig u. Wien: Franz Deuticke 1925. — *Fürst, W.*, Über Strahlenschädigungen vom Standpunkt des Gynäkologen aus. Schweiz. med. Wschr. **1927** I, 591. — Zbl. Radiol. **4**, 133 (1928). — *Fuß*, Siehe Arzt. — *Fuß, H.* u. *J. Konrad*, Über Spätschädigungen nach Röntgenbestrahlung von Dermatosen und Folgerungen bezüglich des Bestrahlungsmodus. Strahlenther. **40**, 254 (1931). — *Füth* u. *Ebeler*, Röntgen- und Radiumbehandlung des Uteruscarcinoms. Zbl. Gynäk. **1915**, 217.

Gabriel, Weitere experimentelle Untersuchungen über die Einwirkung der Röntgenstrahlen auf die Gefäße. Verh. dtsch. Röntgenges. 1924. Fortschr. Röntgenstr. **32**, Kongreßh. 2, 17 (1924/25). — Experimentelle Untersuchungen an Gefäßen. Frankf. Röntgenges., 20. Jan. 1925. Fortschr. Röntgenstr. **34**, 358 (1926). — Die Beeinflussung von Tierorganen durch Röntgenbestrahlung. Strahlenther. **22**, 107 (1926). — Röntgenverbrennung-Röntgenschädigung. Med. Klin. **1926** I, 649. — Zbl. Hautkrkh. **21**, 290 (1927). — Die Röntgendosierung in der Praxis. Dtsch. med. Wschr. **1926** I, 99. — Die Wirkung der Röntgenstrahlen auf die Niere. Bemerkungen zu der gleichnamigen Arbeit von A. Willis und A. Bachem [Strahlenther. **27**, 121 (1928)]. Strahlenther. **27**, 601 (1928). — Über die Beeinflussung des vegetativen Systems durch die Röntgenstrahlen. Strahlenther. **34**, 813 (1929). — Siehe auch David. — *Gadaud*, Siehe Hallopeau. — *Gaessler*, Schlußwort zu Röntgenschädigungen. Fortschr. Röntgenstr. **44**, Kongreßh., 90 (1931). — *Gässler* (Dresden), Stoffwechselstudium beim Röntgenkater. Röntgenkongr. 1931. Röntgenprax. **3**, 488 (1931). — *Galewsky*, Röntgenschädigungen. Ges. Natur- u. Heilk. Dresden, 22. Okt. 1928. Klin. Wschr. **1929** I, 44. — *Garrè-Borchardt*, Lehrbuch der Chirurgie. Leipzig: F. C. W. Vogel 1921. — *Gaßmann* (Bern), Zur Histologie der Röntgenulcera. Fortschr. Röntgenstr. **2**, 199 (1900). — *Gauß, C. J.*, Lehrbuch der Strahlentherapie, Bd. 4/2. Nebenschädigungen S. 913 aus: Die Radiumbehandlung maligner Neubildungen in der Gynäkologie von E. v. Seuffert. Berlin: Urban & Schwarzenberg 1929. — *Gauß* u. *Friedrich*, Die Strahlentherapie der Myome und hämorrhagischen Metropathien. Ref. 16. Verslg dtsch. Ges. Gynäk. Berlin. Strahlenther. **11**, 926 (1920). — *Gauß* u. *Lembcke*, Röntgentiefentherapie. 1. Sonderband zur Strahlentherapie. Berlin: Urban & Schwarzenberg 1912. — *Gavazzeni* u. *Minelli*, Die Autopsie eines Röntgenologen. Strahlenther. **5**, 309 (1915). — Gerichtliche Fälle. Röntgenprax **5**. 65, 152 (1933). — Gesetze, Erlasse und Verordnungen. Unvorsichtiges Verfahren mit Röntgenstrahlen Urteil des Reichsgerichts vom 6. Nov. 1913. Z. Krk.anst. **1914**, 128. — *Gilmer*, Nach Grashey. 6. Röntgenkongreß. Münch. med. Wschr. **1910** I, 820. — Ein Fall von Röntgenschädigung. Klin. Wschr. **1926** II, 1637. — Die Behandlung der Röntgenverbrennung. Münch. med. Wschr. **1926** II, 2097. — *Ginzberg*, Allgemeines Exanthem nach lokaler Röntgenbestrahlung. Dtsch. med. Wschr. **1921** I, 47. — *Giordano, D.*, Exulcerierte epitheliale Neubildung der Bauchdecken bei einer Kranken, die wegen Metrorrhagien mit Röntgenstrahlen behandelt wurde. Zbl. Gynäk. **1925**, 1120. — *Glaesmer*, Das Strahlencarcinom. Strahlenther. **5**, 275 (1915). — *Glasscheib*, Wie lange darf man durchleuchten? Radiol. Rdsch. **1932**, 158. — *Glasser, O.*, First observations on the physiological effects of Roentgen rays on the human skin. Amer. J. Roentgenol. **28**, 75 (1932). — *Glocker, R.*, Über Absorption und Streuung der Röntgenstrahlen. Fortschr. Röntgenstr. **25**, 421, 470 (1918). — Über den Strahlenschutz in Röntgenbetrieben. Naturwiss. **1924**, 169. — Strahlenschutz und Anlage von Röntgenabteilungen. Erg. med. Strahlenforsch. **1**, 365. Leipzig: Georg Thieme 1925. — Internationale Strahlenschutzbestimmungen. Strahlenther. **22**, 193 (1926). — *Glocker, R.* u. *E. Kaupp*, Über den Strahlenschutz und die Toleranzdosis. Strahlenther. **20**, 144 (1925). — *Glocker, R.*, siehe bei *R. Berthold* u. *R. Glocker*, Die Bedeutung der Netzspannungsschwankungen für den diagnostischen und therapeutischen Röntgenbetrieb. Münch. med. Wschr. **1919** II, 1164. — *Gnant* (Hamburg), Über Röntgenschädigungen. Nordwestdtsch. Chir.ver.igg., Jan. 1923. Zbl. Chir. **1923**, 655. — *Gocht*, Therapeutische Verwendung der Röntgenstrahlen. Fortschr. Röntgenstr. **1**, 14 (1898). — Lehrbuch der Röntgenuntersuchung. Stuttgart: Ferdinand Enke 1898. — Anklage wegen „fahrlässiger Körperverletzung" nach Anwendung der Röntgenstrahlen (Röntgendermatitis). Fortschr. Röntgenstr. **2**, 110 (1899). — Schädigungen durch Röntgenstrahlen. Gemeinschaftl. Sitzg Abt. inn. Med. u. Chir. u. Dermat., 23. Sept. 1908. Münch. med. Wschr. **1908** II, 2104. — Die Schädigungen, welche durch die Röntgenstrahlen hervorgerufen werden, die Vermeidung und Behandlung, schließlich die forensische Bedeutung derselben. 80. Verslg dtsch. Naturforsch. u. Ärzte Köln, Sept. 1908. Ref. Zbl. Chir. **1908**, 1371. — Fortschr. Röntgenstr. **8**, 171 (1908). — Idiosynkrasie gegen Röntgenstrahlen. Berl. klin. Wschr. **1909** I, 436. — Thesen, betreffend Röntgenverbrennungen. Verh. dtsch. Röntgenges. Berlin **1910**, 15. Handbuch der Röntgenlehre, 3. Aufl., S. 454. — Röntgencarcinom. Beitr. klin. Chir. **92**, 776 (1914). — *Goecke*, Über Heilung von Röntgenschädigungen durch Solarson. Strahlenther. **18**, 878 (1924). — *Görl*, Röntgenulcus 11 Jahre nach der Bestrahlung. Nürnb. med. Ges. u. Poliklin., 10. Juni 1926. Münch. med. Wschr. **1926** II, 1505. — *Görl* u. *Voigt* (Nürnberg), Eine Röntgenverbrennung der Blase. Münch. med. Wschr. **1924** I, 353. — Radikale Entfernung von Röntgenwarzen. Münch. med. Wschr. **1924** I, 458. — *Golden*, The Alkali reserve in „Röntgen Ray" Sickness. Arch. int. Med. **1922**, 629. — *Goldmann*, Kritische und experimentelle Untersuchungen über den sog. Ultrarotstar der Kaninchen und den Feuerstar. Graefes Arch. **1930**, 314. — Münch. med. Wschr. **1931** II, 1371. — *Gotthard*, Behandlung von Röntgenschäden. Dtsch.

med. Wschr. **1921 I**, 946. — Über Zahnschädigungen nach Röntgenbestrahlungen. Verh. dtsch. Röntgenges. **1922**. — Fortschr. Röntgenstr. **30**, Kongreßh. 1/2, 139 (1922). — *Gotthardt, P. P.*, Über Blutveränderungen nach Röntgenbestrahlung von Abdominaltuberkulose. Naturforscherkongr. Leipzig 1922. Fortschr. Röntgenstr. **30**, Kongreßh. 3, 85 (1922/23). — *Graninger*, Aussichtsreiche Wege zur Heilung hoffnungsloser Röntgen- und Radiumverbrennungen. Strahlenther. **38**, 775 (1930). — *Grann* u. *Holzknecht*, Die Prüfung der Strahlenempfindlichkeit der Haut. Wien. klin. Wschr. **1927 I**, 848. — *Grashey*, Die forensische Bedeutung der Röntgenstrahlen. Sommers Röntgenkalender, 1908. — Die Strahlentherapie in der Chirurgie. Bruns' Beitr. **95**, 567. — Die Röntgenologie als Unterrichtsfach- und ihre Arbeitsstätten. Münch. med. Wschr. **1920 I**, 579. — Irrtümer der Röntgendiagnostik und Strahlentherapie. 4. Heft der Irrtümer der allgemeinen Diagnostik und Therapie sowie deren Verhütung, herausgeg. von J. Schwalbe. Leipzig: Georg Thieme 1924. — Allgemeine und Neben- und Nachwirkungen der Röntgenstrahlen und über Berufsschäden. Dtsch. med. Wschr. **1931 I**, 914. — Siehe Gilmer. — *Grasmann*, Über Röntgenspätschädigungen der Haut nebst kasuistischem Beitrag. Dtsch. Z. Chir. **1923**, 115. — Zur Kasuistik der Röntgenspätschädigungen der Knochen. Münch. med. Wschr. **1927 II**, 1960. — *Grebe, L.*, Die energetische Bedeutung der R-Einheit. Strahlenther. **22**, 438 (1926). — *Grebe, L.* u. *H. Martius*, Über die Röntgenstrahlenmessung in absolutem Maß und die zur Erreichung des Hauterythems nötige Röntgenstrahlenmenge. Strahlenther. **20**, 128 (1925). — *Groedel*, Einleitung zu dem Sammelreferat über Röntgenschädigung. Naturforsch.kongr. Leipzig 1922. Fortschr. Röntgenstr. **30**, Kongreßh. 3, 75 (1922/23). — Die biologische Wirkung der Röntgenstrahlen, speziell im Lichte der modernen Capillarforschung und der modernen Entzündungslehre. Berlin: Fischers med. Buchhandlung, H. Kornfeld 1925. — Strahlenschädigungen, ihre Verhütung und ihre rechtlichen Folgen. Lazarus' Handbuch der gesamten Strahlenheilkunde, Bd. 2, S. 246. München: J. F. Bergmann 1928. — *Groedel* u. *Kahl*, Beitrag zur Frage der Kombinationsschädigung und Röntgenidiosynkrasie. Fortschr. Röntgenstr. **34**, Kongreßh., 64 (1926). — *Groedel* u. *Klopfer*, Gesetzbuch und ärtzlicher Röntgenbetrieb. Berlin: Julius Springer 1925. — *Groedel, Liniger* u. *Lossen*, Sammelforschung über Röntgenschädigungen. Verh. dtsch. Röntgenges. **12**, 61 (1921). — Schlußfolgerungen aus unserer Gutachtensammlung der Röntgenschäden. Verh. dtsch. Röntgenges., 15. Kongr. **1924**. — Materialiensammlung der Unfälle und Schäden in Röntgenbetrieben. Fortschr. Röntgenstr. Ergh. **36**; 38 (1927). — *Groedel* u. *Lossen*, Über den Röntgenkater. Verh. dtsch. Röntgenges. **12**, 72 (1921). — Über gesetzgeberische Maßnahmen auf dem Gebiete der medizinischen Röntgenkunde. Fortschr. Röntgenstr. **31**, 419 (1923/24). — Schutzmaßregeln gegen elektrische Unfallschäden in modernen Röntgenbetrieben. Med. Klin. **1925 I**, 465. — Die indirekten Röntgenverbrennungen (Verbrennungen durch Kumulation und Kombination). Klin. Wschr. **1928 II**, 2383. — Weitere Mitteilungen über die Gefahren bei der Röntgenstrahlenbehandlung der chirurgischen und der Hauttuberkulose. (Ein Beitrag zu den Kumulationsröntgenschäden.) Beitr. Klin. Tbk. **68**, 428 (1928). — Unfälle und Schäden bei der Röntgenstrahlenbehandlung und ihre rechtliche Beurteilung. Handbuch der Röntgentherapie, herausgeg. von P. Krause, 3. Teilbd. Leipzig: Georg Thieme 1928. — Kumulations- und Kombinations-Röntgenschaden. Obergutachten. Röntgenprax. **1**, 32 (1929). — Schäden aus Anwendung elektrophysikalischer Heilverfahren (Höhensonne-Solluxlampe-Diathermie-Radium). Aus unserer Sachverständigentätigkeit. Strahlenther. **41**, 372 (1931). — *Groover Thomas A., C. A. F. A. Merrit* et *F. O. Coe*, Roentgen pleuro-pneumonitis. South. med. J. **20** (1927). — *Groß*, Siehe Février. — *Großmann*, Über die Sekundärstrahlen als Gefahrenquelle. Fortschr. Röntgenstr. **23**, 182 (1915/16). — Physikalische und technische Gesichtspunkte für die Erzielung eines rationellen Therapiebetriebs. Fortschr. Röntgenstr. **29**, 337 (1922). — Aus der Physik der Röntgenstrahlen. Strahlenther. **14**, 165 (1923). — Apparate zur Röntgentiefentherapie. Strahlenther. **14**, 213 (1923). — Physikalische und technische Grundlagen der Röntgentherapie. Sonderband 9 zur Strahlentherapie. Berlin: Urban & Schwarzenberg. — Über den Strahlenschutz von Helferinnen in Röntgeninstituten und die Frage, ob und wieweit die DIN-Rönt-Vorschriften gesetzlich bindende Kraft haben. Röntgenprax. **5**, 473 (1933). — *Grumnach*, Über die diagnostische und therapeutische Bedeutung der X-Strahlen. Dtsch. med. Wschr. **1899 I**, 604. — *Gudzent*, Einwirkung von Strahlen und radioaktiven Substanzen auf das Blut. Strahlenther. **2**, 467 (1913). — *Gudzent* u. *Halberstaedter*, Über berufliche Schädigungen durch radioaktive Substanzen. Dtsch. med. Wschr. **1914 I**, 633. — *Guerra*, La cura dei raggi Roentgen nella leucemia. Gaz. Osp., 7. Aug. **1904**, No 94. Ref. Fortschr. Röntgenstr. **9**, 151 (1904). — *Güssow*, Strahlenschädigung. Dtsch. med. Wschr. **1927 I**, 556. — *Gütig*, Zur Nachbehandlung des exstirpierten Röntgencarcinoms. Strahlenther. **47**, 390 (1933). — *Guglianetti*, I raggi Roentgen nella cura degli epiteliomi oculari. Ref. Fortschr. Röntgenstr. **12**, 78 (1904). — *Guilbert*, Critique d'une note sur l'influence de quelques maladies sur la sensibilité radiologique de la peau. Les Rayons X, No 3, 20 (1926). — *Gulland*, Brit. med. J., 20. Aug. **1921**. — *Gundermann*, Über die Behandlung peripherer Röntgenulcera mittels periarterieller Sympathektomie. Bruns' Beitr. klin. Chir. **139**, 231 (1923). — *Gun-*

sett, Organisation d'un service hospitalier de radiologie, locaux et personnel. J. Radiol. et Électrol. **5**, H. 1 (1925). — *Guthmann*, Schädigungen an Bestrahlten und Bestrahlern durch die im Röntgenzimmer entstehenden Gase. Diss. Erlangen 1919. — Über den Gehalt der Röntgenzimmerluft an Ozon und salpetriger Säure und über die Ursache der Röntgengasvergiftung (Ozonwirkung). Strahlenther. **12**, 262 (1921). — Nochmals die Frage der Gasvergiftung im Röntgenzimmer. Erwiderung an Herrn Lönne. Münch. med. Wschr. **1922** I, 89. — *Gutmann* u. *Treutler*, Zit. nach Hans Meyer, Strahlenther. **1**, 155 (1912).

Haas, Über die Röntgenhypersensibilität der Haut, besonders bei innersekretorischen Störungen. Dtsch. med. Wschr. **1922** II, 1134. — Über eine Röntgenschädigung. Wien. klin. Wschr. **1923** I, 128. — Beitrag zur Kenntnis der Röntgenhyposensibilität. Strahlenther. **29**, 608 (1928). — Röntgenhypersensibilität der Haut und der Überempfindlichkeitskrankheiten. Arch. f. Dermat. **154**, 428 (1928). — Zbl. Radiol. **5**, 282 (1928). — *Habermann*, Röntgenschädigungen nach Epilation eines Kinderkopfes mit Schwermetallfilterung und ihre forensische Beurteilung. Strahlenther. **35**, 123 (1930). — *Habermann* u. *Schreus*, Die Röntgenbehandlung der Hautkrankheiten. Handbuch der Röntgentherapie von P. Krause, Bd. 3, Teil 2, Lief. 6, S. 511. Leipzig: W. Klinkhardt 1924. — *Hadengue*, Un cas de radiodermite. Soc. franç. Électrothér. et Radiol. Paris, 29. Mai 1923. Presse méd. **31** (1923). — *Haendly*, Die therapeutische Verwendung der Röntgenstrahlen in der Gynäkologie. Strahlenther. **2**, 227 (1913). — Ein Beitrag zur Strahlenwirkung, besonders mit Hinblick auf die sog. „elektive Wirkung". Arch. Gynäk. **1918**, 409. — Pathologisch-anatomische Ergebnisse der Strahlenbehandlung. Strahlenther. **12**, 1 (1921). — Zit. bei Flaskamp. Strahlenther., **12**. Sonderbd. (1930). — *Haenisch*, Spätschädigungen. Disk. Röntgenkongr. Berlin 1922. Fortschr. Röntgenstr. **30**, Kongreßh. 1, 145 (1922/23). — Verh. dtsch. Röntgenges. **13**. — Aussprache über Röntgenschädigung. Nordwestdtsch. Chir.ver.igg Hamburg, Jan. 1923. Zbl. Chir. **1923**, 657. — Aussprache über Röntgenschädigungen. Fortschr. Röntgenstr. **44**, Kongreßh., 84 (1931). — *Hager*, Zur Klinik des Röntgenulcus. Strahlenther. **2**, 642 (1913). — *Hahn*, Über Heiserkeit nach Röntgenbestrahlung am Halse. Zbl. Chir. **1919**, 722. — Röntgenstrahlenschädigungen der Haut, ihre Prophylaxe und Therapie mit Raderma. Med. Klin. **1930** II, 1638. — *Hahn* u. *Albers-Schönberg*, Die Therapie des Lupus und der Hautkrankheiten mittels Röntgenstrahlen. Münch. med. Wschr. **1900** I, 284. — Die Röntgentherapie auf dem Dermatologenkongreß in Breslau 1901. Ref. Fortschr. Röntgenstr. **4**, 235 (1901). — *Halberstaedter*, Zur Mesothoriumbehandlung der Hyperkeratosen bei Röntgenhänden. Arch. f. Dermat. **130**. — Physikalische Eigenschaften und biologische Wirkung der von der Rückseite der Antikathode ausgehenden Röntgenstrahlung. Fortschr. Röntgenstr. **29**, 478 (1922). — Über das Röntgencarcinom. Z. Krebsforsch. **19**, 105 (1923). — Die Gefahren der Kehlkopfschädigung durch Röntgenstrahlen. Fortschr. Röntgenstr. **31**, 425 (1923/24). — Röntgenstrahlen und Immunitätsvorgänge. Verh. dtsch. Röntgenges. **15** (1924). — Fortschr. Röntgenstr. **32**, Kongreßh. 1, 160 (1924). — *Halberstaedter* u. *Goldstücker*, Untersuchungen über die biologischen Wirkungen der Röntgenstrahlen im Trypanosomenexperiment. Strahlenther. **8**, 35 (1918). — *Halberstaedter* u. *Simons*, Zum Problem der Reizwirkung der Röntgenstrahlen. Biologische Ergebnisse aus Versuchen an Pflanzen. Fortschr. Röntgenstr. **28**, 499 (1921/22). — Über Steigerung der Röntgenstrahlenwirkung. Ergebnisse aus Versuchen an der menschlichen Haut. Strahlenther. **15**, 65 (1923). — *Halberstaedter* u. *Tugendreich*, Die Bedeutung der die Röntgenröhre rückwärts verlassenden Strahlung und die Notwendigkeit einer geeigneten Schutzvorrichtung. Med. Klin. **1921** I, 252. — Über die von der Rückseite der Antikathode ausgehende Röntgenstrahlung. Fortschr. Röntgenstr. **28**, 64 (1921/22). — *Halberstaedter* u. *Vogel*, Gefäßektasien der Kehlkopfschleimhaut nach Röntgenbestrahlungen. Acta radiol. (Stockh.) **8**, 81 (1927). — *Halkin*, Über den Einfluß der Becquerelstrahlen auf die Haut. Arch. f. Dermat. **63** (1903). — *Halkin* u. *Lapière*, Die Vorbeugung und die Behandlung der Radium-Röntgendermatitis durch Infrarotstrahlung. J. belge Radiol. **16**, 403 (1927). — Zbl. Radiol. **5**, 330. — *Hall, E.*, On the legal conditions of the medical use of Roentgen rays. Arch. of Roentgen-ray **10**, 315 (1906). — *Hall* u. *M. D. Whipple*, Roentgen ray intoxication: Disturbances in metabolism produced by deep massive doses of the hard roentgen rays. Amer. J. med. Sci., April **1919**, Nr 4, 453. — *Hallopeau* et *Gadaud*, Sur une altération des mains provoquée par des travaux radiographiques prolongés. Ann. de Dermat. **1902**, 714. Ref. Fortschr. Röntgenstr. **6**, 214 (1903). — *Hammar*, Zit. bei Jüngling. Röntgenbehandlung chirurgischer Krankheiten, S. 148. Leipzig: S. Hirzel 1924. — *Handley, W. S.*, The treatment of X ray carcinoma and X ray dermatitis. Lancet **1934** I, 120. — *Handorn*, Ulcus incrustatum der Harnblase, als Spätschädigung nach Strahlentherapie. Zbl. Gynäk. **1928**, 507. — *Haret*, Au sujet du traitement des radiodermites par l'acide élaïérinique (Lipol). Bull. Soc. Radiol. méd. France **20**, 22 (1932). — Zbl. Radiol. **12**, 605 (1932). — *Harms*, Entwicklungshemmung der weiblichen Brustdrüse durch Röntgenbestrahlung. Strahlenther. **19**, 586 (1925). — *Hartmann*, Siehe Doub und Bollinger. — *Haudek* u. *Kriser*, Über die Röntgenbehandlung der

Basedowschen Krankheit. Klin. Wschr. **1922** I, 271. — *Hausmann,* Über Hämolyse durch Radium-strahlen. Wien. klin. Wschr. **1916** II. — *Hausmann* u. *Kerl,* Zur Kenntnis der biologischen Radium-wirkung. Strahlenther. **11,** 1027 (1920). — *Hausser, K. W.* u. *E. Schlechter,* Die HED als biologisches Maß der Strahlenwirkung. Strahlenther. **27,** 348 (1927). — *Hautant, A.,* A propos de la radionécrose des cartilages du larynx et de leur résection préalable. Ann. Mal. Oreille, Dez. **1927,** No 12, 1198. Internat. Radiotherapie **3,** 533 (1927). — Portiocarcinom und Lues. Wie muß die Strahlenbehandlung mit der Sal-varsanbehandlung kombiniert werden, um Hautschädigungen möglichst zu vermeiden? Fragen und Antworten. Radiol. Rdsch. **1,** 115 (1932). — Hautschädigung bei Oberflächentherapie; Idiosynkrasie? Umfrage. Beantwortet von Bucky, Schreus und Holthusen. Röntgenprax. **5,** 157 (1933). — *Haxt-hausen, H.,* Invisible changes in the X-radiated skin. An experimental study. Acta radiol. (Stockh.) **4,** 499 (1925). — *Hayward,* Die Verbrennungen durch Röntgenstrahlen und das Röntgengeschwür. Med. Klin. **1929** II, 1548. — *Hazen, H. H.,* Injuries resulting from irradiation in beauty shops. Amer. J. Roent-genol. **23,** 409 (1930). Ref. Zbl. Radiol. **9,** 502 (1931). — *Heck,* Schwere Darm- und Hautschädigung bei Röntgentiefentherapie mit Schwerfilter (path.-anat. Besprechung). Strahlenther. **11,** 796 (1920). — *Heidenhain* u. *Fried,* Röntgenstrahlen und Entzündung. Klin. Wschr. **1924** II, 1121. — *Heidler,* Cystitis dissecans gangraenescens (Stoeckel) actinogenetica. Z. Geburtsh. **92,** 1, (1928). — *Heil,* Ein Fall von hämorrhagischer Diathese nach Röntgenbestrahlung. Strahlenther. **14,** 158 (1923). — *Heim* u. *Klink,* Röntgenverödung der Niere bei Harnleiter-Scheidenfisteln. Zbl. Gynäk. **1930,** 2498. — *Heimann, Fr.,* Schwere Hautschädigung bei Zinkfilterbestrahlung. Zbl. Gynäk. **1918,** 217. — Hautveränderungen nach Intensivbestrahlung. Strahlenther. **14,** 685 (1923). — Röntgenschädigungen. Klin. Wschr. **1923** II, 2034. — Die Fortschritte der Strahlentherapie in der Frauenheilkunde. Dtsch. med. Wschr. **1925** II, 1707, 1744. — *Heineke,* Über Einwirkung der Röntgenstrahlen auf Tiere. Münch. med. Wschr. **1903** I, 20, 90; **1903** II, 2258. — Über die Einwirkung der Röntgenstrahlen auf innere Organe. Münch. med. Wschr. **1904** I, 785, 927. — Experimentelle Untersuchungen über die Einwirkung der Röntgenstrahlen auf das Knochen-mark, nebst einigen Bemerkungen über die Röntgentherapie der Leukämie und Pseudoleukämie und des Sarkoms. Dtsch. Z. Chir. **78,** 196 (1905). — Wie verhalten sich die blutbildenden Organe bei der modernen Tiefenbestrahlung. Münch. med. Wschr. **1913** II, 2657. — Zur Theorie der Strahlenwirkung, insbesondere Latenzzeit. Münch. med. Wschr. **1914** I, 807. — *Heineke* u. *Perthes,* Die biologische Wirkung der Rönt-gen- und Radiumstrahlen. Lehrbuch der Strahlentherapie, herausgeg. von Hans Meyer, Bd. 1, S. 725. 1925. Berlin u. Wien: Urban & Schwarzenberg 1925. — *Heinsius,* Reaktionsunterschiede der mensch-lichen Haut. Ges. Geburtsh. Berlin, 12. Jan. 1923. Z. Geburtsh. **86,** 666 (1923). — *Helber* u. *Linser:* (Tübingen), Experimentelle Untersuchungen über die Einwirkung der Röntgenstrahlen auf das Blut. Münch. med. Wschr. **1905** I, 689. — *Hellmann,* Siehe Petersen. — *Hellner,* Siehe Fedder. — *Henkel,* Zur Strahlentherapie in der Gynäkologie. Münch. med. Wschr. **1914** I, 227. — Durchgreifende Bauch-wandnekrose 7 Jahre nach Röntgenkastration wegen Uterusmyom. Strahlenther. **31,** 563 (1929). — *Hennecart,* Die Notwendigkeit einer besonderen Gesetzgebung, die Röntgenstrahlen betreffend. Med. Klin. **1905** I, 684. — Verh. dtsch. Röntgenges. **1908** I, 205. — *Henseler,* Kombustin (Winter), eine Brand- und Heilsalbe. Süddtsch. med. Z. **1919,** Nr 7. — *Herff, v.,* Schutz gegen Radiumstrahlen. Fortschr. Röntgenstr. **23,** 379 (1915/16). — Zur Reversfrage. Fortschr. Röntgenstr. **23,** 382 (1915/16). — *L' Hermite* u. *Beaujard,* Sem. méd. **1907.** — *Herold, K.,* Röntgenstrahlenwirkungen auf den wachsenden Hundekiefer. Experimentelle Untersuchungen unter Berücksichtigung der Organveränderungen. Dtsch. Mschr. Zahnheilk. **49,** 97 (1931). — Zbl. Radiol. **10,** 408 (1931). — *Herrmann, H.* u. *R. Jaeger,* Strahlen-schutz bei extrem harten Röntgenstrahlen unter Berücksichtigung der Streustrahlung. Röntgenkongr. Dresden 1932. Fortschr. Röntgenstr. **46,** Kongreßh., 24 (1932). — *Herschfinkel,* Die Radioaktivität und ihre neueren Fortschritte. Strahlenther. **7,** 673 (1916). — *Herxheimer,* Röntgenschädigung der Haut nach Anwendung ungefilterter Strahlung. Strahlenther. **14,** 163 (1923). — Zit. bei Flaskamp. Strahlenther., **12.** Sonderbd., 114 (1930). — *Heß, P.,* Ein Beitrag zur Idiosynkrasie der Röntgenstrahlen. Inaug.-Diss. Bonn 1920. — Die Erythembreite von Röntgenstrahlen verschiedener Wellenlängen. Strahlenther. **33,** 721 (1929). — *Hesse, O.* (Bonn), Das Röntgencarcinom. Fortschr. Röntgenstr. **17,** 82 (1909). — Symptomatologie, Pathogenese und Therapie des Röntgencarcinoms. Leipzig 1911. — *Heuser, C.,* Expériences pour démontrer la cause des brûlures tardives dans les applications de radiothérapie profonde. Bull. Soc. Radiol. méd. France, Dez. **1927.** — *Hickey, B., E. Pohle* and *Linsay* (*Madison*), Skin Toleration doses in Roentgen units and their relation to the quality of radiation. Radio-logy **12,** 309 (1929). — *Hilsnitz, O.,* Früher Nachweis histologischer Veränderungen nach Röntgen-bestrahlung an der Haut. Strahlenther. **22,** 525 (1926). — *Hinselmann,* Die Bedeutung der Capillar-mikroskopie für die Röntgenologie. Fortschr. Röntgenstr. **30,** Kongreßh. 3, 79 (1922/23). — Diskussion zu Hinselmann: Untersuchungen an Capillaren nach Röntgenbestrahlungen der Haut. Fortschr. Röntgenstr. **31**, 312 (1923/24). — *Hintze*, Die Einwirkung der Röntgenstrahlen auf den Knorpel des Erwachsenen und die Indikationsstellung hinsichtlich Operation und Bestrahlung. Strahlenther. **17**, 175 (1924). — Aussprache über Strahlenschädigungen. Fortschr. Röntgenstr. **44**, Kongreßh., 80 (1931). — *Hippel, v.*, Über angeborenen Zentral- und Schichtstar. Ber. ophthalm. Ges. Heidelberg **1905**. Münch. med. Wschr. **1907**, Nr 10. — *Hirsch* (Hamburg), Über Röntgenkater und Röntgenkachexie. Dtsch. med. Wschr. **1922** II, 1646. — *Hirsch, Henri*, Zum Problem des Röntgenkaters. Strahlenther. **14**, 679 (1923). — Zit. bei Flaskamp. Strahlenther. **12**, Sonderbd., 183 (1930). — Aussprache über Röntgenschädigungen. Fortschr. Röntgenstr. **44**, Kongreßh., 87 (1931). — *Hoede, K.*, Röntgenschädigung nach Epilationsbestrahlung bei Hypertrichosis. Strahlenther. **36**, 727 (1930). — Dauerhaarausfall nach Röntgenbestrahlung (Bemerkungen zu der Arbeit von C. Stern in Med. Welt **1932**, Nr 29, 1137). Med. Welt **1932**, 1375. — Vorführungen zur Frage der Röntgenschädigungen bei Hauttuberkulose. Strahlenther. **48**, 680 (1933). — Unklarheiten und Irrtümer bei der Beurteilung von Röntgenschädigungen der Haut. Münch. med. Wschr. **1933** II, 1938. — *Högler*, Siehe Falta, Högler und Knobloch. — Siehe Falta. — *Hörnicke, C. B.*, Worauf beruht die lichtschützende Wirkung des Tannins? Strahlenther. **22**, 362 (1926). — *Hofbauer*, Ein neues Prinzip gynäkologischer Bestrahlung. Arch. Gynäk. **117**, Kongr.ber., 230 (1922). — Klinische Beobachtungen bei Hypophysenbestrahlungen, insbesondere am Carcinom. Arch. Gynäk. **120**, Kongr.ber., 194 (1923). — Zit. bei Flaskamp. Strahlenther., **12**. Sonderbd., 183 (1930). — *Hoffmann*, Die Radiotherapie in der Augenheilkunde. Internat. Radiotherapie 1, 982 (1925/26). — Die Strahlenwirkung auf das Auge. Bericht über die Literatur der Jahre 1924—1926. Internat. Radiother. 1, 975 (1926). — Diphtheriebacillen bei tiefem Röntgenulcus nach Tiefenbestrahlung. Arch. f. Dermat. **155**, Kongreßh., 94 (1929). — Siehe Herxheimer. — *Hoffmann, F. L.*, Malignancy in radioactive persons. Amer. J. Roentgenol. **29**, 694 (1933). — *Hoffmann u. Schmitz*, Über lineär- und tropfenartig begrenzte Pigmentierung nach starker Besonnung und Anspritzen mit parfümiertem Spiritus (Kölnisches Wasser). Münch. med. Wschr. **1925** II, 1414. — *Hoffmann u. Schreus*, Über Spätschädigungen des Bindegewebes nach gefilterten Röntgendosen. (Ulcus phagedaenicum und sklerodermieähnliche Erkrankung.) Arch. f. Dermat. **145**, 178. Ref. Fortschr. Röntgenstr. **32**, 499 (1924). — Über eine teilweise sklerodermieähnliche Spätschädigung nach Röntgentiefenbestrahlungen und den Erfolg der Sympathektomie. Strahlenther. **16**, 381 (1924). — *Hoffner, K.*, Heilung von Röntgengeschwüren durch subaquale Hitzeduschen. Ein Beitrag aus der Praxis. Strahlenther. **28**, 627 (1928). — Über erfolgreiche Behandlung von Röntgenschädigungen durch subaquale Massage. Strahlenther. **40**, 599 (1931). — *Hofmeister, v.*, Epidermistransplantation bei Röntgenverbrennung. Diskussion, Bemerkungen zum Referat von Lexer: 20 Jahre Transplantationsforschung. Chirurgenkongr. Berlin 1925. Zbl. Chir. **1925**, 1179. — *Holfelder*, Ferngroßfelderbestrahlung oder Röntgenwertheim. Strahlenther. **11**, 917 (1920). — Die Ursachen der Röntgenschädigungen und Winke zu ihrer Vermeidung. Med. Klin. **1921** I. — Über die Verantwortung des Arztes bei der Anwendung von Röntgenstrahlen. Röntgenhilfe. Wiss. Hmschr. **1923** I. — Über den Nachweis des Verschuldens bei Röntgenverbrennungen scheinbar ungeklärter Ursache. Med. Klin. **1923** I, 491. — Irrtümer und Gefahren der Röntgentherapie und deren Verhütung. Grasheys Irrtümer der Röntgendiagnostik und Strahlentherapie. Leipzig: Georg Thieme 1924. — Die strahlentherapeutische Reduktion drüsiger Organe. Med. Klin. **1925** II, 1854, 1895, 1936. — Die Bedeutung der örtlichen Neben- und Nachwirkungen der Röntgenstrahlen. Med. Welt **1931**, 1028. — Strahlenther. **41**, 27 (1931). — Örtliche Neben- und Nachwirkungen (der Röntgenstrahlen). Röntgenkongr. Baden-Baden 1931. Röntgenprax. **3**, 487 (1931). — Fortschr. Röntgenstr. **44**, Kongreßh., 73 (1931). — Elektrokoagulation von Hyperkeratosen und Epitheliomen an röntgengeschädigter Haut. Röntgenkongr. Dresden 1932. Röntgenprax. **4**, 518 (1932). — Fortschr. Röntgenstr. **46**, Kongreßh. 86 (1932). — Die Elektrokoagulation als Methode der Wahl zur Behandlung chronischer Röntgenschäden und des Röntgencarcinoms. Arch. klin. Chir. **178**, 2 (1934). — Röntgenprax. **6**, H. 10, 695 (1934). — Mschr. Krebsbekämpfg 2, H. 2, 48 (1934). — Siehe A. W. Fischer. — *Holfelder u. Peiper*, Strahlenempfindlichkeit der Nebenniere und Wege zur Verhütung der Nebennierenschädigung in der Röntgentiefentherapie. Strahlenther. **15**, 1 (1923). — *Holfelder u. Reisner*, Umfrage: Hautschädigung bei Oberflächentherapie; Idiosynkrasie? Röntgenprax. **5**, 307 (1933). — *Holthusen*, Röntgenschäden und deren Verhütung. Nordwestdtsch. Chir.ver.igg Hamburg, Jan. 1923. Zbl. Chir. **1923**, 655. — Über die Beziehungen zwischen physikalischer und biologischer Dosimetrie. Strahlenther. **17**, 49 (1924). — Die qualitative und quantitative Messung der Röntgenstrahlen. Lehrbuch der Strahlentherapie, herausgeg. von Hans Meyer (Bremen), Bd. 1, S. 287. 1925. Berlin u. Wien: Urban & Schwarzenberg. — Über die Rolle der Blutversorgung beim Zustandekommen der sichtbaren Strahlenschädigung. Klin. Wschr. **1925** I, 570. — Über die Dessauersche Punktwärmehypothese. Strahlenther. **19**, 285 (1925). — Über die Voraussetzungen für das Eintreten der Zellschädigungen durch Röntgentrahlen. Klin. Wschr. **1925** I, 392. Ref. Fortschr. Röntgenstr. **33**, 446 (1925). — Der Grundvorgang der biologischen Strahlenwirkung. Strahlenther. **25**, 157 (1927). — Siehe Determann, Jacobi und Holthusen. — *Holthusen* u. *Englmann,* Die Gefahr des Röntgencarcinoms als Folge der Strahlenbehandlung. Strahlenther. **42**, 514 (1931). — *Holthusen* u. *Gollwitzer,* Die Qualitätsmessung der Röntgenstrahlen in der Tiefentherapie. Strahlenther. **26**, 101 (1927). — *Holzbach,* Theoretisches und Praktisches zur Röntgentiefentherapie. Strahlenther. **3**, 279 (1913). — Aussprache zu Röntgenschädigung. Mittelrhein. Ges. Geburtsh. u. Gynäk., 27. Febr. 1926. Mschr. Geburtsh. **73**, 355 (1926). — *Holzknecht,* Über die Behandlung der Alopecia areata mit Röntgenlicht, nebst Studien über das Wesen der Röntgenwirkung. Wien. klin. Rdsch. **1901**, Nr 41. Ref. L. B. d. Dtsch. med. Wschr. **1901** I, 288. — Die photochemischen Grundlagen der Röntgenographie. Fortschr. Röntgenstr. **5**, 317 (1902). — Die forensische Beurteilung der sog. Röntgenverbrennungen (s. Schürmayer). Ref. Fortschr. Röntgenstr. **6**, 108 (1902). 74. Verslg dtsch. Naturforsch. u. Ärzte Karlsbad 1902. — Fieberhafte Allgemeinerkrankung mit Exanthem bei Röntgendermatitis. Die röntgentherapeutische Vorreaktion. Arch. f. Dermat. **66**, H. 1/2. Ref. Fortschr. Röntgenstr. **6**, 270 (1902). — Die Therapie der Röntgenhände. Berl. klin. Wschr. **1918** II, 1172. — Die Therapie der Hyperkeratosen unserer Röntgenhand. Fortschr. Röntgenstr. **26**, 166 (1918/19). — Hyperplastische und hypersekretorische Zustände der Haut. Röntgenbehandlung. Wien. klin. Wschr. **1919** II. — Filteralarm. Gerät zur Vermeidung von Verbrennungen bei der Röntgenbestrahlung durch Vergessen der Filteranwendung. Konstruiert von L. Bitza, Röntgentechniker, Wien. Strahlenther. **11**, 460 (1920). — Aussprache zum Vortrag Bucky: „Gutachten über Röntgenschädigungen". Verh. dtsch. Röntgenges. **12**, 65 (1921). — Zit. bei Haudek und Kriser. Klin. Wschr. **1922** I, 274. — Die häufigsten Ursachen der Röntgenschädigungen und ihre Vermeidung. Naturforsch.kongr. Leipzig 1922. Fortschr. Röntgenstr. **30**, Kongreßh. 3, 76 (1922/23). — Zur Behandlung des Röntgenulcus. Fortschr. Röntgenstr. **31**, 790 (1923/24). — Die Röntgenschädigungen und ihre Bedeutung für die Entwicklung der Röntgentherapie. Wien. med. Wschr. **1924** I. — Kurze Demonstration über Radikalbehandlung der Röntgenhände. Röntgenkongr. Nauheim 1925. Fortschr. Röntgenstr. **33**, Kongreßh., 92 (1925). — Schädigungsprophylaxe in der Röntgentherapie. Wien. med. Wschr. **1927** II, 1419. — Strahlenther. **24**, 385 (1927). — Das Anästhesinulcus der Röntgenhaut. Röntgenprax. **1**, 860 (1929). — Bemerkung zu der Arbeit von H. J. Alius: Röntgensarkom im 143. Band. Bruns' Beitr. **147**, 671 (1929). — Zbl. Radiol. **8**, 310 (1930). — Röntgensarkom. Bruns' Beitr. **147**, H. 4. — Dtsch. med. Wschr. **1930** I, 202. — Die ernsteren Röntgenschädigungen der Röntgenologen und ihre Therapie. Fortschr. Röntgenstr. **44**, 78 (1931). — *Holzknecht* u. *Grünfeld,* Ein neues Material zum Schutze der gesunden Haut gegen Röntgenlicht und über radiologische Schutzmaßnahmen im allgemeinen. Münch. med. Wschr. **1903** II, 1202. — *Holzknecht* u. *Pordes,* Zur Erkenntnis vom Wesen der Röntgenwirkung. Strahlenther. **20**, 555 (1925). — *Holzknecht* u. *Sielmann,* Präventive Beseitigung des Röntgenkaters. Wien. Ges. Ärzte, 15. Dez. 1922. Münch. med. Wschr. **1923** I, 102. — *Horay, v.,* Katarakt nach Röntgenbestrahlung. Klin. Mbl. Augenheilk. **69**, 136 (1922). — *Hudullet,* Zit. bei Flaskamp. Strahlenther., **12**. Sonderbd., 198 (1930). — *Hueck,* Wachstumsstörungen bei röntgenbestrahlten Knochentuberkulosen. Naturforsch.- und med. Ges. Rostock, 10. Jan. 1929. Münch. med. Wschr. **1929** I, 441. — *Hueck* u. *W. Spieß,* Zur Frage der Wachstumsstörungen bei röntgenbestrahlten Knochen- und Gelenktuberkulosen. Strahlenther. **32**, 322 (1929). — *Hüffer, E. B.,* Zur symptomatischen Behandlung der Katererscheinungen nach Röntgentiefenbestrahlung. Strahlenther. **42**, 181 (1931). — *Hüssy,* Theorie und Praxis der Strahlentherapie in der Gynäkologie. Gynäk. Rdsch. **10**, 48 (1916). — 2 Jahre Radium im Frauenhospital Basel. Mschr. Geburtsh. **46**, 519 (1917). — Röntgenschädigungen. Gynäk. Teil. Schweiz. med. Wschr. **1928** I. — Dtsch. med. Wschr. **1928** I, 496. — Die Schweizerische Materialiensammlung. b) Kasuistik der Röntgenschäden bei gynäkologischer Indikation zur Strahlentherapie. Röntgenprax. **2**, 438 (1930). — *Hütten, v. d.,* Kehlkopfschädigung nach Röntgenbestrahlung. Arch. Ohrenheilk. **115**, H. 4 (1926). Ref. Dtsch. med. Wschr. **1926** II, 2183. — *Hug, W.,* Der Strahlenkater und seine Bekämpfung mit Cardiazol-Ephedrin. Strahlenther. **47**, 708 (1933). — *Huntington,* Note on X-ray-burns and their treatment. Ann. Surg., Dez. **1901**. Ref. Zbl. Chir. **1902**, 600.

Irle, F. u. *W. Bergerhoff,* Vereinigte Filtersicherung an Röntgenapparaten mit vereinigtem Filterwähler und Zeitwähler (DRPa.). Strahlenther. **23**, 181 (1926). — Irradiation and safety. Lancet **1921** I. — *Iselin,* Schädigungen der Haut durch Röntgenlicht nach Tiefenbestrahlung (Aluminium). Kumulierende Wirkung. Münch. med. Wschr. **1912** II, 2660. — *Ivy, McCarthy* and *Orndorff* (Chicago), Untersuchung über die Wirkung von Röntgenstrahlen auf die Drüsentätigkeit. J. amer. med. Assoc. **88**, Nr 25 (1924). — Zbl. Gynäk. **1925**, 2798.

Jacob, L., Ein Fall von Röntgenschädigung. Dtsch. med. Wschr. **1928** I, 196. — *Jacobi,* Experimentelle Untersuchungen über Schädigungen des Auges durch Röntgenstrahlen. Strahlenther. **16**, 492 (1924). — Röntgenhaut. Med. Klin. **1927** I, 418. — Siehe Determann, Jacobi und Holthusen. —

Jacotti, P., Contributo alle lesioni croniche da raggi X. Atti Raduno Radiol. Alta ital. Radiol. med. 15, H. 12 (1929). — *Jaeger*, Siehe Herrmann. — *Jaenneney, G.* u. *Ch. Wangermez*, Röntgentherapie-Elephantiasis. J. méd. Bordeaux 1929, No 27. — *Jaksch-Wartenhorst, R.*, Über Röntgenschädigungen. Ver. dtsch. Ärzte Prag, 20. März 1925. Fortschr. Röntgenstr. **33**, 793 (1925). — *Jenckel* (Altona), Aussprache zu Röntgenschädigung. Nordwestdtsch. Chir.ver.igg Hamburg, Jan. 1923. Zbl. Chir. **1923**, 657. — *Jesionek*, Die Strahlenpathologie der Haut. Lazarus' Handbuch der Strahlenheilkunde, Bd. 1, S. 642. München: J. F. Bergmann 1928. — *Jessner, M.*, Zur Therapie der Röntgen-Teleangiektasien. Klin. Wschr. **1925** II, 1089. — *Joel*, Siehe Burgheim. — *Jüngling*, Chronisch induriertes Hautödem als Folge intensiver Bestrahlung mit harten Röntgenstrahlen. Strahlenther. **10**, 404 (1920). — Über Röntgenspätschädigungen des Kehlkopfes und Vorschläge zu deren Verhütung. Strahlenther. **15**, 18 (1923). — Röntgenbehandlung chirurgischer Krankheiten. Leipzig: S. Hirzel 1924. — Zit. bei Flaskamp. Strahlenther., **12**. Sonderbd., 181 (1930). — *Jugenburg, A.*, Über den Einfluß der Röntgenbestrahlung der Magengegend auf die Sekretion des Magens. Fortschr. Röntgenstr. **34**, 599 (1925). — *Jugenburg, A., L. Peretz* u. *R. Mostowa*, Neuere Ergebnisse zur Pathogenese des Röntgenkaters. Fortschr. Röntgenstr. **49**, 632 (1934). — *Juon, M.*, Strahlenüberempfindlichkeit nach generalisierter Dermatitis infolge Salvarsan- und Hg-Kurven. Arch. f. Dermat. **156**, 355 (1929).

Kaestle, Lungenveränderungen nach Tiefenbestrahlungen. Verh. dtsch. Röntgenges. **1922/23**. — Fortschr. Röntgenstr. **30**, Kongreßh., 147 (1922/23). — Gibt es eine Röntgenschädigung der Augen? Münch. med. Wschr. **1929** I, 268. — *Kahl*, Siehe Groedel. — *Kahlstorff, A.*, Untersuchungen über die Hauttoleranz bei protrahiert-fraktionierter Röntgenbestrahlung. Strahlenther. **38**, 499 (1930). — *Kahlstorff, A.* u. *A. Zuppinger*, Unsere Erfahrungen mit der protrahiert-fraktionierten Röntgenbestrahlung nach Coutard. Strahlenther. **38**, 199 (1930). — *Katzschmann*, Siehe Eisner. — *Kaufmann*, Zit. nach Kropp. Münch. med. Wschr. **1934**, 214. — *Kelen, B.*, Über Spätröntgengeschwüre. Strahlenther. **36**, 116 (1930). — *Keller*-Freiburg, Wirkung intensiver Röntgenbestrahlung auf den Darm. Z. exper. Path. **1922**, H. 2/3. — Dtsch. Wschr. **1922** I, 642. — *Kerpel, E.*, Tödliche Hochspannungsfälle bei Röntgenuntersuchungen. Wien. med. Wschr. **1933** I, 560. — Zbl. Radiol. 15, 609 (1933). — *Keßler, H. H.*, Some medicolegal aspects of occupational disease. Amer. J. Roentgenol. **22**, 505 (1929). — *Kienböck, R.*, Über Früherythem und Röntgenfieber. Fortschr. Röntgenstr. **22**, 81 (1914/15). — Zit. nach Haudek-Kriser. Klin. Wschr. **1922** I, 273. — Siehe Dohan. — *Killian*, Berl. laryng. Ges., 12. Dez. 1919. Ref. Zbl. Laryng. usw. **1920**, 276. — *Kirchberg, F.*, Röntgenschädigungen und ihre rechtliche Beurteilung. Strahlenther. **3**, 121 (1913). — Röntgenschädigungen und ihre rechtlichen Konsequenzen. Fortschr. Röntgenstr. **9**, 187. — *Kirschmann, K.*, Gefahr der Bauchwandnekrose nach Röntgenkastration? Strahlenther. **32**, 782 (1929). — *Klein, P.*, Zur Heilung der Ureterfisteln durch Nierenausschaltung mittels Röntgenbestrahlung. Zbl. Gynäk. **1928**, 1500. — *Kleine, H. O.*, Zur Frage der Entstehung von Strahlenschädigungen infolge vorangegangener syphilitischer Infektion. Arch. Gynäk. **149**, 213 (1932). — *Klemperer*, Röntgenkrebs. Ver. inn. Med. u. Kinderheilk., 20. Nov. 1911. Dtsch. med. Wschr. **1912** I, 90. — *Klopfer*, Siehe Groedel. — *Knapp, Ref.* bei Hoffmann, Die Radiotherapie in der Augenheilkunde. Internat. Radiotherapie 1, 982 (1926). — *Knobloch*, Siehe Falta, Högler und Knobloch. — *Koelsch*, Berufliche bzw. gewerbliche Gesundheitsschädigungen durch strahlende Energie. Jkurse ärztl. Fortbildg **1933**, 9. — Röntgenprax. **6**, H. 10, 694 (1934). — *Köhler, A.*, Frühreaktionen nach Röntgenbestrahlung. Dtsch med. Wschr. **1904** II, 1287. — Röntgentiefentherapie mit Metallnetzschutz. Strahlenther. 1, 121 (1912). — Mein Blutbefund nach 30jähriger Röntgentätigkeit. Vestn. Rentgenol. (russ.) 10, 100 (1932). Zbl. Radiol. 14, 386 (1933). — *König, E.*, Zum Kapitel der Röntgenschädigungen nach Halsbestrahlungen. Münch. med. Wschr. **1923** I, 558. — *Kohlmann*, Siehe Andersen. — *Kohlmann* u. *Andersen*, Experimentelle Untersuchungen über die Ursachen des Röntgenkaters. Fortschr. Röntgenstr. **30**, Kongreßh. 2, 148 (1922/23). — *Kolde* u. *Martens*, Untersuchungen über das Verhalten des Blutes, besonders der roten Blutkörperchen nach Mesothoriumbestrahlung. Strahlenther. 5, 127 (1915). — *Kollecker*, Über ein exzessives Röntgenulcus. Arch. f. Dermat. 100, H. 1/3 (1910). — *Koolman, Ten, Doornkaat, M.*, Schädliche Wirkungen bei Überschreiten erlaubter Röntgenstrahlendosen. Klin. Wschr. 11, 148 (1932). — *Korchow, W. I.*, Beiträge zur Frage über die Komplikationen nach Radiumbehandlung der Geschwülste der Harnblase und der benachbarten Organe. Strahlenther. 51, H. 1, 164—178 (1934). — *Kottmaier*, Kritisches zur Röntgensterilisierung Lungentuberkulöser mit einer Anregung zur Herabsetzung des Röntgenkaters. Strahlenther. 15, 555 (1923). — *Kotzenberg*, Röntgencarcinom. Beitr. klin. Chir. 92, 784 (1914). — *Krause, P.*, Verh. dtsch. Röntgenges. 5, 72 (1909); 6, 34 (1910). — Zur Kenntnis der Schädigung der menschlichen Haut durch Röntgenstrahlen. Z. Röntgenkde 13, 257 (1911). — Zur Kenntnis der Schädigung der Haut durch Röntgenstrahlen. Röntgenkongr. 1911. Verh. dtsch. Röntgenges. 7, 99 (1911). — Über schwere nervöse und psychische Störungen nach Röntgenverbrennung. Fortschr. Röntgenstr. 14,

161. — Über Behandlung des Röntgenulcus. Zbl. Röntgenstr. **1**, 98. — Über die biologischen Wirkungen der Röntgenstrahlen auf tierisches und menschliches Gewebe. Ref. 10. Röntgenkongr. 1914. Fortschr. Röntgenstr. **23**, 472 (1915/16). — Die forensische Bedeutung der Röntgenbestrahlungen. Sonderabdruck des Lehrbuchs der Röntgenkunde, herausgeg. von Rieder-Rosenthal. Leipzig: Johann Ambrosius Barth 1922. — Wie schützt der Arzt bei Durchleuchtungen seine Kranken und sich selber vor Schädigungen durch Röntgenstrahlen. Münch. med. Wschr. **1923 II**, 984. — Verkennung von Röntgenschädigungen. Dtsch. med. Wschr. **1929 II**, 1926. — Ein Beitrag zur Kenntnis des Röntgencarcinoms als Berufskrankheit. Strahlenther. **35**, 210 (1930). — *Krause, P.* u. *H. Hellermann*, Zivil- und strafrechtliche Haftung bei Röntgenschädigungen. Lehrbuch der Röntgenkunde, herausgeg. von Rieder-Rosenthal, Bd. 3, S. 220. Leipzig: Johann Ambrosius Barth 1928. — *Krause* u. *Ziegler*, Experimentelle Untersuchungen über die Einwirkung der Röntgenstrahlen auf tierisches Gewebe. Fortschr. Röntgenstr. **10**, 126. — *Krecke,* Über Strahlentherapie in der Chirurgie. Strahlenther. **8**, 1 (1918). — Mesothoriumschädigung des Rectums. Bruns' Beitr. **95**, 614. — Röntgenverbrennungen, Röntgencarcinom, Röntgensarkom. Abschnitt in Beiträge zur praktischen Chirurgie. Bericht über die Jahre 1921/22. Fortschr. Röntgenstr. **34**, 423 (1926). — *Kreibich,* 2 Fälle von auswärts stammender Röntgenschädigung. Fortschr. Röntgenstr. **33**, 277 (1925). — *Kren,* Röntgenschaden nach 3 Jahre hindurch fortgesetzter Halsbestrahlung. Dermat. Wschr. **1924 I**, 650. — Fortschr. Röntgenstr. **32**, 499 (1924). — *Krinski,* Ein klinischer Beitrag zur Pathologie der gynäkologischen Röntgenbehandlung. Strahlenther. **1**, 477 (1912). — *Kriser,* Behandlungsmethode der Teleangiektasien. Wien. Röntgenges., 7. April 1924. Fortschr. Röntgenstr. **32**, 681 (1924). — Erfahrungen mit der Wirzschen Methode zur Beseitigung von Teleangiektasien nach Röntgenbehandlung. Wien. klin. Wschr. **1924 II**. — Röntgenschädigungen, deren Verhütung und Behandlung. Strahlenther. **21**, 406 (1926). Über Röntgenschädigungen. Fortschr. Röntgenstr. **34**, 388 (1926). — Siehe Borak. — *Kroemer,* Zit. bei Flaskamp. Strahlenther., 12. Sonderbd., 178 (1930). — *Krönig,* Zur Verhütung von Nebenschädigungen bei der Behandlung tiefliegender und tiefgreifender Carcinome mit Radium und Mesothorium. Dtsch. med. Wschr. **1915 II**, 1186. — *Krönig* u. *Friedrich*, Die physikalischen und biologischen Grundlagen der Strahlentherapie. Berlin: Urban & Schwarzenberg 1918. — *Kropp, L.,* Über Spontanfrakturen des Schenkelhalses nach Röntgenbestrahlungen wegen Uteruscarcinoms. Münch. med. Wschr. **1934 I**, 214. — *Kruchen,* Filtersicherung. Strahlenther. **19**, 741 (1925). — *Krüger,* Experimentelle Untersuchungen zum Röntgenschutz mit besonderer Berücksichtigung der Sekundärstrahlenwirkung. Strahlenther. **3**, 839 (1913). — Siehe Ritter und Rost. — *Krukenberg,* Gehirnschädigung durch Röntgenbestrahlung. Verh. dtsch. Röntgenges. **5**, 70 (1909). — Wachstumsstörungen durch Röntgenstrahlung. Zbl. Chir. **1929**, 387. — *Kühner,* Straf- und zivilrechtliche Verantwortung des Arztes. Leipzig: Johann Ambrosius Barth 1910. — *Kümmell,* Röntgencarcinom. 32. Verslg dtsch. Ges. Chir. 1903. — *Kümmell, R.,* Eigenartige Schädigung der Hornhaut durch Röntgenstrahlen. Klin. Mschr. Augenheilk. **1921**, 480. — *Küstner, H.,* Wieviel R-Einheiten entspricht die HED? Strahlenther. **26**, 120 (1927). — *Küttner,* Vorstellung einer Patientin mit schwerster Röntgenschädigung (Ekzembestrahlung). Schles. Ges. vaterländ. Kultur, 7. Juni 1920. Med. Klin. **1920 I**, 410. — *Kuhlmann,* Die Allgemeinwirkung der Röntgenstrahlen. Strahlenther. **19**, 817 (1925). — *Kulenkampff,* Tragödie der Röntgen-Radiumbestrahlung. Ver.igg mitteldtsch. Chir. Hannover, Nov. 1928. Zbl. Chir. **1929**, 1136. — *Kurtzahn,* Spätschädigungen nach Röntgenbestrahlungen wegen Tuberkulose, insbesondere solche des Handgelenks. Z. Röntgenol. **1924**, Nr 11/12. — *Kuß, H.,* Über Röntgenspätschädigungen. Röntgenprax. **2**, 1133 (1930). — *Kuznitzky,* Röntgencarcinom. Fortschr. Röntgenstr. **34**, 767 (1926). — *Kuznitzky, E.* u. *H. Jacoby,* Untersuchungen über die Strahlenempfindlichkeit von Röntgen- und Teerhaut. Arch. f. Dermat. **156**, 136 (1929). — *Kyrle,* Präcanceröse Hauterkrankungen mit besonderer Berücksichtigung des Röntgencarcinoms. Med. Klin. **1925 I**, 150.

Labeau, R., La radiothérapie de la syringomyélie. Arch. Électr. méd. No 240. — *Laborde, S.,* Quelques observations de cancers développés sur des cicatrices de brûlure. (Difficulté de leur traitement par le radium.) Bull. Assoc. franç. Étude Canc. **20**, 376 (1931). Ref. Z. Krebsforsch. **37**, 44 Referatenteil (1932). — *Lacassagne, A.,* Eine neue Berufserkrankung bei der Hantierung mit radioaktiven Körpern: Die Kiefernekrose. Ref. Fortschr. Röntgenstr. **34**, 822 (1926). — *Lachapèle, A. P.,* Radionécroses tardives des parties molles, des os et des cartilages. Arch. Électr. méd. **34**, 218, 326 (1926). — Z.org. Chir. **39**, 779 (1927). — Des radionécroses. Classification, aspects cliniques, étiologie, mécanisme, diagnostic et traitement. Internat. Radiotherapie **2**, 945 (1927). — Des radionécroses. Considérations thérapeutiques. Bull. Soc. Radiol. méd. France **19**, 307 (1931). — Zbl. Radiol. **11**, 391 (1932). — *Laet, Maurice de,* La pathologie professionnelle due aux corps radioactifs. Ann. Méd. lég. etc. **8**, 443 (1928). — Zbl. Radiol. **6**, 816 (1929). — *Lafferty, H. H.* and *C. C. Phillips,* The use of corpus luteum to prevent nausea in radiation therapy of uterine conditions. Amer. J. Roentgenol. **14**, 449

(1925). — *Lange, H.*, Siehe A. Brandt. — *Lange, Sidney*, Ursache und Prophylaxe des „Röntgenkaters". Amer. J. Roentgenol., Juli **1906**, 356. — *Lapière*, Siehe Halkin. — *Laser, H.*, Strahlenbiologische Untersuchungen an Gewebekulturen. (Kaiser Wilhelm-Institut für Biologie, Berlin.) Strahlenther. **38**, 391 (1930). — *Latzko*, Siehe Foges. — *Lazarew, N. W.*, Capillarmikroskopische Studien an der Haut von Röntgenologen. Dtsch. med. Wschr. **1927 II**, 1960. — *Leake, James P.*, Radium poisoning. J. amer. med. Assoc. **98**, 1077 (1932). — Zbl. Radiol. **13**, 317 (1932). — *Ledoux-Lebard*, Le cancer des radiologistes. Paris méd., 8. April 1922. J. Radiol. et Electrol. **6**, No 12, 598. — *Lehmann*, Aussprache über Röntgenschädigung. Nordwestdtsch. Chir.ver.igg Hamburg, Jan. 1923. Zbl. Chir. **1923**, 659. — *Leist, M.*, Experimentelle Untersuchungen über die Einwirkung der Röntgenstrahlen und des Radiums auf die zweite Dentition. Dtsch. zahnärztl. Wschr. **1926**, 339. — Über die Einwirkung der Röntgenstrahlen und des Radiums auf Zähne und Kiefer. Strahlenther. **24**, 268 (1927). — *Leistner*, Dr. *K.*, Über ein einfaches Monometer für Strahlenschutzmessungen. Strahlenther. **47**, 551 (1933). — *Lenk*, Röntgentherapeutisches Hilfsbuch für Spezialisten der übrigen Fächer und die praktischen Ärzte. Berlin: Julius Springer 1921. Ref. Jüngling: Strahlenther. **15**, 18 (1923). — Wie erkennt man Röntgenschädigungen? Wien. klin. Wschr. **1925 I**, 473. — *Leschinski*, Röntgenatrophien. Klin. Wschr. **1924 II**, 1981. — *Lessing*, Bestrahlungsfolgen. Gynäk. Ges. Dresden, 20. Dez. 1923. — *Leschke, E.*, Tödliche Radiumvergiftung durch Trinkkur mit Radiumwasser. Münch. med. Wschr. **1932 I**, 819. — *Levin, J. A.*, Klinik und Pathogenese der Röntgenhautschädigungen. Zbl. inn. Med. **1928**, 14. — *Levy, Oskar*, Eine Vorrichtung zum Schutz des Untersuchers gegen Röntgenstrahlen und zur Erzielung scharfer Bilder. Z. Krk.pfl. **20** (1898). — *Levy* u. *Schulhof*, Der Schutz des Untersuchers gegen Röntgenstrahlen. 30. Verslg dtsch. Ges. Chir. 1901. — *Levy-Dorn*, Die Röntgenstrahlen vor der Staatsanwaltschaft. Wien. klin. Wschr. **1898 I**. Ref. Münch. med. Wschr. **1898 I**, 836. — Eine seltene Röntgenreaktion. Fortschr. Röntgenstr. **24**, 14 (1916/17). — Die Röntgenschäden der Diagnostik (insbesondere des Verdauungstraktus). Arch. Verdgskrkh. **37**, 206. — *Levy-Dorn* u. *Burgheim*, Zum Einfluß der Röntgenstrahlung auf den Cholesteringehalt im Blute des gesunden und kranken Körpers. Fortschr. Röntgenstr. **34**, Kongreßh., 62 (1926). — *Lieber*, Physikalisch-chemische Wirkung der Röntgenstrahlen. Ref. erstattet auf 98. Kongr. dtsch. Naturforsch. u. Ärzte Innsbruck 1924. Strahlenther. **18**, 536 (1924). — *Liebmann*, Zit. nach Flaskamp. Strahlenther., **12**. Sonderbd., 196 (1930). — *Liechti*, Siehe Materialiensammlung. — *Lindemann*, Über die Bedeutung des Mineralstoffwechsels in der Strahlentherapie (Selbstsensibilisierung des Darmes). Münch. med. Wschr. **1918 II**, 1048. — *Lindenborn, K.*, Über Röntgentumoren. Beitr. Chir. **59**, 384 (1908). — *Liniger*, Siehe Groedel, Liniger und Lossen. — *Linsay*, Siehe Hickey und Pohle. — *Linser*, Beitrag zur Histologie der Röntgenwirkung auf die normale menschliche Haut. Fortschr. Röntgenstr. **8**, 97. — Die Wirkung der Röntgenstrahlen auf die gesunde und kranke Haut. Ges. Natur- und Heilkunde Dresden, 22. Okt. 1928. Klin. Wschr. **1929 I**, 43. — Siehe Baermann. — Siehe Helber. — *Linzenmeier* u. *Hagge*, Capillarmikroskopische Untersuchungen. Arch. Gynäk. **118**, 398 (1923). — *Little, C. C.* and *B. W. McPheters*, Further studies on the genetics of abnormilities appearing in the descendants of X-rayed mice. Genetics **17**, 674 (1932). — Zbl. Radiol. **15**, 73 (1933). — *Lobenhoffer*, Schwere Röntgenschädigung bei Basedow. Fortschr. Röntgenstr. **31**, 317 (1923/24). — *Löhr*, Aussprache zu Röntgenschädigung. Nordwestdtsch. Chir.ver.igg Hamburg, Jan. 1923. Zbl. Chir. **1923**, 658. — *Lönne*, Zur Kritik der Ozonbestimmung. Ein Beitrag zur Frage der Gasvergiftung im Röntgenzimmer. Münch. med. Wschr. **1921 II**, 1519. — *Löwenthal*, Über Behandlung von Kopfverletzungen mit Röntgenstrahlen. Berl. klin. Wschr. **1919 I**. — *Lorenz*, Siehe Albers-Schönberg. — *Lorey, A.*, Über die Entstehung von nitrosen Gasen im Röntgenbetrieb nebst Vorschlägen zu deren Unschädlichmachung. Fortschr. Röntgenstr. **25**, 212 (1917/18). — Über Schutzmaßregeln im Röntgenbetrieb. Münch. med. Wschr. **1921 II**, 1187. — Der Röntgenstrahlenschutz. Lehrbuch der Strahlentherapie, herausgeg. von Hans Meyer (Bremen), Bd. 1, S. 1101. Berlin u. Wien: Urban & Schwarzenberg 1925. — *Lorey, A.* u. *G. Schaltenbrand*, Pachymeningitis nach Röntgenbestrahlung? Strahlenther. **44**, 747 (1932). — *Lork, E.*, Zur Frage der Entstehung des Röntgenkaters. Strahlenther. **22**, 184 (1926). — *Lossen*, Entstehung und Verhütung der Unfälle und Schäden in medizinischen Röntgenlaboratorien. Mschr. Unfallheilk. **33**, Nr 8/9, 170, 193 (1926). — Über Ergebnisse unserer Materialiensammlung der Unfälle und Schäden in reichsdeutschen Röntgenbetrieben. Acta radiol. (Stockh.) **8**, 345 (1927). — Soc. Suisse Radiol. 1927. J. de Radiol. **12**, 24 (1928). — Indirekte Röntgenschädigungen. Dtsch. med. Wschr. **1930 II**, 1391. — Siehe Groedel. — Siehe Groedel, Liniger und Lossen. — *Ludwig, A.*, Infrarote Strahlen als Schutz gegen Röntgenstrahlen. Fortschr. Röntgenstr. **34**, 399 (1926). — *Lüdin*, Leberveränderungen nach Röntgenbestrahlung. Strahlenther. **19**, 138 (1925).

MacArthur, L. L., Injurious influence of the use of the ultraviolet ray on old X-ray burns. Surg. etc. **41**, 97 (1925). — Zbl. Chir. **32**, H. 12, 576 (1925). — *MacIndore* and *H. Gillies*, Plastic surgery in chronic radiodermatitis and radionecrosis. Lancet **1932 II**, 1387. — Zbl. Chir. **1933**, 1263. — *Mackee*, X-ray idiosyncrasy. Amer. J. Roentgenol. 3, 294 (1916). — *Mackee* and *Andrews*, Injurious combined effect of Roentgen rays or radium and topical remedies. J. amer. med. Assoc., 5. Nov. 1921, 1489. — Die ultravioletten Strahlen als Prophylaktikum gegen Röntgendermatitis. J. amer. med. Assoc. 85, Nr 22 (1927). — Zbl. Gynäk. 1927, 2071. — *Mackee* u. *Fordyce*, Zit. bei **Halberstaedter**. Z. Krebsforsch. 19, 111 (1923). — *Mahnert*, Über den Einfluß der Röntgenbestrahlung auf das Kohlensäurebindungsvermögen des Blutes. Ein Beitrag zur Frage der Ursache des Röntgenkaters. Klin. Wschr. 1922 II, 1840. — *Mahnert* u. *Zacherl*, Die Behandlung des Röntgenkaters mit hypertonischen Lösungen. Zugleich ein Beitrag zur Frage ihrer Wirkung. Wien. klin. Wschr. 1923 I. — Der Einfluß der Röntgenstrahlen auf die Körpersäfte und den Stoffwechsel des menschlichen Organismus. Strahlenther. 16, 163 (1924). — *Malten*, Gehäufte Strahlenwirkung. Münch. med. Wschr. 1926 I, 823. — *Mamlock*, Ist eine Verbrennung durch Röntgenstrahlen ein Unfall im Sinne der Versicherung? Ärztl. Sachverst.ztg 1920, Nr 24. — Dtsch. med. Wschr. 1920 I, 196. — *Manheimer*, Siehe **Bucky**. — *Marcuse*, Dermatitis und Alopecie nach Durchleuchtungsversuchen mit Röntgenstrahlen. Dtsch. med. Wschr. 1896 I, 481, 681. — *Markus*, Die Strahlenbehandlung der tuberkulösen Halslymphome mit besonderer Berücksichtigung der Strahlenschäden. Dtsch. Z. Chir. 205, 209 (1927). — Klin. Wschr. 1928 I, 466. — *Marsch*, Tuberkulose und Sarkom (Röntgensarkom). Zbl. Chir. 1922, 1057. — *Marschik*, Röntgenschädigung des Kehlkopfes. Mschr. Ohrenheilk. (Festschrift für **Hajek**) 1, Suppl., 1445 (1921). — *Martens*, Siehe **Kolde**. — *Martin*, Über elektrische Verbrennungen. Zbl. Chir. 1931, 1457. — *Martin* u. *Rogers*, Die Wirkung der Erythemdosis. Amer. J. Roentgenol., Jan. 1923. — *Martius*, Stadtstromschwankungen im Tiefentherapiebetrieb. Münch. med. Wschr. 1920 I, 936. — Neue Röntgenröhren-Regeneriervorrichtung. Niederrhein.-westfäl. Ges. Gynäk. u. Geburtsh., 12. Nov. 1920. Mschr. Geburtsh. 54, 53 (1921). — Zu dem Vortrag von **Samuel** (Münch. med. Wschr.) über Strahlenschädigung. Niederrhein.-westfäl. Ges. Gynäk. u. Geburtsh. Düsseldorf, 9. Mai 1925. Mschr. Geburtsh. 72, 358 (1926). — Siehe **Grebe**. — *Marum*, Erfahrungen mit der Ovarialschwachbestrahlung bei Frauen im noch fortpflanzungsfähigen Alter. Strahlenther. 18, 849 (1924). — *Maruyama, K.*, Experimentelle Untersuchungen über den Röntgenkater und Röntgentod. Fortschr. Röntgenstr. 46, 85 (1932). — *Matas*, Remarks on the delayed or remote appearance of X-ray burns after long periods of latency. Amer. J. Roentgenol. 13, 37 (1925). — **Materialiensammlung** von Unfällen und Schäden in Schweizerischen Röntgenbetrieben. Herausgeber: H. R. **Schinz** und F. **Zollinger** unter Mitarbeit von E. **Bircher** (Aarau), P. **Hüssy** (Aarau), A. **Liechti** (Bern), O. **Naegeli** (Bern), E. **Steiner** (Lausanne) und A. **Zuppinger** (Zürich). Röntgenprax. 2, 385, 433, 505, 546, 613 (1930). — *Mathes*, Zur Fernhaltung der Röntgengase. Münch. med. Wschr. 1918 I. 729. — *Matteucci, Eugenio*, Orticaria da raggi X. (Urticaria nach Röntgenbehandlung.) Quad. radiol. 2, 208—211 (1931). — Zbl. Radiol. 12, 605 (1931). — Nuovo contributo di esperienza clinica sull'efetonina contro il mal da Raggi. Giorn. med. Alto Adige 3, 429 (1931). — *Matti*, Die Knochenbrüche und ihre Behandlung. Berlin: Julius Springer 1922. — *Matusovsky*, 6 Tage dauernde Anurie nach Radiumbestrahlung. Orv. Hetil. (ung.) 67, Nr 23 (1923). — *Mayer, H.*, Ein Beitrag zur Kasuistik der Cervixatresien bei Corpuscarcinom nach Radiumbestrahlung. Diss. Erlangen 1919. — *Memmesheimer*, Ein Beitrag zur Frage des Röntgenkaters. Strahlenther. 16, 741 (1924). — *Menge-Eymer*, Röntgentherapie in der Gynäkologie. Mschr. Geburtsh. 35, H. 3, 268 (1912). — *Metcalfe, James*, Brit. med. J., 20. Aug. 1921. — *Metzner*, Siehe **Dumstrey**. — *Meyer, F. M.*, Ein Beitrag zur Frage der Spätreaktion nach Röntgenbestrahlungen. Zbl. Gynäk. 1922, 1315. — *Meyer, H.*, Die biologischen Grundlagen der Röntgentherapie, I. Die Wirkung der Röntgenstrahlen auf das Auge. Strahlenther. 1, 151 (1912). — Die Grundlage der Methodik der Röntgentherapie in der Gynäkologie. Strahlenther. 1, 381 (1912). — Das Problem der „Kreuzfeuerwirkung" in der gynäkologischen Röntgentherapie. Zbl. Gynäk. 1913, 1741. — *Meyer* (Göttingen), Aussprache zum Vortrag **Gnant** über Röntgenschädigung. Nordwestdtsch. Chir.ver.igg Hamburg, Jan. 1923. Zbl. Chir. 1923, 656. — *Meyer, P. S.* (Mannheim), Änderung der Hautempfindlichkeit gegenüber Cantharidenpflaster nach Röntgenbestrahlung. Arch. Dermat. 155, Kongreßh., 72 (1929). — *Meyer, W. H.* u. *O. Glasser*, Erytheme dose in absolute units. Radiology, April 1926, 320. — *Michalowsky, E. H.*, Die Behandlung des Röntgenkaters mit Ephetonin. Münch. med. Wschr. 1928 II, 1336. — *Mies*, Einwirkungen der von einem Homöopathen bei Fascialislähmung angewandten Röntgenstrahlen auf Haut und Haar. Dtsch. med. Wschr. 1897, 417. — *Miescher*, Die Röntgenempfindlichkeit des Magens als Ursache des „Röntgenkaters". Strahlenther. 11, 980 (1920). — Die Röntgenreaktion der Haut ein rhythmisches Phänomen. Klin. Wschr. 1923 II, 1932. — Das Röntgenerythem. Strahlenther. 16, 333 (1924). — Zur Klinik und Pathogenese der Röntgenspätschädigungen der Haut. Schweiz. med. Wschr. 1925 II, 1111. — Die Histologie der akuten Röntgendermatitis (Röntgenerythem mit besonderer Berücksichtigung der Teilungsvorgänge). Arch. Dermat. 148, H. 3 (1925). — Zur Histologie der Röntgenveränderungen. Schweiz. med. Wschr. 1925, 305. — Röntgenbiologie der gesunden und kranken Haut. Strahlenther. 27, 257 (1927). — *Miku-*

licz-Radecki, v., Über vagabundierende Röntgenstrahlen. Zbl. Gynäk. **1922,** 1607. — Röntgenbestrahlung und Blutkörperchensenkungsgeschwindigkeit. Arch. Gynäk. **120,** 187 (1923). — *Milani,* Zit. bei Holfelder. Med. Klin. **1925** II, 1897. — *Millwee, R. H.,* Methods of protection in high voltage Roentgen therapy. J. of Radiol. **3,** 105 (1922). — *Möller,* Zur Frage der Röntgenschädigungen. Dtsch. med. Wschr. **1922** I, 595. — *Montgomery, D. W.* and *J. D. Viecelli,* The question of irradiation by X-rays as a cause of sarcoma. Brit J. Dermat. **45,** 241 (1933). — Zbl. Radiol. **15,** 790 (1933). — *Moore, R. Foster,* Cataract from exposure to X-rays. Proc. roy. Soc. Med. **24,** 759 (1931). —.Zbl. Radiol. **11,** 390 (1932). — *Moore, Vernor M.,* Radiation sensitization, with case report. Radiology **15,** 262 (1930). — *Morel-Kahn,* Siehe Bouchacourt. — *Moses,* Zum Schutz des Arztes bei Röntgendurchleuchtung. Münch. med. Wschr. **1914** II, 2035. — *Moszkowicz, L.,* Wie behandelt man operativ Röntgenschädigungen der Haut? Wien. klin. Wschr. **1932** I, 885. — *Mottram,* The effect of increased protection from radiation upon the blood condition for radium workers. Arch. of Radiol., Mai **1921,** Nr 250. — *Mottram, J. C.,* Some blood examination of X-ray workers. Brit. J. Radiol. **5,** 156 (1932). — Zbl. Radiol. **13,** 69 (1932). — *Mottram* und *Neave Kingsbury,* Untersuchungen über die Wirkungen von Radium und Röntgenstrahlen auf intestinale Vorgänge, Thrombopenie und Bakterieninvasion. Brit. J. Radiol. No **294,** 18 (1925). Ref. Fortschr. Röntgenstr. **33,** 448 (1925). — *Muckow, H.,* Zur Therapie des Röntgenulcus. Dermat. Wschr. **1924** I. Ref. Zbl. inn. Med. **1924,** 650. — *Mühlmann,* Ein Beitrag zum Kapitel der Röntgenschädigungen. Fortschr. Röntgenstr. **26,** 14 (1918/19). — Das chronisch indurierte Hautödem und die Hartstrahlenschädigung. Fortschr. Röntgenstr. **27,** 405 (1921). — Beitrag zur Röntgenschädigung des Dickdarms, Kehlkopfs und Fettgewebes. Fortschr. Röntgenstr. **30,** Kongreßh. 3, 85 (1922/23). — Zur Kasuistik der Röntgenschädigung von Brustdrüse und Lunge. Strahlenther. **18,** 451 (1924). — Über den Bau von Röntgenlaboratorien. Z. Krk.anst. **1924,** H. 13. — Über Röntgenschädigung des Dickdarms bei Colitis. Prophylaktische Rektoskopie. Fortschr. Röntgenstr. **32,** Kongreßh. 1, 221 (1924). — Beobachtungen über Röntgen- und Radiumtherapie in Verbindung mit Traubenzuckerinjektion. Fortschr. Röntgenstr. **36,** Kongreßh., 66 (1927). — Strahlenther. **27,** 306 (1928). — *Mühlmann* u. *O. Meyer,* Beiträge zur Röntgenschädigung tiefgelegener Gewebe. Strahlenther. **15,** 48 (1923). — *Müller, Max,* Über Röntgenschädigungen der Urinblase. Strahlenther. **13,** 129 (1922). — *Müller, O.,* Ergebnisse der Capillarmikroskopie am Menschen. Klin. Wschr. **1923** I. — Über das Verhalten der Hautcapillaren im röntgenbestrahlten Gebiet. Bemerkungen zu dem Aufsatz von Siedamgrotzki (Strahlenther. **19,** 1). Strahlenther. **19,** 607 (1925). — *Müller, W.,* Beitrag zur Frage der Strahlenwirkung auf tierische Zellen, besonders die der Ovarien. Strahlenther. **5,** 144 (1915). — Experimentelle Untersuchungen über die biologische Wirksamkeit künstlich erzeugter Sekundärstrahlen. Strahlenther. **10,** 219 (1920). — Über Proteinwirkungen als Folge des Zellzerfalls nach Röntgenbestrahlung. Münch. med. Wschr. **1921** II, 1204. — Bruns' Beitr. **125,** 414 (1922). — Der Einfluß der Röntgenstrahlen auf den Knochen. Münch. med. Wschr. **1923** I, 980. — Wachstumshemmung durch Röntgenstrahlen. Dtsch. med. Wschr. **1928** I, 679. — *Müller* (Wiesbaden), Röntgenulcera der Bauchhaut. Mschr. Geburtsh. **73,** 354 (1926). — *Mulson,* Sarkom des Fingers nach schwerer Röntgenschädigung bei einem Arzt. J. amer. med. Assoc. **96,** 2030 (1931). Ref. Röntgenprax. **4,** 391 (1932). — *Murphy, Heng Liu* and *Sturm,* Study on X-ray effects. The action of serum from X-rayed animals on lymphoid cells in vitro. J. f. exper. Med., März **1922,** 373. — *Mutscheller, A.,* Physical standards of protection against Roentgen-ray dangers. Amer. J. Roentgenol. **13,** 65 (1925).

Naegeli, Röntgenschädigungen. Dermatologischer Teil. Dtsch. med. Wschr. **1928** I, 496. — Siehe Materialiensammlung. — *Naegeli, Th.* u. *A. Lauche,* Thoriumdioxyd-Spätschädigungen. Klin. Wschr. **1933,** 1730. — *Naegeli* u. *A. Liechti,* Die Schweizerische Materialiensammlung. a) Kasuistik der Röntgenschäden bei dermatologischer Indikation zur Strahlentherapie. Röntgenprax. **2,** 433 (1930). — *Neeff, Th. C.,* Über die Abhängigkeit der Hauttoleranzdosis von der Wellenlänge der Röntgenstrahlen. Med. Klin. **1929** I, 735. — *Neisser,* Über die Wirkung der Röntgenstrahlen auf die Haut und ihre Verwendung bei der Behandlung von Hautkrankheiten. Schles. Ges. vaterländ. Kultur, 14. Dez. 1901. Ref. Dtsch. med. Wschr. **1901** I, 24. — *Nemenow,* Concerning the experimental Roentgen cancer in man. Ann. de Roentgenol. **2,** 144 (1926). — *Neu,* Zur Frage der Spätschädigungen nach Strahlentherapie. Arch. Gynäk. **1922,** 264. — *Neuḍa,* Zur Behandlung der Röntgenallgemeinschädigung (des sog. Röntgenkaters). Zbl. Gynäk. **1925,** 778. — *Neuda* u. *Redlich,* Über die Rolle der Leber in der Frage der Röntgenallgemeinschädigung. Wien. klin. Wschr. **1923** I, 772. — *Neuda, Redlich* u. *Sielmann,* Zur Pathogenese des sog. „Röntgenkaters". Klin. Wschr. **1923** II, 1306. — *Neuffer,* Über Milzbestrahlung bei Hämophilie. Münch. med. Wschr. **1921** I, 40. — *Neupert,* Röntgenschädigungen. Zbl. Chir. **1931,** 1070. — *Nevermann, H.,* Zur Behandlung der Röntgenallgemeinschädigung. Klin. Wschr. **1923** II, 1747. — *Niekau,* Anatomische und klinische Beobachtungen mit dem Hautcapillarmikroskop. Dtsch. Arch. klin. Med.

1064   Literaturverzeichnis.

132, 321. — *Nielsen, J.*, Ein Fall von akutem Röntgenkrebs. Ugeskr. Laeg. **1933**, 462. — Zbl. Radiol. **15**, 694 (1933). — *Niemann, C.*, Automatische Netzspannungsregulierung für Röntgenapparate. Fortschr. Röntgenstr. **30**, Kongreßh., 190 (1922/23). — *Nobele, de* u. *Lams,* Über die Wirkung der Röntgenstrahlen auf die Schwangerschaft und die Entwicklung des Fetus. Strahlenther. **25**, 702 (1927). — *Nogier,* Ungenügender Röntgenschutz, seine Gefahren. Arch. Électr. méd., Mai **1916**, 129; Juni **1916**, 192. — **Normenstelle der Deutschen Röntgengesellschaft.** Vorschriften für den Strahlenschutz in medizinischen Röntgenanlagen. DIN Rönt. **2** (1933). — Fortschr. Röntgenstr. **47**, 227 (1933). — *Nürnberger,* Über das Verhalten des Blutzuckers nach Röntgenbestrahlungen. Strahlenther. **12**, 732 (1921). — Histologische Untersuchungen über die Einwirkung der Röntgenstrahlen auf das Zellprotoplasma. Virchows Arch. **246** (1923).

Odermatt, Experimentelle Untersuchungen über die primäre Wirkung der Röntgenstrahlen auf die Gefäße. Fortschr. Röntgenstr. **31**, 717 (1923/24). — *Oehlecker,* Aussprache zu Röntgenschädigung. Nordwestdtsch. Chir.ver.igg Hamburg, Jan. 1923. Zbl. Chir. **1923**, 657. — *Olshausen, v.,* Haftung des Arztes bei Behandlung mit Röntgenstrahlen. Med. Klin. **1915** II. — *Opitz,* Siehe **Behne**. — *Oppenheim,* Siehe **Arning**. — *Orndorff, B. H., J. I. Farrell* and *C. Ivy,* Studies on the effect of Roentgen rays on glandular activity. V. The effect of Roentgen rays on external pancreatic secretion. Dpt. of Physiology and Pharmacology, Amer. J. Roentgenol. **16**, 349 (1926). — *Orth,* Siehe **Franz**. — *Ottow,* Blasen- und Bauchdeckenfistel mit Nekrose des Schambeins infolge einer Röntgenverbrennung. Zbl. Gynäk. **1927**, 2936. — Radiumschädigungen von Harnblase und Darm. Ges. Geburtsh. u. Gynäk. Berlin, 22. Nov. 1929. Zbl. Gynäk. **1930**, 608. — *Oudin,* Rapport sur les accidents dus aux rayons X. 2. internat. Kongr. med. Elektrol. u. Radiol. Bern, 1. Sept. 1902. Ref. Fortschr. Röntgenstr. **6**, 43 (1902). — Siehe **Barthélemy** und **Darier**. — *Oudin, Barthélemy* u. *Darier,* Über Veränderungen an der Haut und den Eingeweiden nach Durchleuchtung mit Röntgenstrahlen. Mschr. prakt. Dermat. **25**, H. 9, 1. Nov. 1897. Ref. Zbl. Chir. **1898**, 243. — *Oury,* Siehe **Bensaude et Solomon**. — Siehe **Brocq et Solomon**.

Pagenstecher, Zur Klinik und Histologie schwerer Röntgenverbrennungen. Beitr. klin. Chir. **82**, 310. — *Pamperl,* Heilung eines torpiden Röntgenulcus durch Excision usw. Münch. med. Wschr. **1925** II, 2219. — *Pankow,* Über Blasen- und Mastdarmschädigung bei Radium- und Mesothoriumbehandlung des Uteruscarcinoms. Mschr. Geburtsh. **40**, 168 (1914). — *Pape, K.,* Röntgenstrahlen und Röntgenschutz. Strahlenther. **14**, 848 (1923). — *Pauli,* Siehe **Pollitzer**. — *Pautrier, L. M.,* L'épilation radiothérapique du cuir chevelu pour microsporie, suivie d'une radiodermite partielle, peut-elle provoquer une cataracte bilatérale? Bull. Soc. franç. Dermat. **39**,148 (1932). — Zbl. Radiol. **12**, 760 (1932). — *Peemöller, Fr.,* Die physiologische Bedeutung des Pigments. Strahlenther. **28**, 168 (1928). — *Peiper,* Siehe **Holfelder**. — *Pels-Leusden,* Über Röntgengeschwüre, besonders ihre chirurgische Behandlung. Med. Klin. **1923** II, 1181. — Röntgenverbrennungen. Zbl. Chir. **1923**, 1512. — Aussprache zu **Grashey** über Röntgenschädigungen. Fortschr. Röntgenstr. **44**, Kongreßh., 83 (1931). — *Penkert,* Über Schädigungen und Komplikationen bei der Behandlung mit Radium, Mesothorium und Röntgentiefentherapie. Münch. med. Wschr. **1924** II, 1523. — *Penzoldt,* Untersuchungen über die Reaktion der Haut bei Deutschen und Spaniern. Zbl. Gynäk. **1925**, 1212. — *Pereire, M.,* Des psychonévroses consécutives au traitement radiothérapique des fibromes utérins. Bull. Soc. Méd. Paris, 9. Dez. 1921, 546. — J. Radiol. et Électrol. **6**, H. 3, März 1922. — *Perthes,* Versuche über den Einfluß der Röntgen- und Radiumstrahlen auf die Zellteilung. Dtsch. med. Wschr. **1904** I, 632, 668. — Versuch einer Bestimmung der Durchlässigkeit menschlicher Gewebe für Röntgenstrahlen mit Rücksicht auf die Bedeutung der Durchlässigkeit der Gewebe für die Radiotherapie. Fortschr. Röntgenstr. **8**, 12 (1905). — Bemerkungen zur Arbeit von v. **Hofmeister** über Röntgenschädigungen des Kehlkopfes. Münch. med. Wschr. **1922** II, 1690. — Die biologischen Wirkungen der Röntgenstrahlen. Strahlenther. **14**, 738 (1923). — Über Visierlappenplastik und über Spätnekrose des Knochengewebes infolge von Röntgenbetrahlung. Arch. klin. Chir. **127**, 165 (1923). — Die biologische Wirkung von Röntgen- und Radiumstrahlen. Lehrbuch der Strahlentherapie, herausgeg. von Prof. H. **Meyer**, Bd. 1, S. 725. (Gem. m. **Heineke**.) — *Perussia,* Radiazioni parassite dei tubi Coolidge moleste per la radioscopia (unerwünschte Nebenstrahlung der Coolidge-Röhre bei der Durchleuchtung). Radiol. med. **10**, H. 5 (1923). — *Peter,* Glaukom nach Röntgenbestrahlung. Strahlenther. **17**, 189 (1924). — Studien zur experimentellen Röntgen- und Radiumkatarakt. Münch. med. Wschr. **1931** II, 1317. — *Petersen-Hellmann,* Über Röntgenspätschädigungen der Haut und ihre Ursachen. Strahlenther. **11**, 474 (1920). — *Petges,* Danger de la radiothérapie dans le psoriasis. Soc. Méd. et Chir. Bordeaux, 22. Juli 1921. J. Radiol. et Électrol. **6**, H. 3 1922, März). — *Petry*-Graz, Die Rolle des Atmungsvorgangs während der Latenzzeit der Röntgenschädigungen. Wien. klin. Wschr. **1923** I, 51. — *Petzoldt, H.,* Ionometrische Messungen des Strahlenschutzes in medizinischen Röntgeninstituten. Fortschr. Röntgenstr. **49**, H. 4, 406—415 (1934). — *Pfahler*, Eine neue Vorrichtung zur Erhöhung des Schutzes für Patient und Arzt. Amer. J. Roentgenol. 8, H. 5 (1921, Mai). — Fortschr. Röntgenstr. **29**, 253 (1922). — Electrocoagulation or desiccation in the treatment of keratoses and malignant degeneration which follow radiodermatitis. Amer. J. Roentgenol. **13**, 41 (1925). — *Pfahler, G. E.* u. *Ch. F. Nassau*, A case of malignant degeneration in radiodermatitis, successfully treated by electrocoagulation and skingrafting. Radiology **3**, 297. — *Pfeiffer, H.*, Die Eiweißzerfallsvergiftungen. Z. Krkh.forsch. **1**, 407 (1925). — *Phemister, D. B.*, Radium necrosis of bone. Amer. J. Roentgenol. **16**, 340 (1928). — *Philipp, E.*, Knochenerkrankungen bei wegen Uteruscarcinoms mit Röntgenstrahlen bestrahlten Frauen. Strahlenther. **44**, 363 (1932). — *Philipp, E.* u. *G. Schäfer*, Metastasen und Rezidive im Knochen beim Genitalcarcinom der Frau und ihre Darstellung im Röntgenbild. Berlin: Julius Springer 1933. — *Pidone, M.*, Alterazioni del tessuto cellulo-adiposo perimammario postume a irradiazioni Roentgen. Arch. di Radiol. **1**, 739 (1925). — *Plagemann*, Wieweit beeinträchtigen multiple kurzzeitige diagnostische Röntgenaufnahmen das Wachstum der Extremitätenknochen, insbesondere die üblichen wiederholten Röntgenaufnahmen während der konservativen Behandlung der kongenitalen Hüftgelenksluxation des Kindes (Tierexperiment?). Verh. dtsch. Röntgenges. **6**, 63 (1910). — *Plonski*, Folgen einer Verbrennung der Haut durch Röntgenstrahlen. Berl. med. Ges., 1. Febr. 1899. Fortschr. Röntgenstr. **2**, 159 (1899). — *Podestà, V.*, Experimental study of intestinal lesions from Roentgen rays in intense deep Roentgen therapy. Radiol. med. **12**, 201 (1925). Ref. Amer. J. Roentgenol. **14**, 287 (1925). — *Pohle, E. A.*, Studies of the Roentgen erythema of the human skin. Radiology **6**, 236 (1926); 8, 185. — Siehe Hickey, and Linsay. — *Pohle, E. A.* and *C. H. Bunting*, Skin reactions following exposure to Roentgen rays. I. A comparison of the effect of two different wawe lengths on the skin of rats. Radiology **13**, 496 (1929). — Skin reactions following exposure to roentgen rays. II. A study of the effect of graded doses of two different wawe lengths on the skin of rats. Radiology **15**, 647 (1930). — Studies of the effect of Roentgen rays on the liver. Acta radiol. (Stockh.) **13**, 117 (1932). — *Pohle, E. A.* and *Cecil S. Wright*, Studies on the Roentgen erythema of the human skin. III. Macroscopic and skin capillary changes after combined exposure to Roentgen rays and ultra-violet rays. Radiology **14**, 351 (1930). — *Pokorny, A.*, Radiumulcus. Fortschr. Röntgenstr. **37**, 293 (1928). — *Polano*, Ein Röntgencarcinom der Bauchdecken mit Durchbruch in die Blase. Zbl. Gynäk. **1929**, 1426. — *Pollitzer, G.*, Über den Einfluß der Röntgenstrahlen auf die embryonale Linse. Wien. med. Wschr. **1929 I**, 551. — *Pollitzer, G.* u. *W. E. Pauli*, Wirkung der Kathodenstrahlen auf die Hornhaut von Salamanderlarven. Wien. klin. Wschr. **1929 I**, 877. — *Pometta*, Die Stellung der Berufsdermatosen bzw. Gewebeekzeme in der Praxis der Schweizerischen Unfallversicherungsanstalt in Luzern. Schweiz. med. Wschr. **1925 I**, 333. — *Poos*, Über die indirekte Strahlenschädigung des Organismus bei isolierter Organbestrahlung. Klin. Wschr. **1922 I**, 836. — Das Verhalten des blutlosen Organismus gegenüber Röntgenstrahlen. Bestrahlungsversuche an Cohnheimschen Salzfröschen. Strahlenther. **18**, 369 (1924). — *Pope, C.*, Die Behandlung von Röntgenstrahlennägeln. J. amer. med. Assoc. **1926**, 242. Ref. Fortschr. Röntgenstr. **35**, 405 (1926). — *Porter, C. A.*, Multiple carcinomata following chronic X-ray dermatitis. Ann. Surg., Nov. 1907. — The surgical treatment of X-ray carcinoma and other severe X-ray lesions based upon an analysis of 47 cases. J. med. Res. **21**, Nr 3 (1911). — Massachussetts Hosp. Publ. **3** (1910/11). — The surgical treatment of Roentgenray lesions. Amer. J. Roentgenol. **13**, 31 (1925). — *Porter* u. *Wolbach*, Zit. bei Halberstaedter. Z. Krebsforsch. **19**, 113 (1923). — *Pranter, V.*, Zur Kasuistik der Röntgenschädigungen nach Tiefenbestrahlungen. Mitt. Grenzgeb. Med. u. Chir. **31**, H. 1/2 (1919). — *Prym*, Die therapeutischen Röntgenbestrahlungen vom pathologisch-anatomischen Standpunkt. Krauses Handbuch der Röntgentherapie, Bd. 3, Teil 2, Lief. 5, S. 181. Leipzig: W. Klinkhardt 1924.

Quimby, E. H., The skin erythema dose with a combination of two types of radiation. Amer. J. Roentgenol. **17**, 621 (1927). — Zbl. Radiol. **3**, 723 (1927). — *Quimby, E. H.* and *George T. Pack*, The skin erythema for combinations of gamma and roentgen rays. Radiology **13**, 306 (1929). — Further studies on the skin erythema with combinations of two types of radiation. Radiology **15**, 30 (1930).

Rachmanow, Zur Frage über die Wirkung der Röntgenstrahlen auf das Zentralnervensystem. Strahlenther. **23**, 318 (1926). — Radiosensitivity of bone. Amer. J. Roentgenol. **21**, 485 (1929). — Radiotossiemia. Morgagni **1923 II**, 7. — Zbl. Chir. **1924**, 449. — Ein Radiumhospital für Manchester. Ref. Zbl. inn. Med. **1921**, 394. — Preliminary Report of the X-ray and Radium protection Committee. Arch. of Radiol., Juni 1921, Nr 251. — *Rahm*, Der Einfluß der Unterbrecherzahl bei Induktorapparaten auf Oberflächen- und Tiefendosis. Münch. med. Wschr. **1922 II**, 1542. — Hypophysenreizbestrahlung. Ref. Zbl. Chir. **1922**, 989. — Röntgenschädigung. Klin. Wschr. **1924 II**, 1289. — Über Röntgenspätschädigungen. Bruns' Beitr. **131**, 456 (1924). — Strahlenther. **20**, 213 (1925). — Beitrag zur Überempfindlichkeit der Haut bei Knochentuberkulose. Fortschr. Röntgenstr. **36**, 989 (1927). — Zit. nach Flaskamp. Strahlenther., **12**.

Sonderbd., 181 (1930). — *Rajewsky, B.*, Zur Frage der Dosierung von Röntgenstrahlen. Die Standardisierung der Dosismessung. Fortschr. Röntgenstr. **34**, 62 (1926). — *Rammstedt* u. *Jakobsthal*, Über Schädigungen der Haut durch Röntgenstrahlen. Fortschr. Röntgenstr. **14**, 14 (1911). — *Rapp*, Biologie der Radium- und Röntgenstrahlenwirkung. Lehrbuch der Strahlentherapie, Bd. 2, S. 49. herausgeg. von Prof. H. Meyer, Berlin u. Wien: Urban & Schwarzenberg 1925. — Siehe Beck. — *Récamier*, Actions des rayons X sur le développement de l'os. Arch. Électr. méd. No 186, März **1906**. Ref. Fortschr. Röntgenstr. **10**, 121 (1906). — Referate über Strahlenschädigungen der Blase. Zbl. Gynäk. **1929**, 559. — *Regaud*, Sur la sensibilité du tissu osseux normal vis à vis des rayons X et γ et sur le mécanisme de l'ostéo-radionécrose. C. r. Soc. Biol. Paris **87**, 629 (1922). — Über die Radiumtherapie der Zungenkrebse und ihrer sekundären Drüsenerkrankungen. Strahlenther. **21**, 73 (1926). — Siehe Ferroux. — *Regaud* u. *Nogier*, Die Einwirkung hoher X-Strahlendosen, welche durch Filtration durch eine 3 und 4 mm dicke Aluminiumschicht gehärtet werden, auf die Haut und ihre Anwendung in der Röntgentherapie. Strahlenther. **2**, 733 (1913). — *Regaud, Nogier* et *Lacassagne*, Sur les effets redoutables des irradiations étendues de l'abdomen et sur les lésions du tube digestif déterminées par les rayons de Roentgen. Arch. Électr. méd. **1912**. — Dangers des irradiations étendues de la région abdominale au point de vue des lésions du tube digestif. Recherches expérimentales. Ref. J. de Radiol. **1912**. — *Regelsberger, H.*, Polarisationsmessungen an der menschlichen Haut. Zur Diagnose der Basedowschen Krankheit und ihrer strahlentherapeutischen Beurteilung. Fortschr. Röntgenstr. **41**, 950 (1930). — Apparat zur Polarisationsmessung an der menschlichen Haut. Fortschr. Röntgenstr. **42**, 379 (1930). — Bericht der Redaktion unter „Reichsgerichtsentscheidungen". Akt. Z. VII, 263/19. Urteil vom 21. Nov. 1919. Ist eine Verbrennung mit Röntgenstrahlen versicherungsrechtlich ein Unfall? Z. ärztl. Fortbildg **1920**, Nr 15. — Aus dem Reichsgericht: Haftet der Arzt für Verbrennung durch Röntgenbestrahlung? Ärztl. Sachverst.ztg **33**, 122 (1927). — *Reifferscheid, K.* u. *P. Schugt*, Irrtümer der Röntgentherapie gynäkologischer Erkrankungen. Irrtümer der Röntgendiagnostik und Strahlentherapie, S. 337. Leipzig: Georg Thieme 1924. — *Reimer, O.*, SchweresRöntgenulcus nach Tiefenbestrahlung. Wien. klin. Wschr. **1926** I, 471. — Röntgengeschwüre. Eine Ergänzung zu „Über Röntgenverbrennungen" von Richard Mühsam im Zbl. Chir. **1927**, 3269; **1928**, 478. — Erwiderung zu: „Zum Kapitel Röntgengeschwüre" von Ernst Schwarzkopf, Werksarzt, Kladno. Zbl. Chir. **1928**, 1175. — Operativer Eingriff in röntgengeschädigtem Gewebe. Zbl. Chir. **1929**, 918. — *Reinberg*, Zur Frage über die Wirkung der Röntgenstrahlen auf das Röntgenpersonal. Mitt. Röntgenol. u. Radiol. Petersburg **2**, 3—4. Ref. Fortschr. Röntgenstr. **32**, 171 (1924). — Zur Frage der Wirkung der Röntgenstrahlen auf das Personal. Vestn. Rentgenol. (russ.) **2**, H. 3/4 (1924). Ref. Z.org. Chir. **30**, 748 (1924). — *Reisner, A.*, Ist das Hauterythem abhängig von der Wellenlänge der Röntgenstrahlen und wieviel „R" beträgt die Hauttoleranzdosis für die einzelnen Strahlenqualitäten? Fortschr. Röntgenstr. **40**, Kongreßh., 33 (1929). — Untersuchungen über die Veränderungen der Hauttoleranz bei verschiedener Unterteilung der Strahlendosis. Strahlenther. **37**, 779 (1930). — Fehldiagnose bei der Begutachtung von Röntgenschäden. Dtsch. med. Wschr. **1931** II, 1539. — Der Hauterythemverlauf bei fraktionierter Verabfolgung großer Strahlenmengen. Fortschr. Röntgenstr. **45**, 293 (1932). — Hauterythem und Röntgenstrahlung. Erg. med. Strahlenforsch. **6**, 1 (1933). — Die für die Praxis wichtigen Ergebnisse von Röntgenerythembeobachtungen an der Haut. Med. Klin. **1933** I, 918. — *Reisner, A.* u. *H. Brada*, Generalisierte Exantheme durch Röntgenbestrahlung. Röntgenprax. **5**, 16 (1933). — Research in Radiology. Brit. med. J., 2. April **1921**. — *Reusch, W.*, Gasvergiftung im Röntgenzimmer und ihre Verhütung. Münch. med. Wschr. **1917** I, 445. — *Reyn, A.*, The value of concentrated arc light treatment in cases of Roentgen and Radium lesions of the skin. Radiology **6**, 457 (1926). — Die Lichttherapie der Röntgen- und Radiumschädigungen der Haut. Strahlenther. **26**, 544 (1927). — *Ribbert*, Das Carcinom des Menschen. Bonn: F. Cohen 1911. — Die Histogenese des Röntgen- (und des Teer-)carcinoms. Fortschr. Röntgenstr. **22**, 473 (1914/15). — *Richarz, A.*, Entwicklungshemmung der weiblichen Brustdrüse durch Röntgenbestrahlung. Fortschr. Röntgenstr. **33**, 573 (1925). — *Richer* et *Londe*, Érytheme radiographique des mains. Sem. méd. **1897**. — *Ricker*, Mesothorium und Gefäßnervensystem nach Beobachtungen am Kaninchenohr. Strahlenther. **5**, 679 (1915). — *Riecke*, Siehe Bode. — *Riedel*, Vulvacarcinom nach Pruritusbestrahlung. Zbl. Gynäk. **1923**, 134. — *Rieder*, Die Beseitigung nitroser Gase und überlauter Geräusche im Röntgenbetriebe. Münch. med. Wschr. **1917** II, 1265. — Vermeidung der Allgemeinerscheinungen nach Röntgentiefenbestrahlungen (der Röntgenkater). Strahlenther. **12**, 573 (1921). — *Riehl*, Zur Therapie schwerer Verbrennungen. Vorläufige Mitteilung. Wien. klin. Wschr. **1925** I, 833. — *Riepe, E.*, Histologische Untersuchungen über die Reaktion der Haut (Integumentum commune) des Tieres auf Röntgenstrahlen. Inaug.-Diss. Hannover 1929. — *Röhr, H. O.*, Über die unspezifische Umstimmung der Haut nach Bestrahlung. Strahlenther. **34**, 157 (1929). — Röntgenkater (Azidosis). Radiology **2**, 160 (1924). — Röntgenulcera. Münch. med. Wschr. **1931** I, 943. — *Rösner*, Kehlkopfnekrose nach

Röntgenbestrahlung eines Kropfes. Zbl. Chir. **1929**, 2666. — *Roffo, A. H.*, Wirkung der Röntgenstrahlen auf das Hühnerherz in vitro. Ref. Münch. med. Wschr. **1925 II**, 1270. — Vernarbung eines Röntgencarcinoms durch Radium. Prensa méd. argent. 18, 742 (1931). — Zbl. Radiol. **12**, 604 (1932). — Durch Radium vernarbtes Röntgencarcinom. Mit einem Selbstbericht des Dr. L. O. Aravena. Strahlenther. **43**, 757 (1932). — *Roffo, A. H.* et *L. O. Aravena*, Épithélioma roentgénien cicatrisé par le radium. Bull. Assoc. franç. Étude Canc. 21, 143 (1932). — *Rohrschneider, W.*, Experimentelle Erzeugung von Röntgenstrahlenkatarakt. Strahlenther. **31**, 596 (1929). — Über die Wirkung der Röntgenstrahlen auf das Auge. Strahlenther. **38**, 665 (1930). — Schädigung der Augen bei der Röntgenstrahlentherapie extraokularer Erkrankungen. Dtsch. med. Wschr. **1932 II**, 1126. — Zur Morphologie der Röntgenstrahlenkatarakt. Ber. dtsch. ophthalmol. Ges. 448 (1932). Zbl. Radiol. **14**, 387 (1933). — *Rominger*, Klinische Untersuchungen über das Röntgenerythem. Inaug.-Diss. Freiburg 1911. — Klinische Erfahrungen über die Hautschädigungen bei gynäkologischer Tiefentherapie mit schwach gefilterten Röntgenstrahlen. Strahlenther. 2, 665 (1913). — *Rosenbach*, Das Röntgencarcinom und seine Entstehung. Arch. f. klin. Chir. **92**, H. 1 (1910). Ref. Münch. med. Wschr. **1910 II**, 1462. — *Rost*, Siehe *Dieterich*. — *Rost, G. A.*, Über die biologische Wirkung der Röntgenstrahlen auf die gesunde und kranke Haut. Strahlenther. **44**, 521 (1932). — *Rost, A.* u. *Fr. Krüger*, Experimentelle Untersuchungen über die Wirkungen von Thorium X auf die Keimdrüsen des Kaninchens. Strahlenther. 4, 382 (1914). — *Rost* u. *Uhlmann*, Radiumemanationssalbe zur Behandlung von Röntgenspätschäden der Haut. Dtsch. med. Wschr. **1932 I**, 655. — *Rothbart*, Ursachen und Verhütung der Röntgenverbrennung. Vorschlag zur einheitlichen Hautbezeichnung im therapeutischen Betriebe. Dtsch. med. Wschr. **1922 II**, 1485. — *Rother*, Über den Einfluß der Röntgenstrahlen auf das vegetative Nervensystem. Dtsch. med. Wschr. **1924 II**, 1141. — *Rowntree*, X-ray carcinoma. Lancet **1909**. — *Rudberg*, Studien über die Thymusinvolution. Arch. Anat. u. Physiol. **1907**. — Zit. bei *Flaskamp*. — *Rudis-Jicinsky*, Arch. Physiol. Ther. 3, Nr 5. — *Rump, W.*, Siehe *Wintz*. — *Ruotte*, Siehe *Bernard*. — *Russ, Sidney*, Brit. med. J., Aug. **1920**. — Die Beeinflussung der Lymphocyten durch Röntgenstrahlen. Arch. of Radiol. 26, 146 (1921). — *Ryffel, W.*, Unterkiefernekrosen als Röntgenschädigung, mit besonderer Berücksichtigung der Prophylaxe und Therapie. Schweiz. med. Wschr. **1933**, 351.

Saalfeld, Röntgenverbrennung. Dermat. Z. 46, 221 (1926). — Zbl. Radiol. 1, 122 (1926). — *Sachs*, Behandlung eines Röntgenulcus mittels Hydrotherapie. Fortschr. Röntgenstr. 34, 768 (1926). — *Sack*, Über die Behandlung des Röntgenkaters mit Nautisan. Med. Klin. **1929 I**, 643. — *Saidman, J.*, La sensitométrie de la peau. Bull. Radiol. méd. **1928**, 98. — J. de Radiol. 12, 403 (1928). — *Salvador*, Siehe *Bordier*. — *Salzmann*, Röntgenbehandlung innerer Krankheiten. München: J. F. Lehmann 1923. — Zit. bei *Flaskamp*. Strahlenther., 12. Sonderbd., 196 (1930). — *Samek*, Über Röntgenschäden bei Bestrahlung von Dermatosen und deren Vermeidung. Fortschr. Röntgenstr. 46, 328 (1932). — Zur Biologie des Röntgenfrüherythems. Med. Klin. **1932 II**, 1776. — Zur Frage des Röntgenschadens in der Dermatologie. Strahlenther. **45**, 782 (1932). — Zur Biologie des Röntgenfrüherythems. Ver.igg dtsch. Röntgenol. Prag, Okt. **1932**. Fortschr. Röntgenstr. 48, 117 (1933). — Sammelreferat über Röntgenschädigungen. Fortschr. Röntgenstr. **30**, Kongreßh., 75 (1922/23). — *Samuel*, Über Strahlenschädigungen. Münch. med. Wschr. **1925 II**, 1296. — *Sanders*, Zur Kenntnis der Röntgenschädigungen am Darm. Strahlenther. 18, 457 (1924). — *Sauerbruch*, Röntgensarkom. Fortschr. Röntgenstr. 31, 317 (1923/24). — *Sauerbruch* u. *Schumann*, Nachweis elektrischer Felder in der Umgebung des Körpers. Münch. med. Wschr. **1928 I**, 681. — *Saupe*, Tod während einer Bestrahlung infolge von Lungenembolie. Strahlenther. **28**, 624 (1928). — Was muß der praktische Arzt über Röntgenreaktionen, die Behandlung röntgenbestrahlter Patienten und die Therapie von Strahlenschäden wissen? Med. Welt **1928**, 399. — Über einen Fall von Kombinationsschaden bei Schenkelvaricen. Strahlenther. **45**, 598 (1932). — *Savill*, Über einen Fall von Röntgenulcus, nach *Hilton* geheilt. Münch. med. Wschr. **1910 I**, 602. — *Scarpadane*, Contributo clinico e sperimentale alla conoscenza delle lesioni da raggi X nell'occhio. Saggi Oftalm. 4, 428 (1929). — Zbl. Radiol. 7, 643 (1930). — *Schall*, Aussprache über Röntgenschädigungen. Fortschr. Röntgenstr. **44**, Kongreßh., 84 (1931). — *Schilling*, Über die vorsorgliche Erkennung und Verhütung von Strahlenschäden. Med. Welt **1932**, 839. — *Schinz*, Augenschädigungen. Röntgenkongr. Berlin 1922. Fortschr. Röntgenstr. **30**, Kongreßh. 1, 113 (1922/23). — Ursachen, Prophylaxe und rechtliche Bedeutung der Strahlenschäden. Schweiz. med. Wschr. **1927 I**, 601. — Z.org. Chir. 40, 16 (1927). — Über Richtlinien der Dosierung in der Röntgentherapie. Schweiz. med. Wschr. **1927 I**, 585. — Strahlenschädigungen und Schädigungsprophylaxe. Lehrbuch der Röntgenkunde, herausgeg. von *Rieder-Rosenthal*, Bd. 3, S. 183. 1928. Leipzig: Johann Ambrosius Barth 1928. — Röntgenschädigungen. Schweiz. med. Wschr. **1928 I**. — Dtsch. med. Wschr. **1928 I**, 496. — Die Röntgenschädigungen im allgemeinen. Materialiensammlung von Unfällen und Schäden in Schweizerischen Röntgenbetrieben, herausgeg. von R. Schinz und F. Zollinger. Röntgenprax. **2**, 389 (1930). — Aussprache über Röntgenschädigungen. Fortschr. Röntgenstr. **44**, Kongreßh., 89 (1931). — Aussprache zu Holfelder: Neben- und Nachwirkungen nach Röntgenbestrahlung. Röntgenkongr. 1931. Fortschr. Röntgenstr. **4**, 78 (1931). — Röntgenprax. **3**, 488 (1931). — *Schinz* u. *Beust*, Zit. bei Flaskamp. Strahlenther. **12**, Sonderbd., 196 (1930). — *Schinz* u. *Rados*, Tierexperimentelle Untersuchungen über Röntgenempfindlichkeit der einzelnen Teile des Auges. Graefes Arch. **110**, 354 (1922). — *Schinz* u. *Slotopolsky*, Strahlenbiologie der gesunden Haut. Erg. med. Strahlenforsch. **3**, 583 (1928). — *Schinz* u. *Strelin*, Elektrischer Tod beim Durchleuchten. Röntgenprax. **5**, 148 (1933). — *Schinz* u. *Zollinger*, Materialiensammlung von Unfällen und Schäden in Schweizerischen Röntgenbetrieben. Unter Mitarbeit von E. Bircher, P. Hüssy, A. Liechti, O. Naegeli, E. Steiner, A. Zuppinger. Röntgenprax. **2**, 385, 433, 505, 546, 613 (1930). — *Schinz* u. *Zuppinger*, Die Schweizerische Materialiensammlung. Kasuistik der übrigen Röntgenschäden. Röntgenprax. **2**, 441 (1930). — *Schläpfer, H.*, Klinische und experimentelle Beobachtungen über Strahlenstare. Dtsch. med. Wschr. **1934** II, 1101. — *Schlaginweit* u. *Sielmann*, Untersuchungen über den „Röntgenkater“. Klin. Wschr. **1922** II, 2136. — *Schmidt, H. E.*, Die Unzulänglichkeit der üblichen Schutzvorrichtungen in den Röntgeninstituten. Strahlenther. **3**, 722 (1913). — Idiosynkrasie der Haut gegen Röntgenstrahlen. Dtsch. med. Wschr. **1917** I, 203. — Siehe Buschke. — *Schmidt, H. E.* u. *Buschke*, Über die Wirkung der Röntgenstrahlen auf Drüsen. Dtsch. med. Wschr. **1905** I. — *Schmidt*, Zit. bei Jüngling. Röntgenbehandlung chirurgischer Krankheiten, 1924, S. 156. — *Schmidt, H.*, Kehlkopfgangrän als Spätschädigung. Virchows Arch. **1921**, 231. — *Schmidt* (Viggo), Sarkom, hervorgerufen durch Röntgen-Radiumbehandlung eines Zungenkrebses. Ein Fall von Carcinomsarkom der Zunge? Ugeskr. Laeg. (dän.) **88**, 565 (1926). — Zbl. Chir. **1928**, 884. — *Schmiedt, E.*, Myxödem bei einem Röntgenologen. Fortschr. Röntgenstr. **49**, 593 (1934). — *Schmiegelow*, Dän. oto-laryng. Ges. Kopenhagen, 1. März 1922. — *Schmitt, A.*, Schädigungen durch Bestrahlung. Zbl. Chir. **1929**, 1182. — *Schmitt* (Göttingen), Röntgenverbrennung nach Strahlenverabreichung durch einen Postboten. Münch. med. Wschr. **1922** II, 1200. — Über Spätschädigungen röntgenbestrahlter jugendlicher Knochen- und Gelenktuberkulose. Zbl. Chir. **1929**, 934. — *Schmitz, H.*, The treatment of primary and latent injuries of the skin from radium and X rays. Radiology 1, 34 (1923). — The clinical significance and treatment of radiation sickness. Radiology 2, 137 (1924). — *Schneider, E.*. Experimentelle Forschungen zur Frage der biologischen Röntgenstrahlenwirkung. Südwestdtsch. Rö.Ges. Nov. 1926. — Münch. med. Wschr. **1926** II, 2097. — *Schneider, G. H.*. Zur Bekämpfung des Röntgenkaters nach Tiefentherapie. Naturforscherkongr. Hamburg 1928. — Strahlenther. **32**, 205 (1929). — Der Röntgenkater und seine Bekämpfung. Sammelbericht. Mschr. Geburtsh. **84**, 409 (1930). — *Schönfeld*, Die Röntgenologie in rechtlicher Beziehung. Österr. Zbl. jur. Prax. **24**, H. 4 (1916). — *Schönhof, S.*, Röntgenatrophie mit Ulcusbildung. Fortschr. Röntgenstr. **33**, 277 (1925). — Röntgenschädigung der Haut. Fortschr. Röntgenstr. **33**, 301 (1925). — Ein Fall von seltener Röntgenschädigung. Fortschr. Röntgenstr. **33**, 429 (1925). — Über die Entstehung von Röntgenschädigungen außerhalb des Bestrahlungsfeldes. Med. Klin. **1926** II, 1597. — Röntgenverbrennung. Fortschr. Röntgenstr. **37**, 581 (1928). — Röntgenschädigung außerhalb des Bestrahlungsfeldes. Ref. Münch. med. Wschr. **1930** II, 1986. — *Schönleber*, Tod an Peritonitis nach Röntgenbestrahlung bei Peritonealcarcinose. Strahlenther. **13**, 126 (1922). — *Scholtz*-Königsberg (Breslau), Über den Einfluß der Röntgenstrahlen auf die Haut im gesunden und kranken Zustand. Arch. f. Dermat. **59**, 241. — *Scholz, Th.*, Zur Frage der Vergiftungserscheinungen im Röntgenzimmer und deren Verhütung. Strahlenther. **15**, 412 (1923). *Schonnefeld*, Röntgenulcus. Wiss. Ver.igg städt. Krk.haus Frankfurt a. M., 7. Juni 1910. Münch. med. Wschr. **1910** II, 1761. — *Schopflocher*, Wissenswertes aus der Rechtsprechung. Radiol. Rdsch. 1, 310 (1933). *Schramek*, Siehe Fernau und Zarzycki. — *Schreiner*, Rezidivierendes Röntgenexanthem. Strahlenther. **16**, 389 (1924). — Die Therapie der Verbrennungen. Wien. klin. Wschr. **1930** I, 871. — *Schreiner* u. *Stenström*, Consideration of assumed causes of Roentgen ray intoxication and injuries. Amer. J. Roentgenol. 10, 451 (1924). — *Schreus, H. Th.*, Die Schwankungen der Netzspannung und ihre Rückwirkungen auf den sekundären Stromkreis und die Dosis im Röntgenbetrieb. Dtsch. med. Wschr. **1920** I, 715. — Röntgenschädigungen der Haut. Naturforscherkongr. Leipzig 1922. Fortschr. Röntgenstr. **30**, Kongreßh. 3, 81 (1922/23). — Die maximale Reaktion der Blutgefäße als Maß der Röntgenstrahlen. Verh. dtsch. Röntgenges. **15** II. — Fortschr. Röntgenstr. **32**, Kongreßh., 25 (1924). — Die neueren Anschauungen über das Röntgenerythem. Fortschr. Röntgenstr. **33**, 123 (1925). — Der Verlauf des Röntgenerythems, mit histologischen Untersuchungen. Dtsch. med. Wschr. **1925** I, 358. — Herpes zoster nach Röntgenbestrahlung. Dermat. Wschr. **83**, 1926. — Ref. Dtsch. med. Wschr. **1926** II, 2183. — Siehe Habermann. — *Schreus* u. *Schoenholz*, Die Toleranzdosen der Haut in „Röntgen“einheiten bei verschiedenen Strahlenhärten. Strahlenther. **24**, 485 (1927). — *Schreus* u. *Willms*, Weiterer Beitrag zur Pathogenese des Röntgenkaters. Rhein.-westfäl. Röntgenges. Bonn, 21. Jan. 1933. Fortschr. Röntgenstr. **48**, H. 2, 248

(1933). — Weiterer Beitrag zur Pathogenese des Röntgenkaters. 2. Mitt.: Experimenteller Teil. Strahlenther. 47, 715 (1933). — *Schroeder, Margarete,* Schädigung des Rectums nach erfolgreicher Behandlung eines Uterussarkoms durch Röntgen- und Mesothoriumbehandlung. Diss. Greifswald 1918. — *Schrutz,* Über die Empfindlichkeit der Haut der Säuglinge gegenüber X-Strahlen. Münch. med. Wschr. 1927 II, 1068. — *Schubert,* Über Röntgenschädigungen nach diagnostischer Anwendung von Röntgenstrahlen. Klin. Wschr. 1926 II, 2303. — Lues III in Kombination mit Röntgenschädigung. Dermat. Z. 49, 433 (1927). — *Schürmayer,* Ein Bleischutz für Durchleuchtung und Photographie mittels Röntgenstrahlen. Fortschr. Röntgenstr. 4, 74 (1900). — Die Schädigungen durch Röntgenstrahlen und die Bedeutung unserer Schutzvorrichtungen. Röntgenverbrennungen und das theoretische Sachverständigengutachten. Ref. Fortschr. Röntgenstr. 5, 44 (1901). 73. Verslg dtsch. Naturforsch. u. Ärzte Hamburg, 22. Sept. 1901. — Bemerkungen zum Aufsatz Dr. Holzknecht: „Die forensische Bedeutung der sog. Röntgenverbrennungen". Fortschr. Röntgenstr. 6. — Zbl. Chir. 1903, Nr 24. — Die „strafrechtliche" Bedeutung der Röntgenverbrennungen. Comm. du premier congrès d'électr. et de radiol. méd. C. r. 1903, 259. — *Schugt,* Capillarmikroskopie des Röntgenerythems der Bauchhaut. Münch. med. Wschr. 1922 II, 1178. — Über einen bemerkenswerten Fall von Blasenblutungen nach Röntgenradiumbestrahlung. Zbl. Gynäk. 1923, 1862. — Siehe Reifferscheid. — *Schulz* u. *Hoffmann,* Dtsch. Z. Chir. 79, 550. — Schutz vor Röntgenstrahlen. Fragenbeantwortung durch Prof. Holthusen. Dtsch. med. Wschr. 1933 I, 265. — *Schwarz, E.,* Schädigungen bei der Röntgenbehandlung von Myomen und hämorrhagischen Metropathien. Strahlenther. 15, 398 (1923). — *Schwarz, G.,* Zur Kenntnis der Röntgenreaktion der Haut. Reversion und Röntgenallergie. Strahlenther. 18, 483 (1924). — Zur Kenntnis der Röntgenreaktion der Haut. Über den Abhängigkeitsgrad der Hautschädigung von der Strahlenintensität bei gleicher Dosis. Der Begriff des Schädigungsquotienten. Strahlenther. 18, 845 (1924). — Kein Röntgenkater mehr? Bemerkung zu dem gleichnamigen Artikel von E. Zweifel. Strahlenther. 18, 875 (1924). Strahlenther. 19, 606 (1925). — *Schwarz, G.* u. *A. Frank,* Strahlenqualität und Hautreaktion. Wien. Ges. Röntgenkde, 5. April 1933. Fortschr. Röntgenstr. 48, 135 (1933). — Konfluierende Folliculitis mit Pseudotumorbildung bei Radioepidermitis sicca. Strahlenther. 47, 195 (1933). — Strahlenqualität und Hautreaktion. I. Mitt. Strahlenther. 50, H. 1, 145—156 (1934). — *Schwarzkopf, E.,* Zum Kapitel Röntgengeschwüre. Zbl. Chir. 1928, 1174. — *Schweizer,* Über spezifische Röntgenschädigungen des Herzmuskels. Strahlenther. 18, 812 (1924). — *Schwering, G. J.,* Lesiones roentgen posibles, usando dosis carcinomatosas elevadas, con grandes campos de entrada, en la irradiacion del utero. Rev. Diagn. y Trat. fisic. 3, No 12 (1927, April). — *Sébileau,* Les méfaits éloignés de l'application des rayons X. Gaz. Hôp. 99, Nr 21 (1926). — Zbl. Gynäk. 1926, 2186. — *Secher, K.,* Todesfall nach Röntgenbestrahlung bei Basedow. Ugeskr. Laeg. (dän.) 80 1613 (1918). — *Seemen, v.,* Röntgengeschwür plus Carcinom. Münch. Chir.ver.igg, 31. Jan. 1933. Zbl. Gynäk. 1933, 1478. — *Séguy* et *Quénisset,* Action des rayons X sur le coeur. C. r., 5. April 1897, 790. — *Sehrwald,* Dermatitis nach Durchleuchtung mit Röntgenstrahlen. Dtsch. med. Wschr. 1896 I, 665. — *Seitz, L.,* Röntgen- und Radiumbehandlung. Halban-Seitz' Biologie und Pathologie des Weibes, Bd. 2, S. 393. 1924. — Aussprache zu Röntgenschädigung. Mittelrhein. Ges. Geburtsh. u. Gynäk., 27. Febr. 1926. Mschr. Geburtsh. 73, 355 (1926). — *Seitz, L.* u. *H. Wintz,* Sind Röntgenhautverbrennungen und Darmschädigungen unter Zink und anderen Schwermetallfiltern vermeidbar? Zbl. Gynäk. 1918, 409. — Unsere Methode der Röntgentiefentherapie und ihre Erfolge. Berlin u. Wien: Urban & Schwarzenberg 1920. — *Sgalitzer,* Strahlenempfindlichkeit des Zentralnervensystems. Wien. klin. Wschr. 1926 I, 903. — *Shichida,* Die Einwirkung der Röntgenbestrahlung von Leber und Milz auf die Blutgerinnung. Jap. med. World 4, 115 (1924). — Ber. Gynäk. 6, 359 (1924). — *Sicard,* Presse méd. 1907. — *Sieben, M. E.,* Über die Behandlung der Röntgengeschwüre. Diss. Freiburg i. Br. 1932. Zbl. Radiol. 16, 523 (1934). — *Siedamgrotzky,* Über das Verhalten der Hautcapillaren im röntgenbestrahlten Gebiet. Strahlenther. 19, 84 (1925). — *Sielmann, H.,* Untersuchungen über den Einfluß der Röntgenstrahlen auf den Kochsalzstoffwechsel und seine Beziehungen zur Therapie des „Röntgenkaters". Strahlenther. 15, 458 (1923). — Die Strahlentherapie des Hyperthyreoidismus. Münch. med. Wschr. 1926 I, 439. — Siehe Engelmann. — *Sievert,* Some studies on devices for protection against Roentgen-rays. Acta radiol. (Stockh.) 4, 61 (1925). — *Simon, St.,* Zur Kasuistik der Hautschädigungen durch Röntgenstrahlen. Wien. klin. Wschr. 1926 II, 1332. — *Simons, A.,* Über den Röntgenkater und seine therapeutische Beeinflussung. Strahlenther. 14, 106 (1923). — Zur Röntgenbehandlung von Tumoren im Mediastinum und am Lungenhilus. Fortschr. Röntgenstr. 31, 384 (1923/24). Über Vorkommen und Bedeutung der sog. Wunddiphtherie als Komplikation bei Röntgen- und Radiumverbrennungen. Acta radiol. (Stockh.) 10, 291 (1930). — Siehe Halberstaedter. — *Simonson* (Leipzig), Röntgenverbrennung. Med. Welt 1932, 928. — *Singer,* Ausgedehntes Röntgengeschwür bei einer Diabetikerin. Nach 6jähriger Dauer geheilt. Strahlenther. 44, 147 (1932). — *Sippel, P.,* Idiosynkrasie gegen Röntgenstrahlen. Zbl. Gynäk. **1916**, 857. — Die Gefahren der modernen Röntgenbestrahlung und ihre Verhütung. — Ges. Geburtsh. Berlin, 12. Jan. 1923. Z. Geburtsh. **86**, 656 (1923). *Smithies,* Acute adrenal insufficiency. Surg. etc. **36**, 61 (1923). — *Smith, L. A.,* Activated Ergosterol in Radiation Sickness. Amer. J. Roentgenol. **22**, 317 (1929). — *Soiland,* The medicolegal status of roentgenology to medical practice. Amer. J. Roentgenol. **5**, 173 (1918). — *Solomon,* Siehe Bensaude et Oury (Paris). — Siehe Brocq et Oury. — *Sommer,* Aufklärung einer merkwürdigen Röntgenverbrennung. Klin. Wschr. **1929 II**, 1597. — *Sonntag, E.,* Über Behandlungen von Röntgengeschwüren. Zbl. Hautkrkh. **22**, 501 (1927). — *(Soret)* Opfer der Röntgenstrahlen. Münch. med. Wschr. **1931 II**, 1246. — *Spéder,* Siehe Bergonié. — *Spiegler,* Aus der Praxis der Überprüfung der Röntgenbetriebe. Fortschr. Röntgenstr. **47**, 223 (1933). — *Spieß,* Siehe Hueck. — *Spindler, H. v.,* Schädigungen durch Röntgen- und Radiumstrahlen. Dtsch. med. Wschr. **1929 II**, 1417. — *Springer, A.,* Spätschädigung der Blase nach Röntgen-Radiumtherapie eines Collumcarcinoms. Geburtsh.-gynäk. Ges. Wien, 16. Mai 1933. Zbl. Gynäk. **1934**, 461; Mschr. Geburtsh. **95**, 121 (1933). — *Stahl, R.* u. *G. Simsch,* Untersuchungen über die Modifizierung der Erythem- und Pigmentbildung durch äußere Einflüsse. Zugleich 7. Beitrag zur Physiologie der Haut. Strahlenther. **27**, 311 (1927). — *Stargardt,* Die Röntgentherapie in der Augenheilkunde. Strahlenther. **1**, 156 (1912). — *Stark,* 4 Jahre Tiefentherapie. Strahlenther. **16**, 600 (1924). — Sekundärschäden in der Röntgentherapie. Strahlenther. **18**, 153 (1924). — *Steenhuis,* Schutz des Patienten und des Arztes gegen die Gefahren der Röntgenstrahlen. Nederl. Tijdschr. Geneesk. **1922**, 472. Ref. Zbl. inn. Med. **1922**, 212. — *Steiger,* Die prophylaktische Nachbestrahlung operativ behandelter Neubildungen nebst einem Versuch einer Erklärungsmöglichkeit der Strahlenwirkung. Strahlenther. **11**, 670 (1920). — *Steiner, G.,* Einfluß exogener Faktoren auf die Entstehung von Spätschädigungen. Strahlenther. **24**, 748 (1927). — *Steiner* u. *Zollinger,* Die medizinisch-rechtliche Seite. Materialiensammlung von Unfällen und Schäden in Schweizerischen Röntgenbetrieben, herausgeg. von R. Schinz und F. Zollinger. Röntgenprax. **2**, 546 (1930). — *Stemmer, W.,* Über die Möglichkeit von Röntgenschädigung des Personals bei der zahnärztlichen Röntgendiagnostik. Strahlenther. **32**, 210 (1929). — *Stephan,* Über die Steigerung der Zellfunktion durch Röntgenenergie. Strahlenther. **11**, 517 (1920). — Über die Pathologie der Blutgerinnung. Dtsch. med. Wschr. **1920 I**, 684. — Über das Wesen des Gerinnungsfermentes. Dtsch. med. Wschr. **1922 I**, 282. — *Stern,* Beobachtungen im Capillarmikroskop. Arch. Gynäk. **118**, 410 (1923). — Dauerhaarausfall nach Röntgenbestrahlung. Dtsch. med. Wschr. **1932 II**, 1137. — *Stettner,* Über Wachstumsstörungen. Z. ärztl. Fortbildg **1934**, Nr 21/22. — *Steuernagel,* Über die Bedeutung von Netzspannungsschwankungen im Röntgenbetrieb. Münch. med. Wschr. **1919 II**, 1443. — Selbstregistrierende elektrische Meßinstrumente als Hilfsapparate im Röntgenbetrieb. Fortschr. Röntgenstr. **27**, 137 (1919/21). — *Stoeckel, W.,* Nierenausschaltung durch Röntgenbestrahlung. Mschr. Geburtsh. **87**, 21 (1931). — *(Stoney, Dr. Florence)* Ein Opfer der Röntgenstrahlen. Münch. med. Wschr. **1932 II**, 1784. — *Stordeur,* Ein Fall von Röntgenschädigung. Münch. med. Wschr. **1924 I**, 617. — *Strandberg, Ove,* Injury to the larynx induced by X-ray treatment. J. of laryngol. **39**, 437 (1924). — Z.org. Chir. **30**, 297. — *Strauß, O.,* Über Idiosynkrasie gegen Röntgenstrahlen. Münch. med. Wschr. **1920 I**, 717. — Was muß der praktische Arzt von der Entstehung der Röntgenschädigung wissen ? Dtsch. med. Wschr. **1922 II**, 1420. — Experimentelle Studien über gewisse biologische Strahlenwirkungen. Strahlenther. **14**, 81 (1923). — Über verschiedenartige Empfindlichkeit gegen Röntgenstrahlen. Fortschr. Röntgenstr. **31**, 428 (1924). — Über den Einfluß der Röntgenstrahlen auf endocelluläre und Stoffwechselvorgänge. Strahlenther. **16**, 195 (1924). — Schädigungen durch Röntgen- und Radiumstrahlen. Lehrbuch der Strahlentherapie, Bd. 1, S. 979. 1925. Berlin u. Wien: Urban & Schwarzenberg 1925. — *Strauß* u. *Rother,* Strahlenwirkung auf das vegetative System. Strahlenther. **18**, 37 (1924). — *Stühmer, A.* u. *V. Wucherpfennig,* Die Behandlung des Röntgengeschwürs. Med. Welt **1931**, 22. — *Stumpf, R.,* Ein Beitrag zum Kapitel der Röntgenverbrennungen. Diss. Erlangen 1920. — *Szénásy, J.,* Beiträge zur chirurgischen Behandlung der Röntgenspätschädigungen mit besonderer Berücksichtigung der gynäkologischen Röntgenverbrennungen. Zbl. Gynäk. **1929**, 1405. — *Szenes,* Drüsenbestrahlung und Blutgerinnung. Münch. med. Wschr. **1920 I**, 786.

Tammann, Über den Einfluß der Röntgenstrahlen auf die Frakturheilung. Bruns' Beitr. **128**, 536 (1923). — *Telemann,* Demonstration von Spätschädigungen durch schwer gefilterte Röntgenstrahlen. Dtsch. med. Wschr. **1924 I**, 323. — *Tempsky, A. v.,* Zur Therapie des Röntgenulcus. Bruns' Beitr. **137**, H. 4. — Über die Behandlung des Röntgenspätulcus. Zbl. Chir. **1926**, 1218. — *Testaz,* Brûlure grave par les rayons X. La Radiographie, 4, No 41 (1900). Ref. Fortschr. Röntgenstr. **4**, 103 (1901). — *Thibaudeau, A. A.,* Suggestive findings revealed at autopsy in patients treated by radiation. J. Canc. Res. **13**, 66 (1929). — *Tichy, H.,* Durch Reizbestrahlung der Leber beschleunigte Blutgerinnung. Zbl. Chir. **1920**, 1389. — *Tillmann, G.,* Maligne Röntgengeschwüre und ihre Heilung. Münch. med. Wschr. **1924 I**,

516. — *Todtenhaupt, W.*, Eine eigenartige Entstehungsweise eines Röntgenulcus. Strahlenther. **22,** 191 (1926). — *Tonndorf* (Göttingen), Röntgenschädigung des Kehlkopfes. Dtsch. med. Wschr. **1925 II,** 2139. — *Tousey,* Dangers of the X-ray. Physic. Ther. **44,** 77 (1926). Ref. Zbl. Radiol. **1,** 544 (1926). — *Trantas,* Augenschädigungen nach Bestrahlung. Gaz. méd. Orient., Jan. **1922,** 14. — *Tribondeau* u. *Belley,* Einwirkung der Röntgenstrahlen auf die Entwicklung des Auges. Arch. Électr. méd. **1908,** 227. — *Tuffier,* Radiothérapie pénétrante de la région dorsale inférieure. Vomissements incoercibles et héma}téméses très graves durant six semaines. Injection d'adrénaline. Guérison. J. Radiol. et Électrol. **9,** 46 (1925). — *Turano, L.,* Über die Veränderungen der Capillaren nach Röntgenbestrahlungen. Arch. di Radiol. **1930,** 349. Ref. Münch. med. Wschr. **1930 II,** 2082. — *Tyler,* Sequelae of Radiation Therapy. J. of Radiol. **5,** 266 (1924).

Uhlmann, E., Über die Möglichkeit der Vermeidung von Strahlenschäden der Haut. Strahlenther. **38,** 103 (1930). — Zur Behandlung von Röntgenspätschäden der Haut. Zbl. inn. Med. **1931,** 510. — Neue Methoden in der Prophylaxe und Therapie von Röntgenstrahlenschäden der Haut (Radermasalbe, Radiumemanationssalbe). Med. Klin. **1933 II,** 1649. — Siehe Rost. — *Ullmann,* Combustin, eine wismuthhaltige Brand- und Ekzemsalbe. Wien. med. Wschr. **1921 II.** — Röntgenepitheliom nach Bestrahlungen wegen Hodentuberkulose. Wien. dermat. Ges., 1924. S. 650. Ref. Fortschr. Röntgenstr. **32,** 502 (1924). — *Unna,* Zur Kenntnis der Hautveränderungen nach Durchleuchtung mit Röntgenstrahlen. Ref. Fortschr. Röntgenstr. **1,** 206 (1898). — Schutzdecke gegen Röntgenstrahlen (X-Strahlen). Ref. Zbl. Chir. **1899,** 325. — Die chronische Röntgendermatitis der Radiologen. Fortschr. Röntgenstr. **8,** 67 (1905). — *Unrau,* Über Röntgenulcera. Klin. Wschr. **1924 I,** 701. — *Uter,* Prinzipielle Bemerkungen zur Großfernfeldbestrahlung. Zbl. Gynäk. **1922,** 259.

Veiel, F., Die Behandlung von Röntgengeschwüren, mit warmen Breiumschlägen. Klin. Wschr. **1925 II,** 1356. — Verh. 13. Tagg dtsch. Röntgenges., 23.—25. April **1922.** — Dtsch. med. Wschr. **1922 I,** 856. — Verh. dtsch. Röntgenges. Baden-Baden, April **1931.** — Fortschr. Röntgenstr. **44,** Kongreßh., 73 (1931). — *Verning, P.,* Zwei Fälle von Thyreoidismus nach Röntgenbestrahlung. Hospitalstidende **60,** 741 (1917). — *Viethen, H.,* Über die Strahlenbeeinflußbarkeit der Blasenwandung. Arch. Gynäk. **157,** 536 (1934). — *Vigdortschik, N.,* In welchen Fällen sind Carcinome bei Herstellern und Verbrauchern von Röntgenröhren als Röntgenstrahlencarcinome anzusehen? Zbl. Gewerbehyg., N. F. **9,** 221 (1932). — Zbl. Radiol. **15,** 73 (1933). — *Vogt, Alfred,* Augenschädigungen durch die strahlende Energie. Klin. Mbl. Augenheilk. **85,** 321 (1930). — *Vogt, E.,* Über das atypische Verhalten des Uterus in der Menopause nach Röntgenkastration. Fortschr. Röntgenstr. **30,** Kongreßh., 132 (1922/23). — Das gynäkologische Röntgencarcinom. Strahlenther. **17,** 231 (1924). — Weitere Beiträge zur Frage der Tumorbildung nach Röntgenkastration mit besonderer Berücksichtigung der Sarkomentwicklung im Ovarium und Uterus. Strahlenther. **23,** 639 (1926). — Über Sarkomentwicklung des Uterus und der Ovarien nach Röntgenbestrahlung. Strahlenther. **24,** 313 (1926). — *Voigt,* Siehe Görl. — *Volk,* Zum Kapitel Röntgenschäden und deren Behandlung. Arch. f. Dermat. **87,** 63 (1908). Ref. Münch. med. Wschr. **1908 I,** 693. — *Voltz,* Röntgenstrahlen-Meßeinrichtungen und deren Vergleich. Fortschr. Röntgenstr. **23,** 465. — Die moderne Röntgenstrahlenmessung. Strahlenther. **11,** 1059 (1920). — Netzspannungsschwankungen und Röntgentiefentherapie. Münch. med. Wschr. **1920 I,** 406. — Strahlenschädigungen und Strahlenschutz. Denkschrift im Auftrag der Hygieneabteilung des Völkerbundes. Radiol. Rdsch. **1,** 20 (1932). — Pigmentbildung und Strahlenbehandlung. Radiol. Rdsch. **1,** 93 (1932). — Aus meiner Gutachtenmappe (Radiumkissen). Radiol. Rdsch. **2,** 215 (1933). — Siehe Wintz.

Wachtel, Über die instrumentelle Bestimmung der Erythemgrenze statt der üblichen Messung der verabreichten Lichtmenge, Vorschlag zu einem neuen einfachen Weg der zeitlichen Begrenzung der Einzelbestrahlung. Fortschr. Röntgenstr. **23,** 248 (1915/16). — Über Depigmentation der Haut nach Röntgenbestrahlung. Klin. Wschr. **1926 I,** 800. — *Waegner, A.,* Die Bekämpfung des Röntgenkaters. Dtsch. med. Wschr. **1929 I,** 316. — *Wagner, A.,* A case of sarcoma developping after radium treatment of epithelioma in the temporal ragion. Acta radiol. (Stockh.) **9,** 370 (1928). — Investigations concerning the influence of Roentgen irradiation on the resistance to cancer in white mice. Acta radiol. (Stockh.) **10,** 539 (1929). — *Wagner-Jauregg,* Zit. nach Flaskamp. Strahlenther., **12.** Sonderbd., 196 (1930). — *Wahl,* Eine unerwünschte Hautreaktion bei Bestrahlung mit Bleiglastubus. Röntgenprax. **2,** 181 (1930). — *Walkhoff,* Die erste biologische Radiumwirkung. Eine historische Feststellung. Münch. med. Wschr. **1913 II,** 2000. — *Walter,* Zit. nach Wetterer. Handbuch der Röntgen- und Radiumtherapie, Bd. 1, S. 423. 1922. — *Walter, B.,* Über den Schutz des Untersuchers gegen sekundäre Röntgenstrahlen. Verh. dtsch. Röntgenges. **6,** 51 (1910). — Die Röntgenschutzwirkung des Bleies und einiger anderer Stoffe. Strahlenther. **3,** 713 (1913). — *Walter, R.,* Über Wachstumsschädigungen junger Tiere durch Röntgenstrahlen. Fortschr. Röntgenstr. **19,** 123 (1912). — *Wanke,* Röntgenspätschädigung nach 3 Jahren. Münch.

med. Wschr. **1926** I, 468. — *Wanvig, H. F.*, Malpractice hazards of the roentgen ray and insurance against them. Amer. J. Roentgenol. **25**, 340 (1931). — *Warnekros*, Die Beseitigung der Röntgengase durch Absaugentlüftung. Münch. med. Wschr. **1917** I, 1605. — *Warren, S. L.* and *G. H. Whipple*, A study of renal function in Roentgen ray intoxication. Resistance of renal epithelium to direct radiation. J. of exper. Med., Febr. **1922**, 225. — Roentgen-ray intoxication. Roentgenotherapy in man in the light of experiments showing sensitivity of intestinal epithelium. J. amer. med. Assoc. **81**, 1673 (1923). — Roentgen ray intoxication. J. of exper. Med. **38**, 713, 731, 741, 725 (1923). — *Weber* u. *Prelinger*, Über die Ursachen des in Körperfalten bisweilen auftretenden Röntgenerythems. Fortschr. Röntgenstr. **31**, 712 (1923/24). — *Weeks, P. T.*, Some secondary effects from Roentgen rays. Physical Rev. **5**, s. 2, 244 (1915). — *Weibel*, Darm- und Blasenschädigungen nach postoperativer prophylaktischer Radiumbestrahlung. Zbl. Gynäk. **1919**, 249. — *Weil*, Erg. inn. Med. **22**, 360. — *Welsch, K.* (Erlangen), Die Salbenbehandlung der bestrahlten Haut. Münch. med. Wschr. **1930** II, 1489. — *Wendel*, Röntgenschädigung? Zbl. Chir. **1925**, 2311. — *Werner*, Bruns' Beitr. **52**, 103 (1907). — Zit. bei Jüngling. Röntgenbehandlung chirurgischer Krankheiten, 1924. S. 153. — *Wetterer*, Die hochfiltrierte Strahlung in der Dermatoröntgentherapie. Strahlenther. **8**, 100 (1918). — Handbuch der Röntgen- und Radiumtherapie, Bd. 1. Leipzig u. München: Keim und Nemnich 1922. — Internationale Radiotherapie, Bd. 1. Darmstadt: L. C. Wittich 1926. — Zur Frage der Spätschädigung in der Röntgentherapie. Internat. Radiother. **2**, 991 (1927). — *Wetterstrand, G. A.*, A Roentgen accident with a fatal result through the shortcircuiting of the secondary current. Acta radiol. (Stockh.) **5**, 105 (1926). — *Wetzel*, Röntgenschädigungen mit und ohne Beteiligung der Haut. Strahlenther. **12**, 585 (1921). — *Wichmann*, Zit. bei Halberstaedter. Z. Krebsforsch. **19**, 111 (1923). — *Wickham* (unter Mitwirkung von *A. Bellot*), Die durch Strahlen hervorgerufenen histologischen Gewebsveränderungen. Strahlenther. **3**, 64 (1913). — *Wierig, A.*, Über Spätschädigungen durch Röntgenbestrahlung des menschlichen Körpers im Entwicklungsalter. Fortschr. Röntgenstr. **34**, 297 (1926). — *Wiesel*, Ein Fall von ausgedehnter Röntgenverbrennung der Brust und Oberbauchgegend. Fortschr. Röntgenstr. **13**, 245 (1910). — *Wille, F. C.*, Radiumschädigungen an Blase und Mastdarm bei Behandlung des Collumcarcinoms. Mschr. Geburtsh. **85**, 383 (1930). — *Willis, D. A.* and *A. Bachem* (Chicago), Die Wirkung der Röntgenstrahlen auf die Nieren. Strahlenther. **27**, 121 (1928). — *Willms, E.*, Röntgenbestrahlung und Cholesterinspiegel im Blutserum. Colsil und Röntgenkater. Strahlenther. **42**, 171 (1931). — Weiterer Beitrag zur Pathogenese des Röntgenkaters. Strahlenther. **47**, 503 (1933). — *Windholz*, Über Röntgencarcinome. Wien. Ges. Röntgenkde, 7. März 1933. Fortschr. Röntgenstr. **48**, 133 (1933). — *Winkler, M.*, Die Berufsdermatosen. Schweiz. med. Wschr. **1925** I, 289—296; 318 bis 321. — *Wintz*, Die wirksame Röntgenenergie in der Tiefentherapie und ihre Messung. Münch. med. Wschr. **1917** I, 901. — Die Gasvergiftung im Röntgenzimmer. Münch. med. Wschr. **1918** I, 297. — Eine Zentrierungsvorrichtung für Carcinombestrahlung der Gebärmutter. Münch. med. Wschr. **1918** II, 1050. — Ergebnisse der Untersuchungen über Röntgentiefentherapie aus der Univ.-Frauenklinik Erlangen unter spezieller Berücksichtigung der Dosierung beim Carcinom. Berl. klin. Wschr. **1919** I. — Kunstfehler bei Röntgentherapie und Röntgenaufnahmen. Dtsch. Ges. Gerichtl. Med., Erlangen Sept. 1921. Dtsch. med. Wschr. **1921** II, 1248. — Röntgenschädigungen in der Tiefentherapie (Kombinationsschäden). Verh. dtsch. Röntgenges. Fortschr. Röntgenstr. **30**, Kon- greßh., 133 (1922). — Die Vor- und Nachbehandlung bei der Röntgenbestrahlung. Ther. Gegenw., Juni **1923**. — Injuries from Roentgen-rays in deep therapy. Amer. J. Roentgenol. **10**, 140 (1923). — Die Röntgenbestrahlung des Mammacarcinoms. Leipzig: Georg Thieme 1924. — Ergebnisse der Röntgenbehandlung. Statistischer Bericht über 800 Uteruscarcinome. Dtsch. med. Wschr. **1925** I, 19. — Über Röntgenschädigungen. Aussprache. Ges. Dtsch. Radiol. tschechoslow. Rep. Prag, Okt. 1925. Fortschr. Röntgenstr. **34**, 388 (1926). — Die Mitarbeit des praktischen Arztes bei der Röntgentherapie. Dtsch. med. Wschr. **1927** I, 700. — Die Röntgenbehandlung des Mammacarcinoms. Lehrbuch der Strahlentherapie, Bd. 4, 1. 1928. Berlin u. Wien: Urban & Schwarzenberg — Die Methodik der Röntgentherapie. Handbuch der gesamten Strahlenheilkunde, Biologie, Pathologie und Therapie, herausgeg. von Lazarus, Bd. 2, S. 113. 1931. München: J. F. Bergmann 1928. — Gutachten über eine Röntgenschädigung. Radiol. Rdsch. **1**, 3 (1932). — Nach welcher Zeit dürfen mit Röntgenstrahlen bestrahlte Hautstellen mit Höhensonne bestrahlt werden oder bei Sonnenbädern der Sonne ausgesetzt werden? (Frage und Antworten Nr. 3.) Radiol. Rdsch. **1**, 59 (1932). — Zu Hautschädigung (Frage und Antwort). Radiol. Rdsch. **1**, 60 (1932). — Behandlung von Röntgenverbrennungen. Radiol. Rdsch. **1**, 120 (1932). — Zweites Gutachten über eine Röntgenschädigung. Radiol. Rdsch. **1**, 131 (1932). — Wie oft und in welchen Zeitabständen darf mit Rücksicht auf die Frage der Fruchtschädigung bei schwangeren Frauen eine Schwangerschaftsaufnahme wiederholt werden? Welche Vorsichtsmaßregeln sind zu treffen? Ist mit Sicherheit bei Schwangerschaftsaufnahmen eine Fruchtschädigung auszuschließen? Radiol. Rdsch. **2**, 219 (1933). — Siehe Baumeister. — *Wintz* u. *Baumeister*, Das zweckmäßige Filter der gynäkologischen Strahlentherapie. Fortschr. Röntgenstr. **24**, 240 (1916/17). — Neue Hilfsmittel zur Röntgentiefentherapie. Münch. med. Wschr. **1918** II, 1050. — *Wintz* u. *Iten*, Die Dosierung im praktischen Röntgenbetrieb mit Hilfe der parallelen Funkenstrecke. Münch. med. Wschr. **1918** I, 375. — *Wintz* u. *Rump*, Messungen an Röntgenstrahlen. Fortschr. Röntgenstr. **29**, 671 (1922). — Physikalische und technische Fragen in der Röntgenologie. Ber. Gynäk. **1**, 1 (1923). — Protective measures against dangers resulting from the use of radium, roentgen and ultraviolet rays. Series of League of Nations Publications, III. Health, 9. März 1931. — *Wintz* u. *Voltz*, Untersuchungen am Symmetrieinduktorium beim Betriebe verschiedener Röhren. Strahlenther. **10**, 234 (1920). — *Wittkowsky, C.*, Behandlung des Röntgenkaters mit Colsil. Med. Klin. **1929** II, 1938. — *Wölfflin, E.* (Basel), Über Röntgenschädigungen des Auges und deren Verhütung mittels Schutzprothesen. Strahlenther. **44**, 800 (1932). — *Wood, F. C.*, Limitations in the radiotherapy of cancer. Zbl. Chir. **26**, 270 (1923). — *Wucherpfennig, V.*, Zur Verteilung der Röntgenstrahlen in der Haut. Strahlenther. **42**, 544 (1931). — *Wynen, W.*, Die Radiosensibilität des Knochens in ihrer Bedeutung für die Röntgenbestrahlung der Gelenktuberkulose. Münch. med. Wschr. **1929** I, 244.

Zalewski, Fr., Brûlure très étendue de la peau par les rayons X. Guérie par transfusion sanguine répétée. Zbl. Chir. **1931**, 1039. — *Zarzycki*, Siehe Fernau, u. Schramek. — *Zehden*, Atypische und weniger bekannte Folgeerscheinungen nach Röntgenbestrahlung. Berl. klin. Wschr. **1910** I, 16. — *Ziegler*, Siehe Krause. — Die Zahl der Schädigungen durch Röntgenbestrahlung. Zbl. Radiol. **3**, 698 (1927). — *Zimmern* u. *Battez*, Arch. Électr. méd. **1911**, 466. — *Zimmern* et *Chailly-Bert*, Expériences pour déterminer l'action des radiations sur le système neuro-vegetatif. Bull. Soc. Radiol. méd. France, März **1929**. — Nouvelle note relative à l'action biologique des rayons X sur le vague. Ac. de Méd. **1929**, No 2. — *Zimmern* u. *Chavany*, Die Radiosensibilität des Nervengewebes. Strahlenther. **41**, 482 (1931). — *Zollinger* (Aarau), Accidents radiologiques (enquête suisse). J. de Radiol. **12**, 23 (1928). — Die von der Schweizerischen Röntgengesellschaft vorgesehenen Schutzmaßnahmen. Materialiensammlung von Unfällen und Schäden in Schweizerischen Röntgenbetrieben. Herausgeber: E. Schinz und F. Zollinger. Röntgenprax. **2**, 613 (1930). — *Zondek*, Spätschädigung nach Röntgenbestrahlung. Ges. Geburtsh. Berlin, 22. Febr. 1929. Mschr. Geburtsh. **82**, 457 (1929). — *Zuppinger*, Siehe Kahlstorf. — Siehe Materialiensammlung. *Zweifel, E.*, Kein Röntgenkater mehr. Strahlenther. **18**, 875 (1924).

Blutschädigung.

Adler, K. u. *M. Adler*, Der Einfluß der Röntgenbestrahlung auf den Natriumspiegel des Blutserums. Strahlenther. **42**, 584 (1931). — *Adler, K.* u. *K. Wiederhold*, Calcium- und Kaliumstoffwechsel unter dem Einfluß der Röntgenstrahlen bei Kaninchen. Strahlenther. **44**, 383 (1932). — *Adler, M.*, Siehe *K. Adler*. — *Amundsen*, Blood anomalies in radiologists and in persons employed in radiological service. Acta radiol. (Stockh.) **3**, 1, 149 (1924). — *Arnold*, Über Blutveränderungen bei der Tiefenbestrahlung maligner Tumoren. Münch. med. Wschr. **1916** I, 149. — *Aubertin, Ch.*, Poussée leucocytaires chez un radiologiste. Bull. Soc. méd. Hôp. Paris **3**, 47, 307—310. — Le sang des radiologistes. J. belge Radiol. **21**, 148—163 (1932). — *Aubertin, Ch.* et *E. Beaujard*, Action des rayons X sur le sang et les organes hématopoïétiques. C. r. Soc. Biol. Paris **58**, 217 (1905). — *Azzi, E.* e *G. Laschi*, Irradiazioni Roentgen a distanza con piccole dosi e crasi sanguigna. Riv. Radiol. **3**, 539 (1931).

Babarczy, M. v., Die Änderungen des Blutcholesteringehalts nach Röntgentiefentherapie. Strahlenther. **19**, 531 (1925). — *La Barre*, Siehe Zunz. — *Beaujard, E.*, Siehe Ch. Aubertin. — *Becker, S.*, Die Wirkung von Radiumemanationskuren auf die Alkalireserve des Blutes. Strahlenther. **50**, 468—470 (1934). — *Behne*, Versuch einer Analyse der biologischen Strahlenwirkung. Dtsch. med. Wschr. **1920** I, 223. — *Behrens, A.*, Über die Veränderungen der Bluteiweißkörper nach Röntgenbestrahlungen. Strahlenther. **26**, 602 (1927). — Siehe P. Wichels. — *Bellucci, Bruno*, Modificazioni della pressione sanguigna per irradiazione dei testicoli nei vecchi. Arch. di Radiol. **1**, 377—381 (1925). — *Benjamin* u. *Sluka*, Antikörperbildung nach experimenteller Schädigung des hämopoëtischen Systems durch Röntgenstrahlen. Wien. klin. Wschr. **1908** I. — *Benjamin, E., A. Reuss, E. Sluka,* u. *G. Schwarz*, Beiträge zur Frage der Einwirkung der Röntgenstrahlen auf das Blut. Wien. klin. Wschr. **19**, 788 (1906). — *Bernhard*, Röntgenreizbestrahlung der Milzgegend und Blutgerinnung. Arch. Chir. **130**, 93 (1924). — *Berthold, E.*, Untersuchungen über die Veränderungen der Blutkörperchensenkungsgeschwindigkeit bei bösartigen Geschwülsten. Mschr. Krebsbekämpf. **1**, 449—453 (1933). — *Bock*, Studien zur Blutbildänderung nach Röntgenbestrahlung. Strahlenther. **16**, 775 (1924). — *Bonin-Bleidorn*, Über die Resistenz der Erythrocyten nach Bestrahlung und nach Umladung. Strahlenther. **12**, 549 (1921). — *Bormann, H.*, Das Blutbild unter Radium- und Röntgenstrahlen. Arch. Gynäk. **111**, 139 (1919). — *Bosch, H.*, Veränderungen des Blutbilds nach Röntgentiefenbestrahlung und ihre diagnostische Verwertbarkeit. Strahlenther. **45**, 503—524 (1932). — *Bosch, H.* e *B. Capaldi*, Contributo alle modificazioni morfologiche del sangue causate dalla roentgenterapia profonda. Loro valutazione prognostica. Rinasc. med. **9**, 22 (1932). — *Boulin,* Siehe Brulé. — *Braun, R.,* Vergleich der biologischen Wirkung von Röntgen- und Gammastrahlen. Strahlenther. **38**, 11 (1930). — *Braunstein, A.,* Über immunbiologische Krebsprophylaxe und konstitutionelle Krebsdisposition. Z. Krebsforsch. **39**, 321—357 (1933). — *Brill* u. *Zehner,* Über die Wirkungen von Injektionen löslicher Radiumsalze auf das Blutbild. Berl. klin. Wschr. **1912 II**, 1261. — *Brill, O., A. Kriser* u. *L. Zehner,* Über die Verteilung des Thorium X im Organismus und die Ausscheidung desselben. Strahlenther. **1**, 347 (1912). — *Brøchner-Mortensen, K.,* Untersuchungen über den Einfluß der Röntgenbestrahlung auf den Blutzucker bei Menschen. Strahlenther. **51**, 675—684 (1934). — *Brulé* et *Boulin,* Un cas d'anémie pernicieuse aplastique provoquée par le radium. Bull. et mém. Soc. méd. Hôp. Paris **1925**, No 1, 528. — *Brüllowa, L.,* Die Veränderungen des morphologischen Blutbildes unter dem Einfluß der Röntgen- und Radiumtherapie. Westnik. Roentgenol. 2, 243—268 (1924). Z.org. Chir. **30**, (russ.) 805 (1924). — Über die Röntgen- und Radiumwirkung auf die Saponinhämolyse. IV. Allrussischer Röntgenkongreß 1926. Ref. Zbl. Radiol. **2**, 19 (1926). — *Brummer, K.,* Die elektrischen Ladungen der Erythrocyten als Hauptfaktor der Ursache der Senkungsgeschwindigkeit. Strahlenther. **22**, 322—326 (1926). — *Bruner, F. H.,* Siehe *H. E. Thomas.* — *Buchwald, K.,* Siehe W. E. Mattick. — *Budde,* A., Siehe *A. Fraenkel.* — *Bulman, H. A.,* Siehe *S. Wright.* — *Burger, G. C. E.,* Blutuntersuchungen bei Arbeitern im Röntgenbetrieb. Zbl. Gewerbehyg., N. F. **7**, 340 (1930). Zbl. Radiol. **10**, 456 (1930). — *Burgheim, F.,* Über den Cholesteringehalt des Blutserums nach Röntgenbestrahlung. Bemerkungen zu der gleichnamigen Arbeit von R. Hubert in Jg. 7, Nr 5, S. 208 dieser Wochenschrift. Klin. Wschr. **1928 I**, 802. — *Büttner, H. E.,* Die klinische Bedeutung der Blutveränderungen beim Krebskranken. Bruns' Beitr. **135**, H. 4 (1926).

Caffaratti, Contribution à l'étude des modifications quantitatives des éléments sanguins chez les radiologues et les personnes attachées aus Instituts de radiologie. Radiol. med. **9**, 317—349. — *Capaldi, B.,* Siehe H. Bosch. — *Capocaccia, M.,* Contributo allo studio dell'azione biologica dei raggi X. Reperti sperimentali di leucocitosi basofila. Pathologica (Genova) **21**, 385 (1929). — *Casati, A.,* Experimentelle Untersuchungen über die Röntgenwirkung auf das Knochenmark. Strahlenther. **32**, 721 (1929). — *Chevallier,* Siehe Cluzet. — *Christiani, E.,* Die Senkungsreaktion der roten Blutkörperchen unmittelbar vor und nach Röntgenbestrahlungen. (Auf Grund klinischer Untersuchungen bei 100 Kranken.) Strahlenther. **43**, 126 (1932). — *Cluzet* et *Chevallier,* Effets des inhalations de l'émanation du thorium dans le syndrome anémique. J. de Radiol. **9**, 538 (1925). — *Colebrook, Eidinow* and *Hill,* The effect of radiation on the bactericidal power of the blood. Brit. J. exper. Path. **5**, 54—64 (1924). — *Cordua,* Plasmaveränderungen nach Röntgentiefenbestrahlung. Nordwestdtsch. Gesellsch. Gynäk., 28. März 1925, Hamburg. Zbl. Gynäk. **1925**, 1922. — *Cori, C. F.,* Biological reaction of X-rays: The influence of X-ray treatment on the complement content of the blood of cancer patients. Amer. J. Roentgenol. **10**, 830 (1923). — *Correa, L. M.,* Siehe A. H. Roffo. — *Cramer,* Zur Blutbildkontrolle von Personen, die im Röntgenbetriebe tätig sind. Röntgenkongr. Bremen 1933. Zbl. Gynäk. **1933**, 2451. — *Cremieu, R.,* Siehe Cl. Regaud.

Dahl, Über die Senkungsgeschwindigkeit der roten Blutkörperchen bei diffuser Peritonitis. Zbl. Chir. **1924**, 471. — *Davy, L.,* Studies of the systemi effect of roentgen rays. II. The acid-base balance and the serum proteins of dogs before and after irradiation. Amer. J. Roentgenol. **25**, 255 (1931). — *Decastello,* Zit. bei Halberstaedter und Simons. — *Declairfayt,* Le pronostic des irradiations pénétrants pour cancer. J. de Radiol. **8**, 155 (1924). — *Desjardins* and *Marquis,* Blood count and blood pressure in high voltage therapy. Radiology **2**, 252 (1924). — *Desplats,* Siehe Langeron, Paget et Quéméré. — *Dhers, V.,* Les dangers professionnels du radium. Rev. d'Actinol. **8**, 171—176 (1932). — *Dietel,* Strahlenqualität, Strahlenkater und rotes Blutbild. Oberrhein. Ges. Geburtsh. 6. Dez. 1931. Zbl. Gynäk. **1932**, 870. — *Dobrowolskij, E.* u. *L. Oberuceva-Dobrowolskaja,* Schwankungen der osmotischen Resistenz der Erythrocyten unter dem Einfluß der Röntgenstrahlen und die Theorie der Hämolyse. Vrač. Delo (russ.) **1926**, 76—99. Zbl. Radiol. 2, 238. — *Dominici, H.,* Die Rezeptivität der normalen und pathologischen Gewebe für die Radiumstrahlung. Strahlenther. **3**, 379 (1913). — ten *Doornkaat Koolman,* Experimentelle Untersuchungen über die Beeinflussung der Erythrocyten durch Röntgenstrahlen. Strahlenther. **21**, 668—680 (1926). — *Dreyer* u. *Hanssen,* Sur la loi de la vitesse de l'hémolyse des hématies sous l'action de la lumière. C. r. Soc. biol. Paris **145**, 371 (1907). — *Dyer, H. M.* and *J. H. Roe,* Further studies on the blood chemistry of hens bearing Rous sarcoma No 1. Amer. J. Cancer **18**, 888 (1933). — *Dyk-Cilliers, L. van,* Die Veränderung des weißen Blutbildes nach Röntgenbestrahlung. Inaug.-Diss. 1925.

Eder, Die Bedeutung der gruppenweisen Hämagglutination für die freie Transplantation und über die Veränderung der Agglutinationsgruppen durch Medikamente, Narkose, Röntgenbestrahlung.

Strahlenther. **14**, 899 (1923). — *Ehrhardt, W.,* Siehe A. Schittenhelm. — *Eidinow,* Siehe Colebrook and Hill. — *Elving,* Über Mittel zur Vermehrung der Gerinnungsfähigkeit des Blutes. 13. Verslg nord. Chir.-Ver.igg zu Helsingfors, 7.—9. Juli 1921. Zbl. Chir. **1921,** 446.

Faber, K., Anémie pernicieuse aplastique mortelle chez un spécialiste des rayons Röntgen. Acta Radiol. (Stockh.) **2,** 110 (1923). — *Falconer, E. H., L. M. Morris* and *H. E. Ruggles,* The effect of X-rays on bone marrow. Amer. J. Roentgenol. **11,** 342 (1924). — *Falta,* Chemische und biologische Wirkung der strahlenden Materie. Strahlenther. **2,** 357 (1913). — *Feissly,* Beiträge zur Blutgerinnungsbeschleunigung mittels Röntgenstrahlen. Münch. med. Wschr. **1921 II,** 1418. — *Flaskamp, W.,* Über Lokal- und Allgemeinschädigungen des menschlichen Körpers durch Röntgenstrahlen und radioaktive Substanzen. Ber. Gynäk. **6 u. 8.** — Über Röntgenschäden und Schäden durch radioaktive Substanzen. Berlin-Wien: Urban & Schwarzenberg 1930. — *Förster, J.,* Siehe E. Kolta. — *Fomenko, M. M.,* Siehe J. P. Mischtschenko. — *Frank,* Aleukia haemorrhagica. Berlin. klin. Wschr. **1915 II,** 1062. — *Fraenkel, A.* u. *A. Budde,* Histologische, cytologische und serologische Untersuchungen bei röntgenbestrahlten Meerschweinchen. Fortschr. Röntgenstr. **20,** 355 (1913). — *Frei, C.* u. *A. Alder,* Einfluß der Röntgenstrahlen auf Blut und Agglutininbildung. Schweiz. med. Wschr. **1924 I,** 670—675. — *Friesleben, M.,* Röntgenschädigungen beim Hilfspersonal. Dtsch. med. Wschr. **1929 II,** 1680. — *Fürst, W.,* Vergleichende Untersuchungen über Blutschädigungen durch Röntgenstrahlen bei dem alten Bestrahlungsverfahren und bei den strahlenschutzsicheren Metalixröhren. Gynäk. Kongr. Leipzig 1929. Arch. Gynäk. **137,** 990 (1929). Strahlenther. **37,** 659 (1930). — Röntgenstrahlen und Blutschädigung. Münch. med. Wschr. **1931 I,** 519. — *Fuge, K.,* Untersuchungen über den Einfluß therapeutischer Radium- und Röntgenbestrahlungen auf das Blutcholesterin und die Leber. Strahlenther. **50,** 157—166 (1934).

Giesecke, Nordwestdtsch. Gesellsch. Gynäk., 2. Okt. 1920. Zbl. Gynäk. **1921,** 39. — *Grashey, R.,* Allgemeine Neben- und Nachwirkungen der Röntgenstrahlen und Berufsschädigungen. Röntgenkongr. Baden-Baden 1931. Fortschr. Röntgenstr. **44,** Kongreßh., 81 (1931). Strahlenther. **41,** 39 (1931). — *Gremme, A.,* Über den Einfluß der Röntgenbestrahlung auf Blutgase und Alkalireserve bei Krebsträgern. Arch. Gynäk. **152,** 667 (1933). — *Groedel* u. *Lossen,* Zur Frage der Röntgentotalbestrahlung. Strahlenther. **42,** 532 (1931). — *Grosskopf, L.,* Wirkung der Radiumstrahlen auf das Blut. Inaug.-Diss. Bonn 1922. — *Gudzent, F.,* Einwirkung von Strahlen und radioaktiven Substanzen auf das Blut. Strahlenther. **2,** 467 (1913). — *Gueffroy,* Siehe Henkel.

Halberstaedter, L. u. *A. Simons,* Siehe H. Hirschfeld u. A. Hittmair, Hdb. d. Hämatologie. Bd. 1, 2. H., S. 1419—1520. Berlin-Wien: Urban & Schwarzenberg 1933. — *Hallheimer, S.* u. *H. R. Schinz,* Der Einfluß der Röntgenstrahlen auf die Indophenolblauoxydasen im Gewebe und in Leukocyten. Strahlenther. **20,** 331—341 (1925). — *Haramaki, K.,* Das Verhalten des Radiothoriums im Tierkörper. Strahlenther. **15,** 247 (1923). — *Hauenstein,* Blut- und Stoffwechseluntersuchungen bei Radiumbestrahlungen. Münch. med. Wschr. **1921 I,** 844. — *Hausmann, W.,* Über Hämolyse durch Radiumstrahlen. Wien. klin. Wschr. **1916,** Nr 44. — *Hausmann, W.* u. *I. Zakovsky,* Über die Wirkung von Kathodenstrahlen auf Erythrocyten (Blutagarplatten). II. Mitt. Strahlenther. **33,** 196 (1929). — *Hayer, E.,* Blutbildbeobachtungen bei Röntgenbestrahlung. Strahlenther. **44,** 687 (1932). — Ergebnisse von experimentellen Studien am peripheren weißen Blutbild nach Röntgenbestrahlung. Strahlenther. **50,** 193—236 (1934). — *Heeren, J.,* Komplementäre Eigenschaften des Blutserums oder „Alexinreaktion" nach Röntgenbestrahlung. Strahlenther. **42,** 189 (1931). — *Heeren, J.* u. *R. Hummel,* Schwankungen des Milchsäurespiegels des Blutes nach Röntgenbestrahlung von normalen und pathologischen Körpergeweben. Strahlenther. **42,** 784 (1931). — *Heim, K.,* Blutveränderungen bei der Großfelderbestrahlung. Arch. Gynäk. **116,** 291 (1923). — *Heimann, F.,* Die Bewertung des Blutbildes nach Bestrahlung beim Uteruscarcinom. Dtsch. med. Wschr. **1916 II,** 1507. — *Heineke, H.,* Über die Einwirkung der Röntgenstrahlen auf innere Organe. Münch. med. Wschr. **1904 I,** 785. — Experimentelle Untersuchungen über die Einwirkung der Röntgenstrahlen auf das Knochenmark. Dtsch. Z. Chir. **78,** 196 (1905). — Experimentelle Untersuchungen über die Einwirkung der Röntgenstrahlen auf innere Organe. Mitt. Grenzgeb. Med. u. Chir. **14,** 21 (1905). — Wie verhalten sich die blutbildenden Organe bei der modernen Tiefentherapie? Münch. med. Wschr. **1913 II,** 2657. — Zur Theorie der Strahlenwirkung, insbesondere über die Latenzzeit. Münch. med. Wschr. **1914 I,** 807. — *Heineke, H.* u. *G. Perthes,* Die biologische Wirkung der Röntgen- und Radiumstrahlen. Lehrbuch der Strahlenther. von H. Meyer, Bd. 1, S. 725. 1925. — *Helber, E.* u. *P. Linser,* Experimentelle Untersuchungen über die Einwirkung der Röntgenstrahlen auf das Blut und Bemerkungen über die Einwirkung von Radium und ultraviolettem Licht. Dtsch. Arch. klin. Med. **83,** 479 (1905). Münch. med. Wschr. **1905 I,** 689. — *Held, A.,* Thorotrast und Infektion. Zur Frage der Blockade des reticuloendothelialen Systems. Fortschr. Röngenstr. **45,** 330 (1932). — *Held, A.* u. *H. Hülbach,* Der Fibrinogenspiegel des Blutes unter dem Einfluß von Röntgenbestrahlung und die primäre Strahlenwirkung. Strahlenther.

51, 664—671 (1934). — *Henkel* u. *Gueffroy*, Blutgerinnung bei Röntgentiefentherapie. Zbl. Gynäk. 1922, 409. — *Henri, V.* u. *A. Mayer*, Actions des radiations du radium sur l'hémoglobine; transformation en méthémoglobine. C. r. Soc. Biol. Paris 55, 1412 (1903). — *Herold, K.*, Zur Frage der Blutzuckerregulation nach Röntgenbestrahlung. Strahlenther. 19, 516 (1925). — *Herzfeld, E.* u. *H. R. Schinz*, Blut- und Serumuntersuchungen unmittelbar vor und nach Röntgenbestrahlung. Strahlenther. 15, 84 (1923). — *Herzog, F.*, Über die Wirkung der Röntgenstrahlen auf die Blutregeneration. Strahlenther. 19, 759 (1925). — *Hill*, Siehe Colebrook u. Eidinow. — Siehe Macht. — *Hirsch* and *Petersen*, The blood with deep roentgenray therapy; hydrogen-ion concentration, alkali reserve, sugar and nonprotein nitrogen. J. amer. med. Assoc. 80, 1505—1507 (1923). — *Hirschfeld, H.* u. *S. Meidner*, Experimentelle Untersuchungen über die biologische Wirkung des Thoriums nebst Beobachtungen über seinen Einfluß auf Tier- und Menschentumoren. Z. klin. Med. 77, H. 5 (1913). — *Holl, E.*, Beitrag zur Frage des Zusammenhangs zwischen Blutbild und Prognose beim bestrahlten Gebärmutterkrebs. Arch. Gynäk. 127, 708 (1926). — *Holthusen, H.*, Blutveränderungen durch Röntgenbestrahlung und deren Sensibilisierung. Strahlenther. 14, 561 (1922). — Immunität, Serologie, Hämatologie und Strahlentherapie. Handbuch der Strahlenheilkunde von P. Lazarus, 2. Aufl., Bd. 1, S. 665—766. München: J. F. Bergmann 1928. — *Holzknecht, G.*, Die ernsteren Röntgenschädigungen der Röntgenologen und ihre Therapie. Fortschr. Röntgenstr. 44, 78 (1931). — *Hubert, R.*, Über den Cholesteringehalt des Blutserums nach Röntgenbestrahlung. Klin. Wschr. 1928 I, 208. — Der Einfluß der Röntgenstrahlen auf die Glykolyse des nichtwachsenden Warmblütergewebes. Nordwestdtsch. Ges. Gynäk. Hannover, 5. Okt. 1929. Zbl. Gynäk. 1930, 200. — Der Einfluß von Röntgenstrahlen auf den Cholesterinstoffwechsel. Nordwestdtsch. Ges. Geburtsh., Okt. 1930. Mschr. Geburtsh. 89, 153 (1931). — *Hülbach, H.*, Siehe A. Held. — *Hummel, R.*, Siehe J. Heeren.

Isaacs, R., Röntgenstrahlenwirkung auf die Bildung roter Blutkörperchen beim Carcinom und bei Leukämie. Amer. J. med. Sci. 171, 20—38 (1928). Ref. Zbl. Gynäk. 1927, 2069. — *Jurasz*, Zur Frage der therapeutischen und prophylaktischen Blutstillung in der Chirurgie. Zbl. Chir. 1920, 824.

Jackson, H. jr. a. *F. H. L. Taylor*, The calcium, potassium, and inorganic phosphate content of the serum in cancer patients. The effect of roentgen ray radiation on the level of these substances in the blood serum of cancer patients. Amer. J. Cancer 19, 379—388 (1933). — *Jacobs* and *Motojima*, Über die Veränderungen des Cholesterinstoffwechsels durch Röntgenstrahlen bei Krebskranken. Z. Krebsforsch. 26, 57 (1927). — *Jagič, N.* u. *R. Klima*, Klinik und Therapie der Blutkrankheiten, 2. Aufl. Berlin-Wien: Urban & Schwarzenberg 1934. — *Jagunow, S.*, Hämatologische Krisen bei den mit Radium behandelten gynäkologischen Krebskranken. Mschr. Geburtsh. 86, 296 (1930). — *Jaller, S.*, Physikalische Serumuntersuchungen unmittelbar vor und unmittelbar nach therapeutischen Röntgenbestrahlungen von Patienten. Inaug.-Diss. Zürich 1923. — Senkungsgeschwindigkeit der roten Blutkörperchen bei Röntgenbestrahlung des Blutes in vitro. Dtsch. med. Wschr. 1924, 1080. — *Jansson, G.*, On the question of the effect of Roentgen rays on bloodvessels. Nord. Verein. med. Radiol. Helsingfors, 1. Sept. 1925. Acta radiol. (Stockh.) 4, 652 (1925). — The effects of the Roentgen rays on the cytoplasm. Acta radiol. (Stockh.) 8, 608 (1927). — *Jaulin*, Rapports sur les dangers des rayons X et des substances radioactives pour les professionels. Arch. Électr. méd. 35, 118—125 (1927). — *Jolly, J.* et *A. Lacassagne*, De la résistance des leucocytes du sang vis-à-vis des rayons X. C. r. Soc. Biol. Paris 89, 379 (1923). Ref. J. de Radiol. 8, 83 (1924). — *Jura, V.*, Der Einfluß der Röntgenstrahlen auf den Cholesteringehalt des Blutes von Carcinomkranken. Z. Krebsforsch. 39, 374 (1933).

Käding, K., Der Einfluß der Röntgenbestrahlung auf die Alkalireserve des Blutes. Strahlenther. 42, 571 (1931). — *Kalman, J.*, Über das Verhalten des weißen Blutbildes nach Radiumbestrahlung weiblicher Genitalcarcinome. Zbl. Gynäk. 1930, 1357. — *Katsura*, Biologische Wirkung der Röntgenstrahlen auf das Blut und die Milz. Tohoku J. exper. Med. 16, 241 (1930). — Blutbildveränderung des Milzvenenblutes nach Bestrahlung der Milz. Nishinigaku 19, 1407 (1930). — *Kaznelson* u. *Lorant*, Allgemeine Leistungssteigerung als Fernwirkung therapeutischer Röntgenbestrahlungen. Münch. med. Wschr. 1921 I, 132. — *Kerl*, Siehe Hausmann. — *Klein*, Untersuchungen über Senkungsgeschwindigkeit der Erythrocyten vor und nach Röntgenbestrahlung. Strahlenther. 16, 232 (1923). — Siehe Pribram. — *Klewitz*, Über Konzentrationsschwankungen des Blutes nach Röntgentiefenbestrahlungen. Klin. Wschr. 1923 I, 171. — *Klieneberger, C.*, Aussprache über Röntgenschädigungen. Röntgenkongr. Baden-Baden 1931. Fortschr. Röntgenstr. 44, Kongreßh., 84 (1931). — *Knaffl* u. *Lenz*, Beitrag zur biologischen Wirkung der Radiumemanation. Z. Baln. 1912/13, Nr 14. — *Knoll* u. *Watt*, Wirkung der Röntgenstrahlen auf die Leukocyten. Brit. med. J. 1929, 3559. Ref. Med. Klin. 1930 II, 1093. — *Koepchen*, Einwirkung der Röntgenstrahlen auf Blut und Stoffwechsel. Fortschr. Röntgenstr. 32, Kongreßh., 157 (1924). — *Köhler, A.*, Aussprache über Röntgenschädigungen. Fortschr. Röntgenstr. 44,

Kongreßh., 86 (1931). — *Kolde, W.,* u. *E. Martens,* Untersuchungen über das Verhalten des Blutes, besonders der roten Blutkörperchen nach Mesothoriumbestrahlung. Strahlenther. 5, 127 (1914). — *Kolta, E.* u. *J. Förster,* Die Wirkung der Röntgenstrahlen auf das Blut. Strahlenther. 21, 644 667 (1926). — *Konrich, F.* u. *E. Scheller,* Über den Einfluß von Röntgenstrahlen auf Cholesteringehalt, Wasserstoffionenkonzentration, Gefrierpunktserniedrigung und Oberflächenspannung des Blutes. Strahlenther. 18, 263 (1924). — *Kosakabe,* Über den Einfluß löslicher Radiothoriumsalze auf das Blutbild. Fol. haemat. (Lpz.) 29, 264 (1923). — *Kotschnewa, N. P.,* Gerinnungsfähigkeit und Viscosität des Blutes bei mit Röntgenstrahlen und Radium behandelten Kranken. Mitt. Röntg. Radiol. St. Petersburg 2, 3—4 (1924). Ref. Fortschr. Röntgenstr. 32, 168 (1924). — *Kottmaier, J.,* Die Blutverschiebung während der Tiefenbestrahlung — ein dosimetrischer Faktor. Med. Klin. 1925 II, 1265—1266. — *Kotzareff, A.,* Recherches sur les modifications du sang et du sérum sanguin après application locale et introduction intraveineuse d'émanation de radium chez les malades cancéreuses. Schweiz. med. Wschr. 1926, 151. — *Krause, P.,* Experimentelle Untersuchungen über die Einwirkung der Röntgenstrahlen auf menschliches und tierisches Blut. Verh. dtsch. Röntgenges. 3, 126 (1907). — Wie schützt der Arzt seine Kranken vor Röntgenschädigungen? Bonner Röntgen-Verigg, 29. Jan. 1923. Fortschr. Röntgenstr. 31, 313, 314—315. (1923/24). — *Kreitmair, H.,* Kernmorphologische Blutuntersuchungen zur Frage der Allgemeinwirkung der Röntgenstrahlen. Inaug.-Diss. Erlangen 1923. — *Kroetz, Ch.,* Der Einfluß kurzwelliger Strahlen auf das Säurebasengleichgewicht im Körper, im besonderen auf die Blutreaktion. Erg. mod. Strahlenforsch. 2, 351 (1926). — *Krömecke, F.,* Die Ursachen des wechselnden Verhaltens der Blutkörperchensenkungsgeschwindigkeit nach Röntgenbestrahlung. Bonner Röntgenverigg, 5. Nov. 1923. Fortschr. Röntgenstr. 32, 461 (1924). — Bestrahlungspolyglobulie und Erythropoëse. Dtsch. med. Wschr. 1926 II, 1127. — Über die Einwirkung der Röntgenstrahlen auf die roten Blutkörperchen. Fortschr. Röntgenstr. 34, Kongreßh., 63 (1926). Strahlenther. 22, 608—652 (1926). Dtsch. med. Wschr. 1926, 1385.

Laborde, S., Siehe Roussy, Leroux u. Peyre. — *Lacassagne, A.,* Über die Wirkungen der Röntgenstrahlen und der Radiumgammastrahlen auf die Gefäße und ihre Rolle bei der Rückbildung der Krebse. Strahlenther. 32, 441 (1929). — Siehe J. Jolly. — Siehe Cl. Regaud. — Siehe E. Weil. — *Lacassagne, A.* et *G. Gricouroff,* Au sujet de l'action des radiations sur les leucocytes du sang, étudiée au moyen de la méthode des cultures. J. de Radiol. 11, 573—580 (1927). — *Lacassagne, A., J. Lattès* et *J. Lavedan,* Études expérimentales des effets biologiques du polonium introduit dans l'organisme. J. de Radiol. 9, 1 (1925). — *Lacassagne* et *Lavedan,* Les modifications histologiques du sang consécutives aux irradiations expérimentales. Paris méd. 14, 97—103 (1924). — *Lahm, W.,* Die Chemie des Carcinoms in „Grundlagen der biologischen Carcinomheilung". Erg. med. Strahlenforsch. 4, 362 (1930). — *Lambin, P.,* Anämien beim Bestrahlungspersonal. Physiotherap. Kongr. Lüttich 1930. Z. physik. Ther. 40, 85 (1930). — Influence du dioxyde de thorium colloidal (thorotrast) sur la formule sanguine. Soc. belge Biol., 18. Juli 1931, 108 (No 28). Ref. Zbl. inn. Med. 1932, 1206. — Les anémies provoquées par les rayons X et les corps radioactifs. Rev. belge méd. 1929. Ref. Zbl. inn. Med. 1931, 248. — *Langeron, Desplats, Paget* et *Quéméré,* Recherches sur les modifications de la calcémie chez l'homme après radiothérapie. Bull. Soc. Radiol. méd. France 19, 70 (1931). — *Langsdorff, H. v.,* Über Veränderungen der morphologischen Bestandteile des Blutes nach Radiumbestrahlungen. Inaug.-Diss. Heidelberg 1918. — *Lankhout, J.,* Anaemia aplastica perniciosa infolge von Röntgenstrahlen. Nederl. Tijdschr. Geneesk. 69, 2789 (1925). Z. org. Chir. 34, 131 (1925). — *Larkin, A. J.,* The cause of death from radium. Radiology 15, 298 (1930). — *Laschi, G.,* Siehe *E. Azzi.* — *Lattès, J.,* Siehe A. Lacassagne und J. Lavedan. — *Lavedan, J.,* Recherches sur les modifications du sang chez les malades traitées par les radiations pour cancer du col de l'utérus. Radiophysiol. et Radiothér. 2, 457—540 (1930). — Siehe A. Lacassagne. — *Lawrence, J. S.* Siehe R. G. Spurling. — *Lazarew, N. W.,* Über die funktionellen Veränderungen der Blutgefäße nach Röntgenbestrahlung. II. Mitt.: Über den Einfluß der Röntgenbestrahlung auf die nachfolgende Entwicklung der Entzündungsvorgänge. Strahlenther. 25, 255—279 (1927). — Weitere Untersuchungen über die Veränderungen des funktionellen Zustandes der Blutgefäße nach Röntgenbestrahlung. Strahlenther. 29, 602 (1928). — *Lazarew, N. W.* u. *A. Lazarewa,* Über die funktionellen Veränderungen der Blutgefäße nach Röntgenbestrahlung. I. Mitt.: Pharmakodynamische Untersuchungen des funktionellen Zustandes der Gefäße isolierter Kaninchenohren nach vorhergehender Bestrahlung in vivo. Strahlenther. 23, 41 (1926). — Über die funktionellen Veränderungen der Blutgefäße nach Röntgenbestrahlung. III. Mitt.: Zur Frage über die sog. Latenz der Röntgenstrahlenwirkung. Strahlenther. 25, 458—469 (1927). — Über die funktionellen Veränderungen der Blutgefäße nach Röntgenbestrahlung. IV. Mitt.: Untersuchungen an Menschenhaut. Strahlenther. 26, 347—362 (1927). *Lazarus, P.,* Die therapeutische Anwendung der Radioelemente (Radium, Thorium X, Aktinium). Handbuch der Radiumbiologie und Therapie. München-Wiesbaden: J. F. Bergmann 1913. — Radiothorium und seine klinisch therapeutische Anwendung. Dtsch. med. Wschr. **1922** I, 451, 477. — *Lehmann, F.* u. *P. Wels*, Die Wirkung der Röntgenstrahlen auf die Durchlässigkeit der roten Blutkörperchen auf Elektrolyse. Pflügers Arch. **213**, 628 (1926). — *Leitch, A.*, The immediate effects of X-rays on the blood lymphocytes. Arch. of Radiol **26**, 122 (1921). — *Leitner, J.*, Die Wirkung der Röntgen- und Ultraviolettstrahlen auf die Blutsenkungsreaktion. Fortschr. Röntgenstr. **41**, 743 (1930). — *Lenhartz-Meyer*, Mikroskopie und Chemie am Krankenbett, 11. Aufl., bearb. von A. v. Domarus und R. Seyderhelm. Berlin: Julius Springer 1934. — *Lenz*, Siehe Knaffl. — *Levin, I.*, Die Wirkung von Radium und Röntgenstrahlen auf das Blut und die blutbildenden Organe. Amer. J. Roentgenol. **9**. Ref. Fortschr. Röntgenstr. **29**, 534 (1922). — *Levin, B. S.* et *C. Piffault*, Variations observées à la suite d'injections sous-cutanées de lécithine colloidale chez le cobaye, dans la radiorésistance de ses hématies. C. r. Acad. Sci. Paris **199**, 466 bis 468 (1934). — *Levy-Dorn* u. *Schulhof*, Zur Frage der Blutgerinnung nach Röntgenbestrahlung. Strahlenther. **14**, 672 (1923). — *Levy-Dorn* u. *Weinstein*, Zum Verhalten des Blutdrucks nach Röntgenbestrahlung. Fortschr. Röntgenstr. **28**, 175 (1921/22). — *Linhardt, St. v.*, Einfluß der Röntgenstrahlen auf die Blutgerinnungszeit und das Blutbild. Strahlenther. **16**, 754 (1923). — *Linser, P.*, Siehe A. Helber. *Linzenmeier, G.*, Untersuchungen über die Senkungsgeschwindigkeit der roten Blutkörperchen. Arch. Gynäk. **113**, 608—632 (1920). — *Loeper* et *Tonnet*, Sur quelques variations chimiques du sang après radiothérapie des tumeurs. Bull. Assoc. franç. Étude Canc. **12**, 103—110 (1923). — *London, E. S.*, Zur Lehre von den Becquerelstrahlen und ihren physiologisch-pathologischen Bedeutungen. Berl. klin. Wschr. **1903** I, 523. — *Lorant*, Siehe Kaznelson. — *Lorenzi, A.*, Le modificazioni del contenuto di catalasi nel sangue nella röntgenterapia dei tumori maligni. Tumori **2**, 201—208 (1932). — *Lossen*, Siehe Groedel. — *Lotsch*, Einfluß der Röntgenbestrahlung der Milzgegend bei operativ Entmilzten. Chir. Kongr. 1922. Arch. klin. Chir. **121**, 79. — *Lüdin, M.*, Blutzuckervermehrung bei Kaninchen nach Röntgenbestrahlung. Strahlenther. **19**, 772 (1925). — Erkrankungen durch Röntgen- und Radiumstrahlen. Handbuch der inneren Medizin von Bergmann und Staehelin, 2. Aufl., Bd. 4. Berlin: Julius Springer 1927. — Siehe A. Gigon. — *Lundquist, A.*, The blood picture after irradiation of the spleen. Acta radiol. (Stockh.) **3**, 260 (1923).

Macht u. *Hill*, Die Wirkung der Ultraviolett-, Röntgen- und Radiumstrahlen auf die phytopharmakologischen Reaktionen von Normalblut. Proc. Soc. exper. Biol. a. Med. **21**, 290 (1924). Ref. Ber. Gynäk. **6**, 363 (1924). — *Madsen, Th.*, Siehe C. J. Salomonson. — *Magat, J.* u. *J. Rother*, Röntgenbestrahlung und Blutkatalase. Med. Klin. **1924** I, 715. — *Marquis*, Siehe Desjardins. — *Martenstein, H.*, Zur biologischen Wirkung der ultravioletten und Röntgenstrahlen auf menschliches Blut bzw. Serum. Med. Sekt. Schles. Ges. vaterl. Kultur Breslau, 12. Dez. 1924. Klin. Wschr. **1925** I, 472; Dtsch. med. Wschr. **1925** I, 295. — *Martinez, N. F.*, Wirkung der Röntgenstrahlen auf einige Stickstoffsubstanzen des Blutes und ihre Elimination durch den Urin. Bol. Soc. españ. Biol. **13**, 43—51 (1927). Ref. Zbl. Radiol. **7**, 82 (1929). — *Martland, H. S.*, Siehe G. S. Reitter. — *Matoni*, Über die Veränderungen des Blutbildes nach Röntgenbestrahlungen. Münch. med. Wschr. **1924** I, 785. — *Mattick, W. E.* and *K. Buchwald*, A clinical study of the effect of radiation on blood cholesterol in malignant disease. J. Canc. Res. **9**, 86 (1927). — *Mayer, A.*, Aussprache zu Reichenmiller und Teichmann, Blubild und und gynäkologische Strahlenbehandlung. Oberrhein. Ges. Geburtsh., 7. Mai 1933. Zbl. Gynäk. **1933**, 2815. — Siehe V. Henri. — *Meidner, S.*, Siehe H. Hirschfeld. — *Meyer, E.*, Siehe Lenhartz. — *Mikulicz-Radecki, v.*, Über die Veränderung der Blutkörperchensenkungsgeschwindigkeit im Gefolge von Röntgentiefenbestrahlungen. Strahlenther. **16**, 222 (1923). — *Milchner* u. *Mosse*, Zur Frage der Behandlung der Blutkrankheiten mit Röntgenstrahlen. Berl. klin. Wschr. **1904** II, 1267. — *Milchner* u. *Wolff*, Bemerkungen zur Frage der Leukotoxinbildung durch Röntgenbestrahlung. Berl. klin. Wschr. **1906** I, 747. — *Minot, G. R.* and *R. G. Spurling*, Amer. J. med. Sci. **168**, 215 (1925). — *Minouflet* et *P. Schrumpf-Pierron*, Réaction du sang et des tissus sains ou pathologiques sous l'influence des rayons X. Arch. Électr. méd., Juni **1923**, 161—180; Juli **1923**, 193—215. — *Mischtschenko, I. P.* u. *M. M. Fomenko*, Der Einfluß der Röntgenstrahlen auf das Auftreten komplementbildender Körper im Blut. Strahlenther. **50**, 167—178 (1934). — *Mogilniztki, B.* u. *L. Podljaschuk*, Röntgenstrahlen und sog. „hämato-encephalische Barrière". Fortschr. Röntgenstr. **41**, 66 (1930). — *Morris*, Siehe Falconer and Ruggles. — *Mosse*, Siehe Milchner. — *Motojima*, Siehe Jacobs. — *Mottram, J. C.* and *S. Russ*, Lymphopenia following exposures of rats to „soft X rays and the β-rays of radium". J. exper. Med. **34**, 27 (1921). — *Müller, A.*, Morphologische und chemische Blutuntersuchungen beim Asthma bronchiale nach Röntgenbestrahlung. Zbl. inn. Med. **1927**, 953. — *Müller, W.*, Untersuchungen über Reizkörperwirkungen als Folge des Zellzerfalls nach Röntgenbestrahlungen mit besonderer Berücksichtigung ihrer blutstillenden Eigenschaften. Bruns' Beitr. **125**, 414 (1922). — *Mulli, K.*, Über Röntgenwirkung auf kolloidale Systeme. Strahlenther. **52**, 3 (1935). — *Murphy, J. B.*, Siehe H. D. Taylor usw.

Naegeli, O., Blutkrankheiten und Blutdiagnostik, 4. Aufl. Berlin: Julius Springer 1923. — *Nell, W.,* Siehe H. Pausdorf. — *Neuffer,* Über Milzbestrahlung bei Hämophilie. Münch. med. Wschr. 1921 I, 40. — *Nicolau, C. T.,* Siehe P. Stoenesco. — *Nielsen, J.,* Chronic professional ray poisoning; a discussion on a base of leucemia in a radium worker. Acta radiol. (Stockh.) 13, 385 (1932). — *Nigst, P. F.,* Über therapeutische Gerinnungsverstärkung des Blutes, speziell in bezug auf Chirurgie. III. Hämostypische Wirkungen durch Reizbestrahlung innerer Organe. Schweiz. med. Wschr. 1922 II, 1211. — *Ning, Yü,* Siehe E. Wilhelmy. — *Nürnberger, L.,* Klinische Blutuntersuchungen bei der gynäkologischen Tiefentherapie. Dtsch. med. Wschr. 1915 I, 700, 730. — Über das Verhalten des Blutzuckers nach Röntgenbestrahlungen. Strahlenther. 12, 732 (1921).

Oberuceva-Dobrowolskaja, Siehe Dobrowolsky.

Paget, Siehe Langeron usw. — *Pagniez, Ravina* et *Solomon,* Action des rayons de Roentgen sur la coagulation du sang. J. de Radiol. 7, 153. J. des Prat. 38, 692 (1924). — *Panoff, N.,* Über den Einfluß der Röntgenbestrahlung auf den Blutdruck. Westnik. Rentgenol. 3, 239 (1925). Fortschr. Röntgenstr. 34, 600 (1925). — *Panow, N. A.,* L'influence de la roentgenisation sur la pression vasculaire. Annales de Roentgenol. 2, 74 (1926).— *Parès, L.,* Siehe M. Giraud u. G. Giraud.— *Parrisius, W.* u. *W. Schlopsnies,* Über die Absterbevorgänge an den weißen Blutkörperchen in vitro. Folia haemat. (Lpz.) 33, 90 (1927). — *Partsch, F.,* Erfahrungen über Reizbestrahlungen von Milz und Leber. Münch. med. Wschr. 1921 II, 1613. — *Pausdorf, H.* u. *W. Nell,* Die Blutdruckschwankungen nach Röntgenbestrahlungen und ihre klinische Bedeutung. Strahlenther. 38, 40 (1930). — *Pennetti, L.,* Veränderungen des Kernschemas der neutrophilen Leukocyten durch Röntgenstrahlen. La Radiol. med. 12, 10 (1925). Ref. Fortschr. Röntgenstr. 33, 448 (1925). — *Perthes, G.,* Versuche über den Einfluß der Röntgen- und Radiumstrahlen auf die Zellteilung. Dtsch. med. Wschr. 1904 I, 632, 668.— Siehe H. Heineke. — *Petersen,* Siehe Hirsch. — *Petersen* and *Saelhof,* Selective organ stimulation by Roentgen rays. Enzyme mobilisation. Amer. J. Roentgenol. 8, 175 (1921). — *Peyre,* Siehe Roussy usw. — *Pfahler, G. E.,* The effects of X rays and radium on the blood and general health of radiologists. Amer. J. Roentgenol. 9, 647 (1922). — *Pfahler, G. E.* and *B. P. Widmann,* The relation of blood groups to malignant disease and the influence of radiotherapy. Amer. J. Roentgenol. 12, 47 (1924). — *Piette, E. C.,* Necropsy of a roentgenologist. Radiology 5, 525 (1925).— *Piffault, C.,* Siehe B. S. Levin. — *Piney, A.,* Einige Veränderungen im Blut und in den blutbildenden Organen als Resultat der Röntgenbestrahlung. Brit. med. J. 1925, 343. Fortschr. Röntgenstr. 34, 426 (1926). — *Podljaschuk, L.,* Siehe B. Mogilnitzki. — *Pohle, E. A.,* Studies on the suspension stability of the human blood. I. velocity of the sedimentation of erythrocytes in x-ray therapy cases. Radiology 5, 206—210 (1925). — Studies on the suspension stability of the human blood. II. The changes of the sedimentation rate of the erythrocytes in vitro and in vivo after X-ray exposure. Radiology 6, 55 (1926). — *Poos,* Über die Wirkungen der isolierten Blutbestrahlung auf den Organismus. Kammbestrahlung bei jungen Hähnen. Strahlenther. 15, 464 (1923). — *Pribram* und *Klein,* Klinische Studien über die Senkungsgeschwindigkeit der roten Blutkörperchen mit besonderer Berücksichtigung ihrer Abhängigkeit vom Eiweißabbau. Acta med. scand. (Stockh.) 58, 132—150 (1923).

Quéméré, Siehe Langeron usw.

Ravina, Siehe Pagniez und Solomon. — *Reding, R.,* Die biologische Allgemeinwirkung der Bestrahlung. Strahlenther. 52, 545—601 (1935). — *Regaud, Cl.* et *R. Cremieu,* Données relatives aux petites cellules ou lymphocytes du parenchyme thymique, d'après les résultats de la roentgénisation du thymus, chez le chat. C. r. Soc. Biol. Paris 72, 253 (1912). — La leucocytose polynucléaire dans le thymus roentgénisé. C. r. Soc. Biol. Paris 74, 862 (1913). — *Regaud, Cl.* et *A. Lacassagne,* Effets histophysiologiques des rayons de Roentgen et de Becquerel-Curie sur les tissus adultes normaux des animaux supérieurs. Arch. Inst. Radium Univ. Paris et Fondation Curie. Presses Universit. de France 1927. Bd. 1, S. 1—132 (viel Literatur). — *Reichenmiller* u. *Teichmann,* Blutbild und gynäkologische Strahlenbehandlung. Oberrhein. Ges. Geburtsh., 7. Mai 1933. Zbl. Gynäk. 1933, 2815. — *Reinberg, S.,* Zur Frage der Wirkung der Röntgenstrahlen auf das Personal. Westnik. Rentgenol. 2 269—277 (1924). Ber. Gynäk. 8, 158 (1924). — *Reitter, G. S.* and *H. S. Martland,* Leucopenic anemia of the regenerative type due to exposure to radium and mesothorium. Report of a case. Amer. J. Roentgenol. 16, 161 (1926). — *Revoltella, R.,* Ricerche ematologiche nei casi di cancro dei genitali femminili prima e dopo la attinoterapia. Folia gynaec. (Genova) 25. Ref. Mschr. Geburtsh. 80, 447 (1928). — *Rieder,* Vermeidung der Allgemeinerscheinungen nach Röntgentiefenbestrahlung. (Der Röntgenkater.) Strahlenther. 12, 572 (1921). — *Risse,* Über einige Blutveränderungen nach Bestrahlung. Verh. dtsch. Ges. Gynäk. Heidelberg 1923. Fortschr. Röntgenstr. 31, 148 (1923). — *Rivarola,* Siehe A. H. Roffo. — *Roe, J. H.,* Siehe H. M. Dyer. — *Rolleston, H.,*

De l'action des rayons X sur les malades et les radiologistes; leur protection. Brit. med. J. **1927**, Nr 3469, 9. Ref. J. de Radiol. **12**, 33 (1928). — *Rother, J.*, Über den Angriffspunkt der Röntgenstrahlenwirkung am biologischen Objekt. Experimentalstudie zur Analyse des Phänomens der Blutzuckerbeeinflussung durch Röntgenstrahlen. Strahlenther. **27**, 197 (1927). — Siehe J. Magat. — *Roffo, A. H.* u. *L. M. Correa*, Die Einwirkung der Röntgenstrahlen auf den Cholesteringehalt der Carcinome. Strahlenther. **18**, 871 (1924). — *Roffo, A. H.* u. *J. B. Rivarola*, Die Wirkung der Röntgenstrahlen auf die Erythrocytensedimentierung. Bol. inst. Med. exper. Cánc. Buenos Aires 1, 303—312 (1924). Ref. Ber. Gynäk. **9**, 185 (1925). — *Ross, J. M.*, Aplastic anemia following treatment with X rays. Lancet, **1925** I, 867. *Roussy, Simone Laborde, Leroux* et *Peyre*, Sur les modifications sanguines au cours du traitement du cancer du col de l'utérus par les rayons X et γ. C. r. Soc. Biol. Paris 87, 213—215 (1922). — *Rubin, E. H.* and *O. Glasser*, The effect of Roentgen irradiation on the velocity of erythrocyte sedimentation. Amer. J. Roentgenol. 18, 520—527 (1927). — *Rud, E.*, Blutuntersuchungen an Personal von Röntgen- und Radiuminstituten. Ugeskr. Laeg. (dän.) **86**, Nr 22 (1924). Ber. Gynäk. **7**, 147 (1924). — *Ruggles*, Siehe Falconer und Morris. — *Russ, S.*, The immediate effects of X rays on the blood lymphocytes. Arch. of Radiol., Okt. **1921**, Nr 225. — Siehe J. C. Mottram.

Salomonson, C. J. et *Th. Madsen*, Influence de quelques poisons sur le pouvoir antitoxique du sang. C. r. Acad. Sci. Paris 126, 1229 (1898). — *Saelhof*, Siehe Petersen. — *Saupe*, Über die Entstehung von Schädigungen im ärztlichen Röntgenbetrieb. Ges. Natur- u. Heilkde. Dresden, 15. Okt. 1928. Klin. Wschr. **1928** II, 2416. — *Schaal, G., M. A. Gruschetzkaja* und *E. J. Zwilichowskaja*, Beitrag zur biologischen Wirkung der Röntgenstrahlen. (Wirkung der Röntgenstrahlen auf die Elektrolyte Kalium und Calcium im Blutserum des Menschen.) Strahlenther. **40**, 111 (1931). — *Schauta, F.*, Über Radiumbehandlung bei Gebärmutterkrebs. Zbl. Gynäk. **1914**, 961. — *Scheller*, Siehe Konrich. — *Schilling, E.*, Die Sensibilisierung des vegetativen Nervensystems durch *Bucky*sche Grenzstrahlen. Z. exper. Med. **1930**, 713. — *Schilling, V.*, Das Blutbild und seine klinische Verwertung. 1912. — Über die vorsorgliche Erkennung und Verhütung von Strahlenschäden. Med. Welt **1932**, 839. — *Schinz, H. R.*, Aussprache über Röntgenschädigungen. Fortschr. Röntgenstr. **44**, Kongreßh., 82 (1931). — Siehe S. Hallheimer. — Siehe Herzfeld. — *Schittenhelm, A.*, Aussprache über Röntgenschädigungen. Fortschr. Röntgenstr. **44**, Kongreßh., 88 (1931). — *Schittenhelm, A.* u. *W. Ehrhardt*, Untersuchungen über die Beziehungen des retikulo-endothelialen Systems zu den großen Monocyten des Blutes mit Hilfe der Vitalspeicherung. Z. exper. Med. **46**, 225 (1925). — *Schliephake*, Kurzwellentherapie. Jena: G. Fischer 1932. — *Schlopsnies, W.*, Siehe W. Parrisius. — *Schmid* u. *Géronne*, Die Einwirkung der Röntgenstrahlen auf die weißen Blutzellen und Mikrophotographien mit ultraviolettem Licht. Fortschr. Röntgenstrahlen 11, 263 (1907). — Über die Einwirkung der Röntgenstrahlen auf nephrektomierte Tiere, ein Beitrag zur Frage des Leukotoxins. Münch. med. Wschr. **1907** I, 457. — *Schmidt, W.*, Veränderungen des Blutserums nach Röntgenbestrahlungen in vitro. Ges. Geburtsh. Leipzig, 15. Febr. 1926. Zbl. Gynäk. , 1473. — *Schmitz, H.*, The clinical significance of chemical and serum analysis of the blood of ine cancer carriers subjected to measured radiation doses. Amer. J. Obstetr. 7, 449, 480 (1924). — *Schoch, E. O.*, Eosinophilie in Probeexcisionen, ein prognostisch günstiges Zeichen für die Strahlenbehandlung der Portiocarcinome. Münch. med. Wschr. **1925** I, 380. — *Schreus*, Die aktuelle Reaktion im Blute Carcinomkranker und ihre Bedeutung für die Entwicklung und Heilung des Carcinoms. Röntgenkongr. Wien 1929. Fortschr. Röntgenstr. **40**, Kongreßh., 23 (1929). — *Schroeder, C.*, Über den Einfluß der Röntgenstrahlen auf den Blutdruck. Zbl. Gynäk. **1924**, 1809. — *Schrumpf-Pierron, P.*, Siehe Minouflet. — *Schwalm, H.*, Lassen sich nach Ultraviolettbestrahlung verwertbare Abweichungen des Blutcholesterins bei Krebskranken nachweisen? Arch. Gynäk. **152**, 415 (1933). — *Schwarz, G.*, Siehe Benjamin usw. — *Schwedler, v.*, Die Veränderungen des Blutes durch Roentgenstrahlen. Inaug.-Diss. Bonn 1923. — *Seitz, L.*, Aussprache zu Wolmershäuser, Mittelrhein. Ges. Geburtsh., 30. Juni 1923. Mschr. Geburtsh. **66**, 307 (1924). — *Seitz, L.* u. *H. Wintz*, Unsere Methode der Röntgentiefentherapie und ihre Erfolge. Berlin-Wien: Urban & Schwarzenberg 1920. — *Serio* e *Sgori*, La poliglobulia transitoria da Röntgenstimolazione del midollo osseo. Boll. Soc. sper. Biol. 4, 519 (1929). — *Shear, M. J.*, The rôle of sodium, potassium, calcium and magnesium in cancer; a review. Amer. J. Cancer 18, 924—1024 (1933). — *Shouse, S. S.* and *St. L. Warren*, The combined effects of colloidal silver and highly filtered Roentgen radiation upon the hematopoietic system in dogs. III. J. of exper. Med. **53**, 437 (1931). — *Siegel, P. W.*, Die Veränderungen des Blutbildes nach gynäkologischen Röntgen-, Radium- und Mesothoriumtiefenbestrahlungen und ihre klinische Bedeutung. Strahlenther. **11**, 64 (1920). — *Sielmann*, sen. Aussprache über Röntgenschädigungen. Röntgenkongr. Baden-Baden 1931. Fortschr. Röntgenstr. **44**, Kongreßh., 88 (1931). — *Silva Mello, da*, Experimentelle Untersuchungen über die biologische Wirkung des Thoriums X, insbesondere auf das Blut. Inaug.-Diss. Berlin 1915. — *Simon, L.*, Schädigungen des Blutes durch Röntgenstrahlen. Bayer. Chir.verigg, Okt. 1932. Radiol. Rdsch. 1, 238 (1933); Zbl. Chir. 1933, 113. — Schwere Schädigung des Blutes bei einem Röntgenologen. Radiol. Rdsch. 2, 4—12 (1934). — *Simons*, Siehe Halberstaedter. — *Sluka, B.*, Siehe G. Schwarz usw. — *Solomon, I.*, Siehe Pagniez und Ravina. — *Sonne, C.*, Investigations regarding the condition of the white blood corpuscles in guinea-pigs and rabbits exposed to irradiation with visible rays. Acta radiol. (Stockh.) 2, 116 (1923). — *Spurling, R. G.* and *J. S. Lawrence*, The direct effect of radium irradiation on leukocytes. Amer. J. med. Sci. 169, 157 (1925). — *Spurling*, Siehe Minot. — *Stoenesco, P.* et *C. T. Nicolau*, Modifications électriques du plasma et des globules rouges après irradiation in vitro avec les rayons X. Bull. Soc. méd. Hôp. Bucarest 12, 232 (1930). Zbl. radiol. (Stockh.) 10, 720 (1931). — *Straub, H.* u. *Kl. Gollwitzer-Meier*, Blutgasanalysen. 13. Mitt. Der Einfluß von Aplha-Strahlen auf Hämoglobin und Blutkörperchen. Biochem. Z. 136, 128—139 (1923). — *Strauss, O.*, Zum Verhalten des Blutdrucks nach Röntgenbestrahlung. Fortschr. Röntgenstr. 28, 467 (1921/22). — Schädigungen durch Röntgen- und Radiumstrahlen. Lehrbuch der Strahlentherapie, Bd. 1, S. 979 (H. Meyer). Berlin-Wien: Urban & Schwarzenberg 1925. — *Szenes*, Der Phosphatidgehalt des Blutes nach Milzbestrahlung. Z. exper. Med. 1923, 398.

Tatarsky, A., Experimentelle Untersuchungen über die Einwirkung der Röntgenstrahlen auf das Blut. Z. med. Elektrol. u. Röntgenkde 9, 1 (1907). — *Taylor, H. D.*, Siehe H. Jackson jr. — *Taylor, H. D., W. D. Witherbee* u. *J. B. Murphy*, Studien über Röntgenstrahlenwirkung. I. Zerstörung von Blutkörperchen. J. of exper. Med. 29, 53 (1919). Zbl. inn. Med. 1920, 685. — *Teichmann*, Siehe Reichenmiller. — *Thomas, H. E.* and *F. H. Brunner*, Chronic radium poisoning in rats. Amer. J. Roentgenol. 29, 641—662 (1933). — *Tichy*, Durch Reizbestrahlung der Leber beschleunigte Blutgerinnung. Zbl. Chir. 1920, 1389. — *Tonnet*, Siehe Loeper. — *Tsukamoto, R.*, Über die Stoffwechselstörungen nach Bestrahlung der Leber mit Röntgenstrahlen. Strahlenther. 18, 320 (1924).

Ulrich, Lassen sich nach Röntgenbestrahlungen durch das Ultramikroskop Veränderungen der Erythrocyten nachweisen? Strahlenther. 13, 145 (1922).

Valeeff, I., Einfluß von Thorium X auf die Senkungsgeschwindigkeit der roten Blutkörperchen. Strahlenther. 26, 363—378 (1927). — *Veischütz, J.*, Zur Frage der gruppenweisen Hämagglutination und über die Veränderungen der Agglutinationsgruppen durch Medikamente, Narkose und Röntgenstrahlen. Z. klin. Med. 44, H. 4/6 (1922). — *Vianello*, Untersuchungen über die Veränderungen in der Zahl und Form der Elemente des Blutes nach kleinen Röntgendosen auf die Milz. Radiol. Med. 10, H. 4 (1923). Ref. Fortschr. Röntgenstr. 31, 348 (1923). — *Vischia*, Azione diretta ed indiretta dei raggi Roentgen sulle capsule surrenali. Riv. Radiol. e Fis. med. 1, 264 (1929).

Wada, H., Über den Einfluß von Radium auf Körpergewicht und Blutbild bei intravenöser und peroraler Zufuhr zum Körper. Strahlenther. 19, 383 (1925). — *Wagner, A.*, Beobachtungen über das Verhalten des weißen Blutbildes während und nach den ersten Tagen der Behandlung mit Röntgenstrahlen und Radium. Strahlenther. 11, 140 (1920). — *Waindrach*, Blutuntersuchungen bei Röntgenologen. Gig. Truda (russ.) 4, 47 (1926). Ref. Zbl. Radiol. 1, 545 (1926). — *Warren, St. L.*, Siehe Shouse, S. S. — *Wassertrüdinger*, Milzbestrahlung und Blutgerinnung. Zbl. Chir. 1922, 734. — *Watermann, N.*, Über Änderungen des Red.-ox.-Potentials im Serum durch Röntgenbestrahlung. Z. Krebsforsch. 38, 301 (1933). — *Watt*, Siehe Knoll. — *Weil, E.*, Leukämie nach Röntgenbestrahlung. Presse méd. 1925, No 78. Ref. Zbl. Gynäk. 1927, 2311. — *Weil, E.* et *A. Lacassagne*, Anémie pernicieuse et Leucémie myéloide mortelles provoquées par la manipulation de substances radioactives. Bull. Acad. Méd., 3. März 1925, No 9, 237. J. de Radiol. 9, 429 (1925). — *Weinstein*, Siehe Levy-Dorn. — *Westman, A.*, Altérations du sang chez les malades traités par les rayons X par le radium. Acta radiol. (Stockh.) 1, 349 (1922). Studies on the influence of Roentgen and radium rays on phagocytosis. Acta radiol. (Stockh.) 2, 57 (1923). — *Wels, P.*, Siehe F. Lehmann. — *Wichels, P.* u. *A. Behrens*, Der Einfluß der Röntgenstrahlen auf die Bluteiweißkörper. Klin. Wschr. 1927 II, 2443. — *Wiederhold, O.*, Siehe K. Adler. — *Widman, B. P.*, Siehe G. E. Pfahler. — *Wigoder, S. B.*, Blood pressure, and the effect of Erlangen treatment on it, in asces of malignant disease. Brit J. radiol. 32, 359—394 (1927). — *Wilhelmy, E.* und *Ning Yü*, Zur Frage des Leukocytensturzes nach Bestrahlung mit sehr weichen Röntgenstrahlen. Strahlenther. 47, 531 (1933). — Leukocytensturz nach Bestrahlung mit sehr weichen Röntgenstrahlen? Klin. Wschr. 1933 I, 512. — *Wintz, H.*, Röntgenschädigungen in der Tiefentherapie. Röntgenkongr. Berlin 1922. Fortschr. Röntgenstr. 30, Kongreßh. I u. II, 133 (1922). — Vor- und Nachbehandlung nach der Röntgenbestrahlung. Ther. Gegenw., Juni 1923. — Siehe L. Seitz. — *Wirz*, Die aktuelle Blutreaktion bei Carcinomkranken vor und nach der Bestrahlung. Wiss.-med. Ges. Univ. Köln, 6. Dez. 1929. Münch. med. Wschr. 1930 I,

205. — *Witherbee, W. D.*, Siehe Taylor, H. D. usw. — *Wolff*, Siehe Milchner. — *Wolmershäuser, O.*, Das Verhalten von Blutdruck und Leukocyten während der Röntgenbestrahlung und deren Beziehung zum vegetativen Nervensystem. Strahlenther. 16, 235 (1923). Mschr. Geburtsh. 66, 307 (1924). — *Wright, S.* u. *H. A. Bulman*, Selective action of X rays on the blood cells of the cat. Lancet 217, 217 (1929). Ref. Fortschr. Röntgenstr. 40, 942 (1929). Zbl. Radiol. 7, 793 (1929). — *Würzburger, M.*, Untersuchungen über das Blutbild und die Blutkörperchensenkungsgeschwindigkeit in der Gynäkologie und Geburtshilfe. Zbl. Gynäk. 1925, 1091. — *Wulff, H.*, Die Senkungsgeschwindigkeit der Erythrocyten bei malignen Tumoren vor und nach Röntgen- und Radiumbehandlung. Acta radiol. (Stockh.) 13, 686 (1932).

Zacherl, H., Beitrag zur Allgemeinwirkung der Röntgenstrahlen. Strahlenther. 23, 272 (1926). — *Zakovsky, I.*, Siehe W. Hausmann. — *Zehner*, Siehe Brill. — *Zoellner, K.*, Beitrag zum Verhalten des hämatopoietischen Systems unter dem Einfluß von Strahlen (radioaktive Substanzen und Röntgenstrahlen). Strahlenther. 9, 607 (1919). — *Zumpe, R.*, Die Veränderungen des Blutbildes und ihre prognostische Bewertung in der Strahlentherapie des Carcinoms. Strahlenther. 12, 696 (1921). — *Zunz* et *La Barre*, Variations de la coagulabilité, de la glycémie et de la calcémie sous l'influence des rayons X. C. r. Soc. Biol. Paris 96, 125 (1927). — *Zuppinger, A.*, Siehe W. Gloor. — *Zwerg, H. G.*, Über die Allgemeinwirkung der Röntgenstrahlen mit besonderer Berücksichtigung ihres zeitlichen Auftretens. Strahlenther. 45, 297 (1932). — *Zwilichowskaja, E. J.*, Siehe G. Schaal usw.

Namenverzeichnis.

(Die schrägen Zahlen beziehen sich auf das Literaturverzeichnis.)

Abbé 100, *931.*
Abel *931.*
Abraham, A. *957.*
Abramsky, R. 96, *929.*
Adair, F. E. 640, 653, 668, 676, 685, *926, 944, 1009, 1023.*
Adam, A. *916.*
Adler (Münster) 464, 533, 569.
— L. 38, 39, 40, 42, 94, 95, 156, 331, 431, 432, 447, 471, 476, 519, 522, 537, 547, 549, 550, 711, 746, *901, 926, 929, 931, 944, 953, 973, 984, 992, 994, 997, 1001, 1005, 1030, 1034, 1044.*
— M. *1073.*
— K. u. M. Adler *1073.*
— u. K. Wiederhold *1073.*
Adreani, P. *1030.*
Ahlbom, H. 164, 595, 651, 653, 685, *926, 1009, 1023, 1025.*
Ahlfeld *1034.*
Ahlstroem, Erik 805, *1043.*
Ahltorp, Gideon 805, 806, 809, *1043.*
Ahumada, J. C. u. L. A. Weber *1005.*
Aitoff, Marguerite 87, *922.*
Akerblom *931.*
Albers-Schönberg 150, 285, 288, 295, 687, 821, 832, *948, 957, 969, 1030, 1044, 1055, 1061.*
— und Lorenz *1044.*
Albert 758, *1034.*
Albert-Weil *957.*
Alberti 257, 844, *957, 1044.*
— u. G. Politzer 155, *953.*
Albertini, von *919.*
Albertz, A. *1030.*
Albrecht (Berlin) *1044.*
— E. *931, 937.*
— H. 55, 695, 696, 702, 703, 714, 720, 744, *901, 973, 1030, 1034.*
Alder, A. *1075.*

Alfieri 759, *1034.*
Alius, H. J. *1044, 1058.*
Allen, C. M. van *947.*
— S. J. M. *957.*
Allmann 87, 192, *926, 931, 969.*
— D. B. *1037.*
Altmann, V. *957.*
Altschul 793, *901, 915, 1037, 1044.*
Aman-Jean, F. *906, 908.*
Amann *969.*
— J. A. *1030.*
— (Müncheu) *931.*
Amato, A. *915.*
Amersbach 856, 858, *1044, 1051, 1070.*
Amico-Roxas, S. *973.*
Amreich, J. 446, 470, 471, 519, 545, 550, 702, 704, 706, *931, 957, 983, 984, 997, 1001, 1005, 1030.*
Amundsen, P. 647, 661, 681, 686, *1009, 1073.*
Ancel, S. *901.*
Ancona *1044.*
Andersen 145, *1059.*
— E. *948, 966.*
— H. C. *903.*
— u. M. Fischer *901.*
— u. Kohlmann *1044.*
Anderson, C. C. *1044.*
— J. *944, 1025.*
— N. P. *1011.*
— u. Burhaneddin 135.
Andrew, Ch. *966.*
Andrews *1044, 1062.*
Angebaud *1009.*
Annandale 594.
Anspach, B. M. *984, 994, 997.*
Anschütz, W. 96, 97, 632, 657, 658, 664, 665, 669, 670, 681, 684, *926, 930, 944, 1009, 1021, 1023, 1046.*
— u. Beck *1044.*
— u. Hellmann 681, *929, 1009, 1013, 1018, 1021.*

Anschütz u. Siemens 664, 665, 670, 671, 684, *1009.*
Antoine, T. u. B. Pfab *1009.*
Anton *917.*
Apfelstedt *1034.*
— u. Aschoff *1034.*
Apolant, H. u. K. Bierbaum *948.*
Apostoli *1044.*
Appelrath, H. *1009, 1045.*
Aprile *962.*
— H. u. M. J. Pantolini *957.*
d'Aprile 780, *984.*
— Francesco *1037.*
Aravena, L. O. *1067.*
Archanguelsky, B. *973, 984.*
Archer, V. W. u. W. A. Barker *1043.*
Arendt 101, *931.*
Arens *901.*
Arneth *1045.*
Arning 843, *1064.*
— u. Oppenheimer *1045.*
Arnold 887, *1045, 1073.*
— L. *912.*
d'Armann *1045.*
Arnstamm, A. *988.*
— O. J. *962.*
Arrillaga 616, *1027.*
Artom di S. Agnese 88, *926, 931.*
Arzt u. Fuss 826, *1045.*
— u. Schramek *1045.*
Asch 91, *984.*
— u. Füth 91.
Aschheim 542, 746, 747, *994.*
— u. Meidner 746, 747, 755, 756, *1034.*
Aschoff 8, 45, 128, 432, 748, 751, 782, *901, 931, 944, 997, 1009, 1034, 1037.*
— Krönig u. Gauss *931.*
Asnis 34, *902.*
Asprey 88, *926.*
Asrican, E. *944.*
Asserto *1001.*
Asti, M. L. *931.*
Attilji *1037.*

Sachverzeichnis.